U0466697

8th Edition
原书第8版

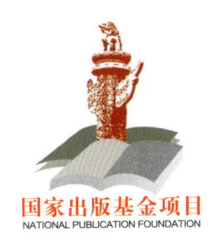

国家出版基金项目
NATIONAL PUBLICATION FOUNDATION

Feigenbaum's Echocardiography

Feigenbaum 超声心动图学

原著 [美] William F. Armstrong
 [美] Thomas Ryan
主译 谢明星

中国科学技术出版社
·北京·

图书在版编目（CIP）数据

Feigenbaum 超声心动图学：原书第 8 版 /（美）威廉·F. 阿姆斯壮（William F. Armstrong），（美）托马斯·瑞安（Thomas Ryan）原著；谢明星主译 . — 北京：中国科学技术出版社，2022.3

书名原文：Feigenbaum's Echocardiography, 8e

ISBN 978-7-5046-8936-8

Ⅰ . ① F… Ⅱ . ①威… ②托… ③谢… Ⅲ . ①超声心动图 Ⅳ . ① R540.4

中国版本图书馆 CIP 数据核字（2020）第 262642 号

著作权合同登记号：01-2020-6886

策划编辑	王久红　焦健姿
责任编辑	丁亚红　孙　超
装帧设计	佳木水轩
责任印制	李晓霖

出　　版	中国科学技术出版社
发　　行	中国科学技术出版社有限公司发行部
地　　址	北京市海淀区中关村南大街 16 号
邮　　编	100081
发行电话	010-62173865
传　　真	010-62179148
网　　址	http://www.cspbooks.com.cn

开　　本	889mm×1194mm　1/16
字　　数	1394 千字
印　　张	57.5
版　　次	2022 年 3 月第 1 版
印　　次	2022 年 3 月第 1 次印刷
印　　刷	天津翔远印刷有限公司
书　　号	ISBN 978-7-5046-8936-8 / R・2657
定　　价	598.00 元

（凡购买本社图书，如有缺页、倒页、脱页者，本社发行部负责调换）

版权声明

This is translation of *Feigenbaum's Echocardiography, 8e*.

ISBN：9781451194272

Wolters Kluwer Health did not participate in the translation of this title and therefore it does not take any responsibility for the inaccuracy or errors of this translation.

免责声明：这本书提供药物的准确标识、不良反应和剂量表，但是它们有可能改变。请读者务必查看所提及药物生产商提供的包装信息数据。此书的作者、编辑、出版商、分销商对于应用该著作中的信息而导致错误、疏漏或所产生后果不承担任何责任，并不对此出版物内容做出任何明示或暗指的担保。此书的作者、编辑、出版商、分销商对出版物所引起的人员伤害或财产毁坏不承担任何责任。

Accurate indications, adverse reactions, and dosage schedules for drugs are provided in this book, but it is possible that they may change. The reader is urged to review the package information data of the manufacturers of the medications mentioned. The authors, editors, publishers, or distributors are not responsible for errors or omissions or for any consequences from application of the information in this work, and make no warranty, expressed or implied, with respect to the contents of the publication. The authors, editors, publishers, and distributors do not assume any liability for any injury and / or damage to persons or property arising from this publication.

Published by arrangement with Wolters Kluwer Health Inc., USA.

本翻译版受世界版权公约保护。

8th Edition Copyright © 2019 Wolters Kluwer.
7th Edition, 2010 © Lippincott Williams & Wilkins
6th Edition, 2005 © Lippincott Williams & Wilkins
5th Edition, 1995 © Williams & Wilkins
4th Edition, 1986 © Lea & Febiger
3rd Edition, 1981 © Lea & Febiger
2nd Edition, 1976 © Lea & Febiger
1st Edition, 1972 © Lea & Febiger

All rights reserved.

译者名单

主　　译　谢明星

副 主 译　吕　清　王　静　杨亚利　张　丽

译　　者　（以姓氏笔画为序）

马　荣　　王　斌　　王　鹏　　王　静　　方凌云　　付学强
吕　清　　任桂超　　刘曼薇　　许春燕　　李　贺　　李玉曼
杨亚利　　吴　纯　　吴文谦　　余　铖　　汪雨珊　　宋　越
张　艺　　张　丽　　张　雨　　张文竞　　张永星　　陈庆常
项飞翔　　胡　博　　钟　山　　洪　柳　　贺　林　　秦赛梅
袁洪亮　　黄佳欣　　曹春艳　　曹海燕　　章子铭　　彭　源
蒋丽丽　　覃小娟　　谢明星

内容提要

本书引进自世界知名的 Wolters Kluwer 出版社，是一部全面的、系统的超声心动图学经典著作，由超声心动图学专业的权威专家 William F. Armstrong 教授和 Thomas Ryan 教授联合国际众多专业学者倾力打造。本书为全新第 8 版，全面介绍了超声心动图学领域的新发展、新技术和新应用，重点描述了日益拓展的相关临床应用，系统阐述了超声新方法的作用与价值，还特别强调了其他成像方法与超声心动图之间的互相补充作用，以期临床医生管理患者时，能利用好超声心动图发挥的关键作用。本书编排简洁，内容权威，可为广大从事超声心动图学研究及实践的临床医生提供有益参考。

中文版序一

应用超声波界面反射原理来评价心脏结构与功能的科学探索，起源于20世纪50年代。半个多世纪以来，经过众多物理学家、工程师和临床医师的紧密合作和不懈努力，超声心动图学已发展为现代心血管病学的重要组成部分。在整个心脏病学历史发展的长河中，超声心动图技术的诞生被认为是十大里程碑之一。在超声心动图发展的萌芽阶段，美国印第安纳大学医学院 Harvey Feigenbaum 教授开创性地将超声成像技术应用于心血管疾病的诊断，推动了该技术在临床上的广泛应用，被誉为"超声心动图之父"。1972 年，Feigenbaum 教授组织编写了世界首部超声心动图学专著 *Echocardiography*。该著作一经问世，就受到广大心血管病医师的热烈欢迎。我本人自 1976 年开始学超声心动图，该书第 1 版的中文翻译版就是我的入门教材。令人欣喜的是，在各种超声心动图学著作不断涌现的今天，该书仍是全世界超声心动图学专家最喜爱的一部著作，足见此书的魅力。

1972 年出版的本书第 1 版，主要阐述了 M 型超声心动图的工作原理及临床应用。虽然 M 型超声心动图的临床应用价值有限，但对全世界临床医师了解超声技术起到了重要的引领作用。近 40 年来，随着电子工程、计算机和图像处理技术的飞速发展，超声心动图仪器的显像能力不断提高，其临床应用领域不断扩展，书中包含的内容也不断更新、增加。尽管如此，晚近问世的全新第 8 版仍延续了以往版本简洁、清晰的编写风格，涵盖了 M 型超声、二维超声、多普勒超声、三维超声、超声斑点追踪与超声对比剂成像等多种技术的成像原理，以及这些技术在多种心血管疾病治疗前诊断、治疗中监测与治疗后评估中的临床应用价值。书中所述内容翔实、观点新颖、图像精美、思路清晰，充分体现了超声心动图技术在临床心脏病患者管理过程中的关键作用，同时也强调了现代多模态影像在临床心脏病决策中的重要价值。

本书是一部享誉全球的超声心动图学大型著作，既适合从事超声心动图学临床应用和研究的专业医师，也适合希望学习了解超声心动图学的医学生。我相信，全新第 8 版中文翻译版的出版，对进一步促进我国超声心动图学的发展，推动多学科间的交叉融合，提高心血管病患者的管理水平，助力"健康中国"伟大战略的实施，必将发挥重要作用。

中国工程院院士 张运

中文版序二

超声医学是一门较为年轻的学科。1880 年，法国物理学家 Pierre 和 Jacques Curie 兄弟两人发现压电效应。20 世纪 40 年代末至 50 年代初，人们将工业上的无损检测（NDT）逐渐转化应用于临床，开始了医学领域采用 A 型超声诊断的先河。A 型超声主要用于人体脏器深度的探查，但却无法展示心脏运动在不同时相的变化趋势。1954 年，瑞典学者 Edler 和德国学者 Hertz 推出了 M 型超声心动仪（M，即 moving 的意思）。尽管该超声心动仪以动态曲线显示，且缺乏图像信息，但不失为一种创新，实为超声心动图的雏形。1959 年前后，日本大阪大学里村茂夫最早将天文学领域的多普勒效应（1842 年以奥地利人 C. Doppler 命名）应用于超声诊断，用以检测血流、瓣膜等运动信息。1972 年，荷兰学者 Bom 研发了电子线性扫描 B 型成像仪，开始了超声图像诊断的实用阶段，使超声医学（包括超声心动图学）逐渐发展为影像医学中的主要领域之一。现代科学技术的不断发展，特别是电子技术、计算机技术和信息技术的高度发展，使医学超声和超声医学被推向新的高度，其中超声心动图学已成为现代临床心脏病学的重要组成部分，在心血管疾病诊断与治疗中发挥越来越重要的作用。

超声心动图已成为临床上应用最广泛的心脏成像技术，这得益于国际心血管医学的代表性人物"现代超声心动图之父"Harvey Feigenbaum 教授开创性的研究与推广工作。1972 年，他组织编写了这部超声心动图学领域的权威专著，将超声心动图技术引入临床心血管病诊断，开启了超声心动图学研究应用的新时代。

近 50 年来，随着超声心动图技术的不断革新，其临床应用也在不断拓展。本书立足于超声心动图技术发展与临床应用前沿，经多次修订再版，目前已更新至第 8 版。因其内容不断丰富与发展，反映了当代超声心动图学的新进展，深受全球读者喜爱。

全新第 8 版延续了既往版本简洁清晰的风格，在介绍超声基本原理和临床应用的同时，强调了新技术，尤其是多模态影像技术在临床心脏病管理决策中的重要价值，为广大超声医师及临床医师实践提供了非常有价值的参考。

Feigenbaum's Echocardiography, 8e 中文翻译版的出版，在超声医学飞速发展的今天，具有重要意义，这对推动超声心动图技术在国内临床心血管诊疗中的应用、促进多模态心血管影像的发展，将发挥重要的作用。

中国工程院院士
中国医学科学院学部委员

译者前言

20世纪60年代，Harvey Feigenbaum教授开创性地将超声成像技术引入临床心血管疾病诊断之中，使心脏超声成像（即超声心动图）成为世界上应用极为广泛的心脏成像技术。Harvey Feigenbaum教授是国际心血管医学的代表性人物，也是美国超声心动图学会的创始人。1972年，Harvey Feigenbaum教授组织撰写了 *Echocardiography*，自出版始，该书即成为超声心动图学领域的权威专著。在第1版前言中，Feigenbaum教授就表示"希望这本书简洁易懂，足以吸引那些不从事超声心动图检查，但希望对这项技术的优势和局限有更多了解的内科医生。如果要以最有效和最有利的方法来帮助评估管理心脏病患者，那么书中介绍的这些知识都是必要的"。Harvey Feigenbaum教授不遗余力地推广超声心动图在临床心血管病诊疗中的应用，贡献卓越，被誉为"现代超声心动图之父"。

本书自第1版问世以来，详尽阐述了M型超声技术的原理与临床应用。随后40多年里，超声心动图从成像技术到临床应用，发展迅猛。本书一直立足于超声心动图发展的前沿，多次修订再版，重点结合超声心动图技术应用的临床背景，遵循心血管疾病诊断不能仅局限于超声图像解读的编写精神，在阐述超声心动图技术基础知识的同时，介绍当代超声心动图学领域的技术进展、新临床应用范围与应用成果，使超声心动图成为现代心脏影像医学的重要支柱，成为临床心脏病学不可分割的重要组成部分。书中所述涵盖了M型超声、二维超声、多普勒超声、三维超声、超声斑点追踪与超声对比剂成像等技术的成像原理，以及各种技术在不同心血管疾病治疗前诊断、治疗中监测与治疗后评估中的应用价值，极大地拓展了超声心动图在临床心脏病患者管理中的应用范围。

Feigenbaum's Echocardiography, 8e 由William F. Armstrong和Thomas Ryan联合主编，内容翔实，图文并茂，描述生动，讲解清晰。全书共23章，配有2000多张高质量图片，可帮助读者进一步加深对心血管疾病的直观认识和深入理解，为超声心动图临床应用从业人员和学习者提供参考。本版在内容上延续了以往版本简洁、清晰、准确的编写风格，展示了超声心动图新技术在临床心脏病患者管理中的关键作用，并强调了多模态影像技术在临床心脏病决策中的价值。

我们非常荣幸得到中国科学技术出版社的邀约，随即组织华中科大学同济医学院附属协和医院超声医学科集中力量对本书进行了细致的翻译工作。华中科技大学同济医学院附属协和医院超声医学科由"中国超声心动图奠基人"王新房教授于1961年创立，是国内最早开展临床、科研与教学的超声影像科室之一，学科水平始终处于国内前列，亦被称为"中国超声心动图发源地"，获得过诸多具有里程碑意义的成绩，被载入世界与中国超声发展史册。值得一提的是，王新房教授与Feigenbaum教授是多年好友，曾在2000年埃及开罗会议上进行过热烈的学术交流。此次我们有幸承担本书的翻译工作，对国内读者有重要意义。

接到翻译工作后，我们本着科学严谨的态度，传播原著学术知识，力求中文翻译表达准确和流畅。希望本书中文版的出版，可为国内从事超声心动图临床应用与研究的专业医师、本科生、规培生、研究生及对该领域感兴趣的相关学者提供有价值的参考。

本书的翻译工作恰逢新冠肺炎疫情暴发，参与翻译工作的诸位译者在繁忙的工作中利用极为有限的时间圆满地完成了本书的翻译及审校工作。衷心希望本书的出版能惠及广大心血管和超声医学同仁，助力中国超声心动图事业的发展，增进中美超声心动图领域的沟通与交流，为提高我国心血管病诊疗水平贡献绵薄之力。由于中外语言表述及专业术语表述不尽相同，加之参译人员众多，风格不尽一致，书中可能存在一些疏漏或不足之处，诚挚期望各位专家及广大读者批评指正。

华中科技大学同济医学院附属协和医院

原书前言

"希望这本书简洁易懂，足以吸引那些不从事超声心动图检查，但希望对这项技术的优势和局限有更多了解的内科医生。如果要以最有效和最有利的方法来帮助评估管理心脏病患者，那么书中介绍的这些知识都是必要的。"

——Harvey Feigenbaum, 1972 年
（引自本书第 1 版前言）

Echocardiography, 1e 于 1972 年出版，用了 239 页的篇幅专门讨论 M 型超声技术。此后每一新版本，都会进一步探讨超声心动图发展的新技术和新应用。新技术的发展拓展了超声心动图的应用范围，使其能够以更加详细和复杂的方式评估患者。为了紧跟超声心动图领域的发展，全书页码已增至 800 多页，同时配有 2000 多幅插图。

与此前的版本一样，*Feigenbaum's Echocardiography, 8e* 主要介绍了超声心动图的应用，旨在为那些从事或学习临床超声心动图实践的人员提供参考。与第 1 版一样，希望全新版本通过展示超声心动图在患者管理中的关键作用，为临床医生提供宝贵资源。我们试图强调新方法对旧方法的补充和改进，以及其他成像方式与超声心动图之间的互相补充以帮助制订临床决策。我们尽量避免选择目前尚处于研究阶段的特定超声技术或方法，而重点专注广泛应用于临床的技术与方法。

影像设备的使用已受到严格审查，临床医生和超声心动图学医生有责任对医疗资源进行管理。为此，我们提供了循证使用指南，包括应何时及间隔多长时间进行一次超声心动图检查。只要适用，我们都会附上一张有关超声心动图合理应用标准的表格。已发表的相关医学文献，包括临床指南、共识文件和其他专家意见等，易于获得，因此，我们会尽量减少医学文献的引用及易获取规范性数据的列举。我们致力于提供与本版内容相适用的相关信息。

与第 1 版及所有后续版本一样，我们尝试从临床医生的角度，而不仅仅从图像角度，进行超声心动图诊断。我们认为，在临床背景下进行诊断，对于掌握超声心

动图的技巧和规范极有帮助。我们既是临床医生又是顾问，我们坚信，超声心动图作为必要的检查方法，应被纳入几乎所有类型的心血管疾病综合诊断评估中。我们希望，全新第 8 版有助于培养新一代超声心动图学医生、研究人员和超声医生，并为那些与我们一样热爱该领域的学者提供有价值的参考。

William F. Armstrong
Thomas Ryan

目 录

第1章 超声心动图发展史 001
 一、超声心动图技术的发展 003
 二、超声心动图的记录 007
 三、心脏超声技师 007
 四、超声心动图教育和学术组织 010

第2章 物理原理与仪器成像 013
 一、物理原理 013
 二、超声波与组织间的相互作用 015
 三、超声探头 018
 四、超声声束调控 020
 五、分辨力 022
 六、超声图像形成 025
 七、超声能量发射 026
 八、图像显示方式 028
 九、成像过程中的取舍 030
 十、信号处理 031
 十一、组织谐波成像 032
 十二、伪像 033
 十三、多普勒超声心动图 036
 十四、彩色多普勒血流成像 042
 十五、超声波生物效应 048

第3章 超声心动图增强剂显像 051
 一、超声增强剂的起源 051
 二、超声增强剂 051
 三、超声波与增强剂的相互作用 054
 四、检查方法 055
 五、超声增强剂显像的临床应用 057
 六、左心室增强剂显影的应用 063
 七、左心室增强剂显影的其他应用 066
 八、心肌灌注声学增强剂显影 072

第 4 章 超声心动图检查方法 ... 078
一、超声心动图室质量控制 ... 078
二、适用标准 ... 079
三、超声心动图检查方法 ... 080
四、患者体位 ... 080
五、探头放置 ... 080
六、胸骨旁长轴切面 ... 083
七、胸骨旁短轴切面 ... 086
八、心尖切面 ... 088
九、剑突下切面 ... 093
十、胸骨上窝切面 ... 094
十一、二维超声心动图方位 ... 096
十二、超声心动图测量 ... 097
十三、左心室室壁节段 ... 098
十四、M 型超声心动图检查 ... 099
十五、经食管超声心动图检查 ... 101
十六、经食管超声心动图切面 ... 103
十七、三维超声心动图 ... 106
十八、床旁超声心动图 ... 114
十九、超声心动图筛查 ... 116
二十、数字化超声心动图室 ... 117
二十一、超声心动图培训和能力发展 ... 119

第 5 章 左心室收缩功能评价 ... 122
一、一般原理 ... 122
二、线性测量 ... 122
三、标准二维超声成像的测量 ... 126
四、左心室局部功能评价 ... 137
五、左心室功能评价的多种技术 ... 144
六、非缺血性室壁运动异常 ... 148

第 6 章 舒张功能评价 ... 156
一、心脏舒张功能生理学基础 ... 156
二、舒张功能不全分级 ... 158
三、舒张功能超声多普勒参数 ... 162
四、舒张期功能不全的综合评估 ... 173
五、舒张功能不全评估指南 ... 175
六、射血分数降低患者的评估 ... 175
七、射血分数正常患者的评估 ... 176

八、算法的应用 ··········· 177
　　九、舒张功能连续性改变 ··········· 183
　　十、负荷试验评估舒张功能 ··········· 183
　　十一、射血分数正常心力衰竭的鉴别诊断 ··········· 186
　　十二、特定患者组舒张功能障碍的评估 ··········· 188
　　十三、舒张功能障碍患者的预后 ··········· 190

第7章　左心房、右心房及右心室 ··········· 193
　　一、左心房 ··········· 193
　　二、房间隔 ··········· 199
　　三、肺静脉 ··········· 205
　　四、右心房 ··········· 209
　　五、右心室 ··········· 217

第8章　血流动力学 ··········· 233
　　一、M型和二维超声应用 ··········· 233
　　二、血流定量评估 ··········· 235
　　三、血流量测量临床应用 ··········· 239
　　四、压差测量 ··········· 241
　　五、Bernoulli方程应用 ··········· 246
　　六、压差降半时间测定 ··········· 251
　　七、连续性方程 ··········· 254
　　八、近端等速表面积 ··········· 256
　　九、心肌做功指数 ··········· 258

第9章　心包疾病 ··········· 260
　　一、临床概况 ··········· 260
　　二、心包超声心动图评价 ··········· 260
　　三、心脏压塞 ··········· 268
　　四、心包缩窄 ··········· 274
　　五、其他心包疾病 ··········· 282

第10章　主动脉瓣疾病 ··········· 288
　　一、主动脉瓣二瓣化畸形 ··········· 289
　　二、主动脉瓣狭窄 ··········· 292
　　三、主动脉瓣反流 ··········· 318
　　四、其他主动脉瓣异常 ··········· 333

第11章　二尖瓣疾病 ··········· 337
　　一、二尖瓣解剖 ··········· 339
　　二、二尖瓣疾病病理生理 ··········· 343

三、二尖瓣狭窄 344
　　四、二尖瓣反流 356
　　五、二尖瓣脱垂 376
　　六、其他二尖瓣异常 378

第 12 章　三尖瓣和肺动脉瓣 387
　　一、临床概述 387
　　二、肺动脉瓣 387
　　三、三尖瓣 396
　　四、其他三尖瓣疾病 408

第 13 章　感染性心内膜炎 415
　　一、临床概述 415
　　二、赘生物的超声特点 416
　　三、超声心动图诊断准确性 423
　　四、多模态成像 427
　　五、诊断标准演变 427
　　六、心内膜炎并发症 429
　　七、预后与风险预测 437
　　八、人工瓣膜心内膜炎 438
　　九、心内装置的感染 442
　　十、右心心内膜炎 444
　　十一、心内膜炎临床治疗方法 445

第 14 章　人工瓣膜及结构性心脏疾病干预 451
　　一、人工瓣膜类型 451
　　二、正常人工瓣膜功能 453
　　三、人工瓣超声心动图评价 463
　　四、人工瓣的常规成像方法 465
　　五、人工主动脉瓣 468
　　六、经导管人工主动脉瓣 472
　　七、人工二尖瓣 474
　　八、人工瓣功能障碍的特定病因 480
　　九、右心系统人工瓣 501
　　十、二尖瓣修复术 503

第 15 章　冠状动脉疾病超声心动图评价 507
　　一、临床概述 507
　　二、室壁运动异常检测与定量评估 512
　　三、临床综合征超声心动图评估 518

- 四、急性心肌梗死并发症 ... 523
- 五、慢性冠状动脉疾病 ... 533
- 六、冠状动脉成像 ... 541

第16章 负荷超声心动图 ... 546
- 一、生理学基础 ... 546
- 二、检查方法 ... 548
- 三、负荷超声心动图类型的选择 ... 553
- 四、负荷超声心动图解读 ... 554
- 五、冠状动脉病变定位 ... 560
- 六、超声图像与症状和心电图变化的相关性 ... 561
- 七、冠心病检查的准确性 ... 562
- 八、负荷超声心动图临床应用 ... 567
- 九、负荷超声心动图在非缺血性心脏病中的应用 ... 579

第17章 扩张型心肌病 ... 584
- 一、临床和超声心动图概述 ... 584
- 二、扩张型心肌病 ... 584
- 三、左心室收缩和舒张功能多普勒评价 ... 590
- 四、扩张型心肌病的继发表现 ... 593
- 五、扩张型心肌病的病因学 ... 596
- 六、扩张型心肌病预后判断 ... 601
- 七、超声心动图评价扩张型心肌病疗效 ... 602
- 八、心脏移植 ... 604
- 九、心室辅助装置 ... 608
- 十、射血分数保留型心力衰竭 ... 615
- 十一、心肌炎 ... 615
- 十二、围产期心肌病 ... 616
- 十三、Chagas心肌炎 ... 617

第18章 肥厚型心肌病及其他类型心肌病 ... 619
- 一、概述 ... 619
- 二、肥厚型心肌病 ... 619
- 三、浸润性及限制型心肌病 ... 640

第19章 先天性心脏病 ... 650
- 一、超声心动图检查：节段分析法 ... 650
- 二、右心室流入道病变 ... 654
- 三、左心室流入道病变 ... 657
- 四、右心室流出道病变 ... 662

五、左心室流出道病变 666
　　六、主动脉缩窄 673
　　七、心脏间隔病变 673
　　八、血管连接和结构异常 704
　　九、体静脉异常连接 709
　　十、冠状动脉异常 711
　　十一、法洛四联症 712

第 20 章 主动脉疾病 728
　　一、正常主动脉解剖 728
　　二、超声心动图评价 732
　　三、主动脉扩张和主动脉瘤 735
　　四、马方综合征 739
　　五、主动脉窦瘤 743
　　六、主动脉夹层 745
　　七、主动脉粥样硬化 762
　　八、其他主动脉疾病 763

第 21 章 肿块、肿瘤及栓子来源 773
　　一、正常变异与伪像：假阳性结果原因 773
　　二、超声心动图作用 775
　　三、心脏肿瘤 776
　　四、心内血栓 791
　　五、超声心动图在系统性栓塞中的作用 808
　　六、假性肿瘤及其他心脏肿块 814

第 22 章 超声心动图在全身性疾病及其特殊临床表现中的应用 819
　　一、超声心动图与全身性疾病 819
　　二、结缔组织/自身免疫性疾病 824
　　三、慢性阻塞性肺病 831
　　四、肺动脉高压 831
　　五、其他疾病 836
　　六、临床表现及超声心动图应用 842

第 23 章 超声心动图在重症监护室、手术室及电生理室的应用 861
　　一、内科及外科 ICU 患者的评估 861
　　二、超声心动图在术前、术中及围术期的应用 872
　　三、其他方面的应用 891

第1章
超声心动图发展史
History of Echocardiography

Harvey Feigenbaum 著

谢明星 王 静 译

许多有关诊断性超声，特别是心脏超声的历史，已有诸多学者从不同的角度进行过著述[1-6]。人们可从19世纪开始叙述超声的历史，也可自罗马时代开始，或两者之间的任何一个世纪开始讲述。据说最早是罗马建筑师Vitruvius创造了回声（echo）一词[7]。天主教方济会修士Marin Mersenne（1588—1648），因其首先测量了声音的传播速度，常被称为"声学之父"[7]。另一位早期物理学家Robert Boyle（1627—1691）认识到声音的传播必须存在介质[7]。Abbe Lazzaro Spallanzani（1727—1799）则常被称为"超声波之父"。他证明了无视力的蝙蝠是通过人耳听不见的声音的回声反射来进行导向[8]。1842年，Christian Johann Doppler（1803—1853）观察到声波的音调会随声源移动而发生改变[9]，并推导出声波音调与声源同观察者相对运动之间的数学关系。1880年，Curie和同事发现了压电效应，从而通过人工可产生超声波[10, 11]。他们观察到，某些晶体材料如果被压缩，则在其两端表面之间会产生电荷。同时观察到这个过程反之亦然，即在晶体两端施加一定的极性电荷，晶体则会形成压缩与膨胀交替运动，从而产生高频声波。1912年，英国工程师L. F. Richardson指出，超声回波技术可探测水下物体。第一次世界大战后期，Paul Langevin接受了一项利用声波技术探测敌方潜艇的任务，并最终发明了声呐[3]。Sokolov发明了一种利用声波反射探测金属损伤的方法[12]。1942年，美国工程师Floyd Firestone[13]，开始应用这种技术并获得专利。正是这种探测技术最终被广泛用于医学领域。

1941年，奥地利的Karl Dussik[14]很可能是最早将超声波用于医学诊断的学者。最初，他试图利用超声波的透射波而不是反射波，来描绘出脑室的轮廓。在二战期间成功研发了很多技术，包括声呐技术，二战结束后，其中许多技术被用于民用与医疗领域。1950年，德国学者W. D. Keidel[15]运用超声波来检查心脏。他的使用方法是，通过一侧胸壁向心脏发射超声波，并在对侧胸壁记录超声波改变，用以计算心脏容积。瑞典学者Helmut Hertz博士，根据Firestone所描述的脉冲声波反射方法，首次开启了心脏超声波检查。Helmut Hertz对Firestone的观察结果与原理十分熟悉，并于1953年获得了一台商用无创性超声诊断仪。其后，他与瑞典Lund大学的临床心脏病学专家Inge Edler博士合作，开始用这种商用超声波诊断仪检查心脏。他们的合作，被普遍认为是今天我们所熟知的临床超声心动图学的开端[16]。

最初的仪器（图1-1）非常不灵敏。学者们开始所能记录到的心脏结构只是心脏后壁的回声。现在看来，这些回声很可能来自左心室后壁。通过对仪器进行改进后，他们能够记录二尖瓣前叶回声。然而，有好几年他们都没有认识到此回声的来源，一直认为该信号是来自左心房前壁。后来通过病例尸检研究，他们才了解到此回声的真正来源。Edler[17]接着进行了一系列心脏超声研究。我们今天使用的许多心脏结构的超声表现都是他最先描述的。但Edler的主要工作是在临床上运用超声心动图诊断二尖瓣狭窄[18]。他指出，二尖瓣正常与二尖瓣狭窄患者，在超声心动图上二尖瓣前叶运动形式存在差异。因此，在20世纪50年代中期和60年代初期，发表的超声心动图文章主要是有关二尖瓣狭窄病变的研究。

德国学者Sven Effert[19, 20]博士所领导的研究小组也进行了与瑞典学者相类似的工作，他们的文章发表在20世纪50年代末，主要内容与Edler所进行的二尖瓣狭窄研究结果相似。值得注意是，Effert和Domanig运用超声检测到了左心房肿块[20]。德国学者Schmidt和Braun[21]也开始超声心动图研究，并于1958年发表了他们的研究成果，再次证实了Edler和Effert的工作。1960年在罗马召开的第三届欧洲心脏病学大会上，Edler等[22]展示了一部有关超声的科学电影。同时，他们[23]还撰写了一篇关于心脏超声的综述文章，发表在1961年 *Acta Medica Scandinavica* 的增刊上。此后10多年里，该综述仍然是心脏超声领域内最全面的综述。在电影和综述中，Edler等描述了运用超声技术检测二尖瓣狭窄、左心房肿瘤、主动脉狭窄和心包前积液等。

尽管Edler和Hertz开启了超声波应用于心脏检查的工作，但他们谁也没有预见到，这项技术今天会有如此蓬勃的发展与广泛应用。Helmut Hertz是最初对记录超声波信号感兴趣的学者，在研究过程中，他发明了喷墨技术。其后，只花了几年时间，他将此项技术应用于心脏超声领域。在职业生涯的大部分时间里，他都专注在喷墨技术的研发上，并获得了许多重要专利。他还建议为他们提供的第一台超声波检测仪的西门子公司（Siemens Corporation），不要进入心脏超声领域，因为他个人并不认为这一领域有很大前景（Effert，个人通信，1996）。Edler也没有进一步研发心脏超声技术。在1976年退休之前，他主要从事二尖瓣狭窄超声心动图的应用工作，对二尖瓣反流的超声评价也做了少量工作。他从未参与任何有关心包积液或心室功能超声评价的新技术研发。

中国是另一个早期应用心脏超声的国家。20世纪60年代初，上海和武汉的研究人员都在运用超声波设备来探查心脏。他们最初应用的是A型超声设备，其后又研发了M型超声仪[24, 25]，得出了与Edler和Effert关于二尖瓣狭窄的相同研究结果[26]。中国研究人员的独特贡献包括胎儿超声心动图[27]与心脏声学造影等，其使用过氧化氢或二氧化碳作为声学对比剂[28]。

John J. Wild、H. D. Crawford和John Reid[29]等学者将超声心动图技术引入美国，并检查了离体的心脏。他们运用超声心动图技术能识别出心肌梗死，并于1957年在 *American Heart Journal* 上发表了研究结果。Wild和Reid都不是医生。Reid是一名工程师，后来去宾夕法尼亚大学攻读

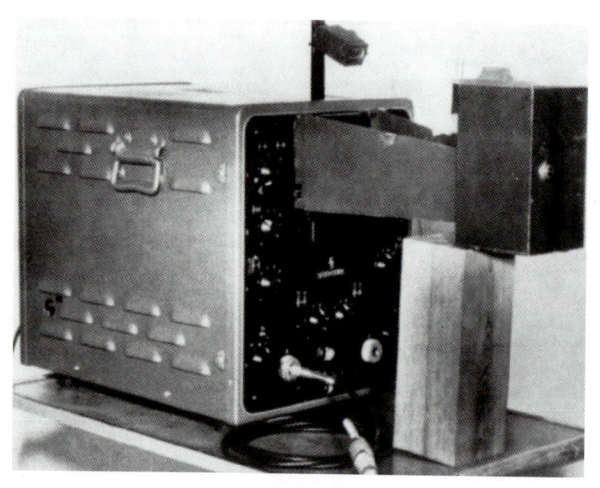

▲ 图1-1 **Edler和Hertz最初用来记录早期超声心动图的超声检测仪**

引自Edler I. Ultrasound cardiography. *Acta Med Scand Suppl* 370 1961;170:39

博士学位。在那里，他想继续从事感兴趣的超声检查心脏的研究。他与费城心脏病学专家Claude Joyner联合研究心脏超声心动图技术。Reid继续研发超声波仪器，他和Joyner一起，对Edler和Effert所报道的超声评价二尖瓣狭窄的工作进行进一步研究。他们的研究结果于1963年发表在Circulation期刊上，代表了美国首次利用脉冲反射超声检查心脏的临床研究[30]。

1963年下半年，我开始对超声心动图产生了兴趣。当时我领导一个血流动力学实验室的工作，并对心导管和血管造影的局限性感到迷惑，正当此时，一家倒闭公司发布了一则广告，声称他们有一台可用超声波测量心脏体积的仪器，但这则声明最终证明毫无依据。但是，在1963年洛杉矶举行的美国心脏协会（American Heart Association）会议上，当我第一次看到展示的超声波仪器时，我把换能器放在我的胸前，并看到了一个运动回声，这个回声一定是来自我心脏后壁的回声。毫无疑问，这个信号就是大约10年前Hertz和Edler所描述的回声。我让公司的人解释产生这种信号的原理。我请教他们心脏后部的液体是否会产生不同类型的回声信号，他们告之液体没有回声。我回到印第安纳州后，发现神经学家们有一台可探测大脑中线的超声波仪器。很幸运，这个仪器很少被使用，我可以借用。我开始用这台设备在更多人身上检查，并再一次记录到了来自左心室后壁的回声。我找到了一位心包积液患者，正如所预测的那样，用超声波检查时，图像显示有2个超声波回声被一个无回声区隔开，靠后的回声没有运动，靠前的回声随心脏跳动而运动。我们在动物实验室证实了这些发现，从而开始了我在心脏超声方面的职业生涯。研究结果在1965年的JAMA期刊上发表[31]，这是最早应用超声技术诊断心包积液的论文。

虽然普遍认为上述过程是超声心动图早期临床应用的开始，但应注意到，日本研究人员同时期也在进行心脏超声研究。20世纪50年代中期，大阪大学的Satomura、Yoshida和Nimura等日本研究人员使用多普勒技术检测心脏，其研究成果于20世纪50年代中期发表[32, 33]。他们的工作奠定了今天多普勒超声的基础。

在过去50年里，众多研究者的成果促进了心脏超声的巨大发展，这是物理学家、工程师和临床医生成功合作的典型范例。心脏超声的每一项技术都有其独特的历史，例如超声心动图（echocardiography）这个名词本身就有它的发展过程。Edler和Hertz首先将这种技术称为"ultrasound cardiography"，缩写为UCG，但"ultrasound cardiography"这个名词听起来有点冗长。20世纪50年代末和60年代初，医学诊断超声最广泛的应用是运用A型超声技术探测大脑中线。如果有颅内肿块，大脑中线回声会移位，此项技术被称为脑超声波图（echoencephalography），仪器也被称为脑超声波图仪（echoencephalography），我从神经病学家那里借来的就是那种仪器。如果脑的超声检查称为"echoencephalography"，那么心脏超声检查也应该称为"echocardiography"，缩写为ECG，不巧的是，ECG是心电图学（echocardiogram）的缩写，已被使用。我们也不能使用缩写"echo"，因为"echo"与"echoencephalography"不易区别。超声心动图这个术语最终被称呼起来，其原因是脑超声波图（echoencephalography）这个名词在临床上逐渐消失了。除了心脏超声检查外，没有其他超声诊断技术使用echo这个术语。因此，现在"echo"这个缩写只代表echocardiography，不会与其他超声检查技术的名称相混淆。

一、超声心动图技术的发展

超声心动图的发展包含了多种技术创新与进步，如A型超声、M型超声、声学造影、二维超声心动图、多普勒超声，以及经食管超声心动图和血管内超声应用等。多普勒超声的发展历史漫长，发展过程也很国际化。日本学者在20世纪

50 年代中期开始研究多普勒超声[32, 33]。美国研究人员，如西雅图的 Robert Rushmer[34] 等，是早期研发多普勒超声技术的学者。Rushmer 博士也是著名的心脏生理学专家。John Reid 到西雅图工作后，加入了 Rushmer 的团队，一起开发多普勒技术。工程师 Donald Baker 也是其中一员，他研发了第一台脉冲多普勒仪器[35]。Eugene Strandness 是西雅图一名血管外科医生，他运用多普勒技术诊断了周围动脉疾病[36]。欧洲研究人员也非常积极地使用多普勒技术，几位早期的法国研究人员，Peronneau[37] 和之后的 Kalmanson[38] 等撰写了大量关于多普勒超声在心血管系统中应用的文章。Holen[39] 和 Hatle[40] 研究证明，可从多普勒超声信号中获取血流动力学信息，这是多普勒超声的一个重大发展。他们指出，使用简化的 Bernoulli 方程，可计算狭窄瓣膜口的压力梯度。多普勒超声测定狭窄主动脉瓣瓣口压力阶差的报道，很大程度上表明多普勒超声是一项重要的临床检查技术。

罗切斯特大学 Gramiak 等[41] 的一次不经意发现，推开了声学造影超声心动图领域的大门。当时，他们在心导管室正对一名接受吲哚菁绿染料稀释试验的患者进行超声波检查，他们吃惊地发现，随着染料的注射，在心血管腔内出现一大团超声回声。很显然，Joyner 在注射盐水时也观察到了类似现象，但他并没有报道这一发现。我在一次学术会议上听到 Gramiak 介绍他们小组的工作后，即开始使用该技术帮助确定左心室心腔[42]。在梅奥诊所，Jamil 和 Jim Seward 带领团队开展了声学造影技术的应用研究，以一种非常有说服力的方式来识别心血管腔内右到左的分流[43]。目前已能加工制造声学对比剂，将其发展成商用产品。超声微泡如果直径足够小，则能够通过肺部毛细血管，故在外周血管注射这种声学对比剂，则可在左侧心腔显影[44]。

二维超声心动图同样有着悠久而迷人的历史，与几乎所有的心脏超声技术一样，二维超声心动图技术发展也充满国际化色彩。二维超声扫描技术可以追溯至诸如 Douglass Howry 的工作时代，是他早期运用复合扫描方法对身体各部位进行检查。他早期使用的复合扫描仪传感器之一，安装在一个 B29 炮塔圆环上[45]。日本学者研制了多种超声设备来显示心脏的二维超声图像。他们精心制作了一套水浴池和相应的超声扫描系统（图 1-2）[46]。罗切斯特大学 Gramiak 等[47] 使用了二维 M 型超声重建技术，获得了心脏超声"摄影"图像（图 1-3）。美国纽约学者 Donald King[48] 研发了一种称之为"定格摄影"的技术，获取了心脏 M 型二维重建图像（图 1-4）。

鹿特丹工程师 Nicholas Bom 成功研发的线性扫描探头是一项重大突破（图 1-5）[49]。通过使用多个超声晶体探头，可实时扫描出心脏的矩形图像。虽然这项技术最终被证明对心脏检查没有应用价值，其部分原因是肋骨遮挡，但此项技术确实显示了实时成像的优点，并最终成为除心脏检查之外的其他器官部位二维成像的主要方式。实时二维超声心动图应用最终选择的是扇形扫描方式而非线型扫描。开始阶段是机械扇形扫

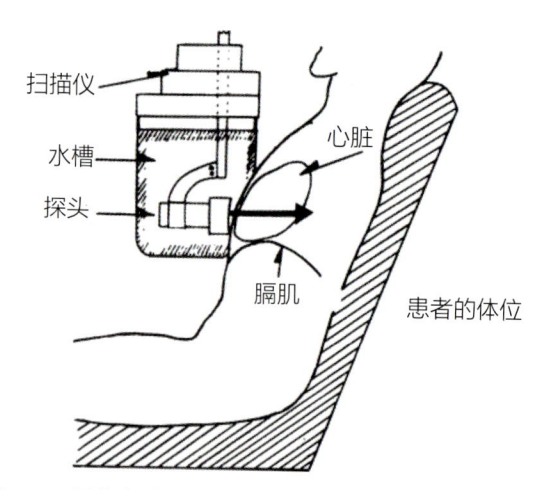

▲ 图 1-2 早期超声扫描系统是使用机械扇形扫描探头和水槽来获得心脏横断面超声图像

经许可转载自 Ebina T, Oka S, Tanaka N et al. The ultrasonotomography of the heart and the great vessels in living human subjects by means of the ultrasonic reflection technique. *Jpn Heart J* 1967;8(4): 331–353. © 1967 International Heart Journal Association，版权所有

第1章 超声心动图发展史
History of Echocardiography

描。美国国立卫生研究院 Griffith 和 Henry[50] 研发了一种手持的超声晶体呈前后摇动的机械换能器装置，但对这种换能器的操纵能力十分有限。Reggie Eggleton 最初与 Frank 和 Elizabeth Frye 一起在伊利诺伊大学工作，后来搬迁至印第安纳州，他研发了一台机械二维超声扫描仪（图 1-6）。十分有趣的是，他的第一台原型机实际上是改自 "sunbeam" 电动牙刷。这台早期的超声机械扫描仪是第一台成功商业化的实时二维超声扫描仪[51]。最终，机械扇形扫描技术被相控阵扫描技术取代，相控阵扫描技术是杜克大学 Fritz Thurstone 和 Olaf vonRamm[52] 最先研发。

彩色血流多普勒或二维多普勒超声的历史可以追溯到 20 世纪 70 年代末。西雅图华盛顿大学 Brandestini 领导的研究小组研发出如何使用 M 型超声记录多点门控多普勒信号的方法（图 1-7）[53]。他们运用彩色来编码多普勒信号，用以指示血流的方向。Kasai[54] 等日本学者，对彩色编码原理进行了更全面的研发。二维彩色显示的关键是多

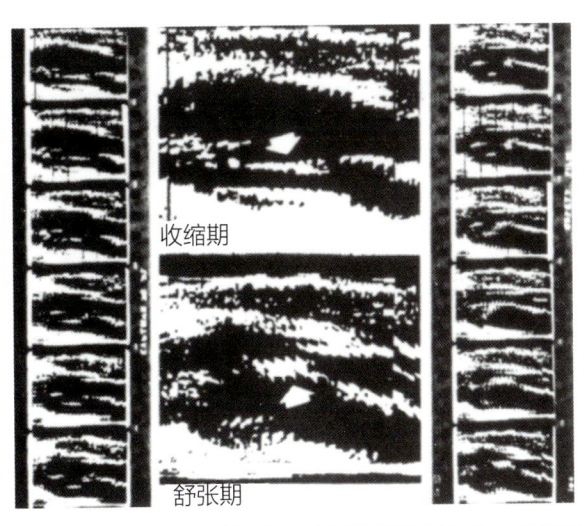

▲ 图 1-3 使用 M 型超声心动图进行空间定位，获得重建的二尖瓣运动伪实时横断面电影胶片图像，两帧放大的面像显示收缩期和舒张期二尖瓣（箭所示）的位置

经许可转载自 Gramiak R, Waag RC, Simon W. Cine ultrasound cardiography. *Radiology* 1973;107(1):175–180. © 1973 by the Radiological Society of North America, Inc. 版权所有

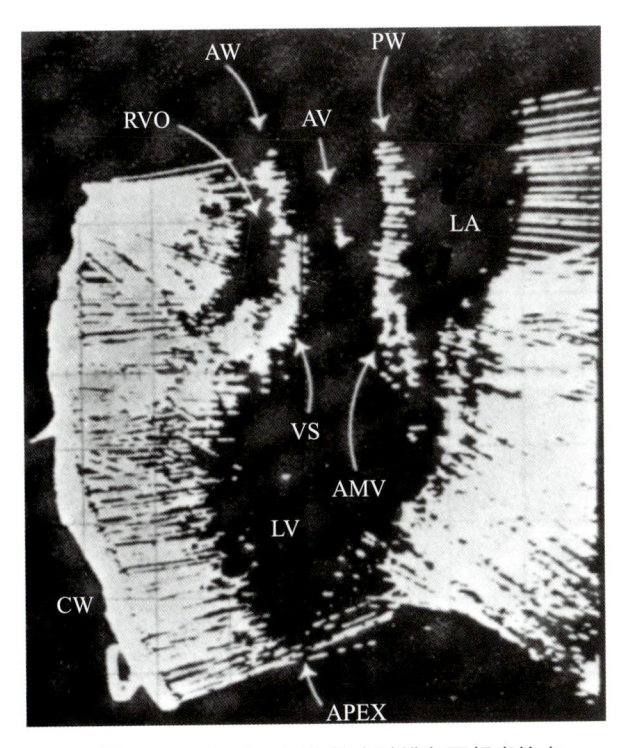

▲ 图 1-4 复合心电图门控心脏横断面超声检查

AMV. 二尖瓣前叶；AW. 主动脉前壁；CW. 胸壁；PW. 主动脉后壁；RVO. 右心室流出道；VS. 室间隔；AV. 主动脉瓣；LA. 左心房；LV. 左心室；APEX. 心尖。经许可转载自 King DL, Steeg CN, Ellis K. Visualization of ventricular septal defect by cardiac ultrasonography. *Circulation* 1973;48(6):1215–1220. © 1973 American Heart Association, Inc. 版权所有

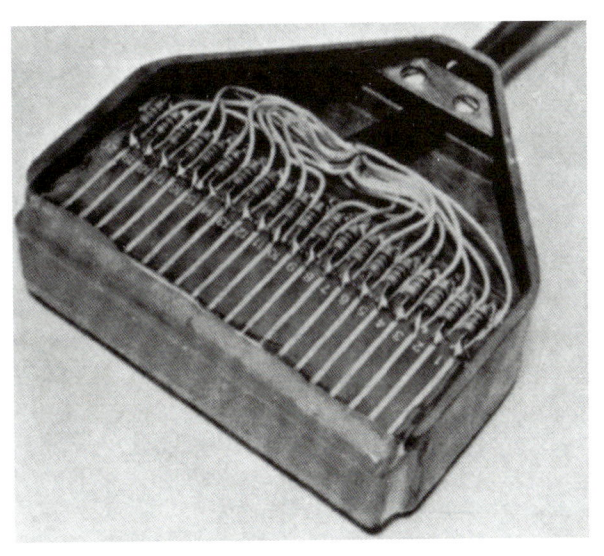

▲ 图 1-5 心脏扫描电子线阵多晶体换能器。该换能器由 20 个独立的压电晶体元件组成

经许可转载自 Bom N, Lancee CT, Van Zwienten G, et al. Ultrascan echocardiography. I. Technical description. *Circulation* 1973; 48 (5):1066–1074. © 1973 American Heart Association, Inc. 版权所有

普勒速度自相关检测技术。该技术目前能非常完美地实时显示二维彩色血流图像。日本心血管外科医生 Omoto[55] 和他的同事为普及二维彩色多普勒成像的临床应用做出了贡献。

经食管超声心动图技术的起源也可以追溯到 20 世纪 70 年代。芝加哥的心脏病学家 Lee Frazin 将一个 M 型传感器放置在经食管探头顶端，并演示了如何通过食管获得心脏的 M 型图像[56]。这项技术并未在临床上得到广泛应用。然而，日本和欧洲的研究人员均对此项技术十分感兴趣，并进行了深入研究[57, 58]，试图通过食管探头获得心脏的二维图像。最初这些设备是采用机械扫描方式，其后发展为电子扫描方式。1982 年，日本工程师 Hisanaga 等[57] 及欧洲工程师 Jacques Souquet[59]，对经食管电子相控阵探头的研发做出了重大贡献。早期主要是欧洲临床医生在使用经食管超声心动图。

人们通过使用较大或较小的换能器来研制不同超声成像仪器，从而使超声仪器呈现出多种多样的功能。澳大利亚工程师 George Kossoff 研制了一种用于全身检查的独特超声波成像仪，称为"Octoson"。Octoson 由 8 个大尺寸且围绕身体旋转的传感器组成，能获得高分辨率与高清晰度的超声图像。另一个研发方向是在导管顶端安装一个微型传感器，从而可插入心血管系统进行成像。20 世纪 60 年代，Reggie Eggleton 设计了一套基于心导管的超声成像系统，欧洲学者 Ciezynski 和日本学者 Omoto 也进行了同样的研发。20 世纪 70 年代早期，Nicholas Bom 等[60] 设计了一种探头，其在心导管顶端放置 32 个晶体元件，构建了一个圆形探头，可进行实时心内超声扫描。这项技术进一步改进，在导管尖端上放置超声换能器，可置入冠状动脉内成像，其临床应用和研究应用已经有很多年了。克利夫兰诊所临床医生 Steven Nissen 可能是应用冠状动脉内超声最多的学者。他应用这项技术获得的观察结果，彻底改变了人们对冠状动脉粥样硬化的理解[61]。

多年来，人们一直对三维超声心动图感兴趣。经过很多努力，已实现应用复合的二维图像扫描来重建三维图像[62, 63]。一些重建三维超声成

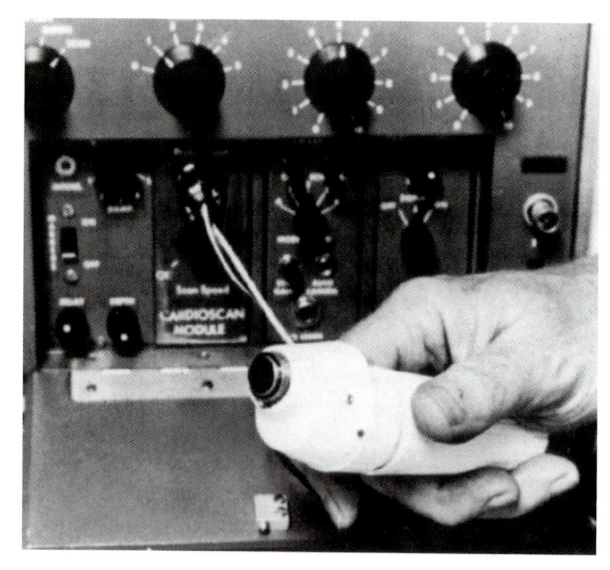

▲ 图 1-6　手持式机械扇形扫描仪

引自 Eggleton RC, Feigenbaum H, Johnston KW, et al. Visualization of cardiac dynamics with real-time B-mode ultrasonic scanner. In: White D, ed. *Ultrasound in Medicine.* New York: Plenum Publishing, 1975:1385

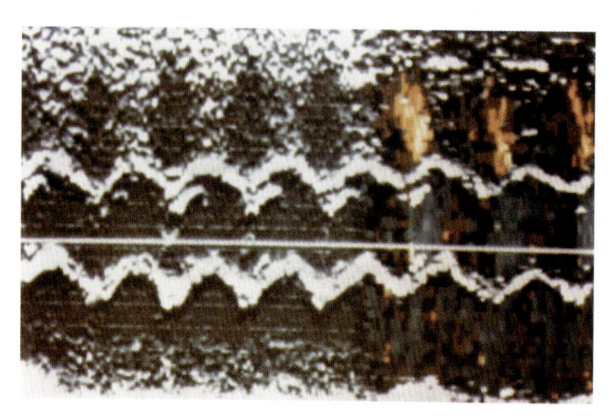

▲ 图 1-7　多普勒信号叠加于 M 型曲线上构成复合图像

多普勒信号的方向和速度以不同的颜色和亮度显示。此图显示的是右心室流出道和主动脉 M 型图像与多普勒信号（引自 Brandestini MA, Eyer MK, Stevenson JG. M/Q: M/Q-mode echocardiography. The synthesis of conventional echo with digital multigate Doppler. In: Lancee CT, Erasmus Universiteit Rotterdam, eds. *Echocardiology.* The Hague, Netherlands: Martinus Nijhoff, 1979. Reproduced with permission of M. Nijhoff in the format Book via Copyright Clearance Center）

像仪已经应用于临床。Olaf vonRamm 和他的团队是三维超声心动图早期研发的领军者[64]。

手持式超声心动图可追溯至 1978 年[65]。早期手持设备的图像质量不能满足临床应用。但在目前已有几款手持超声仪器在临床上应用，并日益普及。

二、超声心动图的记录

随着仪器显示心脏图像及生理信息技术的发展，也同步产生了记录这些图像与生理信号的技术发展史。最初，较之超声图像的显示技术，Helmut Hertz 对超声图像的记录技术更感兴趣。在此过程中，他研发了喷墨记录技术，这一技术今天被证明是极其重要的发明。在 20 世纪 60 年代初，当我开始使用超声波时，波拉片相机是 A 型和 M 型超声心动图的主要记录设备（图 1-8 和图 1-9）。但这种记录方式受很多因素限制并存在许多问题。一些研究人员，如 Gramiak 等，曾经使用 35mm 胶片记录 M 型超声心动图。我早期做了很多努力，让商业公司为我提供带形长图记录仪来记录 M 型超声心动图。各种各样的可供使用的带形长图记录仪，均有其发展历史。随着二维超声心动图像的出现，我们必须研究一种方法来记录二维超声心动图。在我所工作的研究所中，开始是使用 super 8 电影胶片作为记录媒介。记录时将电影摄像机直接对准示波器进行图像录制，形成电影记录。电影胶片记录的应用时间很短，其很快就被录像带记录方法取代。最初，大家使用盘式磁带记录仪，其后很快出现了各种盒式磁带记录仪。早期流行的一种记录仪由三洋公司生产。其记录的图像在回放分析时十分不便，操作时必须人工转动一个按钮，才能向后查看图像，一帧一帧地分析起来非常烦琐。后来，松下公司研发了一种磁带记录仪，操作时可向前、向后播放图像，并可逐帧分析。

由于二维超声心动图在临床上的广泛应用，几十年来录像带已成为记录超声心动图图像的标

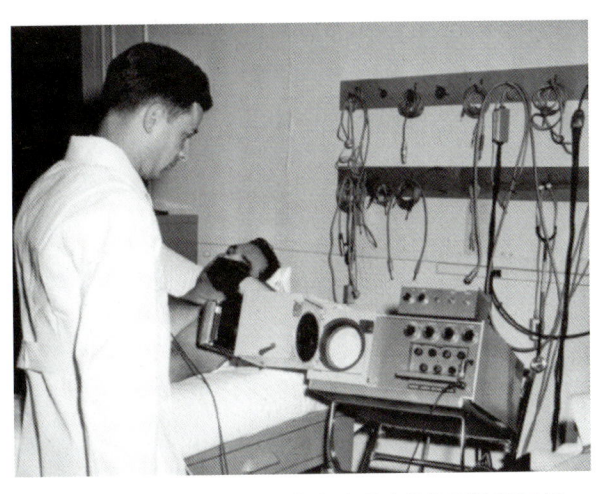

▲ 图 1-8 早期 M 型超声心动图波拉片图像记录仪

准工具。但录像带记录也有很大局限性，用录像带记录图像进行系列研究时就存在问题。获取录像带图像进行分析常常极不方便。录像带上的图像不能进行测量。录像带图像复制后，其图像质量通常会下降。20 世纪 80 年代初，开始尝试超声心动图图像数字化记录方法。自此以后，人们对超声图像数字化记录技术的兴趣与日俱增（图 1-10）。图像的数字化记录技术有许多优点，如便于对 2 帧图像进行并排比较，便于测量，便于寻找所需图像等。最初，通过从仪器上获取视频信号或将录像带图像进行数字化处理，从而形成数字化图像。近年来，超声仪器可直接输出数字化图像。医学图像的 DICOM 格式现已成为数字化图像的标准记录格式，其使数字化图像的应用更为便捷，也是数字化图像得到普遍应用的主要原因。

三、心脏超声技师

在笔者早期应用心脏超声的过程中，即意识到这项技术会得到广泛应用。超声心动图的检查过程相当耗时。作为一名临床心脏病专家，我既要承担患者的治疗，还要操作心导管检查术，我明显感觉到我自己不能作为一名超声心动图检查过程的主要操作人员来工作。我们也没有足够的对这项技术感兴趣的内科医生，可以全天做超声

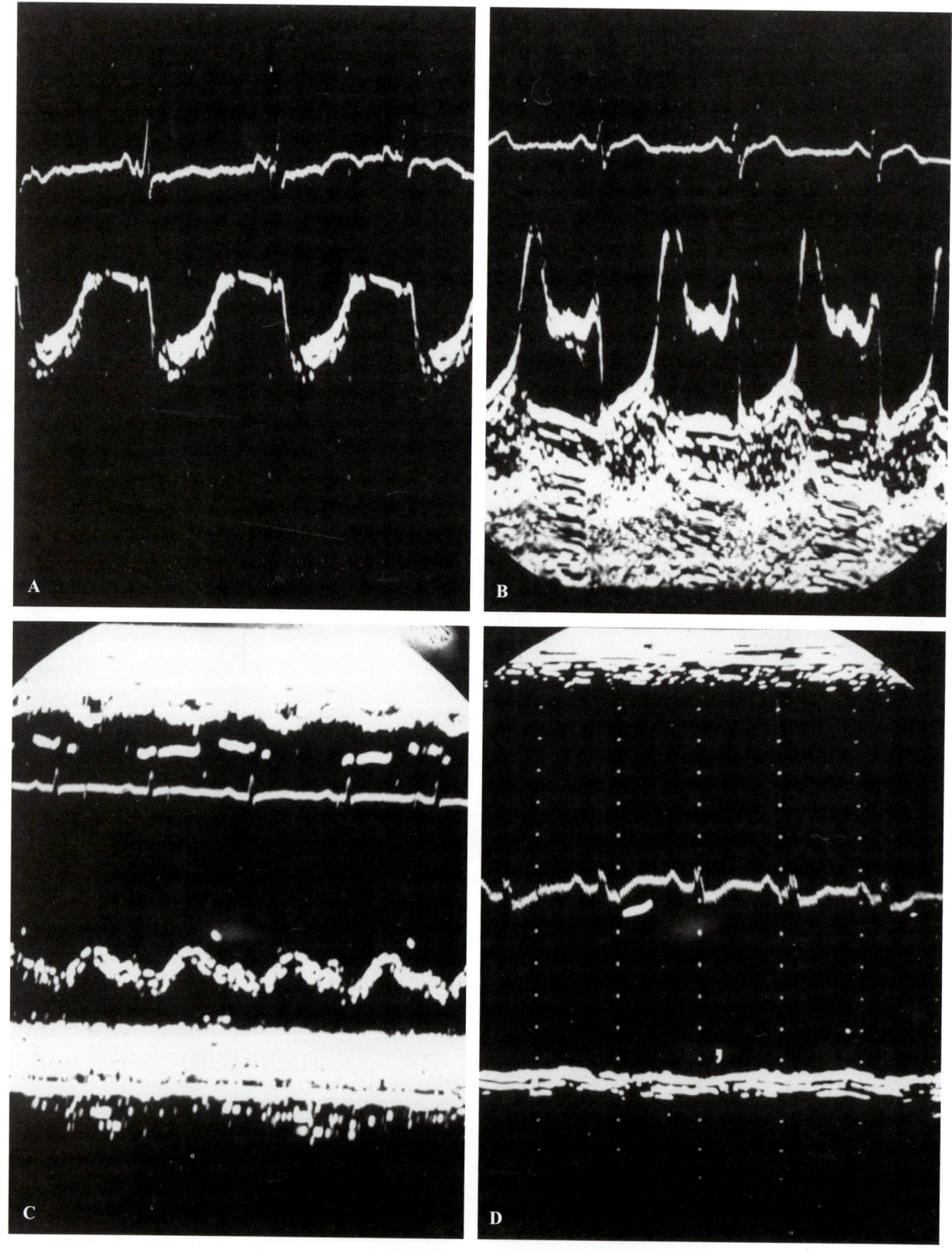

▲ 图 1-9 早期 M 型超声心动图波拉片记录图像
A. 二尖瓣狭窄；B. 正常二尖瓣；C. 心包积液；D. 扩大无运动的左心室

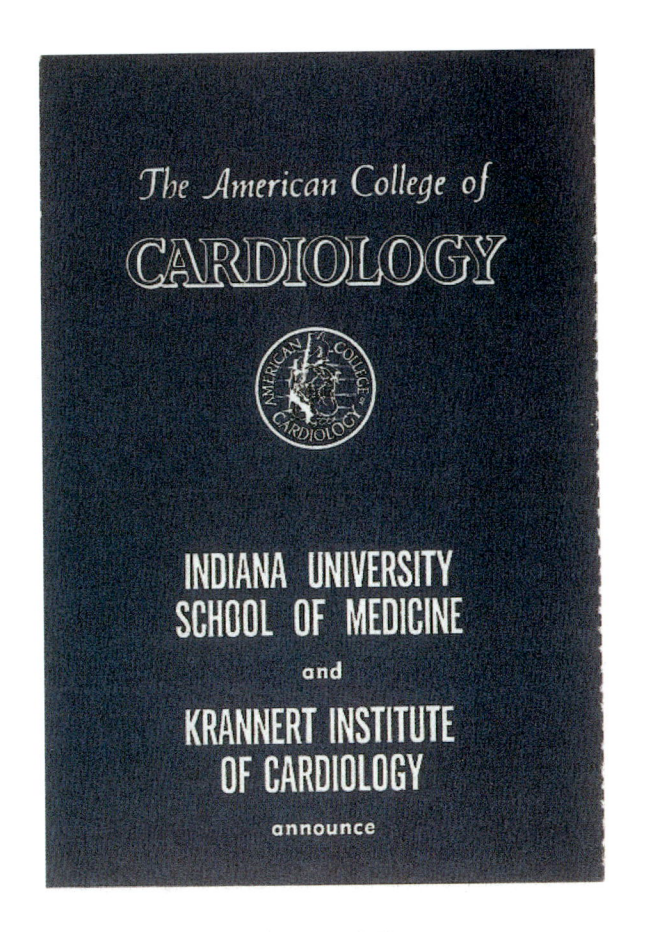

▲ 图 1-10　1968 年 1 月在印第安纳波利斯举行的第一次诊断性超声和心血管疾病学习课程

心动图检查。因此，培训一名非内科医生专职做超声心动图检查，我相信这是完全可行。当时，一些从事超声领域工作的医生，对我的这种提议是否可行持相当的怀疑态度。Charles Haine 是第一位从事超声心动图检查的非内科医生。

我们的第二位心脏超声技师是 Sonia Chang。她获取 M 型超声心动图的操作技能十分出色，在我的鼓励下，她后来出版了一本关于 M 型超声心动图检查的著作。这是一本非常有价值的专著，许多早期从事 M 型超声心动图的工作者都从中学习到了作者的技能。早期来印第安纳州学习超声心动图的大多数访问学者都是向 Sonia 学习如何操作获取超声心动图图像。我们引进二维超声心动图成像仪后不久，Sonia 离开印第安纳州，就职于亚特兰大的 Emory 大学，与当时的心内科主任 Willis Hurst 博士一起工作。

事实上，美国每一个超声心动图室都有一位操作技术娴熟的心脏超声技师。正是因为有了心脏超声技师，超声心动图才成为一种经济有效的检查手段。使用非内科医生完成超声心动图检查并不是一个被全球接受的观念。在大多数国家，超声心动图检查过程仍是由内科医生操作完成。英国是个例外，他们有自己的特色。与美国相比，英国心脏超声技师更加训练有素，更接近于医生助理的角色，在心脏生理学和解剖学方面接受了更正规的教育。因此，他们解读超声心动图图像的机会比美国超声技师多。

四、超声心动图教育和学术组织

1968 年 1 月，在印第安纳波利斯第一次专门召开了心脏超声会议（图 1-10）。会议理事成员由 Edler 博士、Joyner 博士、Reid 博士和 Strandness 博士组成（图 1-11）。约有 50 人参会议，包括 Raymond Gramiak 博士。在会议上，Edler 展示了一段超声图像电影，该电影是他为 1960 年在罗马召开的欧洲心脏病学大会所制作。另一位理事成员是 Richard Popp，他当时是印第安纳大学的心内科实习医生。Bernard Ostrum 是阿尔伯特·爱因斯坦医学中心的放射科医生，他展示了关于腹主动脉的超声图像资料。作为此次会议的组成部分之一，Chuck Haine 向我们展示了印第安纳州开展的超声波技术。

1975 年，"美国超声心动图学会"在印第安纳波利斯成立，成立学会的决定是在印第安纳波利斯的一次研究生会议上做出的。1988 年，美国超声心动图学会杂志创刊。1990 年，美国超声心动图学会第一次年会在华盛顿特区举行。目前已有若干国际超声心动图学术组织、学术期刊和会议。

自 20 世纪 50 年代中期问世以来，超声心动图已走过了很长的一段旅程。尽管有许多新的、复杂的成像技术问世，但我们有充分的理由相信，超声心动图技术的临床应用和普及一定会日益广泛。超声心动图诊断技术用途十分广泛。与其他影像技术相比，超声心动图技术依然具有非常好的性价比，并具有很多创新改进的可能和提供更多更好诊断信息的可能。因此，超声心动图的未来，一定会像过去的 50 年一样，更加富有成果、令人兴奋。

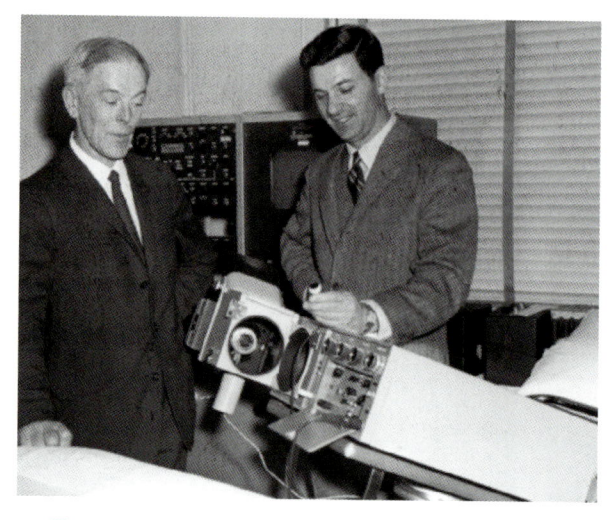

▲ 图 1-11 Edler 和 Feigenbaum 医生在 1968 年的印第安纳波利斯心脏超声会议上演示一台 M 型超声诊断仪

参考文献

[1] Feigenbaum H. *Echocardiography*. 1st ed. Philadelphia, PA: Lea & Febiger; 1972.
[2] Holmes JH. Diagnostic ultrasound during the early years of A.I.U.M. *J Clin Ultrasound* 1980;8: 299–308.
[3] Wild PW. Early history of echocardiography. *J Cardiovasc Ultrasonogr* 1996;5:2.
[4] Goldberg P, Kimmelman BA. *Medical Diagnostic Ultrasound: A Retrospective on its 40th Anniversary*. Rochester, NY: Eastman Kodak Co.; 1988.
[5] Feigenbaum H. Evolution of echocardiography. *Circulation* 1996;93: 1321–1327.
[6] Roelandt JR. Seeing the invisible: a short history of cardiac ultrasound. *Eur J Echocardiogr* 2000; 1:8–11.
[7] Miller DC. *An Anecdotal History of the Science of Sound*. New York: Macmillan; 1935.
[8] Talbott JH. *A Biographical History of Medicine*. New York: Grune & Stratton; 1935: 290.
[9] Feldman A, Ford P. *Scientists and Inventors*. New York: Facts on

File; 1979.
- [10] Curie P, Curie J. Developpement, par pression de l'electricite polaire dans les cristaux hemiedres a faces inclines. *Comptes Rendus* 1880;91:291–295.
- [11] Curie P, Curie J. Lois du degagement de l'electricite par pression, dans la tourmaline. *Comptes Rendus* 1881;92: 186–188.
- [12] Sokolov SY. Means for indicating flaws in materials. *U.S. Patent 2* 1937;164:1125.
- [13] Firestone FA. Flaw detecting device and measuring instrument. *U.S. Patent 1* 1942;280:226.
- [14] Dussik KT. Uber die Moglichkeit Hochfrequente Mechanische schwingungen als Diagnostisches Hilfsmittel zu Verwerten. *Z Neurol* 1941;174:153.
- [15] Keidel WD. Uber eine Methode zur Registrierung der Volumanderungen des Herzens am Menschen. *Z Kreislaufforsch* 1950;39:257.
- [16] Edler I, Hertz CH. Use of ultrasonic reflectoscope for the continuous recording of movements of heart walls. *Kungl Fysiogr Sallsk Lung Forth* 1954;24:40.
- [17] Edler I. The diagnostic use of ultrasound in heart disease. *Acta Med Scand Suppl* 1955;308:32.
- [18] Edler I. Ultrasound cardiogram in mitral valve disease. *Acta Chir Scand* 1956;111:230.
- [19] Effert S, Erkens H, Grosse-Brockoff H. The ultrasound echo method in cardiological diagnosis. *Ger Med Mon* 1957;2:325.
- [20] Effert S, Domanig E. The diagnosis of intra-atrial tumor and thrombi by the ultrasonic echo method. *Ger Med Mon* 1959;84:6.
- [21] Schmidt W, Braun H. Ultrasonic cardiograph in mitral defect and in non-pathological heart. *Z Kreislaufforsch* 1958;47:291.
- [22] Edler I, Gustafson A, Karlefors T, Christensson B. *The Movements of Aortic and Mitral Valves Recorded with Ultrasonic Echo Techniques (Motion Picture)*. Rome, Italy: Presented at the III European Congress of Cardiology; 1960.
- [23] Edler I, Gustafson A, Karlefors T, et al. Ultrasound cardiography. *Acta Med Scand Suppl* 370 1961;170:5–123.
- [24] Hsu CC. *Ultrasonic Diagnostics*. Shang Sci Tech Press; 1961: 167.
- [25] Hsu CC. Preliminary studies on ultrasonics in cardiological diagnosis. I. Experimental observations on cardiac echo valves. II. The use of A-scope ultrasound apparatus in the diagnosis of heart disease. *Acta Acad Med Prim Shanghai* 1964;2:251.
- [26] Gao Y, Wang XF, Gao RY, et al. The characteristics of normal ultrasonic cardiogram and its changes in patients with mitral stenosis (in Chinese). *Chin J Int Med* 1965;13:710–714.
- [27] Wang XF, Xiso JP, et al. Fetal echocardiography—method for pregnancy diagnosis. *Chin J Obstet Gynecol* 1964;10:267–269.
- [28] Wang XF, Wang J, Huang Y, Cai C. Contrast echocardiography with hydrogen peroxide. I. Experimental study. *Chin Med J* 1979;92:595.
- [29] Wild JJ, Crawford HD, Reid JM. Visualization of the excised human heart by means of reflected ultrasound or echography. *Am Heart J* 1957;54:903–906.
- [30] Joyner CR Jr, Reid JM, Bond JP. Reflected ultrasound in the assessment of mitral valve disease. *Circulation* 1963;27: 503–511.
- [31] Feigenbaum H, Waldhausen JA, Hyde LP. Ultrasound diagnosis of pericardial effusion. *JAMA* 1965;191:711–714.
- [32] Satomura S, Matsubara, Yoshioka M. A new method of mechanical vibration and its applications. *Mem Inst Sci Ind Re* 1955;13:125.
- [33] Yoshida T, Mori M, Nimura Y, et al. Study of examining the heart with ultrasonics, IV: clinical applications. *Jpn Circ J* 1956;20:228.
- [34] Rushmer RF, Baker DW, Stegall HF. Transcutaneous Doppler flow detection as a nondestructive technique. *J Appl Physiol* 1966;21: 554–566.
- [35] Baker DW, Rubenstein SA, Lorch GS. Pulsed Doppler echocardiography: principles and applications. *Am J Med* 1977;63: 69–80.
- [36] Strandness DE, Schultz RD, Sumner DS, Rushmer RF. Ultrasonic flow detection: a useful technique in the evaluation of peripheral vascular disease. *Am J Surg* 1967;113:311–320.
- [37] Peronneau EPA, Deloche A, Bui-Meng-Hung, Hinglais J. Debitmetre ultrasonore: developpmements et applications experimentale. *Eur Surg Res* 1969;1:147–156.
- [38] Kalmanson D, Veyrat C, Derai C, Savier CH, Berkman M, Chiche P. Non-invasive technique for diagnosing atrial septal defect and assessing shunt volume using directional Doppler ultrasound: correlations with phasic flow velocity patterns of the shunt. *Br Heart J* 1972;34:981–991.
- [39] Holen J, Simonsen S. Determination of pressure gradient in mitral stenosis with Doppler echocardiography. *Br Heart J* 1979;41: 529–535.
- [40] Hatle L, Angelsen B, Tromsdal A. Noninvasive assessment of aortic stenosis by Doppler ultrasound. *Br Heart J* 1980;43: 284–292.
- [41] Gramiak R, Shah PM, Kramer DH. Ultrasound cardiography: contrast studies in anatomy and function. *Radiology* 1970;92:939–948.
- [42] Feigenbaum H, Stone JM, Lee DA, Nasser WK, Chang S. Identification of ultrasound echoes from the left ventricle by use of intracardiac injections of indocyanine green. *Circulation* 1979; 41:615–621.
- [43] Seward JB, Tajik AJ, Spangler JG, Ritter DG. Echocardiographic contrast studies: initial experience. *Mayo Clin Proc* 1975;50: 163–192.
- [44] Feinstein SB, Cheirif J, Ten Cate FJ, et al. Safety and efficacy of new transpulmonary ultrasound contrast agent: initial multicenter clinical results. *J Am Coll Cardiol* 1990;16:316–324.
- [45] Howry DH, Holmes JH, Cushman RR, Posakony GJ. Ultrasonic visualization of living organs and tissues, with observations on some disease processes. *Geriatrics* 1955;10:123–128.
- [46] Ebina T, Oka S, Tanaka M, et al. The ultrasono-tomography for the heart and great vessels in living human subjects by means of the ultrasonic reflection technique. *Jpn Heart J* 1967;8:331–353.
- [47] Gramiak R, Waag RC, Simon W. Cine ultrasound cardiography. *Radiology* 1973;107:175–180.
- [48] King DL. Cardiac ultrasonography. A stop-action technique for imaging intracardiac anatomy. *Radiology* 1972;103:387–392.
- [49] Bom N, Lancee CT, Honkoop J, Hugenholtz PG. Ultrasonic viewer for cross-sectional analyses of moving cardiac structures. *Biomed Eng* 1971;6:500–503.
- [50] Griffith JM, Henry WL. A sector scanner for real-time two-dimensional echocardiography. *Circulation* 1974;49:1147–1152.
- [51] Eggleton RC, Feigenbaum H, Johnston KW, et al. Visualization of cardiac dynamics with real-time B-mode ultrasonic scanner. In: White D, ed. *Ultrasound in Medicine*. New York: Plenum Publishing; 1975.
- [52] Thurstone FL, vonRamm OT. A new ultrasound imaging technique employing two dimensional electronic beam steering. In: Green PS, ed. *Acoustical Holography*. New York: Plenum Publishing; 1974: 149–159.
- [53] Brandestini MA, Eyer MK, Stevenson JG. M/Q-mode echocardiography: the synthesis of conventional echo with digital multigate Doppler. In: Lancee CT, ed. *Echocardiography*. The Hague, Netherlands: Martinus Nijhoff; 1979.
- [54] Kasai C, Namekawa K, Koyano A, et al. Real-time two-

[55] Omoto R, Yokote Y, Takamoto S, et al. The development of real-time two-dimensional Doppler echocardiography and its clinical significance in acquired valvular regurgitation. With special reference to the evaluation of valvular regurgitation. *Jpn Heart J* 1984;25:325–340.

[56] Frazin L, Talano JV, Stephanides L, Loeb HS, Kopel L, Gunnar RM. Esophageal echocardiography. *Circulation* 1976;54:102–108.

[57] Hisanaga K, Hisanaga A, Nagata K, Ichie Y. Transesophageal cross-sectional echocardiography. *Am Heart J* 1980;100: 605–609.

[58] Schluter M, Henrath P. Transesophageal echocardiography: potential advantages and initial clinical results. *Pract Cardiol* 1983;9:149.

[59] Souquet J, Hanrath P, Zitelli L, Kremer P, Langenstein BA, Schluter M. Transesophageal phased array for imaging the heart. *IEEE Trans Biomed Eng* 1982;29:707–712.

[60] Bom N, Lancee CT, Van Egmond FC. An ultrasonic intracardiac scanner. *Ultrasonics* 1972;10: 72–76.

dimensional blood flow imaging using an autocorrelation technique. *IEEE Trans Sonics Ultrason* 1985;32:460–463.

[61] Nissen SE, Gurley JC, Grines CL, et al. Intravascular ultrasound assessment of lumen size and wall morphology in normal subjects and patients with coronary artery disease. *Circulation* 1991;84: 1087–1099.

[62] Wollschlager H. Transesophageal echo computer tomography: a new method for dynamic three-dimensional imaging of the heart. *Computers in Cardiology 1989*. IEEE Computer Society; 1990:39.

[63] Roelandt J, ten Cate FJ, Bruining N, et al. Transesophageal rotoplane echo-CT. A novel approach to dynamic three-dimensional echocardiography. *Thoraxcentre J* 1993;6:4–8.

[64] vonRamm OT, Smith SW, Pavy HG Jr. High-speed ultrasound volumetric imaging system. II. Parallel processing and image display. *IEEE Trans Ultrason Ferroelectr Freq Control* 1991;38: 109–115.

[65] Roelandt J, Wladimiroff JW, Baars AM. Ultrasonic real time imaging with a hand-held scanner. Part II—initial clinical experience. *Ultrasound Med Biol* 1978;4:93–97.

第 2 章
物理原理与仪器成像
Physics and Instrumentation

杨亚利　陈庆常　译

心脏超声（cardiac ultrasound），又称超声心动图（echocardiography），其成像基础有赖于超声波的产生、传播、反射和接收。理解超声图像的形成，必须要了解与掌握声波的基本物理特性。声波是一种机械振动波，通过弹性介质传播。当声波在空气中以适当频率传播时，可被听觉器官感知。超声波（ultrasound）是频率大于20000Hz、显著超出人类听觉范围的声波。运用超声波研究心脏与大血管的结构和功能的专业领域，称为超声心动图学（echocardiography）。获取诊断用超声波，涉及复杂的物理原则与精密的仪器设备。随着超声技术的不断发展，全面理解这些技术的原理，需要掌握大量的物理与工程学知识。相对而言，从超声波的临床应用出发，并不需要我们必须掌握图像形成所涉及的物理知识与仪器工作原理。但是，为了充分利用心脏超声技术，正确掌握技术的优点及局限性，基本了解这些基础知识与工作原理十分必要。

本书目的旨在为超声心动图的广泛应用提供临床指导，主要供临床医生、医学生和超声技师使用，这类读者更多关注的是超声技术的临床实践应用，而不是技术的物理原理。从这个角度上讲，如果大量解释超声波技术的物理原理与工程学知识，则超出本书范围。本章将重点介绍与临床超声检查实践密切相关的物理学知识与仪器工作原理。此外，为了让读者感受到超声心动图技术日新月异的发展与进步，本章还简要介绍了诸多超声技术的新进展。

一、物理原理

与更低频率的声波（如可听声波）相比，超声波能够应用于疾病诊断，具有以下几个特性：首先，超声波具有方向性，并可聚焦；其次，超声波可通过介质传播，并遵循反射与折射定律；最后，径线相对较小的介质颗粒可反射超声波，反射波能被检测并可用于对组织的定征分析。超声波的主要不足是在气体介质中传播时，穿透力差，衰减快，声波频率越高，这种现象越明显。超声波在介质中传播时，介质粒子振动方向与声波传播方向平行，产生纵向波，其特征是介质粒子聚集稠密的压缩区与稀疏分布的稀疏区（rarefaction）相互交替出现。超声波反射、折射和衰减的程度，取决于声束经过的各种介质的声学特性。实性组织与气体之间的界面如肺部会反射大部分超声能量，导致超声穿透力弱。非常致密的介质也会反射大部分超声波能量，而软组织和血液则允许相对较多的超声波能量透过，从而使超声波在这类组织中有较好穿透性，并能提高超声波的诊断能力。骨骼也会反射大部分超声能量，但并不是因为其结构致密，而是因其包含了大量的反射界面。

超声波通常被描述为正弦波，其波峰和波谷分别代表介质颗粒的压缩区和稀疏区（图2-1）。介质在相对应的区域内会产生微小的压力变化，虽然这些压力改变并不足以使介质颗粒产生实际运动，但可导致介质颗粒的微小振动。尽管用正弦波来描述超声波的特征有一定局限性，但有助于阐明超声波的一些基本原理。一个压缩区与一个稀疏区组成声波的一个周期，声波传播过程中，介质内邻近的2个相似点之间的距离，称为波长（见表2-1中对常用术语的定义）。在软组织中医学诊断超声波的波长范围为0.15~1.5mm。单位时间内的波长数量称为频率（frequency）。波长与频率成反比，两者乘积为声速（velocity），如下所示。

$$v = f \times \lambda \quad \text{（公式2-1）}$$

其中 v 为声速，f 为频率（单位：Hz），λ 为波长。超声通过某种介质的声速大小，取决于该介质的密度及弹性性质或硬度。声速与介质硬度成正比，与介质密度成反比。

超声波在硬性介质如骨骼中的传播速度较快。声速还随温度变化而变化，但人体温度变化范围小，故对超声成像影响小。表2-2列出了不同类型组织中超声波的平均声速。在人体软组织中传播时，超声波声速稳定，约为1540m/s（或1.54m/ms、1.54mm/μs）。因此，探头发射频率为3MHz时，可通过计算波长来得出分辨率（solution），计算方法如下所示。

$$v = f \times \lambda$$
$$\lambda = v \div f$$
$$\lambda = 1540\text{m/s} \div 3\,000\,000/\text{s}$$

这个公式的一个简单形式是 λ（毫米）$=1.54/f$，其中 f 是探头频率（兆赫）。1540m/s=1.54mm/μs，探头频率（f）以兆赫（MHz）为单位，波长（λ）以毫米（mm）为单位，这样公式可以变为如下所示。

$$\lambda = v \div f$$
$$\lambda = 1.54 \div 3.0 \approx 0.51\text{mm}$$

例如，当超声波经过弹性或硬度较高的组织区域时，声速会加快，由于频率不变，所以波长也随之增加。后面的章节将会阐述到，波长大小决定超声波的图像分辨力——波长越短，能反射超声波的物体就越小，分辨力也就越高。

振幅（amplitude）是声波的另一基本特性，是测量声波强度的指标，其定义为介质中峰值压与平均压之差，即基线上和基线下的正弦波距离基线的高度（图2-1），单位是分贝（decibel，dB）。分贝是声压与某一标准参考值之间的对数值。以对数值来表示振幅大小，主要优点是显示数值范围宽，对相差悬殊的强弱信号均能显示。实际应用中，每增加6dB，相当于振幅增加2倍，而每增加60dB，相当于振幅或响度增加1000倍。功率（power）是一个与振幅密切相关的声学参数，其指声能向介质传递的速率，单位是瓦特（W）。从临床角度上讲，功率通常是指限定在某个给定区域（声束区域）内的声波能量，也称为声强（intensity），单位为瓦特/平方厘米（W/cm^2），类似于响度（loudness）。声强随声波传播距离增加而迅速减小，这一特性在超声波生物效应方面具有重要意义，有关内容将在后面章节讨论。

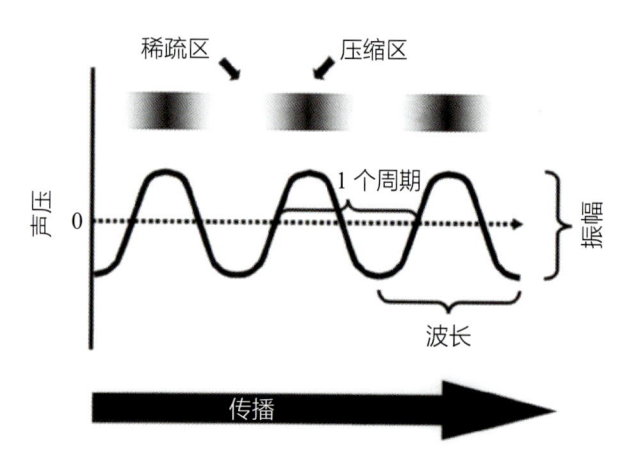

▲ 图2-1 声波的正弦波特征示意图

声波作为正弦波，其波峰和波谷分别对应于声波传播方向上的压缩区和稀疏区。声波在组织中传播时波长不变，波长的长短由声波频率大小决定，而声波振幅代表的是声压变化幅度（详见正文）

表 2-1 常用术语定义

术 语	定 义
吸收（absorption）	传播过程中超声波转入到组织内的能量
声阻抗（acoustic impedance）	介质密度和声波速度的乘积；两种介质间的声阻抗差，决定反射界面入射波与反射波的比值
振幅（amplitude）	传播方向上声波压力变化幅度，即声波强度（单位：分贝）
衰减（attenuation）	在介质传播过程中超声波能量的净损失
周期（cycle）	声波传播过程中一个压缩区和一个稀疏区之和
空载时间（dead time）	2次超声波脉冲发射之间的时间
分贝（decibel）	声波强度的对数值，用与某一参考值的比值来表示（dB）
占空比（duty factor）	探头发射超声波脉冲所占用时间的比值分数大小，数值为0~1，没有单位
远场（far field）	近场远端声束呈圆锥状发散的区域
频率（frequency）	每秒钟内声波的个数（单位：赫兹）
增益（gain）	声波回波信号放大程度或百分比
半值层（half-layer value）	声波强度衰减到初始值50%时，超声束在介质中通过的距离
声强（intensity）	某区域内（通常指声束横截面）声波功率的强度或分布，与响度相似
纵波（longitudinal wave）	能量传播方向与介质粒子运动方向平行的周期性波动
近场（near field）	超声波声束发散前，声束近端呈圆柱状的区域
周期（period）	一个完整声波传播所需时间，单位为微秒
压电效应（piezoelectricity）	压电晶体在电流作用下发生形变，导致振动并产生声波，反之，压电晶体的机械形变则产生电脉冲，从而实现电能与声能的相互转换
功率（power）	传播过程中声波能量传输到介质的速率（单位：瓦特）
脉冲（pulse）	在确定时间内发射的含固定声波数且同步运动的一组声波群
脉冲长度（pulse length）	脉冲在空间上占有的物理长度或距离，通常用毫米（mm）表示
脉冲重复频率（pulse repetition frequency）	探头发射脉冲的速率，即单位时间（通常为1s）内发出的脉冲数
分辨力（resolution）	将两点区分开来的最小间距
灵敏度（sensitivity）	超声仪器在给定深度上对小目标物体成像的能力
超声波（ultrasound）	物理介质中的一种机械振动，频率>20 000Hz
声速（velocity）	声波在某种介质中的传播速度
波长（wavelength）	一个完整声波的长度，用距离而非时间表示

二、超声波与组织间的相互作用

超声的基本特性在声波与组织间的相互作用上，具有重要的实践意义。例如，超声波频率越高，波长越短，则可分辨的结构就越小。精准识别细小结构是超声成像的目标，那么似乎频率越高则成像越好，但是，高频超声的穿透力小于低频超声。在介质中传播过程中，超声波能量损耗称为声衰减（attenuation），其反映的是超声波束透过组织时声强减少比例。声衰减由声波的3个主要因素决定：吸收、散射和反射。声衰减通常随声波传播深度增加而增加，并受声波频率及所经过的组织类型的影响，频率越高，声衰减越快。声衰减可用半值层（half-value layer）或半功距（half-power distance）表示。半功距是指超声波振幅减小至初始值50%时所通过的距离。超声波在不同介质中的半功距见表2-3。大致讲，超声波在人体组织中的衰减值为0.5~1.0dB/（cm·MHz）。在超声波从探头发射到返回探头的传播过程中，声衰减值可大致预测其能量损耗（dB）。例如，探头发射频率3.0MHz，对12cm深度处物体成像，声波往返距离24cm，返回探头的超声信号衰减将高达72dB（或近乎衰减4000倍）。正如我们所预测的，超声波在软组织中的衰减要大于血液，在肌肉、肺和骨骼组织中则衰减更大。

在某种介质内传播过程中，超声波声束的速度和方向与介质的声阻抗相关。声阻抗（Z）是声速（单位:m/s）与介质密度（单位:kg/m³）的乘积，单位是瑞利（rayls）。在均匀结构介质中，超声波声束的传播特征主要取决于介质的密度（density）和硬度（stiffness）。在均质介质中，声波以恒速直线方式传播，速度快慢取决于介质密度和硬度。不同组织区域间的声阻抗差异，导致声学特性不匹配（acoustic mismatch）。组织界面间声学特性不匹配越明显，则界面反射的声波能量越多，透入另一介质的能量则越少。人体不同组织具有不同的声阻抗。当声束经过2种不同介质间的界面时，部分声波能量被反射，部分被折射，还有部分声波沿相对直线方向继续向前传播（图2-2A）。

超声波与声学界面之间的相互作用是超声成像的基础。声波的反射和折射遵循光学定律，并取决于发射声束与声学界面之间的入射角以及声学不相匹配（即声阻抗差异）程度大小。

2种介质中声速的微小差异，亦形成声波折射。这种传播特性解释了为什么在经胸超声检查时须使用声学耦合剂的原因。如不使用耦合剂，在空气与皮肤组织构成的界面上，99%超声波能量将被反射。在探头和体表之间涂抹耦合剂，能显著增加超声波束透入及透出人体组织的能量，从而可形成超声图像。

超声波束在组织中传播时，会遇到由大小不一的界面和物体构成的复杂结构，其中每个界面和物体都会影响超声能量的传播。声波与组织间的这些相互作用，大致可分为镜面回波（specular echoes）和散射回波（scattered echoes）（图2-2B）。相对于超声波波长而言，较大的反射物产生镜面回波，如左心室心内膜。这些物体反射大部分入射波能量，且反射的能量大小与声波同界面间的角度有关。反射体的空间方位和形状决定镜面回波的角度。心内膜面、心外膜面、瓣膜和心包都

表 2-2　在不同组织类型中的声速

介　质	声速（m/s）
空气	330
脂肪	1450
水	1480
软组织	1540
肾脏	1560
血液	1570
肌肉	1580
骨骼	4080

表 2-3　与超声心动图相关的代表性半功距

介　质	半功距（cm）	衰减
水	380	小
血液	15	↓
软组织（肌肉除外）	1~5	
肌肉	0.6~1	
骨骼	0.2~0.7	
空气	0.08	
肺脏	0.05	大

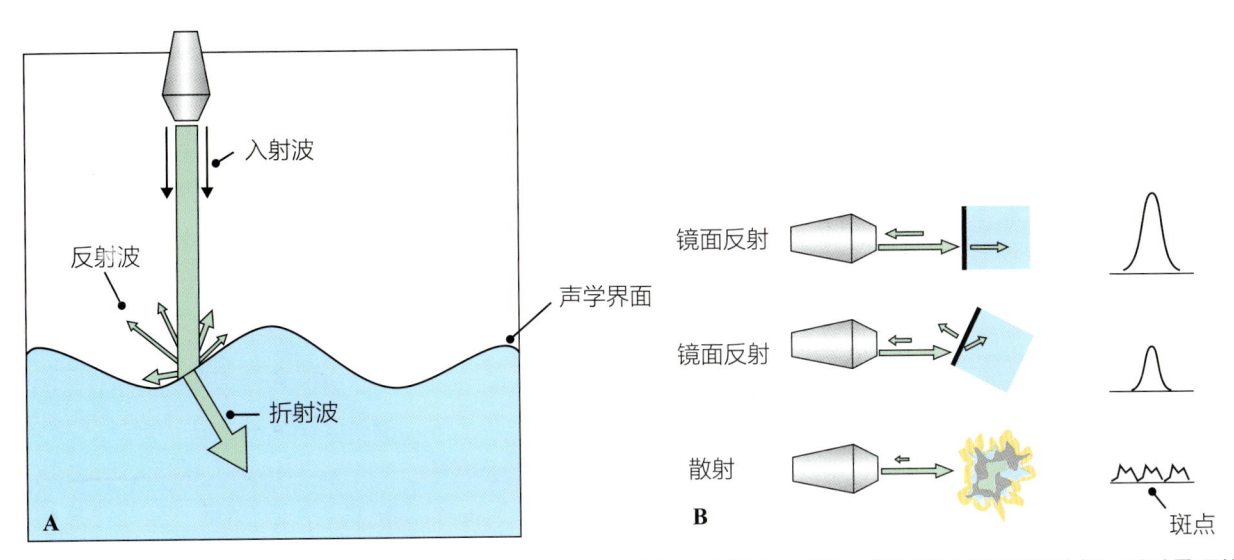

▲ 图 2-2　A. 入射波与声学界面间相互作用的规律。部分声能被声学界面反射，部分通过界面继续传播。透过界面的超声能量部分被折射，折射能量所占比例，取决于声束在声学界面的入射角及组织间声阻抗差的不同。B. 超声波与物体间的相互作用方式取决于若干因素。当超声波遇到径线明显大于入射波波长的物体时，则产生镜面反射。以镜像反射方式返回到探头的声能大小，取决于声束不同的入射角和组织声阻抗大小。当超声波遇到径线小于入射波波长的物体时，则形成能量散射，发生散射时，只有小部分能量返回至探头。这种相互作用方式，表现为在组织图像中形成"斑点"，最终构成组织结构的纹理

是镜面反射体。

径线小于发射波波长的较小物体，遇到声波时则产生散射，这类物体有时被称为瑞利散射体（Rayleigh scatters），产生的回波向四面八方衍射或散射。较之镜面回波返回的能量，散射回波返回探头的能量非常小，故散射回波信号的振幅非常低（图 2-2B）。尽管如此，声波的散射现象对超声心动图和多普勒成像均具有重要临床意义。散射回波使得与声束平行的结构界面得以显示，并为灰阶图像的组织纹理显示提供了成像基础。斑点（speckle）一词反映了在一个分辨单元内许多散射体所产生的组织与超声之间的相互作用。举例来讲，如果不能显示散射回声，左心室壁将显示为心内膜与心外膜 2 条明亮的线性结构，且两者之间的心肌结构纹理则不能被显示。

由于在感兴趣的小区域内，斑点分布随机且稳定，如果能特征性识别这些区域，则可在时间和空间上对这些区域进行追踪。利用这种原理来成像，可以追踪整个心动周期内心肌的运动，这种技术被称为斑点追踪技术（speckle tracking）。该技术可用于追踪某个感兴趣区如二尖瓣瓣环的运动，也可同时追踪左心室多个区域内的心肌运动，从而形成心肌应变成像（图 2-3）。这种成像技术并非多普勒原理成像，故无角度依赖性。

上述介绍表明，反射体径线与声波波长的相对大小决定超声波与反射物体之间的相互作用形式。例如，将一块固体物体浸入水中，用超声波探查时，该物体是否会产生超声反射，取决于该物体径线与发射声波波长的相对大小，特别是，物体的厚度或几何尺寸是否大于声波波长的 1/4。因此，当所探查的物体直径减小时，超声波长也须相应地减小，才能使所探查物体显示。因此，高频超声能检测到更小的物体。临床实践中，超声心动图检查的声波频率通常为 2.0~8.0 MHz。频率为 2.0MHz 时，超声波一般能显示相距约 1mm 的 2 个界面回声。然而，高频超声可被组织内许多小界面反射，形成散射，大部分超声能量被衰减掉，透入深层组织的能量将变少，故超声波穿透力随频率增高而减小。与之类似，当介质内结构不均质性增大时，超声波的反射和

折射亦随之增加，穿透力也随之减小。

三、超声探头

随着压电晶体超声探头（transducer）的发展，超声波成像技术的实际应用才成为可能。压电效应的原理如图 2-4 所示。当施加交流电时，压电材料或压电晶体会迅速改变形状即形成振动。晶体材料快速膨胀和收缩的交替运动，产生声波。同样重要的是，压电晶体可因为反射回的声能而发生形变，形变又使压电晶体的两端产生电脉

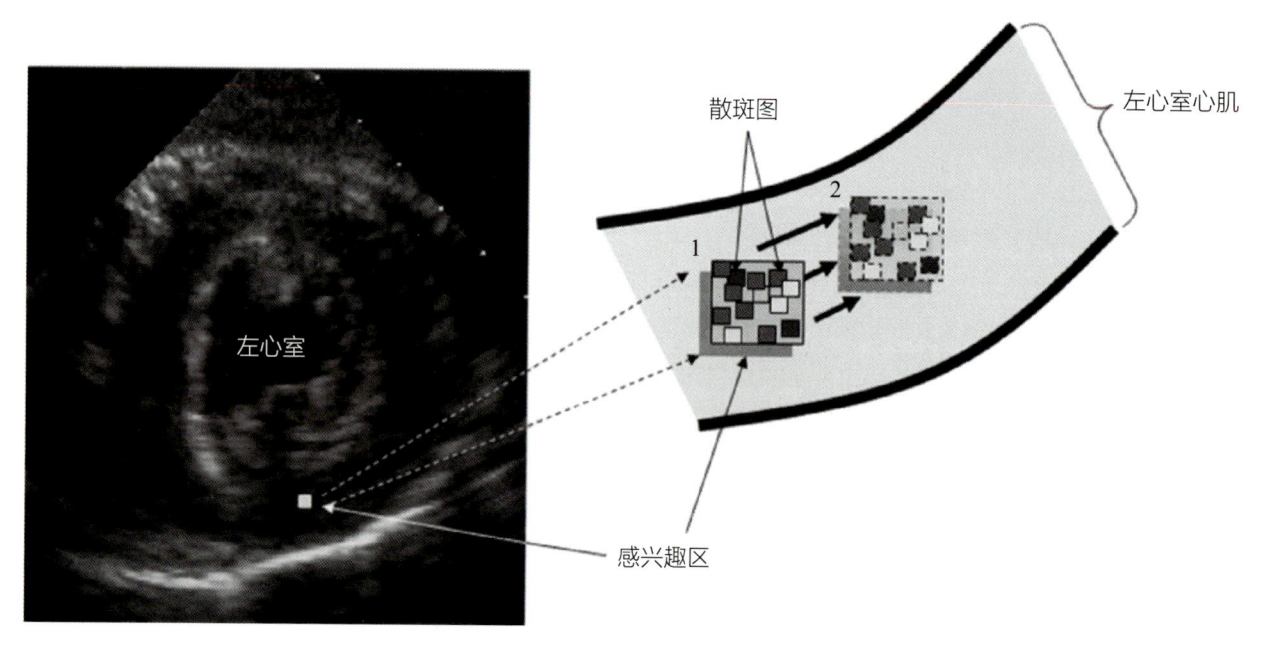

▲ 图 2-3 斑点追踪成像示意图

简单举例，可在一个感兴趣区，根据心肌独特的斑点特征来追踪左心室后壁。图示左心室后壁心肌中层的一个小区域，随时间从位点 1 移动到位点 2

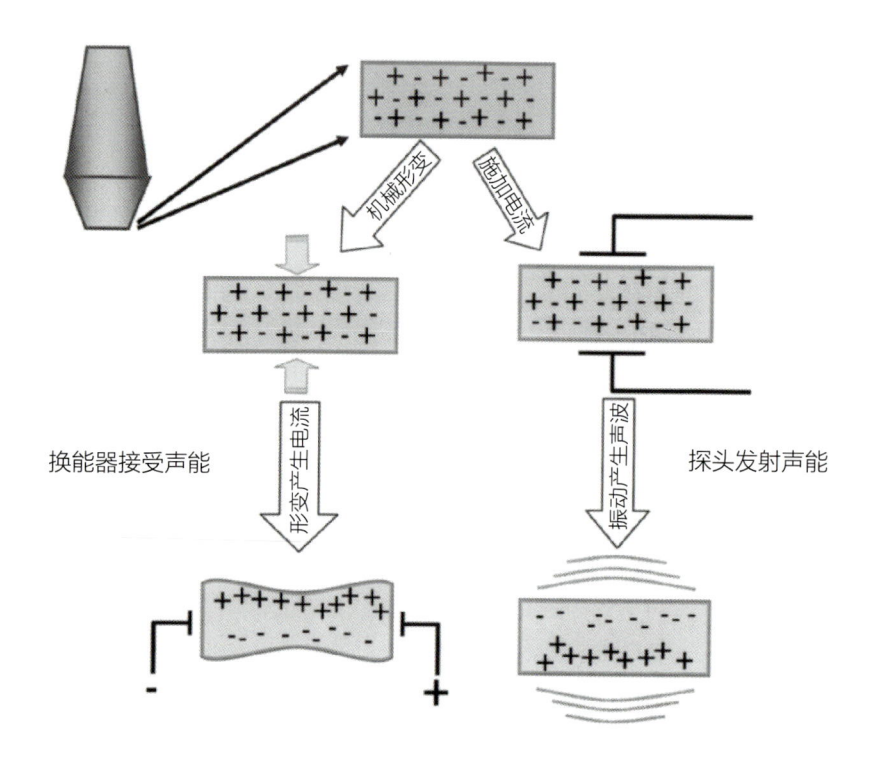

◀ 图 2-4 压电效应原理示意图

压电晶体在电流作用下发生振动，从而产生和传递超声能量。相反，当反射回波的能量遇到压电晶体时，压电晶体受超声波的而发生形变，从而产生电脉冲（详见正文）

冲。因此，超声波脉冲形成，需对压电元件施加交流电，从而使探头发射声能。探头发射一组超声波脉冲后，会停止发射，沉寂一段时间，其称为"空载时间"（dead time），在此期间"监听"该声波被反射回来的声能。返回探头的声能大小，可用于测量反射体的位置深度和反射强度。反射体距探头的距离，可根据超声脉冲在探头与反射物体之间往返所经过的时间，进行计算。

超声探头由许多排列精细的极小压电晶片组成，这些压电晶片通过电路相互连接。探头的发射频率取决于晶片厚度。电极与每一个晶片耦合，并将电流传至晶片，并接收回波信号所产生的电压。阻尼材料作为压电晶片的背衬材料，是探头设计的一个重要组成部分，能缩短压电晶片在短暂激发脉冲后的振铃响应（ringing response or "ringdown"）。振铃响应过大，会导致超声脉冲延长，距离分辨力（range resolution）降低。阻尼材料既可以缩短压电晶片的振铃响应，又可以吸收晶体片的背向与侧向声能。探头表面的匹配层（matching layers）可提供压电晶片与人体之间的声阻抗匹配，尽量减少探头表面与人体组织间的界面反射，从而提高能量传输效率。

探头设计对获得高质量成像至关重要。超声波的一个重要特征是具有方向性并可聚焦。探头发出超声波后，声波开始呈圆柱状平行声束传播，一定距离后声束发散，变成圆锥状（图2-5）。声束的近端或圆柱状部分称为近场（near field）或Fresnel区，声束发散部分则称为远场（far field）或Fraunhofer区。多种原因使近场内超声图像质量比较理想，尽可能增加近场长度是超声心动图技术研发的一个重要目标。

近场长度计算公式如下所示。

$$l = r^2/\lambda \quad \text{（公式2-2）}$$

其中r为探头半径，λ为发射超声波波长。减小波长，即增加频率或增大探头直径，均可延长近场。图2-6进一步说明声场参数之间的相互关系。据上述公式可知，获得理想图像质量，须保证获取声场最大近场长度，总的原则是应用直径大、频率高的探头来获取理想的图像。然而，临床实践应用中这个原则受很多因素限制。首先，探头尺寸明显受肋间隙宽窄的限制，探头太大，难以在肋间隙成像。其次，高频探头尽管可使声束近场延长，但同时也使超声能量衰减明显增加，声束穿透力显著减弱，应用受限。要获得最佳的超声成像性能，就必须权衡这些因素的影响。即使在近场长度最大化的情况下，大多数探测目标仍位于声束远场。为了提高远场成像质

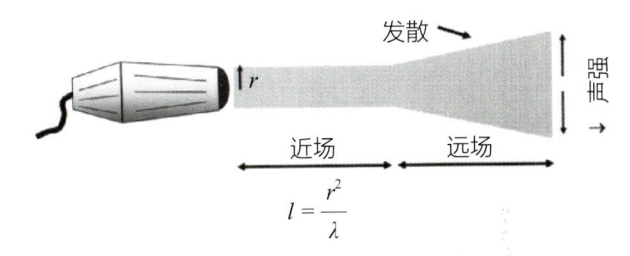

▲ 图2-5 超声波从探头发出后，声束形状遵循特定的物理原理

如果探头表面呈圆形，则发射声束在开始的一定距离内保持圆柱状，这一距离内的声束范围定义为近场。其后声束传播开始发散，变成圆锥状，这部分声束范围定义为远场，远场内声强降低。近场长度取决于探头表面半径、发射声波的波长或频率（详见正文）

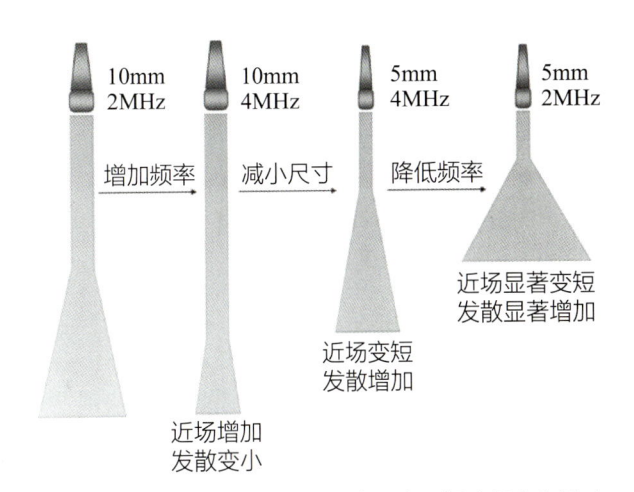

▲ 图2-6 如图所示，近场长度取决于探头频率和尺寸

图左1探头直径10mm，发射频率2MHz，这些参数决定了声场的近场长度和远场发散率。图左2探头大小不变，频率增加至4MHz，近场长度增加，且远场发散率减小。图右2探头直径减小50%（5mm），频率仍为4MHz，近场长度减小。图右1，探头直径5mm，频率2MHz，近场长度最小，远场发散率最大

量，须将远场声束的发散率降至最低。选用大直径、高频率的探头，是减少远场声束发散率的最佳选择。如前所述，声束聚焦能改善近场图像质量，但会增加远场声束的发散率或发散角（图2-7）。常通过2种方式来实现聚焦，一种是在探头表面安置一个声透镜，另一种是将压电晶体制成凹面形状。探头频率、尺寸和声束聚焦间的相互作用，均会影响声束近场和远场的超声图像质量。获取最佳的图像质量，需对这些因素进行综合考虑与权衡。图2-8显示了不同探头频率对图像质量的影响，左图为3.0MHz探头显示左心室短轴切面，右图是5.0MHz探头显示同一切面。请注意观察较高频率探头是如何提高了超声分辨力和图像的细节特征，尤其是心肌组织内的图像细节。

四、超声声束调控

大多数临床应用中，采用电子控制方式对超声束进行聚焦与方向调控。尽管通过机械性方式也可对声束调控，但现代超声诊断仪主要是通过相控阵探头来调控声束。相控阵探头由一系列极小的压电晶片组成，晶片相互间以电路连接（图2-9），每一个晶片均发射超声束，所有晶片的超声束前进时，形成探头超声束的波阵面。通过调控每个晶片的激发时间，可实现声束的聚焦与方向调控。如果所有晶片同时被激发，则每个晶片均产生一个圆形子波，这些子波组合一起后，形成一个与探头发射面平行的纵波波阵面，传播方向与探头发射面垂直。如图2-10A所示，改变不同晶片的激发时间，可控制声束发射方向。进一步调控多个晶片的激发时间，可使声束形成扇形扫描，获取二维图像。应用同样的方法，可实现超声束的电子发射聚焦。例如，先激发探头外侧晶片，再从外向里逐次激发中心部位的晶片，每

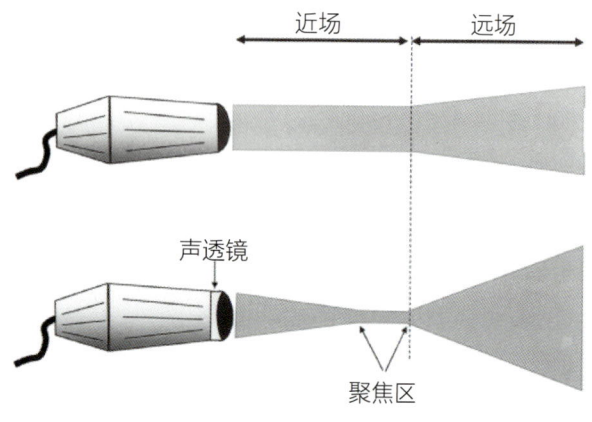

▲ 图 2-7 探头发射的超声束没有聚焦（上图），与通过声透镜聚焦（下图）。聚焦使声束变窄，不改变近场长度，但可导致远场声束发散度变大

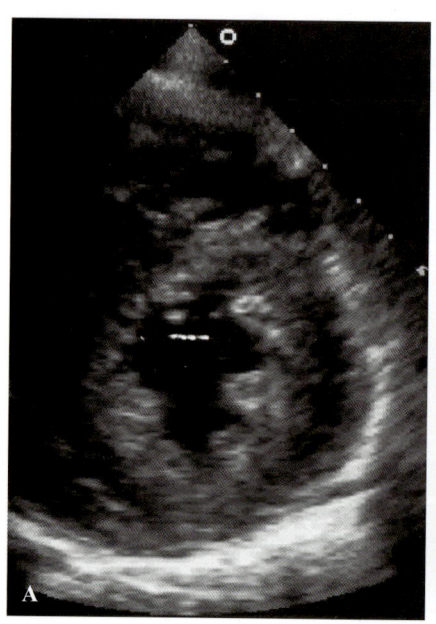

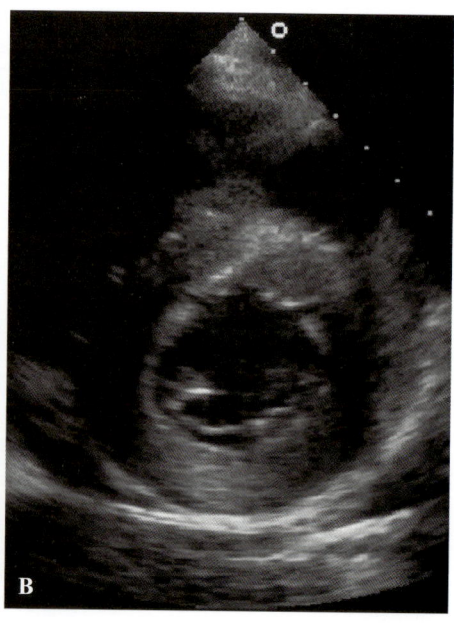

◀ 图 2-8 不同频率探头对图像质量的影响

A. 3MHz 探头显示左心室短轴切面；B. 5MHz 探头显示同一切面

个晶片发射的子波组合后，形成了一个曲面波阵面，从而可实现近场内特定距离的聚焦，聚焦点可以是固定的，也可以调节，这一过程称为动态发射聚焦（dynamic transmit focusing）。

应该认识到，超声声束是一个三维立体结构，相控阵探头所发射超声束的横截面大致为矩形（图2-11）。声束的方向包括轴向（即沿声波传播方向）和侧向（即与探头发射面平行方向），侧向又进一步分为垂直和水平两个方向。声透镜聚焦是在垂直和水平2个方向上同时改变声束形状。电子聚焦使声束在其中一个方向上变窄，形成一个比较薄的扇形扫描声束。环形相控阵探头可在垂直和水平2个方向对声束聚焦，从而形成致密、高强度的超声声束。

另一种类型的探头晶片是采用线阵排列，探头发射面呈矩形，晶片沿着探头发射面的长度相互平行排列。与相控阵探头不同，线阵探头晶片工作时同步激发，每一条扫描线方向都与探头发射面垂直，各扫描线之间彼此平行，形成未经聚焦的矩形超声束。线阵技术通常应用于腹部、血管或产科超声检查。线阵探头发射面也可以设计为凸面，以便进行扇形扫描，现在一些手持式超声诊断仪探头正在应用这一创新性设计。

如进行实时三维超声心动图成像，则必须设计更加复杂的探头。三维探头须将压电晶片排列成二维矩阵，其中每个元件代表一条扫描线，从而构建三维超声数据集。例如，矩阵探头由64×64个压电晶体组成，可产生4096条扫描线。通过精细调节每个压电晶片的激发时间，可采集到一个金字塔形容积而非断层图像的超声数据库。通过每秒多次（>20次）采集容积数据，

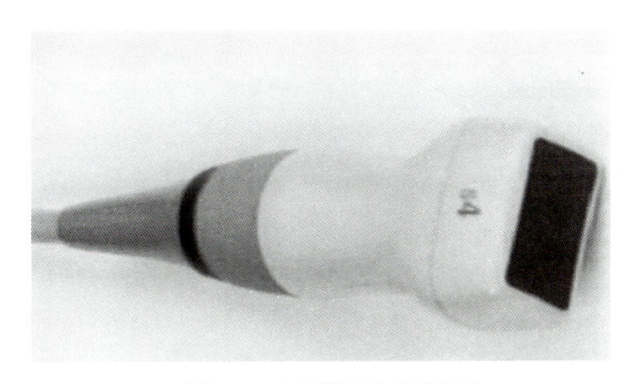

▲ 图2-9　电子相控阵超声探头

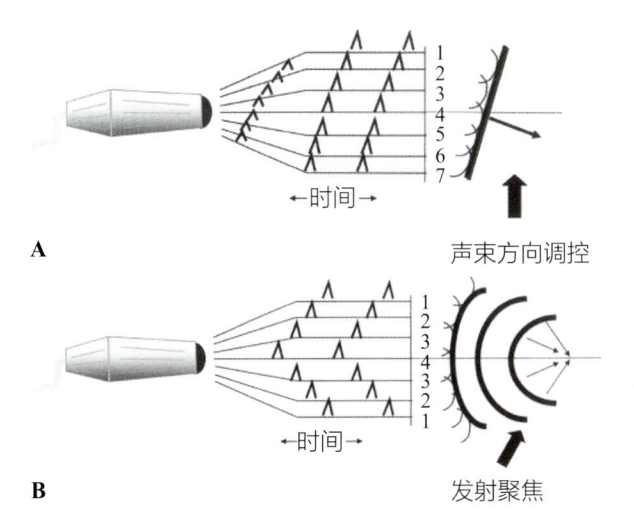

▲ 图2-10　**A.** 相控阵技术调控声束方向。如图所示，通过调节单个压电晶体的先后激发时间，可控制声能波阵面的传播方向。声束方向调控是二维成像的一个基本特性。**B.** 通过调节相控阵探头内单个压电晶体的激发时间，可实现声束聚焦。如图示，先激发探头外侧晶片，再从外向里逐次激发中心部位晶片。因声速固定不变，对晶片激发时间的调控可使波阵面呈曲面，从而实现声束聚焦，这个过程称为发射聚焦

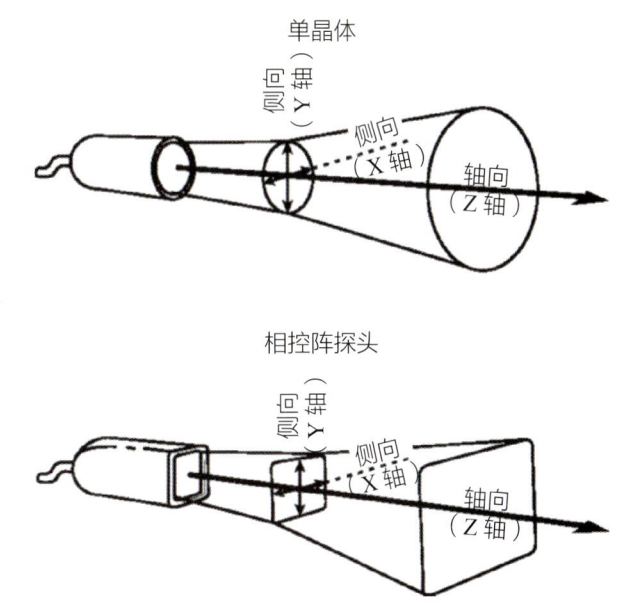

▲ 图2-11　超声波波束呈三维立体结构
上图示单晶体探头发射声束呈圆柱状，下图示矩形探头发射声束横截面呈矩形。声束各个空间轴见图中标识

可形成实时动态三维图像（图 2-12）。详细内容将在第 4 章进行介绍。

聚焦能将声能集中于一个较小区域，从而提高焦点区声强。沿声束侧向即横截面方向上，声强的空间分布不同，中心区最大，周边区逐渐减小。在绘制超声波束的形状时，通常将波束图声强半限值（half-value limit）视为波束边缘。图 2-13 显示了在声束横轴即横截面上不同位置的声强大小，表明了声强与束宽（beam width）之间的重要关系。在峰值强度部位，声束可窄至 1mm，而在最低强度处，束宽可达 12mm。为了方便比较，习惯上测量 1/2 声强处的声束宽度，在本图中，该声束的束宽为 6.2mm。最后，增益设置的高低将会影响束宽的大小。增益提高，可显示较低声强部分，束宽增加；反之，增益降低，束宽变窄。

从前述讨论可明显看出，超声束聚焦一般来说十分必要，通过增加近场声束强度，能增强回波信号的振幅。不利的影响是远场声束的发散效应，因聚焦使声束半径减小，因此远场声束的发散角则增大。不过，由于声束发散始于聚焦处很小的横截面，其最终效果仍然可调节。综合这些因素的相互关系，我们需要在焦点区分辨力和探测深度之间进行权衡。超声成像过程中，发散效应还可导致某些重要超声伪像，如旁瓣伪像，将在后述章节讨论。

五、分辨力

分辨力是指能够区分 2 个邻近物体的能力。为了提供详细的解剖信息，超声心动图需要对细

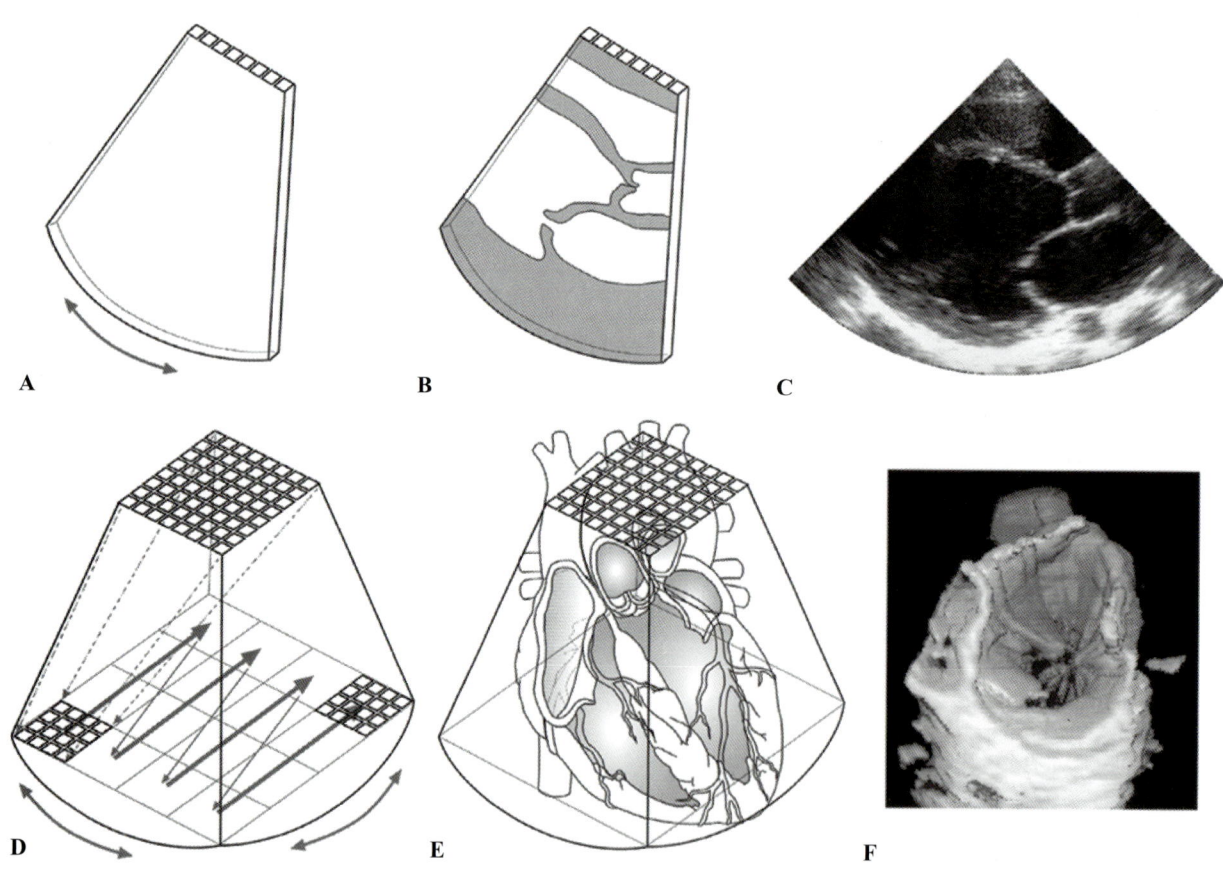

▲ 图 2-12 二维和三维成像关系

压电晶片呈线性排列（A），超声波束呈扇形扫查，获得左心室二维断层图像（B 和 C）。容积扫描（D）时，压电晶片不是呈线性排列，而是矩阵排列。超声束覆盖了一个金字塔形区域，内含大多数或全部心脏结构（E）。通过移除金字塔的一部分，可实时显示诸如二尖瓣等内部结构（F）

小结构成像，因此，分辨力是其最重要的参数之一。超声心动图是动态成像，其分辨力至少包含2类：即空间分辨力（spatial resolution）和时间分辨力（temporal resolution）。空间分辨力指分别显示2个物体之间的最小间距，又包括轴向分辨力（axial resolution）和侧向分辨力（lateral resolution）。轴向分辨力是指在声束传播方向上（前后排列）能区分为2个邻近物体的能力，侧向分辨力是指在垂直于声束方向上（并排排列）能够区分2个邻近物体的能力（图2-14）。

决定轴向分辨力的主要因素是超声发射频率，发射频率对波长的影响尤为重要。频率越高，波长越短，而波长与声波反射物体的相对大小决定了超声波的分辨力。除了频率之外，声波发射脉冲长度或持续时间也影响分辨力。脉冲长度越短，2个邻近物体被分辨开的可能性越高。高频率和（或）宽频带的探头可以发射短脉冲，因而分辨力大为提高。

在图像的不同区域内，侧向分辨力不尽相同，且受到诸多因素影响。在给定检测深度，声束宽度或厚度是侧向分辨力最重要的决定因素。理想情况下，超声束应该非常窄，能够显示一个很"薄"的心脏切面。如前所述，即使在近场，声束也具有一定宽度或厚度，向远端传播时声束趋于发散。束宽的重要性在于，超声仪器是沿声束中心轴线上，将声束经过区域内的所有物体显示在荧光屏上，或者说，图像上回声所显示结构的前提是声束非常窄。侧向分辨力随声束宽度和深度增加而减弱。侧向分辨力还受声束横截面上声强分布的影响。如图2-15所示，声束中央区声强最大，在中央区，不论是强反射体，还是弱反射体，均能被分辨。但在声束边缘区，只有反射较强的物体才能够产生回波信号。此外，声束宽度不同，可导致物体实际大小和位置出现失真，产生明显的束宽伪像，如图2-15所示。声束宽度对显像的影响，也解释了系统总增益（gain）的重要性及其对侧向分辨力的影响。增

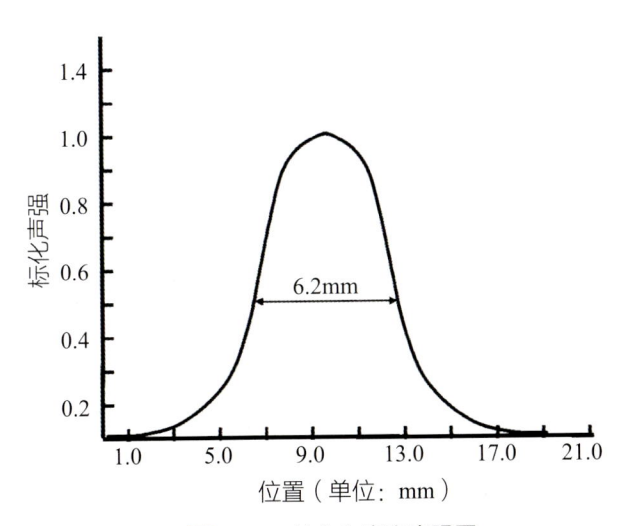

▲ 图2-13 轴方向声束声强图

显示声束轴向不同深度横截面上声强大小。束宽或侧向分辨力与声强有关。束宽通常在1/2声强水平进行测量，本例的束宽为6.2mm

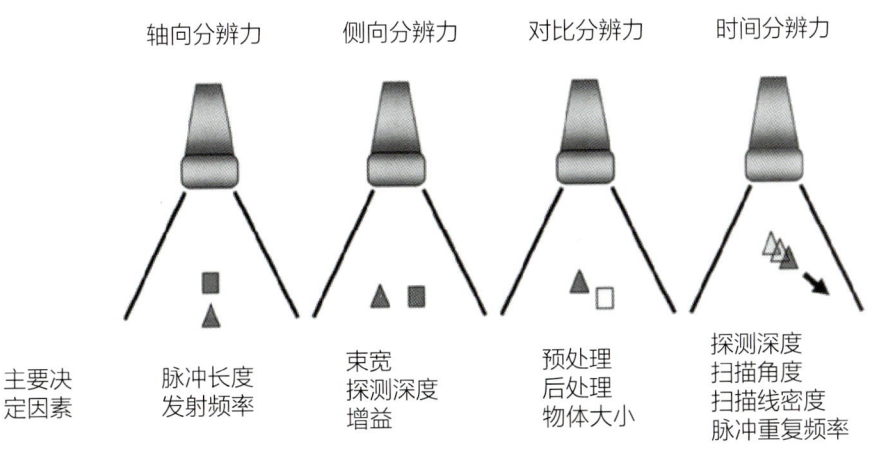

◀ 图2-14 不同类型分辨力示意图（详见正文）

轴向分辨力	侧向分辨力	对比分辨力	时间分辨力
主要决定因素			
脉冲长度 发射频率	束宽 探测深度 增益	预处理 后处理 物体大小	探测深度 扫描角度 扫描线密度 脉冲重复频率

益是接收声波信号的振幅或其放大率。增益较低时，声束边缘的弱回声可能不会被显示，声束似乎是比较窄。如提高增益，则能显示较弱回声及更靠声场边缘的物体，声束似乎显得比较宽。因此，为了增加侧向分辨力，应尽量将仪器增益调至最小。图 2-16 显示增益设置显著改变侧向分辨力和解剖结构信息。

第三种分辨力称为对比分辨力（contrast resolution）。对比分辨力是指对图像的不同灰阶进行区分与显示的能力，其对组织边界准确辨认和内部结构清晰显示均十分重要。为了将返回的射频信号转换为灰阶图像，需对数据进行预处理与后处理。图像形成过程中，这些处理步骤很大程度上依赖于对比分辨力。从实践角度看，为了区分组织信号与背景噪声，对比分辨力必不可少。对比分辨力还与探测物体的大小相关，与大的物体相比，显示细小结构需要更高对比度。

时间分辨力，也称为帧频（frame rate），是指仪器系统随时间变化准确跟踪显示物体运动轨迹的能力。时间分辨力取决于完成一次扫描所需时间，而后者与声速、探测深度及图像扫描线密度等有关。一般来说，单位时间内成像帧数越多，实时图像就越平滑流畅。凡致图像帧频降低的因素，如增加探测深度，都会使时间分辨力降低。对观察心脏瓣膜等运动速度相对较高的结构，时间分辨力显得尤为重要。M 型超声心动图

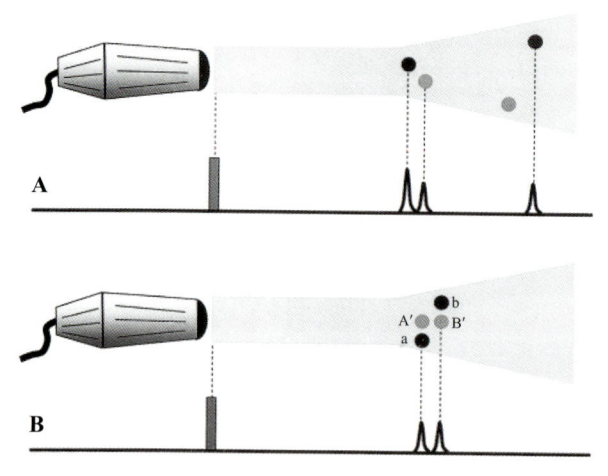

▲ 图 2-15 声强与声阻抗相互关系示意图

声束中央区声强高于边缘区。A. 声强与声阻抗之间的关系，决定了物体能否产生回波以及回波信号的振幅大小。声阻抗高的物体（黑点）产生强回波，即使在声束边缘也能被检测到，而较弱回声物体（灰点），只有其位于声束中央时才产生回波信号。B. 束宽对物体位置影响示意图。物体 a 和 b 近乎呈并排排列，且 b 离探头稍远。因为声束宽度的缘故，两个物体被同时记录，由此产生的回波信号显示两物体呈前、后（A′ 和 B′）排列，而非真实的近似并排的位置关系

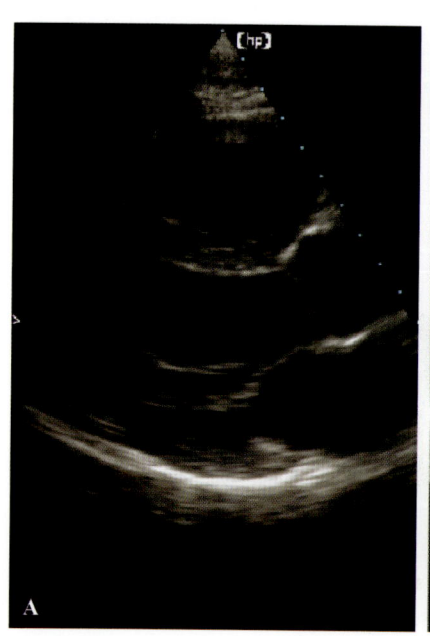

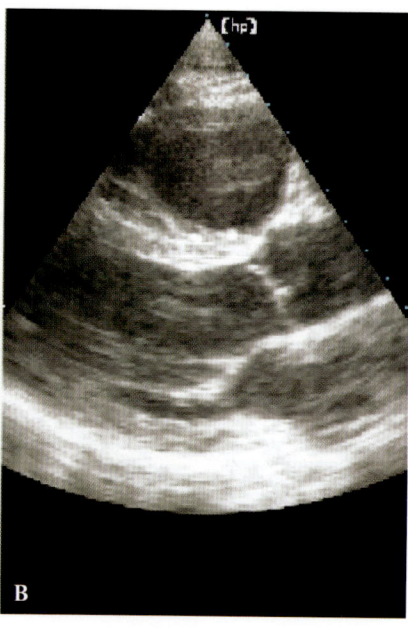

◀ 图 2-16 胸骨旁左心长轴切面，显示增益对图像效果的影响

A. 增益调节恰当，可显示所有相关信息；B. 增益过强，图像变形，分辨力减弱，噪音增加

帧频可达1000～2000次/秒，时间分辨力远高于二维超声成像。高时间分辨力是M型超声仍作为一种实用临床检查技术的主要原因。

六、超声图像形成

用于获取超声图像的仪器称为超声成像仪（echography），由发射、接收、放大、过滤、处理和显示超声波信息的电子器件和电路系统组成，其基本构成如图2-17所示。成像第一步是将返回探头的超声波能量从声波转换为电信号。这些信号振幅低、频率高，并且到达探头时存在轻微的相位差异，所以必须进行放大和时间校正处理。现代超声成像仪采用数字化声束形成器（digital beam former），通过对所有通道上的信号进行适当叠加与相位调整，来完成相位校正。此时信号频率仍然很高，所以扫描线被称为射频数据。此阶段信息构成复杂，部分原因是振幅范围较宽，且包含背景噪声。通过对信号进行对数压缩和滤波处理，可使射频数据更适合后续处理。

此时的极坐标式扫描线数据（polar scan line data）由正弦波组成，每一个声靶都表现为一组高频尖峰信号。通过一个被称为包络检波（envelope detection）的曲线拟合过程，每一组高频射频数据都被合并成一个包络信号。这些包络信号被称为极坐标式视频信号（polar video signal），有时也称为R-θ信号（R-theta），指极坐标图中的每一点都可以根据它与参考点之间的距离（R）和角度（θ）来确定。下一步是十分重要的数字扫描转换（digital scan conversion），这是一个将极坐标式视频信号转换为直角坐标或矩形格式（cartesian or rectangular format）信号的复杂过程，在此阶段形成的图像可储存为数字格式，也可以转换为模拟数据，以便用于资料的储存与显示。

图2-18展示仪器接收与处理过程中图像数据的不同能量表现形式。压电晶片受到电脉冲激发，产生的能量表现为射频信号（图2-18A）。如前所述，射频信号成为可视图像，就必须转换为视频信号。通过对射频信号上半部分或正性偏转部分的外缘进行包络检波，可实现射频信号

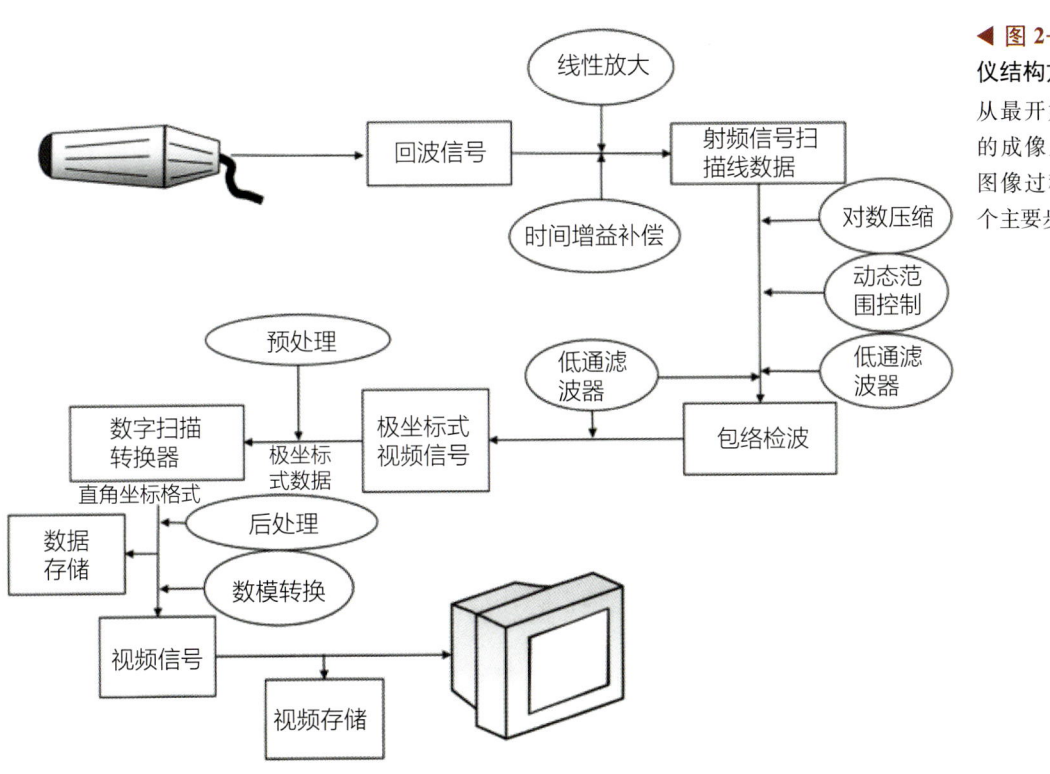

◀ **图2-17 超声诊断仪结构方框图**
从最开始的探头到最后的成像显示，包括形成图像过程中所需要的各个主要步骤（详见正文）

与视频信号转换（图 2-18B）。视频信号的分化处理（differentiation）能有效增强回波信号的边缘（图 2-18C），提供更加明亮的信号，从而提高相邻物体的分辨能力。这种形式有时被称为 A 型（A-mode）成像，A 代表振幅（amplitude）。而通过辉度调制，将信号强度或振幅转换为视频显示中相应的辉度（图 2-18D），称为 B 型（B-mode）成像，B 代表辉度（brightness），辉度是形成 M 型和二维图像的基础。对于如何应用这些不同的信号形式形成可视化图像，将在后面章节详细介绍。

七、超声能量发射

在大多数临床应用中，超声波以短促的能量脉冲（pulse）形式从探头发射。功率输出（power output）是一个关键的控制要素，简单来说，是指每一次发射脉冲内超声能量的大小。对某个物体而言，功率输出越大，其回波信号振幅就越高。脉冲是固定时间段内发射的同步运动的一组周期波群（图 2-19）。发射 2 个相邻脉冲之间的时间间隔称为空载时间，其与探测深度相关。探头在空载时间内"收听"回波信号。脉冲持续时间有时称为脉冲长度，脉冲长度与空载时间之和则称为脉冲重复周期（pulse repetition period）。为

了显示更深部位结构，需要延长空载时间，使深部结构反射信号有足够的时间回到探头，以便超声仪器来"收听"这些信号。占空比（duty factor），即探头发射脉冲所占的时间百分比，可简单地将脉冲持续时间除以脉冲重复周期进行计算。占空比数值非常小，常在 0.1% 的范围内，其意味系统处于"发射"（on）状态的时间较短，大部分时间处于"非发射"（off）状态，即"收听"状态。每发射一个超声能量脉冲，仪器都会接收到一条超声数据。

超声脉冲能获取探测物体与探头间的距离，是超声波拥有距离分辨力（range resolution）的必要条件。距离分辨力是沿声束轴线方向上，对反射物体进行精确定位的能力。理论上讲，为了防止发射声波与接收声波间的干扰与对距离分辨的混淆，发射脉冲须先到达反射物体，并产生回波反射回探头，然后才可发射第二个脉冲。脉冲持续时间通常很短，持续时间一般小于 5ms。与连续式超声波（continuous-wave ultrasound）工作方式不同，脉冲式超声波（pulsed ultrasound）工作时，探头发射的声波频率范围即频谱（frequency spectrum）相对较宽。脉冲持续时间越短，频谱越宽（图 2-20）。这表明发射的声波脉冲，其频率是在一个以中心频率为主的可

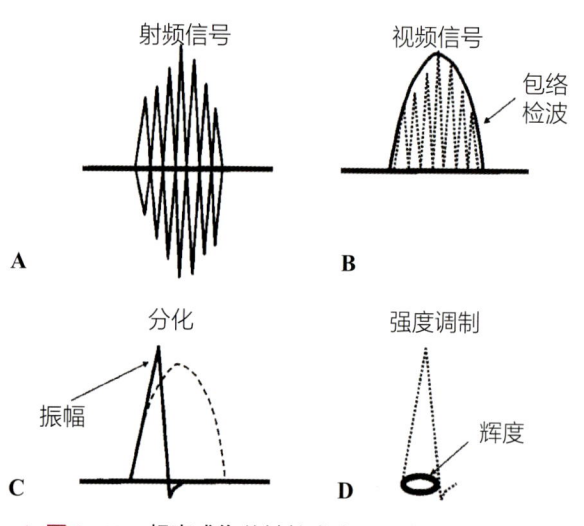

▲ 图 2-18 超声成像关键技术步骤示意图（详见正文）

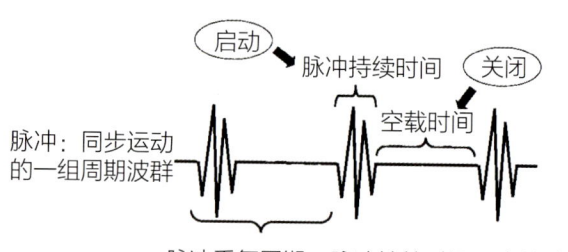

▲ 图 2-19 超声波能量通常以系列脉冲形式从探头发射，每个脉冲代表一组周期波群，脉冲具有各自持续时间，并通过空载时间与下一个脉冲分隔。此图没有按比例尺绘制，空载时间实际上要远远长于脉冲持续时间（详见正文）

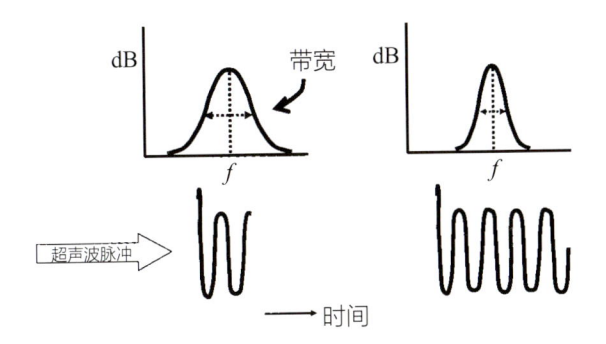

脉冲长度增加时，频谱变窄
∴ 脉冲长度增加 ⇒ 带宽变窄 ⇒ 分辨力降低

▲ 图 2-20 脉冲持续时间（长度）与带宽之间关系示意图
随着脉冲长度增加，带宽变窄，分辨力降低。因此，为了提高分辨力，必须使用短脉冲

预测范围内分布。这个频率分布范围称之为带宽（bandwidth），其对图像的组织纹理和分辨力有重要影响。探头频带越宽，能够提供的轴向分辨力越高，因其脉冲长度更短。

通过超声波的发射、反射和接收，才能形成超声图像。压电晶片在短暂间断电流的激发下，向人体组织发射一组或一丛超声脉冲，随即停止发射，等待并接收回波信号。商用超声成像仪的脉冲重复频率为 200～5000 次 / 秒，M 型超声检查应用的脉冲重复频率为 1000～2000 次 / 秒。对二维超声成像而言，形成一个 90°的扇形扫描，重复频率须达 3000～5000 次 / 秒，但并不意味二维超声成像的时间分辨力较 M 型超声心动图更高。事实上，恰好相反，尽管 M 型脉冲重复频率低，但因所有脉冲都集中在一条光栅线上，所以其时间分辨力实际上远高于二维超声心动图。超声诊断仪接收器极为敏感，能检测到已大量衰减的回声信号，接收器的敏感特性非常重要，因声波反射回探头的能量通常不到发射能量的 1%。

图 2-21 说明了如何利用超声波来获得一个物体的图像。图中，探头放置在盛水烧杯的一侧，发射短超声脉冲，脉冲穿过均质的水，在水与对侧杯壁的界面产生反射（图 2-21A）。反射脉冲原路返回并冲击探头，探头作为接收器，将

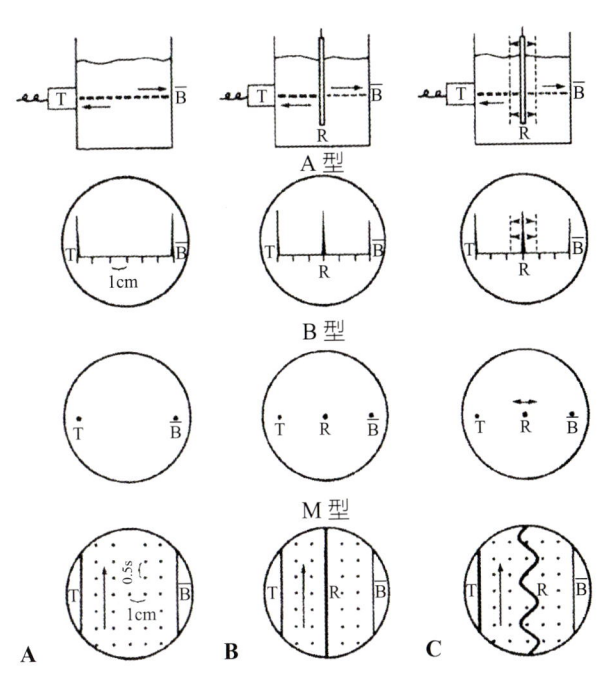

▲ 图 2-21 脉冲式超声波工作原理示意图（详见正文）
T. 探头；B̄. 烧杯；R. 小棒
经许可引自 Feigenbaum H, Zaky A, Use of diagnostic ultrasoumd in clinical cardiology. *J Indiana State Med Assoc*, 1966, 59: 140

冲击产生的机械振动转换为电子信号，并显示在超声成像仪的示波器上。因声波在水中的传播速度已知，通过测量声波从离开探头到返回来激发晶片所用的时间，即所谓的闪烁时间（time of flight），可计算出探头到对侧杯壁的距离。尽管超声成像仪实际上测量的是"时间"参数，但数值会被自动地转换为"距离"。如图 2-21 所示，图像显示包括 A 型、B 型和 M 型 3 种模式。

如果将一个物体，如一根小棒，放在烧杯中间，同一超声束将首先遇到离探头更近的小棒（图 2-21B）。此时，部分声能被小棒反射回来，另一部分在水中继续向前传播，在水与远侧杯壁的交界面再次产生反射。这 2 次回波信号都会记录在示波器上，显示出 2 个物体相对于探头的位置。最后，如果将小棒在平行于声束的方向上慢慢移动，那么小棒与探头之间的距离呈现不断变化（图 2-21C）。发射的每一超声能量脉冲，都将在相对于探头的不同距离上遇到小棒，小棒随

着时间的运动改变就显示在示波器上。是否能够很好地显示这种运动过程，一定程度上取决于超声波脉冲重复频率（PRF）的大小，亦即超声成像仪的取样频率（sampling rate）。脉冲重复频率越高，小棒运动轨迹则显示得越精准。在随后章节，将对有关脉冲重复频率的一些重要意义进行详细讨论。

八、图像显示方式

在前面章节中，我们对有关回波能量信号处理的概念已讨论过。原始射频能量被依次转换为不同形式，包括振幅信号和辉度形式（图 2-18）。如图 2-21 所示，在示波器上，小棒运动呈现为来回移动的明亮信号。通过拍摄示波器上的图像，可记录这种运动。运动也可用强度调制技术来显示。强度调制技术可将回波信号的振幅（显示为尖峰）转换为强度（显示为光点）。在振幅模式（或称 A 型模式）中，尖峰的高度反映了回波信号的振幅。在辉度模式（或称 B 型模式）中，光点的亮度反映了回波信号的强度。

心脏是一个运动器官，将时间作为第二个维度，则可记录心脏的运动。如图 2-21C 所示，如从头到尾扫描追踪小棒的运动，可用一条波浪线来表示这种运动，此即 M 型图像的原理，M 代表运动（motion）。M 型曲线图反映的是一维解剖结构随时间的变化的运动轨迹曲线，曲线亮度反映了回声强度。根据定义，M 型显示的是对应于声束线方向的单一维度的解剖结构，提供了心脏的所谓"碎冰锥"视图（ice-pick view）。图 2-22 对这些显示方式在进行心脏成像时的相互关系进行了说明。

图 2-23 说明了超声心动图仪器如何记录心脏运动的 M 型曲线。图中超声束方向指向左心室，同时还经过一小部分右心室腔。M 型图像显示采用条幅图记录仪（strip chart recorder）。超声束首先透过胸壁，胸壁结构稳定无运动，显示为一系列直线。右心室前壁回声显示不佳，呈一条

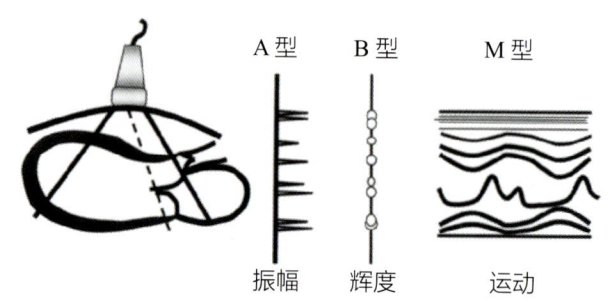

▲ 图 2-22 超声心动图显示方式示意图

左图示探头放置在胸壁，超声束在二尖瓣水平经过心脏。回波信号可以振幅模式（A 型）显示，峰值信号的振幅代表回声信号的强度。振幅可转换为辉度模式（B 型），不同深度回波信号的强度以相应光点亮度表示。描绘 B 型显示光点随时间的变化，即运动曲线图，这是 M 型超声心动图成像基础

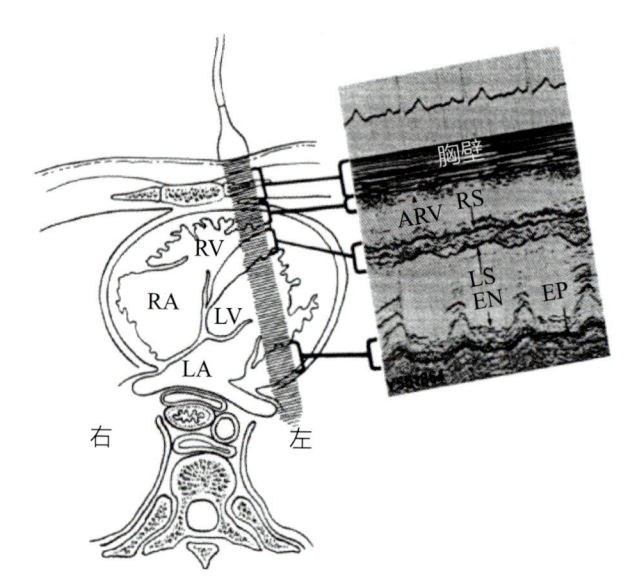

▲ 图 2-23 M 型超声心动图常描述为心脏的"碎冰锥"视图

此图显示了探头与胸壁及心脏结构之间的关系。对应的 M 型超声心动图提供了声束线上相对解剖的信息
ARV. 右心室前壁；RS. 室间隔右心室面；LS. 室间隔左心室面；EN. 左心室后壁心内膜；EP. 左心室后壁心外膜；RA. 右心房；RV. 右心室；LV. 左心室；LA. 左心房

模糊的反射回声带，此回声带收缩期变厚，舒张期变薄。右心室前壁与室间隔右心室面之间的无回声区，是右心室腔的一部分。贯穿图像中间的回声带代表室间隔，室间隔左心室面收缩期向下运动，舒张期向上运动。再向下是来自于左心室后壁的回声，收缩期左心室后壁心内膜运动幅度

高于心外膜。心内膜与心外膜反射之间的低回声区是心肌组织。室间隔与左心室后壁之间的无回声区为左心室腔，此区内可以间断地记录到二尖瓣装置的回声。

M 型成像是早期临床超声心动图学的主要技术方法。将探头放置在胸壁的不同声窗（acoustic windows）上，可记录心脏结构的一维结构图像，并能对心脏结构、大小和功能做出相应判断。相反，B 型（辉度）模式所提供的一维图像处于静止状态，几乎不具有任何诊断价值。然而，人们不久就认识到，B 型扇形扫描能提供实时显示心脏结构和功能的切面图像，这一技术起初被称为切面超声心动图（cross-sectional echocardiography），现被广泛称为二维超声心动图（two-dimensional echocardiography）。

图 2-24 比较了 M 型成像、二维扇形扫描和三维容积扫描。在盛有液体的烧杯内，一个球形物体做钟摆运动，应用 M 型技术探查时，荧光屏上显示出一系列波浪状曲线，这些曲线主要代表烧杯内与探头进行相对运动的球体前缘和后缘（图 2-24A）。实际上，一维超声束有一定宽度或厚度，所以也同时记录到众多次级低回声。因此，M 型图像能够对物体大小及其与声束的相对运动做出评估，但是不能提供垂直于声束方向上的运动信息，也不能显示物体的完整形状。

如应用二维成像进行同样探查，则能够获取更多结构信息（图 2-24B）。但二维扫描仅包含物体在三维空间中的 2 维空间信息，因此仍不能完整地显示物体的整体结构。此外，与 M 型相比，二维成像能更加准确地了解物体的真实运动

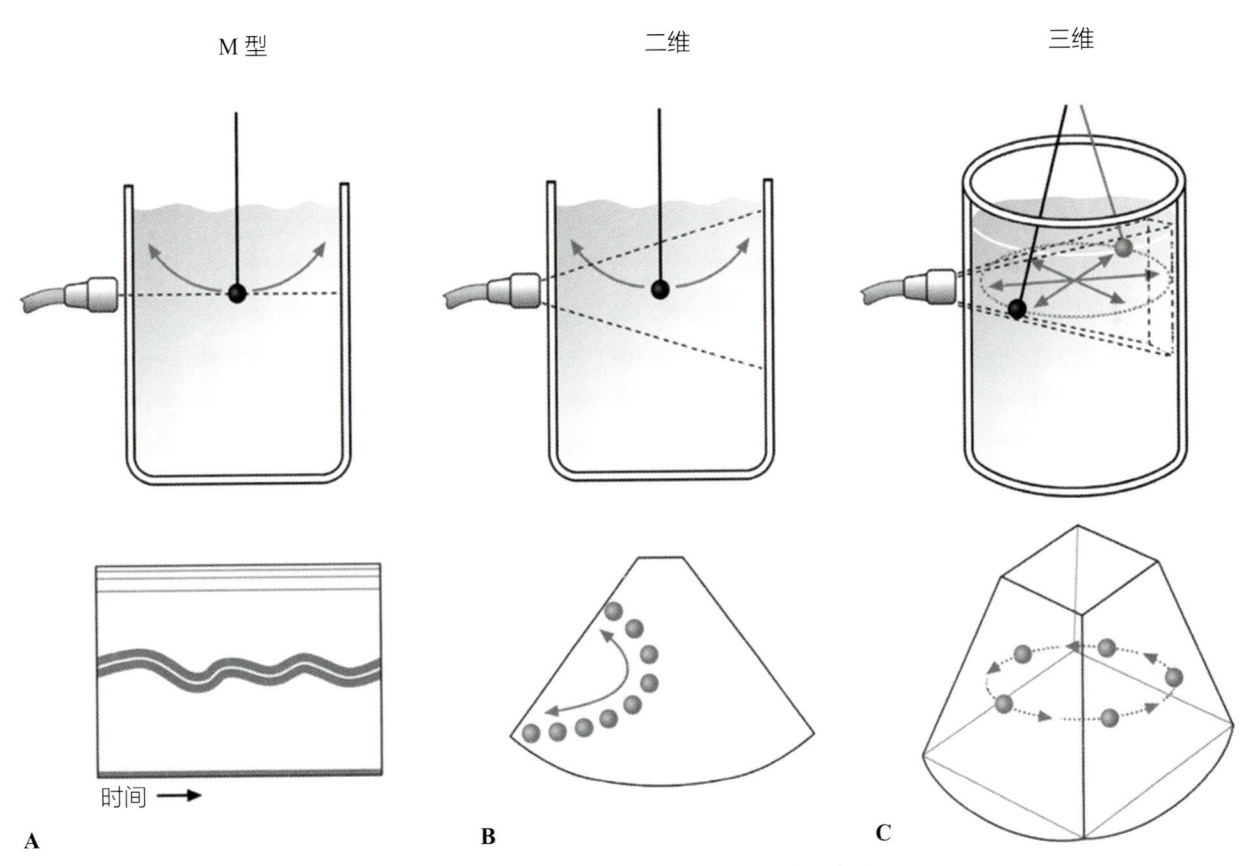

▲ 图 2-24　M 型与二维超声心动图关系示意图

A. 系在一条细绳上的球体在装满水的烧杯内来回摆动。如下图所示，M 型超声心动图能够记录球体的运动，但只能记录相对于探头的一维运动。B. 二维超声心动图可以记录同一运动，并且显示了物体的二维运动。C. 如果球体在三维空间中移动，则需使用容积成像（3D）来完整追踪其运动

形式。在图中，M 型只是简单地提示物体在前后来回运动，而二维成像则证实物体是在做弧形运动。但对其在声束扫描平面以外的运动，即使运用二维成像也仍然记录不到。为了准确地记录物体的运动，一个关键前提条件是扇形扫描的速率，即系统的脉冲重复频率，相对于物体运动一定要足够高。

实时三维成像比较复杂，其通过三维而非二维扫描，记录结构的金字塔形状图像（图 2-24C）。困难之处在于，为了准确记录到心脏运动，必须足够快地获取整个数据集。在图 2-24C 简单示例中，记录到的物体被清楚地显示为一个球体，而不是圆圈。即使运动超出成像平面，三维成像也能记录到。

应用复杂的二维矩阵压电晶片阵列及计算机并行处理技术，目前可获取超过 60 帧/秒的容积采集速率，足以记录和显示心脏运动。运用这种方法，可以完成对物体形状和运动更全面的分析。第 4 章将会进行详细讨论。

九、成像过程中的取舍

对运动物体如心脏进行实时成像，会面临一系列挑战。首先，要以足够快的成像速度获捕捉物体的瞬时运动图像，即快照，避免运动状态的图像产生模糊与失真。其次，还要以足够快的速度获取每组运动的连续的"快照"，以准确记录到每一运动状态的细微差异。随后，将单张图片进行组合，即形成运动图像，这就是实时成像的本质。因为超声透过组织时，传播速度固定且相对缓慢，所以获取与组合图像信息的最大速率受到限制。因此，在成像形成过程中，必须对某些因素与目标进行取舍。

需考虑的因素包括探查深度、扫描线密度、脉冲重复频率、扫描角度和帧频等。生成一幅复杂的实时图像，始于超声波脉冲的发射，超声波透入人体，并返回不同深度组织结构的信息。在人体组织中，声波传播速度基本恒定，发射和接收声波所需要的时间，取决于探查深度。超声脉冲的发射速率，称为脉冲重复频率。每个脉冲只能记录到一条扫描线上的超声数据。如果将一条扫描线的超声数据转化成一幅二维图像，声束须做扇形扫描。扫描角度一般为 30°～90°，角度越大，扇区内需要扫描的线数越多。扫描线密度是决定图像质量的重要因素，所以人们期望超声扫描线越多越好。扫描线密度（line density）是指单位扫描角度内扫描线的数量。构建一幅高质量的超声图像，每一度扫描角度内，至少需要 2 条线。

帧频是另一影响超声图像质量的重要因素。构建一段准确流畅的动态图像，需根据探查目标的不同运动速度，采用相应的高帧频或低帧频进行扫描。例如在 40ms 内，主动脉瓣可从关闭状态变换至开放状态，假如成像速度为 30 帧/秒，主动脉瓣很可能是上一帧图像呈关闭状态，下一帧则为开放状态。由于没有捕捉到处于中间位置的瓣叶图像，故不会出现瓣叶运动的图像。如要记录处于中间位置的瓣叶图像，则必须提高帧频。然而，增加帧频就必须在其他技术参数方面做出妥协。很明显，增加帧频会导致扫描线密度降低和图像质量下降。

令人欣慰的是，现代超声心动图诊断仪运用数字化扫描转换和处理技术，转换与处理图像的格式，使动态图像显示变得更加美观流畅。由于在成像过程中，去掉了单独的光栅线，故图像上不再存在从扫描顶点发出的像轮辐一样的辐射线。取而代之的是，在电视屏的图像显示中，引入了场（field）和帧（frame）的概念。场是指在声束一次完整扫描过程中，记录到的所有超声数据的总和。帧是指记录到的所有图像数据的总和，其通常意味着，在先前记录到的数据基础上，叠加了新的信息。在视频技术中，为提高扫描线密度，常将 2 个场隔行交叉而产生一帧图像，此时的帧频则是相应扫描速率的 50%。

十、信号处理

当超声探头作为接收器时，压电晶片将返回的超声能量转换为射频信号形式的电脉冲。如前所述，射频信号被进一步处理并转换为视频信号，视频信号的强度大小，反映为亮度的强弱。由于超声波的衰减，来自最远处反射体（即深部结构）的回声信号最弱或最不明亮。应用一种称为时间增益补偿（time gain compensation）的方法，选择性地放大来自深部组织的回声信号，可以产生亮度均匀的图像。这种技术可对来自不同深度结构的回波信号选择性地进行抑制或放大，以便提供相对均匀的信号强度（图 2-25）。实际上，几乎所有商用超声心动图仪均配置了深度补偿控制功能。不过，尽管补偿控制是最重要、最实用的图像控制功能之一，但如使用不当，也会造成图像失真、变形。大家须明白，增益补偿的目的是补偿超声束在人体组织内传播时所损耗的能量（即衰减），据此，人们能更好地理解与正确使用这一功能，达到成像的主要目标，即增强远场回声，抑制近场回声，同时不导致图像失真或形成伪像。

超声成像过程中，在后期的一个非常重要的步骤是，应用灰阶（gray scale）来显示解剖结构信息。此阶段的困难在于，回波信号的强度变化大、范围宽，与人眼对灰阶差异的有限识别能力之间存在矛盾。超声仪在获取数据时，产生的电压范围内数值的大小之差，超过若干对数单位，而人眼只能分辨出大约 30 级差的灰阶。因此，超声仪在显示图像之前，必须采取预处理技术，将电压信号的大小转换至一个更易处理的数值范围。动态范围（dynamic range）指能被处理的有用的超声信号范围（图 2-26），定义为显示器终端输入信号所测量最大值与最小值之比，单位是分贝（dB）。在输入信号的低限值一端，存在噪声和不需要的弱回声信号，通过低滤除调节可消除。在高限值一端，存在信号饱和现象，这

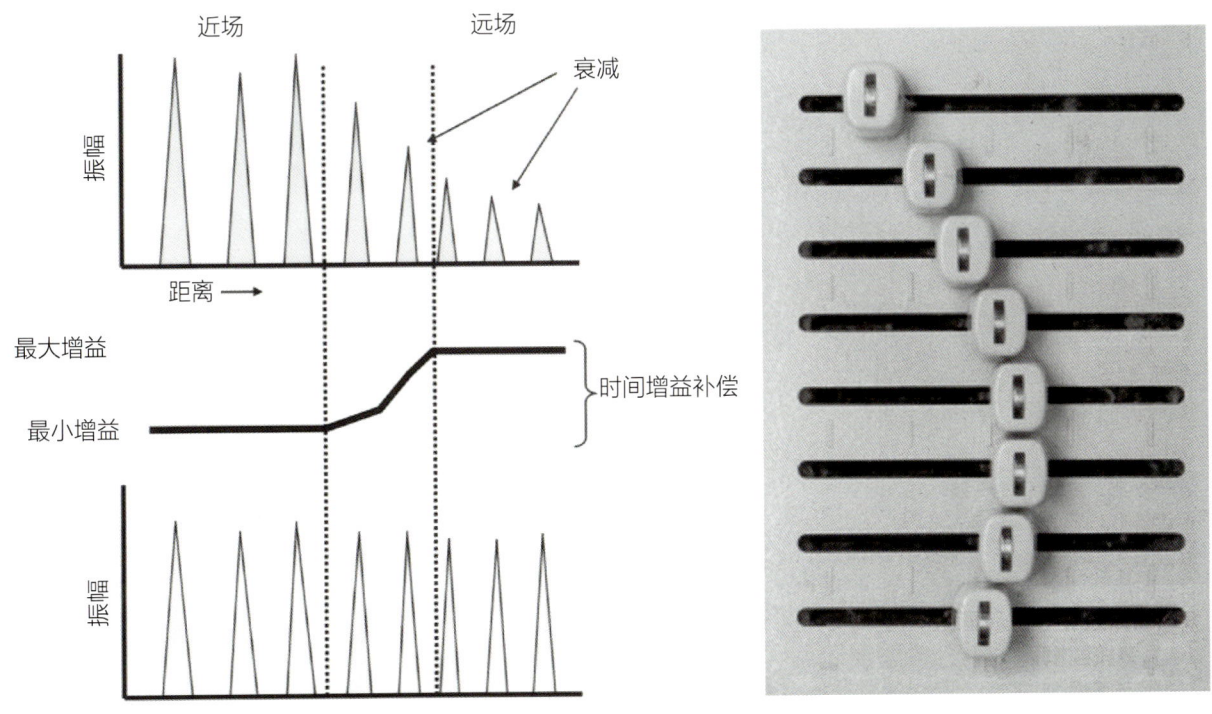

▲ 图 2-25　图示回声信号振幅随距离或深度而变化

对来自更深目标的较弱回波信号，应用时间增益补偿，能够增强其振幅，使处于不同深度的同质目标，得以准确显示其回声强弱。右图示超声诊断仪的时间增益补偿控制键

些信号也同样需消除。然后，在低限值与高限值之间，则需保留尽可能大的动态范围，以确保图像中包含了所有具有重要临床意义的信号。例如，散射回声信号要比镜面回声弱得多，但两者在成像中同样重要，需要一种方法将两者均保存下来，通过应用适当的动态范围，可同时保留两者的信号。通过非线性压缩（nonlinear compression）技术，在扫描转换器的处理过程中，可以应用较宽的动态范围。

第二个挑战是，如何将宽的输入信号范围转换为可处理的灰阶范围。除彩色多普勒血流成像之外，超声心动图显示的图像基本上都是黑白图像。一幅图像由许多非常小的像素构成，这些像素从最白到最黑灰阶值之间，被赋予某个灰阶等级。

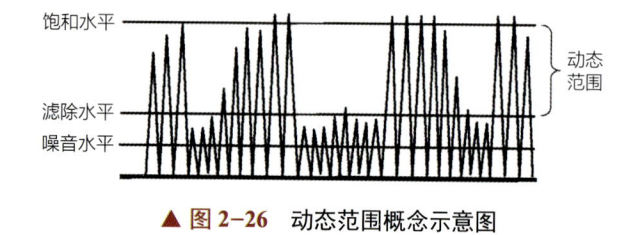

通过数字化处理，可将亮度范围划分为 128 个或 256 个灰阶（图 2-27），可实现上述转换。将扫描转换器输出的数字信号重新转换为视频显示的灰阶值范围，这一过程称为后处理（post-processing），通过调控成像数据来提高图像质量。

十一、组织谐波成像

超声波传播过程中，由于声波与组织之间存在非线性相互作用，声波传播频率（也称基波频率）会发生改变，最终产生了原始信号中不存在的声波频率。这些新的声波频率表现为原始频率的整倍数，称为谐波频率（harmonics）。回声信号包含基波和谐波 2 种频率。抑制或消除基波成分，主要利用回波中的谐波能量进行成像的技术，称为谐波成像（harmonics imaging）。心脏超声造影成像中，谐波技术发挥重要作用，其原理是超声能量与微泡间的相互作用，产生了多种谐波频率的振动。然而，组织谐波（tissue

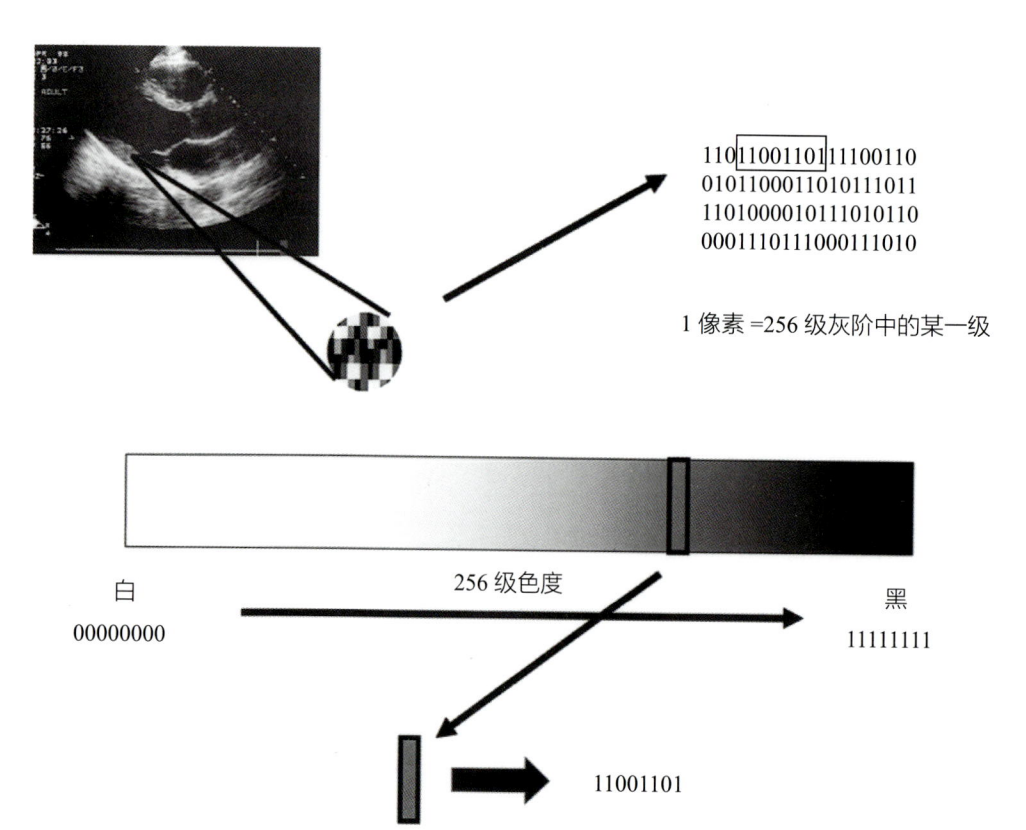

▲ 图 2-26 动态范围概念示意图

◀ 图 2-27 二维图像灰阶

灰阶是创建二维图像的关键概念，是指在白色和黑色两个极端之间，可被显示的色度数量。本图中描述了 256 级色度，每个像素都有某种色度。二进制代码存储成像数据的数字化系统中，256 级灰阶的每一级都需要用 8 位字节来编码

harmonics）与之不同，其原理是超声波在组织内传播过程中，超声能量发生了从发射频率到其倍数频率的逐步转变，类似于当海浪靠近海岸时，其形状和速度会发生改变。因此，随着超声波的透入人体距离增加，组织谐波强度实际上在不断增加，这与基波强度随传播不断衰减有着显著不同。这种不同对超声成像具有重要实用价值（图2-28A）。靠近胸壁部位，基波会产生许多讨厌的伪像，但却几乎没有谐波信号。因此，利用谐波频率来成像，就可以避免影响基波成像的许多近场伪像。在4~8cm的深度，谐波信号的相对强度接近最大值，而基波强度却显著降低。这个深度是经胸成像最相关的深度范围内，其谐波信号强度最大。

组织谐波成像的第二个特性，也是源自声波与组织之间的非线性相互作用，即强基波信号产生强谐波信号，弱基波信号几乎不产生谐波能量。谐波成像过程中，由于伪像产生多数源于弱基波信号，上述特性进一步减少了谐波成像的伪像产生。也就是说，利用返回的谐波频率成像，产生伪像的弱基波信号被有效控制，最终效果是，组织谐波成像减少了近场杂波以及其他许多干扰基波成像的伪像，尤其是在基波成像质量较差的患者。谐波成像提高了信噪比，改善了图像质量。多数研究一致发现，组织谐波成像能增加心内膜边界的清晰度。然而，较之基波成像，组织谐波成像的主要缺点是，将类似于心脏瓣膜这样的强反射回声显得更"厚"，特别是在远场区，可能会造成假阳性表现。为了趋利避害，大多数临床研究，应该在超声心动图检查中同时包括基波成像和谐波成像。

谐波成像的应用还涉及脉冲反相技术（pulse inversion technology）。与组织谐波成像对基波信号进行滤除不同，脉冲反相谐波成像（pulse inversion harmonic imaging）采用不同的方法来消除基波。在脉冲反相技术中，探头先后发射2个振幅相同、时相相反的超声波脉冲（图2-28B）。当来自于线性反射体（如组织）的背向散射信号相互叠加时，这些脉冲相互抵消，基波信号几乎被完全消除，称为相消干涉（destructive interference）。保留下来的谐波能量被选择性放大，产生相对纯净的谐波频谱，形成的图像具有许多前述组织谐波成像的优点。脉冲反相技术是否还有更多益处，尚有待进一步研究。

十二、伪像

应用相控阵探头技术进行成像的复杂性显而易见，因而存在各种显著影响图像质量和诊断能力的伪像也就不足为奇。旁瓣伪像（side lobes artifacts）是最重要的伪像之一。产生旁瓣的原因在于，探头发出的所有能量并非都集中在一条中

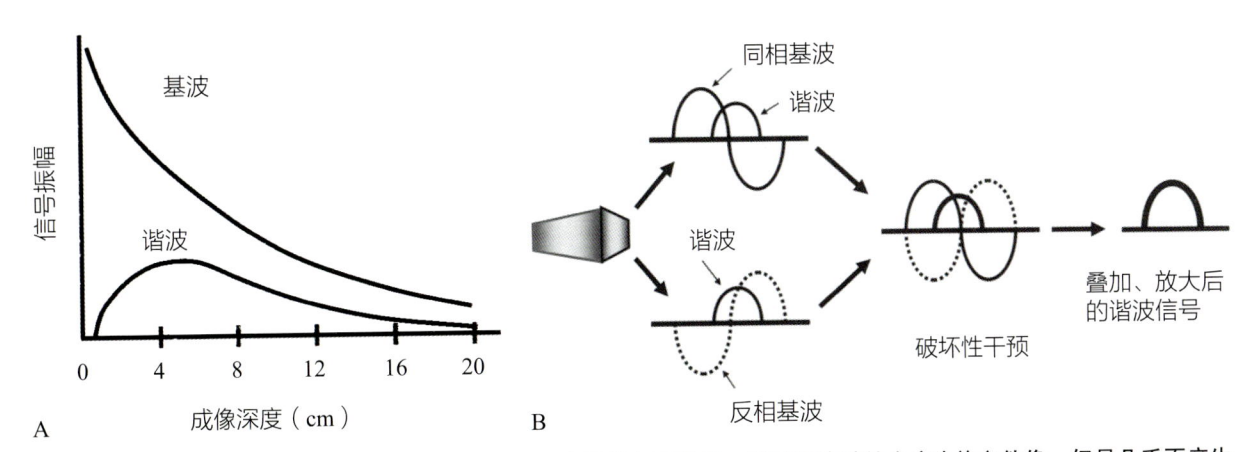

▲ 图2-28 A. 与基波不同，谐波强度随透入人体深度的增加而增强。基波在胸壁处会产生许多伪像，但是几乎不产生谐波信号。在4~8cm的有效成像深度，谐波信号的相对强度最大。B. 脉冲反相技术示意图（详见正文）

央主声束内，相反，一部分能量会偏离到中央声束旁边，并呈放射状传播，这就是所谓的边缘效应（edge effect）。旁瓣常在晶体的对侧产生，其传播距离正好是一个波长。旁瓣也呈三维立体结构，强度随偏离角度增大而减小。之所以产生旁瓣伪像，是因为所有的回声信号都被认为是来自于中央声束，旁边组织强度较弱的旁瓣回声也被记录，似乎也是来自于主声束。需要强调的是，旁瓣声束强度明显弱于主声束，产生的回声也较弱。当旁瓣反射与真实回声不一致时，旁瓣反射通常显得比较明显。形成明显旁瓣伪像的前提条件是存在相当强的反射体，例如，房室沟和心脏纤维骨架结构都是很好的产生旁瓣伪像的反射体（图 2-29）。回声很强的旁瓣伪像会给图像解读与判断带来很大麻烦，而较轻程度的伪像仅仅只是增加超声仪器的总体噪声水平。

超声心动图伪像的第二个重要成因是混响效应（reverberations）。为了理解混响现象发生的原因，我们可以回到之前那个将探头放在烧杯上的示例（图 2-21）。实验中，最强的声束反射体是与探头相对的烧杯壁（远侧壁）。从远侧烧杯壁反射回来的超声波在返回探头的时候，部分回波信号有可能在近侧烧杯壁的界面上经历第二次反射，这部分声能在烧杯远侧壁再次发生反射，并且最终返回探头。随着每一次反射，回波信号逐渐变弱，但仍然在探头能够检测到的强度范围内。回波信号中绝大多数信号的判定是正确的，即将远侧壁识别为其反射体。但在探头与烧杯远侧壁间往返 2 次才到达的那部分信号，需经过 2 倍于原始信号的时间才能被探头检测到，因此，仪器会错误地将探测目标置于离探头实际距离 2 倍的位置。第二次回波信号即为混响，它的发生是基于在近侧烧杯壁或探头表面的二次反射。在临床工作中，这种伪像不仅来自于探头表面对声束的反射，而且也有可能来自于心脏或胸腔内其他产生强回声的结构（图 2-30）。通常，固定反射体所产生的混响伪像，不会随心脏运动而运动，而是作为一个或多个回声体直接出现在反射体的后方，并且其距离通常是真实距离的整倍数。另外，运动反射体产生的混响，其运动振幅是原始结构的 2 倍。有时产生混响伪像的反射体不明显，这种情况极为麻烦，经常导致对图像的

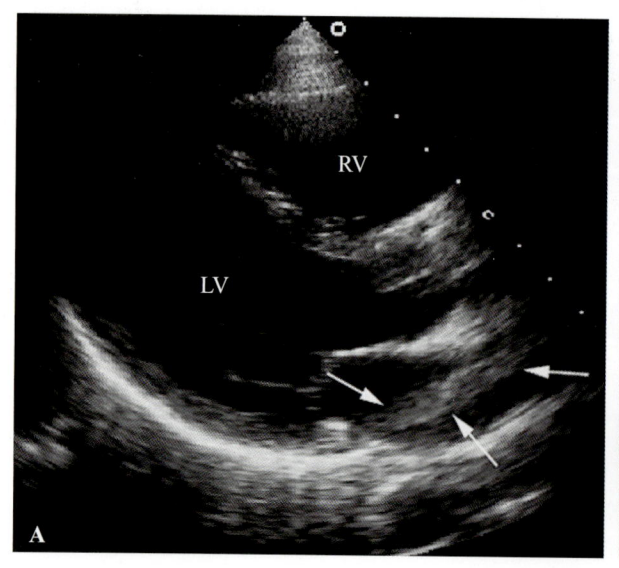

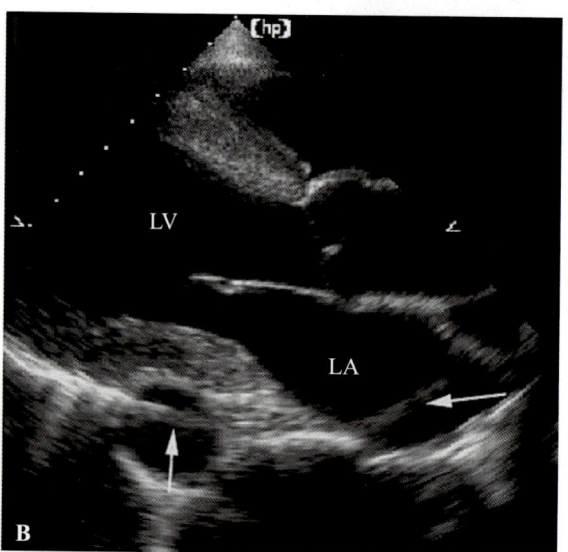

▲ 图 2-29 旁瓣伪像 2 例

A. 二尖瓣后侧瓣环及房室沟产生的强回声，产生类似于左心房内肿块的旁瓣伪像；B. 心包强回声在降主动脉和左心房内产生线性旁瓣伪像
LA. 左心房；LV. 左心室；RV. 右心室

错误解释。

另一种潜在的伪像是声影（shadowing）。在某些方面，声影的表现与混响正好相反。混响是在产生伪像的物体后方出现一系列多次回声，而声影则是物体后方出现回声缺如（图 2-31）。当试图对一个极高衰减区域（如强反射体）的后方组织结构进行显像时，则会产生声影。由于几乎没有多少超声束能透过如此强的反射体，故在其

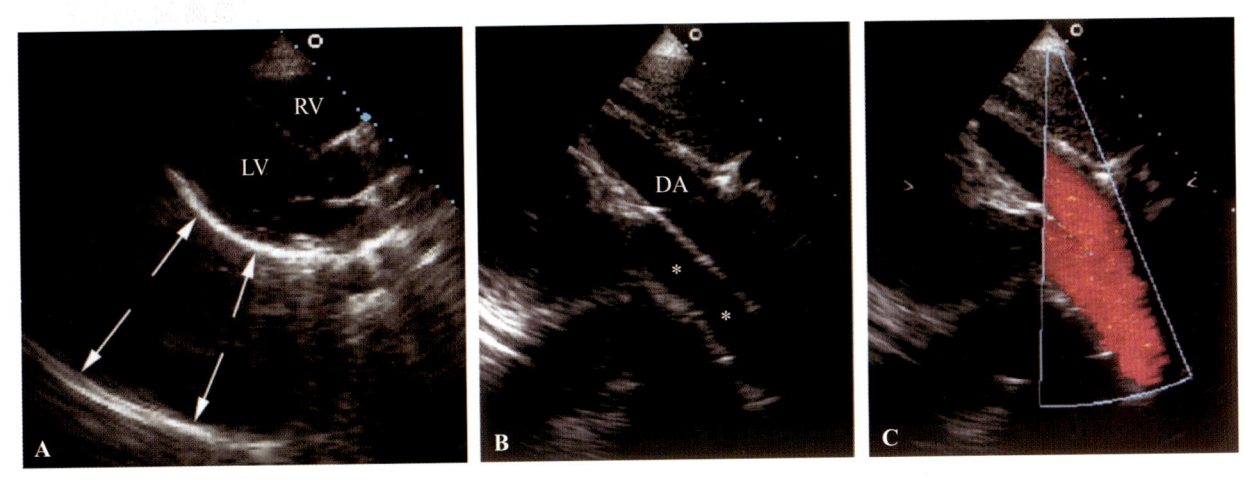

▲ 图 2-30 混响伪像示例

A. 伪像来自左心室后壁心包，这一极强反射体在心脏后方产生了第二个心包结构的伪像，此时第二条回声线（远处箭）到探头的距离，是心包回声与探头实际距离的 2 倍；B. 剑突下切面，显示第二条管腔刚好出现在降主动脉（DA）远侧，二维图像（*，B）和彩色多普勒血流成像（C）上均可明显看到第二条血管的幻象
LV. 左心室；RV. 右心室

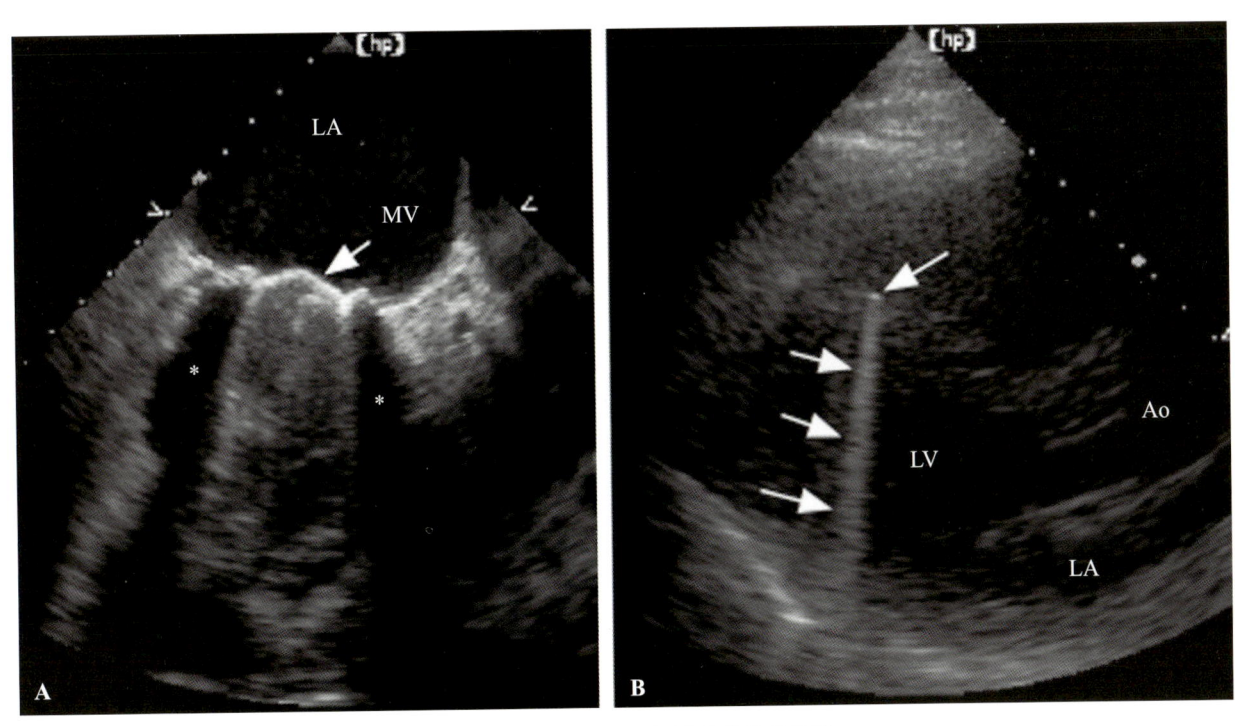

▲ 图 2-31 声影及其与混响伪像的比较

A. 图示 St. Jude 型人工二尖瓣（MV），缝合瓣环对超声产生强反射，其后的无回声区即为声影（*）。在机械瓣叶片之后延伸入左心室（LV）的一系列多次回声为混响伪像。B. 心脏内霰弹丸（上方箭）在左心室内产生一系列混响伪像（下方 3 个箭）
Ao. 主动脉；LA. 左心房

035

后方形成一个不产生回波反射的声波遮蔽区。人工机械瓣的声影大概是关于声影最为贴切的例子。人工瓣膜的机械部件是非常强的反射体，反射声波后，其后方结构几乎无法显示。严重钙化的组织结构是产生声影的另一来源，此时声影的出现，有助于确定强反射体（如钙化）的存在。血液中的造影剂也能产生声影，如果使用不当，会影响造影效果。

还有一种伪像是近场杂波（near field clutter）反射，也称为振铃伪像（ringdown artifact），它来自于压电晶片的高幅振荡。这种伪像只发生在近场，且在现代超声诊断仪中已经大为减少。当辨认那些特别靠近探头的组织结构，如右心室游离壁或左心室心尖时，近场杂波容易干扰诊断（图 2-32）。

十三、多普勒超声心动图

多普勒成像（Doppler imaging）是超声心动图检查必不可少的组成部分。掌握多普勒成像的基本原理，有助于充分理解多普勒技术的应用价值与局限性。尽管多普勒成像被视为是对二维成像的补充，但两者成像的物理基础与工程技术截然不同。多普勒成像主要用于探查通过心脏及大血管的血流运动，包括血流的方向、速度及运动形式等，主要检测目标是红细胞。二维超声心动图本质上不同于多普勒成像，主要检测目标是心肌和心脏瓣膜（表 2-4）。二维超声心动图提供心脏结构信息，而多普勒成像则提供心脏功能信息。因此，前者主要研究用于心血管解剖学结构，后者主要用于研究心血管生理学及血流动力学。此外，声束与检测对象相互垂直时，二维成像效果最佳。声束与血流方向越平行，则多普勒成像效果越好。二维超声心动图和多普勒成像提供的诊断信息，在很大程度上互为补充。

（一）多普勒超声基本原理

多普勒原理基于奥地利物理学家 Christian Doppler 1842 年首次发表的工作。声源朝向或背离听者运动，音调会明显改变，他对这一现象进行了研究。如果声源静止不动，声音的音调或频率则不变；如果声源朝向听者运动，声音频率增加，音调升高；反之，如果声源背离听者运动，声音频率减小，音调降低。

图 2-33 显示了多普勒现象在血流检测中的应用。如图所示，探头发射超声波，然后被运动目标（如红细胞）反射。如果目标静止不动，则发射声波和反射声波的波长和频率相同。如果目

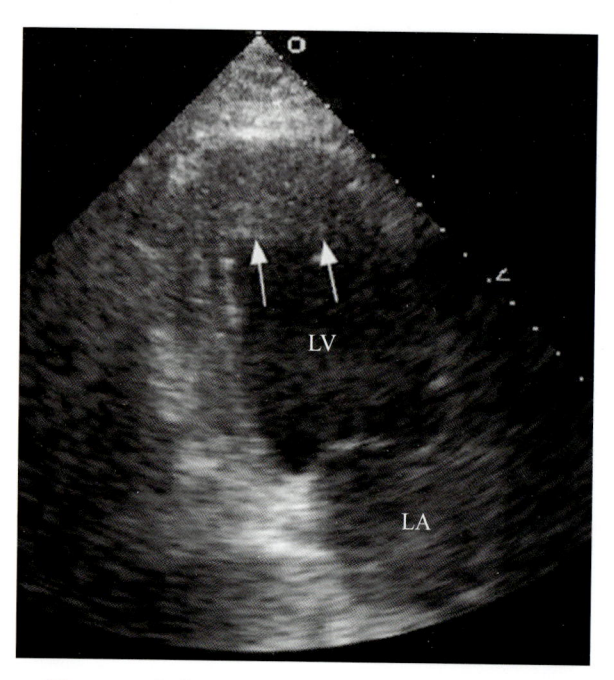

▲ 图 2-32 心尖两腔心切面显示近场杂波伪像（箭）。伪像源自探头发出的高幅振荡，常常导致误诊
LA. 左心房；LV. 左心室

表 2-4 二维和多普勒超声心动图比较

	二维超声心动图	多普勒超声心动图
检测目标	组织	血流
诊断目的	解剖学诊断	生理学诊断
提供信息	结构信息	功能信息
声束与显示目标间最佳夹角	相互垂直	互相平行
首选探头频率	高	低

标朝向探头运动,则反射声波的频率上移,上移的程度与目标相对于探头的动运速度成正比。相反,目标背离探头运动时,反射声波的频率下移,低于发射声波频率。探头与目标间相对运动所引起的频率增加或减少,称为多普勒频移(Doppler shift)。

除了对频移进行定性描述,Christian Doppler 还阐明了频移大小与目标相对声源运动速度之间的数学关系。如图 2-34 所示,多普勒频移(Δf)取决于声波的发射频率(f_0)、声速(c)、声束与血流方向间夹角(θ)和检测目标的运动速度(v)。

$$\Delta f = 2f_0 v/c \times \cos\theta \qquad (公式\ 2\text{-}3)$$

根据公式 2-3,计算实际多普勒频移值非常小。例如,使用 3MHz 探头,对以 1.0m/s 速度朝向探头运动的血流进行采集,则接收频率仅增加 4KHz,即声波频率从 3.0MHz 增加到 3.004MHz。从公式中亦明显可见,多普勒频移不仅取决于血流速度,还取决于声束与血流之间的夹角 θ。

$$\Delta f \propto v \times \cos\theta \qquad (公式\ 2\text{-}4)$$

因此,血流速度(未知变量)与经过夹角 θ 校正后的多普勒频移(仪器实测数值)成正比。角度校正实际上取决于 θ 的余弦值,此值对血流速度的计算极为重要。因为 0° 的余弦值等于 1,所以 θ 为 0° 时,角度校正不会影响多普勒频移的最终计算结果,也就是说,此时计算所得速度是真正的血流速度。当声束与血流方向之间的夹角从 0° 增大至 90°,cosθ 则从 1 减小至 0,图 2-35A 显示了 θ 与 cosθ 的这种变化关系。对于 0° 以外任何角度的 θ,乘以余弦值都会导致血流速度计算值的降低,因此,声束方向与血流方向不平行,必低估真实流速,而绝不会高估。不过,只有夹角 θ 超过 20° 时,角度校正值才有显著的临床意义。如图 2-35 所示,当 θ 等于 10° 时,cosθ 约等于 0.98,流速被低估的程度非常小。当 θ 增大至 30° 时,cosθ 变为 0.83,实际流速被低估了 17%。如 θ 进一步增大,低估的程度则迅速增加。图 2-35B 阐明了 θ 对多普勒测量压差准确性的影响。例如,一个峰速为 5m/s 的血流,如果声束与血流运动方向平行,那么可准确测量到压差为 100mmHg。如声束与血流方向之间的夹角为 30°,测量同一血流,计算出的压差值约为 75mmHg,出现了明显低估。

多普勒方程的另一个重要参数是探头发射频率,是决定所能测量最大流速的主要因素。图 2-36 显示了 4 种不同发射频率下多普勒频移与血流速度之间的关系。与高频探头(如 5MHz 或 10MHz)相比,低频探头(如 1MHz)能更容易

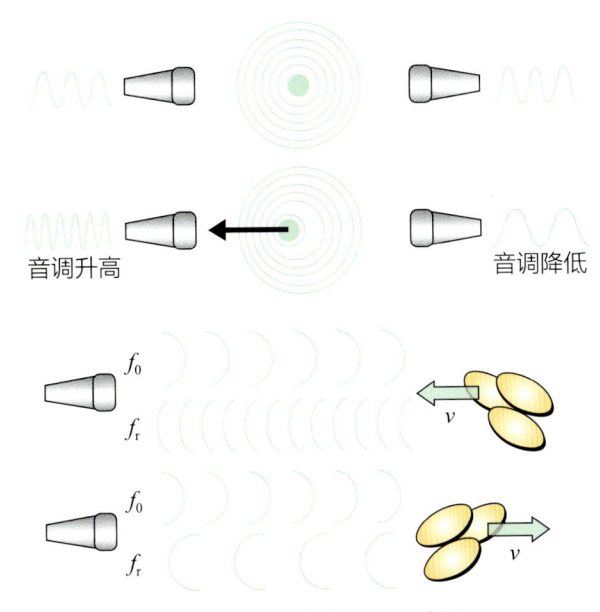

▲ 图 2-33 多普勒原理示意图

上图:静止声源发出的声音具有一定的音调或频率,如果声源朝向接收器运动,音调就升高;如果背离接收器运动,音调就降低。下图:以上原理同样适用于血流。如果红细胞以一定速度(v)朝向探头运动,反射频率(f_r)就会高于发射频率(f_0);如果红细胞背离探头运动,反射频率就会低于发射频率

$$\Delta f = \frac{2f_0 v}{c}\cos\theta$$

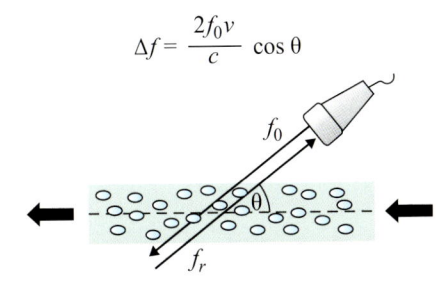

▲ 图 2-34 多普勒频移计算

计算声波的多普勒频移值,需知道发射波频率(f_0)、反射波频率(f_r)、入射角(θ)和声速(c)的数值(详见正文)

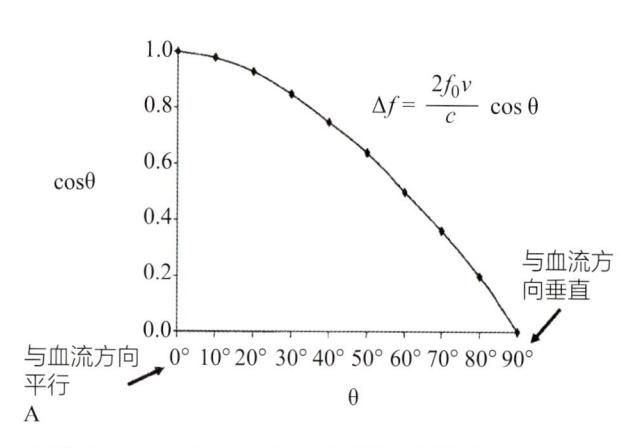

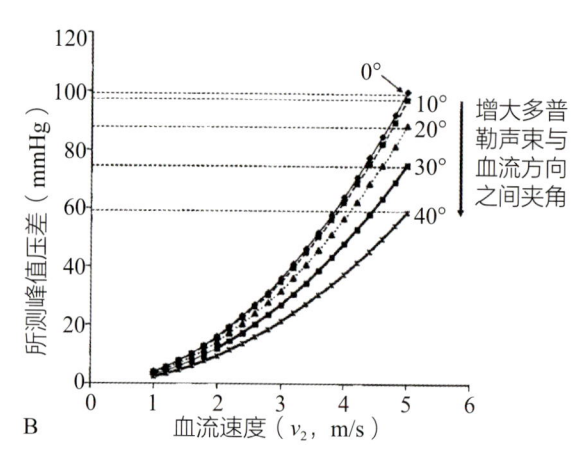

▲ 图 2-35 A. 夹角（θ）对多普勒方程的影响；B. 血流与声束间夹角对流速测量准确性有重要影响。如图中曲线所示，流速较高时影响程度增大，且随夹角从 0° 增大至 40°，影响程度不断增加（详见正文）

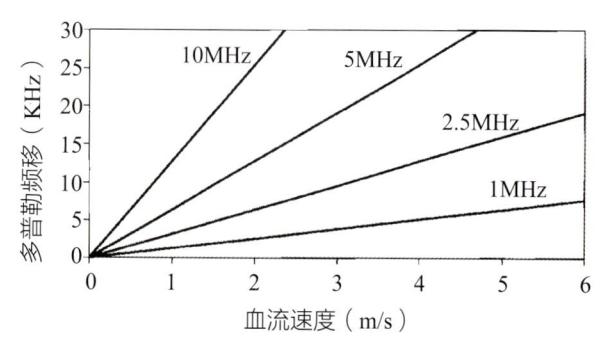

▲ 图 2-36 4 种不同频率探头的多普勒频移与血流速度的关系

如图所示，较低频率的探头所能测量的流速更高（详见正文）

记录到高速血流（如 5m/s），因其对应的多普勒频移较低（不容易发生混叠）。就此而言，多普勒成像与二维超声成像正好相反。二维超声成像更适合使用高频探头，因为探头频率越高，分辨力越高。而对多普勒成像，低频探头更具优势，因为它能够记录到高速血流。

多普勒超声仪的主要工作是测量多普勒频移，进而据此计算血流速度。多普勒频移的定义是探头发射频率与接收频率（或背向散射信号频率）之间的差异。在心脏成像中，多普勒频移一般是 5~20kHz，正好处于人耳可听范围内。测定多普勒频移测定是一个非常复杂的过程，称之为频谱分析（spectral analysis）。该过程运用了一种被称为快速傅里叶变换（fast Fourier transform analysis）的分析方法，对发射和接收频率的实际波形进行对比，最后实现对全部速度范围的频谱显示。

（二）多普勒类型

目前在心血管应用上，多普勒技术包括脉冲多普勒（pulse wave Doppler，PW）、连续多普勒（continuous Doppler，CW）、彩色多普勒血流成像（color Doppler flow imaging，CDFI）、组织多普勒成像（tissue Doppler imaging，TDI）和双功能扫描（duplex scan）5 种基本形式。脉冲多普勒工作方式与二维或三维超声心动图相似，间断地向人体组织发射短脉冲超声波。尽管处于声束传播方向上的多处目标均会对入射声波产生反射，但脉冲多普勒在脉冲发射后，只在一个非常短的固定时间内"收听"回声信号（图 2-37），所以只有来自于离探头特定距离的回声信号，才能被选择性接收与分析，这个过程被称为距离分辨（range resolution）。通过调控发射波与接收波之间的时间间隔，则可对不同距离或深度进行检测，这样就能在入射声束上的某个特定位点，形成一个取样容积（sample volume），将取样容积置于观察区域内，就能对该处血流速度信息进行取样。通过与二维图像相结合可进行定位，脉冲多普勒可以探测某一区域内的血流速度分布。

脉冲多普勒的主要缺点是不能准确测量高速血流，其原因是存在混叠（aliasing）现象。多普勒探头每秒发射的超声波脉冲数，称为脉冲重复频率（pulse repetition frequency，PRF），或称为取样率（sampling rate），它是决定仪器测量分析频率准确性的一个重要因素。如需准确显示出某个频率，仪器的取样率至少是该频率的 2 倍，如下所示。

$$PRF = 2 \times fDOP \quad （公式2-5）$$

这个公式确定了 Nyquist 极限（Nyquist limit）值，低于此值则不能准确测量多普勒频率。它定义为脉冲重复频率的 1/2，如果多普勒信号的实际频率超过 Nyquist 极限，其特征就得不到真实体现。图 2-38 对此做了比较深入的阐述。图 2-38A 显示了以 3 种不同的取样率（PRF）来检测固定波长的正弦波。上图中，取样率为每 4 个波长取样 17 次，即每个周期取样 4.25 次，相对于波长而言取样率足够高，实际频率得到准确评估，表现为取样信号的重建波形（虚线）与实际波形（实线）高度一致。中图中，取样率降低，每 4 个波长取样 11 次，使得示踪实际频率的准确性降低。下图中，每 4 个波长仅取样 7 次，已

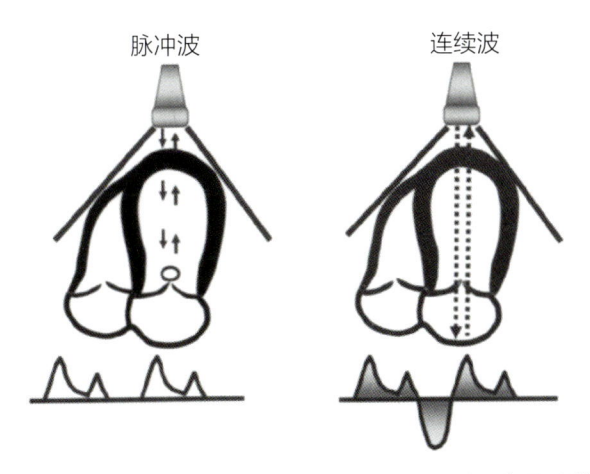

▲ 图 2-37　脉冲波与连续波多普勒成像区别示意图（详见正文）

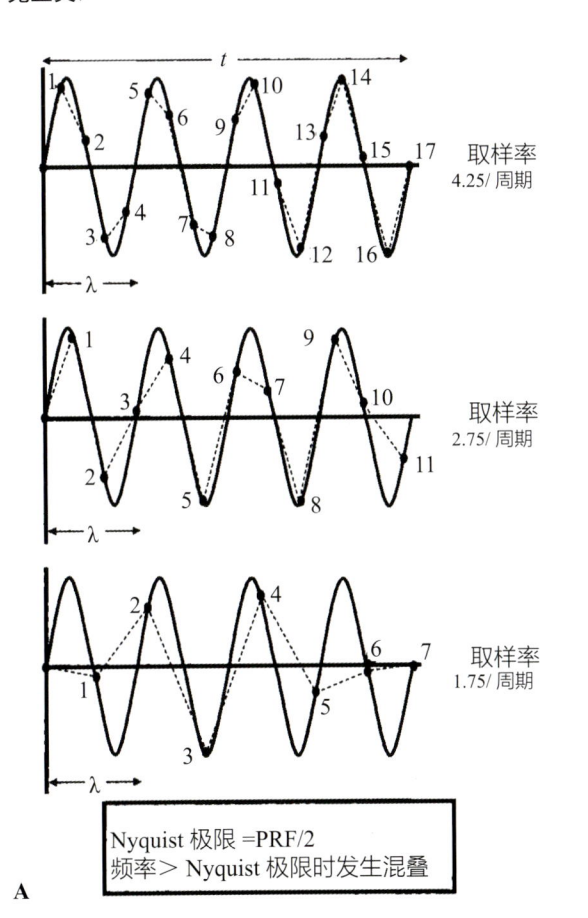

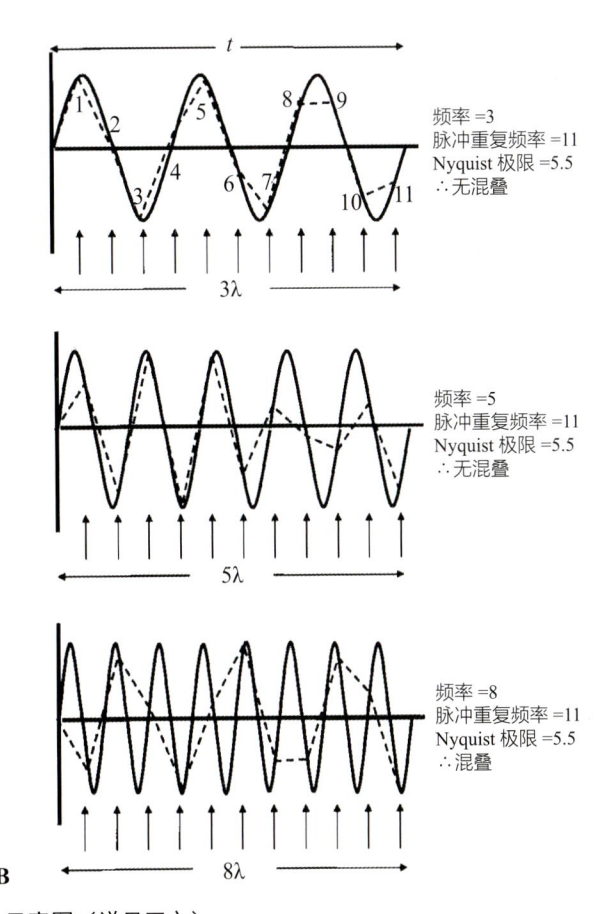

▲ 图 2-38　混叠概念示意图（详见正文）

经不可能准确显示正弦波的实际频率特征。图 2-38B 说明了这种现象与脉冲多普勒成像之间的关系。每张图的取样率不变，为 11 次 / 单位时间（垂直箭所示），Nyquist 极限为 5.5。上图中，取样率足够高，重建信号能够准确描绘出低频波（3 周 / 单位时间）的特征。随着波的频率增加，采样率最终会变得太慢而无法准确跟踪。例如，在中图，波的频率已经增至 5 周 / 单位时间，但仍然低于 Nyquist 极限，所以没有发生混叠，还能准确测量到真实频率。在下图，波的频率增至 8 周 / 单位时间，超出 Nyquist 极限，混叠就此发生。实际上讲，混叠就是脉冲多普勒系统无法检测到的高频多普勒频移，而某个脉冲多普勒仪能够检测到的频率上限就是 Nyquist 极限，即 PRF 的 1/2。

图 2-39 示二尖瓣反流患者，脉冲多普勒的取样容积置于二尖瓣水平，收缩期高速血流背离探头运动，因反流速度超过了 Nyquist 极限，所以多普勒信号出现混叠，表现为多普勒信号在基线上下的多次折叠现象。混叠造成频谱显示的血流方向错乱，并且无法准确测量血流的峰速。图 2-40 阐明了取样深度与最大测量速度之间的关系。请注意，这种关系取决于探头频率。随着取样深度的增加，所能准确测量到的最大流速减小。然而，在任一取样深度，低频探头比高频探头能够测量到更高的血流速度。

与脉冲多普勒及二维超声心动图成像相比，连续多普勒成像的工作方式有着根本不同。连续多普勒不是间断发射超声脉冲群，而是连续的同时发射与接收超声信号。其探头技术包括 2 种类型，一种类型的探头使用 2 个不同的晶片，一个

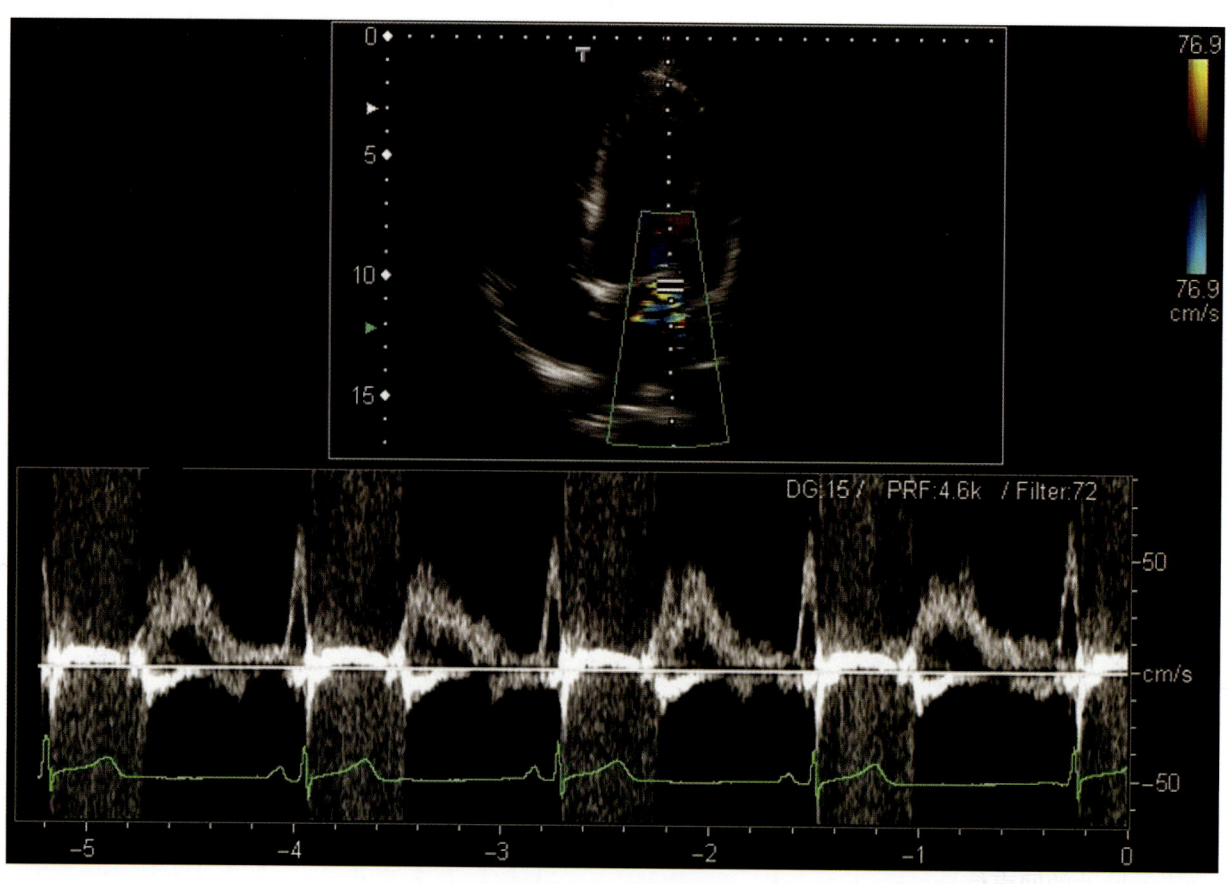

▲ 图 2-39 混叠现象

应用脉冲多普勒，将取样容积置于左心房二尖瓣瓣口处。在收缩期，二尖瓣反流产生的高速血流无法被脉冲多普勒准确检测，频谱发生混叠

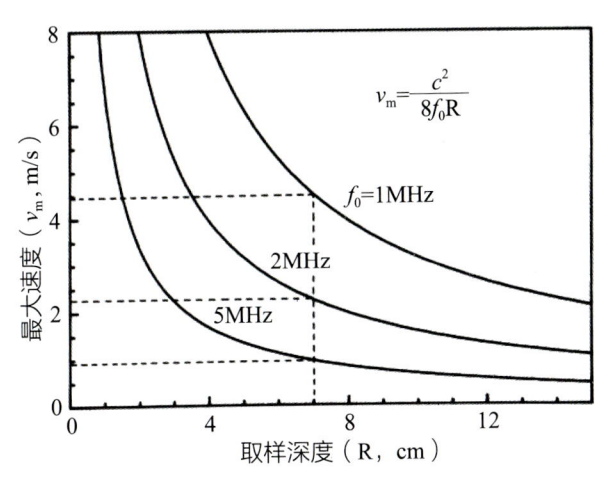

▲ 图 2-40　图示取样深度与最大测量速度之间的关系

其相互关系见方程式。3 把探头的发射频率不同，最大测量速度均随取样深度增加而减小。然而，在任一取样深度，与高频探头相比，低频探头的最大测量速度更高

c. 声速；f_0. 探头频率（经许可转载自 Hatle L, Angelsen B. *Doppler Ultrasound in Cardiology: Physical Principles and Clinical Applications*. 2nd ed. Philadelphia, PA. Lea & Febiger；1985）

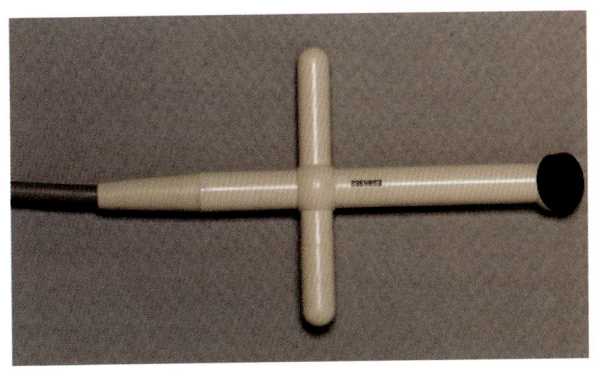

$$v_m = \frac{c^2}{8f_0 R}$$

▲ 图 2-41　非二维成像（Pedoff）连续波多普勒探头

探头包含 2 个晶片，一个用于发射，一个用于接收

发射超声波信号，一个接收回波信号（图 2-41）；另外一种类型使用相控阵技术，阵列中的一个晶体专门用于发射，而另一个晶体同时接收。因为超声波信号的发射并非脉冲式，而是沿声束的所有反射信号被同时取样，所以连续波多普勒不具有距离分辨能力，不能确定记录到的速度信号来自取样声束线上的哪个部位。不过，运用各种放大和信号处理技术，频谱可以记录到血流的方向和速度。连续多普勒的主要优点是不发生混叠现象，能够准确地测量高速血流。脉冲多普勒与连续多普勒相结合，为临床应用提供了强有力的工具。

高脉冲重复频率多普勒（high pulse repetition frequency Doppler）是将脉冲与连续多普勒的技术特点相结合的一种成像技术。运用脉冲多普勒成像时，单个取样容积内采集到的速度来自于与该取样深度相对应时间点的回声信号，然而，收听窗还可以采集到来自于 2 倍取样深度的上一次超声波脉冲的回声信号。这样，来自于初级取样容积以及整倍数取样深度的速度信息都可以在一次收听中被分析。若将取样容积置于实际感兴趣深度的 1/2 处，则 2 个位点的速度信息在 2 个连续的脉冲后都可以被记录到。由于使用位置较浅的取样容积，使脉冲重复频率提高，所以可以在无混叠发生的情况下检测更高的血流速度。尽管如此，这种技术在某种程度上亦存在距离不确定（range ambiguity）的局限性，对实际应用造成了一定影响。通过沿声束放置多个取样容积，则可显著提高脉冲重复频率，可在距离分辨力损失不大的情况下，保证能够测定相对较高的血流速度。

多普勒成像显示血流的方向和速度信息，通过描绘血流速度随时间的瞬时变化图，可将这些血流信息以图像形式显示出来，其具有重要的实用价值。按照惯例，纵轴代表速度，朝向探头的血流位于基线上方，背离探头的血流位于基线下方。图 2-42 显示，主动脉血流收缩期朝向探头加速，而舒张期几乎没有血流。多普勒信号的频带相对比较窄，提示血流基本为层流（laminar flow）。层流是指多数红细胞以大致相同的速度，沿平行于心腔或血管壁的大致相同的方向运动。在生理状态下，心血管系统的大多数血流均为层流。当然，血流速度大小自然分散在一定范围内。例如，根据流体力学原理，血流速度在血管中央处较高，在靠近管壁处较低（图 2-43）。平坦形的、层流的流速分布是平直大血管的血流特征。当血管内径变小时，流速分布就会变成抛物线形。血流通过弯曲血管时，沿着外侧壁的血流

速度较高，而靠近内侧壁的速度较低。血流通过血管分叉处，会沿着分支内侧壁形成涡流（eddy currents），而外侧壁仍然为层流。血流在U形血管（如主动脉弓）内的流动比较复杂，它取决于进入主动脉时的流速分布、管腔弯曲角度和作用于血流的离心力等因素。即使在心腔内，血流也一般保持层流状态，速度分布范围比较窄。在病理状态下，例如瓣膜异常或先天性缺损，血流就会变成湍流（turbulent flow），通常流速异常增快。

多普勒仪成像能力基于其对感兴趣区内血流的流速、方向进行记录与显示的能力。通过快速获取多普勒频移的数字化信息，再运用快速傅立叶变换的复杂数学运算，可以显示瞬时血流速度频谱。每一瞬间的速度分布范围决定了多普勒信号的频带宽度，某一速度的频率分布用灰阶的深浅来表示。心血管系统中，大多数血流是脉动血流。单纯层流频谱的频带比较窄，说明多数红细胞的速度分布范围比较小。随着湍流产生，血流的速度方向和分布范围增大，导致频带增宽（图2-44）。因此，多普勒血流频谱的频带窄表明存在层流，而频谱增宽反映产生了湍流。需要指出的是，血流频谱上的这种差异只发生于脉冲多普勒成像。连续波多普勒是沿着声束多处取样，所以几乎不出现窄频带频谱。

十四、彩色多普勒血流成像

彩色多普勒血流成像是脉冲多普勒成像的一种显示形式。它基于脉冲波和高脉冲重复频率多普勒成像技术原理，通过在多条扫描线上进行多点取样，来记录多普勒频移信息，然后将这些信息叠加在二维或M型图像上，最终形成彩色

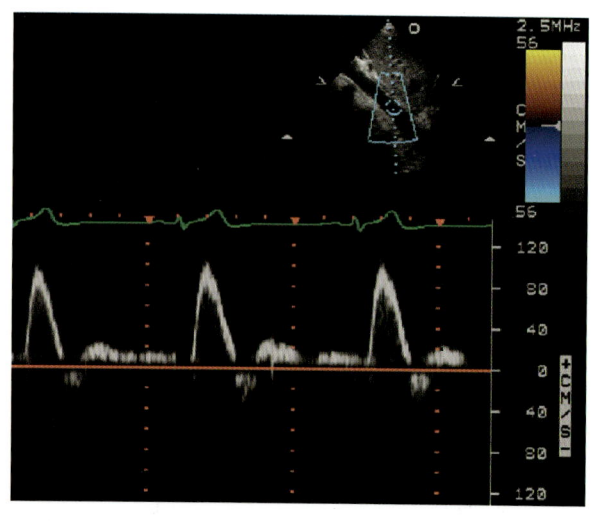

▲ 图2-42 脉冲多普勒记录腹主动脉的层流性、脉动性血流频谱。收缩期频带窄，最大血流速度约为100cm/s，但请注意，此时超声波声束并不平行于血流方向

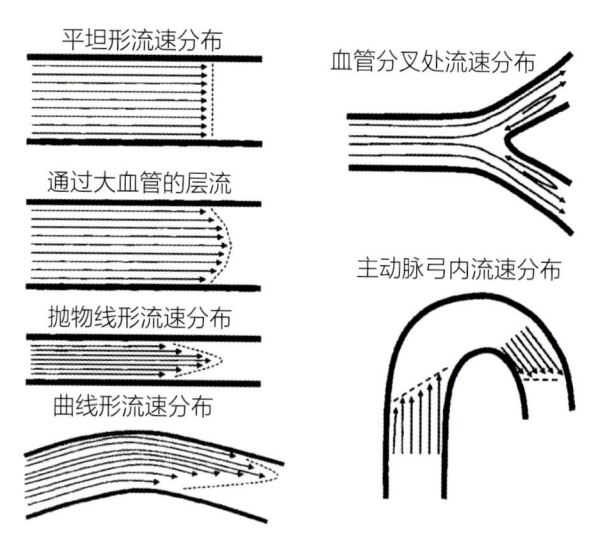

▲ 图2-43 不同类型血流示意图（详见正文）

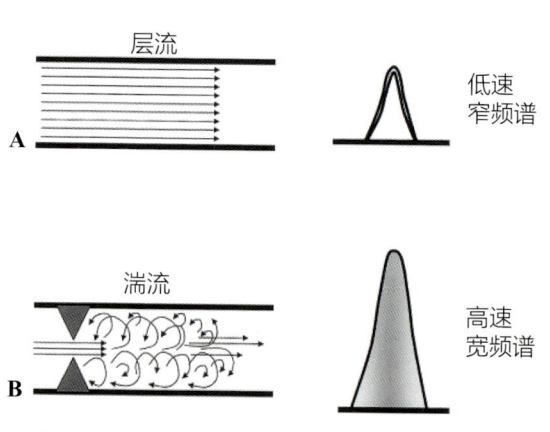

▲ 图2-44 A. 当多数红细胞以大致相同的速度沿大致相同的方向运动时，会形成层流。如右图所示，在动脉血管内，层流产生的多普勒信号频带较窄，收缩期通过主动脉瓣瓣口的血流即是典型的层流。B. 主动脉瓣狭窄时血流呈湍流状态下所发生的改变。血流在通过狭窄瓣口时加速，在梗阻部位远侧发生湍流。湍流对多普勒信号主要产生2个影响，即速度增加和频谱增宽

血流图像。彩色血流成像十分复杂。彩色血流图像上，每个像素代表一个取样点，而每个取样点的血流特征都必须测量。如采用快速傅立叶变换法，完成一幅图像上大量取样点的多普勒频移信号分析需要几秒钟的时间。因此，作为一种技术上的妥协，彩色多普勒血流成像只计算每个取样点的平均频率和频率分布范围（即方差），而非分析其全部速度频谱。

首先，必须确定每一个像素的回声信号强度。如果它高于预定阈值，则编码为某一灰阶，并显示为二维心脏超声图像上的一个数据点。如果它低于预定阈值，则作为多普勒信息进行分析。通过重复取样，可以更加准确地测量平均速度和速度方差均值，之后将血流速度、方向和速度方差结合在一起，并显示为一个彩色值（图2-45）。在多普勒检测全部区域内快速执行这些复杂操作，便能形成具有相应血流特征信息的彩色图像。采用彩色滤除阈值，可以仅使高于预定速度以上的血流信号显示为彩色，从而减少了发生"信息负荷过重"的可能性，并使观察者能够对多普勒和灰阶成像信息进行有意义的结合。通过彩色编码，这些参数数据会以色彩的形式直观地显示出来。例如，朝向探头的血流用红色表示，背离探头的血流用蓝色表示。红、蓝2种原色的色彩亮度强弱，表示血流平均速度的大小。高速度方差或湍流编码为绿色，当绿色与红色或蓝色混合时，分别显示为黄色或青色，湍流通常表现为五彩镶嵌状（mosaic appearance）的血流

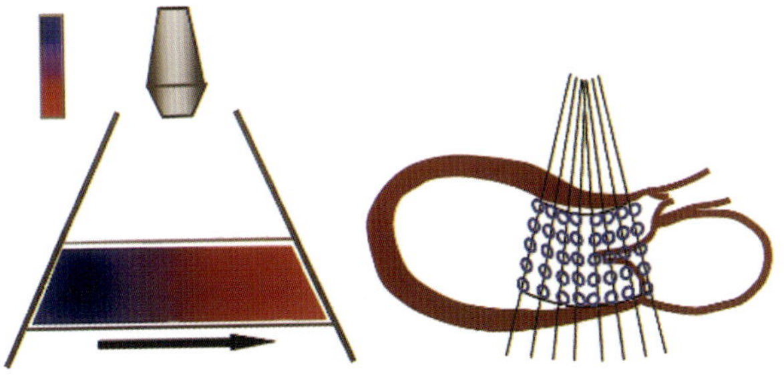

血流方向的彩色编码　　脉冲波多普勒多点取样

▲ 图2-45　彩色多普勒流血成像原理示意图（详见正文）

图像。彩色多普勒成像通常与实时二维灰度成像结合显示，也可在三维成像中以容积形式显示，且显示的帧频越来越高。目前，三维彩色血流多普勒成像的帧率仍不够理想，显示这种信息的格式也存在一定困难。随着计算机技术的不断更新，这2种缺陷应该都能得到改善。三维彩色血流成像能在三维立体空间中可视化反流信号，具有潜在的应用优势，因此，未来几年其临床应用将继续扩大。

（一）彩色多普勒血流成像技术局限性

彩色多普勒血流成像可在二维图像上实时显示"可视化"的血流速度，目前已广泛应用于评估瓣膜反流等异常血流。尽管这项技术已经成为一项常规检查方法，但仍存在相当明显的技术局限性。如前所述，彩色血流成像所需技术原理与方法非常复杂，并涉及了若干技术上的妥协与操作处理过程。虽然彩色多普勒成像对反流的检测非常敏感，但射流大小和反流严重程度之间的关系依然十分复杂。例如，喷射血流是三维实体，永远不可能以二维格式完全显示。因此，为了定性评估其三维大小，应该始终从多个切面来观测。

影响彩色多普勒射流面积与反流严重程度关系的各种因素，十分值得探讨。众所周知，流量（Q）是描述反流严重程度的最好指标，等于射流速度（v）和有效反流口面积（effective regurgitant orifice area，ROA 或 A）的乘积。然而，彩色射流面积大小则与射流动量（jet momentum，M）的关系更为密切，参见以下公式。

$$M = Q \times v \quad \text{（公式 2-6）}$$

因为 $Q = v \times A$

所以 $M = A \times v^2 \quad \text{（公式 2-7）}$

这表明，对于给定的 ROA，彩色反流束的大小将随速度的平方而变化。这种关系的临床意义是深远的。例如，二尖瓣反流患者的反流峰速通常为 4～6m/s，如果患者血压升高，反流速度

可能从 4m/s 上升到 5m/s，导致显示的反流面积增加高达 40%，比反流严重程度的实际变化大得多。因此，彩色反流束的显示非常依赖血流的压力，这意味着高速反流（如主动脉狭窄时的二尖瓣反流）的显示将明显大于流速较低的三尖瓣反流。如果在血流压力很高或很低时进行彩色多普勒成像，解释分析图像时应该注意并考虑到这些临床信息。

心壁对血流的阻滞是决定彩色反流束大小的另一个因素。当血流射流自开口向外传播时，速度随距离而减小。偏心或贴壁反流的速度下降率高于中心性反流，因此，同等严重程度的反流，偏心反流束的显示要比中央反流束小。同理，心腔大小也会影响彩色反流的显示区域，同等严重程度的反流，心腔较小，则彩色多普勒反流束的显示面积也较小。

决定彩色反流束大小的最重要因素是仪器的设置（表 2-5）。例如，通过调节彩色速度范围（color scale），改变脉冲重复频率，可显著改变反流束大小。降低标度（或 Nyquist 极限），反流束周边的低速血流会被彩色编码和显示，反流束面积变大。一般来说，对于某一探查深度，应该将标度尽可能地调高。提高壁滤波器（wall filter）的效果则相反，会去掉反流束周边的低速血流，反流束面积变小。发射功率（power）和仪器增益（gain）也会影响反流束的大小，增大功率输出和仪器增益，可使反流束面积增加。为了达到优化设置，应该先增大彩色增益，直至组织内出现彩色像素，然后再将增益轻微地调小。最后，探头频率对彩色反流束面积的影响比较复杂。因为速度与多普勒频移之间的关系，探头频率越高，反流束面积越大。但探头频率越高，超声衰减越大，又会造成反流束变小。显然，基于以上多种因素，仪器的技术参数设置会极大地影响彩色多普勒血流成像的临床应用价值。为了尽可能地保持一致性，通常建议，与彩色多普勒血流成像有关的大多数设置在首次装机使用时就进行优化，此后尽可能地保持不变。

通过以上讨论，我们应该知道彩色多普勒血流成像与心血管造影有显著不同。二尖瓣反流患者，如行左心室造影，则左心房内的所有造影剂均是以反流的形式通过二尖瓣瓣口。尽管左心房内造影剂量不能定量测量，但是其与血液的反流量相关。然而，彩色多普勒血流成像记录的是血流速度，而不是血流量。左心房内显示的彩色反流束，不仅包含经二尖瓣瓣口反流入左心房的红细胞，还包含受反流束冲击而运动的心房内原有的红细胞。这种现象被称为"台球效应"（billiard ball effect），如图 2-46 所示。在图 A 中，左心室血液以三角表示，左心房血液以圆圈表示。在

表 2-5 彩色多普勒反流面积的影响因素

	影响因素	对反流面积的影响	原　因
生理性	血压增加	增大	• 增加反流速度
	流速增加	增大	• 速度越高，动量越大
	偏心血流（贴壁）	减小	• 心壁的阻碍导致动能损失较快
	裂缝样孔隙	增大	• 沿裂缝长轴水平进行二维成像
	多发孔隙	增大	
技术性	高重复脉冲频率（PRF）	减小	• 速度编码阈值降低
	降低 Nyquist 极限	增大	• 彩色编码随增益增加而增强
	增加彩色多普勒增益	增大	• 频率较高时，可编码更低的速度（增大面积），但远场衰减更严重（减小面积）
	探头频率	不定	

图 B 中，左心室的一部分血液通过关闭不全的二尖瓣进入左心房，一部分能量传递给左心房的血液，迫使左心房的血液发生移位并加速离开二尖瓣瓣口。如果左心房内的这些血液运动速度足够高，就会像通过二尖瓣瓣口的反流一样，被彩色多普勒血流成像仪检测到。由此可见，多普勒记录的是血流速度，而不是血流量，它不能区分左心房内运动的血液是来自左心室（实心三角）还是左心房（实心圆圈），只能说明这些血液具有足够高的速度且能够被检测到。因此，彩色多普勒成像与血管造影不同，多普勒反流束包含了所有运动速度高于设定值的心房和心室的血流。

图 2-47 对速度与流量之间的重要区别做了进一步说明，显示了彩色多普勒血流成像定量评价血液反流的另一局限性。反流口面积（ROA）是评价血液反流严重程度的重要指标，图中显示了 3 种不同大小的反流口面积及其相应的反流束面积。随反流口面积增大，反流血流量增加，则更多血液进入心腔，并被彩色多普勒血流成像检测到（中图）。然而，血流速度与反流口面积成反比，随着反流口面积增大，如压差随之降低，则反流速度反而减小。由于彩色多普勒血流成像检测的是血流速度，一个低速大量反流所显示出的彩色反流束面积，可能比实际更小（下图）。因此，即使表现为同样的彩色血流束面积，三尖瓣反流（低流速、低压差）的反流量要大于二尖瓣反流（高流速、高压差）。

尽管存在以上局限性，彩色多普勒血流成像仍提供了一种半定量评价反流严重程度的方法。在合适的仪器成像条件设置下，实时显示的反流束面积的确与反流量相关。然而，分析这些图像时，也会令人困惑。在低速度标尺设置时，彩色多普勒血流成像产生混叠。血流束的色彩经常变化，部分源于血流速度的变化，部分在于血流与探头之间相对位置的改变（图 2-45）。彩色多普勒血流成像的帧频较低，故瓣膜等快速运动的结构会产生彩色伪像（color artifacts）。同时，每一幅彩色图像的形成，必须快速执行大量技术操作，所以任何一帧彩色图像都可能包含伪像，故应十分谨慎地使用停帧技术来评估血流束大小。

▲ 图 2-46 A. 二尖瓣反流模式图。三角形代表左心室血液，圆圈代表左心房血液。B. 二尖瓣反流时，左心室内的部分三角形血液通过二尖瓣瓣口进入左心房，图中显示了它们对左心房血液的影响。由于速度增加，左心房内的一些三角形和圆圈（呈实心）被彩色编码，并显示为彩色多普勒血流信号（详见正文）

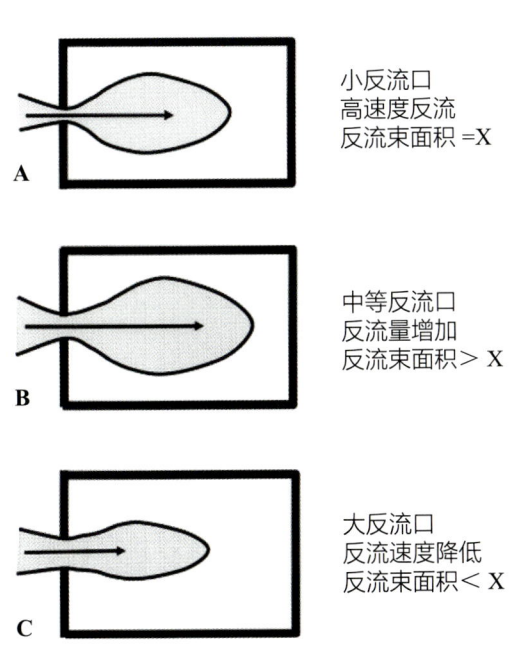

▲ 图 2-47 图示反流口湍流与彩色多普勒血流信号之间的关系（详见正文）

实时动态观察往往能滤除在停帧分析时出现的不明显的伪像，并且能够综合多个心动周期的信息，从而获得具有诊断价值的信息。另外，单凭一帧彩色图像不可能完全显示血流束的真正大小，反而常会将伪像或噪声信号作为评价对象，而非真正的血流束。因此，不建议应用停帧图像来评价彩色血流束。

（二）多普勒伪像

与二维成像一样，多普勒成像也可产生伪像。一些伪像的产生与多普勒原理直接相关，例如，应用脉冲多普勒测量血流速度时，如果流速超过了 Nyquist 极限，就会产生混叠现象，之前已对此进行了详细讨论。镜面成像（mirror imaging）是一种常见伪像，顾名思义，是指出现在基线另一侧并且与真实多普勒频谱相对称的图像，也称为串声（crosstalk）。与实际信号相比，镜面成像的信号强度较弱，但其他大部分特征相似（图 2-48）。通过降低功率输出和调整多普勒声束使之尽可能平行于血流方向，可以减少这类伪像的发生。

束宽伪像（beam width artifact）在所有类型超声成像技术中均常见。必须知道，脉冲多普勒的取样容积具有一定的大小，并且随取样深度的增加而增大。放置于远场的取样容积，甚至足够大到能够横跨一束以上的血流。例如，在心尖四腔心切面，由于该深度的取样容积足够宽，通常可以同时记录到左心室流入道和流出道的血流。此时这种伪像有一定应用价值，能对比分析不同类型血流的时间和速度（图 2-49）。然而在多数情况下，束宽伪像没有什么益处，例如，取样容积过大，会妨碍脉冲多普勒对主动脉瓣狭窄与二尖瓣反流的鉴别能力。

彩色多普勒血流成像也受到多种伪像影响。声影（shadowing）可掩盖强反射体后面的彩色血流信息。幻影（ghosting）是在大范围图像内出现的一种短暂色彩显示现象，通常表现为某种单一色彩（如红色或蓝色）显示在图像的组织区域内（图 2-50），其发生与强反射体（如人工瓣膜）的运动有关，往往非常短暂，并且与预期发生的血流信号不相符。冻结彩色血流图像进行分析或者评估血流束面积时，幻影伪像的影响最大。

最后，应该记住彩色多普勒血流成像在很

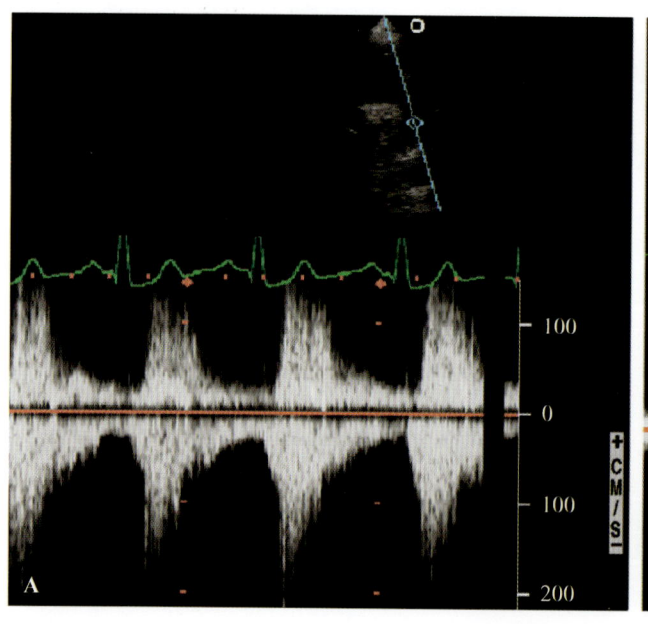

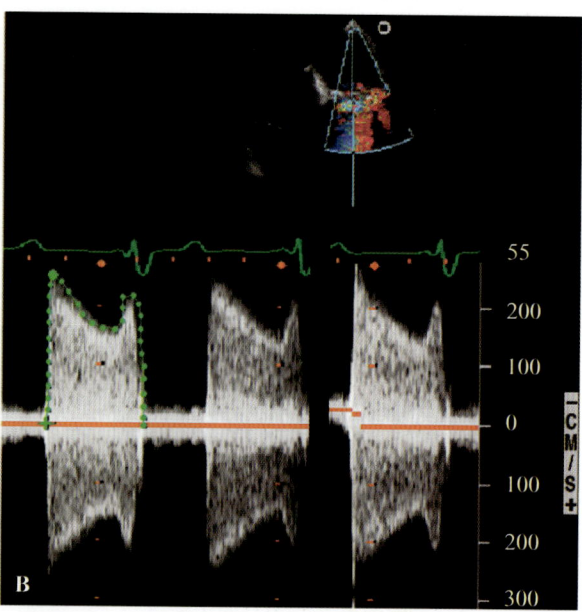

▲ 图 2-48 镜面伪像 2 例
A. 降主动脉血流频谱出现在基线两侧；B. 应用脉冲多普勒记录的猪的二尖瓣狭窄血流频谱，这是高信号强度导致的典型镜面伪像

大程度上受增益大小的影响。增益过大，会使整幅图像上产生五彩镶嵌状的彩色信号，而增益过小，则会消除最强多普勒信号以外的所有信号，导致显著低估血流束面积。根据经验，仪器操作者需学会如何通过调节增益来消除背景噪声，同时又不过度抑制实际血流信号。

（三）组织多普勒成像

多普勒原理的另一个应用是组织多普勒成像（tissue Doppler imaging）。通过调整增益和滤除（reject）设置值，多普勒技术可记录心肌的运动，而非血流的运动。将多普勒成像应用于显示组织运动，必须认识到组织与血流运动的2个重要差异。第一，组织的速度远低于血流，所以必须调整超声仪器设置，以记录较低的速度。第二，组织作为反射体，其多普勒信号反射明显比血液强，所以需对信号进行额外调整，以避免反向信号过饱和。考虑这些因素后，则可记录组织运动的速度。组织多普勒成像的示例如图2-51所示。注意取样容积如何定位在二尖瓣瓣环内，以记录整个心动周期中瓣环的运动。组织多普勒成像存在一个明显局限性，即声束与目标运动方向之间的夹角随部位不同而改变，因此，其只能显示组织运动方向和速度的相对变化，而不能准确提供速度的真实变化。

一旦确定了组织的运动速度，则可以推导出位移（displacement）、应变（strain）和应变率（strain rate）等参数。应变是一种力作用于组织时，组织发生的形变量与原尺寸的比值。应变率是应变相对于时间的导数，即单位时间内应变的变化值。通过测量心肌内紧邻两点的瞬时速度，并知道两点之间的初始距离，就可确定应变和应变率。多普勒组织成像技术可成功获取计算应变所需要的速度信息，通过比较紧邻两点的速度，能避免平移运动产生的混杂效应（confounding

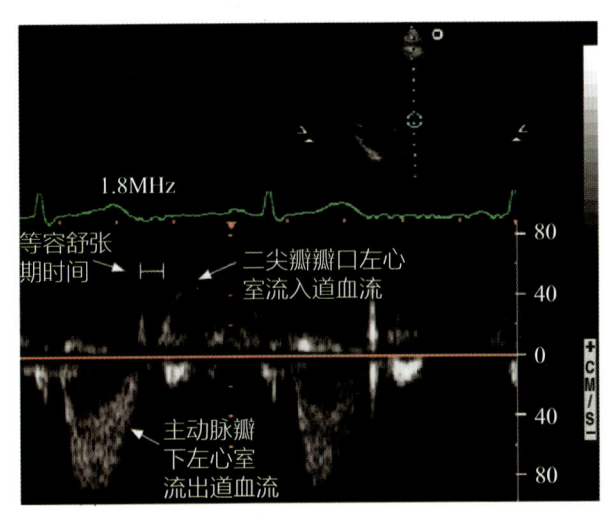

▲ 图2-49 多普勒成像中束宽伪像临床用途

如图所示，利用多普勒声束的宽度，可以同时记录到左心室流出道与左心室流入道的血流频谱，能用于测量等容舒张期时间

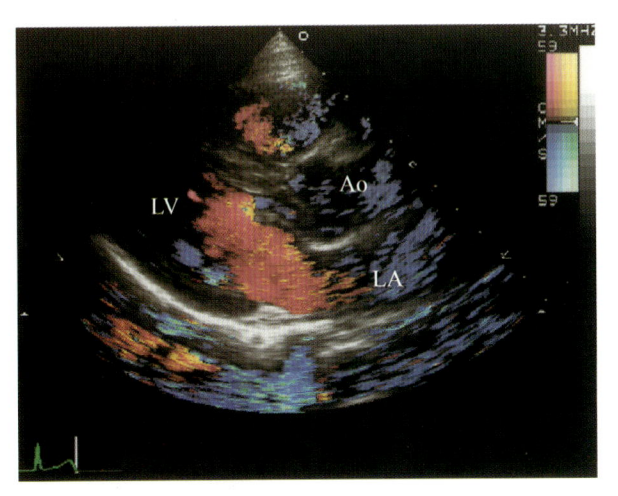

▲ 图2-50 幻影伪像

图像中心肌组织区域出现短暂色彩显示（详见正文）
Ao. 主动脉；LA. 左心房；LV. 左心室

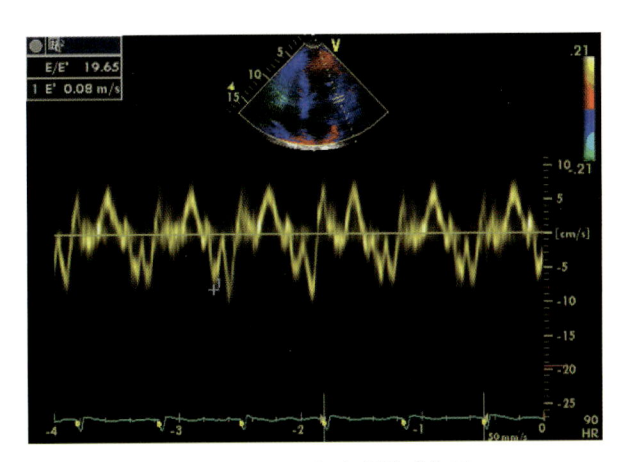

▲ 图2-51 组织多普勒成像图

取样容积位于二尖瓣瓣环内，记录了整个心动周期内瓣环的速度

effects）。然而，多普勒组织成像技术本质上仍是一种多普勒技术，因此角度依赖性依然是一个问题。应变和应变率成像的潜在应用将在第3章和第6章中进行更全面的讨论。

十五、超声波生物效应

超声心动图技术在临床上的成功应用及大量普及，应该部分归功于超声波的安全、无风险。超声检查完全无创，且在临床常规应用中，超声波的生物效应（biological effects）对患者造成的危害也极小。至今为止，已在数百万例患者中进行了多部位的超声波检查，其中包括眼睛、发育中的胎儿等敏感组织，但无一例严重不良反应的报告。但是，超声波是一个外部能量源，必须要考虑它透入人体后的安全性。新研发的超声波技术和仪器，可能具有更高的能量水平，仍应检测其对人体器官产生的潜在影响。

超声波的生物效应取决于施加在某一区域的能量总和。因此，超声束的声强和辐照时间是影响生物效应的2个重要因素。声能（acoustic energy）是超声传播过程中所产生的热量，以焦耳（J）为单位。功率（power）是单位时间的声能大小，声强（intensity）是单位面积的功率大小。例如，如果在1秒钟内产生1J的能量，则功率为1W。超声波的生物效应一般用功率来衡量，单位是毫瓦（milliwatt，mW），1mW等于0.001W。声强的单位通常是瓦特/平方米（W/m^2）或毫瓦/平方厘米（mW/cm^2）。生物体内声强的实际测量非常复杂，代表参数包括空间峰值声强（spatial peak intensity）、空间平均声强（spatial average intensity）或某一特定位点的声强。如前所述，超声束横截面上声强的空间分布是不均匀的，空间平均强度等于探头发射的总功率除以超声束横截面积。如果输出功率是2.0mW，声束截面积是1.0cm^2，则空间平均声强为2.0mW/cm^2。空间峰值声强通常产生在声束中心，此处功率最为集中。

超声心动图仪以脉冲方式工作时，声强测量更为复杂。超声波以脉冲形式发射时，随脉冲序列的不同，声强在空间和时间上均将发生变化。声强随时间的变化取决于脉冲持续时间（pulse duration）和脉冲重复周期（pulse repetition period）。为了计算脉冲超声束的能量，就必须知道占空比（duty factor）大小。占空比是探头发射超声波（即启动状态）所占用的时间比值。如果脉冲持续时间是1.5μs，脉冲重复频率为1000/s，则脉冲重复周期为1000μs或1ms，占空比等于1.5除以1000，即0.0015，说明探头发射超声波仅占用了0.15%的时间。脉冲式超声仪的平均功率等于峰值功率乘以占空比，如果峰值功率是10W，占空比是0.0015，则平均功率为0.015W或15mW。

在讨论脉冲式超声仪的声强时，常用测量指标是空间平均-时间平均声强（spatial averaged, temporal averaged intensity），等于脉冲重复周期内的探头功率除以探头表面积。在衡量脉冲仪器各种声强的测量指标中，这一指标测值最小，常为生产厂家所采用。空间平均-时间峰值声强（spatial averaged, temporal peak intensity）是另一个声强指标，等于探头处于发射状态时的平均功率除以探头表面积。空间峰值声强通常要比空间平均声强大2~3倍。所以，在声强参数中，空间峰值-时间峰值声强（spatial peak, temporal peak intensity）的测值最高，采用了探头在启动状态时产生的峰值声强。目前市场上的超声诊断仪在脉冲模式下进行二维成像时，空间峰值-时间平均声强（spatial peak, temporal averaged intensities）的范围为0.001~200mW/cm^2。然而，脉冲多普勒成像的空间峰值-时间平均声强可以高达1900mW/cm^2，大大超出了100mW/cm^{2}的水平，后者已被大量研究证实不会产生生物效应。

超声能量的生物效应主要与产生的热量有关，超声波治疗就是利用了声波所产生的热量。脉冲式超声波的占空比比较低，几乎不可能在人体内产生大量热量。热量是在超声波能量被吸收的过程中产生的，产热的多少取决于超声波的声强、辐照时间和组织本身的吸收特性。值得注意的是，血流的流动，特别是组织的灌注，对热量的产生有抑制作用，可以将热量从能量传递处携带走。

由于脉冲周期相对较短，并且探头在不断移动，不会在某一部位停留很长时间，所以几乎不可能在组织内产生大量热量。然而，经食管超声成像检查却并非总是如此。例如，在术中成像期间，探头在食管内可能会长时间保持几乎静止不动。另外，还必须考虑到，探头本身也会产生热量。尽管还没有关于长时间术中经食管超声造成食管明显损伤的报道，但是对此仍需警惕。缩短成像时间、不时移动探头位置，以及持续监测探头温度，都将有助于确保检查的绝对安全。

超声波的另一个物理作用是空化效应（cavitation），指当超声波透入组织时，微气泡的产生及其动力学行为。很难在体内评估甚至是观察到空化现象，因为血液和软组织的黏滞性相对较高，不太可能出现明显的空化。空化效应的重要性在于注入微泡造影剂过程中所产生的影响。目前已充分证实，超声波能量会使这些微泡发生共振，导致微泡的直径与稳定性发生周期性变化。

超声波能量还可产生各种其他物理力，包括振动（oscillatory）、剪切力（sheer）、辐射（radiation）、压力（pressure）和微声流（microstreaming）等。尽管所有这些效应都已在体外实验证实，但是并没有证据表明，这些物理现象对患者有明显的生物效应。大量研究证实，诊断水平的超声波能量不会产生具有重要临床意义的生物效应。不过，也有少数报道指出，对于发育中的胎儿，可能会在染色体水平发生一些改变。这些观察结果在胎儿超声心动图领域引起了极大关注。然而，即使是在胎儿超声心动图这个极为敏感的领域，压倒性的证据依然支持超声检查的相对安全性。

超声波生物学效应这一重要领域的研究仍将继续。迄今为止，所有证据均表明，诊断超声尤其是用于超声心动图检查的超声，是一种极为安全的诊断工具，即使使用技术更新、功能更强的仪器，也没有证据显示出不良影响。尽管有充分的理由对超声成像安全性充满信心，但绝不能以牺牲患者的安全为代价来获取更多更好的诊断信息。因此，超声检查尤其是在行多普勒成像时，应该始终注意要将扫查时间压缩至最短。在可预见的将来，对超声心动图安全性的再评价将会一直持续下去。

推荐阅读

基本概念

Asberg A. Ultrasonic cinematography of the living heart. *Ultrasonics* 1967;5: 113–117.

Burns PN. The physical principles of Doppler and spectral analysis. *J Clin Ultrasound* 1987;15:567–590.

Burns PN, Wilson SR, Simpson DH. Pulse inversion imaging of liver blood flow: improved method for characterizing focal masses with microbubble contrast. *Invest Radiol* 2000;35:58–71.

Edler I. Diagnostic use of ultrasound in heart disease. *Acta Med Scand* 1955; 308:32–41.

Edvardsen T, Gerber BL, Garot J, Bluemke DA, Lima JA, Smiseth OA. Quantitative assessment of intrinsic regional myocardial deformation by Doppler strain rate echocardiography in humans: validation against three-dimensional tagged magnetic resonance imag-ing. *Circulation* 2002;106:50–56.

Feigenbaum H, Zaky A. Use of diagnostic ultrasound in clinical cardiology. *J Indiana State Med Assoc* 1966;59:140.

Fry WJ. Mechanism of acoustic absorption in tissue. *J Acoust Soc Am* 1952;24: 412–415.

Goldman DE, Jueter TF. Tabular data of the velocity and absorption of high-frequency sound in mammalian tissues. *J Acoust Soc Am* 1956; 28:35–37.

Gramiak R, Waag RC, Simon W. Cine ultrasound cardiography. *Radiology* 1973; 107:175–180.

Greenberg NL, Firstenberg MS, Castro PL, et al. Doppler-derived myocardial systolic strain rate is a strong index of left ventricular contractility. *Circulation* 2002;105:99–105.

Hertz CH. Ultrasonic engineering in heart diagnosis. *Am J Cardiol* 1967;19:6–17.

Reid J. A review of some basic limitations in ultrasonic diagnosis. In: Grossman CC, Holmes JH, Joyner C, et al., eds. *Diagnostic Ultrasound: Proceedings of the First International Conference, University* of Pittsburgh, 1965. New York: Plenum Publishing, 1966.

Roelandt J, van Dorp WG, Bom N, Laird JD, Hugenholtz PG. Resolution problems in echocardiology: a source of interpretation errors. Am J Cardiol 1976; 37:256–262.

Wells PNT. Physics. In: Leech G, Sutton G, eds. An Introduction to Echocardiography. London: MediCine Ltd.; 1978.

Wild JJ, Reid JM. Application of echoranging techniques to the determination of structure of biological tissues. Science 1952;115: 226–230.

多普勒原理

Aggarwal KK, Moos S, Philpot EF, Jain SP, Helmcke F, Nanda NC. Color velocity determination using pixel color intensity in Doppler color flow mapping. Echocardiography 1989;6:473–483.

Baker DW, Rubenstein SA, Lorch GS. Pulsed Doppler echocardiography: principles and applications. Am J Med 1977;63:69–80.

Bom K, de Boo J, Rijsterborgh H. On the aliasing problem in pulsed Doppler cardiac studies. J Clin Ultrasound 1984;12:559–567.

Hatle L, Angelson B. Doppler Ultrasound in Cardiology: Physical Principles and Clinical Applications. 2nd ed. Philadelphia, PA: Lea & Febiger; 1985.

Huntsman LL, Gams E, Johnson CC, Fairbanks E. Transcutaneous determination of aortic blood-flow velocities in man. Am Heart J 1975; 89:605–612.

Light LH. Transcutaneous observation of blood velocity in the ascending aorta in man. Biol Cardiol 1969;26:214–221.

Miyatake K, Okamoto M, Kinoshita N, et al. Clinical applications of a new type of real-time two-dimensional Doppler flow imaging system. Am J Cardiol 1984;54:857–868.

Omoto R. Color Atlas of Real-Time Two-Dimensional Doppler Echocardiography. Tokyo: Shindan-To-Chiryo; 1984.

Rushmer RF, Baker DW, Stegall HF. Transcutaneous Doppler flow detection as a nondestructive technique. J Appl Physiol 1966;21: 554–566.

Waggoner AD, Bierig SM. Tissue Doppler imaging: a useful echocardiographic method for the cardiac sonographer to assess systolic and diastolic ventricular function. J Am Soc Echocardiogr 2001;14: 1143–1152.

谐波成像

Averkiou MA, Hamilton MF. Measurements of harmonic generation in a focused finite-amplitude sound beam. J Acoust Soc Am 1995; 98:3439–3442.

Becher H, Tiemann K. Improved endocardium imaging using modified transthoracic echocardiography with the second harmonic frequency (tissue harmonic imaging). Herz 1998;23:467–473.

Burns PN. Harmonic imaging with ultrasound contrast agents. Clin Radiol 1996;51(Suppl 1):50–55.

Kornbluth M, Liang DH, Paloma A, Schnittger I. Native tissue harmonic imaging improves endocardial border definition and visualization of cardiac structures. J Am Soc Echocardiogr 1998;11: 693–701.

Miller DL. Ultrasonic detection of resonant cavitation bubbles in a flow tube by their second harmonic emissions. Ultrasonics 1981;19:217–224.

Spencer KT, Bednarz J, Mor-Avi V, et al. The role of echocardiographic harmonic imaging and contrast enhancement for improvement of endo-cardial border delineation. J Am Soc Echocardiogr 2000;13: 131–138.

Spencer KT, Bednarz J, Rafter PG, Korcarz C, Lang R. Use of harmonic imaging without echocardiographic contrast to improve two-dimensional image quality. Am J Cardiol 1998;82:794–799.

Vancon AC, Fox ER, Chow CM, et al. Pulse inversion harmonic imaging improves endocardial border visualization in two-dimensional images: comparison with harmonic imaging. J Am Soc Echocardiogr 2002;15:302–308.

仪器

Bom N, Lancee CT, van Zwieten G, Kloster FE, Roelandt J. Multiscan echocardiography. I. Technical description. Circulation 1973;48: 1066–1074.

Griffith JM, Henry WL. A sector scanner for real time two-dimensional echocardiography. Circulation 1974;49:1147–1152.

Griffith JM, Henry WL. An ultrasound system for combined cardiac imaging and Doppler blood flow measurement in man. Circulation 1978; 57:925–930.

King DL. Cardiac ultrasonography. Cross-sectional ultrasonic imaging of the heart. Circulation 1973;47:843–847.

Kisslo JA, vonRamm OT, Thurstone FL. Cardiac imaging using a phased array ultrasound system. II. Clinical technique and application. Circulation 1976; 53:262–267.

Kisslo JA, vonRamm OT, Thurstone FL. Dynamic cardiac imaging using a focused, phased-array ultrasound system. Am J Med 1977; 63: 61–68.

Mason WP. Piezoelectric Crystals and Their Application to Ultrasonics. New York: Van Nostrand; 1950.

Melton HE Jr, Thurstone FL. Annular array design and logarithmic processing for ultrasonic imaging. Ultrasound Med Biol 1978;4:1–12.

Morgan CL, Trought WS, Clark WM, Von Ramm OT, Thurstone FL. Principles and applications of a dynamically focused phased array real time ultrasound system. J Clin Ultrasound 1978;6:385–391.

Pye SD, Wild SR, McDicken WN. Adaptive time gain compensation for ultrasonic imaging. Ultrasound Med Biol 1992;18:205–212.

Vogel J, Bom N, Ridder J, Lancée C. Transducer design considerations in dynamic focusing. Ultrasound Med Biol 1979;5:187–193.

vonRamm OT, Thurstone FL. Cardiac imaging using a phased array ultrasound system. I. System design. Circulation 1976;53:258–262.

安全性和生物学效应

Baker ML, Dalrymple GV. Biological effects of diagnostic ultrasound: a review. Radiology 1978;126:479–483.

Barnett SB, Kossoff G. Temporal peak intensity as a critical parameter in ultrasound dosimetry. J Ultrasound Med 1984;3:385–389.

Carstensen EL, Duck FA, Meltzer RS, Schwarz KQ, Keller B. Bioeffects in echocardiography. Echocardiography 1992;9:605–623.

Goss SA, Frizzell LA, Dunn F. Ultrasonic absorption and attenuation in mammalian tissues. Ultrasound Med Biol 1979;5:181–186.

Macintosh IJ, Davey DA. Relationship between intensity of ultrasound and induction of chromosome aberrations. Br J Radiol 1972;45:320–327.

Murai N, Hoshi K, Nakamura T. Effects of diagnostic ultrasound irradiated during fetal stage on development of orienting behavior and reflex ontogeny in rats. Tohoku J Exp Med 1975;116:17–24.

Skorton DJ, Collins SM, Greenleaf JF, et al. Ultrasound bioeffects and regulatory issues: an introduction for the echocardiographer. J Am Soc Echocardiogr 1988;1:240–251.

Stewart HD, Stewart HF, Moore RM Jr, Garry J. Compilation of reported biological effects data and ultrasound exposure levels. J Clin Ultrasound 1985; 13:167–186.

Veluchamy V. Medical ultrasound and its biological effects. J Clin Eng 1978;3: 162–166.

第 3 章
超声心动图增强剂显像
Contrast Echocardiography

方凌云　许春燕　译

超声增强剂于 20 世纪 70 年代中期首次应用于临床超声心动图检查。早期声学增强剂主要是振荡生理盐水或靛氰蓝绿染料稳定的生理盐水。增强剂可经周围静脉注入或行心导管手术时经中心静脉注入。增强剂微泡形成的云雾影被用于确定心腰边界和检测心内分流（shunting）（图 3-1）。早期的增强剂经静脉注入后不能通过肺循环，仅出现在右侧心腔。因此，左心出现增强剂微泡回声，是诊断右向左分流的依据。

一、超声增强剂的起源

超声增强显像是在超声心动图早期临床应用中无意发现的。理论上认为，经静脉注射液体时空化效应（cavitation）产生微泡。尽管空化效应可能会产生微气泡，但流体注入时引起空化效应所需压力要远高于临床上常规静脉注射时所产生的压力。静脉注射时的自发微泡显影现象更可能是注射器含有空气所致，而不是在注射过程中产生了微泡所致。

含气微泡回声强度远高于不含气体的结构。目前应用的超声增强剂微泡包裹不同的气体，如空气，以及开发的全氟化碳气体。微泡所产生的强反射是由于所含气体与周围血液和组织声阻抗差较大所致。

二、超声增强剂

生理盐水微泡是最简单的超声增强剂。通

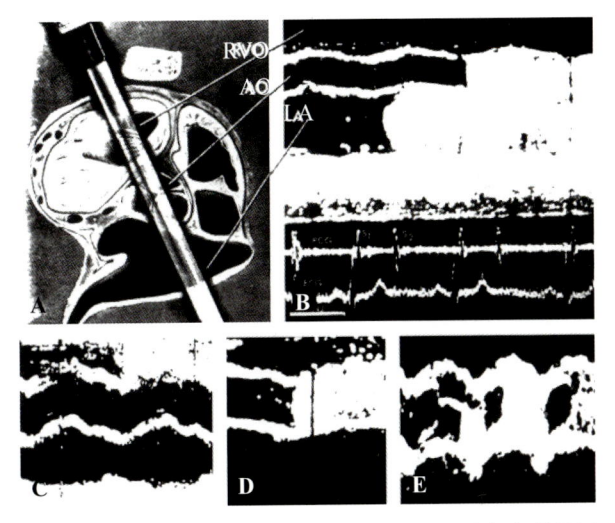

▲ 图 3-1　早期心导管实验室记录的 M 型心脏超声增强剂显像

A. M 型超声束的探测方向；B. 增强剂注入左心房，随后在主动脉内显影；C. 增强剂注入右心室流出道；D. 增强剂从左心室注入后在主动脉腔显像；E. 于主动脉瓣上注入增强剂后，显像仅在舒张期，同时可见主动脉瓣开放时血流冲击导致增强剂缺失区的独特征像

转载自 Gramiak R, Waag RC, Simon W. Cine ultrasound cardiography. *Radiology*. 1973;107(1):175–180.©1973 Radiological Society of North America, Inc. 版权所有

过三通管连接 2 个 10ml 注射器，每个注射器含 5ml 生理盐水与 0.1～0.5ml 空气。通过振荡生理盐水，即用力将生理盐水与空气在 2 个注射器之间来回推注，两者通过三通管形成湍流，可产生大量微气泡，以获得有效的右心增强（图 3-2），但这些微气泡直径大小不一，且有迅速融合、破

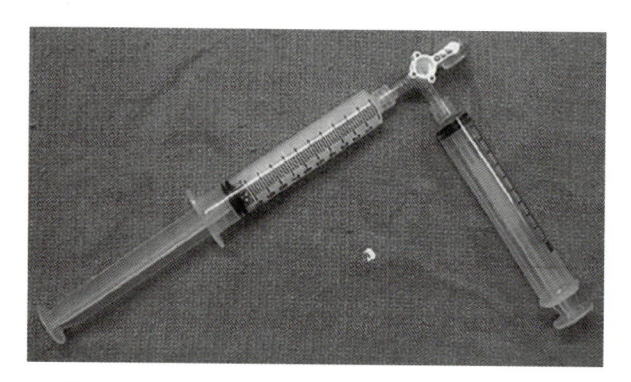

▲ 图 3-2 由三通管连接的 2 个注射器用于制备静脉注射用的振荡生理盐水增强剂

左侧注射器的体积约为 10ml，由 9.5ml 盐水和 0.5ml 空气组成。通过三通管将溶液从一个注射器强力注入另一个注射器，反复多次，可制备增强剂。三通管内的湍流产生大量适用于静脉注射的微气泡。应用这种方法制备的增强剂用于右心显影时，需要剂量为 1.0～10.0ml

裂的趋势，因此，振荡后生成的微泡应立即注射，以减少融合、破裂。注射后，在右心房和右心室出现密集的微泡回声反射（图 3-3）。这些微泡尺寸较大而不能通过肺毛细血管床，出现在左侧心腔则表明存在病理性右向左分流。通过分析微泡出现的时间和位置，可判断分流是源于卵圆孔未闭（patent foramen ovale，PFO）、房间隔缺损（atrial septal defect，ASD）还是肺动静脉畸形（arteriovenous malformation，AVM）。这种超声增强方法已广泛应用于临床，具有良好的安全性。

早期曾尝试通过降低微泡表面张力来维持微泡的稳定。表面张力增加了微气泡内压，并造成其自身萎缩塌陷的趋势。表面张力致微泡自发缩小的趋势导致微泡内的压力逐渐增加，而使微泡内气体向外排出的驱动力增加。这些因素导致微气泡自我收缩并最终消散的速度加快。通过降低和稳定表面张力，可减少气泡的自发性萎缩，并形成稳定而持久的微气泡群。表面活性剂和靛氰蓝绿染料等已用来降低表面张力，以制备更小、更稳定的微泡。早期有关心脏超声显影的基础研究均使用靛氰蓝绿染料作为微泡稳定剂（图 3-1）。实际工作中，生理盐水微泡粒径较大而不能通过肺毛细血管床，其安全性显著且易制备，而无须稳定处理。

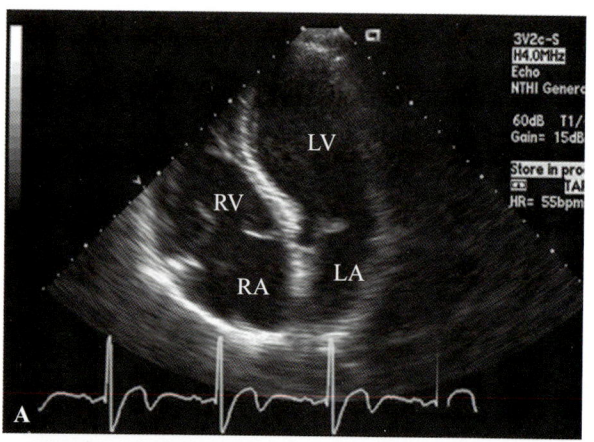

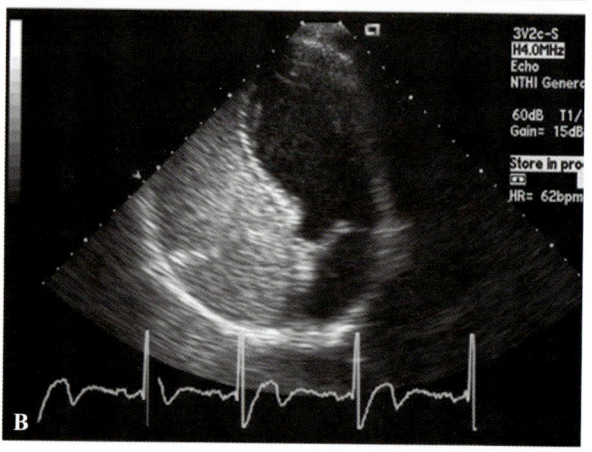

▲ 图 3-3 A. 经左上肢静脉注射振荡生理盐水后记录的心尖四腔心切面。B. 静脉注射增强剂后，右心房和右心室均匀显影，左心无显影，表明心腔内无右向左分流
RV. 右心室；RA. 右心房；LV. 左心室；LA. 左心房

从 20 世纪 80 年代初开始，研究者试图研制粒径均一且稳定、显影均匀、可重复性好的微泡增强剂。认识到高强度声振白蛋白（albumin）能产生大量微气泡是心脏超声增强显影的一个重大突破。声振增强剂的稳定性取决于受声振的溶液特性及其所含的气体。经过反复试验表明 5% 人血白蛋白经过声振可产生粒径较小、相对均匀、内含空气、壳为变性白蛋白的微泡。其微泡粒径足够小，可通过肺循环，从而产生强烈的增强剂显影效果，并且可进行无菌性商业化制备以便多次使用。早期含气对比剂的主要局限性是其粒径较大而不能通过肺循环。采用声振方法制备增强剂的技术经系列改进优化，包括用高密度全氟化碳代替微气泡内空气，以及用脂质膜代替白蛋白

外壳。还可将微气泡附于糖原颗粒表面以制备不同外壳成分和粒径的微泡增强剂。一般而言，临床所用微泡的初始粒径为 1.1～3.5μm，浓度为 5×10^8～1.2×10^{10}/ml。因此，与同等剂量振荡生理盐水相比，上述方法制备微泡的数量明显增多，在低强度超声场中稳定性更好，具有相当长的持久性，单次注射可在心血管系统中维持有效地增强效果 3～10min。

微泡对比剂有 2 个基本组成部分：外壳和内部气体（图 3-4）。气泡外壳可以设计成刚性的或弹性的，并且在高压下具有不同的抗塌陷性。认识到这些现象，就可以制备出能抗超声波破坏的微气泡以提供持久的增强效果，或者制备容易被超声波破坏的微泡，达到模拟声波发射来增强显影效果。可设计具有不同通透性的外壳，以便其内气体能不同程度地渗透外壳向外弥散。此外，外壳成分还可以包含无声波反射性的治疗化合物。已研发出外壳可以嵌入特定的抗原结合位点，使其成为特定组织的靶点，该技术理论上允许向靶域递送化疗药物或生物活性成分，包括基因转染的载体。

微泡内的气体也会影响显影强度和持续时间。气血界面具有强反射性。目前各种商用增强剂的显影效果均显著高于振荡生理盐水，这是由于前者浓度更高，产生的气 – 血界面更多。许多超声技术都可能有意或无意地破坏微泡，使其

内气体弥散入血池，氧气、氮气和空气等气体会沿浓度梯度迅速弥散，导致增强显影效果快速消失。高密度惰性全氟化碳弥散缓慢，因此即使在气泡壳破裂后，也能产生持久的显影效果。

声学增强剂的安全性

使用振荡生理盐水和商用增强剂进行左心室增强显影的声学显影技术具有良好的安全性。振荡生理盐水的微泡粒径变化极大而易于破裂，在动脉循环中可能导致空气栓塞临床综合征。早期的监测研究表明，这种增强剂非常安全，仅有很少的散发病例报道中提及注射振荡生理盐水增强剂后出现神经或其他后遗症。

同样，商用左心室增强剂也具备良好的安全性。注射增强剂后发生的极少数不良事件引起了人们的担忧。不良事件和增强剂之间的因果关系尚未被证实。随后的几项大规模研究表明，根据制造商的建议使用时，没有发生任何大型不良事件。在接受静息经胸超声心动图、负荷超声心动图检查的患者和重症监护病房的患者中，接受增强显像检查时均显示安全。

多项动物研究表明，对比剂浓度和超声波发射模式与不良事件间有"剂量反应"。使用过高的增强剂剂量和超过临床常规的超声强度辐照时，可能产生孤立性室性心律失常与相关的细胞损伤。研究也表明，当根据临床指南的推荐使用增强

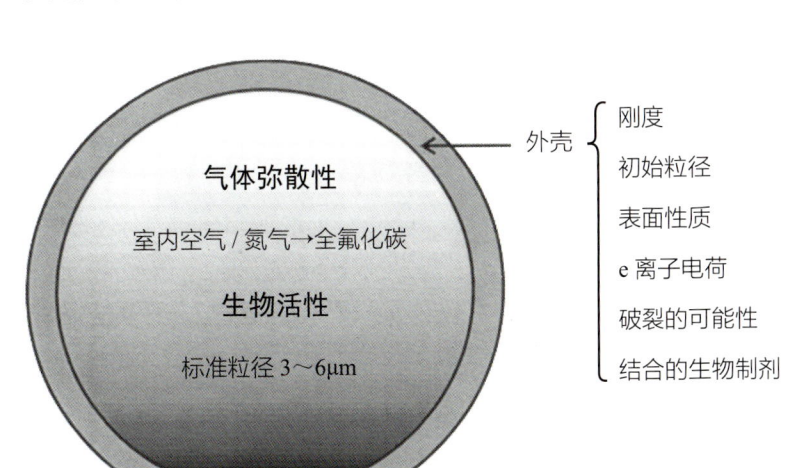

◀ 图 3-4 微泡的示意图，显示内容物和各种外壳特征（详见正文）

剂时，其安全性有保障，同时也推荐了增强剂安全使用的剂量和用于治疗时的超声仪器工作参数。这一点在超声增强的实验应用部分简要讨论。

三、超声波与增强剂的相互作用

微泡以多种方式与超声波相互作用，包括在基本传输频率下的直接反射和谐波频率下的共振。微泡产生最大反射时的声波频率与气泡直径有关。对于任何超声频率，微泡的反射强度随着微泡直径的减小而减小。所有微泡都有一个最大反射的直径（共振直径）。小于共振直径时，微泡反射强度与直径的立方成反比。具有合适的粒径、能通过肺循环的微泡与相关传输频率的超声波相互作用时可产生强反射信号。

微泡与超声波的相互作用有 3 个阶段（图 3-5）。最简单的形式为单纯基波反射。如前所述，微泡的最大反射强度与其直径和声波频率相关。

在较高的超声成像强度（通常 ≥ 0.3MI）下，微气泡不仅产生反射，并且产生共振现象。共振微泡不仅反射基频（f_t）声波，也反射谐振频率的声波。在这种情况下，入射声波频谱为 2MHz，微泡的反射波信号中不仅包括 2MHz 的基频波，还可共振产生 4MHz、8MHz、16MHz 的谐波，随着谐波频率的成倍增加，回声信号振幅则成倍减小。在日常临床工作中，通常应用二次谐波（频率是基频的 2 倍）来进行解剖结构成像。特

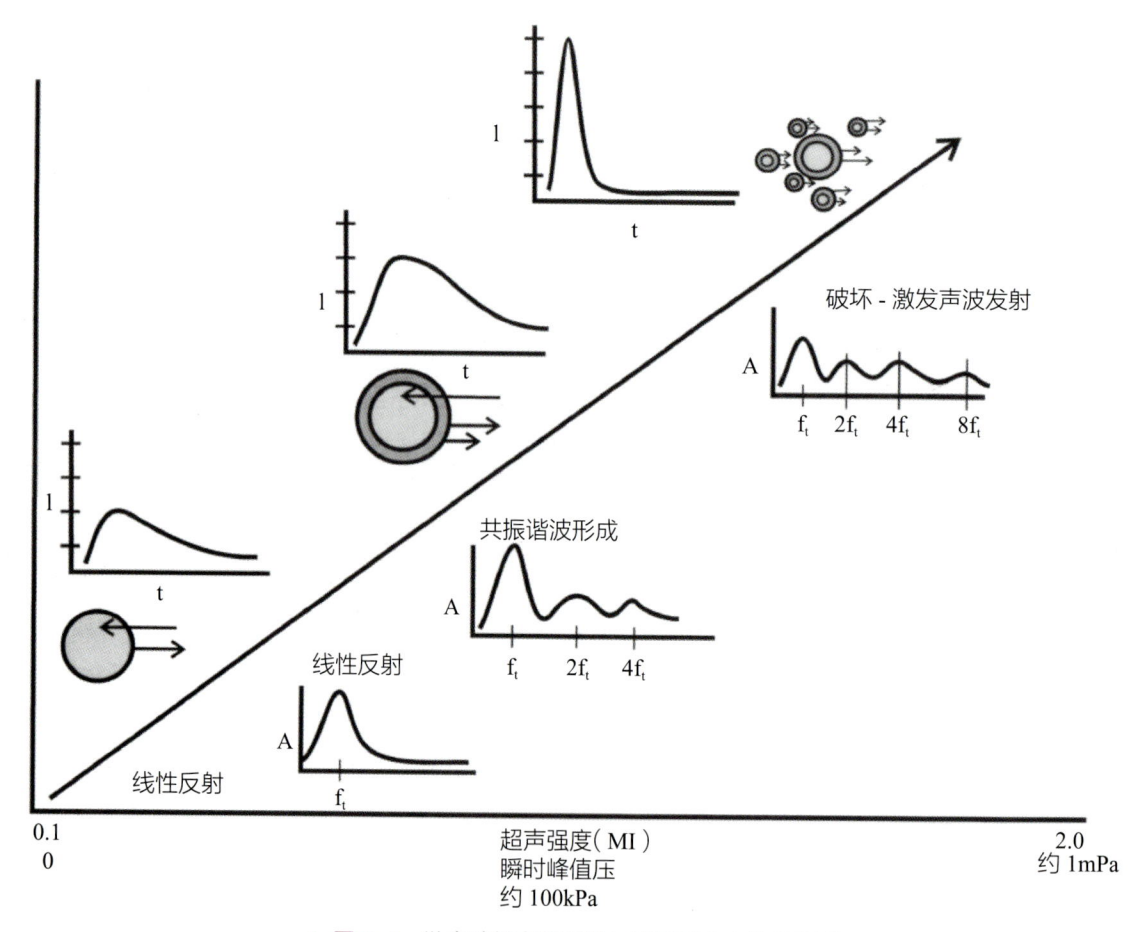

▲ 图 3-5　微泡随超声强度增加的不同响应的示意图

斜线（代表声波强度）上方显示不同水平超声强度的显影强度，斜线下方为与各种成像技术相对应的回波信号频率变化。在超声强度较低时呈线性关系，回波信号频率与发射频率（f_t）相同。超声强度较高时，微泡发生共振，导致非线性反射或谐波反射，回波信号为基频波或系列谐波（如 f_t）。超声强度更高时微泡破裂，形成大量小且具有不同共振频率的亚微泡群。由于微泡在高强度共振声压超声作用下发生破裂，导致增强效果持续时间明显缩短

异性声学增强成像则常利用多次谐波或4次谐波（即频率为4倍和8倍于基波的谐波），这提供了特异性的增强显影信号。

当逐渐增加超声强度时，微泡被入射声波破坏。在此过程中形成了粒径各异的亚微泡群，导致不同频率的反射声波形成。通过这种微泡破坏技术，产生大量声能（acoustic energy），包括可检测的反射回波信号和多普勒频移信号。这种由于破坏微气泡产生可检测的超声信号的现象称为"激发声波发射"（stimulated acoustic emission）。这种现象在具有易碎外壳和含氮气的微泡或含可快速弥散气体的微泡中最显著，在外壳被破坏后增强显影效果快速消失。

四、检查方法

微气泡与超声波的相互作用是复杂的，可分为3种类型：基频反射、谐波形成与检测、激发声波发射。超声仪器的回波信号检测技术也因此而异。表3-1列举了不同的声波发射模式（如B型超声与多普勒等）及几种常用的回声接收方式。实际上，各种超声波发射模式、回声接收方法在声学增强显影中可联合应用，具体方案应根据检查目的（如增强左心室边界与心肌灌注）、增强剂的特性及显像仪器而定。

（一）仪器设置

考虑到超声对比剂对高强度超声的敏感性，目前的制造商都提供预设的增强显影模式。大多数厂家并配备可选的附加组件，例如，适合检测心肌灌注的低强度增强显影模式。使用者应了解增强显影预设成像模式的具体特点，因为这些专有的模式因制造商和超声仪器不同而异。

常规的B型超声成像是最简单的增强检查模式。如前所述，微泡作为强反射体，反射能量远大于周围组织或血液，使得常规B型超声成像对显示单纯的微泡非常敏感。使用振荡生理盐水作为增强剂的常规成像技术能有效检测如房间隔缺损的心内分流（intracardiac shunts）。当应用新型含全氟化碳的增强剂时，则宜采用谐波成像和其他先进的算法进行成像（图3-6）。

表3-1 声学增强剂成像模式

发射声波模式	回声接收模式
• B型 　– 基波模式 　– 谐波模式 　– 高机械指数 　– 低机械指数	• 连续采集 • 触发采集 　– 固定间隔时间 　– 可变增加间隔时间 　– 连续触发
• 多普勒 　– 基波与谐波模式 　– 频移 　– 功率谱 　– 相关技术	• 破坏/探测成像序列

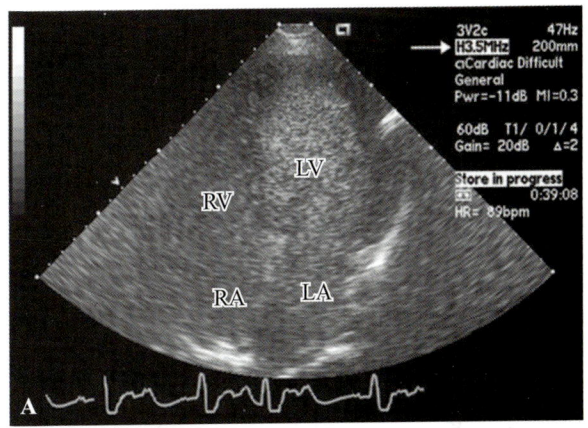

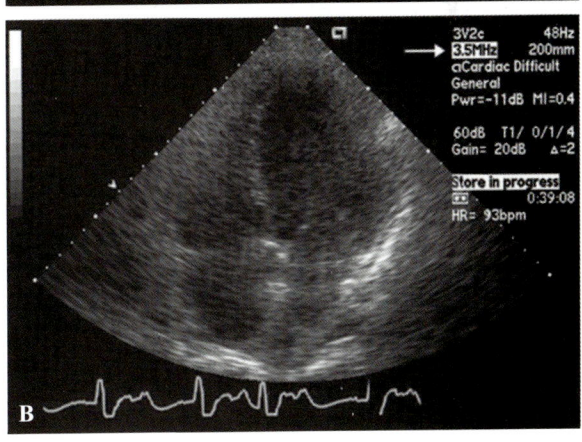

▲ 图 3-6 某患者的四腔心切面显示（A）谐波成像，（B）基波成像。左心室显影常通过注射商用增强剂获得。谐波成像模式下，心腔显影均匀，4个心腔均显示增强剂充盈。同一患者基波成像模式无增强剂显影（箭示成像模式）

RA. 右心房；RV. 右心室；LA. 左心房；LV. 左心室

(二）间歇成像

在 20 世纪 90 年代中期，人们认识到常规超声仪器发射的声波可破坏超声增强剂（图 3-7 和图 3-8）。研究人员偶然发现在连续成像过程中左心室腔或心肌不显影，而短暂中断后再次扫查，在没有再次注射增强剂的情况下反而可以检测到显影。据此研制出由心电图触发的间歇成像技术。在触发成像间隙无声波发射，微泡增强剂得以重新灌注，从而在触发扫描时出现增强效果。显然，间歇成像不适用于分析室壁运动，而通常用于评估心肌灌注。微泡破坏、显影效果的丢失与发射波强度之间存在直接关系（图 3-8）。

(三）低机械指数成像

机械指数（mechanical index，MI）是描述超

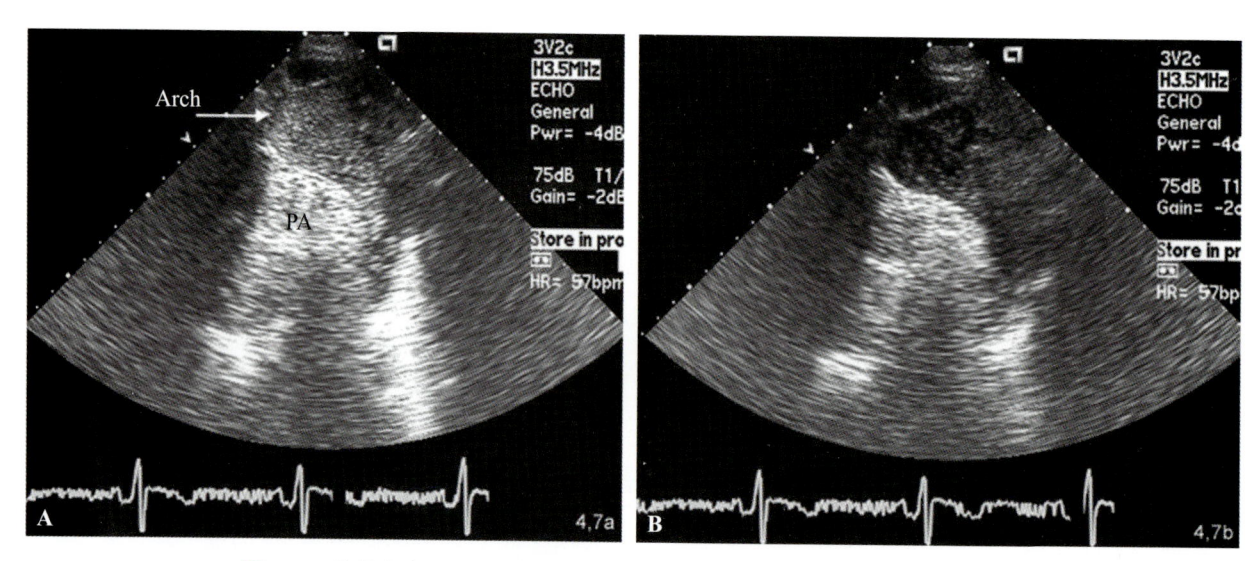

▲ 图 3-7 胸骨上窝切面显示静脉注射增强剂后正常主动脉显像，心电图显示时相

A. 收缩期主动脉弓清楚显示增强剂；B. 同一心动周期的舒张期仅显示少量对比剂。在实时图像中，主动脉内增强剂呈周期性显影。其原因为收缩期含增强剂的血流由左心室快速射入主动脉弓，而舒张期主动脉内血流减少，使声波与对比剂有较长时间发生相互作用使微泡进行性破坏，故显影较少

Arch. 主动脉弓；PA. 肺动脉

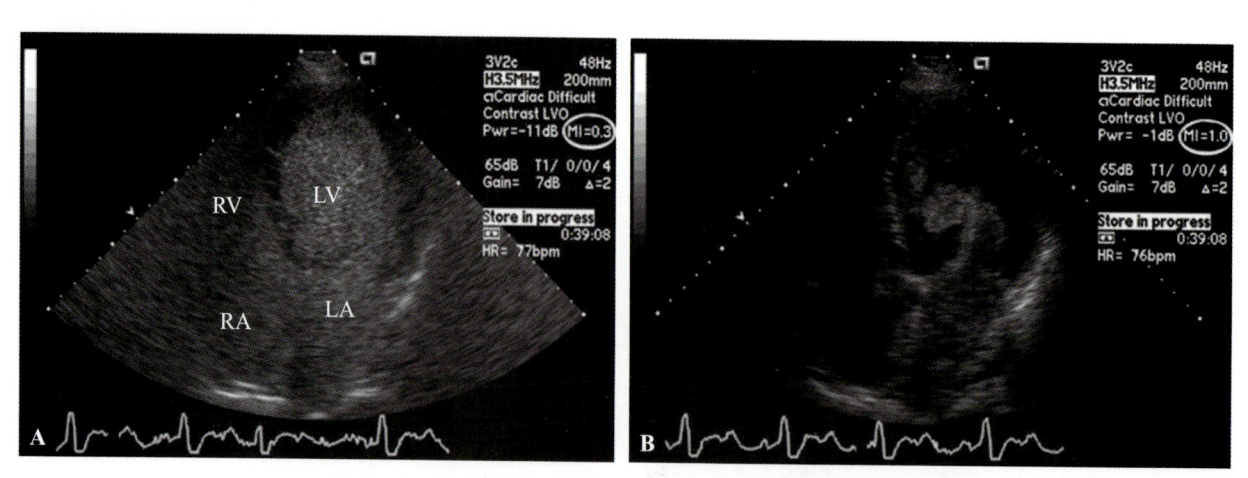

▲ 图 3-8 患者心尖四腔心切面显示机械指数对增强效果的影响

A. MI 为 0.3 时，4 个心腔对比剂充盈良好，边界清楚；B. MI 为 1.0 时，超声辐照 10s 后采集图像，近场完全无增强，远场部分增强剂形成旋涡充填

RA. 右心房；RV. 右心室；LA. 左心房；LV. 左心室

声强度的一种参数，定义为声波峰值负压/ft，其中ft是声波发射频率。常规用于解剖成像和功能分析的B型超声扫查时的MI通常为0.9～1.4，可显示最佳的组织特征，但会对增强剂微泡造成显著破坏。当MI达到1.3及以上时，包含全氟化碳的超声增强剂会在声场中迅速破坏。虽然激发声波发射可以产生瞬时强回声，但增强剂微泡持续破坏后导致无增强显影效果。

在认识到用于诊断的超声波是加速微泡破坏的原因，连续成像会减弱增强剂成像效果之后，研发了低MI下连续成像的方法。在使用新型超声增强剂时，最重要的仪器参数可能是前面讨论过的MI。通过低MI成像（通常＜0.3），左心室腔内的增强剂不会被破坏，左心室增强剂充盈良好，边界清楚，同时，由于是连续而不是间歇成像，因此，能实时分析室壁运动（图3-8）。低MI成像也用于检测极低浓度的超声增强剂，如心肌灌注成像。对于心肌灌注成像，间歇性高MI成像通常是为了有目的地破坏血池中的增强剂，从而产生重复的团注效应并可生成时间-强度曲线。

除了MI，其他仪器设置也可影响超声增强效果。一般来说，任何增加超声能量的因素均会导致更大程度的微泡破坏，从而降低增强效果。因此，高帧频成像（frame rate）对超声增强剂的破坏大于低帧频成像。超声聚焦也可造成聚焦区域增强剂的破坏。由于近场的超声能量较高，近场的增强剂比远场更容易被破坏。

相位相关技术是一种更先进的增强剂成像方法，即对探测频率和反射频率进行自动相关。微泡作为非线性反射体可产生多种多普勒频移，当发射2个序列脉冲后，微泡对比剂产生的反射信号特征在于含有不同的反射频谱和频移，而2个相位一致的序列脉冲与组织相互作用不产生非线性反射信号。这种方法被称为相位图像分析（phase image analysis）。对于相位图像分析，2个超声脉冲信号在极短的时间内连续发射（图3-9）。第二个脉冲信号的相位与第一个脉冲信号的相位相差180°，其振幅不同。当探头接收到这2种反射信号后，系统对其进行求和，然后显示出求和后的超声波信号。如果2个反射信号都来源于不产生谐波的线性反射体（如组织或血液），探头接收到的2个反射信号的相位差为180°，并且在求和时相互抵消以产生零信号。相反地，如果两组相位不同的发射声波信号与微泡相互作用，每组序列脉冲的反射回波信号均出现频移。此外，由于微泡在超声场中以不同速率压缩和膨胀，因此与发射信号相比，反射信号形状即相位发生了变化。求和后，将不再抵消，而出现一个新的反射波信号。理论上，这为超声增强剂的检测提供了一种高度特异性的方法。

五、超声增强剂显像的临床应用

超声心动图增强剂显像的临床应用可分为5大类：①检测心内分流；②左心室腔显影；③明确左心室结构异常；④心肌灌注显像；⑤增强多普勒信号。

（一）生理盐水增强剂的临床应用

右向左分流的检测是心脏超声造影最早的应用之一，振荡生理盐水仍然是首选的增强剂，其成本低、安全性良好，且不到达左心。因为正常情况下生理盐水微泡不能通过肺循环，当患者存在右向左分流时，左心室会出现增强剂。静脉注射振荡盐水可检测到右向左分流的疾病包括各种类型的ASD、卵圆孔未闭和肺动静脉畸形。较大的室间隔缺损者，左、右心室的压力相近，可在舒张期出现右向左分流。

静脉注射振荡生理盐水显影仍然是检测卵圆孔未闭或ASD的主要方法之一（图3-10至图3-12）对于缺损较小难以显示或未导致右心室容量负荷过重的患者，声学增强可提供重要诊断信息。卵圆孔未闭或ASD的检测依赖于增强的分流血液从右心房通过缺损分流到左心房和左心室的显像。

用振荡生理盐水显影时，是否存在左向右分

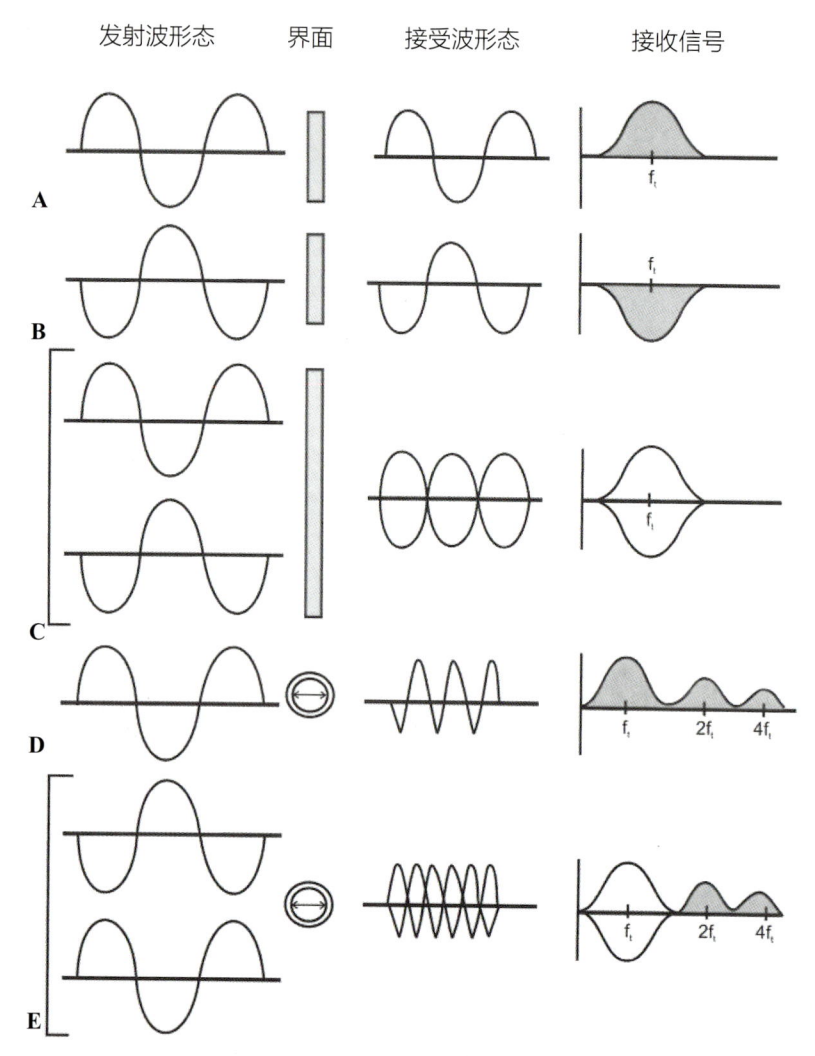

发射波形态　　界面　　接受波形态　　接收信号

▶ 图 3-9 相位分析示意图，序列脉冲间相位差为 180°，实际应用时序列脉冲的相位和振幅都可能改变

A. 发射声波与线性反射体相互作用（实心棒标识示线性反射体即界面）。回波信号与发射信号相比，形状相同但由于衰减而幅度减小。回波信号的中心频率与发射声波频率（f_t）相同。B. 发射的第二组脉冲波与图 A 的第一组脉冲波发射频率相同，相位与 A 相差 180°。C. 2 组相位相差 180° 的序列脉冲信号之间的相互作用（A 与 B 声波几乎同时发射）。2 个回波信号相加，由于振幅相同而相位相反，相互抵消为零（无阴影所示）。D. 发射声波与微泡增强剂之间的相互作用。由于微泡以不同的速率压缩和膨胀，致使接收波的波形发生改变（如图所示）。接收到的回波信号中包括基频波信号，以及频率为基波频率 2 倍和 4 倍的谐波信号。E. 2 个相位相差 180°（与 C 相同）的序列脉冲与微泡增强剂之间的相互作用。2 个脉冲以相反的方式与微泡发生相互作用，导致回波信号更为复杂。回波信号中基频信号由于相位相差 180° 而相互抵消，而由增强剂产生的特异性谐波信号得以保留

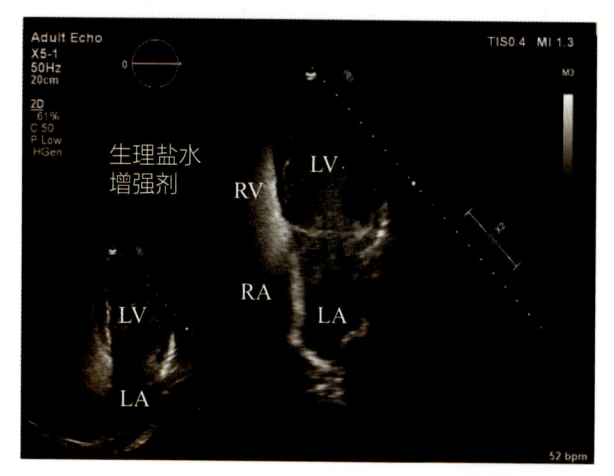

▲ 图 3-10　继发孔型房间隔缺损患者的心尖四腔心切面
中间的图像为注射振荡生理盐水增强剂后显示明显的右向左分流并随呼吸周期变化。增强剂集中在左心室，左心房上部没有增强剂。左下角图像为几个心动周期后，左心室增强剂减少，与房间隔缺损分流时相的特点一致
RV. 右心室；RA. 右心房；LV. 左心室；LA. 左心房

流和分流程度受 2 个因素影响。其中一个是缺损的实际大小和位置。较大的缺损比较小的缺损能导致更明显的右向左分流。在吸气过程中，右心充盈和压力增加，会增加发生短暂右向左分流的可能性。如果左心房压持续高于右心房压，ASD 几乎只出现左向右分流。此时表现为负性显影效果（图 3-12A 和图 3-13）。当来自左心房的分流血流不含增强剂，穿过 ASD 流入右心房时，就会产生负性显影效果。根据缺损位置不同，这可能与正常下腔静脉血流相混淆。

对比剂在左心房出现的时相是变化的，如上所述与呼吸时相有关。对于原发孔型和继发孔型房间隔缺损，左心房出现增强剂的时间较左心房可能有几个心动周期的延迟，这取决于增强剂进入心脏的

呼吸时相。而静脉窦型 ASD，右心房和左心房的增强剂几乎同时出现且不依赖于呼吸时相。这是因为缺损功能性骑跨于上腔静脉和左上肺静脉之上，增强剂可直接进入右心房和左心房（图 3-11）。

用振荡生理盐水进行声学增强显像能可靠地诊断卵圆孔未闭（图 3-14 至图 3-16）。卵圆孔未闭是卵圆孔组织与房间隔基底部重叠部分没有融合所致。卵圆孔的变异包括小的空洞或多发小孔。房间隔膨胀瘤常伴有 1 个或多个小孔（图 3-16）。左心房压通常高于右心房压，所以卵圆孔未闭患

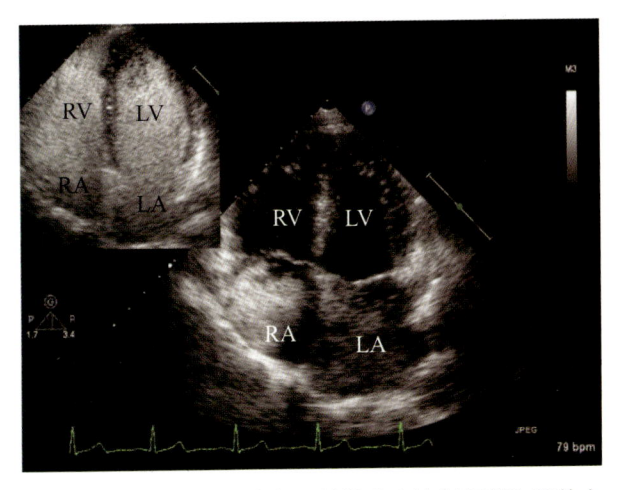

▲ 图 3-11 **静脉窦型房间隔缺损患者注射振荡生理盐水增强剂后的心尖四腔心切面**
中间图为右心房出现增强剂后立即采集的图像，显示增强剂同时出现左心房，早于右心室。这与静脉窦型房缺的缺损位置有关，缺损骑跨于上腔静脉，并与左心房直接连通。左上角图为几个心动周期后 4 个心腔均匀显影
RV. 右心室；RA. 右心房；LV. 左心室；LA. 左心房

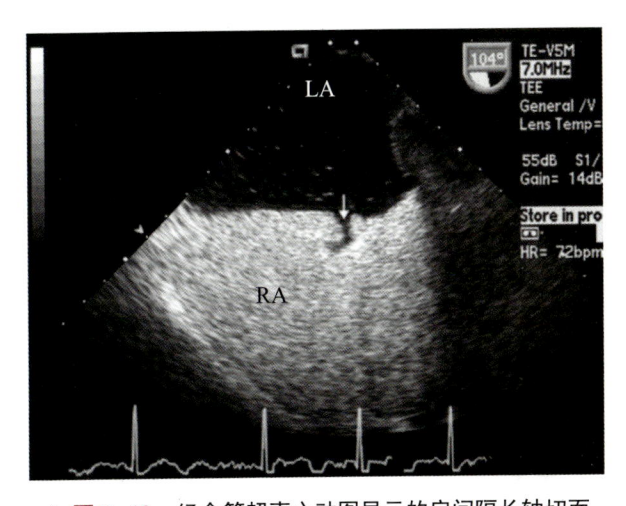

▲ 图 3-13 **经食管超声心动图显示的房间隔长轴切面**
由上肢静脉注入振荡生理盐水增强剂，右心房显影良好。左心房内出现少许增强剂微泡表明存在局限性右向左分流。同时增强显影的右心房内出现负性显影区（箭）。这是由于无增强剂的血液从左心房通过一个小的（4mm）继发孔型房间隔缺损分流入有增强剂的右心房所致
RA. 右心房；LA. 左心房

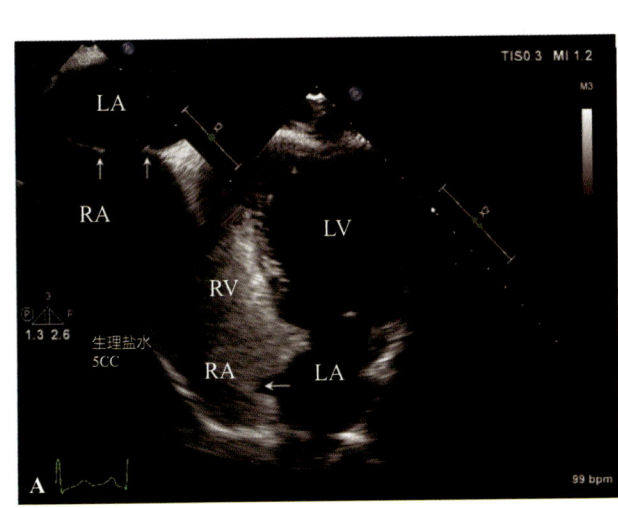

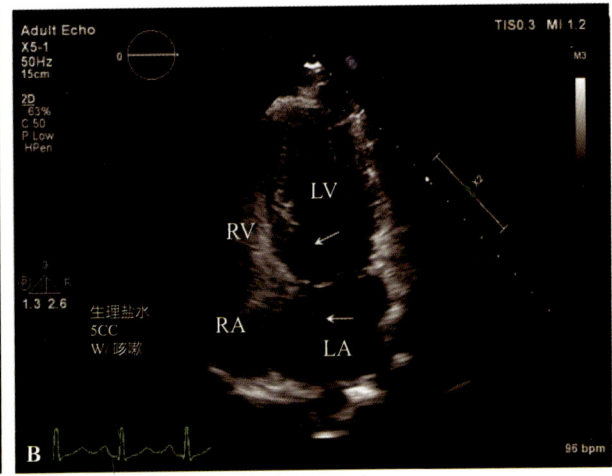

▲ 图 3-12 **继发孔型房间隔缺损患者的振荡生理盐水心脏超声增强剂显像**
A. 平静呼吸时的四腔心切面。注意右心房和右心室的显影，左心房到右心房的负性显影区（箭）。在平静呼吸过程中，没有出现右向左分流的征象。左上角是同一患者的经食管超声心动图，显示长径约 1 cm 的继发孔型房间隔缺损（箭）。B. 再次注射振荡生理盐水增强剂后，嘱患者剧烈咳嗽，在左心房和左心室明确可见右向左分流的增强剂显影（箭）。尽管房间隔缺损直径有 1cm，但即使在剧烈咳嗽的情况下，心房水平的分流量也很小
RV. 右心室；RA. 右心房；LV. 左心室；LA. 左心房

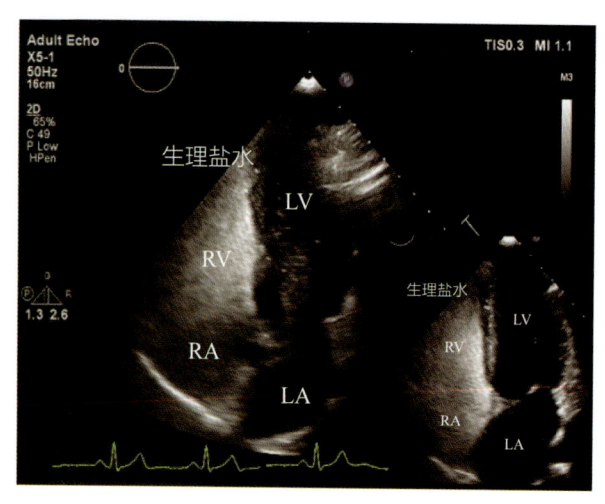

▲ 图 3-14 年轻脑卒中患者的心尖四腔心切面

振荡生理盐水增强检查评估卵圆孔未闭。中图显示为右心房出现增强剂后约 5 个心动周期，左心房和左心室增强剂的出现表明存在心房水平右向左分流。鉴于图像没有显示右心扩大或右心室容量超负荷，最有可能的诊断是卵圆孔未闭。右下方的图像为右心房和右心室增强显像后即时采集的图像，此时左心室无显影

RV. 右心室；RA. 右心房；LV. 左心室；LA. 左心房

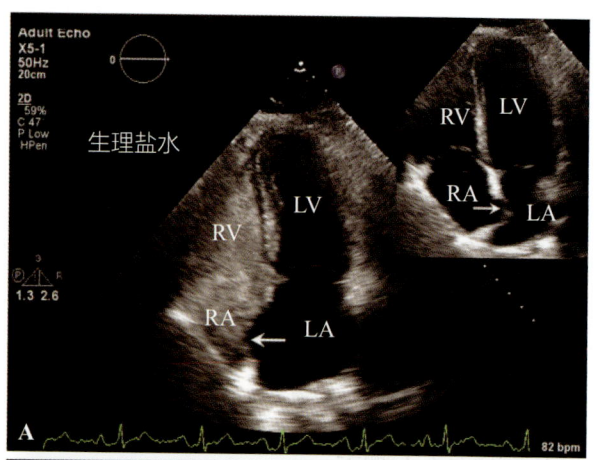

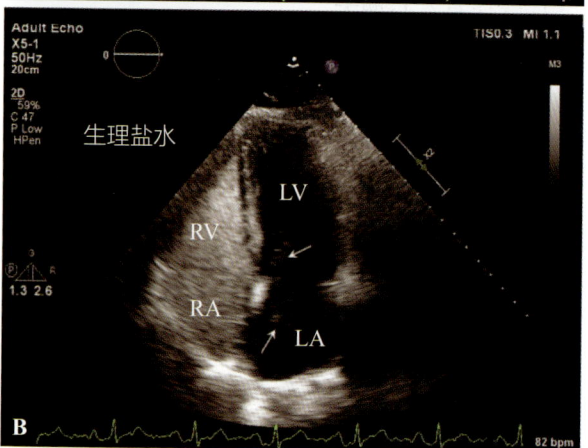

▲ 图 3-16 房间隔膨胀瘤患者静脉注射生理盐水增强剂后的心尖四腔心切面

A. 左侧中图显示右心房和右心室完全显影，房间隔膨胀瘤凸向右心房面（箭），未见右向左分流征象。右上角图示无显影，房间隔膨胀瘤凸向左心房面。B. 稍后采集的图像显示左心腔有少量增强剂（箭），证实存在卵圆孔未闭。

RV. 右心室；RA. 右心房；LV. 左心室；LA. 左心房

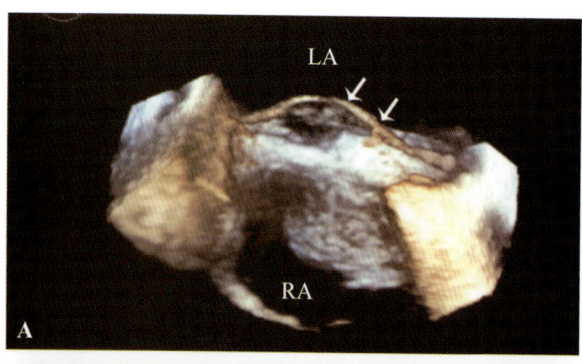

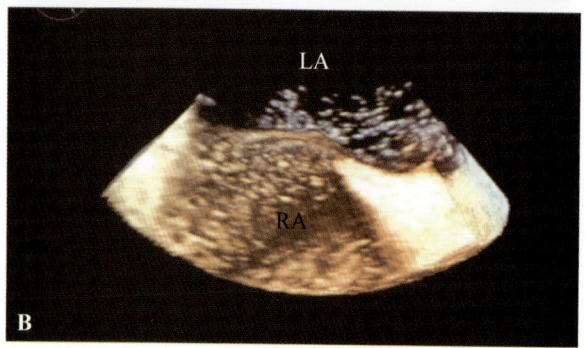

▲ 图 3-15 注射振荡生理盐水对比剂后，实时三维经食管超声心动图显示卵圆孔未闭和右向左分流（B）。卵圆孔组织（箭）在实时图像上的形态（A）

RA. 右心房；LA. 左心房

者通常只存在少许的、无血流动力学意义的左向右分流。由于分流量小，用血氧测定法或染料稀释技术常不易发现。此外这种分流与呼吸时相有关，多出现在吸气早期。在增强条件下，Valsalva 动作和咳嗽会暂时增加右心压，使卵圆孔未闭的隐匿性右向左分流变得明显。常用心尖四腔或剑下切面在平静呼吸、咳嗽和 Valsalva 动作时进行 1 次或多次增强剂注射观察卵圆孔部位有无分流。使用这种显像方法，大约 25% 心脏结构正常者可被检出微量卵圆孔处的右向左分流。临床研究表明只有较大卵圆孔未闭的患者，即右向左分流量

较多的患者，才存在心源性栓塞的风险。

如前所述，检测到右向左分流表明右心房压暂时或持续升高超过左心房压。与左心房压相比，右心房压只需稍增加即可发生少许的右向左分流。偶见与血容量状态或身体位置有关的短暂分流。图 3-17 经胸超声心动图显示有明确的右向左分流，但在经食管超声心动图检查时仅有左向右分流，这可能是患者血容量轻微减少所致。

卵圆孔未闭与 ASD 的分流有时难以鉴别。ASD 常伴有右心增大，如果分流量明显，则会室间隔运动异常。通常 ASD 患者的分流量大于卵圆孔未闭。如果卵圆孔未闭患者存在严重的右心疾病或肺动脉高压，则其右向左分流量本质上和功能上等同于 ASD。少数情况下，大 ASD 也可能引起极少的右向左分流。此时，大的左向右分流使右向左的增强的血液不能通过缺损，但可以通过咳嗽或 Valsalva 等动作来提示右向左分流。然而，右向左分流量的大小可能会低估缺损的真正解剖大小（图 3-12）。大的 ASD 右向左分流多为连续性分流（图 3-11）。对于较小的 ASD，或那些左向右分流为主的 ASD，左心房增强剂的出现可能是短暂的，与呼吸时相有关，或仅由咳嗽或 Valsalva 动作引起（图 3-12）。

另一种可以通过心脏增强剂显像诊断右向左分流的疾病是肺动静脉畸形（AVM），AVM 可见于终末期肝病或某些综合征。AVM 典型的心脏超声增强剂显像表现是延迟的右向左分流，在右心房显影后 5~15 个心动周期后左心房出现增强剂（图 3-18）。延迟的时间是增强剂通过肺动脉和动静脉畸形进入肺静脉所需的时间。由于延迟的时间与流经肺的血流量有关，心排血量高的患者（如终末期肝病患者），左心可能更快地出现增强剂，类似于心房水平的分流。肺动静脉畸形的其他增强显影特征包括左心的增强剂持续缓慢显影及左心房增强剂出现的非时相性，这是比心房水平分流更典型的特征。与时间延迟相比，缓慢显影且非时相性是肺动静脉畸形更为特异的表

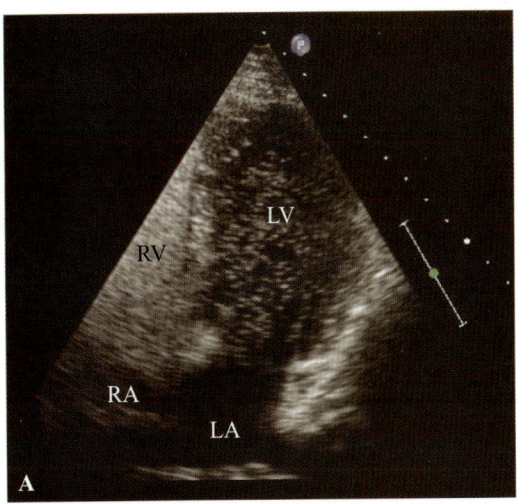

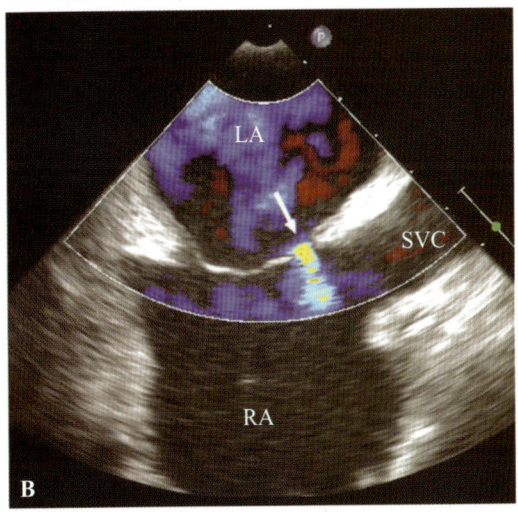

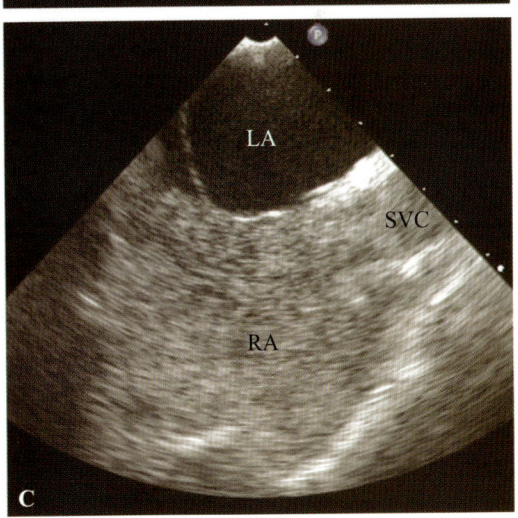

▲ 图 3-17 同一患者分别于 2d 内的经胸和经食管超声心动图图像

A. 上图记录在基础、非空腹条件下显示明确的右向左分流；B 和 C. 空腹 16h 经食管超声心动图检查，彩色多普勒显示持续的左向右分流，而注射振荡生理盐水增强显影时无右向左分流
RV. 右心室；RA. 右心房；LV. 左心室；LA. 左心房；SVC. 上腔静脉

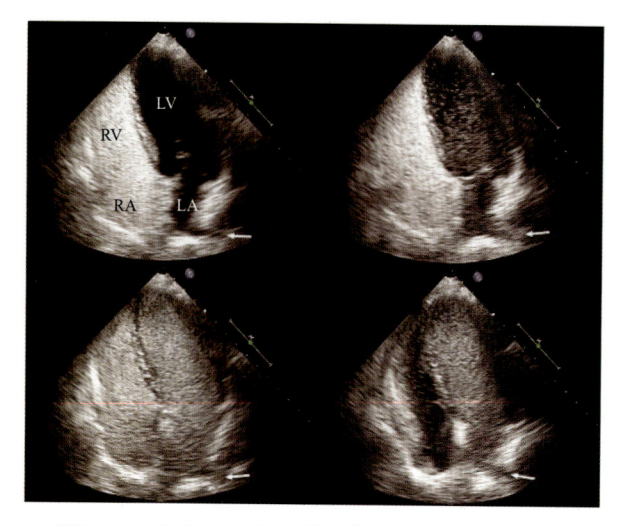

▲ 图 3-18 经上肢静脉注射振荡生理盐水增强剂后，典型的肺动静脉畸形患者心尖四腔心切面延迟成像。右心房和右心室充盈后立即采集左上图像，左心腔无显影。约 5s 后采集右上图像，左心室见较均匀的增强剂充盈且无时相性。约 20s 后左下图像显示右心室和左心室及肺静脉增强剂充盈良好。40s 后右下图像显示右心的增强剂已消退，但由于左心房来自肺静脉回流的血液仍含增强剂，左心持续显影。箭示肺静脉的显影效果

RV. 右心室；RA. 右心房；LV. 左心室；LA. 左心房

现。较大或多发动静脉畸形由于右向左分流量过大可引起低氧血症。在这些较大的分流中，通常可看到对比强度在左心房和右心室持续存在，而此时右心的对比强度正在减弱。这种特征性的增强剂显影模式能确诊 AVM。而直接观察到肺静脉内增强剂的存在也能确立诊断。

（二）其他病变增强剂显像应用

静脉注射振荡生理盐水有助于检查异常的心外交通。在奇静脉汇入下腔静脉异常连接的患者，经下肢静脉注射振荡生理盐水可在右心房上部检测到增强剂，从而明确诊断。另一常用振荡生理盐水显像的是选取胸骨旁长轴切面甄别冠状静脉窦扩张的原因，包括慢性前、后超负荷引起的慢性右心压力升高，以及永存左位上腔静脉直接引流至冠状静脉窦。后者可通过经左上肢静脉注射振荡生理盐水显像来确诊，其造影特点是扩张的冠状静脉窦早于右心房显影（图 3-19 和图 3-20）。右上肢静脉注射不会使冠状静脉窦显影。

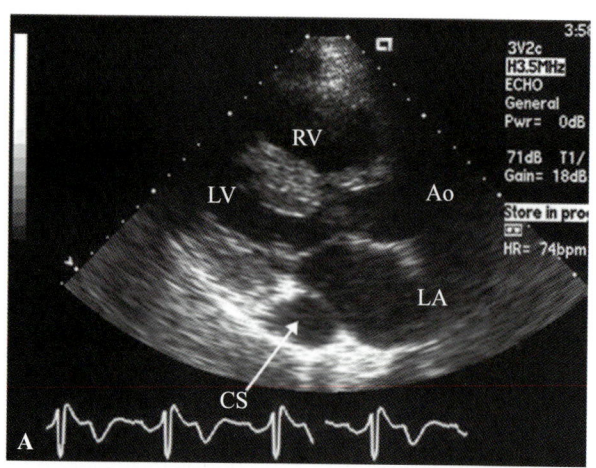

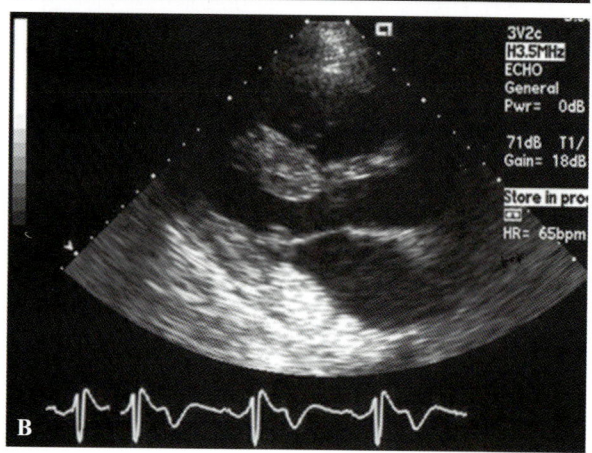

▲ 图 3-19 A. 健康年轻患者胸骨旁长轴切面。二尖瓣瓣环后左房室沟处见一扩张的薄壁圆形结构，为扩张的冠状静脉窦。B. 经左上肢静脉注入振荡生理盐水增强剂，在右心室出现显影之前，扩张的冠脉静脉窦快速显影，证实永存的左位上腔静脉血流回流至冠状静脉窦。动态图显示右心室显影亦较早出现

RV. 右心室；Ao. 主动脉；LV. 左心室；LA. 左心房；CS. 冠状静脉窦

（三）伪影与假象

平静呼吸导致右心房压力呈时相性变化。典型的例子是，卵圆孔未闭或 ASD 导致的时相性左向右分流在吸气早期增大，呼气时可消失。心率和呼吸频率可能导致左心房增强剂显影明显延迟。因此，在右心房出现显影后，偶然出现的吸气相的分流可能在多个心动周期后出现，因此仅通过分流延迟来诊断肺动静脉畸形可能会误诊。

与血流相关的伪影包括竞争性血流和边缘血流。因为增强剂会随血流一起流动。如果不含

增强剂的血流从另一血管汇入，则会产生负性显影。通常情况下，含增强剂的上腔静脉血流（假设经手臂注入）进入右心房，与不含增强剂的下腔静脉回流汇合，则下腔静脉血流在左心房内形成一个负性显影区，其易与 ASD 的负性显影区相混淆（图 3-21）。这种局部无增强剂的旋涡区域以房间隔附近最明显。该现象在下腔静脉血流速度异常增高 [如慢性肝病（chronic liver disease）或妊娠] 时尤为明显。该现象可被误诊为心房水平的病理性分流。

欧式瓣（eustachian valve）过大会导致右心房内的负性显影，可被误诊为心内左向右分流（图 3-22 和图 3-23）。因为下腔静脉瓣过大并明显突入右心房，导致不含对比剂的下腔静脉血流（增强剂经上肢注入）引流到房间隔区域，造成右心房部分区域负性显影，易与 ASD 或卵圆孔未闭所致心房水平右向左分流相混淆，此时经下肢静脉注射增强剂可以避免混淆。

六、左心室增强剂显影的应用

心脏腔室增强剂显影是超声增强剂显影在临床的最早应用（图 3-1）。目前对探测分流和左心室室壁运动（left ventricular wall motion）分析仍是有价值的诊断方法。氟碳增强剂微泡易通过肺循环使左心室显影。如前所述，如何正确设置仪器参数和熟悉各项增强技术对于优化左心室显影（left ventricular contrast）效果是必要的。许多研究表明，静脉注射增强剂后能增强左心室心内膜边界，使常规超声检查在结合造影检查后成为首选诊断方法。与磁共振成像相比，左心室增强剂显影可提高左心室容积、射血分数和局部室壁运动分析的准确性和可重复性，当有 2 个或以上室壁节段显示不清时，建议静脉注射增强剂以增强左心室边界的显示和室壁运动分析。

左心室增强剂显影是常规超声心动图检查的必要补充。当 16 个节段中的 2 个以上节段显示不清时，推荐心腔增强剂显影。大量研究表明，常规超声心动图不能诊断的情况下，联合增强剂显影检查可提高测量心室容积和射血分数的准确性，并能甄别出常规超声心动图不能判断的功能

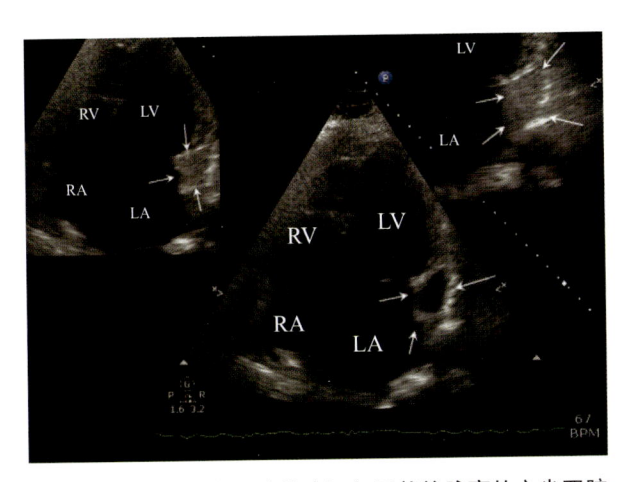

▲ 图 3-20　永存左上腔静脉汇入冠状静脉窦的心尖四腔心切面。中间图片显示左心房室沟外侧椭圆形无回声区（echo-free space）为扩张的冠状静脉窦（箭）。经左上腔静脉注射振荡生理盐水增强剂后右上角图示冠状静脉窦显影。几个心动周期后左上角图示右心显影而左心室无显影
RV. 右心室；RA. 右心房；LV. 左心室；LA. 左心房

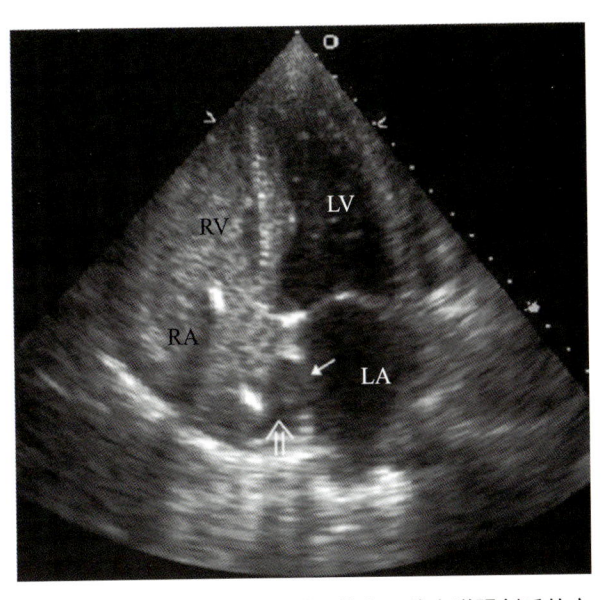

▲ 图 3-21　经上肢静脉注射振荡生理盐水增强剂后的心尖四腔心切面。房间隔顶部对比剂充盈缺损区（开放箭），这是由于不含增强剂的下腔静脉血回流形成竞争性血流所致。此现象易与房间隔缺损分流产生的负性显影区相混淆。实线箭示正常的房间隔位置
RV. 右心室；RA. 右心房；LV. 左心室；LA. 左心房

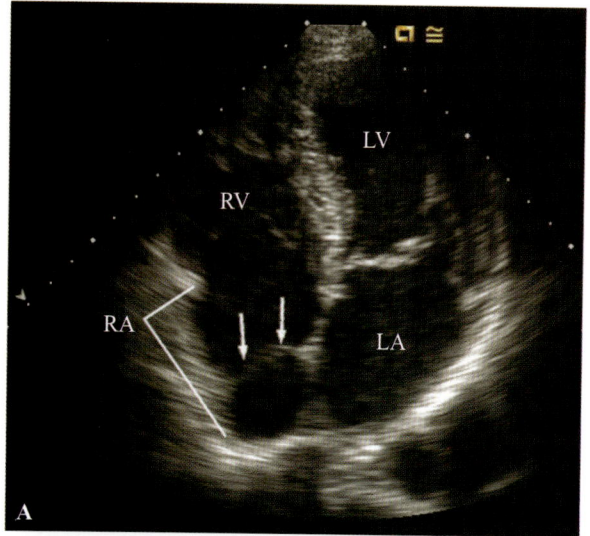

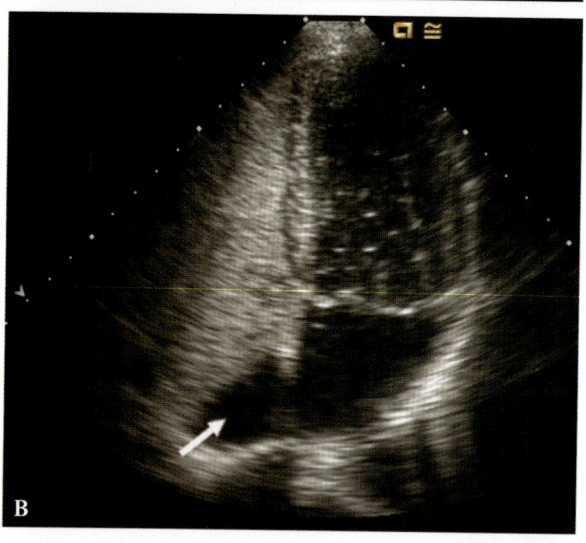

▲ 图 3-22 心尖四腔心切面显示右心房内不清晰的横向隔样回声（A，箭）。永存欧式瓣将右心房分成上下两部分（A 图）。注射生理盐水增强剂后，大量增强剂主要局限于右心房中上部（B），下腔静脉附近呈无增强剂的负性显像区（B，箭）。左心室见少量微泡表明存在右向左分流，由于对比增强的血流边缘远离房间隔，其分流程度无法确定

RV. 右心室；RA. 右心房；LV. 左心室；LA. 左心房

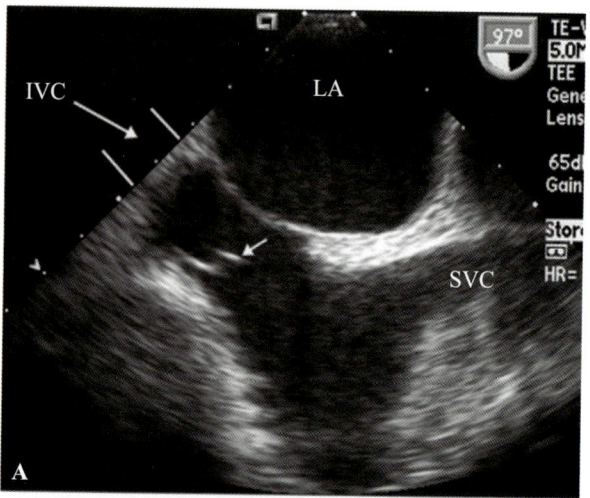

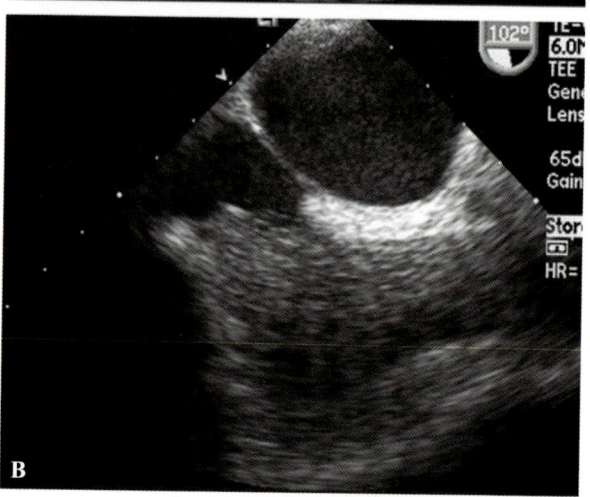

▲ 图 3-23 经食管超声心动图显示出下腔静脉瓣和由其导致的造影增强的边缘性血流

A. 对比剂注入前突出的下腔静脉瓣清晰可见（箭）；B. 经上肢静脉注射对比剂后上腔静脉和大部分右心房显影，但在下腔静脉瓣所勾勒的区域对比剂缺失，这与房间隔缺损引起的负性造影区易混淆

IVC. 下腔静脉；LA. 左心房；SVC. 上腔静脉

异常（图 3-24 至图 3-26），从而提高了超声心动图的诊断价值。左心室增强剂显影的优点已在门诊患者、住院患者和重症监护病房患者的应用中得到体现，这些患者的常规超声心动图检查往往图像不佳。此外，左心室增强剂显影证明对抗凝治疗和升压治疗的决策有重要意义。心室增强剂显影还能提高负荷超声心动图中室壁运动分析的准确性（图 3-27）。在超声心动图室中，选择性经静脉注射增强剂进行左心室显影被认为是医疗标准之一。

选择行左心室增强剂显影的患者应基于可获得更多信息的需要。当心内膜边界可完全清晰显示时，没有必要使用左心室增强剂显影。同样，当超声心动图因技术限制，无法观察到任何心脏结构时，经静脉注射超声增强剂显影也不太可能提供完整的诊断图像。在 20%～60% 二维图像心内膜边界显示不佳的患者中，左心室增强剂显影

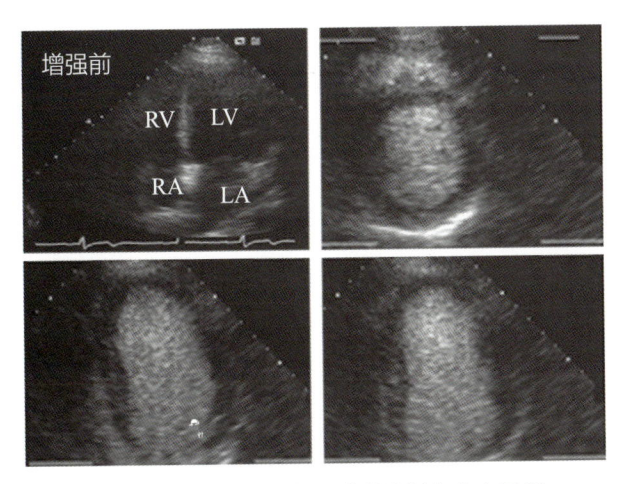

第3章 超声心动图增强剂显像
Contrast Echocardiography

▲ 图 3-24 静脉注射氟碳增强剂左心室显影

左上图：尚未注射增强剂时心尖四室心切面示心尖和侧壁显示不清。注射增强剂后其余3图均示左心室腔边缘勾勒良好，心尖和侧壁清晰显示

RV. 右心室；RA. 右心房；LV. 左心室；LA. 左心房

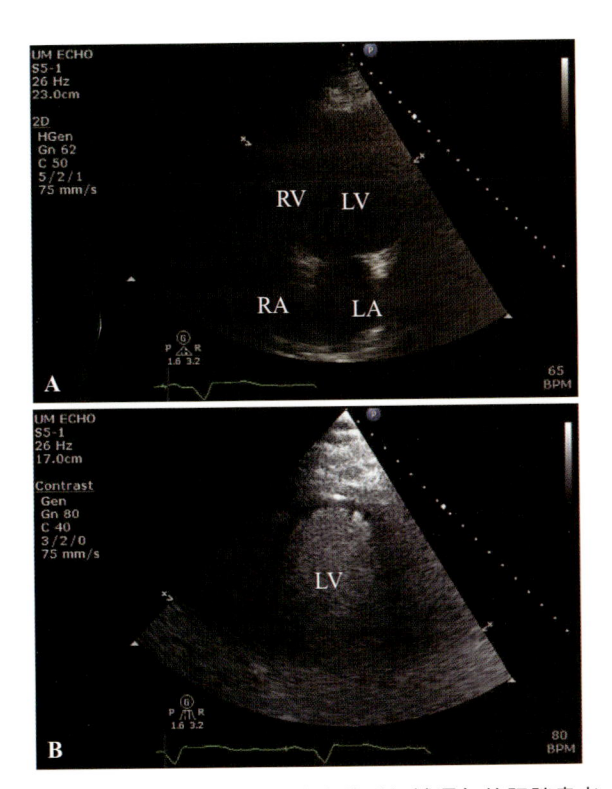

▲ 图 3-25 外科重症监护病房接受机械通气的肥胖患者的经胸超声心动图

A. 心尖四腔心切面，无法清晰显示心腔及评估心室功能。探头和可显示左心室心尖之间大约5cm的距离。B. 静脉注射增强剂后左心室显影。虽然左心室的显影尚未达到理想化程度，但能观察到左心室扩大，室壁运动弥漫性减低，证实存在显著的左心室收缩功能障碍，常规超声心动图对此不能评估

RV. 右心室；RA. 右心房；LV. 左心室；LA. 左心房

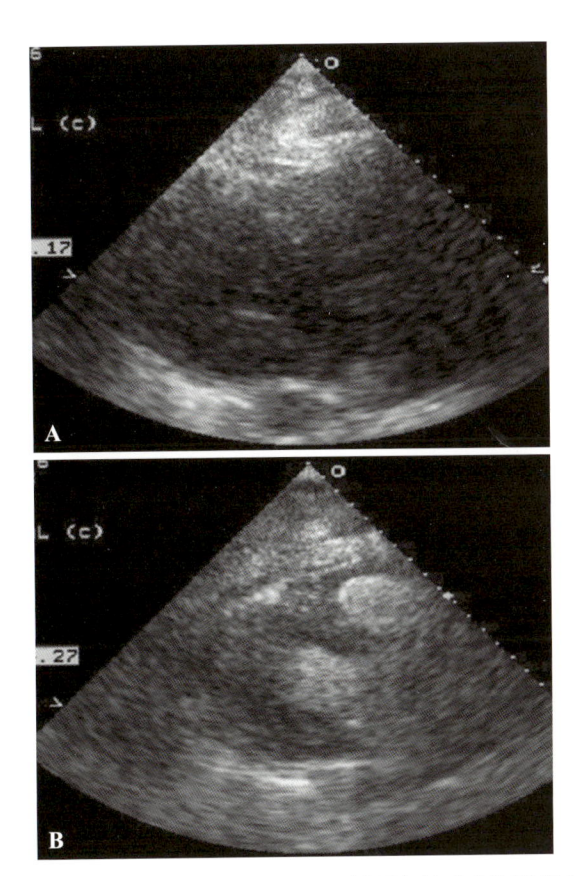

▲ 图 3-26 重症监护病房接受机械通气的重度肥胖患者胸骨旁长轴超声心动图

A. 增强剂使用前图像即使在实时显像过程中，也很难识别心脏各结构。B. 静脉注射氟碳对比剂后，胸骨旁长轴切面示右心室流出道和左心室腔显影良好。在实时显像中，左心室大小和收缩功能正常

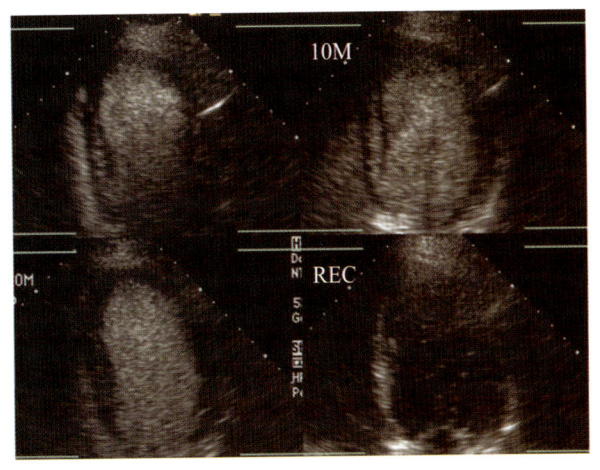

▲ 图 3-27 多巴酚丁胺负荷超声心动图联合左心室增强剂显影检查

右下图显示当大部分对比剂都已廓清的时候近端室间隔的图像质量欠佳，仅近端室间隔能清晰显示。另外3张图像是在多巴酚丁胺负荷的不同时相采集的增强剂显影图像，显示心内膜边界清晰，左心室功能可准确评估

065

七、左心室增强剂显影的其他应用

除了评估左心室大小和功能外，左心室增强剂显影还可应用于判断或排除腔内血栓或肿瘤、评估心肌致密化不全、诊断不典型的肥厚型心肌病，特别是明确心尖部结构变异、探查心室腔的异常交通等。

在有争议的病例中，遇到心尖活动明显减低或消失，心尖部显示模糊不清，提示可能存在心尖血栓。使用高频探头、调节聚焦范围或应用彩色成像模式可帮助我们判别。确认是否存在左心室血栓的另一种方法是行左心室增强剂显影。左心室完全均匀显影后，其真正边界清楚显示，如有血栓会出现充盈缺损（图 3-28）。如果心尖完全充盈，模糊回声则可能是伪影（图 3-29）。

另一个导致左心室室壁显像模糊不清的病变是心肌致密化不全。这是一种胚胎心肌发育异常的先天性心肌病（congenital cardiomyopathy），其特征是形成很多窦状间隙结构，不能致密化成正常心肌结构。由此在心室肌内形成窦状间隙，与扩张型心肌病相关。但是非致密心肌的分布变异很大，常规的二维扫查可发现心尖和侧壁呈模糊的不规则增厚。心肌致密化不全回声应与复杂血栓相鉴别。左心室腔增强剂显影可识别外观似"海绵状"心肌的多个窦状腔隙，由此可确诊心肌致密化不全（图 3-30）。

常规二维超声易漏诊心尖部肥厚型心肌病（hypertrophic cardiomyopathy）。由于肥大心肌的密度相对较低，且从心尖切面观察心脏时，心尖处于近场，心内膜边界与超声束平行，因此超声束可能无法识别心肌的真实厚度，特别是使用低频探头的情况下，声束可"穿透"心尖心肌，导致操作者将心外膜边界误判为心内膜边界。与可疑血栓一样，使用高频探头、改变聚焦范围或应用 B 型彩色扫描可以解决这一问题。在这种情况下，左心室增强剂显影是一种非常有效的识别真正的心内膜边界的方法，可帮助明确诊断（图 3-31）。

心室假性室壁瘤（ventricular pseudoaneurysms）和小的孤立性心尖室壁瘤有时很难确定瘤样结构和左心室腔的相交通的部位，偶尔会发现一个心外囊腔，对于这个腔和左心室腔之间是否存在交通则显示不清。有时可以通过彩色多普勒成像来显示其交通部位。在这种情况下，使用增强剂检

▲ 图 3-28 常规超声左心室心尖切面显示不清，静脉注射氟碳对比剂后，心尖部见明显的球形充盈缺损，证实为心尖附壁血栓（箭）

RV. 右心室；LV. 左心室

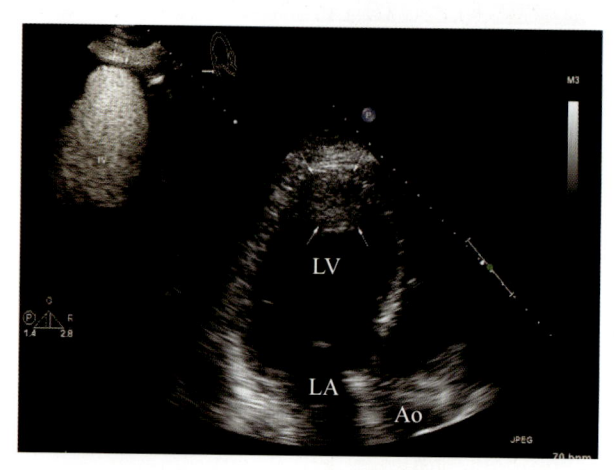

▲ 图 3-29 缺血性心肌病和左心室收缩功能障碍患者的心尖长轴切面

中间图像显示左心室扩张、运动减低及左心室心尖的模糊回声（箭）。静脉注射对比剂后，左上图示左心室心尖完全均匀充盈，证实心尖的模糊回声是伪影而不是血栓

LV. 左心室；LA. 左心房；Ao. 主动脉

测左心室心内膜很有诊断价值（图 3-32）。

在左心室收缩功能正常或异常的情况下，有时会在左心室心尖部发现异常回声，应鉴别诊断其为血栓还是肌小梁。此时左心室造影可明确诊断。血栓的典型特征是左心室腔内存在明确的充盈缺损，而肌小梁则表现为肌桥，左心室腔与肌小梁之间增强剂充填（图 3-33）。

在观察右心室心尖时，也会出现类似情况，特别是在右心室压力负荷过重，出现右心室肥大的情况下或先天性心脏病。扩大的右心室心尖见

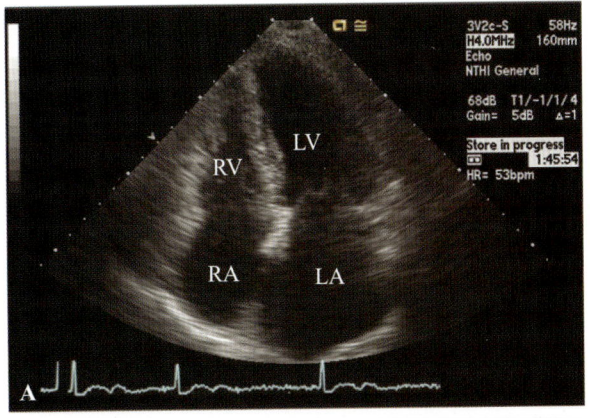

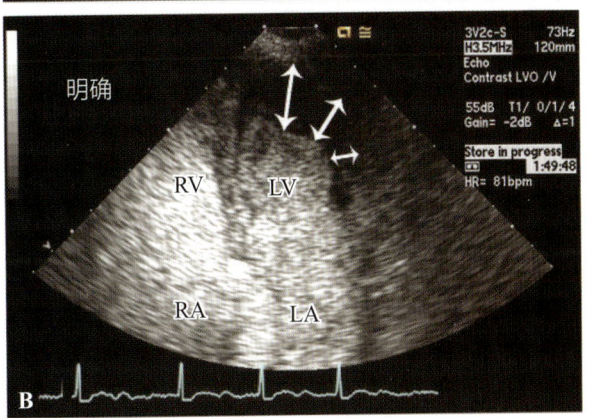

▲ 图 3-31 心尖肥厚型心肌病患者的心尖四腔心切面
A. 常规超声成像未显示心尖增厚；B. 注射增强剂后左心室显影，可显示左心室心尖室壁的明显增厚（双向箭）
RV. 右心室；RA. 右心房；LV. 左心室；LA. 左心房

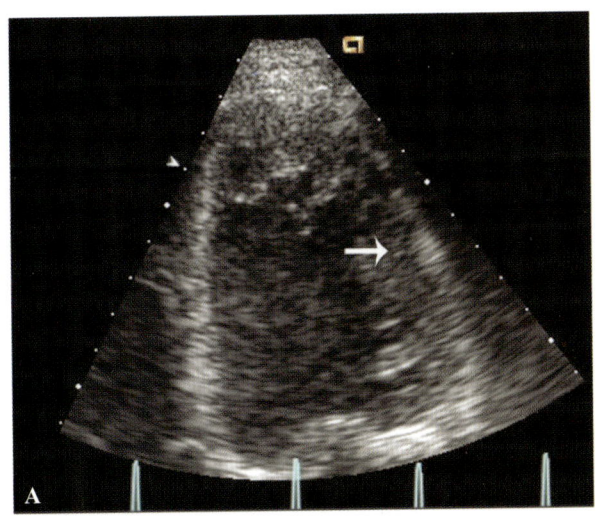

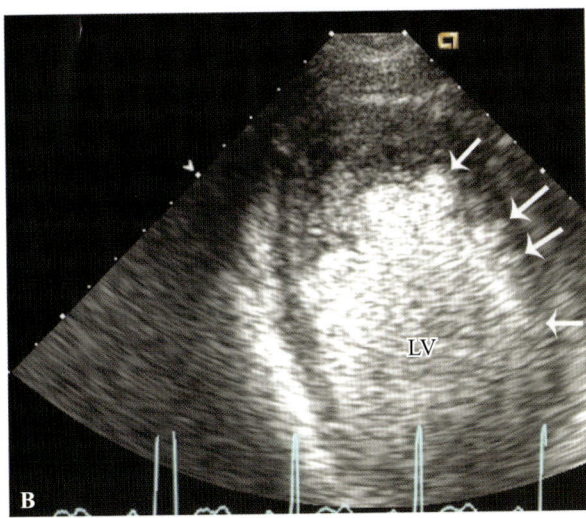

▲ 图 3-30 心肌致密化不全的患者心尖四腔心切面
A. 增强前，常规超声见心尖和侧壁的不规则增厚（箭）；B. 注射增强剂后左心室显影，心尖和侧壁多处窦状隙内见增强剂充填（箭）
LV. 左心室

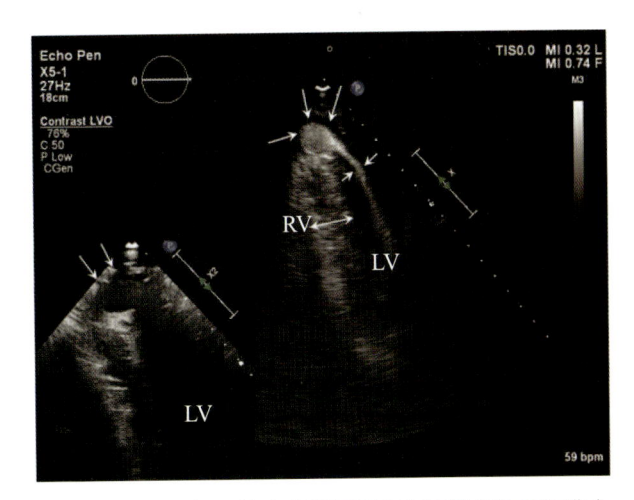

▲ 图 3-32 非梗阻性心尖肥厚型心肌病患者的非标准心尖切面。中图示静脉注射增强剂左心室显影后室间隔明显肥大（双向箭），心尖处室壁明显变薄，此改变符合心尖室壁瘤（箭）。较短的向内箭示收缩时扩张的左心室腔的边界。左下图为无增强图像，不能很好显示心室扩大及室壁瘤
RV. 右心室；LV. 左心室

异常回声充填。使用增强剂（生理盐水增强剂或商用增强剂）可鉴别右心室心尖肥厚的肌小梁及血栓（图 3-34）。

心内肿瘤尽管很少，但也会遇到图像质量欠佳而难以诊断的情况。左心室增强剂显影有助于确定心内肿块的边界，如显示有蒂相连，则更可能诊断为肿瘤而非血栓，尤其是在左心室功能正常的情况下（图 3-35）。增强剂显影检查还有助于诊断其他复杂和罕见疾病，如瓣膜囊肿（图 3-36）。

一些情况下，静脉注射增强剂可评估左心耳情况。图 3-37 示左心耳可疑血栓。请注意图例中讨论的令人疑惑的解剖结构。此时使用静脉增强剂对左心房进行显影，证实该令人疑惑的肿块实际是斜窦内左心耳的一个斜形分叶。

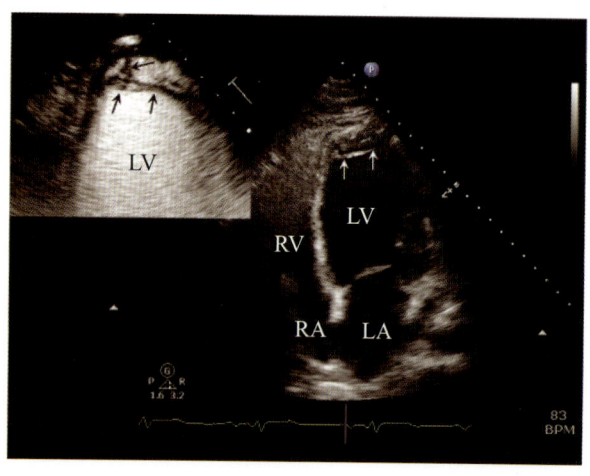

▲ 图 3-33 缺血性心肌病和前壁心尖部心肌梗死患者四腔心切面
中间图显示左心室心尖部模糊、混杂的回声，疑为血栓（箭）。左上图示注射增强剂后左心室室腔完全显影，清楚显示肌桥结构（黑箭），真正的心尖室壁与肌束边缘的间隙增强显影清晰
RV. 右心室；RA. 右心房；LV. 左心室；LA. 左心房

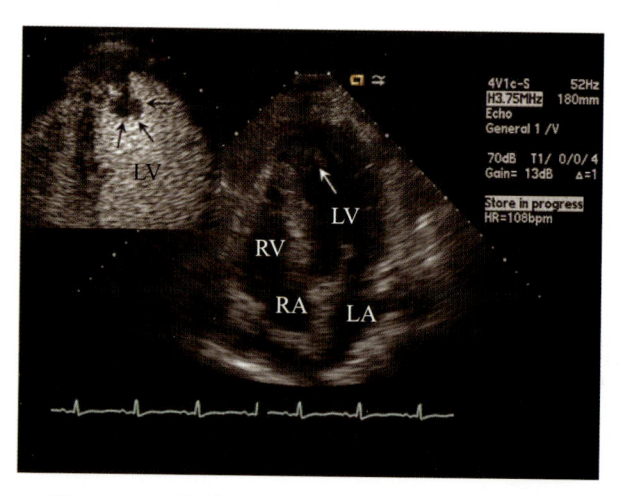

▲ 图 3-35 转移性肿瘤伴脑卒中的患者心尖四腔心切面。中间图像提示心尖处异常回声（箭）
增强后左上图清晰显示左心室心尖部活动性肿块，且有蒂与其相连（箭）
RV. 右心室；RA. 右心房；LV. 左心室；LA. 左心房

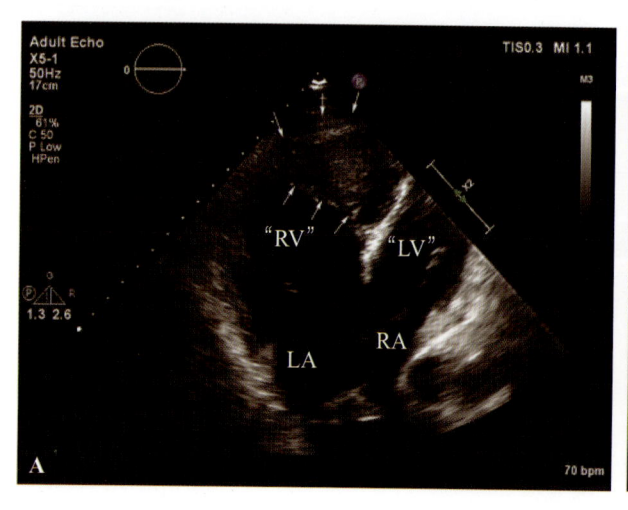

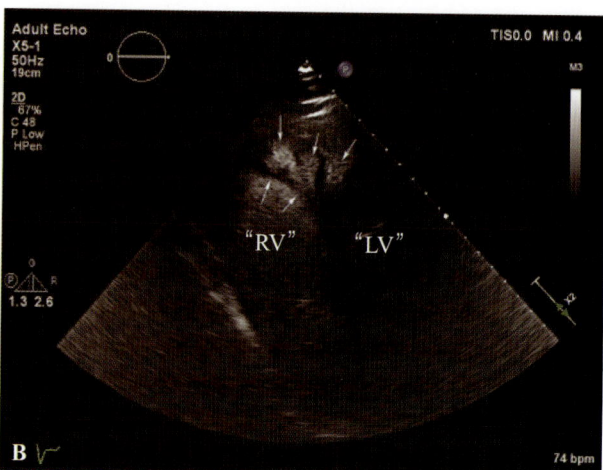

▲ 图 3-34 年轻的 L 型大动脉转位患者的心尖切面
A. 解剖上右心室扩大表现与收缩压有关的明显增厚。右心室心尖部约 1/2 的心腔已近乎闭塞（箭）。其原因可能是肥大的肌束或血栓形成。B. 静脉注射增强剂后右心室心尖部窄小，但心腔充盈良好（箭），证实为肥大的肌小梁而非血栓
RV. 右心室；RA. 右心房；LV. 左心室；LA. 左心房

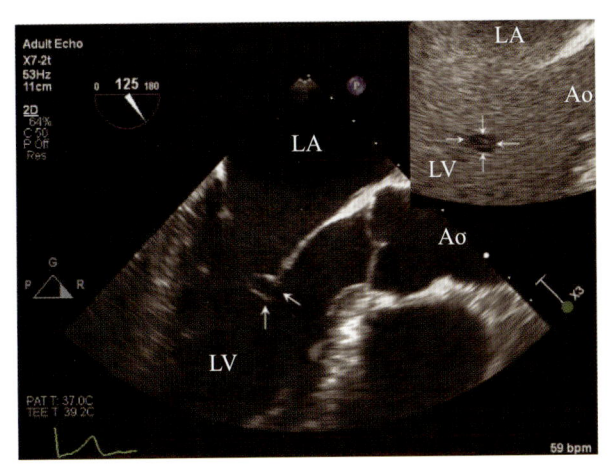

▲ 图 3-36 电生理治疗前年轻患者的经食管超声心动图

偶然发现二尖瓣前叶瓣尖见一小的囊状肿块结构（中间图箭）。右上图示静脉注射增强剂后同一区域的放大图像，显示肿块是囊性的且无血流灌注，诊断为二尖瓣囊肿（箭）
LV. 左心室；LA. 左心房；Ao. 主动脉

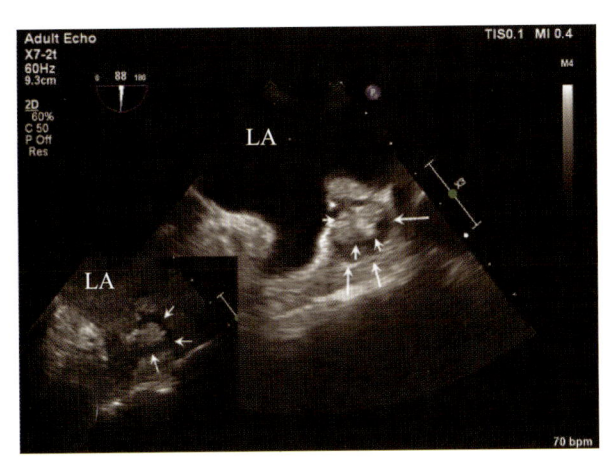

▲ 图 3-37 心房颤动患者消融前行经食管超声心动图示左心房血栓可能

左心耳的复杂解剖结构，似乎有一个小的肿块（小箭）局限在大箭所包围的间隙内。静脉注射增强剂，左下图提示左心房和左心耳完全显影。"肿块"周围间隙没有增强剂充填（箭），表明它代表斜窦中的血流，"肿块"实际上是左心耳的一个分叶
LA. 左心房

（一）多普勒信号增强

与红细胞和组织结构相比，超声与增强剂相互作用产生的多普勒信号明显增高。假设反射波频移不变，微泡在声波的作用下仅增加了反射信号的强度（功率或能量）。因此，通过频移检测并计算血流速度可准确反映血流的生理状态，但反射信号强度会显著增强。在频谱信号显示欠佳的情况下，低浓度的增强剂可用于增强多普勒信号强度。但信号强度的过度增加会产生大量噪声，产生反作用。采用增强剂方法增强多普勒信号，最初用于增强三尖瓣反流信号（图 3-38）。使用静脉注射生理盐水增强三尖瓣反流频谱信号时，理想的频谱增强效果应确保正常的血流频谱外观，并能准确测定峰值速度。有时会导致频谱波形明显扭曲，并伴有多个瞬时高速"尖峰"，而这些"尖峰"并不是三尖瓣反流的真正速度（图 3-39）。因此不能通过这类异常的血流频谱来确定反流速度。能通过肺循环的增强剂可以增强肺静脉血流频谱信号（图 3-40）或增加相对较弱的主动脉瓣狭窄射流频谱信号。检查者应注意过高或异常的增益设置将导致错误的、过高的反流信号频谱，并在一定程度上增加噪声。

由于超声造影可与多种形式的多普勒成像相互作用，因此在使用彩色血流成像时应特别谨慎。即使在血池中的超声对比剂浓度极低，也会导致彩色血流面积明显增加（图 3-41）。由于彩色血流束反流面积用于评估反流程度，与对比剂

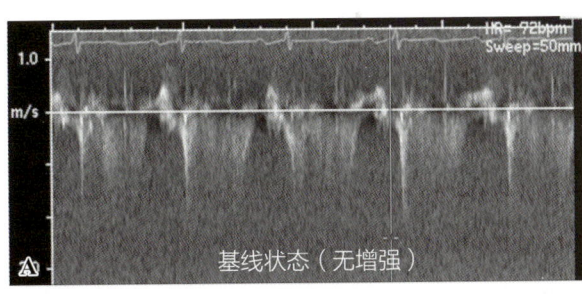

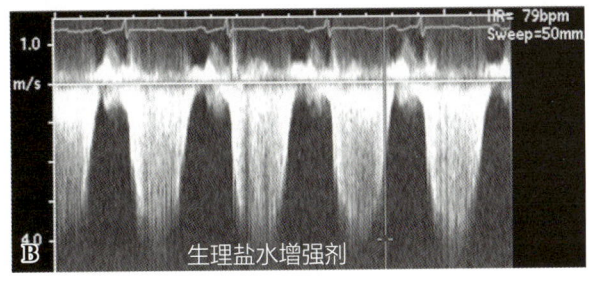

▲ 图 3-38 上肢静脉注射生理盐水增强剂增强三尖瓣反流信号

A. 频谱图示微弱的三尖瓣反流信号，无法判定完整的频谱轮廓及最大流速；B. 生理盐水增强后频谱信号增强，轮廓完整，可准确测量峰值流速

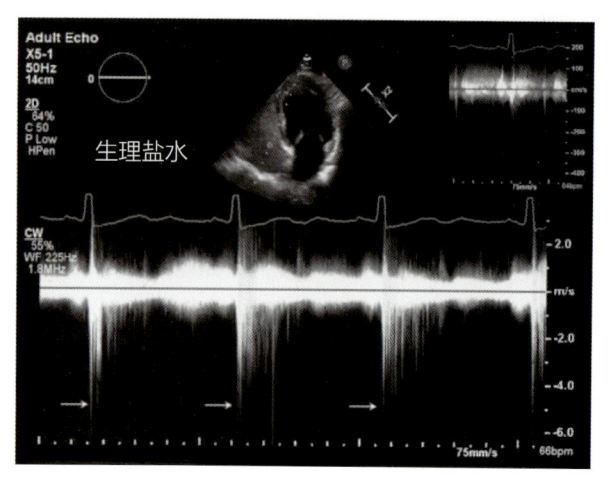

▲ 图 3-39 注射生理盐水增强剂后出现的错误多普勒信号示例

多普勒取样线的方向如图顶部的四腔心切面所示。收缩期出现高速瞬时"尖峰",速度≥5m/s。这不是真正的三尖瓣反流速度,因为该患者没有肺动脉高压的证据。右上图是同一切面中的非增强多普勒信号

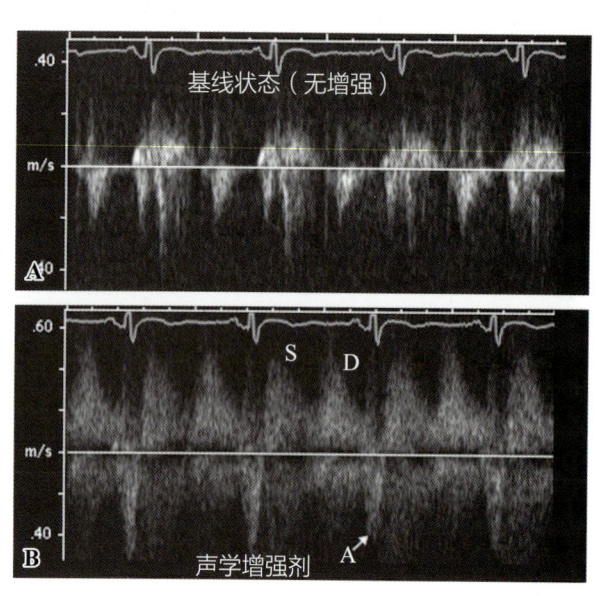

▲ 图 3-40 静脉注射增强剂增强肺静脉频谱多普勒信号

A. 频谱信号采集于心尖切面,肺静脉频谱信号显示不佳。B. 同一患者注射氟碳对比剂后显示肺静脉血流频谱信号明显增强。收缩(S)和舒张(D)正向血流频谱及负向A波(A')均清晰可见

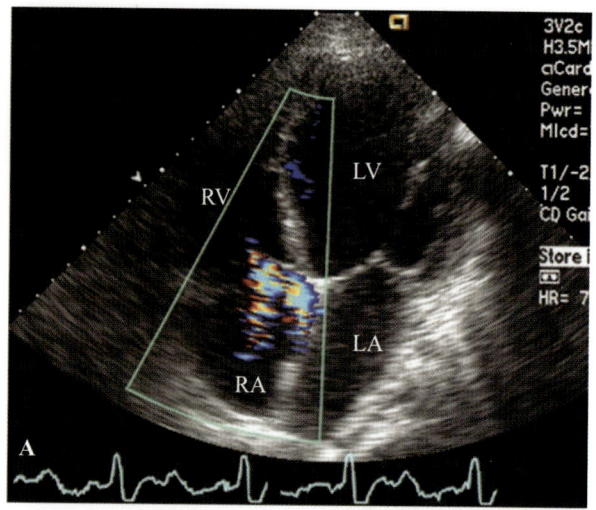

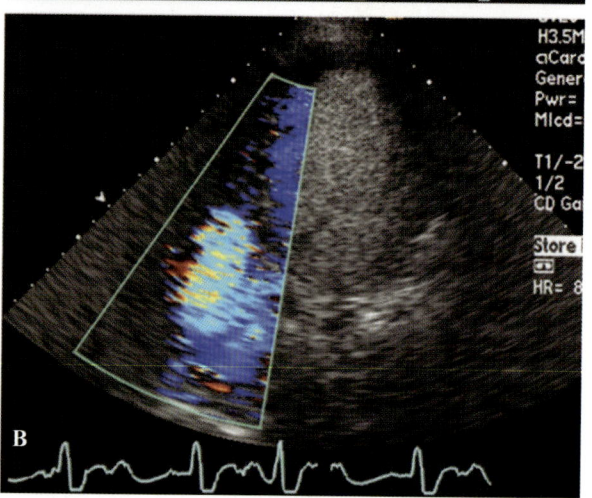

▲ 图 3-41 三尖瓣轻度反流患者的心尖四腔心切面

A. 注射氟碳增强剂前三尖瓣见五彩镶嵌的轻度反流信号;B. 注射增强剂后,反流量和反流信号的强度明显增加
RV. 右心室;RA. 右心房;LV. 左心室;LA. 左心房

相互作用将导致高估反流程度。因此,在临床工作中建议对比剂不与彩色多普勒结合使用。

(二)增强显影伪像

正确应用增强剂显影需要仔细处理技术细节和仪器设置,其设置往往与常规超声检查不同。即使如此,仍有许多伪影和假象会影响心脏超声增强的成像质量。增强伪像可分为两大类:一类是增强剂与超声波相互作用造成的,另一类是生理性伪影,两者又可互相影响(表3-2)。

对比剂作为强反射体,高浓度时导致超声穿透力几乎完全衰减(attenuation)。这种现象在使用新的、反射性更强的氟碳对比剂时尤为突出。当近场中超声增强剂浓度异常高,超声束无法穿透时,就会发生衰减(图3-42和图3-43)。这导致仅检测到增强剂增强血液的最表层,而该区域后

第3章 超声心动图增强剂显像
Contrast Echocardiography

表 3-2 增强伪像

增强剂/超声相关的
    衰减
    声影
    心尖部增强剂破坏

生理性的
    竞争性血流
        上腔静脉-下腔静脉
    边缘性血流
    与血池混合不完全

下腔静脉瓣

面的所有心脏结构被声影遮挡，常见于团注氟碳对比剂时。在增强剂峰值浓度下降后再进行扫描或者最好使用更小的团注或更低浓度的增强剂，能够避免这种现象。临床上，这种衰减现象常见于心尖四腔心切面侧壁的基底段。无论是用于室壁运动分析还是用于容积测定，衰减区将影响心室边界的判断。在评估心肌灌注时也应注意此问题。

另一常见伪影是心尖四腔心切面图像中乳头肌形成的声影（shadowing）。该声影由增强条件下乳头肌近端边界形成，呈直线至左心房延伸，可误认为心室侧壁心内膜边界（图3-44）。

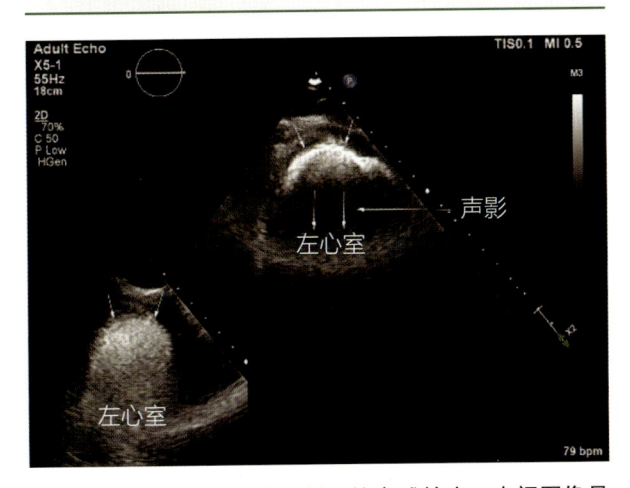

▲ 图 3-42 静脉注射增强剂后的衰减效应：中间图像是左心室增强剂出现后即刻采集的心尖四腔心切面。左心室心尖的浓度增强效果（向下箭），增强剂下方无增强和解剖结构显示（向下箭）。该声影与声束穿透左心室腔前遇到过度增强效应和过度超声反射有关。右下图是注射增强剂 10s 后，此时血池增强剂稀释，左心室腔均匀显影（箭），能够显示更远处的结构

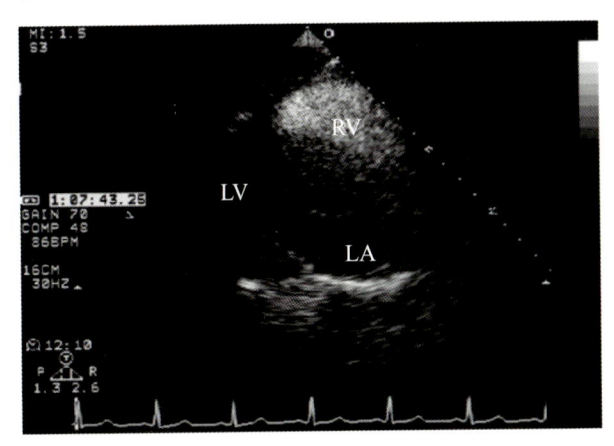

▲ 图 3-43 注射超声增强剂后立即采集胸骨旁长轴切面。注意右心室流出道浓度的增强剂微泡团后方超声信号明显衰减，导致后方结构显示不清

LV. 左心室；LA. 左心房；RV. 右心室

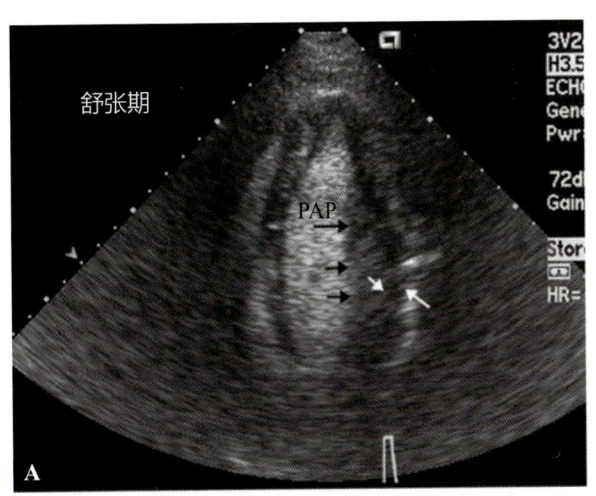

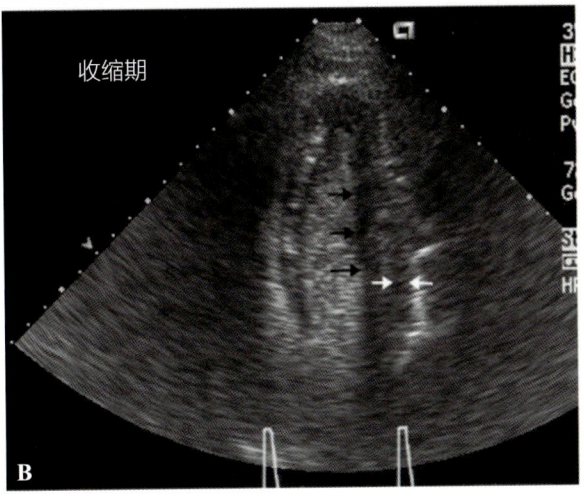

▲ 图 3-44 心尖四腔心切面显示乳头肌声影

A. 显示舒张末期乳头肌的位置（黑箭）及其后方的较小声影。注意左心室侧壁的实际位置和厚度（白箭）。B. 收缩期乳头肌后方声影范围变大。勿将乳头肌后方声影误认为心室侧壁，否则会导致左心室大小的严重低估
PAP. 乳头肌

071

乳头肌声影并不是左心室腔声学增强剂伪影的唯一来源，如果探头和血池之间有致密纤维化或钙化区域，也可出现无增强剂区域，表现为反射区域后方声影。图 3-45 为慢性心尖室壁瘤伴瘤内钙化的患者。左心室腔内从心尖向右，显示 2 个明显的放射状无增强区域，为心尖室壁瘤钙化沉积物形成的声影所致。

无论使用何种分析模式，对比剂与超声的相互作用可以显著影响多普勒信号的准确显示（图 3-41）。因此，造影前应采集必要的彩色多普勒图像。因为即使是少量的增强剂也会造成彩色多普勒信号的失真，导致误诊。

八、心肌灌注声学增强剂显影

自 20 世纪 80 年代首次认识到心肌声学增强剂显影以来，探测与定量分析心肌灌注成像已成为心脏超声领域的研究重点。早期的动物实验证实了增强剂分布与心肌血流分布一致，并证实增强剂缺失区域能准确地反映动物模型和患者心肌梗死（myocardial infarction）的范围（图 3-46 和图 3-47）。其后的研究表明，新型增强剂可识别冠状动脉侧支循环，保留的心肌增强效应是心肌区域内微血管完整性和存在血液灌注的证据。微循环血流的存在与心肌梗死后功能恢复有关，也是冬眠心肌在慢性恢复过程中的有利条件。

声学增强剂可以使心腔显影，也可使心肌微

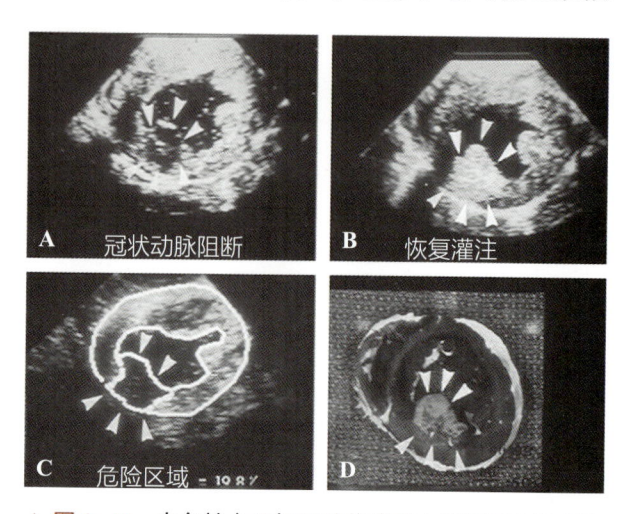

▲ 图 3-46 在急性心肌梗死动物模型中演示了心肌超声增强显影效果

A. 冠状动脉阻断后即刻短轴图像，左心室后壁心肌无增强（箭头），室壁其他部位心肌显影；B. 解除冠状动脉阻断（短暂阻断）后即刻采集图像，显示阻断区增强剂充盈，增强强度较其他区域显著增高；C. 冠状动脉慢性阻断期采集图像，再次演示了左心室后壁明显的增强缺失；D. 相应解剖标本显示，心肌梗死位置和范围与超声心动图增强剂显影无血流显示的部位有很好的相关性

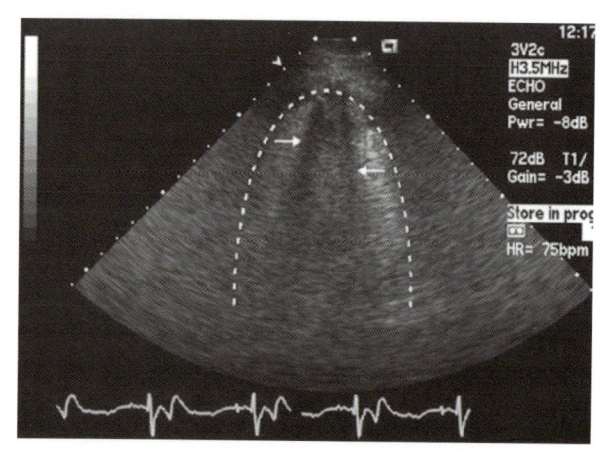

▲ 图 3-45 心尖部室壁瘤及室壁瘤局部钙化患者心尖四腔心切面
静脉注射氟碳增强剂后见起自心尖的 2 个明显声影（箭），左心室腔其余部位增强剂充盈良好。虚线代表真正的心腔边界

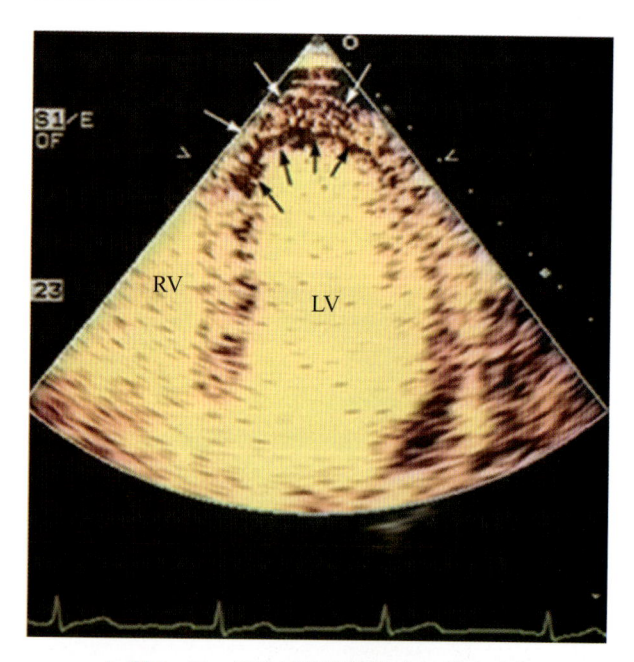

▲ 图 3-47 低机械指数连续心肌灌注成像
注射增强剂后的 20 个心动周期，增强剂瞬间爆破后成像，心尖部心肌无增强剂显示（箭），其余室壁增强剂充盈良好，该患者其后证实为左前降支远端完全闭塞
RV. 右心室；LV. 左心室

弱显影，还可以在心外膜或壁内冠状动脉直接显影（图3-48）。壁内冠状动脉显影良好是其通畅的直接证据。增强剂显影效果与冠状动脉介入显影结果一致。这些壁内动脉内的增强剂还可用来增强冠状动脉的多普勒血流信号。

详细分析心肌血流灌注特征需要不同的成像方法，而不是简单检测心肌中的增强剂浓度。通过团注增强剂至冠状动脉循环，可通过几种方式获得增强剂灌注的时间-强度曲线。静脉注射增强剂后，微泡首先出现在右心，然后出现在左心，最后出现在主动脉、冠状动脉和心肌毛细血管。因此，单次静脉注射只能记录心肌内微泡的一次时间-强度曲线。为了详细评估，通常需要针对不同的感兴趣区域进行多次时间-强度曲线分析，或分别在静息状态下和应用血管扩张药后进行时间-强度曲线分析。显然，由于新型增强剂的显影持续时间较长，需间隔10min或更长时间才能再次注射以获得第二次团注效应。获得多次团注效应的另一种方法是人为破坏增强剂，可通过高MI超声辐照来实现。将心肌中浓度相对较低的增强剂破坏，使心肌中的增强剂回声强度降低接近于零。然后，当心肌内增强剂重新充盈时，以连续或间歇的成像方式继续观察，由此生成新的时间-强度曲线以供分析。如果冠状动脉内血流中增强剂浓度保持稳定，该技术允许进行多次"类似团注效应"的灌注成像，用于从不同切面评估不同的感兴趣区域，或在静息和负荷条件下进行重复分析。

超声对比剂分析心肌灌注需要特定的成像模式。如前所述，高强度超声与增强剂的相互作用会导致气泡破坏而无法显影；采用常规超声成像模式来检测心肌内的增强剂，会破坏增强剂微泡而使显像效果适得其反。因此有2种常用方法用于心肌增强剂成像，以避免声波对微泡的破坏。一是连续低MI成像，二是间歇性触发成像，两者可与其他显像方式联合使用，如B型成像、谐波或超谐波成像、能量多普勒成像和相位相关技术。连续低MI成像能对目标心脏结构进行连续成像，实时显示室壁运动、心室功能和心肌增厚情况，同时还能观察增强剂在心肌内灌注的情况。在图3-49和图3-50的实时图像中，瞬时爆破是人为破坏微泡，随后心肌内增强剂逐渐再现、增强。这种成像方式可以同时评估左心室收缩功能和局部室壁运动。有2种方法来分析这种心肌增强剂显影的时间-强度曲线，一是对感兴

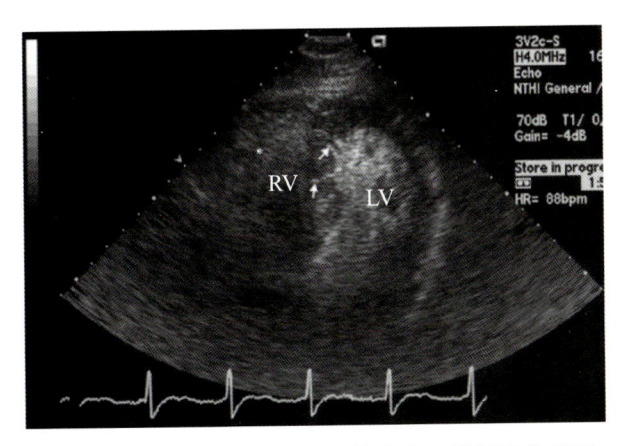

▲ 图3-48 注射氟碳对比剂后的心尖二维超声心动图。室间隔壁内穿支血管显影（小箭）
RV. 右心室；LV. 左心室

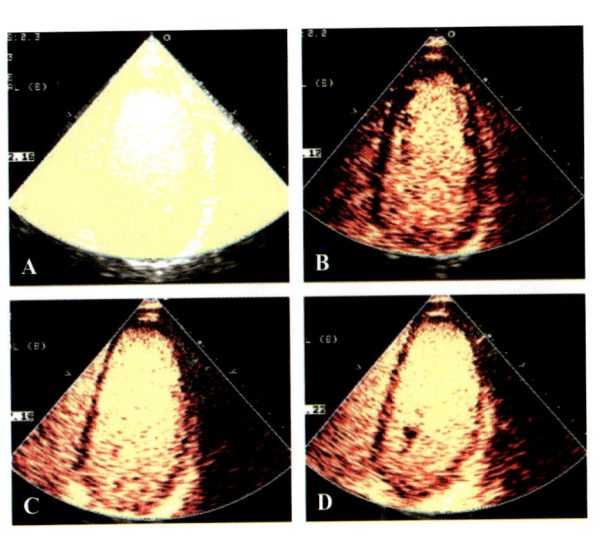

▲ 图3-49 静脉注射氟碳增强剂用于心肌灌注显像的心尖四腔心切面
A. 在高机械指数"爆破"微泡瞬间采集的图像；B. 爆破后即刻采集图像，显示心腔内，特别是心室肌内增强显影减弱；C. 4个心动周期后采集的一帧图像，显示左心室增强显影效果恢复，心室肌内出现微弱的增强显影效果；D. 爆破后10个心动周期采集的一帧图像，显示左心室心肌显影增强

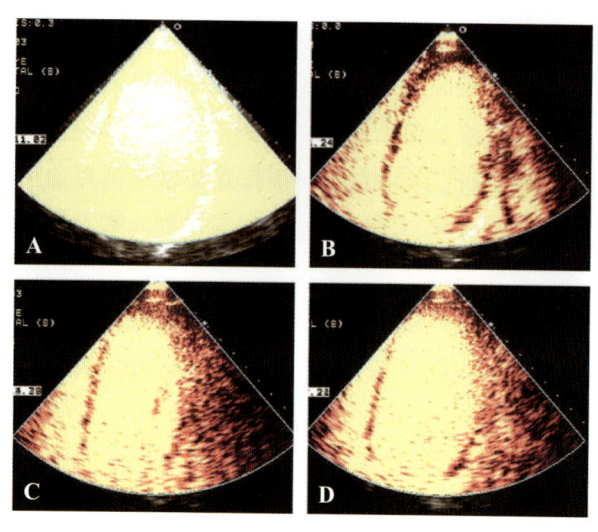

▲ 图 3-50 与图 3-39 为同一患者，成像模式和时间间隔与图 4-44 相同。注射双嘧达莫后的心尖四心切面。注射后，冠状动脉血流量增加，心室心肌的显影强度增加且速度加快

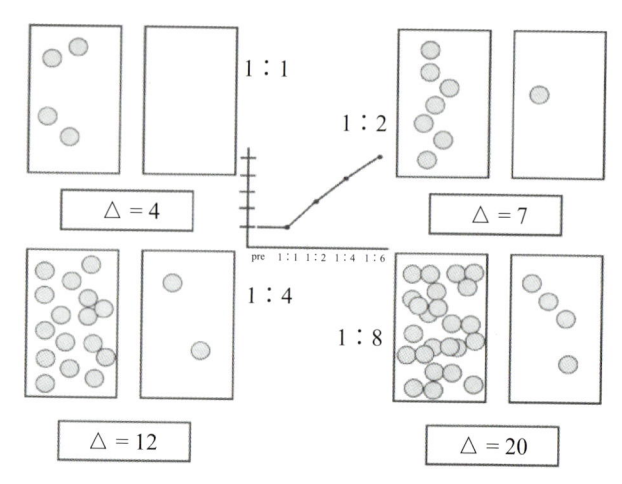

▲ 图 3-51 间歇触发成像时间 - 强度曲线示意图
每幅图像左、右框分别表示间歇成像前后的增强剂数量。间歇成像后，由于超声波与微泡的相互作用，增强剂数量均减少。左上图：触发间期为 1 个心动周期（1：1），靶区域增强剂没有时间再次充盈。因此，每个成像脉冲检测到相对少量的增强剂微泡，所有对比剂都会被随后的成像脉冲破坏。右上图：每 2 个心动周期触发成像，间隔比率为 1：2。使得靶区域有较多的增强剂再次充盈，而不是全部被脉冲声波破坏。下图：间隔时间分别为 1：4 和 1：8，随着触发成像间隔时间延长，增强剂重新充盈数量逐渐增加，从而提高显影强度。中间图为坐标曲线图

趣区图像连续逐帧分析，二是仅分析爆破后每一心动周期固定时间点的序列图像。在每个心动周期的固定时间点分析强度曲线的优点是，它可以减少运动伪影，从而使曲线更平滑。

第二种在不破坏对比剂的情况下检测心肌增强剂的方法是使用间歇触发成像。如前所述，连续高 MI 成像导致微泡的持续破坏。通过间歇成像，使得增强剂有足够时间再次灌注入心肌，因此，在每次触发间隔后的超声脉冲都可检测到增强剂。间歇触发成像利用心电图 QRS 波作为触发参照，通过逐步延长触发间隔时间而成像。如果触发间隔仅为 1 个心动周期，则心肌中的增强剂会持续破坏，增强剂没有足够时间充盈心肌。如果间隔时间增加 1 倍，则会有双倍的时间充盈，因此，每个后续声波脉冲能检测到双倍充盈的增强剂。同样，如果触发间隔进一步增加，如 1：4、1：8、1：16 心动周期充盈间隔等，则会逐渐延长增强剂充盈时间。随着触发间隔的逐渐延长，心肌增强剂的强度将逐渐增加（图 3-51）。虽然不允许同时评估心脏功能和心肌血流灌注，但触发成像可提供更明显的增强剂显影效果。无论采用何种技术，均能获取 1 个或多个感兴趣区的心肌灌注

时间 - 强度曲线，并可在连续或每一个序列成像水平上追踪增强剂的强度。曲线显示早期心肌增强回声强度较低，然后成斜坡状上升直至平台期，通过对曲线的分析，从中可以获取与心肌血容量和血流量直接相关的各种参数（图 3-52）。

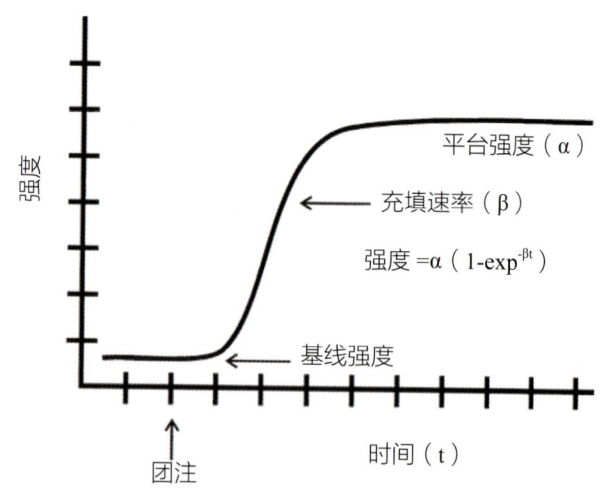

▲ 图 3-52 心肌时间 - 增强强度曲线各参数示意图（详见正文）

强度 = α (1-exp$^{-\beta t}$)

心肌增强剂显影强度与心肌血容量直接相关，而与冠状动脉血流量间接相关。血流的流速与曲线斜率有关。与其他示踪技术一样，获取并分析增强剂的时间-强度曲线可了解心肌血流灌注情况。通过连续低 MI 成像或间歇性成像所获取的时间-强度曲线均能对心肌血容量和血流量进行分析。图 3-52 和图 3-53 是典型增强剂灌注曲线示意图，曲线不同特征与冠状动脉血流状况相关。曲线的 2 个最重要的参数分别是 α 和 β，α 为增强效应处于平台期的回声强度，与心肌血容量直接相关，β 为增强剂回声强度随时间而增加的斜率（为时间常数），与血流速率密切相关。α 和 β 的乘积与心肌血流量呈正比。基线状态时，心肌各部位增强强度大致相等。由于受远场衰减和声影影响，根据扫查切面不同，往往近心底部的显影强度略低。数字减影技术有助于显示这些区域的增强效果。在没有明显冠状动脉狭窄的情况下，输注血管扩张药可增加血流速率（β），而绝对值心肌血容量（α）没有显著变化。在冠状动脉完全闭塞时，相应区域增强效应就会较少甚至消失。通常，冠状动脉狭窄程度＜ 90% 时，静息状态下心肌血流灌注不受影响，此时的增强剂灌注曲线正常。使用血管扩张药[如双嘧达莫或腺苷（adenosine）]只引起非狭窄的血管灌注区域的血流速度增加，使正常和狭窄血管供血增强的强度造影曲线出现差异。通过比较注射血管扩张药前、后灌注曲线的 α、β 及两者乘积，可计算心肌组织的充血率。图 3-53 为正常和不同程度冠状动脉狭窄时，心肌增强剂灌注曲线示意图。

大量临床研究证实，与放射性核素灌注成像或与已知冠状动脉病变相比较时，使用增强剂心肌灌注超声成像可识别无灌注心肌区域及定量评估狭窄冠状动脉的血流灌注。亦有临床研究表明，心肌保留增强剂灌注是心肌存活（即冬眠）的可靠依据。尽管心肌声学增强剂灌注成像已经显示出广阔应用前景，也在严格的临床对照试验中显示出准确性，但其在更大范围内检测患者冠

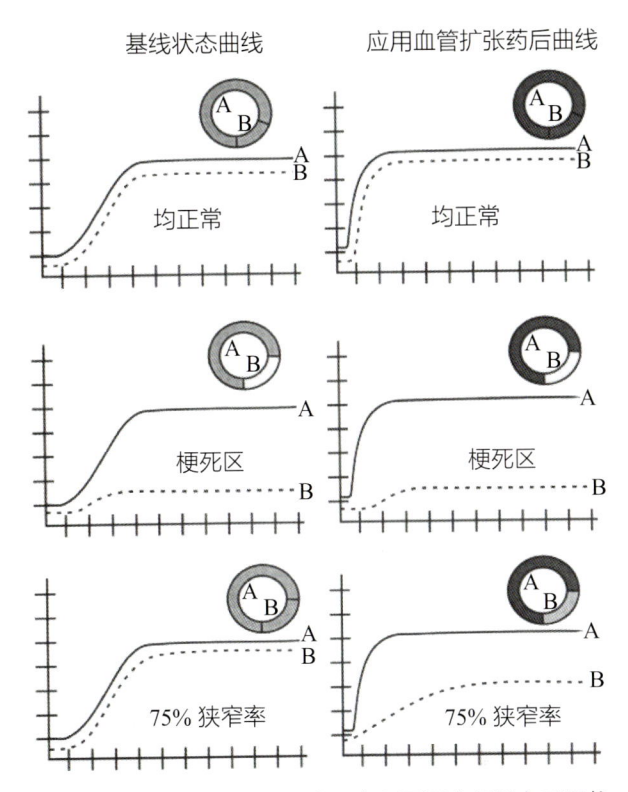

▲ 图 3-53 正常的冠状动脉血流和不同病理状态下冠状动脉的时间-强度曲线

左侧基线状态下（应用血管扩张药前）的时间-强度曲线，右侧代表应用血管扩张药后的曲线。实线代表正常供血区（A），虚线代表冠状动脉狭窄或闭塞区（B）。上图：A 和 B 的时间-强度曲线基本相同。但使用血管扩张药后，两条曲线的平台强度（α）与用药前相同，冠状动脉血流增强速率（β）明显更高。中图：B 区域冠状动脉完全闭塞。使用血管扩张药前，曲线 A 与基线时的曲线相同，但曲线 B 的形态明显变低平。使用血管扩张药后，B 曲线未出现相应变化，A 曲线为正常的血流灌注下的曲线。下图：B 区域冠状动脉严重狭窄（75% 狭窄）。应用血管扩张药后，A 区域冠状动脉血流增强速率（β）增加，而 B 区域冠状动脉血流的增强速率（β）和平台强度（α）均明显低于基线水平

状动脉狭窄的能力有待进一步证实。

心肌增强剂灌注成像对设备和检查流程依赖程度高。尽管心肌灌注的高分辨率分析技术可行且准确性高，但目前该技术和制剂尚未获得 FDA 的批准。

心肌增强剂显像还可监测梗阻性肥厚型心肌病的经导管室间隔酒精化学消融（alcohol septal ablation）治疗。通过介入技术，可将导管置入冠状动脉左前降支的第一间隔穿支（通常情况下）。

注入酒精后，形成可控的心肌梗死，以减少近端室间隔的厚度，从而减轻动态左心室流出道梗阻的程度，是梗阻性肥厚型心肌病的一种具有广阔应用前景的非手术治疗方法。其治疗目的是控制性减少室间隔厚度。可将增强剂直接注入间隔穿支，心脏超声增强成像在确定手术可行性和评价治疗效果中起着重要作用（图 3-54 和图 3-55）。注入酒精之前，可将稀释的超声增强剂注入预期血管进行评价。该操作有 2 个目的，首先能明确是否存在血液逆流，血液逆流可进入冠状动脉左前降支主干或血池内。此外，在某些个体中，右心室腔可能出现大量的增强剂。对于上述情况，向所选动脉注射酒精将导致酒精到达治疗区域的同时，会更广泛地进入非治疗区心肌或右心室。此时，不能选择该血管进行消融治疗。增强剂成

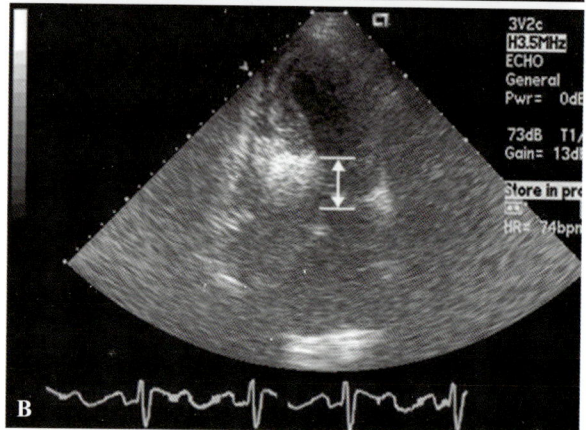

▲ 图 3-54 室间隔酒精消融治疗的梗阻性肥厚型心肌病患者的心尖四腔心切面

A. 基线状态（增强前）。右心室腔见起搏器导线（箭）、二尖瓣收缩前向运动及室间隔明显肥厚。B. 冠状动脉间隔穿支内注入稀释的氟碳增强剂。收缩期二尖瓣前向运动，与室间隔基底段（双向箭）接触面最大的部位正是室间隙增强剂灌注最明显的区域。随后患者消融成功

LV. 左心室；LA. 左心房；RA. 右心房

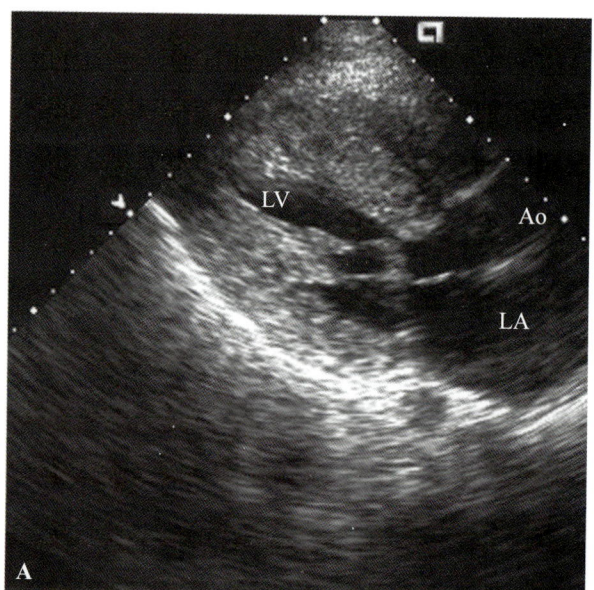

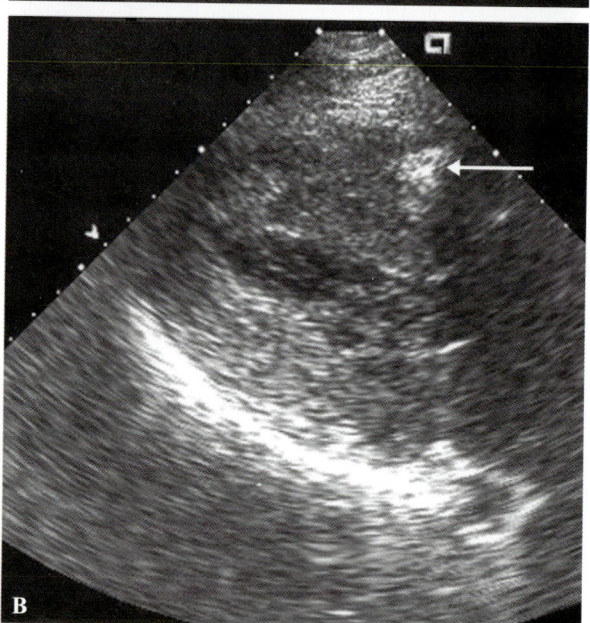

▲ 图 3-55 梗阻性肥厚型心肌病患者行室间隔酒精消融治疗的胸骨旁长轴切面

A. 基线状态（增强前）下的图像显示肥厚的室间隔和二尖瓣收缩期前向运动；B. 将稀释的氟碳增强剂注射到间隔穿支动脉后采集图像。室间隔未显影，但右心室和左心室显影，特别是右心室肌小梁显影明显（箭）。该患者不宜行室间隔酒精消融治疗，手术取消

LV. 左心室；LA. 左心房；Ao. 主动脉

像的第二个作用是明确血管的供血部位和范围。消融手术的目的是选择性地消融近端室间隔，理想情况下消融导致梗阻的心肌区域。因为增强剂所经过的途径和范围与所注射的酒精的途径和范围相一致，因此心肌声学增强剂显像是引导和监测消融治疗的极佳方法。

推荐阅读

基本原理

Gramiak R, Shah PM, Kramer DH. Ultrasound cardiography: contrast studies in anatomy and function. *Radiology* 1969;92:939–948.

Marriott K, Manins V, Forshaw A, Wright J, Pascoe R. Detection of right-to-left atrial communication using agitated saline contrast imaging: experience with 1162 patients and recommendations for echocardiography. *J Am Soc Echocardiogr* 2013;26:96–102.

Mulvagh SL, Rakowski H, Vannan MA, et al. American society of echocardiography consensus statement on the clinical applications of ultrasonic contrast agents in echocardiography. *J Am Soc Echocardiogr* 2008;21:1179–1201.

Porter TR, Mulvagh SL, Abdelmoneim SS, et al. Clinical applications of ultrasonic enhancing agents in echocardiography: 2018 American Society of Echocardiography Guidelines Update. Guidelines and Standards. Copyright 2018 by the American Society of Echocardiography. Available at: https://doi. org/10.1016/j.echo.2017.11.013.

Velthuis S, Buscarini E, Gossage JR, Snijder RJ, Mager JJ, Post MC. Clinical implications of pulmonary shunting on saline contrast echocardiography. *J Am Soc Echcardiogr* 2015;255–263.

左心室显影

Hundley WG, Kizilbash AM, Afridi I, Franco F, Peshock RM, Grayburn PA. Administration of an intravenous perfluorocarbon contrast agent improves echocardiographic determination of left ventricular volumes and ejection fraction: comparison with cine magnetic resonance imaging. *J Am Coll Cardiol* 1998;32:1426–1432.

Kurt M, Shaikh KA, Peterson L, et al. Impact of contrast echocardiography on evaluation of ventricular function and clinical management in a large prospective cohort. *J Am Coll Cardiol* 2009;53(9): 802–810.

Plana JC, Mikati IA, Dokainish H, et al. A randomized cross-over study for evaluation of the effect of image optimization with contrast on the diagnostic accuracy of dobutamine echocardiography in coronary artery disease. The OPTIMIZE Trial. *JACC Cardiovasc Imaging* 2008;1:145–152.

心脏超声造影的安全性

Dolan MS, Gala SS, Dodla S, et al. Safety and efficacy of commercially available ultrasound contrast agents for rest and stress echocardiography. A multicenter experience. *J Am Coll Cardiol* 2009;53:32–38.

Miller DL, Driscoll EM, Dou C, Armstrong WF, Lucchesi BR. Microvascular permeabilization and cardiomyocyte injury provoked by myocardial contrast echocardiography in a canine model. *J Am Coll Cardiol* 2006;47:1464–1468.

Vancraeynest D, Kefer J, Hanet C, et al. Release of cardiac biomarkers during high mechanical index contrast-enhanced echocardiography in humans. *Eur Heart J* 2007;28:1236–1241.

Wei K, Mulvagh SL, Carson L, et al. The safety of Definity and Optison for ultrasound image enhancement: a retrospective analysis of 78,383 administered contrast doses. *J Am Soc Echocardiogr* 2008; 21: 1202–1206.

心肌灌注声学造影

Dwivedi G, Janardhanan R, Hayat SA, Swinburn JM, Senior R. Prognostic value of myocardial viability detected by myocardial contrast echocardiography early after acute myocardial infarction. *J Am Coll Cardiol* 2007;50:327–334.

Gaibazzi N, Reverberi C, Lorenzoni V, Molinaro S, Porter TR. Prognostic value of high-dose dipyridamole stress myocardial contrast perfusion echocardiography. *Circulation* 2012;126:1217–1224.

Gaibazzi N, Rigo F, Reverberi C. Detection of coronary artery disease by combined assessment of wall motion, myocardioal perfusion and coronary flow reserve: a multiparametric contrast stress-echocardiography study. *J Am Soc Echocardiogr* 2010;23:1242–1250.

Main ML, Magalski A, Morris BA, Coen MM, Skolnick DG, Good TH. Combined assessment of microvascular integrity and contractile reserve improves differentiation of stunning and necrosis after acute anterior wall myocardial infarction. *J Am Coll Cardiol* 2002;40: 1079–1084.

Porter TR, Smith LM, Wu J, et al. Patient outcome following 2 different stress imaging approaches: a prospective randomized comparison. *J Am Coll Cardiol* 2013;61:2446–2455.

Senior R, Moreo A, Gaibazzi N. et al. Comparison of sulfur hexafluoride microbubble (SonoVue)-enhanced myocardial contrast echocardiography with gated single-photon emission computed tomog-raphy for detection of significant coronary artery disease: a large European multicenter study. *J Am Coll Cardiol* 2013;62: 1353–1361.

Thomas D, Xie F, Smith LM, et al. Prospective randomized comparison of conventional stress echocardiography and real-time perfusion stress echocardiography in detecting significant coronary artery disease. *J Am Soc Echocardiogr* 2012; 25:1207–1214.

Wei K, Ragosta M, Thorpe J, Coggins M, Moos S, Kaul S. Noninvasive quantification of coronary blood flow reserve in humans using myocardial contrast echocardiography. *Circulation* 2001;103: 2560–2565.

其他/实验研究

Bekeredjian R, Grayburn PA, Shohet RV. Use of ultrasound contrast agents for gene or drug delivery in cardiovascular medicine. *J Am Coll Cardiol* 2005;45: 329–335.

Christiansen JP, Leong-Poi H, Klibanov AL, Kaul S, Lindner JR. Noninvasive imaging of myocardial reperfusion injury using leukocyte-targeted contrast echocardiography. *Circulation* 2002; 105: 1764–1767.

Li P, Cao LQ, Dou CY, Armstrong WF, Miller D. Impact of myocardial contrast echocardiography on vascular permeability: an in vivo dose response study of delivery mode, pressure amplitude and contrast dose. *Ultrasound Med Biol* 2003;29:1341–1349.

第 4 章
超声心动图检查方法
The Comprehensive Echocardiographic Examination

方凌云　张永星　译

超声心动图是一种广泛应用于临床的成像技术，不同类型的成像方式构成了全面而完整的超声心动图检查（表4-1）。临床发现异常症状或体征时，通常建议患者行超声心动图检查，评估已知或可疑的临床状况，或行某些疾病的筛查。超声心动图的诊断价值通常取决于检查的质量，检查结果将影响患者的治疗方案或预后。美国超声心动图学会（American Society of Echocardiography，ASE）和其他国家及国际组织联合共同发布指南，严格评估不同临床情况下超声心动图的应用价值。此外，也制订了适用标准，并对多种临床情况进行严格评估。本书强调了这些指南所推荐的建议。

高质量的二维图像及获取准确的多普勒血流信息是决定超声心动图应用价值的重要因素。因此，超声心动图检查高度依赖于操作者，完成检查的操作者至关重要。超声心动图的正确解读需要操作者与分析者之间的相互合作。为了获取全面而准确的超声心动图检查，操作者必须掌握心血管系统的解剖学和生理学知识，全面了解超声仪器的性能以优化图像质量，了解临床医生的关注点，根据患者个体差异应用各种超声技术，从而实现最佳成像。

一、超声心动图室质量控制

超声心动图室（echocardiography laboratory）

表 4-1　临床超声心动图成像方式

解剖成像
单声束扫查
M 型超声心动图
多声束扫查
二维超声心动图
多维成像
三维成像
重建
实时三维成像
多普勒成像
脉冲波多普勒
单点取样
多点取样
饱和取样
彩色血流成像
彩色 M 型成像
连续多普勒
分析方法
多普勒频移
能量谱
方差显示
自相关技术
组织速度成像
应变率成像
斑点/组织追踪

是一个具有服务性质的机构，检查前准备、专业知识、操作手法、质量控制、标准化和服务的理念是提供专业和高质量服务的必要条件。医学研究所（Institute of Medicine）的医疗质量报告将

超声心动图的质量定义为"在目前的专业知识条件下,高质量的服务将提高诊断结果与预期结果的一致性",过去的 10 年,专家更专注于如何定义高质量的超声心动图、设定仪器性能标准、降低图像差异性,以及创建优质服务的流程。

现代超声心动图室的基本组成包括检查室和仪器设备,需要通过跨学科认证委员会(Intersocietal Accreditation Commission,IAC)的认证,推荐给所有超声心动图室执行。除此之外,IAC 的认证要求心脏超声设备配备二维(2D)、M 型、经食管超声心动图(TEE)和多普勒(频谱、组织多普勒和彩色血流)成像技术。近年来,三维(3D)和应变成像也成为必要配备。IAC 也设定了操作者和分析者的标准。超声医师应通过美国注册诊断医疗超声医师协会(American Registry of Diagnostic Medical Sonographers,ARDMS)或国际心血管认证组织(Cardiovascular Credentialing International,CCI)认证。能独立分析超声心动图的医生应至少接受心血管专业医师培训(Core Cardiology Training Statement,COCATS)定义的 Ⅱ 级培训,积极参与和达到继续教育的要求。此外,通过国家超声心动图考试委员会的考核也是体现执业医师高质量服务的一方面。

高质量超声心动图检查可以分解为一系列规范的步骤,如下所示。

① 患者 / 适应证的选择——适应证适用标准(appropriate use criteria,AUC),选择合适的检查并避免不适当的检查。患者需要做这项检查吗?哪项检查能提供必要的诊断信息?检查安全性如何及能否尽可能解决临床问题?检查结果是否会改变当前治疗方式或预后?

② 图像采集——需要时新且运行良好的成像设备,以及具备专业知识和技能、熟悉患者病情、了解检查目的的操作者完成。专业的技能、优质的设备、标准的操作步骤,以及对临床问题的了解对于确保获取完整、全面的成像数据至关重要。

③ 存储和访问的权限——安全性符合健康保险携带与责任法案(Health Insurance Portability and Accountability Act,HIPAA)和足够的存储空间以保障数字成像信息及超声心动图图像和报告持续可用。远程访问图像有助于减少不必要的重复检查,但必须确保患者数据的安全。

④ 分析——需要医生具备临床、影像专业知识和分析测量数据的能力,能将图像特征和临床信息结合分析以获得准确和有意义的结论。

⑤ 报告生成——报告应及时完成,并使用统一规范的格式涵盖所有关键要素。报告应包括全面、准确、标准化的定性和定量信息。

⑥ 传送和实施——出具检查结果。根据检查结果的重要性和紧急程度,将结果以书面或电子形式直接提供给接诊医生。有必要迅速沟通重要的检查结果。报告医生应准备随时讨论和解释超声心动图检查结果。

二、适用标准

随着临床对影像学服务应用的关注日益增多,超声心动图的适用标准于 2007 年发布,并于 2011 年更新。这些标准基于循证医学指南,对特定临床情况下的检查的合理性有严格的标准,参照这种标准,合理的检查适应证应该与临床评估相结合,并能提供更多的诊断信息,从而尽可能检出超出预期的不良结果。具体的适应证通常是指可以接受的和合理的检查指征。这种适应证标准已经评估了 200 多个有代表性的临床案例的超声心动图的应用价值。将每种案例的超声心动图应用分为适用的、很少适用或不确定。

制订适用标准的目的是提供超声心动图检查的应用依据,即在某些情况下,预期检查结果可能改善患者的疗效。同时,该标准还定义了以下临床情形,如超声心动图结果可能不会影响治疗方案、改善预后或提供更多的诊断信息。预计将来也可能对当前适用标准进行修订和更新。此外,也可能会制订出某些适用标准,用来比较不同临床情形、不同影像学模式的应用价值。

三、超声心动图检查方法

超声心动图检查是一种综合性的检查方法。规范和标准化的检查步骤包括完整的图像和多普勒数据，以做出所有可能的诊断（表4-2）。三维成像已广泛地应用于经胸和经食管超声心动图检查。目前，三维成像通常和二维检查联合应用。三维成像是二维超声心动图的补充，就像多普勒成像一样还无法取代二维检查，与经食管超声心动图（TEE）不同，TEE是一项独立的检查。

有针对性的检查仅涉及特定的诊断问题，通常是将当前情况与以前的诊断进行比较。此外，每位患者均要进行全面细致的扫查，如小儿复杂先天性心脏病的诊断。超声检查也需要对每位患者进行个性化的检查。技术细节上因人而异进行调节才能获得高质量的图像。简单地将探头放置在胸部的常规位置不可能得到标准化的高质量图像。检查者必须依靠经验、耐性和创造力来获取最全面和高质量的图像和数据。此外，其他因素如探头选择、仪器设置、患者舒适度和体位，甚至患者呼吸模式也会影响成像质量。

超声诊断系统大多配备了一系列不同用途的探头。除专用连续波多普勒探头（称为非成像或Pedoff）外，大多数探头都能够用于M型、二维成像和多普勒成像（图4-1）。通常使用一把探头并不能满足整个检查的需要。例如，高频探头可以为近场成像（如右心室游离壁或心尖）提供最佳分辨力，但远场穿透力不足。

除了探头频率外，还要考虑探头大小及探头与患者体表接触的面积。患者肋间隙狭窄时，接触面积是选择探头的限制因素（图4-2）。在该图中，由于左侧肋骨的遮挡，室间隔的远端及左心室后壁显示不清。如果探头面积太大而不能置于肋间或不能与皮肤贴合将影响成像质量。当前三维探头的面积比常规二维探头面积增大了30%~50%。

四、患者体位

经胸超声心动图检查时，检查者可以位于患者左侧或者右侧。这在很大程度上取决于个人偏好、舒适度和习惯。医生在患者右侧时，用右手进行扫查，在左侧时，则使用左手持探头，右手操作机器。建议两侧检查都训练。这不仅可以最大限度减轻单侧重复劳动带来的身体损害，有时只允许在检查床一侧接近患者时也可进行检查。

超声心动图检查的目标之一是获得最高质量图像的同时，不给患者带来不必要的不适或焦虑。由于经胸超声心动图（TTE）检查可能需要长达1h，因此检查者和患者的舒适度都很重要。检查过程中可能还需要患者变换体位。成人多采取仰卧位和（或）左侧卧位（图4-3）。患者左侧卧位时，心脏更靠近左侧胸壁，从而改善了检查的声窗条件。左侧卧位的角度因人而异，偶尔仰卧位时图像反而更加清晰。

有时候检查也需要其他的体位。在检查某些先天性心脏病或测量主动脉瓣血流时，可能需要患者右侧卧位（图4-4）。剑下扫查则需采取仰卧屈膝位，尽可能放松腹肌，便于放置探头（图4-5）。胸骨上窝扫查时，通常需要垫高患者肩部，以便颈部可以舒适伸展，从而良好地暴露声窗（图4-6）。此外，检查某些先天性心脏病时可能需要坐位。

患者的配合对于超声心动图检查也十分重要。向患者解释检查的目的，尽量使患者采取舒适的体位，强调超声检查的安全性和无创性将缓解患者的焦虑，利于配合检查。有时需要患者屏气或进行Valsalva动作，以获得最佳图像。对于哭闹或不配合的儿童和婴儿，尽管有时候需要采取镇静措施，但通常在患儿父母的帮助和配合下可以顺利完成检查。

五、探头放置

经胸超声心动图检查的目的是通过声窗获得

表 4-2 经胸超声心动图检查切面

二维图像	三维图像	彩色多普勒成像
胸骨旁		
长轴		二尖瓣反流、主动脉瓣反流、室间隔缺损血流
非标准长轴	长轴全容积	右心室流入道血流、三尖瓣反流
短轴（多水平）	短轴全容积	
心底水平	主动脉瓣与二尖瓣窄角成像 瓣膜及间隔的三维彩色血流 感兴趣区放大模式	主动脉瓣反流、三尖瓣反流、肺动脉瓣狭窄血流、肺动脉瓣反流、室间隔缺损血流
二尖瓣水平		二尖瓣反流
乳头肌水平 心尖水平		
心尖		
四腔心	四腔心全容积	二尖瓣及三尖瓣流入道血流，二尖瓣反流、三尖瓣反流
两腔心	瓣膜及间隔的窄角成像 瓣膜及间隔的三维彩色血流 感兴趣区放大模式	二尖瓣反流、主动脉瓣反流
长轴		二尖瓣反流、主动脉瓣反流
五腔心		左心室流出道血流、主动脉瓣反流
剑突下		
四腔心		右心室流入道血流、三尖瓣反流、房间隔缺损血流
短轴	四腔心全容积 间隔的三维彩色血流	三尖瓣反流、肺动脉瓣血流、肺动脉瓣反流
心底		下腔静脉、肝静脉
心室中部		
胸骨上窝		
主动脉弓长轴 主动脉弓短轴	主动脉弓（aortic arch）全容积 主动脉弓三维彩色血流	升主动脉 / 降主动脉血流

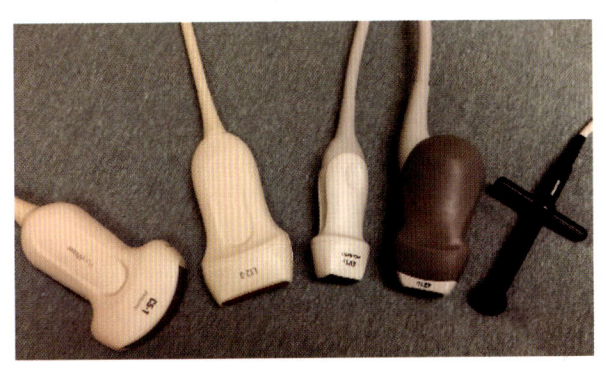

▲ 图 4-1 超声心动图检查使用的 5 种不同用途的超声探头

完整的超声检查。此时，心脏可以看作是由多个正交切面组合而成的。ASE 推荐的用于成人经胸成像的探头位置包括左、右胸骨旁，心尖，剑突下和胸骨上窝。患者通常首先取仰卧位，再取左侧卧位，探头置于左侧胸骨旁，因患者体型、是否合并肺部疾病和心脏在胸腔内的位置的不同，获取最佳胸骨旁切面的位置也不同。心尖声窗检查时，通常需要取更加垂直的左侧卧位，从心尖搏动感最强的地方开始探查。对于合并严重肺部

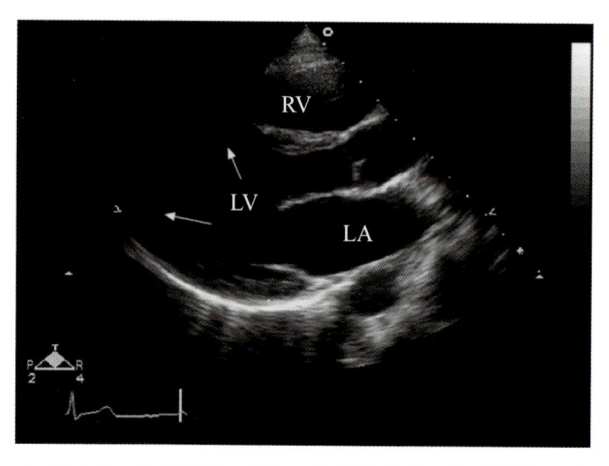

▲ 图 4-2 肋骨声影（箭），肋间隙较窄，探头接触面较大时，肋骨影响室间隔远端和左心室后壁的显示
LV. 左心室；LA. 左心房；RV. 右心室

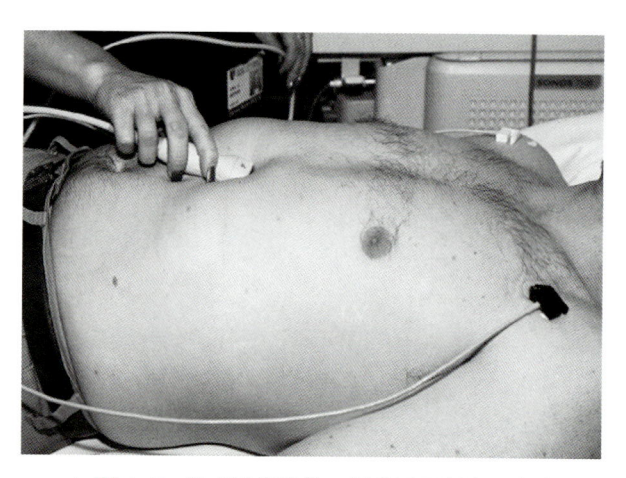

▲ 图 4-5 患者取仰卧位，探头置于剑突下声窗

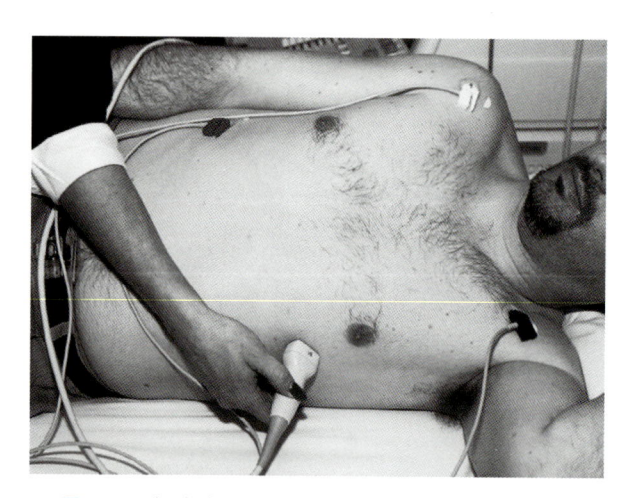

▲ 图 4-3 超声心动图检查的适宜体位。患者取左侧卧位，探头置于心尖声窗

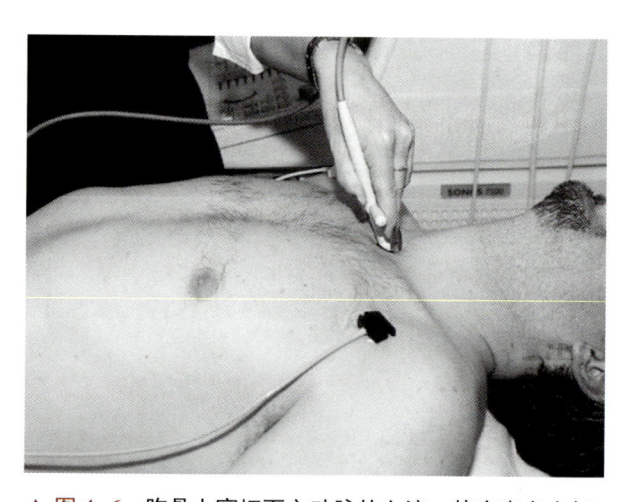

▲ 图 4-6 胸骨上窝切面主动脉的血流，垫高患者肩部，使头部后仰

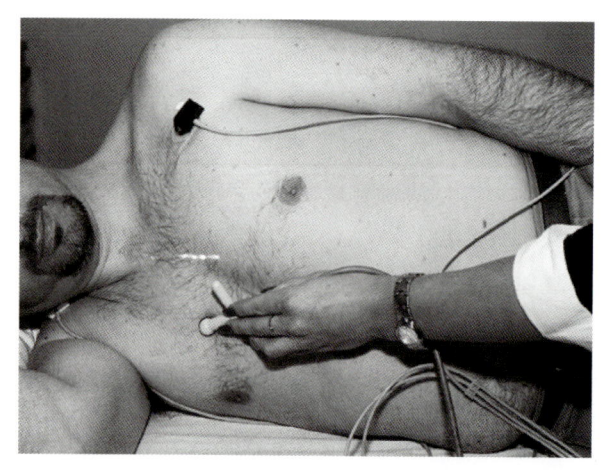

▲ 图 4-4 患者取右侧卧位，应用 Pedoff 探头记录升主动脉血流

疾病及胸壁较厚的患者来说，剑突下切面特别重要，此切面也是观察下腔静脉、肝静脉和许多重要先天性异常的唯一切面。胸骨上窝切面最常用于观察大血管和左心房（图 4-7）。

右侧胸骨旁切面应用较少。该切面主要用于检查主动脉或房间隔病变，有时也用于镜像右位心等先天性心脏位置异常的检查，对评估主动脉瓣狭窄也有重要诊断价值。检查时，患者通常取右侧卧位。右侧心尖、右侧锁骨上窝和背部也可以作为潜在的声窗，如经右锁骨上窝显示上腔静脉最佳。

需要指出的是，以上标准体位和探头放置位置仅适用于大多数患者。对于漏斗胸或慢性阻塞性肺病等胸部畸形的患者，以上切面往往不能满足检查需要。同样，镜像右位心、胸腔积液和气胸也不能仅依靠标准切面检查。在这种情况下，经胸超声心动图检查的临床应用价值取决于检查者的经验和创造力。此时探头置于一些非常规位置也可能获得重要的诊断信息。

超声心动图检查通常以胸骨旁切面开始。探头首先置于胸骨左缘第三肋间获取胸骨旁长轴切面，为了获取最佳图像，可能需要向上或向下移动1个或2个肋间隙，并嘱患者左侧卧位。当图像显示清晰时，该切面可显示左心室的中间部分和基底部、二尖瓣、主动脉瓣和主动脉根、左心房和右心室（图4-8），左心室心尖几乎不能显示。调整探头位置使扫描切面与左心室长轴平行并通过左心室腔的中心，即短轴内径和二尖瓣瓣叶位移最大的切面，逐步从内侧至外侧变换探头角度，直至左心室短轴内径最大。在此切面上可应用M型超声心动图记录左心室前后径（图4-9）。该切面还可以显示二尖瓣、主动脉瓣的活动，右心室游离壁运动及室间隔与左心室后壁的运动。在二尖瓣后叶基底部后方的房室沟内可显示冠状静脉窦。图4-10显示冠状静脉窦、房室沟和降主动脉的正常位置关系。左心房后方可见降主动脉横切面，此切面也是明确是否存在心包积液的理想切面。正常情况下，左心室后壁后方可见狭窄无回声区（echo-free space），但出现于降主动脉前方则提示心包积液。

六、胸骨旁长轴切面

大多数情况下，左心室长轴切面与左心室流出道和主动脉根部并不完全平行。如图4-11所示，在左心室长轴切面的基础上逆时针稍微旋转即可显示从左心室长轴至主动脉的长轴切面。图4-11A所示的左心室长轴切面低估了近端主动脉

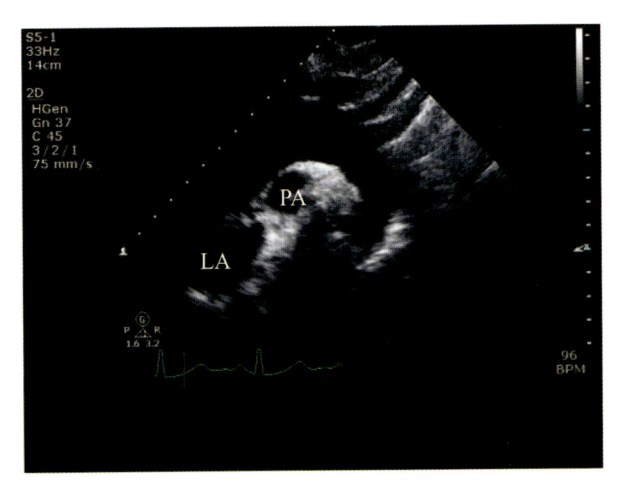

▲ 图4-7　胸骨上窝切面是唯一探查升主动脉分支及大血管起源的声窗
PA. 肺动脉；LA. 左心房

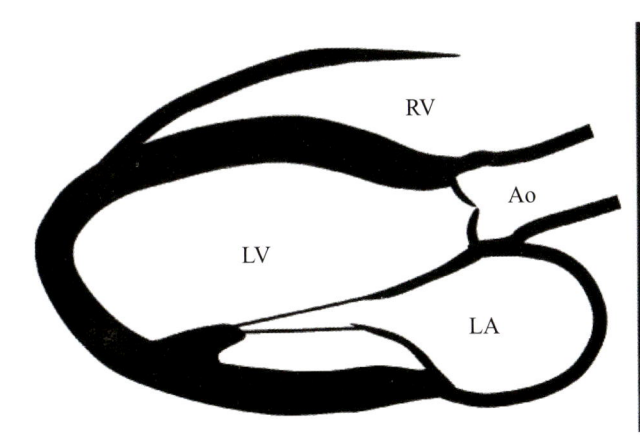

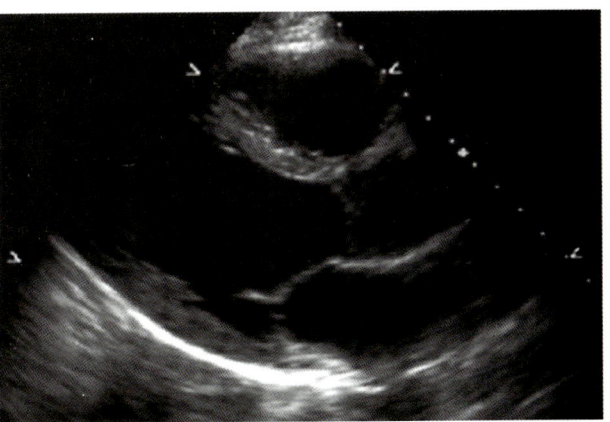

▲ 图4-8　胸骨旁左心室长轴切面
RV. 右心室；LV. 左心室；Ao. 主动脉；LA. 左心房

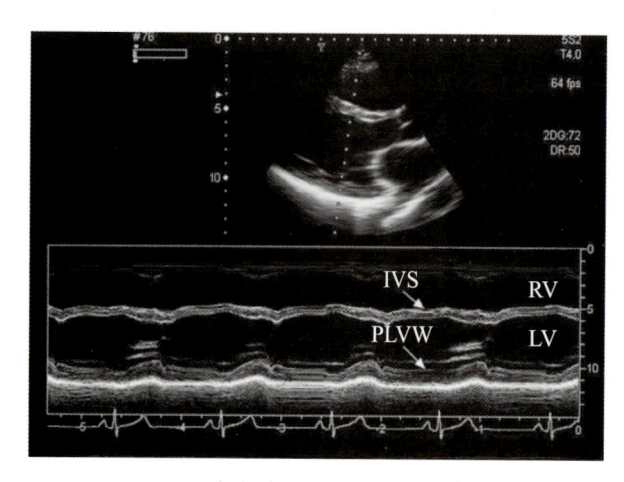

Feigenbaum 超声心动图学（原书第 8 版）
Feigenbaum's Echocardiography (8th Edition)

▲ 图 4-9 心室腔中部水平 M 型超声心动图
IVS. 室间隔；RV. 右心室；PLVW. 左心室后壁；LV. 左心室

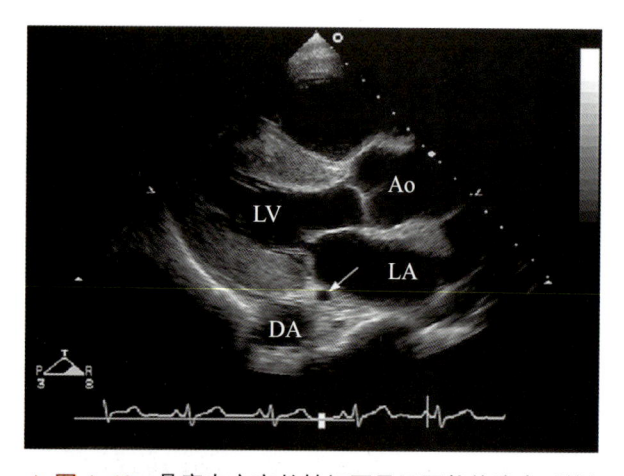

▲ 图 4-10 骨旁左心室长轴切面显示冠状静脉窦（箭）和降主动脉的关系
LV. 左心室；Ao. 升主动脉；LA. 左心房；DA. 降主动脉

的内径。轻微旋转探头（图 4-11B），主动脉根部完全显示并显示了真正的主动脉长轴切面。通常，探头从中间向两侧轻微改变扫描角度，即可显示完整的主动脉瓣，包括主动脉瓣瓣叶、瓣环和窦部。

胸骨旁长轴切面的一个重要优点是，感兴趣区结构与超声束的方向垂直，提高了分辨力使感兴趣区结构清晰显示。将探头移至更低的部位，可显示心室心尖部，即心尖长轴切面，此切面的优点是可显示心尖结构，缺点是由于左心室壁等主要结构与超声束平行，使心内膜显示不佳，影响室壁运动分析。本章将在后面部分详细介绍。

以胸骨旁左心室长轴切面为基础，扫查平面向内侧移动可以显示右心房和右心室（图 4-12）。当扫查胸骨后方时，可以显示后间隔、后内侧乳头肌，甚至右心室流入道。因为右心室流入道与其左心室流入道不平行，所以通常需要稍微顺时针旋转探头。此切面的标志性结构为三尖瓣，完全显示三尖瓣前瓣和后瓣的运动时，右心室内径最大。此切面还可以显示右心房的下部，包括下腔静脉瓣或下腔静脉。继续调整探头，可以显示右心室流出道、肺动脉瓣和主肺动脉（图 4-13A）。图示主肺动脉和轻微肺动脉瓣反流，该切面和心底短轴切面（图 4-13B）为显示主肺动脉分叉的最佳切面。

胸骨旁长轴切面可以显示二尖瓣和主动脉瓣的血流（图 4-14）。因为血流方向与超声束垂直，所以不适用于测量血流速度。但该切面常规用于显示主动脉瓣或二尖瓣反流。图示收缩期左心室流出道的血液朝向主动脉瓣，未见明显二尖瓣反流。探头稍微向内倾斜可用于评估室间隔缺损的分流，进一步向内倾斜则可显示三尖瓣瓣口血流并对三尖瓣反流进行定性和定量评估。

与二维切面相比，胸骨旁切面的全容积三维

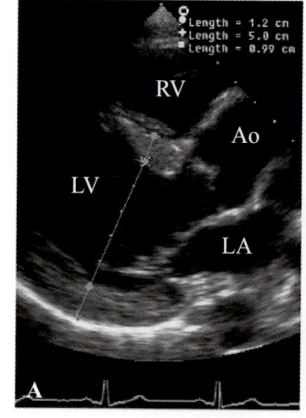

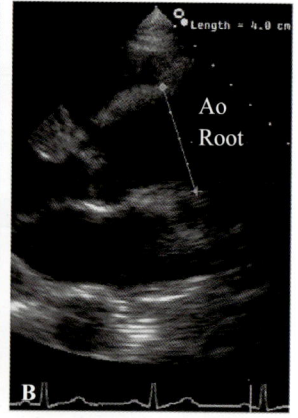

▲ 图 4-11 胸骨旁长轴切面调整探头与左心室长轴平行。该切面近端主动脉（Ao）正常；逆时针旋转微调探头使扫描平面平行于升主动脉长轴，显示真实主动脉根部内径
RV. 右心室；LV. 左心室；Ao. 升主动脉；LA. 左心房；Ao Root. 主动脉根部

第4章 超声心动图检查方法
The Comprehensive Echocardiographic Examination

◀ 图 4-12 右心室流入道切面
A. 切面包括部分左心室；
B. 加大扫查角度不显示左心室，仅显示右心房和右心室
RV. 右心室；LV. 左心室；RA. 右心房

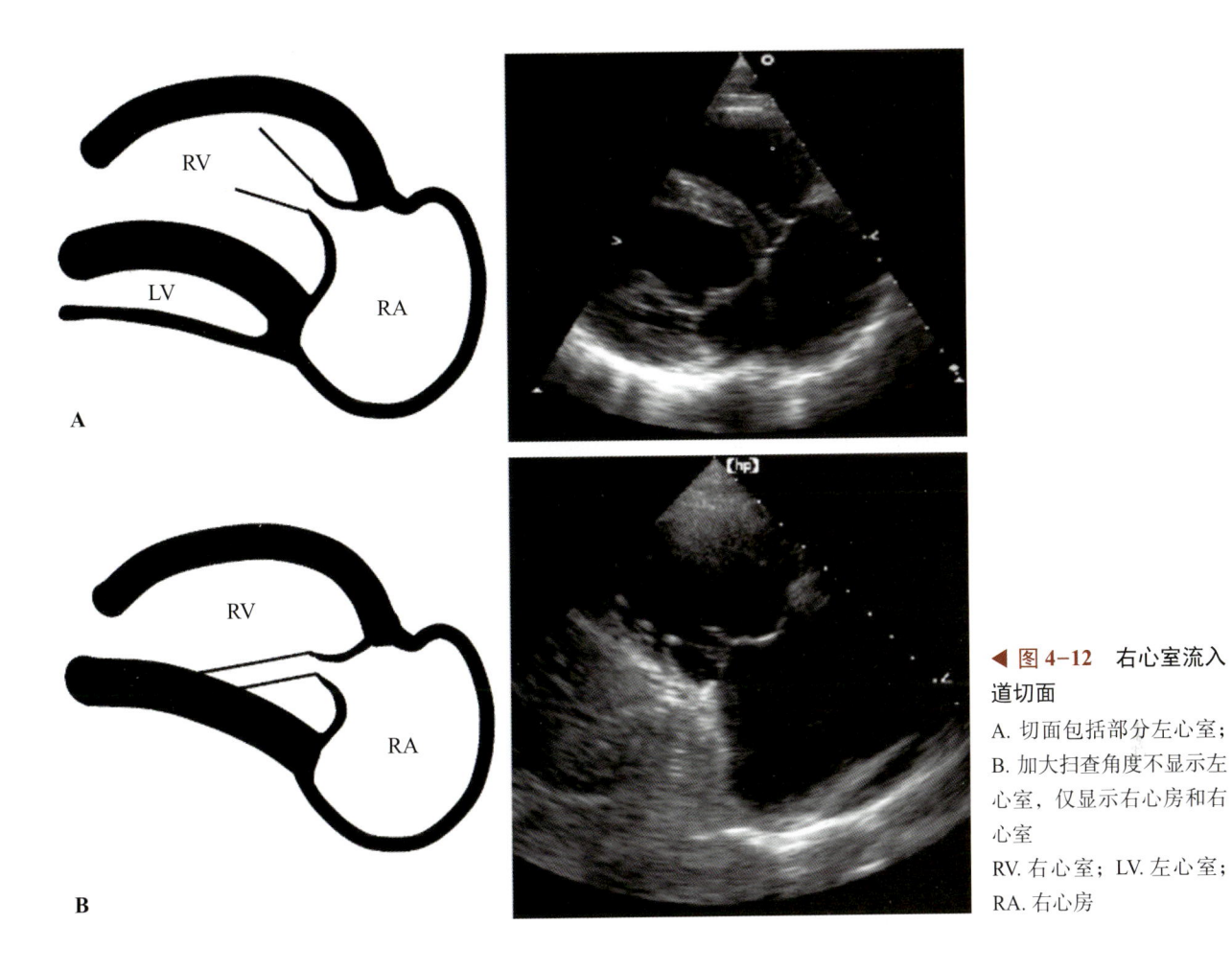

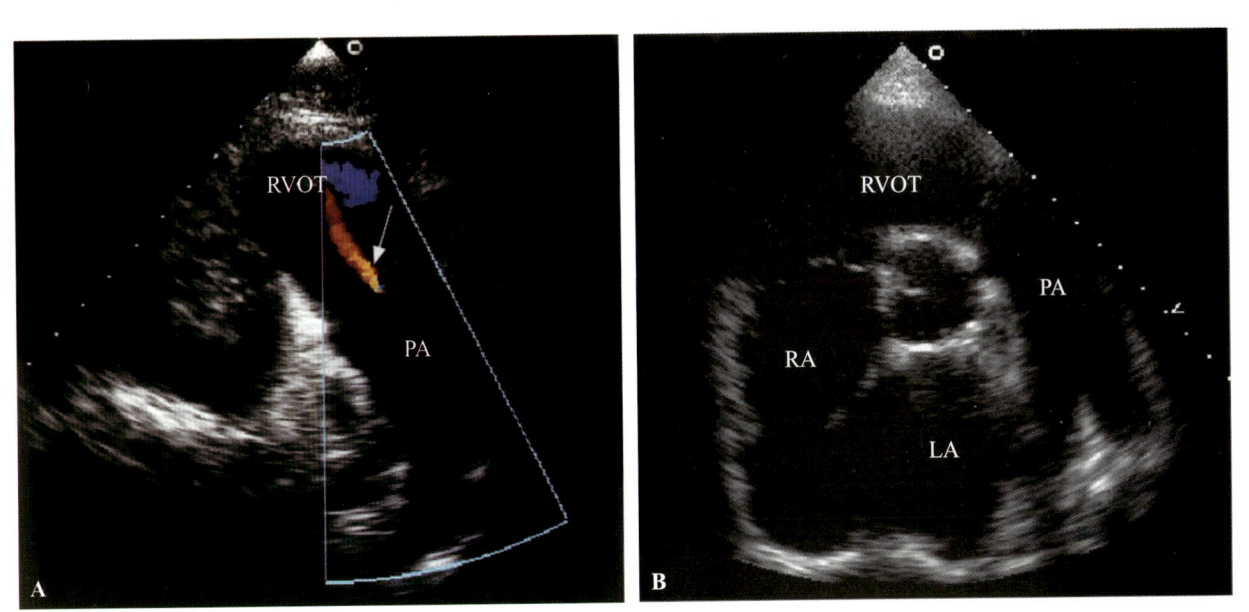

▲ 图 4-13 A. 右心室流出道切面显示右心室流出道和主肺动脉。可见轻微肺动脉瓣反流（箭）。B. 心底短轴切面显示主肺动脉分叉部
RVOT. 右心室流出道；PA. 肺动脉；LA. 左心房；RA. 右心房

085

扫查既有优点也存在局限性（图 4-15）。除了心尖，三维超声可以清晰显示左心室腔中部和基底部及主动脉瓣和二尖瓣。通过此声窗，可评估瓣膜结构、室壁运动和腔室大小。

七、胸骨旁短轴切面

在胸骨旁长轴切面的基础上，顺时针旋转探头约 90°即为短轴切面。图像右侧为左心室侧壁，左侧为室间隔。虽然理论上心底与心尖存在无数短轴切面，但实际工作中仅选取 3~4 个代表性的切面。由于不同切面差距数厘米，探头需在 2~4 肋间移动并变换扫查角度。图 4-16 示各种短轴平面与长轴切面的对应关系。

二尖瓣前叶瓣尖为短轴切面检查的参考标志。轻微旋转探头，并调整角度使左心室呈圆形，二尖瓣的 2 个瓣叶活动开放幅度最大（图 4-17A）。与所有短轴一样，左心室显示为从心尖往心底观察。检查时，从左心室腔中部水平短轴切面观察二尖瓣瓣叶活动、左心室壁运动情况及部分右心室，可以观察正常室间隔的正常曲度，评价室间隔的位置、形态及运动异常。从心底至心尖小幅度移动探头探查，可以显示二尖瓣瓣口、瓣叶交界处、二尖瓣腱索以及其相连的前外侧乳头肌和后内侧乳头肌。胸骨旁声窗的实时三维全容积成像可获取系列短轴平面。从这一系列图像中可以选择分析特定的二维图像，例如用于测量二尖瓣狭窄瓣口面积（图 4-18）。

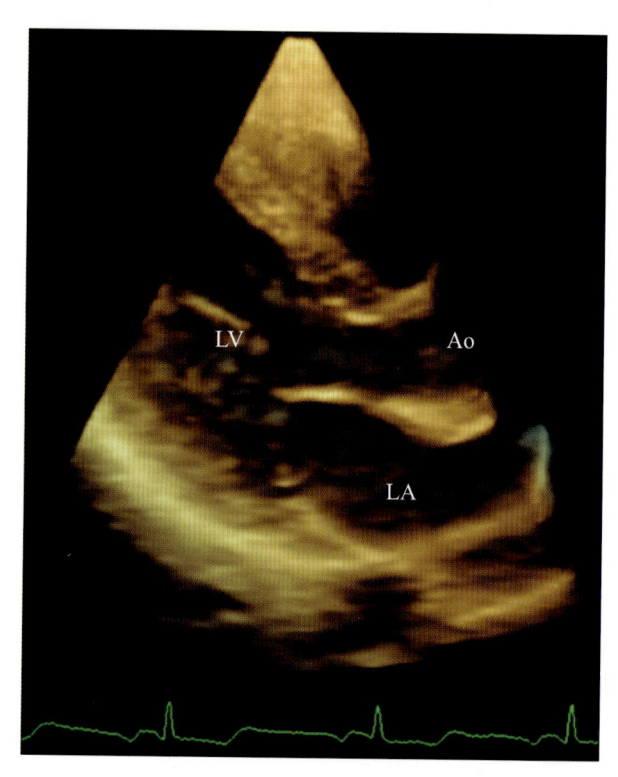

▲ 图 4-15 正常人胸骨旁切面三维超声心动图。图像沿长轴方向，显示的切面厚度即三维深度
LV. 左心室；LA. 左心房；Ao. 主动脉

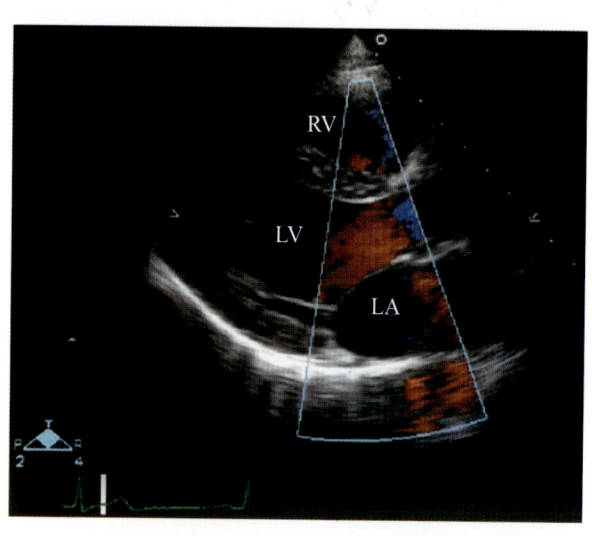

▲ 图 4-14 胸骨旁长轴切面彩色多普勒血流成像
RV. 右心室；LV. 左心室；LA. 左心房

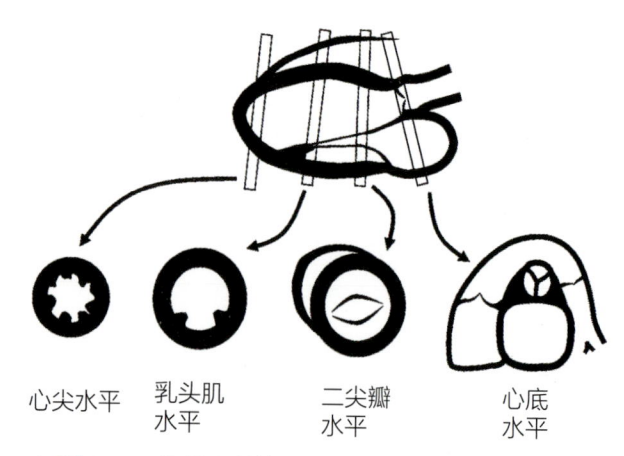

▲ 图 4-16 胸骨旁长轴切面对应的短轴切面示意图。短轴切面之间不完全平行但能够显示自心尖至心底的解剖结构

心尖水平　乳头肌水平　二尖瓣水平　心底水平

将探头向心底移动，获取主动脉瓣瓣环水平的短轴切面，可以同时显示以下重要结构（图4-17B）。除主动脉瓣瓣环外，还可显示主动脉瓣、冠状动脉开口、左心房、房间隔、右心房、三尖瓣、右心室流出道、肺动脉瓣和肺动脉近端，偶尔可显示左心耳。适当调整探头可显示主动脉瓣3个瓣的启闭。主动脉瓣瓣环稍上方的短轴切面可显示左、右冠状动脉的开口。如果瓣环被视为钟面，冠状动脉左主干大约位于4点钟方向，右冠状动脉大约位于11点钟方向（图4-19）。此切面可以判断主动脉瓣和肺动脉瓣的位置关系，正常情况下，主动脉和肺动脉几乎成垂直关系。继续向上倾斜探头，可以显示肺动脉分叉处及左、右肺动脉分支（图4-13B）。

移动探头向下并逐渐向心尖扫查可获取乳头肌水平短轴至心尖水平短轴的系列图像（图4-20）。这一系列切面是评估左心室中间段和心尖段心肌收缩运动的理想切面。上述切面越接近心尖，左心室腔越小，在扫查时应尽量将左心室腔短轴图像保持圆形。

不同胸骨旁短轴切面的多普勒检查内容不尽相同。在心底短轴切面，调整扫查切面使得通过三尖瓣和肺动脉瓣的血流方向与声束平行，以评估三尖瓣前向血流和反流。稍微变换探头角度可以对肺动脉瓣血流进行评估（图4-21）。相反，主动脉血流方向近乎垂直于扫查平面，故不能对主动脉血流进行定量多普勒评估。但是，在主动脉瓣下方（左心室流出道水平）短轴切面上，彩色多普勒血流成像可显示起自反流口的主动脉瓣反流束（图4-22），可以用于评估其反流面积。移动探头至二尖瓣水平短轴切面，可以用于评估二尖瓣反流（图4-23），仔细扫查通过二尖瓣瓣叶的各个切面，可评估二尖瓣反流（图4-23），判断反流束起始位置，明确反流程度。

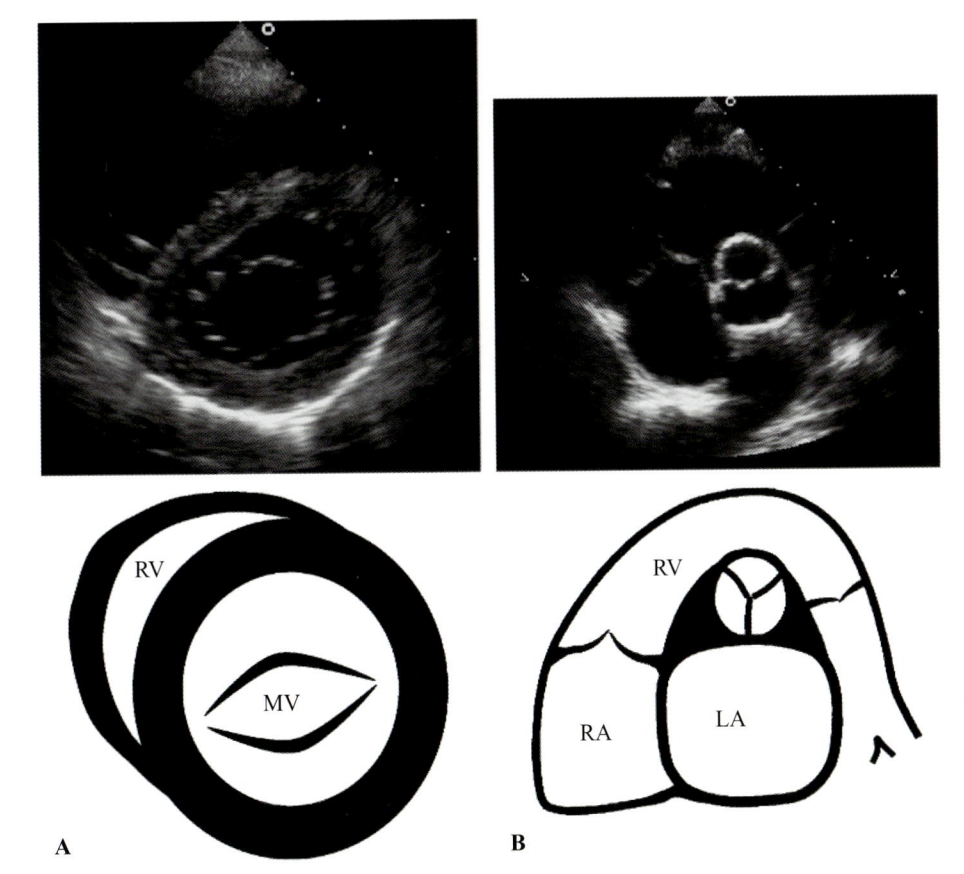

◀ 图4-17 两个短轴切面
A. 二尖瓣水平短轴切面；B. 主动脉瓣水平短轴切面
RV. 右心室；MV. 二尖瓣；RA. 右心房；LA. 左心房

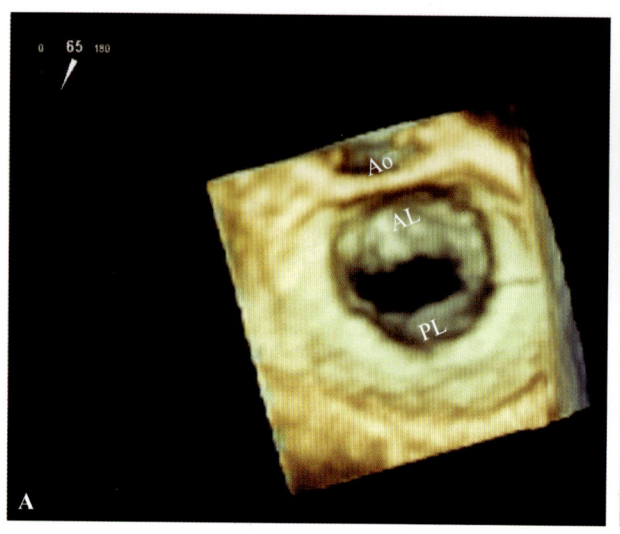

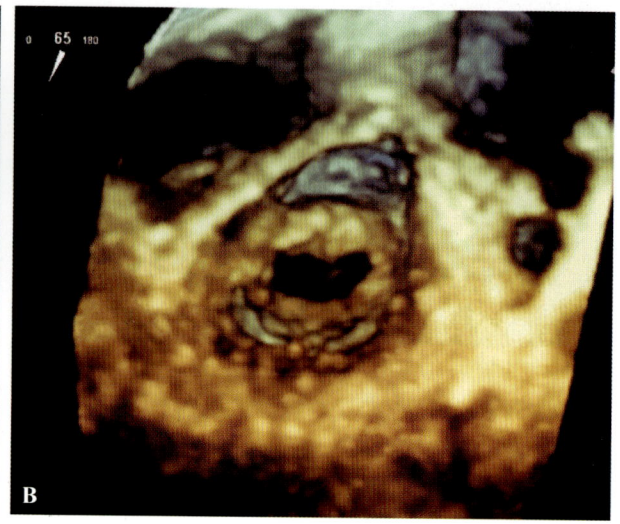

▲ 图 4-18 二尖瓣狭窄的三维超声心动图
A. 从左心房面观察二尖瓣；B. 图从左心室面观察二尖瓣
Ao. 升主动脉；AL. 二尖瓣前叶；PL. 二尖瓣后叶

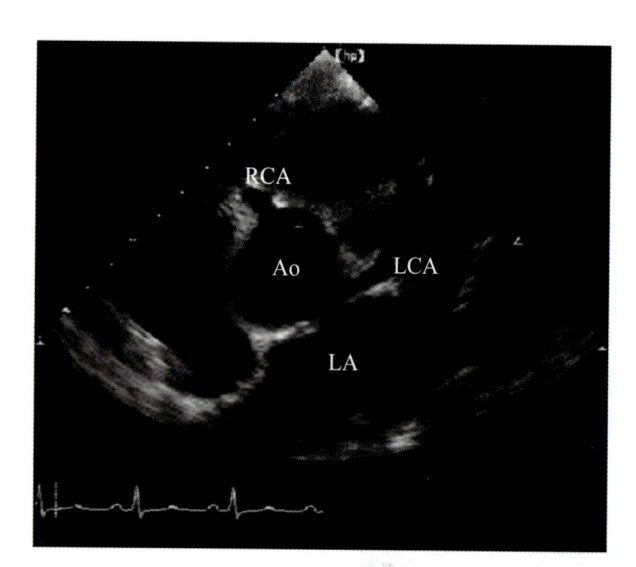

▲ 图 4-19 心底短轴切面主动脉瓣上方，显示左冠状动脉（LCA）和右冠状动脉（RCA）的起始段
Ao. 升主动脉；LA. 左心房

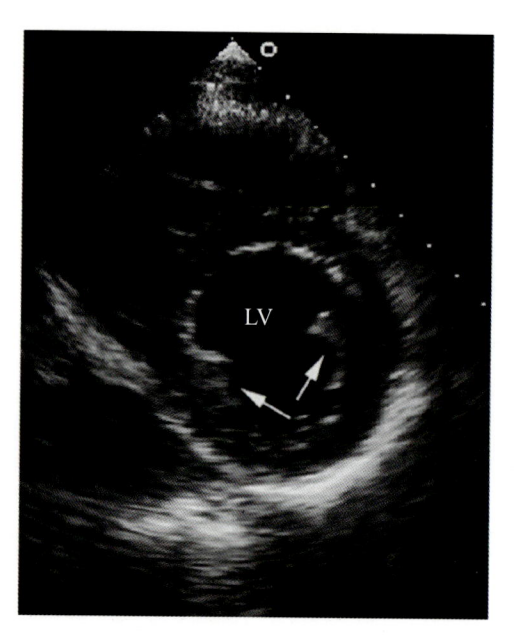

▲ 图 4-20 乳头肌水平的短轴切面（箭）
LV. 左心室

八、心尖切面

患者取左侧卧位，将探头置于心尖，可显示心尖长轴系列切面。通常从心尖四腔心切面开始扫查，如图 4-24 所示。将探头指向右侧肩胛骨方向并调整探头直至 4 个心腔均能显示，该切面可显示二尖瓣和三尖瓣的启闭活动，真正的左心室心尖位于近场，室壁较薄且运动相对较弱。当探头位置不当时，由于左心室缩短而无法显示真正的心尖。左心室假腱索是心脏常见的正常变异（图 4-25），必须与血栓或肿瘤等病理情况相鉴别。经过适当调整探头，心尖四腔心切面的 4 个心腔、房室瓣、室间隔和房间隔均可清晰显示。

▲ 图 4-21 心底短轴切面是显示肺动脉瓣瓣口脉冲多普勒血流频谱的最佳切面

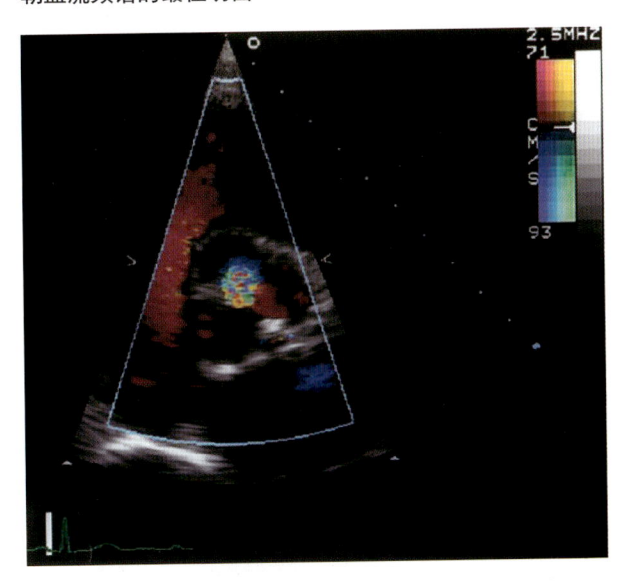

▲ 图 4-22 舒张期短轴切面的彩色多普勒血流成像，显示反流束起自于主动脉瓣瓣口

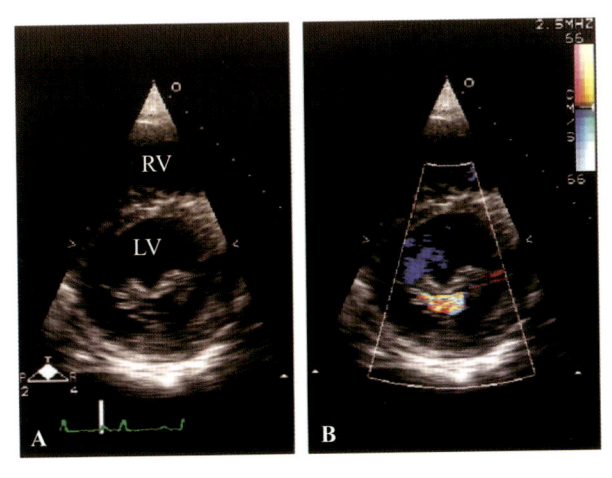

▲ 图 4-23 二尖瓣瓣口水平短轴切面显示二尖瓣反流
A. 二维显示二尖瓣增厚；B. 同一水平彩色多普勒显示反流束范围
RV. 右心室；LV. 左心室

应当注意的是，心脏十字交叉处显示的三尖瓣隔瓣附着点低于二尖瓣前叶附着点，更接近于心尖部。在标准心尖四腔心切面，二尖瓣前叶位于内侧，较小的后叶附着于房室环的侧缘。三尖瓣的隔瓣附着于内侧，而较大的前叶附着于侧壁。确认这种位置关系对于诊断 Ebstein 畸形（Ebstein anomaly）和心内膜垫缺损（endocardial cushion defects）等先天性心脏病至关重要。右心室心尖部可显示节制索（图 4-26），左心房后方可显示降主动脉。虽然左心房位于远场，但仍可显示心房后壁肺静脉的入口。

减小探头与胸壁的夹角，声束稍向前扫查，可显示左心室流出道、主动脉瓣和主动脉根部（图 4-27），称为"心尖五腔心切面"，尽管该术语并不十分准确，但该切面有许多实用之处，在此切面上，左心室流入道和左心室流出道大致平行于声束，可同时定量分析其血流（图 4-28）。此外，该切面还可以显示主动脉和二尖瓣反流，也是区分主动脉瓣上和瓣下狭窄的最佳切面。

以心尖四腔心切面为基础，逆时针旋转探头约 60° 可以得到心尖两腔心切面（图 4-29），此时不显示右心房和右心室，只显示左心室、左心房和二尖瓣，该切面与 X 线造影的右前斜位相似。因此，可作为右前斜位的参照。虽然心尖两

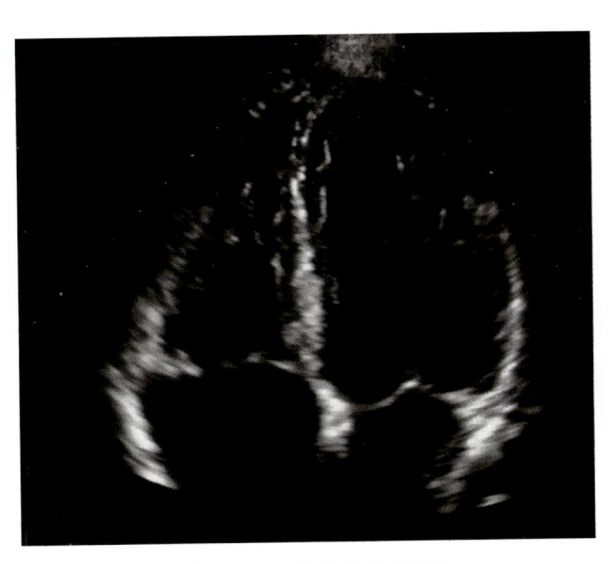

▲ 图 4-24 心尖四腔心切面

腔心切面与四腔心切面并不完全垂直，但心尖两腔心切面可显示不同的左心室室壁，并且这2个切面相互结合可准确评估左心室大小、形状和功能，可用于左心室功能的双平面定量测量。部分患者还可以显示左心耳（图4-30）。虽然经食管超声心动图检查更优越，但这是经胸观察左心耳少有的几个切面。

再以心尖四腔心切面为参考切面，探头顺时

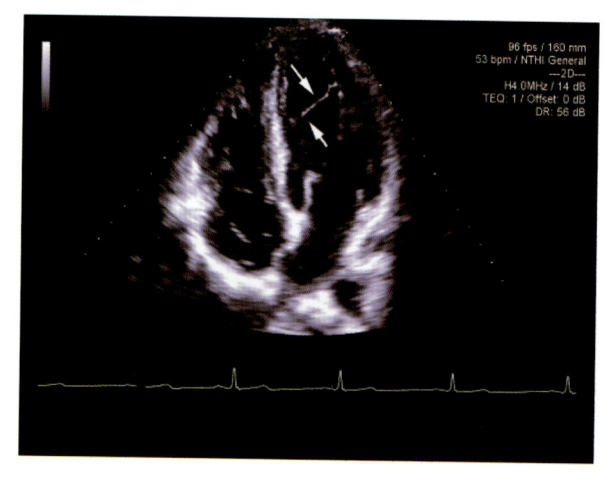

▲ 图 4-25　左心室假腱索（箭）

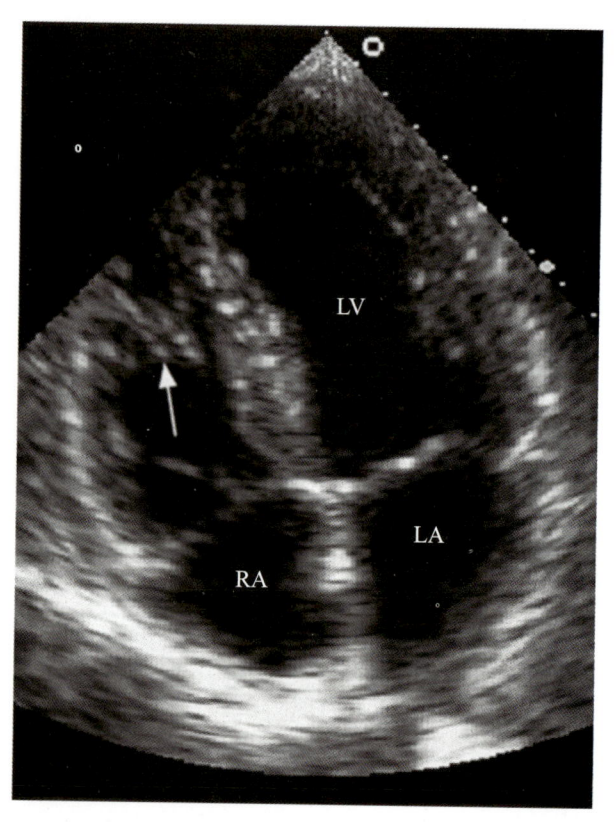

▲ 图 4-26　心尖四腔心切面显示右心室节制索（箭）
LV. 左心室；RA. 右心房；LA. 左心房

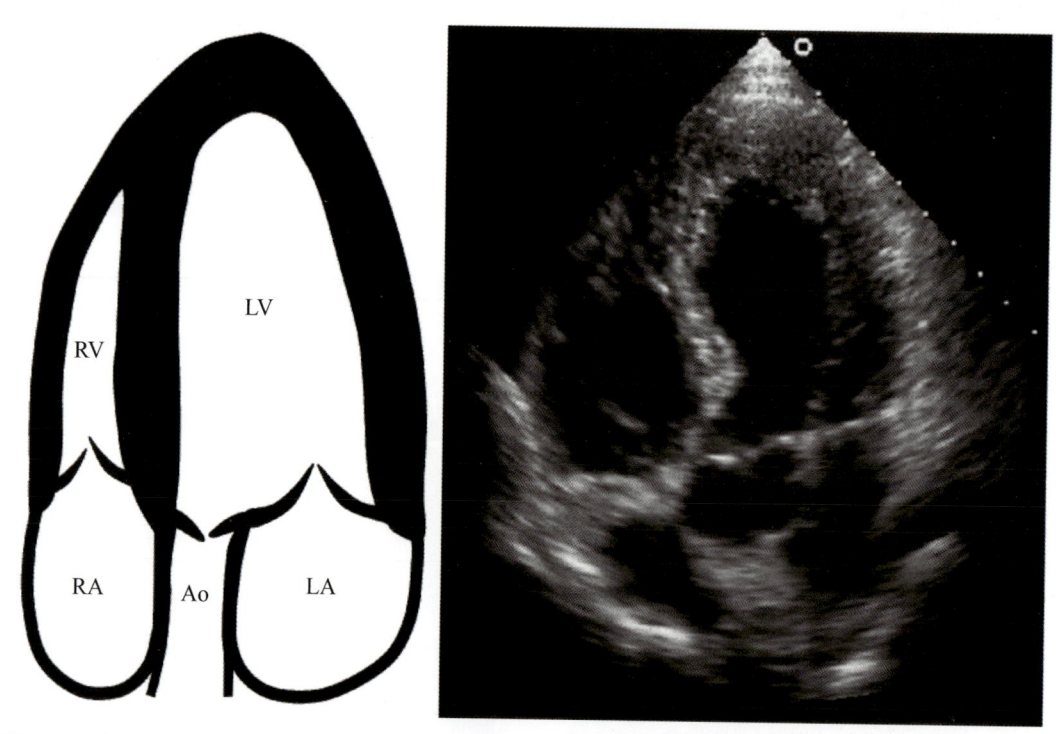

▲ 图 4-27　在心尖四腔心切面的基础上，稍微减小探头与胸壁的角度可获取左心室流出道和主动脉近端的切面
RV. 右心室；LV. 左心室；RA. 右心房；LA. 左心房；Ao. 升主动脉

针旋转大约 60° 得到心尖长轴切面，可同时显示二尖瓣和主动脉瓣（图 4-31）。除显示心尖外，该切面与胸骨旁长轴切面类似，主要区别在于心内膜面与超声束的角度不同。胸骨旁长轴切面上，心内膜与超声束垂直，所以边界显示清楚。但是在心尖长轴切面上，心内膜与超声束近乎平行，导致心内膜的回声失落及室壁运动显示不清。此切面可用于评估主动脉瓣狭窄，以及包括肥厚型心肌病在内的瓣下梗阻性疾病。

将这 3 个心尖切面显示的室壁与钟面上的时间对应，对理解切面位置很有帮助（图 4-32）。心尖四腔心切面显示的左心室壁对应于 10 点钟和 4 点钟位置，两腔心切面显示的左心室壁对应于 2 点钟和 8 点钟位置，长轴切面显示的左心室

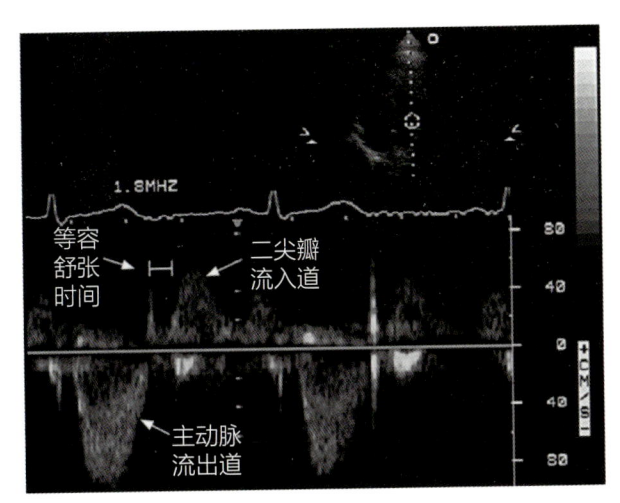

▲ 图 4-28 心尖五腔心切面应用于脉冲多普勒显示主动脉流出道和二尖瓣流入道血流，可用于测定等容舒张时间（IVRT）

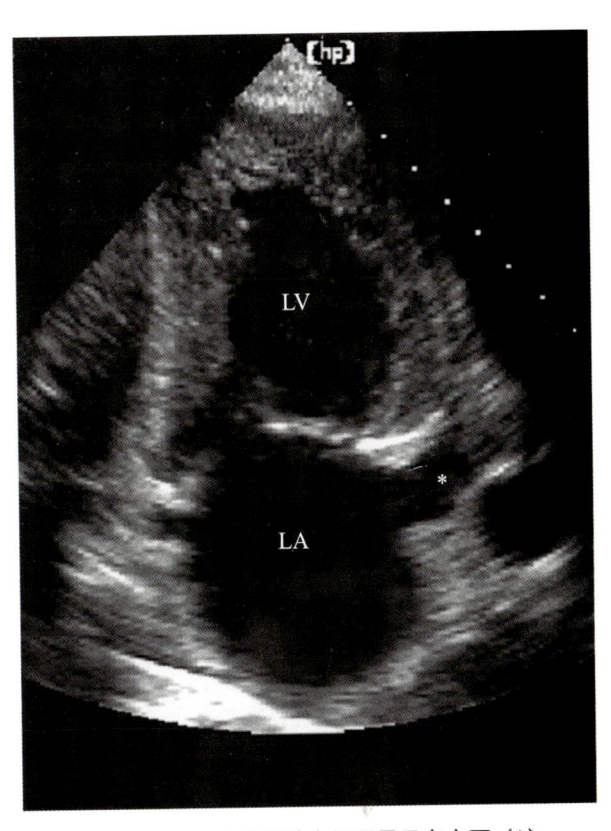

▲ 图 4-30 心尖两腔心切面显示左心耳（*）
LV. 左心室；LA. 左心房

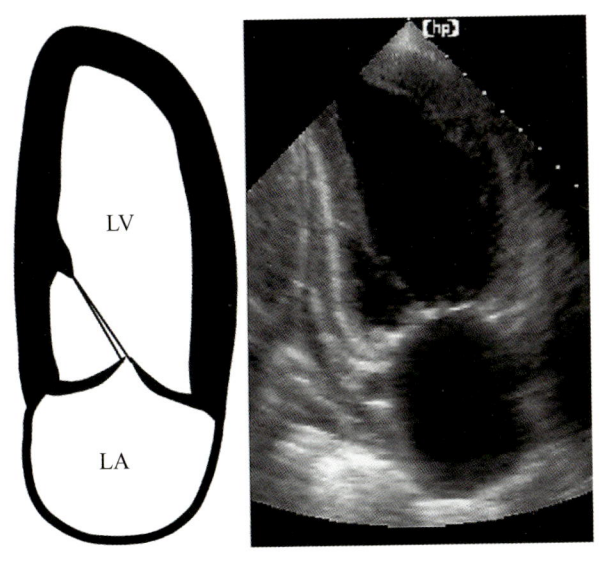

▲ 图 4-29 心尖两腔心切面

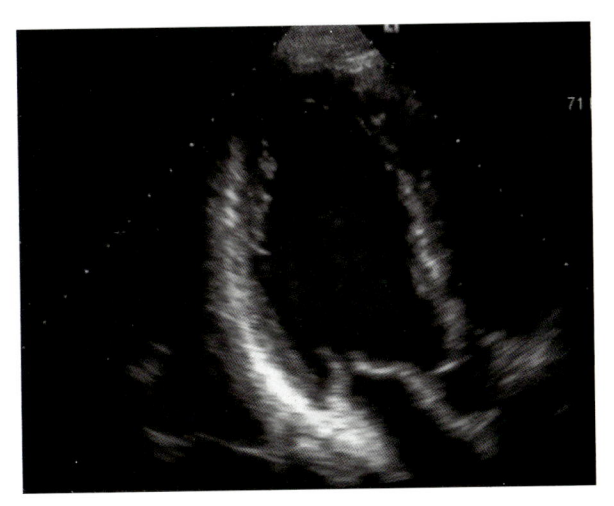

▲ 图 4-31 心尖长轴切面类似于胸骨旁长轴切面，但扫查位置更低

091

壁则对应于 12 点钟和 6 点钟位置。上述对应关系有助于确定 3 个切面的方向，强调不同切面显示左心室壁的不同节段。

实时三维超声心动图可通过采集容积数据来显示心尖。其数据包括整个左心室或右心室，常用于计算左心室容积、质量和射血分数（图 4-33）。三维超声心动图的这些临床应用是其优势之一，第 5 章将详细介绍。

心尖切面的多普勒检查有几个重要的应用。在心尖四腔心切面，多普勒取样容积置于二尖瓣瓣口记录二尖瓣流入道血流频谱（图 4-34）。同样的方法可以测量三尖瓣流入道的血流频谱，五腔心切面将取样容积置于主动脉瓣瓣环水平可以测量主动脉流出道的血流频谱（图 4-35）。虽然探头与肺静脉的距离较远，但降低速度标尺，调低壁滤波水平，将取样容积置于肺静脉口内，仍可获得肺静脉血流频谱（图 4-36），图中清楚显示肺静脉血流频谱的收缩波、舒张波和心房收缩形成的逆向波。最后，心尖切面上还应常规进行彩色多普勒成像，以评估二尖瓣、主动脉瓣或三尖瓣反流。

二尖瓣瓣环的组织多普勒成像已常规应用于评估心室舒张功能和充盈压。记录瓣环速度时，应选择较小的取样容积并降低增益和滤波，速度标尺调至最低。在四腔心切面上，将取样容积放置在二尖瓣瓣环室间隔中间区域及侧壁，记录组织多普勒速度（图 4-37），在大多数患者中可以完整记录瓣环在整个心动周期中的运动。此外，二尖瓣流入道和左心室充盈的彩色 M 型血流成像也可用于评估舒张功能（图 4-38）。在常规彩色血流成像引导下，M 型超声取样线置于二尖瓣瓣口血流中央，即可显示舒张早期通过二尖瓣瓣口到达心尖的加速血流。红-蓝交界的斜率表示舒张早期左心室流入道血流传播速度，与腔室舒

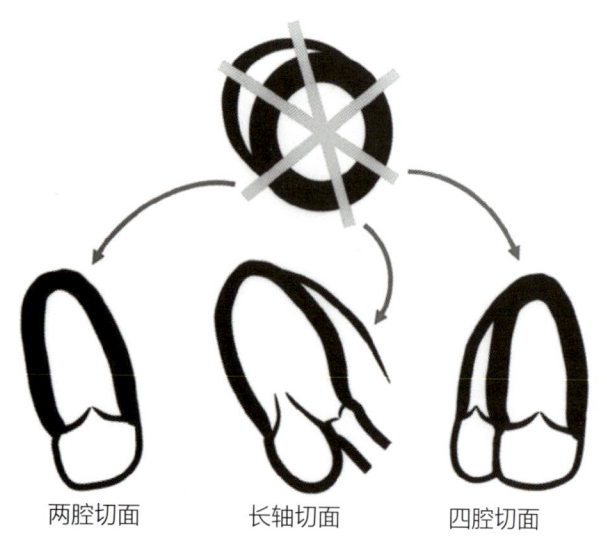

▲ 图 4-32 不同心尖长轴切面和胸骨旁短轴切面的关系（详见正文）

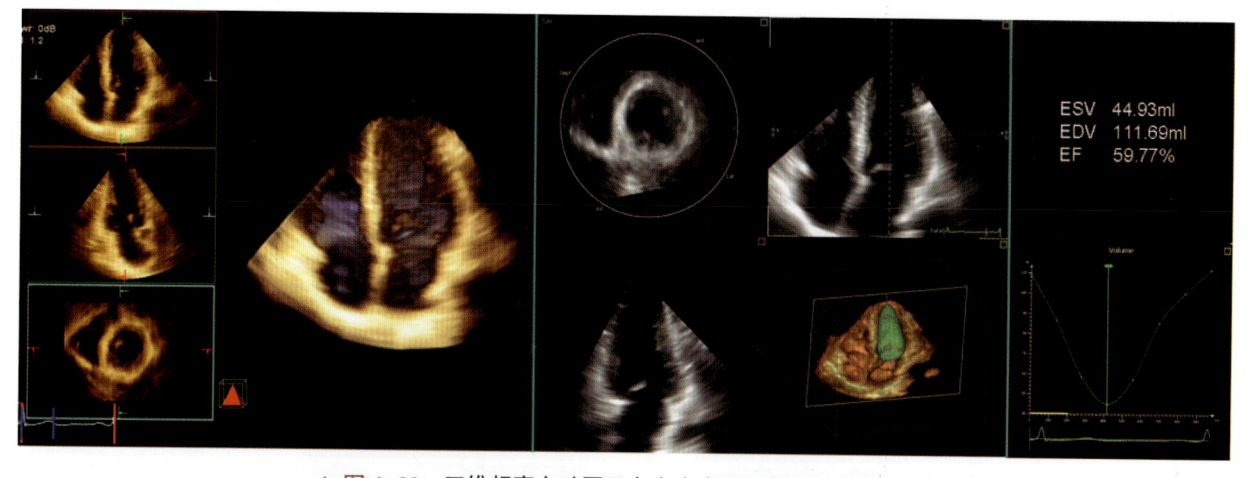

▲ 图 4-33 三维超声心动图示左心室容积和射血分数的获取
根据心动周期追踪心内膜边界，进行左心室的瞬时容积的计算。半定量计算收缩末期（ESV）和舒张末期（EDV）容积及射血分数（EF）

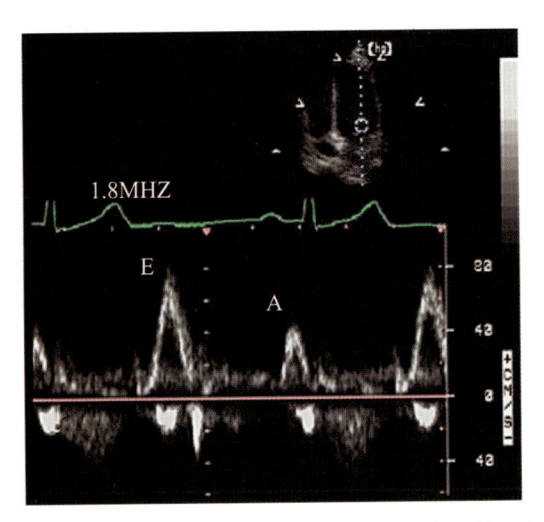

▲ 图 4-34 心尖四腔心切面为记录二尖瓣流入道血流脉冲波多普勒频谱的理想切面，图示正常二尖瓣血流的 E 波和 A 波

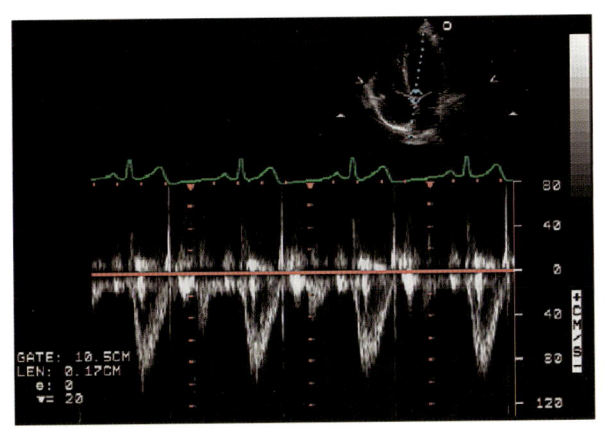

▲ 图 4-35 脉冲多普勒记录心尖五腔心切面主动脉流出道的血流频谱

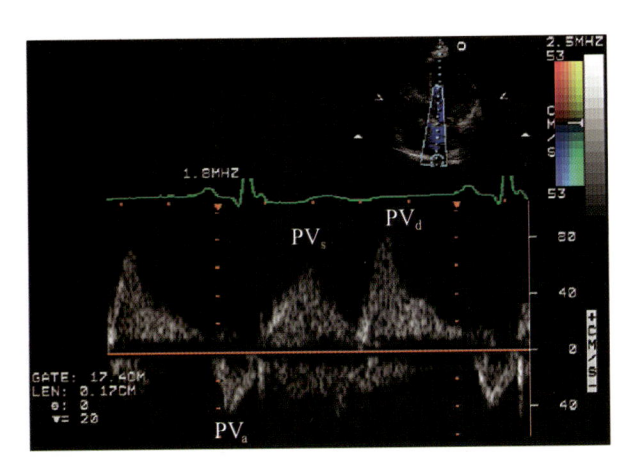

▲ 图 4-36 在心尖四腔心切面，将脉冲多普勒取样容积置于肺静脉与左心房交界处记录肺静脉血流频谱。上图显示肺静脉频谱包含 3 个时相：收缩波（PV_s）、舒张波（PV_d）和心房收缩逆向波（PV_a）

张的速率相关。

九、剑突下切面

剑突下切面具有特殊的诊断价值，但由于个体差异，并不是每个患者都能显示。大多数情况下，探头置于剑突下可获取四腔心和系列短轴切面。剑突下四腔心切面和心尖四腔心切面较相似，但却有 2 点不同。第一，前者超声束垂直于左心室长轴，可以更好地显示心内膜。第二，由

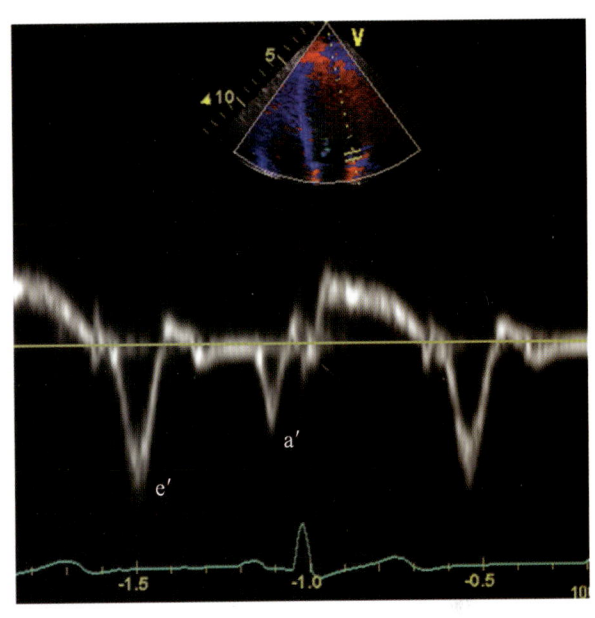

▲ 图 4-37 组织多普勒显示二尖瓣瓣环侧壁运动频谱，显示朝向探头的收缩波和背离探头的舒张波（e' 和 a'）

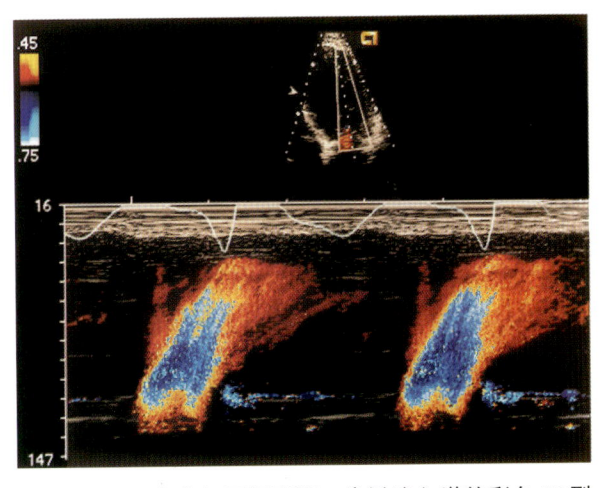

▲ 图 4-38 心尖切面舒张期二尖瓣流入道的彩色 M 型血流成像

于探头与心尖的相对位置关系，剑突下切面可以更好地显示心尖部（图 4-39）。由于剑突下切面房、室间隔与声束垂直，对明确房、室间隔缺损具有重要价值。在成人，该切面通常是唯一能显示房间隔上部的切面，从而明确是否存在静脉窦房间隔缺损。由于探头离右心室游离壁较近，该切面也是显示右心室游离壁厚度和运动的理想切面。可疑心包压塞时有助于评价右心室室壁的异常运动（图 4-40）。

在剑突下四腔心切面的基础上，逆时针旋转探头约 90° 即可得到系列短轴切面。图 4-41A 显示了乳头肌水平短轴切面。调整探头可以清晰显示右心室流出道、肺动脉瓣和肺动脉近端（图 4-41B）。可替代胸骨旁短轴切面用于评估上述结构。调整探头使血流方向平行于声束利于定量多普勒分析。由此切面逐渐向下调整探头角度，可显示从心底至心尖的系列左、右心室的短轴切面。通过调整短轴切面，剑突下还可显示下腔静脉和肝静脉（图 4-42），用来分析下腔静脉的内径及其呼吸变化率。使用脉冲多普勒记录肝静脉血流，首先显示位于横膈膜下方数厘米处的下腔静脉，然后调整探头方向使肝静脉与声束平行，再观察肝静脉血流，记录肝静脉的血流频谱，结合呼吸周期评估肝静脉血流频谱才具有临床意义。

十、胸骨上窝切面

胸骨上窝切面（suprasternal views）主要用于探查大血管。患者头部后仰，将探头置于合适的位置利于显示主动脉弓。但需要注意轻放探头以减少患者的不适。主动脉弓与声束的位置关系决定了扫查平面的方向，尽管用各种术语来描述探头的位置，但描述切面与主动脉弓平行成垂直的方法最为直观。

当切面与主动脉弓平行时，通常可以显示升主动脉、降主动脉及头臂干、左颈总动脉、左锁骨下动脉和右肺动脉的起始段（图 4-43）。由于探头与主动脉弓距离较近，90° 的扇角可能无法同时显示升主动脉和降主动脉，此时应该调整探头角度以全面观察。在此切面上，旋转探头 90°

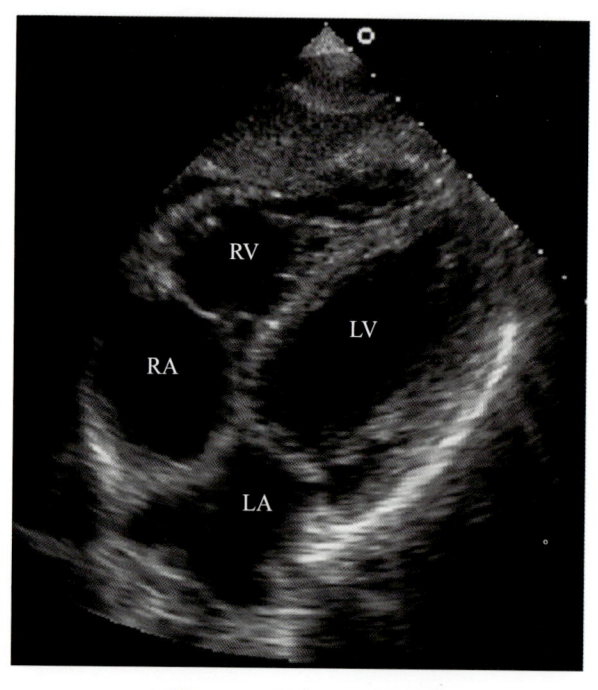

▲ 图 4-39 剑突下四腔心切面
RV. 右心室；RA. 右心房；LV. 左心室；LA. 左心房

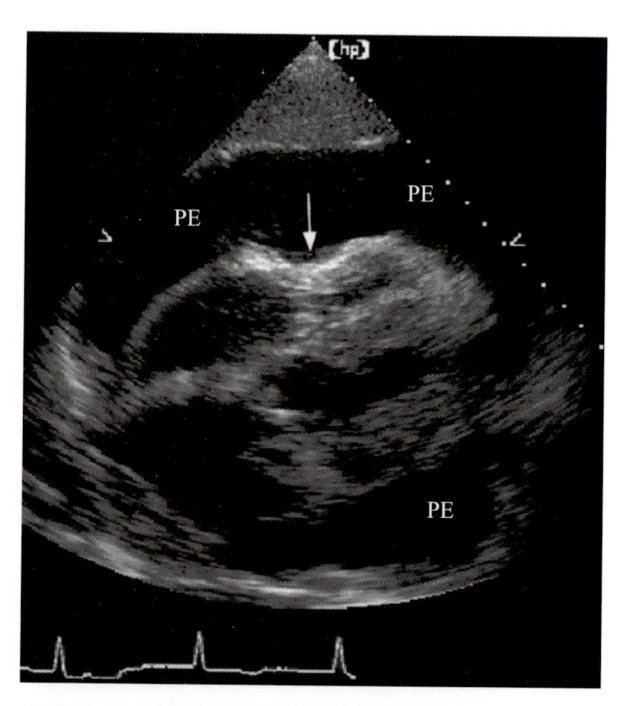

▲ 图 4-40 剑突下四腔心切面显示大量心包积液（**PE**）。该切面可以很好地显示舒张期右心室游离壁塌陷（箭）

即为主动脉弓短轴切面，该切面可以显示右肺动脉和左心房。探头向左稍微调整可显示上腔静脉。图4-44胸骨上窝显示主动脉弓短轴切面及其后方的右肺动脉和左心房。

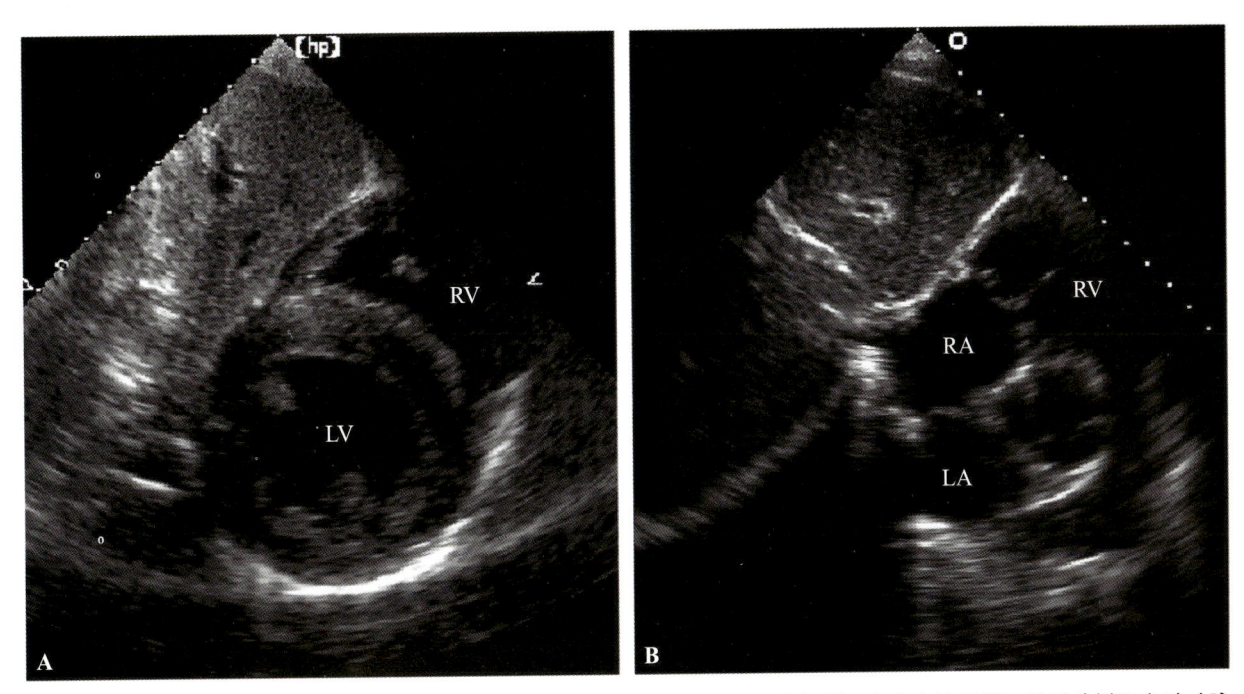

▲ 图4-41　A. 剑突下乳头肌水平短轴切面；B. 基底段短轴切面，清晰显示房间隔、右心室流出道、肺动脉瓣和主肺动脉
RV. 右心室；LV. 左心室；RA. 右心房；LA. 左心房

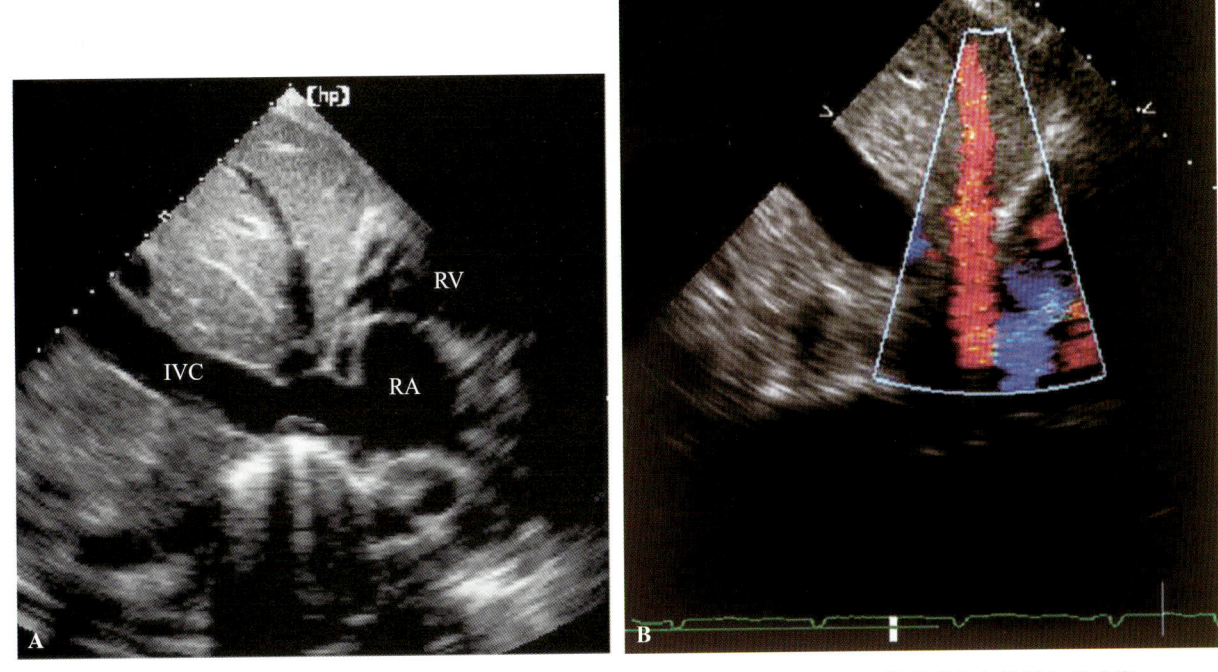

▲ 图4-42　A. 剑突下长轴切面下腔静脉（IVC）回流入右心房（RA）；B. 肝静脉彩色多普勒血流成像
RV. 右心室

095

前面的内容详细介绍了常规超声心动图需要记录大量的超声切面。采用数字技术可以同时显示 4 幅图。虽然 4 幅图可以为任意切面，但推荐记录胸骨旁长轴、短轴及心尖四腔心和两腔心切面（图 4-45）。其优点包括全面显示左心室室壁，对于室壁运动分析和负荷超声心动图具有重要意义。这些内容将在后面的章节中介绍。

十一、二维超声心动图方位

ASE 规范了超声心动图的方位。例如，在胸骨旁长轴切面上，主动脉位于屏幕的右侧。在短轴切面中，右心室位于屏幕左侧，类似于观察者从心尖向心底观察心脏。在心尖四腔心切面，右心位于屏幕左侧，左心则位于右侧。也有倒置显示的，即心房显示在屏幕顶部，心尖位于屏幕底部（图 4-46）。此方法更接近于解剖学，并且受到儿科超声心动图专家的青睐。因此，本书先天性心脏病章节（第 19 章）中的部分插图遵循此方位。

由于对图像方位的描述存在多种可能性，ASE 推荐了二维超声心动图成像的标准化方法。

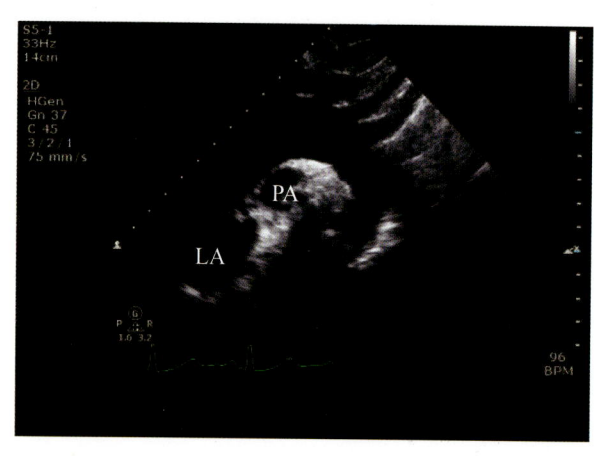

▲ 图 4-43 胸骨上窝切面，扫查平面与主动脉弓平行。显示主动脉弓、右肺动脉和左心房的位置关系
PA. 肺动脉；LA. 左心房

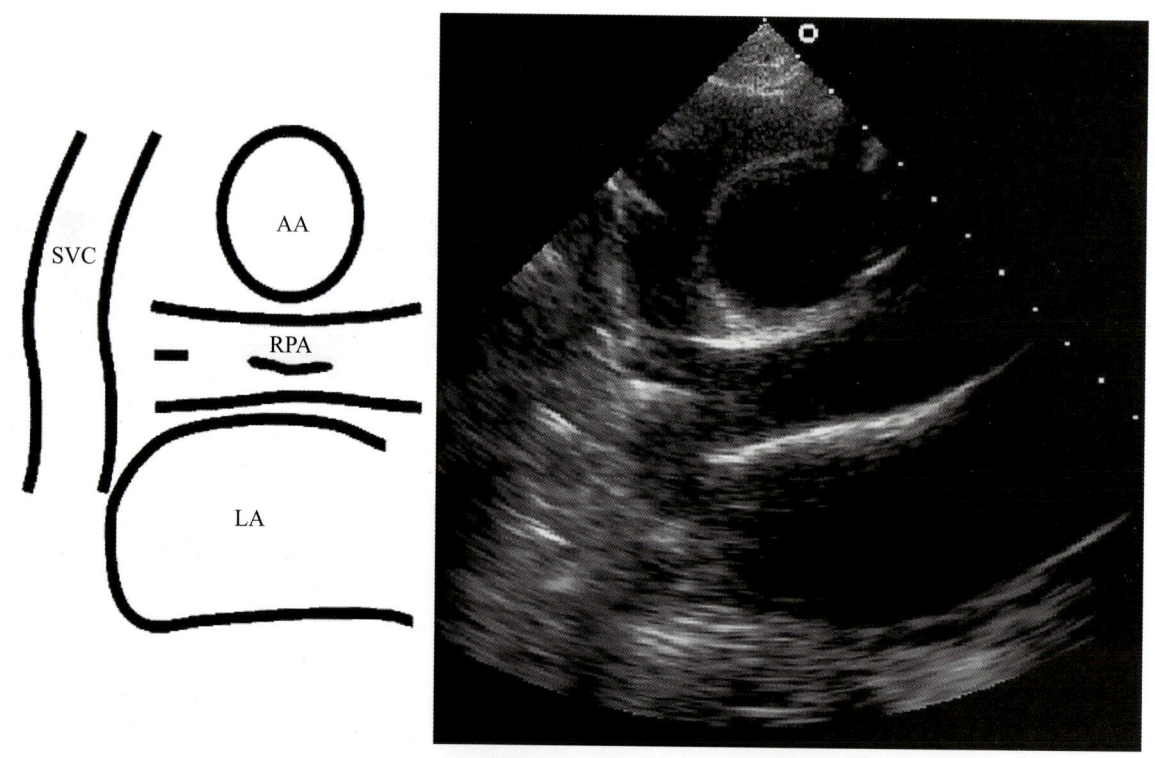

▲ 图 4-44 胸骨上窝主动脉弓（AA）短轴切面
该平面显示上腔静脉和位于主动脉弓与左心房（LA）之间的右肺动脉（RPA）
SVC. 上腔静脉

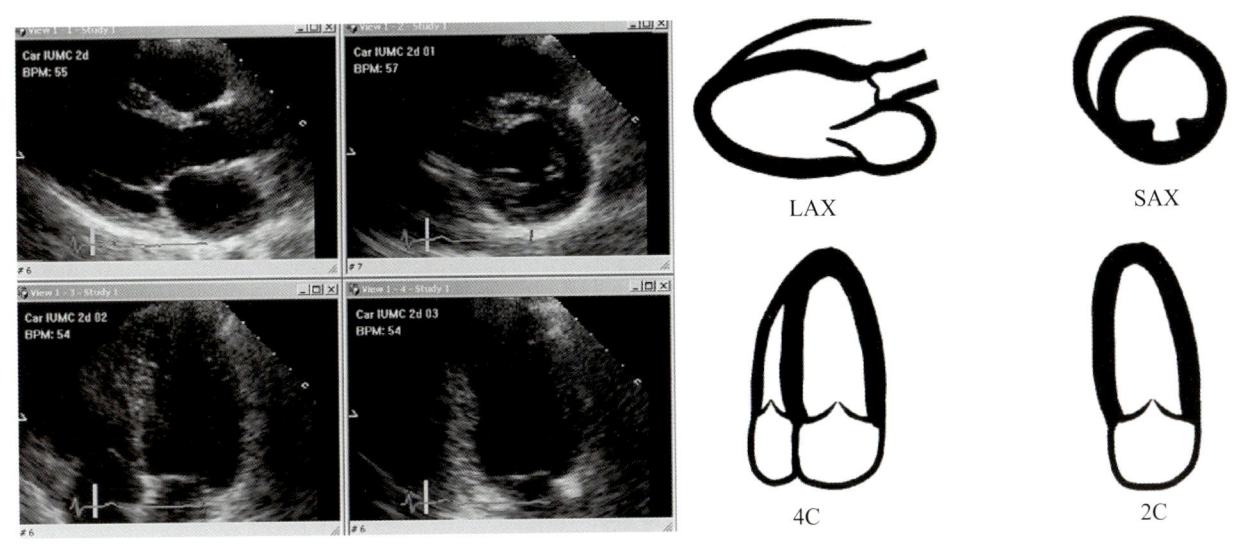

第4章 超声心动图检查方法
The Comprehensive Echocardiographic Examination

▲ 图 4-45 4 幅图模式显示胸骨旁长轴、短轴切面、心尖四腔心切面和两腔心切面
LAX. 长轴；SAX. 短轴；4C. 四腔心；2C. 两腔心

建议所有二维超声探头须具备指示标记，用来清楚地指示超声切面的边界，即超声束扫描的方向。此标记通常位于屏幕的右侧（图 4-47）。例如，在胸骨旁长轴切面，探头标记应朝向主动脉方向，因而主动脉出现在屏幕的右侧。此外，还建议将探头标记指向患者头部或其左侧，表示在胸骨旁长轴切面上主动脉位于右侧；短轴切面上右心室位于左侧；心尖四腔心切面上左心室位于右侧；剑突下四腔心切面 2 个心室位于屏幕的右侧。本文均采用此种图像方位表述。

十二、超声心动图测量

二维超声心动图可进行定量评估，常规测量是超声心动图检查的组成部分。2015 年，美国超声心动图学会和欧洲超声心动图协会联合发布腔室量化建议（Lang，2015），该建议给出了定量

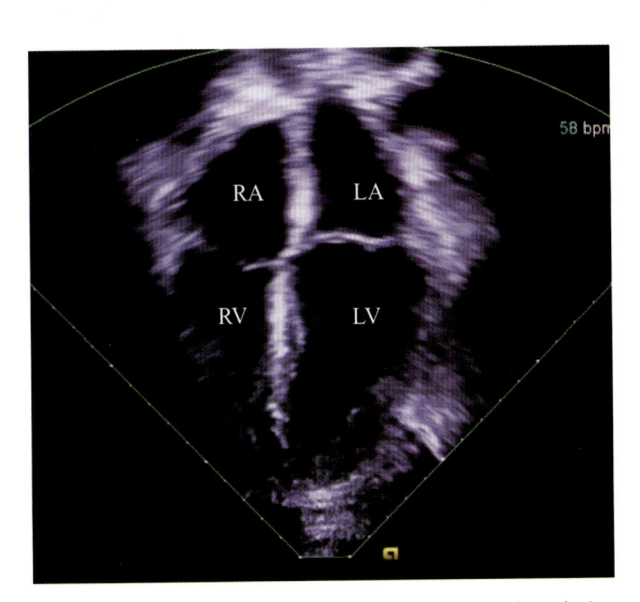

▲ 图 4-46 心尖在下，心房（右心房和左心房）在上，符合"正常解剖"的四腔心切面
RA. 右心房；RV. 右心室；LA 左心房；LV. 右心房

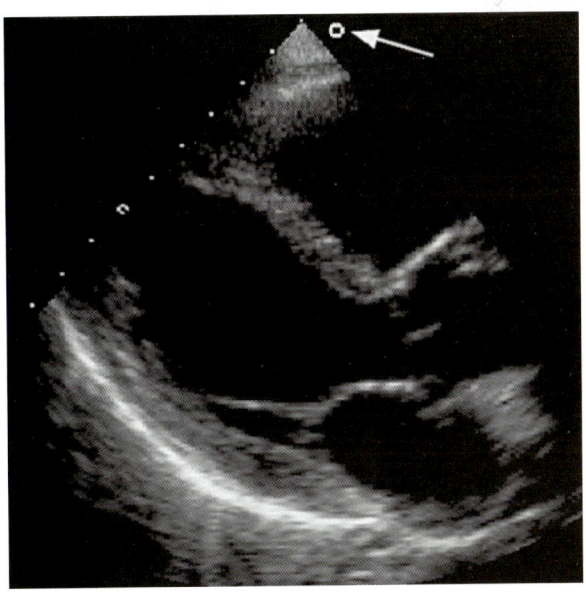

▲ 图 4-47 仪器制造商在探头的一侧标记探头位置的方向。探头上标识图像边界的标记位于显示器的右侧（箭）

097

测量和分析的纲要、测量方法指南，以及正常和异常参考值。经胸超声心动图的部分标准测量指标见表 4-3。三维超声心动图的定量测量已应用到临床，其中左心室容积和射血分数的测量最常用。随着临床应用的完善和技术的不断改进，三维超声心动图的其他定量方法也将应用到临床中。

美国超声心动图学会制订了关于成人经胸超声心动图测量和标准报告的描述用语建议方案（Gardin 等，2002）。该方案全面阐述了超声心动图检查应常规分析的各个方面，其目的是确保超声心动图报告的标准化及检查的全面性。在本文中，具体测量方法和说明将在有关心腔或瓣膜的章节中介绍。

十三、左心室室壁节段

尽管左心室可分为任意数量的节段，但美国超声心动图学会统一了分段标准并推荐了各个节段的命名。该标准首先将左心室沿长轴从基底部到心尖部分为 3 部分（图 4-48）。左心室基底段为房室沟至乳头肌的尖端，中间段为乳头肌所在的左心室部分，心尖段为乳头肌的基底部至心尖的部分。将左心室流出道定义为从二尖瓣前叶的游离缘至主动脉瓣瓣环的区域。

然后将上述每个区域的短轴划分为不同节段。基底段和中间段通常分为 6 个节段，心尖段分为 4 个节段，如图 4-49 所示，共 16 个节段。采用这种方法的目的是使每个水平的短轴切面与 3 个相应的长轴切面相吻合，即胸骨旁长轴切面、心尖四腔心切面和心尖两腔心切面。这种分段方法在于强调冠状动脉解剖对室壁运动分析的重要性。如第 15 章所述，该方案提供了冠状动脉分布和左心室室壁节段之间的对应关系。

如图 4-49 所示，这种分段方式的优点是每个节段都可以在长轴和相应的短轴切面上显示。3 个短轴切面（每个短轴切面对应左心室的一个部分）和 3 个长轴切面，总共 6 个基底段，6 个中间段和 4 个心尖段。因此，无论是从 3 个短轴切面还是 3 个长轴切面进行分析，都包含了左心室室壁所有节段及其相应关系。由于胸骨旁长轴切面无法显示心尖段，所以心尖短轴切面只有 4 个节段。即便如此，该方案仍强调了对心尖部的关注。此种方法被称为 16 节段划分法，现已成为评价左心室

表 4-3 二维超声心动图测量

直接测量	参　数
径线测量	
LV_d（舒张末期左心室内径） LV_s（收缩末期左心室内径） 左心房内径（舒张期末）	短轴缩短率（%）
IVS_h（舒张末期室间隔厚度） PW_h（舒张末期左心室后壁厚度）	左心室质量
$LVOT_d$（收缩期左心室流出道内径）	每搏量、主动脉瓣瓣口面积
面积测量	
SAX_d（舒张末期左心室短轴面积） SAX_s（收缩末期左心室短轴面积）	面积变化率（%）
左心房面积（收缩末期）	左心房容积
LVV_d（心尖四腔心切面舒张末期左心室容积） LVV_s（心尖四腔心切面收缩末期左心室容积） MV_a（舒张早期二尖瓣瓣口面积）	左心室射血分数（%） 二尖瓣狭窄程度

局部功能和室壁运动分析的标准方法。

几年前，为了将各种成像方式的术语标准化，统一左心室的分段方法，代表不同组织的工作组建议将左心室划分为17节段，该建议（Cerqueira 等，2002）试图从分段方法和术语命名上统一超声心动图、核医学、CT、MRI和PET等新型心脏成像模式之间的差异，主要建议是将心尖作为单独的节段，命名为第17节段（图4-50）。

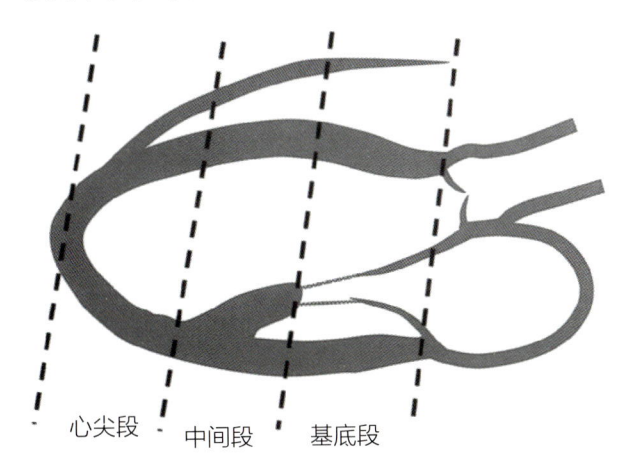

▲ 图 4-48 为了定义左心室室壁节段，首先将其划分为心尖段、中间段和基底段3部分

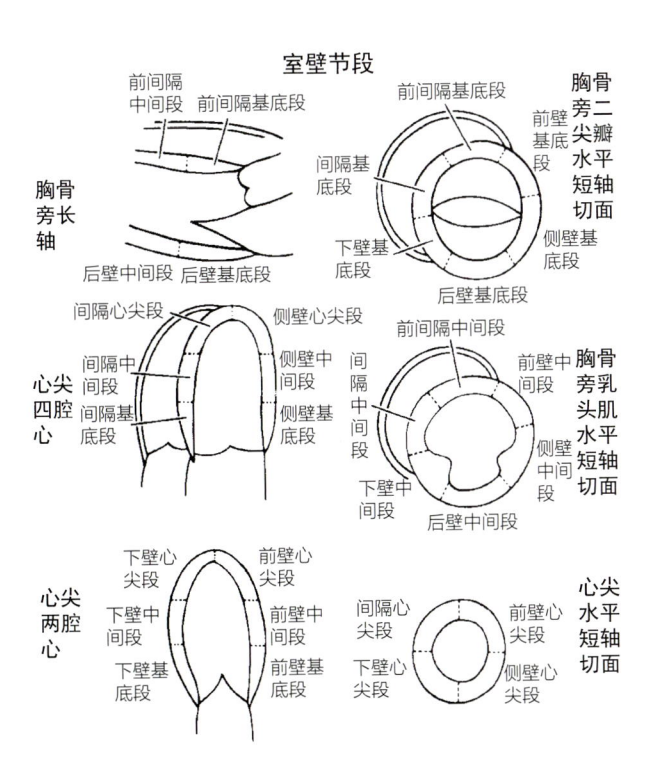

▲ 图 4-49 心室壁16节段划分法（详见正文）

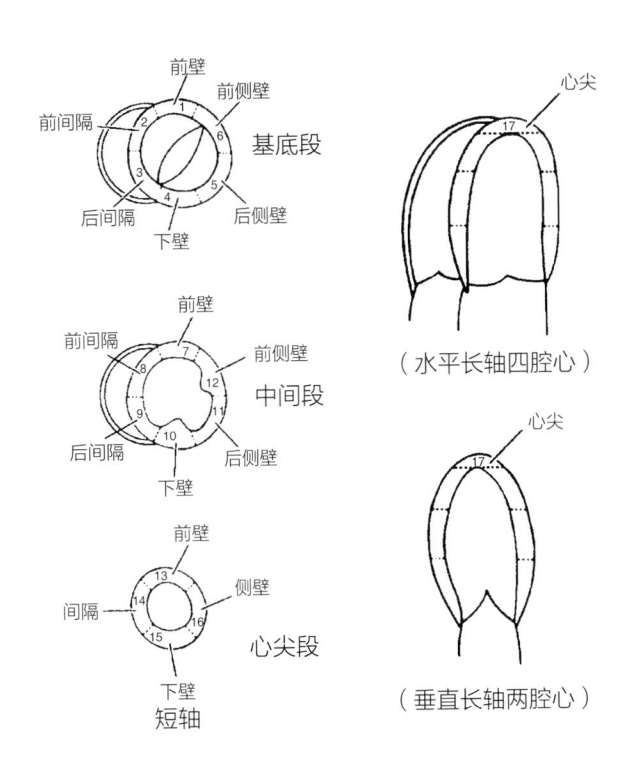

▲ 图 4-50 左心室分段的另一种方法，是将心尖作为一个独立节段（第17段）（详见正文）

经许可转载自 Cerqueira MD, Weissman NJ, Dilsizian V, et al. Standardized myocardial segmentation and nomenclature for tomographic imaging of the heart: a statement for healthcare professionals from the Cardiac Imaging Committee of the Council on Clinical Cardiology of the American Heart Association. *Circulation*, 2002, 105: 539-542. © 2002 American Heart Association 版权所有

十四、M型超声心动图检查

随着二维和多普勒超声心动图的发展，M型超声心动图已逐渐成为辅助检查模式。尽管目前很少单独应用，但M型超声心动图提供的辅助信息在临床工作中仍发挥作用。获得M型图像需在二维图像上选取取样线位置。纵轴代表距离或深度，横轴代表时间。M型超声心动图的优点之一在于它具有非常高的时间分辨力，取样速度快，可用于细微和（或）高频运动的显示。

图 4-51 显示了从胸骨旁声窗获得的4种M型取样方位。超声波依次穿过胸壁、右心室腔和左心室腔。根据取样位置的不同，可以显示从心

底到心尖不同水平的 M 型图像。由于取样速度快，可以显示快速移动的结构。例如，可以显示左束支传导阻滞、右心室容量负荷过重和右心室充盈异常引起的室间隔异常运动。二尖瓣细微的运动异常只能依靠 M 型超声心动图显示，包括主动脉瓣关闭不全引起的二尖瓣颤动和由左心室舒张压升高引起的 B 平台（B bump）。图 4-52 患有扩张型心肌病患者的 M 型超声心动图显示的 B 平台。由于非常细微且持续时间非常短，二维超声心动图无法显示。M 型超声心动图还可以显示缩窄性心包炎时左心室后壁和（或）室间隔运动的异常。

虽然 M 型超声心动图在现代综合超声心动图检查中的作用有限。然而，它在某些特殊的情况下仍是最佳的评估方法。例如，M 型超声心动图能显示心脏压塞时右心室室壁舒张早期塌陷并同时显示右心室室壁和瓣膜的运动轨迹。根据后者可以精确识别和测量舒张早期的时间。舒张早期右心室游离壁塌陷是心脏压塞的特征性表现。

M 型超声心动图的另一个重要应用是对肥厚型心肌病的评估。M 型超声心动图可以检测该病导致的细微血流动力学异常，例如，主动脉瓣瓣下梗阻引起的主动脉瓣收缩中期部分关闭和二尖瓣收缩期前向运动。主动脉瓣收缩中期部分关闭是区分主动脉瓣下狭窄与主动脉瓣狭窄的最佳方法（图 4-53）。M 型超声心动图也可以为肺动脉瓣运动提供独特信息。如图 4-54 所示肺动脉瓣 M 型超声心动图。小写字母表示正常肺动脉瓣的运动，"a"凹对应于心房收缩，即对应于二尖瓣瓣口舒张期血流频谱中的 A 波。肺动脉瓣狭窄可早期表现为深大的 A 波，舒张中期肺动脉瓣切迹的出现早于多普勒的改变，常常是肺动脉高压的唯一超声征象。由于多普勒方法能提供准确的定量信息，使得 M 型超声心动图的应用越来越少。

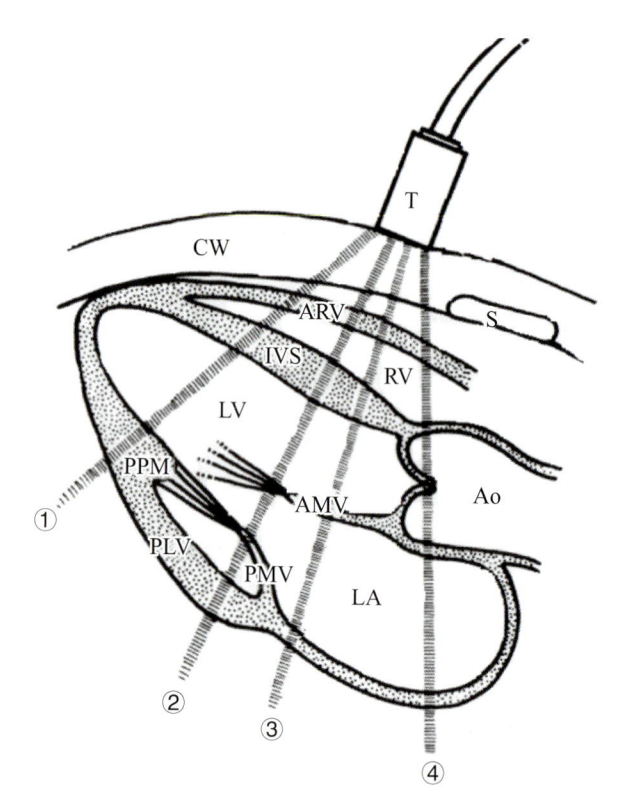

▲ 图 4-51 探头（T）置于胸骨旁胸壁（CW）上记录的 M 型超声心动图（详见正文）
ARV. 右心室前壁；AMV. 二尖瓣前叶；PMV. 二尖瓣后叶；PLV. 左心室后壁；PPM. 后乳头肌；S. 胸骨；IVS. 室间隔；LV. 左心室；LA. 左心房；Ao. 主动脉
经许可转载自 Feigenbaum H. Clinical applications of echocardiography. Prog Cardiovasc Dis 1972;14:531–558. Copyright © 1972 Elsevier 版权所有

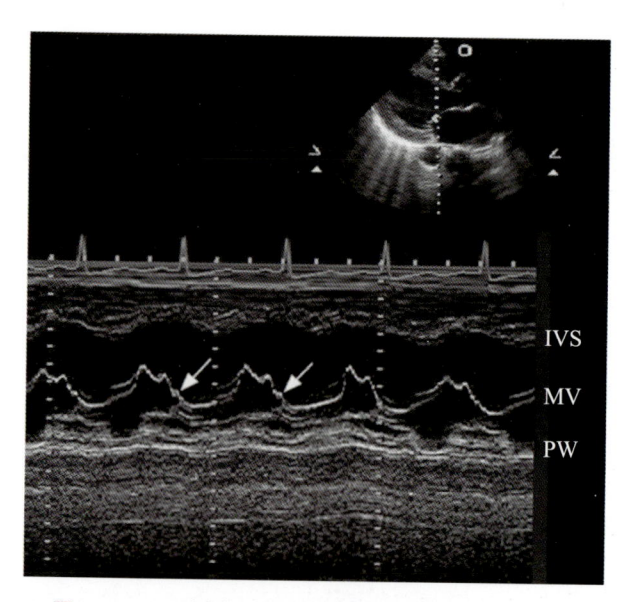

▲ 图 4-52 二尖瓣水平 M 型超声心动图。箭头表示 B 平台
IVS. 室间隔；MV. 二尖瓣；PW. 后壁

M型超声心动图的最早应用是测量腔室大小和功能。由于二维超声心动图空间方位更准确，目前已取代大部分M型超声心动图的测量，但部分超声心动图室仍然使用M型超声心动图进行测量，尤其是测量腔室内径、左心室室壁厚度和左心室缩短率。M型超声心动图的某些特殊应用仍然在临床实践中发挥着作用。详见瓣膜病和先天性心脏病的相关章节。

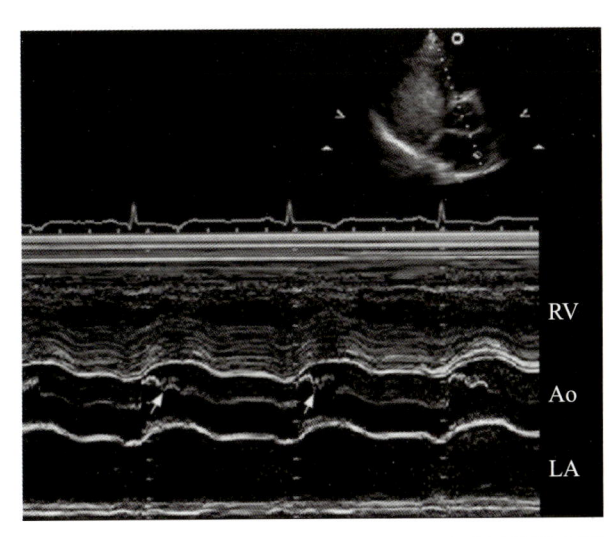

▲ 图 4-53 主动脉瓣瓣下梗阻引起的主动脉瓣收缩中期部分关闭的M型超声心动图
RV. 右心室；Ao. 升主动脉；LA. 左心房

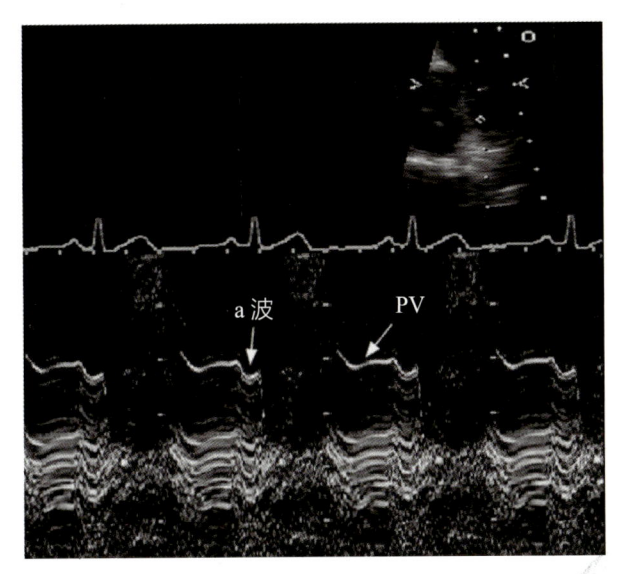

▲ 图 4-54 肺动脉瓣（PV）运动的M型超声心动图。a 波对应着右心房收缩

十五、经食管超声心动图检查

尽管经食管超声心动图（transesophageal echocardiography，TEE）已成为超声心动图检查的一个组成部分，但它通常作为独立的检查进行。20世纪80年代后期TEE开始普及，并改变了某些心血管疾病的诊断模式。某些情况下它是经胸超声心动图检查的补充（如感染性心内膜炎的评估），而另外一些情况下则明显取代了经胸超声心动图检查（如检测左心房血栓或评估主动脉夹层）。目前TEE占所有超声心动图检查的5%~10%。美国超声心动图学会和心血管麻醉医师学会（Hahn等，2013）联合发布了TEE检查指南，包括推荐切面、培训要求、检查适应证和三维成像。

TEE在临床的成功应用在于以下几个因素。首先，食管紧贴心脏后壁，TEE能清晰显示心脏的重要结构，不被骨或肺组织干扰。高频探头能确保大多数患者的高质量成像。其次，探头可以在食管或胃中放置较长时间，以便长时间随时监测心脏，如术中监测。最后，尽管TEE属于有创性检查，但该技术已被证明是非常安全且可耐受的，可用于重症患者和婴儿。因此，TEE在各种临床情形下能提供独特且重要的诊断信息（表4-4）。

TEE已被证实是一种安全且普遍耐受性良好的检查。由于其具有一定的有创性，且需非常规切面扫查，所以操作者和护士都需要进行专业培训。TEE本质上是上消化道内镜检查的一种。其并发症很少见，偶见误吸、心律失常、食管穿孔、喉痉挛和呕血。检查时应用的药物可能引起低血压、高血压或缺氧等并发症（见后文），但死亡非常罕见。

患者检查前的准备对于成功地完成TEE检查至关重要。表4-5给出了TEE检查的风险和禁忌证。首先，应充分告知患者检查适应证和过程，并签署知情同意书。在接受经食管超声心动图检查前，患者应至少禁食 4~6h，询问及评估有无吞咽困难和其他食管疾病。所有患者均应建立静脉通路，并准备氧气和吸痰器。在插管前，常选用利多卡因或丁卡因等局部麻醉药麻醉咽后部。虽然该检查安全性高且耐受性良好，但也有报道中毒性高铁血红蛋白症的罕见病例，因而检查过程中血氧饱和度明显降低时应考虑到该病的可能。发生该并发症的治疗方法是静脉注射 1% 亚甲蓝，常用剂量为 1mg/kg，5min 内注射完毕。各种静脉用镇静药物也常用来缓解患者的疼痛和焦虑。很多医院习惯联用咪达唑仑和芬太尼。由上消化道内镜检查引起的菌血症非常罕见。除个别应用抗生素外，无须常规预防性应用。

检查时，患者取左侧卧位（图 4-55）。床头抬高约 30° 以保证患者舒适并避免误吸。如果患者有假牙，应将其取下，放置咬合器以避免损伤探头。涂抹耦合剂润滑探头后，将其插入咽部并逐渐向下推送，同时嘱患者做吞咽动作以利于插管。一旦探头到达食管，通常可以在 10~30min 完成检查。在此期间，应有护士进行监护。应特别注意患者的血压、心率、心律及氧饱和度，定时吸引口腔分泌物，并且可能需要静脉注射药物来维持适当的清醒镇静和缓解患者痛苦。

早期经食管超声心动图探头仅能够在横向平面上成像，称为单平面探头。第二代仪器配备双平面探头，能够在横向和纵向方向上成像（图

表 4-4 经食管超声心动图独特的诊断价值

心房血栓/肿块
　左心耳血栓
　左心耳自发显影
　左心房血栓
　右心房血栓
　起搏器导线或留置导管血栓

二尖瓣
　明确二尖瓣反流确切机制
　明确二尖瓣重度狭窄切开术可行性
　判定偏心性反流
　人工瓣膜的功能
　瓣周漏

主动脉
　探查/夹层征象
　检测粥样硬化

主动脉创伤（aortic trauma）/横断伤

腔室
　明确卵圆孔未闭征象

实时监测
　术中左心室大小/功能
　监测介入治疗
　　经房间隔穿刺术（atrial septostomy）
　　球囊扩张术
　　肺静脉/左心房介入
　　经皮主动脉和二尖瓣置换或修复

心内膜炎
　主动脉脓肿
　发现小的赘生物
　探查瓣膜穿孔
　检测人工瓣膜心内膜炎

表 4-5 经食管超声心动图检查的风险和禁忌证

表面麻醉
　过敏反应
　中毒性高铁血红蛋白血症

清醒镇静
　呼吸功能损害/缺氧
　低血压
　一过性高血压
　一过性激动
　特异质反应

探头插入：即刻反应
　口腔损伤
　牙齿损伤
　食管穿孔
　迷走神经反射

探头插入：迟发反应
　误吸
　心动过速
　阵发性室上性心动过速
　室性心动过速

禁忌证
　绝对禁忌证
　　近期食管创伤/手术
　　近期食管出血
　相对禁忌证
　　配合不佳的患者
　　远期食管手术病史

4-56）。使用经食管探头时，将探头移动至食管和胃的不同水平，并通过手动控制使得探头的顶端屈曲以获得各种不同的切面。目前所有的经食管超声心动图探头都能行多平面成像（图 4-57）。通过电子或机械方式，超声束在 180° 内旋转可产生无数图像。不仅增加了可扫查范围，还减少了探头顶端的屈曲程度，得以记录所有必要的信息。多平面成像有效地提供了心脏和大血管的 360° "全景" 重建。使用该技术可以获得所有超声数据，包括多普勒和三维数据。探头可在 3.5~7.0MHz 频段工作。儿科探头直径较小（5~7mm），频率较高（5~10MHz）。目前已经开发出实时三维成像的经食管探头。该

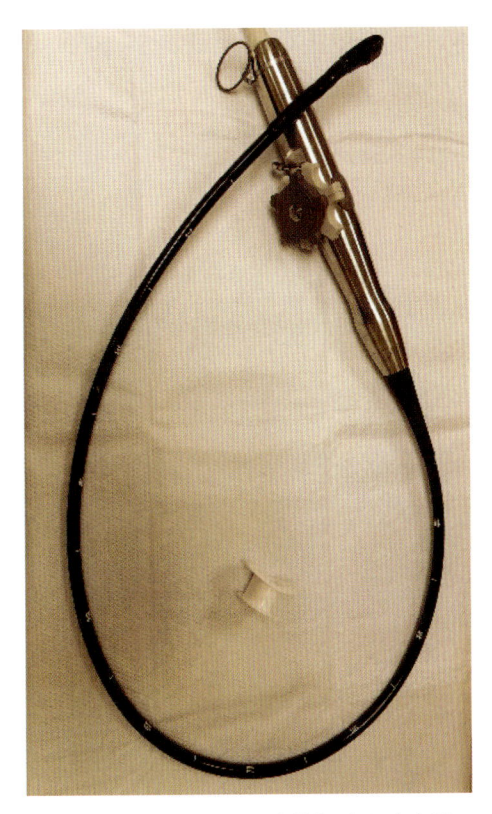

▲ 图 4-57 多平面经食管探头和咬合器

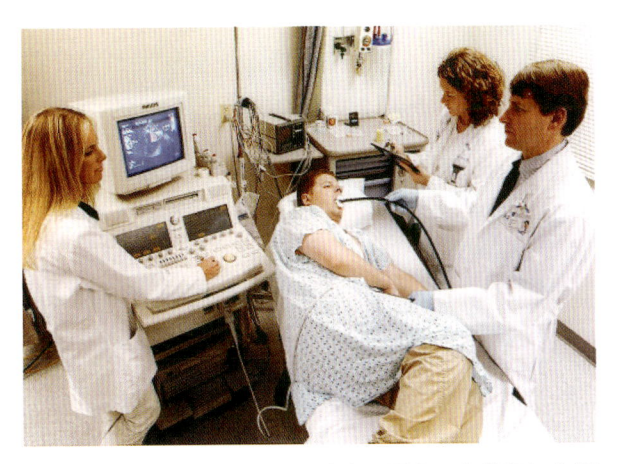

▲ 图 4-55 患者、技术员、护士和医生正在进行经食管超声心动图检查（详见正文）

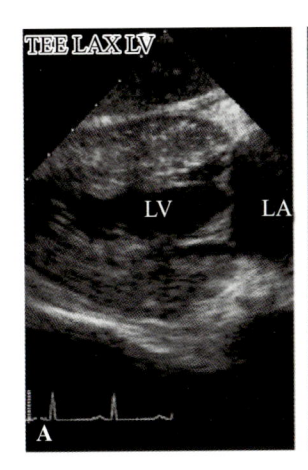

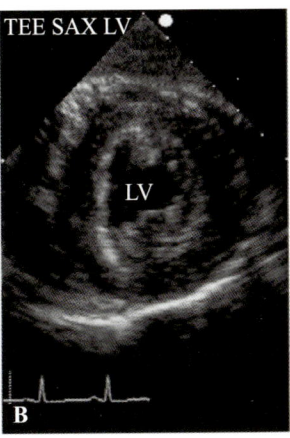

▲ 图 4-56 双平面经食管超声心动图（TEE）检查。探头置于患者胃内显示左心室（LV）长轴（LAX）切面（A）和与之垂直的短轴（SAX）切面（B）
LV. 左心室；LA. 左心房

技术结合了经食管检查的高质量图像和三维成像的空间优势。

十六、经食管超声心动图切面

TEE 不像 TTE 易获得标准化切面。对于任何一项检查技术，需要认识其潜在局限性和正常的差异性。该检查的目的通常是解决特定问题或进行特定诊断，因此必须注意进行全面评估并避免遗漏重要的其他征象。由于检查方式本身所限，加上食管及其与心脏的关系等原因，很难定义经食管超声心动图的标准切面，但一定程度上切面标准化对于确保完整而全面检查是必需的，也是有益的。检查时将探头推入左心房上部平面，记录一系列横向和纵向切面，对整个心脏进行全面评估。

常用的起始检查切面是四腔心切面，探头置于左心房的正后上方屈曲探头可显示四腔心的长轴平面（图 4-58）。由于心脏和食管之间的位置关系，很难获得真正的长轴切面。通过调整屈曲

度，可以显示不同的四腔心切面（图 4-59）。从相反的方向观察，该切面与相应的经胸切面相似。2 种切面都有其优点和局限性。例如，左心室心尖位于经胸四腔心切面的近场，适合检测心尖血栓，而经食管四腔心切面将左心房置于近场，是评估左心房和二尖瓣病变的理想切面。

通过前屈探头，可以逐步将长轴切面转换为短轴切面，用于评估左心室流出道和主动脉瓣（图 4-60）。该切面类似于经胸超声心动图的胸骨旁心底短轴切面。轻微屈曲和放松探头，可以对主动脉根部、主动脉瓣和左心室流出道进行充分评估（图 4-61）。晶片角度从 0°（横断面）旋转至大约 90°，可以获得两腔心切面（图 4-62）。进一步旋转至 135°，可得到近似左心室长轴切面（图 4-63）。该平面与心脏的长轴平行，是评估主动脉瓣和主动脉根部的最佳切面。顺时针旋转探头逐步显示右心、下腔静脉和上腔静脉（图 4-64）。这一切面还能全面地评估房间隔，尤其是对房间隔上部的显示，有助于明确诊断静脉窦型房间隔缺损，该切面也可以显示右心耳（图 4-65）。

经食管超声心动图常用于检查左心耳，上述多个切面均可观察到该结构，左心耳常呈分叶状，在大小和形状上有很大差异，因此应从多个角度进行评估，以确保完整显示（图 4-66）。稍微撤回探头并调整到水平切面（大约 0°），可显示升主动脉旁的主肺动脉分叉（图 4-67）。胸主动脉紧邻食管，位于心脏后方，尤适合经食管超声心动图检查。当晶片角度为 0° 时，旋转探头 180° 得到主动脉短轴切面。从食管远端逐渐回

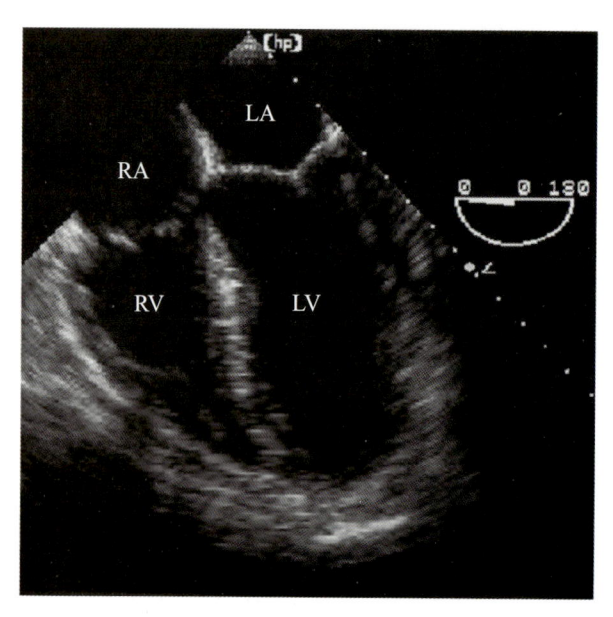

▲ 图 4-58 经食管检查显示的四腔心切面
LA. 左心房；LV. 左心室；RA. 右心房；RV. 右心室

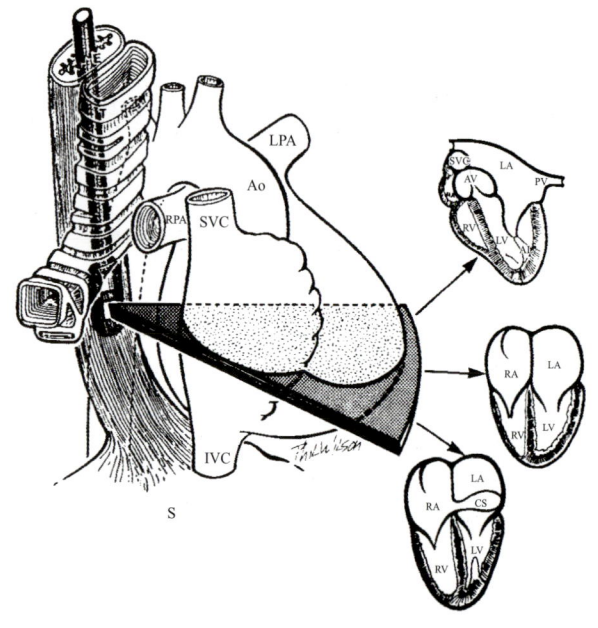

▲ 图 4-59 食管中段水平扫查显示的 3 个切面
LPA. 左肺动脉；Ao. 主动脉；RPA. 右肺动脉；SVC. 上腔静脉；IVC. 下腔静脉；S. 胃；LA. 左心房；PV. 肺静脉；AV. 主动脉瓣；LV. 左心室；RV. 右心室；RA. 右心房；CS. 冠状静脉窦

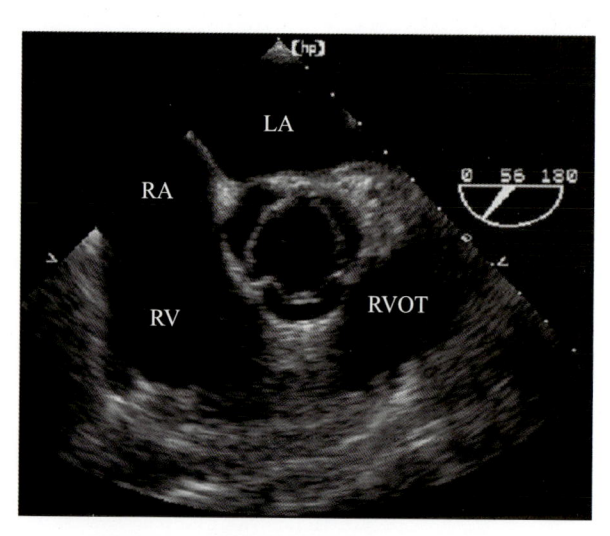

▲ 图 4-60 食管探头屈曲时显示心底短轴切面
LA. 左心房；RA. 右心房；RV. 右心室；RVOT. 右心室流出道

撤探头，可以逆行观察降主动脉直至主动脉弓部（图 4-68）。通常需要旋转一定的角度才能观察到主动脉全程。在任意位置调整晶片角度到垂直平面即可得到相应的主动脉长轴切面。在主动脉弓水平，可以显示其分支血管的起始段（图 4-69）。旋转探头逐渐将探头向食管中推进，可以显示升

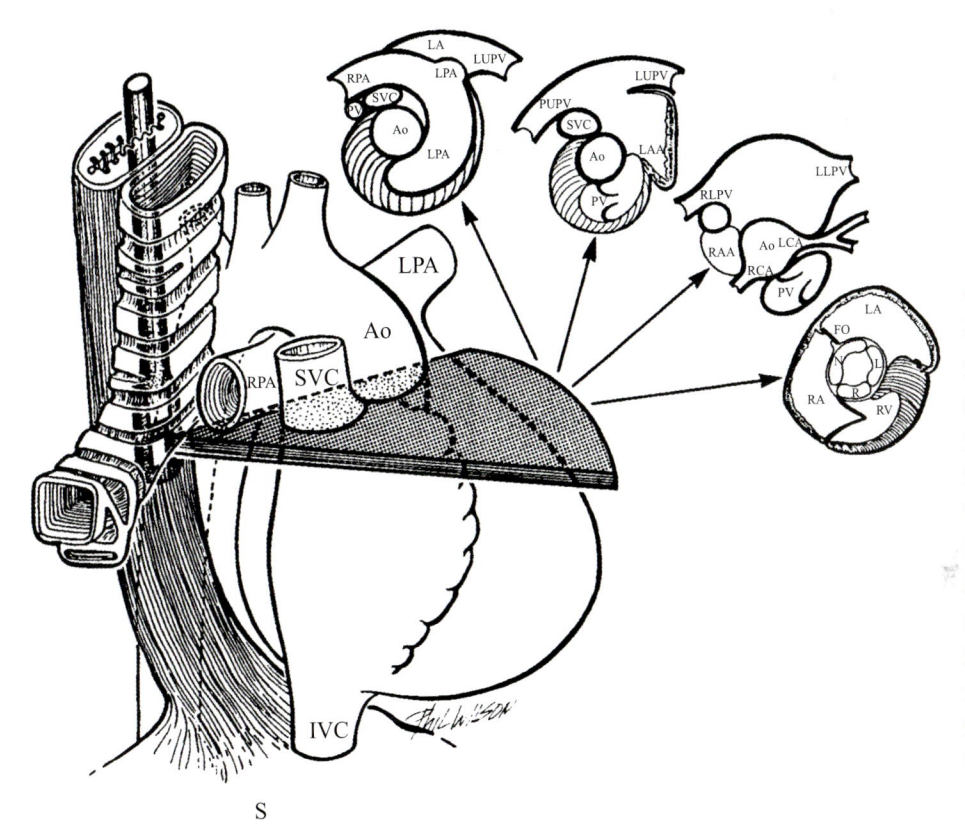

◀ 图 4-61 食管上端水平显示的 4 个短轴切面

LPA. 左肺动脉；Ao. 主动脉；SVC. 上腔静脉；RPA. 右肺动脉；IVC. 下腔静脉；S. 胃；LA. 左心房；LUPV. 左上肺静脉；RUPV. 右上肺静脉；LAA. 左心耳；PV. 肺动脉瓣；RAA. 右心耳；LCA. 左冠状动脉；RCA. 右冠状动脉；RLPV. 右下肺静脉；LLPV. 左下肺静脉；FO. 卵圆窝；RV. 右心室；RA. 右心房；N. 无冠瓣；R. 右冠瓣；L. 左冠瓣

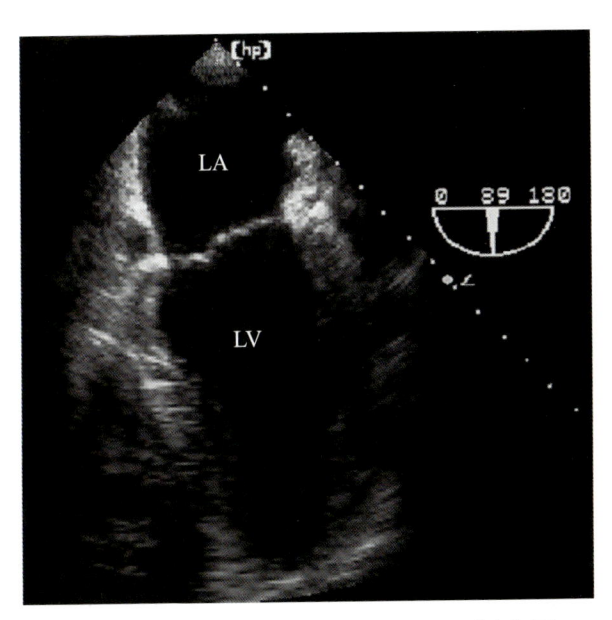

▲ 图 4-62 调整晶片角度约 90° 显示两腔心切面
LA. 左心房；LV. 左心室

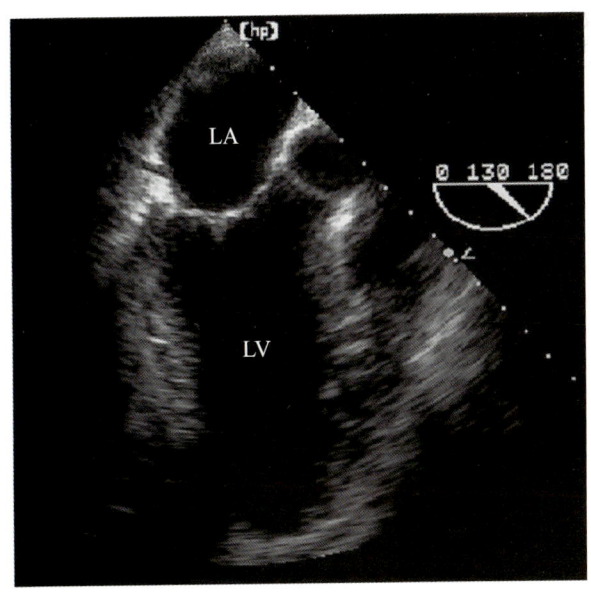

▲ 图 4-63 增加晶片角度至大约 130°，显示左心室流出道、主动脉瓣和主动脉（Ao）近端，类似长轴切面
LA. 左心房；LV. 左心室

105

主动脉的一部分。由于气管位于食管和升主动脉之间，大多数患者的升主动脉不能完全显示。上述切面可以检测主动脉瘤、主动脉夹层和动脉粥样硬化。

经食管超声心动图也可用于观察 4 支肺静脉与左心房后壁的连接处。观察左肺静脉时，应调整探头角度至 100° 左右并尽量左旋探头（逆时针旋转探头）。彩色血流成像可用于定位肺静脉开口。左侧 2 支肺静脉相邻并汇入左心房，左上肺静脉紧邻左心耳（图 4-70）。调整探头角度至 50°~60°，右旋探头可显示右肺静脉。有时，2 条静脉同时起源，也可能分开起源。图 4-71 为一例心肌病患者的二尖瓣和左心室的经食管三维超声心动图。

将探头推进胃底，获取胃底系列切面。从横断面（0°）开始，尽量前屈探头并逐步回撤，使探头紧贴胃底，超声束向上朝向心脏。顺序前屈和后伸探头得到一系列心室短轴切面（图 4-72）。通常需要调整角度来获得真正的短轴切面。加大晶片角度直至接近垂直可获取长轴切面，能很好地显示左心室流出道和主动脉瓣。

十七、三维超声心动图

多年来，心脏的固有的立体特性使人们一直尝试显示三维立体的心脏图像。然而，近 10 年来，探头设计、微电子技术和计算机信息处理技术的改进才为解决这一具有挑战性的问题提供了一种可靠的、能应用于临床的方法。这些技术的发展减小了探头的尺寸，缩短了采集时间，提高了图像质量，从而更好地显示图像。

二维和三维超声之间的主要区别在于探头。与压电晶体线性排列的二维探头不同，三维探头的每个晶体排列在探头表面正下方的矩形网格中（图 4-73）。每个压电晶体可以单独激活，并且激活的相位是电子控制的。当探头发射超声波时，

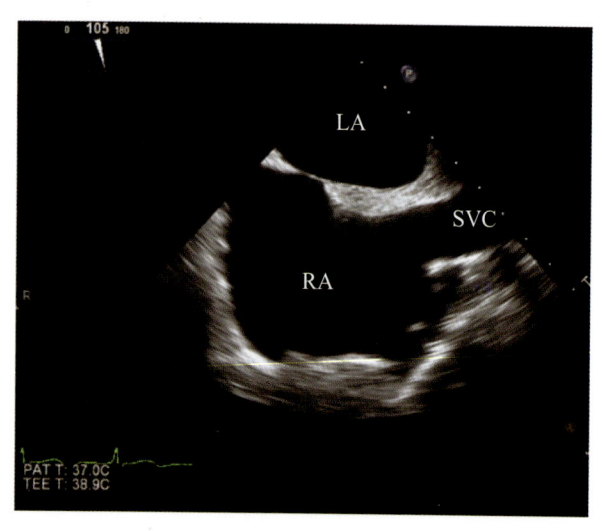

▲ 图 4-64 探头在食管相对高位时显示心房和房间隔的垂直切面，称双腔静脉切面，可显示上腔静脉（SVC）进入右心房（RA）的入口
LA. 左心房

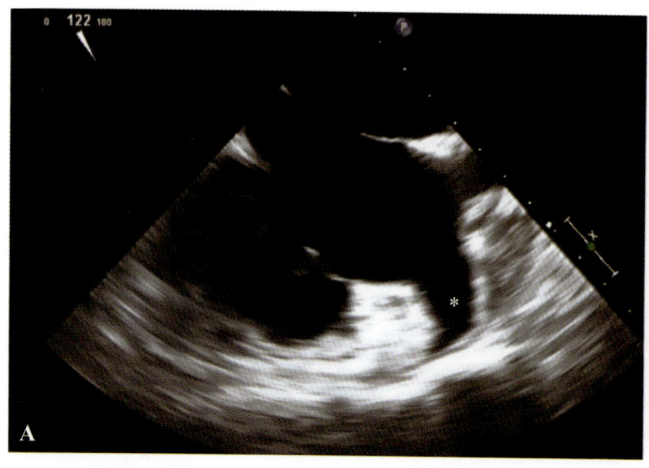

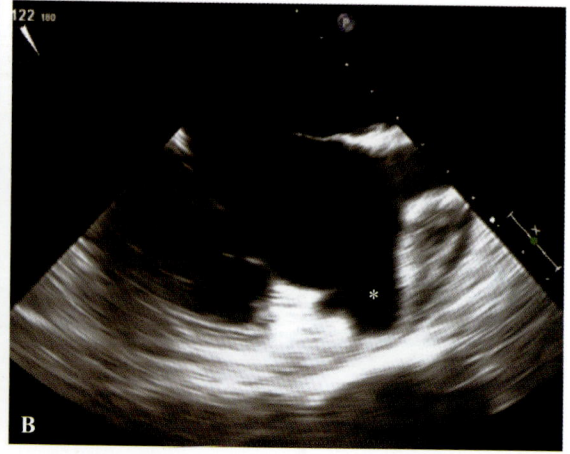

▲ 图 4-65 A. 食管中段的垂直切面显示左心耳（*）；B. 通过轻微调节探头，可以显示左心耳呈分叶状

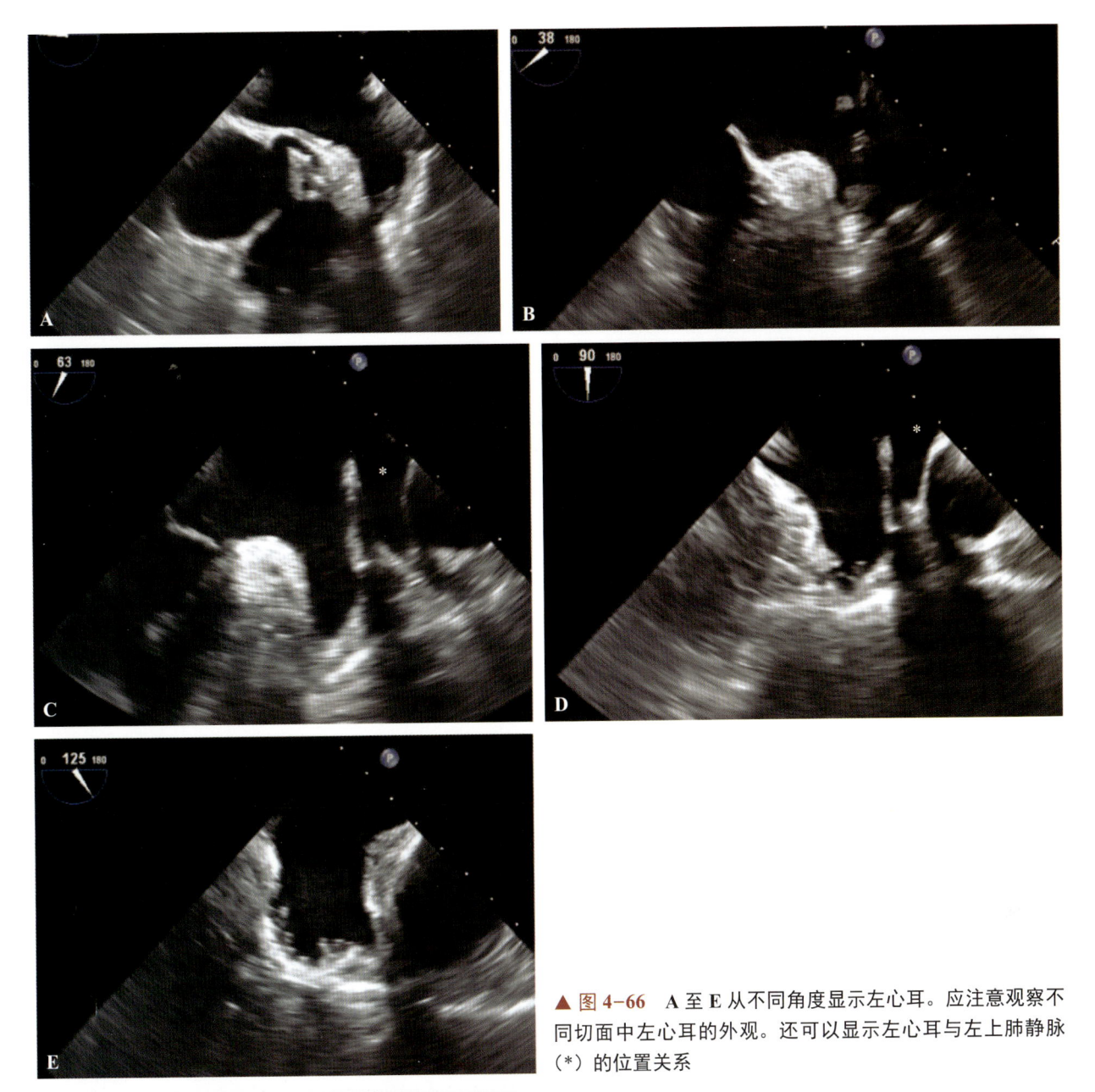

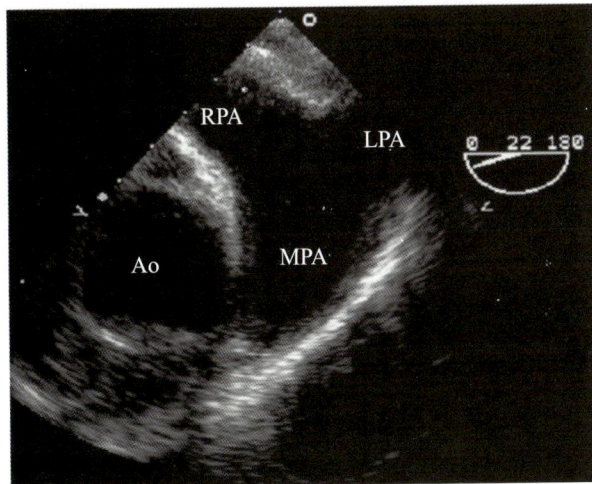

第4章 超声心动图检查方法
The Comprehensive Echocardiographic Examination

▲ 图 4-66 A 至 E 从不同角度显示左心耳。应注意观察不同切面中左心耳的外观。还可以显示左心耳与左上肺静脉（*）的位置关系

◀ 图 4-67 食管高位水平切面显示主肺动脉（MPA）和主动脉（Ao）之间的关系。该切面还可显示主肺动脉分叉处及右肺动脉（RPA）和左肺动脉（LPA）。升主动脉为横断面显示

107

它可以在 x 和 y 平面上同时传播。通过复杂的波束形成技术，可以在金字塔形区域上同时发射和接收庞大数量的声量，其中探头位于金字塔尖。目前主流探头由矩形网格中的大约 3000 个压电晶体组成。近年来的一个重大技术突破是制作出能够完全采样的三维探头。如果每个晶体都参与形成超声图像，则该阵列被称为"完全采样"，如果仅使用一部分晶体，则被称为"稀疏采样"（图 4-73）。

一个重要的概念是三维超声心动图图像分辨力。可供分析的超声信息量与时间和空间分辨力有关。与所有超声成像模式一样，三维超声心动

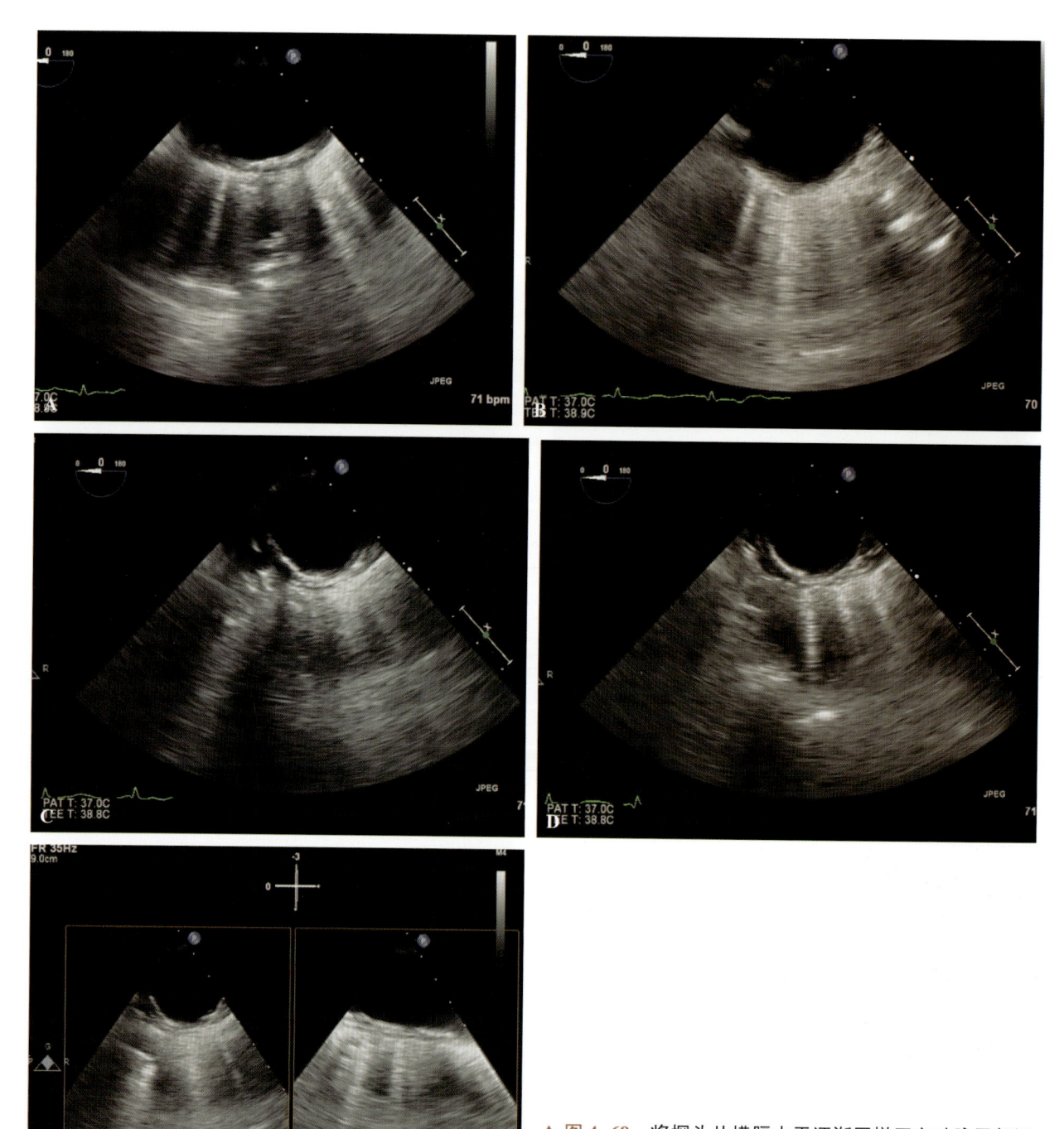

▲ 图 4-68 将探头从横膈水平逐渐回撤至主动脉弓部远端可显示降主动脉系列短轴切面（A 至 D）。E. 显示近端胸主动脉的短轴和长轴切面

图的基本限制因素是声速，大约为 1540m/s。每个压电晶体受到声音从目标物体往返传播所需时间的限制，这也决定了图像的深度（或距离）。因此，成像深度决定了每秒可发射的脉冲数。

另外 2 个决定超声数据量（分辨力）的变量是扇角（通常由角度表示，如 60° 或 80°）和声束的密度（图 4-74）。这 3 个变量之间的相互变化决定了分辨力的高低，从而决定了图像的质量和应用价值。可将深度视为时间分辨力的决定因素，也称为容积分辨力。在所有其他条件相同的情况下，成像深度越大，容积分辨力越低。空间分辨力取决于扇角的大小和扇角内每个平面的声

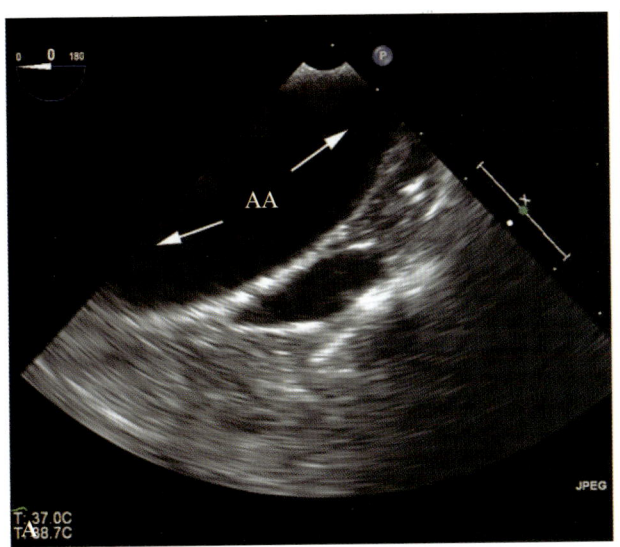

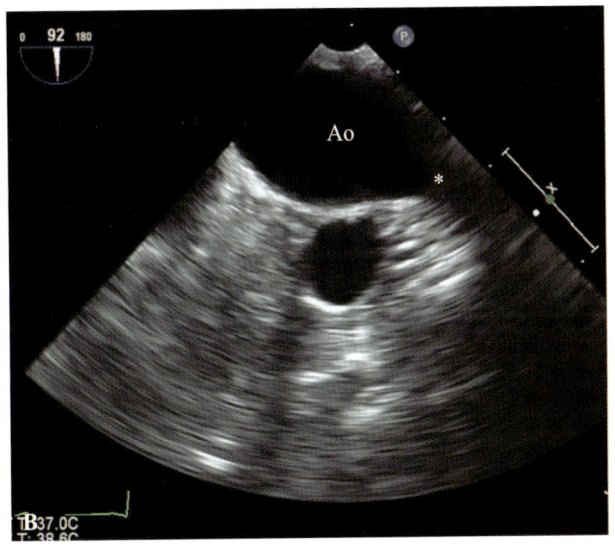

▲ 图 4-69 经食管超声心动图观察主动脉弓
A. 主动脉弓长轴切面显示了典型的主动脉曲线轮廓；B. 与长轴正交的短轴切面，有时可显示主动脉弓分支（*）

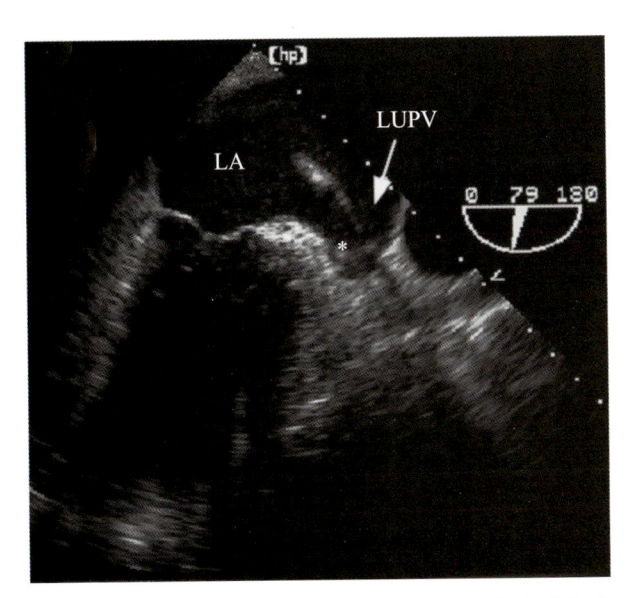

▲ 图 4-70 两腔心切面显示左心耳（*）和左上肺静脉之间的关系
LA. 左心房；LUPV. 左上肺静脉

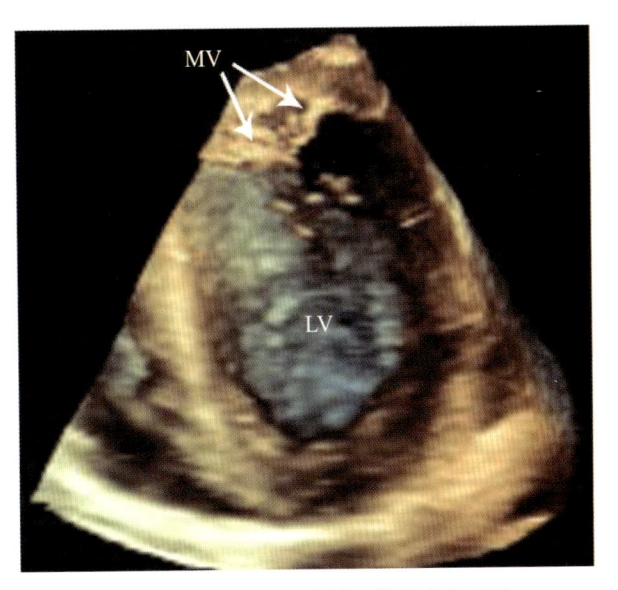

▲ 图 4-71 一例经食管三维超声心动图
该图显示了二尖瓣和左心室。通过三维切割左心室壁的一部分以显示左心室腔
MV. 二尖瓣；LV. 左心室

束密度。扇角越大，空间分辨力越低。因此，所得数据的有效性取决于 3 个变量之间的优化。

认识到影响分辨力和容积率的这些限制因素，目前已经开发了几种技术来优化三维超声心动图的图像质量和应用。例如，多线波束形成，是探头和（或）波束形成器技术上的进步，其最大化接收和处理超声信息，以产生每一个容积数据。其他技术，如多心动周期采集（multibeat acquisition），从每 3 或 4 个连续的心动周期中获取金字塔容积的一部分，然后将其拼接在一起组成完整的金字塔容积图像（图 4-75）。这使得每一部分的空间分辨力参数具有更高的容积分辨力。

完全采样的三维数据库生成了全容积超声心动图数据，包括心脏和心外结构在内，并且在处理之前，表现为难以区分的金字塔状的超声信号。为了获取有用的诊断信息，需要对二维数据库进行处理。目前至少有 3 种采集和显示的方法。

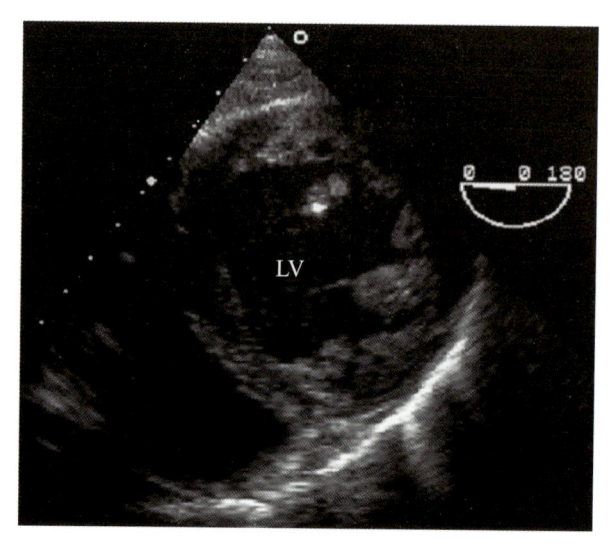

▲ 图 4-72 经胃显示左心室中部水平短轴切面
LV. 左心室

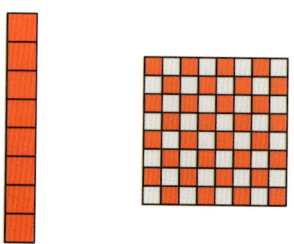

线性或相控阵（所有晶片均处于激活状态）　稀疏采样矩阵（64 个晶片有 32 个处于激活状态）　完全采样矩阵（所有晶片均处于激活状态）

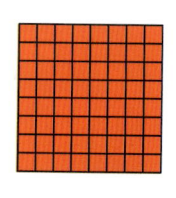

▲ 图 4-73 超声探头中的压电晶体可以线性排列（左图），或者以二维阵列排列。中图显示稀疏采样的矩阵，其中 **50%** 晶体是激活的。右图显示完全采样的矩阵，所有晶体都处于激活状态

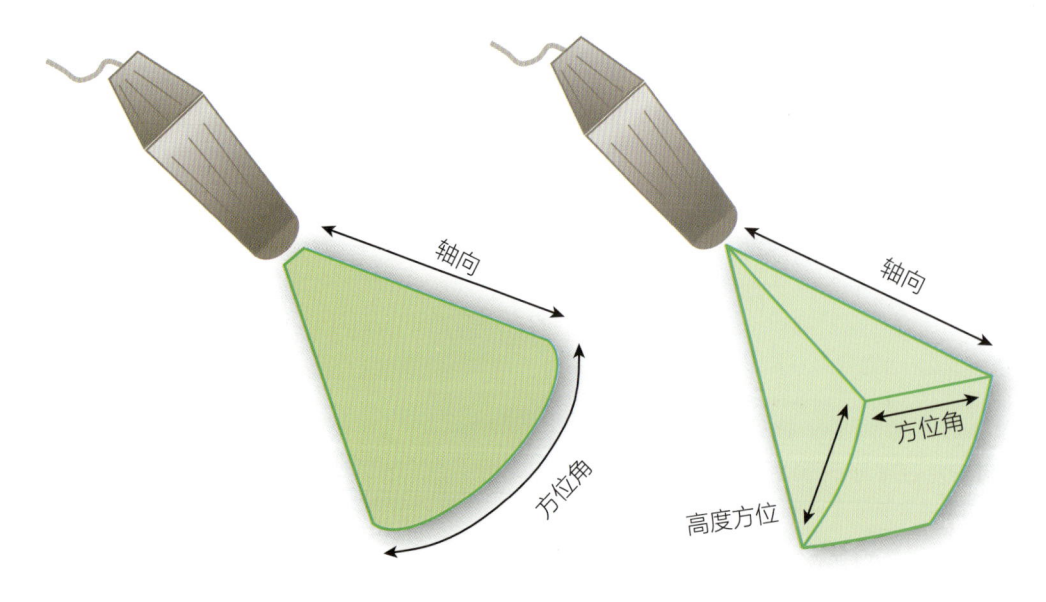

◀ 图 4-74 二维和三维扫描之间的基本差异示意图

左图显示相控阵探头二维扇形扫描。右图显示三维用于创建容积数据库，得到实时三维图像（详见正文）

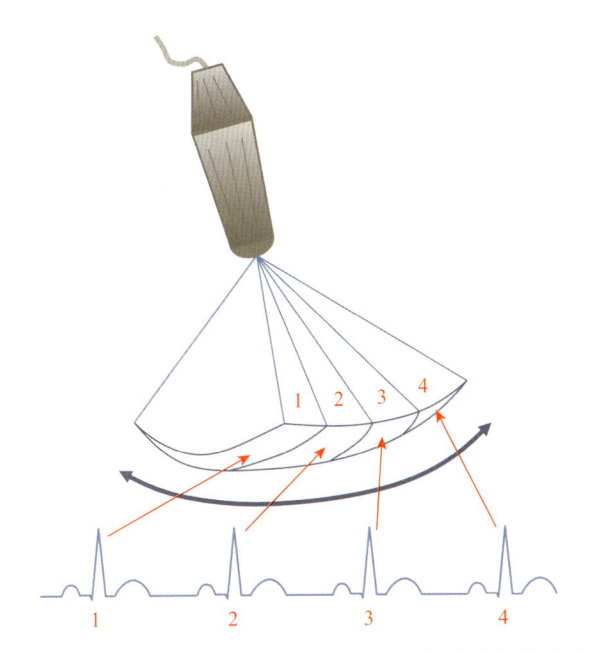

▲ 图 4-75 心动周期采集示意图，其中超声数据的金字塔容积是从 4 个连续心动周期的部分采样建立的

最易理解的是多平面成像（multiplane imaging）（图 4-76 和图 4-77）。在该模式中，获取并显示多个高分辨力二维图像，可以预设或由操作者选择平面，通常选取正交平面从 2 个不同的角度显示结构，但是必须从同一心动周期获取。调整或微调图像，以优化特定感兴趣区域，例如二尖瓣脱垂中的二尖瓣瓣叶（图 4-78）。也可以获得一系列平行的短轴平面（图 4-79），这有助于分析左心室室壁运动和功能，包括在应用负荷超声心动图（stress echocardiography）时。因此，多平面成像是"实时"三维超声心动图的形式，具有对数据进行脱机处理的能力。

第二种是多心动周期重建成像（multibeat imaging）。在该模式中，使用 ECG 门控（参见图 4-75）从 3 或 4 个连续心动周期顺序获取金字塔数据库的一部分（厚切片）。获得后将各个切片重建或组合成完整的超声信息金字塔，包括彩色多普勒。因此，它并不是"实时"的，并且该图像一旦获得就不能再进行修改。该模式的主要优点是容积率高、数据量大。

第三种方法是真正的实时三维超声心动图又称为实时三维（live 3D）。在这种模式下，从单个心动周期获取全容积金字塔形数据库并实时观察，非常类似于二维的实时观察（图 4-80）。这种方法的优点是可以在扫描时完全操纵图像以获得所需的诊断信息。理论上，整个心脏成像可以在一次采集中捕获，而不受呼吸运动或心律失常的影响，缺点是收集的超声数据量受限于容积率和空间分辨力。

实时三维超声心动图有多种应用。例如，全容积扫描（90°×90°）可用于自动或手动确定心内膜边界，获取腔室容积，尤其是左心室（图 4-81）。如果这种心内膜的边界界定准确，这种方法是用于测量左心室射血分数最准确的超声心动图方法，并且特别适用于心房颤动等心律失常的患者。

实时三维超声心动图的另一个应用是实时显示特定的心内结构。在心脏的介入治疗中，这种应用尤其重要（图 4-82）。通过在二维和三维成像之间相互切换，结合彩色多普勒，可以实时获得独特且有价值的诊断信息。在大多数三维超声心动图中，局部放大功能可以优化分辨力和细节，能更有针对性地观察感兴趣区的结构（图 4-83）。

实时三维超声心动图的另一要素是处理三维超声数据的能力，这些数据在未经处理前是没有实际用途、毫无特征的容积团。为了显示心内解剖结构，必须去除心脏外层结构，这一过程称为"切割"。当前的超声系统允许实时（即采集期间）或之后进行切割（图 4-84）。切割不仅可以去除不需要的外部结构，还可以对图像进行旋转和重新定位，使得观察视角适合于临床情况。例如，在手术室中，通过调节二尖瓣视角，可显示外科医生视角的瓣膜的图像，就像医生在手术过程中从上往下看到的一样（图 4-85）。在大多数结构性心脏手术和许多涉及先天性心脏病患者的手术中，实时三维超声成像几乎是不可或缺的。

三维超声心动图的局限性在于它是通过一系列二维成像平面获得的，理论上完全可以通过全面的二维检查获得。实际上，它对于不典型方位时二维平面的准确定位具有很大的优势，这对于室间隔缺损的定位诊断、房间隔缺损大小的评估、确定房缺残缘指导介入封堵，以及显示二维超声切面不能获取的图像，例如能够清晰地显示卵圆窝或房间隔缺损的完整形态等，有重要的应用价值。三维超声心动图的另一优点是评估复杂先天性心脏病，在明确二尖瓣关闭不全的病因及识别连枷样二尖瓣等方面表现出优势。重建三维超声心动图在评价人工瓣膜瓣周漏领域也显示出

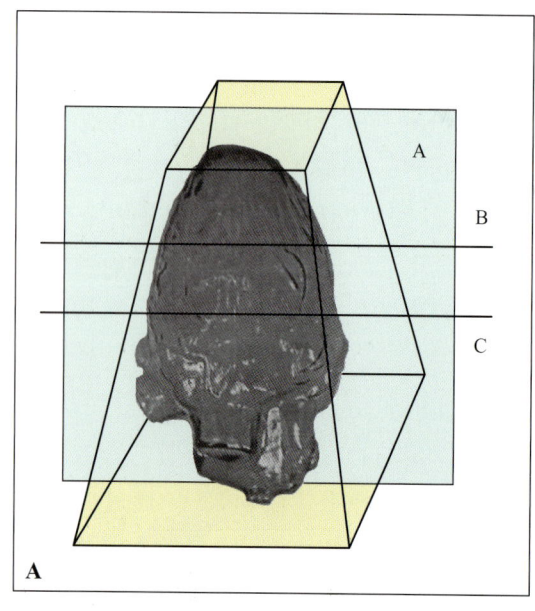

未处理的全容积成像　　　　　　　　"切割"后的全容积数据库

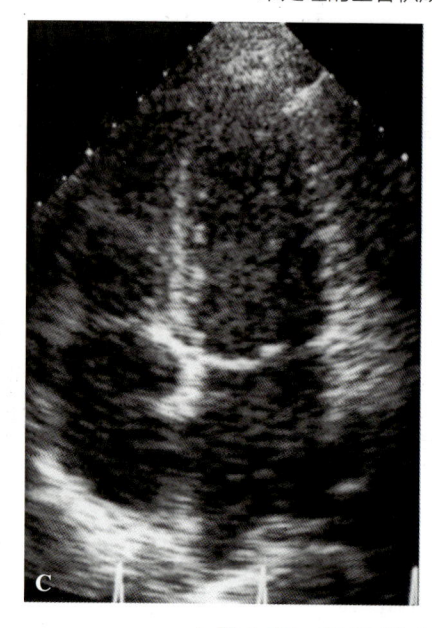

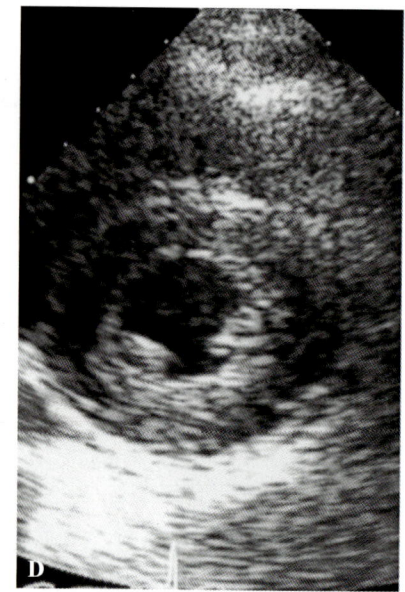

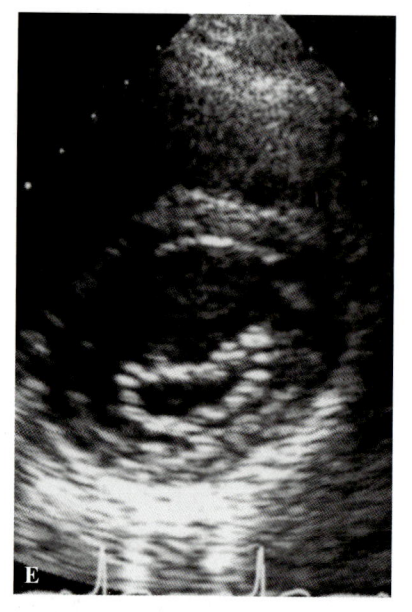

▲ 图 4-76　实时三维全容积数据库（real-time full-volume data sets）处理方法示意图

A. 包含 4 个心腔的金字塔状全容积数据库；B. 从中间部分切割全容积数据库，切割处平面有效显示为心尖四腔心切面的三维图像；C 至 E. 3 幅图表示全容积数据库中提取的二维图像，分别是沿着三维数据库的长轴（C）或短轴（D 和 E）平面提取的。实际上，可以从三维数据库选择无数个成像平面，任何一个常规或非常规切面的二维图像都可以显示

巨大潜力。即使经食管超声心动图也经常难以准确识别瓣周漏的大小及位置。通过对瓣环形态的三维重建，整个瓣环及多个瓣周漏的位置能够清楚显示。最后，三维超声心动图测量腔室容积的准确性显著高于二维超声心动图。尤其是在测量不规则形状的腔室时更加明显，如右心室腔或形态异常的左心室。第 5 章在评价左心室大小与功能时将进一步探讨。

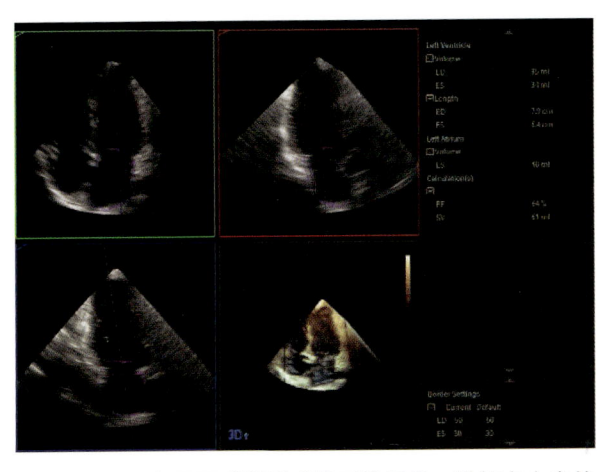

▲ 图 4-77　多平面成像形成的三维图像。进行左心室的容积重建，可以计算容积和射血分数

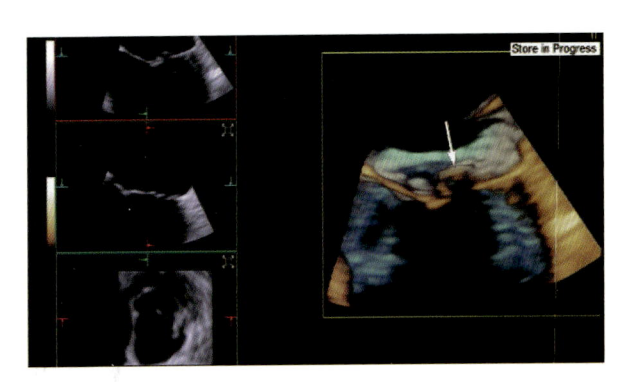

▲ 图 4-78　三维数据采集完后，就可以操纵平面以显示特定的感兴趣区。本例三维超声显示脱垂的瓣膜（箭所示），以及相应的二维平面

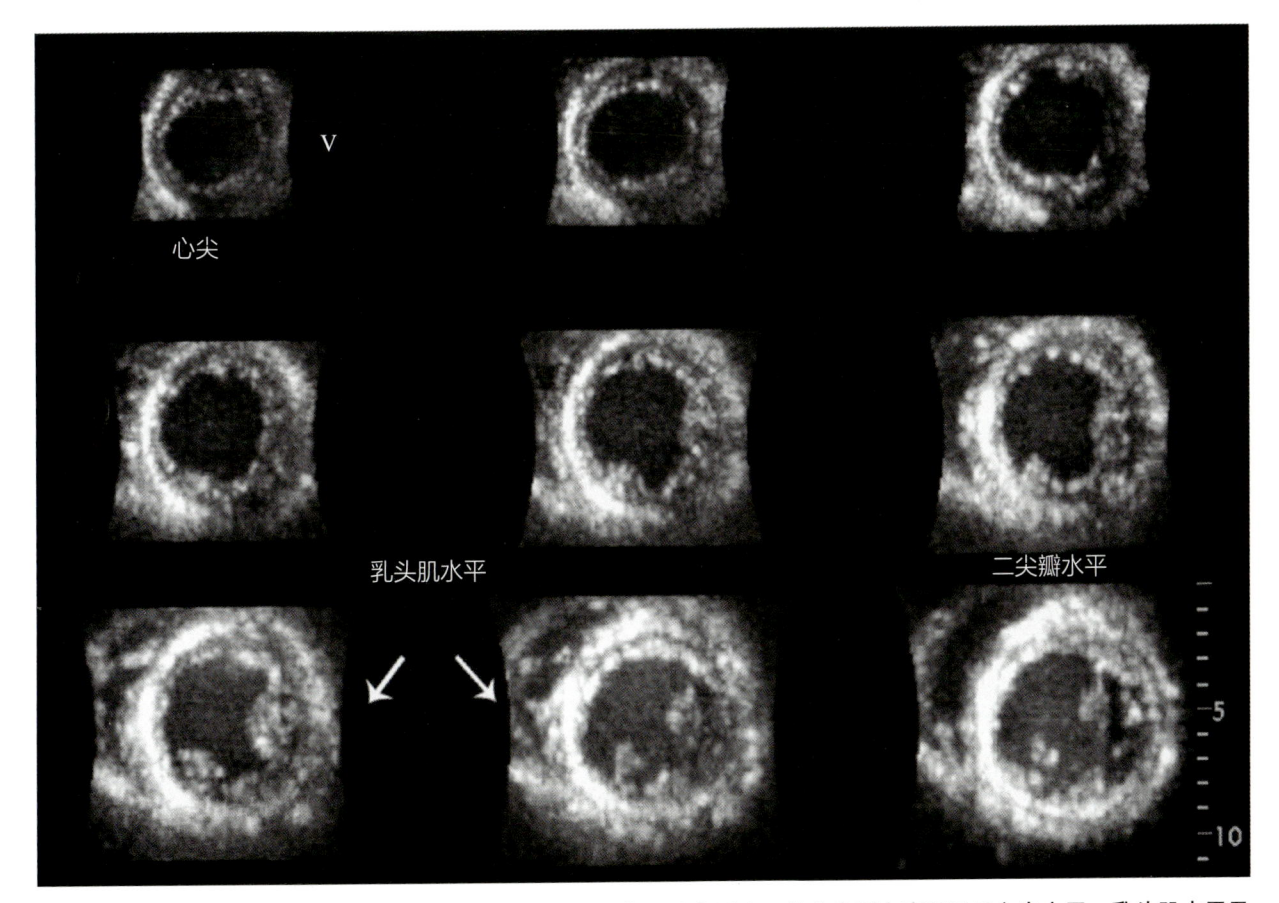

▲ 图 4-79　从三维数据库中自动提取的 9 个等距短轴图像。从左到右，从心尖到心底记录了心尖水平、乳头肌水平及二尖瓣水平。在三维实时图像中，可以更精确地分析室壁运动

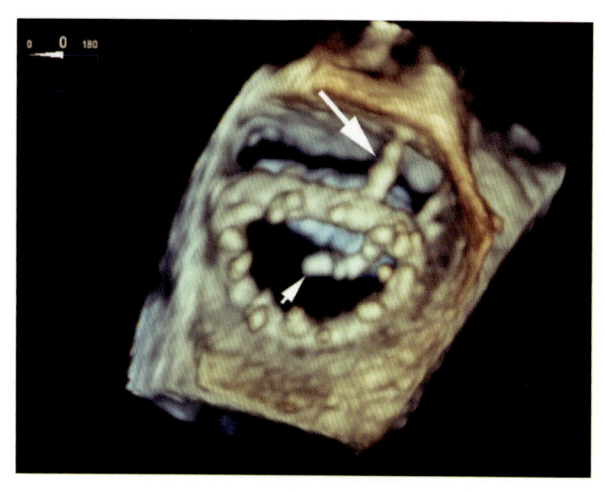

Feigenbaum 超声心动图学（原书第 8 版）
Feigenbaum's Echocardiography (8th Edition)

▲ 图 4-80　实时三维超声显示心内膜炎患者撕裂的二尖瓣瓣环。从左心房侧观察，在瓣环上方见大的裂口，大箭显示完整的缝合线，小箭示赘生物

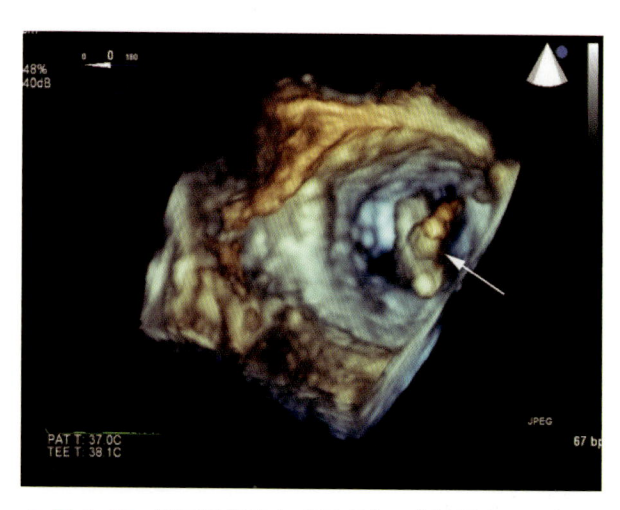

▲ 图 4-82　用三维超声心动图观察二尖瓣钳夹装置（箭）位于黏液样变的 2 个瓣叶之间

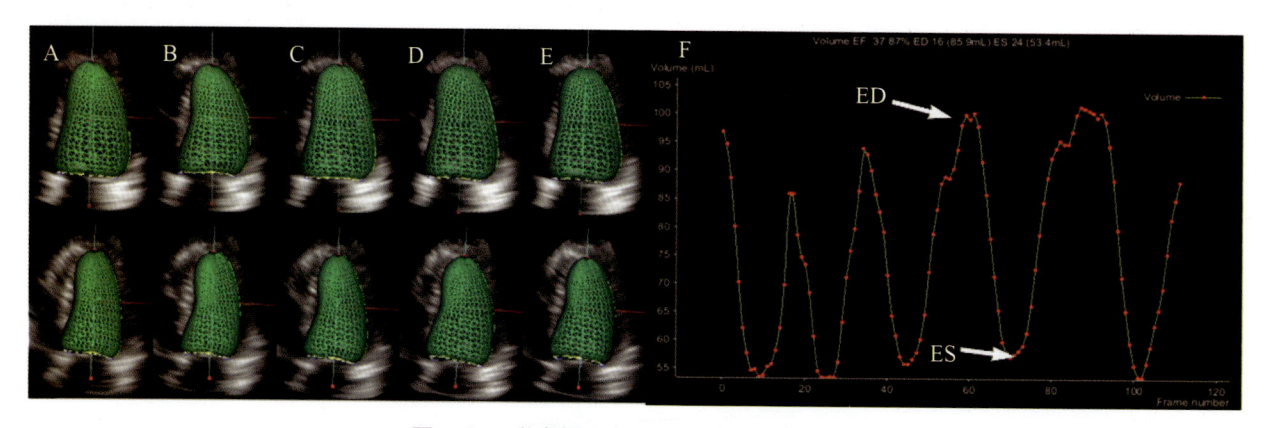

▲ 图 4-81　心房颤动患者的实时三维超声心动图
左上图记录了 5 个连续的心动周期，其中上方显示舒张末期（ED）左心室容积，对应的下方显示收缩末期（ES）容积。右图绘制了瞬时左心室容积，记录了每搏变异性和射血分数范围

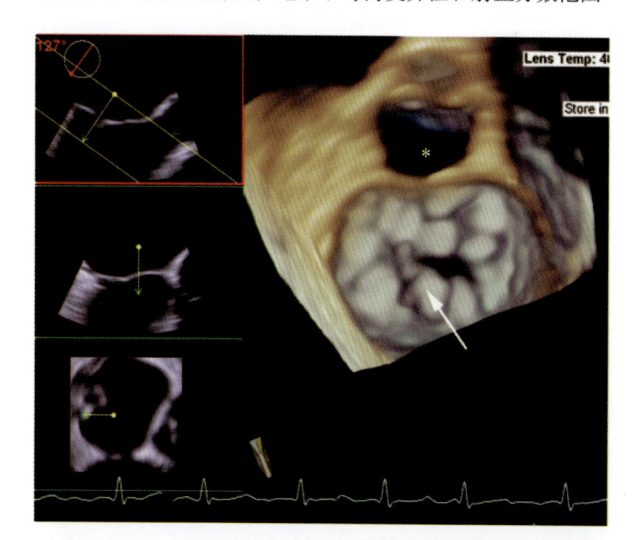

▲ 图 4-83　实时三维超声心动图显示心内病变的详细解剖信息。本例中可以清楚地显示二尖瓣脱垂患者脱垂的瓣叶（箭），以及二尖瓣与主动脉的关系（*）

三维超声心动图的另一种成像模式包括三维数据库的实时三维全息显示，其可行性已经得到了证实，但是其成像设备的临床应用受到了限制。最后一种显示方法是根据超声数据库建立心脏三维物理模型。这依赖于塑料制造所使用的技术，并且可以从心脏图像中提取一个实心或者中空的三维数据库模型。

十八、床旁超声心动图

随着科技的进步，超声仪器小型化，包括更小、更便捷的装置，甚至是手持装置获取的图像已能用于临床诊断。这种设备可用于各个方面的超声诊断。当用于评估心血管系统疾病

第4章 超声心动图检查方法
The Comprehensive Echocardiographic Examination

时，被称为床旁心脏超声（point-of-care cardiac ultrasound）或针对性心脏超声。"超声心动图"一词通常是指传统的、全面的心脏和大血管检查。而床旁心脏超声检查，主要应用于有针对性的超声诊断或近期超声随访。

虽然没有特别说明使用何种设备，床旁超声设备通常指的是小型的手持设备，例如像笔记本电脑或手机大小（图4-86）。设备的大小与功能的多少有关。较大的设备配备了二维、频谱和彩色多普勒成像，并能记录和存储图像（图4-87）。较小的手持仪器仅提供二维成像，或配备有彩色多普勒成像，可存储或不能存储图像。有时称之为超声听诊器，主要目的是在持续监测患者病情时为医生提供即时（尽管有限的）超声信息。例如，明确有创性手术之后有无心包积液，或者快速评估重症监护病房低血压患者的左心室收缩功能。

最新一代的床旁超声系统获取的图像质量接近现代的全尺寸超声心动图系统。使用小型的、功能欠缺的手持设备对成像困难的患者将更具挑战性。因此，全面地获取和解读床旁超声需要标准化的培训和临床经验，但如果床旁心脏超声仅用于比较简单且直接的诊断，如心包积液，则仅

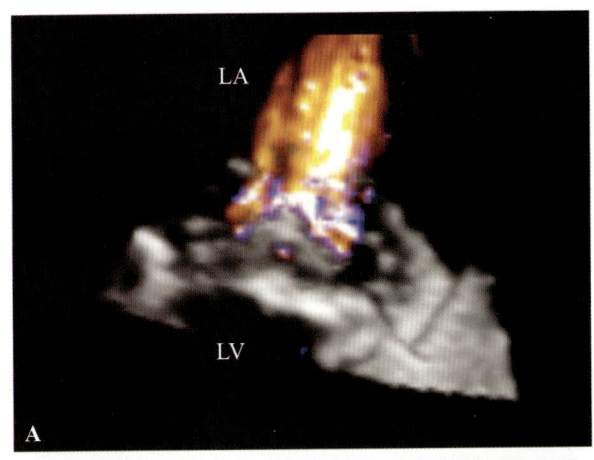

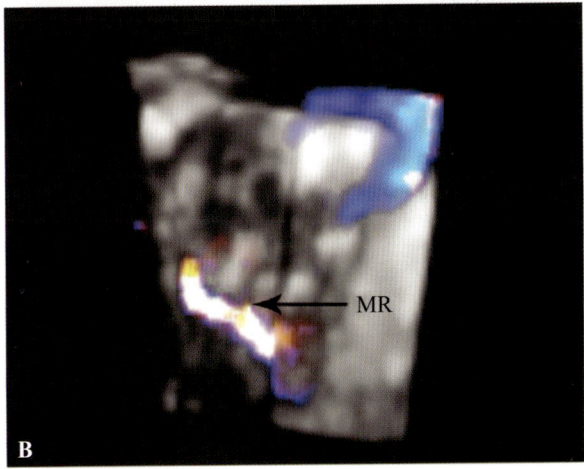

▲ 图 4-84　A 和 B. 二尖瓣关闭不全的实时三维经食管超声心动图图像；B. 旋转和切割该图像显示实际反流口的短轴切面
LA. 左心房；LV. 左心室；MR. 二尖瓣关闭不全

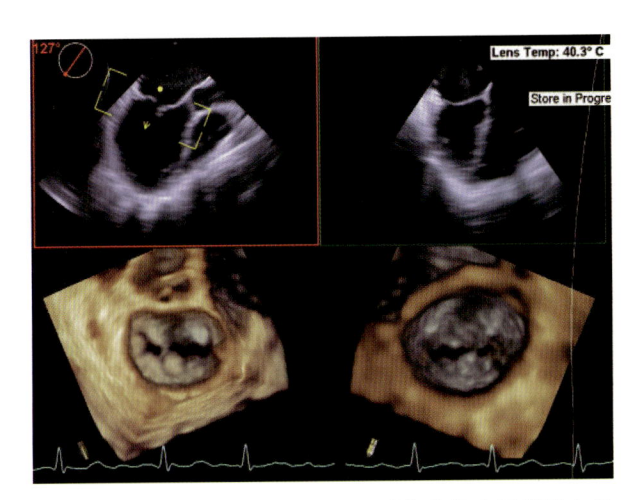

▲ 图 4-85　实时三维超声心动图成像的优点是能够在外科手术或介入治疗时显示解剖信息。图示二尖瓣脱垂的患者，从左心房和左心室视角显示脱垂的二尖瓣瓣叶的解剖细节

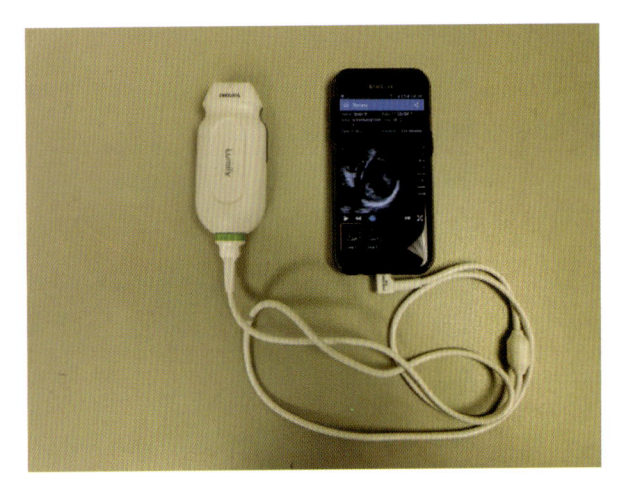

▲ 图 4-86　超声仪器微型化的一个示例。与智能手机连接的探头配备必需的成像技术。记录二维和彩色多普勒图像并将其存储在手机或平板电脑上

115

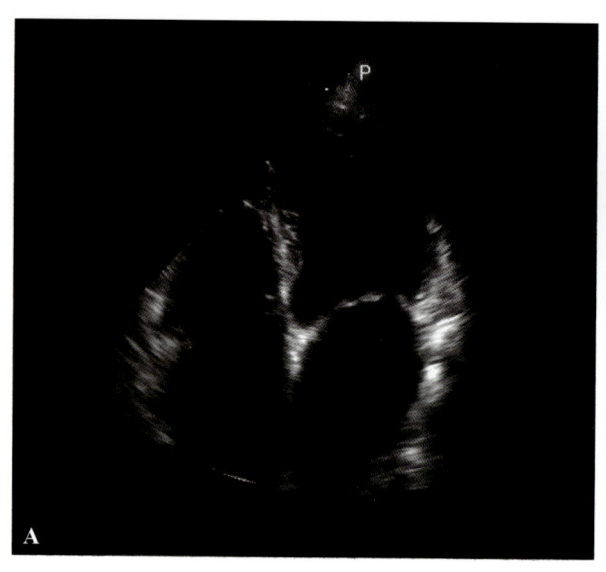

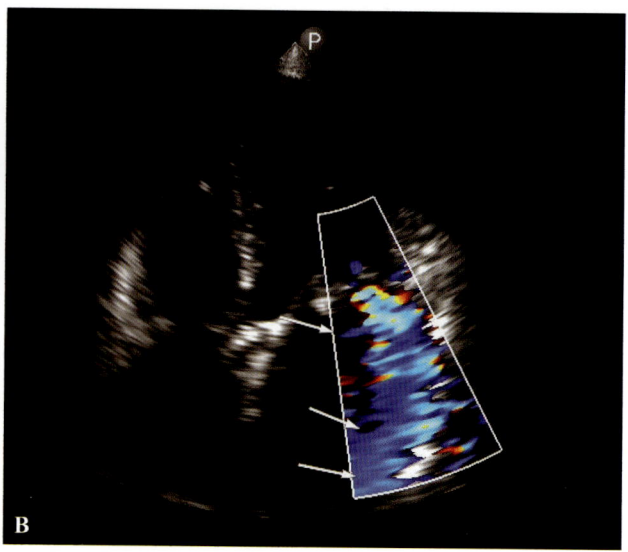

▲ 图 4-87 使用图 4-86 中所示的即时超声装置显示二尖瓣重度关闭不全

需要有针对性的训练和经验。包括美国超声心动图学会在内的几个专业协会已制订并发布了床旁超声训练指南（Spencer 等，2013）。

床旁心脏超声除了成本低，还有其优点和特点。在教学时，该技术能证明物理诊断和超声检查之间的相关性。它通常用于教学医院的查房，可以直观显示病史和查体中发现的可疑诊断。在急诊科或重症监护病房，它可以快速准确地对危重患者或不稳定患者进行针对性的心脏评估。在介入室，可以快速判断有无积液。

除了在心脏方面的应用，这项技术也可能会在其他方面继续改进和发展，越来越多的机构认为制订规范化流程非常必要。因此，制订一个所有机构都认可并遵守的应用和培训指南是非常重要的。床旁心脏超声检查不能替代全面的超声心动图检查，但它在临床应用中的重要作用已得到共识。

十九、超声心动图筛查

超声心动图的有效性、实用性和无创性已经使其成为非常普及的检查方法。本章介绍的超声心动图检查的方法可为临床提供准确且重要的诊断信息。如果应用得当，超声心动图在诊断和预后评估上非常有价值。然而，与其他诊断方法一样，超声心动图也存在滥用的情况，在决定是否进行检查时，必须考虑检查结果的预期价值。应根据预判诊断结果的影响、检查结果能否指导治疗方案，以及特定情况下检查结果能否消除患者的顾虑来判断。因此，检查的目的性越强，则提供的有用信息越多。如果该检查应用过于广泛，其积极作用将被检查费用和潜在的误导信息抵消。

超声心动图检查作为一种筛查工具，其作用视具体情况而定，见表 4-6。从上述讨论可以明确，超声心动图不是全民筛查心脏病的合适方法。虽然可以发现一些重要的阳性结果，但其阳性率较低，而且存在一定的假阳性。然而，在具备临床证据的情况下，超声心动图筛查是合理的，例如有病史和（或）体格检查怀疑异常的运动员，患有某些遗传性心血管疾病的患者的一级亲属。是否行超声心动图检查取决于以下几个因素。第一，申请医生必须了解检查结果的价值，并能够将结果应用于患者。第二，必须将检查的预期结果及检查结果可能存在的不确定性和不完整性告知患者。第三，检查和诊断必须由专业人员完成并解释。

表 4-6 超声心动图筛查是否存在心血管疾病的适应证

	分级
1. 患者有遗传性心血管疾病的家族史	I
2. 心脏移植的供者	I
3. 患者有马方综合征或相关结缔组织病的显性特征	I
4. 应用心脏毒性化疗药物治疗前后的患者	I
5. 特发性扩张型心肌病患者的五代内的亲属	I
6. 患者有可能累及心脏的系统性疾病	IIb
7. 总体人群	III
8. 无心脏疾病临床症状及体征的运动员	III
9. 既往无心血管疾病病史、心电图和体格检查正常的参加体育比赛者	III

经许可转载自 Cheitlin MD, Alpert JS, Armstrong WF, et al. ACC/AHA guidelines for the clinical application of echocardiography: a report of the American College of Cardiology/American Heart Association Task Force on Practice Guidelines (Committee on Clinical Application of Echocardiography) developed in collaboration with the American Society of Echocardiography. *Circulation* 1997; 95:1686–1744.© 1997 American Heart Association 版权所有

二十、数字化超声心动图室

心脏超声检查涵盖了大量信息，包括动态灰阶图像、彩色图像和静态图像。获取、存储和分析这些图像的方式发展迅速。在超声心动图的早期阶段，只能获取 M 型曲线，通常采用图表记录器存储在光敏纸上。随着二维超声心动图的应用，需要存储动态视频图像。在过去的 20 年，这些图像使用标准视频技术进行存储，并能通过录像带进行回顾分析。尽管这种方式对获取的所有信息能全面地记录和分析，但是并不高效，例如，需要大量的存储和归档空间，录像带图像质量随着时间而损耗等缺点。在 20 世纪 80 年代早期，高速数字化设备的出现使得模拟数据被转换成数字格式并存储。计算机处理器的速度相对较慢，存储器的速度和成本昂贵使得其早期应用受到限制。随着时间的推移，成本的显著降低以及计算机运行速度与稳定性显著提高，大量数字信息的存储得以实现，并应用到几乎所有的超声心动图室。最后，所有现代超声设备都使用了数字化平台，实现了信息获取、处理和显示的数字化，只是为了存储在录像带才将数字化信息转换为模拟信息。因此，如果提供适当的脱机处理系统，就可以对原始的、未失真的数字图像进行存储与回放分析。

现在许多超声仪制造商和第三方供应商都提供数字存档系统（archiving systems），并且，这些系统都能够提供当前超声平台到文件服务器（以及随后到大容量存储设备）的传输，并可通过标准计算机工作站进行检索。随着医学数字化成像和传送（Digital Imaging and Communication in Medicine，DICOM）标准的出现，数字医学成像取得了重大突破。DICOM 标准由主要医疗仪器制造商、监管机构和专业组织协商，旨在确保医疗成像信息以一种标准的、非专有格式在研究机构间及工作平台间传送、存储和分析。实际上，所有当前的超声工作平台都以 DICOM 兼容格式提供图像的输出，以存档到脱机系统中并检索。DICOM 委员会制订了标准化图像格式和推荐图像压缩的标准。因为完整的超声检查可能包括 30～100 个动态和静态图像，显然这是一个很大的文件。为了减小文件大小，通常会对动态图像进行压缩。压缩可以是无损的（没有信息丢失），也可能会导致图像质量下降。DICOM 委员会推荐使用动态 JPEG 作为视频图像压缩方法，其压缩比例为 20:1。

现代数字超声心动图检查室由以下几个组成部分，如图 4-88 所示。通常，超声工作平台通过局域网（LAN）或互联网连接到文件服务器。根据检查室的大小，"文件服务器"可以是增强型台式计算机或具有数百 GB 的高速硬盘容量的标准文件服务器。不管是哪种情况，超声工作平台都可自动或在指令下将 DICOM 格式的超声图像传输到文件服务器进行存储。工作站通常是

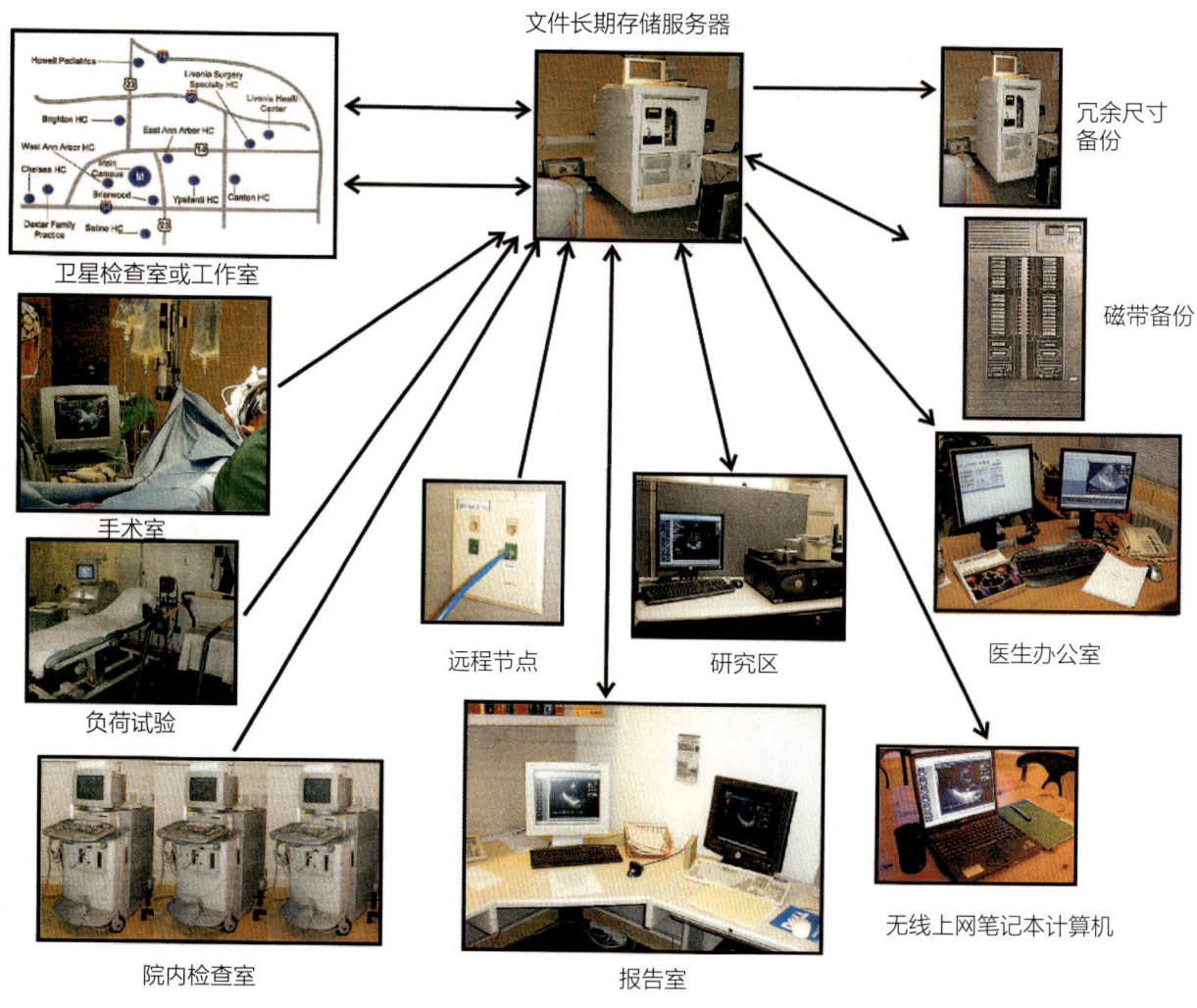

▲ 图 4-88 现代数字化超声心动图室图解，包括图像分析、存储以及图像的传输和阅览等多个部分

个人计算机，可以检索图像以进行分析和生成报告。由于所有信息都是数字信息并通过计算机网络进行通信，因此远程记录的超声心动图可以即刻传输到文件服务器，以便在报告室进行分析。此外，临床医生可以在相应配备的台式计算机上检索图像，包括医生办公室、病房工作站和导管室。

长期存储数字信息的方法目前仍在发展中，其费用比建立一个常规数字超声心动图室的初始费用昂贵得多。大多数医院和监管机构的规定要求医疗信息存储有多套存储备份，必须至少提供2处相互独立的包括磁带备份在内的信息存储，即使其中一处发生灾难性损坏，也能确保医疗信息的获取。因此，从管理制度出发，许多超声心动图室仍将记录模拟信号的录像带作为长期存储的方法。

数字化超声心动图室的构建，必须认识到即使存储器的速度和容量提高，但连续记录20～40min 数字化视频信息仍然面临挑战。因此，数字化超声室必须制订一个方案，来选择性地采集对临床表现或疾病有明确意义的图像。通常，完整的超声心动图检查由 30～100 幅图像组成，包括实时二维、彩色多普勒血流成像、静态 M 型超声心动图和频谱多普勒等。确切的图像采集数量还取决于每个超声室的习惯和规定，但原则是在规定的 30～100 幅图像范围内选择有代表性的标准切面的、典型的、有意义的图像。

数字化采集和存储后，可在任何相应配备的计算机（包括办公室台式计算机、笔记本计算机和医院工作站）检索图像。典型的多功能工作站能够检索和分析图像，进行多项测量并生成报告。此外，全数字化医院应能以 DICOM 格式提供心导管、核医学和心电图在内的其他所有医学图像数据。大多数数字检索和回放工作站都能提供进入非超声心动图图像的入口。工作站可仅配置为回放系统或全功能分析和报告生成系统。一般来说，重点资源配置的数字化超声心动图室会配置多台能进行图像回放的工作站，便于内科、急诊科及手术室医生进行图像阅读，而少数复杂的工作站则用于测量和报告生成。

数字化环境的一个主要优势是能对多个研究进行并列检索和比较。通过对 2 个不同时间点记录的同一切面图像进行比较，可对一系列的变化做出评价，这对于评估急性心肌梗死后室壁运动异常、瓣膜反流或左心室功能的连续变化具有重要意义。对不同时间记录的超声心动图以并列方式进行快速比对一直是数字超声心动图室的显著优势。数字化图像是以连续性环路方式对 1～10 个心动周期重复播放，这种可控的数字环路，使得观察者能够逐帧地评估室壁运动、瓣膜功能和其他参数，且具备很高的空间分辨力，这在观察录像带回放时通常是达不到的。虽然建立数字存档和回放分析系统的成本很高，但大多数从录像带转变到数字化的配置，分析效率的提高以及节省录像带的成本可以显著降低用于配备数字化检查室的费用。

超声心动图技术与方法是相互关联的，从理论上讲所有不同的成像模式，包括二维、M 型、彩色血流成像和频谱多普勒成像都可以从任一探头上完成。目前，任何一台超声诊断设备对信息的处理都受到计算机处理能力和探头技术设计的限制。

二十一、超声心动图培训和能力发展

超声心动图的培训标准以及心血管医学所有领域的培训标准都由心血管专科医师培训（COCATS）制订，现已进行了第 4 次修订（见表 4-7）。COCATS 超声心动图专题小组将专科培训定义为以下 3 个层次。

- Ⅰ级——成为合格专科医生必需的基础培训；所有心血管专科医生都需要培训；被定义为入门级及早期培训阶段，不具备独立分析报告的能力。
- Ⅱ级——能独立完成和分析常见和复杂的超声心动图；但并未掌握所有特殊技术，如三维、心内、术中或术中经食管超声心动图检查。
- Ⅲ级——适用于预备将超声心动图作为专业方向的专科医生；培训内容包括超声室管理、科研经验和特殊技术，如三维超声心动图、心脏超声造影和术中超声心动图。Ⅲ级培训的具体标准属于高级培训。

培训结束后，在复杂、快速发展的心血管领域保持自身能力是有困难的。因此提倡终身学习，包括超声心动图领域在内的所有心血管领域。这些文件和表格规定了专科医生在整个职业生涯中应具备能力的关键要素。它们分为两类：医学知识、患者治疗及专业技能。这些能力进一步分为所有临床心脏病学家所具备的能力，以及在特定亚专业领域发展的专科医生所具备的能力。超声心动图作为一个大范围的、动态的、快速变化的领域，如何跟上新的发展极具挑战性。这些文件有助于指导繁忙的专科医生关注这些关键的领域，以保持和发展自身的优秀能力。

表 4-7 超声心动图培训要求

层 次	培训时间（月）	累计培训时间（月）	TTE 检查最少操作例数	TTE 检查最少诊断例数	TEE 和特殊检查
1	3	3	75	150	是[a]
2	3	6	150	300	是[b]
3	3	9	300	750	是

a. 初步参与经食管超声心动图检查和其他特殊检查
b. 完成层次 2 和其他特别培训以完全胜任经食管超声心动图检查和其他特殊检查
TEE. 经食管超声心动图检查；TTE. 经胸超声心动图检查

经许可引自 Ryan T, Berlacher K, Lindner JR, et al. COCATS 4 Task Force 5: Training in Echocardiography. *J Am Coll Cardiol* 2015; 65: 1786–1799.© 2015 American College of Cardiology Foundation 版权所有

推荐阅读

基本概念

Douglas PS, Garcia MJ, Haines DE, et al. ACCF/ASE/AHA/ASNC/HFSA/HRS/SCAI/SCCM/SCCT/SCMR. 2011 appropriate use criteria for echocardiography. A Report of the American College of Cardiology Foundation Appropriate Use Criteria Task Force, American Society of Echocardiography, American Heart Association, American Society of Nuclear Cardiology, Heart Failure Society of America, Heart Rhythm Society, Society for Cardiovascular Angiography and Interventions, Society of Critical Care Medicine, Society of Cardiovascular Computed Tomography, and Society for Cardiovascular Magnetic Resonance Endorsed by the American College of Chest Physicians. *J Am Coll Cardiol* 2011;57:1126–1166.

Samad Z, Minter S, Armour A, et al. Implementing a continuous quality improvement program in a high-volume clinical echocardiography laboratory: improving care for patients with aortic stenosis. *Circ Cardiovasc Imaging* 2016; 9:e003708.

习惯用法

Bhatia RS, Ivers NM, Yin XC, et al. Improving the appropriate use of transthoracic echocardiography: the Echo WISELY Trial. *J Am Coll Cardiol* 2017;70: 1135–1144.

Douglas PS, Garcia MJ, Haines DE, et al. ACCF/ASE/ AHA/ASNC/HFSA/HRS/SCAI/SCCM/SCCT/SCMR 2011 appropriate use criteria for echocardiography. A Report of the American College of Cardiology Foundation Appropriate Use Criteria Task Force, American Society of Echocardiography, American Heart Association, American Society of Nuclear Cardiology, Heart Failure Society of America, Heart Rhythm Society, Society for Cardiovascular Angiography and Interventions, Society of Critical Care Medicine, Society of Cardiovascular Computed Tomography, Society for Cardiovascular Magnetic Resonance American College of Chest Physicians. *J Am Soc Echocardiogr* 2011; 24:229–267.

应用

Cheitlin MD, Alpert JS, Armstrong WF, et al. ACC/AHA guidelines for the clinical application of echocardiography: a report of the American College of Cardiology/American Heart Association Task Force on Practice Guidelines (Committee on Clinical Application of Echocardiography) developed in collaboration with the American Society of Echocardiography. *Circulation* 1997;95:1686–1744.

Feigenbaum H. Clinical applications of echocardiography. *Prog Cardiovasc Dis* 1972;14:531–558.

Horton KD, Meece RW, Hill JC. Assessment of the right ventricle by echocardiography: a primer for cardiac sonographers. *J Am Soc Echocardiogr* 2009; 22:776–792.

Hu K, Liu D, Niemann M, et al. Methods for assessment of left ventricular systolic function in technically difficult patients with poor imaging quality. *J Am Soc Echocardiogr* 2013;26:105–113.

Hung J, Lang R, Flachskampf F, et al. 3D echocardiography: a review of the current status and future directions. *J Am Soc Echocardiogr* 2007;20:213–233.

Lang RM, Badano LP, Mor-Avi V, et al. Recommendations for cardiac chamber quantification by echocardiography in adults: an update from the American Society of Echocardiography and the European Association of Cardiovascular Imaging. *J Am Soc Echocardiogr* 2015;28:1–39.

Lang RM, Badano LP, Tsang W, et al. EAE/ASE recommendations for image acquisition and display using three-dimensional echocardiography. *J Am Soc Echocardiogr* 2012;25:3–46.

Mor-Avi V, Lang RM, Badano LP, et al. Current and evolving echocardiographic techniques for the quantitative evaluation of cardiac mechanics: ASE/EAE consensus statement on methodology and indications endorsed by the Japanese Society of Echocardiography. *J Am Soc Echocardiogr* 2011; 24:277–313.

Nagueh SF, Middleton KJ, Kopelen HA, Zoghbi WA, Quinones MA. Doppler tissue imaging: a noninvasive technique for evaluation of left ventricular relaxation and estimation of filling pressures. *J Am Coll Cardiol* 1997; 30:1527–1533.

Settle HP, Adolph RJ, Fowler NO, Engel P, Agruss NS, Levenson NI. Echocardiographic study of cardiac tamponade. *Circulation* 1977; 56: 951–959.

Tajik AJ, Seward JB, Hagler DJ, Mair DD, Lie JT. Two-dimensional real-time ultrasonic imaging of the heart and great vessels. Technique, image orientation, structure identification, and validation. *Mayo Clin Proc* 1978;53:271–303.

Voigt JU, Pedrizzetti G, Lysyansky P, et al. Definitions for a common standard for 2D speckle tracking echocardiography: consensus document of the EACVI/ASE/Industry task force to standardize deformation imaging. *J Am Soc Echocardiogr* 2015;28:183–193.

Yang HS, Bansal RC, Mookadam F, Khanderia BK, Tajik AJ, Chandrasekaran K. Practical guide for three-dimensional transthoracic echocardiography using a fully sampled matrix array transducer. *J Am Soc Echocardiogr* 2008;21:979–989.

报道

Cerqueira MD, Weissman NJ, Dilsizian V, et al. Standardized myocardial segmentation and nomenclature for tomographic imaging of the heart: a statement for healthcare professionals from the Cardiac Imaging Committee of the Council on Clinical Cardiology of the American Heart Association. *Circulation* 2002;105:539–542.

Gardin JM, Adams DB, Douglas PS, et al. Recommendations for a standardized report for adult transthoracic echocardiography: a report from the American Society of Echocardiography's Nomenclature and Standards Committee and Task Force for a Standardized Echocardiography Report. *J Am Soc Echocardiogr* 2002;15:275–290.

Henry WL, DeMaria A, Gramiak R, et al. Report of the American Society of Echocardiography Committee on Nomenclature and Standards in Two-Dimensional Echocardiography. *Circulation* 1980;62: 212–217.

Sahn DJ, DeMaria A, Kisslo J, Weyman A. Recommendations regarding quantitation in M-mode echocardiography: results of a survey of echocardiographic measurements. *Circulation* 1978;58:1072–1083.

Schiller NB, Shah PM, Crawford M, et al. Recommendations for quantitation of the left ventricle by two-dimensional echocardiography. American Society of Echocardiography Committee on Standards, Subcommittee on Quantitation of Two-Dimensional Echocardiograms. *J Am Soc Echocardiogr* 1989;2:358–367.

经食管超声心动图

Chan KL, Cohen GI, Sochowski RA, Baird MG. Complications of transesophageal echocardiography in ambulatory adult patients: analysis of 1500 consecutive examinations. *J Am Soc Echocardiogr* 1991;4:577–582.

Daniel WG, Erbel R, Kasper W, et al. Safety of transesophageal echocardiography. A multicenter survey of 10,419 examinations. *Circulation* 1991;83:817–821.

Djoa KK, Lancee CT, De Jong N, Linker DT, Bom N. Transesophageal transducer technology: an overview. *Am J Card Imaging* 1995;9:79–86.

Goldstein SA, Evangelista A, Abbara S, et al. Multimodality imaging of diseases of the thoracic aorta in adults: from the American Society of Echocardiography and the European Association of Cardiovascular Imaging: endorsed by the Society of Cardiovascular Computed Tomography and Society for Cardiovascular Magnetic Resonance. *J Am Soc Echocardiogr* 2015;28:119–182.

Hahn RT, Abraham T, Adams MS, et al. Guidelines for performing a comprehensive transesophageal echocardiographic examination: recommendations from the American Society of Echocardiography and the Society of Cardiovascular Anesthesiologists. *J Am Soc Echocardiogr* 2013;26:921–964.

Nanda NC, Pinheiro L, Sanyal RS, Storey O. Transesophageal biplane echocardiographic imaging: technique, planes, and clinical usefulness. *Echocardiography* 1990;7:771–788.

Pollick C, Taylor D. Assessment of left atrial appendage function by transesophageal echocardiography. Implications for the development of thrombus. *Circulation* 1991;84:223–231.

Richardson SG, Pandian NG. Echo-anatomic correlations and image display approaches in transesophageal echocardiography. Purity with flip-flop or prudence without flip-flop? *Echocardiography* 1991; 8: 671–674.

Schiller NB, Maurer G, Ritter SB, et al. Transesophageal echocardiography. *J Am Soc Echocardiogr* 1989;2:354–357.

Schneider AT, Hsu TL, Schwartz SL, Pandian NG. Single, biplane, multiplane, and three-dimensional transesophageal echocardiography. Echocardiographic-anatomic correlations. *Cardiol Clin* 1993; 11:361–387.

Seward JB, Khandheria BK, Oh JK, et al. Transesophageal echocardiography: technique, anatomic correlations, implementation, and clinical applications. *Mayo Clin Proc* 1988;63:649–680.

Stoddard MF, Liddell NE, Longaker RA, Dawkins PR. Transesophageal echocardiography: normal variants and mimickers. *Am Heart J* 1992;124:1587–1598.

训练

DeMaria AN, Crawford MH, Feigenbaum H, Popp RL, Tajik AJ. 17th Bethesda conference: adult cardiology training. Task Force IV: training in echocardiography. *J Am Coll Cardiol* 1986;7: 1207–1208.

Pearlman AS, Gardin JM, Martin RP, et al. Guidelines for physician training in transesophageal echocardiography: recommendations of the American Society of Echocardiography Committee for Physician Training in Echocardiography. *J Am Soc Echocardiogr* 1992;5: 187–194.

Quinones MA, Douglas PS, Foster E, et al. ACC/AHA clinical competence statement on echocardiography: a report of the ACC/AHA/ACP-ASIM Task Force on Clinical Competence. *J Am Coll Cardiol* 2003;41:687–708.

Ryan T, Berlacher K, Lindner JR, Mankad SV, Rose GA, Wang A. COCATS 4 Task Force 5: training in echocardiography. *J Am Coll Cardiol* 2015;65:1786–1799.

聚焦心脏超声

Mehta M, Jacobson T, Peters D, et al. Handheld ultrasound versus physical examination in patients referred for transthoracic echocardiography for a suspected cardiac condition. *JACC Cardiovasc Imaging* 2014;7:983–990.

Spencer KT, Kimura BJ, Korcarz CE, Pellikka PA, Rahko PS, Siegel RJ. Focused cardiac ultrasound: recommendations from the American Society of Echocardiography. *J Am Soc Echocardiogr* 2013; 26: 567–581.

Via G, Hussain A, Wells M, et al. International evidence-based recommendations for focused cardiac ultrasound. *J Am Soc Echocardiogr* 2014;27:683–698.

第5章
左心室收缩功能评价
Evaluation of Systolic Function of the Left Ventricle

王 静 吴 纯 译

一、一般原理

大多数类型的获得性心脏病进展到一定程度，均可能出现左心室收缩功能异常。左心室收缩功能的测定是超声心动图检查的重要组成部分。左心室收缩功能的测定在疾病的预后评估、药物治疗选择、心脏瓣膜病手术时机选择中均起着至关重要的作用。

本章将讨论超声心动图技术评估左心室整体和局部收缩功能。超声心动图从最初的M型超声，发展到现在能够提取详细心室功能参数的左心室三维成像，在评价左心室收缩功能中一直发挥着重要的作用。本章将集中讨论目前使用的和商业上可获得的评价左心室收缩功能的方法，早期的和仅以研究为目的的超声技术，将只在超声发展历史中提及，或谈到新近发展的相关超声分析系统的局限性中提及。

二、线性测量

M型超声心动图线性测量左心室短轴内径变化，是用于测量左心室功能定量评估最初的方法。该方法的主要缺点是，仅根据一条单一的扫描线来测量心室功能。随着超声诊断仪分辨率的提高，线性测量的精确性也随之提高。早期超声诊断仪由于分辨率及灰阶显示能力均较低，因此难以确定血流和组织的确切边界。早期的线性测量方法包括采用"边缘至边缘"技术。此测量方法即，室间隔厚度测量定义为右心室面间隔边缘至左心室面心内膜强回声边缘。心内膜边缘回声厚度可为1mm或2mm，与灰阶、图像亮度及分辨率有关。优化处理后灰阶层次增加的图像，能够更准确地显示室间隔左、右室侧及血液和组织边界。目前临床常规对心腔径的测量，是组织-血液分界测量室间隔的实际厚度及心腔真实内径，而不是测量边缘反射间的距离。表5-1列举了通过多种线性测量用于评价左心室功能的指标，其测量具体方法如示意图5-1所示，在图5-2中将进一步讨论。

M型超声心动图的时间分辨率优于二维超声心动图，但整体显示左心室及确定真正短轴内径能力限制了其优势。线性测量在心室功能评价中存在一些局限性，在冠心病等导致局部心室形态和功能异常的获得性心脏病中最明显。根据定义，M型超声心动图沿单一直线提供关于心室大小和收缩性的信息。在正常区域取样将可能低估心功能减低的程度，如果完全在室壁运动异常区域取样则高估心功能减低的程度。另外，M型超声心动图不能反映真实的短轴内经。如图5-2所示，室间隔成角在老年患者中较常见。本例中，M型取样线以切线穿过心室，导致左心室内径被高估。即使二维超声心动图引导的 M 型超声测量也是沿着声束的方向，也不可能使声束与左心室长轴垂直。一些超声平台可以允许从二维数据集导出"解剖 M 模式"，从而克服此局限性。M 型和二维超声心动图测量的短轴内径比较，M 型超声通常高估左心室内径 6～12mm，这种系统性偏差会随着年龄和心脏成角的增加而增加。但对于某一特定的患者，其轴线偏移程度随时间改变保持稳定，且这种高估连续存在。因此，只要不出现新的局部室壁运动异常，尽管测值不准确，但

表 5-1 左心室大小及功能的线性测量

参　数	方　程	缩　写	单　位
舒张末左心室内径		$LVID_d$	mm（或 cm）
收缩末左心室内径		$LVID_s$	mm（或 cm）
短轴缩短率	$(LVID_d - LVID_s)/LVID_d$	FS	% 或 0.××
收缩期径向室壁应力	PR/h	σ_m	mm Hg 或达因 $-cm^2$
舒张期立方体型左心室容量	$(LVID_d)^3$		cm^3 或 ml
立方体型左心室 + 心肌体积	$(IVS + LVID_d + PW)^3$		cm^3 或 ml
环周缩短率	$(LVID_d - LVID_s)/(LVID_d \times ET)$	VCf	周长 / 秒

ET. 射血时间；h. 壁厚；PR. 压力 × 半径；PW. 后壁

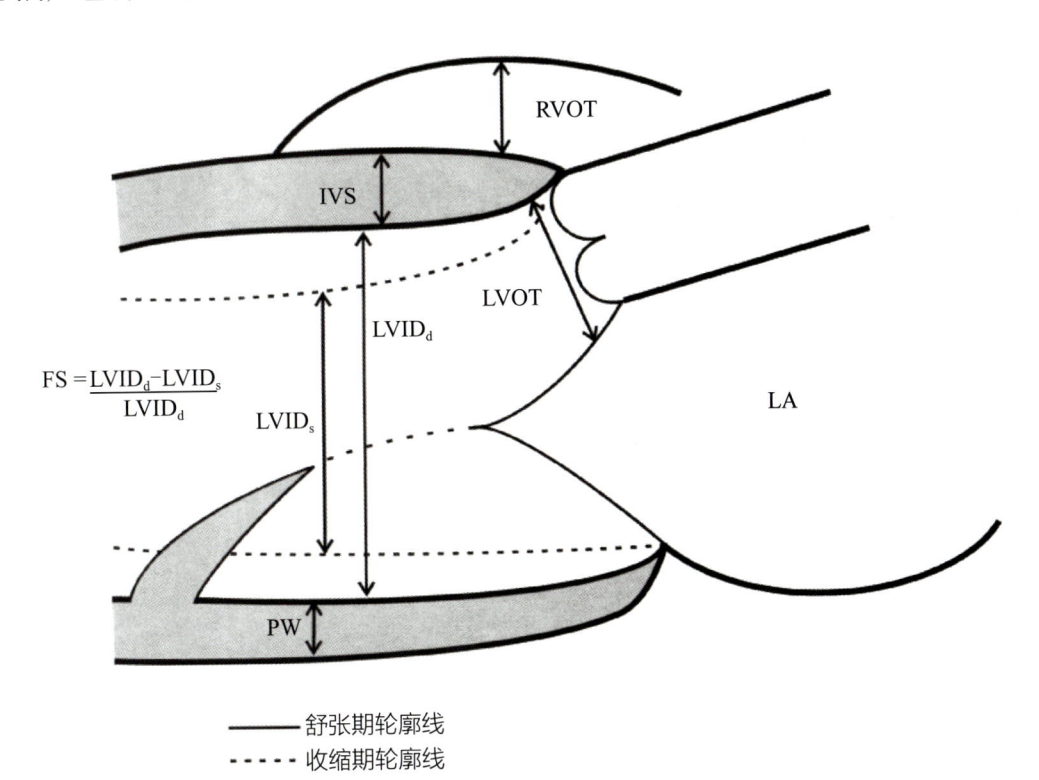

▲ 图 5-1 胸骨旁左心室长轴切面线性测量示意图

常规在二尖瓣腱索水平进行左心室内径线性测量。测量左心室舒张末和收缩末内径可以计算短轴缩短率。测量室间隔厚度时应避开室间隔最近端，因为此区域常伴有局部肥厚并存在一定角度，不能真正反映室壁厚度

FS. 短轴缩短率；$LVID_d$. 左心室舒张末内径；$LVID_s$. 左心室收缩末内径；PW. 后壁；RVOT. 右心室流出道；LVOT. 左心室流出道；LA. 左心房；IVS. 室间隔

其临床应用仍具有合理性。

M型超声心动图在时间分辨率上稍优于二维超声，在心室内径测量方面无真正的优势。但有几项左心室做功参数可以从M型测量中得到，包括收缩期左心室后壁增厚率及环周纤维缩短率的计算。后者计算时，由短轴内径表示直径，从而计算其周长及变化率。该指标需要根据心率进行标准化处理，目前临床已很少使用。

M型测量以往应用的另一参数是心室基底部下移幅度。心室收缩时，心脏基底（瓣环）朝向心尖运动。当出现左心室整体功能异常时，其运动幅度与收缩功能成正比。M型超声心动图扫面线多位于二尖瓣瓣环侧壁，可以测量瓣环朝向探头运动的位移（图5-3）。收缩期瓣环运动幅度与左心室整体收缩功能之间存在线性相关。目前本方法已被心室容积和射血分数所取代，因而极少使用。

同样的原理也应用于多普勒组织成像中，以测定二尖瓣瓣环收缩期运动速度和位移，作为评价心室功能的指标。多普勒组织成像依赖于多普勒增益和滤波器的调整，可以选择性记录心肌自身运动速度而不是血流速度。取样容积可以放置在二尖瓣瓣环，提取关于瓣环移动速度的定量信息（图5-4）。瓣环收缩运动速度是左心室整体功能同步性的标志。如第6章所述，瓣环收缩运动速度相关指标在舒张功能评估中也起着重要作用。

M型超声评价左心室功能的间接指标

M型超声心动图的几项间接指标，可用于

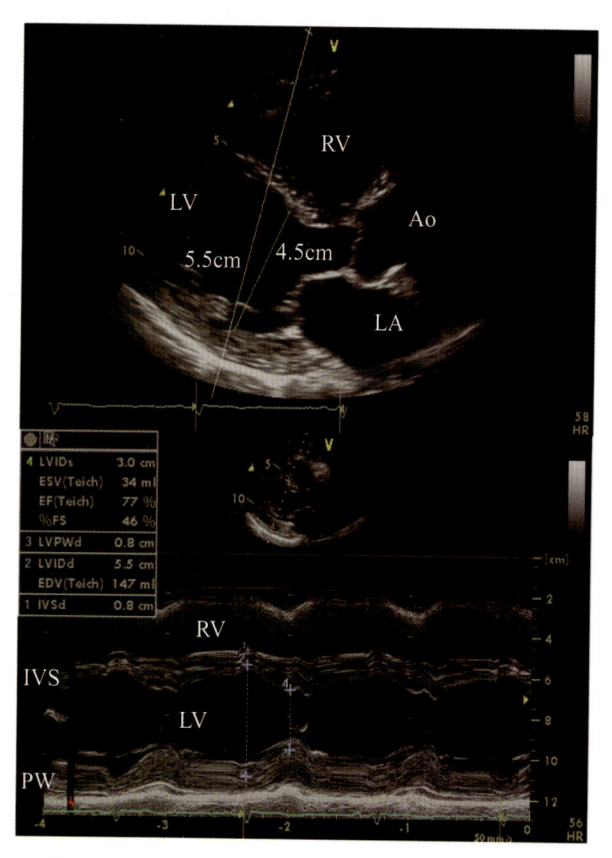

▲ 图5-2 二维及M型超声心动图显示胸骨旁长轴切面测量心室功能正常的患者图像

M型超声心动图测量显示，左心室内径测值为5.5cm及相应的衍生值。二维超声心动图显示，长白线为M型扫面线以切线穿过心室，导致高估左心室内径，测得内径为5.5cm。而黄线为左心室的实际短轴内径，为4.5cm

RV. 右心室；LV. 左心室；LA. 左心房；Ao. 主动脉；IVS. 室间隔；PW. 后壁

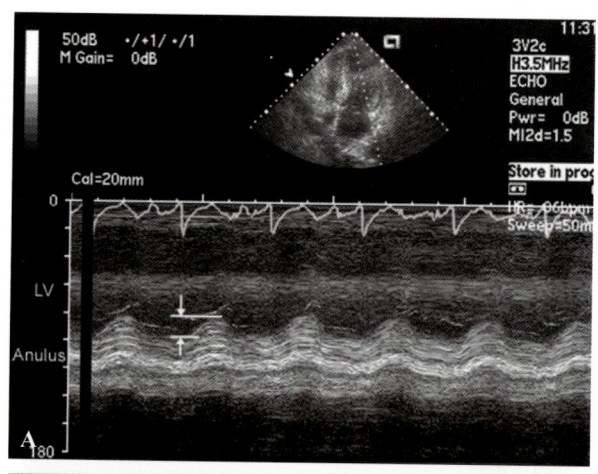

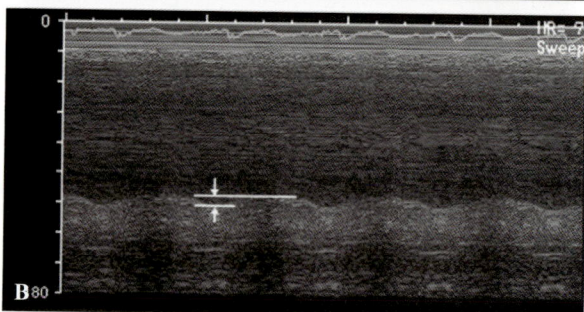

▲ 图5-3 M型扫描线从心尖穿过二尖瓣瓣环侧壁处，M型超声心动图于心尖切面测量2例患者的瓣环下移距离（箭）

A. 收缩期瓣环朝向心尖运动距离约1.6cm；B. 严重收缩功能障碍患者收缩期瓣环运动距离显著减小，< 1.0cm

估测左心室收缩功能减低，包括 E 点至室间隔距离的增加及收缩期主动脉瓣逐渐关闭。E 峰峰值反映二尖瓣开放程度，与通过二尖瓣瓣口的血流量及无二尖瓣反流时的左心室每搏量相关。而左心室内径与舒张期容量相关。因此，二尖瓣位移与左心室内径的比值可反映射血分数。正常情况下，二尖瓣 E 点（舒张早期最大运动幅度处）与室间隔左心室面的距离< 6mm。射血分数减低时，该间距增大（图 5-5）。

观察主动脉瓣开放也可间接评价左心室收缩功能。如果左心室前向搏出量减少，则收缩晚期前向血流逐渐减少，则收缩晚期主动脉瓣逐渐关闭，其关闭形态呈圆形（图 5-6）。上述方法目前已经被直接测量心室大小和功能的新技术所取代。

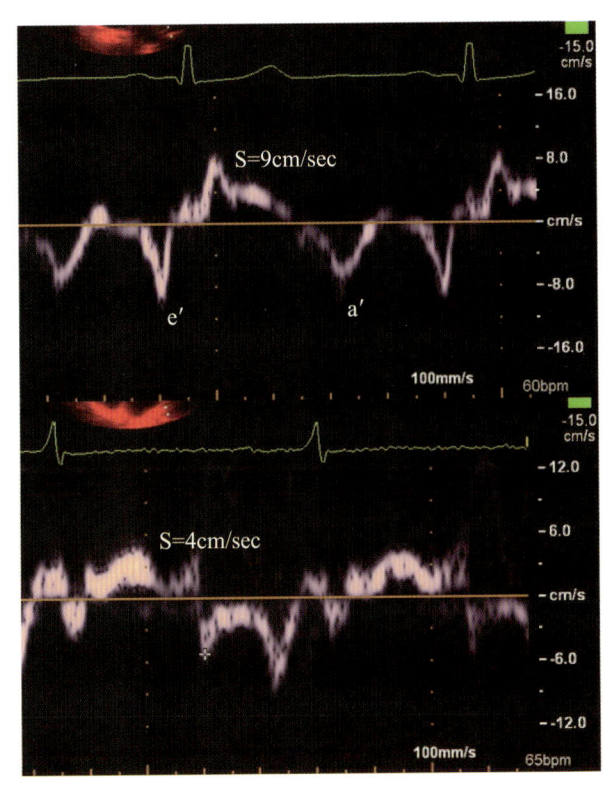

▲ 图 5-4 2 例患者的二尖瓣瓣环侧壁的多普勒组织成像。上图显示的是射血分数为 60% 的正常收缩功能患者的测值，S 波为 9cm/s，还有舒张期 e′ 和 a′ 的速度。下图示射血分数为 27% 的扩张型心肌病患者的测值，与整体功能降低一致，瓣环收缩速度为 4cm/s

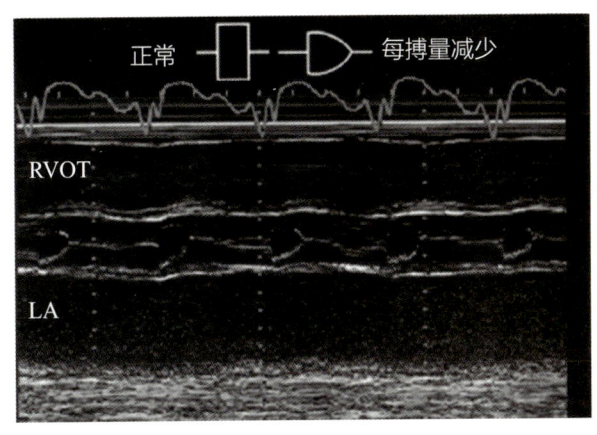

▲ 图 5-6 M 型超声心动图示，患者左心室收缩功能减低并前向每搏量减少。主动脉瓣关闭呈圆形，提示收缩末期前向血流减少。上方示意图显示正常和异常主动脉瓣开放形态模式图

RVOT. 右心室流出道；LA. 左心房

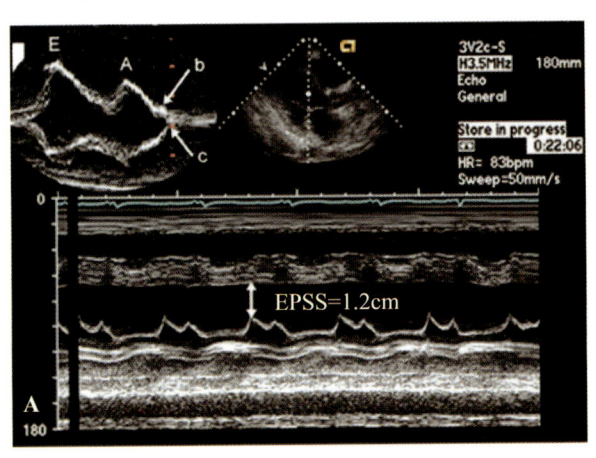

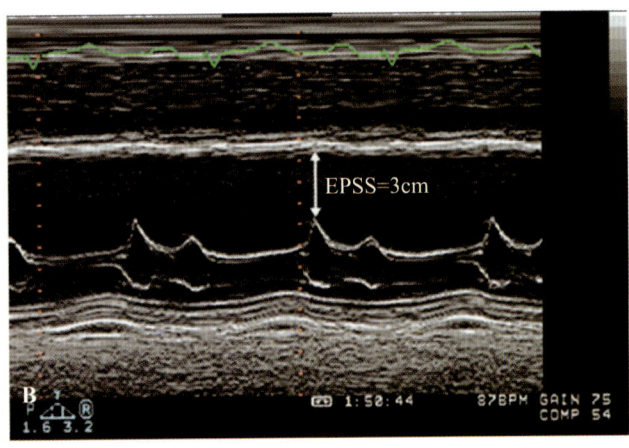

▲ 图 5-5 2 例左心室收缩功能明显减低患者的 M 型超声心动图

A. E 点 – 室间隔间距（EPSS）为 1.2cm（正常< 6mm）；B. 重度左心室收缩功能减低患者 EPSS 为 3.0cm。同时二尖瓣关闭中断呈 B 驼峰样改变（上图所示），提示左心室舒张末压升高

三、标准二维超声成像的测量

二维超声心动图在评价左心室大小和功能方面具有良好的空间分辨率,其在线性测量中的作用已经讨论。二维超声心动图的多个切面可提供有关心室收缩功能的信息,部分心功能评价方法完全依赖于面积测量,其他方法则依赖容量计算。表 5-2 概括了常用的二维测量及相关运算。表 5-3 提供了美国超声心动图协会推荐的正常参考值范围。

通常采用心尖部切面获得左心室收缩期及舒张期容积,从而计算出每搏量及射血分数。既往运用几个假定几何图形及公式计算左心室容量。几何图形假定法的优点在于仅需有限的切面便可计算心室容量,如面积 – 长度法或扁椭圆体法,但这些公式仅用于同步收缩的心室,目前已经被直接测量左心室容积的算法所取代。

随着高分辨率、90° 数字化二维超声心动图以及具有定量功能计算软件的现代超声平台和脱

表 5-2　根据面积及容量测量心室的大小和功能

参　数	缩　写	公　式	单　位
短轴舒张面积(LV 中段)	ASx_d		cm^2
短轴收缩面积(LV 中段)	ASx_s		cm^2
面积变化分数	FAC	$(ASx_d - ASx_s)/ASx_d$	% 或 0.××
四腔切面舒张期 LV 面积	ALV_{4c-d}		cm^2
四腔切面收缩期 LV 面积	ALV_{4c-s}		cm^2
舒张期 LV 容量 [a]	LVV_d		ml
收缩期 LV 容量 [a]	LVV_s		ml
每搏量	SV	$LVV_d - LVV_s$	ml
射血分数	EF	SV/LVV_d	% 或 0.××

a. 根据 Simpson 法,面积 – 长度法测得

表 5-3　不同性别的左心室大小及功能二维超声指标的正常值

参　数	男 均值 + 标准差	男 2 倍标准差范围	女 均值 + 标准差	女 2 倍标准差范围
左心室内径				
舒张期内径(mm)	50.2±4.1	42.0～58.4	45.0±3.6	37.8～52.2
收缩期内径(mm)	32.4±3.7	25.0～39.8	28.2±3.3	21.6～34.8
左心室容量(双平面)				
舒张末期容量(ml)	106±22	62～150	76±15	46～106
收缩末期容量(ml)	41±10	21～61	28±7	14～42
由 BSA 标准化的左心室容量				
舒张末期容量(ml/m²)	54±10	34～74	45±8	29～61
收缩末期容量(ml/m²)	21±5	11～31	16±4	8～24
射血分数(双平面)	62±5	52～72	64±5	54～74

BSA. 体表面积

经许可转载自 Lang RM, Badano LP, Mor–Avi V. Recommendations for cardiac chamber quantification by echocardiography in adults: an update from the American Society of Echocardiography and the European Associate of Cardiovascular Imaging. *J Am Soc Echocardiogr* 2015; 28: 1–39.e–14. ©2015 Elsevier 版权所有

机分析工作站的出现，使这些早期的容积测定方法逐步被淘汰。目前，临床上最常采用的左心室容积测定方法为 Simpson 法或称"圆盘法"。该方法需要显示心尖四腔心切面或两腔心切面，并描记收缩末期和舒张末期心内膜边界，然后沿长轴根据数学公式将左心室分为一系列等高的圆盘。根据公式高度 × 面积计算每个圆盘的容积，其中高度为左心室长轴总长度除以划分节段数或圆盘数，每个圆盘的截面积根据相应水平心室内径计算（面积 $=\pi r^2$）。左心室即为所有圆盘容积之和。该数学公式如图 5-7 所示。

当心室收缩同步，四腔心切面和两腔心切面均可真实反映心室容积。准确测定心室容积时，探头必须置于真正的心尖部，并且声束必须穿过左心室中心，如果这些要求不能达到，则导致左心室容积被低估。以下几点有助于辨别探头是否位于真正的心尖部。另外，真正的心尖是左心室最薄的区域。如果显示的心尖部与周围室壁厚度一致并且收缩期出现移动，则可能是左心室斜切面而不是真正经过左心室中轴的心尖切面。此外，真正的心尖切面应该具有最长的长轴内径。在任何切面测量时，使心室心尖的缩短都会导致对心室容积的低估。在临床工作中，心尖两腔心切面常呈斜面显示，在此切面进行测量常低估左心室容积。心脏收缩和舒张时存在着平移运动，在收缩期斜切成像（不是通过心室的中轴）比较常见。这将导致观察者间的左心室收缩期容积测量值减小，导致射血分数被高估。在心尖切面可见小角度的偏离轴向成像，由于束宽所限，仅切线位的心肌显示在心尖切面。在测量描记心内膜边界之前，需实时直观地显示真实心尖部心肌的位置，且需有目的地将心肌边界置于取样容积内从而降低定量的误差。

测定左心室容积，在进行心内膜边界描记时，应将乳头肌和肌小梁排除在腔外（图 5-8 和图 5-9）。与心脏磁共振成像等标准成像相比，超声心动图会低估左心室容积，部分原因即，在腔室心内膜面追踪描记时，未能将肌小梁排除在腔外。如果出现心室形态不对称或收缩期室壁运动异常，采用单平面法测量左心室容积将降低其测量准确性。此时，需采用多个切面或使用三维超声心动图测量来提高测量准确性。

一旦确定了舒张期和收缩期左心室容积，两者之差即为每搏量。假设不存在二尖瓣或主动脉瓣反流，心脏输出量等于心率和每搏量的乘积。射血分数也可以从该容积数据中获得，即射血分数 = 每搏量 ÷ 舒张末期容积。因为舒张期和收缩期左心室容积差值代表左心室泵出的血液总量，如果存在二尖瓣和主动脉反流，它等于前向输出量与二尖瓣和主动脉反流量之和。

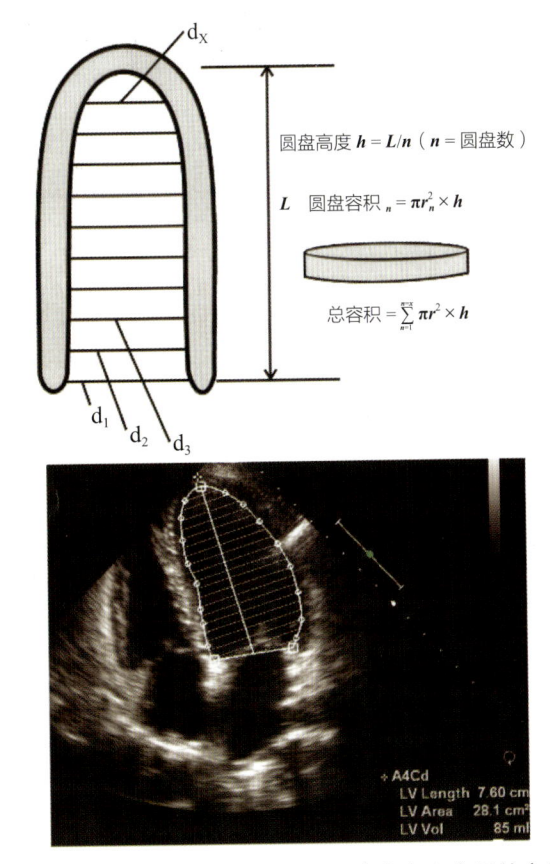

▲ 图 5-7　Simpson 法或圆盘法测定左心室容量的方法。上图：左心室腔被均匀划分为 10 段，每段被假定为从心尖和基底部直径相等的圆盘。每个圆盘的容积计算为面积 × 高度，其中高度定义为从心尖到基底的左心室总长度除以圆盘的数量。心室的容积计算为每个圆盘容积的总和。下图是心尖四腔心切面测定正常人左心室容积举例

（一）边界自动识别

目前临床常用超声诊断仪器大多数都包含左心室心内膜边界自动识别和追踪的算法。追踪心内膜边界的精确方法因仪器制造商而异，其基本原理是识别、追踪整个心脏周期的血液和组织之间的声学边界（图 5-10）。这些算法的自动化程度是不尽相同的，从无法手动更改的全自动系统，到可以手动调节多个心室轮廓点的系统，来确定心内膜边界。其中，比较常见的技术之一，是先定位左心室心尖，然后定位二尖瓣瓣环外侧和内侧，通过自动检测算法，达到识别心内膜边界的目的。在初步识别勾勒心内膜边界后，往往需要操作者来进行调整，以满足视觉上识别的腔体（图 5-11）。由于这些算法检测的是血液 - 组织边界，因此它们常常沿着小梁和乳头肌的边界勾画出左心室腔，按照惯例，计算心室容积时应将其排除在外（图 5-9）。这些用于检测心内膜边界的技术（或随后讨论的斑点追踪）同样也可以应用于三维

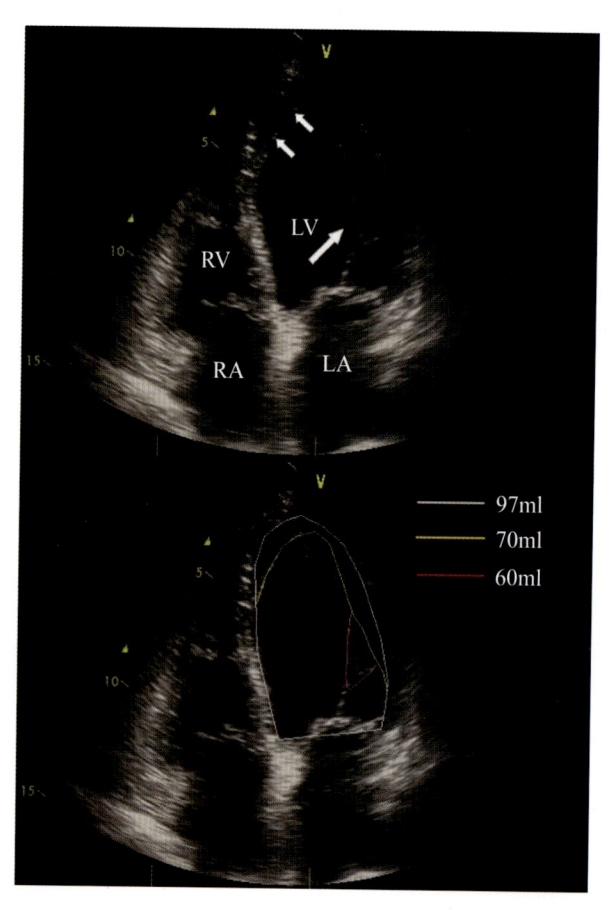

▲ 图 5-8 1 例左心室大小和功能正常患者的心尖四腔心切面图像

上图示心尖四腔心切面计算左心室容积。由于受宽束波成像影响，同时肌小梁（箭）及伸入左心室腔的乳头肌（箭）的干扰，使得心尖段间隔及侧壁的回声失落。下图示左心腔内勾勒出 3 个独立的轮廓，白线表示左心室真正的心内膜边界，不包括肌小梁、宽束波成像和来自腔内的乳头肌，测得左心室腔容积为 97ml；黄线示不包括乳头肌，但包括心尖肌小梁和切向声束相关回波，此时左心室容积为 70ml；红线示将乳头肌从左心室容积中排除，此时左心室容积为 60ml
RV. 右心室；RA. 右心房；LV. 左心室；LA. 左心房

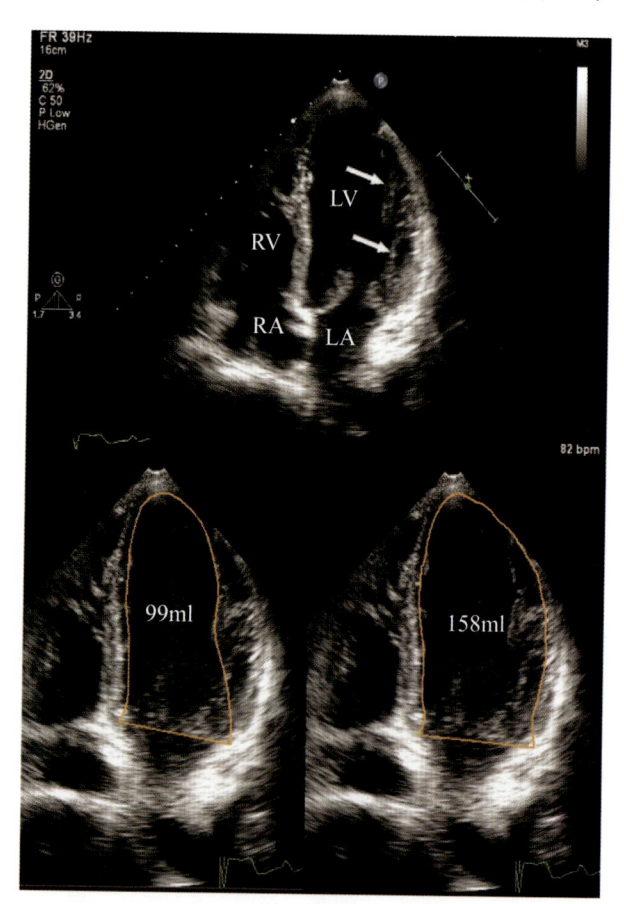

▲ 图 5-9 1 例心室功能正常的年轻患者的心尖四腔心切面视图

沿心室侧壁可见显著突出的小梁。上图是心尖四腔心切面，在此切面侧壁上可以看到乳头肌和小梁（箭）。左下图显示超声仪器的初始未做调整的、自动确定的心内膜边界。注意，该算法用于识别心内膜边界时包括了乳头肌和心室腔内的小梁，导致计算的左心室容积为 99ml。如右下图所示，在自动确定的边界后，只有横向边界需要调整，手动调整后计算的左心室容量为 158ml
RV. 右心室；RA. 右心房；LV. 左心室；LA. 左心房

数据集（图 5-12）。

在识别出心内膜边界之后，可利用各种算法来计算容积。早期超声系统中，Simpson 法的使用方式类似于手动勾画轮廓。在最简单的系统中，仅在舒张期和收缩末期勾画心室边界。新近发展的超声诊断仪器系统中，通常根据实际心内膜边界上的像素数确定左心室容积的方法，该方法是通过心动周期连续计算，随时间以图形方式显示出来。通过最大和最小容积计算每搏量和射血分数。

另一种追踪心肌的方法是"斑点追踪法"。这种技术依赖于在心肌内创建的多个感兴趣区域的"声学特征"（图 5-13）。选中区域的声学特征在整个收缩序列中保持稳定，因此可以在整个心动周期中跟踪该区域。目前临床的超声心动图诊断仪器平台均可提供二维斑点追踪技术。准确、高帧频三维斑点追踪技术仍在开发中。斑点追踪技术提供了一种用于跟踪离散心肌节段的方法，从中计算形变的应变和应变率测值。它还能界定心肌边界的界定，从而推测心肌灌注和心室容量。

无论是组织追踪还是声学边界检测，自动边缘检测的应用在高质量图像中效果最优，在低质量图像中其识别能力迅速下降。对于整体视觉图像质量显著降低的患者，自动边缘检测系统不能

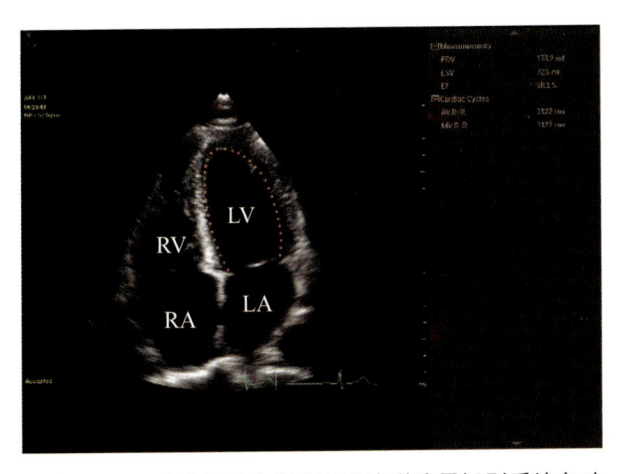

▲ 图 5-10　心尖四腔心切面自动声学边界识别系统自动测量左心室容积，如上图所示。点表示手动调整后自动识别的声学边界。图 5-11 示原始自动识别的声学边界。右上角是一个包含数值的表，计算出射血分数为 **58.1%**
RV. 右心室；RA. 右心房；LV. 左心室；LA. 左心房

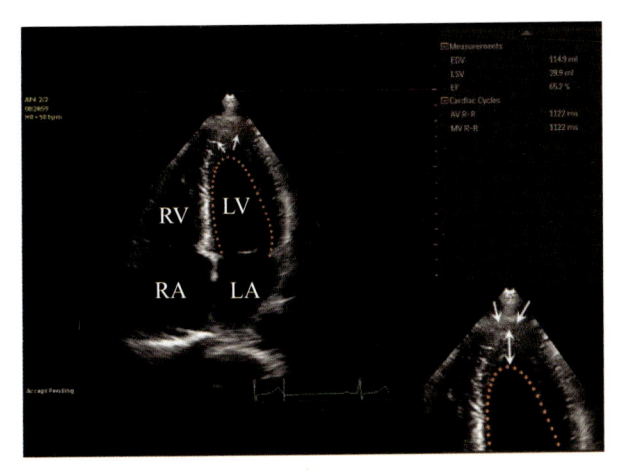

▲ 图 5-11　与图 5-10 所示的为同一患者的心尖四腔心切面图像
该图表示通过自动边缘识别算法，追踪心内膜边界所获取的测值。请注意，自动识别的边界（虚线）缩短了左心室，使心尖远离其真实位置（箭）。右下角是同一图像的局部放大。向下箭表示心尖的心外膜边界的位置，双头箭表示自动识别的边界与真实心尖心内膜之间的距离。在这种情况下，错误的边界识别与束宽伪影导致的心尖模糊成像有关。还要注意，该算法已经识别出沿着侧壁的乳头肌尖端的心内膜边界。如右上角所示，这将导致射血分数的高估和心室容积的低估。图 5-10 是经过一次手动调整边界后的图像
RV. 右心室；RA. 右心房；LV. 左心室；LA. 左心房

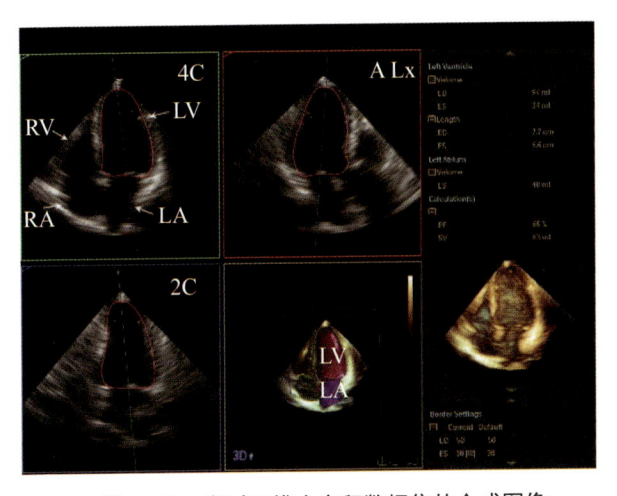

▲ 图 5-12　实时三维全容积数据集的合成图像
最右下方的图像是裁剪的可以识别左心室腔细节的三维全容积图像集。左侧的图像包括心尖四腔（4C）、心尖长轴（ALx）和心尖两腔（2C）切面。在右下象限是声学边界识别后左心室和左心房的拟合模型。右上方的表格列出了左心室舒张末期和收缩末期容积、射血分数和左心房面积
RV. 右心室；RA. 右心房；LV. 左心室；LA. 左心房

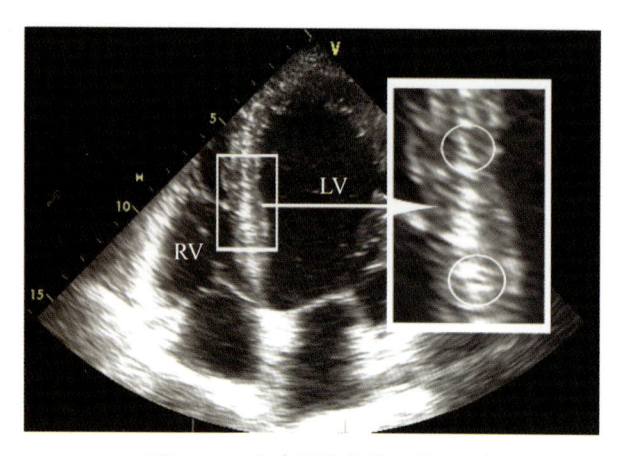

▲ 图 5-13 斑点追踪的基本原理示例

心尖四腔心切面示，其中室间隔中间段已经被选取（放大区域）。在放大区域内，圈出 2 个感兴趣的圆形区域，请注意这些区域内具有明显不同的声学特征，该图示是斑点成像的简化。实际上，斑点追踪就是利用更基本的成像特征发现特定组织特征中更小的感兴趣区域的微妙变化

RV. 右心室；LV. 左心室

准确识别出组织边界，相反会提供一些错误信息。

需要强调的是，无论是利用二维或三维超声心动图、声学边界检测还是斑点追踪，均不可盲目依赖任何可用的自动边缘检测算法，都必须在使用数据之前，再次进行确认。由经验丰富的超声心动图医生进行确认，将心内膜运动和心肌增厚纳入局部和整体心室功能评估中。经验丰富的超声心动图医生或技师需过滤掉伪影，以及其他可能与真正的心内膜边界混淆模糊的外来回声。在实时分析调整时，应始终仔细检查自动检测到的边界，以确定心内膜边界的真实位置。自动边缘检测算法通常将乳头肌或小梁作为心内膜边界（图 5-9）或通过追踪心尖腔室与光束宽度相关的模糊回波使心尖缩短，这些回声与声束束宽相关，并不代表真正的心内膜边界（图 5-11）。

经静脉左心室造影也是一种增强心内膜边界识别的有价值的技术。如果 2 个或更多个心肌节段显示不佳，推荐使用经静脉左心室造影检查，以增强对左心室局部室壁运动的评估及容积的测定。经静脉造影可以采用二维或三维成像，如第 3 章所述，使用中需要注意机械指数和其他成像技术因素的细节。

（二）三维超声心动图评价左心室功能

包含所有心腔信息的三维超声心动图数据库可以通过多种方法获取，如实时三维全容积扫描，以及将几个三维子容积合并，或"拼接"成 1 个全容积数据库，获取的数据库可以基于多种技术进一步分析处理。一些包括人工智能算法的先进系统将自动识别的左心室轮廓与系统内已识别的各种尺寸和几何形状的心室腔的"库"进行匹配，极力确保自动边界识别符合"库"中心室腔的相关信息。这种算法将为心室容积和射血分数的测量提供了第二种方法。当以心脏磁共振成像所得的左心室容积作为标准时，相比二维成像，三维成像提供了更准确的左心室容积的信息。当心室形态不规则，不符合可预测的几何形状时，三维容积计算显得尤为重要。三维数据库已与各种边缘识别算法合并，允许在用户识别有限数量的点之后半自动提取三维体积，或者作全自动分析，这一进一步极大地缩短了推导精确三维容积所需的时间（图 5-14 和图 5-15）。与二维超声心动图确定左心室容积的自动算法一样，三维容积算法亦需手动调整自动定义的心室边界。如二维超声心动图一样，三维容积可以进一步细分为 16 段或 17 段模型，可以从相同的三维容积中提取心室整体和局部功能测量值（图 5-16 和图 5-17）。一些可提取的数据是工作站平台特有的，包括 16 段或 17 段的局部容积变化以及随时间容积变化参数，这些参数对于评估机械运动不同步有较深远的研究前景。大量研究表明，与心脏磁共振成像等标准相比，三维超声心动图测量左心室容积准确性优于二维超声心动图。虽然从三维数据库获得左心室容积的准确性，以及观察者间和观察者内的可重复性优于二维成像，但其准确度的提高幅度并没有引起临床决策的改变。大多数研究表明，实时三维超声心动图低估了舒张末期和收缩末期容积。与二维成像一样，主要是由于测量时腔内包含左心室小梁和乳头肌所致，尤

其针对经验不足的超声医生或技师来说，这一问题会更加突出。

在采集获得三维全容积数据集后，可提取特定的二维切面图像。通常使用半自动技术来提取左心室心尖两腔心和四腔心切面，或一系列左心室短轴切面（图5-18和图5-19）。从三维数据集中提取多个二维图像是可行的，但所提取的图像质量低于常规超声直接获得的二维图像质量。如图5-18中所示的一个三维全容积数据集，左下方为提取的心尖四腔心切面图像，右下方是同一患者同一台仪器，采用常规二维超声探头，所获取的心尖四腔心切面图像。

（三）应变和应变率成像（形变成像）

迄今为止，讨论的大多数分析技术都是从换能器的参照标准来分析左心室室壁运动。因此，心肌旋转、平移运动和扭转均会影响分析。组织多普勒成像和斑点追踪技术则是以相邻节段心肌运动为参考来评估局部心肌功能，而不是以固定的换能器位置为参考。因此，对心动周期中心室力学或形态的分析称为形变分析。形变可以通过心肌应变、应变率或扭转运动来反映，每一个不同的参数变化都包含了心室形状随收缩和舒张变化的不同改变。

这些功能参数是通过分析2处或多处局部心肌的运动（应变）或速度（应变率）而提取出来的，还可从中计算心肌应变和其他评价参数。通过下图示，3个正交平面中的任何一个平面均可计算出应变参数，如纵向应变、环向应变和径向收

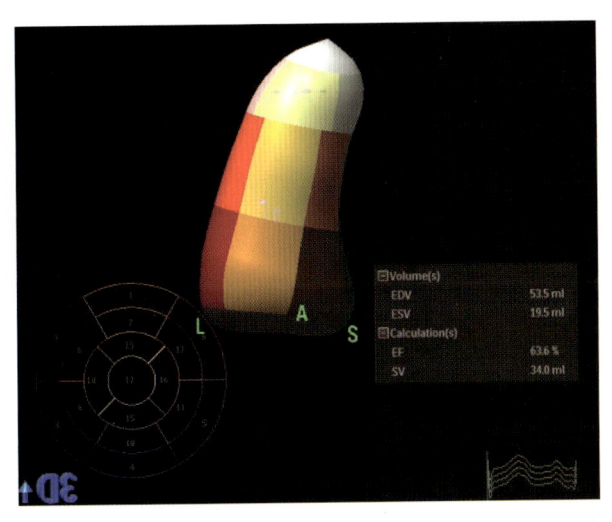

▲ 图5-14 三维超声心动图左心室全容积着色可视化外壳标记，获取舒张末期和收缩末期容积，以及射血分数和每搏量数值

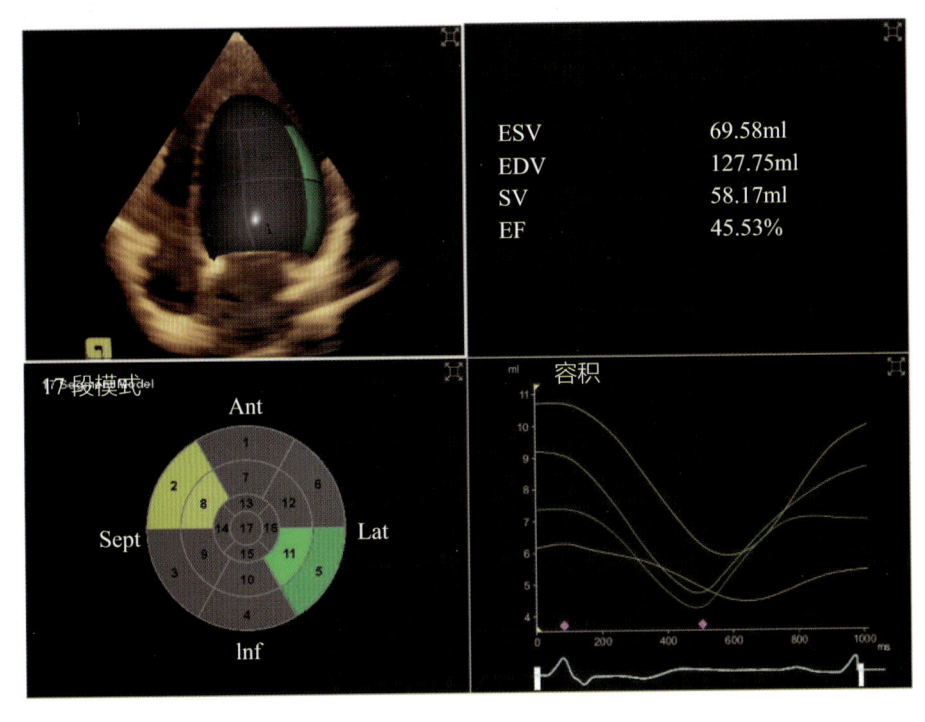

◀ 图5-15 1例左心室射血分数轻度降低的左束支传导阻滞患者的三维全容积成像

右上方：左心室容积、每搏量和射血分数测值。左上方：在解剖左心室腔内显示着色可视化容积外壳标记。接着，仅选择性地绘制左室间隔和侧壁所包含的左心室容积（下图）。此时需注意左束支传导阻滞相关的，左室间隔和侧壁容积减少所致运动不同步性

EDV. 左心室舒张期容积；ESV. 左心室收缩期容积；SV. 心搏量；EF. 射血分数；Ant. 前壁；Sept. 间隔；Lat. 侧壁；Inf. 下壁

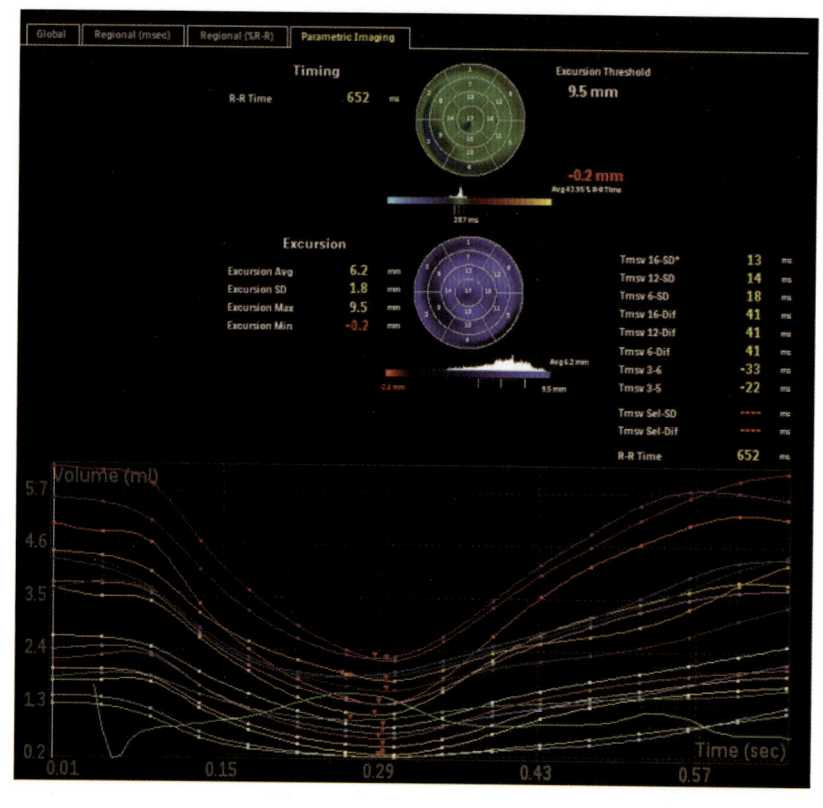

◀ 图 5-16 左心室收缩功能正常的患者的参数成像

牛眼图描绘了收缩的时间（上图）和室壁的偏移（下图）。17 个节段中每个节段的单个容积变化绘制在下图中，时间不同步性的详细参数显示在右侧

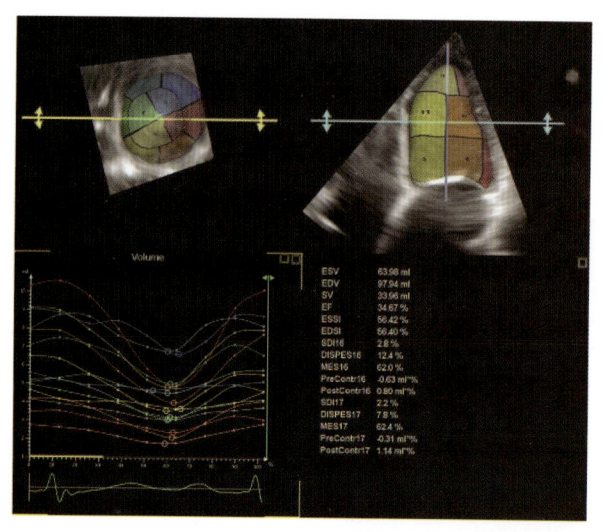

▲ 图 5-17 1 例缺血性心肌病的患者经胸三维超声成像

上面 2 个图像是从三维数据集中自动确定心内膜边界的拟合模型，展示的是心尖切面及从心尖观察的短轴切面。16 个节段中每个节段的体积随时间变化的各个曲线表示左心室局部功能的变化。右边的列表显示了自动测量的参数，包括射血分数为 35%，以及收缩不同步性的参数

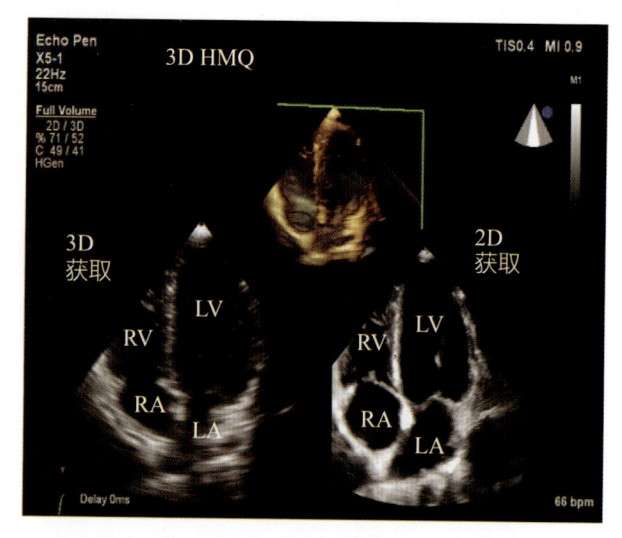

▲ 图 5-18 同一患者，常规二维图像和通过三维全容积显像分别获取的心尖四腔心切面图像质量比较

上图为可提取心尖四腔心和两腔心切面的左心室三维全容积数据集。左下方是通过三维全容积数据集获取的心尖四腔心切面图像，右下方是同一患者，采用常规二维超声探头扫描成像，所获取的心尖四腔心切面图像，被叠加在最初显示两腔心切面图像的位置。对比发现，与三维全容积数据集获取的心尖四腔心切面图像相比，常规二维探头可获得的图像分辨率更高

RV. 右心室；RA. 右心房；LV. 左心室；LA. 左心房

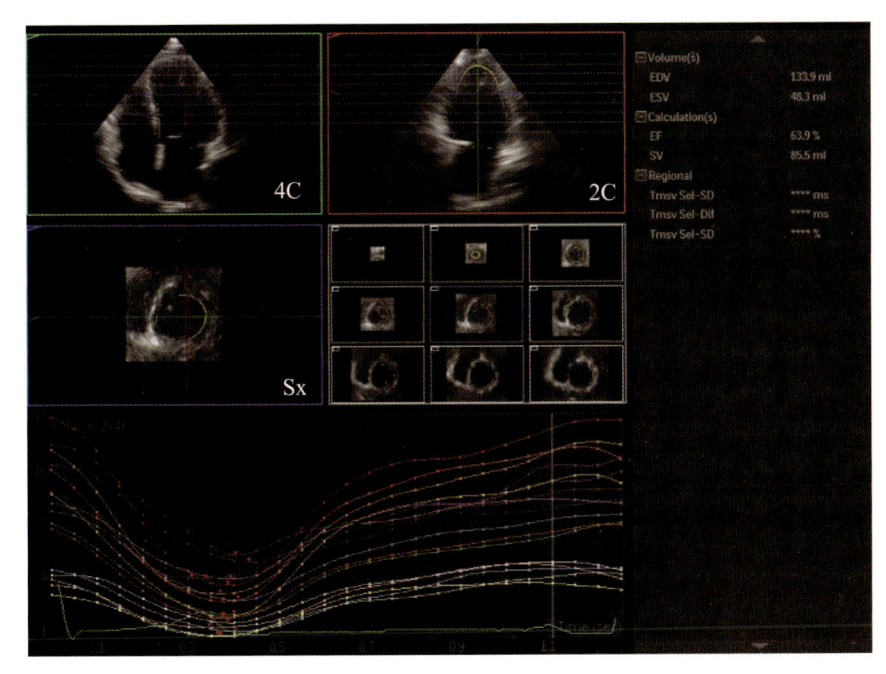

第5章 左心室收缩功能评价
Evaluation of Systolic Function of the Left Ventricle

◀ 图 5-19 从三维全容积数据集中，可提取的多个二维切面图像

上图为全容积数据集中获取心尖四腔心切面和两腔心切面，以及单个短轴切面图像。右下图为与心尖切面对应的不同水平线连续 9 个短轴图像。下图分析各个节段随心动周期变化的左心室瞬时容积变化

缩应变（图 5-20）。应变表示两点之间长度的相对变化量（图 5-21）。应变负值代表心肌组织缩短（收缩），应变正值代表心肌组织延长（舒张）。因此，纵向应变收缩期是负值，接着舒张期出现双相波，与舒张早期和晚期心室充盈相关。径向应变为正，反映收缩期室壁增厚程度。应变率表示 2 个相邻点之间的速度变化。

组织多普勒成像或斑点追踪技术均可计算心肌的应变和应变率，并以多种不同的数据格式显示（图 5-22 至图 5-24）。由于组织多普勒技术低信噪比和其他因素，目前常用超声仪器平台计算应变和应变率参数依赖于斑点追踪。需强调的是，对于多普勒组织成像，其原始数据代表扫描光束内空间某一点的心肌运动速度，而位移则是通过时间乘以速度获得。如果比较感兴趣区域内 2 个离散点随心动周期内的速度变化，应变率是获得的主要参数。因此，应变或两点之间的距离变化，是可以获得的变量。相反，对于斑点追踪技术，它计算的是离散心肌节段的实际位置（而不是速度），即组织位移。如果同时比较 2 个点的位置，则得出的主要参数是应变而不是应变率。利用斑点追踪技术，可以通过从原始数据集

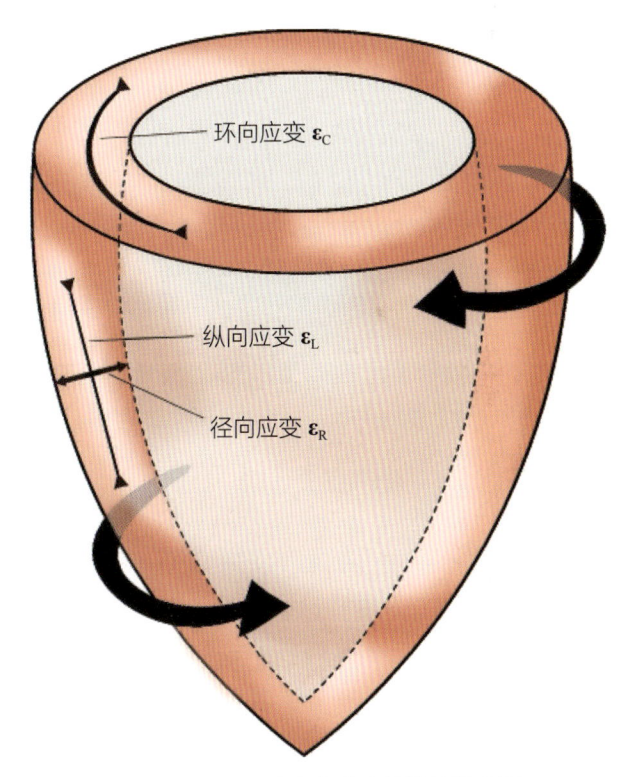

▲ 图 5-20 3 个方向应变计算的模式图

纵向应变（ε_L）指心肌沿左心室的长轴方向的运动，径向应变（ε_R）指与纵向应变正交并垂直于心内膜边界的方向的运动。环向应变（ε_C）指在心室的短轴上平行于心室的半径方向的运动。示意图外侧的弯曲箭示左心室的正常扭转运动，表现为基底部顺时针旋转和心尖部逆时针旋转

中，计算 2 个相邻点的位置随时间的变化率（速度），从而得出应变率。无论采用哪种技术，感兴趣的区域的范围可以发生 5～6mm 至 2～3cm 之间变化。

利用现有的数据生成平台，纵向应变计算的典型方法是先获得左心室的心尖四腔、两腔和长轴切面图像。接着，对每一个切面图像进行斑点追踪分析，以评估各个节段室壁的纵向应变测值。评估收缩末期应变，需要识别出收缩末期。目前建议，收缩末期时相定义为主动脉瓣关闭时，通过测量左心室流出道多普勒频谱来确定（图 5-22）。对于整体纵向应变（global longitudinal strain，GLS）的计算，建议采用左心室 18 节段化分法，其中将代表左心室 1/3 的心尖

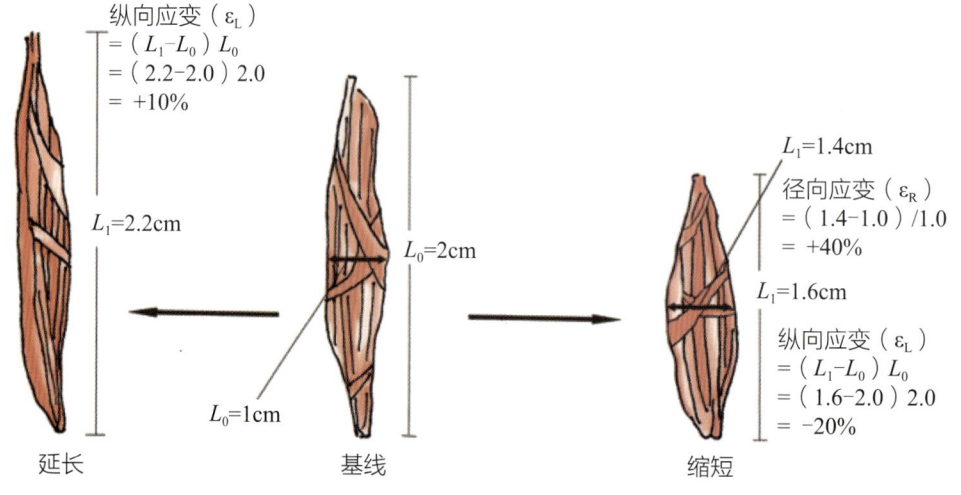

▲ 图 5-21 心肌节段中纵向应变（ε_L）和径向应变（ε_R）的计算演示

假设心肌节段的基线长度为 2cm 且具有收缩性，当长度减小至 1.6cm 时纵向应变为 −20%。如果相同的心肌纤维延长至 2.2cm（如左图所示），则纵向应变为 +10%。径向应变垂直于长轴计算，在这种情况下，心肌节段从 1cm 增厚到 1.4cm，径向应变为 +40%。注意，在正常收缩的情况下，心肌节段的长度缩短但宽度增加，因此，纵向应变为负值，径向应变为正值

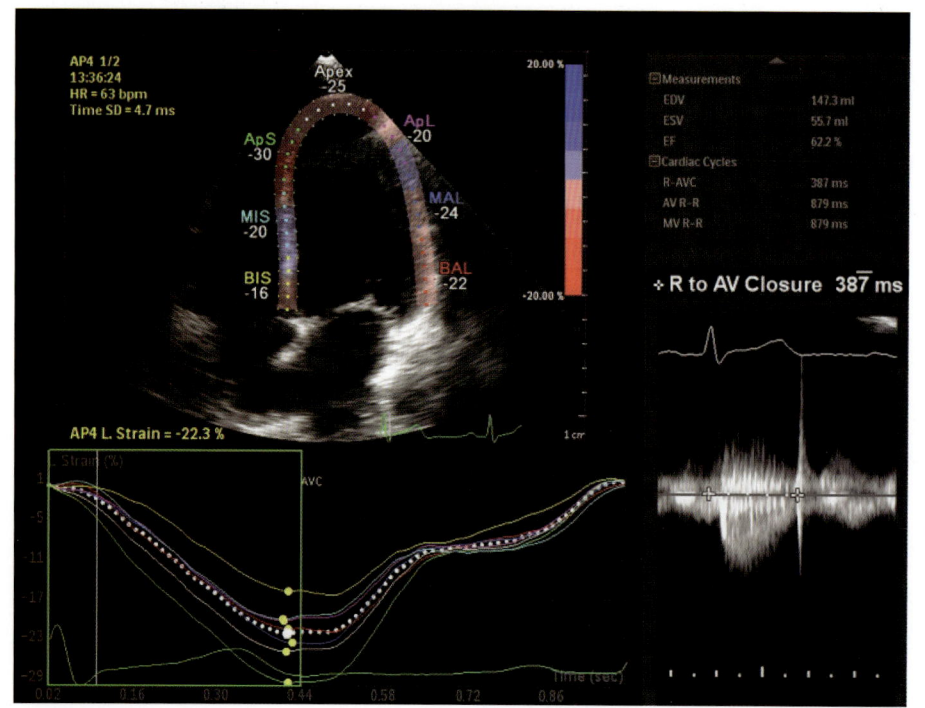

◀ 图 5-22 心尖四腔心切面示左心室 7 个节段纵向应变

左上方的图像是心尖四腔心切面图像，中间心肌用虚线表示心肌中层。左下方曲线表示 7 个节段随心动周期变化的应变值，与上面心尖四腔心切面的各节段对应。垂直线（AVC）表示收缩末期。右下方是左心室流出道的多普勒频谱，收缩末期定义为：QRS 波起始点至主动脉瓣闭合点的时间，为 387ms。右上方是同时获取的左心室容积参数测值，其中射血分数为 62.2%

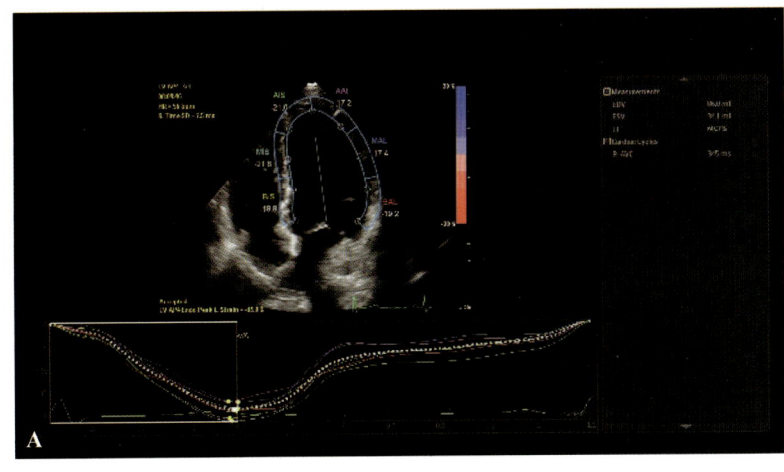

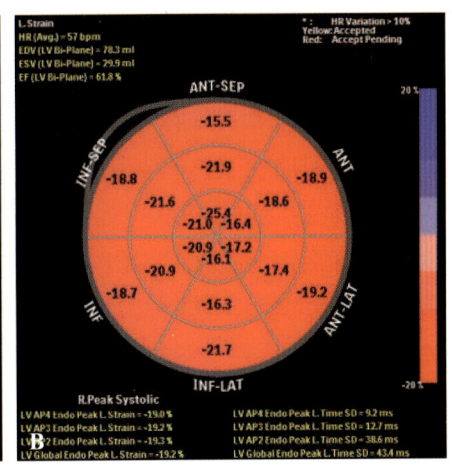

▲ 图 5-23 根据推荐的 18 节段心尖四腔心切面显示的纵向应变

A. 右上角示在心尖四腔心切面斑点追踪技术自动跟踪的心肌应变，图中可显示 6 个节段的单个应变参数数，右上方的表格显示左心室容积和射血分数测值；B. 同一患者，采用推荐的 18 节段纵向应变的牛眼图

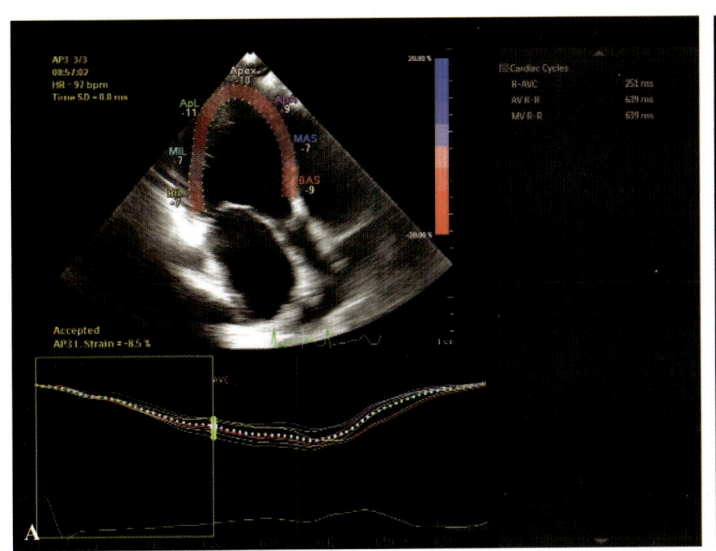

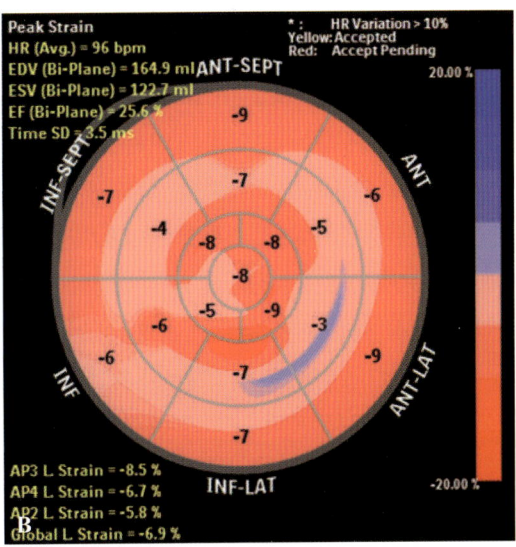

▲ 图 5-24 A. 非缺血性扩张性心肌病患者的纵向应变。选取左心室心尖长轴切面，显示 7 个节段的应变图。B. 同一患者的 17 节段整体纵向应变的牛眼图。左心室射血分数为 25.6%，整体纵向应变显著降低至 -6.9%

段分为 6 个节段。计算每个节段随心动周期变化的应变曲线变化，GLS 的计算则为 18 个节段中的每个节段中的平均纵向应变（图 5-23）。

虽然纵向应变、环向应变或径向应变参数均可通过计算获得，但临床常用多数超声诊断仪仅提供纵向应变参数的分析。且不同超声仪器使用平台专有算法来计算应变参数，导致不同仪器平台之间计算出应变参数的正常范围存在较大差异。随着对 GLS 标准化的重视，GLS 在多个超声平台上测量的重复性和可靠性均提高。且研究表明，与径向应变和应变率参数相比，GLS 可重复性更高，为很多疾病的心室功能评价提供更可靠的参数。

应变测值在不同心肌节段中大小并不一致，这与大多数收缩功能参数一样。心肌速度和位移测值由基底部至心尖部呈量级递变，基底部测值高于心尖。纵向应变定义为平行于心脏长轴方向的运动，其心尖部与基底部的测值变化较小，但

135

是不同左心室节段之间比较，应变测值出现变化。与下壁和间隔相比，前壁和侧壁的应变测值更大。正常纵向应变平均值为 –20%，数值上小于正常径向应变。由于不同的超声平台和技术（组织多普勒与斑点追踪）的差别，正常人基底段至心尖段室壁应变的差异也会不一样。这种一致性的缺乏可能涉及多种因素，包括组织多普勒的角度依赖性，所分析心肌节段的长度，以及感兴趣区域中瓣环或心包组织的粘连。如果使用组织多普勒组织成像计算心肌速度，速度角度依赖性在超声波束扫描与心尖室壁成角时变得更加明显。当扫描束穿过在真正的心尖，声束与心肌成 90°，如果用多普勒组织技术评估，心尖的纵向应变急剧下降。由于角度依赖性和信噪比等其他原因，斑点追踪已经很大程度上取代了多普勒组织成像测量心肌应变。由于对前负荷的依赖，应变和应变率成像与单纯评估左心室壁增厚相比，是评价心肌功能异常更敏感且较早期的评价指标。这已经在自发或诱导的心肌缺血实验中得到证实。

应变或应变率分析最大的局限性，在于不同节段心肌测值的差异及患者之间的差异性，导致正常值范围跨度较大。因此需结合临床具体情况，去理解与"正常"的细微偏差，对于同一患者的连续性变化的分析具有更优诊断价值。心肌应变的定量分析高度依赖于图像质量，相对其他不太复杂的定量技术，其依赖程度更大。虽然该技术可自动化分析，但通常需要进行验证，以确保心肌追踪的准确性（图 5-25）。在图像质量较差的研究中，可能无法获得有效数据。

应变和应变率分析技术可精确定量和详细清楚地探查心肌收缩或形变的异常，而这些室壁运动特征是无法通过肉眼分析获得的。虽然存在上述技术和生物因素的局限性，但其展示出了作为许多疾病临床前期诊断标志的应用前景（表 5-4）。虽然在许多疾病的早期或发生异常之前就已经检测到应变或应变率降低，但对于任何特定的疾病，应变或应变率的降低仍然是非特异性的，且在许多情况下，需要与 2 个或更多具有类似早期变化的疾病进行鉴别诊断。虽然技术上可行，但径向和环向应变的计算在临床应用上并没有被接受。多项研究表明纵向应变和 GLS 的计算更稳定，可重复性更好和临床更可行。出于这个原因，他们看到越来越多的临床已经应用它来评估左心室功能、判断预后，以及在各种临床情况下

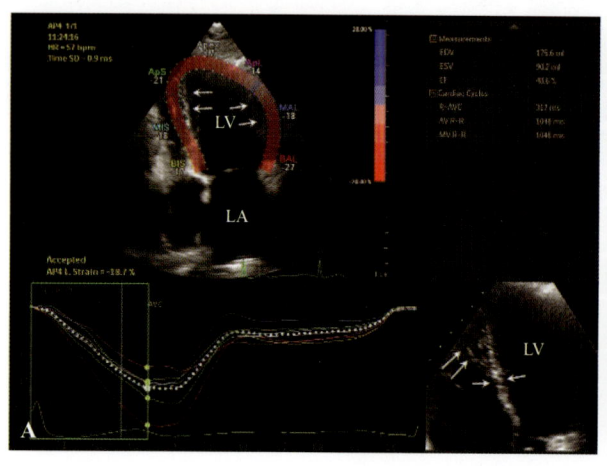

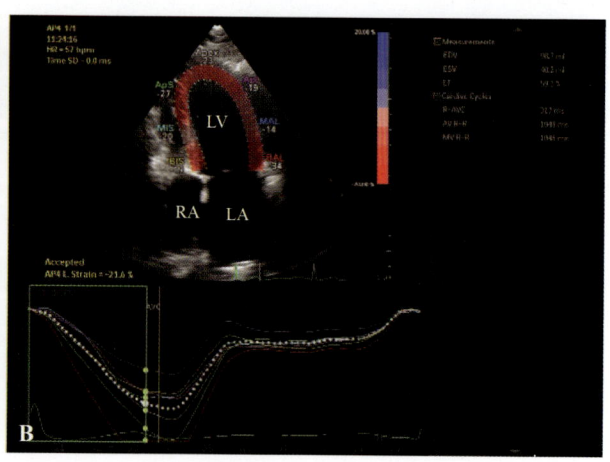

▲ 图 5-25 图像质量不佳患者的心尖四腔心切面图像

A. 心尖四腔心切面叠加组织追踪分析纵向应变。示超声仪器自动追踪所显示的大致图像。注意，侧边的组织跟踪已位于左心室侧壁外，由箭表示。另注意，中间室间隔组织跟踪已位于右心室腔。右下方插图：无组织追踪的四腔心切面图像。注意，间隔右侧突出的小梁（双箭），在系统自动的初始识别中被错误地追踪。实际的间隔应该是由向内指向的箭描绘。B. 表示手动调整后的图像，此时系统适当地识别和追踪间隔及外侧心肌，此时的平均应变为 –21.6%，射血分数为 59.3%
LV. 左心室；LA. 左心房；RA. 右心房

第 5 章　左心室收缩功能评价
Evaluation of Systolic Function of the Left Ventricle

表 5-4　心肌应变异常早于传统检测异常的疾病

系统性疾病
　高血压
　糖尿病
　糖原贮积病
　心肌淀粉样变

原发性心肌病
　肥厚型心肌病
　扩张型心肌病
　阿霉素毒性
　移植后心脏排斥反应

冠状动脉疾病
　轻度缺血性疾病
　冬眠 / 击晕
　应激性缺血

的连续随访。

（四）心室扭转

正常心室收缩是一个复杂的过程，包括环状心肌纤维的收缩。在收缩早期，左心室顺时针旋转（由心尖向心底观）。随后，心脏的基底部继续顺时针旋转，同时心尖发展为逆时针旋转，这就导致心室在心脏收缩时的"绞拧"运动。心脏扭转程度随年龄增长而变化，并且在各种疾病状态下发生改变。这种正常绞拧运动的丧失可能是临床前期心肌病的早期标志。虽然对心脏扭转运动研究可以更详细地认识舒张期和收缩期的心肌力学，但是尚未将这种"扭转"运动应用于临床。心脏的扭转运动可以使用多普勒组织成像或斑点追踪技术来分析，同样也可以用标记磁共振成像技术。图 5-26 记录的是一例左心室收缩功能正常的患者，使用混合斑点追踪系统，清楚显示心脏基底部顺时针旋转和心尖处逆时针旋转。利用多普勒组织技术，可以显示心外膜下和心内膜下区域的峰值速度的时间差以及反向壁的运动方向，从而同样可以推测扭转。心脏的旋转是以度数为单位描述。如上所述，正常心肌旋转基底部为正值，心尖部为负值，两者之间的差即总旋转，当除以两个分析段之间的距离时，就可以计算扭转，

定义为以角度表示的扭转除以距离（图 5-27）。

四、左心室局部功能评价

目前最常见的获得性心脏病是冠心病及其并发的心肌缺血、心肌梗死和慢性心室重塑。冠心

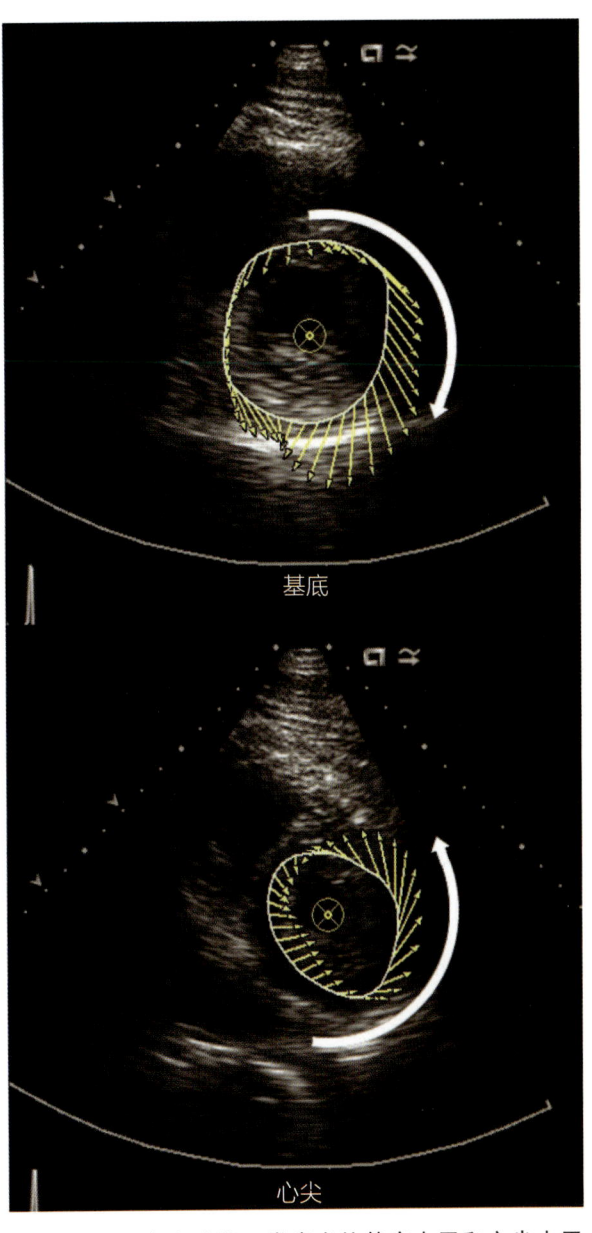

▲ 图 5-26　心室功能正常患者的基底水平和心尖水平的胸骨旁短轴切面图像。已经使用改良的斑点追踪算法来跟踪目标心内膜心肌，并以矢量速度图，其中箭的长度表示运动的幅度显示，矢量还展示了运动方向。注意，在该正常示例中，心脏基底部的速度矢量为顺时针方向，心尖处的速度矢量为逆时针方向，与左心室的正常"扭转"运动一致（大弯曲箭）

病通常导致节段性或局部室壁运动异常而不是整体异常，而评价左心室节段或局部功能需要一系列与评估左心室整体功能不同的方法（表5-5）。

正常的心室收缩包括几个同时发生的事件。心肌纤维以螺旋方式产生向心性运动，这种收缩导致心肌增厚和心内膜向心室中心偏移，在向中心移动和腔室收缩的同时，还有左心室的扭曲或扭转运动。从心尖方向观察时，最初整个心脏略微顺时针旋转，之后左心室的基底部继续以顺时针方式旋转，心尖部同时以逆时针方式旋转。左心室的这种收缩性绞拧运动是心肌收缩力和效率的内在组成部分。在舒张期，心脏的反向扭转运动及早期解旋则是早期舒张功能减低的主要原因。

使用M型或标准的二维或三维超声心动图，均只能观察心肌增厚和心内膜向心性运动。室壁增厚率减低及心内膜运动异常是评价心肌缺血或

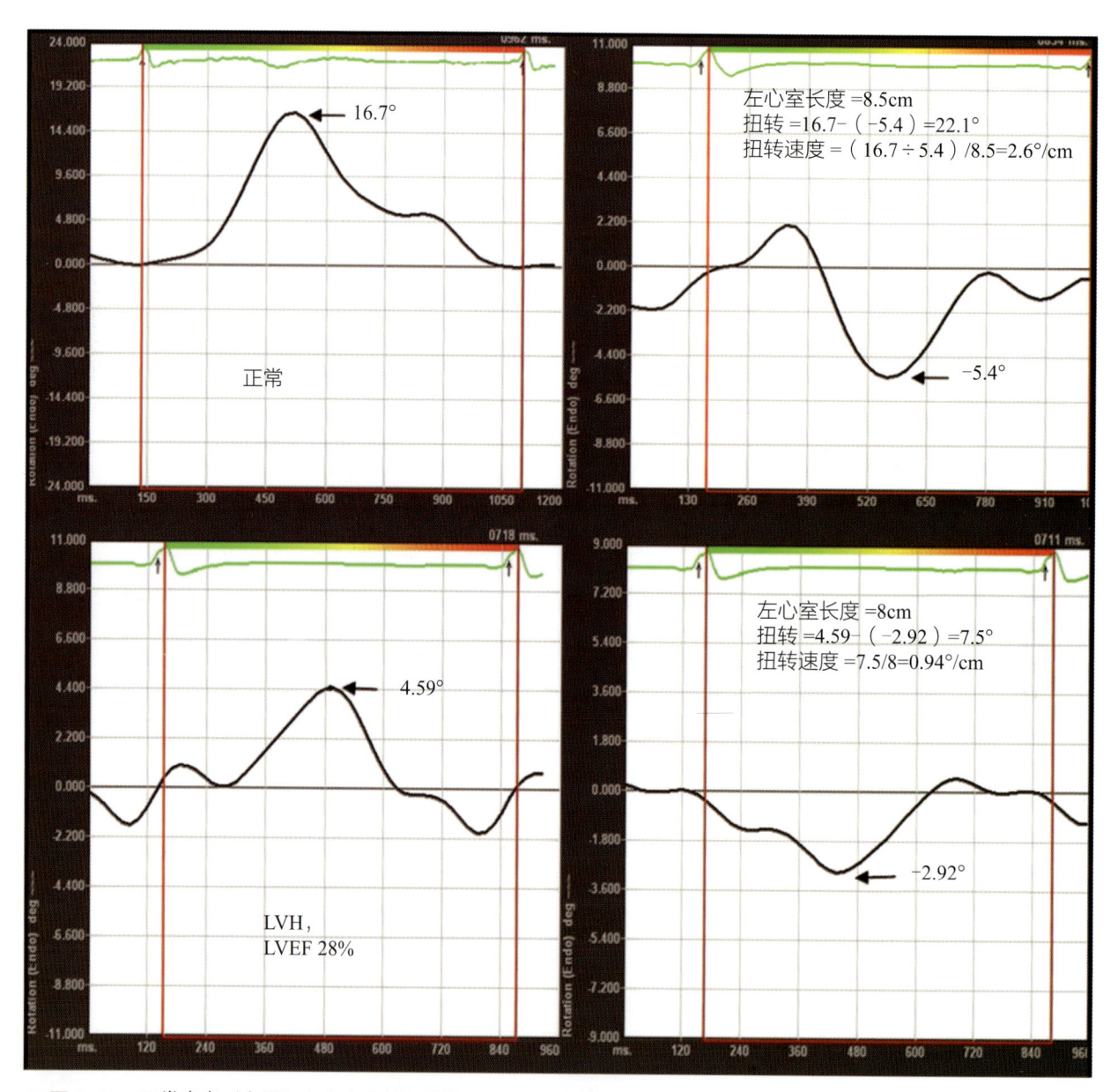

▲ 图5-27　正常患者（上图）和左心室射血分数（LVEF）降低的左心室肥大（LVH）患者（下图）的扭转示意图。左侧界面是左心室基底部的扭转，右侧界面是心尖的扭转。在正常患者中，心尖扭转为+16.7°，基底部扭转为−5.4°，总扭转为22.1°，扭转速度为2.6°/cm，左心室功能减低的患者其相应值均减低

梗死可靠的指标，仍是诊断缺血综合征的主要依据。这种运动存在节段和时间不均一性，下侧壁及侧壁近端的收缩略迟于间隔壁和前壁。心内膜运动幅度和心肌增厚率程度也存在不均一性，如与心尖部比较，左心室基底部心肌舒张期至收缩期增厚率均明显增加。

节段性室壁运动异常是冠状动脉疾病最常见的表现，冠状动脉损害影响供血区域正常灌注，从而导致相应血供心肌节段运动异常。根据室壁运动异常的程度由轻到重分为运动减弱、运动消失和矛盾运动。矛盾运动指的是收缩期心室壁呈离心运动。实际上，室壁增厚和心内膜运动紧密相连，因此，节段性室壁运动异常最初均与心肌增厚异常和心内膜运动异常相关。

局部室壁运动异常应以标准化方式进行描述。图 5-28 是目前美国超声心动图学会推荐的用于描述局部室壁运动的 17 节段化分法示意图。以往多使用 16 节段划分法，其远端的 4 个节段均包含部分真正的心尖，其缺点为当单纯心尖部异常时，同时在 4 个不同的节段表现异常，导致室壁运动的不协调，尤其是运动异常仅局限于真正的心尖时。第 17 段代表真实的心尖。增加的 17 节段划分法允许与其他成像方式进行更精确的比较，如心脏磁共振成像、计算机断层扫描或放射性核素灌注技术。根据心尖部室壁运动异常范围的大小，如仅局限于真正的心尖部时，可以提高室壁运动评分的准确性。若累及 4 个远端节段的部分时，则可能导致过高估计。当部分远端节段被累及时，它们也将被给予异常的室壁运动评分，这也可能导致心尖室壁运动异常不成比例的加权。

根据室壁运动异常的部位可以推断冠状动脉病变的位置。图 5-28 显示左心室的节段与左前降支、回旋支和右冠状动脉传统分布的关系。应强调，一般情况下，除左心室后壁以外，冠状动脉远端的分布实际上是相互重叠的。另外，在冠状动脉搭桥手术后，室壁运动异常部位可能不典型，这取决于残余动脉及搭桥血管灌注的心肌范围。

在临床实践中，最常见的室壁运动分析是逐段描述室壁运动，如运动正常、运动减弱、运动消失或矛盾运动，并分别积分为（1、2、3、4），所有积分之和除以计分节段的数目即为评分指标。室壁运动计分的计算方法将在第 15 章中讨论。

（一）定量技术

目前有许多定量分析左心室局部功能的技术，这些技术已用于研究目的，但很少应用于常规临床实践。这里讨论它们是出于历史原因，并且它们时常可以洞察新的定量技术的局限性，这些方法包括左心室辐线缩短或面积缩减的测量。通常在左心室短轴切面上描绘由左心室轴心发出的 8~100 条辐线，每条辐线的长度规定为舒张

表 5-5　评价局部室壁运动异常的方法

视觉 / 主观评价
描述性：正常、运动减弱、运动消失、矛盾运动
正常心肌厚度与瘢痕的比较
部位：前壁、侧壁、下壁、后壁、心尖、基底段、中间段、心尖段
半定量
WMS 或 WMSI
运动正常 =1 ⎫
运动减弱 =2 ⎬ 每个节段的评分
运动消失 =3 ⎪
矛盾运动 =4 ⎭
$WMSI = \sum_{n=1}^{n=N} WMS \div N$
定量
根据解剖学形态
径向改变
局部面积改变
中心线缩短
多普勒组织成像或斑点追踪
局部速度
速度阶差（心内膜 – 心外膜）
心肌移位
心肌应变
应变率显像

WMS. 室壁运动计分；WMSI. 室壁运动计分指数

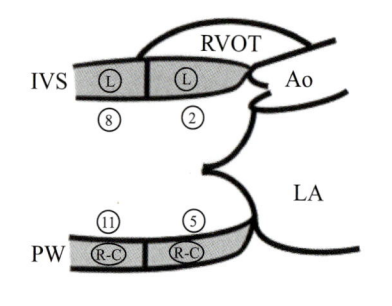

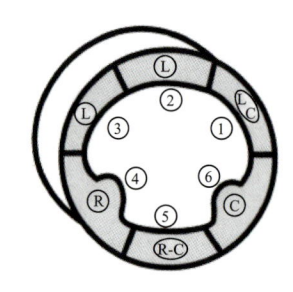

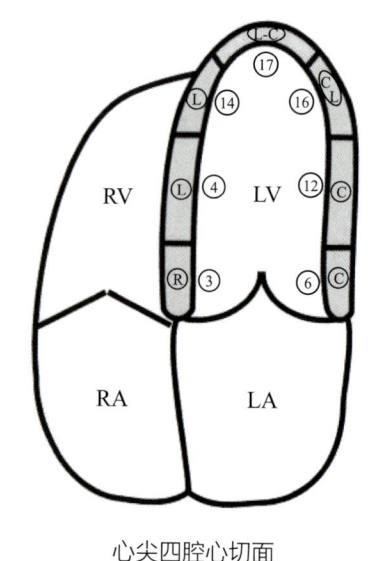

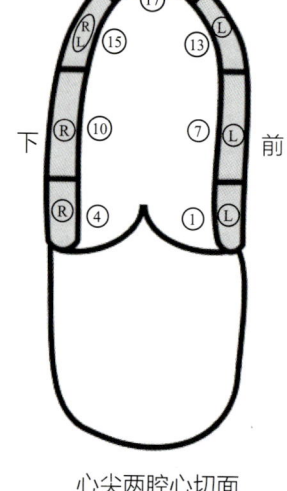

▲ 图 5-28 左心室壁 16 和 17 节段划分法示意图

在胸骨旁和心尖切面显示。在标准的 16 节段划分法中，每个远端节段（13～16）均包括邻近的部分心尖。对于每一个节段，冠状动脉的分布都尽可能与图中所示区域的室壁运动异常相对应。某区域标有不止一支冠状动脉，说明此区域为双重供血。真正的心尖部分最常由冠状动脉左前降支供血，但在右冠状动脉或冠状动脉回旋支占优势时，也可以由这些动脉供血

PW. 后壁；IVS. 室间隔；RVOT. 右心室流出道；Ao. 主动脉；LA. 左心房；LV. 左心室；RV. 右心室；RA. 左心房

L= 冠状动脉左前降支
R= 右冠状动脉
C= 冠状动脉回旋支

期和收缩期由左心室轴心至心内膜边缘的距离。正常的心室运动表现为每一条辐线从心脏舒张期至收缩期长度的缩短（图 5-29）。如果存在局部室壁运动异常，相应节段室壁的辐线将变长而不是缩短（图 5-30）。除了辐线长度，扇形面积和心肌厚度可以使用类似方法计算。因为心脏的旋转运动，每条辐线在收缩期和舒张期的位置不能精确对应，但一条辐线的收缩期长度可与另一条辐线舒张期长度相比较。心脏平移运动使问题更加复杂，从舒张期至收缩期心脏中心的位置发生变化，导致左心室收缩期轮廓线相对于舒张期轮廓线的移位。如果以舒张期左心室重心作为参考，位于平移运动方向上的辐线人为缩短，而相反方向上的辐线则伸长（图 5-31），这种情况可以在辐线比较之前通过重新设定轴心而校正。对于正常均匀收缩的左心室，心脏平移导致的误差可以校正。然而，如果存在室壁运动异常，由于左心室舒张期和收缩期的轴心与正常或异常室壁之间的距离不相等，如果通过重叠轴心进行校正，可导致室壁运动异常程度被低估。

牵拉现象将使缺血性疾病局部室壁运动的定量分析复杂化。这种牵拉可以发生在水平或垂直基础上，主要是因为具有正常功能的节段可能受其邻近异常节段的牵拉，并降低其功能（图 5-32）。第 15 章将更详细地讨论局部室壁运动异常和冠状动脉疾病的影响。

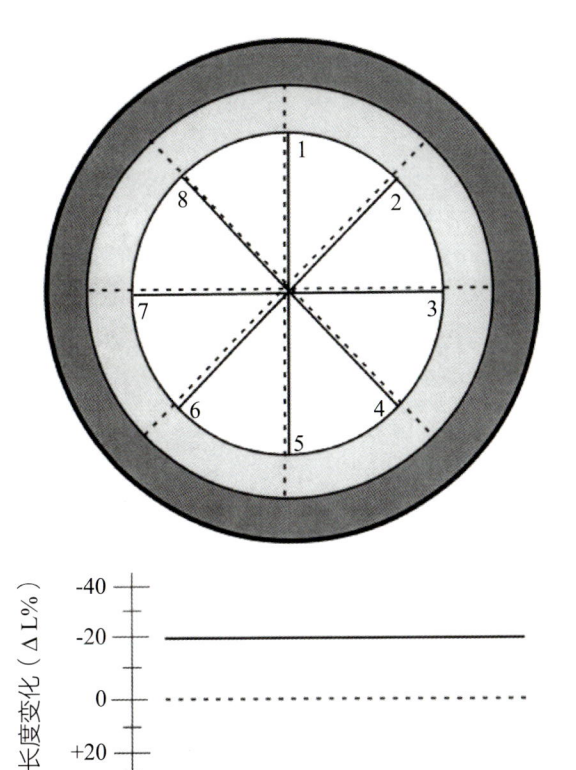

第5章 左心室收缩功能评价
Evaluation of Systolic Function of the Left Ventricle

▲ 图 5-29 无平移运动时正常心内膜运动示意图

上图：外侧黑色圆环代表左心室舒张期的厚度，内侧淡阴影的圆环是收缩的范围。分别绘出 8 条由重心到舒张期（虚线）和收缩期（实线）心内膜边缘的辐线。下图舒张期与收缩期长度变化百分比。虚线表示无长度变化，实线表示正常心室收缩实际百分比，图中长度缩短百分比为 20%。重复测定室壁运动异常和对偏移进行校正。后面各相似图中，外侧黑环表示正常舒张期轮廓而实线表示收缩期心内膜轮廓

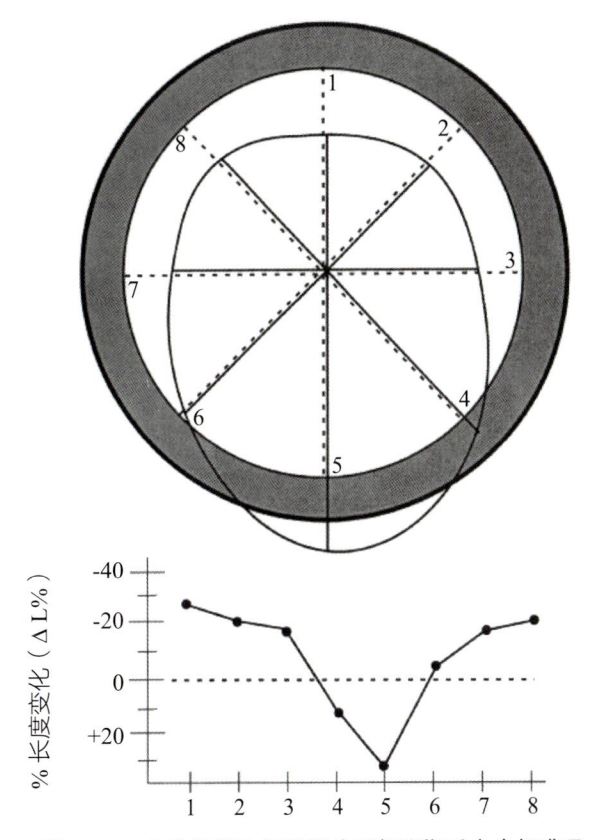

▲ 图 5-30 在收缩期和舒张期均以舒张期重心为标准且不伴平移和旋转运动时后壁矛盾运动示意图

上图：黑色外环代表舒张期心室轮廓，内环为收缩期心内膜轮廓，表明第 5 节段矛盾运动面积最大，第 4 节段矛盾运动较轻，第 6 节段运动消失。下图：由舒张期至收缩期的辐线长度变化曲线图，表明与图 5-29 正常收缩相比较，无病变部位运动增强，辐线缩短率增大

（二）左心室质量的测定

超声心动图是临床上最早用于测定左心室质量的影像学方法之一。左心室肥大与预后不良有关，因此肥厚消退为治疗的目标之一，其效果已在高血压流行病学研究中得到广泛认可。左心室质量可由多个超声心动图公式和算法测定。

测定左心室质量最早的方法是在 M 型超声心动图上测量左心室内径、室间隔及左心室后壁厚度并由此计算。首先假定左心室几何形态，当形态异常时准确性减低。测定左心室质量的方法之一为立方体（Teichholz）公式，即假定左心室为球体。球体直径表示左心室内径，球壁厚度表示心肌厚度。根据公式可计算球体外径、内径及两者的差值（即假定的左心室心肌容积）。立方体公式表达为：左心室质量 =[（室间隔 + 左心室内径 + 后壁）³-（左心室内径）³]（图 5-33 和图 5-34），得出心肌的程式化球体的体积，当其乘以心肌的比重（1.05g/cm³）时，就可以估算左心室质量。研究人员应用回归分析对其进行了修正。立方体法仅沿一条线确定心室大小和壁厚，并且错误地假定心室形状为球形，所以具有明显的局限性。由于 M 型内径测值通常高于真正的短轴内径，误差将进一步加大。尽管回归方程显示计算与尸体解剖的左心室质量具有良好的相关性，但

141

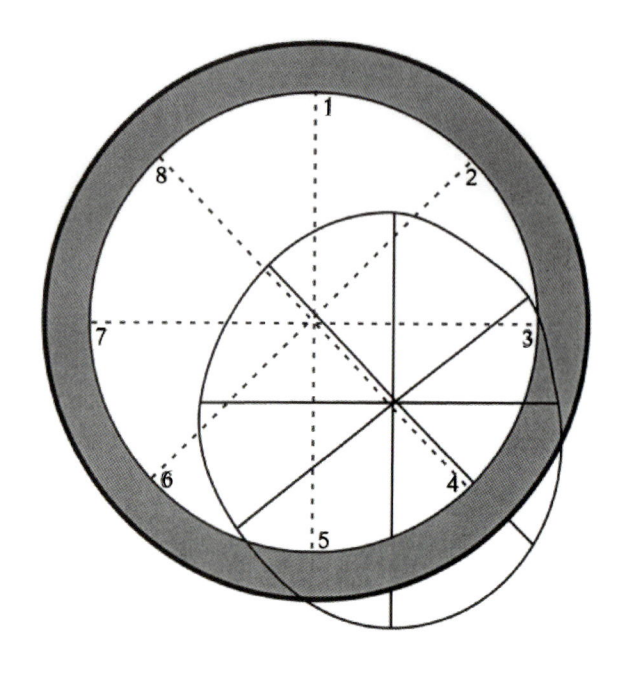

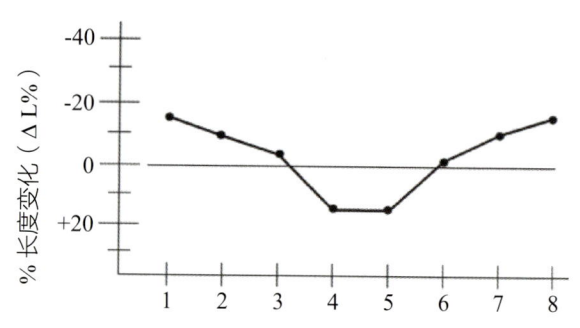

◀ 图 5-31 伴有后外侧平移运动的后壁矛盾运动示意图
应用舒张期重心和收缩期重心分别测定辐线长度。由于后壁矛盾运动，收缩期重心移向后壁，致使分别比较舒张期和收缩期辐线时矛盾运动程度明显减低。导致人为低估了室壁运动异常严重程度和非异常室壁功能

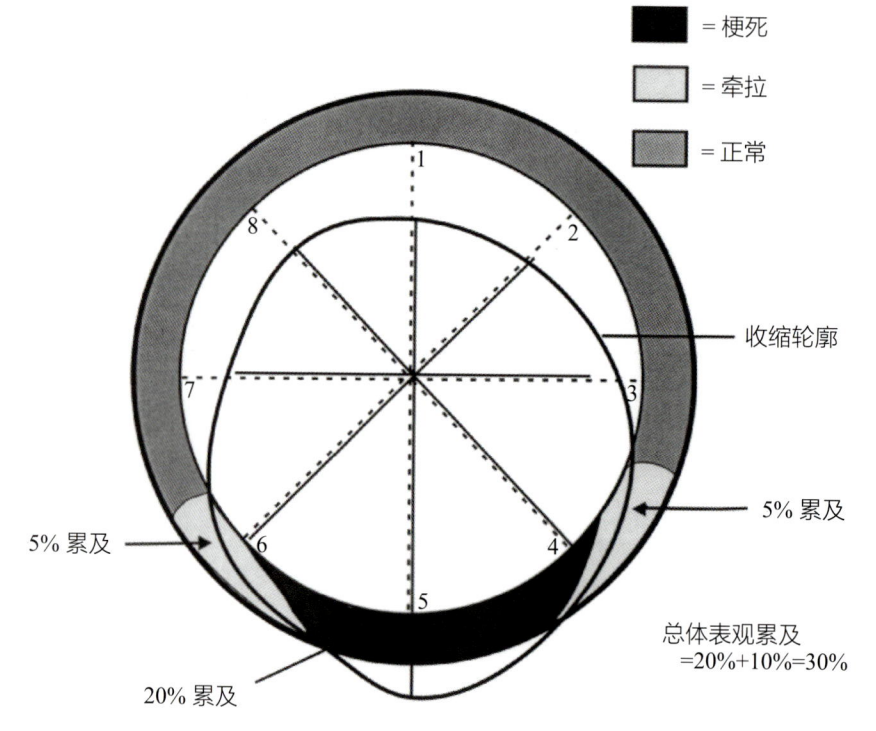

◀ 图 5-32 心肌水平方向牵拉示意图
图示无平移运动时后壁矛盾运动，深色区域代表真正的梗死区，包括辐线 5 和部分辐线 6 和 4 之间的区域。边缘区（明亮区）为与梗死区相邻的解剖结构正常区域，因后壁矛盾运动牵拉而运动异常。缺血时，仅占左心室环周 20% 的区域存在真正解剖学改变，加上被牵拉区总范围可达 30%

在不同的个体中存在本质区别。立方体法已被广泛使用，特别是应用于疾病的连续性评价，因为对于同一患者测量误差的大小和趋势保持稳定。

理论上，二维超声心动图能够更准确地测定左心室质量。当使用二维超声心动图时，通常采用心室形状的几何假设，但需假定左心室形态为子弹形而不是球形。另外，室壁厚度为平均厚度而不是仅测量室间隔和后壁上的某一点的厚度。室壁平均厚度可由左心室中部短轴切面心外膜和心内膜的面积计算得出，两者面积之差代表心肌面积。然后可以通过面积长度法或假定截头椭圆法计算左心室质量（图 5-35）。最近，也已经使用三维超声心动图从多个正交平面提取心外膜和心内膜边界，从而确定左心室质量。现有的研究

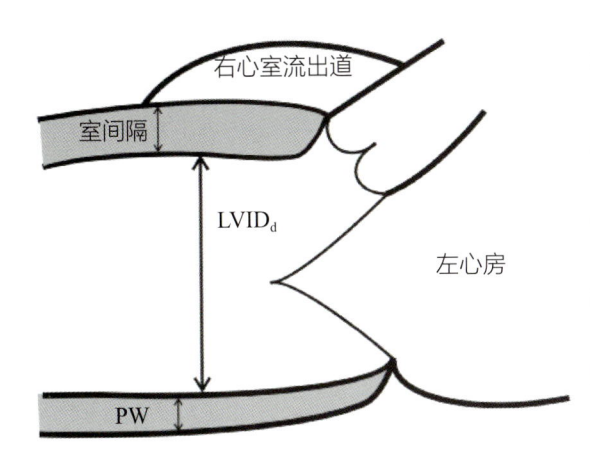

左心室容积 =（IVS+LVID$_d$+PW）^{3}

血池容积 =（LVID$_d$）^{3}

心肌容积 = 左心室容积血池 =（IVS+LVID$_d$+PW）^{3}-LVID$_d^3$

左心室质量 = 心肌容量 × 1.05g/cm^3

Devereaux 回归方程：

左心室质量 =1.04[（IVS+PW+LVID$_d$）^{3}-LVID$_d^3$]-13.6g

▲ 图 5-33　立方体公式测定左心室质量示意图

左心室短轴二维切面或 M 型超声心动图上均可测量获得数据。公式如图中所示。以尸体解剖数据为基础的几个回归方程与基本立方体公式有所变化

LVID$_d$. 左心室舒张末期内径；PW. 左心室后壁

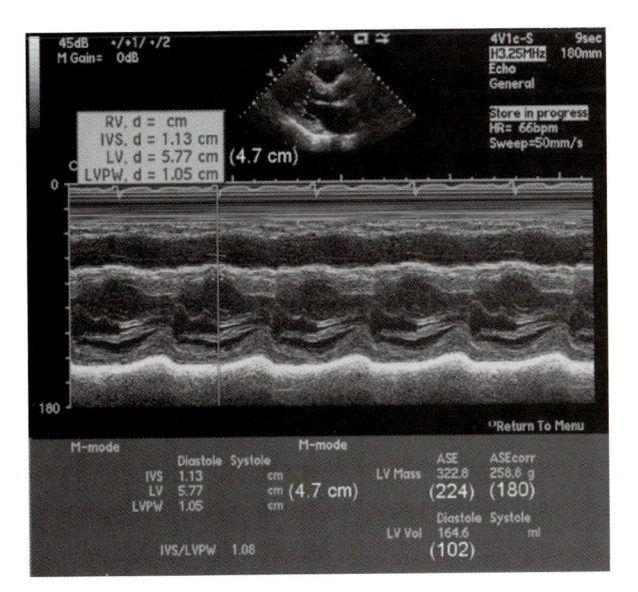

▲ 图 5-34　轻度高血压患者二维引导的 M 型超声心动图

请注意，在小插图中，显示 M 型超声测量左心室内径为 5.77cm，是 M 型扫描束定向扫描和心脏轻微成角的结果。左心室的真正短轴内径为 4.7cm。底部表格表示根据测量值计算的 M 型超声报告。括号中的数字是使用的真实短轴内径的相应值（4.7cm），而不是偏轴测量的 5.77cm。注意，和二维超声心动图测量的真正短轴内径相比，使用专用 M 型超声测量的左心室质量会出现高估

表明，以磁共振成像作为标准，三维超声心动图测得的左心室质量与解剖学有很好的相关性。在不太理想的研究中通过这些技术测定左心室质量是有问题的，而且很少在临床实践中使用。

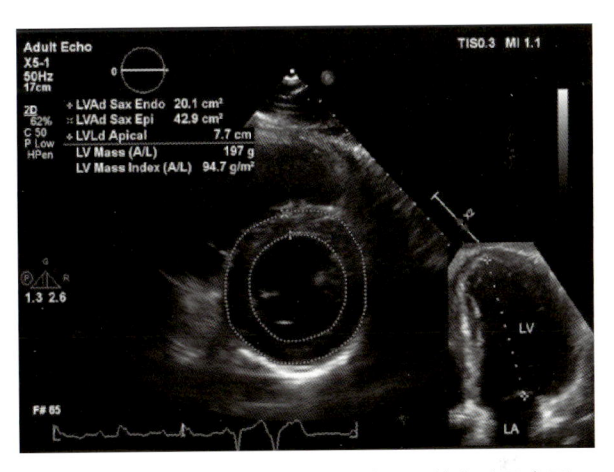

▲ 图 5-35　二维成像计算左心室质量的方法示意图

注意，在中心图中的左心室短轴切面视图中已经描绘了心外膜和心内膜，并从中计算出平均室壁厚度（虚线）。右下方是心尖四腔心切面视图，测量了左心室的长度。左上角是使用面积长度法（A/L）计算的左心室质量

（三）生理与病理性肥大

左心室肥大根据病变特征分为向心性、离心性或生理性（图 5-36）。应该强调的是，左心室质量的计算是对左心室心肌实际质量的测定，而与心脏的整体扩大无关。左心室质量增加可见于左心室腔扩大而室壁厚度相对正常（离心肥大）的患者，如瓣膜反流性疾病；或继发于室壁厚度增厚为主而正常腔室大小正常，如系统性高血压压力负荷过重时。当评估患者的左心室肥厚时，

重要鉴别要点是明确肥厚是由于心室增大还是室壁厚度增加所致。另一个评价左心室肥厚的指标是相对室壁厚度，定义为（左心室后壁厚度+室间隔厚度）/左心室内径。相对室壁厚≥0.42为判定左心室病理性肥厚的临界值。

生理性肥厚多见于高强度训练的运动员中。通常，这属于生理性代偿，可伴有室壁轻度增厚及心腔轻度扩大。室壁厚度超过13mm的生理性肥厚非常少见，因为这种肥厚是对体能训练的生理性代偿，其室壁应力基本正常。运动员左心室生理性肥厚在停止剧烈训练后，能够较快恢复正常。正因如此，如果在停止训练一段时间后再次检查，则可用于肥厚性心肌病中的病理性肥厚的鉴别诊断。

五、左心室功能评价的多种技术

多年来已经开发出许多用于评估左心室局部或整体功能的多项技术，其中有一些仍用于常规检查，一些有选择性地用于现在的超声心动图实验室，而其他一部分应用有限或专门用于研究目的。

（一）彩色 M 型组织多普勒

运用彩色组织多普勒成像，可以通过引导扫描线穿过心室获得彩色 M 型组织多普勒模式运动信息（图 5-37）。该技术在描述室壁运动异常的时相上具有较大应用价值。在存在左束支传导阻滞的情况下，与传导障碍相关的间隔部不同时相运动成像中，患者中可以观察到蓝红色交替着色变化。

（二）心肌做功指数

通过比较从二尖瓣闭合到开放的整体收缩时间与实际主动脉血流或射血时间，可得到一个快速测定心室功能的指数。图 5-38 和图 5-39 说明了该指数的计算。整体收缩时间定义为等容收缩时间（IVCT）+射血时间+等容舒张时间（IVRT）。

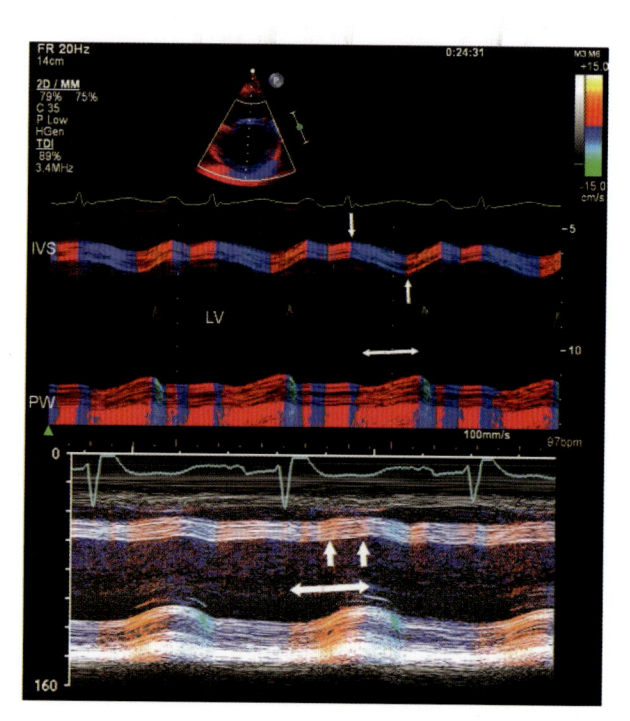

▲ 图 5-37 正常人（上图）和前间隔存在矛盾运动的患者（下图）的彩色 M 型组织多普勒超声心动图

注意，上图中，QRS（向下箭）起始，着蓝色的心室间隔向后移动，然后突然变为红色，代表心脏收缩末期的前向运动（向上箭）。在后壁中注意到着红色后壁的前向运动（双头箭）。下图显示的是前间隔梗死和间隔壁发生矛盾运动的患者的彩色 M 型组织多普勒超声心动图。注意后壁彩色化的类似外观中正常红色着色编码（双头箭）在收缩期，但室间隔类似的红色编码代表矛盾运动（小箭）
PW. 后壁；IVS. 室间隔；LV. 左心室

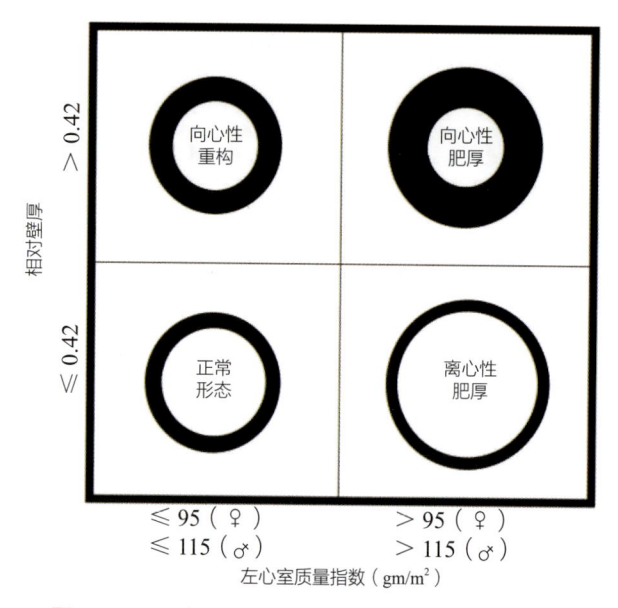

▲ 图 5-36 正常形态、向心性重构、向心性肥厚和离心性肥厚示意图。美国超声心动图学会建议用于定义肥厚的阈值如上所述

第 5 章 左心室收缩功能评价
Evaluation of Systolic Function of the Left Ventricle

心肌做功指数（MPI）实际上等于是整个等容时间（IVCT+IVRT）与射血时间的比值，也称为MPI或"Tei指数"，综合了收缩功能和舒张功能的特征，并且已经证实与缺血性和非缺血性疾病预后相关。正常 MPI < 0.40，该值逐渐增大意味着心室功能进行性恶化。

（三）左心室 dP/dt 的测定

左心室 dP/dt 是左心室整体收缩功能评价的又一个参数，长期以来 dP/dt 的标准测量方法为在导管室应用高保真微型导管测量。dP/dt 表示左心室内压力上升的速率。如果限定在收缩早期，即等容收缩期，左心室 dP/dt 是相对非负荷依赖

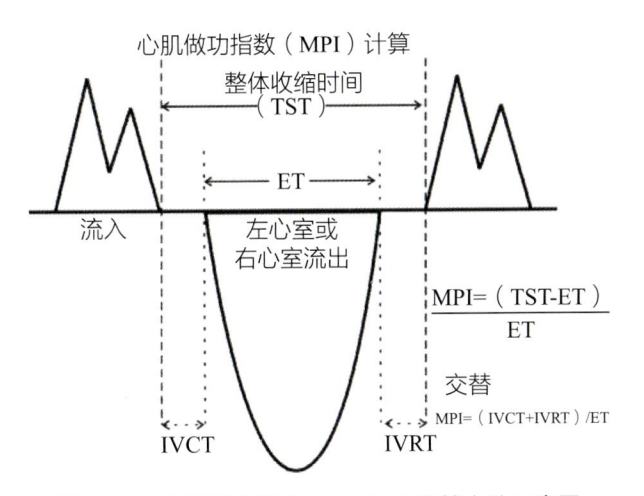

▲ 图 5-38 心肌做功指数（MPI）的计算方法示意图
心肌做功指数是指等容时间（IVCT+IVRT）与射血时间（ET）的比值。可以单独测量三者的时间，按照图中下部公式进行计算，或从整体收缩期时间（TST）中减去 ET 来计算。正常 MPI ≤ 0.40

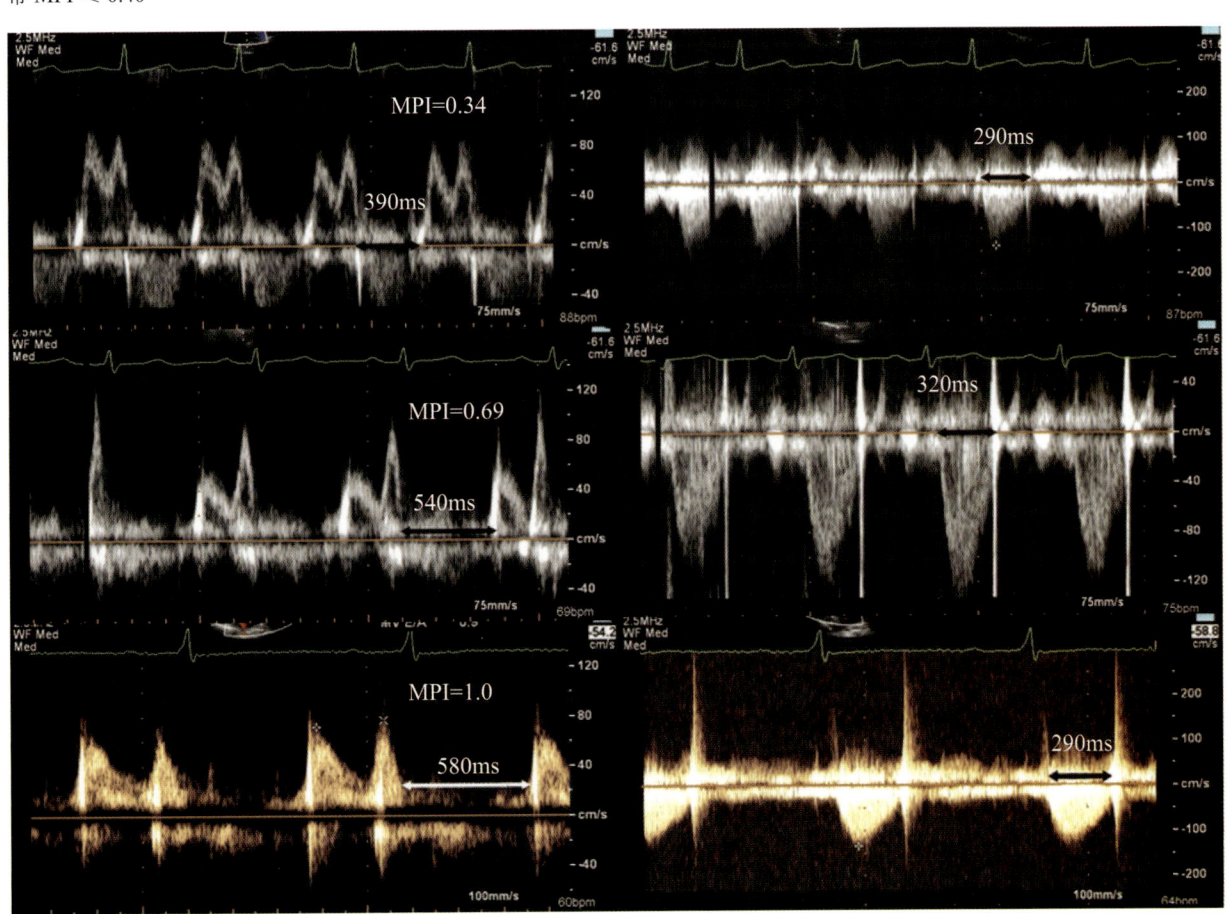

▲ 图 5-39 3 例不同患者的心肌做功指数（MPI）的计算示例
每个患者均提供二尖瓣瓣口流入道血流速度和左心室流出道速度频谱，计算从二尖瓣闭合到二尖瓣开放的时间和射血时间。上图是有轻微高血压心血管疾病的正常人，射血分数为 63%，MPI 为 0.34，测值正常。中图是轻度扩张型心肌病患者有严重的舒张功能障碍，射血分数为 30%，MPI 为 0.69。下图是重度扩张型心肌病患者，二尖瓣充盈表现为舒张功能障碍 2 级相关的假性正常化，射血分数为 22%，此时计算出的 MPI 为 1.0

145

性左心室收缩指标。

应用二尖瓣反流频谱也可计算类似左心室压力上升速率。在心脏收缩早期左心室压力仍低于主动脉压力时进行测量，左心室 dP/dt 相对不依赖于左心室负荷。这种方法在高扫描速度（通常为 100mm/s）记录的二尖瓣反流频谱上进行测量，如图 5-40 和图 5-41 所示，反流频谱的上升支用于测量瞬时压力。为了测量 dP/dt，可以计算速度为 1m/s 和 3m/s 的时间差（以 ms 为单位），此时间差表示在左心室腔压力发生 32mmHg 变化所需的时间，计算公式为：dP/dt=32mmHg÷时间（ms）。这种方法测定 dP/dt 有效地避免了创伤性血流动力学测量。除在心脏收缩早期测定该参数外，在舒张期也可利用类似压力变化（36mmHg 至 4mmHg）计算负的 dP/dt，用以评价左心室舒张功能相关信息。正性和负性 dP/dt 的减少明显与预后有关。除心肌本身收缩性以外，还有其他因素影响左心室的 dP/dt，例如存在显著左心室机械收缩不同步（常以左束支传导阻滞为代表）时 dP/dt 减少，其原因是左心室收缩不同步和无效收缩，并不是本身收缩性减低。

（四）左心室室壁应力

临床常用的左心室功能参数，如每搏量和射

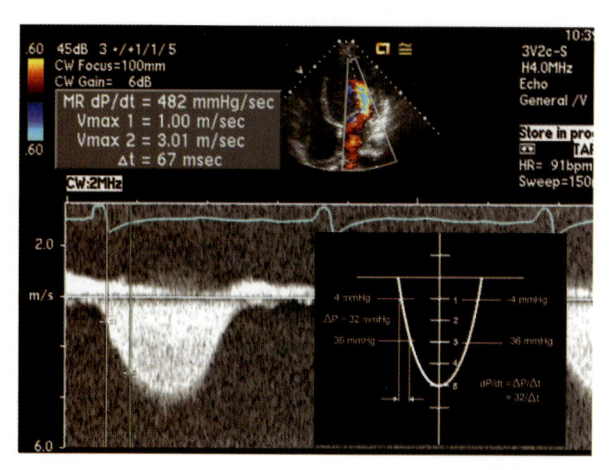

▲ 图 5-40 二尖瓣反流连续波多普勒血流频谱计算左心室 dP/dt 示意图及示例

左图：重度左心室收缩功能减低患者的 dP/dt 为 482mmHg/s。
右图：应用快速扫描（本例 150mm/s）连续波多普勒记录二尖瓣反流频谱，用图示方法确定反流速度为 1m/s 和 3m/s 的两点，表示左心室压力增高 32mmHg/s 进入低顺应性的左心房，是反映心室收缩性的一项相对非负荷依赖性的指标。压力差（32mmHg）除以反流速度由 1m/s 到 3m/s 所需时间（△t）即为 dP/dt

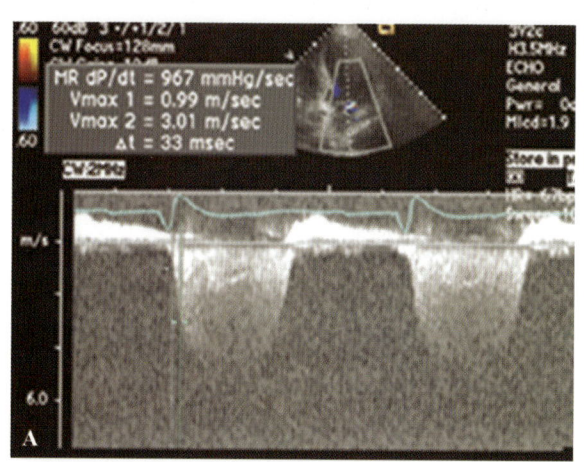

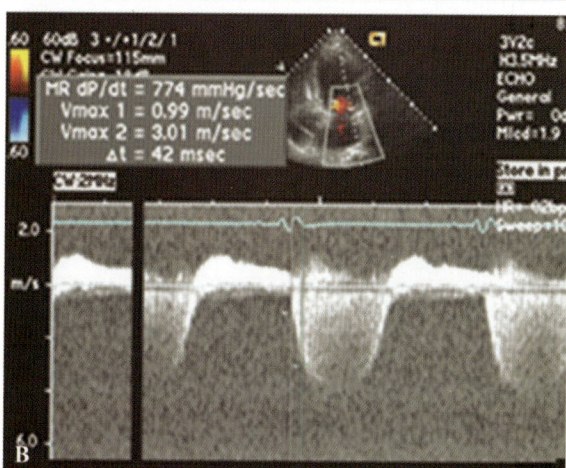

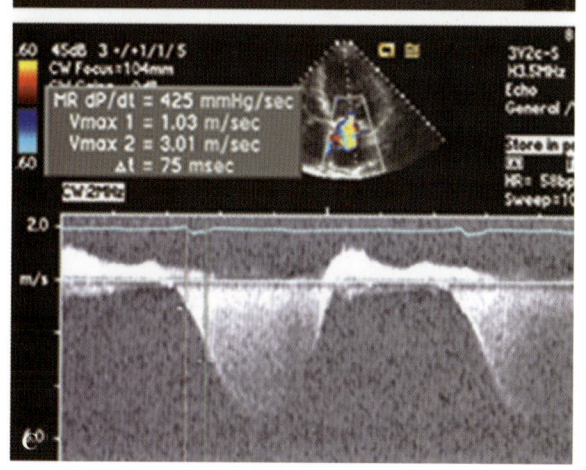

▲ 图 5-41 连续波多普勒计算 3 例不同程度左心室收缩功能减低患者的左心室 dP/dt

A. 1 例轻度左心室收缩功能减低患者 dP/dt 为 967mmHg/s；
B. 1 例中度左心室收缩功能减低患者；C. 1 例重度收缩功能减低患者 dP/dt 为 425mmHg/s

血分数均依赖于后负荷，即依赖于压力增加和左心室收缩必须克服的阻力。现已提出几种方法来纠正后负荷或建立非后负荷依赖性左心室收缩功能指标，包括计算心室室壁应力和创建压力容积环。

这些计算方法已被用于测定心肌病和心脏瓣膜病的心肌收缩性。根据室壁厚度和压力的关系，室壁应力与缩短率或射血分数等简单参数相比是一项更加不依赖后负荷的收缩性指标。整体或局部的左心室应力均可计算。实际上存在3种相互垂直的不同应力：纵向、环向和径向室壁应力。其中径向室壁应力为最简单的形式，其计算公式为：应力 = 压力 × 半径 / h（其中 h= 室壁厚度）（图 5-42）。该公式假定为球体，显然不适合左心室。因此，虽然与其他左心室应力的测量方法相关，但它可能并不代表真正的实际测值。运用相似的公式可以计算左心室室壁任意节段局部室壁应力，但径向应力需对应于某节段测定而不是左心室整体。由于左、右心室之间的相互作用及心室曲率半径的变化，左心室壁从心尖部到基底部以及整个环周局部室壁应力均不同。室壁应力与心室容积相结合已经作为评价心脏瓣膜病和心肌病心室功能的一项指标。在这种情况下，它是压力负荷或容量负荷过重时评价左心室储备和心室代偿的一项改进指标。最后一个极详细评价左心室收缩性的指标是压力容量环，它可以提供不依赖于容量负荷的心室收缩功能的信息。这可以通过从自动确定的边界输出瞬时容量数据，并结合记录的连续容量数据与相应的压力来实现。

（五）多普勒评估左心室整体功能

自 20 世纪 70 年代早期以来，多普勒频谱评估左心室整体功能就已经应用于临床。最早的，概念上最简单的，并且可能仍然是临床上最有用的方法之一是评估左心室流出道或升主动脉

径向室壁应力（σ_m）

A_c =PR/h mmHg（线性测量）

= 1.33P（A_m/A_c）× 10^3 dynes/cm^2
（基于面积测量）

环向室壁应力（σ_c）

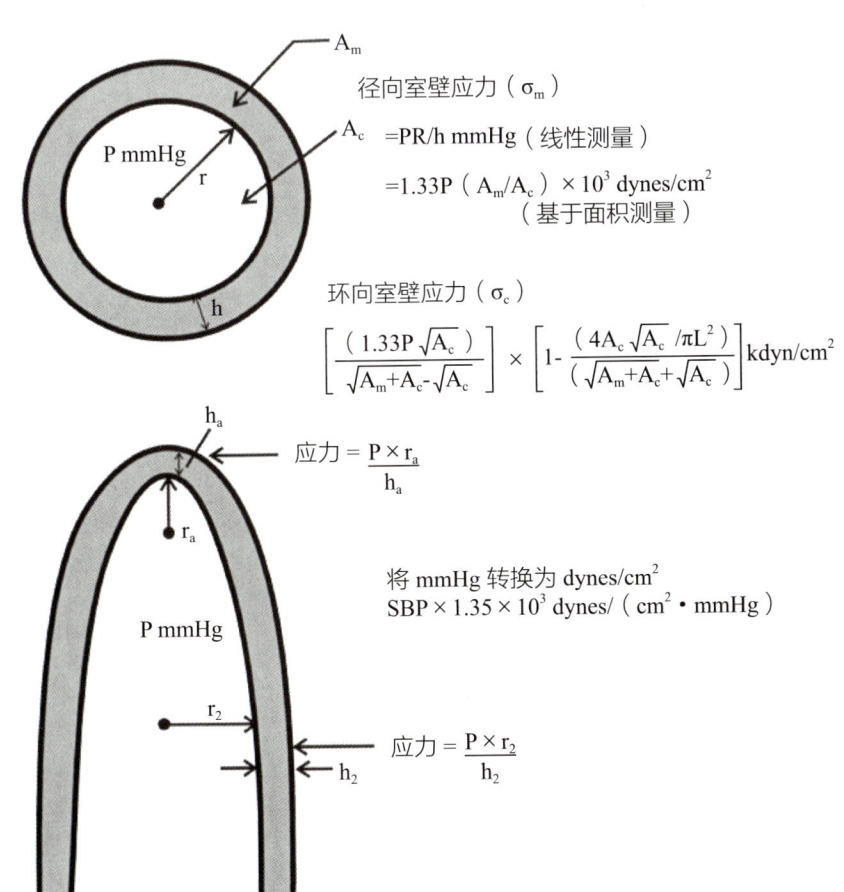

$$\left[\frac{(1.33P\sqrt{A_c})}{\sqrt{A_m+A_c}-\sqrt{A_c}}\right] \times \left[1-\frac{(4A_c\sqrt{A_c}/\pi L^2)}{(\sqrt{A_m+A_c}+\sqrt{A_c})}\right] \text{kdyn/cm}^2$$

应力 = $\dfrac{P \times r_a}{h_a}$

将 mmHg 转换为 dynes/cm^2
SBP × 1.35 × 10^3 dynes/（cm^2 · mmHg）

应力 = $\dfrac{P \times r_2}{h_2}$

◀ **图 5-42　左心室壁应力的简化方法示意图**

室壁应力分为纵向、环向和径向，三者相互垂直。径向室壁应力计算最简单。环向室壁应力结合了左心室长度，最好在二维超声心动图上计算。下图：室壁厚度（h）及室壁曲率半径（r）的变化与局部室壁应力的关系

血流频谱的时间速度积分（time velocity integral，TVI）其基本原理是如果已知管腔的横截面积，那么横截面积与平均流速的乘积等于血流量（图5-43）。通过左心室流出道面积用于计算收缩期血流量和左心室整体收缩功能。每搏量与心率的乘积为心排血量。第 8 章将进一步讨论这种测量的原理和局限性。

尽管实际流出道面积的测量可能存在较大误差，但短时间内流出道面积发生改变的疾病较少，因此大部分患者流出道面积可以认为是一个常量。在这种情况下，TVI 是唯一一个随时间变化的变量，因此仅单独计算该值可用于追踪前向血流的连续变化。图 5-44 记录了不同疾病患者 TVI 的变化。其中图 C 和 D 显示心律失常所致 TVI 的变化。

理论上，相同原理在 4 个心脏瓣膜或流出、流入道均可应用。右心室流出道紧靠肺动脉瓣下方，其测量类似于左心室流出道。先天性心脏病时，这 2 个部位的 TVI 与面积的乘积已经成功应用于左右心室每搏量的对比，并可测定心内分流患者分流的比例。理论上，二尖瓣瓣环或瓣口平均面积都可用于类似的计算，但实际上确定二尖瓣瓣环或瓣口的横截面积比流出道面积更加困难，并且该测量在临床实践中很少使用。

六、非缺血性室壁运动异常

节段性室壁运动异常可发生于多种非心肌缺

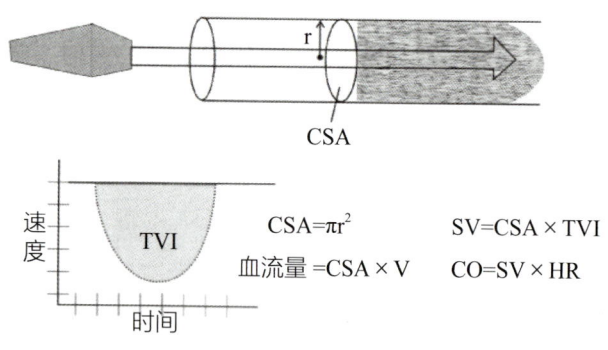

▲ 图 5-43 血流量测量方法示意图
这种方法可用于计算能够测定管腔横截面积（CSA）的任何层流的血流量。横截面积与时间速度积分（TVI）的乘积为每搏量（SV），心排血量（CO）可由每搏量与心率（HR）的乘积计算得出（详见原文）

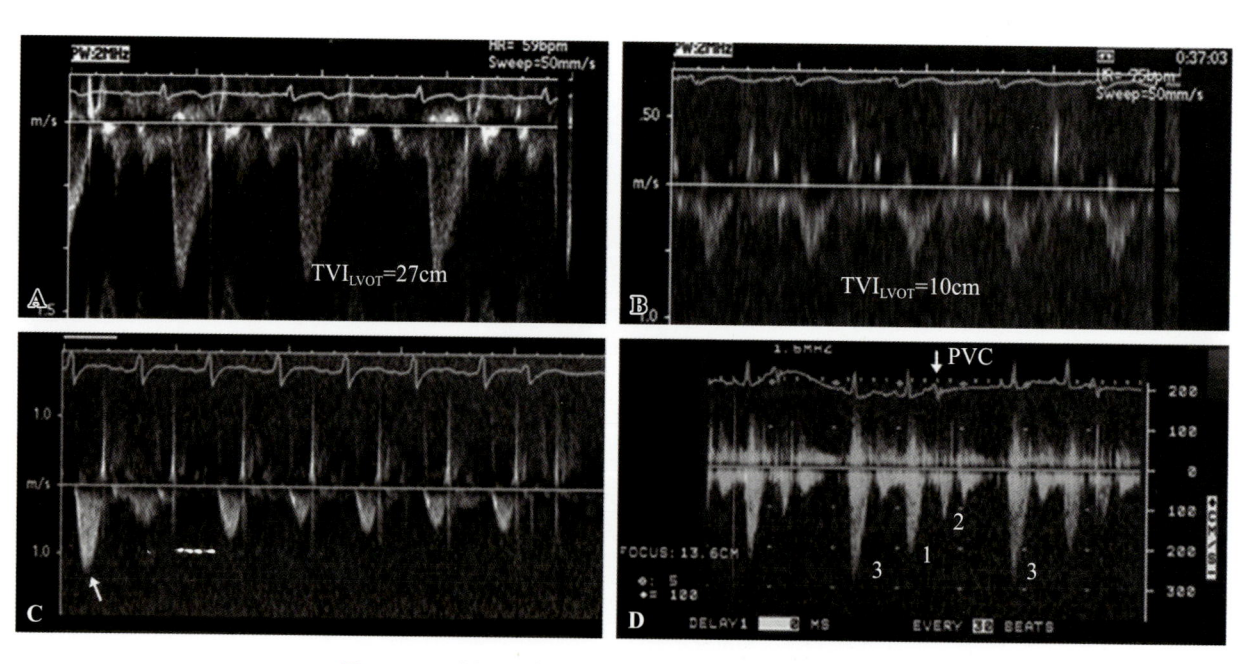

$CSA = \pi r^2$　　$SV = CSA \times TVI$
血流量 $= CSA \times V$　　$CO = SV \times HR$

▲ 图 5-44　4 例不同患者左心室流出道时间速度积分（TVI）
A. 心功能正常患者的 TVI 为 27cm；B. 心肌病患者 TVI 仅为 10 cm，每搏量减少；C. 重度左心室收缩功能减低患者 TVI 变化。左边第一次搏动是室性期前收缩（PVC）后的射血增加，这次射血之后 TVI 交替变化是脉搏交替的结果。D. 轻度主动脉瓣狭窄患者一次 PVC（QRS 波 3）的代偿间歇后 TVI 和峰值流速增高，但 PVC 时峰值流速和 TVI 显著减低。本例只有图中心搏 1 对应的 TVI 和峰值流速反映真正的压差

血或梗死情况下，此时需与之鉴别（表 5-6 和表 5-7）。延迟收缩现象（Tardokinesis）是指左心室部分节段的延迟收缩，通常发生在机械收缩的最后 50~100ms，最常见于下壁或后壁的近端。这种异常有别于缺血区所致的收缩期后收缩，可以通过应变成像来鉴别。孤立性的延迟收缩是心肌缺血较罕见的一种表现，最常见于负荷超声心动图负荷阶段出现较高心率时。另一个令人困惑的节段性室壁运动异常是提前舒张，即一个室壁节段在其余节段之前松弛或向外移动，该发现通常被认为是正常变异。最常见于负荷超声心动图时，被检测者保持运动耐量力，达到较快心率时，主要发生于间隔壁远端和心尖，其位置可能不符合预期的冠状动脉解剖结构。通常注意到二尖瓣关闭时心室壁突然发生松弛。早期放松的持续时间很少超过 50~100ms（图 5-45）。

左束支传导阻滞改变了左心室心肌激动与收缩的顺序。左束支传导先于右束支传导 10~20ms，因此心脏的起始激动位于室间隔中段左心室面近端。通常收缩开始后，心肌收缩平滑顺利。在完全性左束支传导阻滞时，室间隔的激动顺序反转，其右心室面首先激动，导致间隔的右心室面激动先于左心室整体激动，室间隔出现右向左运动。

M 型超声心动图易于显示与左束支传导阻滞相关的室壁运动异常（图 5-46），首先表现室间隔向下运动，伴有前向运动或反常运动，之后出现室间隔整体增厚及后壁向心性运动。由于异常运动的幅度较小，仅在通过室间隔的 M 型超声心动图上细致观察才可发现。在二维超声心动图中，可以注意到间隔出现的"弹跳征"。此外，室间隔会出现明显"矛盾"运动。激动异常的范围取决于左束支传导阻滞所致的激动延迟的程度，有无远端希氏束 - 浦肯野系统疾病以及能够掩盖或加重传导阻滞的并发疾病的影响。左束支传导阻滞的另一个特征是多巴酚丁胺负荷试验时运动异常幅度显著增加，生理性运动负荷时运动异常很少增加。在一部分患者中，机械不同步导

表 5-6　非缺血性局部室壁运动异常

传导系统
左束支传导阻滞
心室起搏
室性期前收缩
心室预激（Wolf-Parkinson-White 综合征）
心室间异常
右心室容量负荷过重
右心室压力负荷过重
心包缩窄
其他方面
矛盾运动
早期舒张
心脏手术后
先天性心包缺失
后壁受压
腹水
食管裂孔疝
妊娠

表 5-7　缺血性与非缺血性室壁运动异常

异　常	部　位	起　始	持续时间	增　厚
左束支传导阻滞	前间隔	收缩早期	多时相	减弱
起搏心率	远端间隔	收缩早期	多时相	减弱
术后运动	整个心脏	收缩早期	整个周期	正常
心室预激（WPW）	各异	收缩期前	非常短 < 50（ms）	正常
心包缩窄	间隔 / 后壁	舒张期	后 3/4	正常
缺血 / 梗死	远端 > 近端	收缩早期	整个收缩期	无

致心室功能恶化，随后出现心肌病综合征。这可以通过双心室起搏来逆转。

日常工作中，经常遇到左束支传导阻滞患者，区分室壁运动异常的原因是左束支传导阻滞还是冠状动脉左前降支疾病比较困难，尤其是对于超声心动图的初学者来说。表 5-7 列举左束支传导阻滞及其他非缺血性室壁运动异常与缺血性室壁运动异常的鉴别要点。需要强调的是，任何特征都不是绝对的，即使经验非常丰富的医生，也很难完全区分左束支传导阻滞性和缺血性室壁运动异常。还需说明的是，束支传导阻滞可以并存静息性心肌缺血、心肌梗死或者心血管应激反应诱导的心肌缺血。区别左束支传导阻滞与心肌缺血最有价值的方法是观察心肌增厚。典型左束支传导阻滞时心肌增厚出现于心室收缩早期，应用 M 型超声心动图或局部室壁运动分析收缩前半期或前 1/3 期可以发现收缩期增厚。另一个有价值的鉴别点是，当冠状动脉左前降支近端病变导致心肌缺血时，除出现近端室间隔运动异常外，还导致室间隔远端运动异常。这些表现对分析室壁运动异常的病因有一定价值。除非伴有右心室器质性病变，右束支传导阻滞不会改变左心室的激动顺序，与左心室室壁运动异常无关。

（一）室性期前收缩

当左心室由室性期前收缩（premature ventricular contraction，PVC）激动时将出现节段性室壁运动异常。最极端的例子是在时间和空间解剖结构上与正常室壁收缩相距较远的侧壁发生室性期前收缩，此时左心室侧壁将立即增厚并且收缩，偶尔导致松弛室间隔的矛盾运动，继而出现左心室不同步收缩。高时间分辨率的二维超声心动图可以用来确定最早的机械活动部位。实际上，熟练的超声心动图医生很少误诊室性期前收缩导致的室壁运动异常，仔细观察伴随的心电图对诊断

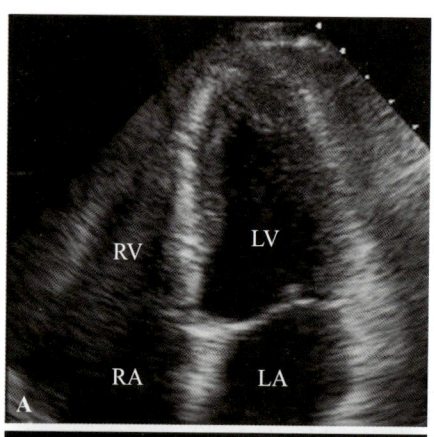

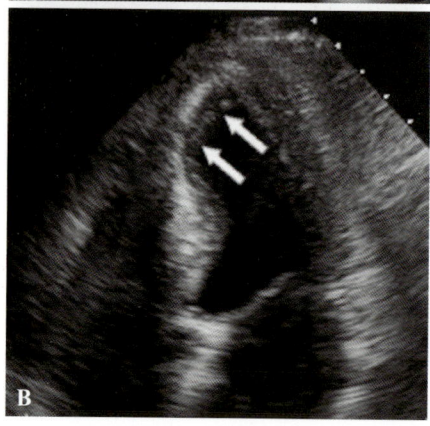

▲ 图 5-45 年轻、健康者运动后的心尖四腔心切面图像，显示心尖间隔壁的提前松弛。在收缩末期记录上图（A）显示节段室壁运动正常。在 50ms 后记录下图（B）显示间隔的心尖段节段室壁（箭）在舒张早期向外运动。请注意，此时二尖瓣仍处于关闭状态。在下一帧图像中，**其余节段室壁也正常松弛**
RV. 右心室；LV. 左心室；RA. 右心房；LA. 左心房

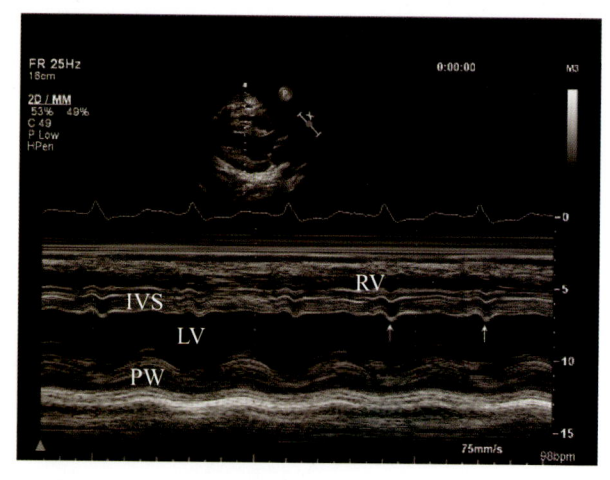

▲ 图 5-46 左束支传导阻滞的患者的 M 型超声心动图
注意到，在 M 型中 QRS 起搏后不久，心室间隔心内膜有一个突然短暂向下的运动（箭），并且心室间隔在剩余收缩期始终处于相对中间的位置。在相应的胸骨旁长轴二维图像中，注意到间隔的实时颤动与左束支传导阻滞异常发生一致
IVS. 室间隔；RV. 右心室；LV. 左心室；PW. 后壁

第 5 章　左心室收缩功能评价
Evaluation of Systolic Function of the Left Ventricle

非常有利，并且此类室壁运动异常的性质与冠心病或其他常见器质性心脏病不同。辨别室性期前收缩的继发性表现非常重要，室性期前收缩发生之后出现一个"代偿间歇"，随后左心室收缩呈高动力性（图 5-47）。认识这种现象的重要性在于不会将室性期前收缩与正常窦性节律时出现的室壁运动减弱再进行比较。持续性二联律或三联律患者，有时也会进行超声心动图检查，这时每个室性期前收缩均伴随明显的心室激动异常及室壁运动异常，因而容易混淆不清。随后的心脏搏动引起的室壁运动均为高动力性，第 3 个搏动代表正常传导的心室收缩，只有此时能够评价真正的心室收缩性。在单个心动周期图像上分析该问题非常困难，因为收缩功能与心律的关系不明确。PVC 后心室运动的增强也会增加左心室流出道的流速和 TVI（图 5-48）。

（二）心室起搏

大多数心室起搏心律由放置于右心室心内膜的电极引发，心电图表现为左束支传导阻滞，所导致的室壁运动异常也与原发性左束支传导阻滞相似。先前讨论过的室壁增厚及收缩期心内膜运动延迟同样适用于评价起搏心律的室壁运动。大部分心内膜起搏电极放置于心尖部，因此不能运用前述的最大室壁运动异常部位。心室起搏电极偶尔放置于室间隔远端靠下部位，此时下壁远端室壁运动异常（图 5-49），这种室壁运动异常比常规起搏位置所致的室壁运动异常与真正的心肌缺血性室壁运动异常的鉴别更加困难。对于由心肌病和传导系统疾病（以左束支传导阻滞为代表）导致左心室收缩功能减低的患者，应用双室起搏或较少使用的左心室起搏进行再同步化治疗已成为标准的治疗方法。再同步化治疗通过双室同时起搏使心室的射血机制更加有效，从而改善心血管的功能。这些患者节段性室壁运动异常的表现

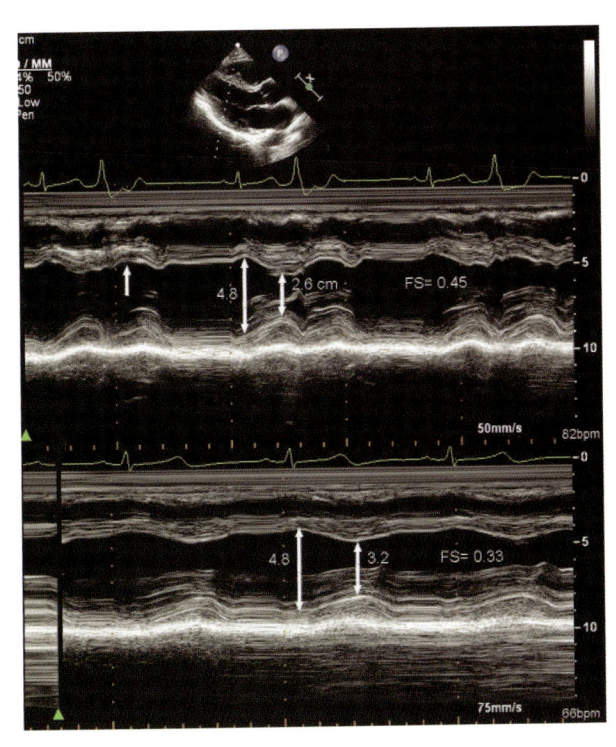

▲ 图 5-47　心室二联律的患者的 M 型超声心动图
上图是心室二联律时室间隔发生异常的收缩模式与室性期前收缩一致（箭）。注意到，由 PVC 后心脏搏动的舒张期和收缩期左心室内径（双向箭），计算缩短分数为 0.45。下图为同一患者无心律失常发作时的 M 型超声心动图。注意间隔壁和后壁表现为正常收缩模式，缩短分数为 0.33。PVC 后搏动增加的缩短分数与 PVC 后间歇引起矛盾运动有关

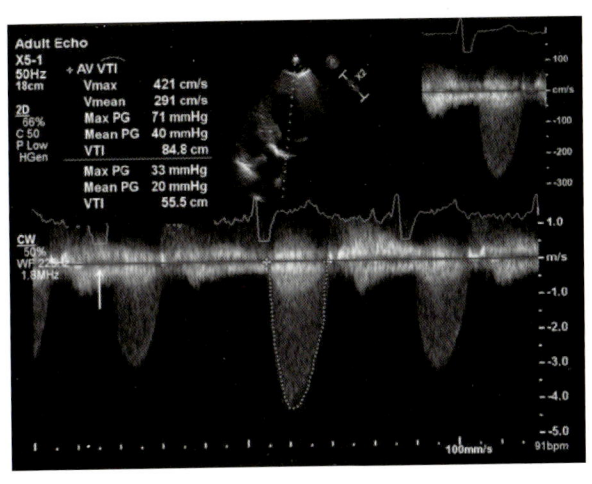

▲ 图 5-48　主动脉瓣狭窄和左心室收缩功能降低的患者的连续波多普勒，示 PVC 对左心室收缩功能的影响。图像中央连续波多普勒是连续记录。注意 PVC（向上箭）之后有一个适度的后补偿间歇。PVC 后搏动收缩力和每搏量增加，这使得主动脉瓣峰值梯度为 71mmHg，平均梯度为 40mmHg。右上方的记录的是正常窦性心律时的数据，此时稳定峰值梯度为 33mmHg 和平均梯度为 20mmHg。左上角的上部和下部数字分别描述的是 PVC 后搏动和正常窦性心律的数据梯度

形式千差万别，与潜在的传导和2个起搏点的相对位置有关。这种情况下做出缺血性室壁运动异常的诊断要非常谨慎。

（三）心包缩窄

心包缩窄可引起各种不同的室壁运动异常，其根本原因是左、右心室之间充盈和收缩差异的增加，主要是室间隔位置和运动顺序及幅度的改变。不同心率导致的室间隔运动异常可随呼吸变异加大，且与心室相互依赖性增加有关。对缩窄性心包炎室壁运动异常的最早描述基于M型超声心动图，典型的运动异常是间隔壁和后壁的1处或是2处运动异常（图5-50）。我们很快发现，室间隔运动异常的形式有多种，均表现为早期室间隔向下运动及不同程度的"矛盾"运动。随着经验增多，室间隔异常运动的持续存在得以明确，其中许多疾病表现极为相似，如右心室容量或压力负荷过重、室间隔预激、左束支传导阻滞及心肌缺血所致的室壁运动异常。第9章将对此进一步讨论。

（四）心室预激

以Wolf-Parkinson-White综合征为代表的心室预激也可导致节段性室壁运动异常，这种室壁运动异常与左束支传导阻滞或人工起搏所导致的室壁运动异常相比更加微弱。预激所致室壁运动异常的部位通常不典型，与冠状动脉疾病所致的室壁运动异常的部位不一致。与心室预激相关的室壁异常范围非常局限，幅度非常小，并且持续时间非常短暂。只有在能够检测运动幅度相当小，且发生时间仅为10～20ms的M型超声心动图上可以鉴别（图5-51）。应该强调的是，正常收缩通常在整个QRS波结束后开始。在大多数预激患者中，激动通过正常传导系统有序地进行，并很快超过预激波。超声心动图很少检测到右心室心肌的预激，更常见的是与室壁运动异常相关的室间隔和后外侧旁路的预激。

（五）术后心脏的运动

任何打开心包的心脏手术之后均伴有特征性心脏运动异常，最初M型超声心动图上仅表现为室间隔运动异常。现已证实，这种运动异常实际上是一种整体现象，包括整个心脏在胸腔内前向运动幅度的增大，而不是孤立的间隔壁运动异常。最早的描述见于瓣膜置换术后的患者，不

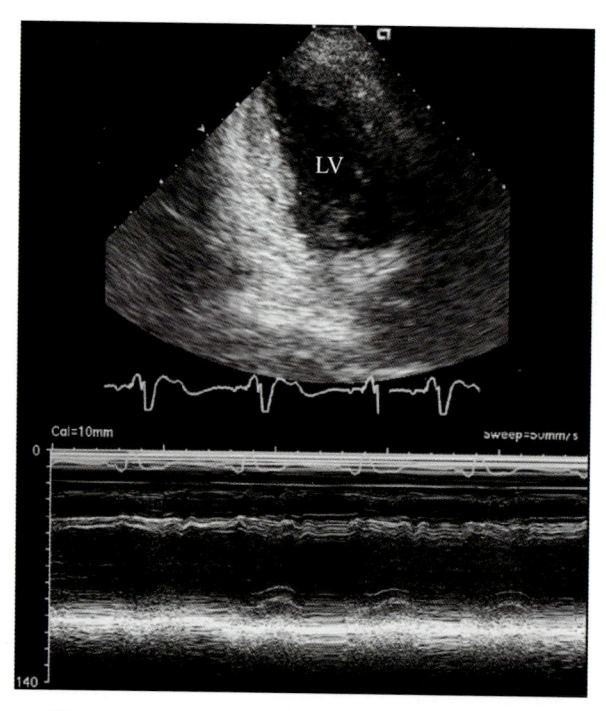

▲ 图5-49 右心室经静脉起搏器置入患者的心尖两腔心切面图像

在M型超声心动图中，注意到非典型间隔壁运动模式与束支传导阻滞一致。在心尖两腔心切面中，注意到该患者明显的下壁运动异常，因已知该患者没有冠状动脉疾病，因此，考虑与右心室的心尖下壁起搏有关
LV. 左心室

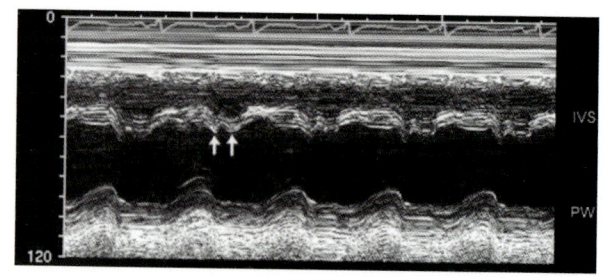

▲ 图5-50 缩窄性心包炎患者的M型超声心动图
左心室后壁心内膜运动相对低平，以及与心室间相互依赖性增加有关的室间隔舒张期异常多时相运动（箭）
PW. 后壁；IVS. 室间隔

久又发现冠状动脉搭桥患者也存在室间隔运动异常。针对心脏手术过程的每个阶段进行的一系列超声心动图研究证实，任何切开心包的手术均可出现室壁运动异常，经过3～5年这种室壁运动异常可以恢复。

术后室壁运动异常在 M 型超声心动图上表现为室间隔的矛盾运动，但心肌室壁增厚率正常，不伴有左束支传导阻滞所见的早期向下运动。二维超声心动图可以很容易辨别心脏手术后左心室收缩时中心前向移动的程度明显增加，这是前侧壁和后外侧壁运动明显增强及前间隔运动明显减弱的结果。图 5-52 显示心脏手术后室间隔矛盾运动，但心肌增厚率仍然正常，胸腔内的整体心脏运动异常。

一项早期的观察结果显示，瓣膜置换手术后没有"室间隔矛盾运动"可提示人工瓣膜功能障

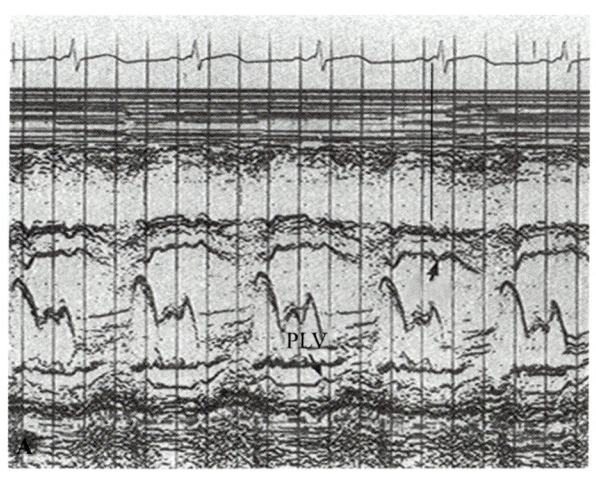

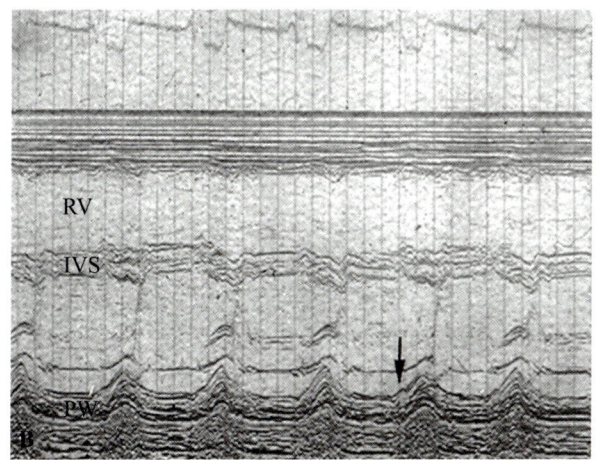

▲ 图 5-51　2 例 Wolff-Parkinson-White 综合征致心室预激患者的 M 型超声心动图
A. 中隔旁路患者，室间隔收缩早期短暂向下运动略早出现于 QRS 波上升支之前（箭）；B. Wolff-Parkinson-White 综合征后外侧旁路患者左心室后壁非常轻微的前向运动（箭）
RV. 右心室；IVS. 室间隔；PW. 后壁

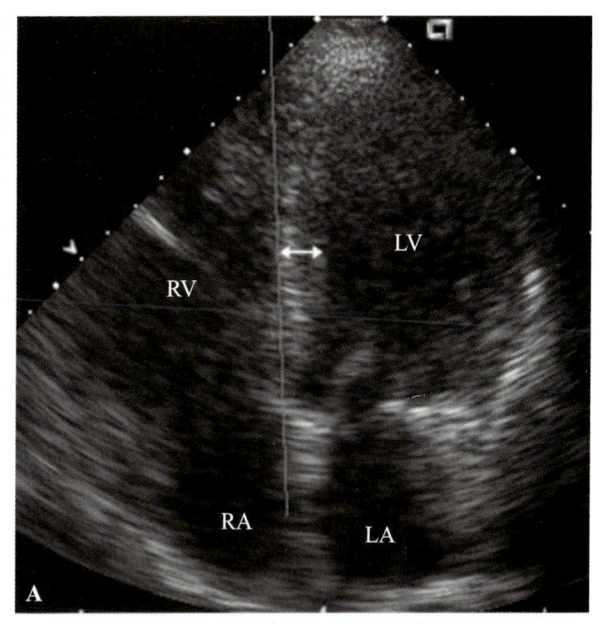

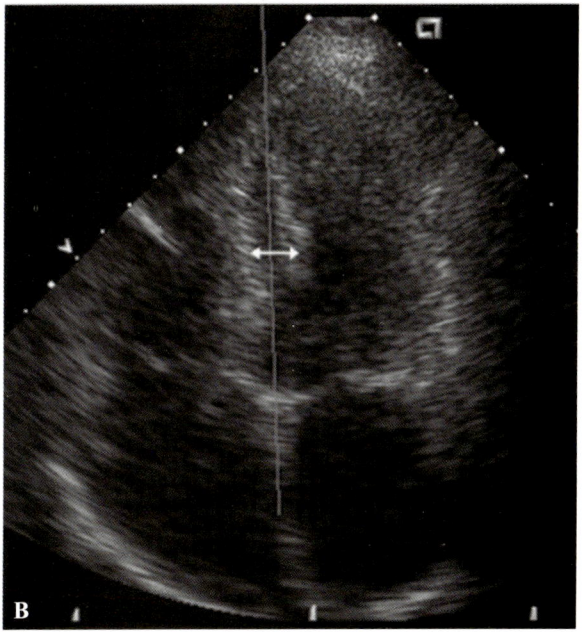

▲ 图 5-52　心尖四腔心切面显示术后心脏整体运动
A. 垂线标记舒张末期室间隔右心室面的位置；B. 以垂线为参照，收缩末期心脏整体向前（向左）运动。注意室间隔厚度（双向箭）
RV. 右心室；LV. 左心室；RA. 右心房；LA. 左心房

碍。大量病例证实人工瓣膜功能障碍时并未出现室间隔矛盾运动，可能由于并存左心室容量负荷过重减缓了室壁的运动异常的发展。但很显然这项研究的证据已经过时。

多种异常情况并存时，评价术后室壁运动与评价左束支传导阻滞和起搏节律时一样复杂，包括这3种情况的任意并存加上可能同时伴有心肌缺血或心肌梗死。上述疾病均可导致非缺血性的室壁运动异常，其并存使图像解读更加困难。当以上2个或2个因素并存时，对于经验丰富的医生也难以判定是否伴有原发性心肌缺血。此时，区别缺血性与非缺血性室壁运动异常的最好方法依赖于是否存在收缩期室壁增厚。因为许多非缺血性室壁运动异常局限于收缩早期或后期，仅分析收缩早期的二维超声心动图，就能发现室壁增厚正常及早期正常的心内膜运动。对冠心病的病理生理学有一个明确的认识，这一点非常重要。上述多种疾病可导致室壁运动异常"在解剖学上错误"的分布，熟练的超声心动图医生可从部位、表现及其他所有方面来确定某室壁运动异常是否为非缺血性。同时，还应了解冠状动脉搭桥术成功以后，节段性室壁运动异常的分布可能不典型。

（六）后壁受压

非缺血性室壁运动异常还包括左心室受心外压迫时发生的异常，例如胸主动脉瘤或来自腹膜的疝气等结构压迫心脏，也可见腹水、腹部肿块和妊娠等膈下形变压迫心脏。在这些情况下，短轴切面观察时，下壁将被极度压迫，导致左心室呈"D"形。在舒张期，这种形变最为突出。当收缩期心肌收缩时，左心室重新呈现正常的圆形，而先前形变的室壁呈矛盾运动，如图5-53所示。密切观察可能导致这种现象的病理改变以及心肌增厚率，可以准确识别这种假性室壁运动异常。这种现象非常类似于右心室容量负荷增加时间隔壁出现的"矛盾"运动，左心室存在舒张期变形，在收缩早期恢复正常的圆形几何形状。

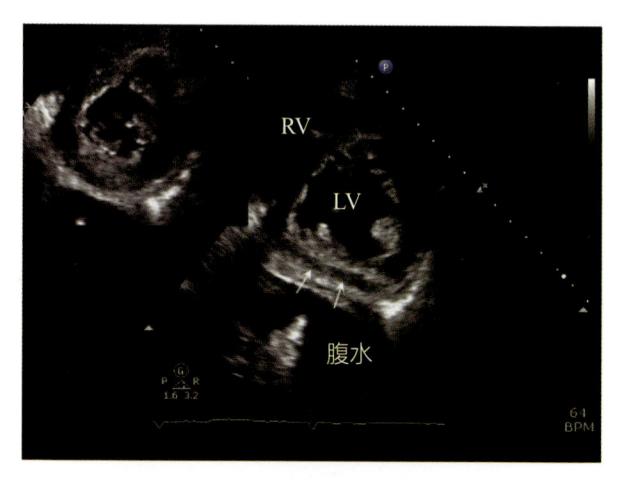

▲ 图 5-53 腹水所致后壁矛盾运动的示例

注意到，在图像中间见腹水压迫了左心室的后壁（箭），舒张期左心室呈"D"形。收缩早期（左上方插图），心室已恢复正常的圆形几何形状。在实时动态图像中，收缩期早期后壁存在明显的反向运动，紧接着开始正常收缩
RV. 右心室；LV. 左心室；

推荐阅读

常规阅读

Aurich M, Andre F, Keller M, et al. Assessment of left ventricular volumes with echocardiography and cardiac magnetic resonance imaging: real-life evaluation of standard versus new semiautomatic methods. *J Am Soc Echocardiogr* 2014;27(10):1017–1024.

Claus P, Omar AMS, Pedrizzeti G, Sengupta PP, Nagel E. Tissue tracking technology for assessing cardiac mechanics: principles, normal values, and clinical applications. *JACC Cardiovasc Imaging* 2015; 8 (12):1444–1460.

Lang RM, Badano LP, Mor-Avi V, et al. Recommendations for cardiac chamber quantification by echocardiography in adults: an update from the American Society of Echocardiography and the European Association of Cardiovascular Imaging. *J Am Soc Echocardiogr* 2015;28(1):1–39.

Muraru D, Cecchetto A, Cucchini U, et al. Intervendor consistency and accuracy of left ventricular volume measurements using three-dimensional echocardiography. *J Am Soc Echocardiogr* 2018; 31(2): 158–168.

Potter E, Marwick TH. Assessment of left ventricular function by echocardiography: The Case for Routinely Adding Global Longitudinal Strain to Ejection Fraction. *JACC Cardiovasc Imaging* 2018; 11 (2 Pt 1):260–274.

Thavendiranathan P, Grant AD, Negishi T, Plana JC, Popović ZB,

Marwick TH. Reproducibility of echocardiographic techniques for sequential assessment of left ventricular ejection fraction and volumes: application to patients undergoing cancer chemotherapy. *J Am Coll Cardiol* 2013;61(1):77–84.

Voigt JU, Pedrizzetti G, Lysyansky P, et al. Definitions for a common standard for 2D speckle tracking echocardiography: consensus document of the EACVI/ASE/Industry task force to standardize deformation imaging. *J Am Soc Echocardiogr* 2015;28(2):183–193.

Yingchoncharoen T, Agarwal S, Popovic ZB, Marwick TH. Normal ranges of left ventricular strain: a meta-analysis. *J Am Soc Echocardiogr* 2013;26(2):185–191.

基本定量

Gillam LD, Hogan RD, Foale RA, et al. A comparison of quantitative echocardiographic methods for delineating infarct-induced abnormal wall motion. *Circulation* 1984;70(1):113–122.

Tei C, Ling LH, Hodge DO, et al. New index of combined systolic and diastolic myocardial performance: a simple and reproducible measure of cardiac function—a study in normals and dilated cardiomyopathy. *J Cardiol* 1995; 26(6):357–366.

三维超声心动图

Hoffmann R, Barletta G, von Bardeleben S, et al. Analysis of left ventricular volumes and function: a multicenter comparison of cardiac magnetic resonance

imaging, cine ventriculography, and unenhanced and contrast-enhanced two-dimensional and three-dimensional echocardiography. *J Am Soc Echocardiogr* 2014;27(3):292–301.

Mor-Avi V, Jenkins C, Kuhl HP, et al. Real-time three-dimensional echocardiographic quantification of left ventricular volumes: multi-center study for validation with magnetic resonance imaging and investigation of sources of error. *JACC CArdiovasc Imaging* 2008; 1(4): 413–423.

Plana JC, Galderisi M, Barac A, et al. Expert consensus for multimodality imaging evaluation of adult patients during and after cancer therapy: a report from the American Society of Echocardiography and the European Association of Cardiovascular Imaging. *J Am Soc Echocardiogr* 2014;27(9):911–939.

Saloux E, Labombarda F, Pellissier A, et al. Diagnostic value of three-dimensional contrast-enhanced echocardiography for left ventricular volume and ejection fraction measurement in patients with poor acoustic windows: a comparison of echocardiography and magnetic resonance imaging. *J Am Soc Echocardiogr* 2014; 27(10): 1029–1040.

Soliman OI, Kirschbaum SW, van Dalen BM, et al. Accuracy and reproducibility of quantitation of left ventricular function by real-time three-dimensional echocardiography versus cardiac magnetic resonance. *Am J Cardiol* 2008; 102(6):778–783.

应变和应变率成像

Collier P, Phelan D, Klein A. A test in context: myocardial strain measured by speckle-tracking echocardiography. *J Am Coll Cardiol* 2017;69(8):1043–1056.

Knackstedt C, Bekkers SC, Schummers G, et al. Fully automated versus standard tracking of left ventricular ejection fraction and longitudinal strain: The FAST-EFs Multicenter Study. *J Am Coll Cardiol* 2015;66(13):1456–1466.

Mada RO, Lysyansky P, Daraban AM, Duchenne J, Voigt JU. How to define end-diastole and end-systole?: Impact of timing on strain measurements *JACC Cardiovasc Imaging* 2015;8(2):148–157.

第 6 章
舒张功能评价
Evaluation of Diastolic Function

张文竞　胡　博　译

在过去的 30 年里，舒张功能障碍是充血性心力衰竭症状的常见原因，并且对充血性心力衰竭患者收缩功能障碍的预后具有重要价值。舒张功能障碍的定义及其检测和表征的超声心动图参数仍在不断更新。超过 40% 年龄在 40 岁以上的患者中存在心室松弛度减低的超声多普勒表现，这通常是正常衰老过程的结果，但在高血压或糖尿病患者中更为明显。舒张功能障碍是公认的引起充血性心衰症状的主要原因，也是诊断射血分数保留的心力衰竭的重要组成部分。

目前舒张功能障碍的检测与分级建议强调了整合临床与超声心动图数据的重要性。所有表现出充血性心力衰竭症状的患者，或者其心脏解剖结构可能导致充血性心力衰竭的患者，都应将全面的舒张功能评估作为常规超声心动图的一部分。

一、心脏舒张功能生理学基础

由于左心室交替泵血和贮存血液，心脏收缩与舒张是紧密相连的，因此不宜将心脏收缩与舒张过程看作独立分开的两部分，而应当一并研究。图 6-1 用压力 - 容积曲线阐释了收缩性心衰和舒张性心衰的差异。尽管可以发生孤立的收缩功能或舒张功能障碍，但对于大多数患者而言，这 2 种因素共同作用导致整体临床状态和症状的复杂性。此外，导致舒张功能障碍的许多主要原因与导致收缩功能障碍的情况相同，例如高血压、冠心病和心脏瓣膜病是这 2 种状况的常见病因。在患有 1 种或多种上述疾病的个体患者中，尽管其心衰可能表现以舒张功能不全或收缩功能不全其中的一种为主，但两者同时存在更为常见。

同时，认识到与左心室相连的上游和下游因素对舒张功能的影响也很重要。左心室上游因素，即左心房的功能对左心室充盈有重要影响。左心房不仅是通道，也有泵功能，左心房能否将血液输送到左心室，决定了左心室是否能够充盈。因此，左心房容积目前被确定为评判左心室舒张功能不全是否存在、是否为慢性发病及其严

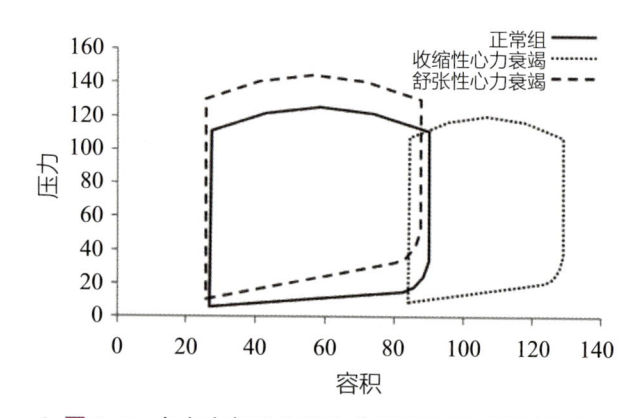

▲ 图 6-1　左心室舒张充盈和收缩射血可以通过压力 - 容积曲线表现。每个环形代表心动周期中压力和容积之间的相互作用。图中所示分别为收缩性心力衰竭、舒张性心力衰竭及正常心脏压力与容积的变化过程

重程度的有用指标。左心室下游因素，即动脉弹性同样影响着左心室的收缩和舒张功能。尽管后负荷与收缩功能有更直接的关系，但应认识到动脉压的慢性升高同样也会影响左心室舒张功能和心室顺应性。

主动脉瓣关闭时，左心室舒张开始，包括等容舒张期、快速早期心室充盈期、缓慢充盈期和左心房收缩期（见图 6-2）。二尖瓣开放前的初始阶段，包含了左心室心肌快速、能量依赖性松弛至静止无应力长度。此过程与左心室压急剧下降有关。主动脉瓣关闭至二尖瓣开放之间的间隔期称为等容舒张期。一旦左心室压力降低至低于左心房压力（随着肺静脉灌注，左心房压力缓慢上升），二尖瓣就会开放。

接下来，左心室快速充盈，而心室内压力并无明显增加。二尖瓣开放后，左心室压力继续下降，从而在左心房和左心室之间形成一个压差，血液由左心房被吸入左心室（图 6-3）。随着左心室开始充盈，心室内压力升高，血液流速减慢。只有当左心室顺应性较好或左心房压力足够高时，血液才会继续从左心房流入左心室，左心室继续充盈至舒张中期。对于大多数正常人，在生理性心率下，舒张中期左心室容量基本不再增加。

左心室充盈的最后阶段由心房收缩引起，以二尖瓣关闭结束。如果舒张压升高过快，则左心室充盈量减少，充盈期提前结束。当左心室压力升高时，为了维持左心室容量不变，左心房压力将代偿性增加，肺静脉压力升高，出现相关症状。

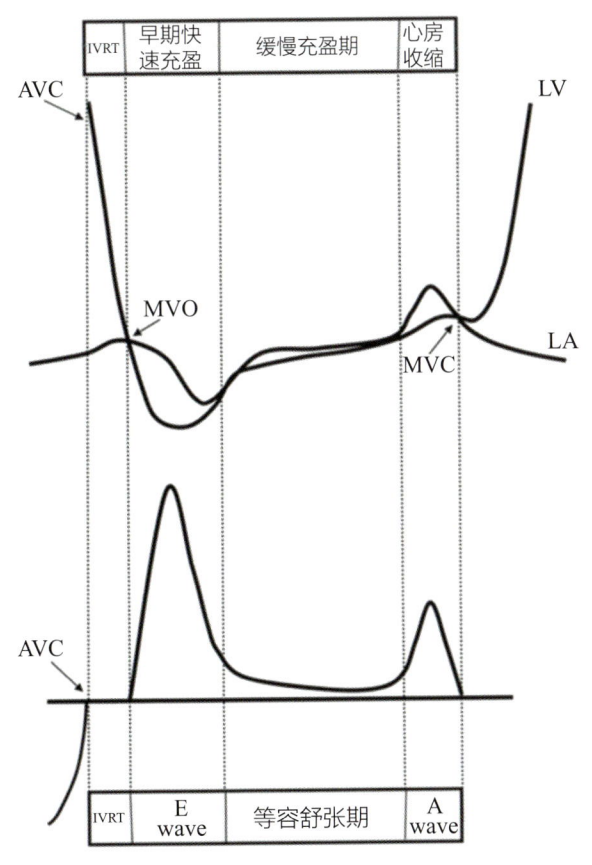

▲ 图 6-2 如图所示为舒张期的 4 个阶段

上方曲线为左心室和左心房压力曲线，下方曲线为多普勒记录的相关充盈模式。等容舒张开始于主动脉瓣关闭（AVC），结束于二尖瓣开放（MVO），此时，左心室开始充盈。这是左心房和左心室之间压力梯度产生的结果，与二尖瓣 E 波一致。舒张中期的一段时间左心室容量不增加。在舒张末期，心房收缩再次产生压力梯度，形成 A 波，随后二尖瓣关闭（MVC）

IVRT. 等容舒张期；LV. 左心室；LA. 左心房

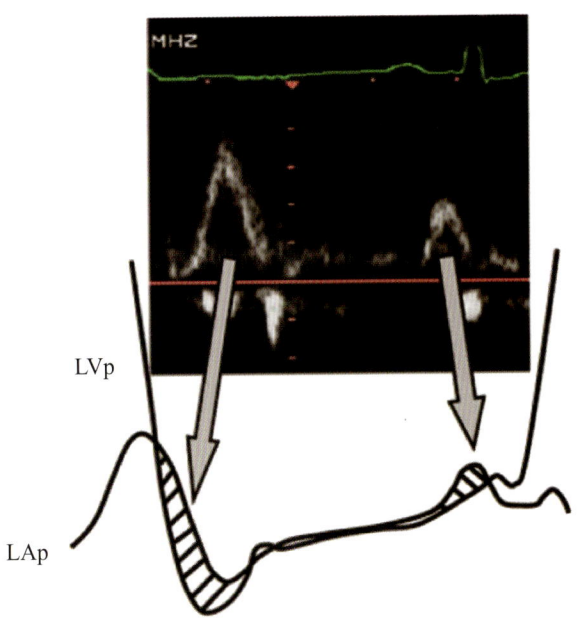

▲ 图 6-3 二尖瓣、左心房和左心室之间的瞬时压差产生血流，采用多普勒技术记录。在舒张早期，左心室压力（LVP）快速下降产生 E 波，在舒张晚期，左心房收缩产生 A 波

LAp. 左心房压力

从概念上看，左心室舒张充盈可以理解为血液通过二尖瓣从一个贮存器（左心房）输送到另一个贮存器（左心室）的过程。这一过程依赖于2个腔室之间产生压差与维持压差，压差的大小与通过二尖瓣的血流量成正相关。因此，左心室压力快速降低至左心房压力以下（抽吸），或左心房压力升高至左心室压力以上，都能够使血液通过二尖瓣从左心房进入左心室。正常心脏可同时出现以上2种过程。在舒张早期，左心室心肌迅速舒张，将血液通过二尖瓣从左心房吸入左心室。在舒张末期，左心房收缩继续将血液压入左心室。通过了解以上血液由左心房流入左心室的2种方式，有利于理解下文所述的舒张功能的一些病理生理学原理。

二、舒张功能不全分级

采用分级的方法描述舒张功能不全的成因和程度既有优势也有局限性。因为舒张功能不全是一种进展性疾病，因此采用分级的方法有助于描述舒张功能不全由轻到重的变化过程。这是分级方法的优势，然而这种方法也存在问题。首先，疾病的发生往往是连续性过程，而非阶段式。有些患者同时具有2种分级的特征，位于2个分级的交界。第二，舒张功能是血流动力学和生理参数的集合，因此没有一个变量能完全定义具体患者或具体时间的"舒张功能"。第三，没有一个多普勒变量可以足够精确地设定分级的界限。在正常组和异常组中，每个变量都不是一个确定的值，而是一个范围。很少出现1个患者的所有多普勒变量符合某一个分级。第四，舒张功能是一种复杂的动态过程，可能迅速改善或恶化。多普勒检查只能描述某一个时间点的舒张功能。对于情况不稳定的患者，多普勒频谱只能描述该患者当前舒张功能的情况，而不能描述他过去的状况或未来舒张功能发展情况。最后，虽然舒张功能障碍的严重程度一般随时间逐渐进展恶化，但有些治疗（如利尿、控制心率或降低血压）也可以使舒张功能得到改善。基于这些原因，应当明确舒张功能不全的分级并非适用于所有患者，而应结合具体情况。尽管存在很大局限性，但分级方法有助于我们理解舒张功能障碍的病理生理学，并且在多数情况下有助于患者的诊断和治疗。表6-1列出各级舒张功能障碍的病理生理学和典型临床表现。

表 6-1 舒张功能不全分级

分级	名 称	主要病理生理表现	临床表现
I	松弛受损	左心室早期主动性松弛延迟 正常 LA 压力 低 LA-LV 压力梯度 LV 吸力降低	休息时通常无症状 用力呼吸困难
II	假性正常化	左心室早期舒张延迟 LA 压力轻度升高 低 LA-LV 压力梯度 LV 吸力降低	轻度至中度症状 运动性呼吸困难常见 症状多变，取决于容量
III	限制性充盈障碍	左心室顺应性减低（硬度增加） LV 吸力降低 高 LA-LV 压力梯度 LA 压力升高（"推动"血液流入） LA 收缩力下降 可有或无前负荷减低应答	中度至重度症状，经常休息 可能是 HFpEF 或 HFrEF 高左心室充盈压力，可能或可能不对利尿有反应（可逆或不可逆）

HFpEF. 保留射血分数的心力衰竭；HFrEF. 射血分数降低的心力衰竭

（一）正常舒张功能

正常生理情况下，舒张功能随年龄增长而变化，因此定义正常和异常舒张功能的多普勒标准时，必须考虑到这一因素。随年龄增长，左心室变得僵硬，舒张速度也减慢。然而，不论年龄大小，舒张功能正常的定义都是正常生理压力下左心室能够完全且有效充盈。即左心室的完全充盈不依赖于左心房压力的异常增高，充盈过程中不伴有异常的压力增加。等容舒张期结束，二尖瓣开放，由于左心室腔弹性回缩和主动舒张，一般心室的大部分充盈在舒张期的前 1/3 时间即完成。这个时相对应二尖瓣 E 波（图 6-4A）。这种快速的早期充盈与二尖瓣瓣环的快速运动有关，血液流入左心室致使左心室容积增大，可用组织多普勒 e' 波来记录和量化这个过程（图 6-4B）。舒张中期左心室通常充盈较少，这一阶段的持续时间取决于心率，即随着心率加快，此过程缩短或消失。随后心房收缩（A 波），使得心室继续获得相对少量的充盈。因此，A 波峰值速度和曲线下面积（时间速度积分）小于 E 波。当血液通过二尖瓣进入心室时，迅速向心尖扩散，用彩色多普勒 M 型曲线称为射流速度或 Vp。左心室充盈的同时，左心房通过肺静脉血流的汇入完成充盈过程。正常肺静脉血流的汇入包括收缩期和舒张期 2 部分，在心房收缩期间发生短暂的血流逆转（图 6-5）。正常舒张功能与正常左心房容积有关。

（二）松弛受损（Ⅰ级）

对于大多数舒张功能不全的患者，最早期的舒张功能异常称松弛受损。由于左心室失去弹性，导致舒张期早期左心室对通过二尖瓣的血流吸力降低。在血流动力学上，表现为等容舒张期左心室压力曲线延迟或延长。这种延长进而导致二尖瓣开放延迟和等容舒张期（IVRT）延长。随着舒张早期左心室吸力的减少，二尖瓣开放时左心房与左心室（LA-LV）的压差也降低（图 6-6）。早期二尖瓣跨瓣血流减速变慢（即减速时间延长，左心室硬度显著增加时除外），舒张早期血流传播曲线斜率也降低。舒张中期，前向血流继续由左心房进入左心室，相反，由于心房前负荷增加和心房收缩增强（一种补偿机制），心房收缩期跨二尖瓣血流速度增加，听诊时表现为可闻及第四心音 S_4。在松弛受损早期，肺静脉流量和 E/e' 比值通常正常，与静息状态下正常充盈压一致。

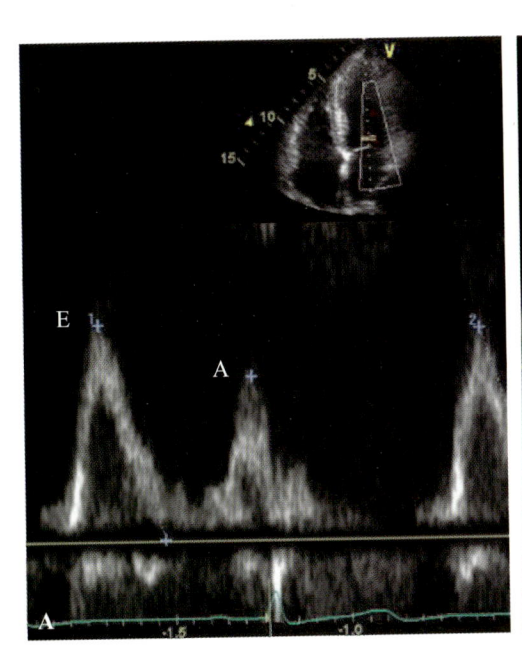

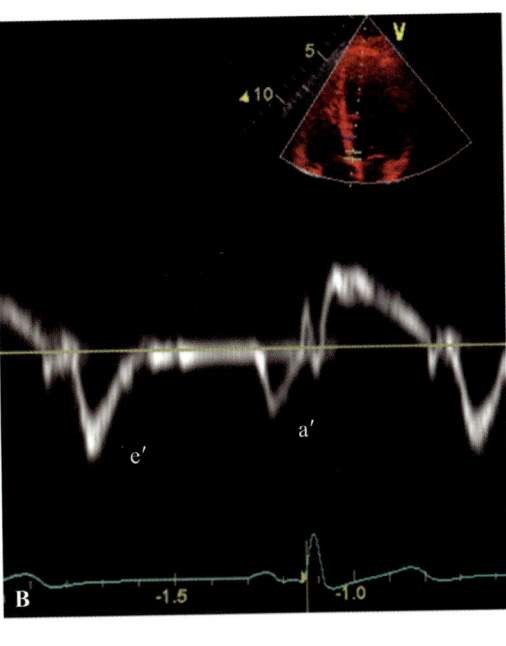

◀ 图 6-4 A. 为正常二尖瓣血流速度图，显示 E 波速度大于 A 波速度；B. 二尖瓣瓣环速度的组织多普勒记录显示 e' 速度大于 a' 速度

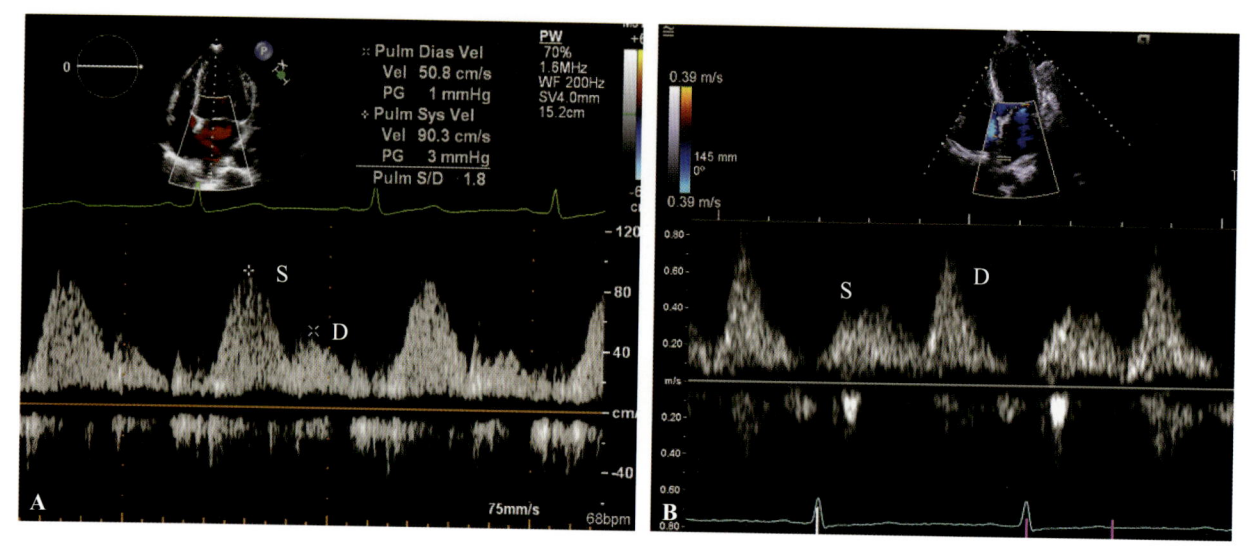

▲ 图 6-5　2 个肺静脉血流模式的例子

A. 高血压患者的收缩波（S）占优势，舒张成分（D）较小；B. 晚期舒张功能障碍患者的 S 波比 D 波小得多，表明左心房顺应性降低，左心房压力增加

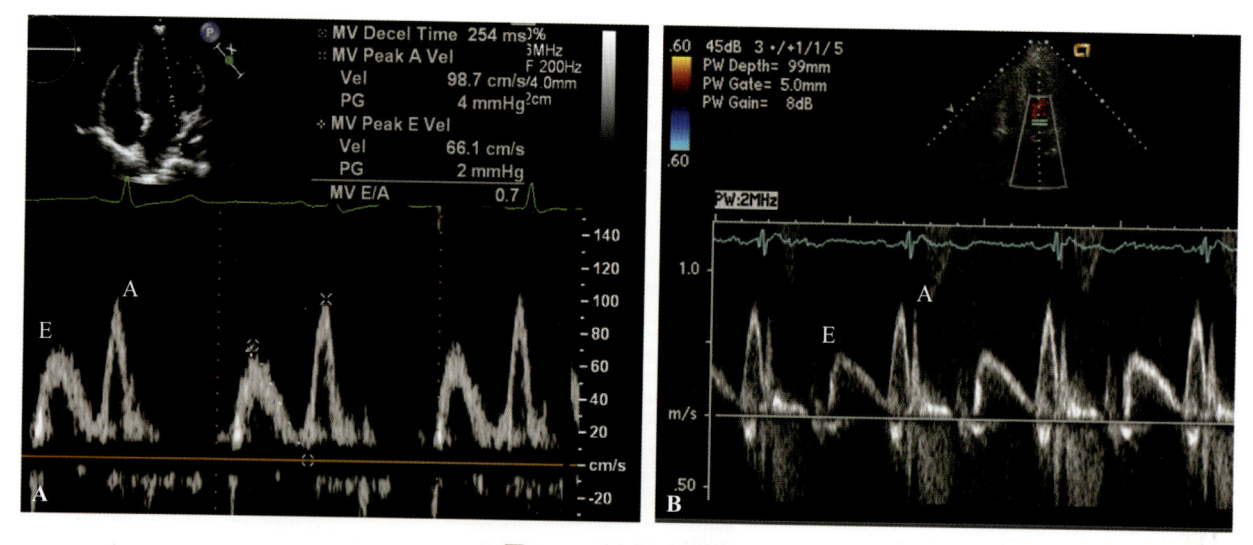

▲ 图 6-6　2 个松弛受损例子

A. 二尖瓣血流图显示 E/A 倒置，比值为 0.7；B. 患者 E 波速度低，E 波减速时间长，A 波增大。有关详细信息，请参阅正文

（三）假性正常化（Ⅱ级）

随着舒张功能进一步恶化，心室顺应性降低（硬度增加），心室舒张延迟加重。二尖瓣跨瓣血流的产生不是因为左心室主动松弛，而是越来越依赖于维持高的左心房压力（即压入而不是将血液吸入左心室）。这导致左心房平均压升高，进而产生 2 种后果：首先，等容舒张期 IVRT 缩短，其原因如图 6-7 所示；其次，虽然左心室松弛受损，但早期跨二尖瓣血流速度却保持正常范围，这是因为左心房高压导致二尖瓣开放时左心房 - 左心室压差增大，大多数患者左心房收缩能力不受影响。由于这些因素，二尖瓣流入模式看起来与正常状态相似（图 6-8）。因此，这个阶段通常被称为假性正常化。肺静脉血流通常以舒张期为主（见图 6-5B），非常小的收缩波（小于舒张波的 50%）表明充盈压升高。这里一个重要概念，

即由于高充盈压和左心室松弛受损共同作用，二尖瓣前向血流流入模式类似于正常状态。

（四）限制性充盈障碍（Ⅲ级）

随着舒张功能不全的进展，左心室顺应性持续减低，左心房充盈压必须继续升高以维持前向血流，这导致 IVRT 进一步缩短，舒张早期二尖瓣前向血流速度明显增加（图 6-9）。尽管舒张早期二尖瓣跨瓣血流速度很快，但血流减速速率也很高，左心室顺应性减低导致舒张早期左心房 - 左心室压差迅速消失，从而阻止舒张中期血液的持续流入。左心房收缩期的充盈速度也因左心室压力升高和左心房收缩力下降而降低。肺静脉表现为收缩期流量相较于舒张期明显减少，以及左心房收缩期时通常出现明显的反流。此时逆行肺静脉 A 波持续时间（Ar）通常比二尖瓣 A 波持续时间（Ar-A > 30ms）长，提示左心房充盈压高。这一阶段的舒张功能障碍被称为限制性充盈或限制性生理。

在一些患者中，这个阶段可能是可逆的。也就是说，随着利尿（或其他形式的前负荷降低），限制性充盈能够恢复至舒张功能障碍的较早期阶段，通常能够恢复至假性正常化阶段。这是因为相关治疗降低了左心房压力及左心房 - 左心室压差。

在最严重的情况下，这个阶段无法逆转。此时，降低前负荷也无法改善心室充盈或相关临床症状。这种晚期不可逆的心室顺应性减低通常与心室对容量不耐受有关。这类患者通常只有严格控制在非常窄的心室容量耐受范围内，才能继续生存。这类患者难以保持容量超负荷和低灌注之间的平衡。

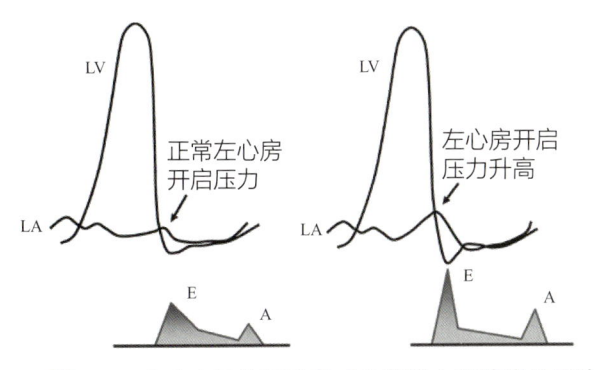

▲ 图 6-7　左心房平均压升高对多普勒血流速度的影响已得到证实

左，在正常的左心房压力下，显示典型的二尖瓣血流速度模式。右，当左心房压力升高时，等容舒张时间（IVRT）缩短，而 LA-LV 压力梯度增加导致 E 波升高。有关详细信息，请参阅正文

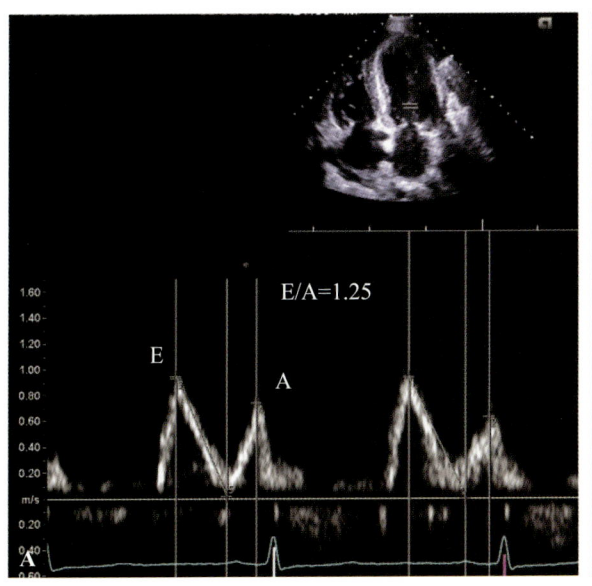

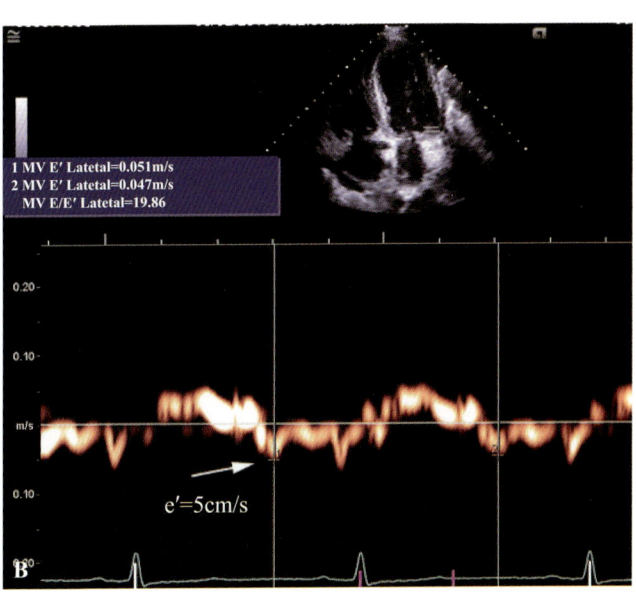

▲ 图 6-8　假性正常化舒张功能不全

A. E/A 比值"正常"（=1.25）；B. 二尖瓣瓣环运动速度（e'）图标处降低为 5cm/s，表明左心室松弛延迟

三、舒张功能超声多普勒参数

如表 6-2 所示，舒张功能不全的各个阶段可以用各种超声心动图参数来分级。但应注意，每个参数都反映舒张功能的一个特定组成部分，但没有一个参数能够独立描述一个患者的所有信息。

（一）等容舒张期

IVRT 测值能反映左心室舒张早期的松弛率。当舒张期延长时，二尖瓣开放推迟，IVRT 延长。相反，当左心房压升高时，二尖瓣提前开放，IVRT 缩短，如图 6-10 所示。IVRT 不能用来直接测量左心室舒张率，而是测量二尖瓣开放前舒张持续时间。在心尖四腔心切面，用脉冲多普勒即可测量得到 IVRT。测量 IVRT 时需调整图像，使左心室流入道与流出道同时显示。调整好图像后，将多普勒取样线放在流入道和流出道中间，以便能同时获得二尖瓣瓣口和主动脉瓣瓣口的血流曲线（图 6-11）。可以调整取样容积大小

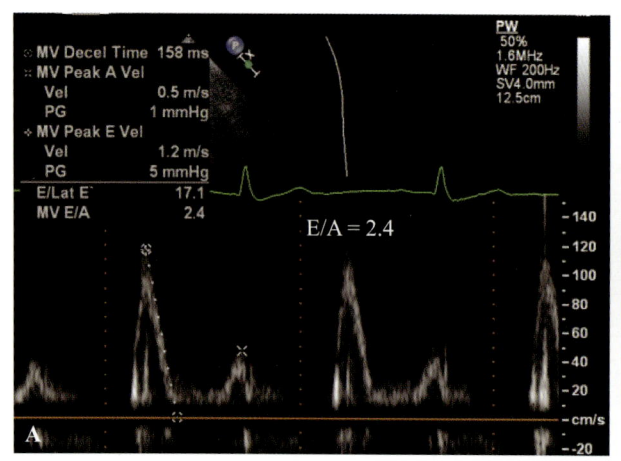

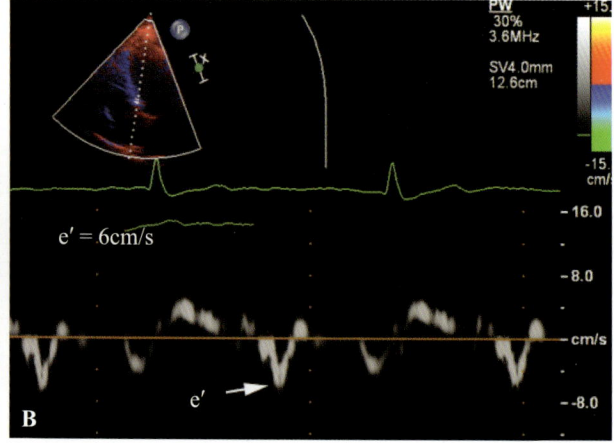

▲ 图 6-9 老年缺血性心脏病患者的限制性充盈表现
A. 二尖瓣流入呈高速 E 波，减速时间短，E/A 比值异常，为 2.4；B. 图标处 e' 速度很低

表 6-2 超声多普勒模式评估舒张功能

参　数	形　式	意　义
IVRT	脉冲多普勒	有关左心房压、左心室早期活动松弛率的信息
二尖瓣血流 　E/A 比值 　减速时间 　Valsalva 试验反应 　A 波持续时间	脉冲多普勒	反映舒张早期和舒张晚期的 LA-LV 压差梯度；帮助定义分级 左心室室腔顺应性信息 帮助区分正常和假性正常化 结合 PVa 波，反映左心室充盈压
血流传播速度	彩色 M 型	反映弹性回缩率，即舒张早期左心室松弛率；用于估测肺毛细血管楔压
二尖瓣瓣环速度 　e' 　E/e' 比值	组织多普勒	与舒张早期左心室松弛有关；鉴别 RCM 及缩窄性心包炎 预测左心室充盈压
肺动脉血流 　S/D 比值 　A-Ar	脉冲多普勒	随舒张功能障碍分级不同而变化 二波间持续时间差反映左心室充盈压
左心房体积	二维超声心动图	关于左心室舒张功能障碍存在和慢性变化信息；评估预后价值

PVa. 肺静脉 A 波；RCM. 限制型心肌病；S/D 比值. 收缩期和舒张期峰值比值

以获得更好的曲线数据，通常相对较大的取样容积获取的曲线数据较好。通常选取主动脉瓣关闭中段到二尖瓣开放这一时间段作为 IVRT 的测量值。应调整增益和壁滤波器，以精确显示主动脉瓣关闭和二尖瓣开放的时间点。应在静息状态下使用快速扫描速度对 IVRT 进行测量，并至少取样 3 次取其平均值。

IVRT 是心肌松弛率的指标。其限制性在于 IVRT 的持续时间容易受到多种因素影响。例如，心肌松弛受损会导致 IVRT 延长，而左心房压力升高则会导致 IVRT 缩短。此外，IVRT 随着年龄的增长而延长，并且对于心率和收缩功能的变化都很敏感。所有这些因素都造成了 IVRT 的非特异性，因此 IVRT 不宜单独作为舒张功能的预测因子。

（二）二尖瓣前向血流

准确记录二尖瓣瓣口血流速度是评价舒张功能最重要的单独参数之一。用二尖瓣瓣口血流速度来评价舒张功能的原理是心动周期中的速度曲线能够反映左心房和左心室之间的瞬时压差（见

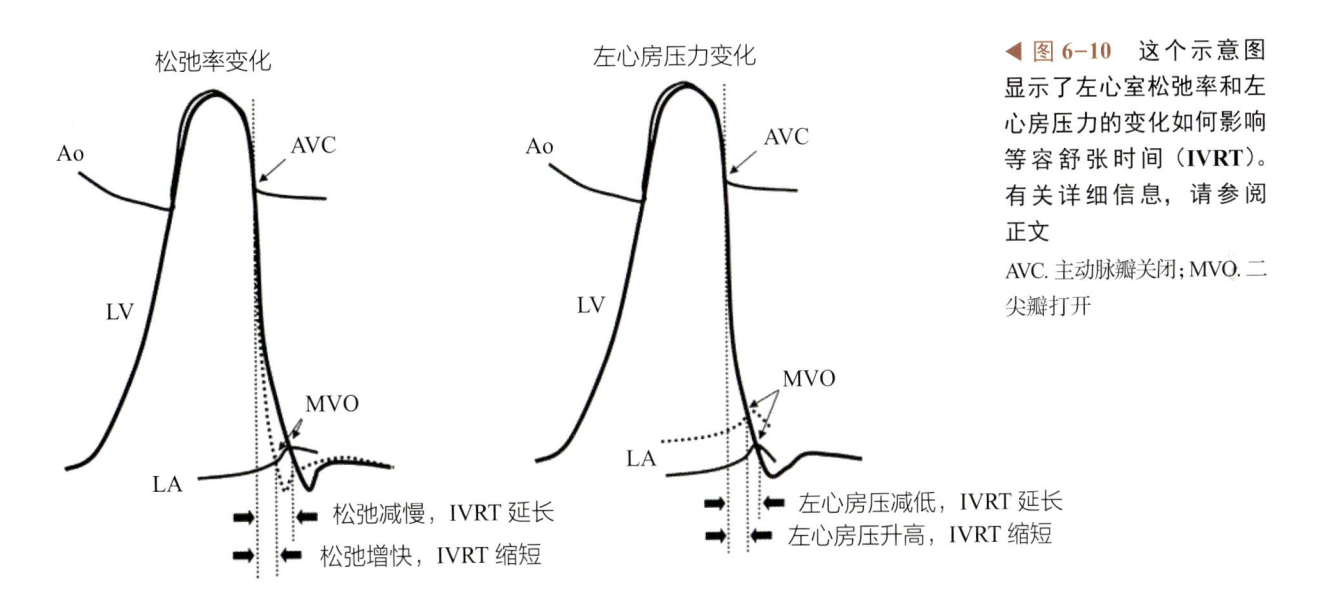

◀ 图 6-10 这个示意图显示了左心室松弛率和左心房压力的变化如何影响等容舒张时间（IVRT）。有关详细信息，请参阅正文

AVC. 主动脉瓣关闭；MVO. 二尖瓣打开

- 心尖四腔
- 多普勒
- 取样容积 =3～4mm
- 取样直线置于主动脉瓣和二尖瓣之间
- 扫描速度 100
- 正常 70～90ms

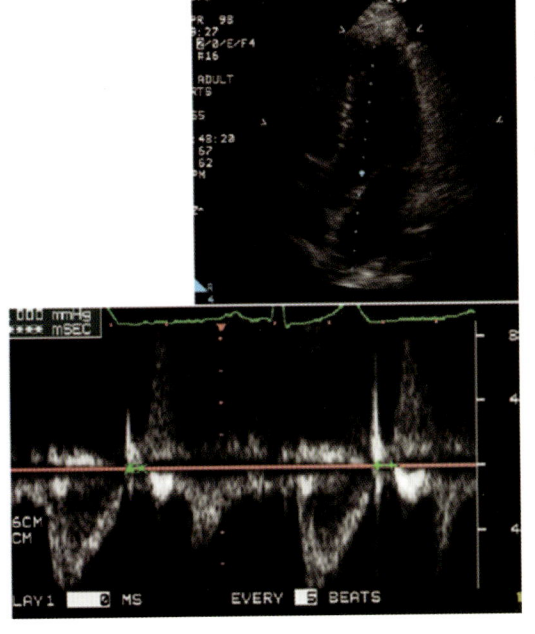

◀ 图 6-11 给出了记录等容舒张时间的方法

使用改进的心尖四腔心切面，将多普勒取样容积（SV）置于流入道和流出道之间，以便同时记录二尖瓣和主动脉血流。使用快速扫描，可以确定主动脉瓣关闭和二尖瓣开放之间的时间间隔（详见正文）

图 6-2 和图 6-3）。跨瓣压差越大，该时间点二尖瓣瓣口的血流速度就越快。如果左心房和左心室压差降为 0，则血液停止流动。因此，二尖瓣瓣口前向血流在整个舒张期中对于描述左心室充盈情况具有独一无二的价值。

心尖四腔心切面调整好，将脉冲多普勒的取样容积放在二尖瓣瓣尖，便可获得二尖瓣前向血流。取样容积应调整至较小，约 2mm。取样时应注意使取样容积尽量避免放置于离二尖瓣瓣环较近的位置，否则会导致测出的血流速度低于真实情况，E/A 峰的比值也会与真实情况有所出入。通过上下移动取样点，使其尽量接近二尖瓣瓣尖，从而获得准确的舒张早期与舒张晚期的二尖瓣血流峰速（图 6-12）。此外，还可以采用连续波多普勒再次测量，确认最大峰速的测量是否真实准确。应调整频谱增益和壁滤波器的设置，排除曲线的干扰信号，以便记录二尖瓣血流的准确起止时间。应同时使用快速扫查和慢速扫查记录多普勒曲线。快速扫查度用于获得测量值，慢速扫查用于评估呼吸变化。这些测量值应在呼气末记录，并取多个心动周期测量值的均值。理论上，也应在 Valsalva 动作下记录二尖瓣前向血流。在应变阶段多普勒曲线记录时间约 10s（见下文）。

通过优化多普勒曲线，可以获得多种测量结果。主要测量值包括早期充盈血流峰速（E 波）、心房收缩时血流速度（A 波）、E/A 比值和早期充盈速度的减速时间（图 6-13）。减速时间是指从 E 波出现到早期快速充盈期停止这段时间间隔（图 6-14）。减速时间与左心室硬度成反比，可通过减速曲线中的 E 波峰值至基线得出，基线代表左心房、左心室之间压力相等（充盈过程结束且血流速度为零）。在许多患者中，E 波减速线最终没有降至基线。这种情况下，应将 E 波减速线外拉顺延至基线，以计算减速时间（图 6-15）。然而，对于显著的 E-A 波融合，特别是在 E 速度仍然很高的情况下开始心房收缩，此时不应测量减速时间，因为会导致减速时间计算不准确。在某些

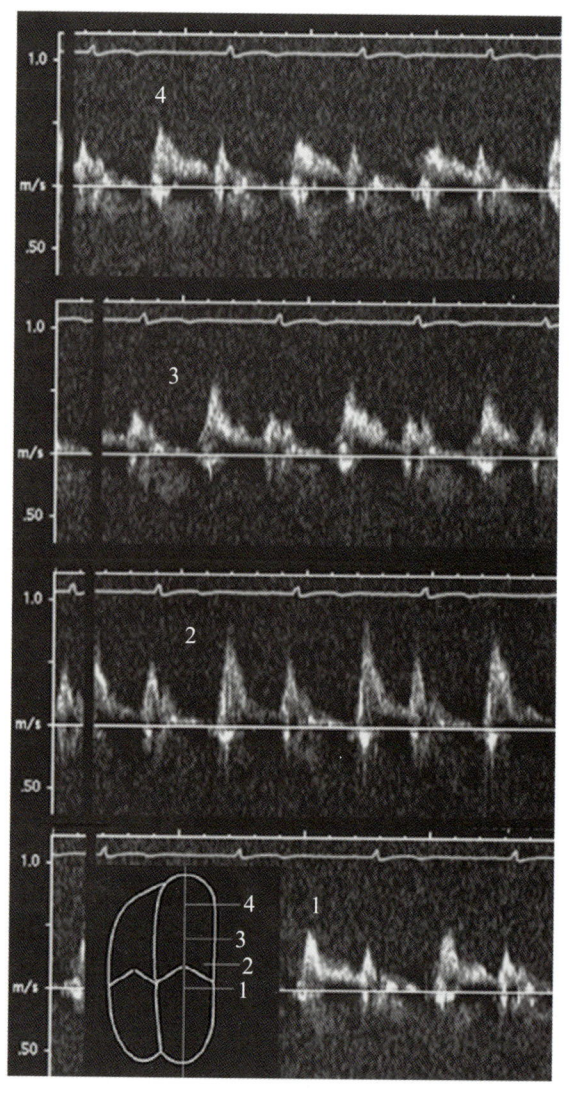

▲ 图 6-12 研究取样容积位置对二尖瓣血流速度模式的影响

左下角的示意图显示了 4 个取样点位置。位置不同导致记录到不同的二尖瓣流入模式。记录舒张早期和晚期的峰值速度正确的取样点位置通常在二尖瓣瓣尖

情况下，技术上难以计算准确的减速时间，如图 6-16 和图 6-17 所示例子。窦性心动过速、一度房室传导阻滞（E 波和 A 波趋向融合）、心房颤动（A 波消失）和二尖瓣疾病（血流情况发生变化）等因素都能够影响二尖瓣血流流入模式。

（三）彩色 M 型曲线血流传播速度

当二尖瓣开放时，血流从二尖瓣快速流向左心室心尖，利用彩色 M 型曲线可以测量整个舒张过程中的血流传播速度（Vp）。虽然可获得多

第 6 章 舒张功能评价
EVALUATION OF DIASTOLIC FUNCTION

E 波速度

A 波速度

E/A 比值

E 峰减速时间

A 峰持续时间

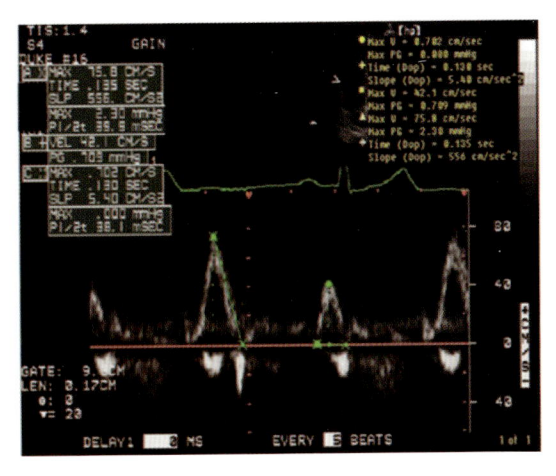

◀ 图 6-13 一旦获得最佳二尖瓣血流速度记录，就可以进行多种测量。如图所示。有关详细信息，请参阅正文

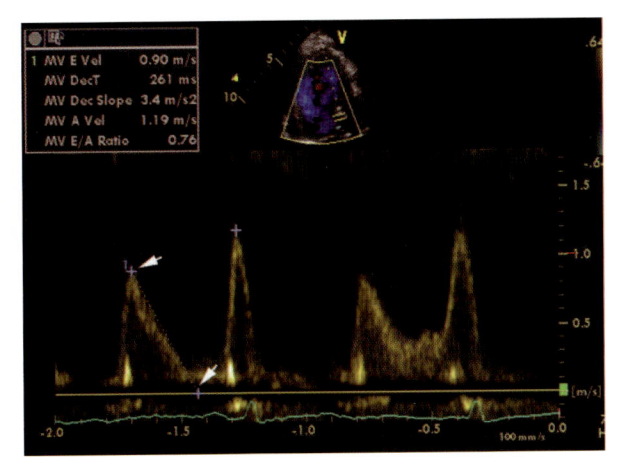

▲ 图 6-14 显示用于测量减速（降速）时间的方法。如箭所示，定义为 E 波峰值速度至停止早期快速填充所需的时间。有关详细信息，请参阅正文

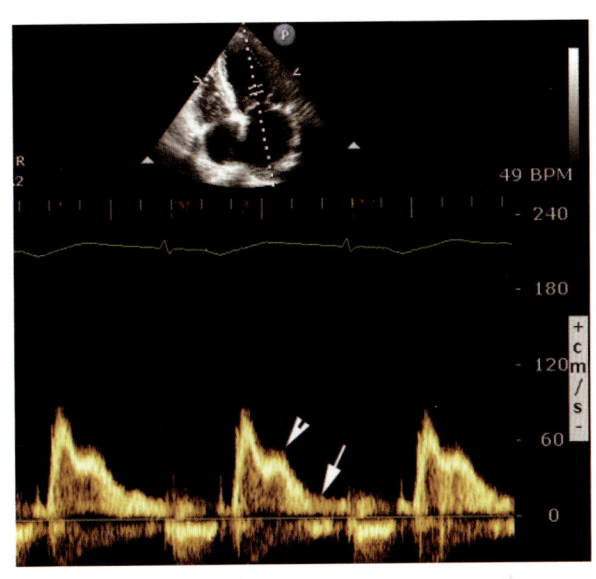

▲ 图 6-16 一例异常二尖瓣流入模式的例子。E 波紧接着是舒张中期充盈波（有时称为 L 波，见箭头）。舒张末期几乎没有充盈（较大的箭）

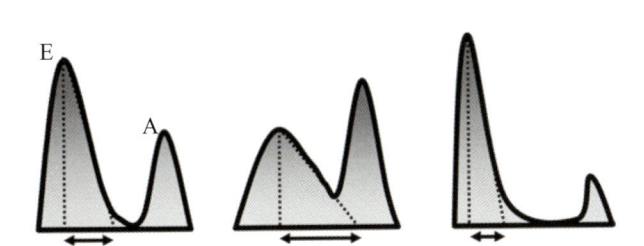

▲ 图 6-15 示意图显示 3 种类型的二尖瓣血流速度曲线，以及如何确定不同情况下的减速时间。请注意，在中间曲线里，速度曲线未达基线，需顺延减速线以确定减速时间

种参数，但最常用的是曲线中舒张早期二尖瓣到心尖的斜率。在四腔心切面，将 M 型取样线放在二尖瓣血流的中心，使其尽可能与血流方向平行（图 6-18）。这是在舒张早期进行的，与 E 波时相一致。通过将颜色基线移动到 Nyquist 极限低值，就能获得二尖瓣瓣口中心血流的大致边界（蓝色到红色，表示第一混叠速度）。虽然这个边界不是真正的线性边界，但是从二尖瓣到其上方 4cm 处的切线，可以代表舒张早期血流速度。

这条曲线的斜率与左心室底部到心尖部的血流速度梯度相对应。主要决定因素是舒张早期心室的心肌松弛程度和弹性回缩的速率。因此，心肌松弛受损时，血流传播速度减慢，血流曲线斜率相应减低。然而，一些其他的因素会影响测量结果，包括心室空间结构、心室容积、局部非同

165

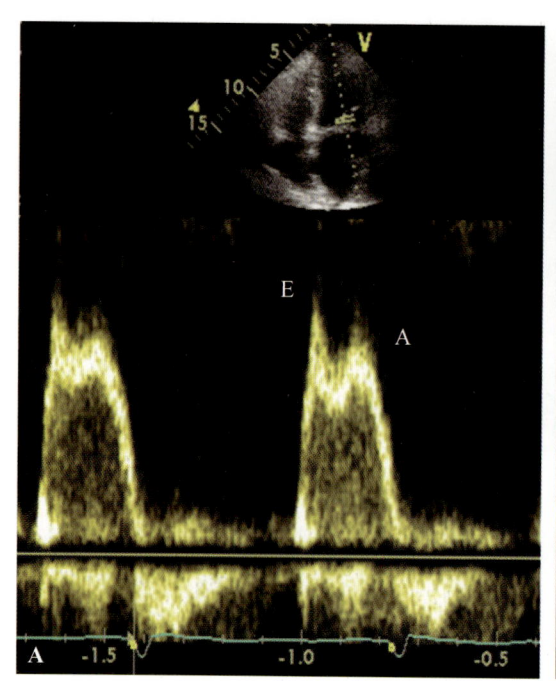

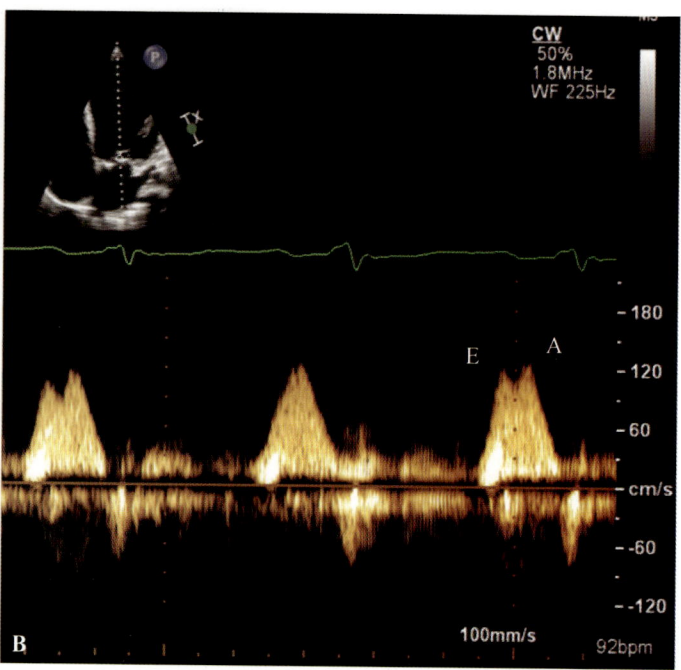

▲ 图 6-17　给出了 2 个 E-A 融合的例子
在这 2 种情况下，心率、非常延迟的左心室舒张和高左心房压共同作用使曲线产生此种改变

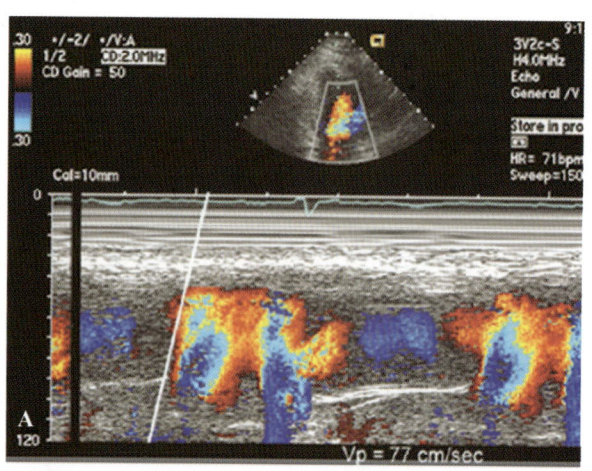

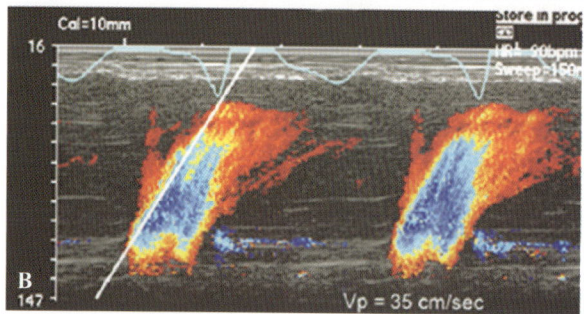

▲ 图 6-18　彩色多普勒 M 模式图像记录心尖四腔心切面
A. 舒张早期瓣膜至心尖血流曲线斜率大，证明血流传播速度正常（Vp=77cm/s）；B. 斜率降低和较低的速度（Vp=35cm/s）与左心室顺应性降低一致

步化、收缩功能情况以及血液进入心室后流动旋涡形态的复杂性。建议该参数不应单独使用，只应用于评估收缩功能降低的扩张左心室的血流传播速度。

（四）组织多普勒二尖瓣瓣环速度

组织多普勒能够测量整个心动周期二尖瓣瓣环的运动速度（图 6-19）。在四腔心切面，将取样点放在二尖瓣瓣环上靠近二尖瓣附着点的位置。需同时测量二尖瓣瓣环室间隔侧和侧壁侧的运动速度。由于信号振幅高，应降低频谱增益，以确保清晰、可重复的测量结果。且由于二尖瓣瓣环运动速度较低，应调整速度标尺，使曲线尺寸大小合适，从而精确测定整个心动周期中二尖瓣瓣环运动速度。扫描速度要快，应为 50～100cm/s。需测量 3 次或 3 次以上。使用以上方法，大多数患者都可以获得准确、可重复的测量结果。

虽然可以获得多种测量结果，但最有意义的是舒张早期二尖瓣瓣环运动峰速，称为 e'。e' 波

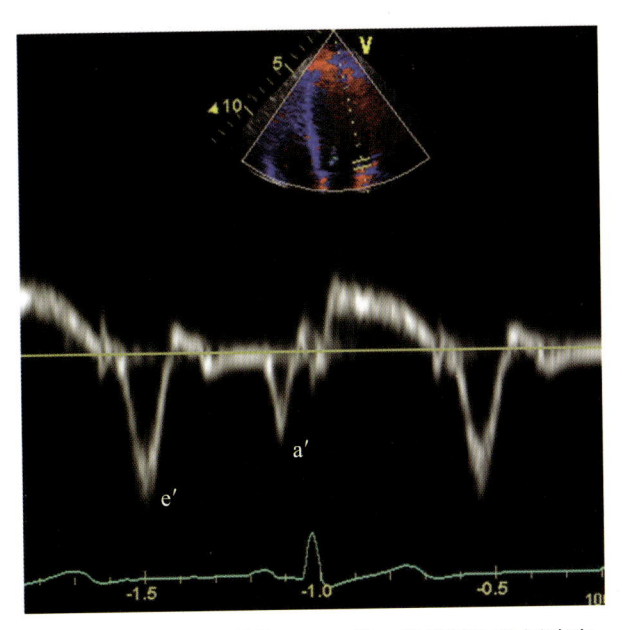

▲ 图 6-19 组织多普勒记录正常二尖瓣瓣环外侧速度。标记早期（e'）和晚期（a'）

峰值主要取决于左心室舒张功能，当舒张功能异常时，e'与前负荷没有相关性。然而，当舒张功能正常时，e'随充盈压升高而升高。因此，正常人群中 e'的应用具有局限性。但是，对于舒张功能不全的患者，将 e'与 E 波速度结合使用，有助于判断其舒张功能。后续将讨论这一应用的实际重要性。

评估舒张功能时，应测量 e'波峰值，并将 e'波峰值与 E 波峰值相结合得到 E/e'比值（图 6-20）。应同时测量二尖瓣瓣环室间隔侧和侧壁侧 e'值。大多数患者二尖瓣瓣环侧壁侧 e'值高于室间隔侧。因此，如果使用二尖瓣瓣环侧壁侧 e'值，则 E/e'较低，如果使用二尖瓣瓣环室间隔侧 e'值，则 E/e'较高（图 6-21）。目前关于应该使用二尖瓣瓣环室间隔侧还是侧壁侧 e'值及其相应 E/e'比值，仍未达成共识。文献报道的正常和异常 E/e'比值的范围最初使用的是二尖瓣瓣环室间隔侧运动速度测值。目前，建议同时测量室间隔侧和侧壁侧 e'值。最新指南建议同时包括以上 2 种测值（Nagueh 等，2016 年）。对于 E/e'，建议取室间隔侧及侧壁侧的平均值。然而，在某些情况下，只能获得一个 e'值。这可能是由于图像质量差、左束支传导阻滞、二尖瓣瓣环钙化或邻近室壁运动异常所致。在这种情况下，室间隔侧或侧壁侧的 E/e'比值均可使用。

E/e'比值主要应用于预测舒张功能异常时的充盈压力（图 6-22 至图 6-24）。大量的数据证实这种方法可用于估算肺毛细血管楔压。这种方法的局限性是，E 和 e'是在 2 个不同的心动周期获得的。为了使测值尽量准确，应尽量在临近心动周期测量二尖瓣流速和二尖瓣瓣环运动速度。年龄、前负荷和收缩功能会影响这些参数，这些都是 E/e'比值应用受限的因素。E/e'比值在正常人群中无法评估正常范围，可能是因为 e'对正常的心脏前负荷过于敏感。此外，人工二尖瓣、整形环和明显的瓣环钙化时测量 e'有一定困难。

（五）肺静脉血流模式

肺静脉血流速度是影响左心房充盈的因素，通常取肺静脉和左心房的交界处血流速度作为其测值。肺静脉血流的测量在心尖四腔心切面进行。测量肺静脉血流速度对切面要求较高，彩色多普勒有助于识别静脉入口。脉冲多普勒的取样容积应放在距肺静脉与心房交界处约 5mm 的肺

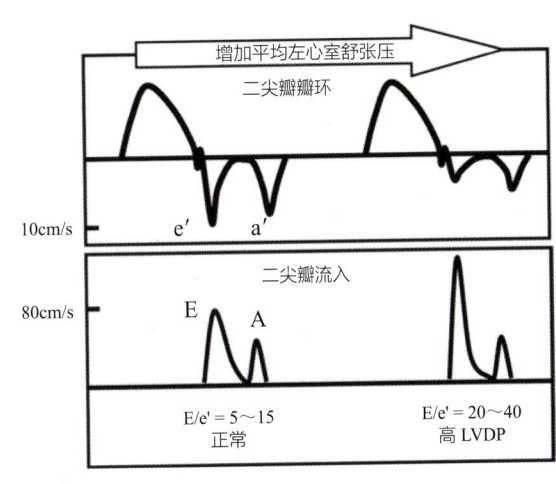

▲ 图 6-20 显示二尖瓣瓣环速度（顶部）和二尖瓣流入速度（底部）间的关系。如右图所示，随着充盈压力的增高，瓣环 e'值减小，二尖瓣流速 E 增大。这导致 E/e'比增加

LVDP. 左心室舒张压

静脉内（图6-25）。为了优化测量，需降低壁滤波器并采用快速扫描，应连续3个心动周期进行测量。在上述所有多普勒参数中，肺静脉血流速度最难获得，但大多数患者仍可获得测值。

肺静脉血流包括3个主要组成部分：前向收缩波（通常有两个峰值，S_1和S_2）、舒张波（D）和对应于心房收缩的逆行波（Ar）（图6-26）。各时相血流的时间速度积分（TVI）和峰值速度都可进行测量。此外，逆行心房波的持续时间和峰值速度也可以实现量化。收缩分数定义为收缩期

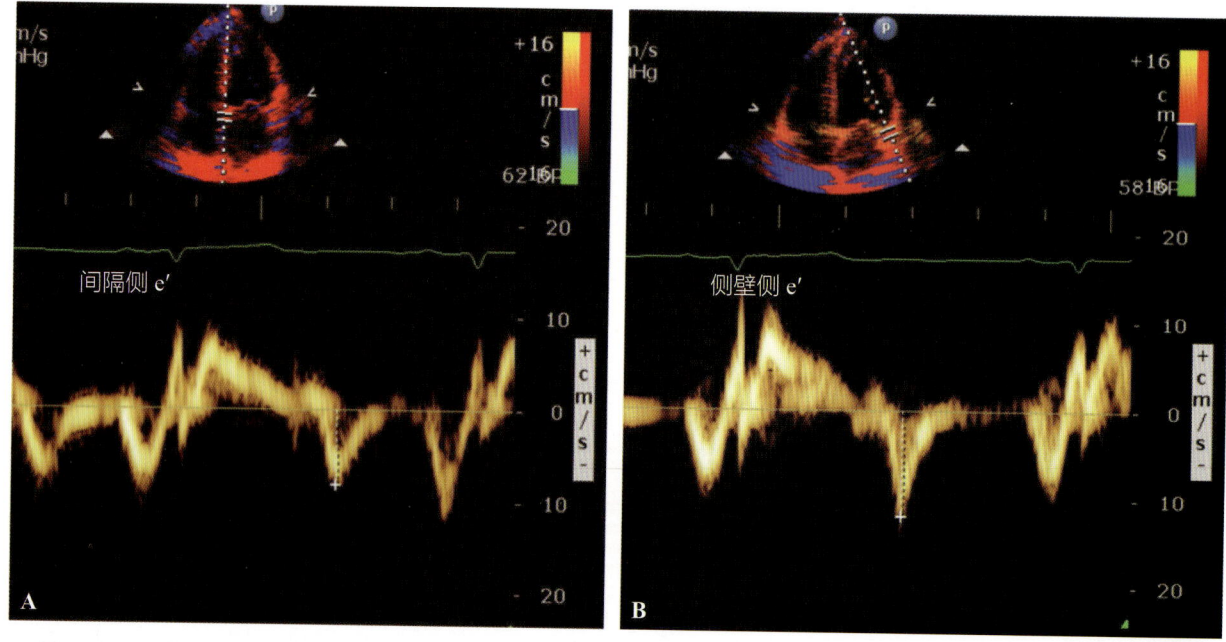

▲ 图6-21 e'值应在二尖瓣瓣环室间隔侧（9cm/s，A）和侧壁侧（12cm/s，B）处测量。如图所示，大多数患者的侧壁侧值稍高

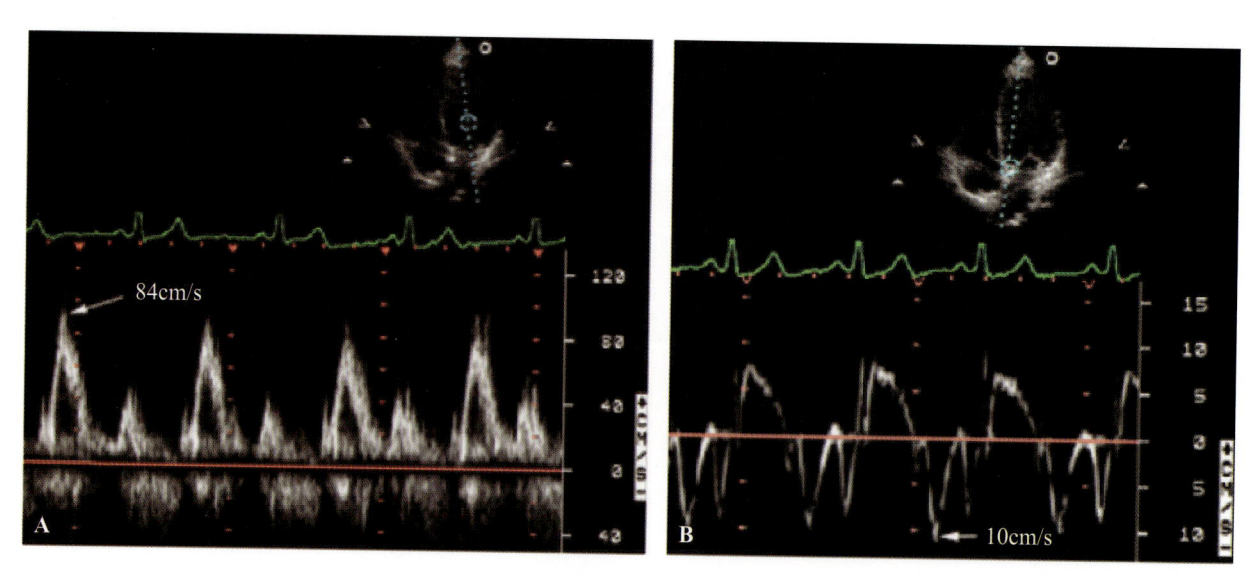

E/e'=84/10=8.4

▲ 图6-22 正常充盈压患者 E/e' 比值的推导举例
A. 为二尖瓣流速；B. 为二尖瓣瓣环的组织多普勒成像。计算出的比率为8.4

TVI 与舒张期 TVI 的比值（即速度曲线下面积的比值）。最常用的值是收缩期和舒张期前向血流峰速的比值，即 S/D 比值。如果存在 2 个单独的收缩速度（S_1 和 S_2），例如存在心动过缓和一级传导阻滞时，建议使用第二个值（S_2）。肺静脉血流受多种因素影响，正常年轻人有一个主舒张波，随年龄增长，S/D 比值增高（图 6-27 和图 6-28），而左心房顺应性降低时，血压升高，S/D 比值降低，收缩分数通常＜ 40%。

逆行心房波（Ar）的持续时间随充盈压的增加而增加。此外，Ar 和二尖瓣 A 波持续时间的差异（Ar–A）与舒张末期左心室压有关。随着左心房压升高，Ar 持续时间延长，Ar–A 时间差增加。虽然很难测量，但 Ar–A 可能是左心房压力升高最敏感和最早的指标。在平均左心房压力出现异常前，Ar–A 时间差＞ 30 ms 即可预示舒张末期左心室压升高。这有助于区分心室舒张异常的患者充盈压力是升高还是正常。

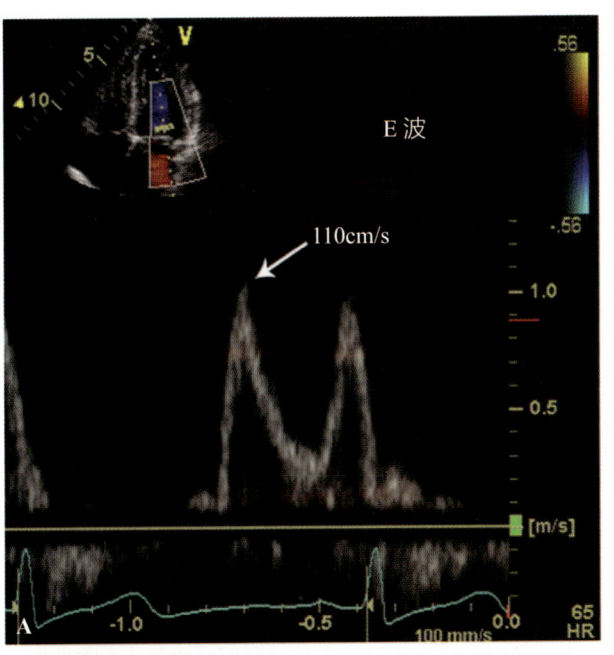

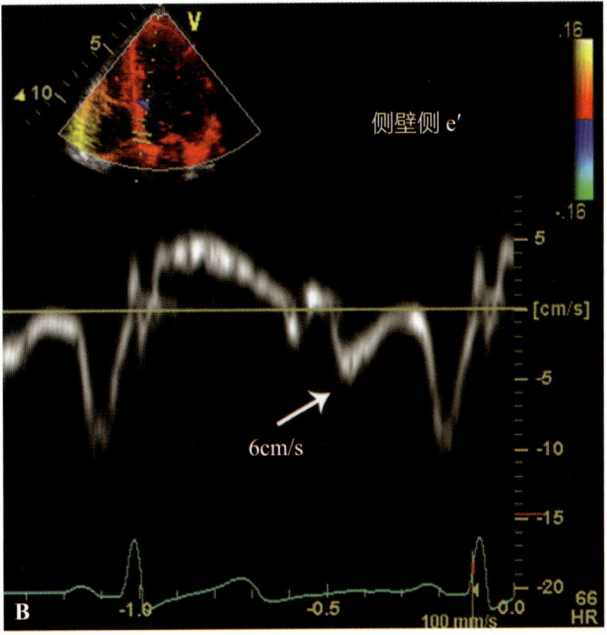

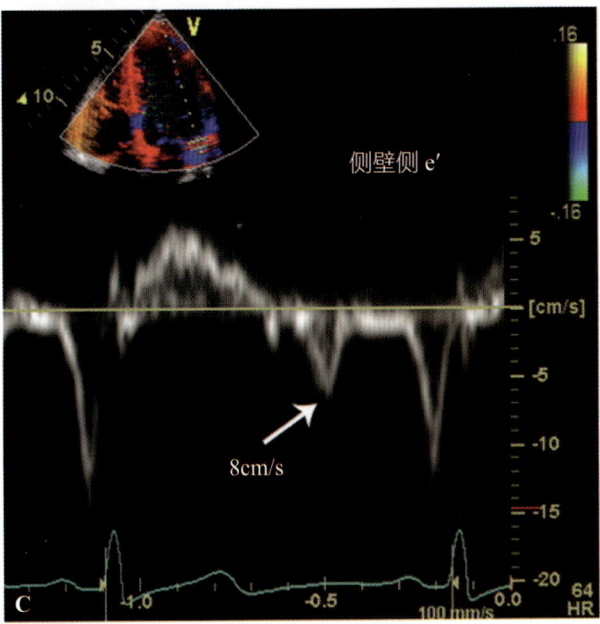

▲ 图 6-23　本例取自左心室充盈压升高的患者，显示 E/e′ 比值异常增高，约为 18
A. 二尖瓣流入显示 E 波速度 110cm/s。B 和 C. 记录二尖瓣瓣环 e′ 值。注意，使用间隔侧（B）或侧壁侧（C）e′ 值获得不同的 E/e′ 比

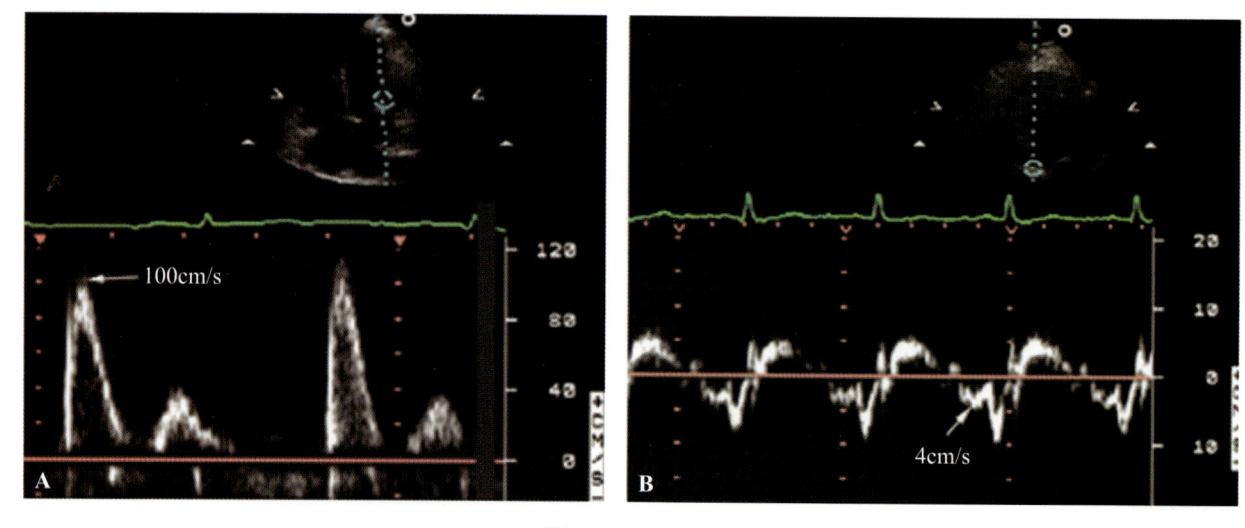

$E/e'=100/4=25$

▲ 图 6-24 记录限制性心肌病患者二尖瓣血流（A）和环速度（B）。E/e' 比为 25，与左心室充盈压升高一致

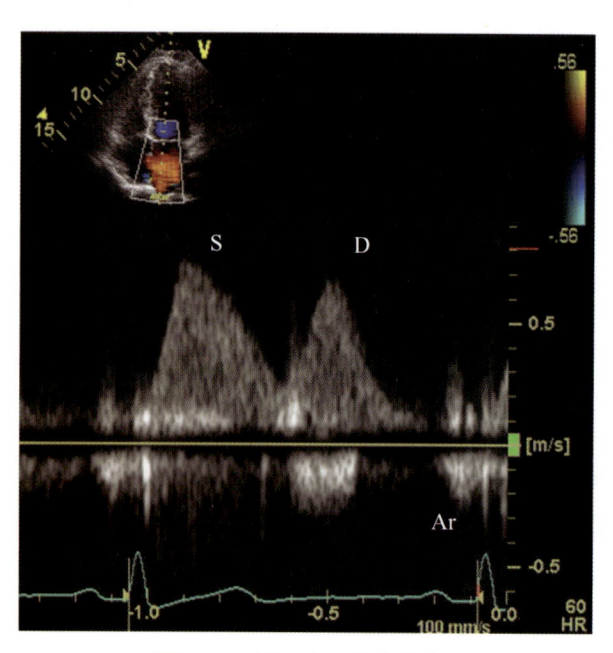

▲ 图 6-25 图示为正常肺静脉血流
正常血流由收缩波（S）、舒张波（D）和心房收缩时出现的小逆行波（Ar）组成

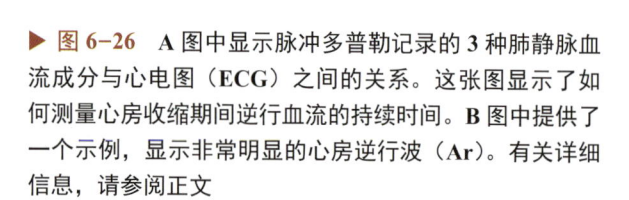

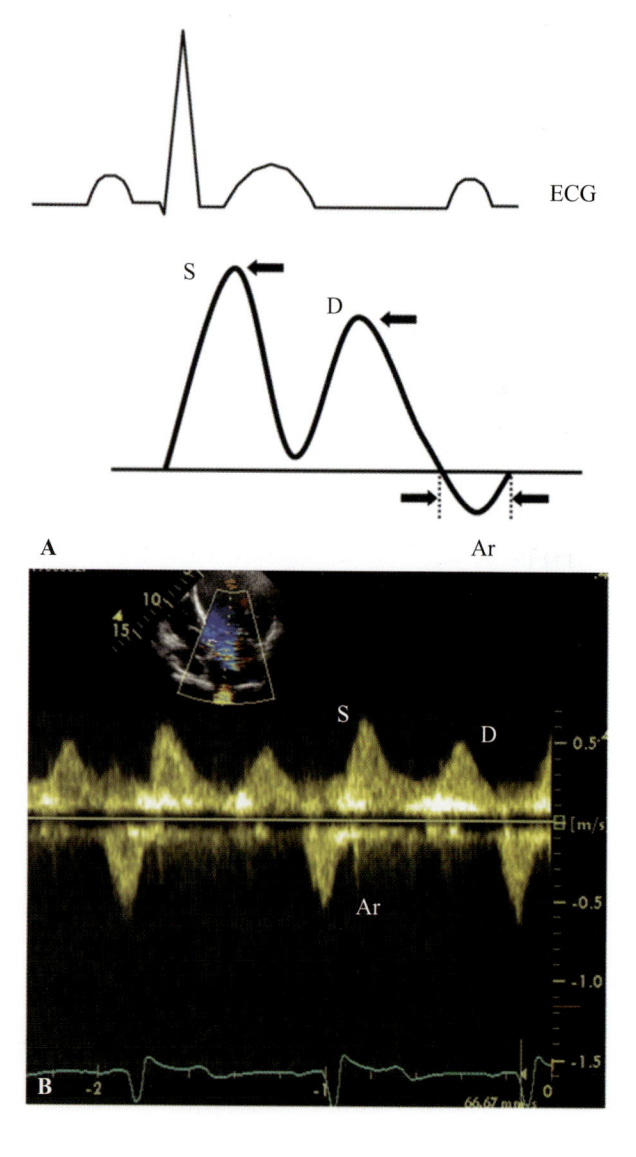

▶ 图 6-26 A 图中显示脉冲多普勒记录的 3 种肺静脉血流成分与心电图（ECG）之间的关系。这张图显示了如何测量心房收缩期间逆行血流的持续时间。B 图中提供了一个示例，显示非常明显的心房逆行波（Ar）。有关详细信息，请参阅正文

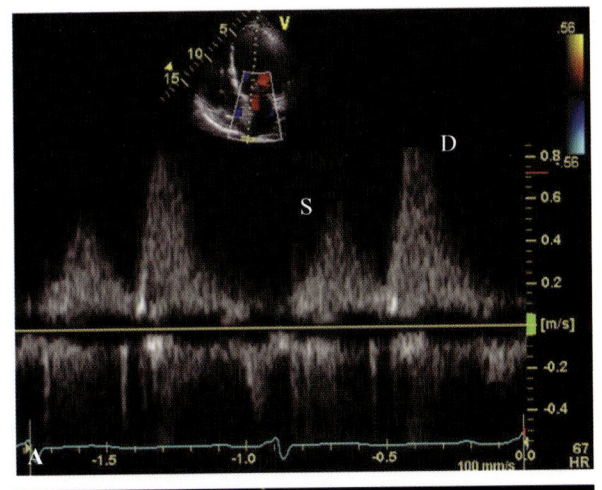

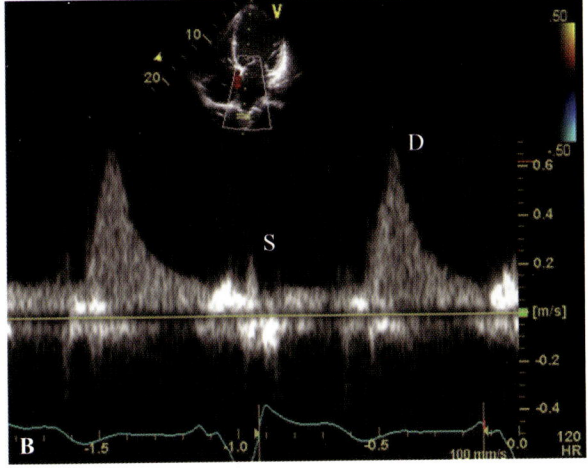

第6章 舒张功能评价
Evaluation of Diastolic Function

▲ 图 6-27 肺静脉血流异常
A. 存在舒张优势（D＞S）；B. 收缩波消失，前向血流仅在舒张期间发生

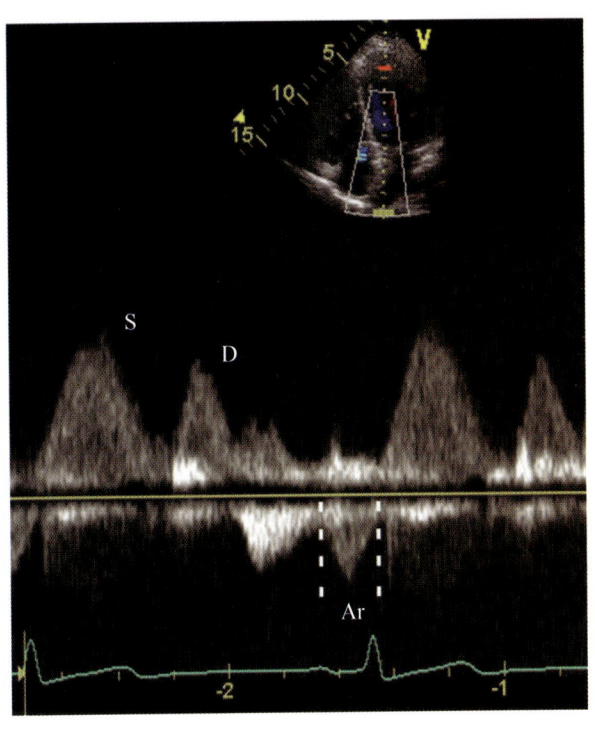

▲ 图 6-28 图示为心房收缩时 S 波和 D 波的记录以及逆行波（Ar）的持续时间。有关详细信息，请参阅正文

在血流动力学研究中，肺静脉血流的常规应用有很大局限性。除了因为其测值难以获取外，年龄、心率、PR 间期、二尖瓣反流和收缩功能均会影响肺静脉流量。研究表明，这些参数在设定收缩功能正常时精确度有限。由于所有这些原因，这些参数在实际应用中，对于舒张功能的评估作用很小。

（六）左心房容积

尽管左心房容积不是血流动力学参数，但其测定仍是舒张功能评估的重要组成部分。左心房增大是慢性舒张功能不全的形态学表现。虽然这种增大是非特异性的，但它能反映疾病的持续时间和严重程度。可使用双平面方法从心尖四腔心切面和两腔心切面测量左心室容积。左心房面积测量应在收缩末期、二尖瓣即将开放前测量，此时左心房容积最大。

有 2 种计算左心房容积的方法（图 6-29）。面积－长度法需要测量左心房面积，以及从二尖瓣瓣环水平到左心房顶部的距离。长度和面积的测量需要在 2 个垂直平面进行，随后将其相乘得出左心房容积。第二种方法是使用 Simpson 方法进行容积测定，只需要从 2 个切面（即不涉及线性尺寸）对左心房面积进行测量。应调整超声心动图切面，以确保测得左心房最大面积。进行平面测量时，应注意不要将肺静脉面积计入测量。在测量时，通常将二尖瓣瓣环作为左心房的下界。由于左心房大小与体格相关，建议根据体表面积校正容积，并以 ml/m² 作为左心房容积测值单位。

容积比简单的线性测值更有助于评估左心房大小。只要使用技术得当，大多数患者可以获得左心房容积的准确测值。然而，从断层图像中获

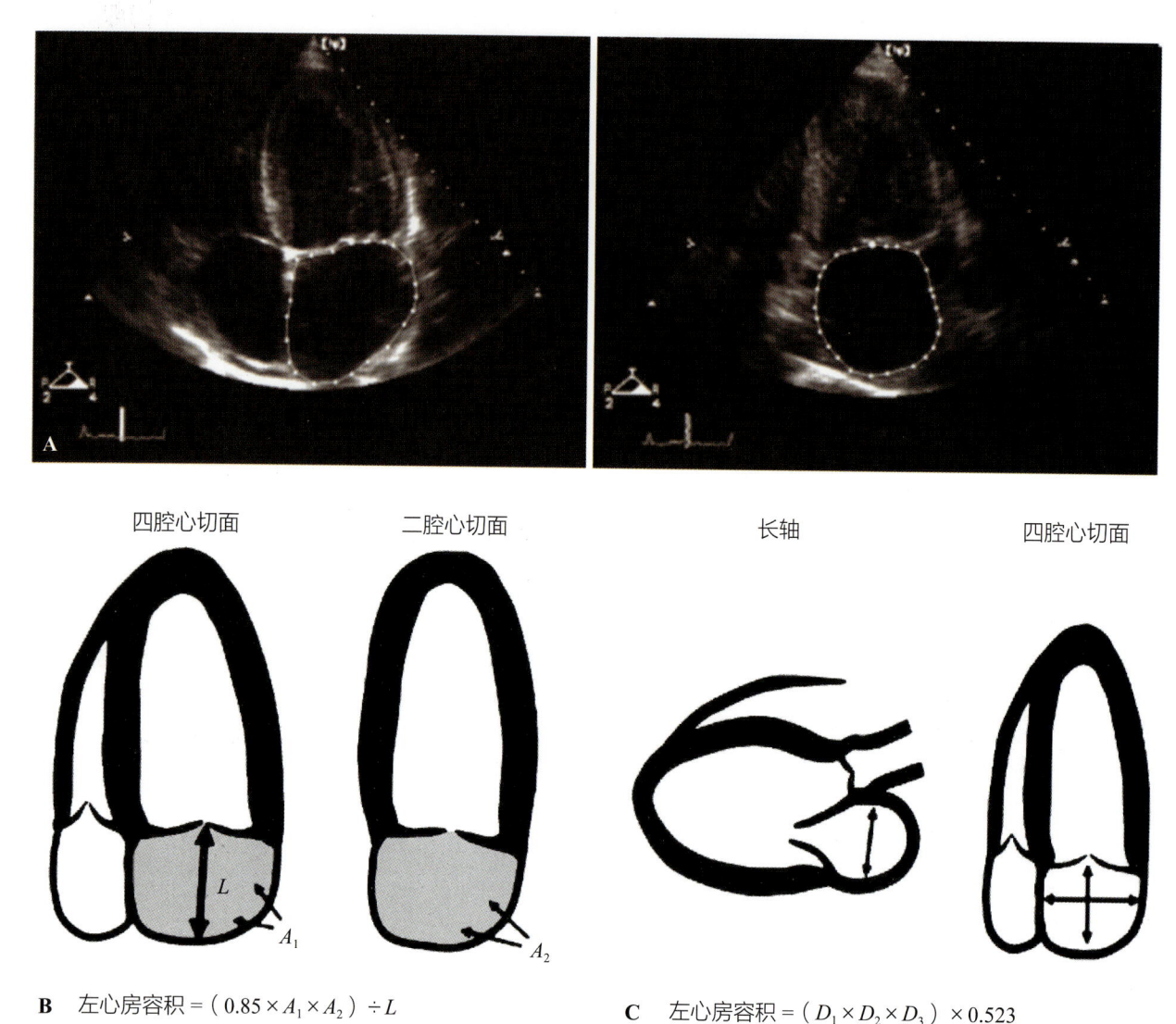

B 左心房容积 = $(0.85 \times A_1 \times A_2) \div L$

C 左心房容积 = $(D_1 \times D_2 \times D_3) \times 0.523$

▲ 图 6-29 计算左心房容积的公式

A. 左心房面积由心尖四腔心切面（左）和两腔心切面（右）（白色虚线）的平面测量确定；B. 使用面积 – 长度法测定左心房容积。计算涉及 2 个面积测量（A_1 和 A_2）和一个线性尺寸（L）。C. 已证实可使用左心房的 3 个正交直径（D_1、D_2 和 D_3）测量左心房面积

得容积的局限性是显而易见的。因此，三维成像在未来可能会发挥越来越大的作用。左心房容积在舒张功能评估中具有诊断和预后价值。然而，其他因素也可引起左心房扩大，特别是二尖瓣疾病往往会导致左心房扩张，从而使得左心房容积对舒张功能评价的特异性降低。当各项多普勒参数测值正常，而左心房容积增加时，应考虑这种可能性。

（七）Valsalva 动作

改变心脏前负荷是综合评估舒张功能的重要组成部分，最常见的是使用 Valsalva 动作。Valsalva 动作是将鼻子和嘴巴紧闭后，用力做呼气动作，这个动作可以降低左心室前负荷。Valsalva 动作最常用于与二尖瓣前向血流速度相结合对心室舒张功能进行评估。例如，有些二尖瓣前向血流速度在静息状态下显示为正常，而在 Valsalva 动作时则显示为异常（图 6-30）。在正常受试者中，Valsalva 动作导致血流速度普遍降低，对 E 波和 A 波的影响程度相似，因此，E/

A比不变。在舒张功能不全的假性正常化阶段，Valsalva动作将改变其血流模式，使之成为类似于松弛受损阶段的血流模式。这是因为在假性正常化阶段，由于左心室舒张延迟，充盈压增加，通过降低前负荷，可降低充盈压，改变二尖瓣前向血流模式。因此，在Valsalva动作时，E/A比降低50%是提示充盈压升高的有效指标。然而，当充盈压出现不可逆的升高时（限制性充盈障碍模式），E/A可能不会发生下降。

（八）舒张功能不全的其他评估指标

应变和应变率可以用多普勒或斑点追踪方法测量。虽然可以记录舒张过程中的张力，并可能对舒张功能的评估提供独特信息，但其实际应用价值尚未确定。由于通常只对局部应变（和应变率）进行评估，因此可以使用这种方法评估局部舒张功能。这可以应用于急性缺血、室壁运动不同步性或存活性评估。然而，目前尚无证据支持该技术在舒张功能评估中常规使用。

心肌扭转与解旋已被认为是影响心室功能的重要因素。由于心外膜斜形纤维的存在，可使心室产生这种类型的运动，对于心室有效收缩和舒张起着重要作用。斑点追踪技术提供了一种独特的无创方法来评估心肌力学的这一组成部分。舒张期解旋是心肌弹性回缩的结果，使心室形状恢复至静息、无应力状态。解旋的速度和程度都可以实现量化。这一过程可能是舒张早期心室出现松弛的重要原因。现在有证据表明，舒张功能异常时，解旋的过程也发生改变。尽管使用该技术的经验有限，但该方法在将来可能会成为舒张功能评估中越来越重要的一部分。

四、舒张期功能不全的综合评估

舒张功能评估是一门复杂的、估算性质的科学，必须综合评估多个因素，并将其与临床信息相结合。舒张功能评估最难克服的一个问题是，即使在正常人群中舒张功能也往往会随着年龄发生变化。随着年龄增长，心肌弹性下降和松弛减慢是正常的老化表现。对于每个参数，正常人群和患者之间的测值范围存在明显重叠（表6-3）。此外，血压、心率、收缩功能、肺动脉高压、右心功能和心包限制等多种因素也会影响舒张功能

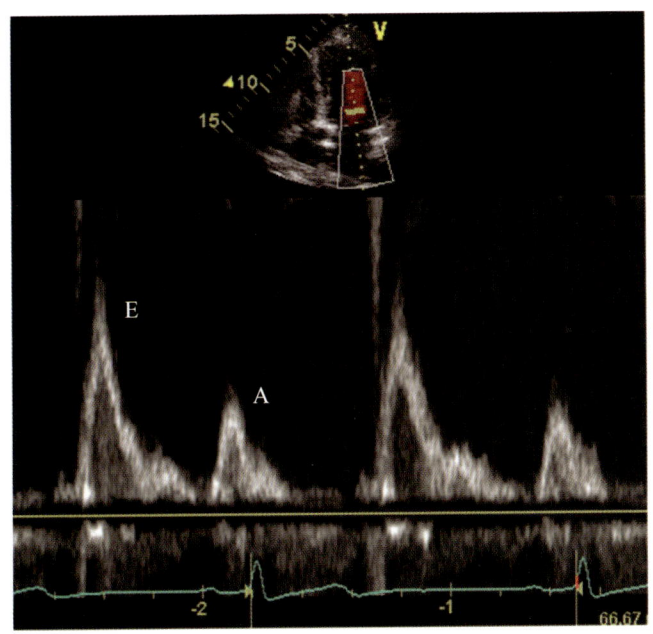

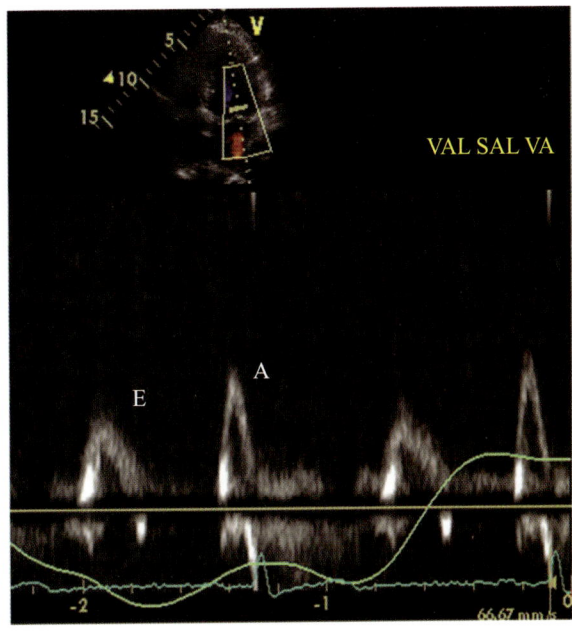

▲ 图6-30 使用Valsalva动作降低前负荷可用于消除假性正常化表现。左侧显示正常二尖瓣前向血流速度图。右侧显示Valsalva动作后，E/A比显著降低，显示松弛受损。这与舒张功能障碍的假性正常化阶段是一致的

表 6-3　定义舒张功能障碍分级：成人正常和异常值

参　数	单位	正　常	Ⅰ级 松弛受损	Ⅱ级 假性正常化	Ⅲ级 限制性充盈
IVRT	ms	<70	>90	60~90	
E/A 比 Δ 合并 Valsalva 动作	无单位 %	0.8~1.5 E 峰及 A 峰均减少，比值不变	<0.8 E 峰及 A 峰均减少，比值不变	0.8~1.5 E 峰减少，A 峰增加，比值倒置	≥2 易变
减速时间	ms	140~240	>240	140~200	<140
e'（室间隔侧）	cm/s	>10	<7	<7	<5
e'（侧壁侧）	cm/s	>12	<10	<10	<8
E/e' 比（平均）	cm/s	<8	<8	易变	>14
肺静脉血流 　S/D 比 　Ar-A	无单位 ms	S≥D <0	S>D 多样	S≤D >30	S≪D >30
血流传播速度	cm/s	>50	<50	<50	<50
LA 容积指数	ml/m²	16~28	>28	>34	>34

详细信息，请参阅正文

评估。这意味着没有一个参数可以作为确定舒张功能的"特定"参数，因此不应单独使用。相反，应当综合评估多种参数，包括临床信息。例如测量发现 E/A 比升高，可能提示左心房充盈受限和左心房压升高，但也可能是在健康年轻运动员的正常表现。此时可以根据临床信息和其他参数，如 e'，对两者进行区分。

因此，在心脏解剖结构无异常并且获得临床信息的情况下，舒张功能不全的诊断是最有价值的。有些情况下，大量的测量结果反而给临床医生造成困扰。其中一个问题是缺乏金标准，以及每个人无创检查结果验证的困难性。一项研究中（Kasner 等，2007 年）采用复杂有创操作对射血分数正常的心力衰竭患者和正常对照组进行研究，研究指标包括压力-容积曲线和 Tau 指数（τ，心肌松弛时间指数）的推导，以确定舒张功能不全是否存在及其严重程度。然后将这些结果与超声参数进行比较。大多数超声参数，包括 E/A 比、IVRT 和减速时间，与相应有创操作测量结果均有一定的相关性。最具相关性的参数是 E/e'（使用二尖瓣瓣环侧壁侧测值）。E/e' 比（侧壁侧）应用截断值为 8 时，对舒张功能不全的检测特异性 92% 和敏感性 83%。这项研究再次说明了舒张功能评估的复杂性，并提醒我们无论是有创操作还是超声参数都不能用单一测值完全描述舒张功能，而应采用全面、系统的方法来对其进行评估。

另一项临床研究（Mullens 等，2009 年）对重症监护病房中患有严重收缩功能不全的患者进行检查。将多普勒参数 E/e' 比与有创操作获得的肺毛细血管楔压进行比较。同时收集多普勒和有创操作数据，2 种方法的一致性较差，E/e' 不能准确区分肺毛细血管楔压< 18mmHg 和肺毛细血管楔压> 18mmHg 的患者。超声对此项研究患者的预测性较差，可能是因为这些患者心力衰竭程度较重以及患者病情不稳定。此项研究的所有患者病情均已严重至需要进入 ICU 进行治疗并行右心导管插入术。

综上所述，舒张功能的评估应当采用综合的方法。第一，在进行舒张功能评估之前，应考虑一些基本问题（表6-4）。首先要考虑左心室收缩功能，在射血分数降低与正常的患者中，舒张功能的一些多普勒参数表现非常不同。因此，首先需要测量左心室射血分数，如果射血分数异常（通常定义为＜50%），舒张功能往往也是异常，此时主要需要明确舒张功能障碍的严重程度以及左心室充盈压是否升高，具体评估步骤如下文所述。

如果射血分数保留，但患者具有继发于舒张功能不全的体征或症状，则需要仔细评估二维超声心动图和多普勒参数，确定患者是否存在舒张功能不全及其严重程度。由于该类人群中正常和异常舒张测量值之间存在重叠，当患者收缩功能正常且无症状时，需谨慎诊断其是否舒张功能不全。

五、舒张功能不全评估指南

在过去的10年中，超声心动图评价舒张功能的指南已经制订和更新。最新版本于2016年由美国超声心动图学会（American Society of Echocardiography）和欧洲心血管成像协会（European Association of Cardiovascular Imaging）（Nagueh等，2016年）联合发布。认识到舒张功能的复杂性、可测量的不同参数的数量以及每个参数的正常值范围，该指南强调了解决几个问题的逐步综合方法。这些算法的目的是区分正常和异常舒张功能，确定功能障碍的严重程度或等级，检测左心室充盈压升高的证据，并预测风险。对收缩功能正常和异常的患者也提供了不同的治疗方法。

该指南为系统评估疑似舒张功能不全患者的舒张功能和充盈压力提供了一个有用框架。它们的准确性很难验证，如下文所述，对所有患者进行精确、准确的分类是不可能实现的。对个别患者应用指南时应谨慎，临床判断对于准确诊断至关重要。

六、射血分数降低患者的评估

当收缩功能异常时，常伴有舒张功能异常。这意味着，在射血分数降低的患者中，可以避免将假性正常化（Ⅱ级）舒张功能不全误认为正常，在这种情况下，应仔细记录二尖瓣前向流速以确定舒张功能不全的严重程度（图6-31）。如果E/A比≤0.8，充盈压力可以正常，这与Ⅰ级舒张功能不全（松弛受损）相对应。通常情况下，E波峰值速度可能＜50cm/s。E波速度反映左心房和左心室之间的舒张早期压差，E波速度越高则表明左

表6-4 舒张功能评估的初步方法

因　素	对舒张功能的影响
患者年龄	舒张功能随年龄的变化而变化 大多多普勒参数与年龄相关 在老年患者中正常和异常之间的重叠变得越来越普遍
Sx的存在/缺失	由于正常和异常结果的重叠，在诊断无症状个体DD时应谨慎 舒张功能评估在与DD一致的Sx存在时最为相关，如呼吸困难
心律	心动过速和心动过缓都会影响舒张功能的评估 心房颤动、完全性心脏传导阻滞等心律失常使DD的测定具有挑战性
LVH	LVH的存在与DD的发生密切相关 在运动员中，舒张功能评估有助于区分生理性和病理性肥厚
左心房容积	在没有扩张的左心房的情况下，严重的DD不可能发生
LV射血分数	如果LVEF降低，总会存在一定程度的DD 在正常LVEF的条件下，有必要对舒张功能进行综合评估

DD. 舒张功能不全；LVEF. 左心室射血分数；LVH. 左心室肥大；Sx. 症状

心房压力越高。如果 E/A 比≥ 2.0，可能提示充盈压升高，患者可能患有Ⅲ级或Ⅳ级舒张功能不全。大多数患者二尖瓣 E 减速时间< 140ms。

不巧的是，许多射血分数降低的患者的 E/A 比为 0.8～2.0。对于此类患者，应测量其他参数，包括 E/e' 平均比值、左心房容积指数和三尖瓣反流速度。值得注意的是，平均 E/e' > 14 或外环 E/e' > 12 表明充盈压增加。肺动脉压升高（三尖瓣反流速度增加）和左心房扩张也提示充盈压可能升高。图 6-32 详细总结了这种方法。

七、射血分数正常患者的评估

当收缩功能保留时，舒张功能的评估就更为复杂，需要采用另一种方法。此类患者的困难主要包括多普勒变量值的重叠、年龄的影响，以及如何区分正常与假性正常。这些患者的最佳评估

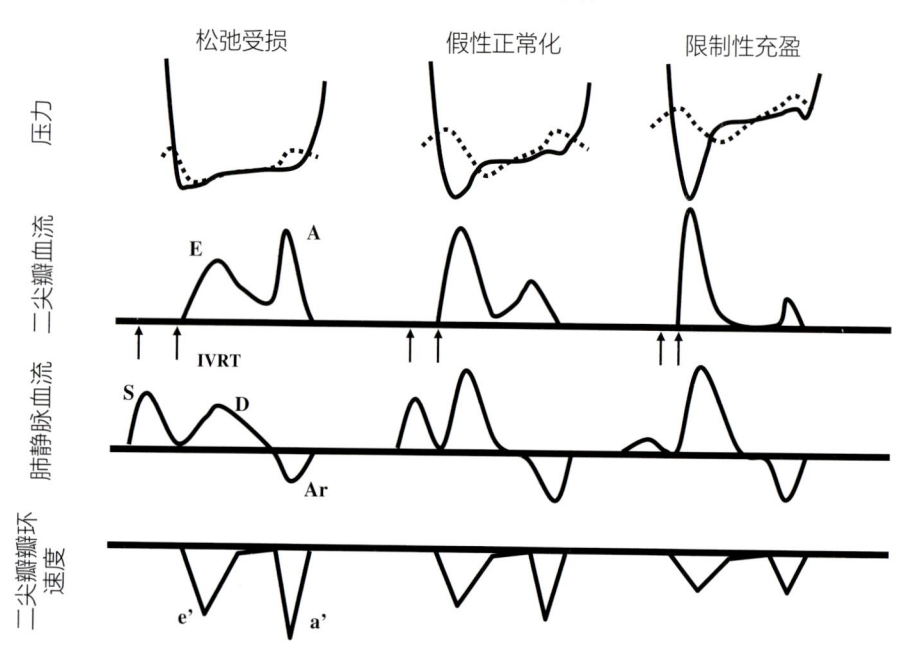

◀图 6-31 在射血分数降低的患者中，舒张功能很少正常，图中显示了 3 种舒张功能障碍模式。分别是在松弛受损、假性正常化和限制性充盈的情况下典型的二尖瓣血流速度、肺静脉血流和二尖瓣瓣环速度曲线。高 E/A 可能出现在好的（正常的）或坏的（限制性的）病例中。E/e' 比可以帮助判断。有关详细信息，请参阅正文

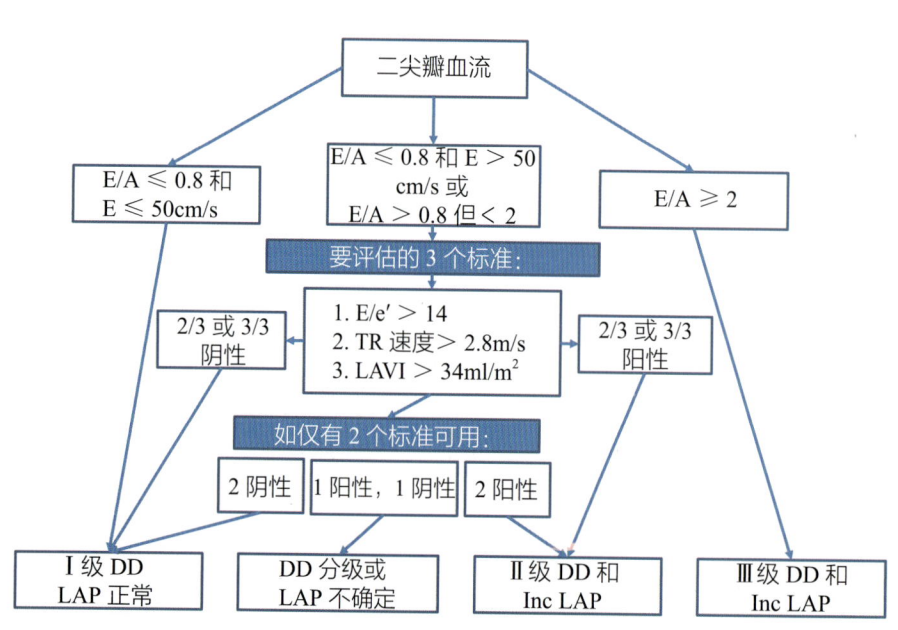

◀图 6-32 本文给出射血分数降低和心肌疾病（但射血分数正常）患者舒张功能障碍分级和左心室充盈压估计的流程图。有关详细信息，请参阅正文

DD. 舒张功能障碍；Inc. 增加；LAP. 左心房压；LAVI. 左心房容积指数；TR. 三尖瓣反流（经 Nagueh S、Smiseth OA、Appleton CP 等许可重制，引自 Recommendations for the evaluation of left ventricular diastolic function by echocardiography. *J Am Soc Echocardiogr* 2016;29:277–314. © 2016 American Society of Echocardiography 版权所有）

方法是，首先关注二维超声心动图，寻找是否存在容易导致舒张功能不全发生的解剖基础，如左心室肥大、左心房容量增加等。此外，整体纵向应变也有助于此类患者的评估。尽管左心室不肥大及左心房容量不增加不能排除舒张功能不全，但确实可以降低这种可能性，并增加了其他诊断的可能性。

对于射血分数正常的患者，应进一步检查并整合多种超声心动图测值。指南（如上所述）强调了 4 个二分法变量（表 6-5）。这 4 个变量和用于定义异常的临界值是：① e'（室间隔侧 e' < 7cm/s，侧壁侧 e' < 10cm/s）；② 平均 E/e' > 14；③ 左心房容积指数 > 34ml/m²；④ 三尖瓣反流速度 > 2.8 m/s。当以上测值中 3 个及以上出现异常时，可诊断为舒张功能不全。一旦确定存在舒张功能不全，则可按照前文所述方法进行分级，此时重点应关注二尖瓣 E/A 比和 e' 速度（如图 6-32、图 6-33 和表 6-3）。平均 E/e' > 14，或外环 E/e' > 12，表明充盈压升高。其他充盈压升高的间接指标包括高三尖瓣反流速度或左心房扩张。低二尖瓣 E 速度（< 50cm/s）往往提示充盈压不高。

虽然这种基于指南的方法简单易行，但其敏感性和特异性尚未确定。在一项多中心研究中（Anderson 等，2017 年），患有多种疾病的患者使用 ASE 指南中的算法对心脏病患者（包括射血分数正常和降低的患者）进行评估，以预测左心室充盈压。然后将超声心动图结果与心导管术中获得的有创性数据进行比较。超声心动图检测充盈压升高的总准确率为 87%。与射血分数正常的患者（84%）相比，射血分数降低的患者的准确率更高（91%）。

八、算法的应用

（一）松弛障碍（Ⅰ级）

如前所述，舒张功能不全最早也是最轻度的损伤是松弛受损，这是主动脉瓣关闭后左心室压力延迟下降的结果。这与 E/A 比倒置（通常 < 1）和减速时间延长（> 240ms）有关。尽管二尖瓣流入模式并不排除前负荷适度增加的可能性，在大多数情况下，尤其是当 E 波速度较低（< 50cm/s）时，充盈压往往不高。虽然影响 IVRT 的多种因素限制了其特异性，但松弛受损通常与 IVRT 延长有关。此时，E/e' 比往往正常（提

表 6-5 用于评估舒张功能异常的测量方法

参　数	阈　值	评　论
1. 瓣环 e' 速度 　室间隔侧 　侧壁侧	 < 7cm/s < 10cm/s	与心肌松弛时间指数（τ）有关 反映了二尖瓣开放前左心室的松弛速率
2. E/e' 　平均 　侧壁侧	 > 14 > 13	与左心室充盈压有关 与负荷无关
3. LA 容积指数	> 34ml/m²	反映舒张功能障碍持续时间和严重程度 与预后有重要联系 灵敏度高，但无特异性
4. TR 峰速	> 2.8m/s	在无肺毛细血管原因的肺动脉高压里，与左心房压力有关 相对非特异性的发现

LA. 左心房；TR. 三尖瓣反流

经 Nagueh S, Smiseth OA, Appleton CP 等许可，改编自 Recommendations for the evaluation of left ventricular diastolic function by echocardiography. *J Am Soc Echocardiogr* 2016; 29: 277–314. © 2016 American Society of Echocardiography 版权所有

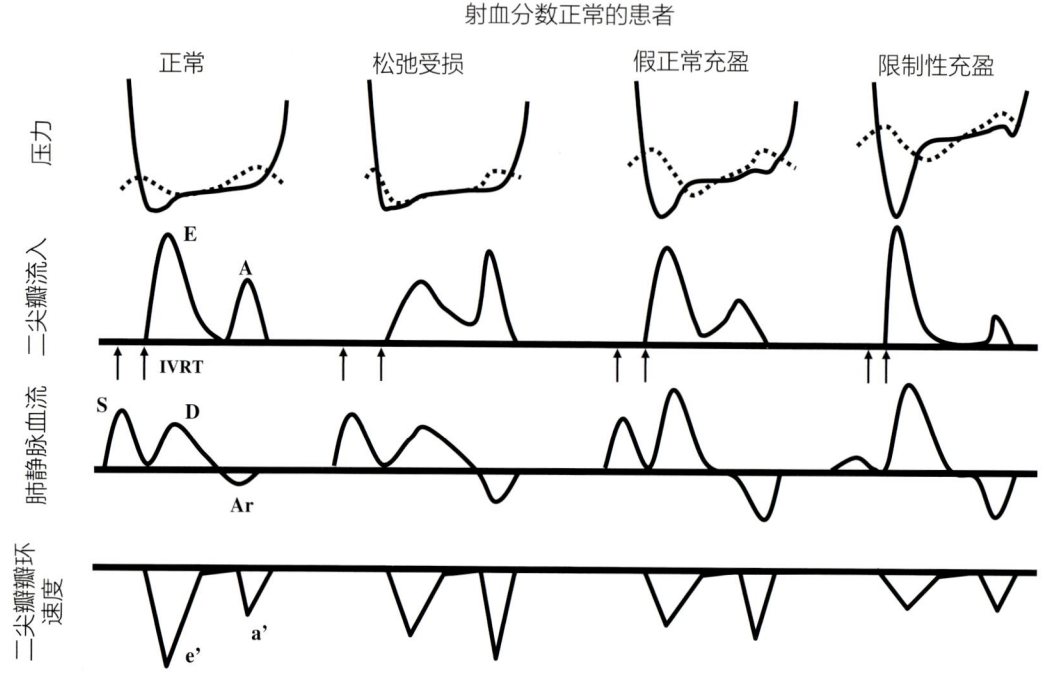

▲ 图 6-33 当维持射血分数时，舒张功能可能正常，因此存在 4 种可能的情况。示意图显示了正常舒张功能、松弛受损、假正常充盈和限制性生理状态下的典型二尖瓣血流速度、肺静脉血流和二尖瓣瓣环速度模式。高 E/A 可能出现在好的（正常的）或坏的（限制性的）病例中。E/e' 值可以帮助判断。有关详细信息，请参阅正文

示充盈压正常），左心房容量轻度增加。图 6-34 给出了一个松弛受损的例子，这个病例的患者是一名 59 岁的女性，患有慢性肾脏疾病且未经治疗，该患者左心室收缩功能正常，左心房轻度扩张。该例子表明 E/A 比倒置和 IVRT 延长是松弛受损的典型表现。

图 6-35 显示了另一左心室松弛受损的例子，一位 47 岁未经治疗的高血压患者。二维成像显示左心室肥大，但射血分数维持不变。二尖瓣血流图显示 E/A 比倒置，左心房轻度扩张，e' 降低，但肺静脉血流正常。总的来说，这些结果综合表明松弛功能受损，充盈压正常，但有时也会出现一些不一致的情况。

（二）假性正常化（Ⅱ级）

随着疾病的发展，充盈压力升高，进入假性正常化阶段，此时，E/A 比和减速时间均在正常范围内，因此得名假性正常化。表 6-6 列出了一些可用于区分正常和假性正常的标记。其中最有帮助的是 e' 值和 Valsalva 动作。假性正常充盈时，二尖瓣瓣环运动速度通常降低（侧壁侧 e' < 8 或 10cm/s，取决于年龄），E/e' 通常 > 14，表明充盈压力升高。Valsalva 动作也可以揭示潜在的松弛异常。应变阶段 E/A 降低超过 50% 表明充盈压力增加，并有助于区分正常和假性正常。在这一阶段，由于左心房压力增加和舒张延迟的联合抵消作用，IVRT 可能在正常范围内。此外，由于同样的原因，E/e' 将增加。处于慢性舒张功能障碍阶段的患者中，左心房容积将显著增加。假性正常化的其他表现包括血流传播速度斜率减小和肺静脉血流收缩 / 舒张 < 1。图 6-36 是终末期肾病和严重高血压患者假正常舒张功能障碍的一个例子。虽然 E/A 比在基线处是正常的，但松弛的受损与 Valsalva 动作是不可掩盖的。另外，左心房明显增大。低室间隔侧 e' 速度（6cm/s）和高 E/e' 比值（18）表明充盈压力升高。与二尖瓣前向血流 A 波相比，肺静脉 A 波（Ar）延长，进一步提示了这一点。

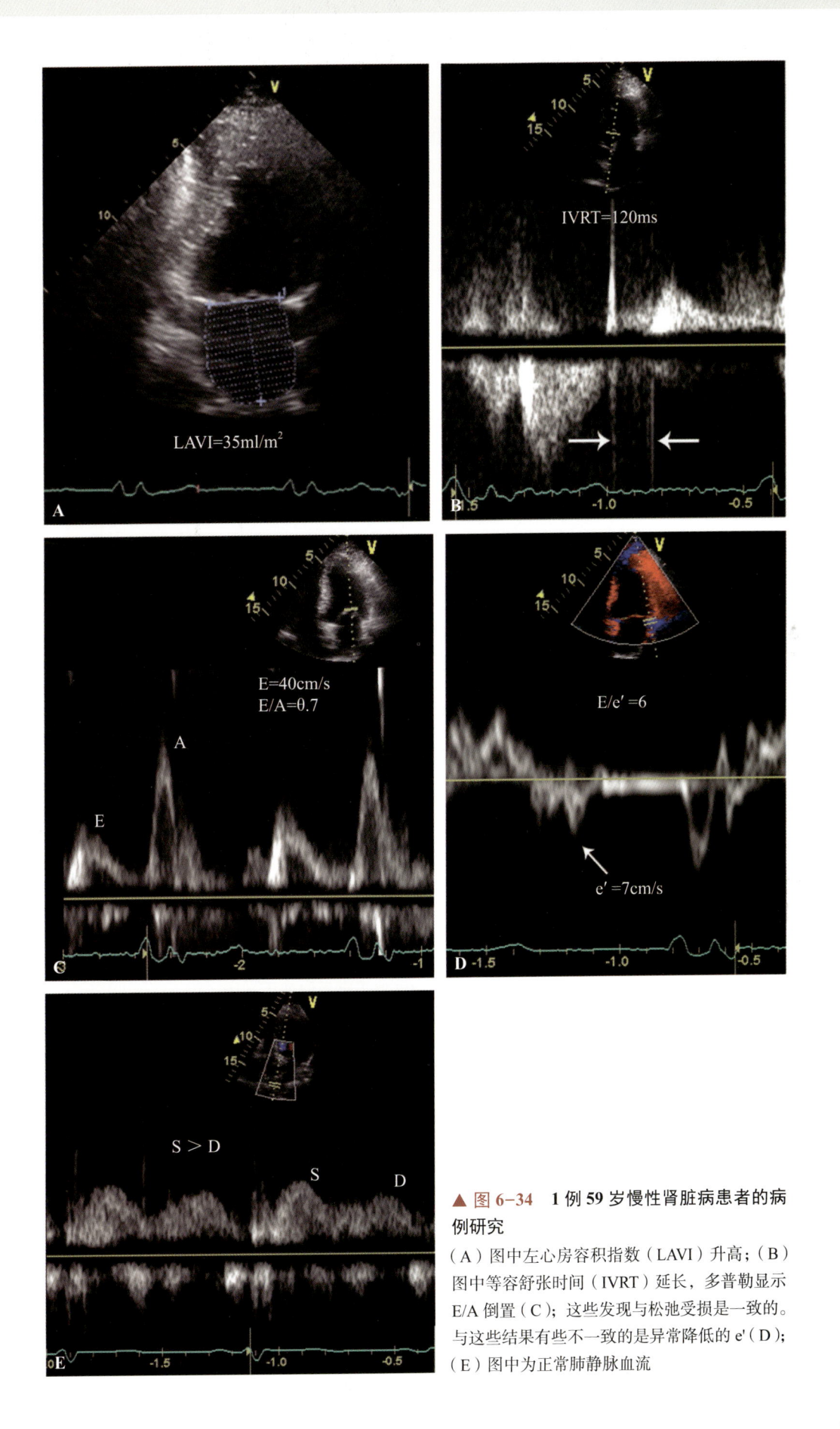

第6章 舒张功能评价
Evaluation of Diastolic Function

▲ 图 6-34 1 例 59 岁慢性肾脏病患者的病例研究

（A）图中左心房容积指数（LAVI）升高；（B）图中等容舒张时间（IVRT）延长，多普勒显示 E/A 倒置（C）；这些发现与松弛受损是一致的。与这些结果有些不一致的是异常降低的 e'（D）；（E）图中为正常肺静脉血流

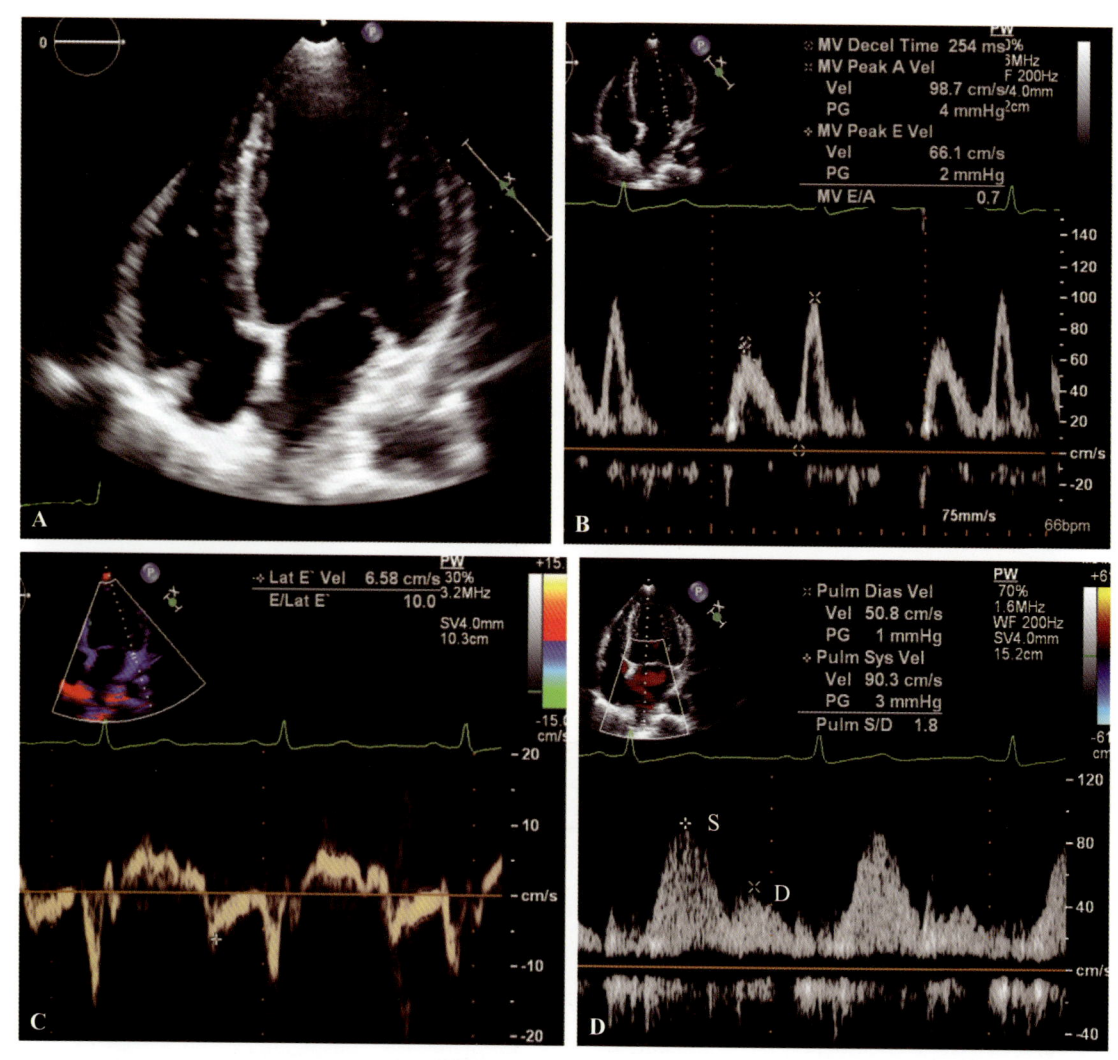

▲ 图 6-35 患者呈左心室松弛障碍状态。整体左心室收缩功能保持不变（A）。二尖瓣流入（B）显示 E 波速度 < A 波速度。值得注意的是，虽然 E > 50cm/s 但二尖瓣瓣环 e' 速度 < 7cm/s（C）。肺静脉血流（D）表现为收缩性优势。这些表现提示松弛障碍更加严重，且可能伴有左心室充盈压增加。有关详细信息，请参阅正文

D. 舒张充盈波；S. 收缩充盈波

表 6-6 应用多普勒参数区分正常与假性正常化

参　数	正　常	假性正常化
E/A 比 △ 与 valsalva 同时	0.8~1.5 均降低 比值无变化	0.8~1.5 E 峰减少超过 A 峰 比值降低（< 1）
e' 室间隔侧（cm/s）	> 10	< 7
e' 侧壁侧（cm/s）	> 12	< 10
E/e'（平均）	< 8	> 14[a]
LV 容积指数（ml/m^2）	< 28	> 34
肺静脉 S/D	S ≥ D[b]	S ≤ D

a. 取决于左心室填充压力
b. 健康的年轻人 S 可能小于 D
D. 舒张；S. 收缩

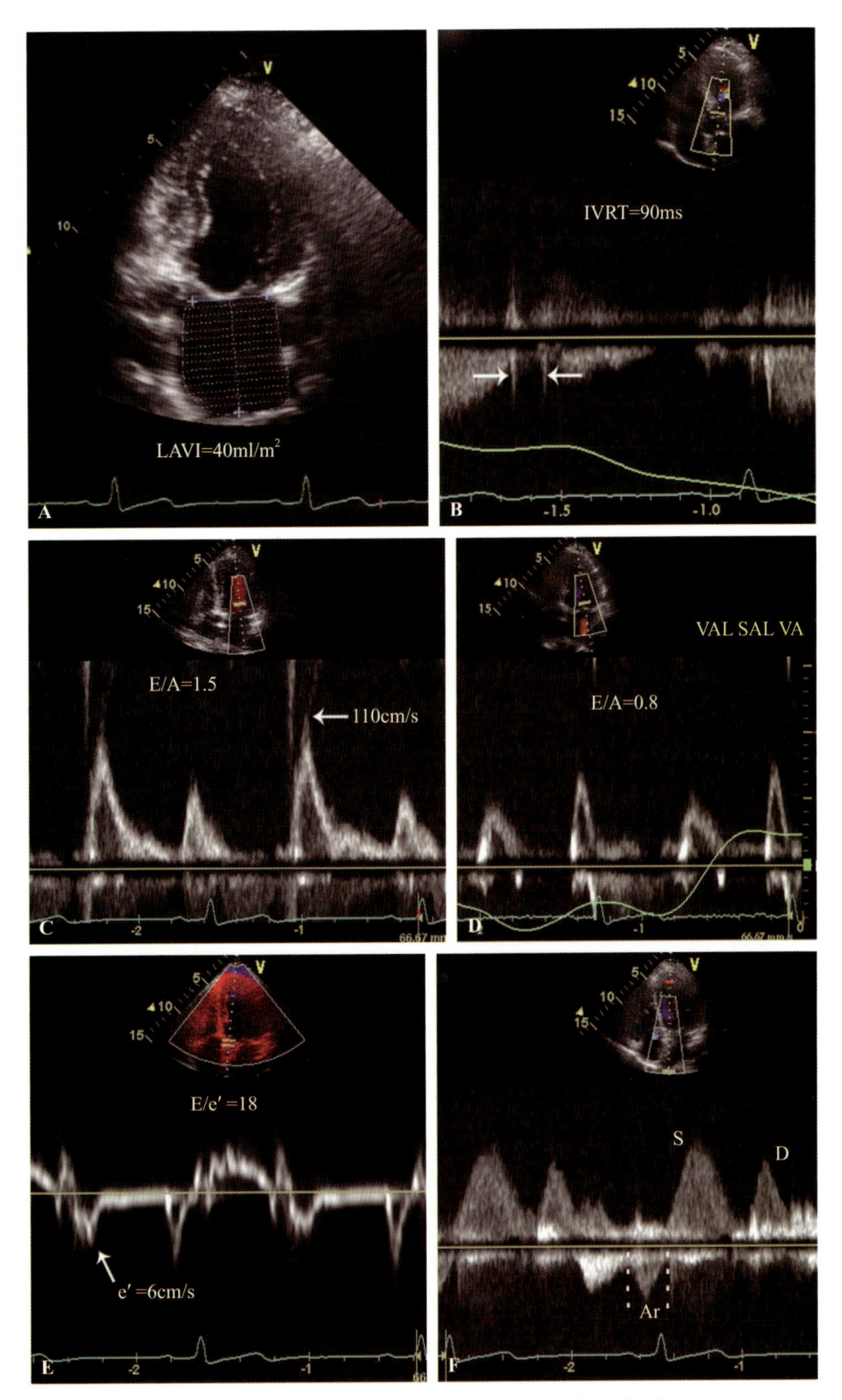

第 6 章 舒张功能评价
Evaluation of Diastolic Function

▲ 图 6-36 1 例假性正常舒张功能障碍患者的病例研究

患者有终末期肾病和严重高血压。左心房严重扩张，多普勒指数与舒张功能障碍的假性正常化阶段一致。有关详细信息，请参阅正文

LAVI. 左心房容积指数；IVRT. 等容舒张时间

假性正常舒张功能障碍的另一个例子如图 6-37 所示。尽管 Valsalva 动作未能显示 E/A 比显著降低，但仍存在一些其他舒张功能障碍指标，包括左心房扩张、三尖瓣反流速度增加、e' 速度非常低及肺静脉血流模式异常，这种状态下舒张功能极不可能正常。

（三）限制性充盈（Ⅲ级）

随着限制性充盈的发展，E/A 比增加（通常＞2，表明二尖瓣打开时 LA-LV 压差很高），减速时间变得非常短（由于左心室不顺应，＜160ms）。这是由于左心室弹性回缩的丧失，并且越来越依赖

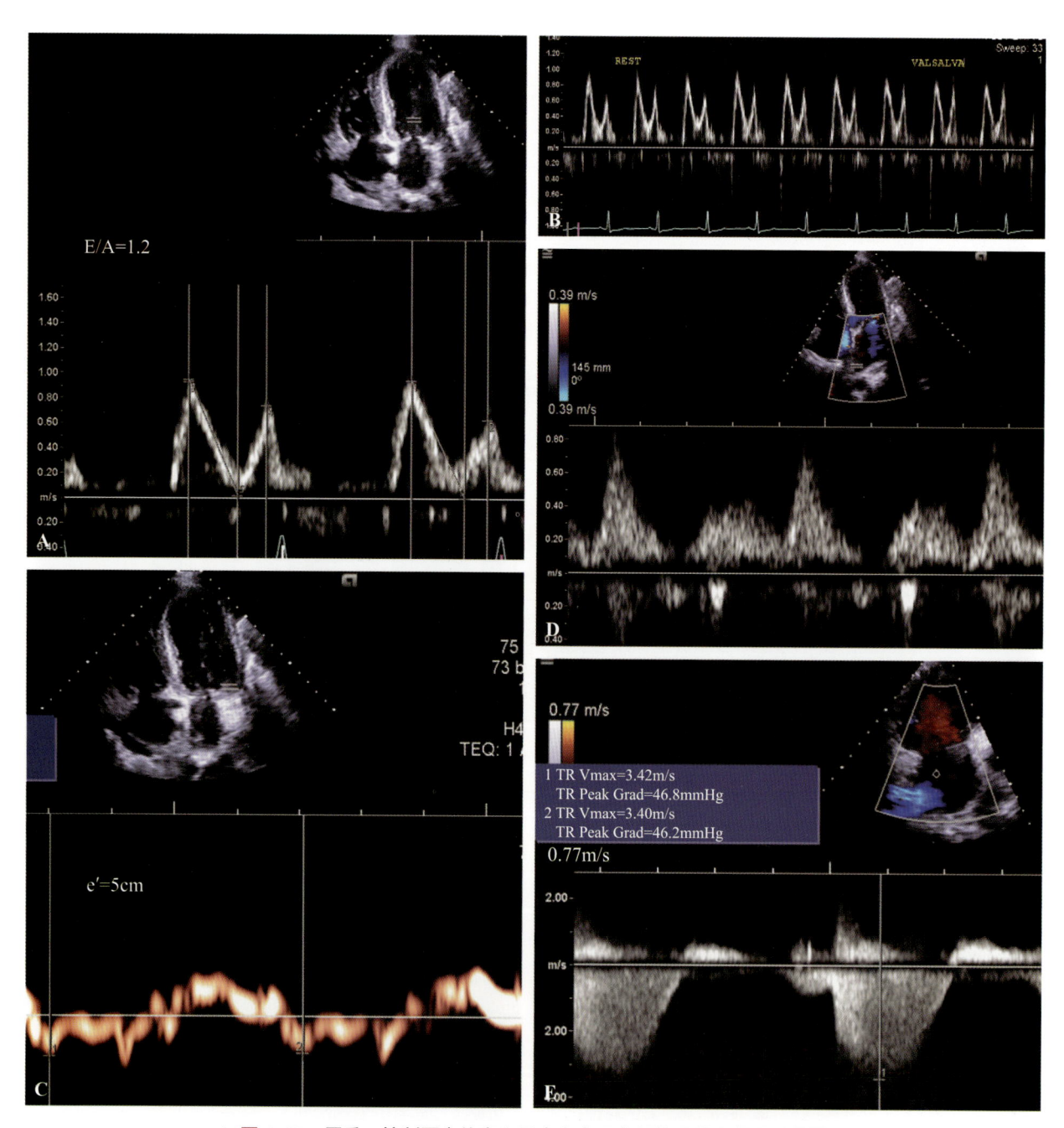

▲ 图 6-37 严重、控制不良的高血压患者表现为假性正常化舒张功能障碍

A. 二尖瓣血流显示正常的 E/A 比；B. 尽管存在其他一些舒张功能障碍的指标，但对 Valsalva 动作的反应很小；C. e' 速度降低；D. 肺静脉血流以舒张为主；E. 三尖瓣反流（TR）速度升高，表明肺动脉高压

于左心房挤压推力，而非主动将血液吸入。总伴有左心房增大，E/e' > 14 证实充盈压升高。如果这一阶段的功能障碍是可逆的，E/A 比可能会随着 Valsalva 动作而降低，或者由于药物治疗而降低前负荷，如利尿。这个阶段的另一个提示是肺静脉收缩波很小或不存在，即以舒张波为主。

当限制性充盈发展到不可逆阶段，E/A 比变得固定，对 Valsalva 动作（以及其他降低前负荷的方法，包括利尿）没有反应。图 6-38 给出一给限制性充盈的例子。这些图片来自一位患有缺血性心肌病和肺水肿的患者，左心房严重扩大，二尖瓣流入频谱与限制性充盈一致，二尖瓣频谱对 valsalva 动作缺乏反应表明存在不可逆的限制性充盈，E/e' 比为 22 表示充盈压力升高，肺静脉流入频谱也明显异常。图 6-39 显示了缺血性心肌病患者的限制性充盈。

九、舒张功能连续性改变

随时间的推移，舒张功能的变化是常见的，这是由多种因素造成的。它可发生功能改善，并可用超声心动图来证实。这通常是成功治疗舒张功能障碍的潜在原因的结果。图 6-40 来自于高血压和冠状动脉疾病患者，表现出运动性呼吸困难症状恶化。最初，其心率 90/min，血压 150/95 mmHg，心电图显示一度房室传导阻滞，超声心动图显示左心房扩大、左心室肥大、射血分数无明显降低。二尖瓣血流显示 E 和 A 波速度高，E 和 A 融合。注意，由于心率快和一度传导阻滞，心房收缩提早发生，导致心房充盈（A 波）在二尖瓣血流速度仍 > 50cm/s 时开始。这种模式，连同低侧壁侧 e'（8cm/s）和高 E/e' 比（20），与明显异常的左心室舒张和充盈压升高相一致，解释了患者的运动性呼吸困难症状。

患者在用 β- 受体阻滞药和血管紧张素转换酶抑制药治疗后，症状明显改善，并复查了超声心动图，心率降至 68/min，血压为 130/80mmHg。在较低的心率下，其左心室充盈度有所改善。心房开始收缩前，E 波峰速可降至 < 20 cm/s，e' 和 E/e' 均有所改善。E 波和 A 波融合的患者经常抱怨劳力性呼吸困难，通常是由于松弛受损和高充盈压力的综合作用所致，劳力性症状部分是由于舒张充盈时间缩短，在心率快时舒张充盈时间更短所致（图 6-41）。血压治疗和降低心率常可使症状得以改善。图 6-42 所示为严重收缩和舒张功能障碍患者的 E 波和 A 波融合的极端例子。

随着疾病发展，舒张功能可能恶化。在这种情况下，超声心动图有助于确认舒张功能的变化，并且在某些患者中，有助于确定左心室充盈压是否升高，以便进行适当的治疗。图 6-43 举例说明了这样一个病例，尽管缺血性心肌病会导致严重的左心室收缩功能障碍，但该患者在最初的超声心动图检查时，感觉良好且活动正常，多普勒显示松弛功能受损，无高充盈压迹象。1 年后，患者临床情况稳定并活动正常，临床检查结果类似。但 9 个月后，患者出现不稳定型心绞痛和肺水肿于急诊科就诊，尽管收缩功能没有改变，但出现充盈压升高的Ⅲ级舒张功能不全。注意二尖瓣流入模式有显著变化，但无任何可测量的收缩功能下降。

十、负荷试验评估舒张功能

舒张负荷试验有多种应用。在正常肺功能和射血分数保留情况下，它对评估劳力性呼吸困难的患者有用。对于已知舒张功能不全但无或轻度症状患者，它也有助于评估充盈压力。处于早期舒张功能不全的患者通常只在运动时出现症状或运动受限。最后，增加舒张功能的运动测量可提高超声心动图诊断舒张性心力衰竭的敏感性。

在运动实验中可评估的各种参数中，E/e' 比最为实用。在正常受试者中，随着运动，E 和 e' 均增加，但 E/e' 比保持不变或略有下降。运动时，松弛受损患者二尖瓣瓣口 E 波速度增加，而所有参数里 e' 增加最小。因此，E/e' 比将显著增加，这是左心房压力升高的一个标志。因为二尖

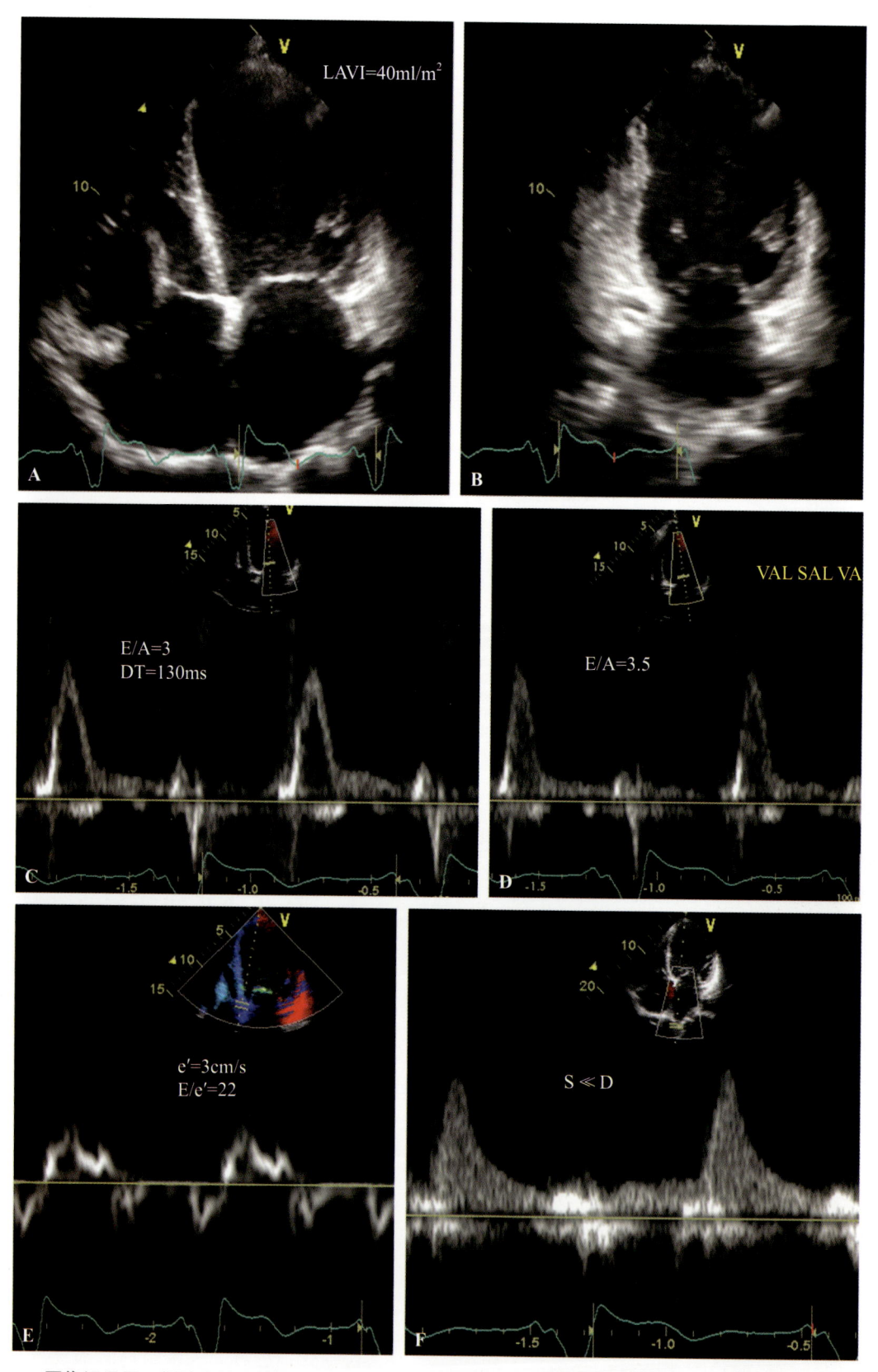

Feigenbaum 超声心动图学（原书第 8 版）
Feigenbaum's Echocardiography (8th Edition)

▲ 图 6-38　图像记录于一例缺血性心肌病、中度收缩功能障碍和左心房显著扩大的患者。多普勒参数提示心室充盈明显受限，而前负荷并未降低。这些发现提示该患者左心室充盈压升高并进入不可逆的限制性充盈阶段。有关详细信息，请参阅正文

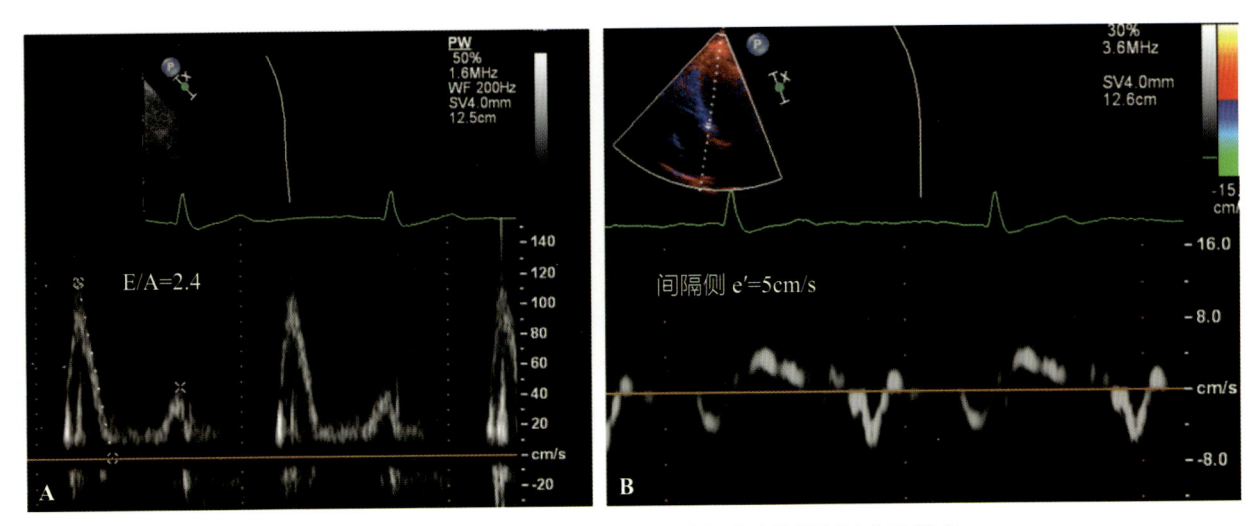

▲ 图 6-39 血性心肌病和射血分数降低患者的限制性充盈模式

A. 二尖瓣血流显示 E/A 比异常升高，E 波减速时间短（＜ 160ms）；B. e' 速度为 5cm/s，E/e' 比为 24，表明充盈压力升高

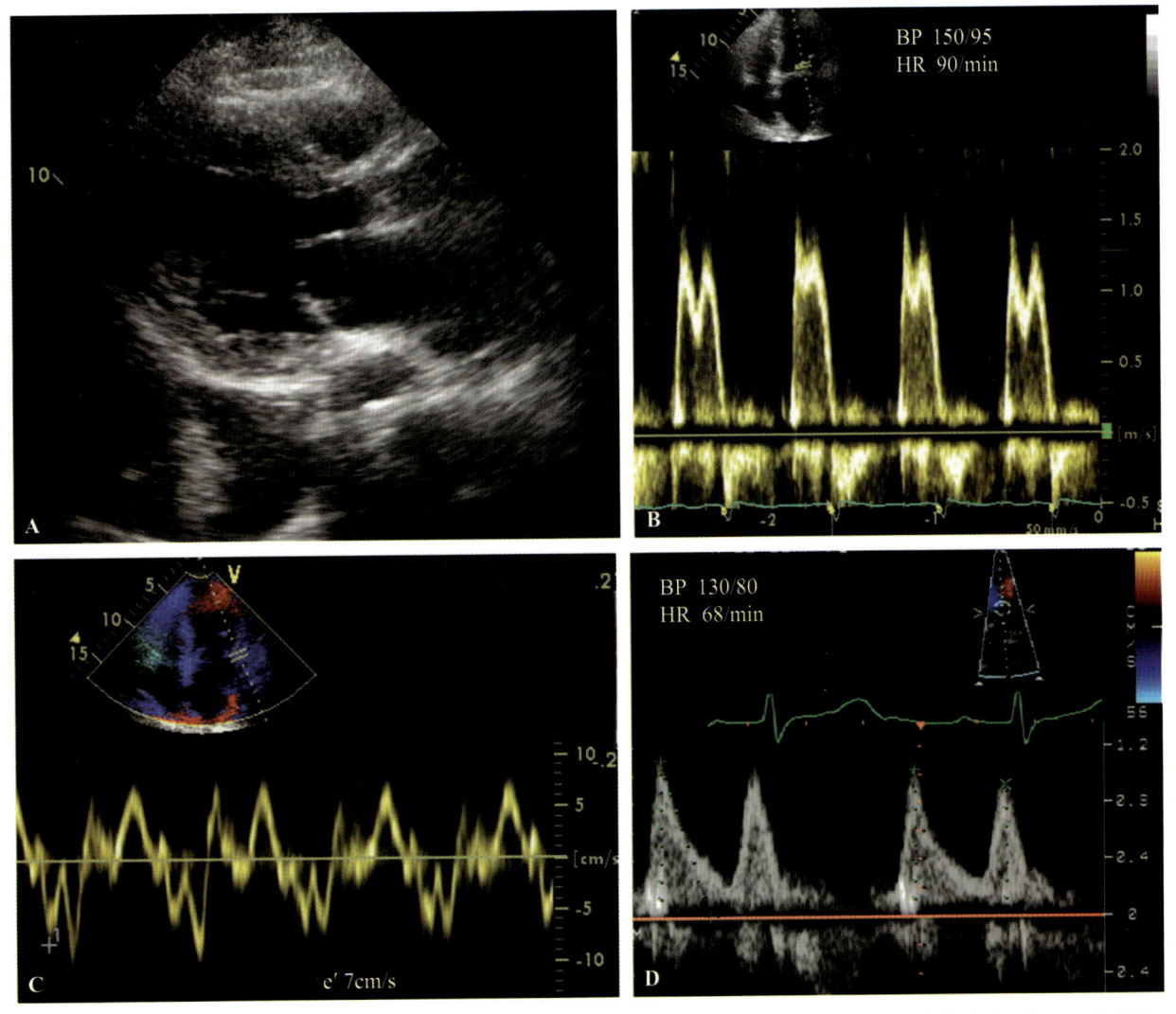

▲ 图 6-40 图示为松弛受损患者舒张功能改善的一个例子。图像是在治疗前（A 至 C）和治疗后（D 和 E）获得的。心率减慢和血压控制的好处得到了证实。有关详细信息，请参阅正文

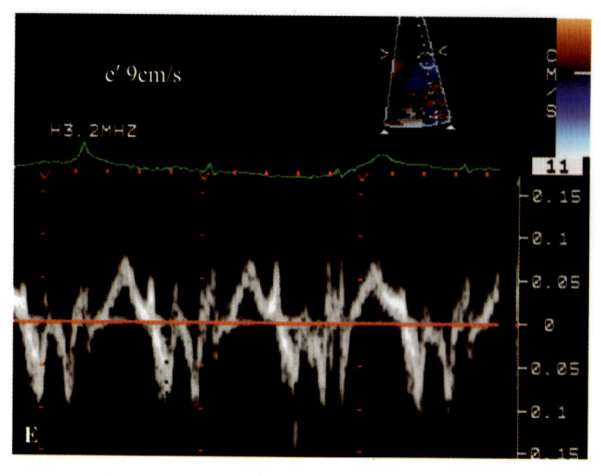

▲ 图 6-40（续） 松弛受损患者之治疗后（E）

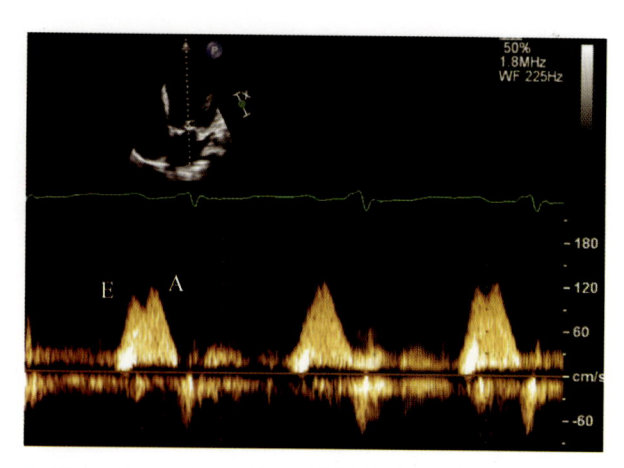

▲ 图 6-42 一个 E 波和 A 波融合的例子，显示舒张功能严重受损的结果。由于 R-R 间距不等，E-A 波发生部分或完全融合

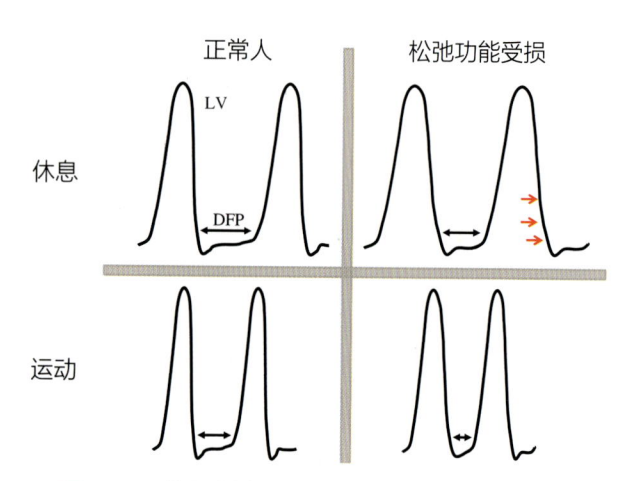

▲ 图 6-41 此示意图显示延迟左心室舒张对舒张充盈期（DFP）的影响

在正常人（左）中，由于运动而增加的心率导致 DFP 适度缩短（见双向箭）。在松弛功能受损的患者（右）中，与运动诱发相同程度的心动加速程度会导致左心室压力下降率延迟（红箭）和 DFP 缩短，从而导致左心室充盈不足

瓣瓣口 E 波速度的变化通常在运动结束后持续几分钟，即使在完成室壁运动评估后，也可以在运动后检测到这些变化。短暂的延迟记录二尖瓣前向血流也避免了高心率时出现的 E 波和 A 波融合的问题。因此，将舒张功能评估与常规运动超声心动图相结合是可行的，对劳力性呼吸困难的患者可能具有特殊价值。

虽然运动期间 E/e' 显著增高是一个有用的发现，但 E/e' 的变化与舒张功能障碍的有创性检查（如肺毛细血管楔压）之间相关性不大，且没有明确的临界点可用来区分正常和异常反应。当临床怀疑存在舒张性心力衰竭时，舒张负荷试验对有症状的患者最有帮助，但静息多普勒检查结果不确定。在这种情况下，舒张负荷试验增加的敏感性可能证明症状与舒张功能障碍之间存在联系，以便做出明确诊断并进行适当的治疗。

最后，无论何时进行压力负荷试验用以评估呼吸困难，均应准确记录运动前后三尖瓣反流速度。与舒张参数一样，在患者组中测定负荷试验期间的肺动脉压对于解答临床问题非常有用。如果在运动过程中肺收缩压或左心室充盈压升高，通常可以确定引起患者症状的病因。

十一、射血分数正常心力衰竭的鉴别诊断

舒张功能障碍是射血分数保留的心力衰竭的重要组成部分。在有心力衰竭症状的患者中，舒张功能不全的表现常被作为因果关系的证据。然而，其他几种情况也可能导致疲劳和劳力性呼吸困难的症状，因此必须在鉴别诊断时加以考虑。心包疾病，特别是缩窄性心包炎，在心力衰竭和正常收缩功能并存时应予以考虑。由于充盈压升高，二尖瓣前向血流速度通常呈限制性充盈模式，因此认为心包缩窄是舒张功能障碍的一个

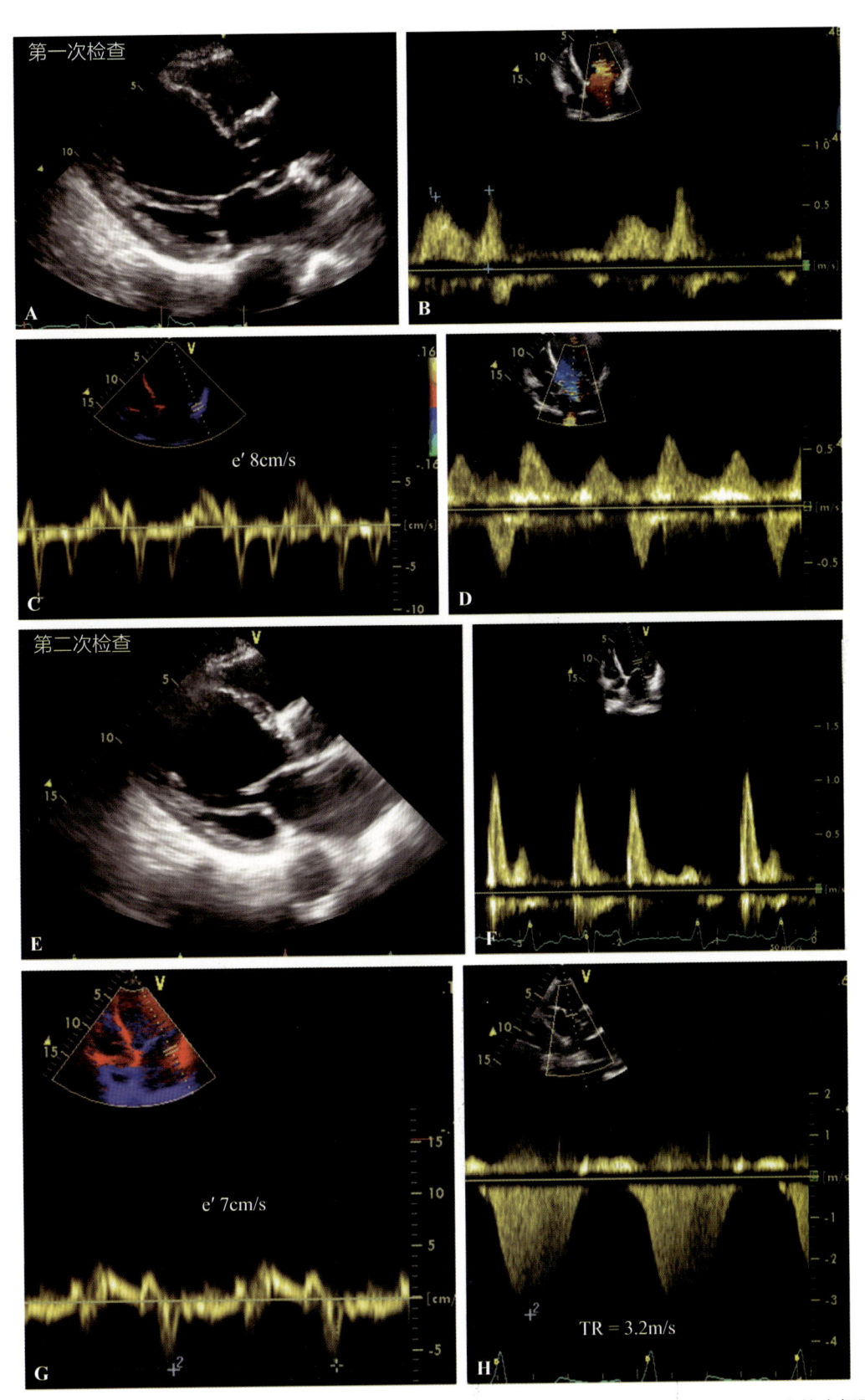

第 6 章 舒张功能评价
Evaluation of Diastolic Function

▲ 图 6-43 本病例显示缺血性心肌病和严重收缩功能障碍患者的舒张功能随着时间推移而恶化。2 次检查间隔 9 个月。在第一次检查（A 至 D），有松弛受损，但没有舒张充盈压升高的迹象。在第二次检查中（E 至 H），注意舒张功能的显著变化，而心率或射血分数无明显变化。显示伴有左心室充盈压和右心室收缩压升高的限制性充盈

因素是合理的。然而，由于两者治疗方法明显不同，因此区别很重要。结果表明：提示缩窄性心包炎包括正常或高 e' 值（这在其他限制性充盈的原因中是极不常见），以及肝静脉血流异常，通常表现为明显的呼吸依赖性血流逆转（图 6-44 和图 6-45），这在大多数其他舒张功能不全里不会出现。表 6-7 列出了几种可用于区分限制性心肌病（严重舒张功能障碍的一种形式）与缩窄性心包炎的特征。

在收缩功能正常合并心力衰竭症状的患者中，还应考虑其他几种情况。在大多数情况下，这些疾病的舒张功能障碍是症状的主要原因或主要促成因素。但是，它们很重要，因为有针对性的治疗方法，有时是可获得有效治疗的。包括二尖瓣疾病（狭窄和反流）、限制性心肌病、贫血、肥厚性心肌病和短暂性缺血。

十二、特定患者组舒张功能障碍的评估

（一）窦性心动过速

大多数多普勒参数在窦性心动过速的状态下

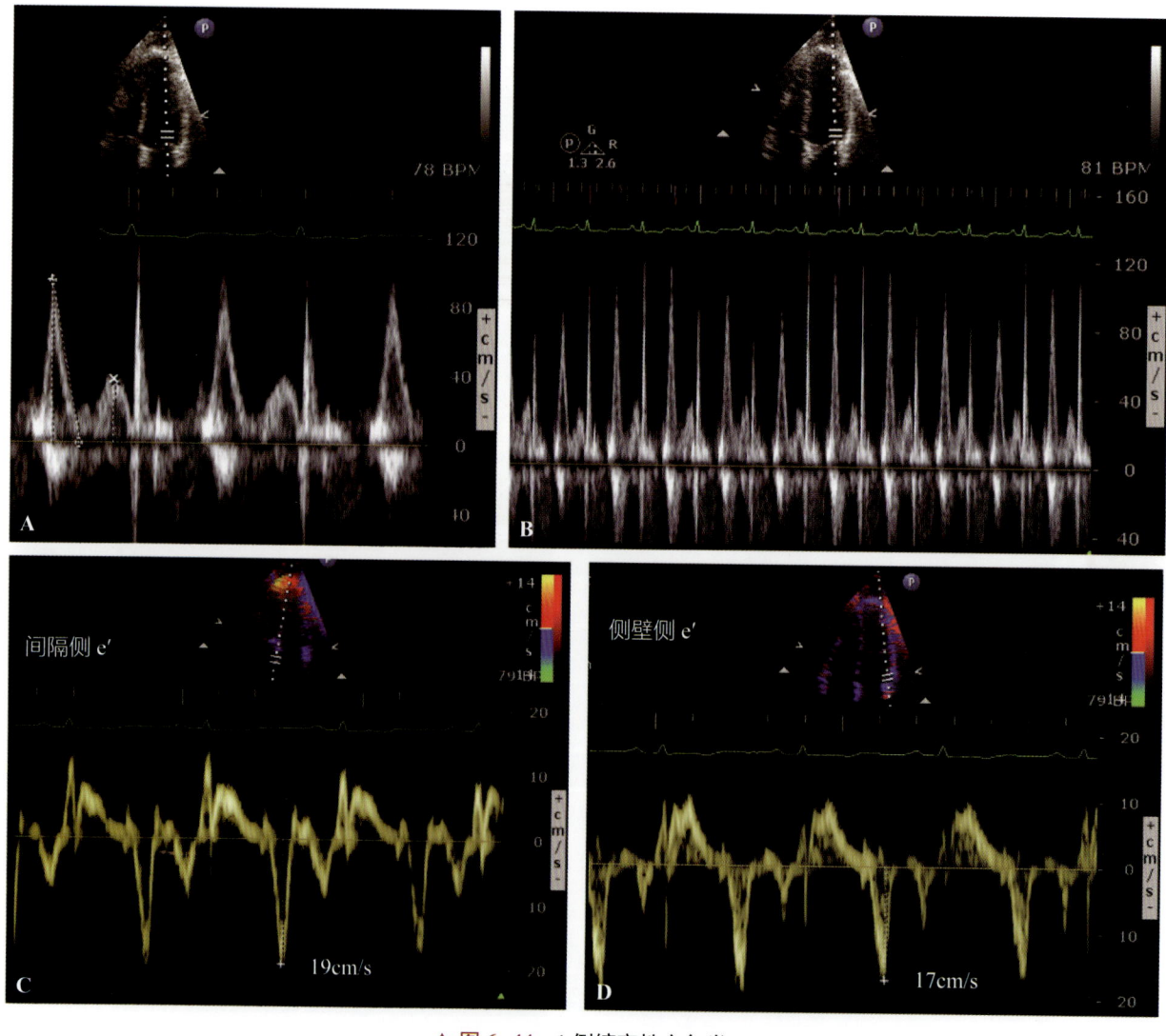

▲ 图 6-44　1 例缩窄性心包炎
A. 二尖瓣前向血流显示 E/A ＞ 2，E 波减速时间短；B. 二尖瓣前向血流 E 波速度呼吸变异过大；C 和 D. 典型的缩窄性心包炎表现，室间隔侧 e'（19cm/s）大于侧壁侧 e'（17cm/s）。所有这些表现均提示缩窄性心包炎

表现较差，尤其是在收缩功能正常的患者中。例如，二尖瓣前向血流 E 波和 A 波的融合使得测量 E/A 比和减速时间变得困难。在此外，E 波和 A 波的融合会增加 A 波峰速并降低 E/A 比。窦性心动过速最有用的参数是 E/e'，它保留了高心率时预测充盈压力的能力。无论射血分数是否降低，都是正确的。

（二）心房颤动

心房颤动有 2 个不同的问题：二尖瓣瓣口 A 波缺失和搏动变异性。在心房颤动和收缩功能障碍患者中，减速时间与充盈压力相关。减速时间＜160ms 不仅预示着充盈压升高，而且预后不良。此外，E/e' 比在心房颤动患者中仍有价值，比值＞11 对应于左心室舒张末期压≥15mmHg。为了确保准确性，由于心率变异性，必须测量数个心动周期。

（三）二尖瓣疾病

多数二尖瓣狭窄患者左心室舒张压正常或较低，左心房压升高。二尖瓣前向血流模式反映了瓣膜疾病，使常用的多普勒参数在评价舒张功能时没有价值。然而，左心房压力往往是临床上的一个重要问题。在这些患者中，对应于早期左心房压力的升高，IVRT 缩短和二尖瓣瓣口 E 波速度增加。一个更复杂的参数，IVRT/（T_E −T_e）与平均左心房压力有良好的相关性。这是 IVRT 与二尖瓣瓣口 E 峰速度和二尖瓣瓣环 e' 之间时间差的比值，＜2 的比值表明左心房压力升高。在二尖瓣狭窄患者中，E/e' 对预测左心房压没有帮助。

二尖瓣反流通常与左心房和左心室顺应性增加有关。严重时，与高 E 波速度有关，反映出舒

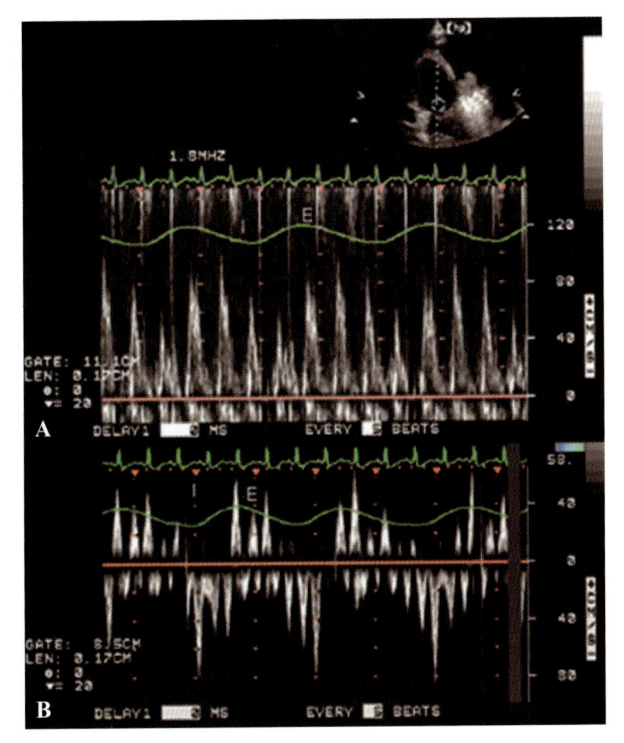

▲ 图 6-45 缩窄性心包炎患者二尖瓣血流和肝静脉血流的脉冲多普勒记录
A. 注意二尖瓣 E 波速度随呼吸变化明显；B. 这与过度的早期呼气（E）肝静脉血流逆转有关

表 6-7 区分缩窄性心包炎和限制性心肌病

参　　数	缩窄心包炎	限制性心肌病
LA 容积	扩张	扩张
左心室收缩力	通常正常	正常至轻度降低
E/A 比	＞1.5	＞1.5
Valsalva 动作反应	E 变化＞25%	最小呼吸变化
减速时间（ms）	＜160	＜160
e'（室间隔侧，cm/s）	＞8	＜8
e'，室间隔侧 vs. 侧壁侧	室间隔侧＞侧壁侧	侧壁侧＞室间隔侧
肝静脉血流	呼气舒张期逆转	吸气舒张期逆转

张早期的高 LA-LV 压差和舒张前血流增加。肺静脉收缩波常变钝。在这些患者中，E/e' 可用于预测充盈压，但仅在射血分数降低的情况下有效。与二尖瓣狭窄一样，IVRT/（$T_E-T_{e'}$）比值与肺毛细血管楔压的相关性较好。

（四）肥厚型心肌病

E/A 比和二尖瓣减速时间对肥厚性心肌病评估均无帮助。E/e' 是有价值的，但在该类患者中似乎表现出更大的可变性（和更少的可预测性）。在已研究的参数中，二尖瓣 A 波持续时间和肺静脉 Ar 波持续时间之间的时间差（Ar-A）可能与充盈压最为相关。其他可能证明有一定价值的参数包括肺动脉压、肺静脉心房逆转速度和左心房容积。很明显，这是无创预测舒张功能和充盈压的一个具有挑战性的领域。

十三、舒张功能障碍患者的预后

上述多普勒参数也可提供预后信息。这些研究大多集中在收缩功能障碍（即射血分数降低）或急性心肌梗死患者身上。这些在表 6-8 中进行了总结。例如，在急性心肌梗死患者中，二尖瓣减速时间 < 140ms 可预测短期和中期预后不良。这一发现的预后价值似乎是递增的，在某些情况下甚至比收缩功能障碍的程度更强大。E/e' 比在多种条件下进行了研究，并似乎提供了类似的预后数据。利用二尖瓣前向血流模式预测结果，几项研究表明，限制性充盈模式对心力衰竭患者预后不利。在大多数研究中，模式的不可逆性比模式可逆性预后差得多。

最近，左心房容积也被用于预后价值评估。与舒张功能其他参数一样，左心房容积的增加通常与风险增加有关。它是否提供更多的预后信息或优于其他参数尚未确定。最后，尽管从斑点追踪技术得到异常的解旋或扭转参数还是初步研究，但可能被证明对预测风险具有一定价值。

推荐阅读

基本概念

Caballero L, Kou S, Dulgheru R, et al. Echocardiographic reference ranges for normal cardiac Doppler data: results from the NORRE study. *Eur Heart J Cardiovasc Imaging* 2015;16:1031–1041.

Flachskampf FA, Biering-Sorensen T, Solomon SD, Duvernoy O, Bjerner T, Smiseth OA. Cardiac imaging to evaluate left ventricular diastolic function. *JACC Cardiovasc Imaging* 2015;8:1071–1093.

Lester SL, Tajik AJ, Nishimura RA, Oh JK, Khandheria BK, Seward JB. Unlocking the mysteries of diastolic function: deciphering the Rosetta Stone 10 years later. *J Am Coll Cardiol* 2008;51:679–689.

Melenovsky V, Borlaug BA, Rosen B, et al. Cardiovascular features of heart failure with preserved ejection fraction versus nonfailing hypertensive left ventricular hypertrophy in the urban Baltimore community: the role of atrial remodeling/dysfunction. *J Am Coll Cardiol* 2007;49:198–207.

Nagueh SF, Smiseth OA, Appleton CP, et al. Recommendations for the evaluation of left ventricular diastolic function by echocardiography: an update from the American Society of Echocardiography and the European Association of Cardiovascular Imaging. *J Am Soc Echocardiogr* 2016;29:277–314.

Shah AM, Claggett B, Sweitzer NK, et al. Cardiac structure and function and prognosis in heart failure with preserved ejection fraction: findings from the echocardiographic study of the Treatment of Preserved Cardiac Function Heart Failure With an Aldosterone Antagonist (TOPCAT) Trial. *Circ Heart Fail* 2014;7:740–751.

Zile MR, Baicu CF, Gaasch WH. Diastolic heart failure—abnormalities in active relaxation and passive stiffness of the left ventricle. *N Engl J Med* 2004;350: 1953–1959.

血流动力学

Ha JW, Ommen SR, Tajik AJ, et al. Differentiation of constrictive pericarditis from restrictive cardiomyopathy using mitral annular velocity by tissue Doppler echocardiography. *Am J Cardiol* 2004: 94: 316–319.

Hillis GS, Moller JE, Pellikka PA, et al. Noninvasive estimation of left ventricular filling pressure by E/e′ is a powerful predictor of survival after acute myocardial infarction. *J Am Coll Cardiol* 2004;43:360–367.

Kasner M, Westermann D, Steendijk P, et al. Utility of Doppler echocardiography and tissue Doppler imaging in the estimation of diastolic function in heart failure with normal ejection fraction: a comparative Doppler-conductance catheterization study. *Circulation* 2007; 116:637–647.

Lam CS, Roger VL, Rodeheffer RJ, et al. Cardiac structure and ventricular-vascular function in persons with heart failure and preserved ejection fraction from Olmstead County, Minnesota. *Circulation* 2007; 115:1982–1990.

第6章 舒张功能评价
Evaluation of Diastolic Function

表 6-8 超声多普勒参数对舒张功能障碍的预后意义

研 究	参 数	人 群	临界值	结 果
Giannuzzi 等, 1996	DT	508 例, 低 EF	125 ms	无事件生存率: 若 DT > 125ms 为 77%, 若 DT < 125ms 则为 18%
Pozzoli 等, 1997	二尖瓣流入模式	173 例, CHF, 低 EF	对 Δ 载荷的反应	事件发生率: 无反应 RF 为 51%, 有反应 RF 为 19%, 无 RF 为 6%。
Hansen 等, 2001	二尖瓣前向血流模式	311 例, CM	RF 模式 VS 所有其他模式	2 年生存率: RF 情况下 52%, 无 RF 情况下 80%
Bella 等, 2002	E/A	3008 例美国印第安人	异常定义为 < 0.6 或 > 1.5	3 年全因死亡率: 异常 12%, 正常 6%
Hillis 等, 2004	E/e'	250 例, 急性心肌梗死	15	死亡率: > 15 时为 26%, < 15 时为 5.6%
Wang 等, 2005	e'	182 例, EF < 50%	3 cm/s	心脏死亡率: e' < 3 cm/s 时为 32%, e' > 3 cm/s 时为 12%
Dini 等, 2000	DT 和 Ar-A	145 例, CM	DT < 130 ms, Ar-A > 30ms	2 年无事件生存率: 都正常时为 86%, 都异常时为 23%
Okura 等, 2006	E/e'	230 例非瓣膜性 AF 患者	15	死亡率: E/e' > 15 时为 17%, E/e' < 15 时为 4%
Bruch 等, 2007	E/e'	370 例, CM 和 MR	13.5	无事件存活率: E/e' > 13.5 时为 31%, E/e' < 13.5 时为 64%。
Takemoto 等, 2005	LA 容积指数	1375 例老年患者, EF 正常	< 28, 28～37, > 37 ml/m²	心衰的死亡率和风险与 LA 容积直接相关
Soloman 等, 2012	LA 容积指数, E/A, E/e'	300 例伴有 HFpEF 的患者		在一项超过 36 周的研究中, LA 容积中的 Δ 与舒张功能改善和 LVFP 降低相关
Shah 等, 2015	LA 容积指数, E/A, E/e'	239 例伴有 HFpEF 的患者		左心室容积和 E/A 比的增加预示预后较差

AF. 心房颤动; Ar. 肺静脉血流心房逆转; CM. 心肌病; DT. 减速时间; EF. 射血分数; HF. 心力衰竭; HfpEF. 射血分数保留的心力衰竭; LA. 左心房; LVFP. 左心室充盈压; MI. 心肌梗死; MR. 二尖瓣反流; RF. 限制性充盈; 其他缩写见正文
经许可改编自 Nagueh SF, Appleton CP, Gillebert TC, et al. Recommendations for the evaluation of left ventricular diastolic function by echocardiography. *J Am SOC echocardiog*; 2009;22:107–133. © 2009 Elsevier 版权所有

Moller JE, Whalley GA, Dini FL et al. Independent prognostic importance of a restrictive left ventricular filling pattern after myocardial infarction: an individual patient meta-analysis: Meta-Analysis Research Group in Echocardiography acute myocardial infarction. *Circulation* 2008;117:2591–2598

Nagueh SF, Sun H, Kopelen HA, Middleton KJ, Khoury DS. Hemodynamic determinants of mitral annulus diastolic velocities by tissue Doppler. *J Am Coll Cardiol* 2001;37:278–285.

Nishimura RA, Appleton CP, Redfield MM, Ilstrup DM, Holmes DR Jr, Tajik AJ. Noninvasive Doppler echocardiographic evaluation of left ventricular filling pressures in patients with cardiomyopathies: a simultaneous Doppler echocardiographic and cardiac catheterization study. *J Am Coll Cardiol* 1996; 28:1226–1233.

Ommen SR, Nishimura RA, Appleton CP, et al. Clinical utility of Doppler echocardiography and tissue Doppler imaging in the estimation of left ventricular filling pressures: A comparative simultaneous Doppler–catheterization study. *Circulation* 2000;102: 1788–1794.

Pozzoli M, Traversi E, Cioffi G, Stenner R, Sanarico M, Tavazzi L. Loading manipulations improve the prognostic value of Doppler evaluation of mitral flow in patients with chronic heart failure. *Circulation* 1997;95:1222–1230.

预后

Bella JN, Palmieri V, Roman MJ, et al. Mitral ratio of peak early to late diastolic filling velocity as a predictor of mortality in middle-aged and elderly adults: the Strong Heart Study. *Circulation* 2002; 105:1928–1933.

Dokainish H, Zoghbi WA, Lakkis NM, et al. Incremental predictive power of B-type natriuretic peptide and tissue Doppler echocardiography in the prognosis of patients with congestive heart failure. *J Am Coll Cardiol* 2005;45:1223–1226.

Hansen A, Haass M, Zugck C, et al. Prognostic value of Doppler echocardiographic mitral inflow patterns: implications for risk stratification in patients with congestive heart failure. *J Am Coll Cardiol* 2001;37:1049–1055.

Møller JE, Pellikka PA, Hillis GS, Oh JK. Prognostic importance of diastolic function and filling pressure in patients with acute myocardial infarction. *Circulation* 2006;114:438–444.

Wang M, Yip G, Yu CM, et al. Independent and incremental prognostic value of early mitral annulus velocity in patients with impaired left ventricular systolic function. *J Am Coll Cardiol* 2005;45:272–277.

应力测试

Burgess MI, Jenkins C, Sharman JE, Marwick TH. Diastolic stress echocardiography: hemodynamic validation and clinical significance of estimation of ventricular filling pressure with exercise. *J Am Coll Cardiol* 2006;47:1891–1900.

Ha JW, Oh JK, Pelikka PA, et al. Diastolic stress echocardiography: a novel noninvasive diagnostic test for diastolic dysfunction using supine bicycle exercise Doppler echocardiography. *J Am Soc Echocardiogr* 2005;18:63–68.

Obokata M, Kane GC, Reddy YN, Olson TP, Melenovsky V, Borlaug BA. Role of diastolic stress testing in the evaluation for heart failure with preserved ejection fraction: a simultaneous invasive–echocardiographic study. *Circulation* 2017;135:825–838.

Tan YT, Wenzelburger F, Lee E, et al. The pathophysiology of heart failure with normal ejection fraction: exercise echocardiography reveals complex abnormalities of both systolic and diastolic ventricular function involving torsion, untwist, and longitudinal motion. *J Am Coll Cardiol* 2009;54:36–46.

技术和方法

Anderson OS, Smiseth OA, Dokainish H, et al. Estimating left ventricular filling pressure by echocardiography. *J Am Coll Cardiol* 2017;69:1937–1948.

Appleton CP, Hatle LK, Popp RL. Relation to transmitral flow velocity patterns to left ventricular diastolic function: new insights from a combined hemodynamic and Doppler echocardiographic study. *J Am Coll Cardiol* 1988;12:426–440.

Appleton CP, Jensen JL, Hatle LK, Oh JK. Doppler evaluation of left and right ventricular diastolic function: A technical guide for obtaining optimal flow velocity recordings. *J Am Soc Echocardiogr* 1997;10:271–291.

Balaney B, Medvedofsky D, Mediratta A, et al. Invasive validation of the echocardiographic assessment of left ventricular filling pressures using the 2016 diastolic guidelines: head-to-head comparison with the 2009 guidelines. *J Am Soc Echocardiogr* 2018;31:79–88.

Mitter SS, Shah SJ, Thomas JD. A test in context: E/A and E/e′ to assess diastolic dysfunction and LV filling pressure. *J Am Coll Cardiol* 2017;69:1451–1464.

Mullens W, Borowski A, Curtin R, Thomas JD, Tang WH. Tissue Doppler imaging in the estimation of intracardiac filling pressure in decompensated patients with advance systolic heart failure. *Circulation* 2009;119:62–70.

Notomi Y, Martin-Miklovic MG, Oryszak SJ, et al. Enhanced ventricular untwisting during exercise: a mechanistic manifestation of elastic recoil described by Doppler tissue imaging. *Circulation* 2006;113:2524–2533.

Park SJ, Miyazaki C, Bruce CJ, Ommen S, Miller FA, Oh JK. Left ventricular torsion by two-dimensional speckle tracking echocardiography in patients with diastolic dysfunction and normal ejection fraction. *J Am Soc Echocardiogr* 2008;21:1129–1137.

Tsang TS, Barnes ME, Gersh BJ, Bailey KR, Seward JB. Left atrial volume as a morphophysiologic expression of left ventricular diastolic dysfunction and relation to cardiovascular risk burden. *Am J Cardiol* 2002;90:1284–1289.

Wang J, Khoury DS, Yue Y, Torre-Amione G, Nagueh SF. Left ventricular untwisting rate by speckle tracking echocardiography. *Circulation* 2007;116:2580–2586.

Yotti R, Bermejo J, Antoranz JC, et al. A noninvasive method for assessing impaired diastolic suction in patients with dilated cardiomyopathy. *Circulation* 2005;112:2921–2929.

第 7 章
左心房、右心房及右心室
Left and Right Atrium, and Right Ventricle

杨亚利　贺　林　蒋丽丽　译

一、左心房

在超声心动图的早期发展阶段，左心房是最先被识别、记录与分析的心脏结构之一。左心房壁纤薄，房腔近似卵圆形，位于主动脉根部后方及左心室上方，比较容易识别。随着二维超声心动图及多普勒成像技术的出现，使得左心房形状、大小及功能可以得到测量。近年来，应用三维应变成像技术，能够全面解析左心房的结构与功能。

（一）左心房的大小与容积

在心室收缩期，左心房是肺静脉血液回流的储存器，在舒张早期，则成为这些血液的引流通道。而舒张晚期，左心房又作为肌肉泵，在心室收缩与二尖瓣关闭之前完成左心室的充盈。因此，左心房大小与容积的变化过程反映的是其充盈和排空的连续过程，这已成为超声心动图的一个研究热点。

超声心动图可应用胸骨旁长轴及短轴观、心尖四腔和两腔观等多个切面观察左心房（图 7-1），并测量其最大径、最小径、面积及容积。鉴于没有单一切面能够完整反映三维结构的信息，故而推荐采用 2 个或多个切面进行综合分析。

从上述每个切面上都能获得 1 个或多个左心房的内径值，应用轨迹法也可测得左心房的面积。图 7-2A 显示早年应用 M 型超声心动图在胸骨旁切面测量左心房的大小，并假设该测值能反映真实的左心房前、后径。然而，由于 M 型超声心动图不能确定左心房是否正对着扫描平面，因此这个假设存在明显的局限性。例如，如果从较低的肋间隙测量，会斜切左心房，从而高估左心房的前后径。二维超声心动图可确保测量平面正对着左心房，从而避免了上述问题（图 7-2B）。图 7-3 展示了 2 种方法测量左心房的明显区别。图 7-3A 中显示，当测量左心房的部位和方向正确时，测量线为 X（7.0cm），若应用 M 型超声心动图沿取样线测量，则测量结果为 Y（7.8cm）。图 7-3B 是另一例左心房扩大患者，显示了左心房前后径的正确测量方法。

测量左心房大小的另一个难点在于如何精确界定左心房后壁。在许多患者中，经常可以看到沿左心房后壁分布的模糊不清的不规则回声，这可能是伪像或是血液淤滞而造成，通过调节增益或改变探头角度，有时可消除这些回声。钙化的瓣环或房室沟强反射产生的旁瓣效应也可能导致左心房后壁显示不清。

尽管左心房内径与容积明显相关，但没有一个单一内径的数值能够完整地反映左心房的真实大小。这是由于左心房的扩张类型复杂多变，且某种程度取决于主动脉等毗邻结构的限定。升主动脉扩张可导致左心房在前后径方向变形，降主动脉扩张则导致左心房后壁受压（图 7-4）。此外，纵隔占位亦可改变左心房的几何形态。图 7-5 为纵隔淋巴瘤，瘤体压迫左心房致心房完全变形，难以评估其大小，功能亦明显受损。因此，需要多切面观察才能准确评估左心房大小，依赖任何单一切面的测量均存在局限性。

鉴于上述诸多局限性，建议通过测量腔室容积来评价左心房的大小，测量通常在收缩末期二尖瓣即将开放前进行测量。最常用的方法为双平

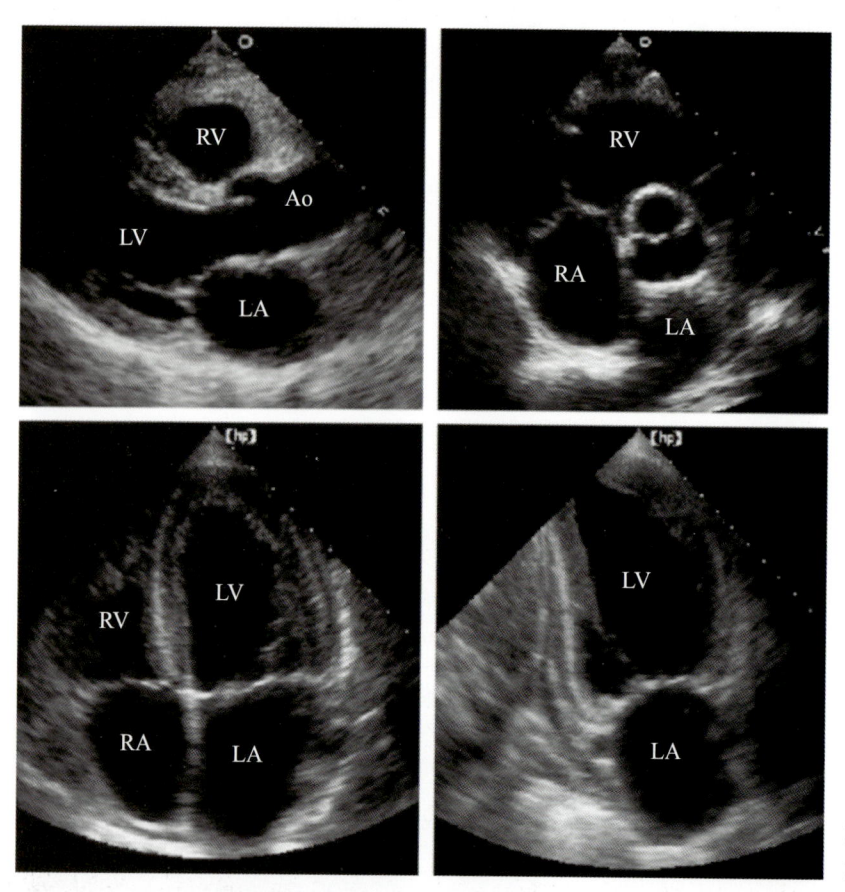

◀ 图 7-1 应用多个不同超声心动图切面观察左心房
RV. 右心室；LV. 左心室；Ao. 主动脉；LA. 左心房；RA. 右心房

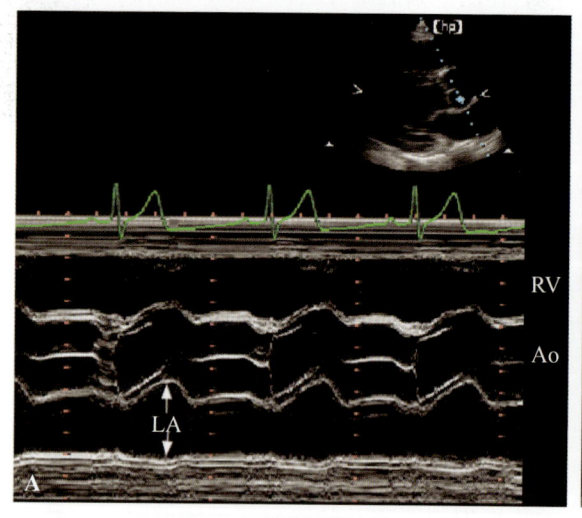

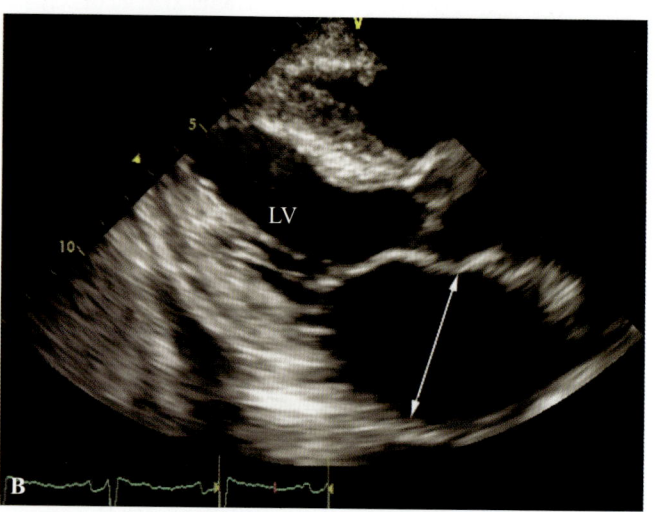

▲ 图 7-2 A 图显示 M 型超声心动图经心底部测量左心房大小；B 图显示应用二维超声心动图准确定位并精准测量。一般在收缩末期左心房容积最大时进行测量
RV. 右心室；Ao. 主动脉；LA. 左心房；LV. 左心室

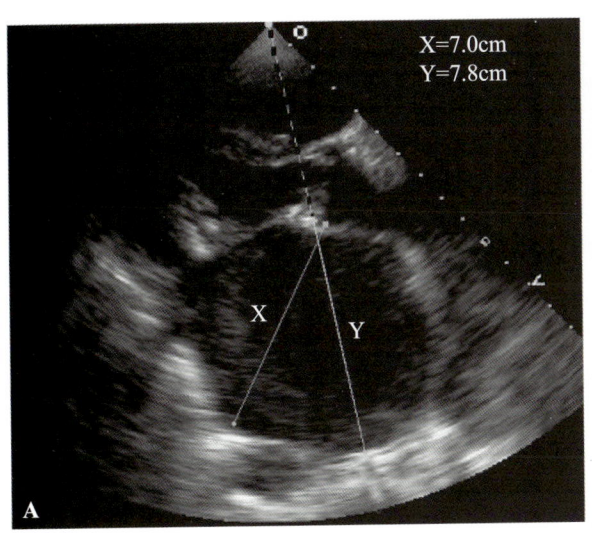

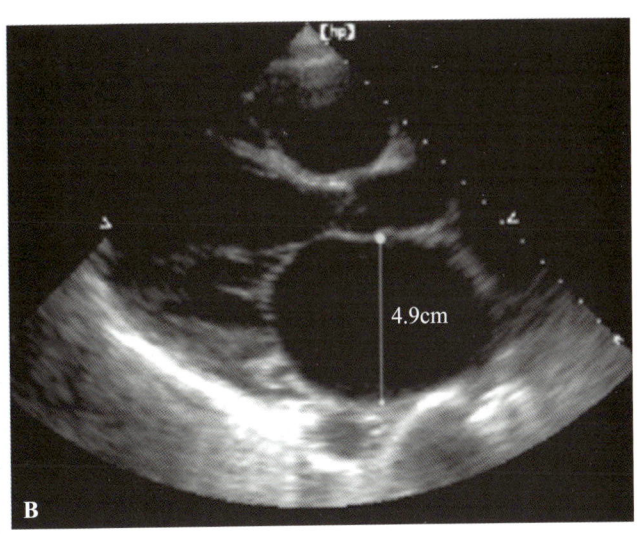

第7章 左心房、右心房及右心室
Left and Right Atrium, and Right Ventricle

▲ 图 7-3 M 型超声心动图的局限性之一为缺乏空间定位，从而导致左心房测量不准确
A. Y（7.8cm）显示使用 M 型进行测量得到的结果，但左心房正确的测量结果应为 X（7.0cm）。二维超声心动图可进行空间定位，避免测量线偏斜。B. 左心房内径的正确测量方法

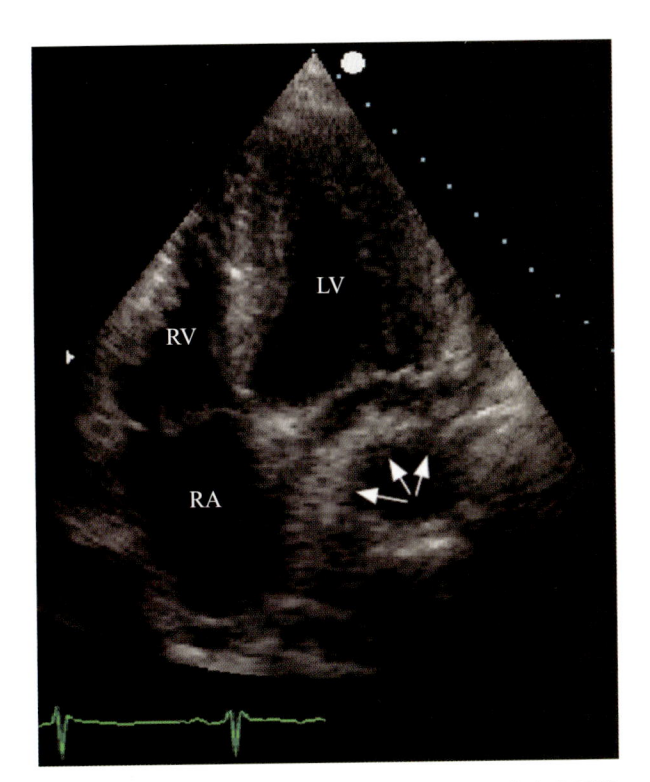

▲ 图 7-4 胸主动脉瘤患者心尖四腔心切面：左心房受降主动脉（箭所示）压迫而变形，表现类似心腔内肿块回声
RV. 右心室；LV. 左心室；RA. 右心房

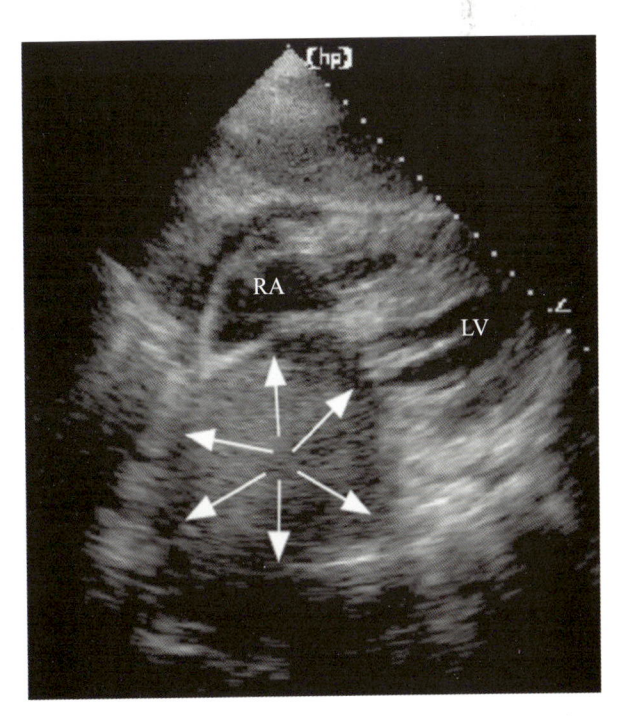

▲ 图 7-5 纵隔淋巴瘤患者剑突下四腔心切面：肿瘤从外压迫左心房，类似左心房占位（箭）
RA. 右心房；LV. 左心室

面面积 - 长度法，即分别在心尖四腔心及两腔心 2 个切面上利用形状描绘法测量左心房面积（图 7-6），随后测量二尖瓣瓣环中点至左心房顶部的距离或长度。若在四腔心切面及两腔心切面中都测量了左心房长度，应采用较短者。左心房容积可由以下公式计算。

$$容积 = \frac{8}{3\pi}[(A_1 \times A_2) \div L] \text{ 或} \quad （公式 7-1）$$
$$容积 = 0.85[(A_1 \times A_2) \div L]$$

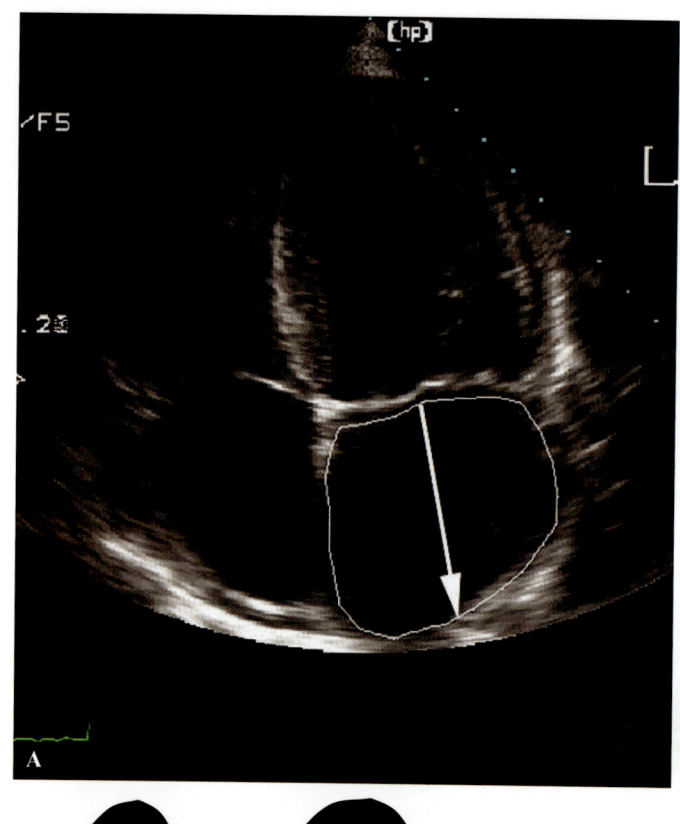

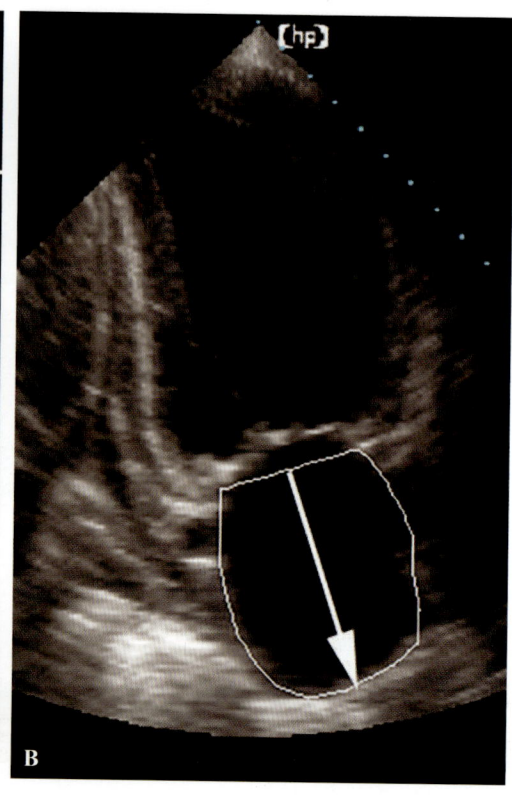

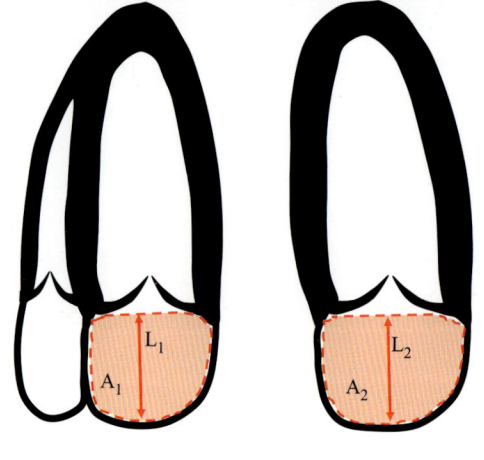

Feigenbaum 超声心动图学（原书第 8 版）
Feigenbaum's Echocardiography (8th Edition)

容积 =0.85[（A₁·A₂）/L]

▲ 图 7-6 左心房容积可通过多种方法进行测量，其中面积 – 长度法最为常用

A. 心尖四腔心切面，左心房面积与长径测量；B. 心尖两腔心切面测量同样参数；C. 通过双平面面积 – 长度法测量左心房容积

A₁、A₂ 为在相交切面测得的左心房面积，L 为左心房长径，0.85 即 8/3π 这一常数。亦有学者采用其他公式，但大多数结果相似。另一种常用方法是双平面圆盘叠加法，计算公式如下所示。

$$容量 = \frac{\pi}{4}(h) \Sigma (D_1)(D_2) \quad （公式 7-2）$$

该公式使用的面积与长轴径线来自四腔及二腔心切面。通过描绘面积，自动获取每个圆盘的横截面积，从而计算得到左心房容积。用体表面积校正该结果后，34ml/m² 为正常值上限。三维超声心动图在左心房容积测量中的应用日益增多，并有望在未来成为首选测量方法。近期应用这些技术的许多研究均证实，左心房容积在判断不同疾病的预后方面具有重要临床价值。

一些间接测量方法也可用于评估左心房的大小，例如，临床上常用主动脉根部与左心房前后径的比值作定性评估。在正常人群中，该比值约为 1 : 1，其显著变化提示左心房大小异常。与之类似，房间隔凸向右心房侧可提示左心房扩大和（或）左心房压力增高（图 7-7），这一征象在心尖四腔心切面最容易识别。最后，亦有左心耳孤立性扩张的报道。尽管经食管超声心动图是探查左心耳瘤样扩张的最佳方法，但经胸超声心动图也可观察到该病变。

总而言之，在绝大多数情况下，超声心动图的检查内容都应包括左心房大小的测量。尽管使用左心房内径评估左心房的大小有一定局限性，可能存在误差，但其操作简便，且一直为临床研究中所采用。但是，正常的左心房呈球形，如果其出现变形时，则仅用内径不能准确反映心腔大小。因此，目前认为测量左心房容积更能准确反映左心房大小，临床价值更高。尽管目前多使用二维图像来测量左心房容积，但在将来，三维超声心动图可能最终会成为首选方法。

（二）左心房功能

左心房功能并非常规评估内容，但其确实与多种疾病状态相关。目前可以通过二维成像、应变及多普勒技术对左心房功能进行评估。心电图 P 波代表心房的收缩，出现在舒张晚期，与二尖瓣关闭前左心室充盈的最后阶段相对应，即为我们熟悉的二尖瓣瓣口血流多普勒频谱的 A 波。A 波峰速与 A 波时间速度积分均与左心房收缩程度相关。左心房收缩协调性丧失（如心房颤动）时，A 波消失，有时表现为小 F 波。由此可见，多普勒频谱的 A 波与心电图的 P 波分别代表了心房收缩的机械活动与电活动。在多数病例中，他们的出现或消失相互关联，窦性心律时均存在，心房颤动时均消失。图 7-8 展示了 3 例心房颤动患者电复律前（下图）后（上图）的二尖瓣血流频谱。病例 C 表明一旦恢复窦性心律，即会出现 A 波。然而，这种关联并非总是存在，如病例 B 所示，心脏刚刚复律后，在左心房恢复协调的机械功能前，电活动可能已经恢复，心电图上 P 波已经产生，但多普勒频谱 A 波较小或消失。

最近，斑点追踪应变成像技术已被应用于左心房的心肌力学研究。与左心室一样，可以获得整个心动周期的纵轴应变及应变率曲线，并可测量左心房局部与整体纵轴应变及应变率值，目前已经发表其正常参考值，也证实了测量的可重复性。尽管应变的测量在技术上具有一定难度，但该指标是评价左心房功能失调的高敏感、低特异性参数。它与慢性左心房功能失调的其他指标（如左心房容积和压力等）均存在相关性，似乎也能在相对早期观察左心房功能失调。就具体应用而言，在心房颤动等多个领域正在开展应变的研究中，应变值被认为可能是心房颤动治疗效果或消融是否成功的预测因子。另一个大有前景的研究领域是射血分数保留型心力衰竭（HFpEF），左心房应变异常可能有助于区分舒张功能异常的患者和真正的 HFpEF 患者。

应用经食管超声心动图可评价左心耳功能。将取样容积置于左心耳开口处，应用脉冲多普勒成像，可测得心房收缩期的最大流速（图 7-9），

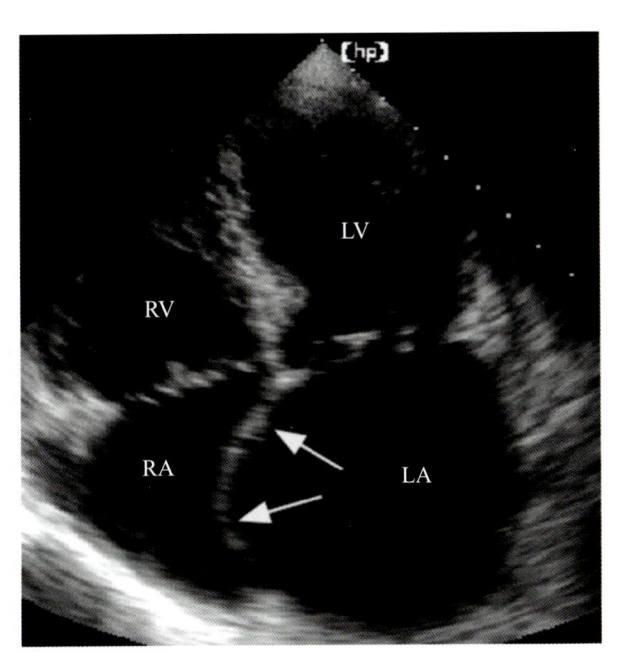

▲ 图 7-7 房间隔形态反映了左、右心房间的压力差。上图中，房间隔（箭）凸向右心房侧，提示左心房压力增高

RV. 右心室；LV. 左心室；RA. 右心房；LA. 左心房

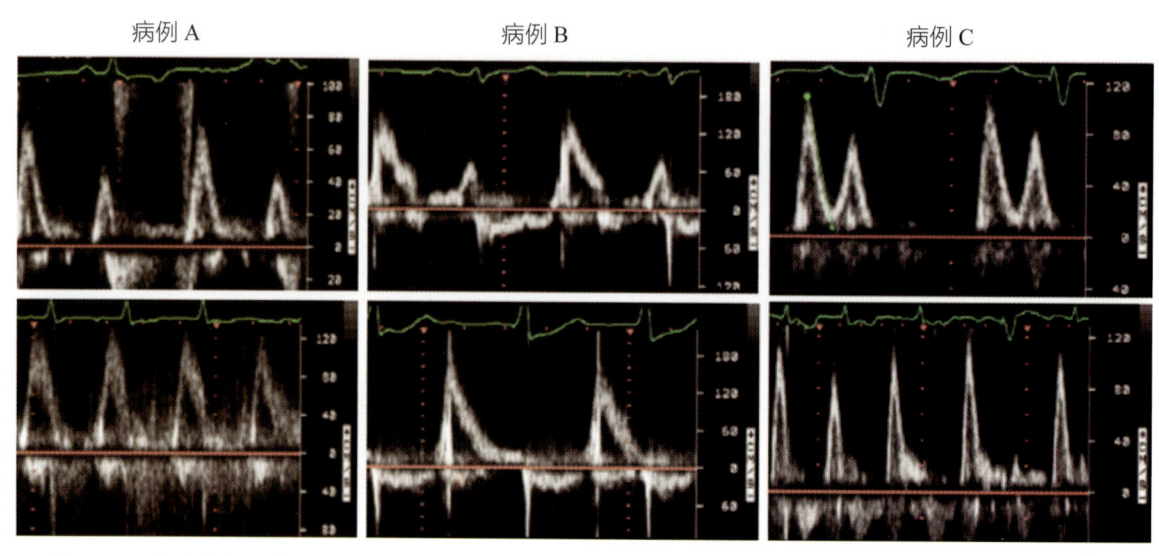

▲ 图 7-8 3例心房颤动患者心脏电复律前（下图）后（上图）二尖瓣瓣口血流频谱。心房颤动发作时心房收缩波（A 波）均消失，恢复窦性心律后，心房功能都得到了很大程度的恢复

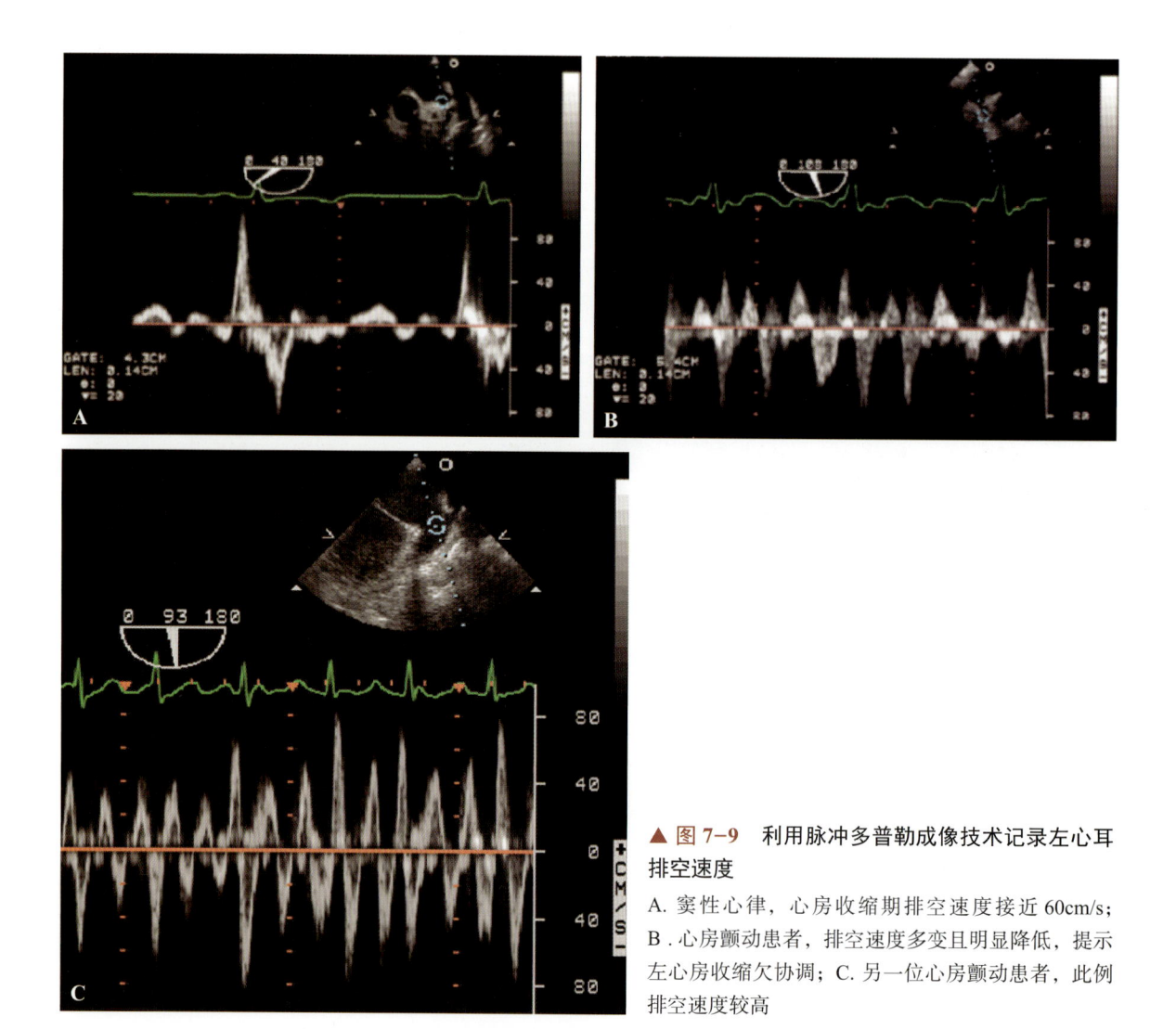

▲ 图 7-9 利用脉冲多普勒成像技术记录左心耳排空速度

A. 窦性心律，心房收缩期排空速度接近 60cm/s；B. 心房颤动患者，排空速度多变且明显降低，提示左心房收缩欠协调；C. 另一位心房颤动患者，此例排空速度较高

第 7 章　左心房、右心房及右心室
Left and Right Atrium, and Right Ventricle

该流速与心耳收缩或排空力有关。正常人的左心耳排空速度＞50cm/s，而心房颤动患者的排空速度显著降低，这种变化与左心房血栓形成倾向及血栓栓塞风险相关。

累及左心耳的最重要的病变是血栓形成，它是二尖瓣狭窄或心房颤动的常见并发症，导致系统性栓塞事件（特别是卒中）的风险增高。因此，左心耳血栓的检出至关重要，这也是进行超声心动图检查最常见的原因之一。经胸超声心动图并不是最理想的手段，不应依赖该方法确诊或排除左心房血栓。经食管超声心动图可经多个切面清晰显示左心耳，因而能够非常精准地检测左心房血栓。左心耳位于左上肺静脉下方，两者由一嵴性组织隔开，有时该嵴性组织非常突出，可能与异常肿块或血栓相混淆。彩色多普勒有助于分辨左心耳与肺静脉（图 7-10 和图 7-11）。为了准确排除血栓，应彻底探查左心耳，此时需要对左心耳内细小的梳状肌与血栓进行鉴别。由于大多数患者的左心耳呈多叶状，故应多切面检查、全面评估（图 7-12）。

二、房间隔

房间隔异常较为常见，且通常为先天性，包括卵圆孔未闭（patent foramen ovale，PFO）、房间隔缺损（见第 19 章）和房间隔膨胀瘤。卵圆孔未闭极为常见，成人发生率25%～30%。和房间隔缺损不同，卵圆孔未闭表现为第一房间隔与第二房间隔未能完全融合，导致左右心房之间存在不连续的双向分流，虽然房间隔显示为连续性完整，但超声增强或彩色多普勒都可证实存在过隔分流。有时，由于呼吸运动引起左右心房间压差改变，可在房间隔两层之间间歇性看到隧道样缝隙。卵圆孔未闭通常伴有房间隔运动幅度增大，房间隔膨胀瘤为其极端表现形式。虽然经胸

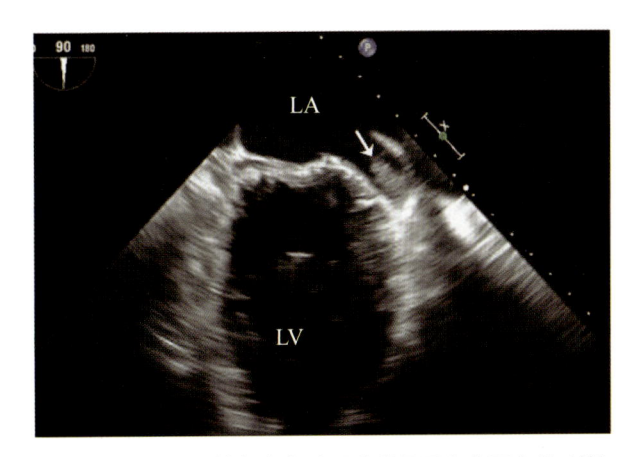

▲ 图 7-11　经食管超声心动图清晰显示左心耳血栓（箭）1 例
LA. 左心房；LV. 左心室

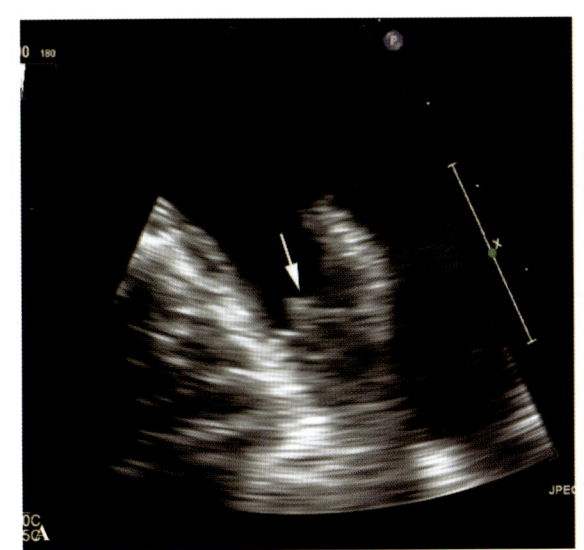

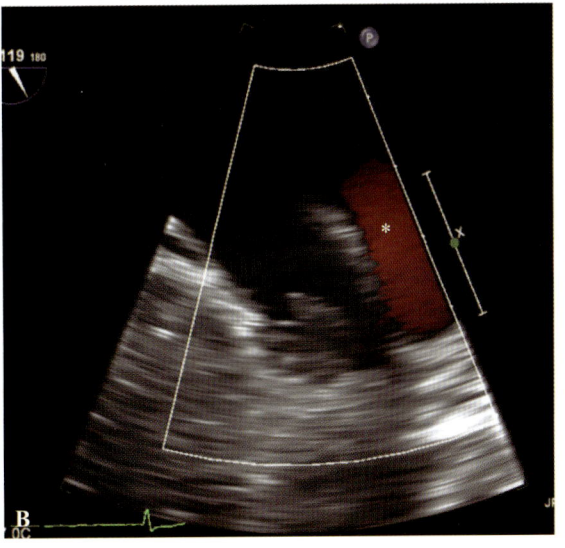

▲ 图 7-10　A 图为左心耳血栓（箭）放大切面，左心耳位置毗邻左上肺静脉；B 图显示左上肺静脉彩色血流信号（*）正好位于左心耳上方

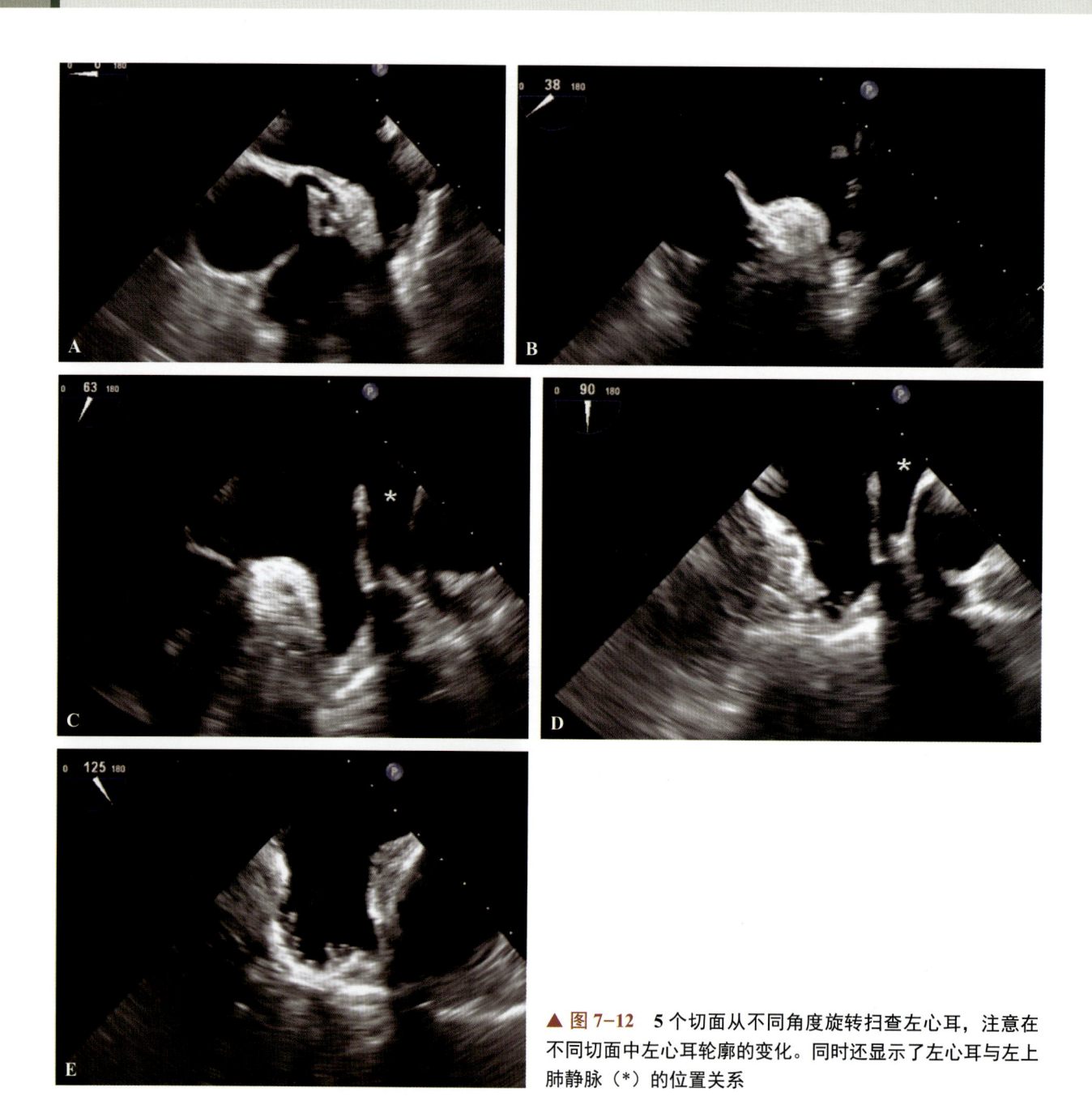

▲ 图 7-12 5 个切面从不同角度旋转扫查左心耳，注意在不同切面中左心耳轮廓的变化。同时还显示了左心耳与左上肺静脉（*）的位置关系

超声心动图可以观察到卵圆孔未闭的存在（图 7-13），但经食管超声心动图更为敏感，其评估也更加完整。为了准确诊断卵圆孔未闭，必须首先对房间隔进行全面的检查，然后进行超声增强、彩色多普勒成像或者两者同时应用。房间隔右向左分流受呼吸影响，故表现为间歇性分流，一旦增强剂出现在右心房，3~4 个心动周期内即应观察到分流。通常左心房内的微泡出现于某一时相，且具有呼吸依赖性。图 7-14 展示了 1 例卵圆孔未闭患者明显的过隔分流。图 7-15 为经食管超声心动图检测到的 1 例 PFO。密集的增强剂充盈了右心房，同时可清晰显示气泡穿过房间隔出现在左心房。尽管无法对分流准确定量，但超声增强可根据 3~4 个心动周期中左心房出现的气泡数量粗略估计分流量。图 7-16 为 1 例 PFO 合并房间隔活动度过大，可清晰观察到分流束通过隧道样连续中断。更多有关使用超声增强技术评估分流的内容请见第 3 章。

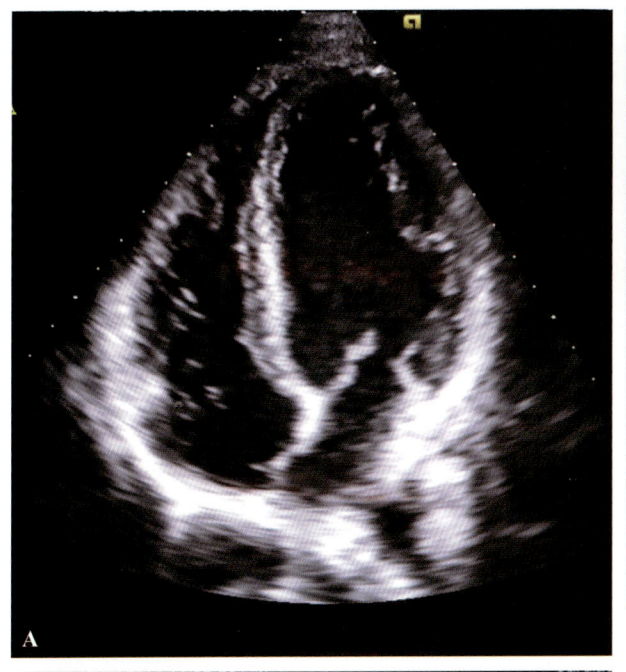

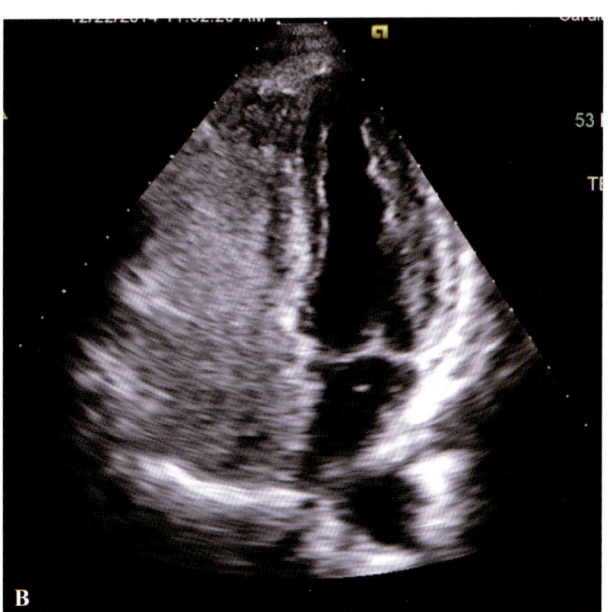

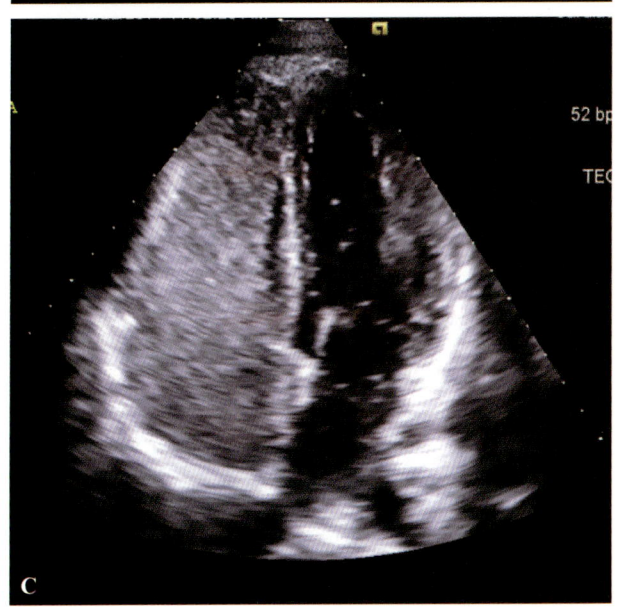

第 7 章 左心房、右心房及右心室
Left and Right Atrium, and Right Ventricle

▲ 图 7-13 1 例小卵圆孔未闭患者注射振荡生理盐水后的图像。对比剂进入右心（A）后，气泡顺序出现于左心房（B）及左心室（C）

在＞4 个心动周期之后左心房才出现增强剂，提示经肺分流可能，通常是通过肺动 – 静脉畸形分流。鉴别该病变与卵圆孔未闭存在困难，但在大多数经肺分流病例中，增强剂首先出现在右心房，数个心动周期后，可见连续、均匀的分流进入左心房后部（图 7-17）。应用经食管超声心动图更易对其进行区分，存在卵圆孔未闭时，可直接观察到穿过房间隔的气泡（如图 7-15）。图 7-18 记录了 1 例卵圆孔未闭合并肺动静脉畸形患者的实时成像，可见增强剂迅速充盈右心房，数个心动周期后，含气泡的血液经肺静脉涌入左心房内。

房间隔膨胀瘤是指房间隔中段组织冗长，导致局部组织过度活动（图 7-19）。由于房间隔正常情况下有一定运动，故而房间隔膨胀瘤的诊断标准为瘤体距房间隔平面的最大距离＞10mm。瘤体的运动反映了左、右心房间的相对压差，因此在整个心动周期内，瘤体通常会摆动于左右心房之间。在图 7-20 中，卵圆窝部位的冗长的房

201

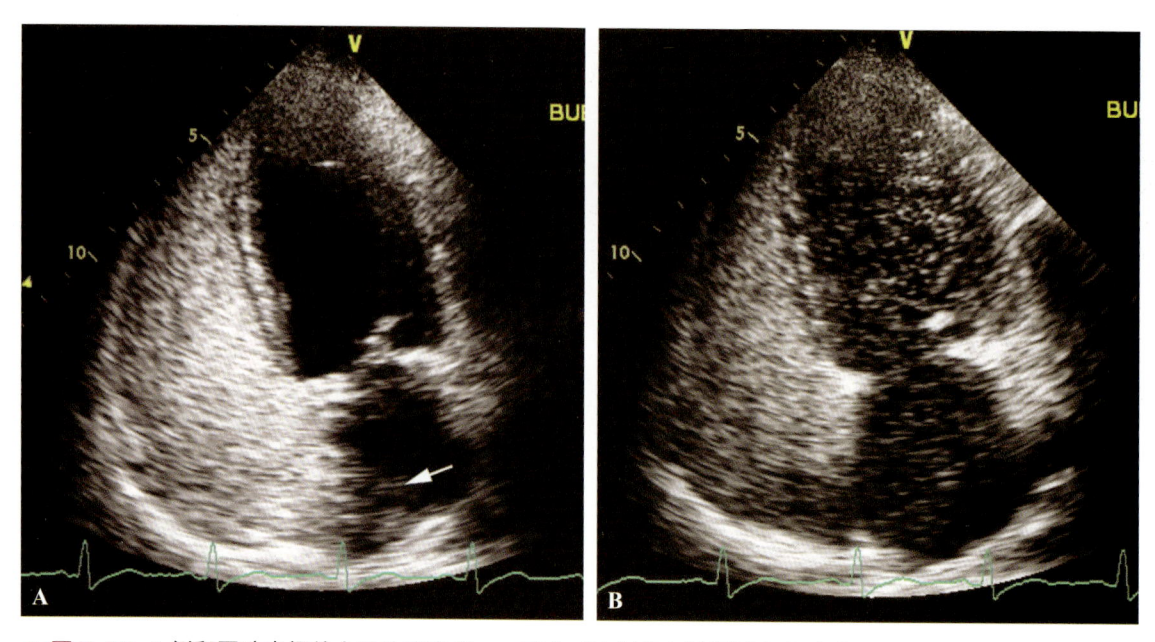

▲ 图 7-14 1 例卵圆孔未闭并大量分流患者，一团含对比剂的血液通过卵圆孔进入左心房（A，箭），数个心动周期内（B），气泡充满左心

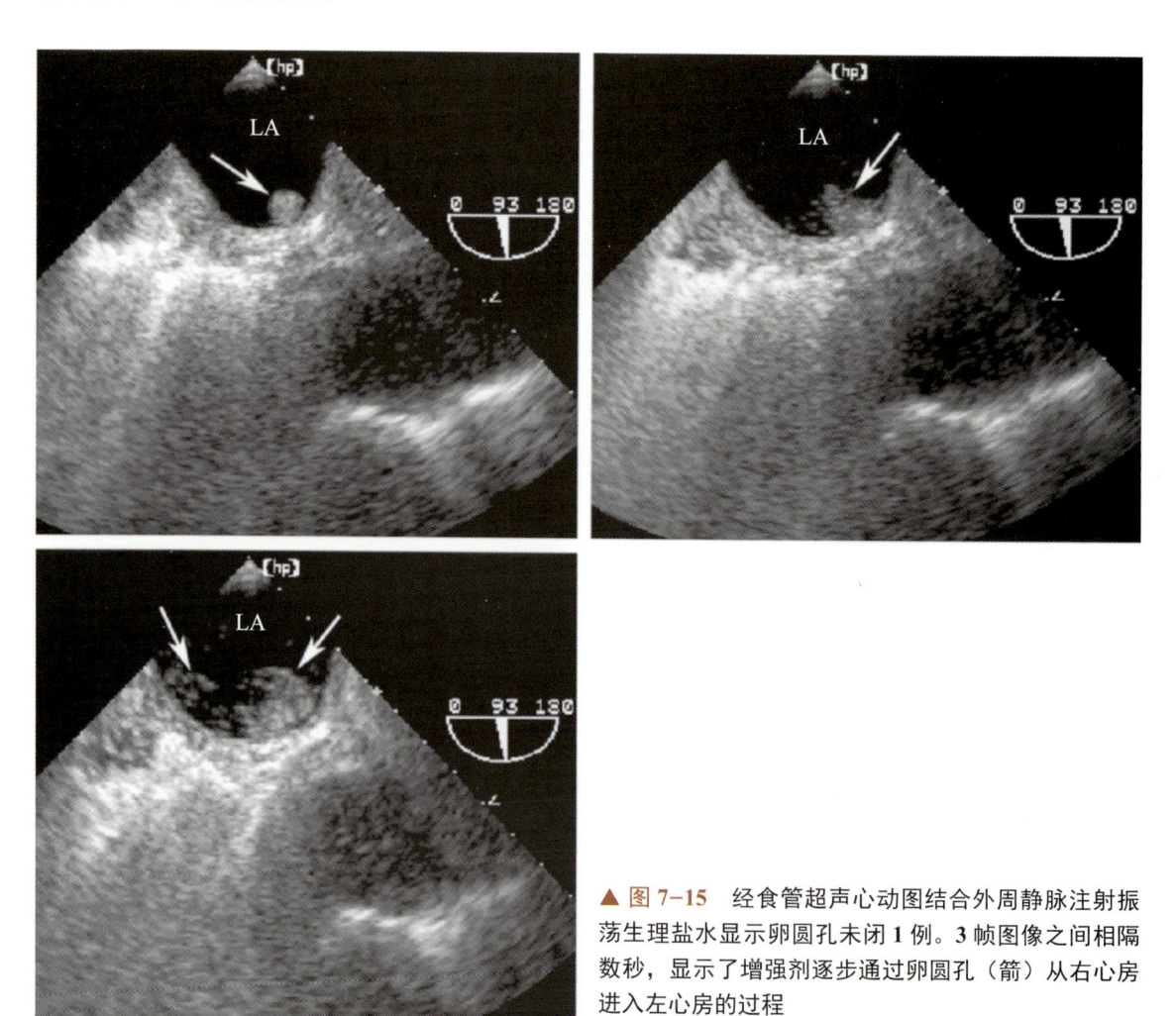

▲ 图 7-15 经食管超声心动图结合外周静脉注射振荡生理盐水显示卵圆孔未闭 1 例。3 帧图像之间相隔数秒，显示了增强剂逐步通过卵圆孔（箭）从右心房进入左心房的过程
LA. 左心房

第 7 章 左心房、右心房及右心室
Left and Right Atrium, and Right Ventricle

间隔组织左右摆动，反映了左右心房间压力的相对变化。图 7-21 和图 7-22 为房间隔膨胀瘤膨向右心房。在图 7-22 中，冗长的房间隔膨胀瘤组织在舒张期几乎穿过三尖瓣。

经胸超声心动图可从胸骨旁心底短轴切面或心尖四腔心切面识别房间隔膨胀瘤，但在经食管超声心动图，四腔心切面更容易显示该征象。除了全面评估瘤体的运动（图 7-23）外，还可应用彩色多普勒血流成像技术或更为准确的声学增强技术判断是否存在分流。75% 的房间隔膨胀瘤患者合并卵圆孔未闭或房间隔缺损，近期研究发现房间隔膨胀瘤合并卵圆孔未闭与血栓栓塞风险增加相关。由于卵圆孔未闭的存在可能会改变治疗方案，发现房间隔膨胀瘤后，推荐进行静脉生理

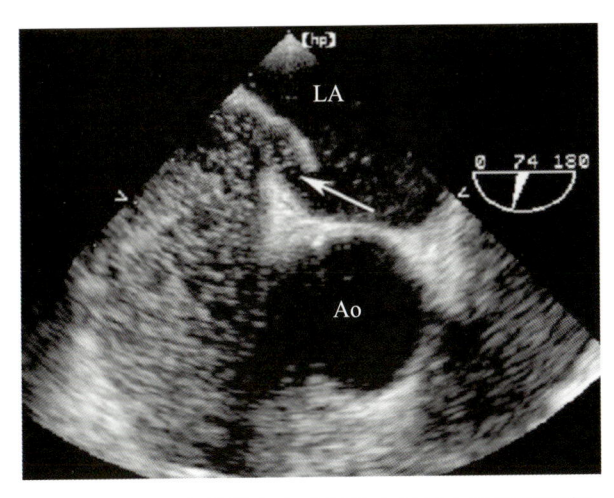

▲ 图 7-16 经食管超声心动图检查过程中注射增强剂，显示卵圆孔未闭。此例房间隔活动增强，可清晰显示房间隔上的隧道样缝隙（箭）以及气泡经卵圆孔右向左分流
LA. 左心房；Ao. 主动脉

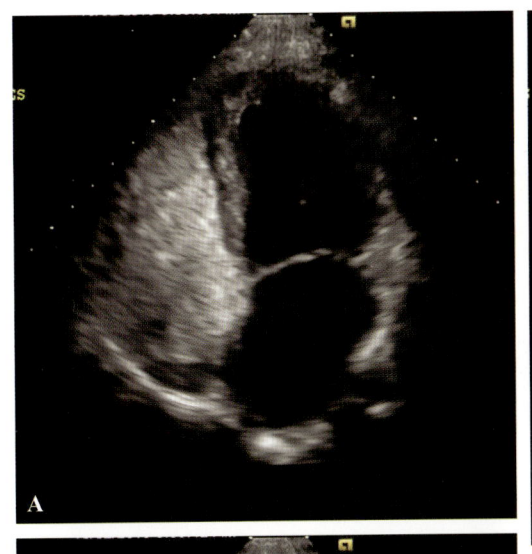

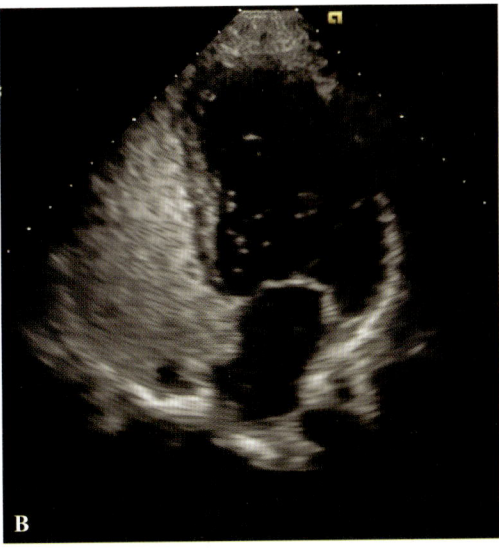

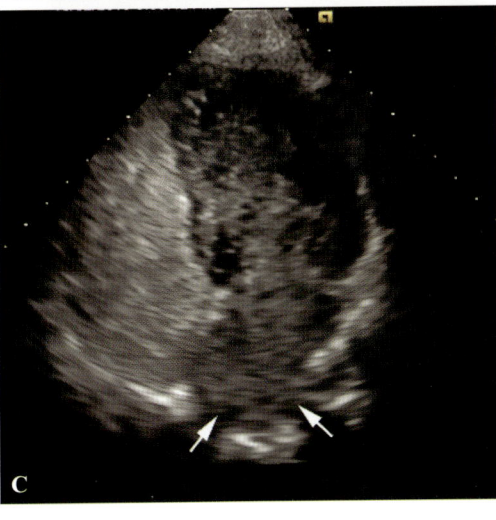

▲ 图 7-17 肺动-静脉畸形导致经肺分流 1 例
A. 静脉注射后，对比剂充盈右心；B. 几个心动周期后，左心可见数个气泡；C. 接着 2 个心动周期后，大量对比剂充盈左心房与左心室，可以看到增强剂通过肺静脉进入左心房（箭）

203

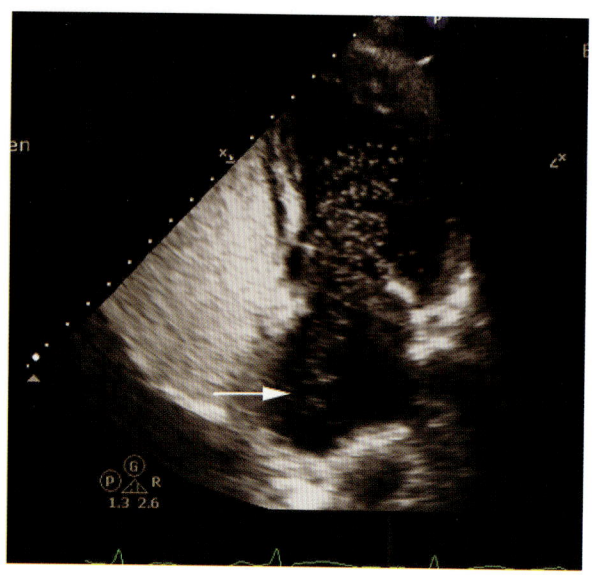

Feigenbaum 超声心动图学（原书第 8 版）
Feigenbaum's Echocardiography (8th Edition)

▲ 图 7-18 小卵圆孔未闭合并经肺分流患者
动态观察时 2 个心动周期内，可见早期即有少量气泡穿过房间隔进入左心房（箭）。数个心动周期之后，可见更多对比剂进入左心，但后进入的增强剂来源于肺静脉，而非卵圆孔

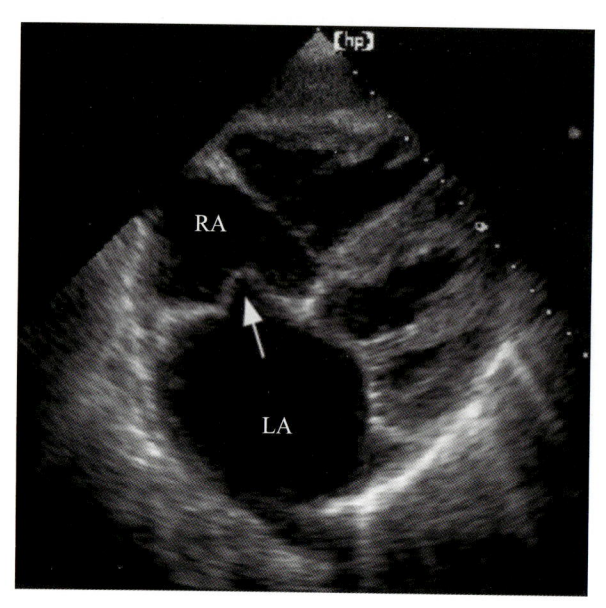

▲ 图 7-19 剑突下四腔心切面显示房间隔膨胀瘤（箭）突向右心房
RA. 右心房；LA. 左心房

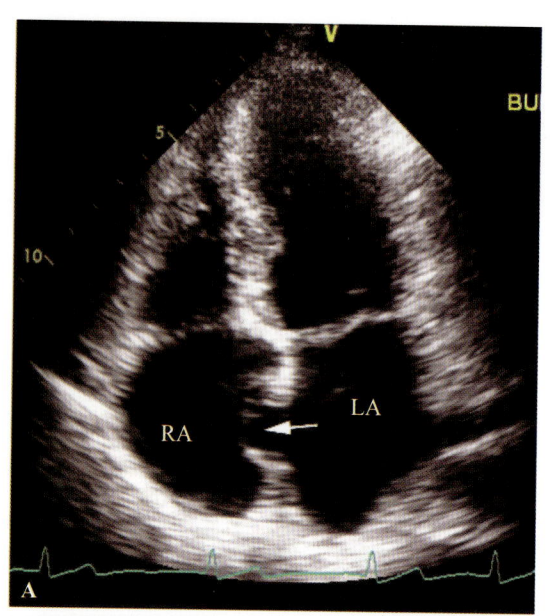

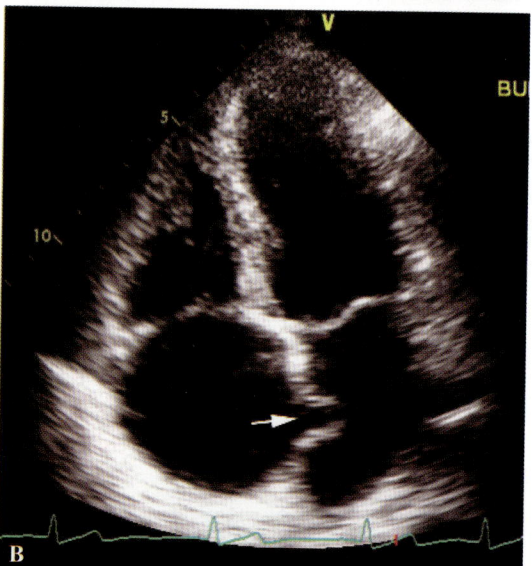

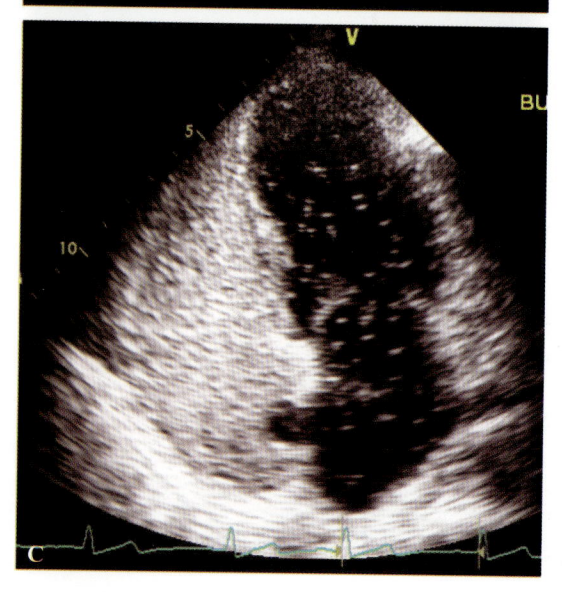

▶ 图 7-20 1 例房间隔膨胀瘤（箭）分别膨入右心房（A）和左心房（B）。通过超声增强检查，可以看到间歇性分流通过未闭的卵圆孔
RA. 右心房；LA. 左心房

盐水造影，以明确是否合并卵圆孔未闭。此外，还应仔细检查膨入左侧及右侧的瘤体内是否存在血栓。

房间隔脂肪瘤样肥厚是一种继发性改变，与房间隔上部和下部组织的脂肪浸润有关，通常不累及卵圆窝。这种浸润特点在图像上表现为"哑铃型"征象，如果出现这一征象，可以明确诊断为脂肪瘤样肥厚（图 7-24）。偶尔也会发生弥漫性的房间隔脂肪浸润，需与恶性肿瘤或血栓鉴别，MRI 成像可能有助于鉴别脂肪组织与肿瘤和（或）血栓。

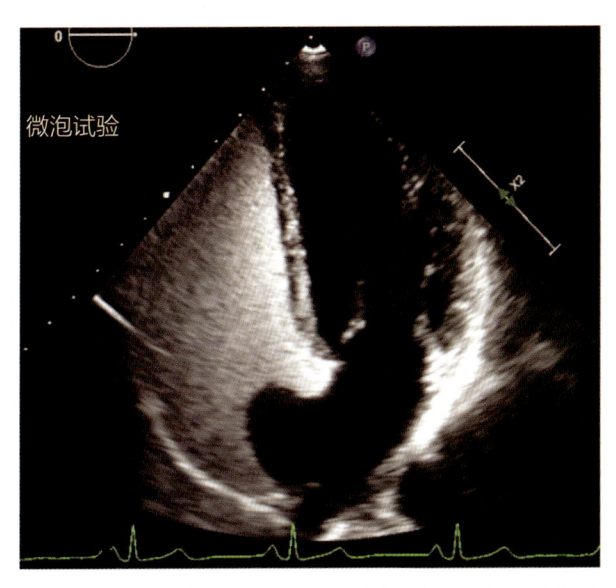

三、肺静脉

在大多数正常人中，肺血流经 4 支肺静脉汇入左心房，这 4 支肺静脉均自左心房后壁上部进入左心房。左肺静脉由侧面进入，而右肺静脉汇入部位相对居中。经胸超声四腔心切面通常可以看到 1~2 支肺静脉进入左心房（图 7-25），该切面还可测量肺静脉血流。建议先用彩色多普勒血流成像找到 1 支或多支肺静脉，然后将取样容积置于肺静脉的左心房入口处，获得肺静脉血流频谱（图 7-26）。"螃蟹切面"是显示肺静脉的一个特殊切面，将探头置于胸骨上窝并向后倾斜，可见左心房后壁刚好位于右肺动脉下方，少部分患者可探及肺静脉。

经食管超声心动图可以更加完整地显示进入左心房的肺静脉开口，多数情况下 4 支肺静脉均可显示。显示左肺静脉时，应使用垂直切面，探头朝向患者左侧（图 7-27），可将左心耳作为寻找左上肺静脉的标志，随后，继续向左转动探

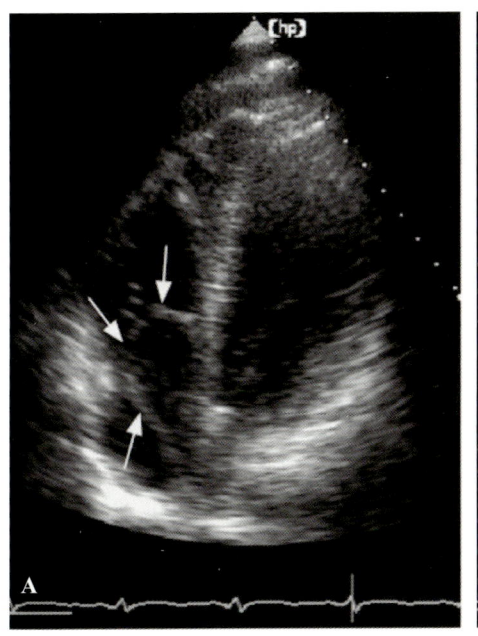

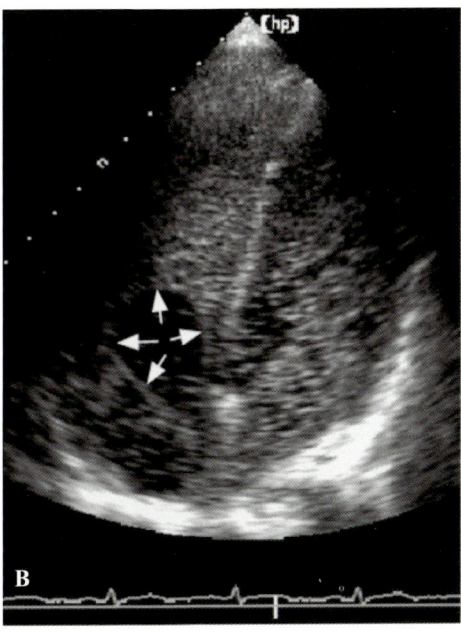

▲ 图 7-21 巨大房间隔膨胀瘤 1 例，含增强剂血液勾勒出膨入右心房的瘤体形态，没有证据表明存在 PFO

◀ 图 7-22 A. 心尖四腔心切面显示 1 例房间隔膨胀瘤的极端表现，瘤体呈"风袋"样膨入右心房，且部分穿过三尖瓣瓣口（箭）；B. 注入增强剂后，从右心房进入右心室的对比剂描绘出"风袋"的轮廓。此外，卵圆孔未闭导致部分增强剂进入左心

Feigenbaum 超声心动图学（原书第 8 版）
Feigenbaum's Echocardiography (8th Edition)

头，则可见左下肺静脉；显示右肺静脉时，切面角度应选择 45°～60°，顺时针旋转探头，探头指向患者右侧，通常可以同时显示 2 支右肺静脉，呈 "V" 字形汇入左心房（图 7-28）。

正常肺静脉血流呈三相：收缩期前向（肺静脉流入左心房）血流、舒张早期前向血流和舒张晚期左心房收缩后的逆向（左心房流入肺静脉）血流（图 7-29A）。收缩期与舒张期血流峰速比

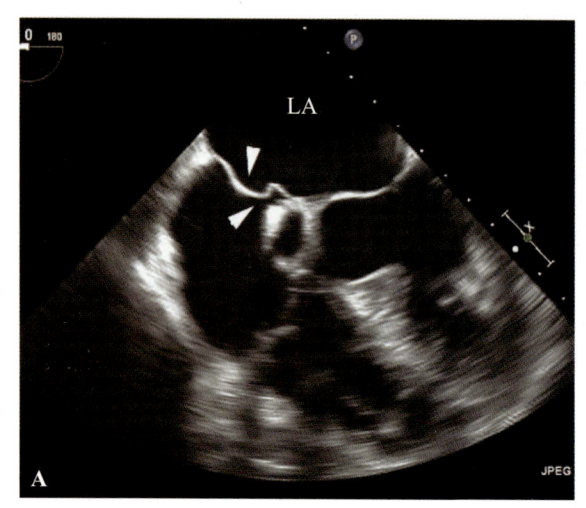

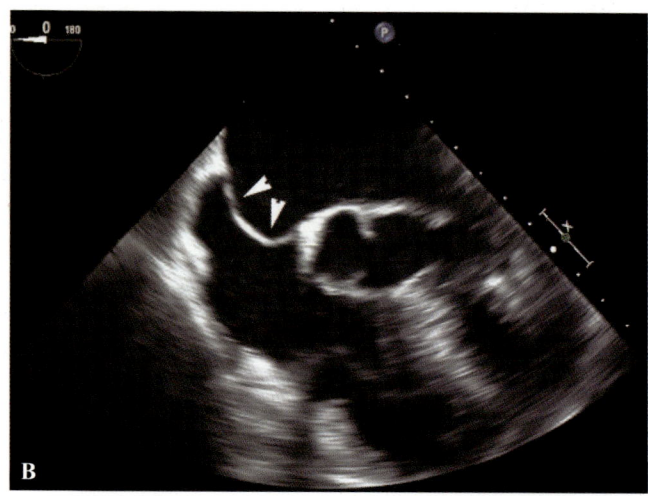

▲ 图 7-23 经食管超声心动图显示了房间隔冗长、运动幅度增强（箭头），房间隔组织的运动与呼吸周期有关
LA. 左心房

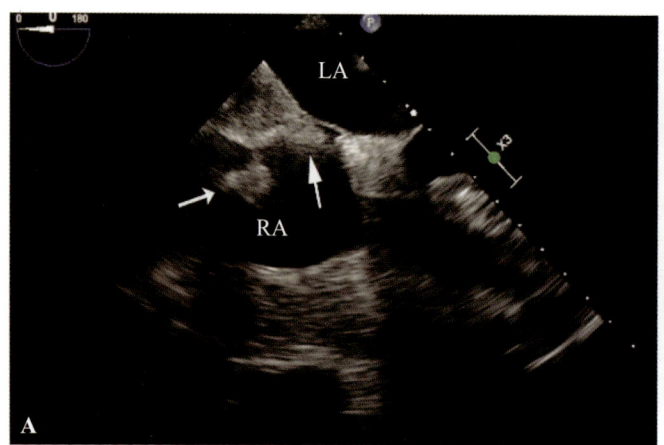

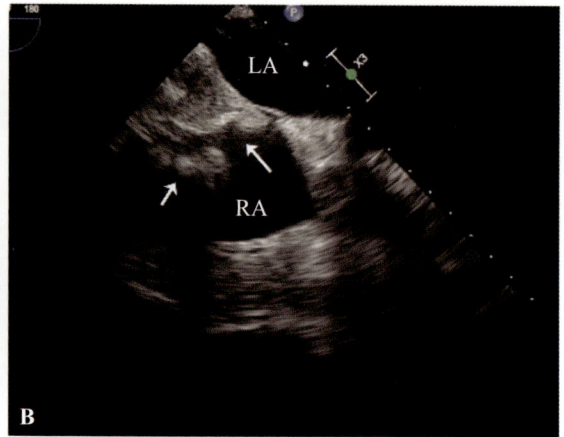

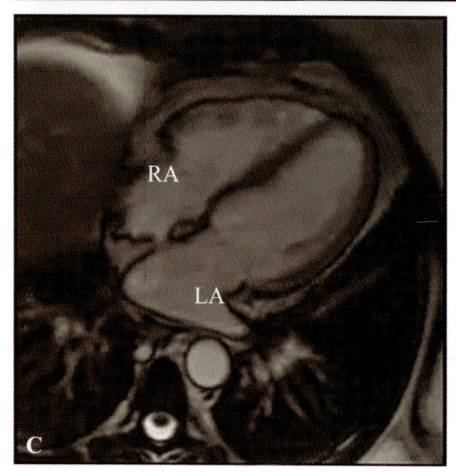

▲ 图 7-24 房间隔脂肪瘤样肥厚的极端表现，来源于一位有心悸症状的年轻女性。经食管超声心动图显示房间隔肥厚，卵圆窝未受累（A），此外，可见活动性的圆形团块（箭）附着于脂肪瘤样组织上（A 和 B）。MRI 证实心房肿块为与房间隔相延续的球形脂肪组织
LA. 左心房；RA. 右心房

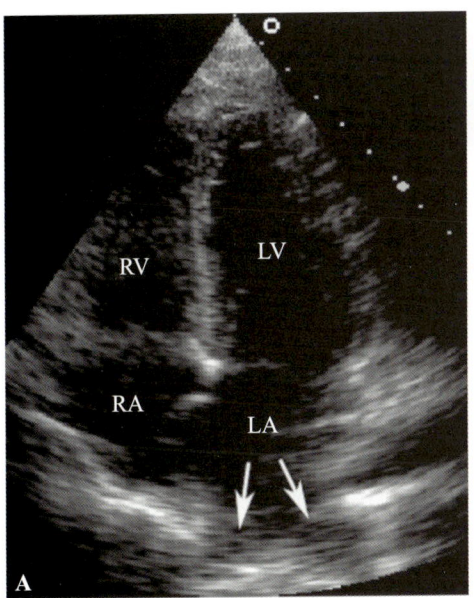

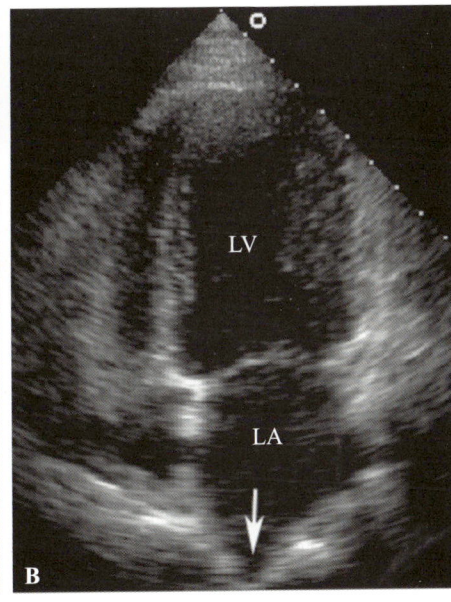

第7章 左心房、右心房及右心室
Left and Right Atrium, and Right Ventricle

◀ 图 7-25 心尖四腔心切面（A）与两腔心切面（B）显示左心房顶部的肺静脉开口（箭）
RV. 右心室；LV. 左心室；RA. 右心房；LA. 左心房

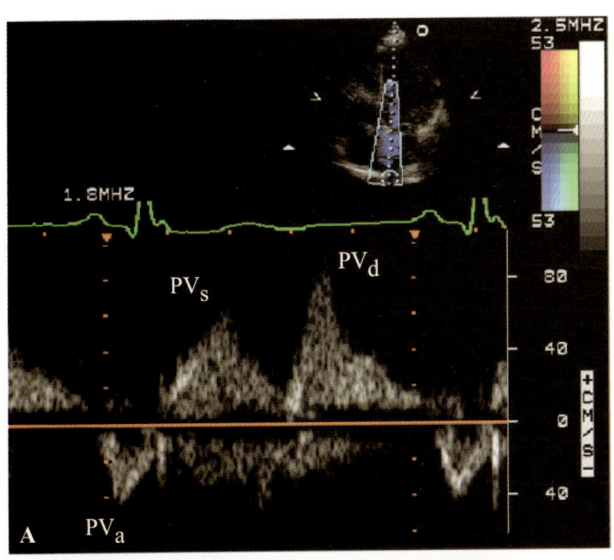

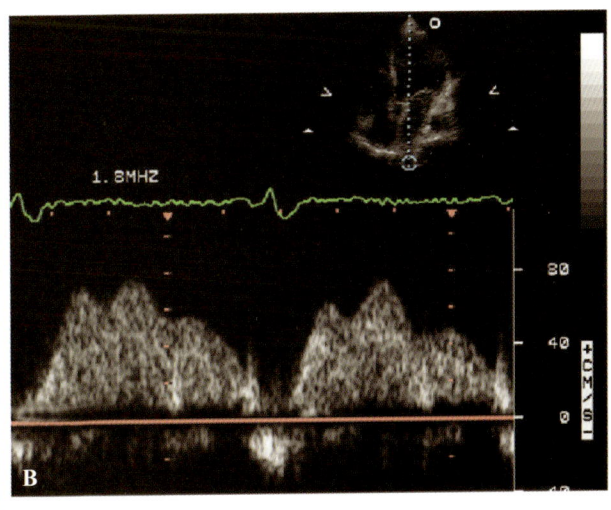

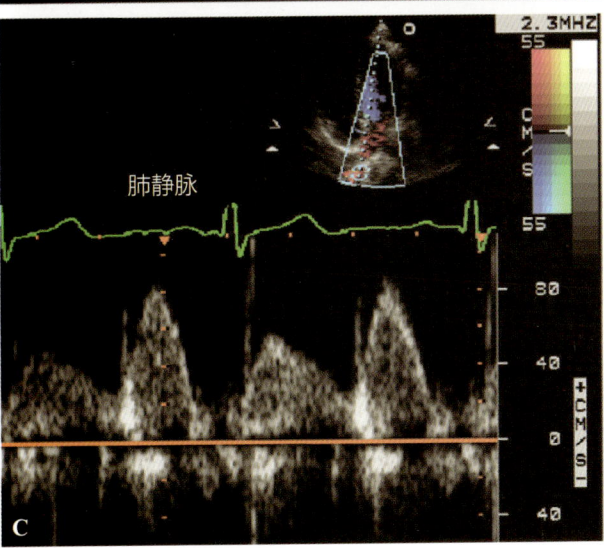

▲ 图 7-26 经胸超声心动图记录的肺静脉血流频谱
A. 频谱呈三相波，分别是收缩期前向波（PV$_s$）、舒张期前向波（PV$_d$）和心房收缩期逆向波（PV$_a$）；B. 收缩期前向波包含 2 个不同的波速成分；C. 舒张期血流的比例相对增加

207

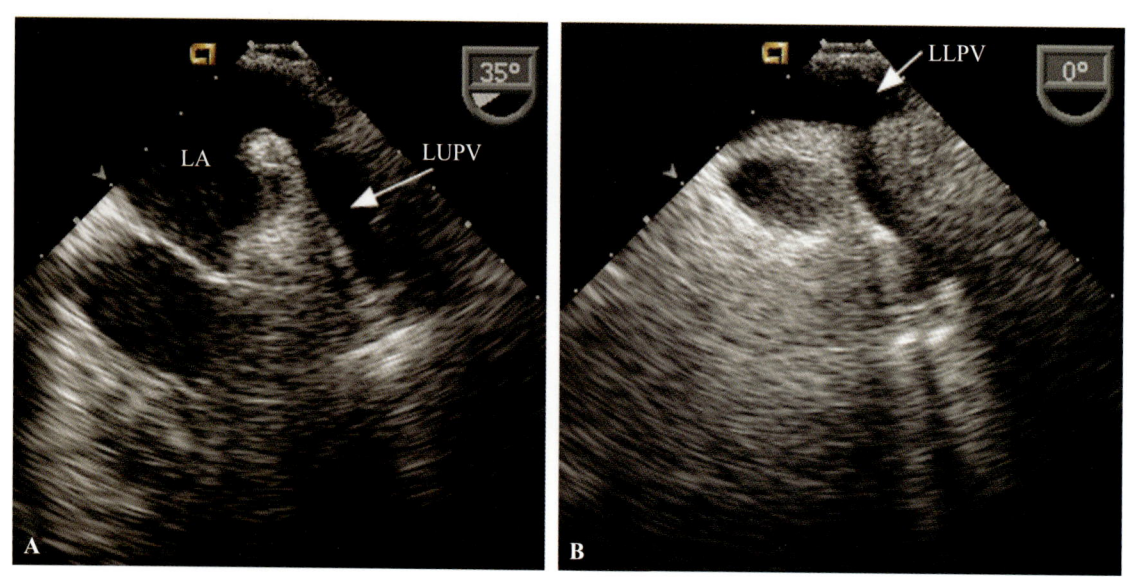

▲ 图 7-27 经食管超声心动图显示左上肺静脉（LUPV）（A）及左下肺静脉（LLPV）（B）进入左心房

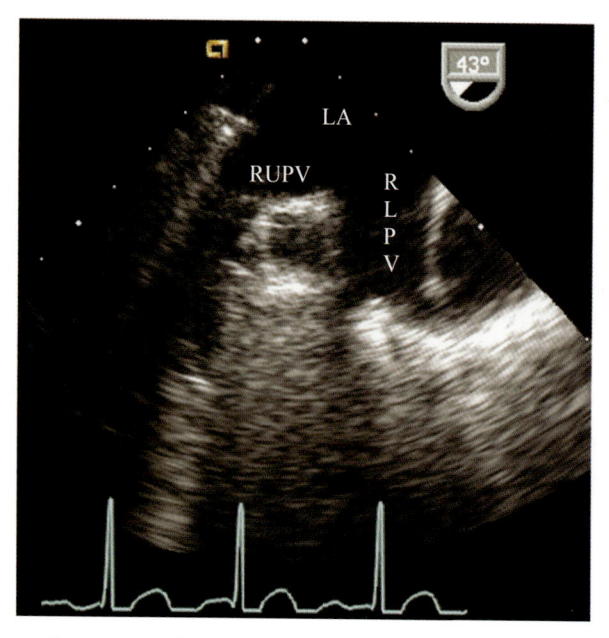

▲ 图 7-28 经食管超声显示右下肺静脉（RLPV）与右上肺静脉（RUPV）进入左心房

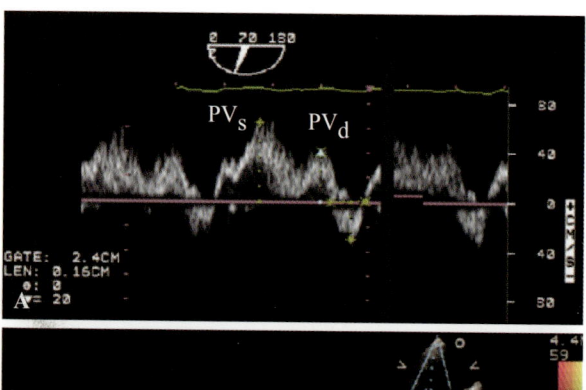

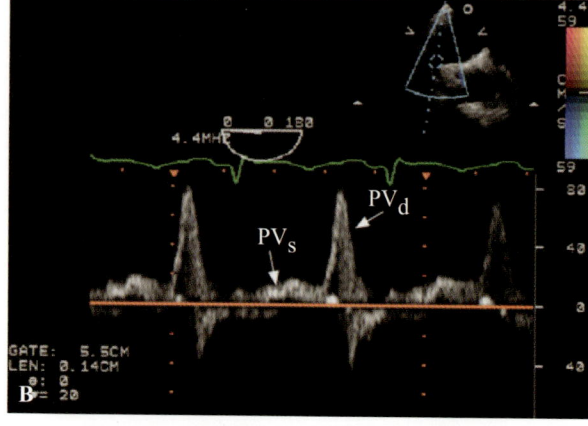

▲ 图 7-29 经食管超声心动图记录肺静脉血流
A. 正常肺静脉血流频谱；B. 左心衰导致左心房压力升高的患者，前向血流中，收缩期血流（PV_s）减少而舒张期血流（PV_d）增加

值（S/D）及肺静脉血流反向 A 波的持续时间（Ta）是评价左心室舒张功能不全的重要参数（详见第 6 章）。此外，重度二尖瓣关闭不全患者中在收缩晚期可观察到肺静脉内反向血流，二尖瓣狭窄、缩窄性心包炎和限制型心肌病等多种疾病也伴有肺静脉血流的异常。图 7-29B 显示 1 例缺血性心肌病伴有左心室充盈压增高的患者的异常肺静脉血流，血流充盈几乎全在舒张期，提示左心室充盈压异常增高及限制性充盈障碍。肺静脉狭窄可为先天性或获得性病变，图 7-30 为心房颤动消融导致肺静脉狭窄的病例，彩色多普勒显

示肺静脉的加速湍流信号，而频谱多普勒进一步证实了狭窄存在。图 7-31 显示 1 例高血流动力学状态患者肺静脉血流速度增加。最后，需要指出的是，经食管超声心动图对于确诊肺静脉畸形引流（无论是单纯性或是合并房间隔缺损）具有极高的应用价值。

四、右心房

右心房壁薄，呈卵圆形，接收上、下腔静脉及冠状静脉窦的回流血液。它包含数个不同的解剖结构，可经多切面显示。尽管右心房扩大常伴有右心室衰竭以及右心室容量与压力负荷过大，但右心房自身的大小与功能却尚未同其他心腔一样得到深入研究。通常在心尖四腔心切面或剑突下切面进行右心房测量，一般对其内径进行测量，正常值范围已有文献报道。此外，应用平面法测量右心房面积，从而更直接地评估心腔面积与容积。测量时间点为收缩末期三尖瓣开放之前，测量方法与图 7-32 和图 7-33 所示左心房测量方法类似。以下右心房容积公式适用于四腔心切面单平面面积 – 长度法。

$$容量 = \frac{8}{3\pi} \times (A^2/L) \qquad (公式\ 7-3)$$

临床工作中，通常在心尖四腔心切面目测比较左、右心房的大小。如果右心房看上去比左心房大，可定性诊断为右心房扩大。与左心房相似，右心房亦可能被肝脏或纵隔等心外结构压迫。这时鉴别心外结构压迫与心内肿物可能存在困难。图 7-34 为 1 例肝脏肿瘤压迫右心房，可

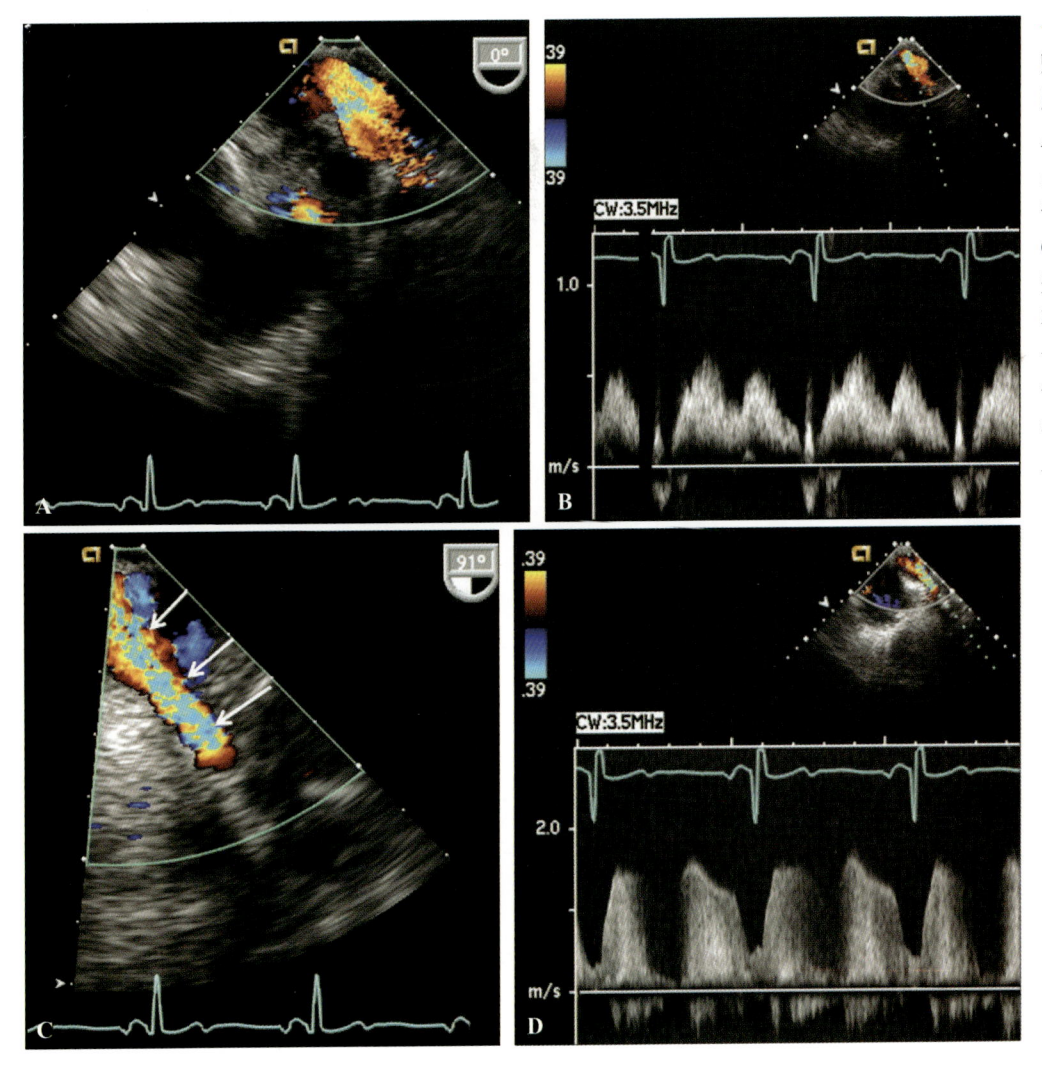

◀ 图 7-30 心房颤动消融术致肺静脉狭窄 1 例

A 与 B. 显示了未受累肺静脉的正常多普勒血流及频谱图；C. 来自同一患者，受累肺静脉彩色多普勒显示为高速湍流信号（箭）。D. 频谱多普勒证实存在狭窄，收缩期与舒张期前向血流均加速

见肿瘤导致右心腔变形，并使房间隔突向左心房侧的，实时观察可以看到该肿瘤位置固定，不随心脏运动而运动。图 7-35 为 1 例右心房黏液瘤，虽然不如左心房黏液瘤常见，但两者外观与特征相似。图 7-36 为 1 例转移性黑色素瘤，瘤体占据了部分右心房，并侵犯房间隔。

右心房内可出现多种解剖变异，偶尔被误诊为病理结构，包括下腔静脉瓣与 Chiari 网。下腔静脉瓣为一瓣膜残迹，胚胎期引导下腔静脉血液穿过卵圆孔至左心房，又称为右窦静脉瓣或欧氏瓣，正常情况下，此结构在胚胎发育过程中逐渐退化。若未正常退化，则可能导致不同程度的多种异常表现，轻者表现为下腔静脉瓣冗长（无病理意义），重者表现为右心房腔内部分或完整隔

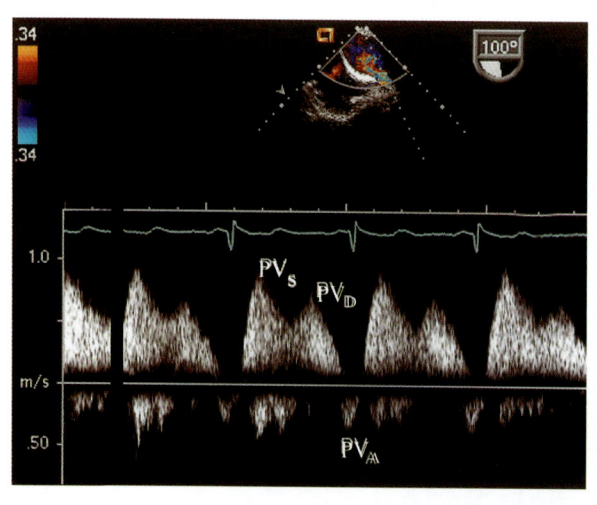

▲ 图 7-31 经食管超声心动图记录左上肺静脉血流频谱。本例患者为高血流动力学状态，导致肺静脉血流速度中度增快

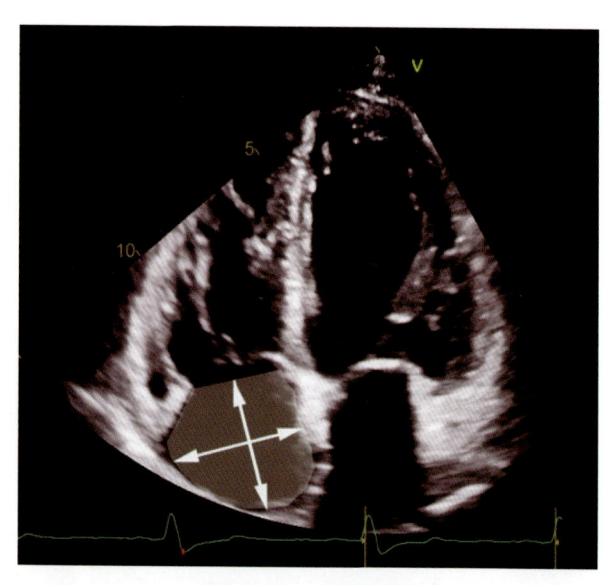

▲ 图 7-33 右心房内径与面积测量示例（详见正文）

长径和横径线性尺寸
长径 < 5.3cm
横径 < 4.4cm

右心房面积
面积 < 18cm²

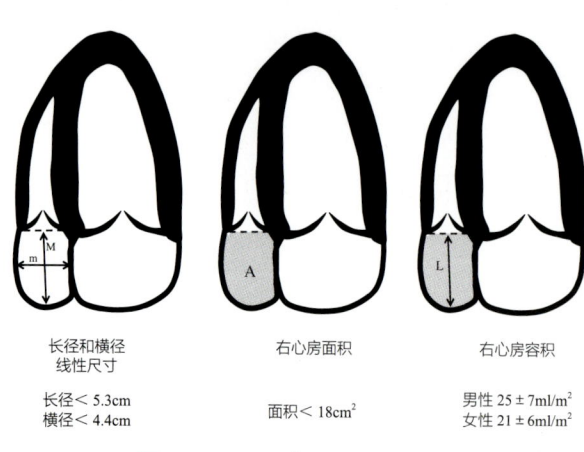

右心房容积
男性 25 ± 7ml/m²
女性 21 ± 6ml/m²

▲ 图 7-32 不同方法测量右心房大小
左图示右心房的内径测量，包括长径（M）与横径（m）。中图为四腔心切面上，应用平面法测量右心房面积。右图为应用单平面面积-长度法测量右心房容积，可用体表面积校正。每种方法的正常值范围见图例下方

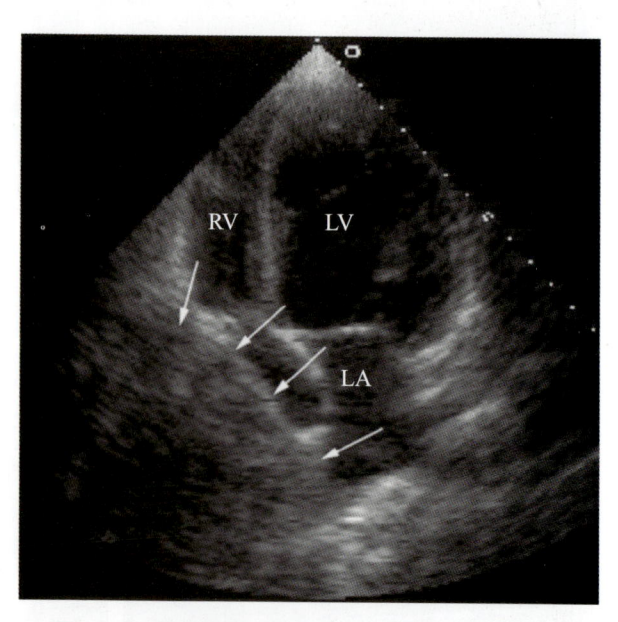

▲ 图 7-34 肝脏肿瘤（箭）压迫右心房，表现类似右心房肿块
RV. 右心室；LV. 左心室；LA. 左心房

210

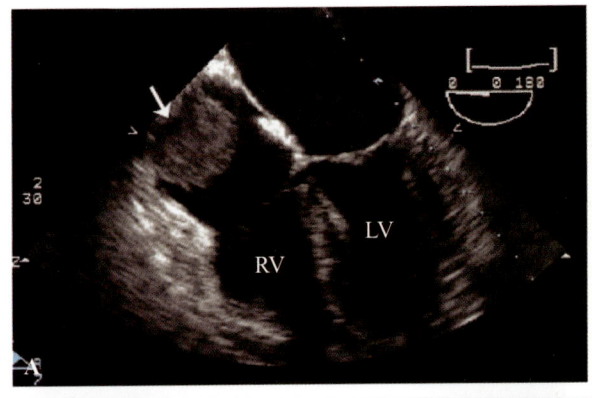

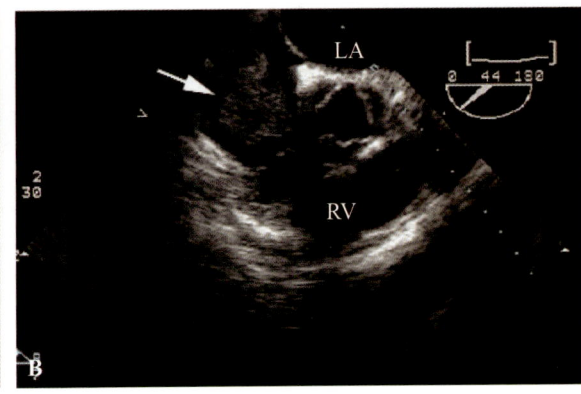

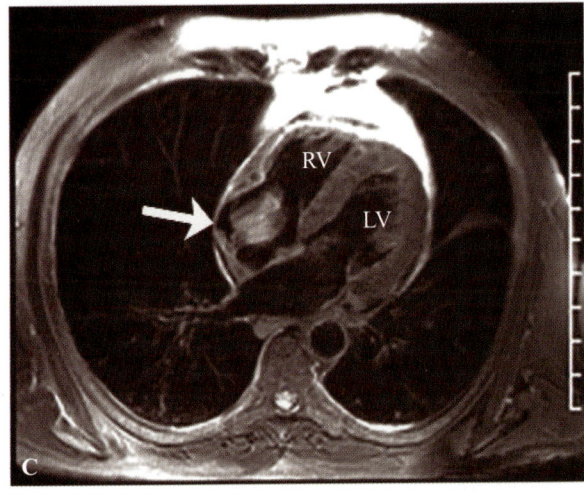

第 7 章 左心房、右心房及右心室
Left and Right Atrium, and Right Ventricle

▲ 图 7-35 经食管超声心动图显示 1 例巨大右心房黏液瘤。四腔心切面（A）可见瘤体位于心腔上部，短轴切面（B）上瘤体看似充满右心房，但未见附着部位。进行 MRI 成像，可见肿瘤经瘤蒂（箭）连于右心房顶壁（C）
RV. 右心室；LV. 左心室；LA. 左心房

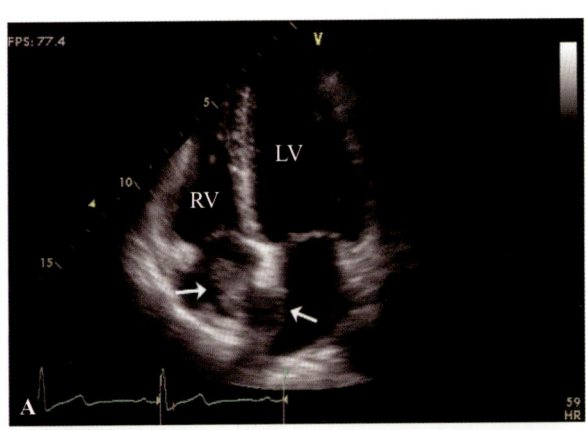

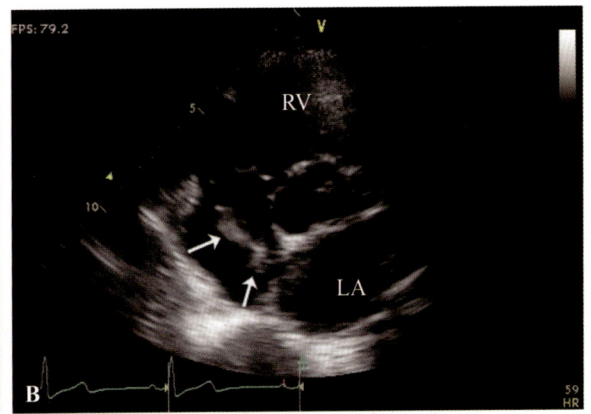

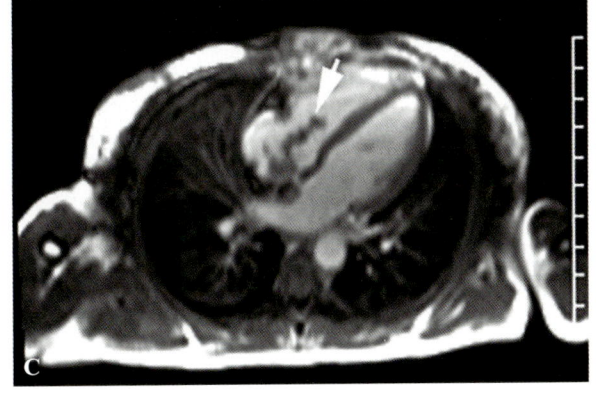

▲ 图 7-36 1 例巨大转移性肿瘤延伸至右心房并侵犯房间隔。四腔心切面（A）可能将其与黏液瘤或跨立于左右心房间的血栓混淆。短轴切面（B），肿瘤大块、不规则的外形及其扭曲正常房间隔的特性提示了恶性可能。MRI 成像（C，箭）更好地显示了肿块形态。手术发现其为转移性黑色素瘤
RV. 右心室；LV. 左心室；LA. 左心房

211

膜，也被不恰当地称为右心房之房心。下腔静脉瓣是沿下腔静脉后壁走行至卵圆孔边缘的固定的突起结构，胸骨旁左心长轴切面基础上声束向中部倾斜，在右心室流入道切面上最易观察，其位于下腔静脉的右心房开口处（图 7-37）。下腔静脉瓣大小差异较大，从不甚明显到颇为突出，尽管它通常固定不动，但偶尔也能观察到它在右心房内的独立运动，可能与肿瘤、赘生物或血栓相混淆（图 7-38）。较大的下腔静脉瓣可以改变右心房内的血流方向，如图 7-39 所示，右心房被突出的下腔静脉瓣几乎完全分隔，进行超声增强检查时，这可能导致房间隔缺损的假阴性或假阳性诊断。例如，血流的流动效应可能导致房间隔附近出现不含对比剂的血液，错误提示左向右分流。

Chiari 网为起源于下腔静脉口附近的纤细膜性结构，是冠状静脉窦瓣，活动度较大且通常有孔隙，在右心房内的附着部位多变（图 7-40），有时易与下腔静脉瓣混淆，但 Chiari 网更加纤薄，活动度更大。与下腔静脉瓣类似，它几乎没有临床意义，但可能被误认为赘生物或血栓等病理结构。

（一）右心房血栓

血栓可发生于右心房或右心耳内，通常继发于心房颤动。经胸超声心动图显示右心耳存在困

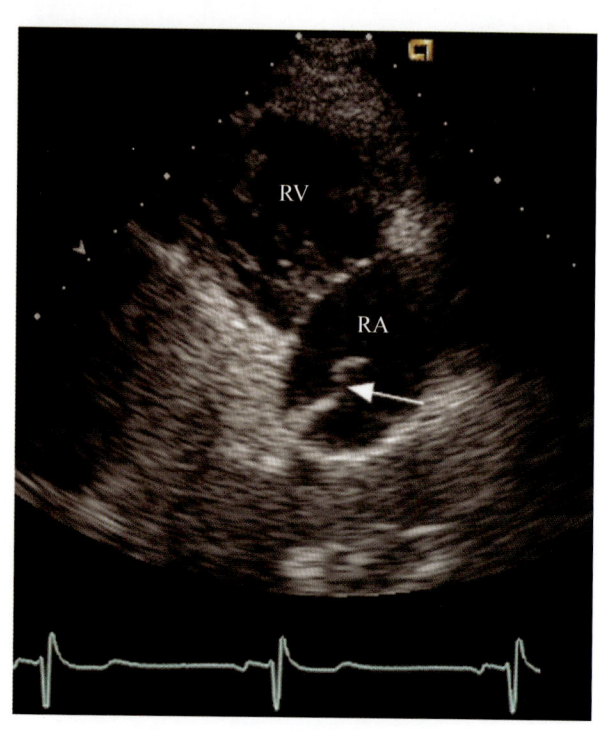

▲ 图 7-38 1 例冗长的下腔静脉瓣（箭）
RV. 右心室；RA. 右心房

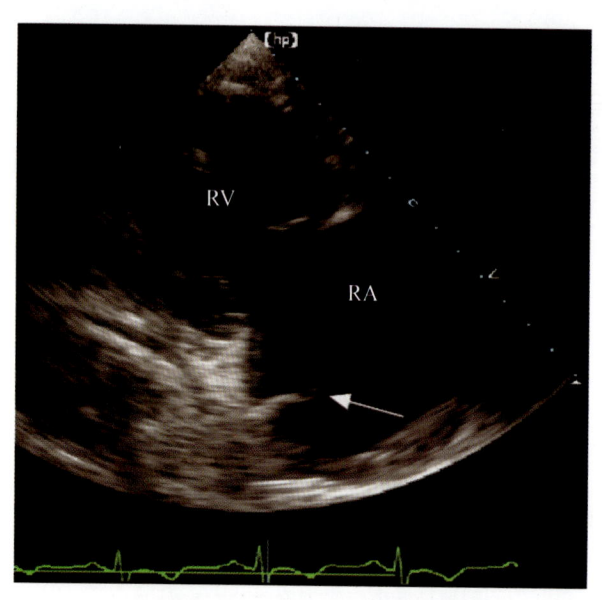

▲ 图 7-37 胸骨旁左心长轴切面基础上倾斜声束，显示右心室流入道。在右心房后壁，可见下腔静脉入口处的下腔静脉瓣（箭）
RV. 右心室；RA. 右心房

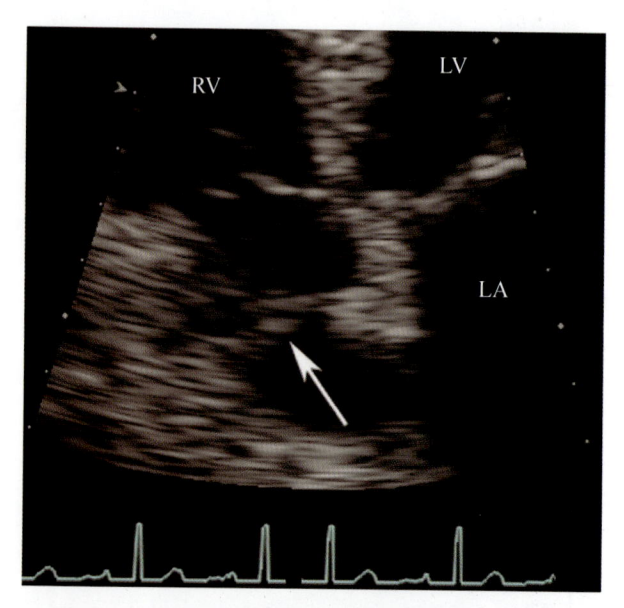

▲ 图 7-39 四腔心切面显示下腔静脉瓣的极端形式。冗长的隔膜样组织（箭）几乎完全分隔右心房
RV. 右心室；LV. 左心房；LA. 左心房

难，经食管超声心动图则更易观察（图7-41）。由于右心耳的肌小梁比左心耳的肌小梁多，所以肌束与血栓的鉴别更为困难。心房颤动患者进行复律前，应常规评估右心耳以排除血栓。不过，大多数情况下，右心房血栓主要位于右心房体部，其形成多与血流速度减低、心房颤动或异物（导管或是起搏器导线）有关。右心房血栓相对常见。偶尔可在右心房内观察到来自下肢或盆腔静脉的转移性血栓（图7-42和图7-43），这种血栓通常呈多叶状，可自由运动，外形似蠕虫，反映了它们的下肢静脉起源。图7-44显示了1例从下肢静脉转移至右心的血栓，正好骑跨于三尖瓣瓣口。血栓与肿瘤（特别是肾癌）的鉴别可能存在困难，两者均可表现为自下腔静脉延伸至右心房的分叶状团块，活动度大，必要时应进行其他影像学检查（如腹部CT）来鉴别诊断。

经胸超声心动图可显示附着于留置导管上的血栓，而经食管超声心动图对其显示更清晰。对于这种血栓的检测，探查整个右心房及部分上腔静脉至关重要。血栓与赘生物的鉴别极为困难，单纯依靠超声心动图可能难以区分。

（二）右心房血流

血液经下腔静脉、上腔静脉和冠状静脉窦进入右心房。下腔静脉的位置与走行特点，使其较易从剑突下切面进行观察（图7-45）。下腔静脉是具有高度顺应性的血管，其形状与内径随中心静脉压和呼吸运动的变化而改变，这种变化可用来估测右心房压力。下腔静脉近心端内径应在呼气末测量，内径增宽提示中心静脉压增高，且可能伴有高容量负荷状态。正常情况下，吸气时下腔静脉内径塌陷率应＞50%，变化不明显或无变化提示右心房压增高。由于右心房压评估是右心血流动力学评估与肺动脉收缩压测量的重要组成部分，因此早已发布相关指南。尽管已有数种基于下腔静脉内径估测右心房压的方法，但在表7-1中我们仅列出了美国超声心动图学会推荐的算法。这种简单的方法解决了右心房压力正常与严重升高的2种极端情况，而对于介于两者之间的情况，或当测量结果不符合算法规则时，应使

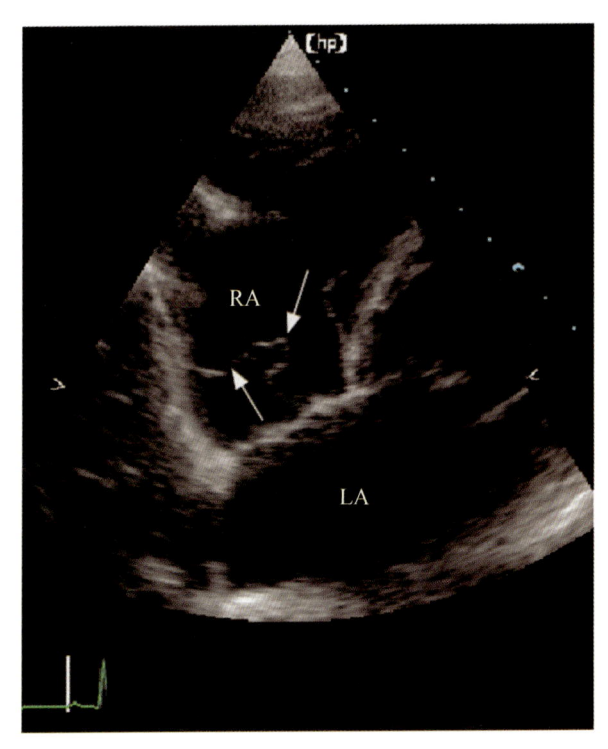

▲ 图7-40 剑突下四腔心切面显示右心房内的Chiari网（箭）。动态观察时，可见其为活动度较大的结构
RV. 右心房；LA. 左心房

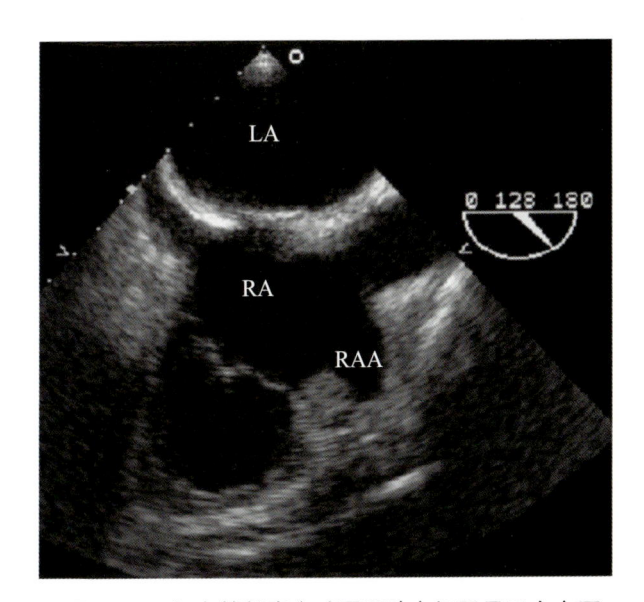

▲ 图7-41 经食管超声心动图两腔心切面显示右心耳。在垂直切面上须将探头向右旋转才能显示此结构
LA. 左心房；RA. 右心房；RAA. 右心耳

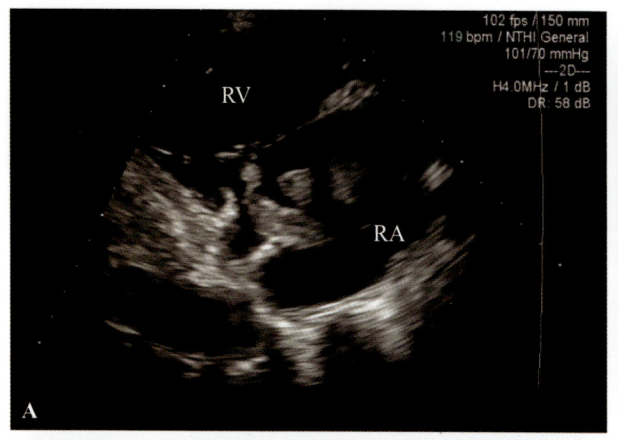

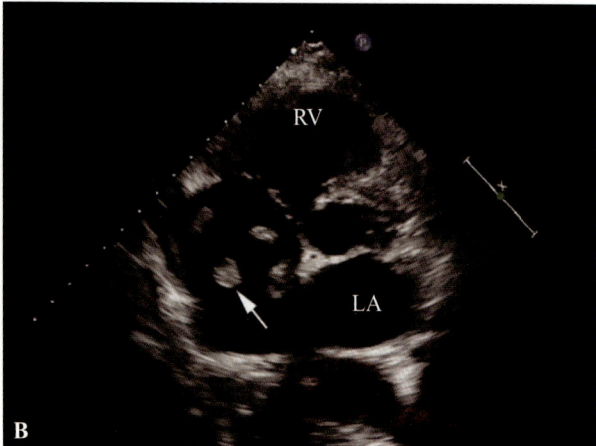

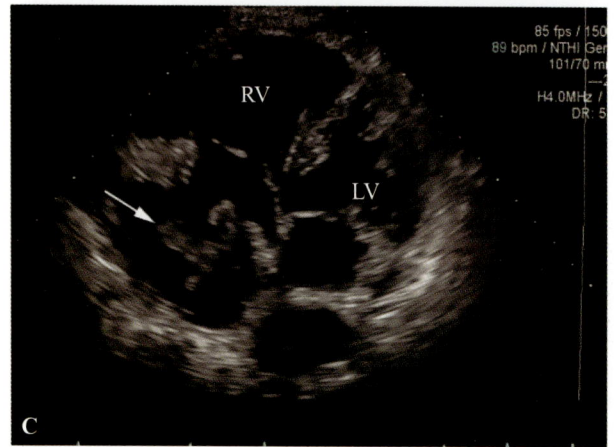

▲ 图 7-42 1 例深静脉血栓并胰腺癌患者，多个经胸切面显示右心房内分叶状血栓。患者有近期肺栓塞病史，动态观察可见条状的血栓（箭）在心腔内旋转。右心室扩张，室壁运动减弱

RV. 右心室；LV. 左心室；RA. 右心房；LA. 左心房

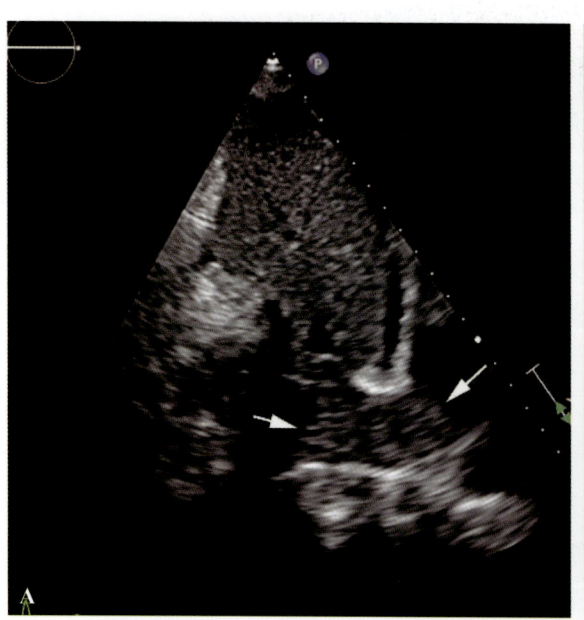

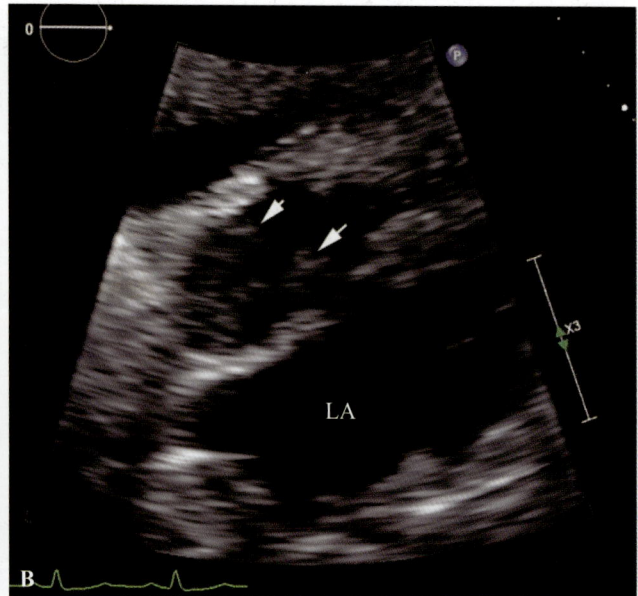

▲ 图 7-43 A. 剑突下探查示下腔静脉内血栓（箭）正好位于右心房入口下方；B. 箭指示血栓延伸至右心房内

LA. 左心房

第 7 章　左心房、右心房及右心室
Left and Right Atrium, and Right Ventricle

用 5～10mmHg 的中间值。对于运动员，下腔静脉增宽可能是正常情况，而使用呼吸机的患者，其下腔静脉可能不会塌陷，此时应谨慎使用该算法。

脉冲多普勒与彩色多普勒成像都可以用来观察下腔静脉血流。应用彩色多普勒技术，偶尔可以见到血流从下腔静脉进入右心房，沿房间隔流动。如图 7-46 所示，在右心室流入道切面上（图 7-46B），可见血流自下腔静脉流出，绕过下腔静脉瓣，汇入右心房。该血流偶尔会被误认为房间隔过隔分流。

多个临床应用场景需进行右心房充盈情况的多普勒超声评价。当探头置于剑突下时，很难使声束与下腔静脉血流方向完全平行，因此习惯用肝静脉血流替代下腔静脉血流。这是由于两者血流相似，且肝静脉血流容易与多普勒声束平行，故此法颇具实际应用价值。图 7-47 为正常肝静脉血流频谱。前向血流（汇入右心房）主要由两部分组成：较大的收缩波与略小的舒张波，两者之间的收缩末期可记录到一个小的逆向波。在心房收缩期，亦会出现一些逆向血流。肝静脉血流受呼吸运动影响，吸气时流速增加，呼气时流速减低，且逆向血流更加明显。

肝静脉血流异常可见于多种疾病（图 7-48）。由于它反映了下腔静脉的血流情况，故任何影响

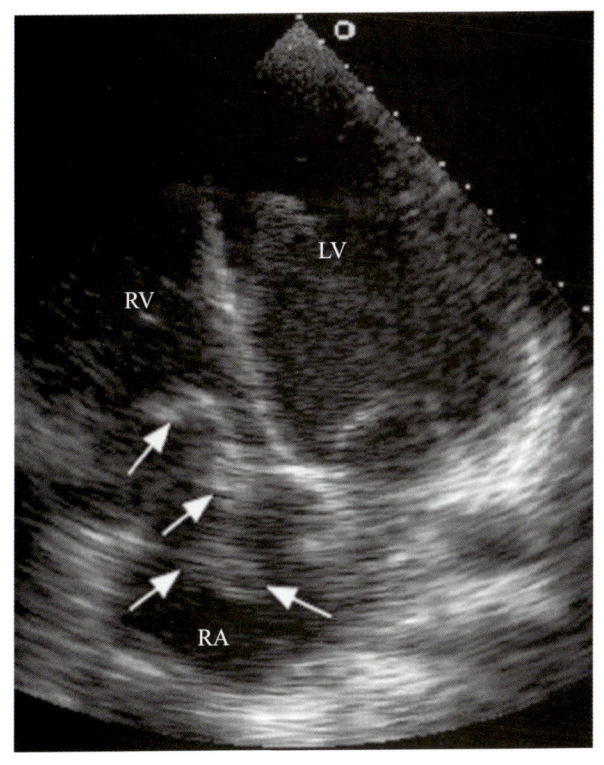

▲ 图 7-44　心尖四腔心切面显示 1 例多叶状血栓（箭）骑跨于三尖瓣，该血栓可以追溯至下腔静脉入口
RV. 右心室；RA. 右心房；LV. 左心室

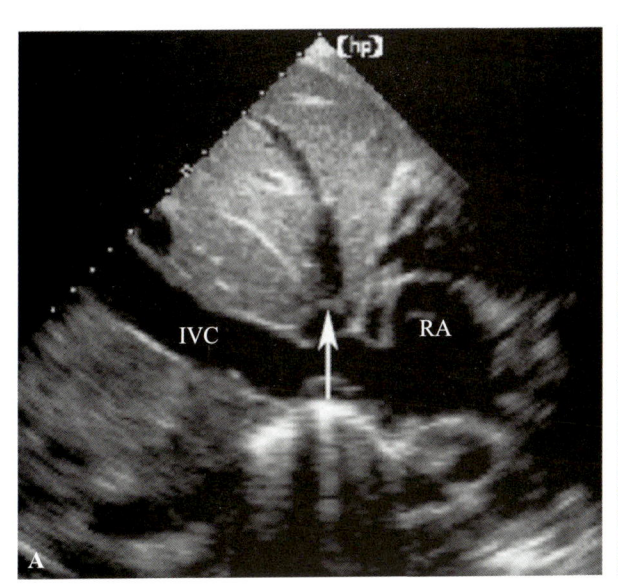

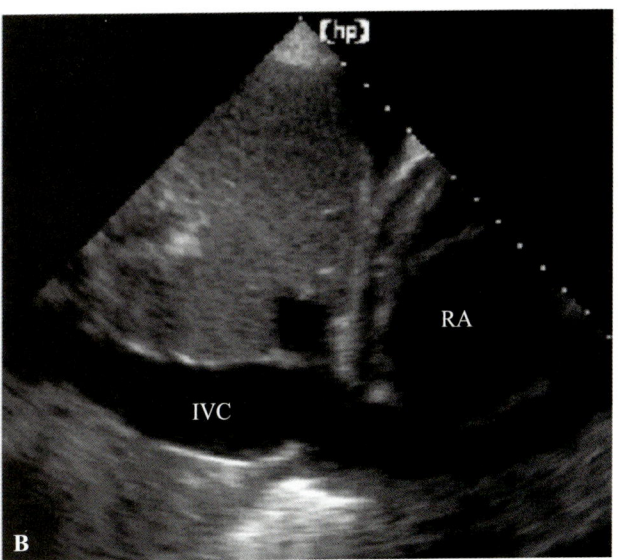

▲ 图 7-45　剑突下切面可见下腔静脉穿过膈肌开口于右心房
A. 可见肝静脉汇入下腔静脉（箭）；B. 下腔静脉增宽且不随吸气运动塌陷
IVC. 下腔静脉；RA. 右心房

表 7-1　基于下腔静脉的右心房压评估

下腔静脉内径（cm）	吸气塌陷率	右心房压（mm Hg）
≤ 2.1	> 50%	3
≤ 2.1	< 50%	8
> 2.1	< 50%	15

经 Rudski LG, Lai WW, Afilalo J 等许可改编，引自 Guidelines for the echocardiographic assessment of the right heart in adults. *J Am Soc Echocardiogr* 2010;23:685–713. © 2010 Elsevier 版权所有

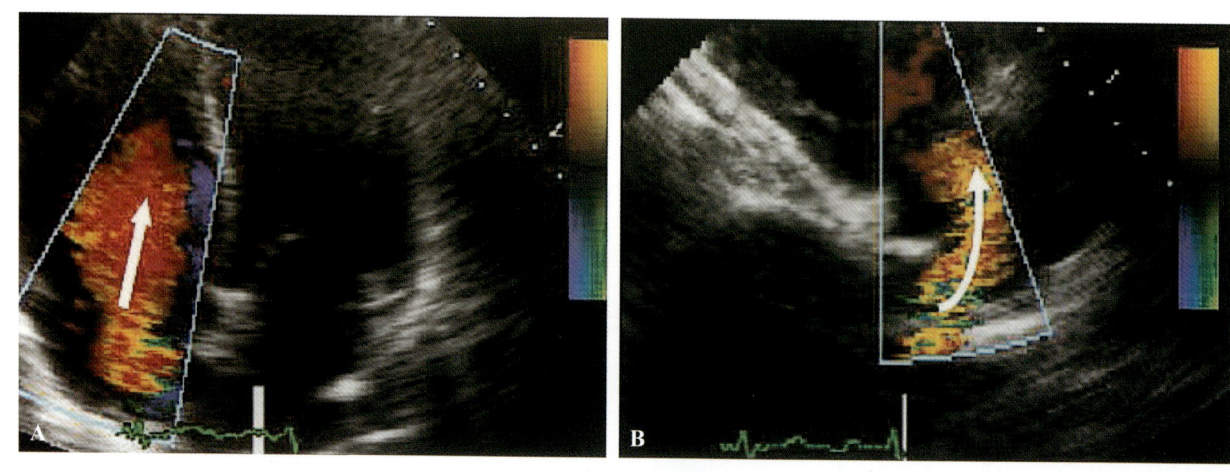

▲ 图 7-46　彩色多普勒成像有时可在右心房内显示来自下腔静脉的血流束，该血流束常常与一些重要病变（如房间隔缺损分流）难以区分。上图分别从四腔心切面（A）及右心室流入道切面（B）进行了显示

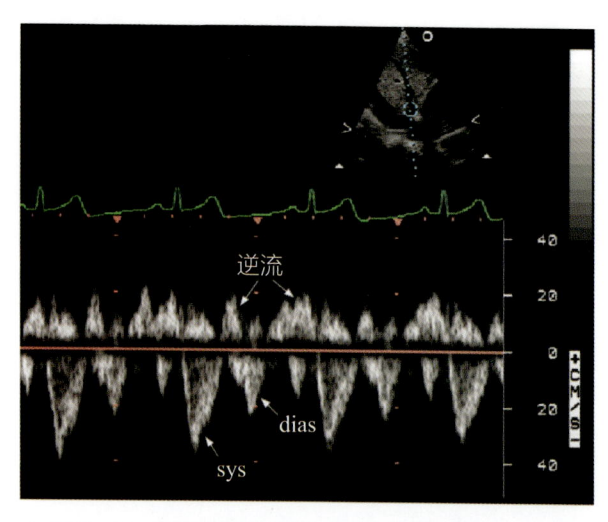

▲ 图 7-47　剑突下切面应用脉冲多普勒成像技术记录肝静脉血流（详见正文）
Dias. 舒张期；sys. 收缩期

右心房压力或充盈的疾病都可能改变其流速，例如，右心房压力增高时，肝静脉血流收缩期充盈减少，导致收缩期前向血流速度减小。在严重三尖瓣反流患者中，收缩期三尖瓣反流束进入右心房，肝静脉内正常的前向血流被明显的逆向血流替代，导致其内出现特征性的心室收缩期逆向血流。心房颤动时，心房收缩期逆向血流减少，收缩期前向血流流速减低。相反，肺高压通常导致心房收缩期逆向血流增加。右心房的充盈情况分析对于评价限制性充盈障碍与缩窄性心包炎患者具有重要意义。相关内容详见第 8 章与第 18 章。

经胸骨上窝切面可观察到上腔静脉，为主动脉弓右侧的垂直管道结构（图 7-49），应用经食管超声心动图更易于观察。上腔静脉主要是评估其长轴与短轴切面（图 7-50）。上腔静脉闭塞或受压临床较为常见，超声心动图可对病变进行评价，经胸二维成像结合彩色多普勒成像通常就可做出诊断。但如果疾病进程导致解剖结构改变，

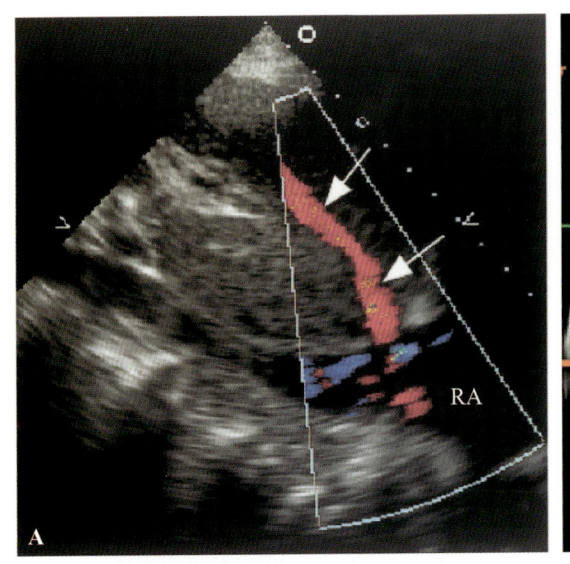

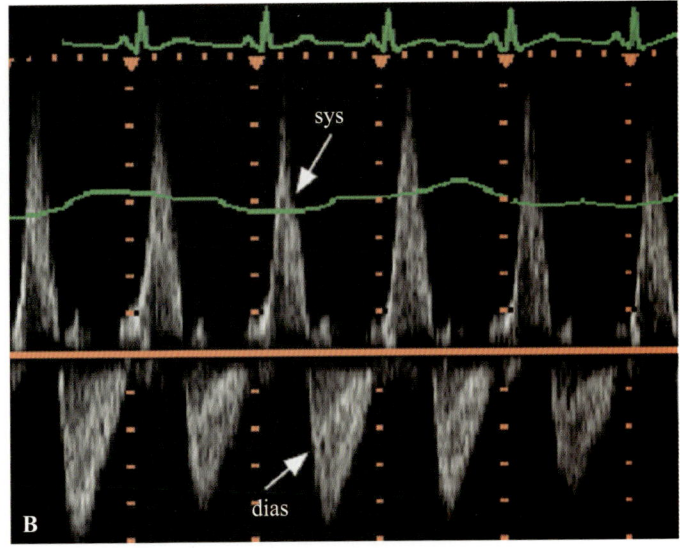

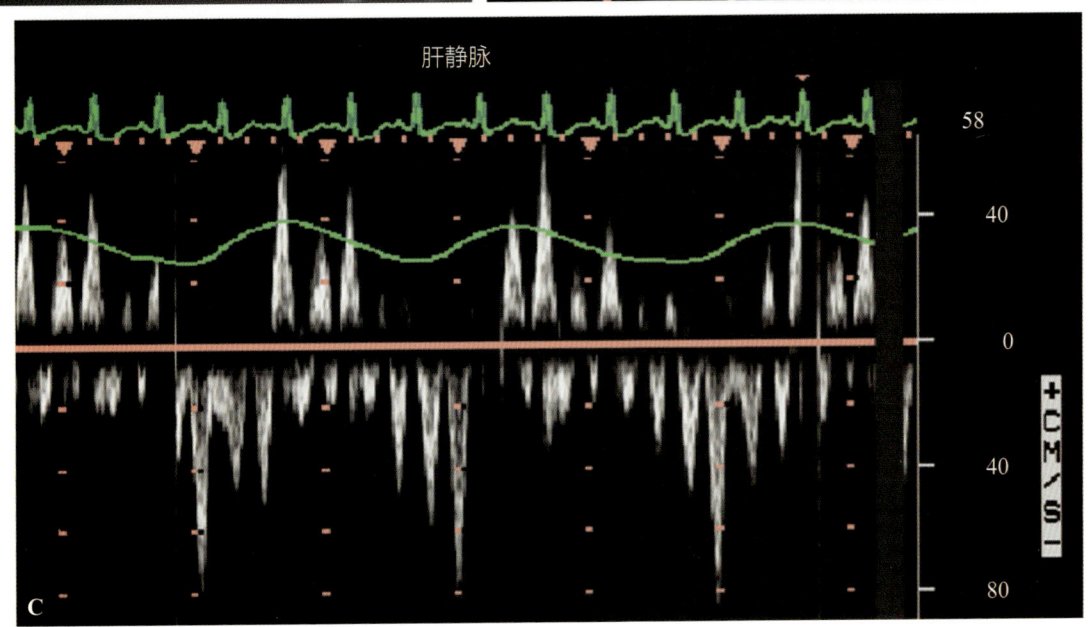

第7章 左心房、右心房及右心室
Left and Right Atrium, and Right Ventricle

▲ 图 7-48 肝静脉血流多普勒频谱
A. 肝静脉（箭）彩色血流成像；B. 明显的收缩期逆向波，与大量三尖瓣反流一致；C. 心房颤动患者血流形态多变且随呼吸运动变化明显
dias. 舒张期；sys. 收缩期；RA. 右心房

经胸超声可能难以准确诊断，需要经食管超声心动图予以确诊。

五、右心室

右心室具有特殊的新月状形态、不规则的心内膜表面及复杂的收缩机制，因而其超声心动图评价受限，加上右心室几乎直接位于胸骨后方，这些因素都给超声心动图检查带来极大的困难。

右心室心尖部的调节束是识别右心室的可靠解剖特征（图 7-51），它有助于确定右心室形态学，在心尖四腔心切面最易观察。图 7-52 显示了 1 例肌小梁较正常人更加丰富的右心室心尖，此图来源于一位健康、无症状的 24 岁男性，说明可以认为这是正常的心尖解剖表现。

正常的右心室短轴呈新月形，与之垂直的长轴形态则更为复杂多变，难以适用简易几何模型

217

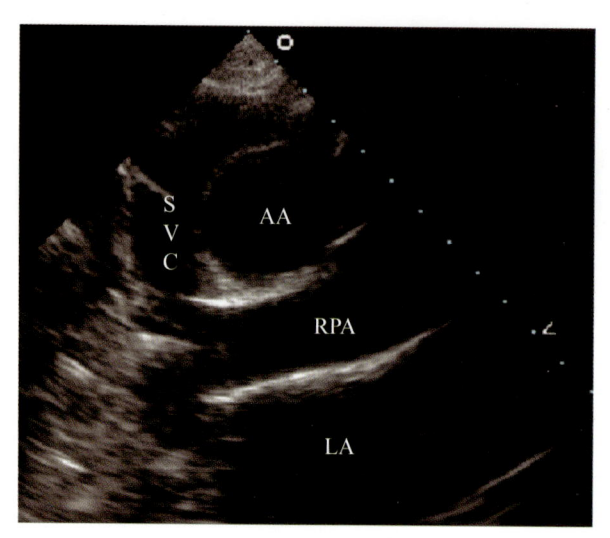

▲ 图 7-49 经胸骨上窝可见上腔静脉为一毗邻主动脉弓（AA）右侧的垂直管道结构
RPA. 右肺动脉；SVC. 上腔静脉；LA. 左心房

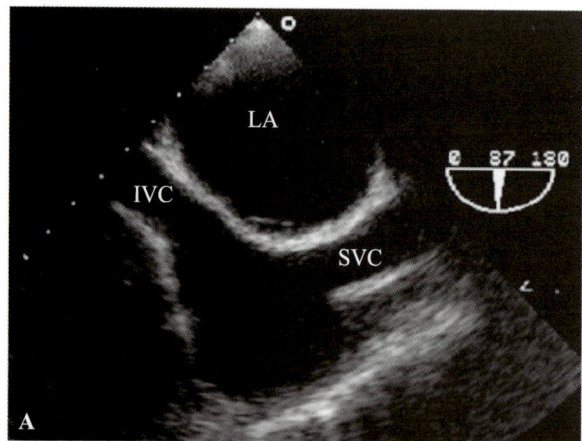

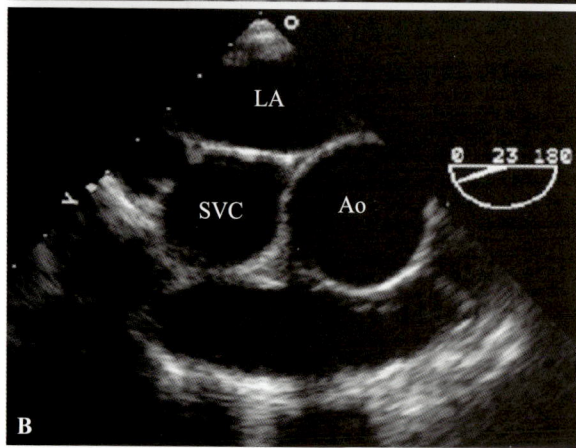

▲ 图 7-50 经食管超声心动图是显示上腔静脉的最佳方法
A. 上、下腔静脉长轴切面同时显示上腔静脉与下腔静脉；
B. 心底部横切面显示主动脉与上腔静脉位置关系。上腔静脉后方为左心房上部
IVC. 下腔静脉；LA. 左心房；SVC. 上腔静脉；Ao. 主动脉

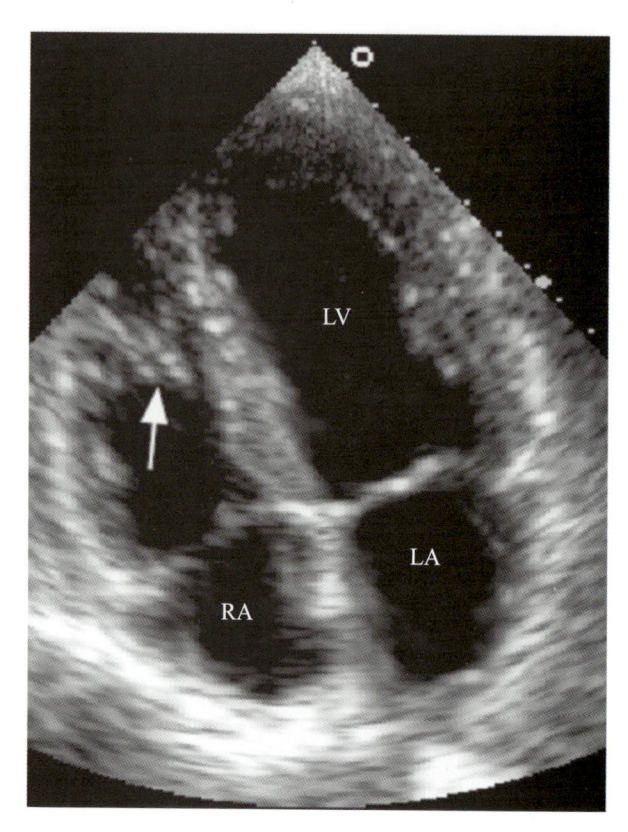

▲ 图 7-51 心尖四腔心切面显示右心室腔内的调节束（箭所示）
LV. 左心室；RA. 右心房；LA. 左心房

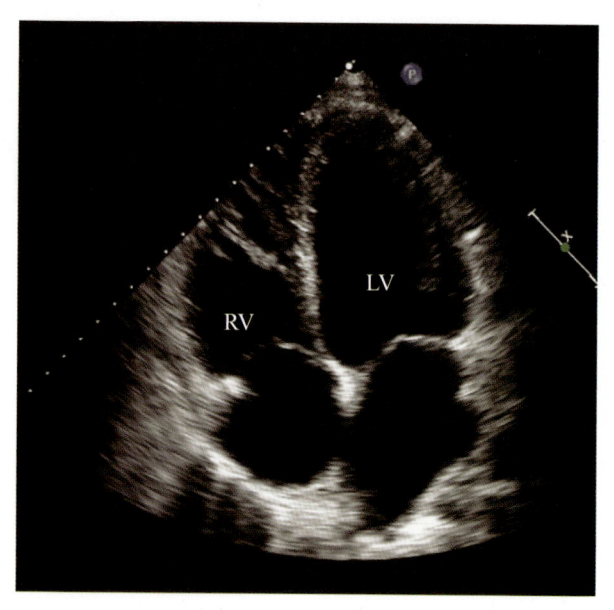

▲ 图 7-52 肌小梁常见于右心室心尖部，此例来源于健康年轻人
RV. 右心室；LV. 左心室

假设。因此，没有简单的几何学三维图形能准确描述右心室。目前已经应用的简化模型包括平行六面体（或三维平行四边形）、棱柱体以及具有三角形底座的金字塔形。右心室的收缩机制亦很复杂，短轴缩短伴随着长轴方向上明显缩短，把三尖瓣瓣环拉向心尖方向，这种运动方式与风箱类似。肺循环的低阻力使得右心室心肌只需轻微收缩便可大量射血，因此右心室能以相对较小的运动幅度产生足够的射血。

（一）右心室的大小和容积

右心室的定性评估是超声心动图的常规内容，例如，在心尖四腔心切面目测比较左、右心室面积可粗略估计右心室容积（图 7-53）。正常情况下，右心室的大小接近左心室的 2/3，但这种比较是基于多个切面比较的结果。二维超声心动图还可提供更多的测量方法。不同于左心室可假设为简单的几何形态，右心室形状复杂，因而其容积测算极为困难，尤其是形态正常的右心室。不过幸运的是，右心室扩大的患者，其右心室形状接近椭圆形，此时可利用定量方法测定右心室容积。对于技术上存在困难的病例，生理盐水造影有助于勾勒右心室心内膜面，从而帮助评估心腔大小与功能。

右心室大小应同时从流入道（心尖四腔）及流出道（胸骨旁）切面测量。从胸骨旁长轴及短轴切面可测得右心室的 3 条径线（图 7-54），在心尖四腔心切面，通过适当调整成像平面，可测量右心室长径，注意应适当旋转图像以获取右心室大小的最大值，避免低估。应在此切面上测量右心室长径、基底段与中间段与横径（图 7-55）。此外，还应在四腔心切面使用平面测量法测量右心室收缩期与舒张期的面积（图 7-56），根据这些测量可以确定局部面积变化。图 7-57 中示意图提供了这些测量的汇总。从肋下四腔心切面，舒张末期可测量右心室的壁厚（图 7-58）。表 7-2 列出了右心室大小的正常值与异常值。通过仔细记录右心室大小的各种测量值，我们可获取关于右心室的诊断与预后信息。图 7-59 为 1 例反复肺栓塞的患

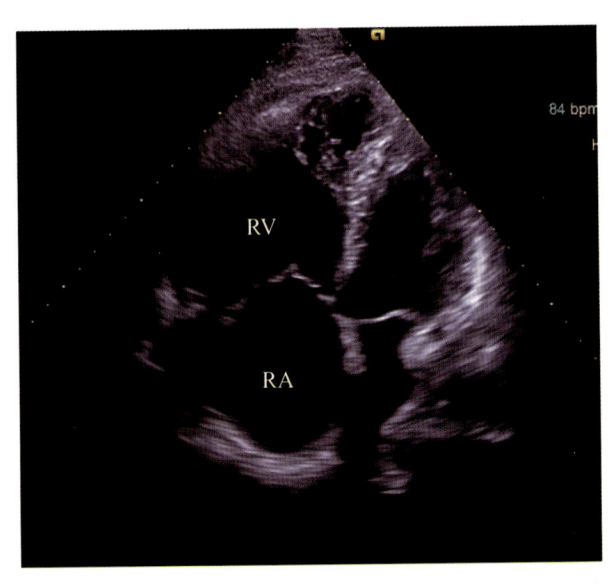

▲ 图 7-53 1 例反复肺栓塞继发肺高压患者的心尖四腔心切面，清晰显示扩大的右心。注意扩张的右心房，且房间隔突向左心房侧。右心室扩大，室壁运动减低
RV. 右心室；RA. 右心房

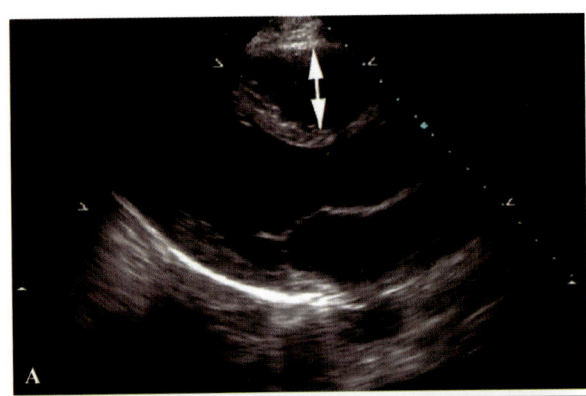

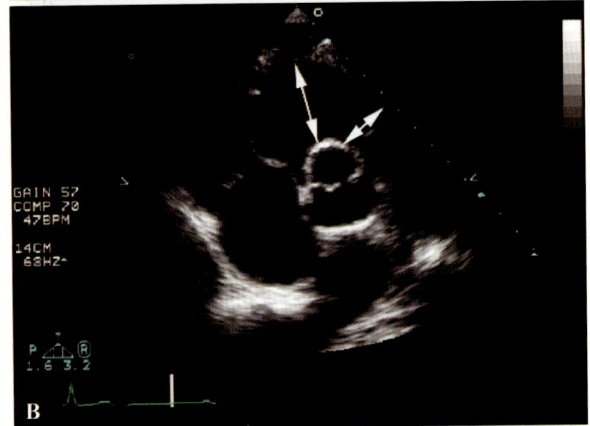

▲ 图 7-54 经胸骨旁长轴（A）及短轴（B）切面在右心室流出道区域测量右心室内径（详见正文）

者，注意胸骨旁与心尖四腔心切面均见右心室腔径扩大，心腔增大的同时伴有室壁运动明显运动

▲ 图 7-55 在心尖四腔心切面右心室流入道区域进行径线测量，包括右心室长径、基底段及中间段横径

减弱，多普勒成像证明存在重度肺动脉高压。

然而，径线测量只能作为右心室容积的替代方法。为了测量右心室容积，必须假设一个简化模型，面积 – 长度法和 Simpson 法均可采用。由于右心室几何形状不规则，利用二维超声心动图测得其准确容积十分困难，当前指南也并不推荐这种方法。已应用三维超声心动图来解决这个难题，其主要优势为无须假设右心室的形状，可以记录完整的右心室超声图像并进行分析（图 7-60），多个研究已经证实了该技术在右心室容积与功能评估上具有优越性。此外，容积和射血分数的年龄与性别特异性参考值也已发布。三维超声心动图与心脏 MRI 来源的右心室容积数据相关性良好，但是两者都倾向于低估真实容积。

右心室收缩功能的另一种评估方法是在心尖四腔心切面应用组织多普勒成像或 M 型技术定量测量三尖瓣瓣环收缩期运动或三尖瓣瓣环

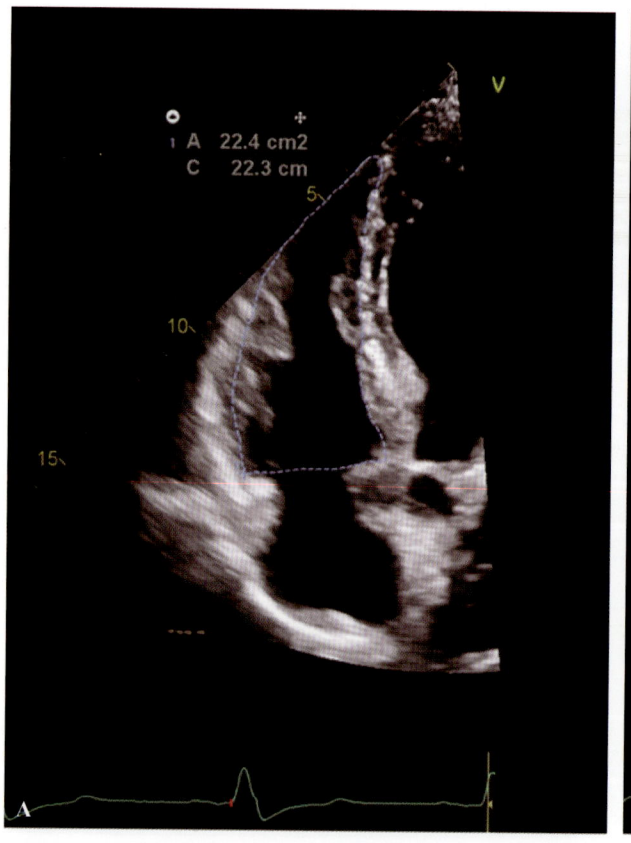

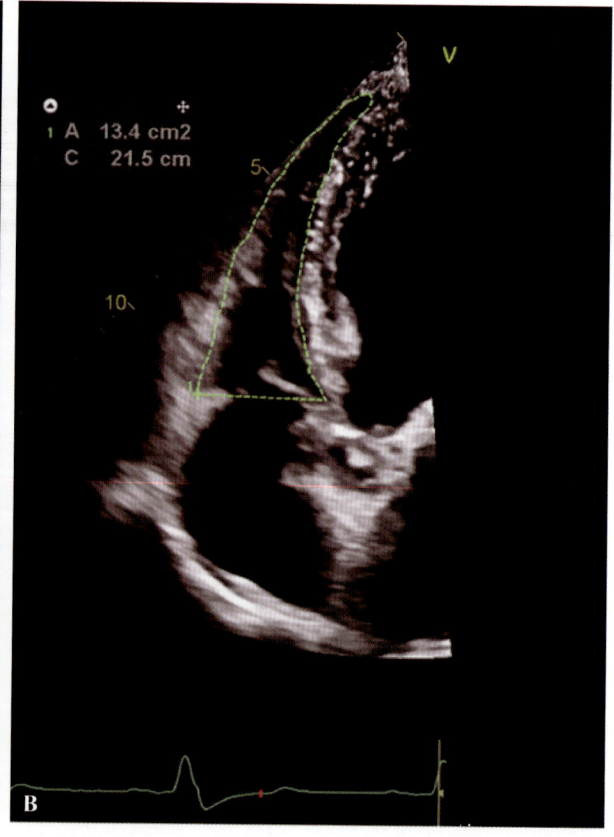

▲ 图 7-56 心尖四腔心切面，利用平面法测量右心室收缩期（A）及舒张期（B）面积，从而计算收缩期面积变化率（FAC）

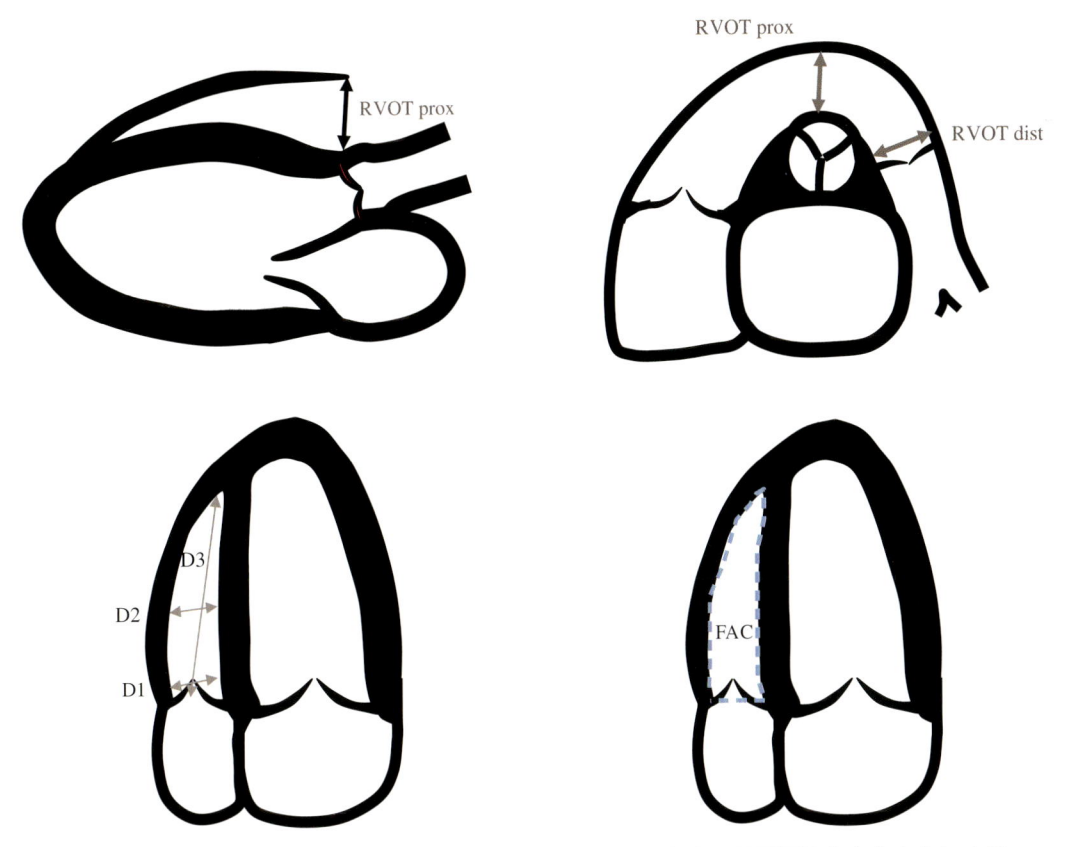

第7章 左心房、右心房及右心室
Left and Right Atrium, and Right Ventricle

▲ 图 7-57 本图总结了各种推荐使用的内径与面积测量方法，用于评估右心室大小与功能

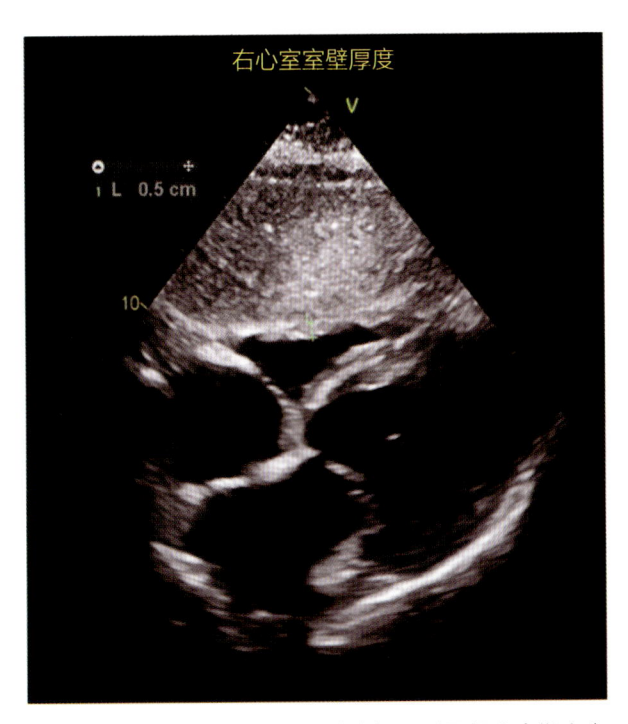

▲ 图 7-58 剑突下切面经室壁中间段测量舒张末期右心室游离壁厚度，此时心内膜面与心外膜面垂直于超声波声束，确保两者显示效果最佳

平面收缩期位移（tricuspid annular plane systolic excursion，TAPSE）（图 7-61）。TAPSE 正常值范围为 17~28mm，测值＜17mm 提示右心室收缩功能障碍，据报道，TAPSE 减低存在于多种累及右心的疾病中，且与预后不良相关。然而，如果左心室处于高动力状态，牵拉右心室和三尖瓣瓣环移动，即使右心室功能不全，TAPSE 测值也可表现为正常。

另一种相关方法采用组织多普勒技术测量三尖瓣瓣环在心动周期中的运动速度（图 7-62），在心尖四腔心切面，将取样容积放置于右心室侧壁处的三尖瓣瓣环进行测量，得到收缩期瓣环运动峰速（S'），正常人群的平均值约为 15cm/s，低于 10cm/s 提示收缩功能不全。收缩期瓣瓣环运动峰速是公认的右心室收缩功能替代指标，在多种疾病中测值减低，如在下壁心肌梗死，尤其是有右心室受累证据的患者中，三尖瓣瓣环收缩期

221

表 7-2 右心室大小和功能参数的正常参考值范围

参 数	切 面	正常参考值范围
大小		
基底段内径（mm）	四腔	25～41
中间段内径（mm）	四腔	19～35
右心室长径（mm）	四腔	59～83
右心室流出道近段内径（mm）	PLAX	21～35
右心室流出道远段内径（mm）	PLAX	17～27
舒张末期面积（cm²）	四腔	11～28
收缩末期面积（cm²）	四腔	5～15
室壁厚度（mm）	PLAX 或剑突下	3～5
功能		
面积变化率（%）	四腔	> 35
射血分数（%）	3D 容积	> 45
TAPSE（mm）	四腔	≥ 17
S'（cm/s）	四腔	≥ 10

PLAX. 胸骨旁长轴；TAPSE. 三尖瓣瓣环平面收缩期位移

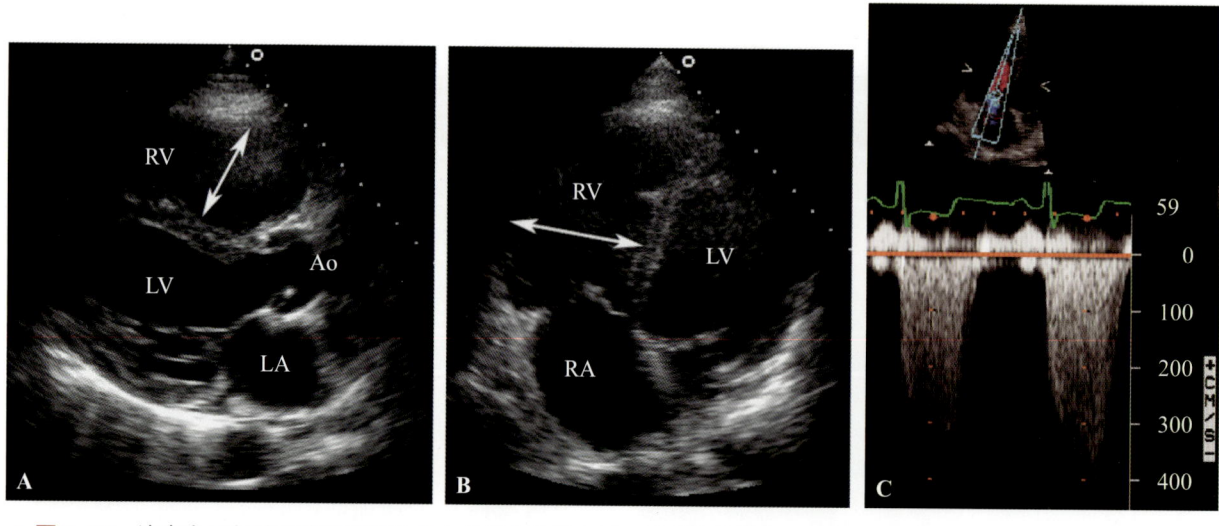

▲ 图 7-59 该患者反复肺动脉栓塞导致右心室增大并肺高压。胸骨旁长轴（A）及四腔心切面（B）显示右心室明显增大。C. 多普勒超声测量三尖瓣反流速度证实了显著的肺高压
RV. 右心室；LV. 左心室；Ao. 主动脉；LA. 左心房；RA. 右心房

运动峰速减低。

最近有大量研究关注于利用长轴应变定量评估右心室整体功能，与左心室类似，该技术在心尖四腔心切面生成应变曲线（图 7-63），用于评估心室收缩的幅度与同步性。初步研究表明，在肺高压、肺栓塞和心肌梗死等多种影响右心室的疾病中，右心室纵向应变可能是敏感且可量化的标志物。然而，这项技术面临的挑战也是巨大

第7章 左心房、右心房及右心室
Left and Right Atrium, and Right Ventricle

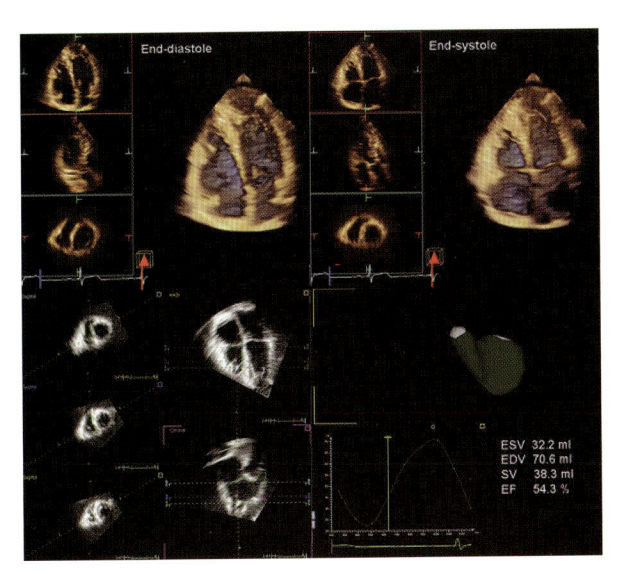

▲ 图 7-60 三维超声心动图非常适合右心室容积及功能的定量评估。应用多平面模式，于舒张末期（左）和收缩末期（右）测量多个平面的右心室面积，从这些区域，可以更准确地评估腔室容积、每搏量和射血分数
EDV. 舒张末期容积；ESV. 收缩末期容积；EF. 射血分数；SV. 每搏量

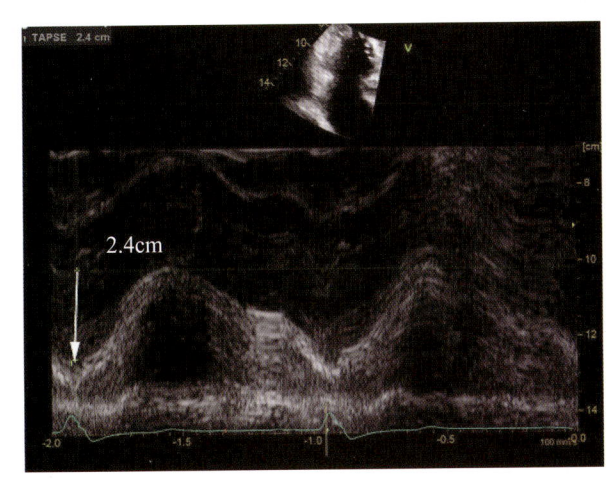

▲ 图 7-61 在心尖切面用 M 型超声记录三尖瓣瓣环外侧收缩期位移。箭示收缩期位移，即 TAPSE，为 2.4cm

的，例如，右心室游离壁较左心室菲薄，使得测量的准确性与可重复性难以保证，在将该技术作为右心室收缩功能的标准化评价方法之前，还需要做更多的工作。

评价右心室收缩可在多个切面进行。右心室壁运动异常可见于多种疾病状态下，包括下壁心肌梗死、肺动脉高压及致心律失常性右心室心肌病（arrhythmogenic right ventricular cardiopathy,

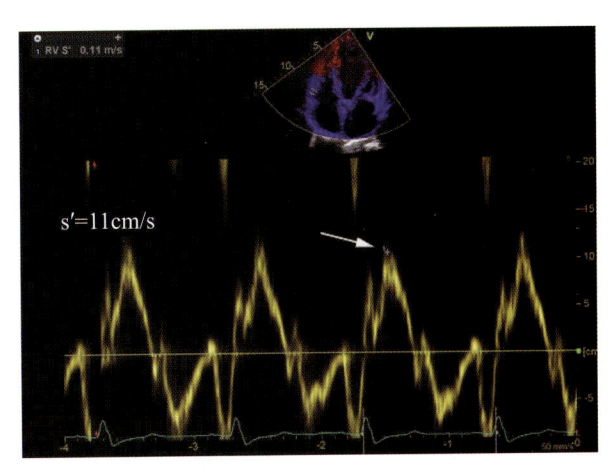

▲ 图 7-62 应用组织多普勒成像记录三尖瓣瓣环在心动周期中的运动速度，可用于测量收缩期瓣环运动峰速

ARVC）。图 7-64 为 1 例急性肺栓塞导致右心室功能不全患者，注意其典型的室壁运动异常表现，即右心室游离壁中间段运动减弱，而心尖部运动正常（McConnell 征），患者检查时心率为 120/min；图 7-65 显示其急性肺栓塞状态下显著的右心室增大并功能不全，该患者接受了急诊取栓术，在后续随访中，右心室的大小与功能都有了明显恢复。

异常的右心室室壁运动也可能是左心室下壁心肌梗死的并发症（图 7-66）。同左心室一样，我们亦可对右心室局部室壁运动的幅度及功能障碍程度进行评分，应评估游离壁及室间隔的厚度与心内膜运动幅度。通过评价右心室节段室壁运动，可进行右心室整体收缩功能的定性评估。测定右心室舒张末期及收缩末期容积是更为准确的定量评估方式，通过这 2 个容积可获得射血分数。

（二）右心室负荷过重

右心室容量及压力过负荷的超声心动图特征均在多项研究中进行了描述。右心室压力负荷过重导致右心室游离壁及室间隔肥厚，这通常与右心室室壁肌小梁增多有关。某些情况下，室间隔肥厚与左心室后壁肥厚不成比例，这可能被视作非对称性左心室肥大的证据，并误诊为肥厚型心肌病。由于右心室肌小梁丰富，测量右心室游离

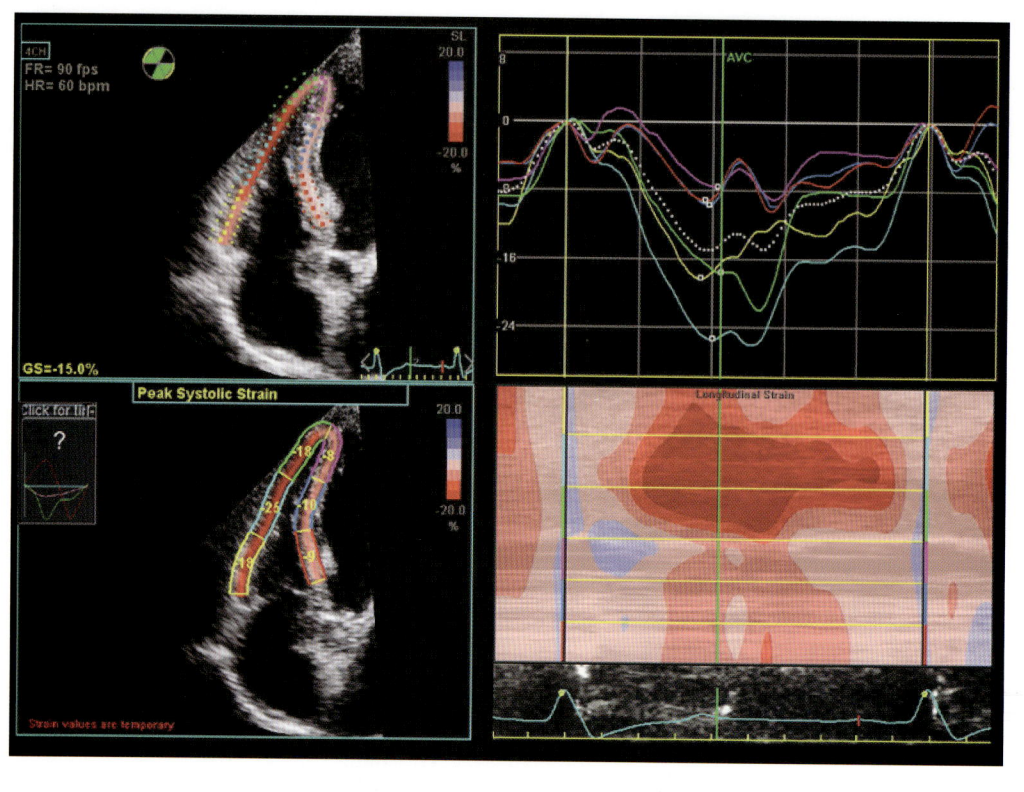

◀ 图 7-63 与左心室相似，可利用斑点追踪技术测量右心室长轴应变，并显示应变及收缩应变峰值的不同节段变化（详见正文）

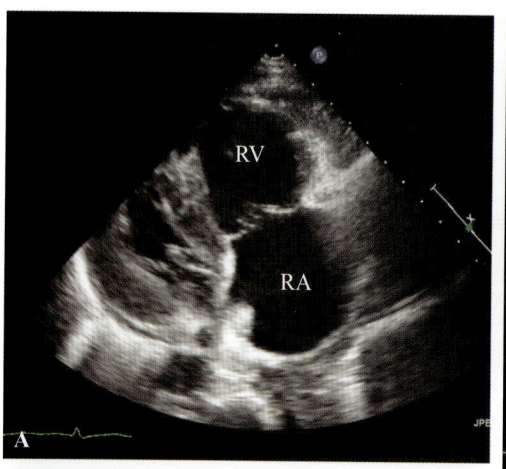

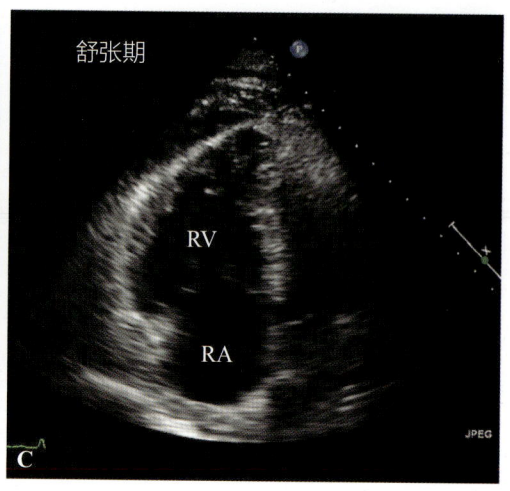

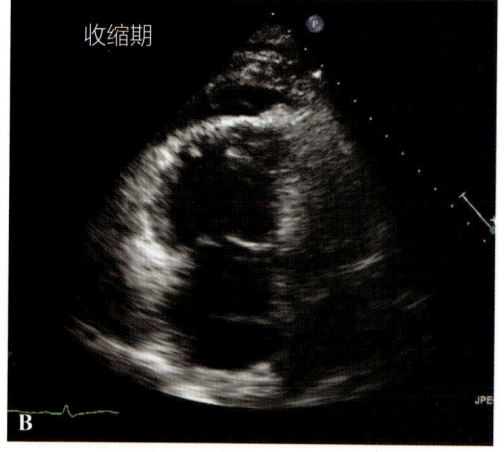

▲ 图 7-64 1 例大面积急性肺栓塞导致右心室收缩功能障碍。图 A 显示右心房及右心室扩大，图 B 和 C 显示心尖四腔心切面右心的舒张与收缩形态。动态观察时，可见右心室游离壁运动减弱而心尖段运动正常，即 McConnell 征
RV. 右心室；RA. 右心房

壁厚度存在困难，应利用所有可获得的切面进行测量。舒张末期室壁厚度最好从胸骨旁长轴或剑突下测量，此时声束垂直于右室壁，心内膜与心外膜显示足够清晰，同时应避免将心外膜脂肪和心腔内肌小梁纳入测量范围（图7-67）。据报道，成人右心室正常室壁厚度为（3.4±0.8）mm，测值>5mm为异常，右心室肥大程度与肺高压严重程度存在一定相关性，但这种相关性有明显局限性（图7-68）。

右心室压力负荷过重还可导致室间隔形态及运动异常，室间隔收缩期呈"扁平状"是左右心室压差异常的表现（图7-69）。在正常心脏

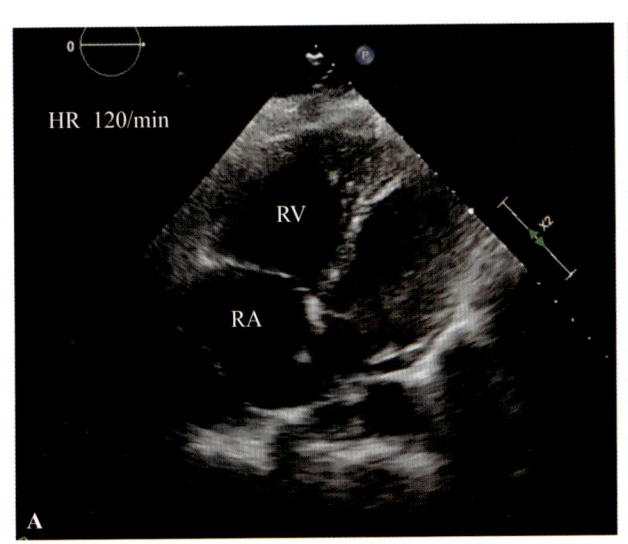

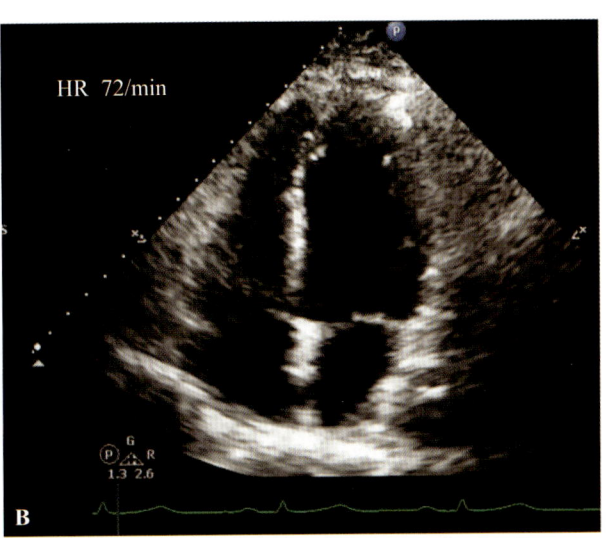

▲ 图 7-65 恰当的治疗可缓解大面积肺栓塞导致的急性右心室功能不全，图 A 显示，急性肺栓塞状态下右心室扩张并运动明显减弱，急诊取栓术后 6d（B）随访复查显示右心室大小及功能明显改善
RV. 右心室；RA. 右心房

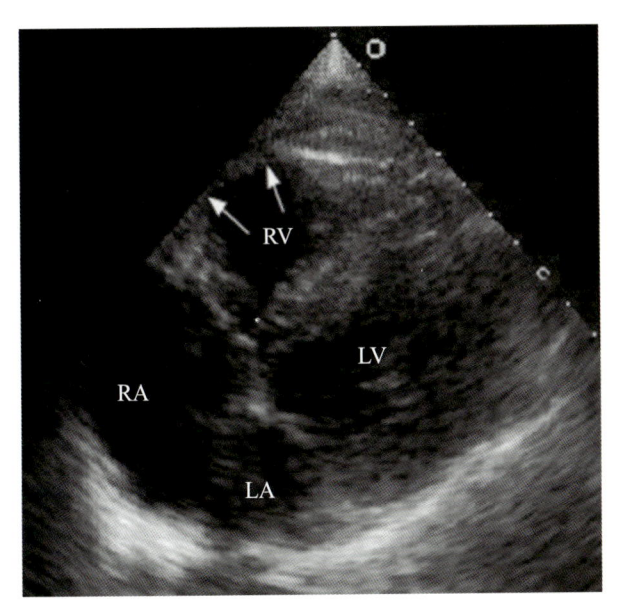

▲ 图 7-66 右心室游离壁（箭）节段性运动异常为急性左心室下壁心肌梗死并发右心室梗死的结果
RV. 右心室；RA. 右心房；LA. 左心房；LV. 左心室

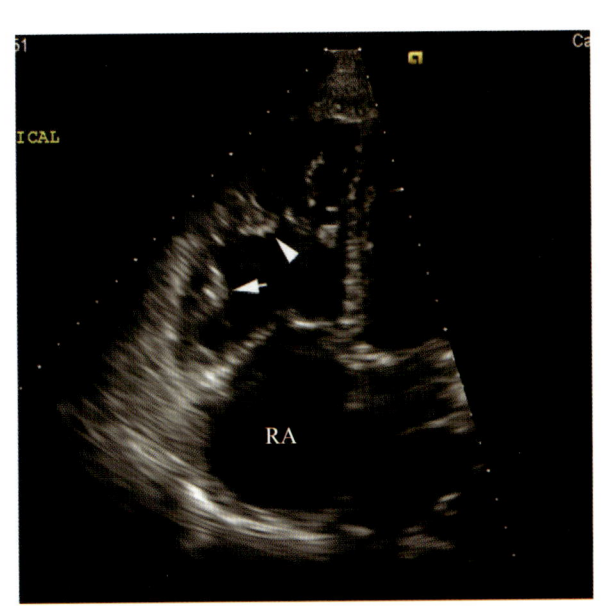

▲ 图 7-67 右心室游离壁的肌小梁（箭）在评估右心室肥大时会造成干扰，测量室壁厚度时，应避开此类肌束
RA. 右心室

中，由于左心室压力（及室间隔两侧瞬时压差）较高，左心室横截面在整个心动周期都能保持圆形。当右心室压力增加时，正常的室间隔曲度发生改变，室间隔变平突向左心室，右心室收缩压（RVSP）越高，室间隔突向左心室的程度越重。右心室压力负荷过重的特征性表现是室间隔的形

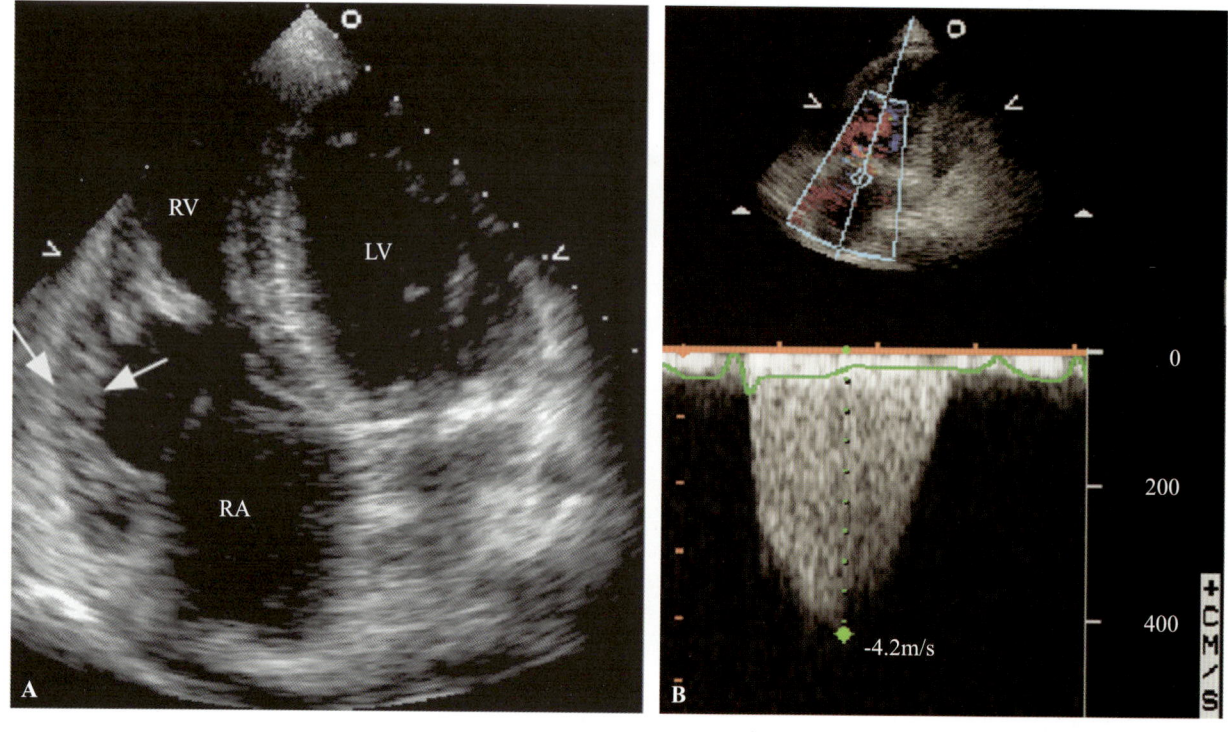

▲ 图 7-68 来自肺高压患者，心尖四腔心切面（A）显示右心扩大并右心室肥厚（箭），根据三尖瓣反流速度（B），估测右心室收缩压为 75mmHg

RV. 右心室；LV. 左心室；RA. 右心房

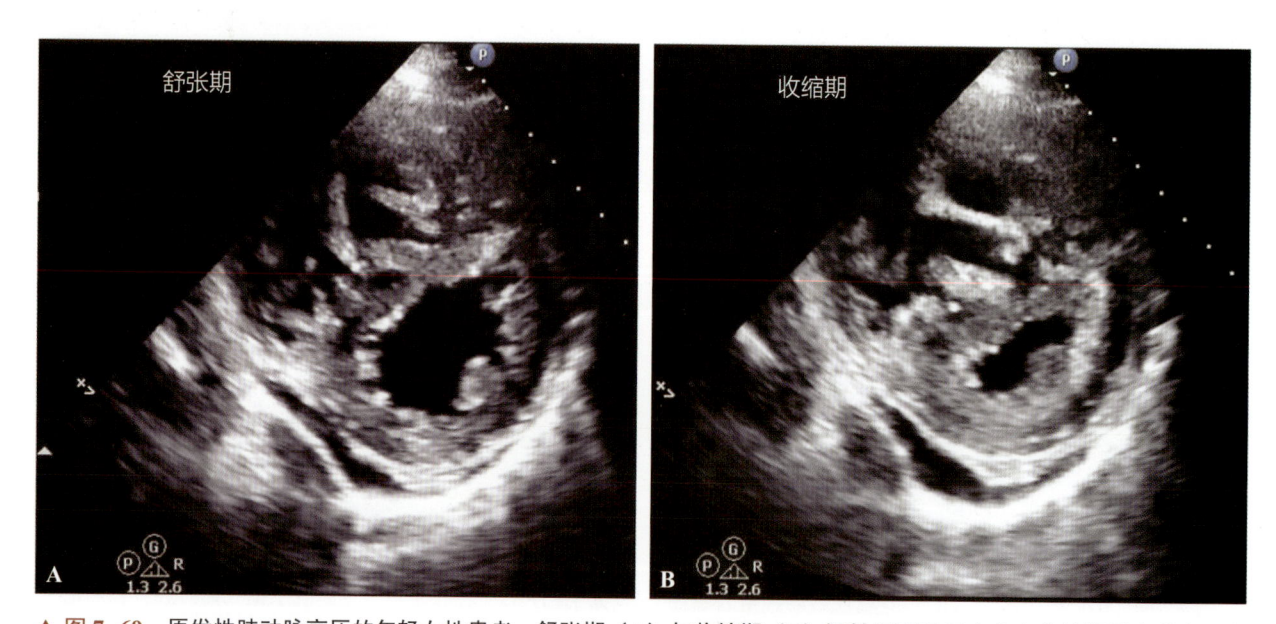

▲ 图 7-69 原发性肺动脉高压的年轻女性患者，舒张期（A）与收缩期（B）短轴切面显示右心室收缩期压力升高，室间隔变平。注意在舒张期（A），左心室横截面应有的正常圆形形态部分恢复，同时注意右心室心腔内丰富的肌小梁

变持续于整个心动周期（收缩期和舒张期），这与右心室容量负荷过重的表现不同，容量负荷过重导致的室间隔变平只会出现在舒张期。

多普勒成像对于评价右心室压力负荷过重有很重要的临床价值。肺动脉瓣血流速度和三尖瓣反流速度均应进行测量（图 7-70）。正常人肺动脉血流峰值出现在收缩中期，频谱两侧对称，随着肺动脉压力增高，血流峰值前移，收缩晚期常能见到切迹（图 7-70C），可以测量加速时间（从起始到达峰值流速的时间）并据此估算肺动脉压升高的程度，加速时间越短，肺动脉压越高。

右心室压力测量更直接的方法为测量三尖瓣反流速度。利用 Bernoulli 方程计算收缩期右心室与右心房压差，根据下列公式可计算得到 RVSP。

$$RVSP=4(TR_{velocity})^2+P_{RA} \quad \text{（公式 7-4）}$$

$TR_{velocity}$ 为三尖瓣反流峰速（m/s），P_{RA} 为右心房压。测量三尖瓣反流峰速时，应注意识别射流本身的最大频移，而不是多普勒增益设置过高时经常记录到的分散、不明确的信号。由于右心室收缩压与肺动脉收缩压相近（在无肺动脉狭窄的情况下），利用这种方法可简便且准确地定量评估肺高压及其严重程度。第 8 章与第 12 章也

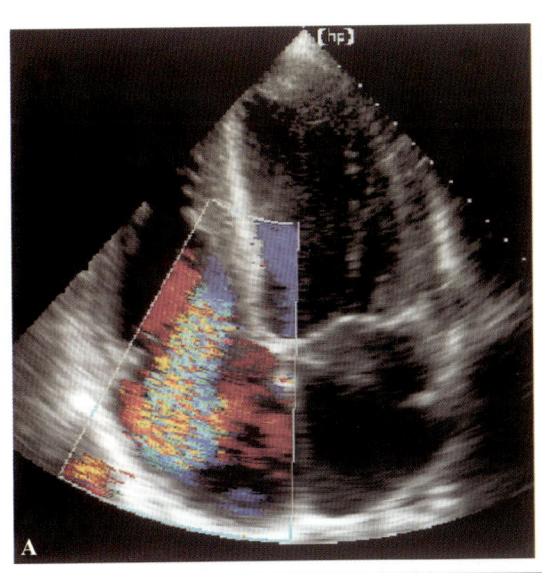

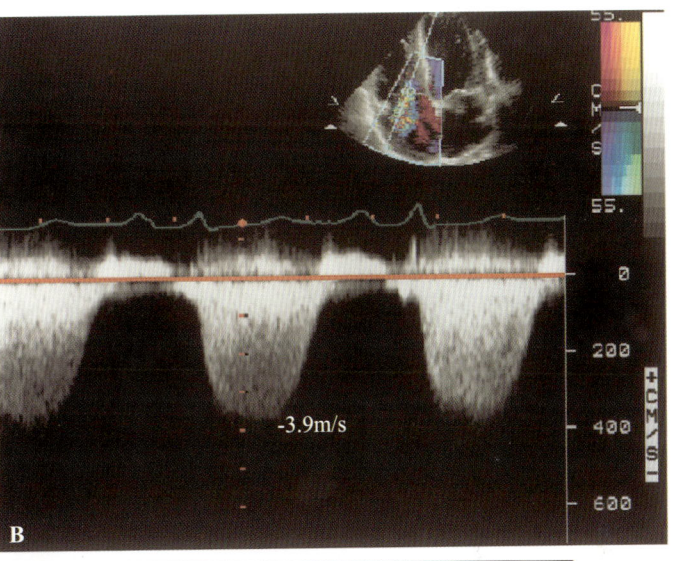

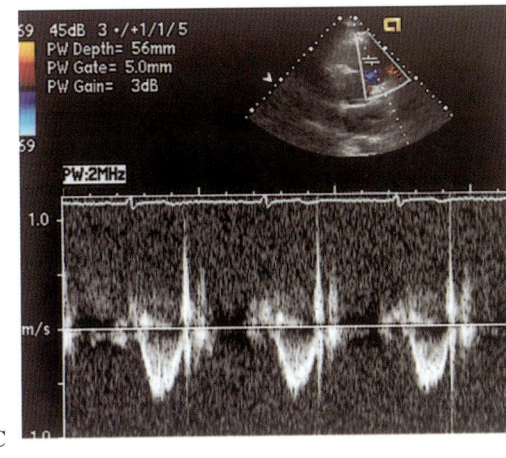

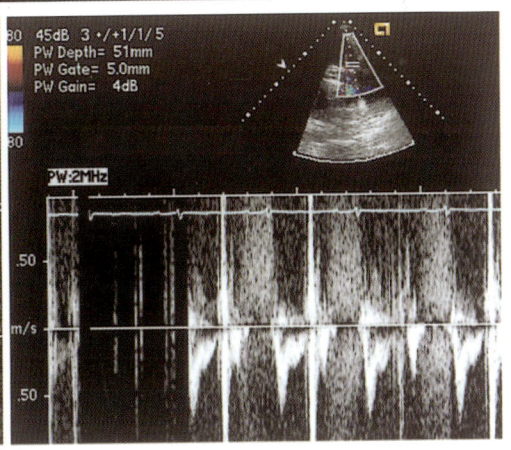

肺动脉压力正常　　　　　　　　肺动脉高压

▲ 图 7-70　A. 彩色血流成像显示重度三尖瓣反流；B. 连续多普勒成像显示三尖瓣反流压差接近 60mmHg，与右心室收缩压 70～75mmHg 一致；C. 肺动脉压力正常（左）与升高（右）时的肺动脉血流频谱。注意肺动脉高压患者加速时间缩短和收缩晚期切迹

对该方法进行了阐述。

应用类似的方法还可估测肺动脉舒张压，即依据肺动脉瓣舒张末期反流峰速，运用Bernoulli方程计算肺动脉与右心室的压差。正常人肺动脉舒张压只比右心室舒张压高数个毫米汞柱，因此反流束速度较低。肺动脉高压时，肺动脉舒张压相对右心室舒张压不成比例地增高，导致压差增大，舒张末期反流峰速增高（图7-71）。因此肺动脉压显著增高的患者，其舒张末期肺动脉反流峰速通常＞2m/s，图7-72为1例重度肺动脉高压患者，短轴切面显示右心室扩大并运动减弱、室间隔变平，多普勒成像显示三尖瓣反流峰速增高（RVSP = 150mmHg），肺动脉瓣反流峰速升高（＞2m/s）对应肺动脉舒张压的升高。

右心室容量负荷过重通常表现为右心室扩大。正常人心尖四腔心切面上，右心室舒张期面积大约为左心室面积的2/3，判断右心室扩大的主观标准是舒张期右心室面积大于或等于左心室面积（图7-73）。右心室容量负荷过大亦可影响室间隔运动，舒张期右心室容量增加使室间隔向左心室侧移位，致室间隔变平（图7-74），右心室正常的新月形变得接近圆形，M型或二维超声心动图可观察到此征象。与右心室压力负荷过重相比，容量负荷过重时只在舒张期出现室间隔移位，而在收缩期，左、右心室间压差正常，室间隔的形态与位置亦正常。因此，可利用收缩期和舒张期室间隔变平的程度鉴别右心室压力负荷过重和容量负荷过重，单纯右心室容量负荷过重的患者室间隔变平只出现于舒张期，而右心室压力负荷过重患者整个心动周期室间隔持续变平。室间隔变平的程度与肺动脉高压程度亦存在一定的相关性。

（三）右心室心肌病

致心律失常型右心室心肌病（ARVC），即右心室游离壁心肌被脂肪和（或）胶原组织替代，是一种罕见而严重的疾病。致心律失常型右心室心肌病临床表现各异，但均可能出现恶性室性心律失常和猝死。考虑到该病的严重程度及其确诊的难度，已发布了基于6类调查结果的严格诊断标准，其中的功能、结构异常可利用超

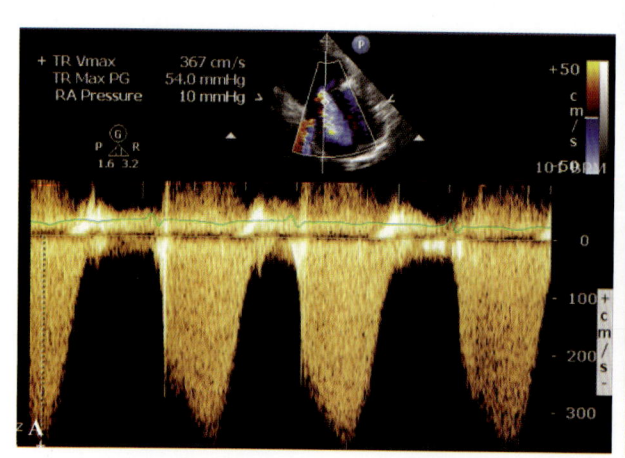

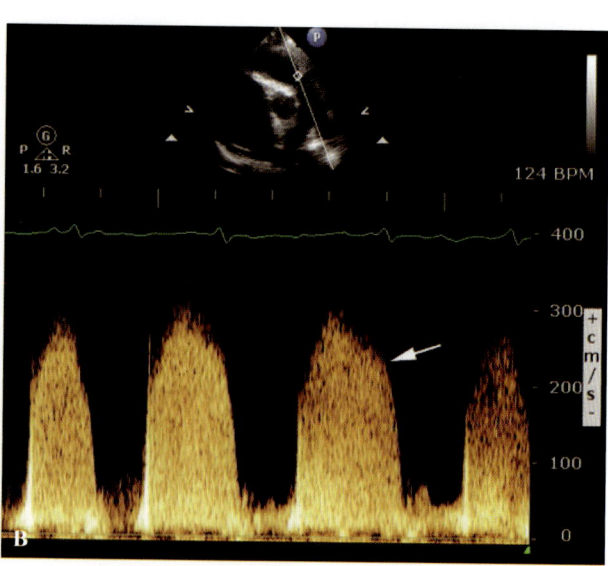

▲ 图7-71 1例老年肺高压患者的三尖瓣反流（A）及肺动脉反流（B）连续多普勒频谱，三尖瓣反流频谱显示右心室与右心房间收缩期压差为 **54mmHg**，提示 **RVSP** 约为 **64mmHg**。图B中，箭示反流舒张末期峰速为 **2.4m/s**，与显著升高的肺动脉舒张压一致

声心动图、MRI 或是右心室造影进行评估。基于超声心动图诊断 ARVC 的主要标准为存在右心室游离壁局限性运动异常或室壁瘤形成，并包含至少一项下列表现：①胸骨旁长轴切面 RVOT 直径≥ 32mm；②胸骨旁短轴切面 RVOT 直径≥ 36mm；③右心室收缩期面积变化率≤ 33%。图 7-75 示 1 例 ARVC 患者心尖下部室壁瘤形成，还要注意到右心室游离壁反射的相对灰度改变，可能提示心肌内脂肪组织浸润。MRI 凭借其三维成像及其识别脂肪浸润与瘢痕的能力，在评估 ARVC 患者结构异常方面优于超声心动图，图 7-76 提供了 1 个示例，图 7-77 展示了另 1 例 ARVC 患者，其整个右心室游离壁广泛受累。

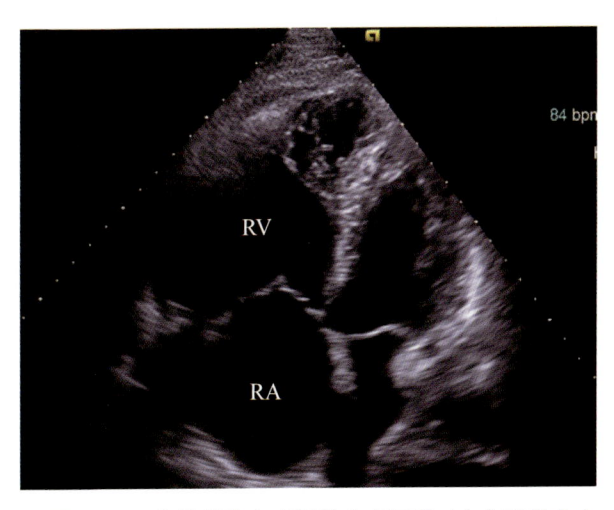

▲ 图 7-73　完整超声心动图检查应包括对右心室的大小与功能进行定性评估。本例中，可见右心房及右心室扩大并重度右心室运动减弱

RV. 右心室；RA. 右心房

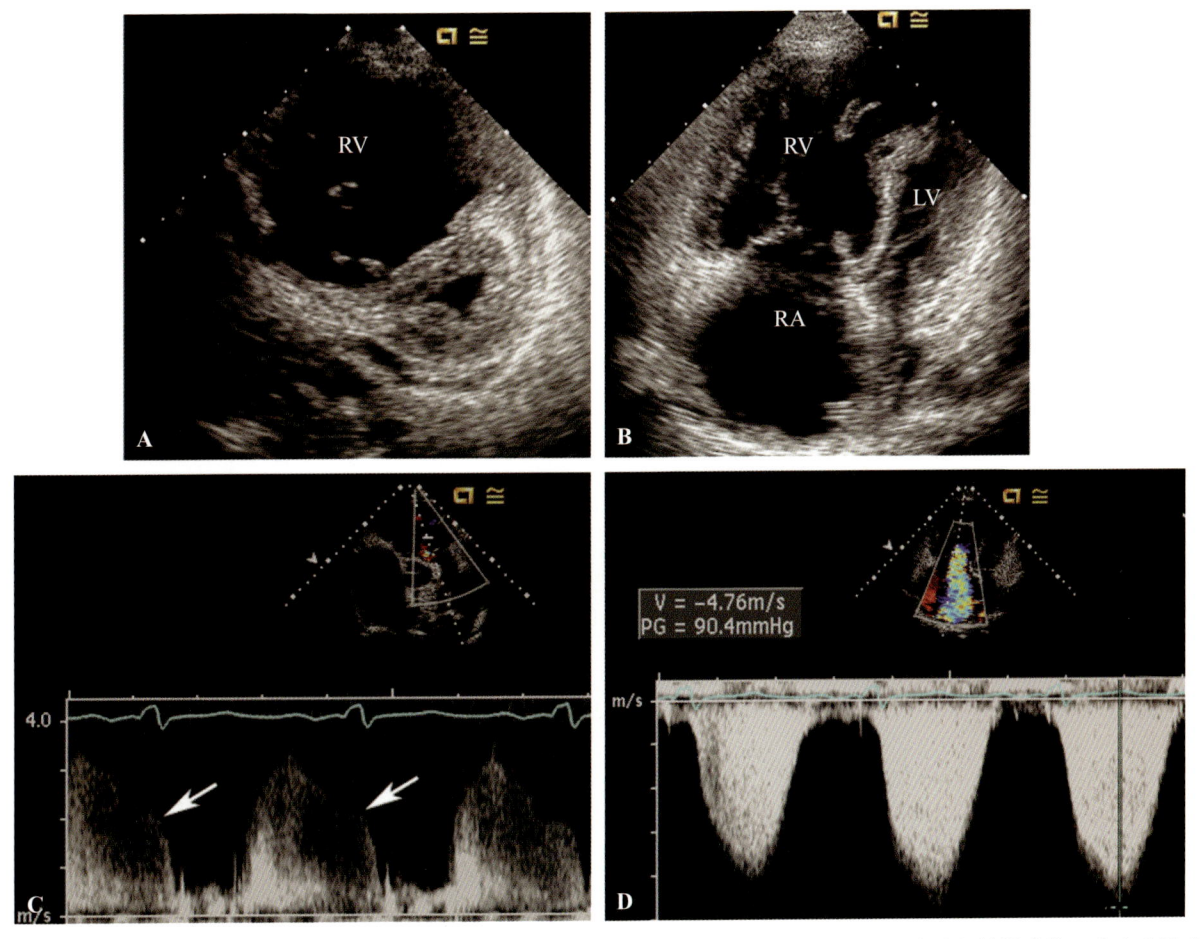

▲ 图 7-72　胸骨旁短轴（A）及心尖四腔心（B）切面显示右心室及右心房扩张 1 例。C. 脉冲多普勒成像示右心室流出道侧记录的肺动脉瓣反流频谱。舒张末期反流峰速增高（箭）。D. 显示高速三尖瓣反流，假设右心房压力为 15mmHg，估测右心室收缩压为 105mmHg

RV. 右心室；RA. 右心房；LV. 左心室

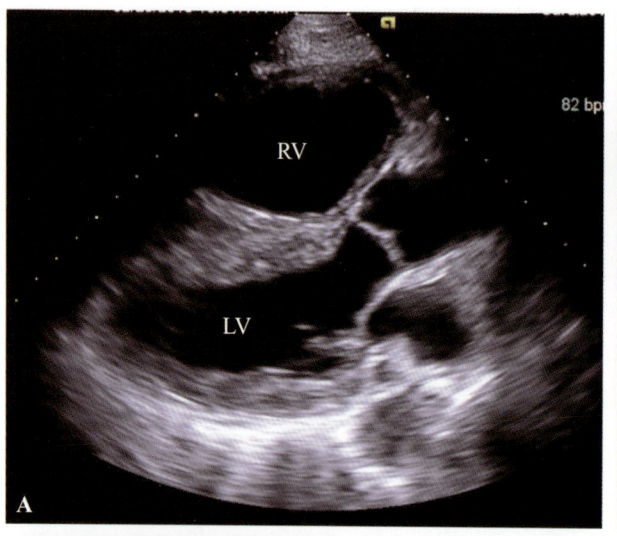

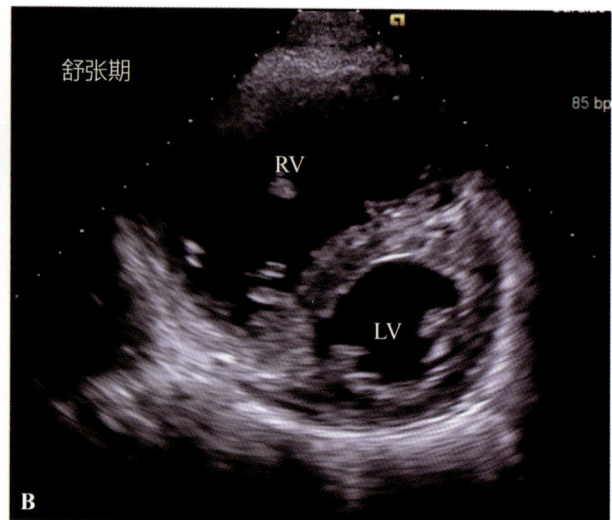

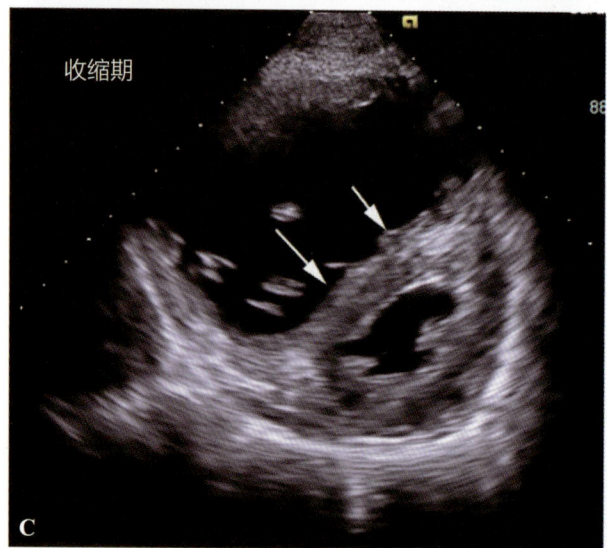

◀ 图 7-74 长期继发性肺高压患者 1 例，可见右心室增大导致室间隔收缩期向左心室侧移位，室间隔正常弯曲消失（A），图 B 与 C 中，短轴切面再次观察扩大的右心室，舒张期左心室为正常的圆形，但收缩期由于右心室压力负荷过重，导致室间隔变平

RV. 右心室；LV. 左心室

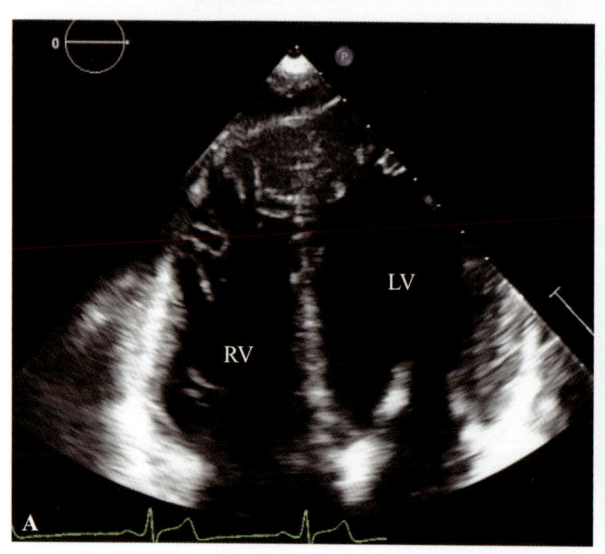

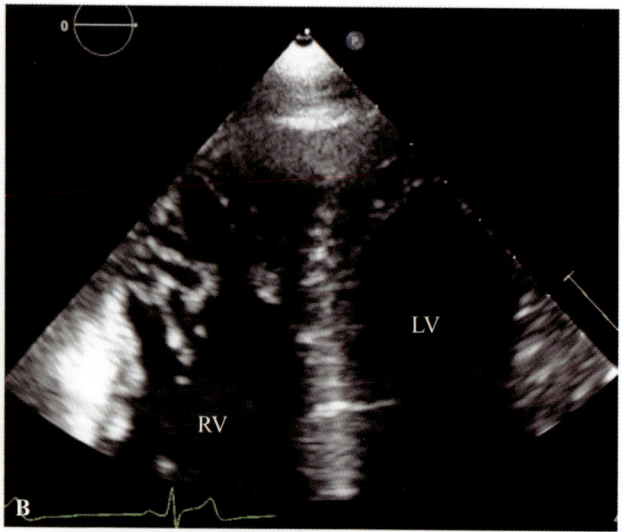

▲ 图 7-75 致心律失常型右心室心肌病患者 1 例，其心尖切面显示右心室扩大伴有右心室心尖部瘤样扩张

RV. 右心室；LV. 左心室

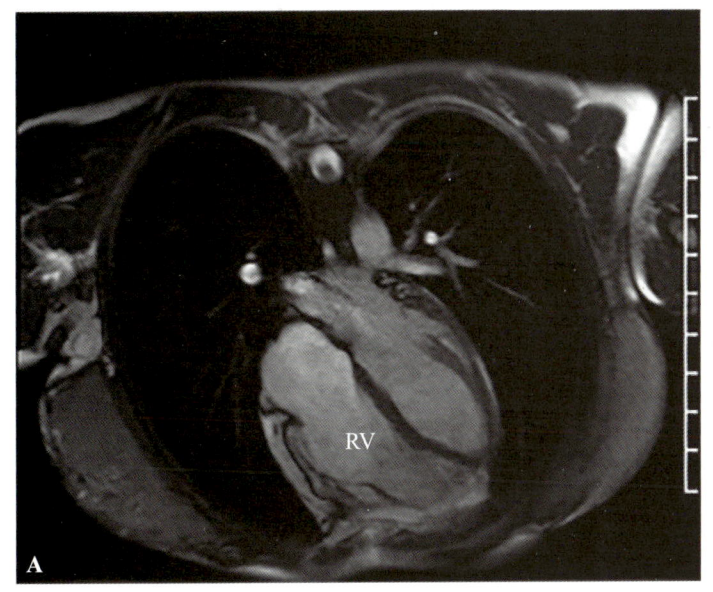

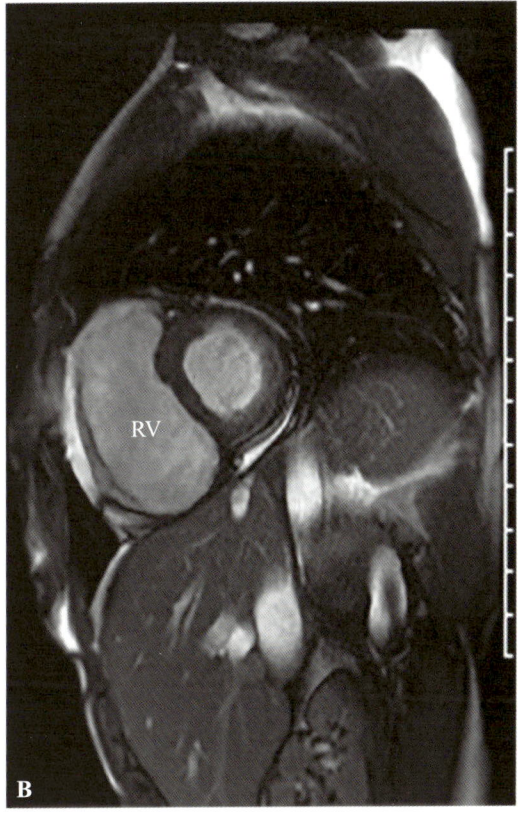

第7章 左心房、右心房及右心室
Left and Right Atrium, and Right Ventricle

▲ 图 7-76 心脏 MRI 四腔心切面（A）与短轴切面（B）显示右心室扩大、室壁运动减低及右心室游离壁室壁瘤形成
RV. 右心室

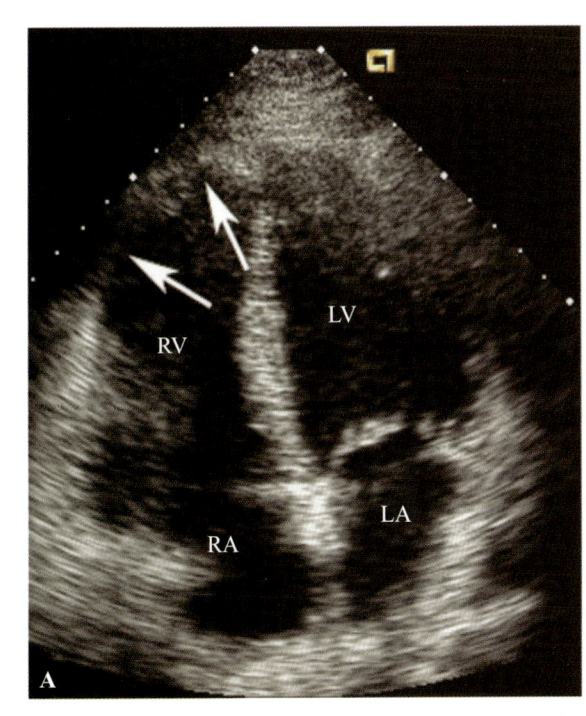

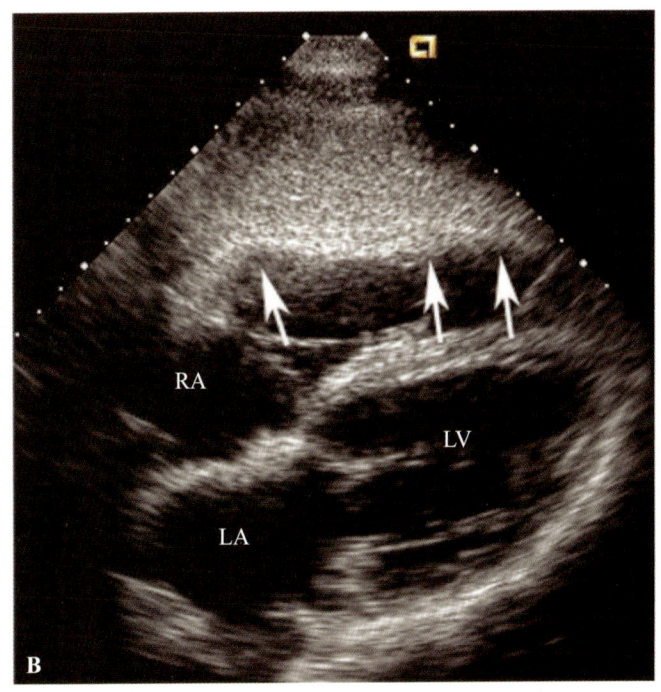

▲ 图 7-77 致心律失常型右心室心肌病患者右心室广泛受累
A. 心尖四腔心切面显示右心室扩大并右心室游离壁运动减低（箭）；B. 剑突下切面显示右心室节段性功能异常及近心尖部瘤样扩张（箭）
RV. 右心室；LV. 左心室；RA. 右心房；LA. 左心房

231

推荐阅读

基本概念

DePace NL, Soulen RL, Kotler MN, Mintz GS. Two dimensional echocardiographic detection of intraatrial masses. *Am J Cardiol* 1981; 48(5):954–960.

Lang RM, Badano LP, Mor-Avi V, et al. Recommendations for cardiac chamber quantification by echocardiography in adults: an update from the American Society of Echocardiography and the European Association of Cardiovascular Imaging. *J Am Soc Echocardiogr* 2015; 28:1–39.

Moral S, Ballesteros E, Huguet M, Panaro A, Palet J, Evangelista A. Differential diagnosis and clinical implications of remnants of the right valve of the sinus venosus. *J Am Soc Echocardiogr* 2016;29: 183–194.

Rudski LG, Lai WW, Afilalo J, et al. Guidelines for the echocardiographic assessment of the right heart in adults: a report from the American Society of Echocardiography endorsed by the European Association of Echocardiography, a registered branch of the European Society of Cardiology, and the Canadian Society of Echocardiography. *J Am Soc Echocardiogr* 2010;23:685–713.

房间隔及血栓来源

Laura DM, Donnino R, Kim EE, Benenstein R, Freedberg RS, Saric M. Lipomatous atrial septal hypertrophy: a review of its anatomy, pathophysiology, multimodality imaging, and relevance to percutaneous interventions. *J Am Soc Echocardiogr* 2016;29: 717–723.

Pearson AC, Labovitz AJ, Tatineni S, Gomez CR. Superiority of transesophageal echocardiography in detecting cardiac source of embolism in patients with cerebral ischemia of uncertain etiology. *J Am Coll Cardiol* 1991;17(1): 66–72.

Saric M, Armour AC, Arnaout MS, et al. Guidelines for the use of echocardiography in the evaluation of a cardiac source of embolism. *J Am Soc Echocardiogr* 2016;29:1–42.

Silvestry FE, Cohen MS, Armsby LB, et al. Guidelines for the echocardiographic assessment of atrial septal defect and patent foramen ovale: from the American Society of Echocardiography and Society for Cardiac Angiography and Interventions. *J Am Soc Echocardiogr* 2015;28:910–958.

血流动力学

Claessen G, La Gerche A, Voigt JU, et al. Accuracy of echocardiography to evaluate pulmonary vascular and RV function during exercise. *JACC Cardiovasc Imaging* 2016;9:532–543.

Hellenkamp K, Unsold B, Mushemi-Blake S, et al. Echocardiographic estimation of mean pulmonary artery pressure: a comparison of different approaches to assign the likelihood of pulmonary hypertension. *J Am Soc Echocardiogr* 2018;31:89–98.

Nagueh SF, Kopelen HA, Zoghbi WA. Relation of mean right atrial pressure to echocardiographic and Doppler parameters of right atrial and right ventricular function. *Circulation* 1996;93(6):1160–1169.

Reynolds T, Appleton CP. Doppler flow velocity patterns of the superior vena cava, inferior vena cava, hepatic vein, coronary sinus, and atrial septal defect: a guide for the echocardiographer. *J Am Soc Echocardiogr* 1991;4(5): 503–512.

右心室

De Castro S, Cavarretta E, Milan A, et al. Usefulness of tricuspid annular velocity in identifying global RV dysfunction in patients with primary pulmonary hypertension: a comparison with 3D echo-derived right ventricular ejection fraction. *Echocardiography* 2008;25(3):289–293.

Grison A, Maschietto N, Reffo E, et al. Three-dimensional echocardiographic evaluation of right ventricular volume and function in pediatric patients: validation of the technique. *J Am Soc Echocardiogr* 2007;20(8):921–929.

Longobardo L, Suma V, Jain R, et al. Role of two-dimensional speckle-tracking echocardiography strain in the assessment of right ventricular systolic function and comparison with conventional parameters. *J Am Soc Echocardiogr* 2017;30:937–946.

Maffessanti F, Muraru D, Esposito R, et al. Age-, body size-, and sex-specific reference values for right ventricular volumes and ejection fraction by threedimensional echocardiography: a multicenter echocardiographic study in 507 healthy volunteers. *Circ Cardiovasc Imaging* 2013;6:700–710.

Medvedofsky D, Mor-Avi V, Kruse E, et al. Quantification of right ventricular size and function from contrast-enhanced three-dimensional echocardiographic images. *J Am Soc Echocardiogr* 2017;30: 1193–1202.

Motoki H, Borowski AG, Shrestha K, et al. Right ventricular global longitudinal strain provides prognostic value incremental to left ventricular ejection fraction in patients with heart failure. *J Am Soc Echocardiogr* 2014;27:726–732.

Niemann P, Pinho L, Balbach T, et al. Anatomically oriented right ventricular volume measurements with dynamic three-dimensional echocardiography validated by 3-Tesla magnetic resonance imaging. *J Am Coll Cardiol* 2007; 50(17):1668–1676.

Sugeng L, Mor-Avi V, Weinert L, et al. Multimodality comparison of quantitative volumetric analysis of the right ventricle. *JACC Cardiovasc Imaging* 2010;3:10–18.

左心房

Kurt M, Wang J, Torre-Amione G, Nagueh SF. Left atrial function in diastolic heart failure. *Circ Cardiovasc Imaging* 2009;2:10–15.

Maddukuri PV, Vieira ML, DeCastro S, et al. What is the best approach for the assessment of left atrial size? Comparison of various unidimensional and two-dimensional parameters with three-dimensional echocardiographically determined left atrial volume. *J Am Soc Echocardiogr* 2006;19(8):1026–1032.

Motoki H, Negishi K, Kusunose K, et al. Global left atrial strain in the prediction of sinus rhythm maintenance after catheter ablation for atrial fibrillation. *J Am Soc Echocardiogr* 2014;27:1184–1192.

Pathan F, D'Elia N, Nolan MT, Marwick TH, Negishi K. Normal ranges of left atrial strain by speckle-tracking echocardiography: a systematic review and meta-analysis. *J Am Soc Echocardiogr* 2017;30:59–70.

Suh IW, Song JM, Lee EY, et al. Left atrial volume measured by real-time 3-dimensional echocardiography predicts clinical outcomes in patients with severe left ventricular dysfunction and in sinus rhythm. *J Am Soc Echocardiogr* 2008; 21(5):439–445.

Tsang TS, Barnes ME, Bailey KR, et al. Left atrial volume: important risk marker of incident atrial fibrillation in 1655 older men and women. *Mayo Clin Proc* 2001;76(5):467–475.

Vieira MJ, Teixeira R, Goncalves L, Gersh BJ. Left atrial mechanics: echocardiographic assessment and clinical implications. *J Am Soc Echocardiogr* 2014;27:463–478.

第 8 章
血流动力学
Hemodynamics

杨亚利 贺 林 马 荣 译

超声心动图技术出现之初，其检查的主要目标之一就是提供血流动力学信息。最初，M 型超声和二维成像技术通过测量心腔内径、计算心腔容积对血流动力学进行分析。多普勒超声心动图的发展，为获取血流动力学信息提供了更为直接的定量技术。目前，多普勒成像与二维成像的联合应用已成为无创测量血流动力学的首选方法，许多情况下已经取代心导管技术。多普勒技术测量血流速度的准确性已获得诸多验证，可定量评估血流量、测量压差及估测心腔内压力，这些已在临床得到广泛应用。

一、M 型和二维超声应用

超声技术应用早期，研究人员即试图从心脏超声图像中获取血流动力学信息。心脏血流的生理改变会对心肌及瓣膜运动产生意料之中的影响，这一原理成为血流动力学间接、定性分析的基础。最早的应用之一是认识到右心室压力和容量负荷过重可引起室间隔运动变化。然而，这些方法无法进行定量分析。多普勒技术的出现使得直接定量测量右心室压力成为可能，进而取代间接的评价方法。一项病例研究发现，急性重度主动脉瓣反流患者的二尖瓣存在早期关闭现象（图 8-1）。M 型超声基于较高的时间分辨率，能特异地确定瓣膜活动时相。在更直接的无创检测技术出现前，二尖瓣提前关闭提示左心室舒张压迅速升高，是主动脉瓣重度反流的间接、可靠的血流动力学标志。

另一个类似的例子是二尖瓣关闭时的 B 点。这是二尖瓣 M 型曲线的特有表现，舒张末期随着左心室压力升高，二尖瓣快速关闭（图 8-2），

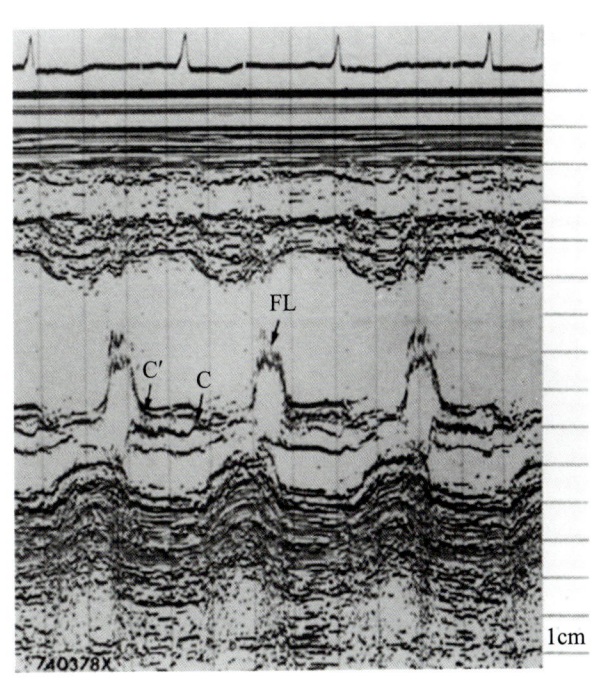

▲ 图 8-1 1 例急性主动脉瓣反流患者的二尖瓣 M 型超声图像
舒张中期二尖瓣部分关闭（C'），明显早于正常关闭时间。心房收缩时二尖瓣瓣叶没有再次开放，并在心室收缩开始时（C）完全关闭。主动脉瓣反流导致二尖瓣细微扑动（FL）

233

心房收缩后，正常情况下，二尖瓣在短时间内完全关闭，瓣膜关闭曲线平滑向下。当左心室舒张压增高时，左心房压力随之增高，导致二尖瓣关闭异常。这时二尖瓣提前关闭，由于 A 点提前出现，二尖瓣关闭过程中断，导致在 A 点和 C 点之间出现切迹，这个二尖瓣关闭时相延长而出现的切迹称为 B 点。B 点的出现与左心室及左心房舒张末期压力增加有关（图 8-3），但利用 B 点对左心室舒张压进行定量测量并不可靠。以上发现的敏感性尚有争议，不过 B 点一旦出现，就提示心房收缩期时左心室舒张压至少有 20mmHg。这一发现在当时十分重要，但随着多普勒技术评价左心房压的应用普及，已逐渐退出历史的舞台。

其他一些血流动力学异常的 M 型超声征象也在实际应用中得到验证。例如，在肥厚型心肌病患者中，M 型或二维超声显示的二尖瓣收缩期前向运动（systolic anterior motion，SAM）是一种重要征象，提示左心室流出道可能存在动力性梗阻。在这些患者中，M 型超声显示收缩中晚期主动脉瓣提前部分关闭，则是左心室流出道明显梗阻的可靠征象。但是，M 型超声本身同样不能定量测量压力梯度。此外，在诸多具有血流动力学意义的超声征象中，最具有应用价值的征象之一是，心脏压塞导致心包压力增高时，右心室游离壁舒张早期塌陷（图 8-4），该征象将在第 9 章中详细讨论。

表 8-1 列举了部分提示血流动力学异常的 M

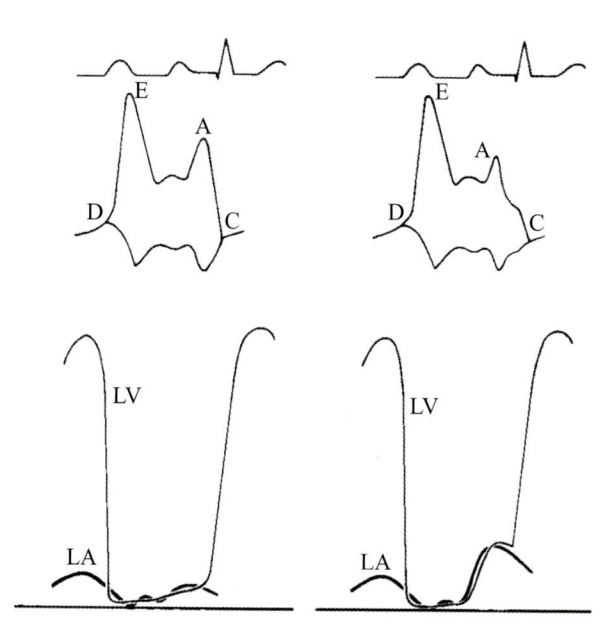

▲ 图 8-3 二尖瓣 M 型曲线反映左心室舒张压变化示意图
左图表示正常表况下二尖瓣瓣叶运动与心内压变化之间的关系。B 点的出现说明舒张晚期左心房压力升高（详见正文）
LA. 左心房；LV. 左心室

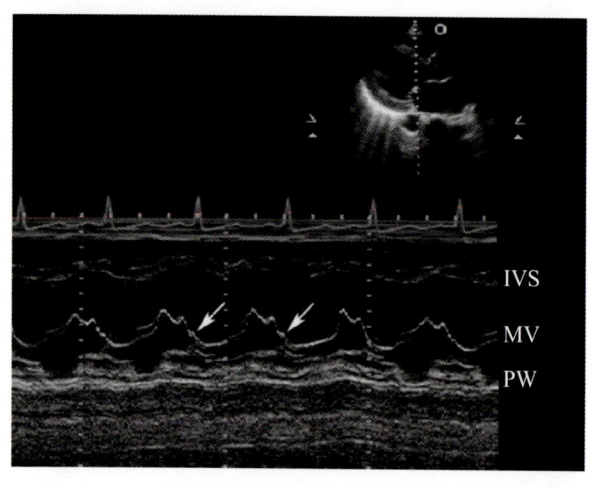

▲ 图 8-2 二尖瓣 M 型超声图像显示 B 点（箭，详见正文）
PW. 左心室后壁；IVS. 室间隔；MV. 二尖瓣

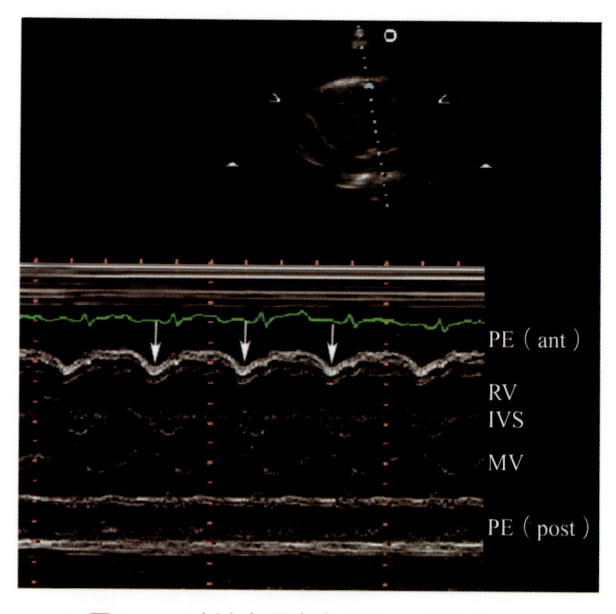

▲ 图 8-4 1 例心包压塞患者的 M 型超声心动图
箭所示为右心室游离壁舒张早期塌陷。右心室游离壁上方和左心室后壁后的无回声区代表心包积液
PE. 心包积液；RV. 右心室；IVS. 室间隔；MV. 二尖瓣；ant. 前；post. 后

表 8-1 血流动力学异常的 M 型和二维超声表现

表现	血流动力学意义
M 型	
二尖瓣早期关闭	急性、重度主动脉瓣反流
EPSS 增加	左心室射血分数降低
二尖瓣延迟关闭（B 点）	左心室舒张末压升高
右心室游离壁舒张早期塌陷	心包压塞
主动脉瓣收缩中期切迹	主动脉瓣下流出道动力性梗阻
二尖瓣舒张期扑动	主动脉瓣反流
肺动脉瓣收缩中期切迹	肺动脉高压
碟型人工瓣膜开放/关闭点呈环形	碟瓣运动机械性受限
二尖瓣收缩期前向运动（SAM）	主动脉瓣下流出道动力性梗阻
室间隔收缩早期向下运动（鸟嘴状）	LBBB
主动脉瓣的渐进性关闭	左心室每搏量减少
肺动脉瓣 A 波消失	肺动脉高压
二维	
室间隔舒张期扑动	右心室容量负荷过重
室间隔收缩期扑动	右心室压力负荷过重（RVSP 升高）
下腔静脉扩张伴吸气相塌陷率下降	右心房压力升高
室间隔弹跳征伴吸气相塌陷率下降	心包缩窄

EPSS. 舒张早期二尖瓣前叶 E 峰距室间隔的距离；LBBB. 左束支传导阻滞；RVSP. 右心室收缩压

型和二维超声表现。尽管其中大多数已被能进行定量评价且更加直接的多普勒技术取代，但在一些特殊患者中仍具有重要价值。

二、血流定量评估

多普勒超声测量血流的方法主要是定量测量血流速度。众所周知，流经某孔径的流率等于流速乘以孔径横截面积。M 型或二维成像可以测量横截面积，而多普勒成像可以测量血流速度，因此超声可无创测得血流量。如果流体是恒速流动，那么通过测量任一时间点的血流速度并代入相应的求解方程，可以非常容易计算出血流量。然而，在心血管系统中，血流是脉动性的，因此需要测量射血期每个时间点的血流速度并积分，而后才能获得血流量。这样的速度总和称为时间速度积分（TVI），等于 1 个射血周期内多普勒频谱速度分布所包围的面积。TVI 的基本概念如图 8-5 所示，简单来说就是测量每个时间点的速度并相加得到的速度曲线下面积。应注意的是，通过以上方法积分得到的是长度测值（单位为 cm），即搏出距离，是指 1 个血流周期血液经过的直线距离。在同一位置测量心脏某一瓣膜的 TVI 及相应的横截面积（单位为 cm^2），两者的乘积等于心脏每搏量（单位为 cm^3 或 ml），即心脏每次收缩时所射出的血容量（假定不合并瓣膜反流或心脏分流）。

图 8-6 展示了如何将以上原理应用于主动脉血流中测量每搏量。多普勒方程中曾提到超声声束与血流方向的夹角，即 θ 角的重要性。因为 cosθ 值在 0~1 之间，且位于多普勒方程的分子部分，因此可以预测 θ 角的误差对测得速度的影响如下：θ 角为 0°~20°，对应的 cosθ 值范围为

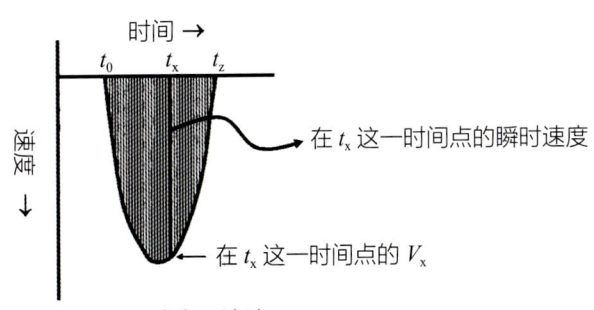

流率 = 流速 × CSA
从 t_0 至 t_z 段所有流速之和 =TVI
TVI= $\sum V_{0 \to z}$
每搏量 =TVI × CSA

▲ 图 8-5 应用多普勒技术测量血流量示意图
采用多普勒技术记录心动周期内的瞬时速度形成多普勒速度曲线，曲线下的面积代表时间速度积分（TVI），等于整个射血期的所有瞬时速度的总和（详见正文）
CSA. 横截面积

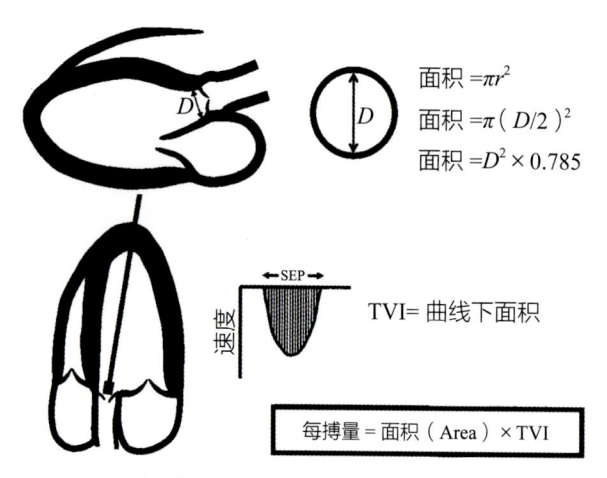

▲ 图 8-6 每搏量定量测量示意图。需测量横截面积和时间速度积分（详见正文）

D. 直径；SEP. 收缩射血期；TVI. 时间速度积分

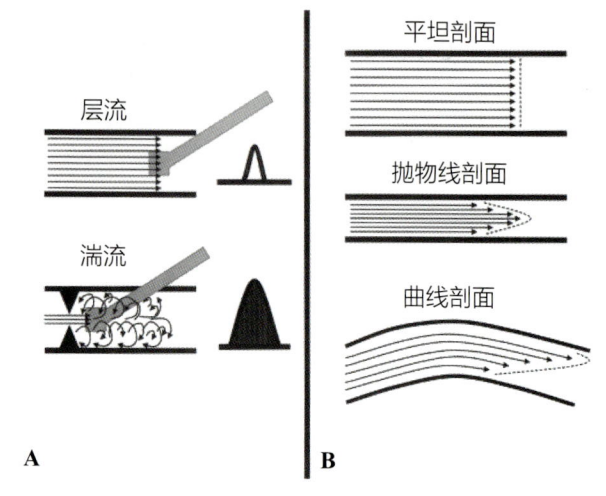

▲ 图 8-7 A. 应用脉冲多普勒频谱显示层流与湍流间的区别，层流速度较低且血流频谱带较窄；B. 显示不同的流速剖面（详见正文）

0.92～1.00，那么测值会略微低于真实流速。当 θ 角增大超过 20° 时，cosθ 值迅速降低，对流速的低估大幅增加。因此，声束方向应尽可能与血流方向平行，这对准确测量血流速度非常重要。同样重要的是，声束方向与血流方向的不平行只会低估血流速度，不会高估。

另一个影响多普勒方程准确性的因素是速度测量部位的血流状态。心脏和大血管内正常的血流状态是层流，即血液的流动速度、方向基本相同。层流血流的多普勒频谱显示为均匀的"干净"信号。当血流速度增加或横截面积改变时，血流状态会变得紊乱，甚至变为湍流信号（图 8-7A）。血液的黏滞性同样影响血流状态的分布。在流体边缘，即靠近血管壁的地方，血流速度一般较慢且更加紊乱，而中心部位的血流一般流速最快，且最符合层流特征。这种血流速度的三维空间分布特点被称为流速剖面（flow velocity profile）。在粗大而笔直的血管内，血流呈层流状态，流速剖面趋于平坦，而在较小的弯曲血管内，剖面呈抛物线形状，中心流速较高而边缘流速较低。当血流通过弯曲血管（如主动脉弓）时，血流模式更为复杂，其流速分布特点与管腔内径、进入弯曲血管的流速剖面以及分支血管的存在及位置均有关。将取样容积放置在这种血流模式中，得到的血流速度将随取样容积的位置不同而不同。

幸运的是，流经正常心脏瓣膜或近心段大血管的血流其流动模式基本接近层流，因此便于定量分析。相对于抛物线形剖面，平坦剖面的平均速度更容易获得，因此我们应尽可能在孔径更大或接近血管起源的部位进行血流测量。还应注意，生理性血流的血流分布特点不可能完全一致，即任一时间点都会出现速度的分布不均，从而导致多普勒信号的频谱带增宽。该时间点的速度分布范围越大，多普勒信号带就越宽。通过频谱带中心的线代表最大权重频率，即流经此处的大多数血细胞的流速（图 8-8）。理论上，该流速用于计算时间速度积分，然而实际上，通常采用沿频谱最致密部分的外缘进行描记的方法。研究显示以上 2 种方法均可获得准确的血流测量结果。测量时应取多个心动周期（通常为 3～5 个）进行描记，取平均值以减小误差。对于心房颤动的患者，应取 5～10 个心动周期。

血流测量中一个重要的潜在误差来自横截面积的测量。横截面积测量的取样点必须和多普勒信号取样点的位置相同。例如，如果多普勒取样容积置于主动脉瓣瓣环水平，那么横截面积的测量也必须在主动脉瓣瓣环水平。横截面积的测量

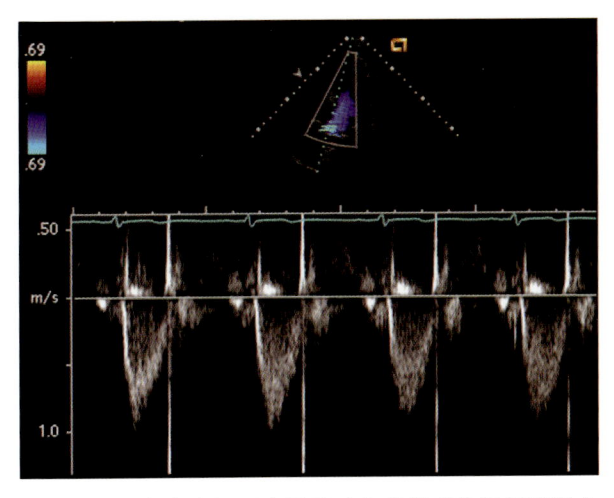

第8章　血流动力学
Hemodynamics

▲ 图 8-8 在心尖切面应用脉冲多普勒成像记录流经主动脉瓣瓣口的层流信号，位于收缩末期的垂直尖刺样波提示主动脉瓣关闭

方法可应用 M 型或二维成像。图 8-9 显示同一患者的 3 个左心室流出道直径测值略有不同。多数情况下应该采用最大值，因为实验证实最大测值更接近流出道的实际直径。另一种方法是在短轴切面上通过直接描绘法测量孔径的横截面积。在 TAVR 手术之前，会常规进行 CTA 检查以确定流出道大小，CTA 结果提示很多患者的流出道横截面并非真正的圆形（图 8-10）。对于这类患者，仅依靠一维的直径测量远远不能得到准确的横截面积。因此，条件允许时，应采用 CT 或三维超声心动图技术来测量面积。然而，在常规应用中，通常假设横截面积是圆形的，测量直径后，代入以下公式得到横截面积。

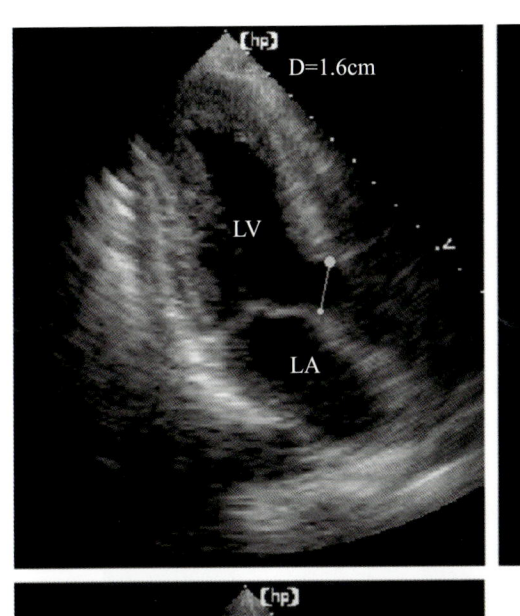

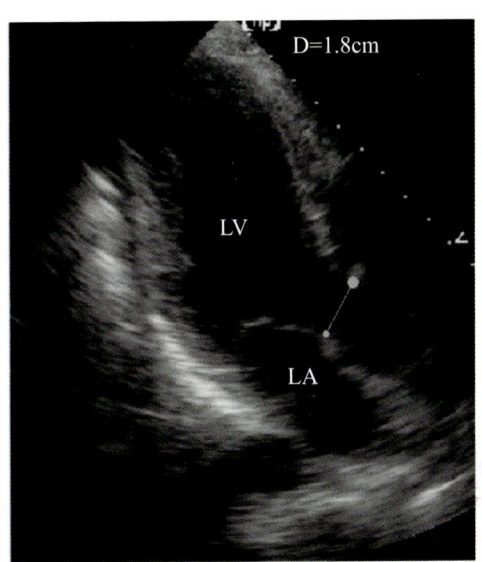

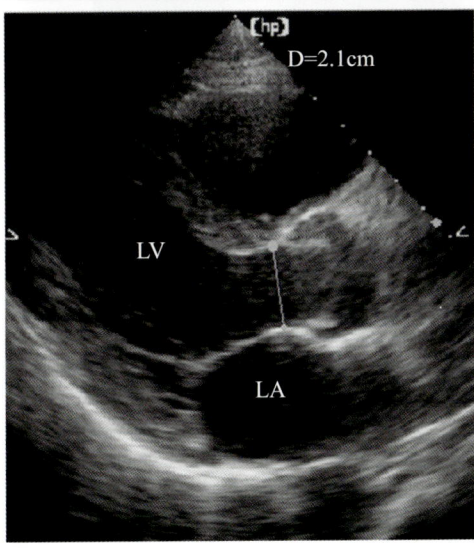

▲ 图 8-9 测量左心室流出道的横截面积时，必须精确测量其直径。3 张图展示了同一患者 3 个不同的直径测量值。通常，最大测值最接近实际直径
LA. 左心房；LV. 左心室

237

$A=\pi r^2$ （公式 8-1）

因为 r=½D，D 可以直接测量得到，上述公式可简化为以下公式。

"小"左心室流出道面积→"小"主动脉瓣瓣口面积

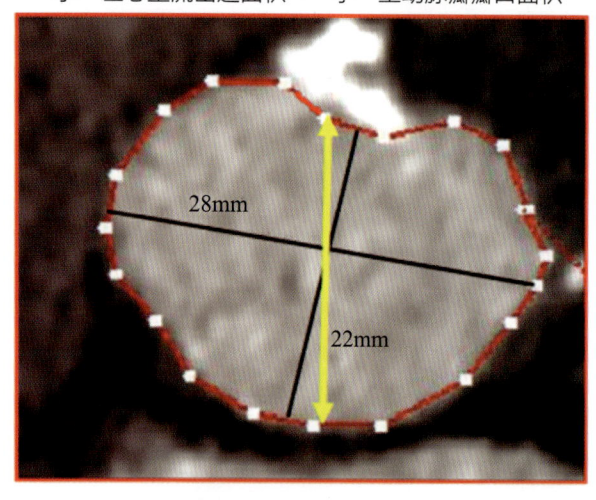

圆形：3.8cm²
椭圆形：4.9cm²

▲ 图 8-10 经导管主动脉瓣置换术患者左心室流出道的 CT 图像。流出道显然是椭圆形，而不是圆形。若通过测量胸骨旁长轴切面（黄箭）流出道的内径，且假设其为圆形来计算，则得到的横截面积为 3.8cm²。而 CT 扫描显示，该平面的实际面积为 4.9cm²。应用连续方程法时，流出道面积的低估将导致主动脉瓣瓣口面积的低估

$A=0.785 \times D^2$ （公式 8-2）

因此计算每搏量 SV 的多普勒方程表示如下所示。

$SV=0.785 \times D^2 \times TVI$ （公式 8-3）

从上述公式可以看出，直径测量中的任何误差在经过平方后，都将大大增加最终测量的误差。因此需多次测量直径，以保证测量结果的准确性。一般来说，直径测量的最大值最接近管径的实际直径，而较小的直径测值代表圆形流出道的斜切面测值，因此通常取直径测量的最大值进行计算。可通过以下例子来说明准确测量流出道直径的重要性：假设实际直径是 2cm，TVI 是 20cm，则得到每搏量为 63ml。如果直径测值减少 10%，对每搏量的计算结果将产生的影响如下所示。

每搏量 $=0.785 \times (1.8cm)^2 \times 20=51ml$

因此，直径测量减少 2mm，则每搏量测值减少 19%（从 63ml 变为 51ml）。

已有研究证实，尽管存在这些潜在误差，在临床各种情况下，这种方法对血流的测量仍准确及实用。只要谨慎测量，该技术可准确、重复地无创测量心血管系统的血流量。图 8-11 展示了通过测量主动脉血流来计算每搏量的方法。

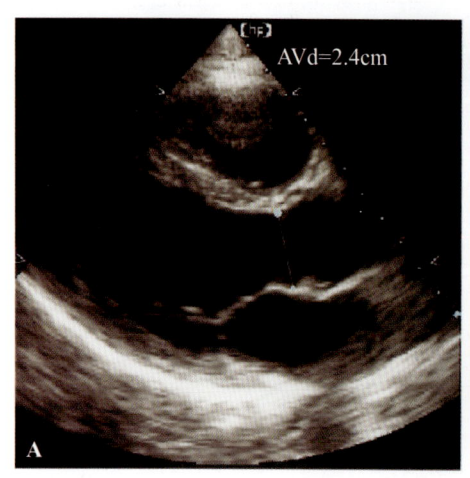

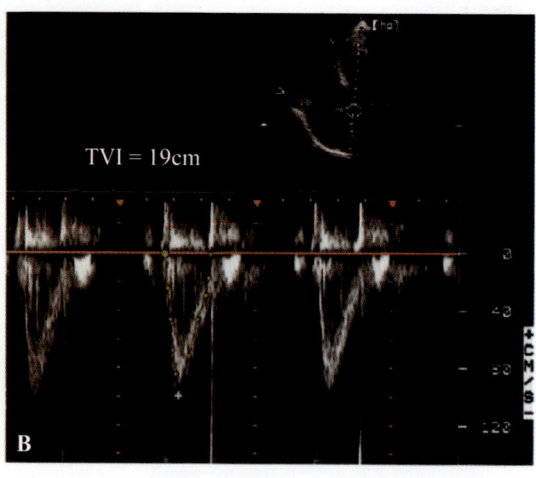

◀ 图 8-11 每搏量计算示例

A. 测量流出道（AVd）的横截面积；B. 通过频谱描记测定主动脉血流的时间速度积分（TVI）。应用公式计算每搏量（SV）

$SV=D^2 \times 0.785 \times TVI$
$SV=2.4^2 \times 0.785 \times 19$
$=86ml$

三、血流量测量临床应用

血流量多普勒公式通用于任何内径固定且便于测量的血流通道，因此可用于测量通过心脏4组瓣膜和大血管的血流，只要在同一部位测量其横截面积并对血流速度进行多普勒取样即可完成。图 8-12 显示了各瓣膜每搏量的测量方法。理论上，在没有瓣膜反流及心内分流时，通过 4 组瓣膜的血流量均应相等。如图所示，尽管各瓣膜的横截面积和时间速度积分（TVI）截然不同，但 2 个数值的乘积（横截面积 ×TVI）相同。当然，在每个位置进行血流测量都会遇到不同的挑战，并且这种测量方法可能不适用于某些患者，但多普勒测量方法的准确性及可重复性会随着临床实践逐步提高。总的来说，在出现临床问题时，在基础测量的前提下额外进行血流量计算，可以提高临床医生的诊疗信心。

尽管理论上可以检测心脏内任何部位血流，但在临床实践中，通常检测的是主动脉瓣瓣口的血流。于心尖五腔或心尖长轴切面，将取样容积置于主动脉瓣瓣环水平、距主动脉瓣瓣叶 3~5mm 处，记录主动脉血流的多普勒频谱（图 8-11），该处通常可以记录到收缩末期主动脉瓣关闭的"喀喇"音。如果多普勒于该处记录到瓣膜开放音，则需要将取样容积稍微移向左心室流出道。基于主动脉瓣瓣环是圆形的假设，通常在胸骨旁左心长轴切面于收缩期测量瓣环直径及横截面积。由于整个心动周期中瓣环面积变化不大，因此对测量直径的时相准确性要求并不十分严格。然而，正如前述，圆形的假设并不总是适用。另一种更好的方法是采用三维成像技术（超声心动图或 CT）直接测量瓣环的横截面积。

同样的方法可用于测量肺动脉瓣瓣口血流。通常于心底短轴切面测量，也可采用剑突下短轴切面，特别是在儿童。血流多普勒取样容积置于肺动脉瓣瓣环水平，瓣环横截面积则通过测量瓣环直径来计算。在成人，因右心室流出道的外侧壁通常难以清晰显示，导致瓣环直径的准确测量比较困难。但在儿童中应用则较为普遍，用于定量测量右心室每搏量，并与左心室每搏量比较，以评估心内分流和瓣膜反流情况，相关内容将稍后介绍。

二尖瓣血流量的测量则更具挑战性。于心尖切面，很容易就可以记录到二尖瓣瓣口血流频谱，包括舒张早期的 E 峰和舒张晚期代表心房收缩的 A 峰。确定二尖瓣瓣口的横截面积后，可以应用多普勒测量瓣口血流的时间速度积分，并计算每搏量。二尖瓣瓣口横截面积的测量可以在短轴切面直接描绘，也可以通过 M 型或二维成像记录整个舒张期二尖瓣瓣口的直径，得出二尖瓣瓣口平均直径，并代入多普勒方程。一种更为简便实用的方法是用在心尖切面测得的二尖瓣瓣环直径来代入横截面积公式（图 8-13）。首先，在心尖四腔心切面测量舒张早期二尖瓣瓣环直径，然后，假定瓣环为圆形，通过公式 $A=\pi r^2$（公式 8-1）算出瓣环面积。或者，在心尖两腔心切面再测一次直径，进而得到二尖瓣瓣环横截面积的均值。此外，可于二尖瓣瓣环水平记录瓣膜血流频谱，利用频谱描记法测量 TVI。二尖瓣血流量测量的准确性尚存在争议，这主要是因为在瓣环水平较难记录到清晰的血流频谱（与瓣尖水平相比），而且，二尖瓣瓣环横截面积的准确测量也比主动脉

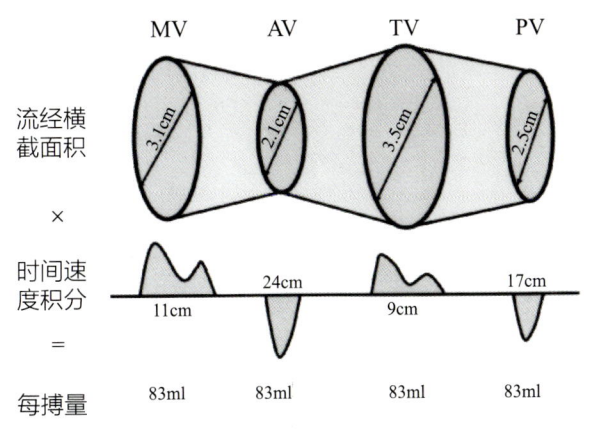

▲ 图 8-12 质量守恒定律示意图
没有瓣膜反流和心内分流时，每次搏动流经各瓣膜的血流量相等（详见正文）

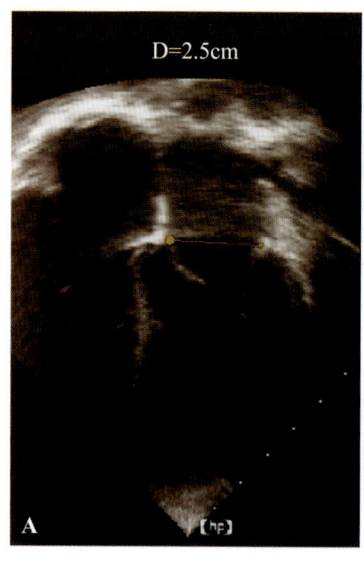

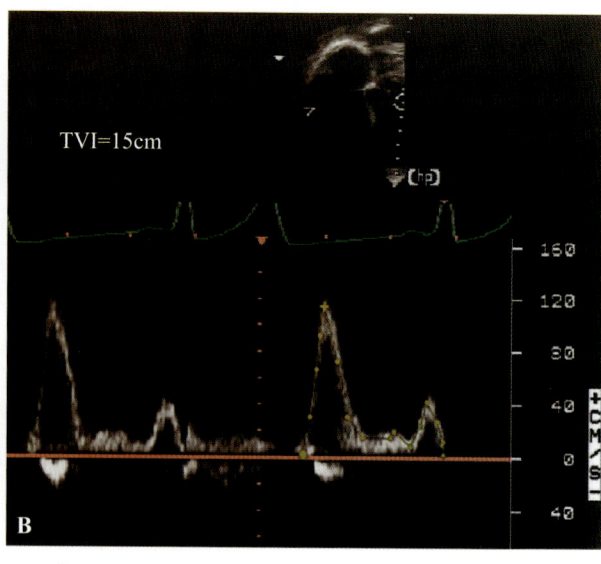

◀ 图 8-13 二尖瓣血流量计算方法

A. 计算二尖瓣瓣环横截面积；B. 应用脉冲多普勒测量二尖瓣瓣环水平血流速度（详见正文）TVI. 时间速度积分

$SV = 2.5^2 \times 0.785 \times 15 = 74ml$

瓣瓣环困难。基于以上原因，与主动脉瓣和肺动脉瓣相比，二尖瓣和三尖瓣的血流测量比较烦琐，临床上应用较少。

血流量测量技术在临床实践中应用广泛，其中每搏量绝对值和相对变化值的无创测量对临床意义重大。每搏量是评价左心室整体收缩功能的基础指标，每搏量与心率的乘积即为心排血量。在危重患者，每搏量的相对变化可提示病情好转或恶化，也可反映干预措施的疗效，在危重情况下，每搏量的相对变化较绝对值更加重要。假设横截面积不变，则可应用 TVI 的变化来反映每搏量的改变，优点是避免了横截面积测量时可能产生的潜在误差。通过跟踪 TVI 的改变，即可随访观察心脏功能的细微变化。

在瓣膜反流患者中，不同瓣膜之间血流量的差异可用于定量评价反流的严重程度（图 8-14）。无瓣膜反流时，4 个瓣膜的血流量均相同。以主动脉瓣反流举例，主动脉瓣和二尖瓣之间的血流量差值即为主动脉瓣的反流量，如下列公式所示。

反流量 = 主动脉瓣收缩期血流量 − 二尖瓣舒张期血流量 （公式 8-4）

还可计算出主动脉瓣反流分数，公式如下

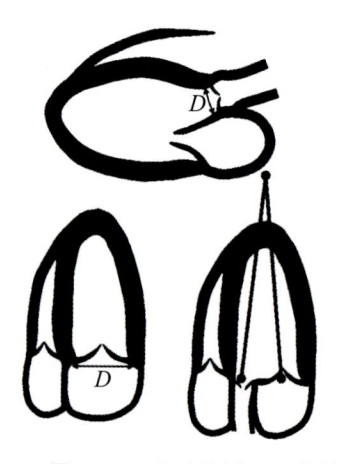

$SV_M = TVI_M \times CSA_M$

$SV_A = TVI_A \times CSA_A$

$RV_A = SV_A - SV_M$

▲ 图 8-14 主动脉瓣和二尖瓣血流量差值反映主动脉瓣或二尖瓣反流程度。如图所示，主动脉瓣反流量（**RVa**）就是简单地等于主动脉瓣血流量减去二尖瓣血流量

CSA. 横截面积；D. 直径；TVI. 时间速度积分（详见正文）所示。

反流分数（%）=（反流量 / 主动脉搏出量）× 100%　　　　　　　　　　（公式 8-5）

这种计算方法适用于心脏各个瓣膜（图 8-15）。该法假设作为血流量参照物的瓣膜没有反流，并且在每个瓣膜处的测量准确度相似。此外，存在瓣膜狭窄时，反流量的计算将变得非常复杂。

该方法的最后一个用途是定量评价心内分

第 8 章 血流动力学
Hemodynamics

▲ 图 8-15 反流量（RV）和反流分数（RF）的测量方法

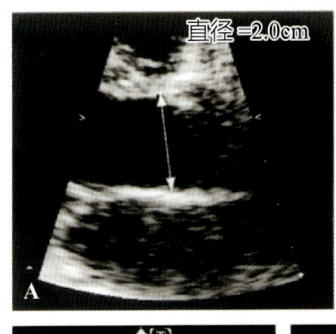

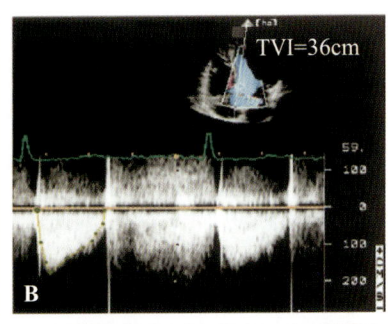

主动脉瓣血流：
$CSA_{AV}=3.1cm^2$
$TVI_{AV}=36cm$
$SV_{AV}=112ml$

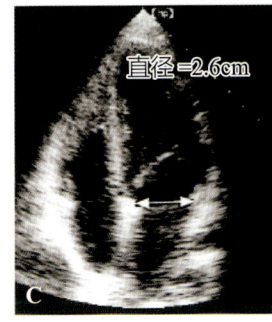

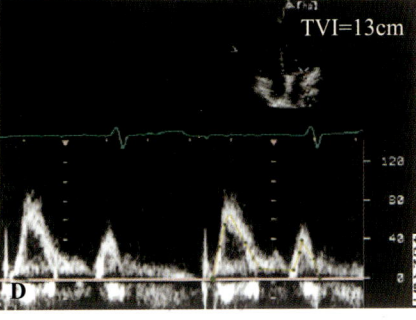

二尖瓣血流：
$CSA_{MV}=5.3cm^2$
$TVI_{MV}=13cm$
$SV_{MV}=69ml$

反流量：
112−69=43ml

反流分数：
43/112=38%

A 和 B. 测量流出道面积及脉冲多普勒记录的 TVI，进而计算主动脉瓣血流量；C 和 D. 同样方法计算二尖瓣血流量。本例主动脉瓣血流量 112ml，二尖瓣血流量 69ml，两者之差即为反流量（43ml），反流分数为 38%
CSA. 横截面积；TVI. 时间速度积分；SV. 每搏量

流。测量肺循环与体循环血流量比值（Qp∶Qs）是定量分流量大小的主要方法（图 8-16）。多数情况下，分流比取决于计算肺动脉与主动脉每搏量的比值。没有半月瓣狭窄或反流时，两者之差就是净分流量。该方法已成功应用于儿科超声心动图评价，其结果与有创诊断技术结果一致。

总之，超声测量血流量切实可行，已被大量临床实践验证。测量公式以生理学原理为基础，在合适条件下应用，能准确定量测量血流量。测量过程中可能产生或多或少的误差，最终导致明显错误。即使这些当时细微甚至难以识别的误差，也可继而导致最终结果出现不可接受的偏差。例如，用来计算反流量的主动脉瓣和二尖瓣血流量分别出现了 10% 的测量误差，则会发生以下情况：假设主动脉瓣实际血流量为 90ml，二尖瓣实际血流量为 60ml，计算出反流量为 30ml，反流分数为 33%。如果主动脉瓣血流量高估 10%（99ml），而二尖瓣血流量低估 10%（54ml），则计算出反流量为 45ml，反流分数为 45%，两者差别较大。为尽可能降低出错可能，临床实践中应该常规进行此类测量，而非偶尔应用。同时，我们还应该知道误差的可能来源，知晓图像质量欠佳对测量结果的准确性会产生哪些影响。

四、压差测量

多普勒技术最重要的应用之一是测量跨瓣压差。该方法以牛顿的能量守恒定律为基础，即在封闭系统中总能量保持不变。因此在血流测量中，血流流经的瓣口面积减小时，流速必定增加。当血液流经狭窄瓣膜时，其动能（与速度的平方成正比）增加，势能则成比例地降低。在搏动性血流系统中，血流加速和减速所产生的惯性

◀ 图 8-16 存在心内分流时，**Qp/Qs** 可定量评价分流量。图示为巨大继发孔型房间隔缺损患者肺动脉瓣每搏量（左图）、主动脉瓣每搏量（右图）以及 **Qp/Qs** 的计算方法
SV. 每搏量；TVI. 时间速度积分；RV. 右心室；LV. 左心室；LV. 左心房；PV. 肺动脉；Ao. 主动脉；D. 直径；AV. 主动脉瓣

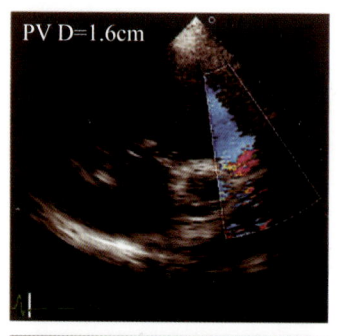

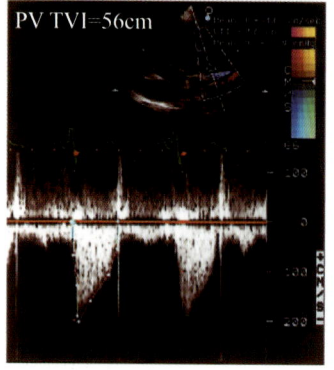

Q_p SV = $D^2 × 0.758 × TVI$
= $1.6^2 × 0.785 × 56$
= 113ml

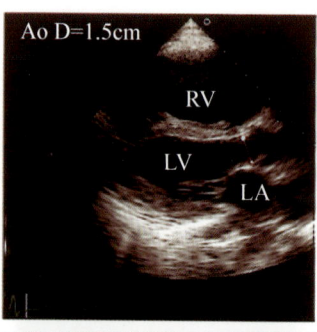

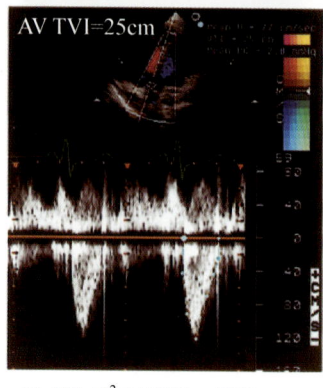

Q_p SV = $D^2 × 0.758 × TVI$
= $1.5^2 × 0.785 × 25$
= 44ml

Q_p / Q_s = 113/44 = 2.5

将导致能量部分丢失。另外，由于黏性摩擦，少量能量以热能形式丢失。伯努利将这些关系用数学公式描述，表示如下。

$$\Delta P = \tfrac{1}{2} \rho (v_2^2 - v_1^2) + \rho \int (dv/dt) \times ds + R(\mu)$$
（公式 8-6）

公式中，ΔP 为狭窄两端的压差，v_1 和 v_2 分别为狭窄近端和远端的流速，ρ 为血液密度，R 为黏性阻力，μ 为黏滞度（图 8-17）。本质上，方程的第一项代表血流经过狭窄处时加速所产生的动能，第二项代表因血流先加速继而减速所丢失的能量，最后一项代表因黏性摩擦力丢失的能量，黏性摩擦力是血液黏度和速度的函数。幸运的是，绝大多数生理条件下，方程后两项可以忽略不计，Bernoulli 方程可简化为以下公式。

$$\Delta P = 4(v_2^2 - v_1^2)$$
（公式 8-7）

由于 2 个速度项均进行平方计算，如果 v_2 远大于 v_1，则 v_1 可忽略不计，最后得到血流通过单纯狭窄部位时压力降低与狭窄远端血流峰值速度之间关系的简化方程如下所示。

$$\Delta P = 4v^2$$
（公式 8-8）

式中 v 为狭窄处的射流峰值速度。

简化 Bernoulli 方程已在许多临床情况下得到验证，并且与有创性检查得到的压差结果高度一致。该方法已广泛用于评价瓣膜狭窄的严重程度，详见其他章节。该方法也可用于评估瓣膜反流或心内分流患者（如室间隔缺损）的心腔内压力。实际上，只要能测定单纯性狭窄部位的血流速度，均可应用 Bernoulli 方程来计算压差。

Bernoulli 方程预测瓣膜狭窄处跨瓣压差的准确性已得到临床充分验证。在应用中，操作者应考虑到几种潜在的误差来源并尽量避免。多数误差属于技术性误差，导致实际压差的低估。最常见的误差来自超声声束与血流方向不平行。如前所述，当声束与血流方向的夹角超过 20° 时，经

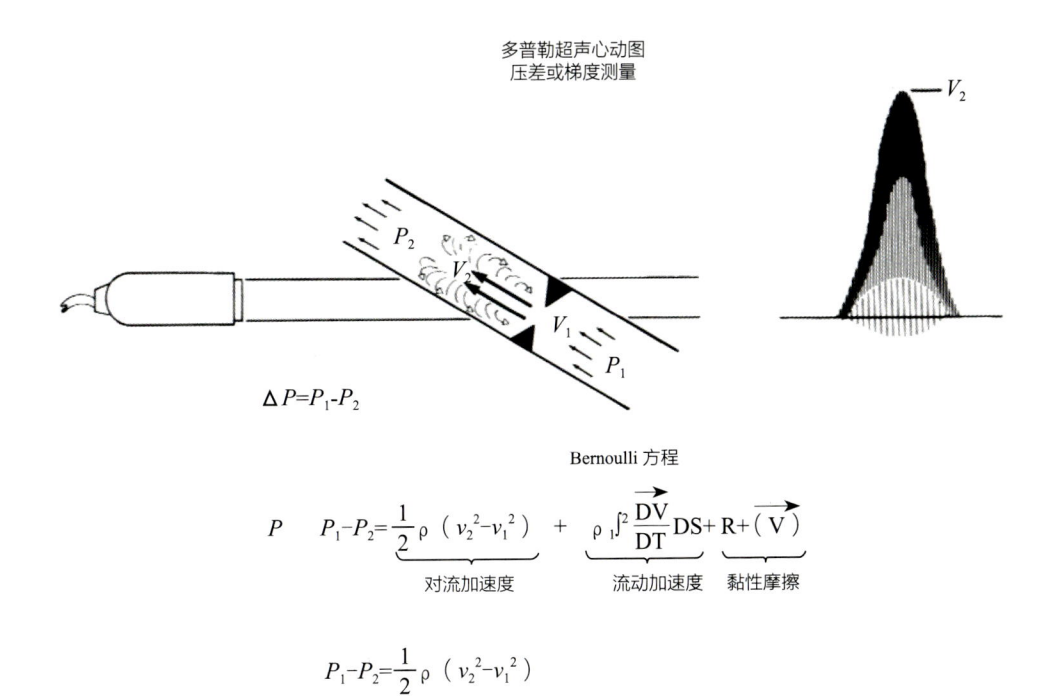

多普勒超声心动图
压差或梯度测量

$\Delta P = P_1 - P_2$

Bernoulli 方程

$$P \quad P_1 - P_2 = \frac{1}{2}\rho(v_2^2 - v_1^2) + \rho\int_1^2 \frac{\overrightarrow{DV}}{DT}DS + R+(\overrightarrow{V})$$

对流加速度　　流动加速度　　黏性摩擦

$$P_1 - P_2 = \frac{1}{2}\rho(v_2^2 - v_1^2)$$

V_1 远远 $< V_2$ ∴ 忽略 V_1

ρ = 血液密度 = $1.06 \times 10^3 \text{kg/m}^3$

∴ $\Delta P = 4V_2^2$

◀ 图 8-17 完整 Bernoulli 方程变为简化 Bernoulli 方程的基本原理

ΔP. 狭窄两端的压力差；P_1. 狭窄近端的压力；P_2. 狭窄远端的压力；V_1. 狭窄近端的速度；V_2. 狭窄远端的速度

多普勒方程计算后可产生明显误差，导致实际速度被低估。为避免这个问题，可先用彩色多普勒成像显示血流束，以便于选择合适的角度校正，另一种方法是采用多个声窗探查。图 8-18 和图 8-19 对此进行了举例说明。在图 8-18 中，三尖瓣反流速度的 3 个不同测值产生了 3 个不同的右心室收缩压估测值，正确测值应该是在心尖四腔心切面声束与血流方向平行时得到的最高值。图 8-19 显示了主动脉瓣狭窄的 2 个病例，均提示于心尖切面测量会低估主动脉瓣狭窄程度，而在胸骨右缘切面，由于超声声束与狭窄射流束更接近平行，测量更为准确。

图像质量也会影响压差测量的准确性。首先，图像信噪比会对多普勒频谱记录的完整性造成影响，记录不全将导致部分频谱缺失，进而测量不到峰值速度，导致测量结果的低估。必须设置合适的增益、调整至最佳的声束角度，并仔细寻找最佳声窗，才能准确测量压差。避免测值低估的另一种方法是应用超声增强剂增强射流信号。然而增强剂会在多普勒信号中产生噪声，因而必须调整噪声抑制设置，并且沿频谱边缘最致密的部分进行描记。图 8-20 显示了使用增强剂增强多普勒信号的方法。应该强调的是，检查中应该始终寻找最高流速，并用其计算压差。

通常情况下，会将多普勒测量的压差与心导管测值进行比较。造成两者差异的一些原因显而易见。例如，多普勒测量的是瞬时峰值压差，而心导管测量的是峰间压差，后者通常较小。图 8-21 展示了两者的差异。另一个可能的差异来源是研究的非同步性，瓣膜的跨瓣压差是动态的，随着容量状态、心率、血压及心脏收缩功能的改变而发生较大变化。如果多普勒和心导管的数据不在同一时间记录，则会产生差异。

简化 Bernoulli 方程忽略了狭窄近端的血流速度（v_1），仅依据狭窄远端或者射流速度（v_2）来估测压差。如果 v_2 远大于 v_1，可以适用这种简化

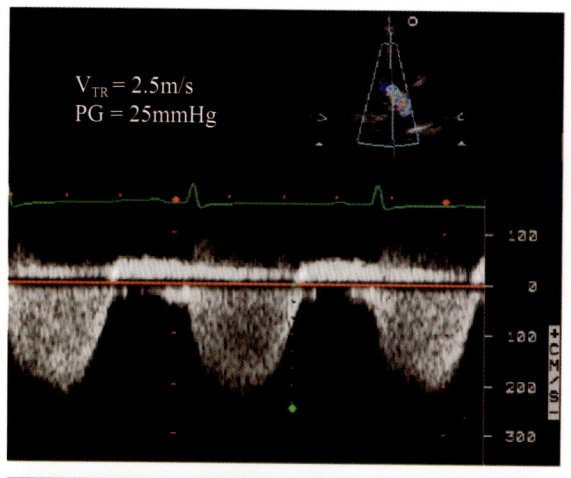

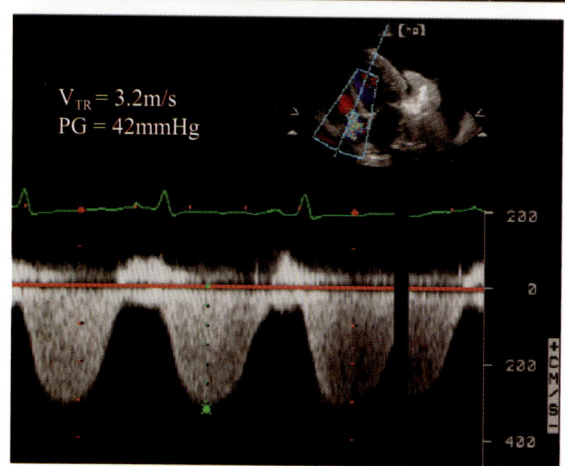

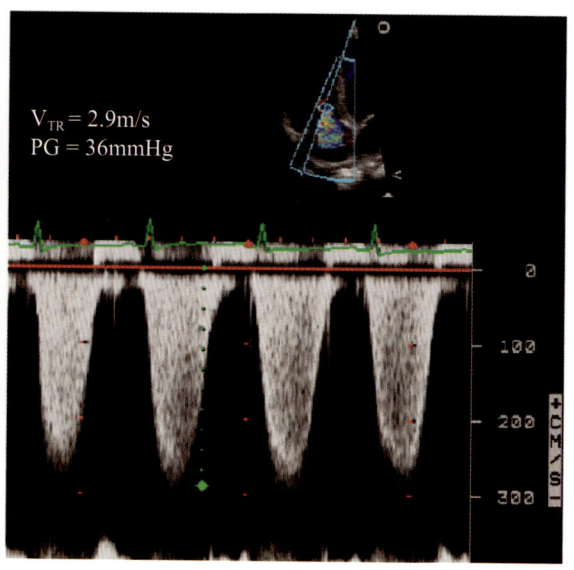

◀ 图 8-18 同一患者三尖瓣反流（TR）的 3 次多普勒记录。不同三尖瓣峰值速度（V_{TR}）估测的压差（PG）及右心室收缩压差有很大区别。正确测值通常取最高峰值速度，本例在改良心尖四腔心切面基础上稍作调整测得

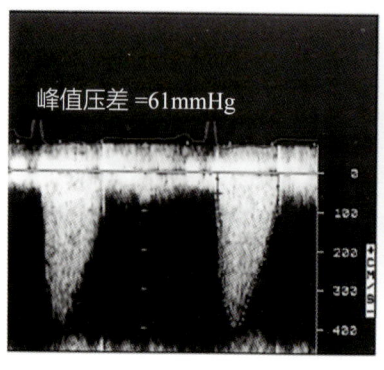

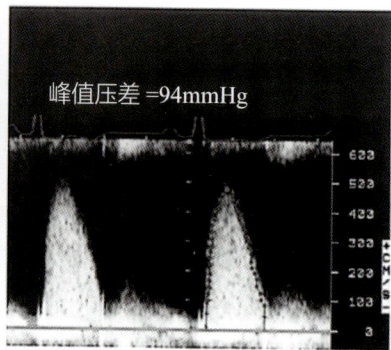

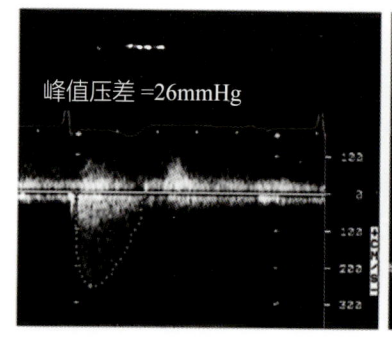

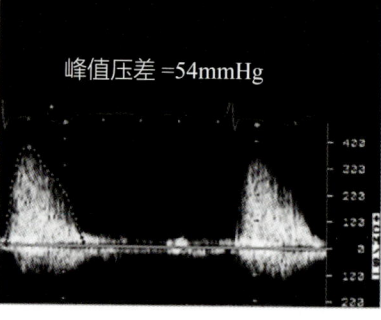

◀ 图 8-19 2 例主动脉瓣狭窄患者，狭窄处射流峰值速度不同，峰值压差（peak gradient）不同。病例 A 中，心尖切面低估了实际速度，最好在胸骨右缘切面进行测量。病例 B 中，心尖切面同样低估了实际速度，而在胸骨上窝切面测得最大峰值压差

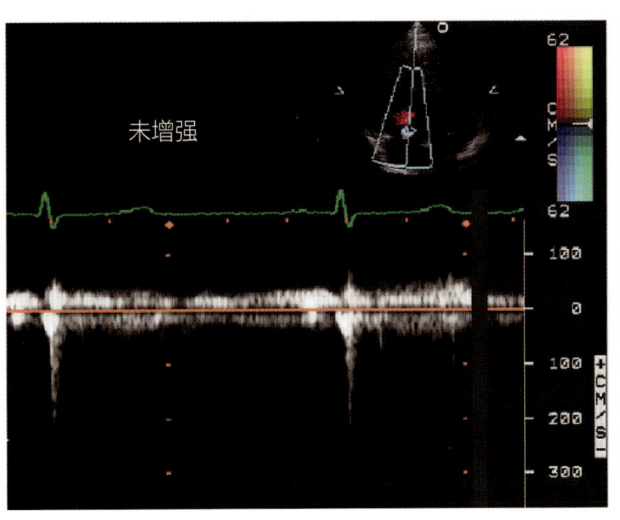

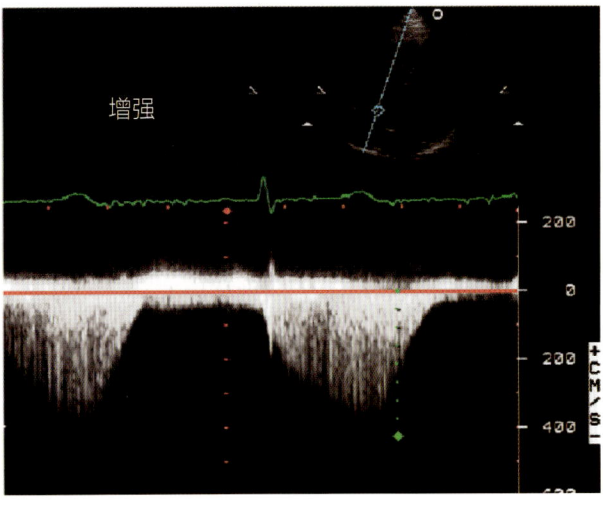

第8章 血流动力学
Hemodynamics

▲ 图 8-20 超声增强技术可以增强多普勒信号并提高速度测量的准确性。左图为常规检查不能记录完整的三尖瓣反流频谱。经外周静脉注射震荡过的生理盐水后，三尖瓣反流信号增强，峰值速度测值更加准确

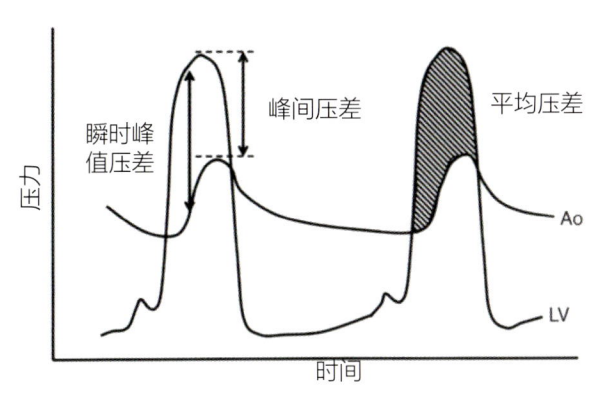

▲ 图 8-21 主动脉瓣狭窄时主动脉（Ao）和左心室（LV）压力关系示意图
图中显示了两者的瞬时峰值压差、峰间压差和平均压差之间的区别

方程。但当狭窄近端的血流速度相对较高时，该简化公式便不再适用。例如，如果前向血流速度较高和（或）射流的压差较低，v_1 和 v_2 差别相对较小，那么 Bernoulli 方程更恰当的形式如下所示。

$$\Delta P = 4(v_2^2 - v_1^2) \quad （公式 8-7）$$

某些临床情况下，误差的产生可能与压力恢复（pressure recovery）现象有关。血液加速通过狭窄处时，势能转化为动能，同时速度增加、压力下降。狭窄出口处压力的下降程度和血流速度都是最大的。多普勒记录的测值代表血流通过狭窄前后的最大压差。血液从狭窄部位流出后，射流变宽并减速，即部分动能转换为势能，导致狭窄部位下游的压力再次升高，这种压力增加被称为"压力恢复"（图 8-22）。如果导管在存在压力恢复的下游测压，而多普勒成像在血管狭窄处测到最大压差，那么导管测值将低于多普勒测值。上述情况下，尽管两者都不算是测量错误，但多普勒方法确实较导管测得的压差大，从而导致测量差异。

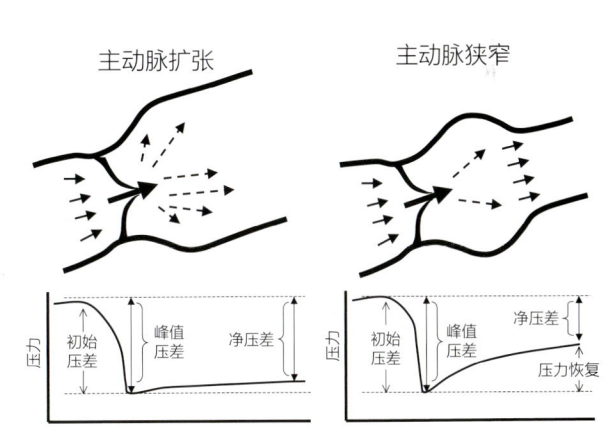

▲ 图 8-22 压力恢复概念示意图
A. 主动脉扩张时，基本不发生压力恢复，在狭窄远端心导管与多普勒记录的峰值压差测值相似；B. 对于正常或狭窄的主动脉，压力恢复的表现可能更加明显，此时心导管记录的狭窄远端压差将低于在狭窄处测量的。这种情况下，多普勒测得的压差明显高于心导管测得的压差（详见正文）

245

多数情况下，压力恢复现象可忽略不计，多种方法测得的压差相差不大。但近年来，人们已认识到压力恢复是一种重要现象，有可能解释结果的不一致性。压力恢复的程度主要由狭窄部位的解剖结构和严重程度决定，可被定量评估。射流速度越快，压力恢复越明显。实际上，升主动脉直径是导致该现象的主要因素之一。主动脉越细，压力恢复的幅度可能就越高。如果升主动脉直径＜30mm，多普勒技术和心导管测得压差之间的差异将会很显著，在先天性主动脉瓣狭窄中这种情况表现尤为明显。不过，多数主动脉狭窄成人患者的主动脉直径＞30mm，压力恢复的幅度很小。在某些人工瓣膜及主动脉锥形狭窄（如主动脉瓣上狭窄和缩窄）中，也证实存在压力恢复现象。

显然，多普勒技术更容易低估实际压差，而非高估。但同时存在主动脉瓣狭窄和二尖瓣反流时可能会高估，这是因为两股射流位置接近，产生的时间和频谱形态也十分相似，容易造成多普勒声束定位不准确，将二尖瓣的反流误认为主动脉瓣狭窄的射流，而二尖瓣反流的速度总是高于主动脉瓣狭窄射流的速度，最终导致狭窄程度的高估。为避免这种情况，应使用彩色多普勒成像进行空间导航定位。通过逐渐在左心房和主动脉瓣之间来回移动多普勒声束，可以依次记录到两股射流，从而增加操作者对两者鉴别的信心。另外，记录的速度值应该在合理范围，当解剖信息与多普勒数据不相符时，必须寻找原因。例如，二尖瓣反流速度常高达5～6m/s，而主动脉瓣狭窄的射流速度通常低于此速度，当然也取决于狭窄的严重程度。如果其他所有表现均支持主动脉瓣狭窄为轻度或中度，而多普勒速度测值为6m/s，就必须考虑这个测值有可能来自二尖瓣反流，且二尖瓣反流的持续时间长于主动脉瓣收缩期射血时间，这也有助于两者的鉴别。请注意图8-23中血流起始时间和QRS波之间的关系，二尖瓣反流的起始时间明显早于主动脉射血的起始时间，二尖瓣反流起始于二尖瓣关闭时，而主动脉瓣狭窄的射流发生在等容收缩期之后。在多普勒频谱上仔细观察这些时相，通常可对两者进行区分。

五、Bernoulli 方程应用

表 8-2 列出了 Bernoulli 方程的临床主要应用范围。其最大的临床应用是定量评价瓣膜狭窄程度，如图 8-24 所示。通过描绘狭窄射流频谱的包络线，可测得峰值压差和平均压差。在一个完整的血流频谱中测量多点瞬时压差，其总和除以血流持续时间，即可得到平均压差。多普勒频谱的形态或轮廓也可提供某些相关信息。图 8-25

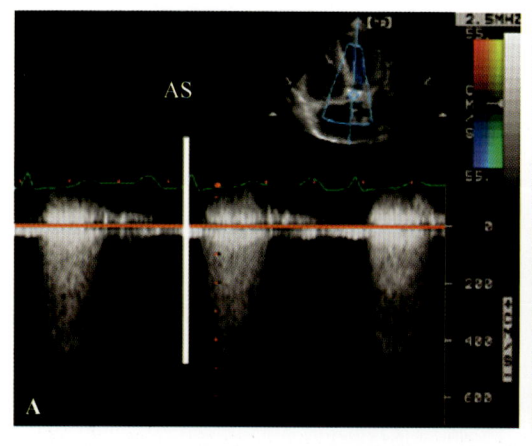

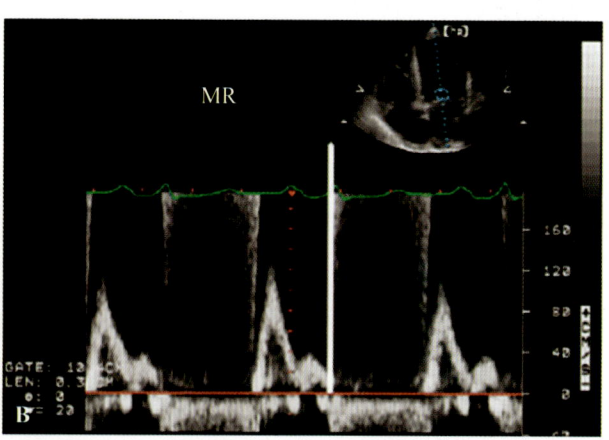

▲ 图 8-23 主动脉瓣狭窄收缩期高速射流（A）和二尖瓣反流（B）的鉴别方法
与主动脉瓣狭窄的射流相比，二尖瓣反流开始时间更早，经过整个，且结束时间更晚等容收缩期（详见正文）
AS. 主动脉瓣狭窄；MR. 二尖瓣反流

显示了 2 例左心室流出道压差峰值后移，这是动力性梗阻的典型表现，也可见于肥厚型心肌病。与之相反，瓣膜狭窄的特点为收缩早期血流速度迅速升高，峰值前移。

Bernoulli 方程在二尖瓣狭窄的应用价值已得到充分证实。尽管二尖瓣舒张早期峰值压差容易测量，但其临床价值却低于平均压差。通过描记二尖瓣狭窄射流频谱的包络线，可获得二尖瓣舒张期血流的平均压差（图 8-26）。以上例子中，请注意患者窦性心律时二尖瓣 A 波对平均压差的影响。如果射流速度相对较低，v_1 和 v_2 差异较小，简化 Bernoulli 方程会高估实际压差，此时改良 Bernoulli 方程（公式 8-7）更加适用。但在测量平均压差（而不是峰值压差）时，该方程的应用会非常复杂。

Bernoulli 方程能测算瞬时压差，因此还可应用于其他方面。收缩期室间隔缺损处的高速分流可反映左、右心室间的瞬时压差（图 8-27）。调整多普勒声束，使其平行于室间隔缺损分流方向，测量分流的峰速，进而可获得室间隔的最大跨隔压差。已知左心室收缩压（LV_{sp}）及室缺处最大跨隔压差（PG_{jet}），可估测右心室收缩压

表 8-2 Bernoulli 方程的临床应用

应 用	临床用途
狭窄瓣膜血流峰速	主动脉瓣狭窄峰值压差
三尖瓣反流速度	右心室收缩压
左心室流出道血流频谱和速度	HOCM 梗阻压差
VSD 分流峰速	右心室收缩压
舒张末期肺动脉瓣反流速度	肺动脉舒张压
PDA 分流速度	肺动脉收缩压
二尖瓣反流血流频谱和速度	左心室 dP/dt

HOCM. 肥厚型梗阻性心肌病；PDA. 动脉导管未闭；VSD. 室间隔缺损

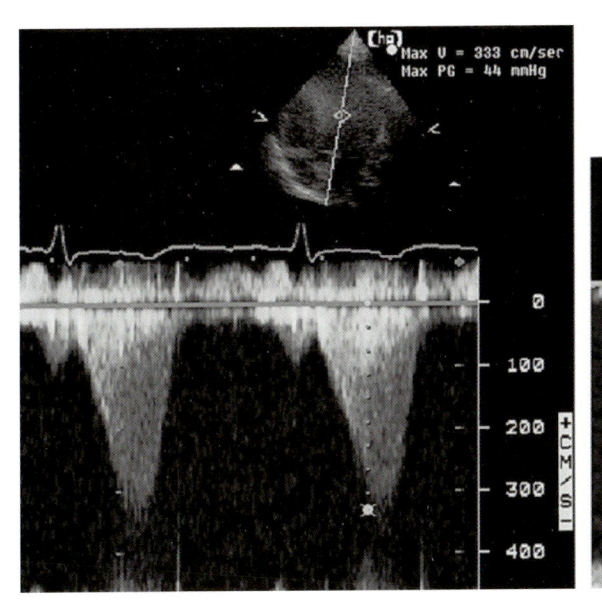

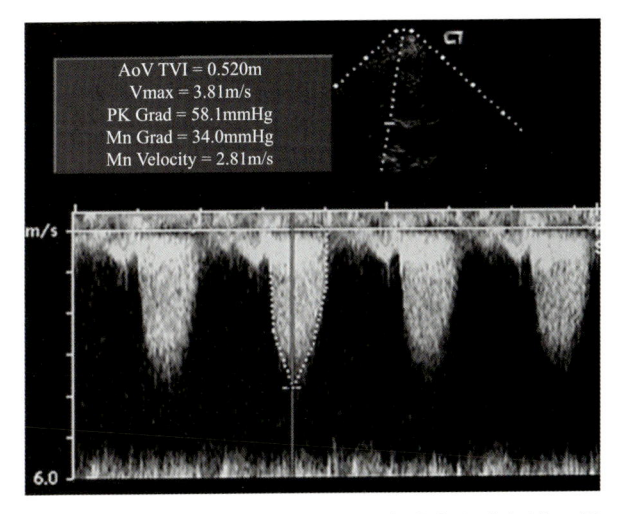

▲ 图 8-24 连续多普勒记录主动脉狭窄血流频谱。通过测量射流峰速，可以用 Bernoulli 方程估算峰值压差。这个病例峰速为 3.8m/s，峰值压差和平均压差分别为 **58mmHg 及 34mmHg**

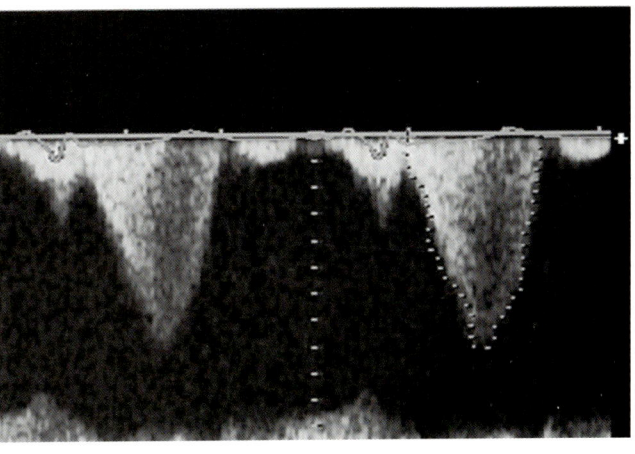

▲ 图 8-25 2 例左心室流出道射流峰值速度后移，均来自高血压患者，因左心室肥大导致流出道梗阻

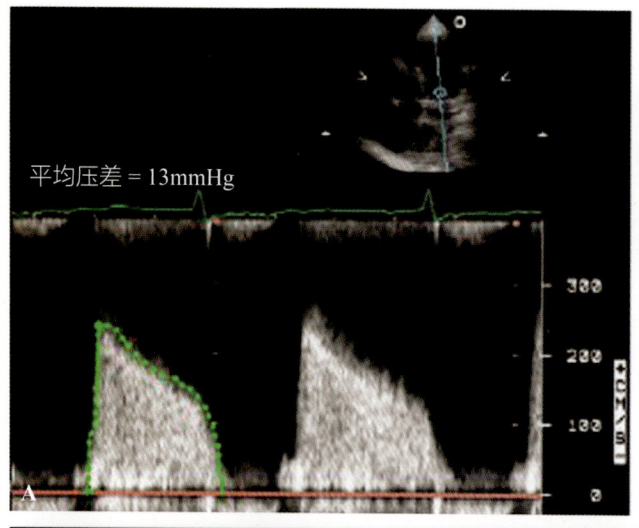

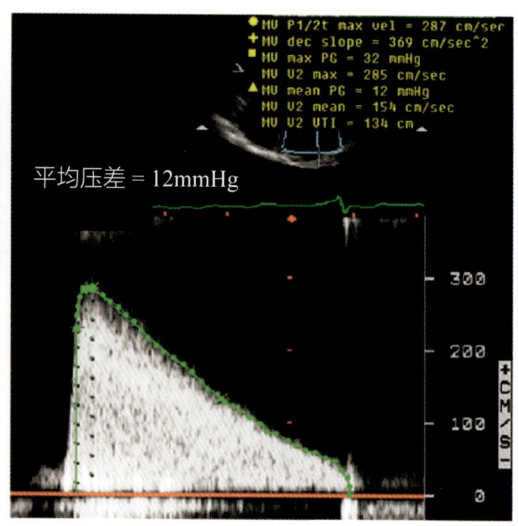

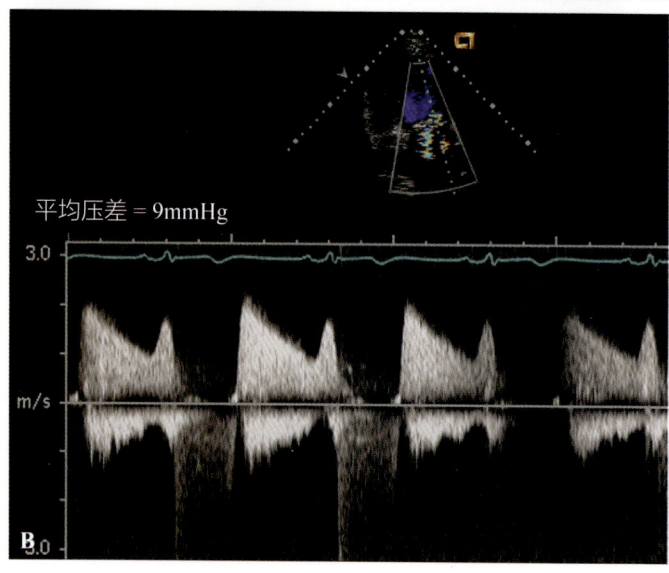

▲ 图 8-26 二尖瓣狭窄 3 例
A. 心房颤动患者，利用在线分析软件分析二尖瓣射流频谱，获取平均压差指标；B. 同样的测量方法应用于窦性心律患者

（RV_{sp}），如下所示。

$$LV_{sp} - PG_{jet} = RV_{sp} \approx PA_{SP} \quad （公式 8-9）$$

没有主动脉瓣狭窄时，袖带法测得的外周血管收缩压可代替左心室收缩压，可用于无创估测右心室收缩压和肺动脉收缩压（PA_{SP}）。

三尖瓣反流速度的测量可用于计算右心室收缩压。三尖瓣反流速度反映了右心室和右心房间的收缩期峰值压差。如果应用 Bernoulli 方程算出此压差，而右心房收缩压已知，就可以估算出右心室收缩压。大多数右心压力升高的患者伴有不同程度的三尖瓣反流，从多个切面可以准确测量反流速度。在测量三尖瓣反流峰速时，应注意识别射流的最大多普勒频移，而非增益设置过高时容易出现的边界模糊的杂波。有时需要使用振荡过的生理盐水进行右心造影，以清晰显示射流频谱的轮廓。重度三尖瓣反流时出现大面积的彩色反流信号，估测右心室 - 右心房间压差比较困难，此时峰值速度不能反映实际压差。

图 8-28 显示如何通过三尖瓣反流来估测右心室收缩压。为便于计算，右心房压可根据颈静脉压或下腔静脉内径进行估算。通过观察下腔静脉内径的扩张程度和呼吸塌陷率，可以合理而准确地估测右心房压。表 8-3 提供了一种无创估算右心房压的方法。

存在肺动脉瓣反流时，通过测量舒张末期的肺动脉瓣反流速度，可以测算舒张末期肺动脉 -

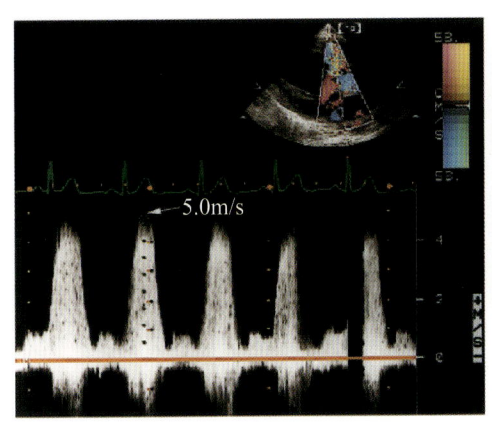

◀ 图 8-27 室间隔缺损 2 例。连续多普勒记录过隔分流频谱，测量峰速，然后应用 Bernoulli 方程计算心室水平左向右分流压差。如已知动脉血压（BP），右心室收缩压可计算如下：**A.** 室间隔缺损分流峰速为 5m/s，右心室收缩压约 30mmHg；**B.** 室间隔缺损分流峰速明显降低（2.4m/s），提示严重的肺动脉高压

PG. 分流压差；RVSP. 右心室收缩压

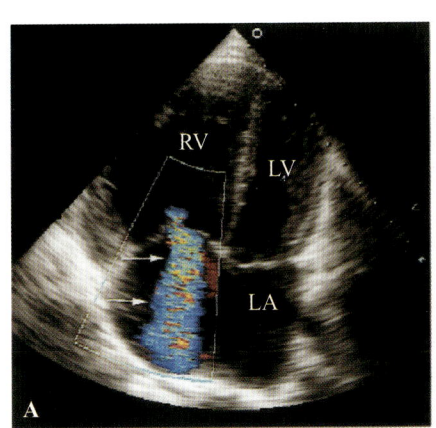

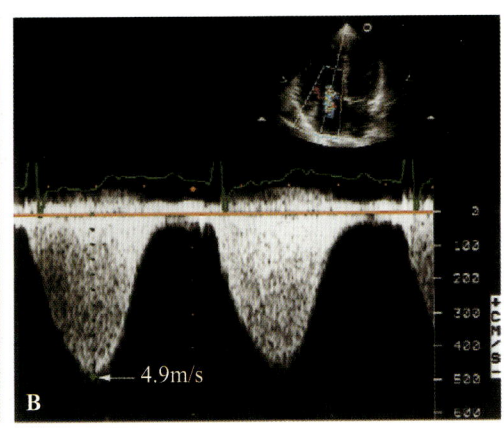

A
$PG=4v^2=4(5)^2$
$PG=100mmHg$
血压为 130mmHg
$RVSP=130-100=30mmHg$

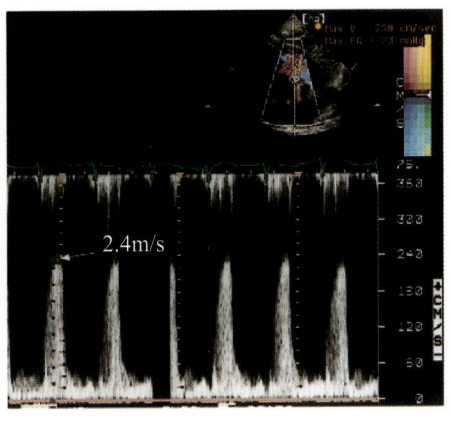

B
$PG=4v^2=4(2.4)^2$
$PG=23mmHg$
血压为 130mmHg
$RVSP=130-23=107mmHg$

◀ 图 8-28 应用 Bernoulli 方程估测右心室收缩压

A. 彩色多普勒（箭）显示明显的三尖瓣反流；B. 连续多普勒显示三尖瓣反流峰速为 4.9m/s，右心室收缩压（RVSP）的计算方法如图所示

$RVSP=(4\times4.9^2)+10$
$=96+10$
$=106mmHg$

表 8-3 基于下腔静脉的右心房压评估方法

下腔静脉内径（cm）	呼吸塌陷率	右心房压（mmHg）
≤ 2.1	> 50%	3
≤ 2.1	< 50%	8
> 2.1	< 50%	15

经许可改编自 Rudski LG, Lai WW, Afilalo J, et al. Guidelines for the echocardiographic of the right heart in adults. *J Am Soc Echocardiogr* 2010;23:685–713. © 2010 Elsevier 版权所有

右心室间压差（图 8-29）。该压差结合右心室舒张压或右心房压，可以估测肺动脉舒张压。通过舒张末期肺动脉瓣反流速度得到舒张末期压差，再加上右心房压，即可估算出肺动脉舒张压。例如，如果肺动脉瓣反流的舒张末期峰速为 2m/s，则对应的反流压差为 16mmHg，提示肺动脉舒张压比右心房平均压（或右心室舒张压）大约高 16mmHg。

三尖瓣反流峰值流速（TRV，单位 m/s）除

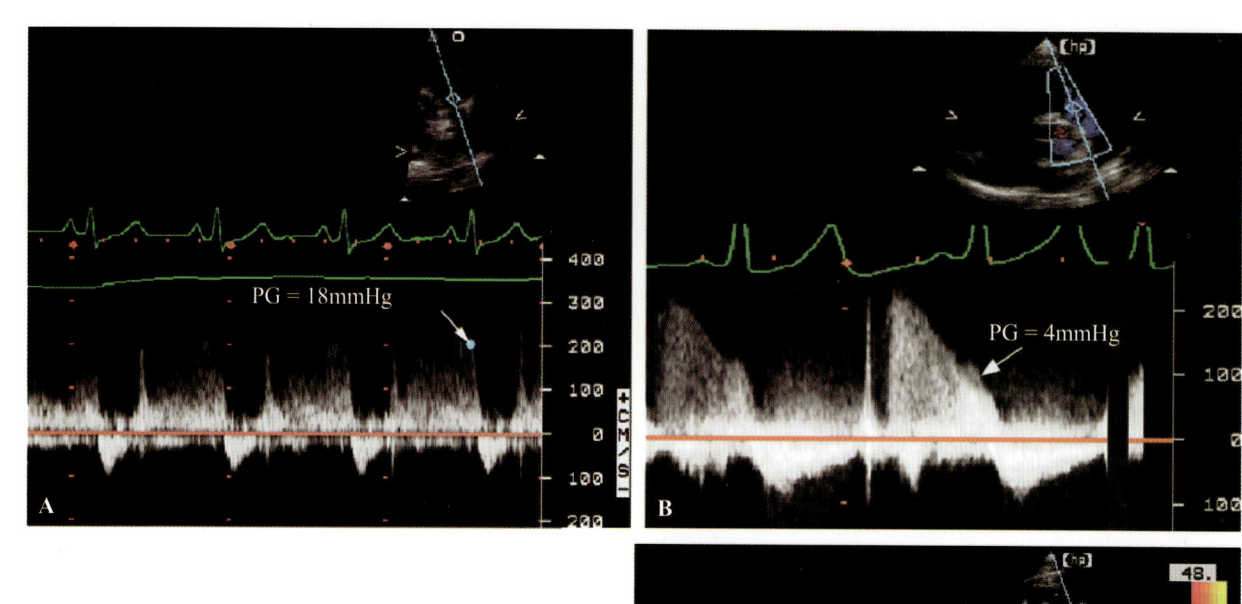

▲ 图 8-29 肺动脉瓣反流多普勒频谱 3 例。测量舒张末期肺动脉瓣反流速度，可以计算舒张晚期肺动脉与右心室间压差（PG）。3 个图例舒张末期压差为 4～34mmHg

以右心室流出道血流时间速度积分（TVI，单位为 cm）可以估测肺血管阻力（pulmonary vascular resistance，PVR）。基本原理是肺血管阻力与压力变化直接相关，并且与肺血流量成反比。该回归方程式如下，其结果与有创技术测量的肺血管阻力高度一致。

PVR =TRV/TVI$_{RVOT}$ × 10+0.16　（公式 8-10）

该方法可能有助于鉴别肺动脉高压是由肺动脉血流量增加引起，还是由肺血管阻力升高所致（图 8-30）。例如，肺动脉压升高而 TRV/TVI$_{RVOT}$ < 0.2，很可能提示肺血管阻力较低，压力升高是由血流量增加引起。图 8-30 中，由三尖瓣反流估测肺动脉收缩压为 70mmHg，压力增高，但 TVI$_{OT}$ 提示肺动脉瓣血流较少，这与肺血管阻力升高一致。尽管这种评估肺血管阻力的方法在概念上很有吸引力，然而支持其常规临床应用的证据基础却很少。它最常用于某些极端情况下，如右心室血流量很高或很低时，但多数情况下，不应作为有创测量的替代手段。

Bernoulli 方程还可用于估测主动脉瓣反流患者的左心室舒张末压。测量舒张末主动脉瓣反流速度，计算反流压差，主动脉舒张压减去反流压差即为左心室舒张末压（图 8-31）。该方法的问题在于难以无创性地评估主动脉舒张末压。袖带测量的舒张期血压一般不能代替主动脉舒张末压。另外，由于左心室舒张末压的变化范围相对较小，即使较小的计算错误也将导致最后估测结果中出现明显的临床误差。

$$PVR = TRV/TVI_{OT} \times 10 + 0.16$$
$$= (4.17/9) \times 10 + 0.16$$
$$= 0.46 \times 10 + 0.16$$
$$= 4.8\text{Wood units}$$

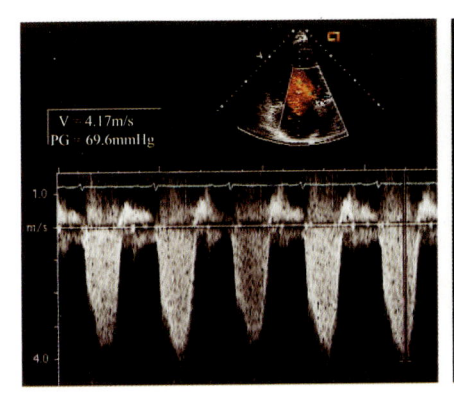

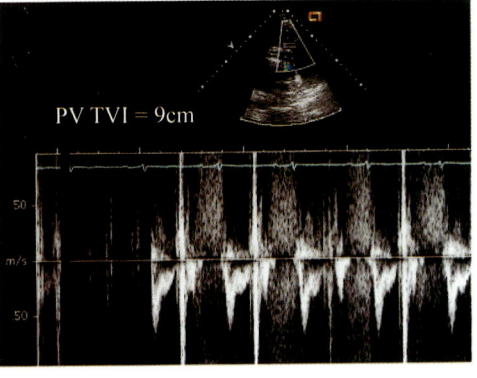

◀ 图 8-30 测量三尖瓣反流峰值速度（TRV）和右心室流出道血流时间速度积分（TVI），可估算肺血管阻力（PVR）（详见正文部分）

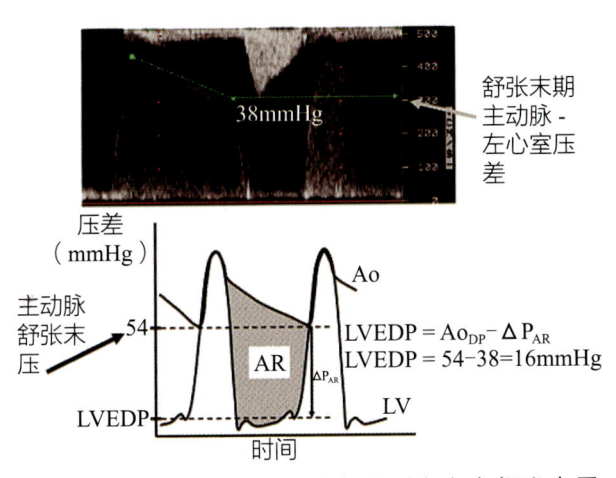

▲ 图 8-31 应用 Bernoulli 方程估测左心室舒张末压（LVEDP）示意图。通过测量舒张末期主动脉反流（AR）速度，估测主动脉 - 左心室压差，从主动脉舒张压中减去该压差即为 LVEDP（详见正文）

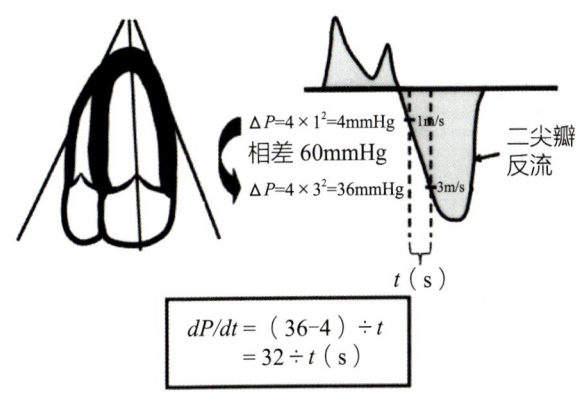

$$dP/dt = (36-4) \div t$$
$$= 32 \div t(s)$$

▲ 图 8-32 通过二尖瓣反流连续多普勒频谱计算 dP/dt 示意图（详见正文）

Bernoulli 方程的最后一项应用是利用二尖瓣反流估测收缩早期左心室压力上升速率，即 dP/dt。由于等容收缩期左心房压力变化很小，因此二尖瓣反流早期的速度可以反映 dP/dt，具体方法是通过测量二尖瓣反流加速度的斜率来确定 dP/dt。如图 8-32 所示，在二尖瓣反流频谱上测量反流速度为 1m/s 和 3m/s 之间的时间间隔。通过 Bernoulli 方程计算，该间期对应的压力从 4mmHg 变化到 36mmHg，即压差增加 32mmHg，然后将 32mmHg 除以时间间期，即获得 dP/dt

（mmHg/s）。多项研究显示，多普勒方法和导管测量的 dP/dt 值之间相关性良好。图 8-33 列举了几个计算 dP/dt 的例子。

六、压差降半时间测定

压差降半时间（pressure half-time，PHT）最初是一个在心导管介入室中应用的指标，用于评价二尖瓣狭窄。通过同步描绘左心房和左心室的压力曲线，可以评价舒张期二尖瓣狭窄的跨瓣压差，峰值压差减少 50% 所需要的时间就是压差降半时间（图 8-34）。因此，假设最大压差为 14mmHg，那么压差降半时间就是瞬时压差从 14mmHg 减小到 7mmHg 所需要的时间。我们

dP/dt = 1100mmHg/s

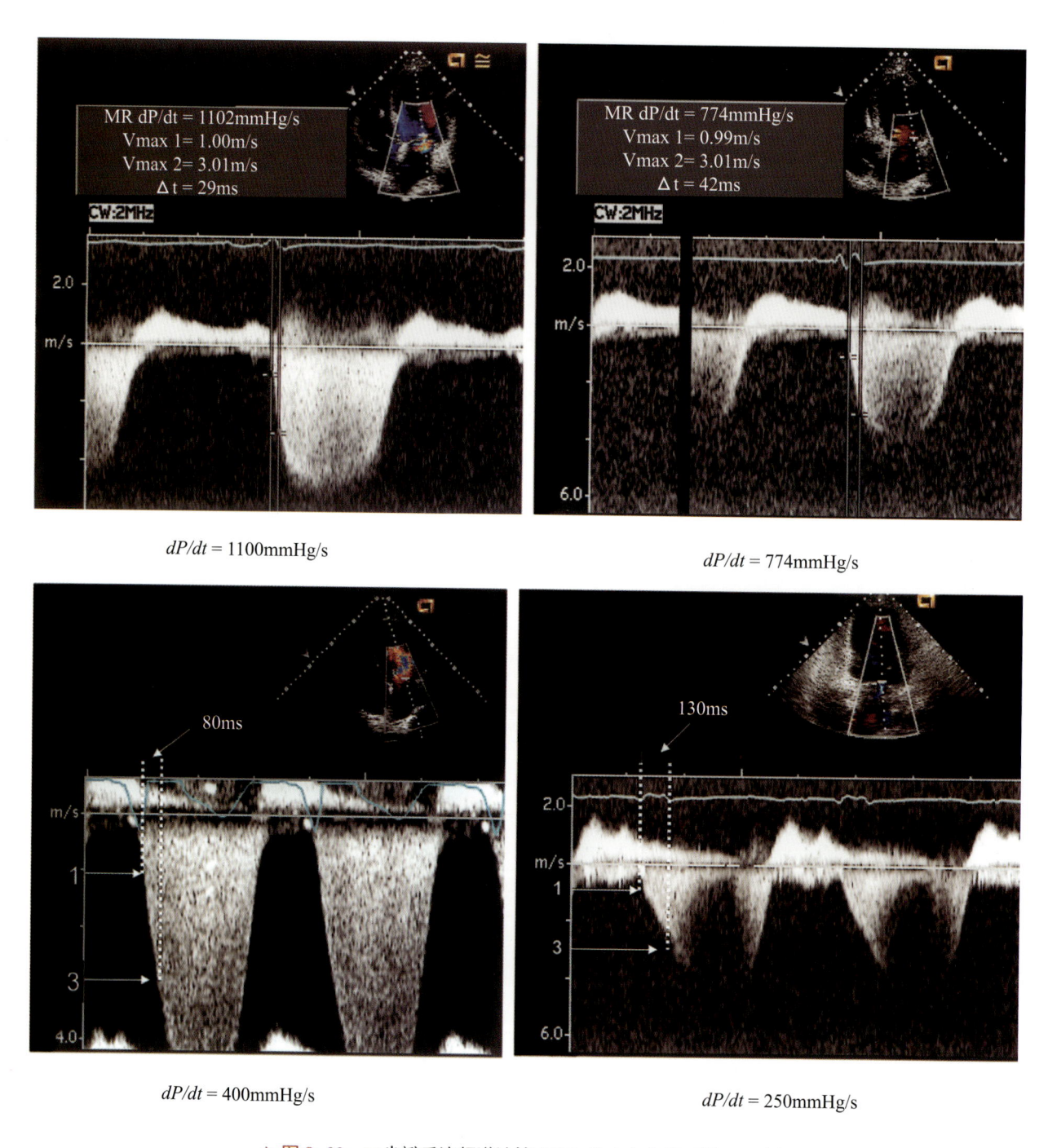

dP/dt = 774mmHg/s

dP/dt = 400mmHg/s

dP/dt = 250mmHg/s

▲ 图 8-33　二尖瓣反流频谱计算 **dP/dt** 的 4 个实例（详见正文）

应用多普勒成像技术测量的实际是速度而不是压力，由于 2 个参数之间存在平方关系，多普勒压差降半时间等于峰值速度减小到峰值速度除以$\sqrt{2}$所需要的时间。因为$\sqrt{2}$约等于 1.4，压差降半时间就等于起始速度减小到峰值速度除以 1.4 所需要的时间，约等于峰值速度乘以 0.7。因此，由速度计算压差半降时间的算术公式概括如下。

P½t = P_{max} 下降到 1/2 所需时间，或

P½t = V_{max} 下降到$\sqrt{2}$所需时间，或

P½t = V 变成 $V_{max} \times 0.7$ 时所需时间

（公式 8-11）

在二尖瓣狭窄患者，压差降半时间是评价狭

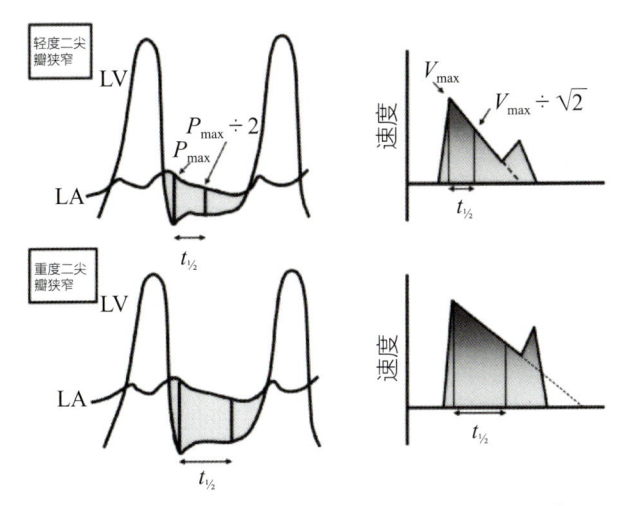

第 8 章 血流动力学
Hemodynamics

窄程度的常用指标（图 8-35）。随着狭窄程度的加重，压差降半时间延长，即舒张速度的下降更加缓慢。经验公式显示，二尖瓣瓣口面积约等于 220 除以压差降半时间。与压差等其他评价狭窄程度的指标相比，压差降半时间的优点在于较少受心率和血流的影响。因此，压差降半时间尤其适用于心房颤动患者，因为心房颤动患者 R-R 间期的变化对舒张期压差的影响大于对压差降半时间的影响。

应用压差降半法评价二尖瓣狭窄存在几点不足。例如，左心房或左心室舒张期顺应性降低（如左心室肥大）会影响血流速度，从而影响压差降半时间。与无主动脉瓣反流相比，主动脉瓣反流引起的舒张期左心室压力的增加更为迅速，

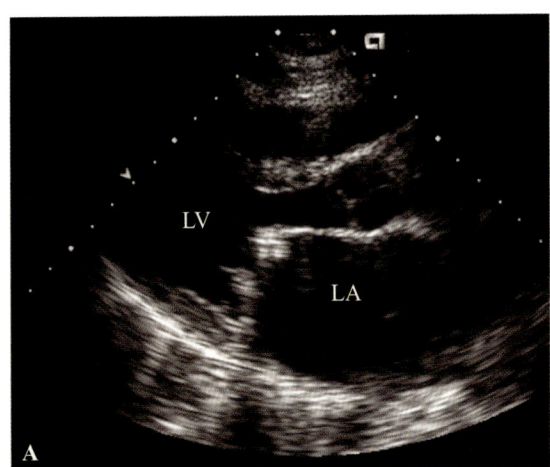

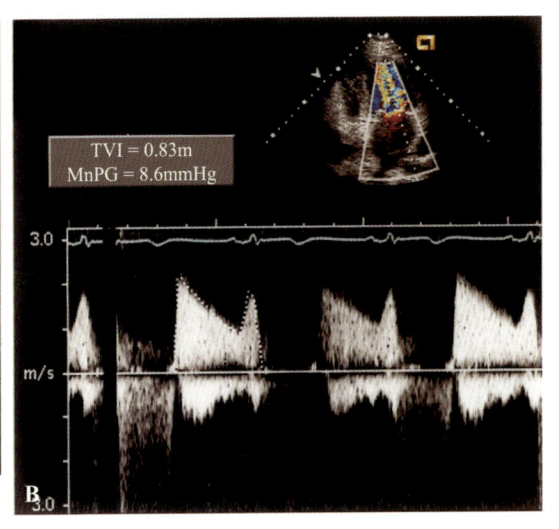

▲ 图 8-34 二尖瓣狭窄射流压差降半时间测量示意图。上图：轻度二尖瓣狭窄（MS）患者左心房、左心室压力曲线与多普勒频谱的对应关系。下图：重度二尖瓣狭窄示例（详见正文部分）

P_{max}. 最大压差；$t_{1/2}$. 压差降半时间；V_{max}. 峰值速度

平均压差 =9mmHg

▲ 图 8-35 风湿性二尖瓣狭窄患者，应用多普勒技术测量二尖瓣血流平均压差（MnPG）和压差降半时间（P½t）

A. 胸骨旁左心长轴观，二尖瓣增厚，舒张期呈穹隆状，左心房亦扩张。于心尖四腔心切面记录左心室流入道（即二尖瓣瓣口处）血流频谱，描记舒张期频谱轮廓可测得平均压差（B），由减速曲线的斜率可测得压差降半时间（C）（详见正文）

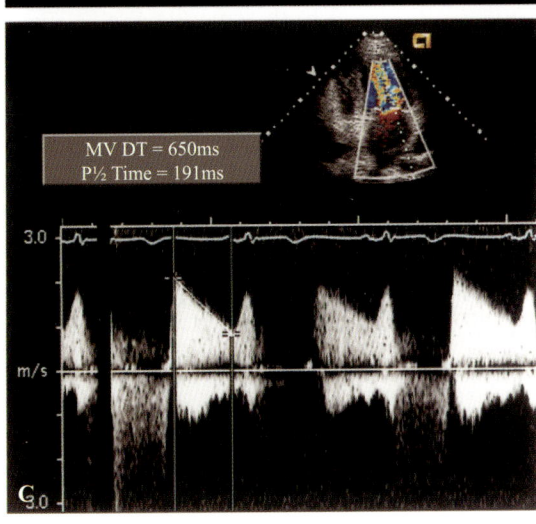

压差降半时间 =191ms

253

这将导致压差降半时间缩短，结果低估二尖瓣的狭窄程度。与临床更为相关的是，二尖瓣球囊成形术后，心房和心室的顺应性随时间变化，在该不稳定期内测量的压差降半时间可能不准确。这种变化为一过性，一般在成形术后48~72h即可恢复。之后，左心房和左心室顺应性稳定下来，可以应用压差降半时间来评价成形术的效果。

压差降半时间公式也可用于评价主动脉瓣反流。此时，舒张期反流速度的下降速率反映左心室舒张期压力升高速率和主动脉舒张压下降速率。舒张期左心室和主动脉压力曲线彼此接近得越快，主动脉瓣反流频谱的斜率就越陡，压差降半时间就越短（图8-36）。这意味着随着主动脉瓣反流的加重，左心室舒张期压力增加更加迅速，主动脉压下降更快，压差降半时间更短。

尽管主动脉瓣反流程度和压差降半时间之间存在相关性，但是需要强调的是，还有多个因素可对压差降半时间产生影响。例如，急性主动脉瓣反流时，来自主动脉和二尖瓣的血液同时充盈到正常大小的左心室，导致舒张期左心室压力急剧升高，迅速升高的左心室压可使压差降半时间缩短。相反，当长期存在主动脉瓣反流时，左心室明显扩大，顺应性改变，大量的主动脉瓣反流可伴有相对平坦的左心室舒张期压力曲线和较长的压差降半时间。这些变化如图8-36所示。因此，压差降半时间受反流程度和左心室反应敏感性的双重影响，但对同一位患者来说这些因素难以区分。

七、连续性方程

连续性方程建立在牛顿热力学第二定律的基础上，也涉及质量守恒定律。应用于多普勒成像时，该原理描述为：假设血液不可压缩且管腔没有弹性，那么通过心血管系统的血流流率是恒定的，或者描述为在循环管道内所有点的流率（或单位时间内通过任意点的血容量）相同。因为流率等于TVI和横截面积的乘积，这种关系可用于计算横截面积。

近端血流 = 远端血流

$A_1 \times TVI_1 = A_2 \times TVI_2$

$A_2 = A_1 \times TVI_2 / TVI_1$ （公式8-12）

因此，取样记录2个部位的TVI，并测量其中一个部位的横截面积，则可以应用该方程计算出另一个部位的横截面积（图8-37）。例如，计算狭窄主动脉瓣的横截面积，需要进行3步测量：①应用脉冲多普勒在狭窄瓣口的近心端记录左心室流出道的TVI；②应用连续多普勒成像记录通过瓣口的TVI；③在与测量①血流同一点处，测量左心室流出道的横截面积。

利用连续性方程计算的优点在于不受瓣膜反流的影响，即使在左心室功能不全的情况下也可准确地定量评价狭窄程度（单独使用压差可低估狭窄程度）。图8-38用曲线图说明了Bernoulli方程与每搏量的密切关系。2条曲线描述不同水平左心室功能（以流率即左心室流出道TVI的不同

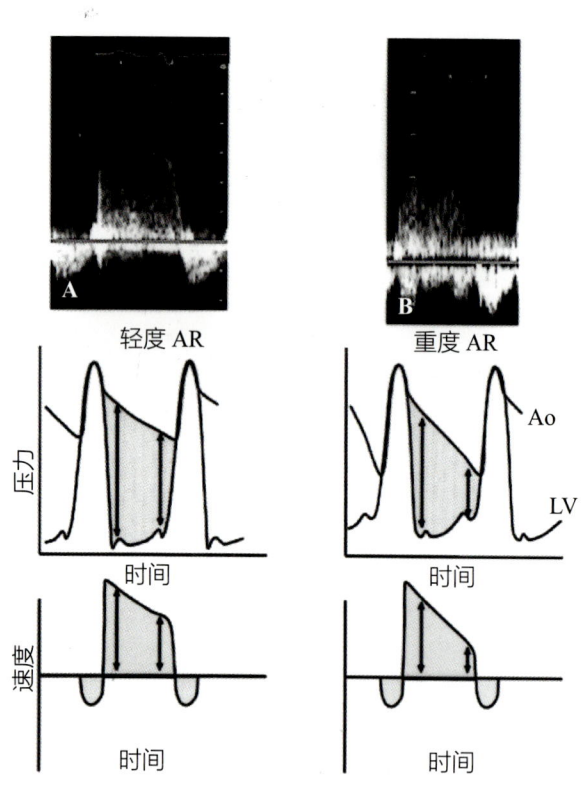

▲ 图8-36 主动脉瓣反流（AR）频谱反映舒张期主动脉和左心室之间的瞬时压差

A. 轻度反流时压力曲线和多普勒频谱的关系；B. 重度反流时频谱更加陡峭（详见正文）

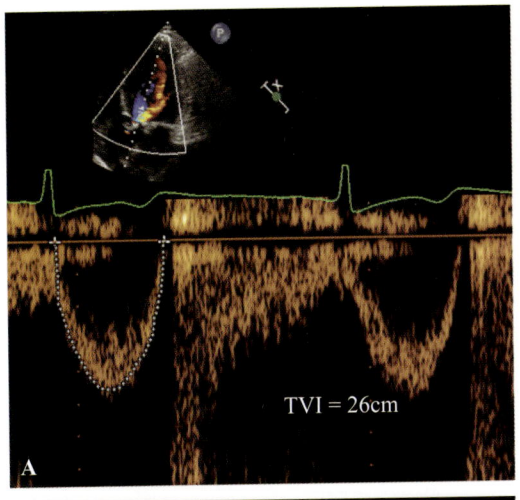

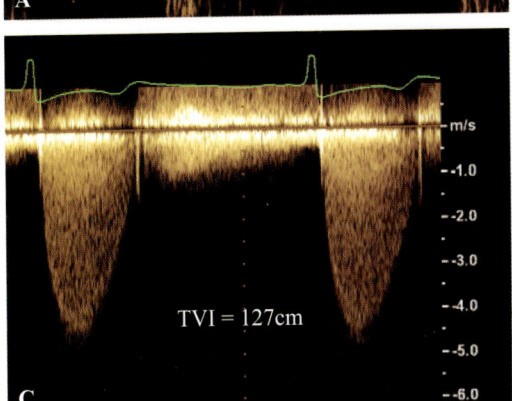

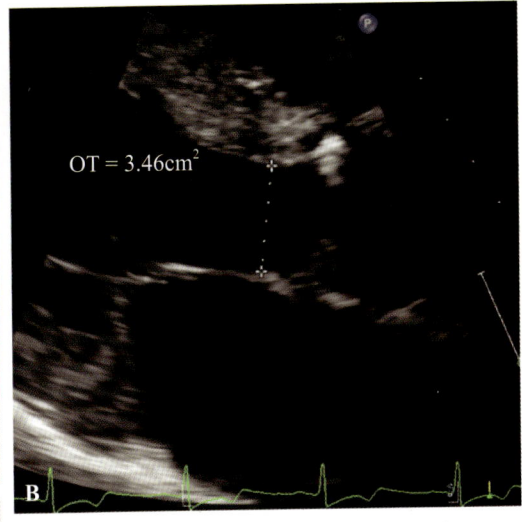

▲ 图 8-37 主动脉瓣瓣口面积计算方法示意图

A. 多普勒测得左心室流出道时间速度积分（TVI）为 26cm；B. 同一患者，利用左心室流出道（OT）直径测得截面积为 3.48cm²；C. 连续多普勒记录到主动脉瓣狭窄射流的峰值速度为 4.7m/s，TVI 为 127cm。因此，瓣口面积为 0.7cm²

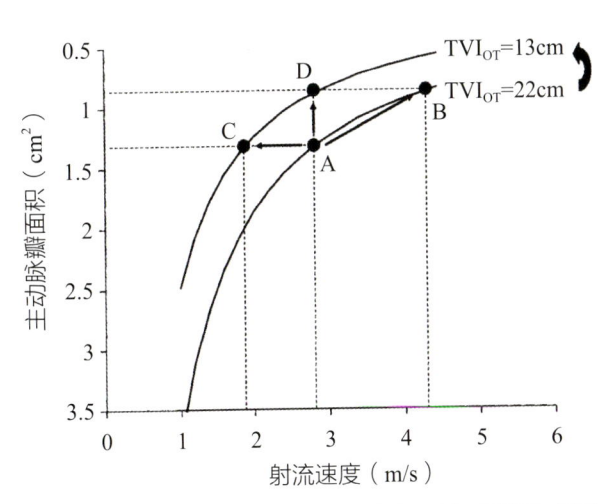

▲ 图 8-38 主动脉瓣狭窄时射流速度、瓣口面积和每搏量之间的关系（详见正文部分）

TVI$_{OT}$. 左心室流出道血流时间速度积分

来表示）下的射流速度和主动脉瓣瓣口面积之间的关系。从 A 点（峰值压差 32mmHg，瓣口面积 1.3cm²）开始，在流率相同的情况下狭窄程度逐渐加重至 B 点（峰值压差 74mmHg，瓣口面积 0.8cm²），这是左心室功能可代偿时狭窄程度加重的典型表现。如果流率或每搏量降低而瓣口面积不变，则曲线上移为上面那条。在这条曲线上，如果瓣口面积仍然为 1.3cm²，相应的压差将会降为 15mmHg（C 点）。如果每搏量保持在这一水平（即同一曲线），而主动脉瓣狭窄进展到瓣口面积为 0.8cm²，则压差将回到初始值 32mmHg（D 点）。显然，由于经过瓣口的流率不同，相同的压差可以反映截然不同的瓣口面积。因此，当血流状态发生改变时，不能单纯依靠压差判定狭窄程度，此时连续性方程最具应用价值。

尽管连续性方程通常用于评价主动脉瓣血流，但实际上该方法可用于心脏各个瓣膜。在左心功能不全时，比较静息和多巴酚丁胺负荷超声心动图检查结果，利用连续性方程法可在流率较低的情况下鉴别重度和较轻的瓣膜狭窄。连续性方程在主动脉瓣中的临床应用详见第 10 章。

八、近端等速表面积

连续性方程一项较新的应用是近端等速表面积法（proximal isovelocity surface area，PISA）。随着血液向一个出口会聚，多普勒血流图像上显示出代表着等速面的同心壳层或半球层（图 8-39）。当血流加速流向出口时，发生速度混叠（velocity aliasing），在这些壳层的边缘处出现明显的红蓝交界，该交界面上的速度相当于 Nyquist 极限，后者可从速度彩色标尺读取。通过调整 Nyquist 极限可以将等速面放大，以便依据下面公式计算其表面积。

表面积 $=2\pi r^2$ （公式 8-13）

由连续性方程可知，当血流向出口会聚时，流率（flow rate）一直保持不变，因此通过任意等速面的流率与通过出口的流率相等。而通过任意半球状等速面的流率等于半球面积乘以血流速度（即混叠速度），由此可得出下面的公式。

流率 $=6.28\times r^2\times$ 混叠速度 （公式 8-14）

同样，通过以下公式可计算经过反流口的流率。

流率 $=$ ERO $\times$ 射流速度 （公式 8-15）

然后依据下面公式计算有效反流口面积（effective regurgitant orifice，ERO）。

ERO $=$ 流率 / 射流速度 （公式 8-16）

反流量（regurgitant volume，RV）单位为 ml，如下所示。

RV $=$ ERO $\times$ TV$_{IMR}$ （公式 8-17）

因此，得出以下公式。

$$RV = \frac{2\pi r^2 \times Al.\ vel.}{Vel_{MR} \times TVI_{MR}}$$ （公式 8-18）

如图 8-40 所示。

虽然近端等速表面积法在概念上非常具有吸引力，但其常规临床应用仍有局限性，主要是因为将等速面假设为半球形的方法过于简化。三维超声心动图显示某些等速面实际上可能是非半球形的。尽管非圆形的表面积仍然可以计算，但这增加了方程的复杂性，并可能增加另一个较大的误差来源。另一个假设是等速面在一个平坦的平面内向出口会聚，但这与二尖瓣反流实际情况明显不符，常需进行校正。而且，近端等速表面积法计算比较烦琐，必须始终考虑可能存在测量误差，尤其是等速壳体半径的测量结果，因为很难精确地确定反流孔的中心。

此外，PISA 法计算会假设二尖瓣反流在整个收缩过程中保持恒定的流率。图 8-41A 显示

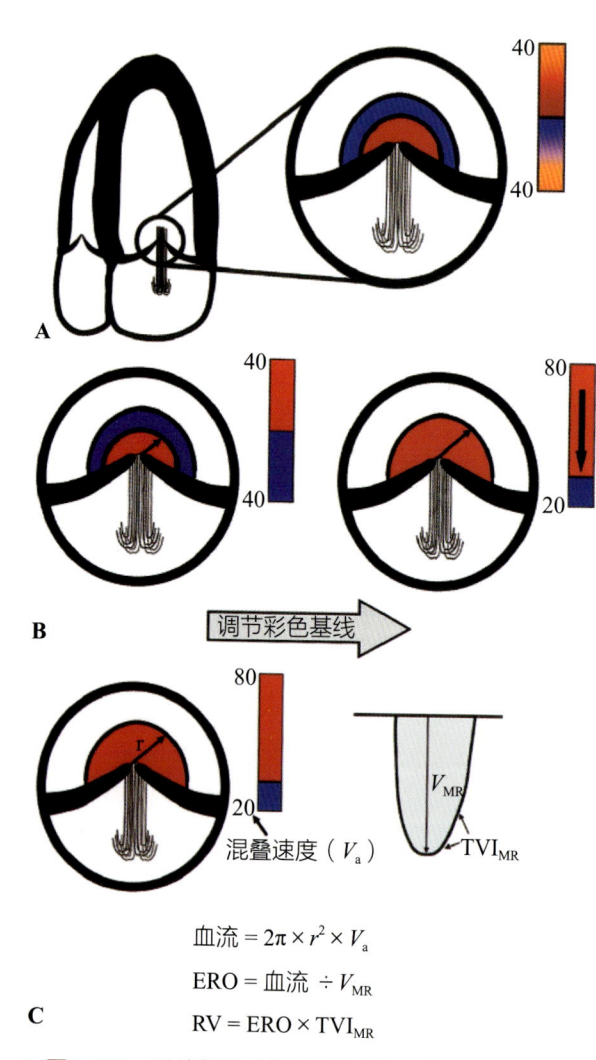

▲ 图 8-39 近端等速表面积法测定二尖瓣反流（MR）程度示意图

A. 反流在一系列等速面发生会聚、加速，图中以红色、蓝色显示等速面；B. 调整色标基线，将等速面放至最大，测量其半径，并由此计算等速面表面积；C. 应用连续性方程计算血流率、有效反流口面积（ERO）和反流量（RV）（详见正文）
R. 半径；TVI. 时间速度积分；Va. 混叠速度；V$_{MR}$. 二尖瓣反流峰值速度

二尖瓣脱垂患者的反流信号中边界清晰的等速表面（图 8-41A）。但连续多普勒频谱显示反流大部分出现在收缩期后半段（图 8-41B）。如果不予以校正，PISA 法会高估反流量。基于以上原因，近端等速表面积法还没有成为一项常规的测量方法。该方法在定量评价二尖瓣反流中的应用将在第 11 章中叙述。

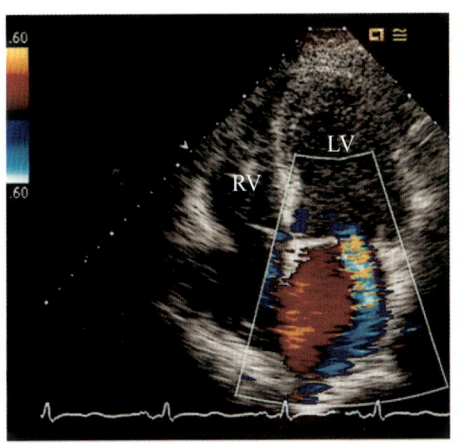

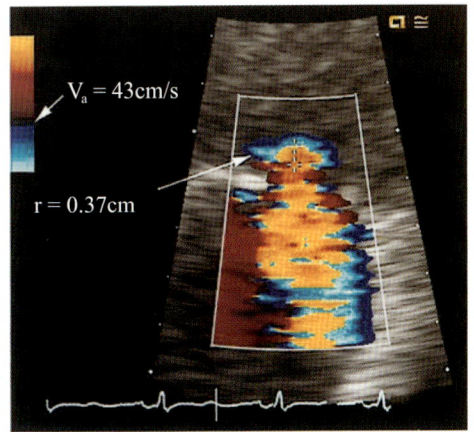

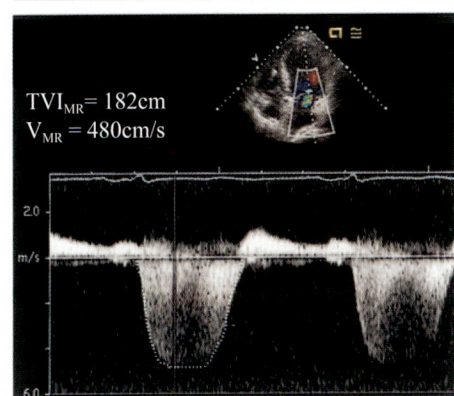

Flow rate = $6.28 \times r^2 \times V_a$
Flow rate = $6.28 \times 0.37^2 \times 43$
Flow rate = 37ml/s

ERO = flow rate/V_{MR}
ERO = 37/480
ERO = 0.08cm^2

RV = ERO × TVI$_{MR}$
RV = 0.08 × 182
RV = 15ml

◀ 图 8-40 应用近端等速表面积法定量评估二尖瓣反流程度。计算方法如图所示
Flow rate. 流率；ERO. 有效反流口面积；TVI. 时间速度积分；RV. 反流量

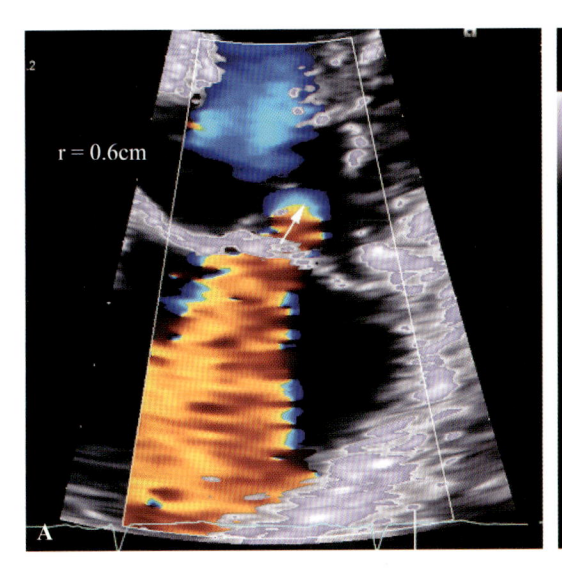

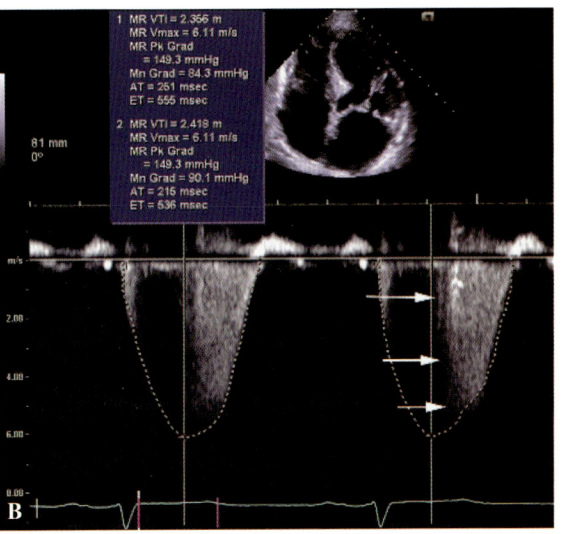

▲ 图 8-41 另一个近端等速表面积法评估二尖瓣反流严重程度的示例。图 A 显示血流加速流向二尖瓣反流孔时的等速面。白箭示半径。本例二尖瓣反流大部分出现在收缩末期（B）。如果不予以校正，反流量将被高估（详见正文）

九、心肌做功指数

心肌做功指数（myocardial performance index，MPI）是在 20 世纪 90 年代中期发展起来的评价整体心室做功的指标，是一个包括舒张和收缩参数的简单指数，可应用于左心室和右心室功能评价。MPI 应用了 3 个重要而基本的时间间期，即射血时间（ET）、等容收缩时间（IVCT）、等容舒张时间（IVRT），均很容易从多普勒频谱中测得（图 8-42）。计算公式如下所示。

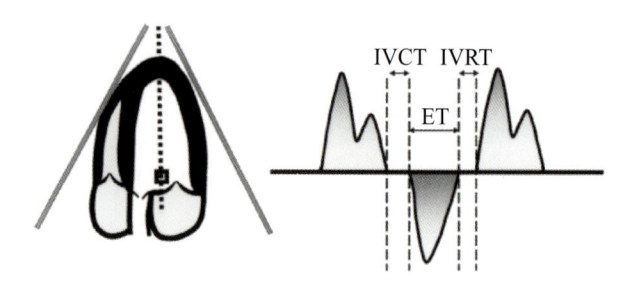

$$MPI = \frac{IVCT + IVRT}{ET} \quad （公式 8-19）$$

左心室收缩功能不全可引起 IVCT 延长和 ET 缩短，而舒张功能不全常常导致 IVRT 延长。因此，舒张和收缩功能不全均可引起 MPI 升高。据报道，MPI 的正常值范围为 0.39 ± 0.05，> 0.50 即为异常。因此，该项参数的测量已成为对各种疾病患者进行风险分级的一个有效方法。MPI 也可用于右心室功能的评价。右心室 MPI 的正常值范围是 0.28 ± 0.04。右心室 MPI 升高是肺动脉高压敏感且特异的指标。因此，对于无三尖瓣反流或反流测量困难的患者，MPI 对评价肺动脉高压具有重要价值。MPI 似乎对评估预后也非常有价值，但相对于其他用于预后评估的多普勒参数，其应用价值还有待进一步研究。

▲ 图 8-42　心肌做功指数（MPI）计算方法示意图（详见正文部分）

ET. 射血时间；IVCT. 等容收缩期时间；IVRT. 等容舒张期时间

推荐阅读

基本概念

Maeder MT, Kaye DM. Heart failure with normal left ventricular ejection fraction. *J Am Coll Cardiol* 2009;53:905–918.

Quinones MA, Otto CM, Stoddard M, et al. Recommendations for quantification of Doppler echocardiography: a report from the Doppler Quantification Task Force of the Nomenclature and Standards Committee of the American Society of Echocardiography. *J Am Soc Echocardiogr* 2002;15:167–184.

Thomas JD, Weyman AE. Fluid dynamics model of mitral valve flow: description with in vitro validation. *J Am Coll Cardiol* 1989;13: 221–233.

Yoganathan AP, Cape EG, Sung HW, Williams FP, Jimoh A. Review of hydrodynamic principles for the cardiologist: applications to the study of blood flow and jets by imaging techniques. *J Am Coll Cardiol* 1988;12:1344–1353.

梯度和狭窄

Amsallem M, Sternbach JM, Adigopula S, et al. Addressing the controversy of estimating pulmonary artery pressure by echocardiography. *J Am Soc Echocardiogr* 2016;29:93–102.

Bahlmann E, Cramariuc D, Gerdts E, et al. Impact of pressure recovery on echocardiographic assessment of asymptomatic aortic stenosis: a SEAS substudy. *JACC Cardiovasc Imaging* 2010;3:555–562.

Baumgartner H, Hung J, Bermejo J, et al. Echocardiographic assessment of valve stenosis: EAE/ASE recommendations for clinical practice. *J Am Soc Echocardiogr* 2009;22:1–23.

Baumgartner H, Khan S, DeRobertis M, Czer L, Maurer G. Discrepancies between Doppler and catheter gradients in aortic prosthetic valves in vitro. A manifestation of localized gradients and pressure recovery. *Circulation* 1990;82:1467–1475.

Baumgartner H, Stefenelli T, Niederberger J, Schima H, Maurer G. "Overestimation" of catheter gradients by Doppler ultrasound in patients with aortic stenosis: a predictable manifestation of pressure recovery. *J Am Coll Cardiol* 1999;33:1655–1661.

Callahan MJ, Tajik AJ, Su-Fan Q, Bove AA. Validation of instantaneous pressure gradients measured by continuous-wave Doppler in experimentally induced aortic stenosis. *Am J Cardiol* 1985;56:989–993.

Currie PJ, Hagler DJ, Seward JB, et al. Instantaneous pressure gradient: a simultaneous Doppler and dual catheter correlative study. *J Am Coll Cardiol* 1986; 7:800–806.

Hatle L, Angelsen B, Tromsdal A. Noninvasive assessment of atrioventricular pressure half-time by Doppler ultrasound. *Circulation* 1979; 60:1096–1104.

Hatle L, Brubakk A, Tromsdal A, Angelsen B. Noninvasive assessment of pressure drop in mitral stenosis by Doppler ultrasound. *Br Heart J* 1978;40:131–140.

Oh JK, Taliercio CP, Holmes DR Jr, et al. Prediction of the severity of aortic stenosis by Doppler aortic valve area determination: prospective Doppler-catheterization correlation in 100 patients. *J Am Coll Cardiol* 1988;11:1227–1234.

Richards KL, Cannon SR, Miller JF, Crawford MH. Calculation of aortic valve area by Doppler echocardiography: a direct application of the continuity equation. *Circulation* 1986;73:964–969.

Rifkin RD, Harper K, Tighe D. Comparison of proximal isovelocity surface area method with pressure half-time and planimetry in evaluation of mitral stenosis. *J Am Coll Cardiol* 1995;26:458–465.

Stamm RB, Martin RP. Quantification of pressure gradients across stenotic valves by Doppler ultrasound. *J Am Coll Cardiol* 1983;2: 707–718.

Thomas JD, Wilkins GT, Choong CY, et al. Inaccuracy of mitral pressure halftime immediately after percutaneous mitral valvotomy. Dependence on transmitral gradient and left atrial and ventricular compliance. *Circulation* 1988;78:980–993.

血流定量

Dubin J, Wallerson DC, Cody RJ, Devereux RB. Comparative accuracy of Doppler echocardiographic methods for clinical stroke volume determination. *Am Heart J* 1990;120:116–123.

Goldberg SJ, Sahn DJ, Allen HD, Valdes-Cruz LM, Hoenecke H, Carnahan Y. Evaluation of pulmonary and systemic blood flow by 2-dimensional Doppler echocardiography using fast Fourier transform spectral analysis. *Am J Cardiol* 1982;50:1394–1400.

Meijboom EJ, Rijsterborgh H, Bot H, De Boo JA, Roelandt JR, Bom N. Limits of reproducibility of blood flow measurements by Doppler echocardiography. *Am J Cardiol* 1987;59:133–137.

Miller WE, Richards KL, Crawford MH. Accuracy of mitral Doppler echocardiographic cardiac output determinations in adults. *Am Heart J* 1990;119:905–910.

Moulinier L, Venet T, Schiller NB, Kurtz TW, Morris RC, Jr, Sebastian A. Measurement of aortic blood flow by Doppler echocardiography: day to day variability in normal subjects and applicability in clinical research. *J Am Coll Cardiol* 1991;17:1326–1333.

Sanders SP, Yeager S, Williams RG. Measurement of systemic and pulmonary blood flow and QP/QS ratio using Doppler and two-dimensional echocardiography. *Am J Cardiol* 1983;51:952–956.

Thavendiranathan P, Liu S, Datta S, et al. Automated quantification of mitral inflow and aortic outflow stroke volumes by three-dimensional real-time volume color-flow Doppler transthoracic echocardiography: comparison with pulsed-wave Doppler and cardiac magnetic resonance imaging. *J Am Soc Echocardiogr* 2012;25:56–65.

Valdes-Cruz LM, Horowitz S, Mesel E, Sahn DJ, Fisher DC, Larson D. A pulsed Doppler echocardiographic method for calculating pulmonary and systemic blood flow in atrial level shunts: validation studies in animals and initial human experience. *Circulation* 1984; 69:80–86.

压力恢复

Levine RA, Jimoh A, Cape EG, McMillan S, Yoganathan AP, Weyman AE. Pressure recovery distal to a stenosis: potential cause of gradient "overestimation" by Doppler echocardiography. *J Am Coll Cardiol* 1989;13:706–715.

Niederberger J, Schima H, Maurer G, Baumgartner H. Importance of pressure recovery for the assessment of aortic stenosis by Doppler ultrasound. Role of aortic size, aortic valve area, and direction of the stenotic jet in vitro. *Circulation* 1996;94:1934–1940.

反流

Chen C, Koschyk D, Brockhoff C, et al. Noninvasive estimation of regurgitant flow rate and volume in patients with mitral regurgitation by Doppler color mapping of accelerating flow field. *J Am Coll Cardiol* 1993;21:374–383.

Enriquez-Sarano M, Miller FA Jr, Hayes SN, Bailey KR, Tajik AJ, Seward JB. Effective mitral regurgitant orifice area: clinical use and pitfalls of the proximal isovelocity surface area method. *J Am Coll Cardiol* 1995;25:703–709.

Enriquez-Sarano M, Seward JB, Bailey KR, Tajik AJ. Effective regurgitant orifice area: a noninvasive Doppler development of an old hemodynamic concept. *J Am Coll Cardiol* 1994;23:443–451.

Enriquez-Sarano M, Sinak LJ, Tajik AJ, Bailey KR, Seward JB. Changes in effective regurgitant orifice throughout systole in patients with mitral valve prolapse. A clinical study using the proximal isovelocity surface area method. *Circulation* 1995;92:2951–2958.

Flachskampf FA, Weyman AE, Gillam L, Liu CM, Abascal VM, Thomas JD. Aortic regurgitation shortens Doppler pressure half-time in mitral stenosis: clinical evidence, in vitro simulation and theoretic analysis. *J Am Coll Cardiol* 1990;16:396–404.

Otsuji Y, Toda H, Ishigami T, et al. Mitral regurgitation during B bump of the mitral valve studied by Doppler echocardiography. *Am J Cardiol* 1991;67:778–780.

Samstad SO, Hegrenaes L, Skjaerpe T, Hatle L. Half time of the diastolic aortoventricular pressure difference by continuous wave Doppler ultrasound: a measure of the severity of aortic regurgitation? *Br Heart J* 1989;61:336–343.

Utsunomiya T, Doshi R, Patel D, et al. Calculation of volume flow rate by the proximal isovelocity surface area method: simplified approach using color Doppler zero baseline shift. *J Am Coll Cardiol* 1993; 22: 277–282.

右心

Abbas AE, Fortuin FD, Schiller NB, Appleton CP, Moreno CA, Lester SJ. A simple method for noninvasive estimation of pulmonary vascular resistance. *J Am Coll Cardiol* 2003;41:1021–1027.

Lee RT, Lord CP, Plappert T, Sutton MS. Prospective Doppler echocardiographic evaluation of pulmonary artery diastolic pressure in the medical intensive care unit. *Am J Cardiol* 1989;64:1366–1370.

Ryan T, Petrovic O, Dillon JC, Feigenbaum H, Conley MJ, Armstrong WF. An echocardiographic index for separation of right ventricular volume and pressure overload. *J Am Coll Cardiol* 1985;5:918–927.

Silbert DR, Brunson SC, Schiff R, Diamant S. Determination of right ventricular pressure in the presence of a ventricular septal defect using continuous wave Doppler ultrasound. *J Am Coll Cardiol* 1986; 8: 379–384.

Verdejo HE, Castro PF, Concepcíon R, et al. Comparison of a radiofrequencybased wireless pressure sensor to swan-ganz catheter and echocardiography for ambulatory assessment of pulmonary artery pressure in heart failure. *J Am Coll Cardiol* 2007;50:2375–2382.

Yock PG, Popp RL. Noninvasive estimation of right ventricular systolic pressure by Doppler ultrasound in patients with tricuspid regurgitation. *Circulation* 1984;70:657–662.

杂论

Bargiggia GS, Bertucci C, Recusani F, et al. A new method for estimating left ventricular dP/dt by continuous wave Doppler-echocardiography. Validation studies at cardiac catheterization. *Circulation* 1989;80:1287–1292.

Bordacher P, Lafitte S, Reuter S, et al. Echocardiographic parameters of ventricular dyssynchrony validation in patients with heart failure using sequential biventricular pacing. *J Am Coll Cardiol* 2004;44: 2157–2165.

Tei C, Ling LH, Hodge DO, et al. New index of combined systolic and diastolic myocardial performance: a simple and reproducible measure of cardiac function—a study in normal and dilated cardiomyopathy. *J Cardiol* 1995;26:357–366.

Waggoner AD, Faddis MN, Gleva MJ, de las Fuentes L, Dávila-Román VG. Improvements in left ventricular diastolic function after cardiac resynchronization therapy are coupled to response in systolic performance. *J Am Coll Cardiol* 2005;46:2244–2249.

第 9 章
心包疾病
Pericardial Diseases

余 铖　秦赛梅　译

一、临床概况

在解剖学上，心包包括 2 层结构，心包脏层与心外膜相延续，心包壁层是包裹心脏的一层较厚的纤维囊。心包通常主要指心包壁层，但应注意大部分心包疾病都同时累及心包脏层和壁层。正常情况下，心包腔内含有 5～10ml 起润滑作用的液体。心包包裹 4 个心腔，并向上延伸 1～2cm，包裹出入心脏的大血管。与之类似，肺静脉近心端同样被心包返折包绕。大血管周围的心包返折限制了上述连接处心包间隙的大小。心包壁层在心底大血管周围返折，形成心包横窦和斜窦，可能导致液体积聚在左心耳区域。

心包使 4 个心腔在胸腔内的容积及位置保持相对固定。由于心包的约束，4 个心腔的总容积受到限制，一个腔室容积的改变必然会引起另一腔室的容积发生相反变化。这种心腔间容积变化之间的紧密关系是心脏压塞和心包缩窄引起奇脉及其他临床表现的病理生理基础。

心包疾病可分为几种临床类型，超声心动图对于每种类型的评估都有重要价值。任何累及心包的感染或炎症过程中都可出现心包积液。大多数感染性和炎症过程都累及两层心包。表 9-1 列出了引起各种心包疾病的病因。任何病因引起的急性心包炎可导致程度不等的心包积液。但在炎症早期阶段，可能并不会引起明显的心包积液。对于疑似急性心包炎患者，需评价左心室功能以排除是否合并心肌炎。

由于心包腔空间大小有限，心包积液的大量聚积使 4 个心腔的总容积减少，进而心室充盈不足，导致相关的血流动力学障碍。血流动力学障碍与心包内压升高有关，而心包内压又与心包液体聚积速度、心包顺应性或扩张性有关。少量但迅速形成的心包积液引起的血流动力学障碍程度可能会重于大量但缓慢形成的心包积液。心包炎症过程通常会导致疼痛和心包积液，慢性炎症会导致心包纤维条索形成，心包僵硬度增加，最终导致心包缩窄。其他类型的心包疾病，如心包囊肿和心包缺如，常在无症状人群中偶然发现，或者患者症状不典型，表现多变。

二、心包超声心动图评价

检测心包疾病是超声心动图最初的临床应用之一。超声心动图是诊断和干预几乎所有类型心包疾病的主要成像技术（表 9-2）。M 型、二维、三维超声心动图及心腔内超声可用于评估心包的解剖学改变。正常情况下，心包腔较低位置可能积聚少量液体，通常表现为后房室间沟处少许无回声区，该无回声区在心脏收缩时可能会增大（图 9-1 和图 9-2）。在没有心包积液、心包

表 9-1 心包疾病的病因

特发性因素
急性特发性心包炎 [a]
慢性特发性心包积液

感染性因素
病毒
细菌直接感染（术后）
　结核杆菌
　邻近部位感染扩散（如肺炎）
真菌

炎症性因素
结缔组织病
　类风湿关节炎
　系统性红斑狼疮
　其他免疫相关疾病

心肌梗死后
急性透壁性心肌梗死
部分 / 完全性游离壁破裂
延迟性 Dressler 综合征

与系统性疾病相关因素
尿毒症
甲状腺功能减退
肝硬化
淀粉样变性

恶性肿瘤因素
肿瘤直接浸润
淋巴系统阻塞引起的心包积液

其他
创伤后
手术后
放疗后
充血性心力衰竭
重度肺动脉高压
右心衰竭
唐氏综合征
妊娠

a. 部分特发性心包炎可能与病毒或病毒感染后有关

显著增厚或钙化的情况下，M 型或二维超声心动图通常不能直接观察到心包。心腔内超声虽然可直接观察心包，但临床很少单纯用于心包疾病评估。

最近心脏 CT 和 MRI 也用于心包疾病评估，包括心包积液的检测、定位和定量评估。CT 和

表 9-2 确诊或疑诊心包疾病中超声心动图应用适应证

项目	适用范围	得分（1~9）
19	不确定或怀疑心脏疾病引起低血压或血流动力学不稳定	A（9）
23	怀疑心肌缺血 / 梗死并发症，包括但不限于急性二尖瓣反流、室间隔缺损、游离壁破裂 / 心包压塞、休克、右心室受累、心力衰竭或血栓	A（9）
32	严重创伤或胸外伤患者，怀疑瓣膜损伤、心包积液或心脏损伤	A（9）
59	怀疑心包疾病	A（9）
60	已知无临床症状变化的少量心包积液的常规监测随访	rA（2）
61	重新评估已知的心包积液以指导治疗。	A（8）
62	指导经皮非冠状动脉心脏手术，包括但不限于心包穿刺、室间隔消融术或右心室活检。	A（9）

经 ACCF 许可转载自 Douglas PS, Garcia MJ, Haines DE, et al. ACCF/ASE/AHA/ASNC/HFSA/HRS/SCAI/SCCM/SCCT/SCMR 2011 appropriateness criteria for echocardiography. *J Am Coll Cardiol* 2011;57:1126–1166.

MRI 在评估心包厚度方面具有重要价值，可以发现随呼吸变化，出现明显的心室间相互依赖，这是心包缩窄的特征表现。心脏 CT 是检测心包钙化最敏感的技术。

（一）心包积液的检测和定量

所有传统的超声心动图技术都可以检测心包积液。心包积液在 M 型超声心动图上显示为心脏前方和后方的无回声区，无回声区的深度与液体量成正比。M 型技术不能精确定量心包积液的绝对容积。需注意，孤立的右心室前壁前方无回声区并非心包积液的特异性表现，也可能是纵隔脂肪、纤维组织、胸腺或其他组织的表现。

二维超声心动图是筛查和定量心包积液最常用的方法。大多数超声心动图室根据舒张期心包脏层和壁层的分离程度目测积液量。通常少许心

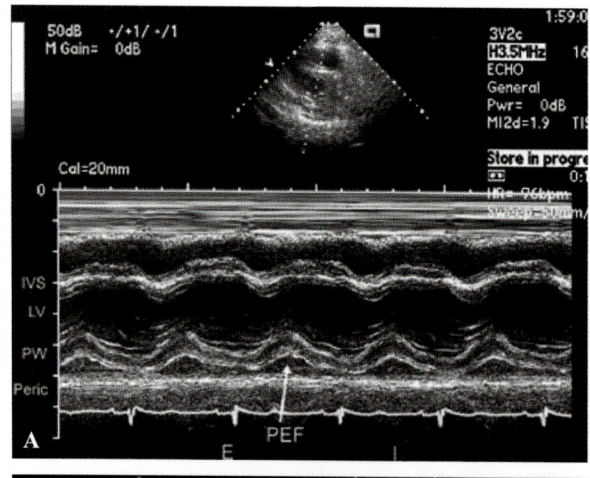

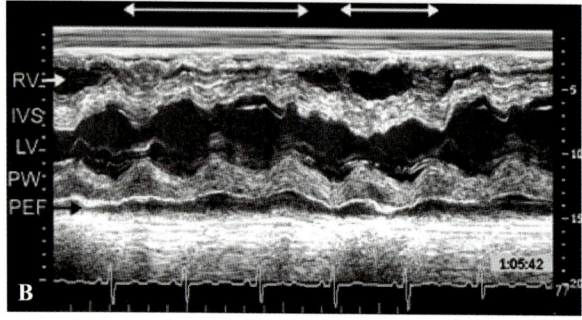

▲ 图 9-1 心包积液患者的 M 型超声心动图

A. 少量心包积液（PEF）表现为紧邻左心室后壁后方的无回声区（箭），收缩期较舒张期明显；B. 大量心包积液患者，右心室大小和室间隔位置随呼吸发生变化

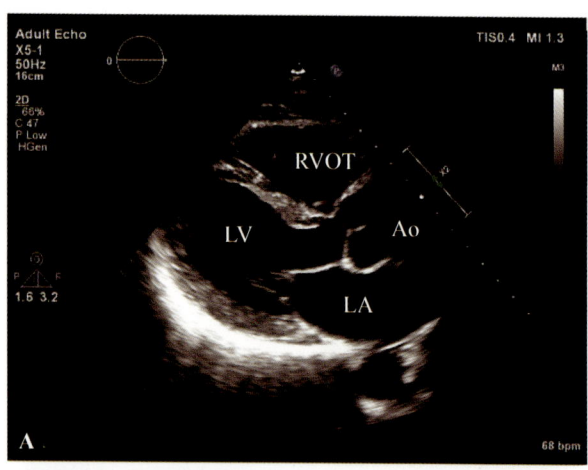

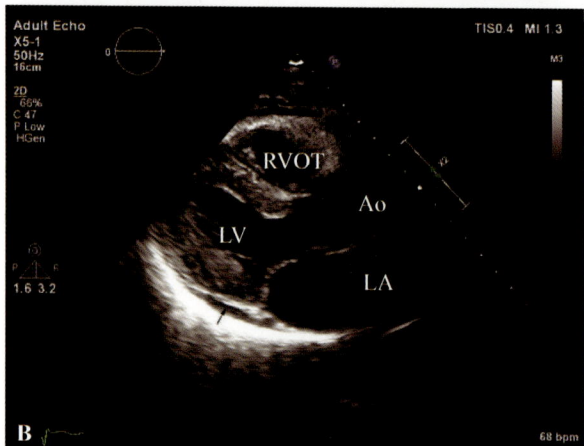

▲ 图 9-2 少许心包积液患者的胸骨旁左心室长轴切面。正常人可存在少许心包积液

A. 舒张末期图像；B. 收缩末期图像；舒张末期心包脏层与壁层无分离；收缩末期心包脏层与壁层分离，出现极少量心包积液，后房室间沟处最明显（箭）

Ao. 主动脉；RVOT. 右心室流出道；LA. 左心房；LV. 左心室

包积液代表无疾病状态下的正常心包积液量（图 9-2），表现为后房室间沟后方的小无回声区，仅见于收缩期心脏与心包壁层分离时。少量心包积液的定义是左心室后壁后方心包腔内出现无回声区，厚度＜ 1cm，伴或不伴有其他部位的积液（图 9-3）。较少量积液往往聚集在心包腔低处，因此，积液的具体位置可能随患者体位不同而改变。中量积液是指无回声区厚度为 1～2 cm，而大量积液则是无回声区厚度超过 2cm（图 9-4 至图 9-8）。极大量心包积液时，心脏可能在心包腔内摆动（图 9-7 和图 9-9）。需注意，在不同诊断中心，这些定义可能有所不同。在临床实践中，需常规对心包液量的多少进行半定量评估，此外，还需要描述积液是否伴有血流动力学改变。

在二维超声心动图上，心包积液在心包腔的较低位置最明显（仰卧位时位于后部心包腔），而最大厚度常出现在后房室间沟（图 9-2 至图 9-4）。应用其他切面，如胸骨旁短轴、心尖和剑突下切面，可以确定心包积液分布范围。图 9-7 短轴切面确定了积液的分布范围。由于在大量心包积液缓冲下心脏不受炎症成分的限制可以在心包腔内自由运动，心脏这种随心动周期发生位置变化的摆动，称为"心脏摆动征"，是心电图上出现电交替的原因（图 9-9）。

心包积液可以是游离性液体，也可以是局限性或包裹性积液。心脏手术或心脏创伤后可常见

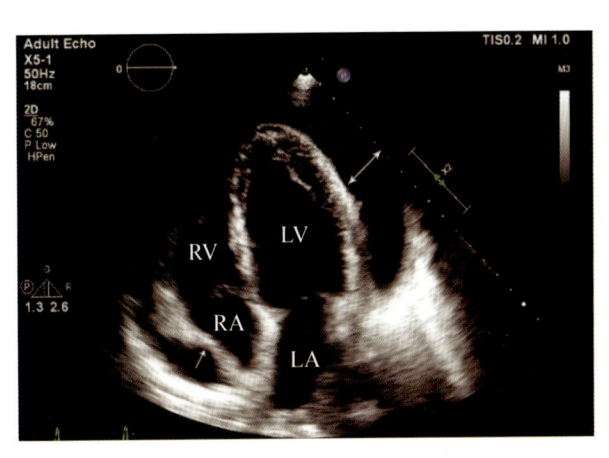

第 9 章 心包疾病
Pericardial Diseases

▲ 图 9-5 与图 9-4 同一患者的心尖四腔心切面。左心室侧壁侧大量积液（双向箭），右心房顶部也出现积液，右心房向内塌陷（箭），提示血流动力学异常

RV. 右心室；RA. 右心房；LV. 左心室；LA. 左心房

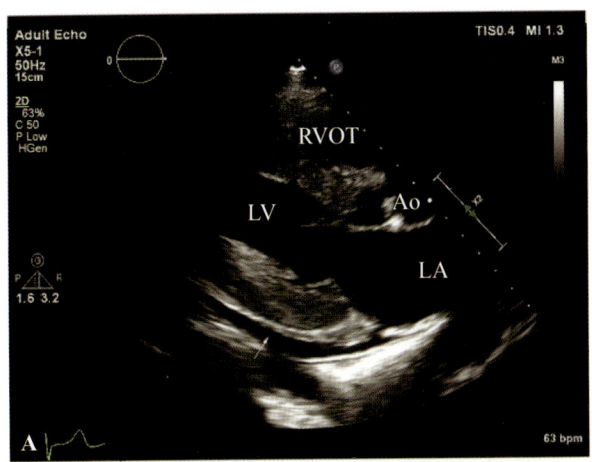

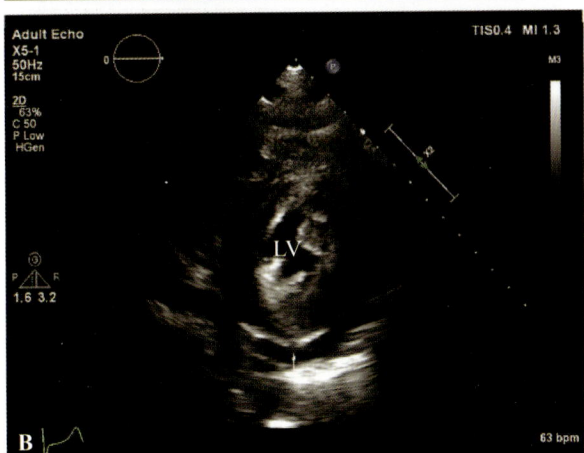

▲ 图 9-3 少量心包积液患者胸骨旁左心室长轴（A）和短轴（B）切面。注意积液在后房室间沟处最多（箭）；动态图像中，少量心包积液在收缩期及舒张期均可见

RVOT. 右心室流出道；LV. 左心室；Ao. 主动脉；LV. 左心房

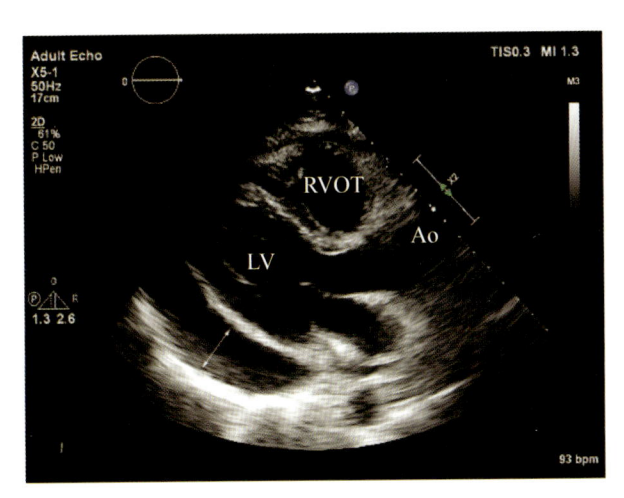

▲ 图 9-4 大量心包积液患者胸骨旁左心室长轴切面。注意大量积液主要位于左心室后壁后方（双向箭）

RVOT. 右心室流出道；LV. 左心室；Ao. 主动脉

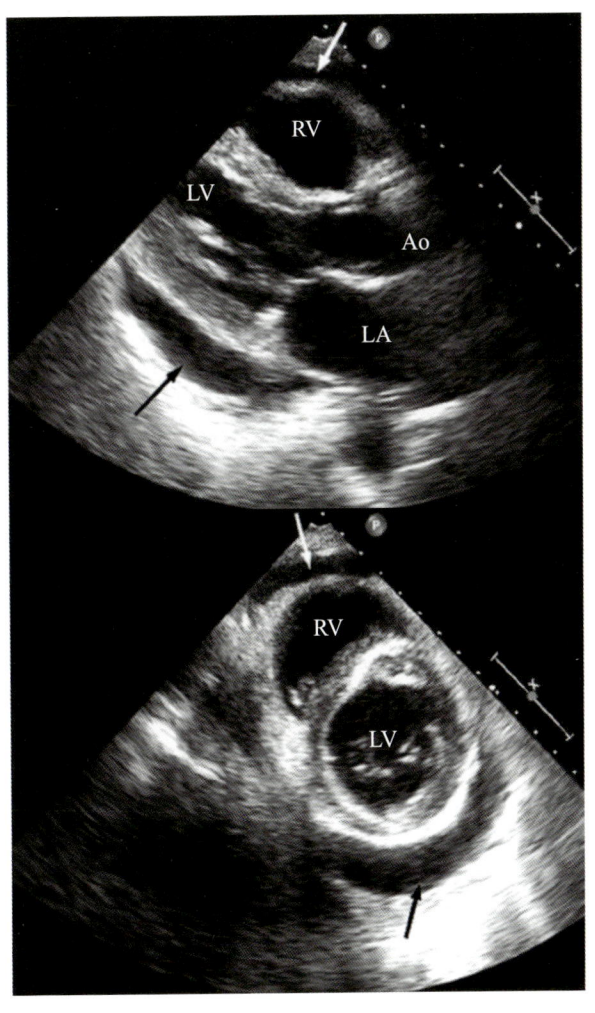

▲ 图 9-6 中量心包积液患者胸骨旁左心室长轴及短轴切面。积液（箭）出现在左心室后壁后和右心室前壁前，动态图像显示心脏在心包腔内摆动

RV. 右心室；LV. 左心室；Ao. 主动脉；LV. 左心房

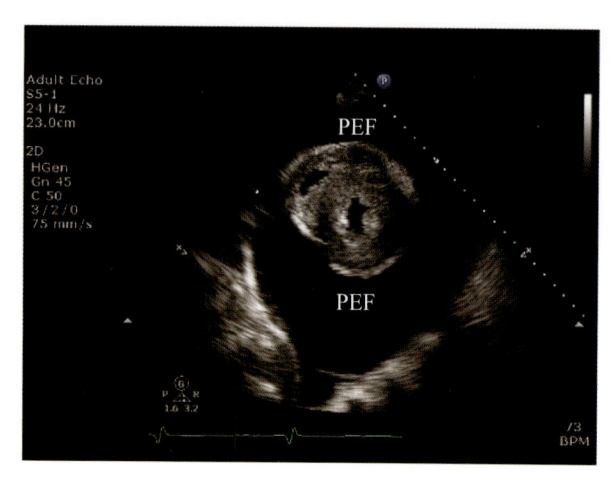

▲ 图 9-7 极大量心包积液（PEF）患者胸骨旁左心室短轴切面。动态图像显示心脏在心包腔内自由摆动；同时显示了高血压引起的左心室壁显著肥厚

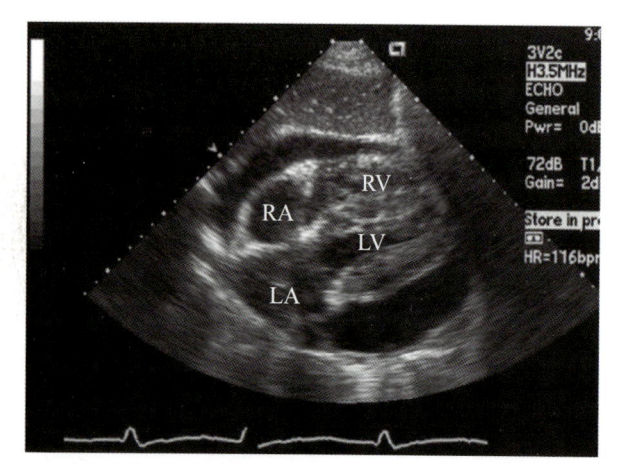

▲ 图 9-8 剑突下切面显示中至大量心包积液。积液包绕整个心脏，最厚处位于左心室（LV）侧壁侧；右心房（RA）及右心室（RV）旁心包腔内的积液也清晰显示
LA. 左心房

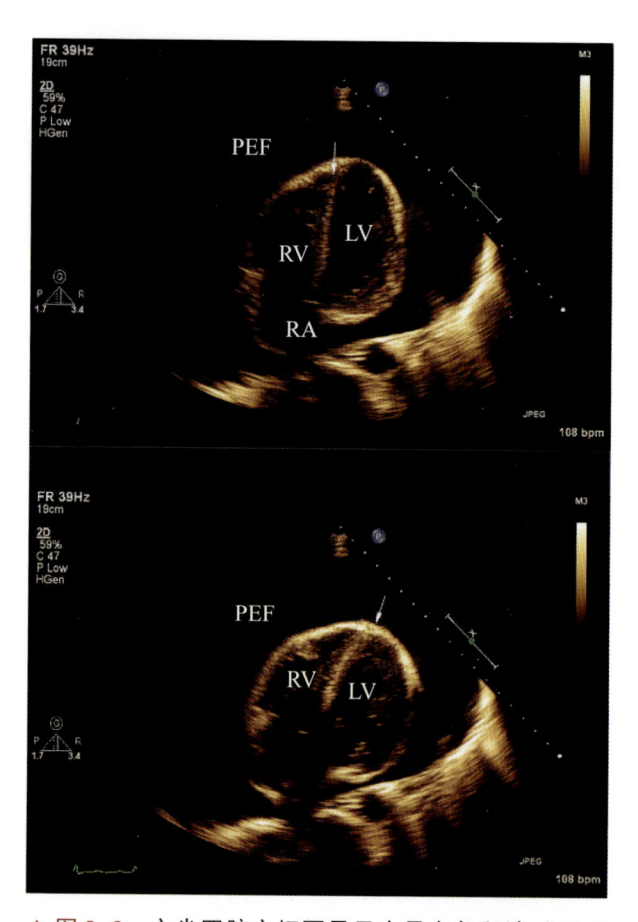

▲ 图 9-9 心尖四腔心切面显示大量心包积液（PEF）及心脏摆动征。2 幅图为不同心动周期的同一时间点，心脏在心包腔内的位置发生明显变化，动态图像可显示心脏摆动。箭表示 2 个心动周期在同一时间点的心尖位置。这种心脏在胸腔内的位置变动导致了心电图上的电交替现象
RV. 右心室；LV. 左心室；RA. 右心房

心包腔内液体分布不均衡。图 9-10 为一个局限性积液患者，左心室侧壁侧心包的积液较多。

包绕肺静脉的心包返折限制了左心房后方心包腔的积液量。以前的指南认为左心房后方的积液更可能是胸腔积液而不是心包积液，但也存在一些例外，大量心包积液时也常积聚在左心房后方（图 9-11）。此外，心包积液可积聚在横窦（横窦是一个潜在腔隙，指位于左心房与大血管之间的心包腔部分）（图 9-12），即心包积液可能包绕左心耳、左心房和肺动脉，这可能与脓肿腔或部分复杂心耳相混淆，使用血池对比剂通常可以准确鉴别出心耳（图 9-12B）。

三维超声心动图为评估心包积液的多少和分布提供了独特的成像视角，但尚未显示其具有更好的临床附加效益（图 9-13 和图 9-14）。理论上，三维超声心动图提供了一种可以精确评估心包积液的容积和分布的技术。利用该技术，可以计算出整个心包腔的三维容积，然后以同样方法计算整个心脏（4 个心腔）的总容积，两者之差即为心包积液量。然而，在较多心包积液时，通常难以完成对包括整个心包容积在内的数据集的重建，此时三维超声心动图在精确计算心包积液

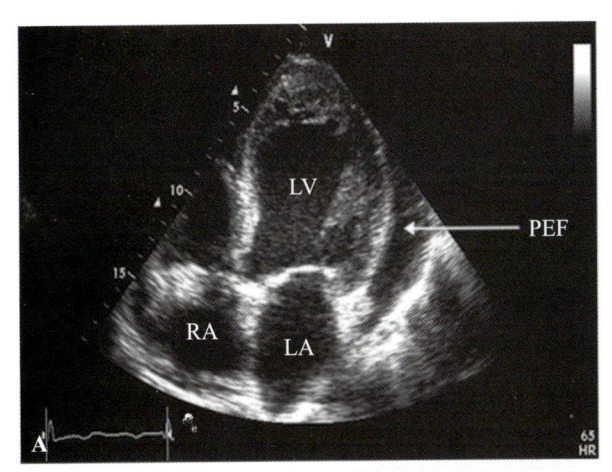

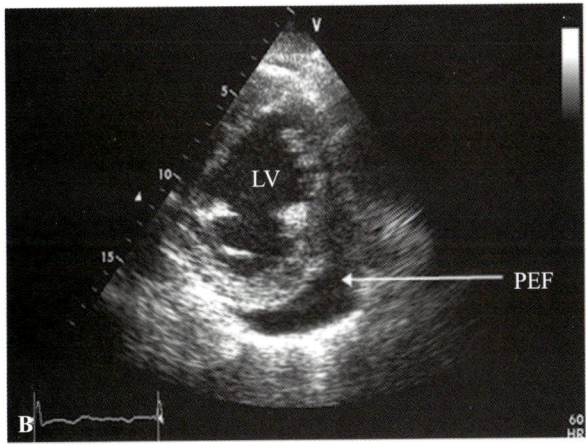

第9章 心包疾病
PERICARDIAL DISEASES

▲ 图 9-10 心脏术后约 2 周患者的心尖四腔心切面（A）和胸骨旁左心室短轴切面（B），显示中量心包积液（PEF），主要局限于左心室侧壁侧
LV. 左心室；RA. 右心房；LV. 左心房

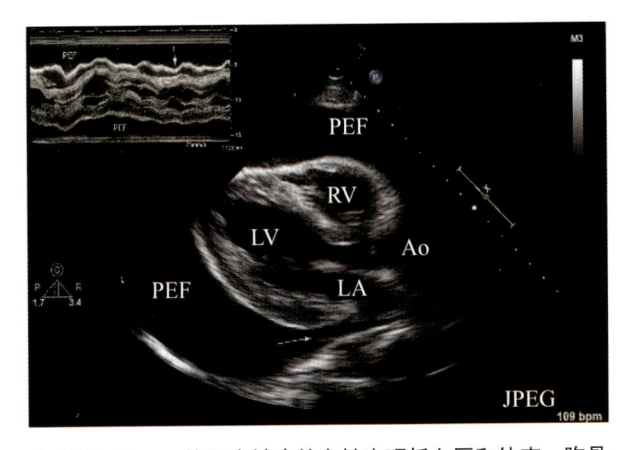

▲ 图 9-11 一位平素健康的女性出现低血压和休克，胸骨旁左心室（LV）长轴切面显示大量心包积液（PEF）。注意左心房（LA）后方有少量心包积液（箭）；同步 M 型图像上，心腔位置发生变化，伴有心脏摆动和舒张期右心室（RV）游离壁塌陷（箭），提示该患者血流动力学异常，出现心脏压塞
Ao. 主动脉

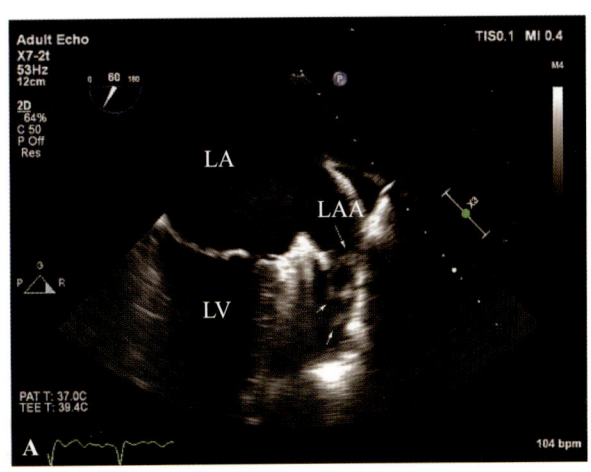

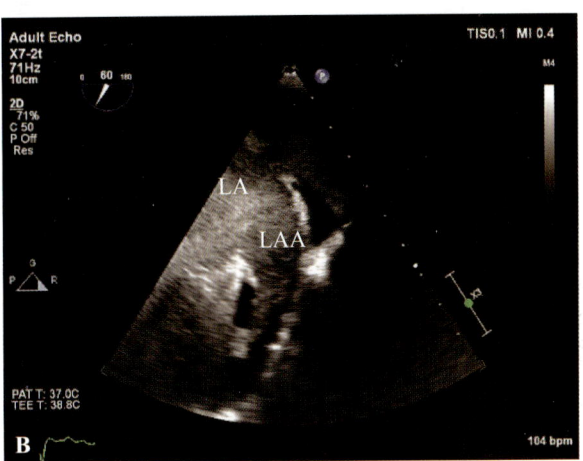

▲ 图 9-12 1 例左心耳血栓患者的经食管超声心动图像
A. 注意左心耳（LAA）及左心耳体部中上段周围的无回声区（小箭）；B. 静脉注射血池增强对比剂，可以清楚勾勒出左心耳与无增强的无回声区之间的边界，后者为横窦和斜窦中的积液
LA. 左心房；LV. 左心室

量及分布方面应用受限。即使这项技术能精确计算心包积液量，因为临床更关注心包积液引起的血流动力学影响，而非心包积液量的精确数值，所以临床很少应用三维超声评估心包积液容积和分布。

（二）心包的直接观察

在正常状态下，任何传统超声心动图技术都难以显示正常心包。心腔内超声可以显示心包的实际厚度，但其是一种有创性技术。不伴有胸腔积液时，心包壁层的外侧壁紧邻正常的胸内结构，其厚度和特征均不能与周围组织区分。当心

265

包积液和胸膜积液同时存在时，经胸超声可以确定该部位的心包厚度（图 9-15）。心包明显纤维化和钙化时，理论上心包显著增厚，但实际上准确测量心包厚度仍存在问题。心包钙化后，心包后方可出现明显声影（图 9-16）。需强调，正常心包是一个高回声结构，因而只凭借心包高回声不能用于诊断缩窄性心包炎或心包增厚。

二维超声心动图可显示心包脏层或壁层上的条索状或团块状回声。心包积液中出现条索状回声可能是炎症、出血或恶性肿瘤所致（图 9-17 和图 9-18），常见于尿毒症或感染性心包炎。心包积液中出现团块状回声可能是肿瘤转移所致（图 9-19 和图 9-20），但在炎症过程导致的心包积液中也比较常见。

历史上曾经应用 M 型超声心动图来评估心包疾病。通常心脏在收缩期与心包壁层分离。调低 M 型增益，直至心肌不能显示，此时只显示回声较高的心包，心包增厚和（或）心包缩窄的 M 型表现之一是随增益的降低，心包回声仍保持明亮（图 9-21）。

CT 和心脏磁共振成像在心包疾病评估中有重要价值。它们可以检测心包积液，并且积液

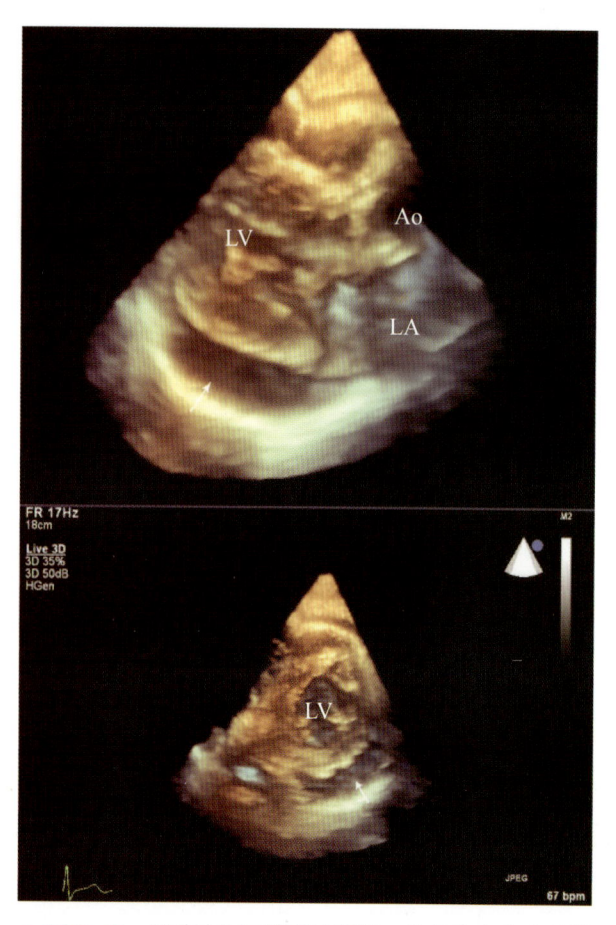

▲ 图 9-13 经胸实时三维超声图像，胸骨旁左心室长轴和短轴切面显示中量心包积液。显示了左心室和右心室周围的积液（箭），并清晰显示了心脏周围游离液体的分布范围
LV. 左心室；LA. 左心房；Ao. 主动脉

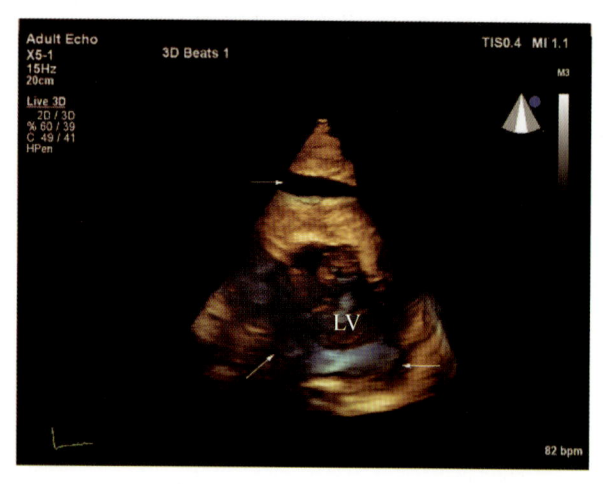

▲ 图 9-14 实时三维超声心动图显示大量心包积液（心包穿刺时引流出 1000ml 液体）。注意心包积液分布于内侧、外侧和前方心包腔（长箭），右心室游离壁上的结节状增厚证实存在明显炎症反应
LV. 左心室

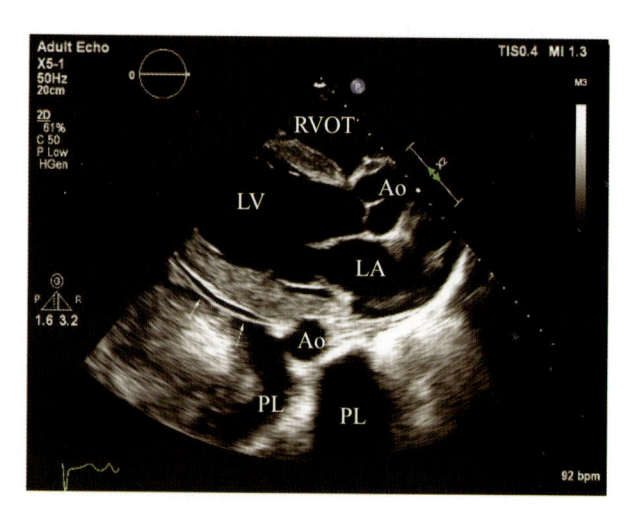

▲ 图 9-15 胸骨旁切面显示少量心包积液（PEF）和大量胸腔积液（PL）。心包积液和胸腔积液并存使得心包回声清晰显示。本例心包厚度约 2mm，同时还显示了心包积液、胸腔积液与降主动脉（Ao）之间的位置关系
LV. 左心室；LA. 左心房；RVOT. 右心室流出道

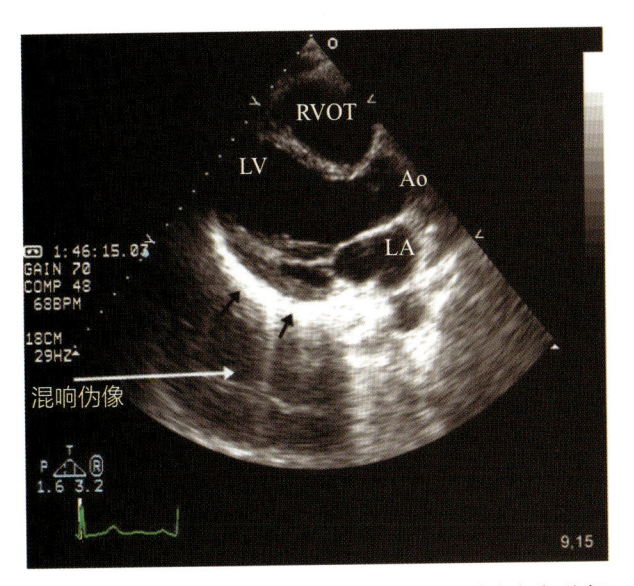

第9章 心包疾病
Pericardial Diseases

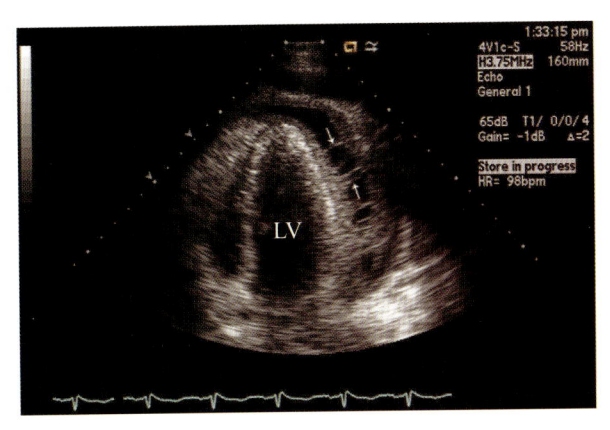

▲ 图 9-18 心尖四腔心切面显示炎症性心包积液。图像显示条索状组织连接心包脏层和壁层（箭）

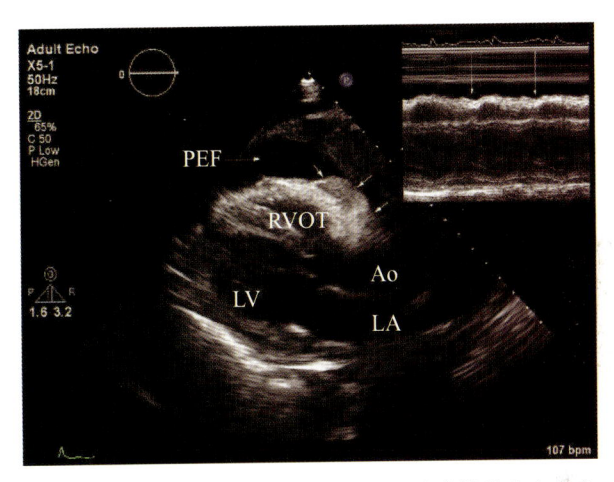

▲ 图 9-16 胸骨旁长轴切面显示左心室后壁心包部分钙化（黑箭）

左心室后壁心包增厚，回声增强，由于产生混响伪像，不能准确测量心包厚度。心包强回声导致混响伪像，并于心包腔后方形成左心室腔的镜面伪像，动态图像上表现得尤为清楚
RVOT. 右心室流出道；LV. 左心室；Ao. 主动脉；LA. 左心房

▲ 图 9-19 胸骨旁长轴切面显示恶性肿瘤转移患者的心包积液（PEF）

图中显示右心室流出道前方结节状等回声（箭）。M 型超声心动图（插图）中，右心室游离壁（箭）轻度间断性舒张性塌陷，提示血流动力学障碍
RVOT. 右心室流出道；LV. 左心室；Ao. 主动脉；LA. 左心房

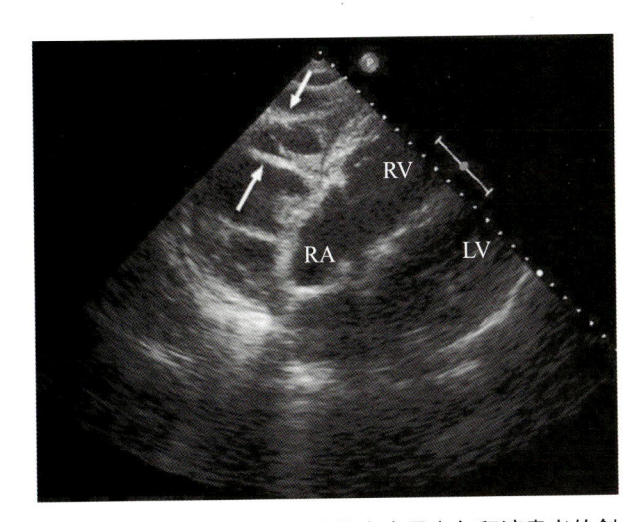

▲ 图 9-17 尿毒症性心包炎伴有中量心包积液患者的剑突下切面。注意心包腔内有多条纤维条索（箭），多数纤维束连接心包壁层和脏层
RV. 右心室；RA. 右心房；LV. 左心室

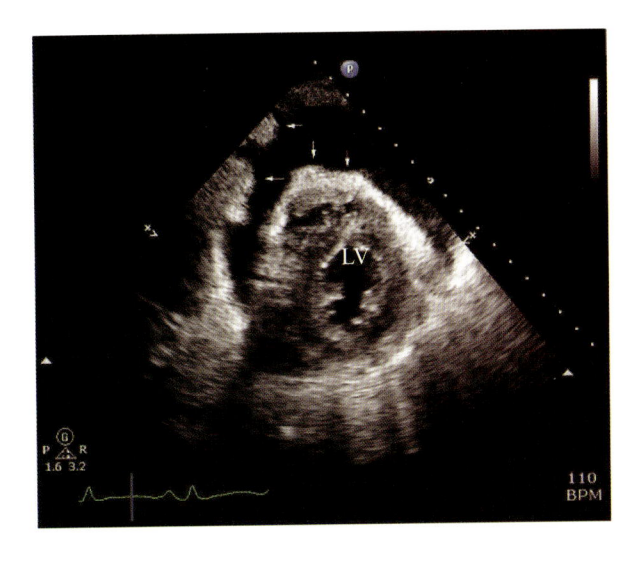

▶ 图 9-20 胸骨旁短轴切面显示恶性肿瘤转移患者的大量心包积液

图示右心室壁前方心包脏层弥漫性增厚，其上可见结节状团块回声（向下箭），心包壁层上可见 2 处明显的团块附着（水平箭）

267

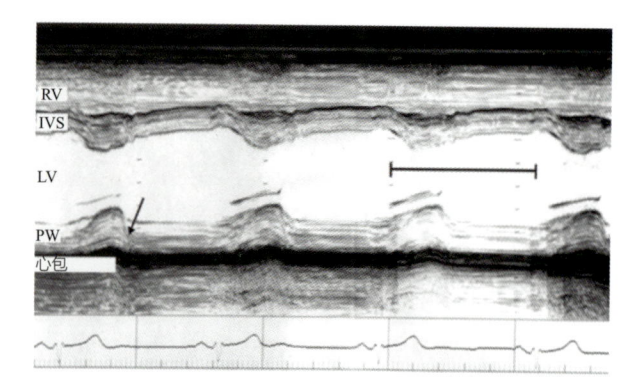

▲ 图 9-21 缩窄性心包炎患者 M 型超声心动图示左心室后壁心包增厚

在图中右侧黑线标记的区域，增加抑制（减小增益），心肌回声减弱，但心包回声仍然很强；同时可见心内膜早期快速向后运动（箭）后，左心室后壁运动平直
RV. 右心室；IVS. 室间隔；LV. 左心室；PW. 后壁

的 CT 值可帮助判断是否为出血性。与超声心动图相比，它们的主要优势是能够直接显示心包厚度（图 9-22 和图 9-23）。心脏磁共振可以显示心包增厚，而延迟钆增强显像可以证实急性心包炎症。心脏磁共振或 CT 的动态成像还可以显示心包缩窄时心室间相互依赖。

（三）心包积液与胸腔积液的鉴别诊断

患者仰卧位或左侧卧位时，左侧胸腔积液表现为心脏后方的无回声区，可能易与心包积液混淆。有几点超声表现有助于两者的鉴别。如前所述，心包在肺静脉周围返折，使得左心房后方的潜在心包腔隙受限。因此，仅出现在左心房后方的积液多为胸腔积液，而不是心包积液。更可靠的鉴别点是积液与降主动脉的位置关系（图 9-15）。心包返折通常在降主动脉前方，因此，降主动脉后方出现的积液多为胸腔积液，而降主动脉前方出现的积液更多为心包积液。上述方法适用于胸骨旁左心室长轴切面。在心尖四腔心切面，区别左心室侧壁侧局限性心包积液与胸腔积液比较困难。当心包积液和胸腔积液同时存在时，心包壁层是区分两者积液范围的极好的解剖标志。

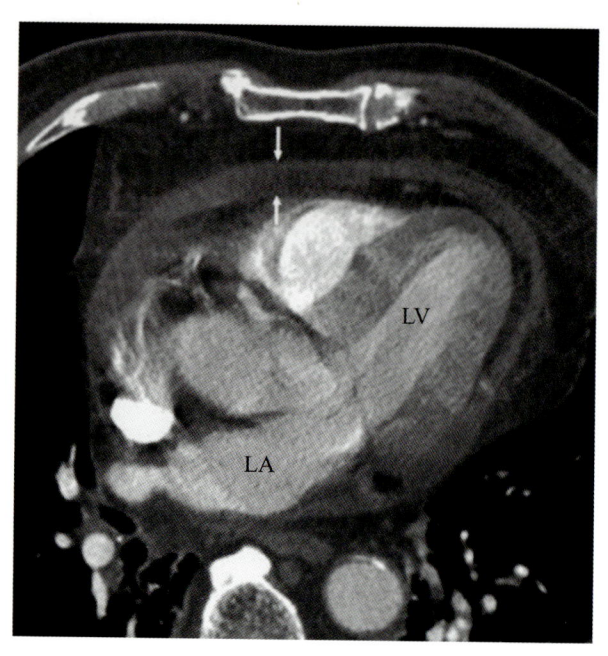

▲ 图 9-22 少量心包积液伴心包增厚患者的 CT 图像。注意心包的厚度（白箭），右心室部位的心包最厚，左心室、心尖和侧壁心包增厚程度稍轻
LV. 左心室；LA. 左心房

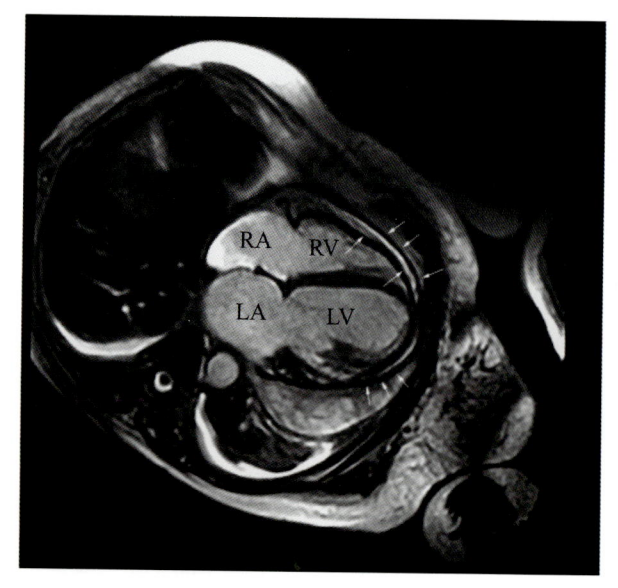

▲ 图 9-23 心脏磁共振显示少量心包积液（长箭），并清晰显示了心包壁层的实际厚度（短箭）
RA. 右心房；RV. 右心室；LA. 左心房；LV. 左心室

三、心脏压塞

心包积液量增多可导致血流动力学改变。正常的心包内压为 -5～5cmH$_2$O，且随呼吸而波动。由于心包对 4 个心腔总容积的限制，因此心包内

压随呼吸的变化可导致左、右心室充盈出现相应变化。吸气时，胸腔内压和心包内压降低，进入右心的流量增加，流出肺静脉的流量减少，导致右心室充盈量和每搏量增加，而由于心包总容积有限，吸气早期左心室舒张容量和每搏量会代偿性减少。呼气时，胸膜腔内压和心包内压升高，导致右心室舒张期充盈量轻度下降，随之左心室充盈量增加。左心室和右心室充盈量随呼吸变化（呼吸-心室相互依赖性）导致每搏量和全身血压也随呼吸周期而变化（图9-24）。通常每搏量随正常呼吸的变化导致吸气时左心房收缩压下降程度低于10mmHg。大量心包积液时，随呼吸改变收缩压变化超过10mmHg（奇脉），这是血流动力学受损的重要证据，临床上称为心脏压塞。除心包疾病外，任何导致呼吸周期中压力变化增大的疾病，如失代偿性阻塞性肺病，都可能导致心脏整体充盈、每搏量和动脉脉压发生更大的变化，从而导致呼吸依赖性的血压下降，而不伴有心包疾病。

心包积液量增加的总体效果是限制4个心腔内允许容纳的总血容量，因此加重了呼吸-心室依赖性。当心包内压接近心脏正常充盈压时，它就成了被动心腔内压的决定因素。被动心腔内压包括左、右心房压，右心室舒张压，肺动脉舒张压，左心室舒张压和肺毛细血管楔压。随着心包内压升高并超过心脏正常充盈压，4个心腔内的舒张压趋于一致，其压力取决于心包内压，这是心脏压塞的生理基础。由于左心室室壁较硬，其舒张性充盈由主动松弛等多种因素决定，因此左心室充盈受到的影响小于右心室充盈。

由于心包内压升高及心腔总容积的限制，左心室和右心室之间的相互影响明显增大。图9-24为大量心包积液伴有血流动力学异常时左心室和右心室之间相互作用示意图，并概述了奇脉的发生机制。大量心包积液时，心包内压病理性升高，吸气时导致右心室充盈量不成比例增加，继而左心室充盈量相对应减少，呼气时则反之，右心室充盈显著受阻。这导致左心室、右心室每搏量的呼吸依赖性时相变化更加明显，结果吸气时动脉收缩压显著降低（10mmHg）。这就是心脏压塞时病理性奇脉的发生机制。

（一）心脏压塞的超声心动图表现

血流动力学异常和心脏压塞患者有多种超声心动图特征性表现（表9-3）。应该强调的是，心脏压塞是一种临床诊断。超声心动图结果提示的血流动力学异常可以作为心包压塞的诊断依据，但仅靠超声心动图异常不能确诊心包压塞。M型或二维超声心动图上发现心脏摆动（swinging heart）是早期心脏压塞的表现之一（图9-9）。心脏摆动征即大量心包积液时心脏，此时心脏自由漂浮在心包腔内并来回摆动。大量心包积液会引起心包内压增高，心脏摆动为血流动力学异常的间接征象，而不是心包内压升高的直接证据。大量心包积液时，心脏在心包腔内的位置随着心脏搏动变化，与心电图电极的空间位置关系也随之变化，从而导致大量心包积液患者心电图上出现电交替现象。

心包内压升高是血流动力学受损的特异性表

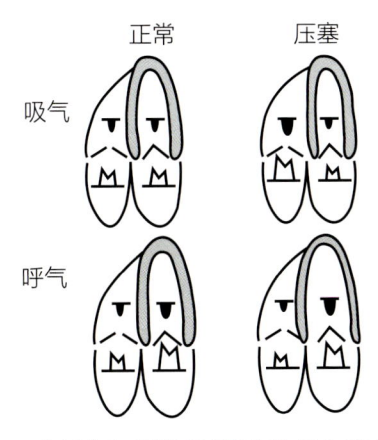

▲ 图9-24 大量心包积液时奇脉产生及血流动力学变化示意图

正常情况下，吸气和呼气时左、右心室保持相对的大小和形态，血液充盈和排出的变化很小。右侧显示心包压塞时，由于血流动力学改变，左、右心室间的相互影响增大。吸气时右心室相对扩大，充盈量及输出量均增加，同时左心室变小，左心室流出道及二尖瓣瓣口的血流速度均降低。呼气时（右下图），左心室充盈量及输出量增加，而右心室容量减小，右心室血流速度降低现，舒张期右心室流出道塌陷及右心房收缩（心室舒张）时右心房壁明显塌陷是心包内压超过心腔充盈压的证据。M 型超声心动图是最早观察到右心室舒张期塌陷的技术，表现为舒张期右心室前壁向后运动（图 9-25），这一观察结果随后被二维超声心动图证实。心包内压升高的患者，舒张早期心腔内压暂时低于心包内压，基于流体动力学原理，这些延展性更好的结构受压塌陷。解剖学和实验研究证明右心室流出道是右心室中较易受压缩的部分，舒张早期肺动脉瓣关闭后三尖瓣开放，右心室流出道会矛盾性向内塌陷（图 9-26 和图 9-27），这说明了在心动周期的这个时间点心包内压超过右心室舒张压，因此提供了可能存在心脏压塞的基础证据。右心室塌陷在胸骨旁左心长轴和短轴切面最易显示，偶尔可在心尖四腔心切面显示。当室壁塌陷范围从更易被压缩的右心室流出道延伸至右心室腔，则表明心包内压的升高更加显著。

同理可以推论，如果右心房明显塌陷，则表明右心房充盈受限（图 9-28 和图 9-29），其出现

表 9-3 心包疾病的超声多普勒表现

解剖学特点
　心包积液
　心包增厚
　心包纤维条索

心脏压塞
　二维和 M 型
　　舒张期右心室塌陷
　　右心房塌陷或内凹
　多普勒
　　流入道血流速度随呼吸变化明显增大
　　左 / 右心室流出道血流速度 /TVI 的时相性变化
　　下腔静脉血流随呼吸变化明显增大

缩窄性心包炎
　解剖学特点
　　心包增厚
　　下腔静脉扩张
　　吸气时室间隔运动幅度增大
　　室间隔弹跳征
　M 型
　　舒张期左心室后壁运动平直（M 型）
　　降低增益时心包保持明亮（M 型）
　多普勒
　　二尖瓣瓣口血流频谱 E/A 增大
　　E 峰峰值流速随呼吸变化增大
　　侧壁二尖瓣瓣环 TDI 频谱 e' 降低
　　TDI 瓣环运动速度倒置（室间隔 e' > 侧壁 e'）
　　呼气时肝静脉血流反向

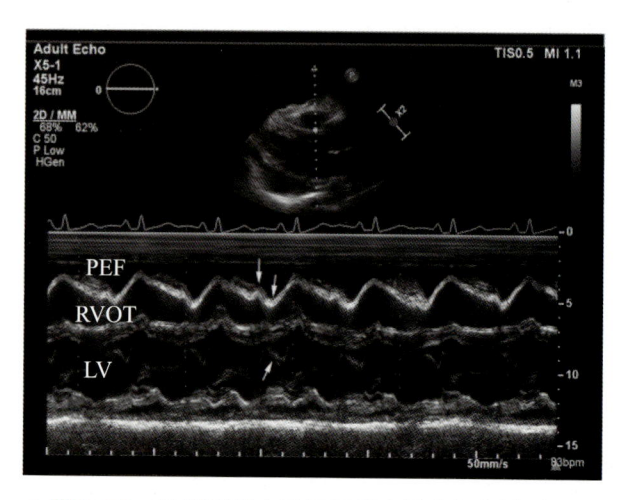

▲ 图 9-25　M 型超声心动图显示大量心包积液（PEF）和血流动力学异常

图像上部显示 M 型取样线通过右心室流出道（RVOT）和左心室（LV）。在 M 型超声心动图上，请注意右心室游离壁的运动。收缩末期以向下的长箭表示，之后在舒张早期右心室游离壁进一步塌陷（小箭）。此时间点也可以通过观察同时发生的二尖瓣开放（向上箭）来确定。以上表明心包内压升高和血流动力学异常，提示临床可能存在心脏压塞

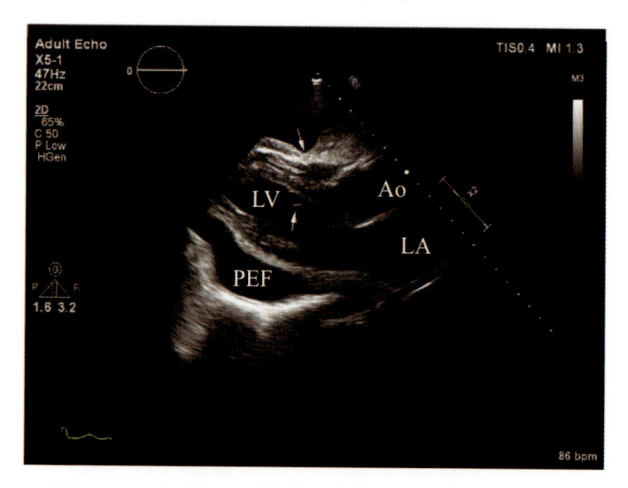

▲ 图 9-26　与图 9-25 为同一患者，胸骨旁左心室长轴切面。这帧图像为舒张早期获取，显示舒张早期右心室游离壁（较大箭）明显向内塌陷，此时主动脉瓣关闭，二尖瓣开放（小箭），表明心包内压升高，提示可能存在心脏压塞
LV. 左心室；Ao. 主动脉；PEF. 心包积液；LA. 左心房

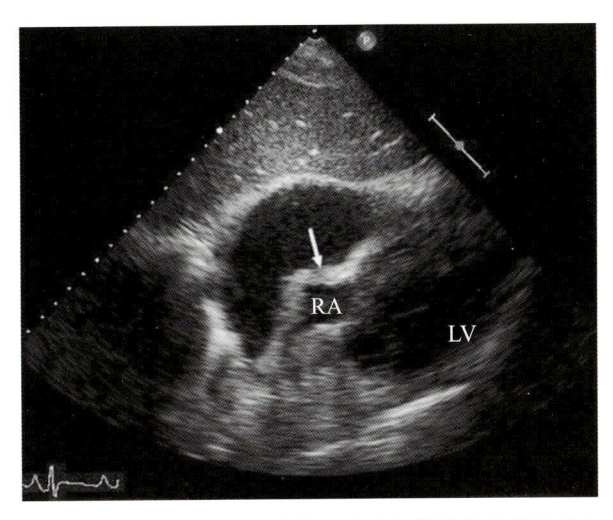

第 9 章 心包疾病
Pericardial Diseases

▲ 图 9-29 大量心包积液伴血流动力学异常患者的剑突下超声切面

在心房收缩末期，右心房游离壁持续向内塌陷，动态图像可以更好地显示塌陷的持续时间和程度
RA. 右心房；LV. 左心室

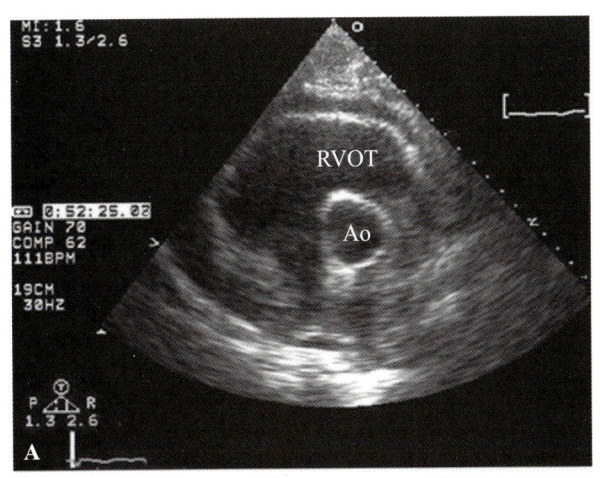

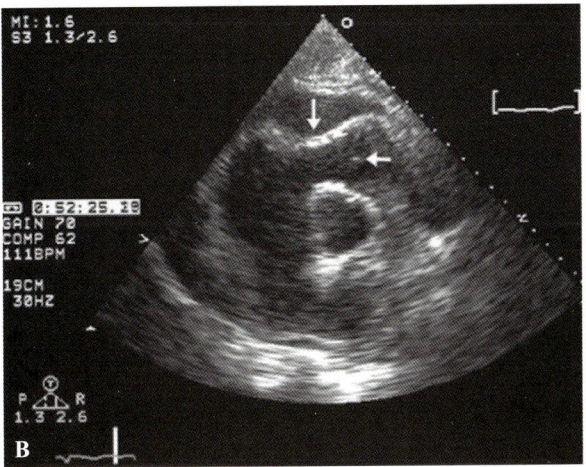

▲ 图 9-27 伴有血流动力学异常及右心室流出道（RVOT）塌陷的心包积液患者，胸骨旁心底短轴切面

A. 收缩末期右心室流出道形态正常；B. 舒张早期肺动脉瓣关闭（水平箭），右心室流出道游离壁（垂直箭）明显向内塌陷，提示此时心包内压超过右心室舒张压
Ao. 主动脉

时间与右心室塌陷时间正好相反。通常通过二维超声心动图剑突下或心尖四腔心切面进行观察，正常情况下右心房在心房收缩时向内缩小，因此右心房塌陷程度必须根据塌陷的幅度或塌陷状态的持续时间来评估。在心包内压显著升高时，右心房壁向内弯曲塌陷，持续整个心房舒张期，与正常心房壁的轮廓方向相反。局限性积液也可引起血流动力学异常，偶尔会出现左心房或左心室的局限性受压（通常是舒张期压迫）。心包内压进一步增高时，整个心动周期和呼吸循环中右侧腔室可一直处于受压而充盈不足的状态，这在急性发病的心包积液中最为常见。

（二）心脏压塞的多普勒表现

多普勒频谱可以记录二尖瓣和三尖瓣流入血流及主动脉瓣和肺动脉瓣流出血流的呼吸时相变化。吸气时三尖瓣流入量增加，呼气时减少。二尖瓣流入量的变化相反。正常情况下，二尖瓣流入血流峰速随呼吸变化幅度 < 15%，三尖瓣流入血流峰速随呼吸变化幅度 < 25%，而主动脉和肺动脉瓣流出血流的峰速和时间速度积分的变化幅度通常 < 10%。当心包积液出现血流动力学异

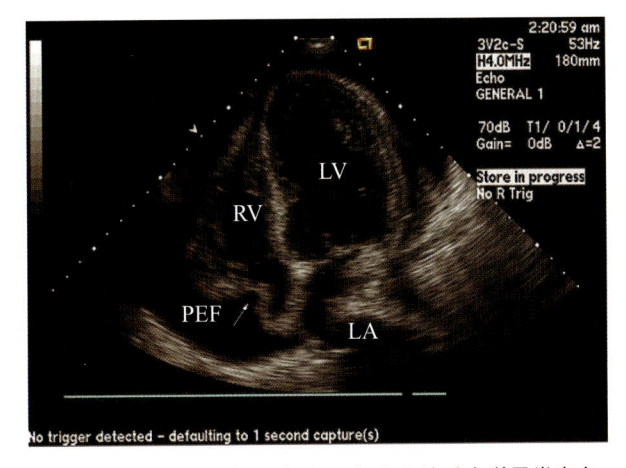

▲ 图 9-28 大量心包积液（PEF）伴血流动力学异常患者，心尖四腔心切面。心包明显压塞，右心房游离壁明显内陷（箭）
RV. 右心室；LV. 左心室；LA. 左心房

271

常时，心室相互依赖性增强，心室充盈随呼吸的变化幅度明显增加，超过上述阈值，因此流出道峰速和时间速度积分随呼吸的变化同样显著增加（图 9-30 和图 9-31）。这些多普勒表现解释了奇脉的发生机制。

下腔静脉和肝静脉血流的脉冲多普勒频谱也可以反映心包内压升高及心腔充盈变化。正常情况下，腔静脉血流在收缩期和舒张期几乎是连续的，在心包内压升高的情况下，舒张期血流中断，大部分回心血流发生在心室收缩期。肝静脉血流频谱也可能反映呼吸对右心室充盈的影响增加（图 9-32）。

关于血流动力学异常的心包积液的超声表现有一个明确的阶段性进展过程。通常最早出现的是三尖瓣流入血流随呼吸的变化显著增大，随后出现二尖瓣流入血流随呼吸的变化显著增大。随着心包内压的逐渐增高，开始出现右心房塌陷，其后出现右心室流出道塌陷，而右心室游离壁塌陷只在这一进程的较晚期出现。心包内压轻度升高时，右心室舒张性塌陷可能仅出现在呼气相，而不是右心室充盈量增加时的吸气相，记录这种间歇性塌陷最好的方法是 M 型超声心动图（图 9-33）。当心包内压升高并持续超过血管内压时，上述所有表现将同时出现。

但上述变化在某些情况下可能不会出现。一般来说，任何影响正常呼吸 - 心室相互依赖性的基础疾病，都可能会减轻心脏压塞的超声异常程度及其临床表现。左心室明显肥厚导致左心室充盈率相对固定，从而降低了呼吸对左心室充盈的影响，因此心室流出量和每搏量随呼吸的变化变

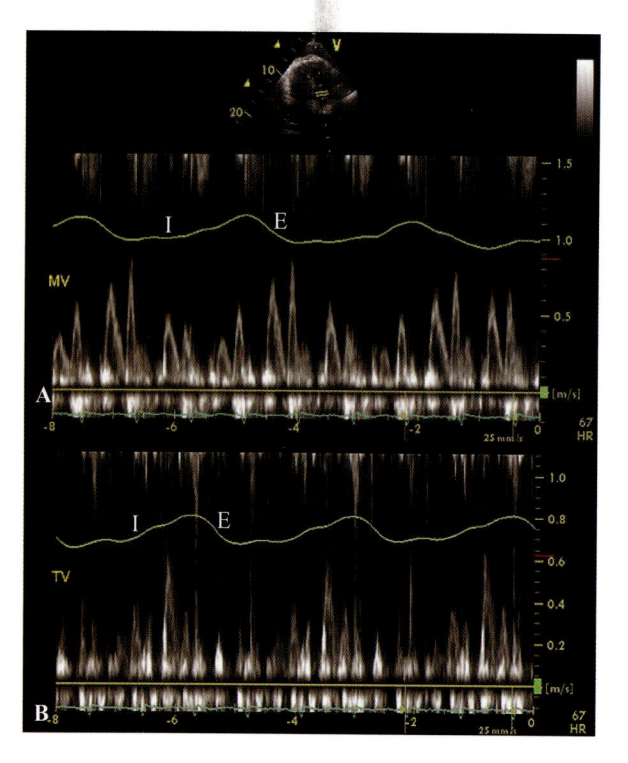

▲ 图 9-30　心包积液伴血流动力学明显改变患者，临床证实心脏压塞，图示其二尖瓣（A）及三尖瓣（B）流入血流频谱。吸气相（I）及呼气相（E）参见呼吸测量计曲线。三尖瓣血流速度在吸气时加快，呼气时减慢，二尖瓣流入血流速度与之相反

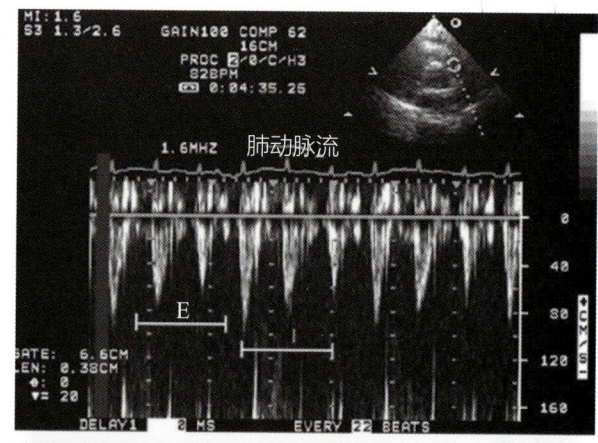

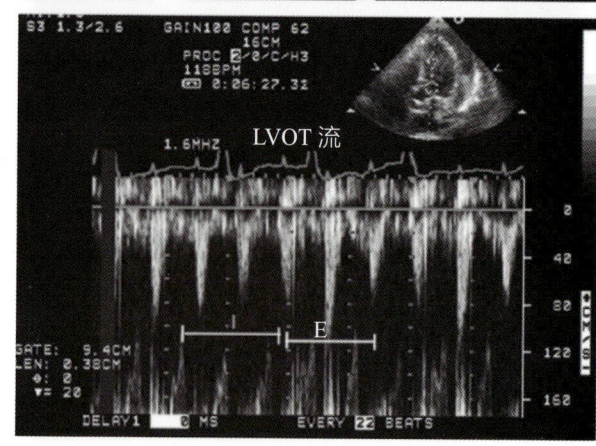

▲ 图 9-31　临床心脏压塞患者的肺动脉及左心室流出道血流多普勒频谱

吸气时肺动脉血流速度增快，而左心室流出道血流速度降低，这种与呼吸相关的相互作用是心室间相互依赖性明显增大的生理学表现，也是产生奇脉的基础
E. 呼气相；I. 吸气相；LVOT. 左心室流出道

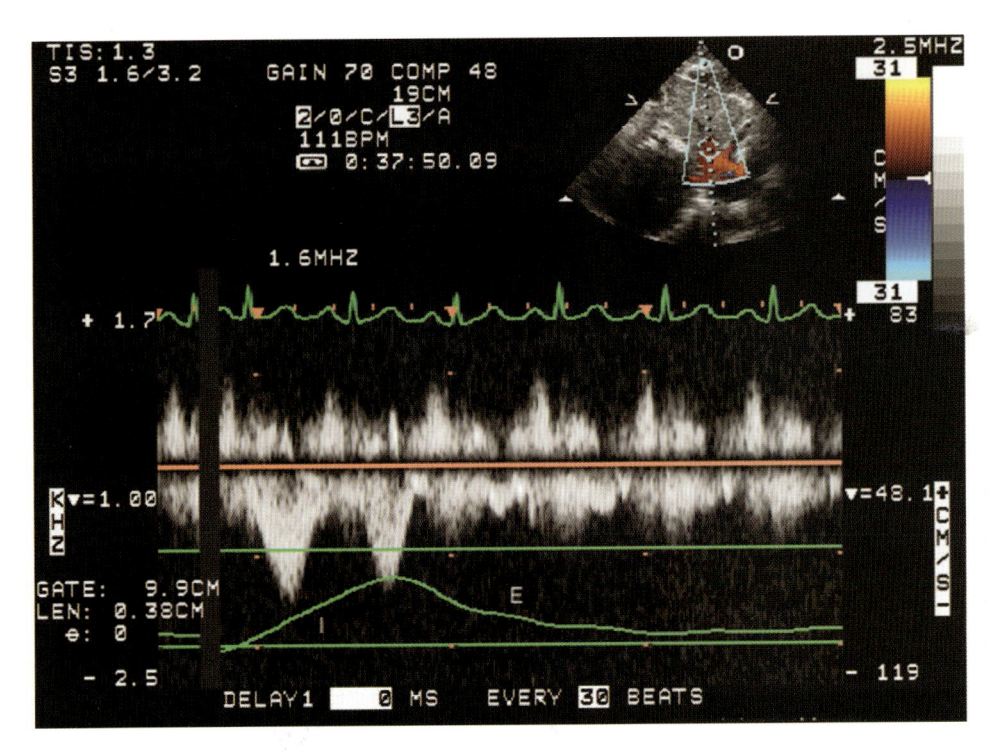

▲ 图 9-32 血流动力学显著改变的心包积液患者的肝静脉脉冲多普勒频谱。呼气相（E）时肝静脉前向血流消失，直至吸气相（I）早期才出现肝静脉前向血流

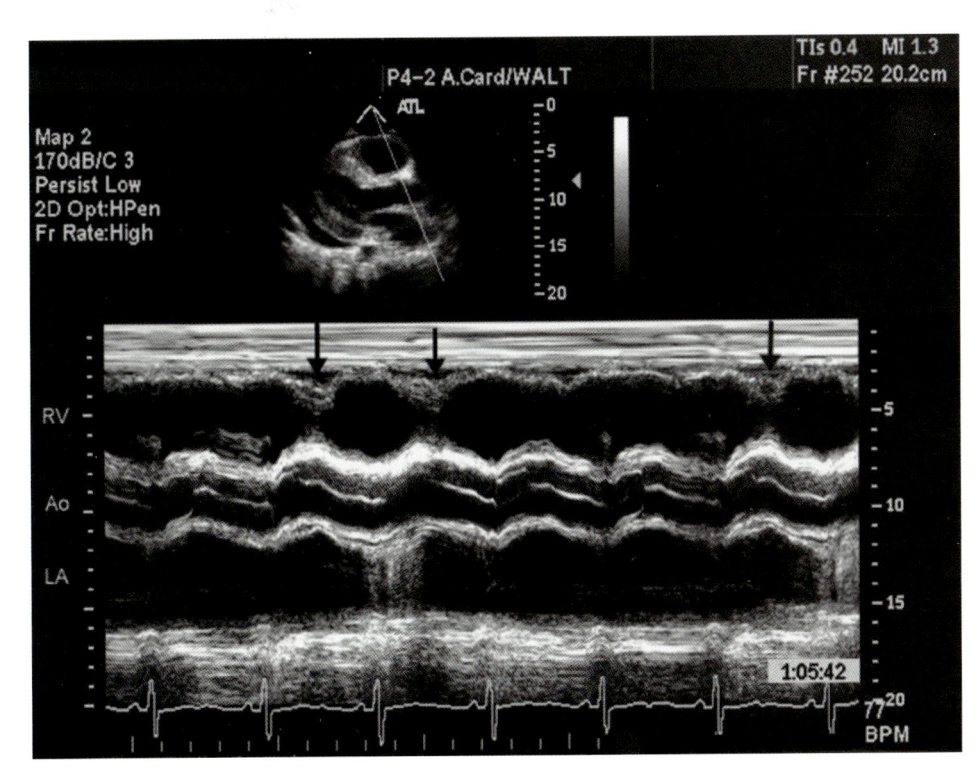

▲ 图 9-33 早期血流动力学异常的心包积液患者，右心室流出道 M 型超声心动图。右心室流出道塌陷（箭）仅在呼气时出现，而吸气时右心室充盈受限

小，奇脉随之减轻。这时经常可以看到心脏不同程度的整体充盈不足，心房和心室腔径缩小，而充盈并不随呼吸发生明显变化（图 9-34）。另一个常见原因是右心室肥厚，通常见于肺动脉高压患者。此时，左心室壁舒张早期主动松弛扩张，心包内压增高的程度不足以导致增厚、缺少顺应性的右心室壁发生塌陷，因而临床和超声心动图上血流动力学异常的表现会减轻或消失（图

9-35），经常表现为不伴奇脉的相对低血压。恶性肿瘤、炎症或出血性心包炎引起的心包血栓也有同样的效果。同样，由于心室相互作用的程度直接受心室容积影响，在低压性心脏压塞如低血容量患者中，也可能不出现这些征象。

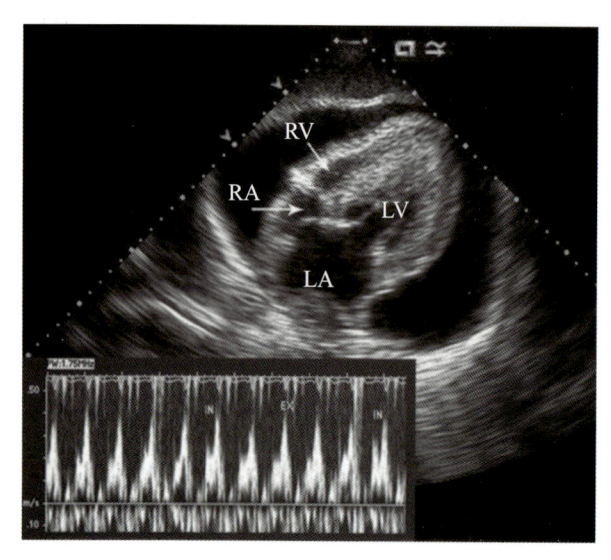

▲ 图 9-34 左心室显著肥厚合并大量心包积液患者的剑突下切面

右心室持续充盈不足，整个呼吸周期中均呈受压改变。行超声心动图检查时患者血压正常（130/80mmHg），而心包穿刺术后血压明显升高。二尖瓣流入血流频谱无明显呼吸变异，这与无奇脉表现一致

RV. 右心室；RA. 右心房；LV. 左心室；LA. 左心房

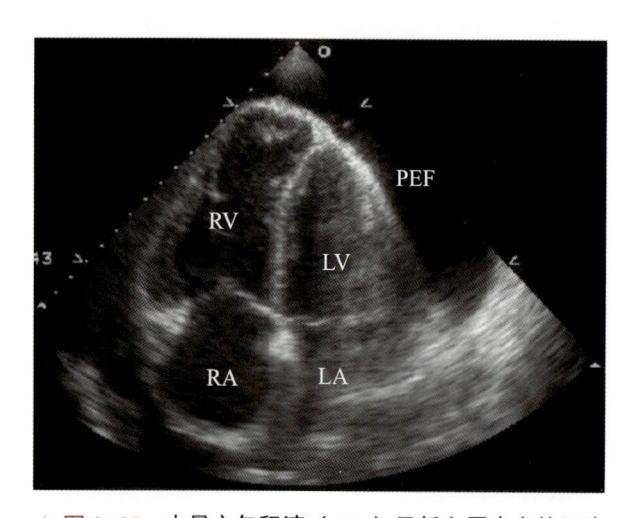

▲ 图 9-35 大量心包积液（PEF）及低血压患者的经胸心尖四腔心切面，患者同时还有重度肺动脉高压及右心室肥厚，减轻了右心室的塌陷趋势，右心无受压表现

RV. 右心室；RA. 右心房；LV. 左心室；LA. 左心房

四、心包缩窄

目前临床实践中，心包缩窄相对少见，因而对之通常认识不足。心包缩窄的临床症状和体征往往无特异性，可能发病多年以后才最终确诊。历史上，心包缩窄主要是继发于结核性心包炎的钙化性缩窄，这在目前临床实践中已很少遇到（结核病仍然普遍存在的地区和人群除外）。心包缩窄的许多典型体征和观察结果都来自于这种典型钙化性缩窄患者。应该强调的是，其他形式心包缩窄的血流动力学、体格检查和超声心动图结果可能与经典钙化性缩窄并不完全相同。在目前临床实践中，缩窄性心包炎多常于结缔组织病等炎症或感染、放射治疗后，或是在心脏手术或外伤后数年发生。几乎任何类型的心包炎都可以出现一过性的心包缩窄的病理生理学表现，一过性心包缩窄偶尔也可见于其他自限性心包炎、结缔组织病、其他炎症或心脏术后。

解剖学上，心包的硬化引起心包缩窄。在心包缩窄中起主要作用的是心包壁层，但是心包脏层也有不同程度受累，且脏、壁两层心包常粘连融合。缩窄性心包炎通常可见明显的心包增厚，同样也是以心包壁层为主，但同时伴有心包脏层的炎症及增厚。在典型的钙化性缩窄性心包炎中，心包形成一个坚硬外壳包裹心腔，使心腔不受胸内压力变化的影响，从而导致胸腔内压和心包内压分离，胸腔内压的变化不会均匀地传递到每个心室。典型表现为随着吸气时胸腔内压降低，右心充盈量会增加，而由于肺静脉位于心包返折范围之外，受胸腔内压降低影响，回流入左心的血量会减少，结果引起类似于心脏压塞时心室间过度依赖的表现（图 9-24），并可见吸气时室间隔向左摆动，呼气时正好相反。需注意，心包缩窄的病程不同，可不表现出典型的缩窄病理生理表现，或是表现的程度轻重不等，因此不同患者其临床或超声心动图表现并不一致。

274

（一）超声心动图诊断

缩窄性心包炎的诊断需要结合临床和超声心动图表现。心包缩窄没有绝对敏感和特异的超声心动图或多普勒特征，必须结合临床、解剖和生理学表现来确诊。尽管心包缩窄通常与心包增厚有关，但超声心动图通常很难检测到心包增厚。如果伴有心包积液，尤其是心包积液和胸腔积液同时存在时，可通过经胸或经食管超声心动图直接测量心包厚度（图 9-15），通常正常心包厚度不超过 1～2mm。心包增厚的其他指征包括 M 型取样线穿过左心室后壁，逐渐降低 M 型增益时心包一直保持明亮（图 9-21）。存在钙化性心包疾病时，出现的声影可提示潜在的病理类型（图 9-16 和图 9-36）。在许多情况下，心包脏层和壁层之间的心包腔内可能出现边界模糊的高回声团，这通常是真正增厚的心包与炎症性积液机化的联合表现（图 9-37 和图 9-38）。

虽然超声心动图技术很难直接测量增厚心包的厚度，但是应用心脏 CT 和心脏磁共振成像技术可以获得高分辨率的心包解剖图像，并进行精确评估，包括测量心包的真实厚度（图 9-22 和图 9-23）。CT 和标准胸部 X 线摄影（图 9-39）可用于显示心包钙化。胸部 CT 是检测心包钙化最敏感和最全面的技术（图 9-40 和图 9-41）。磁共振成像不是检测钙化的可靠技术，如果怀疑心包钙化，需进行心脏或胸部 CT 检查。

应该强调的是，并非所有的心包缩窄都与心包钙化或心包增厚有关。例如有些患者心包厚度正常，但却出现了病理性硬化和顺应性消失，从而出现心包缩窄的生理改变，具有上述表现的患者属于缩窄性心包炎的一个亚类，因此需要强调在评估解剖改变的同时，评估血流动力学也十分重要。如果二维和多普勒表现与心包缩窄的生理改变表现一致，建议行心导管检查进一步确认血流动力学改变。

左、右心室充盈间相互作用的呼吸依赖性表

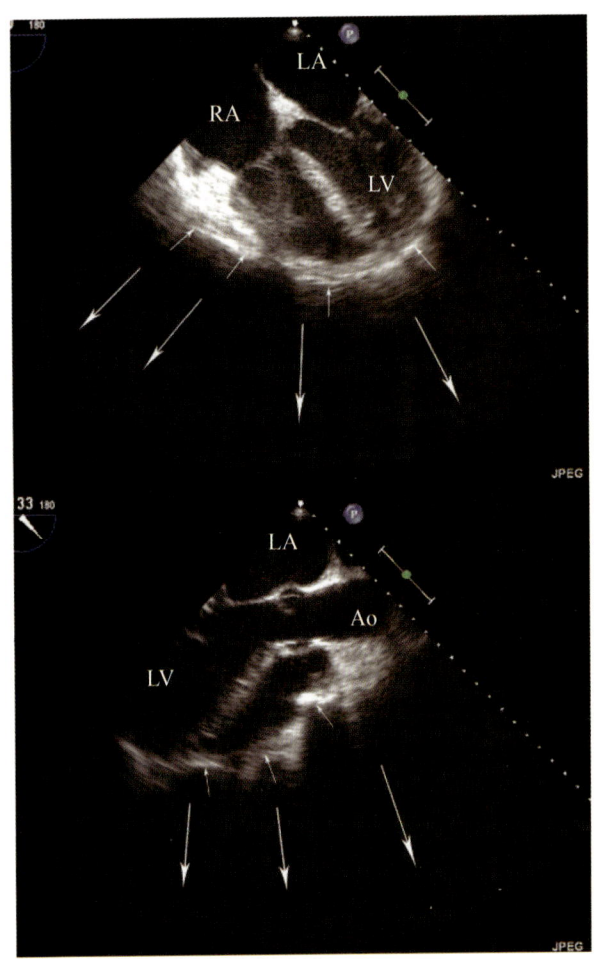

▲ 图 9-36 钙化性缩窄性心包炎患者，经食管超声心动图 0° 及 133° 切面

这 2 张图像上，已将远场增益调至最大，尽管如此，仍未能在远场观察到物体反射回声。注意心包周围明亮的反射边缘（小箭），在 133° 切面中，右心室流出道高回声区（箭）后方出现明显的声影
LA. 左心房；RA. 右心房；LV. 左心室；Ao. 主动脉

现为室间隔位置随呼吸发生明显改变，这是心包缩窄的一个重要特征，可应用 M 型和二维超声心动图来显示。使用呼吸测量计有助于识别呼吸依赖性运动。这种室间隔运动异常反映了在整个心动周期和呼吸周期中左、右心室随呼吸发生的容积变化。由于缩窄心包限制了 4 个心腔的总容积，吸气时右侧腔室的充盈增加必然伴随左侧腔室相应的充盈减少，由此导致室间隔位置随呼吸发生明显改变，如图 9-42 至图 9-45 所示。在没有病理性用力呼吸时，心室间过度依赖可能是心包缩窄最特异的超声表现。应用经胸超声多个标

准声窗，长时间采集包括多个心脏周期（包括吸气相和呼气相）在内的图像，可以显示心室间过度依赖。如果超声心动图或心脏磁共振成像发现心室过度依赖，且与临床表现一致，通常可以确诊心包缩窄。

缩窄性心包炎患者的 M 型异常表现包括左心室后壁舒张早期相对急速松弛，随后在舒张中、晚期心内膜运动平直（图 9-21）及室间隔运动异常（图 9-42）。应注意室间隔运动异常有几种不同表现，有些表现类似于传导异常、右心室容积

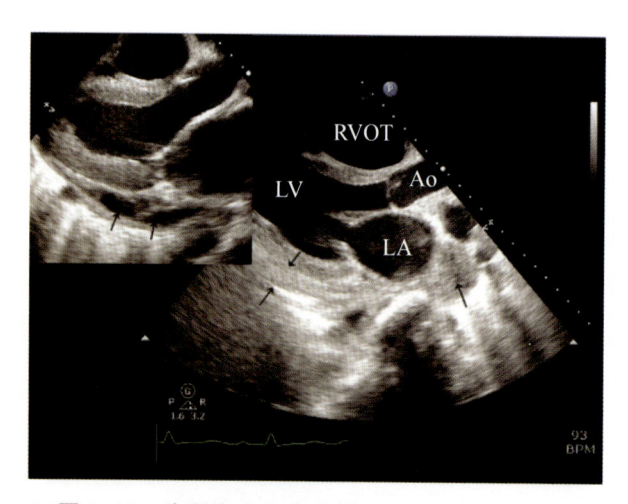

▲ 图 9-37 胸骨旁左心室长轴切面，显示急性心包炎患者出现心包积液及随后的心包积液机化。中心插图上 2 个相对箭所示为心包腔内液体机化改变，长箭所示为左心房附近的机化物。实时图像显示室间隔"弹跳"征，提示病情进展，出现心包缩窄的生理改变。左上角插图为患者 2 周前的胸骨旁左心室长轴切面，显示心包腔内大部分为游离液体，伴有多条纤维条索（箭）
RVOT. 右心室流出道；LV. 左心室；LA. 左心房；Ao. 主动脉

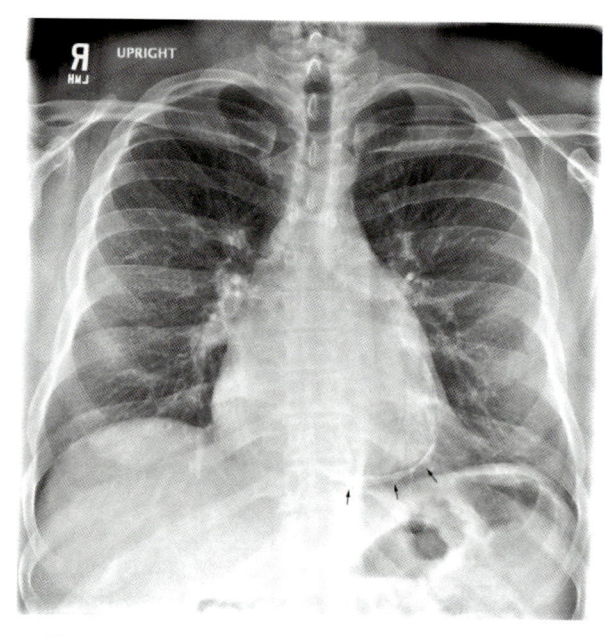

▲ 图 9-39 钙化性心包炎患者的胸部 X 线检查。注意沿着心脏的下缘可见心包环状钙化（箭）

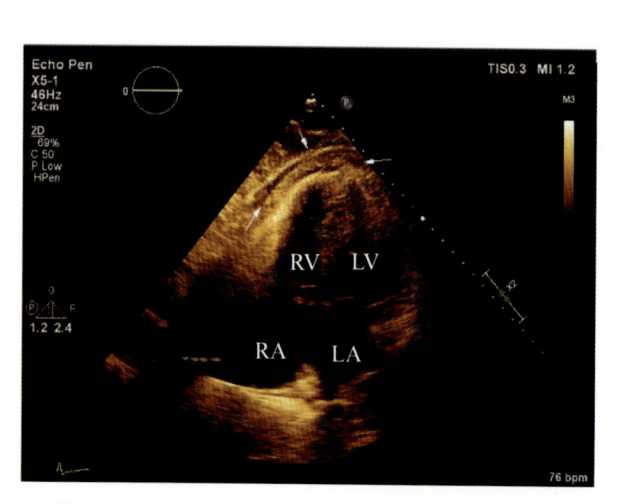

▲ 图 9-38 炎症性心包积液机化患者的心尖四腔心切面图像。向下箭指示心包壁层外缘，向左和向上箭指示心包腔内环状增厚的机化物
RV. 右心室；RA. 右心房；LV. 左心室；LA. 左心房

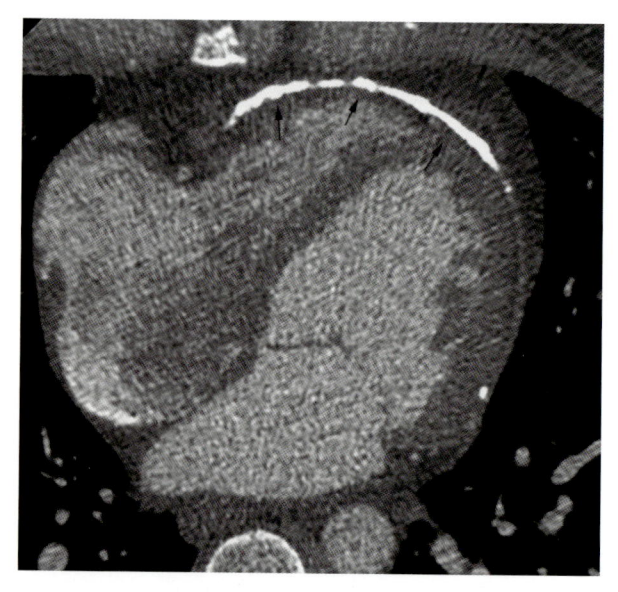

▲ 图 9-40 与图 9-39 为同一患者的胸部 CT 图像，显示心脏 CT 可对心包钙化进行高分辨率成像（箭）。与胸部 X 线检查相比，CT 显示钙化显示更加清晰

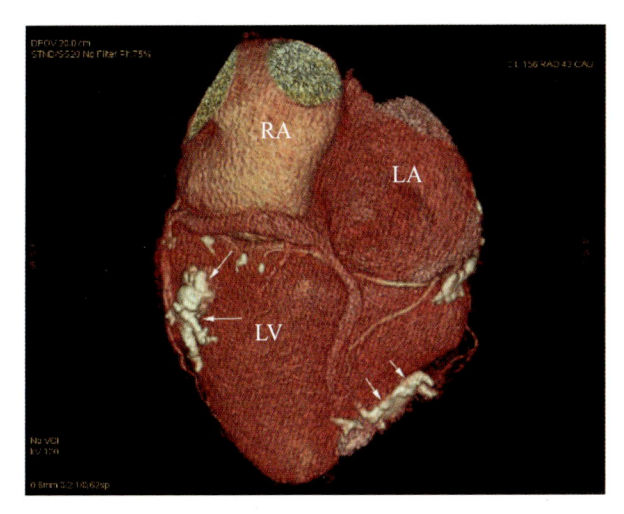

▲ 图 9-41 10 年前患有急性心包炎患者的心脏 CT 容积重建图像

图示心包表面不规则的钙化沉积物（箭），此视图为旋转后的心脏后面观

RA. 右心房；LA. 左心房；LV. 左心室；

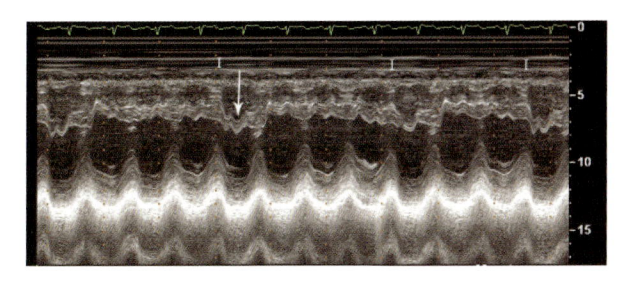

▲ 图 9-42 缩窄性心包炎患者的 M 型超声心动图

注意室间隔的下移运动明显受到呼吸时相的影响（箭），吸气时（I）右心室腔扩张，室间隔突然后移，表明心室间过度依赖

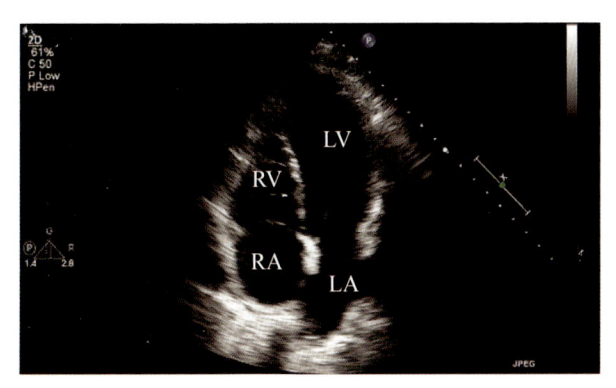

▲ 图 9-43 缩窄性心包炎伴有室间隔运动异常患者的心尖四腔心切面

此静态图中显示左心室的形态及结构正常。在吸气早期，舒张期室间隔向左突出（箭）；动态图像中舒张期室间隔的异常"抖动"为心包缩窄的标志

RV. 右心室；RA. 右心房；LV. 左心室；LA. 左心房

轻度增加或压力负荷过重，典型表现为室间隔运动曲线上于舒张早期出现切迹，其后矛盾运动，最后恢复正常。室间隔运动反映了两心室的竞争性充盈。心包缩窄时心室充盈相互交替，从而产生动态二维超声上观察到的舒张期室间隔"弹跳"运动（图 9-43）。

心包缩窄的另一个间接征象是下腔静脉扩张且内径不随呼吸发生变化（图 9-46）。这一表现也出现在所有导致右心房压力显著升高的疾病中。

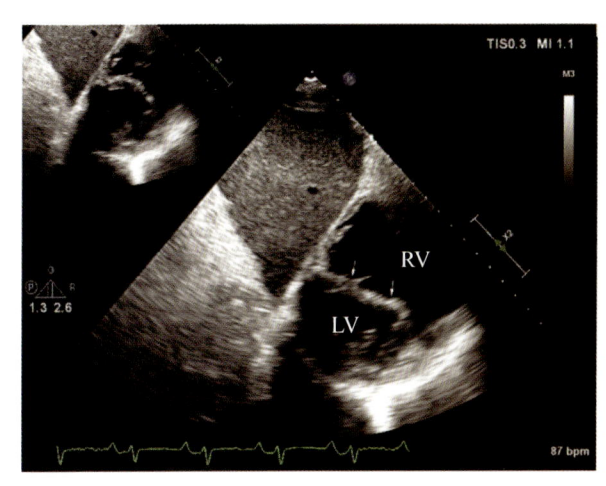

▲ 图 9-44 缩窄性心包炎患者剑突下短轴切面

右心室（RV）大小及室间隔运动受呼吸的影响增大。中心的图像显示吸气时右心室扩张，室间隔向左心室（LV）侧移位（箭）。左上角图像显示呼气时，左心室于舒张末期形态正常，而右心室缩小。动态图像可以更好地显示这种随呼吸的变化

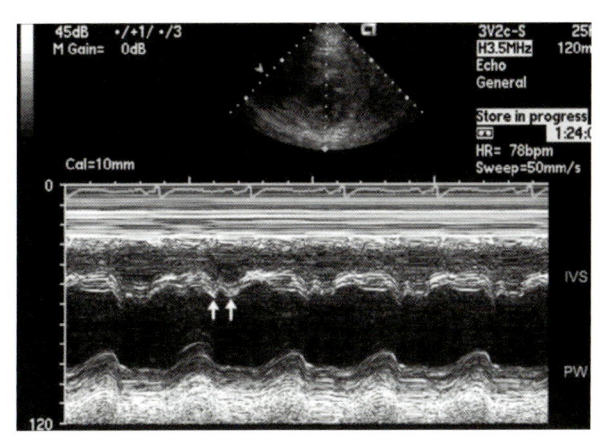

▲ 图 9-45 缩窄性心包炎患者的 M 型超声心动图

请注意左心室后壁于舒张早期快速充盈后运动平直，同时显示室间隔运动异常（双箭）

PW. 后壁

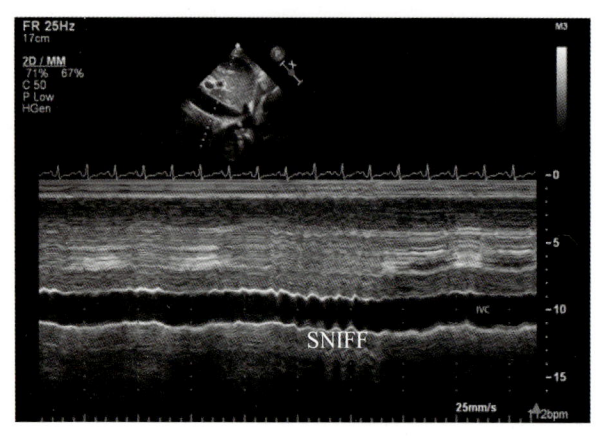

▲ 图 9-46 缩窄性心包炎患者的剑突下下腔静脉超声切面。图示下腔静脉扩张且不随呼吸变化塌陷

（二）心包缩窄的多普勒超声表现

多普勒超声心动图可以直接发现心包缩窄时的心内血流关系的异常，从而有助于诊断。心包缩窄的典型多普勒表现是二尖瓣流入血流 E/A 比增大，减速时间（deceleration time）缩短及 E 峰速度随呼吸变化增大（图 9-47 和图 9-48）。尽管限制性或缩窄性疾病都可以出现 E/A 比增高及减速时间缩短，但 E 峰随呼吸变异性明显增大是心包缩窄一个较可靠的征象。在当前临床实践中，心包缩窄合并心室或瓣膜原发疾病时，其多普勒表现可能并不典型，即出现 E 波随呼吸变异性增大，E/A 比正常或倒置，或只有三尖瓣瓣口血流出现典型变化。在正常静息状态下可以出现心包缩窄随呼吸变异增大的频谱，而原发性呼吸窘迫时也会出现 E 峰随呼吸变化明显增大。通常，吸气和呼气之间二尖瓣 E 波峰速变化 ≥25% 被认为是异常。这种房室瓣瓣口血流变化在吸气后的前几个心动周期最明显，且二尖瓣和三尖瓣 E 峰随呼吸变化的方向相反。二尖瓣瓣口血流频谱还可显示左心室等容舒张时间随呼吸的变化也明显增大。肝静脉多普勒通常表现为呼气时舒张期反向血流增加（图 9-49 和图 9-50）。二尖瓣瓣口血流的 M 型彩色多普勒显示二尖瓣血流的传播速度曲线异常陡峭（提示流速增快）（图 9-51）。

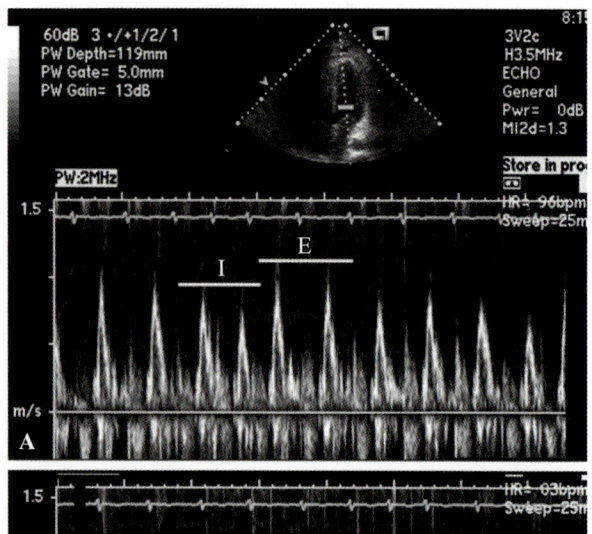

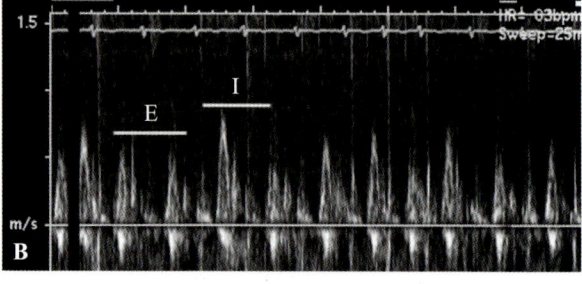

▲ 图 9-47 缩窄性心包炎患者二尖瓣（A）及三尖瓣（B）瓣口血流的脉冲多普勒频谱

二、三尖瓣 E 峰随呼吸变化的幅度增大，且两者变化相反。三尖瓣 E 峰速度（B）吸气（I）时上升，呼气（E）时下降，二尖瓣（A）正好相反

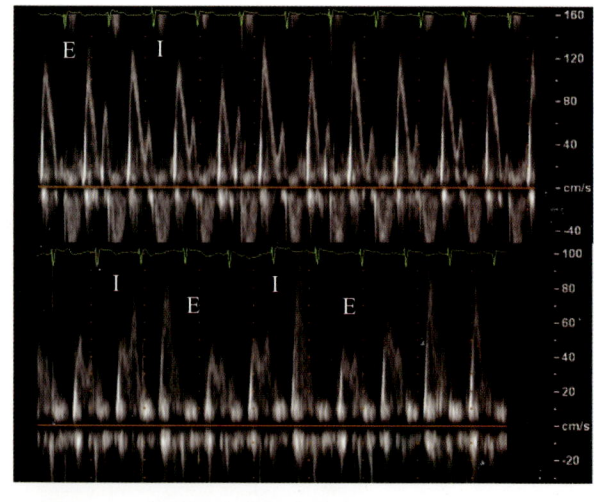

▲ 图 9-48 钙化性心包缩窄患者二尖瓣（上图）和三尖瓣（下图）血流的脉冲多普勒频谱

二尖瓣瓣口血流从呼气（E）到吸气（I）变化不大，而三尖瓣瓣口血流随呼吸的变化明显增大

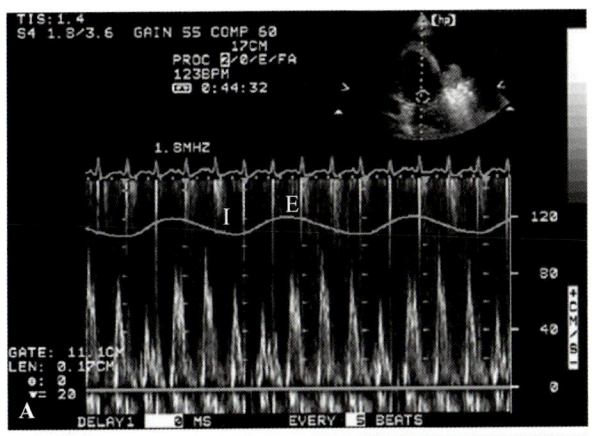

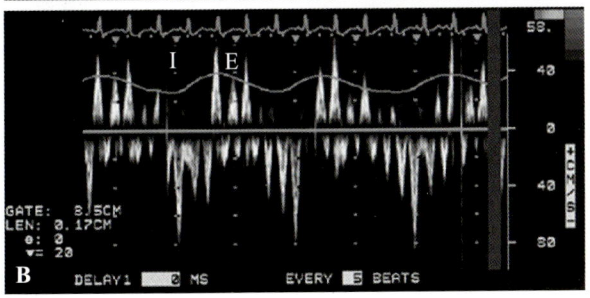

第 9 章 心包疾病
Pericardial Diseases

▲ 图 9-49 缩窄性心包炎患者二尖瓣瓣口血流和肝静脉血流的脉冲多普勒频谱
A. 与图 9-48 相似二尖瓣 E 峰速度随呼吸变化明显；B. 呼气（E）早期肝静脉内血流反向明显，导致肝静脉前向血流随呼吸发生显著变化
I. 吸气

（三）瓣环速度

组织多普勒成像可测定瓣环速度，这为诊断缩窄性心包炎提供了新的视野及诊断标准。在没有心包缩窄的正常心脏中，侧壁二尖瓣瓣环速度（e'）高于室间隔侧瓣环速度，病理生理学基础为在心脏收缩和舒张过程中侧壁瓣环朝向心尖的纵向运动大于室间隔侧瓣环。在缩窄性心包炎患者，增厚的缩窄心包限制侧壁瓣环的运动，但对室间隔侧瓣环速度没有影响，因此与外侧壁相比，室间隔侧瓣环的运动速度保持不变，而且心尖至心底部室间隔缩短代偿性增强。正常情况下，侧壁瓣环 e' 与室间隔侧瓣环 e' 比值 > 1.2，这个比值出现倒转称为 "瓣环倒置"（annulus reversus），是缩窄性心包炎的一种可靠表现，其总体准确度相当于或超过许多传统超声心动图和多普勒指标。有限的研究表明，心包切除术成功

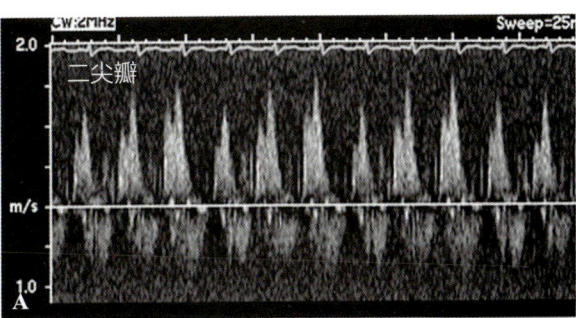

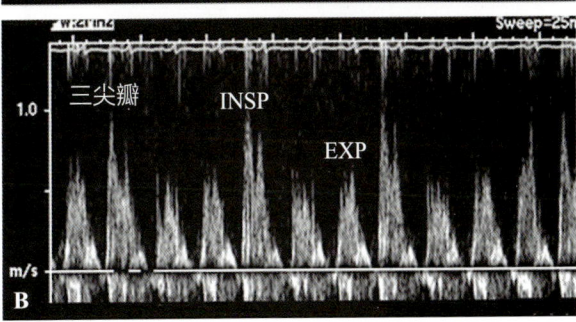

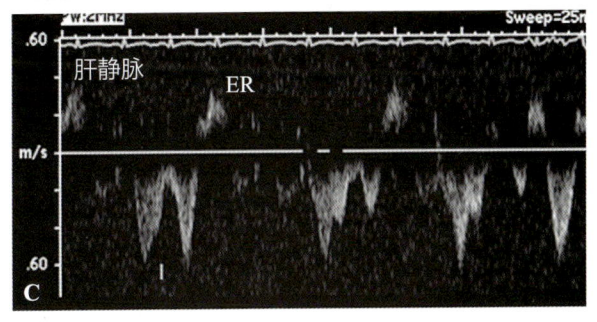

▲ 图 9-50 缩窄性心包炎患者二尖瓣瓣口血流（A）、三尖瓣瓣口血流（B）和肝静脉血流（C）的脉冲多普勒频谱
本例伴有舒张功能不全，二尖瓣 E/A 比值减小，E 峰的呼吸变异减小。B. 三尖瓣瓣口血流速度随呼吸变化明显增加；C. 肝静脉前向血流的呼吸依赖性，前向血流仅限于吸气相（INSP），呼气相血流反向（ER）
EXP. 呼气

患者术后侧壁瓣环 e' 与室间隔侧瓣环 e' 的比值可能恢复正常（图 9-52）。

缩窄性心包炎的许多解剖学和多普勒诊断标准基于呼吸变异、室间隔位置和多普勒或组织多普勒速度的改变。在心律明显不规则的心房颤动患者中，各个心动周期血流参数是变化的，因此评估呼吸变异的独立影响比较困难。当心房颤动时，E 峰呼吸变异的诊断准确性降低（除非心率变化很小），但其他指标如吸气时室间隔移动、室间隔弹跳征、肝静脉反向血流和瓣环速度变化等似乎仍具有较好的诊断准确性。

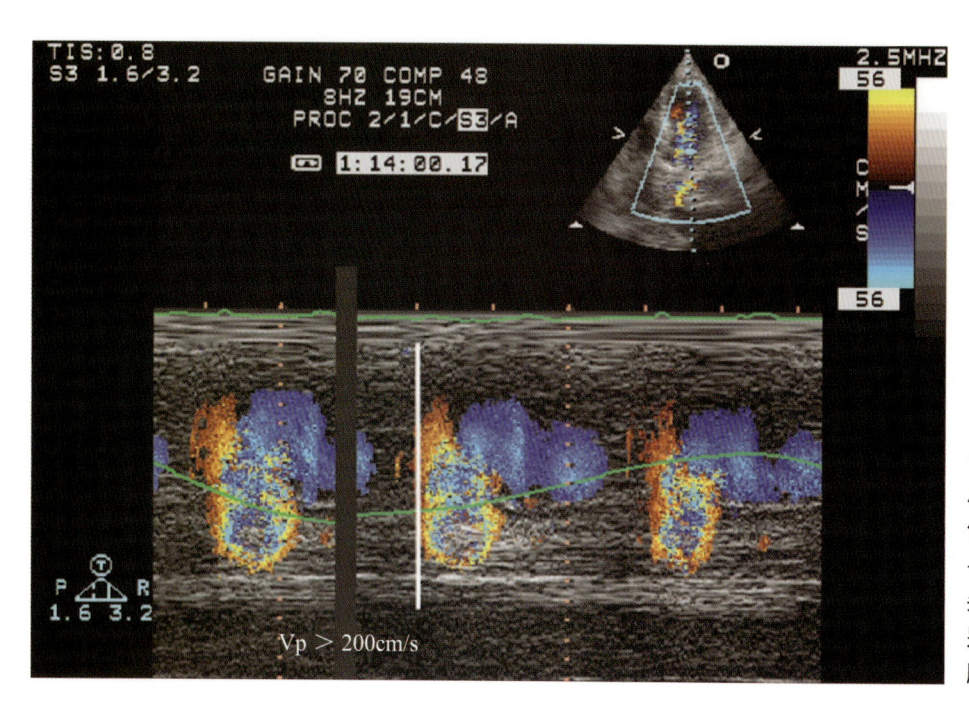

◀ 图 9-51 缩窄性心包炎患者的彩色 M 型多普勒图像。传播速度（V_p）非常快，平均速度超过 200cm/s。二尖瓣瓣口血流 V_p 可用于鉴别缩窄性心包炎和限制性心肌病

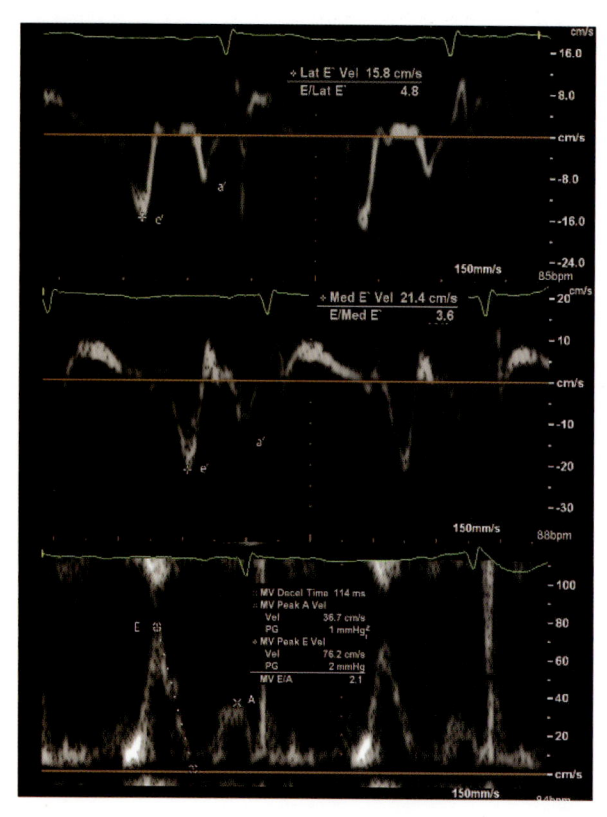

▲ 图 9-52 缩窄性心包炎患者二尖瓣瓣口血流（下图）频谱和侧壁、室间隔侧瓣环速度频谱（上图、中图）。图示二尖瓣瓣口血流的 E/A 比值为 2.1，减速时间缩短为 114ms。侧壁瓣环速度为 15.8cm/s，室间隔侧瓣环速度为 21.4cm/s，提示"瓣环倒置"这一心包缩窄的特征表现

（四）渗出 – 缩窄性心包炎

渗出 – 缩窄性心包炎同时具有心包缩窄和心脏压塞的生理学表现。渗出 – 缩窄性心包炎的常见病因是恶性肿瘤和放射治疗，但也可发生于任何炎症性心包疾病。渗出 – 缩窄性心包炎的患者出现心包积液，通常伴有明显的炎症征象（图 9-53 和图 9-54）。尽管可能出现血流动力学异常和心脏压塞，但增厚的心包脏层阻止了右心室或右心房游离壁塌陷，导致超声心动图和多普勒血流频谱诊断血流动力学异常的准确性降低。从临床角度看，血流动力学异常伴中度心包积液的患者，有颈静脉怒张，且心包穿刺术后血流动力学异常仍然存在，可以诊断为渗出–缩窄性心包炎。心包穿刺术后，渗出液体消失，其血流动力学和超声心动图表现更加类似于心包缩窄（图 9-53 至图 9-55）。心脏磁共振或 CT 可以准确识别增厚的心包，而钆增强磁共振可以显示心包炎症（图 9-56 和图 9-57）。

（五）缩窄性心包炎与限制性心肌病

缩窄性心包炎和限制性心肌病通常均表现为慢性隐匿性疾病，且均伴有容量负荷过重。当发

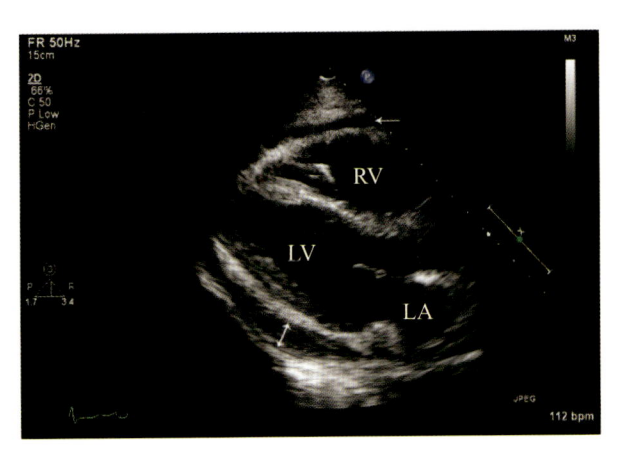

第9章　心包疾病
Pericardial Diseases

▲ 图 9-53　与图 9-4 和图 9-5 为同一患者的胸骨旁左心室长轴切面。本图于引流出 650ml 心包液体后采集获得。图示机化心包积液少量残留（箭）；动态图像中显示室间隔"弹跳"征及室间隔位置随呼吸变化明显增大，符合心包缩窄的病理表现，最终诊断为渗出－缩窄性心包炎
RV. 右心室；LV. 左心室；LA. 左心房

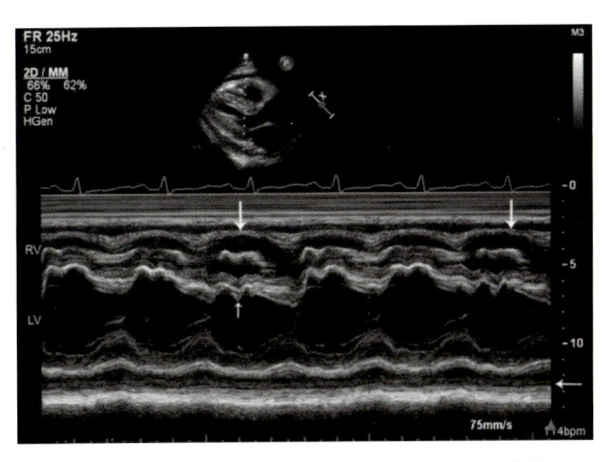

▲ 图 9-55　与图 9-54 同时采集的 M 型超声心动图。M 型超声心动图示室间隔于收缩早期异常向下运动（小箭），吸气时右心室腔径增大（大箭），均符合心包缩窄生理改变

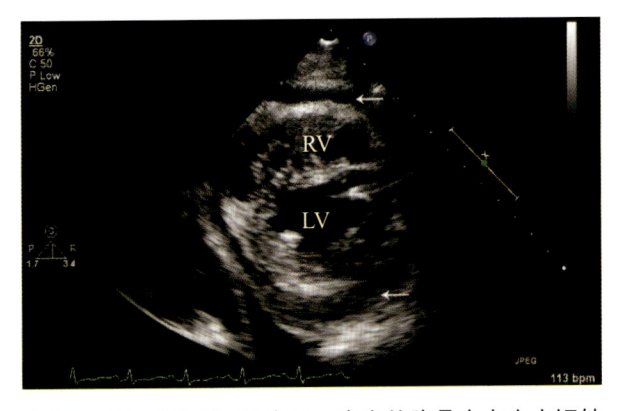

▲ 图 9-54　与图 9-53 为同一患者的胸骨旁左心室短轴切面。图示残留的少量心包积液及其内的机化成分，提示炎症反应。动态图像显示室间隔"弹跳征"，吸气时明显，且吸气时室间隔明显向下移位，这些都符合心包缩窄的生理学表现
RV. 右心室；LV. 左心室

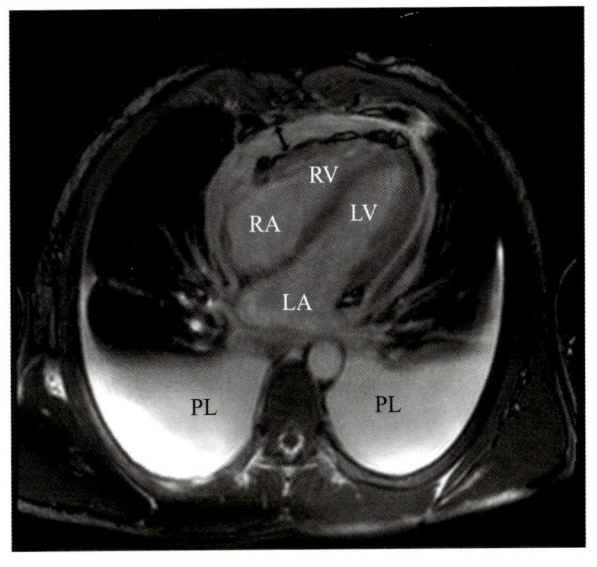

▲ 图 9-56　与图 9-53 至图 9-55 为同一患者的心脏 MRI 图像。图示心包壁层明显增厚（双向箭）和胸腔积液（PL）
RV. 右心室；RA. 右心房；LV. 左心室；LA. 左心房

现存在心脏淀粉样变或其他浸润性心肌病等典型解剖学异常时，两者不难鉴别。更普遍的是特发性限制性心肌病和隐匿性缩窄性心包炎的鉴别诊断，这时依靠全面多普勒超声心动图检查获得多个参数来鉴别诊断两者就非常重要。在这些疾病的鉴别诊断方面，联合心脏 CT 和 MRI 的多模态影像发挥着越来越重要的作用。鉴别要点包括限制性心肌病双心房明显扩大，而缩窄性心包炎双心房大小相对正常。两者均有 E/A 比值升高且 E 峰减速时间缩短。缩窄性心包炎 E 峰速度及左心室等容舒张时间随呼吸明显变化，而限制性心肌病 E 峰速度及左心室等容舒张时间随呼吸变化不明显。肝静脉和上腔静脉的血流频谱也有助于鉴别。通常，缩窄性心包炎患者吸气时收缩期前向血流增加，而限制性心肌病患者频谱随呼吸变化较小，且舒张期前向血流常超过收缩期前向血流。

281

最近也有学者应用二尖瓣瓣环组织多普勒成像鉴别缩窄性心包炎和限制性心肌病。缩窄性心包炎二尖瓣瓣环舒张早期速度（e'）较快，而限制性心肌病舒张期二尖瓣瓣环运动速度低于正常（图 9-58）。

另一种鉴别缩窄性心肌病和限制性心肌病的方法是应用二尖瓣 M 型彩色多普勒成像测量二尖瓣瓣口血流的传播速度（V_p），缩窄性心包炎二尖瓣 V_p 正常或增高（> 55cm/s），而限制性心肌病 V_p 降低。

表 9-4 列出了缩窄性心包炎和限制性心肌病的超声心动图和多普勒表现。需强调的是，任何表现都不是 100% 准确，应该结合临床和超声心动图及其他检查方法（如 CT、磁共振成像）来明确心包的解剖改变，最终才能做出缩窄性心包炎或限制性心肌病的临床诊断。

五、其他心包疾病

（一）术后积液

心脏术后心包积液并不少见，其程度可从无临床意义的自限性少量积液到引起血流动力学异常的大量积液（图 9-59）。术后积液最常见于心脏的后方和侧方，且可能为包裹性。这些积液可导致 1 个或多个心腔局限性、不均匀受压，这与原发性心包积液通常导致所有心室均匀受压不同。患者的术后状态使得超声评估变得复杂，经胸超声常受到干扰，这类患者可能需要进行经食管超声心动图检查。还应强调，术后心包积液必须确定是否为出血性，以及是否还有心包内血肿的表现。心包内血肿的密度与心肌和其他纵隔结构相似，因此有必要加强对心包内血肿的认识。危重患者怀疑有术后心包积液或血肿时，评估 4 个心腔的大小、形态以及肺静脉和上下腔静脉的流入血流非常重要。术后包裹性积液和血肿会局部压迫 1 支或多支肺静脉或腔静脉血流，均可导致整体心排血量的降低。这时，发现心室有缩小、充盈不足、受压变形的表现，是心包血肿压迫的间接证据。第 23 章也将讨论这部分内容。

心腔的穿孔（perforation）普遍认为是心导管和其他介入操作的并发症。实际上，4 个心腔、大动脉或静脉都可能被导管式装置刺穿。根据穿孔部位和从心腔到心包腔的漏出血量，后果可能

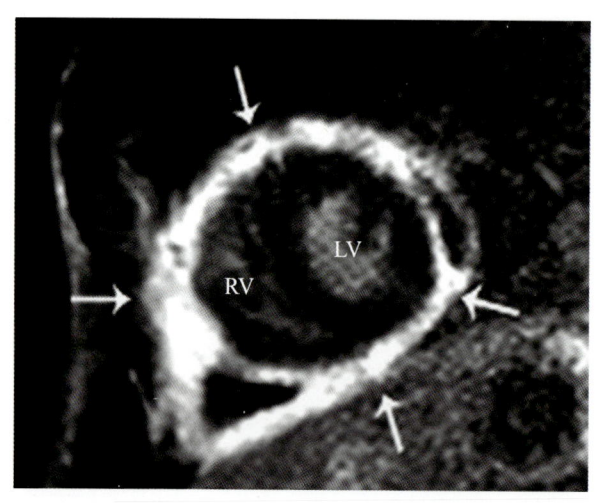

▲ 图 9-57 与图 9-56 同一患者的延迟钆增强 MRI 图像。图示整个心包有明显的延迟钆增强（箭），提示心包有炎症反应
RV. 右心室；LV. 左心室

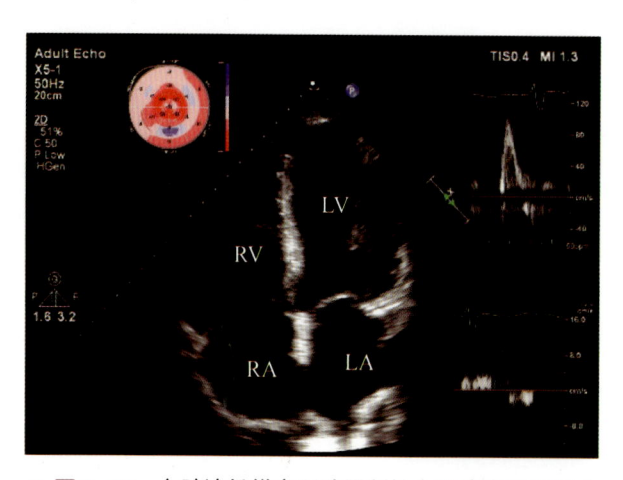

▲ 图 9-58 心脏淀粉样变所致限制性心肌病患者的组合图像
图示双心房扩大，左心室几何形态正常。右上角二尖瓣流入血流频谱显示充盈期呈单峰，减速时间缩短，右下角图像示外侧壁瓣环速度异常降低，仅 4cm/s。整体纵向应变"牛眼"图显示"心尖应变保留"（apical sparing），这是心脏淀粉样变的特征表现
RV. 右心室；LV. 左心室；RA. 右心房；LA. 左心房

表 9-4 缩窄性心包炎与限制性心肌病鉴别诊断 [a]

	缩窄性心包炎	限制性心肌病
心房大小	正常	扩大
心包表现	增厚/回声增强	正常
室间隔运动	异常	正常
室间隔位置	吸气时左移	正常
二尖瓣 E/A 比值	增大（≥ 2.0）	增大（≥ 2.0）
减速时间	缩短（≤ 160ms）	缩短（≤ 160ms）
侧壁 e′	正常	降低（≤ 10cm/s）
侧壁/室间隔侧 e′ 比值	室间隔侧>外侧壁	侧壁>室间隔侧
肺高压	少见	常见
左心室大小/功能	正常	正常
二尖瓣/三尖瓣反流	少见	常见（三尖瓣反流>二尖瓣反流）
等容舒张时间	随呼吸而变化	不随呼吸变化
二尖瓣 E 峰随呼吸变化幅度	增大（≥ 25%）	正常
彩色 M 型二尖瓣 V_p	增快（> 55cm/s）	降低

a. 上表列出了缩窄性心包炎和限制性心肌病的主要鉴别点。应当强调的是，在大多数情况下其表现不一定完全一致，鉴别应基于全面分析，而不是仅考虑任何单一因素。对于复杂病例，如放射治疗后同时合并缩窄性心包炎和限制性心肌病、缩窄性心包炎或限制性心肌病合并原发性心脏瓣膜病等，其表现与表格所述有许多不同之处

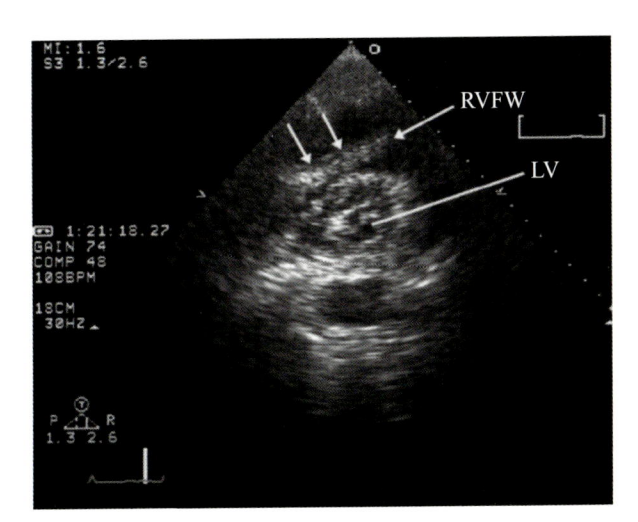

▲ 图 9-59 胸骨旁超声切面显示冠状动脉搭桥术后患者心包血肿
图示左心室（LV）室腔变小，右心室游离壁（RVFW）形态失常。舒张中期右心室游离壁被压向室间隔（箭），右心室充盈不足

从无关紧要到迅速出现危及生命的心脏压塞。在大多数情况下，穿孔漏入的心包腔不能容纳很多积液，因此顺应性相对较差，这使得少量心包积液就会引起心包内压迅速升高，进而出现血流动力学异常。由于心包压力迅速升高，一些典型的心脏压塞征象可能不会出现，此时低血压是血流动力学异常的可靠指标。通过超声心动图可以发现右心室腔缩小和左心室充盈不足（图 9-60），因为前面所提到的原因，心室的充盈、瓣口血流和前向心排血量可能无明显的呼吸依赖性。

（二）超声引导下心包穿刺术

超声心动图在治疗性心包穿刺术中发挥着重要作用。首先，超声可以确定是否存在心包积液及其分布范围和血流动力学改变。如果考虑进行心包穿刺，应行多切面超声检查确定积液的分

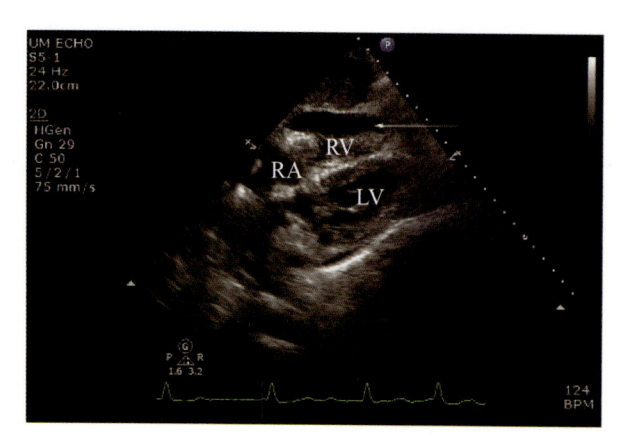

▲ 图 9-60 心脏起搏器置入术中出现急性循环衰竭患者的剑突下二维超声切面

术前超声心动图显示无心包积液，右心室（RV）和左心室（LV）大小正常。该剑突下切面显示少量心包积液（长箭），在舒张末期，右心室病理性受压，左心室室腔径缩小，提示 4 个心腔整体充盈不足

RA. 右心房

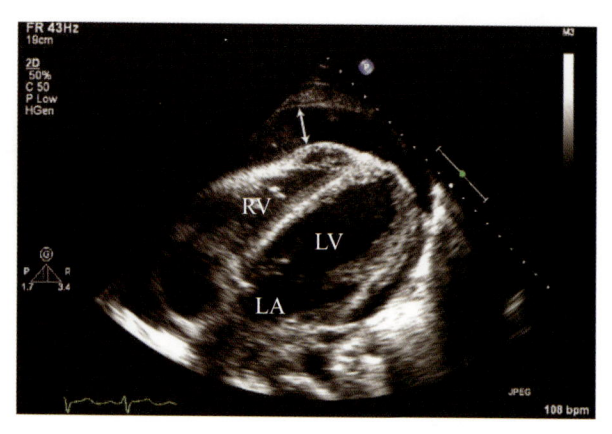

▲ 图 9-61 剑突下切面显示中量心包积液

图示心包和右心室游离壁之间距离为 2cm（箭），提示心包和心脏之间的空间足够大，如果从剑突下穿刺心包的风险较小
RV. 右心室；LV. 左心室；LA. 左心房

布范围，尤其是穿刺部位积液的分布及其与体表的距离（图 9-61）。一些医疗中心在心包穿刺中连续超声监测，以显示穿刺针进入心包腔的过程（图 9-62）。这种监测在心包积液较少时有助于避免损伤心脏，但对较大量心包积液拟行治疗性心包穿刺时则作用不大。如果心包穿刺针位置不确定，可以注射生理盐水来确定穿刺针在心包腔的位置（图 9-63）。

心包穿刺术后，二维超声心动图可确定液体是否完全抽出，监测液体是否再次积聚，并评估引流可能出现的并发症（图 9-64）。在大量心包积液穿刺引流后，偶尔会出现急性右心扩大综合征，这可能是由于心腔外大血管内的大量血液突然进入不受限制的右心，导致急性右心扩大所致，临床表现为轻度右心衰竭（图 9-65）。急性右心扩大综合征通常为自限性。

（三）心包缺如

先天性心包缺如（congenital absence of the pericardium）分为部分型或完全型。通常无临床症状，但在部分型中偶尔可见左心耳或右心耳从心包缺损部位疝出并嵌顿，从而出现临床症状。由于缺乏心包约束心腔的大小和形状，胸片上可

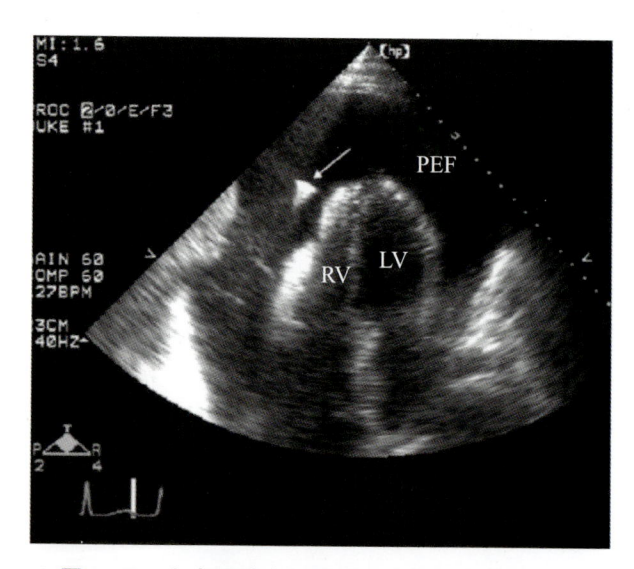

▲ 图 9-62 心尖四腔心切面显示大量心包积液（PEF）和心脏压塞。在超声引导下穿刺心包，穿刺针表现为右心室游离壁旁边的强回声（箭）

RV. 右心室；LV. 左心室

见心影轮廓异常及右心房和右心室轻度扩大。异常而频繁的室间隔矛盾运动也时有报道。有时创伤或部分心包切除术后可能会出现心脏结构超出心包范围。图 9-66 为患者胸部刺伤数年后右心室从钙化的心包撕裂处疝出。同一患者心脏 CT 可提供钙化心包的解剖细节（图 9-67）。

（四）心包囊肿

心包囊肿是良性心包发育异常，好发于肋膈

第 9 章 心包疾病
Pericardial Diseases

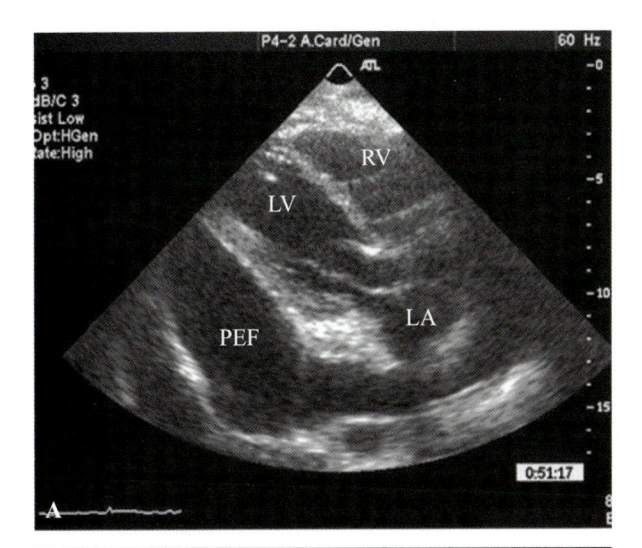

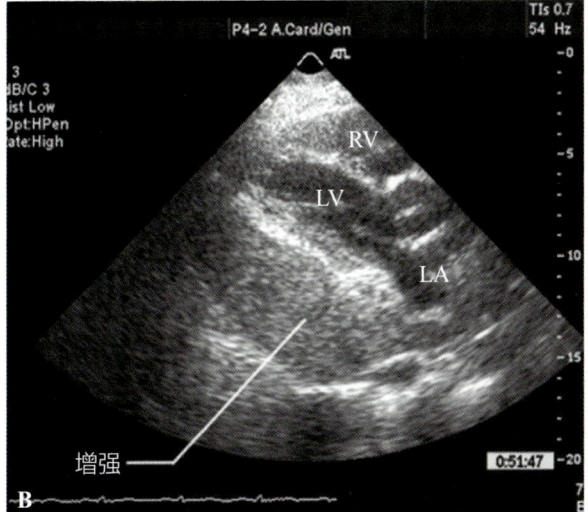

▲ 图 9-63 大量心包积液（PEF）行心包穿刺术患者的胸骨旁左心室长轴切面

A. 大量心包积液显示为大量清晰的无回声区；B. 将振荡生理盐水通过穿刺针注入心包腔内，心包腔内出现云雾影，从而确定穿刺针位于心包腔内

RV. 右心室；LV. 左心室；LA. 左心房

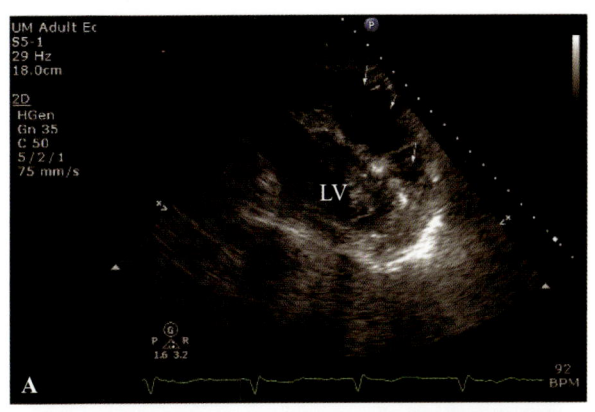

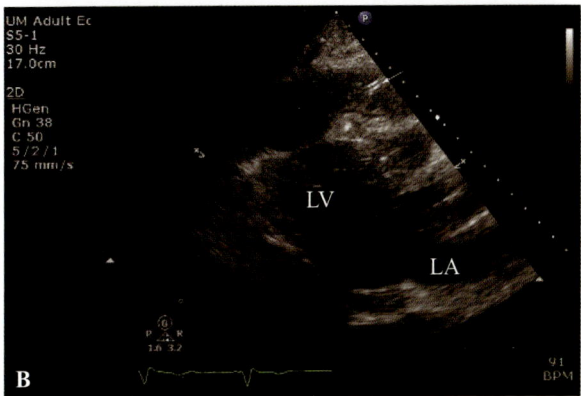

▲ 图 9-64 经胸超声心动图显示迅速引流大量心包积液后出现血流动力学异常，患者引流管仍位于心包腔内。胸骨旁短轴切面

A. 示心脏前外侧大量包裹性积液，内伴机化成分（箭）。B. 胸骨旁长轴切面也显示前壁心包积液伴血栓机化物。注意引流管（箭）位于血栓内，解释了无法引出液体的原因

LV. 左心室；LA. 左心房

角附近。超声表现为毗邻心脏边缘的局限性无回声区，最常见于右心房附近（图 9-68），常使心房形态失常，最好是行 CT 或磁共振成像检查进一步确诊（图 9-69）。其他超声评估方法还包括增强超声，可用于排除体静脉发育畸形，后者也可表现为异常的局限性无回声区结构。将彩色血流和脉冲多普勒设置在低速状态，可用于明确该无回声区内是否存在血流信号。

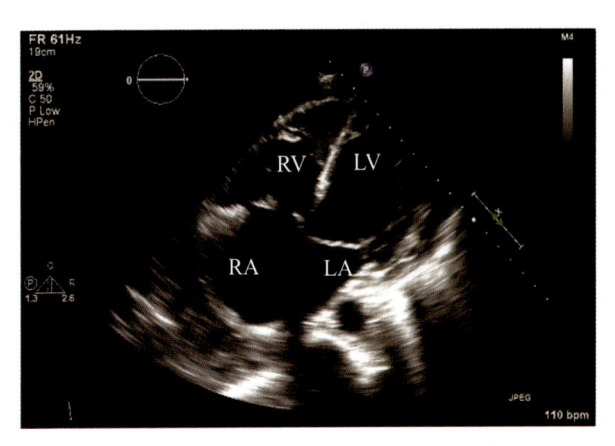

▲ 图 9-65 大量心包积液引流后的心尖四腔心切面

图示右心急性扩张和右心室收缩功能降低。与图 9-5 为同一患者的四腔心切面

RV. 右心室；RA. 右心房；LV. 左心室；LA. 左心房

285

Feigenbaum 超声心动图学（原书第 8 版）
Feigenbaum's Echocardiography (8th Edition)

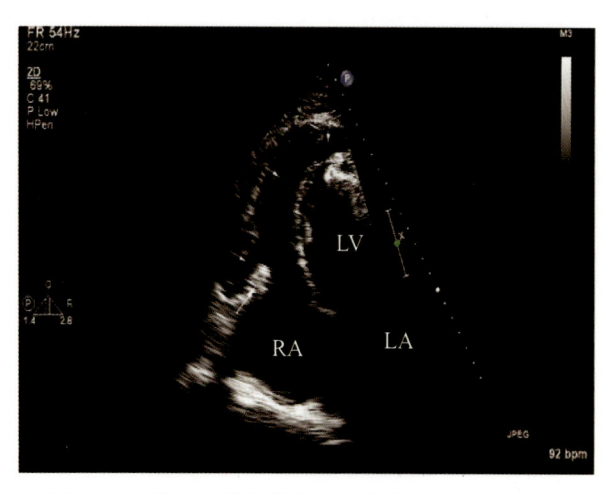

▲ 图 9-66 胸部开放性损伤后形成获得性心包缺如患者的心尖四腔心切面

小箭指示右心室呈异常的细长带状改变。右心室的心尖部分环绕左心室心尖部，其更近端部分脱出，超过二尖瓣瓣环水平（长箭）。这是由于右心室通过外伤性的心包撕裂处疝出所致。同一患者的 CT 图像见 9-67

RA. 右心房；LV. 左心室；LA. 左心房

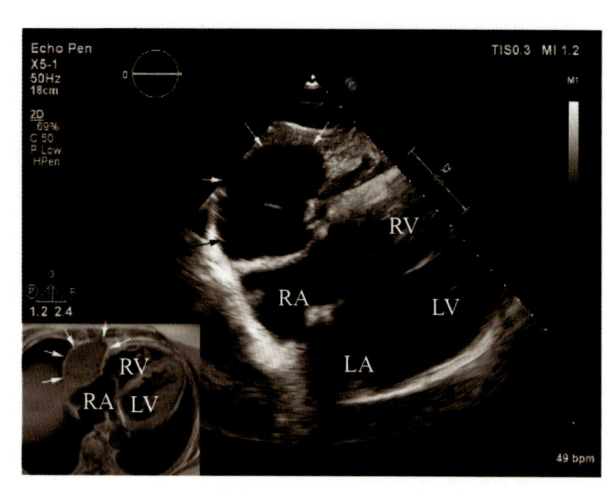

▲ 图 9-68 胸部 X 线摄影偶然发心脏轮廓异常患者的剑突下超声心动图切面

图示紧邻右心房室沟的大椭圆形无回声区（箭）。左下角的图像是同一患者的心脏磁共振图像，其显示的断层与超声心动图切面相同。图示的椭圆形心外肿块（箭）是 1 个大心包囊肿

RA. 右心房；LV. 左心室；LA. 左心房

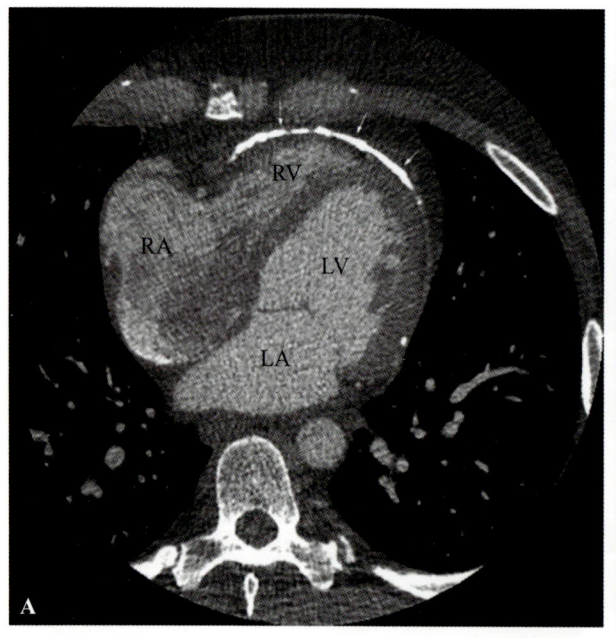

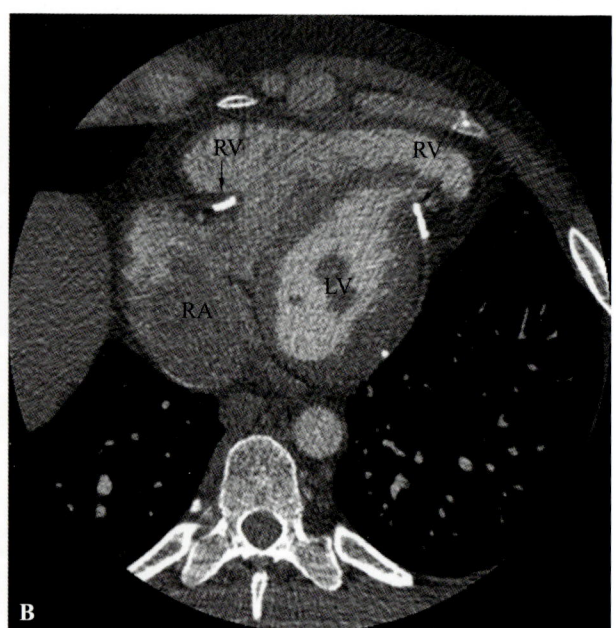

▲ 图 9-67 与图 9-66 为同一患者的心脏 CT 图像

A. 图示外伤引起的钙化性心包炎，患者左心室和右心室心尖部（箭）出现连续的心包条状钙化；B. 图示稍下方层面钙化心包不连续（箭），形成获得性心包缺失，导致右心室通过该缺如部位疝出

RV. 右心室；RA. 右心房；LV. 左心室；LA. 左心房

第9章 心包疾病
Pericardial Diseases

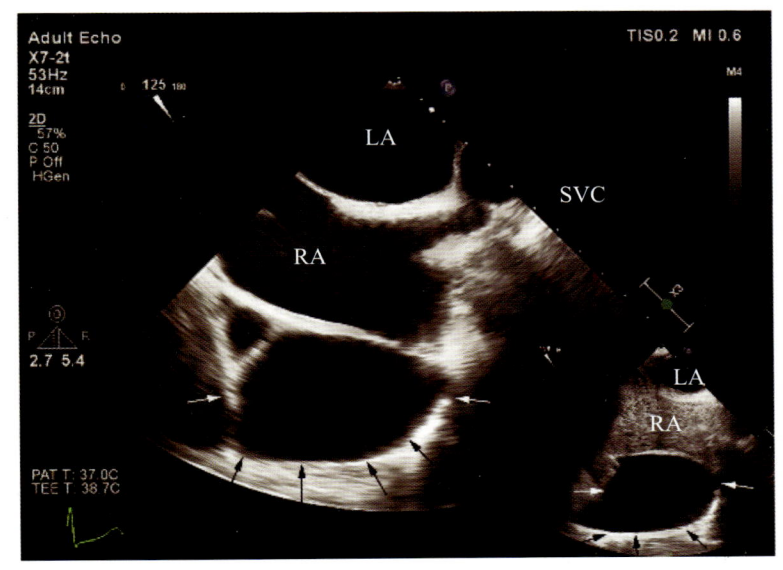

◀ **图 9-69** 为图 9-68 同一患者的经食管超声心动图

中央图像是双心房切面，显示左心房（LA）和右心房（RA）。右心房附近出现一个椭圆形无回声肿块（箭）。右下角图像为静脉注射生理盐水后获取，显示右心房和上腔静脉有对比剂充盈，而右心房附近的无回声区内没有对比剂充盈，提示其与右心不相通

推荐阅读

基本原理

Cremer PC, Kumar A, Kontzias A, et al. Complicated pericarditis: understanding risk factors and pathophysiology to inform imaging and treatment. *J Am Coll Cardiol* 2016;68:2311–2328.

Khandaker MH, Espinsoa RE, Nishimura RA, et al. Pericardial disease: diagnosis and management. *May Clin Proc* 2010;85: 572–593.

Klein AL, Abbara S, Agler DA, et al. American Society of Echocardiography clinical recommendations for multimodality cardiovascular imaging of patients with pericardial disease: endorsed by the Society for Cardiovascular Magnetic Resonance and Society of Cardiovascular Computed Tomography. *J Am Soc Echocardiogr* 2013;26:965–1012.

心包积液及心包压塞

Armstrong WF, Schilt BF, Helper DJ, Dillon JC, Feigenbaum H. Diastolic collapse of the right ventricle with cardiac tamponade: an echocardiographic study. *Circulation* 1982;65:1491–1496.

Gillam LD, Guyer DE, Gibson TC, King ME, Marshall JE, Weyman AE. Hydrodynamic compression of the right atrium: a new echocardiographic sign of cardiac tamponade. *Circulation* 1983;68:294–301.

Picard MH, Sanfilippo AJ, Newell JB, Rodriguez L, Guerrero JL, Weyman AE. Quantitative relation between increased intrapericardial pressure and Doppler flow velocities during experimental cardiac tamponade. *J Am Coll Cardiol* 1991;18:234–242.

缩窄性心包炎

Choi JH, Choi J-O, Ryu DR, et al. Mitral and tricuspid annular velocities in constrictive pericarditis and restrictive cardiomyopathy: correlation with pericardial thickness on computed tomography. *JACC Cardiovasc Imaging* 2011;4:567–575.

Dal-Bianco JP, Sengupta PP, Mookadam F, Chandrasekaran K, Tajik AJ, Khandheria BK. Role of echocardiography in the diagnosis of constrictive pericarditis. *J Am Soc Echocardiogr* 2009;22:24–33; quiz 103–104.

Geske JB, Anavekar NS, Nishimura RA, Oh JK, Gersh BJ. Differentiation of constriction and restriction: complex cardiovascular hemodynamics. *J Am Coll Cardiol* 2016;68:2329–2347.

Hurrell DG, Nishimura RA, Higano ST, et al. Value of dynamic respiratory changes in left and right ventricular pressures for the diagnosis of constrictive pericarditis. *Circulation* 1996;93:2007–2013.

Ling LH, Oh JK, Schaff HV, et al. Constrictive pericarditis in the modern era: evolving clinical spectrum and impact on outcome after pericardiectomy. *Circulation* 1999;100:1380–1386.

Sengupta PP, Mohan JC, Mehta V, Arora R, Khandheria BK, Pandian NG. Doppler tissue imaging improves assessment of abnormal interventricular septal and posterior wall motion in constrictive pericarditis. *J Am Soc Echocardiogr* 2005;18:226–230.

Talreja DR, Nishimura RA, Oh JK, Holmes DR. Constrictive pericarditis in the modern era: novel criteria for diagnosis in the cardiac catheterization laboratory. *J Am Coll Cardiol* 2008;51:315–319.

Thavendiranathan P, Verhaert D, Walls MC, et al. Simultaneous right and left heart real-time, free-breathing CMR flow quantification identifies constrictive physiology. *JACC Cardiovasc Imaging* 2012;5: 15–24.

Veress G, Ling LH, Kim KH, et al. Mitral and tricuspid annular velocities before and after pericardiectomy in patients with constrictive pericarditis. *Circ Cardiovasc Imaging* 2011;4:399–407.

Welch TD, Ling LH, Espinosa RE, et al. Echocardiographic diagnosis of constrictive pericarditis: Mayo clinic criteria. *Circ Cardiovasc Imaging* 2014;7:526–534.

第 10 章
主动脉瓣疾病
Aortic Valve Disease

宋 越 任桂超 译

主动脉瓣结构精巧而复杂。它顺应性好，能够在 25ms 内完全打开。它足够强韧，能承受 70~80mmHg 的压力梯度而不出现反流。它持久耐用，能够在一生中启闭超过 30 亿次。主动脉瓣由 3 个大小相等的瓣叶组成，每个瓣叶均被主动脉窦包绕，在瓣叶联合处分离并由纤维环支撑。主动脉瓣瓣叶均为新月形，能够完全开放使前向血流畅通无阻，也能够紧密闭合以防止发生反流。每个瓣叶的游离缘自联合处向上卷曲，于顶端和中部轻度增厚，称为半月瓣结节（图 10-1）。当瓣膜关闭时，3 个结节在中点汇合，使瓣膜沿此中点呈辐射状分布的 3 条线闭合。瓣膜组织沿闭合线重叠，像密封条一样，防止舒张期反流。常规超声心动图短轴切面可显示 3 条呈 Y 形闭合线。

每个瓣叶后方为与之对应的 Valsalva 窦，由瓣叶后方的主动脉根部血管壁向外膨出形成。其功能是在收缩期为瓣叶提供支撑，在舒张期形成储血池以增加冠状动脉供血。冠状窦和与之对应的瓣叶同名。左、右冠状动脉分别起源于左、右冠状窦，其对应的主动脉瓣称为左冠瓣、右冠瓣。第 3 个为无冠窦，位于右后方，紧邻房间隔基底部上方，与之对应的主动脉瓣为无冠瓣。在冠状窦的上缘，主动脉根部在窦管结合部变窄。

主动脉瓣疾病可以是先天性或获得性，均可导致主动脉瓣狭窄、反流或两者并存。成人获得性主动脉瓣疾病最常见的病因包括退行性变、风

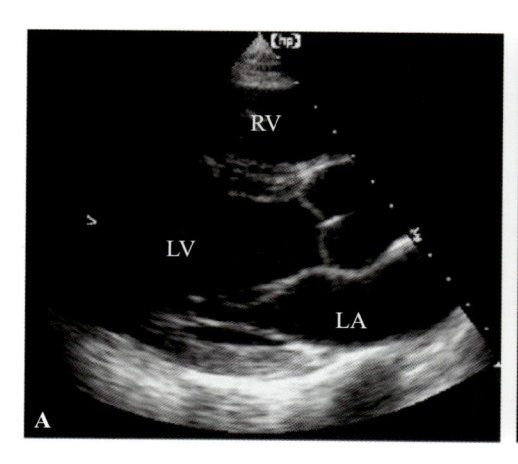

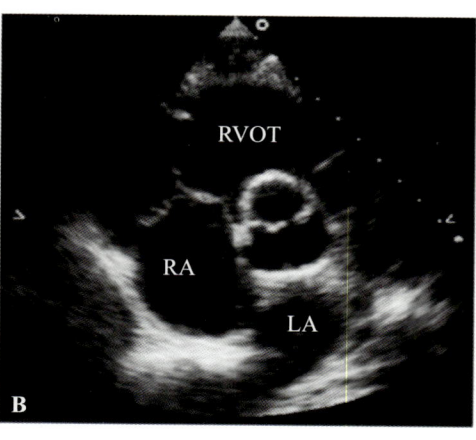

◀ 图 10-1 舒张期正常主动脉瓣
A. 长轴切面显示了正常主动脉瓣关闭时的典型形态；B. 短轴切面显示的是同一组瓣膜。注意，由于声影和横向分辨率的影响，左冠瓣和无冠瓣之间的闭合线无法显示
RV. 右心室；LV. 左心室；LA. 左心房；RVOT. 右心室流出道

湿和感染。主动脉疾病也可影响主动脉瓣功能。肥厚型心肌病（见第 18 章）或膜性和肌纤维性主动脉瓣下狭窄（见第 19 章）时，亦可发生主动脉瓣下梗阻。

一、主动脉瓣二瓣化畸形

主动脉瓣二瓣化畸形（bicuspid aortic valve，BAV）是最常见的先天性主动脉瓣疾病之一，发病率为 1%~2%，以男性多见。正常情况下，瓣膜组织在发育过程中会分裂成 3 个大小相等的瓣叶，相邻瓣叶在联合处分开。BAV 多是由于瓣叶分裂障碍，导致相邻瓣叶部分或完全融合，瓣叶联合处缺失。因此，可能出现一系列的形态学改变（图 10-2）。大多数情况下，瓣叶融合形成 2 个大小不等的瓣叶，开口呈椭圆形。在原本正常的瓣叶联合处融合的瓣叶由纤维嵴互相连接，左、右冠瓣交界处融合比较多见。其次是呈 2 个形状、大小相同的瓣叶，且无纤维嵴连接。2 个瓣叶的方向可以是垂直方向或水平方向，这取决于哪 2 个瓣叶不能完全分离。

鉴于 BAV 的形态学表现各异，其自然病程也多种多样。对于大多数患者，BAV 会导致瓣膜狭窄或反流，以狭窄更为常见。也有极少数患者到八九十岁时也没有明显的瓣膜功能障碍。然而大多数患者在青年时期即出现瓣膜病症状。心内膜炎和主动脉夹层亦是 BAV 的潜在并发症。

超声心动图诊断 BAV 具有高度敏感性和特异性。左心长轴切面显示主动脉瓣在收缩期开放

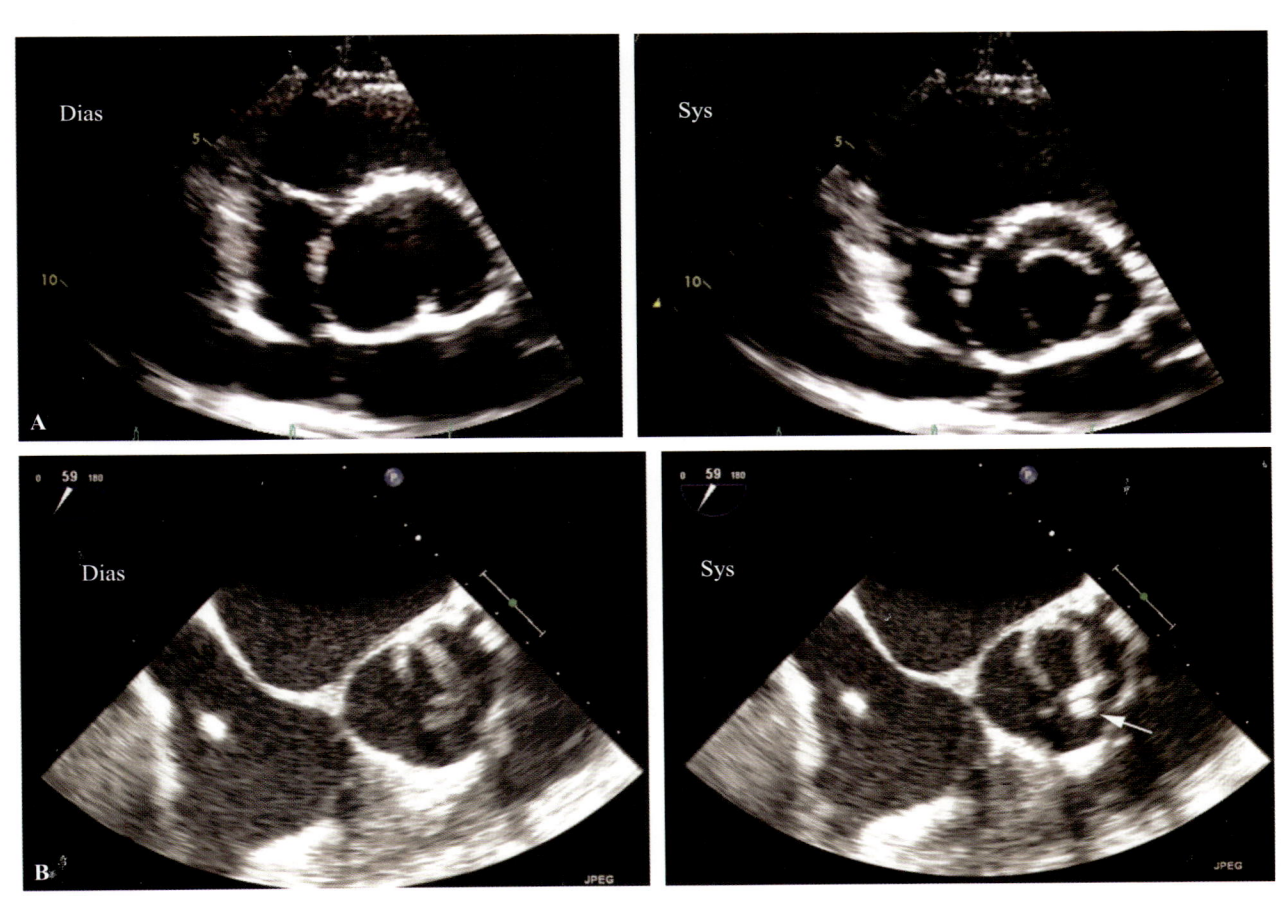

▲ 图 10-2 主动脉瓣二瓣化畸形 2 例

A. 显示 2 个大小相等的瓣叶，舒张期（Dias）闭合，呈垂直线状，收缩期（Sys）开放，开口呈卵圆形。B. 显示 2 个瓣叶在 5 点钟方向部分融合，伴有钙化（箭），形成功能性二瓣化畸形

时呈"圆顶状"，这是诊断 BAV 的重要提示。然而，这个"圆顶状"膨隆可能会被主动脉壁少许或局部遮挡，另外，瓣叶基底部和中部仍可保留较好的活动度，这很有欺骗性，可能会导致漏诊。为了避免上述情况，必须应用大动脉短轴切面来明确诊断 BAV（图 10-2）。如果舒张期发现 2 个异常瓣叶闭合时呈线状，而不是正常情况下 3 个叶瓣闭合时形成的"奔驰"标志，就可基本确诊 BAV（图 10-3），但也不能完全排除假阳性和假阴性。因此，图像质量与短轴切面对正确诊断必不可少。此外，瓣叶形态的多变性对诊断也是一种挑战，特别是当 2 个瓣叶部分融合时（具有不完整的瓣叶联合）。对于瓣叶严重钙化、瓣尖开放受限的老年患者，退行性（三叶瓣）主动脉瓣狭窄和 BAV 很难鉴别。当经胸超声心动图难以确诊，尤其是受图像质量的影响时，经食管超声心动图检查通常可以帮助诊断（图 10-4）。

BAV 常与结缔组织病有关，通常会累及升主动脉。大多数患者主动脉瓣瓣环和主动脉根部内径均增宽，形成升主动脉瘤和（或）夹层的风险也随之增加。这类患者窦管结合部消失是一个特征性表现。主动脉缩窄是另一种常见的合并先天畸形。

超声心动图特别适用于评估这类患者的升主动脉近心段。在左心长轴切面可测量主动脉瓣瓣环、主动脉窦、窦管结合部和升主动脉近心段内径（图 10-5）。对于 BAV 患者，升主动脉的任何部分都可扩张，但扩张一般从窦管结合部上方开始，延伸至主动脉弓，较少累及主动脉窦。如怀疑合并夹层，可使用二维超声和彩色多普勒超声重点检查近心段，可观察到撕裂的内膜片（图 10-6）。

对于 BAV 患者，主动脉病变的评估十分重要，因此 MRI 和 CT 在本病评价中亦具有重要价值（图 10-7）。经胸超声心动图可以评估成人升主动脉近心段，但通常仍有必要进行经食管超声

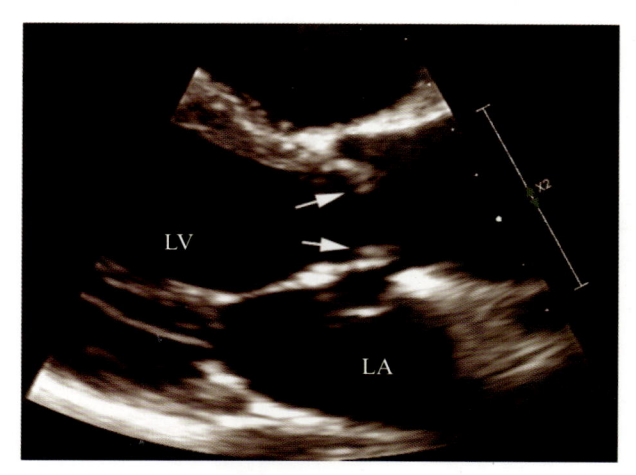

▲ 图 10-3 主动脉瓣二瓣化畸形，长轴切面显示瓣叶活动尚正常，但在收缩期开放时呈"圆顶状"（箭）
LV. 左心室；LA. 左心房

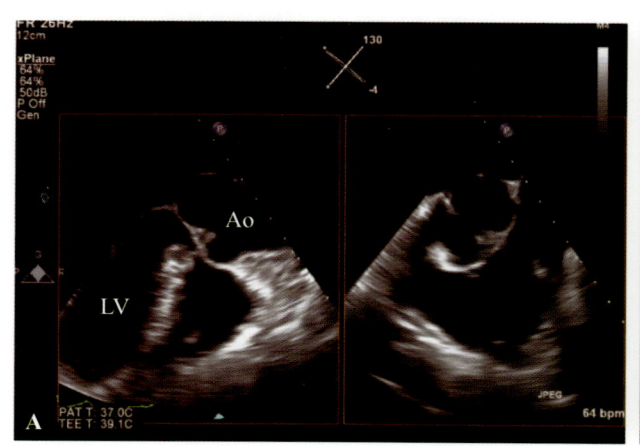

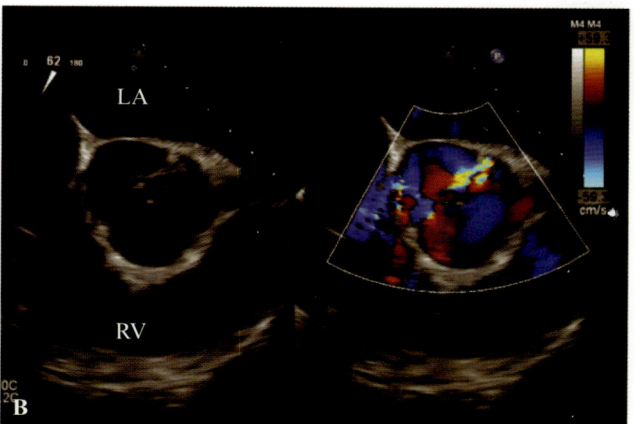

▲ 图 10-4 经食管超声心动图显示主动脉瓣二瓣化畸形 2 例
图 A 显示舒张期瓣叶增厚和对合错位，短轴切面显示为 2 个瓣叶；图 B 显示主动脉瓣偏心性反流
LV. 左心室；Ao. 主动脉；LA. 左心房；RV. 右心室

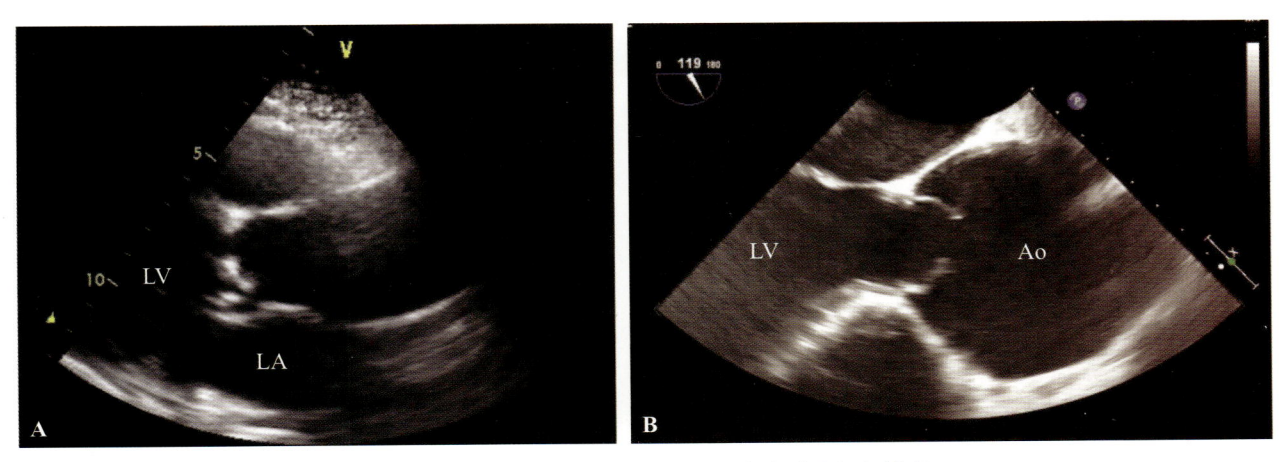

第 10 章 主动脉瓣疾病
Aortic Valve Disease

▲ 图 10-5 主动脉瓣二瓣化畸形伴有主动脉根部扩张

A. 为经胸超声心动图，显示主动脉瓣钙化、升主动脉中度增宽，窦管交界消失；B. 为经食管超声心动图，显示收缩期瓣膜开放呈"圆顶状"，主动脉窦和主动脉近心段明显扩张
LA. 左心房；LV. 左心室；Ao. 升主动脉

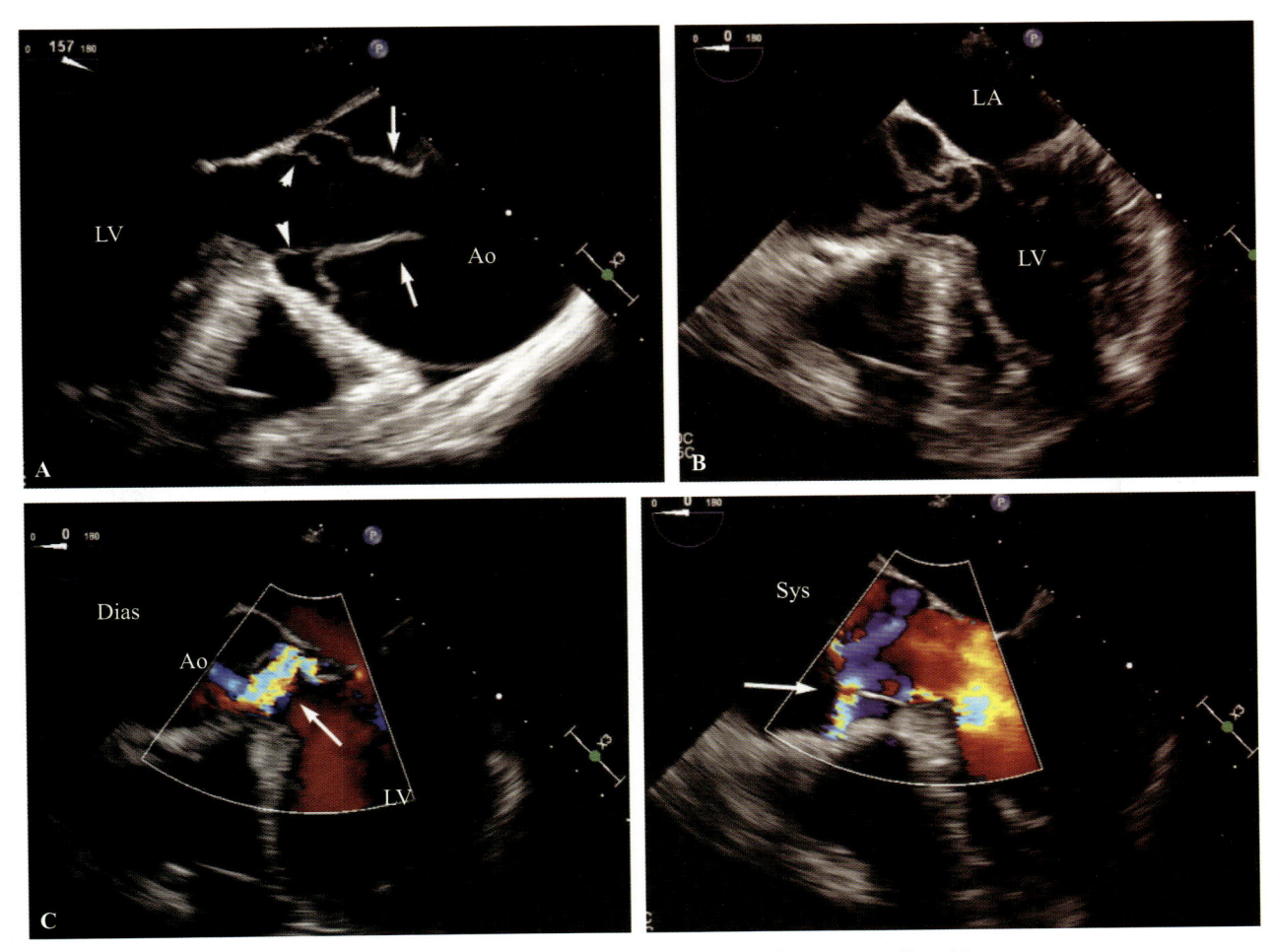

▲ 图 10-6 主动脉瓣二瓣化畸形合并主动脉夹层（A 型）1 例

A. 小箭头指示主动脉瓣，大箭指示撕裂的内膜片；B. 示舒张期撕裂的内膜片通过主动脉瓣脱入左心室流出道；C. 示舒张期主动脉瓣反流（箭）及收缩期真、假腔之间内膜片破口的分流（箭）
LV. 左心室；Ao. 主动脉；LA. 左心房；Dias. 舒张期；Sys 收缩期

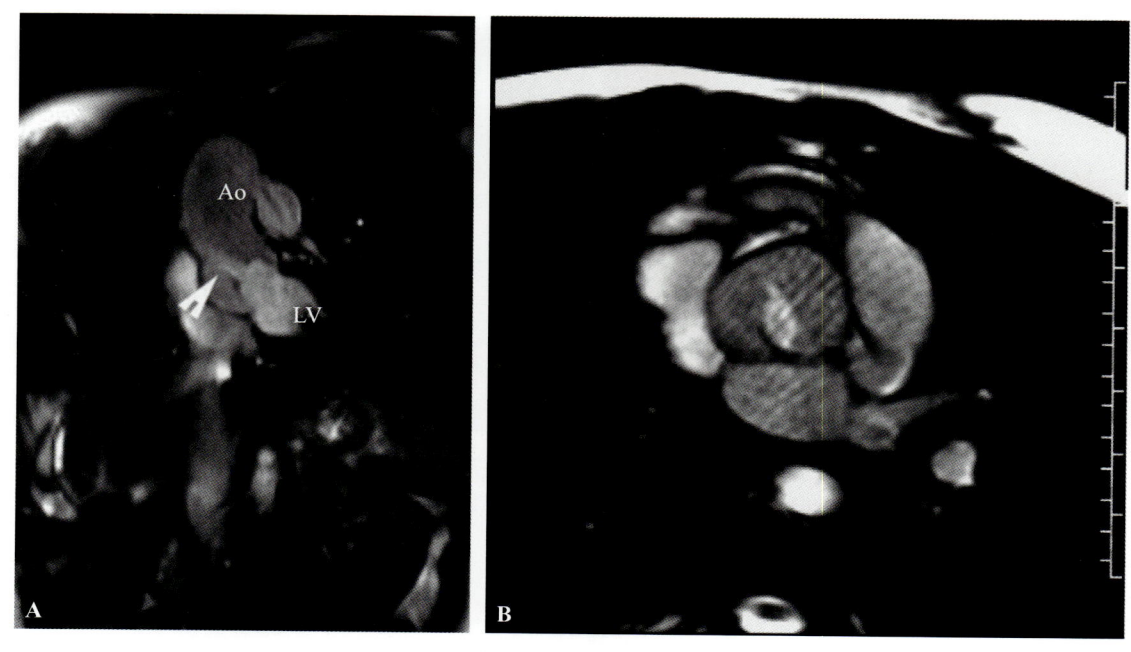

▲ 图 10-7　主动脉瓣二瓣化畸形患者 MRI

A. 增强扫描显示瓣膜开放呈"圆顶状",箭头所示为收缩期射流进入升主动脉,主动脉窦和主动脉近心段清晰显示;B. 短轴图像显示瓣叶开放呈"鱼口状"
Ao. 主动脉;LV. 左心室

心动图、MRI 或 CT 检查,以完整评估主动脉情况。此外,这些成像技术还能对主动脉瓣解剖提供更详细的信息,当常规超声图像质量不佳时,更加凸显其重要价值。

二、主动脉瓣狭窄

左心室流出道梗阻可发生在多个水平,但以主动脉瓣狭窄(aortic stenosis,AS)最为常见。先天性主动脉瓣发育异常可能在出生时即存在狭窄,也可能随着年龄增长逐渐出现狭窄和反流,通常这类瓣膜为上节所述的二叶瓣,收缩期开放时呈"圆顶状",并在患者青春期或青年期逐渐出现功能异常(图 10-3),此类疾病还会在第 19 章进一步讨论。

许多主动脉瓣狭窄为后天获得性的,即出生时瓣膜正常,但随着年龄增长而逐渐出现功能异常,病因包括风湿和退行性病变。近年来,随着风湿性心脏病发病率的逐渐下降,更多 AS 成人患者的病因为 BAV 或瓣膜退行性病变。两者的区别主要在于发病年龄,BAV 主要见于年轻患者,而退行性病变则多见于 60 岁以上患者。超声心动图的检查目的包括明确诊断、狭窄程度分级、评估左心室功能,以及排除主动脉瓣狭窄可能并发的其他疾病。

最新的心脏瓣膜病指南强调将心脏瓣膜病分为 A、B、C、D 4 期,疾病的分期对于瓣膜病患者的管理和干预方式的选择具有指导意义。分期标准是:①发生狭窄的危险因素;②有无临床症状;③瓣膜疾病的严重程度;④因瓣膜疾病导致的左、右心室改变;⑤对体、肺循环的影响。主动脉瓣狭窄发展阶段的分期见表 10-1。显而易见,这种疾病分期主要依赖于超声心动图结果,但也需综合考虑到临床管理。

2011 年更新的应用指南介绍了超声心动图在确诊或疑诊主动脉瓣疾病患者中(表 10-2),提出超声心动图适用于确诊或疑诊主动脉瓣疾病的初步评估、无症状重度主动脉瓣狭窄患者每年的定期评估,以及当临床状态变化时对主动脉瓣狭

第10章 主动脉瓣疾病
Aortic Valve Disease

表10-1 主动脉瓣狭窄分期

分期	定义	症状	瓣膜结构	血流动力学	结局
A	有AS危险因素	无	二叶瓣主动脉瓣主动脉瓣硬化	$V_{max} < 2m/s$	无
B	进展性AS	无	轻度至中度钙化风湿性改变/联合处融合	轻度AS（平均PG < 20mmHg）中度AS（平均PG 20～39mmHg）	轻度舒张功能减低 EF 正常
C₁	无症状的严重AS	无	严重瓣叶钙化瓣叶活动减弱	平均PG > 40mmHg AV面积≤1.0cm² 极重度AS（V_{max} > 5m/s 或平均PG ≥ 60mmHg）	左心室舒张功能减低 轻度LVH EF 正常
C₂	无症状的严重AS伴左心室功能异常	无	严重瓣叶钙化瓣叶活动减弱	平均PG > 40mmHg AV面积≤1.0cm²	EF < 50%
D₁	有症状的高压差严重的AS	呼吸困难、运动不耐受、劳力性心绞痛、晕厥/先兆晕厥	严重瓣叶钙化瓣叶活动减弱	平均PG > 40mmHg AV面积≤1.0cm²	左心室舒张功能减低 LVH 肺动脉高压
D₂	有症状的低流量/压差严重的AS伴EF降低	呼吸困难、心力衰竭、心绞痛、晕厥	严重瓣叶钙化，瓣叶活动明显受限	静息状态AV面积≤1.0cm²，V_{max} < 4m/s 或平均PG < 40mmHg DSE显示：AVA < 1.0cm² 伴 V_{max} ≥ 4m/s	左心室舒张功能减低 LVH EF < 50%
D₃	有症状的低压差严重的AS伴正常EF（矛盾性低流量的严重AS）	呼吸困难、心力衰竭、心绞痛、晕厥	严重瓣叶钙化，瓣叶活动明显受限	AV面积≤1.0cm² 伴 V_{max} < 4m/s 或平均PG < 40mmHg 每搏指数 < 35ml/m² 血压正常时测量	左心室相对壁厚度增加 心腔小而每搏量大 限制性舒张期充盈 EF ≥ 50%

AV. 主动脉瓣；AS. 主动脉瓣狭窄；EF. 射血分数；LV. 左心室；LVH. 左心室肥大；PG. 压差

经许可转载自Nishimura RA, Otto CM, Bonow RO, et al.2014 AHA/ACC guidelines for the management of patients with valvular heart disease. *J Am Coll Cardiol.* 2014;63 (22) :e57-e185. © 2014 American Heart Association, Inc., and the American College of Cardiology Foundation 版权所有

表 10-2 主动脉瓣疾病超声心动图应用标准

适应证	应用场景	评分（1~9）
34	怀疑心脏瓣膜病或结构性心脏病时进行初步评估	A（9）
37	确诊的心脏瓣膜病患者出现临床状态或心脏检查结果的变化，或需要指导治疗时进行再评估	A（9）
36	对临床状态及心脏检查结果无变化且既往超声检查无瓣膜病的患者进行再评估	I（1）
原发性瓣膜狭窄		
39	临床状态及心脏检查结果无变化的轻度瓣膜狭窄常规随访（＞3 年）	A（7）
41	临床状态及心脏检查结果无变化的中、重度瓣膜狭窄常规随访（＞1 年）	A（8）
38	临床状态及心脏检查结果无变化的轻度瓣膜狭窄常规随访（＜3 年）	I（3）
40	临床状态及心脏检查结果无变化的中、重度瓣膜狭窄常规随访（＜1 年）	I（3）
原发性瓣膜反流		
46	临床状态及心脏检查结果无变化的中度或重度瓣膜反流常规随访（＞1 年）	A（8）
42	微量瓣膜反流的常规随访	I（1）
43	临床状态及心脏检查结果无变化的轻度瓣膜反流常规随访（＜3 年）	I（2）
44	临床状态及心脏检查结果无变化的轻度瓣膜反流常规随访（＞3 年）	U（4）
45	临床状态及心脏检查结果无变化的中、重度瓣膜反流常规随访（＜1 年）	U（6）
TTE 评估主动脉疾病（如 BAV）		
63	确诊或疑诊结缔组织病或遗传条件下有动脉瘤或夹层倾向的患者评估升主动脉	A（9）
64	确诊升主动脉扩张或主动脉夹层史患者再评估，以明确主动脉扩张的基础速度或明确何时会过快扩张	A（9）
65	确诊升主动脉扩张或主动脉夹层患者临床状态或心脏检查结果发生变化或当检查结果可能改变管理或治疗时进行再评估	A（9）
TEE 作为初始检查或补充检查		
106	评估瓣膜结构和功能，以评估介入治疗及辅助诊疗计划是否适合	A（9）
108	诊断具有中等或较高预诊概率的感染性心内膜炎	A（9）
107	诊断具有较低预诊概率的感染性心内膜炎	I（3）
无症状慢性瓣膜病中应用负荷超声心动图		
181	中度主动脉瓣狭窄	U（6）
182	重度主动脉瓣狭窄	U（5）
187	中度主动脉瓣反流	U（5）
188	左心室大小和功能未达到外科指征的主动脉瓣重度反流	A（7）
有症状慢性瓣膜病中应用负荷超声心动图		
193	主动脉瓣狭窄、低心排血量或左心室功能障碍的评估（仅用多巴酚丁胺）	A（8）
192	重度主动脉瓣狭窄	I（1）

经许可转载自 Douglas PS, Garcia MJ, Haines DE, et al. ACCF/ASE/AHA/ASNC/HFSA/HRS/SCAI/SCCM/SCCT/SCMR 2011. Appropriate use criteria for echocardiography. *J Am Coll Cardiol*. 2011;57(9):1126–1166. © 2011 American College of Cardiology Foundation 版权所有

窄进行再次评估，但并不推荐应用超声心动图对无症状轻度主动脉瓣狭窄患者进行每年例行评估，除非出现临床状态的改变或是为了指导治疗。当临床状态平稳时，轻度主动脉瓣疾病患者推荐每 3 年行一次常规超声心动图检查，而中度及重度主动脉瓣疾病患者推荐每年行一次常规超声心动图检查。

以上建议是基于现有证据、已知数据和专家共识而提出，它强调了几个要点，包括：①再评估的恰当时机；②对疾病进展速度的预期；③临床症状在患者管理中的重要参考价值。推荐标准不可能适用于指导所有临床情况，例如现有标准并未考虑左心室功能异常或合并冠心病的重要叠加影响因素，因此在患者管理中应进行个性化评价。

（一）二维超声心动图的作用

主动脉瓣狭窄的定性诊断主要依靠二维超声心动图。通过观察瓣膜的开放和闭合，可以判断是否存在瓣膜狭窄。主动脉瓣狭窄的定量评估即判断严重程度，需要测量跨瓣压差，此时则需要使用多普勒超声（将于后面讨论）。

正常的主动脉瓣瓣叶薄而纤细，由 3 个大小几乎相同的瓣叶组成（图 10-1）。左心室长轴切面见收缩期瓣叶迅速开放，几乎与主动脉壁平行贴合（图 10-8）。随着舒张期开始，瓣叶在主动脉瓣瓣环水平闭合形成线状弱回声。由于瓣叶启闭时的速度相对高于大多数超声心动图设备的帧率，所以通常在完全打开和关闭时主动脉瓣可显示，但瓣叶处于中间位置时则难以显示。大动脉短轴切面可显示位于瓣环内的 3 个主动脉瓣瓣叶（图 10-9），舒张期瓣叶闭合呈 3 条直线，形成一个 Y 字形（或称为倒置的"奔驰"车标），随着收缩期开始，瓣叶开放超出成像平面，因此只显示主动脉瓣瓣环。短轴切面是确定瓣叶数量以及是否存在 1 个或多个瓣叶融合的最佳切面。

获得性主动脉瓣狭窄患者的主动脉瓣瓣叶增厚、活动受限（图 10-10），收缩期瓣叶开放时不与主动脉壁平行，且瓣尖指向主动脉中心线。严重狭窄时，瓣叶活动几乎消失，瓣叶结构也可

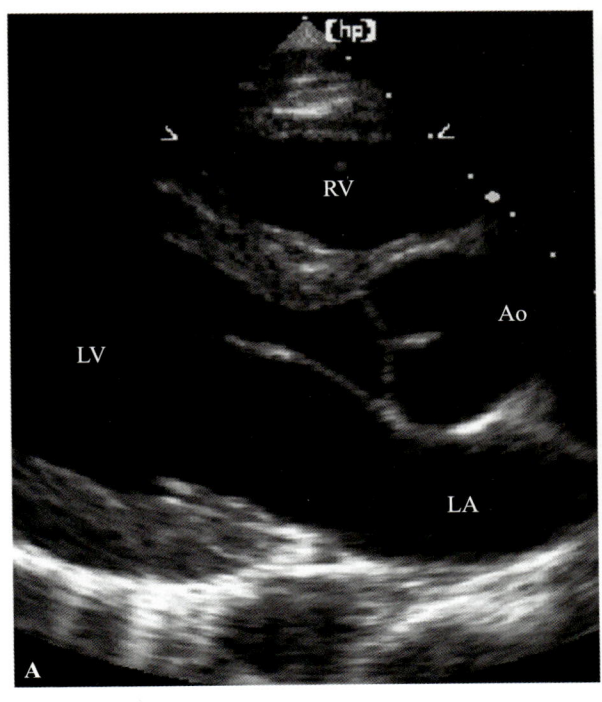

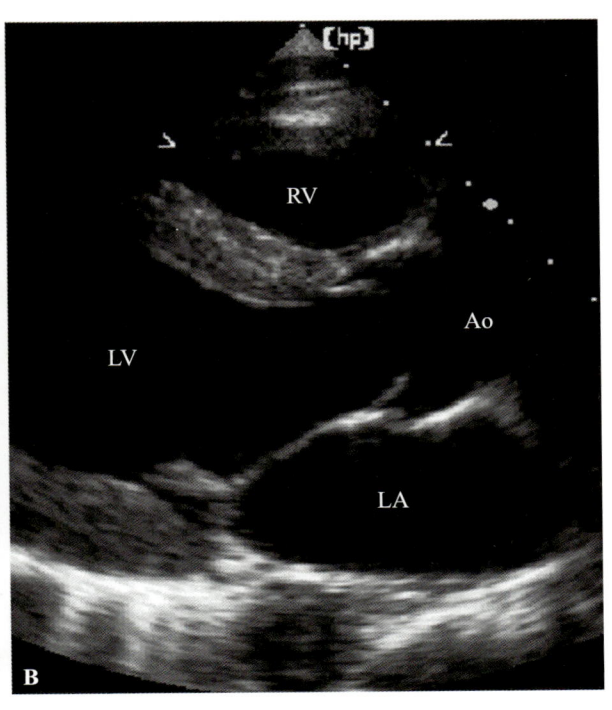

▲ 图 10-8　正常主动脉瓣，舒张期闭合（A），收缩期开放（B），收缩期瓣叶完全开放，与主动脉壁平行
LV. 左心室；RV. 右心室；Ao. 主动脉；LA. 左心房

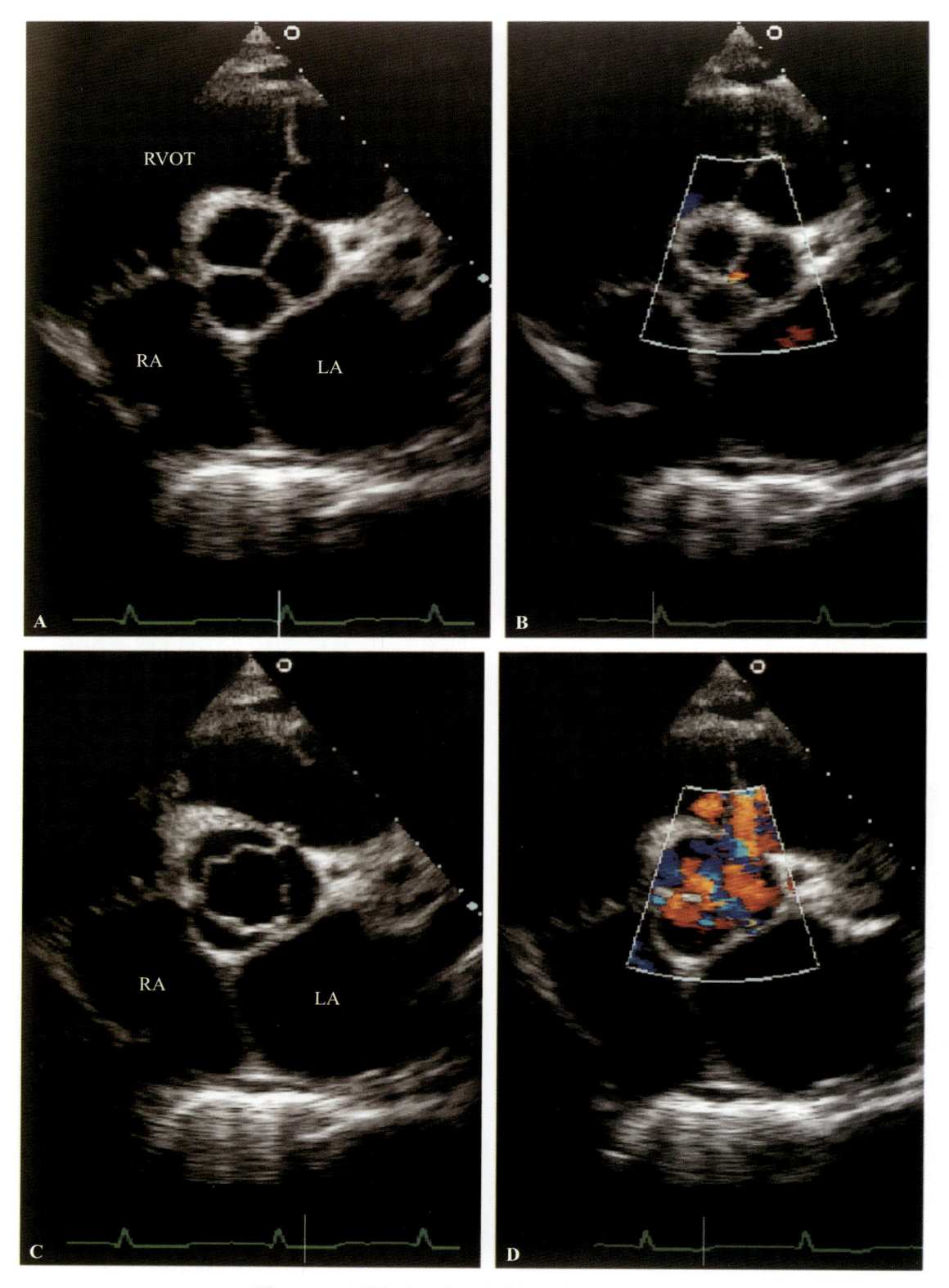

▲ 图 10-9　二维超声和彩色多普勒超声显示正常三叶瓣

A. 短轴切面示舒张期 3 个主动脉瓣瓣叶；B. 彩色多普勒超声示主动脉瓣微量反流；C. 瓣膜在收缩期开放时的开口；D. 彩色多普勒超声示收缩期血流通过瓣膜

RVOT. 右心室流出道；RA. 右心房；LA. 左心房

能变形而无法识别各个瓣叶。仅依靠二维超声心动图表现当然也能获得部分有用的定性信息，但不能定量判断狭窄程度。例如，当主动脉瓣瓣叶增厚，活动度尚存时，我们诊断为主动脉瓣硬化（aortic sclerosis）（通常此时反流峰值速度≤2.5m/s）。相反，如果瓣叶严重钙化，活动明显受限甚至完全消失，则提示重度狭窄。而只要有1个瓣叶能完全开放，通常就可排除主动脉瓣重度狭窄。图 10-11 为一例主动脉瓣轻度狭窄，虽然二维图像可明确诊断主动脉瓣狭窄，但对其严重程度却只能估计。此例患者主动脉瓣增厚，活动受限，而多普勒超声提示为轻度狭窄，最大压差约 28mmHg。如果仅仅参考二维图像，可能会高估其严重程度。图 10-12 为一例心力衰竭及中度左心功能不全的患者，注意该患者主动脉瓣严重钙化，收缩期活动明显受限。

经食管超声心动图能准确显示主动脉瓣的形态异常，部分患者可直接在大动脉短轴切面瓣口水平测量瓣口面积（图 10-13），但它的局限性在于主动脉瓣瓣口形态不规则且为三维（3D）立体结构，且受瓣膜和瓣叶根部钙化声影的影响。基于上述技术难点，并不推荐常规进行经食管超声

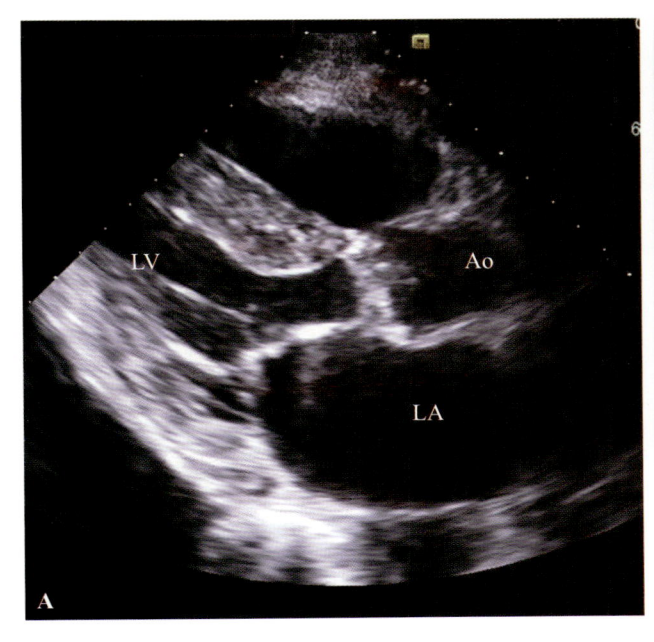

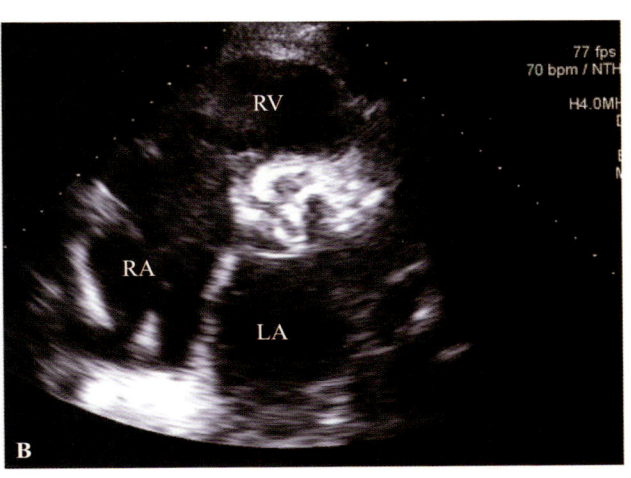

▲ 图 10-10　主动脉瓣重度狭窄患者二维超声心动图
A. 长轴切面显示主动脉瓣回声增强，活动不佳；B. 对应的短轴切面显示瓣膜高度钙化，收缩期活动幅度极小
LV. 左心室；Ao. 主动脉；LA. 左心房；RV. 右心室；RA. 右心房

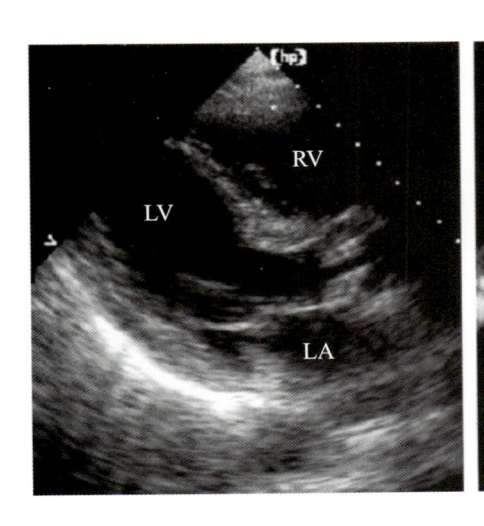

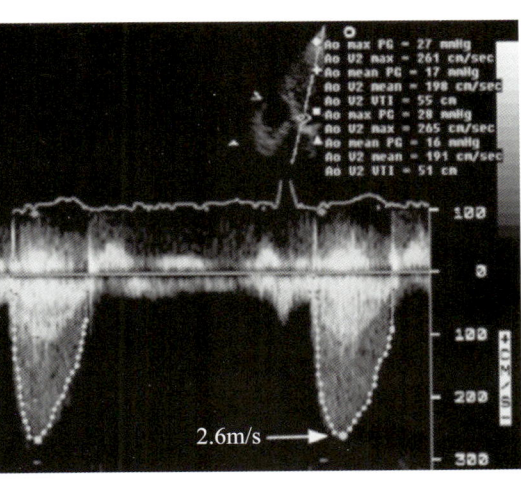

◀ 图 10-11　左图为左心长轴切面，显示瓣叶增厚，主动脉瓣硬化而活动尚可。右图为频谱多普勒，示瓣口射流峰速为 2.6m/s，平均压差为 17mmHg，符合轻度狭窄的诊断
LV. 左心室；RV. 右心室；LA. 左心房

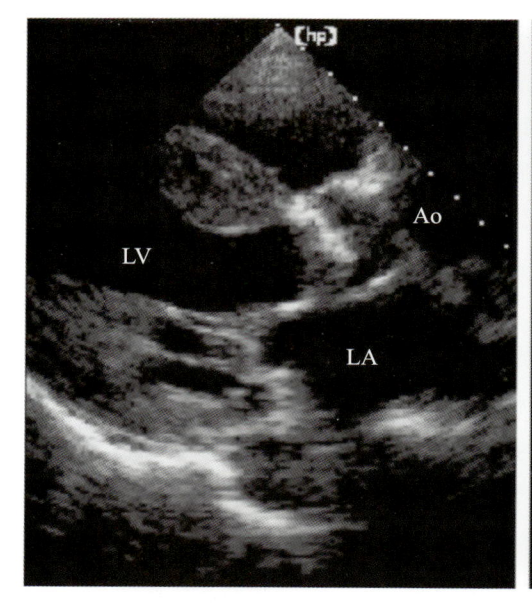

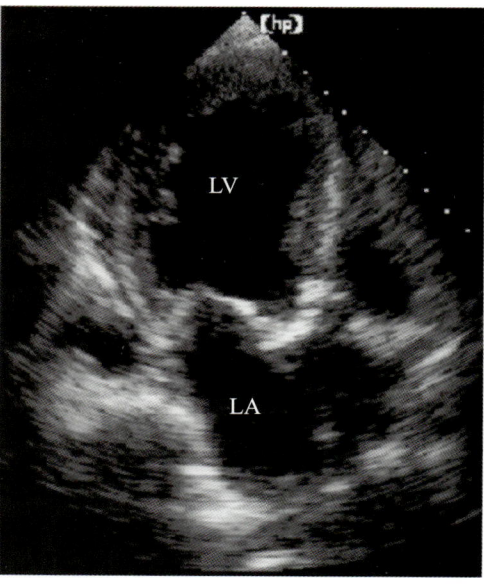

◀ 图 10-12 主动脉瓣重度狭窄患者，伴左心室功能不全。胸骨旁左心长轴切面（左）和心尖左心长轴切面（右）显示瓣膜钙化，无明显活动。定性诊断提示存在主动脉瓣狭窄，但无法定量评价严重程度

LV. 左心室；Ao. 主动脉；LA. 左心房

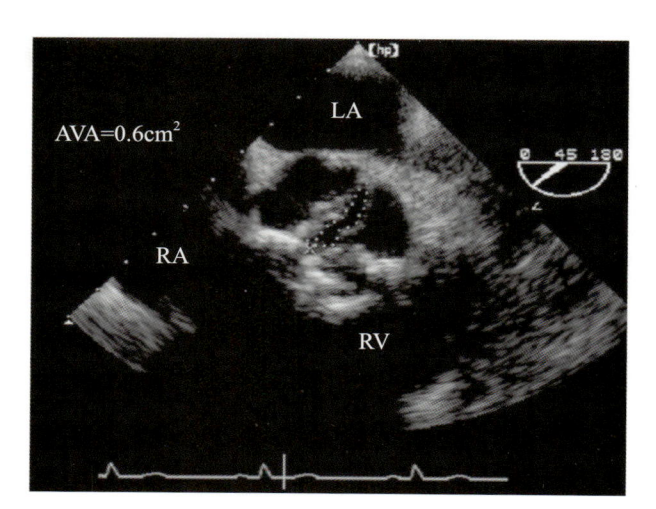

▲ 图 10-13 经食管超声心动图，显示在主动脉瓣瓣口平面直接测量瓣口面积。通过仔细调整短轴切面水平，大多数患者都能显示瓣叶开口。此例证实为重度狭窄

AVA. 主动脉瓣瓣口面积；RA. 右心房；RV. 右心室

心动图。

三维超声心动图在主动脉瓣疾病评估中具有一定优势，特别是可以精确显示狭窄的瓣口（图10-14）。数项研究已证实了这项技术的应用价值，然而瓣叶钙化产生的声影仍然是阻碍。另一方面，对非常小的瓣膜面积进行精确测量仍然比较困难，极小的误差就可能造成较大的偏差，因此必须谨慎考虑。

同时评价左心室功能对预后评估和指导治疗有重要意义，因为左心室功能降低会影响跨瓣压差与主动脉瓣瓣口面积的关系，从而使狭窄的定量评估变得复杂。还有一些其他相关因素必须纳入评价内容，包括升主动脉近心段是否扩张及扩张程度、是否合并二尖瓣疾病、肺动脉压力的测

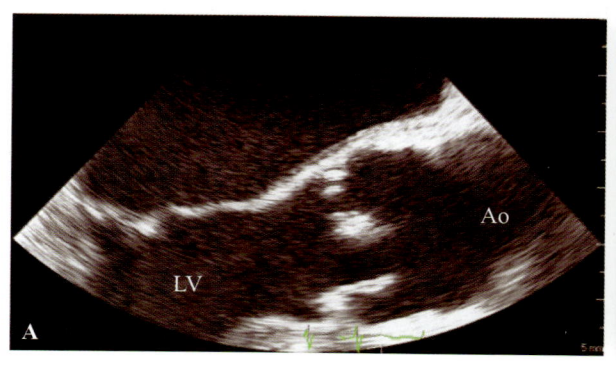

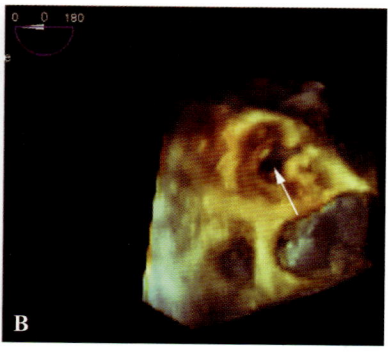

◀ 图 10-14 退行性主动脉瓣狭窄患者的经食管三维超声心动图

A. 为二维图像显示瓣叶钙化，收缩期开放受限；B. 为短轴切面，显示不规则的瓣膜开口（箭）

LV. 左心室；Ao. 主动脉

量及是否合并冠状动脉疾病。

（二）主动脉瓣狭窄的多普勒超声评估

多普勒超声评估主动脉瓣狭窄的最早应用是测定通过狭窄瓣口的最大射流速度，并应用简化Bernoulli方程估测最大瞬时压差。体外实验和临床实践均已证实这是一种实用、无创测定主动脉瓣压差的方法，与有创方法实时测量的结果具有良好的相关性。

多普勒超声评价主动脉瓣狭窄的准确性取决于能否记录到瓣口最大射流速度（图10-15）。当血液加速通过瓣口时，最大射流速度与最大压差的产生时间一致。峰值流速通常发生于收缩中期，随着主动脉瓣狭窄加重，峰值流速出现后移，出现在收缩更晚期，频谱波形更圆钝。达峰时间延迟也是主动脉瓣下狭窄的特征，可见于肥厚型心肌病（图10-16）。通过心尖五腔、胸骨上窝和胸骨右旁等多个切面扫查，使多普勒声束与狭窄射流方向尽量平行，两者不平行会导致低估实际速度。在二维条件下较难预测射流方向，可在彩色多普勒条件时调整方向，仔细调整探头位置以达到最理想角度后再测量。实际操作时，全面而细致的多切面扫查能使我们得到最大射流速度，再将此峰值流速（无论在何位置取得）用于计算压差。只要仔细调整患者体位并调节设备增益，便可获得完整的频谱和狭窄处的射流峰值流速。图10-17说明了超声心动图多切面扫查的重要性。第1例患者在心尖切面（图10-17A）主动脉瓣瓣口射流峰值流速测值为4.3m/s，在胸骨旁切面（图10-17B）测值为5.2m/s。如使用较低速度，平均压差将被低估20mmHg。第2例患者情况正好相反，心尖切面（图10-17D）的射流峰值流速测值高于胸骨旁切面（图10-17C），胸骨旁切面测得平均压差为49mmHg，而心尖切面测得平均压差为84mmHg。

应用多普勒超声，瞬时峰速和平均压差可通过简化Bernoulli方程计算（图10-18），最大压差推导公式如下所示。

$$\Delta P (\text{mmHg}) = 4v^2 \qquad （公式10-1）$$

公式中v为最大射流速度，单位为m/s。假设当远端速度远大于近端速度时，后者可被忽略不计，即为简化的Bernoulli方程。但当近端速度超过1.5m/s，远端速度仅小幅度增加（不超过3.5m/s），那么近端速度则不可忽略，而应使用完整的方程，如下所示。

$$\Delta P = 4(v^2_{\max} - v^2_{\text{proximal}}) \qquad （公式10-2）$$

上述情况会出现在伴有大量主动脉瓣反流（因为每搏量增加）或多部位狭窄时，如瓣膜狭

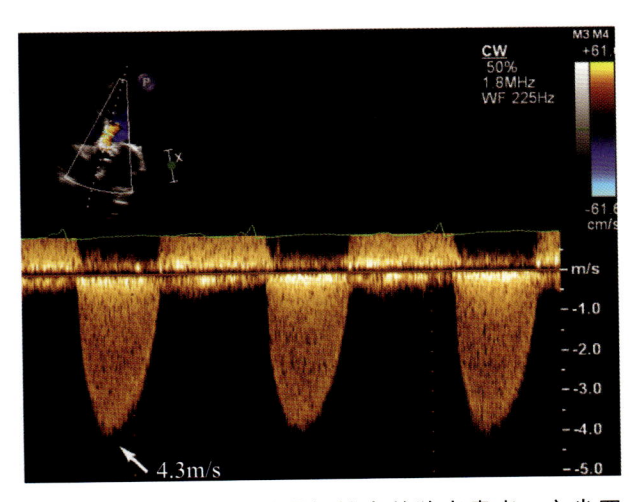

▲ 图10-15 主动脉瓣退行性变并狭窄患者，心尖四腔心切面连续多普勒示峰速为**4.3m/s**，对应最大压差为**74mmHg**

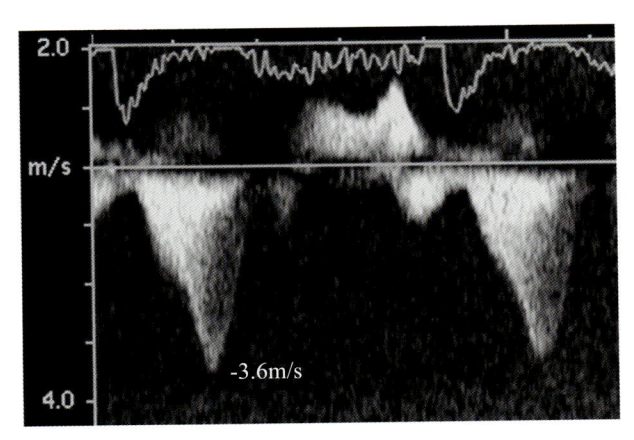

▲ 图10-16 肥厚型心肌病患者左心室流出道梗阻，流出道血流频谱达峰延迟，对应压差为**50mmHg**，注意射流在收缩中晚期加速

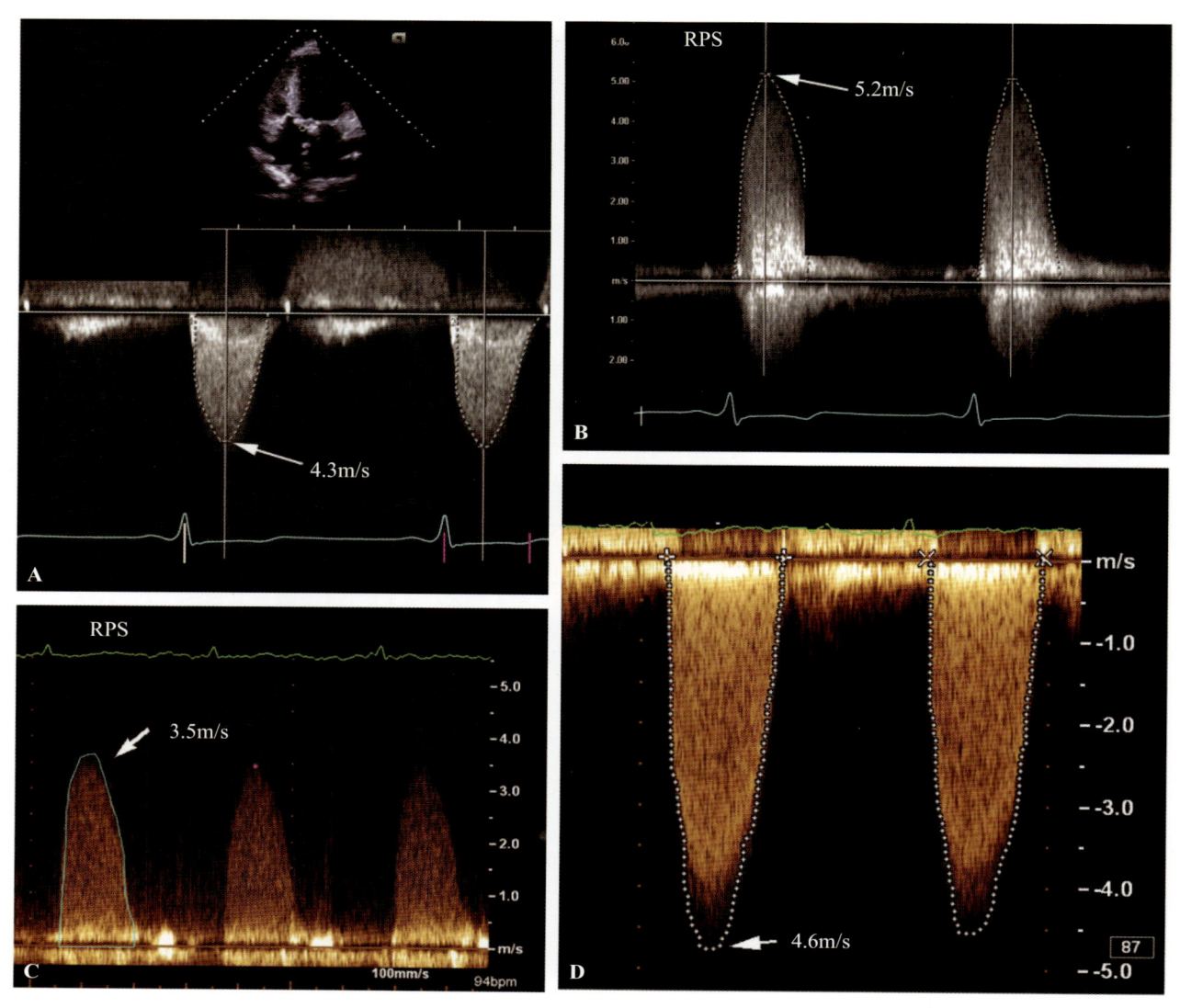

▲ 图 10-17 多个声窗切面应用多普勒超声定量分析主动脉瓣狭窄

A. 心尖切面测值；B. 胸骨旁切面测得的压差更高；C. 第 2 个病例显示胸骨旁切面测得射流速度为 3.5m/s；D. 而心尖切面测值为 4.6m/s（详见正文）

窄同时合并瓣下狭窄。

勾勒多普勒频谱可获得平均压差，由电脑计算瞬时速度积分，进而算出平均压差。需要强调的是，平均压差不能通过代入平均速度的平方来计算。平均压差和峰值压差之间近乎线性相关，因此平均压差也可由以下公式推导。

$$\Delta P_{mean} = \Delta P_{max}/1.45 + 2 \text{ mmHg} \quad （公式 10-3）$$

公式 10-3 表明平均压差约为峰值压差的 2/3，两者均应记录在报告中。

用 Bernoulli 方程计算主动脉瓣狭窄压差的准确性已被许多研究证实。表 10-3 列举了验证简化 Bernoulli 方程与有创性血流动力学检查结果相关性的一系列研究。一般来说，多普勒超声测得的压差略高于心导管获得的数据，这个差异不是由于哪项技术的不准确，而很有可能是由于压力恢复（pressure recovery）的原因（已在第 8 章详细讨论）。在原发性主动脉瓣狭窄患者中，射流在狭窄口下游扩张并减速时，狭窄口下游将会有一定程度的压力恢复，从而导致净压差低于峰值压差。心导管测量的是净压差，是左心室和升

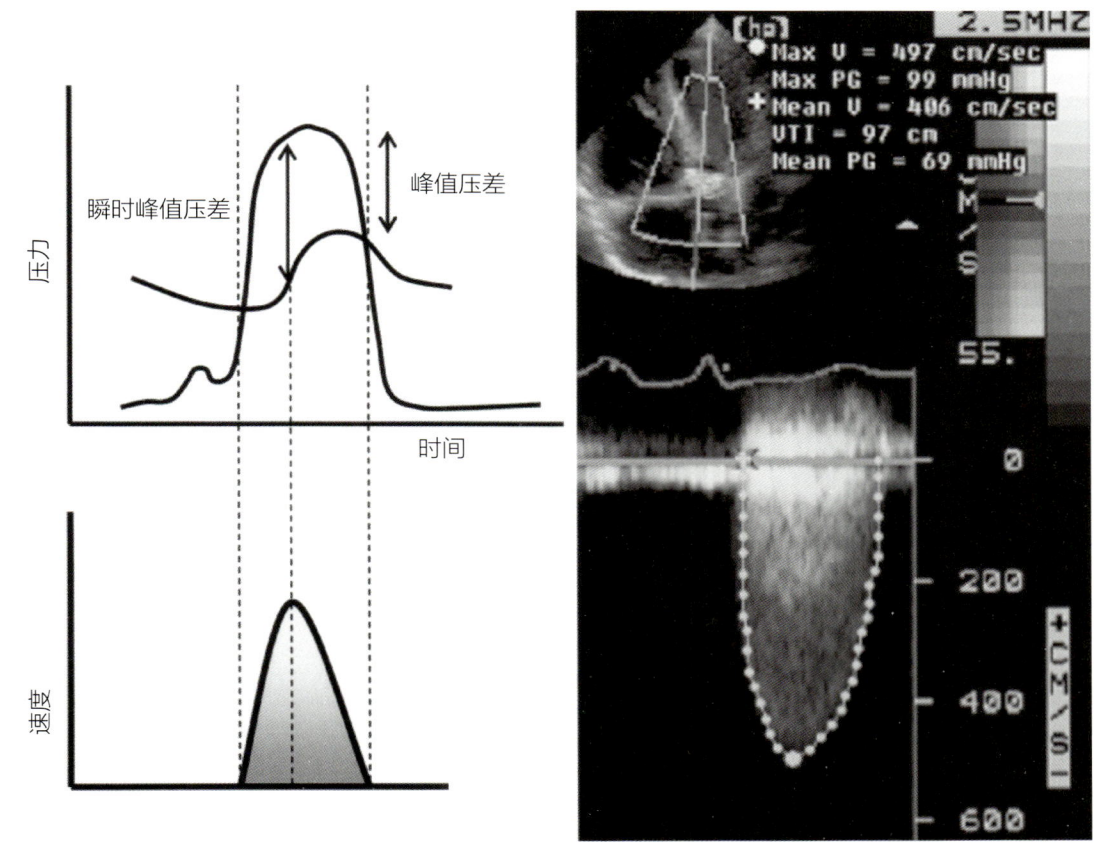

第 10 章 主动脉瓣疾病
Aortic Valve Disease

▲ 图 10-18 左图：曲线图显示主动脉瓣瓣口狭窄血流压差与多普勒超声测量的血流速度之间的关系，图示瞬时峰值压差和峰间压差之间的区别。多普勒测得的峰值流速与对应的瞬时峰值压差在时间上一致。右图：重度主动脉瓣狭窄患者，多普勒超声测量峰值压差为 **99mmHg**，平均压差为 **69mmHg**

主动脉之间的峰值压力差。峰值压差是采用连续多普勒方法，通过测量瓣口水平狭窄处的峰值速度推导出的压差。在大多数情况下，压力恢复对计算结果的影响可以忽略不计，但在某些情况下可能具有临床意义，包括主动脉根部细小（直径< 3.0cm）、圆顶状先天性主动脉瓣狭窄以及某些类型的人工瓣。在这些情况下，多普勒会在狭窄处测得较高压差，而导管可能在下游测得较低压差。这些方法学上的差异为多普勒测得的压差略高于心导管技术提供了合理的解释。

尽管多普勒超声和有创性检查测量结果高度一致，但也会存在误差。当两者测量结果不一致时，应考虑到以下几种可能性。首先，应检查数据是否准确。多普勒超声频谱质量差会导致无法显示最大血流速度，从而低估压差。声束与血流方向不平行也会导致低估压差。图 10-19 说明了这种关系。各条曲线表示了不同 θ 夹角时测得的射流速度与 Bernoulli 方程计算的峰值压差之间的关系。需要注意的是，当射流速度较低时（< 3m/s）由于夹角偏差产生的误差相对较小，而重度主动脉瓣狭窄时，由于 θ 角产生的误差会导致压差的严重低估。另外，当 θ 角 < 20° 时，低估程度相对较小，然而随着 θ 角增大超过 20°，误差幅度也迅速增大（图 10-19）。

由于多普勒超声技术是随时间变化测量血流速度，因此由多普勒超声推导的测值代表了瞬时压差。如图 10-18 所示，心导管技术测量的是峰间压差，通常小于瞬时峰值压差。事实上，峰间压差是人为计算得出，实际并不存在。对两者差别的认知不足常导致临床误判。使用平均压差可

301

表 10-3　多普勒超声心动图与心导管评价主动脉瓣狭窄程度的相关性

参考文献	最大压差 例数	r 值	SEE（mmHg）	主动脉瓣瓣口面积 r 值	SEE（cm²）
Stamm 和 Martin（1983）	35	0.94	12		
Simpson 等（1985）	33	0.92			
Currie 等（1985）	100	0.92	15		
Yeager 等（1986）[a]	52	0.87	11		
Currie 等（1986）	62	0.95	11		
Teirstein 等（1986）[a]	31	0.92	8	0.88	0.17
Zoghbi 等（1986）	39			0.95	0.15
Harrison 等（1988）	58	0.89		0.81	0.16
Oh 等（1988）[a]	100	0.86	10	0.83	0.19
Grayburn 等（1988）[b]	25			0.92	0.26
Tribouilloy 等（1994）[c]	25			0.90	0.12
Cormier 等（1996）	41			0.78	
Kim 等（1997）[c]	81			0.89	0.04

a. 数据为平均压差而非峰值压差
b. 所有患者均有主动脉瓣重度反流
c. 瓣口面积由经食管超声心动图直接描记测量

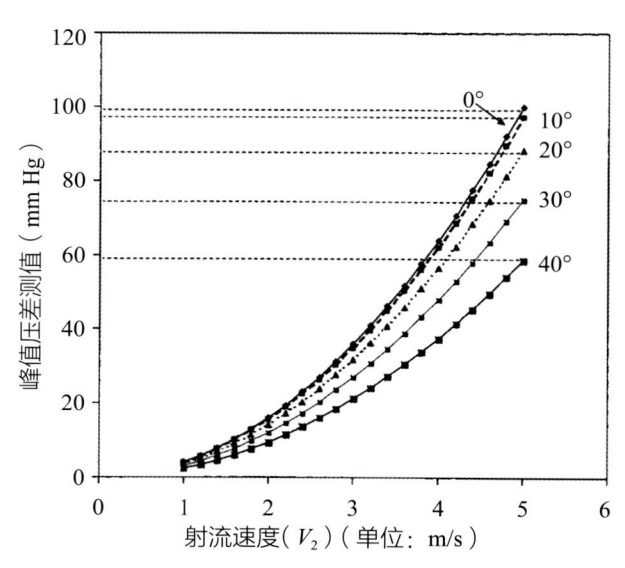

▲ 图 10-19　血流与声束夹角（入射角，θ）对测量流速的影响

当夹度为 0° 时（最上方曲线），Bernoulli 方程测量压差最为准确，随着 θ 角增加，低估程度越来越大（详见正文）

一定程度上避免这种误判，平均压差与心导管测值和超声心动图测值的相关性均较好。最后，还应意识到跨瓣压差是血流动力学参数，它随心率、负荷状态、血压以及心肌力学状态的不同而变化。图 10-20 显示心律不齐患者射流速度的变化，每个心动周期得出的峰值压差都不同，为 35～100mmHg。如果在不同的日子进行检查，相应结果也会不同，因此也就毫不惊讶那些心导管与超声心动图同时检查的研究中，两者数据结果的相关性最好。当心导管与多普勒超声结果不同时，可能两者都正确，只是反映出压差在不同时间点的变化。

高估压差虽然比较少见，但也可能发生，通常是由于测量错误的血流信号所致。例如，二尖瓣反流与主动脉瓣重度狭窄的频谱形状相似，并且血流位置和方向也相似，因此两者可能混淆。

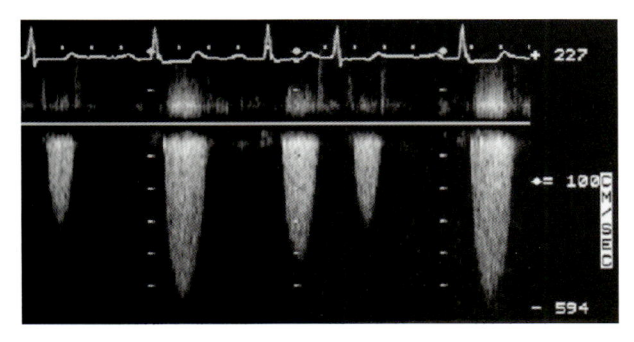

▲ 图 10-20 多普勒超声记录 1 例主动脉瓣狭窄合并心律失常患者的瓣口射流频谱。注意瓣口射流速度的变化，其快慢受到每搏量和 R-R 间期提前的影响（详见正文）

为避免出现上述错误，应来回移动探头，直至可以对其进行明确地区分才开始记录两者的频谱。另一鉴别要点是血流时相的不同（图10-21），二尖瓣反流持续时间更长，始于等容收缩期，持续至等容舒张期。

多数情况下，主动脉瓣狭窄超声心动图的完整评价还应包括连续性方程测定主动脉瓣瓣口面积。根据质量守恒定律，主动脉瓣近端（左心室流出道）每搏量与通过狭窄瓣口的每搏量相等。每搏量等于横截面积（cross-sectional area, CSA）乘以时间速度积分（time velocity integral, TVI），因此瓣口面积的连续性方程如下所示。

$$AV_{area} = CSA_{OT} \times TVI_{OT}/TVI_{AS} \quad （公式 10-4）$$

如图 10-22 所示，计算主动脉瓣瓣口面积必须测量以下 3 个数据：①左心室流出道（outflow tract，OT）的横截面积；②左心室流出道血流的时间速度积分；③主动脉瓣狭窄射流的时间速度积分。

通常假设左心室流出道横截面的形态为圆形，在胸骨旁长轴切面测量其直径，并通过以下公式计算其横截面积。

$$面积 = \pi r^2 \quad （公式 10-5）$$

公式中 r 为半径（单位为 cm）。准确测量左心室流出道内径非常重要，因为面积取决于半径的平方，即使测量直径的误差很小，也会导致最终结果的明显错误。瓣环越小，错误测量造成的

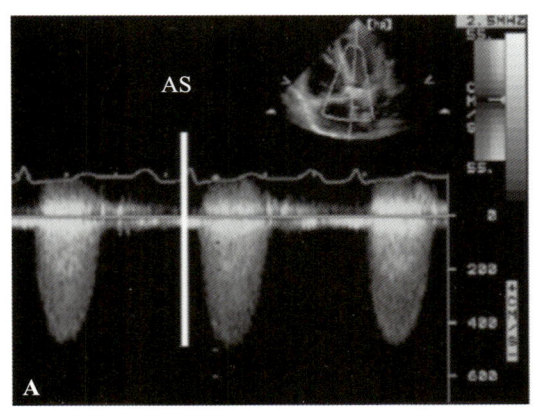

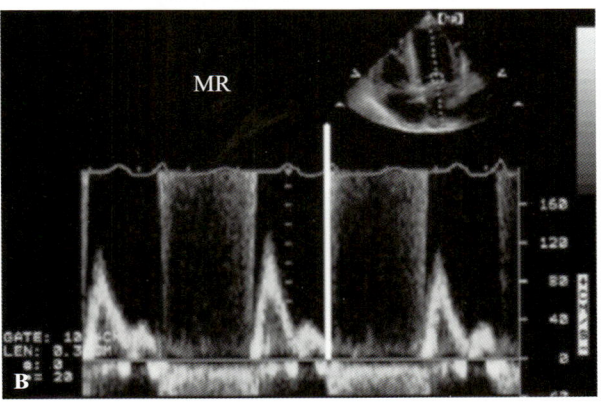

▲ 图 10-21 主动脉瓣狭窄（AS）和二尖瓣反流（MR）的血流频谱有时可能混淆。区分两者的方法之一是血流时相

A. 主动脉瓣瓣口射流起始于等容收缩期之后。垂直线正对心电图的 QRS 波，注意垂直线和射流频谱之间的时间间隙；B. 由于二尖瓣反流始于等容收缩期，因此垂直线与二尖瓣反流的起始时间一致。此外，和主动脉瓣狭窄的射流相比，二尖瓣反流的持续时间更长（直至等容舒张期）

误差相对比例越大。导致误差的可能原因包括图像质量、瓣环钙化（使其形态难以分辨）而未测量到真正的内径。重要的是，近年来随着经导管主动脉瓣置入术（transcatheter aortic valve implants，TAVI）中 CT 血管造影测量使用的增加，发现左心室流出道通常并非圆形，而是前后径相对扁平、左右径较宽（图 10-23）。二维超声心动图是在长轴切面（从前向后）测量内径，因此会在一定程度上低估流出道面积。如图所示，低估 LVOT 内径（超声测量）会导致低估流出道截面积和主动脉瓣瓣口面积，而导致提示的狭窄程度

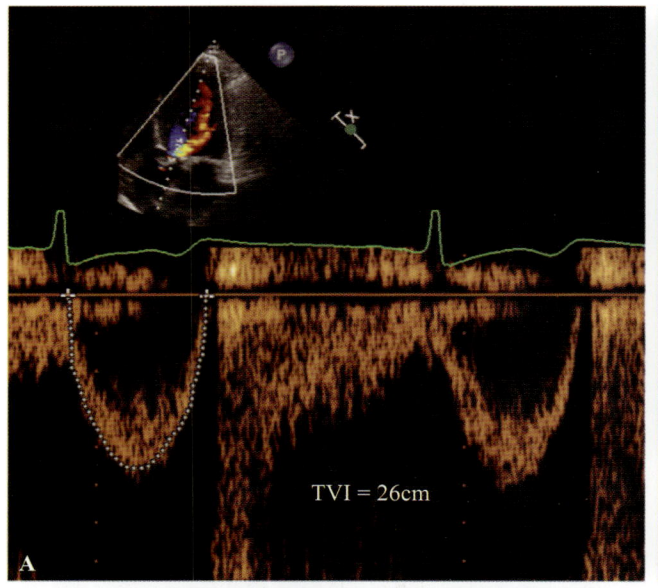

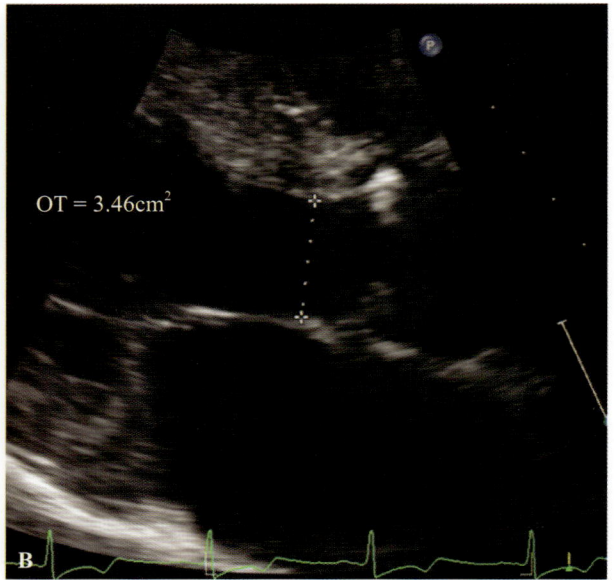

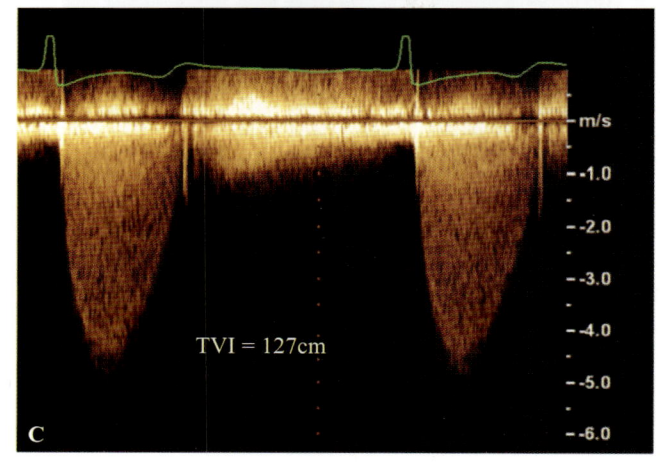

▲ 图 10-22 主动脉瓣瓣口面积的计算方法

A. 左心室流出道脉冲多普勒曲线下面积提示时间速度积分（TVI）为 26cm；B. 流出道（OT）面积 3.46cm²；C. 连续多普勒显示主动脉瓣狭窄射流，峰值速度 4.7m/s，TVI 为 127cm。因此瓣口面积是 0.7cm²

$$AV\ area = \frac{TVI_{OT} \times Area_{OT}}{TVI_{AV}}$$

"Small" Area$_{OT}$ → "Small" AV area

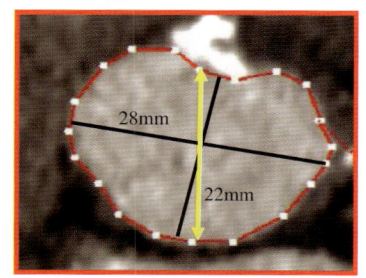

圆形：3.8cm²
椭圆：4.9cm²

▲ 图 10-23 主动脉瓣狭窄患者的左心室流出道 CT 图像

因为截面并非圆形，所以从胸骨旁长轴切面测量 LVOT 的内径（黄箭）来计算面积会小于 CT 图像测得的真实面积。在本例中，超声对 LVOT 面积约低估 20%
LVOT. 左心室流出道；TVI. 时间速度积分

比实际情况更严重。如果条件允许，为避免这种可能的误差原因，建议使用 CT 血管造影或三维超声心动图，可以显示与脉冲多普勒测速相同的扫查平面，并精确测量左心室流出道面积。

在心尖切面使用脉冲多普勒测量左心室流出道时间速度积分，取样容积须置于流出道内靠近瓣膜处，此处仍为层流且没有加速通过瓣膜。然后用连续多普勒测量狭窄射流频谱。分别描记流出道与狭窄射流频谱，得出时间速度积分。如果左心室流出道内径单位使用 cm，则主动脉瓣瓣口面积单位为 cm²。由于通过流出道和瓣膜的血流持续时间相同，连续性方程中的时间速度积分可分别由各自的最大速度代替，连续性方程则简化为如下公式。

$$AV_{area} = CSA_{OT} \times V_{OT}/V_{AS} \quad (公式 10-6)$$

此公式操作简便，且计算的瓣口面积与完整公式（公式 10-4）的准确性相同。

同 Bernoulli 方程一样，连续性方程法的准确性也被多个临床和体外研究证实。表 10-3 列举了一部分证实应用连续性方程法计算主动脉瓣瓣口面积准确性的研究。连续性方程为评价主动脉瓣狭窄程度提供了一个准确并且可重复的方法，它与有创性检查运用 Gorlin 公式计算的数据相关性较好。但是，在流率很低时，连续性方程与 Gorlin 公式的相关性不高，尽管此时两者均会高估瓣口的狭窄程度。应用连续方程法除了准确测量流出道面积比较困难之外，还要考虑其他可能的误差来源。流出道面积和血流必须在同一水平进行测量。由于流出道面积通常是在胸骨旁左心长轴切面测量，而流出道血流在心尖切面测量，因此必须设立一种规范来确保 2 次测量在同一水平。临床实践中，于心尖切面，将取样容积置于左心室流出道内，逐渐从心尖向主动脉瓣方向移动，直至血流开始加速，此处峰值流速增加并出现湍流。然后再将取样容积逐渐向心尖方向移动，直到血流信号变为层流并且加速消失，此处即进行左心室流出道血流频谱测量的位置。

与 Bernoulli 方程相比，连续性方程在评价主动脉瓣狭窄方面有 2 个突出优势。当主动脉瓣狭窄与反流并存时，收缩期通过瓣口的每搏量增加，导致跨瓣压差增高，但连续性方程不受反流影响。更重要的是，重度主动脉瓣狭窄时，左心功能不全可导致每搏量减少，从而导致跨瓣压差降低，连续性方程同样相对不受影响，仍可准确测量瓣口面积。如图 10-24 所示，1 例主动脉瓣狭窄合并左心功能不全患者，主动脉瓣射流仅为 2.9m/s，Bernoulli 方程计算峰值压差约为 33mmHg。但由于每搏量减少（左心室流出道时间速度积分为 11cm），计算主动脉瓣瓣口面积为 0.6cm²。本例中，如果单独靠峰值压差而不计算瓣口面积，将造成主动脉瓣狭窄程度的显著低估。图 10-25 显示了另一例严重左心功能不全

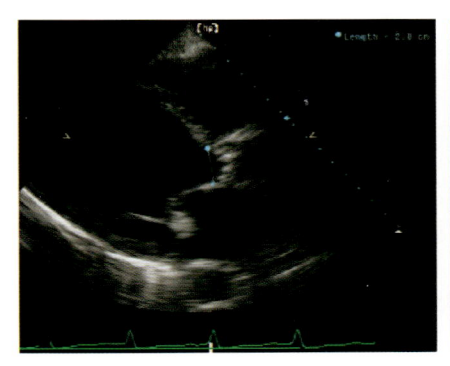

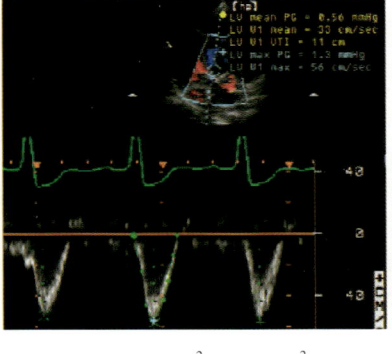

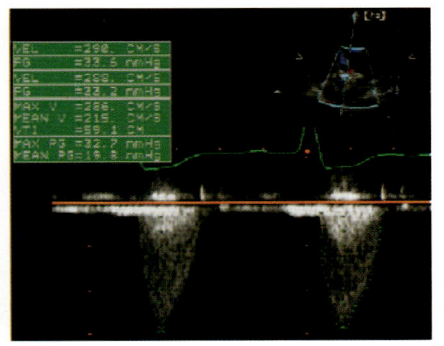

$CSA_{OT} = 3.14 \times 1^2 = 3.14 cm^2$
$TVI_{OT} = 11 cm$
$TVI_{AS} = 59 cm$
$AVA = \dfrac{3.14 cm^2 \times 11 cm}{59 cm}$
$CSA = 0.6 cm^2$

▲ 图 10-24 连续性方程计算主动脉瓣狭窄并左心室功能不全患者的主动脉瓣瓣口面积（AVA）
左图为胸骨旁长轴切面测量流出道内径。中图为记录 LVOT 流量，测量 TVI。右图为主动脉瓣瓣口射流速度和 TVI。最终计算主动脉瓣瓣口面积为 0.6cm²（详见正文）
CSA. 横截面积；TVI. 时间速度积分

病例，主动脉瓣射流平均压差只有 20mmHg，但瓣口面积明显缩小至 0.77cm²。当然还应注意到，瓣膜和主动脉瓣瓣环的严重钙化会使流出道内径的测量较为困难。上述 2 个示例说明了连续性方程的重要性，如果单独依靠压差，将造成主动脉瓣狭窄程度的严重低估。连续性方程相对不受低流量的影响，不论每搏量正常或降低均可准确判断瓣口面积。在多数情况下，准确测量压差足以做出临床判断，但主动脉瓣瓣口面积的测量亦很重要，尤其是合并主动脉瓣大量反流和（或）左心功能不全的患者。

图 10-26 为流速、每搏量和主动脉瓣瓣口面积三者之间的关系曲线图。这 2 条曲线比较了不同流率时压差与主动脉瓣瓣口面积的关系，其中流率由左心室流出道的不同峰值流速代表（1.2m/s 和 0.8m/s）。每条曲线描绘特定血流量（或每搏量）时流速与瓣口面积之间的相关性。A 点为左心室功能正常时，主动脉瓣中度狭窄峰值压差为 56mmHg，相应瓣口面积为 1.0cm²，左心室流出道峰值流速为 1.2m/s。若每搏量突然减少（如心

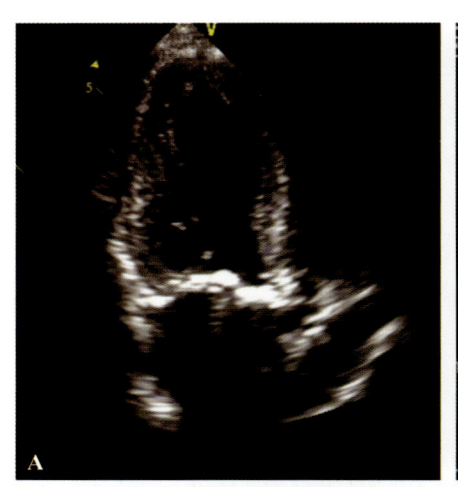

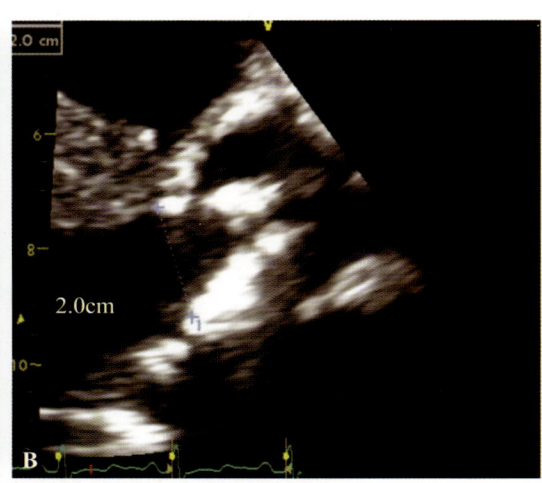

◀ 图 10-25 主动脉瓣钙化并狭窄患者，伴严重左心室功能不全

此病例显示了应用连续性方程计算主动脉瓣瓣口面积的重要性（详见正文）

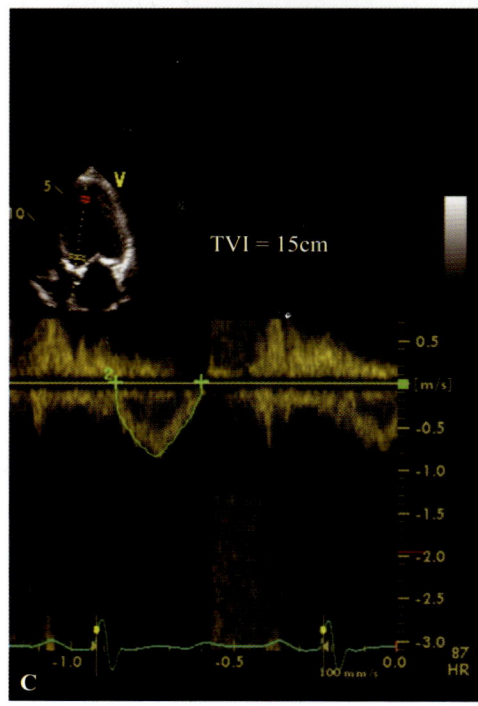

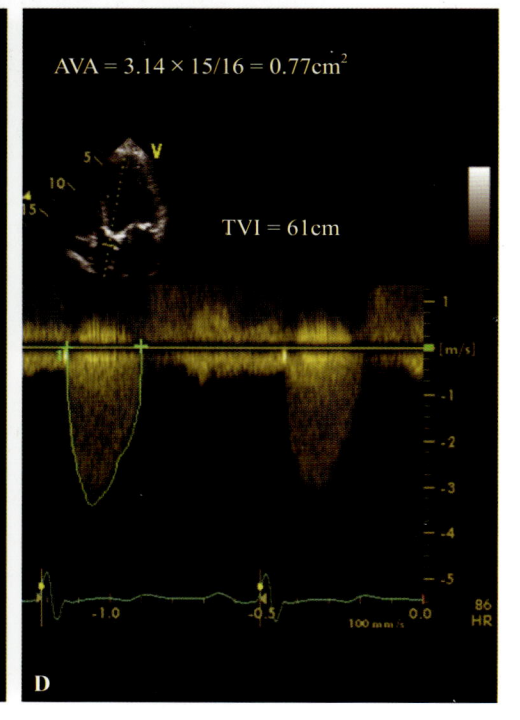

肌梗死后），以左心室流出道峰值流速降至 0.8m/s 代表每搏量减少，则从 A 点移至 B 点。因为主动脉瓣狭窄的程度不变，此时峰值压差降至 23mmHg，而主动脉瓣瓣口面积仍为 1.0cm²。同样，在左心功能不全的情况下，如主动脉瓣狭窄进展至重度（C 点，瓣膜面积为 0.7cm²），峰值压差才会到 56mmHg。图 10-27 为 1 例主动脉瓣重度狭窄且左心室射血分数正常的老年患者，拒绝手术干预，3 年后复查超声心动图提示进展为左心室收缩功能减低。初诊时平均压差为 46mmHg，瓣口面积为 0.6cm²，符合主动脉瓣重度狭窄。患者 3 年后出现心力衰竭，左心室功能明显下降，射血分数为 35%。虽然压差无明显变化（45mmHg），但每搏量从 76ml 下降至 50ml，计算主动脉瓣瓣口面积为 0.44cm²。

（三）主动脉瓣狭窄的其他定量方法

前面已经讨论了 Bernoulli 方程和连续性方程，这 2 个定量测量方法已能提供足够的定量诊断信息，因此其他参数尽管也有价值，但临床并不常用。主动脉瓣阻力（aortic valve resistance）是一个相对不依赖流量的评价主动脉瓣狭窄程度的参数，它取决于平均压差和平均流率的比值，计算如下所示。

阻力 = （ΔP_{mean}/Q_{mean}）× 1333（公式 10-7）

平均阻力与瓣口面积的关系可由以下公式计算。

阻力 = 28$\sqrt{平均压差_{mean}}$ / 主动脉瓣瓣口面积

（公式 10-8）

诸多研究已证实主动脉瓣阻力与主动脉瓣瓣口面积密切相关。目前尚未发现此方法相对于连续性方程的优势。

另一种较新的主动脉瓣狭窄定量方法是计算左心室每搏做功损耗（stroke work loss，SWL）。SWL 计算公式如下所示。

SWL（%） = （100 × ΔP_{mean}）/（ΔP_{mean}+SBP）

（公式 10-9）

公式中 SBP 为收缩压，ΔP_{mean} 是主动脉瓣平均压差。SWL 的单位为百分比。其原理是左心室在收缩期做功来维持主动脉瓣开放和向主动脉射血，它取决于主动脉瓣的僵硬程度，而受血流量的影响较小。图 10-28 显示了 1 例患者不是由于主动脉瓣狭窄，而是因为每搏量降低而导致主动脉瓣开放幅度变小的示例，强调了血流量与瓣膜活动之间的关系。

SWL 计算方法相对简单，只需要多普勒测量主动脉瓣平均跨瓣压差和测量收缩压即可。主动脉瓣正常时，只需较少做功便可维持主动脉瓣收缩期开放状态，因此通过左心室压力计算出的左心室做功量与通过主动脉压力计算出来的主动脉做工量相差不大。在主动脉瓣狭窄时，部分做功必须用于僵硬主动脉瓣的开放，其结果是总做功被部分消耗或浪费。SWL 是左心室做功与有效做功之差。一项研究比较了用来估计主动脉瓣狭窄程度的不同血流动力学方法及其预测症状和结局的作用，结果提示 SWL 是预测症状和结局的最好指标之一。以 > 25% 作为截断值可有效区分患者的预后好坏。同样，尽管 SWL 在理论上很具有吸引力，但实际应用有限。

（四）主动脉瓣狭窄严重程度的定义

有许多参数可以用来定量评估瓣膜狭窄的严重程度。尽管如此，对个体的严重程度判断必须

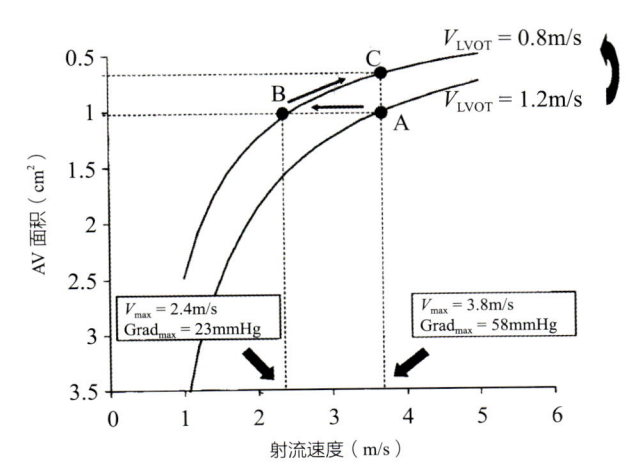

▲ 图 10-26 压差、主动脉瓣瓣口面积和每搏量之间的关系曲线（详见正文）

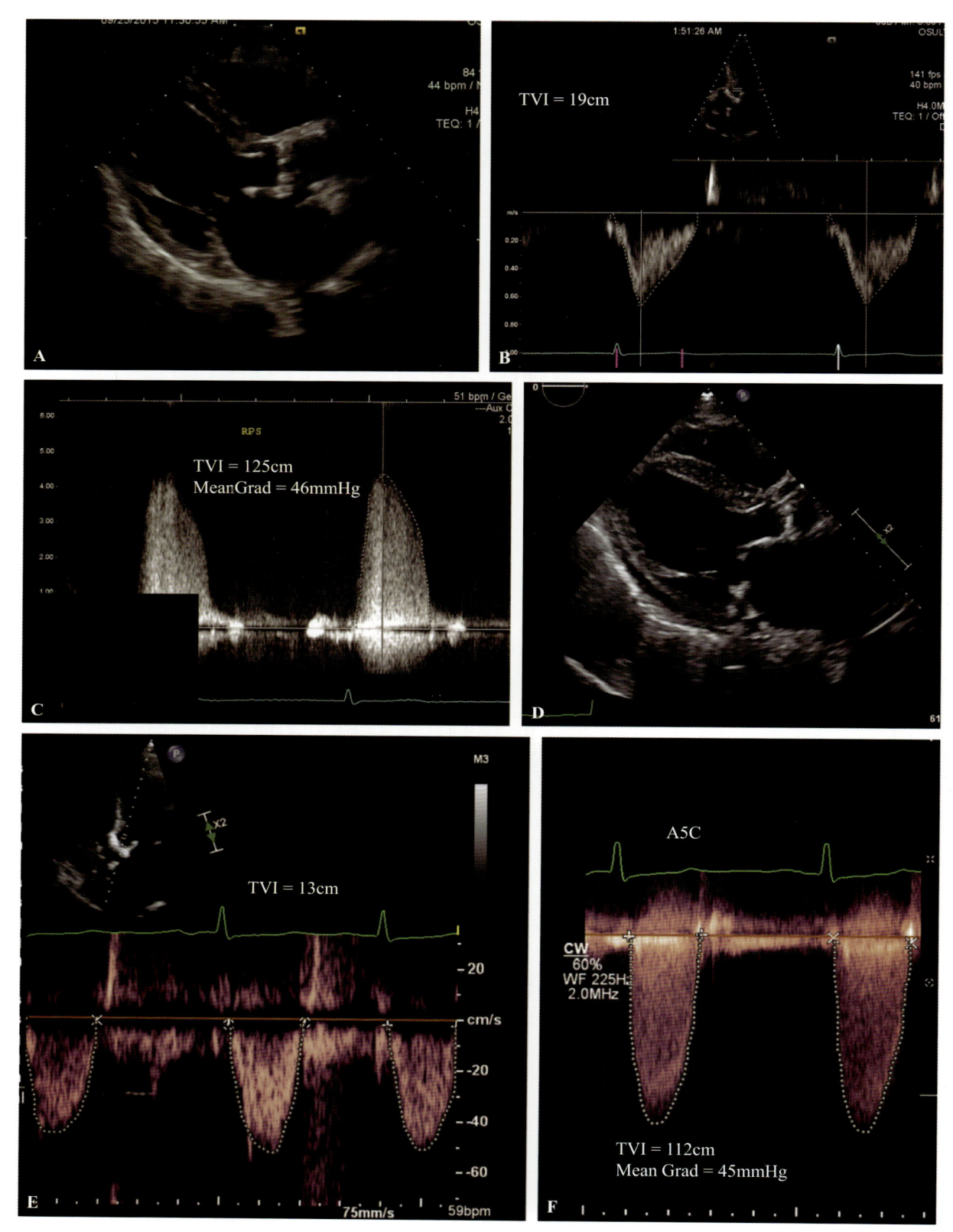

▲ 图 10-27 1 例主动脉瓣重度狭窄患者的系列评估，前期无临床症状
A 至 C. 初诊时超声图像；D 至 F. 3 年后复查超声图像（详见正文）
TVI. 时间速度积分；Mean Grad. 平均压差

考虑到混杂因素。正常成人主动脉瓣瓣口面积为 3.0~4.0cm²（表 10-4）。通常瓣口面积要减少到正常的 1/4 以下或减少至 0.75~1.0cm² 时，主动脉瓣狭窄患者才会出现明显的临床症状。随着病情发展，瓣口面积逐渐减小，面积的微小变化可能造成血流动力学的显著变化。随着狭窄严重程度的进展，精确测量愈发困难，极小的测量误差也会造成巨大的临床影响。瓣口面积和严重程度的关系也受患者体型的影响，例如，体型较大的患者，主动脉瓣瓣口面积为 0.9cm² 即可能是"重度"狭窄，但对于体型较小的患者可能只是"中度"狭窄。瓣口面积和临床症状之间也存在不一致，这是影响临床决策的另一个非常重要的因素。

基于以上背景，严重程度的定义具有明显的局限性。美国心脏病学会/美国心脏瓣膜学会相关指南将主动脉瓣重度狭窄定义为平均压差 ≥40mmHg 或瓣口面积≤1.0cm²。如上所述，压差本身是流量依赖性的，如果流量（即每搏量）减少，压差和瓣口面积之间将不再相关。然而，即使在正常流量下，压差与瓣口面积的关系也是不一致的。一项大型研究（Minners 等，Heart.2010）讨论了主动脉瓣狭窄且每搏量正常的患者多普勒测量的平均压差与瓣口面积的关系。假设心排血量、射血时间和心率正常，有相当数量的患者的分级结果不一致。例如，瓣口面积为 1.0cm² 时，对应平均压差为 22mmHg（而非 40mmHg），平均压差为 40mmHg 时，对应瓣口面积为 0.74cm²（图 10-29）。这些差异只有一部分可以用左心室每搏量指数（left ventricular stroke volume index）降低来解释。很显然，没有一个单一的主动脉瓣狭窄定义标准适用于所有人。临床医生必须意识到这些局限性并考虑包括超声心动图和临床在内的所有参数，方能正确判断病情轻重并做出合适的临床决策。

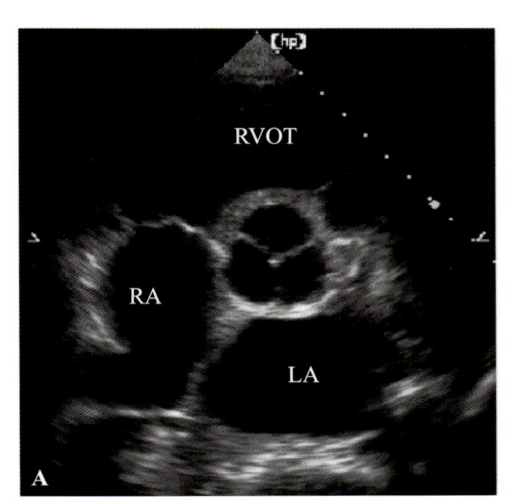

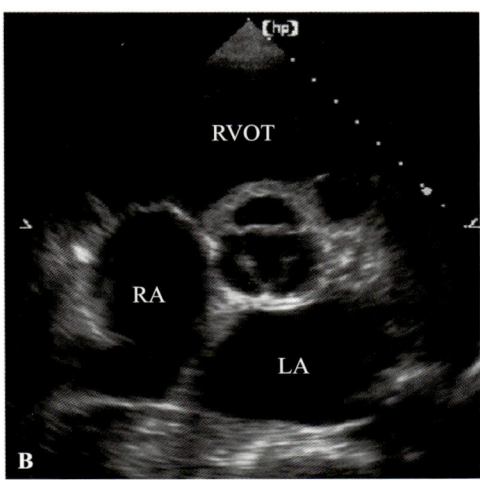

◀ 图 10-28 主动脉瓣水平短轴切面显示血流对瓣膜活动的影响。这是一例严重左心室功能不全患者，每搏量减少

A. 舒张期主动脉瓣处于闭合状态；B. 收缩中期，由于通过瓣口的血流量减少，瓣膜开放幅度变小。患者瓣膜并无狭窄，这种活动相对减弱是每搏量减少的结果

RVOT. 右心室流出道；RA. 右心房；LA. 左心房

表 10-4 主动脉瓣狭窄严重程度的定义

	正 常	狭 窄 轻度	狭 窄 中度	狭 窄 重度
平均压差（mmHg）	0	<25	25~40	>40
峰值压差（mmHg）	0	<35	35~60	>60
瓣口面积（cm²）	3.0~4.0	1.6~3.0	1.0~1.5	<1.0

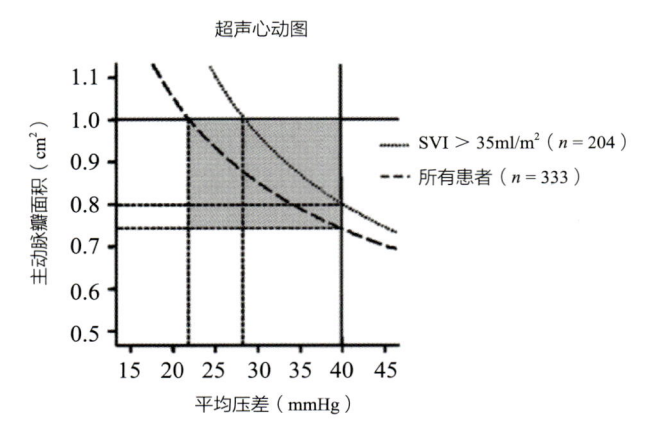

▲ 图 10-29 低每搏量和正常每搏量患者主动脉瓣狭窄严重程度分级的差异大小。本图将多普勒超声测得的平均压差与瓣口面积的结果进行了比较（详见正文）

经许可转载自 BMJ Publishing Group Ltd. Miners J, Allgeier M, Gohlke-Baerwolf C, et al. Inconsistent grading of aortic valve stenosis by current guidelines: haemodynamic studies in patients with apparently normal left ventricular function. *Heart*. 2010;96(18):1463–1468. © 2010 BMJ Publishing Group Ltd and the British Cardiovascular Society 版权所有

（五）主动脉瓣狭窄分期

最新发表的 AHA/ACC 心脏瓣膜指南定义了瓣膜病的 4 个发展阶段：A 期，无病，但有发病风险；B 期，进展性，包括无症状的轻中度病变；C 期，重度病变但无症状；D 期，重度病变且有症状（表 10-1）。对于主动脉瓣狭窄，C 期进一步分为 C_1 期，重度但无症状，每搏量正常；C_2 期，重度但无症状，伴左心功能不全（EF < 50%），D 期进一步分为：D_1 期，高压差；D_2 期，低血流 - 低压差（EF 降低）；D_3 期，矛盾性低血流（EF 正常）。

前面已经讨论过评估低血流 - 低压差主动脉瓣狭窄（D_2 期）存在困难。因为压差的血流量依赖性，每搏量（和射血分数）降低的患者不论瓣口面积如何，压差均低于预估值，因此会低估了狭窄的严重程度。此外，在血流量非常低时，瓣口开放幅度也可能降低，但并非因为严重狭窄所致。因此对于低血流患者，使用压差评估容易低估狭窄的严重程度，而使用瓣口面积又可能高估狭窄的严重程度（图 10-24 和图 10-25）。

在这类患者，对于轻至中度主动脉瓣狭窄但合并低血流（如心肌病患者）从而主动脉瓣瓣口开放幅度进一步减小，以及实际是重度主动脉狭窄但合并每搏量降低从而跨瓣压差也降低，在鉴别上比较困难。负荷超声心动图从 5μg/(kg·min) 至 20μg/(kg·min) 逐步增加多巴酚丁胺的注射剂量（以增加通过狭窄瓣口的血流量），可能有助于两者的鉴别。与多巴酚丁胺经典使用方案相比，在这种情况下，推荐多巴酚丁胺注射过程延长为 5min，以使血流动力学稳定后再测量。假如瓣叶相对柔软（轻 - 中度狭窄），那么每搏量增加时瓣口面积也会相应增加，当注射过程中瓣口面积增加到 > 1.0cm² 时，则考虑符合主动脉瓣轻至中度狭窄（图 10-30）。而真正的主动脉瓣重度狭窄患者，随着多巴酚丁胺的注射，瓣口面积始终不会发生变化，并且随着多巴酚丁胺注射的剂量增大，左心室流出道和瓣口射流的峰值流速成比例的增高，且流出道与瓣口流速比值保持不变。这个试验在患者心脏有收缩储备时最为有用，定义为多巴酚丁胺可使每搏量增加 20% 以上。真正的重度主动脉瓣狭窄被定义为瓣口面积 < 1.0cm² 时，峰值流速增快 ≥ 4m/s 或平均压差 > 30~40mmHg。在较轻程度的狭窄时，流出道流速的增加比瓣口流速的增加更明显（因为瓣口面积功能性增加），此时流出道与瓣口流速比值将大于基础值，瓣口射流峰值流速不超过 4m/s。多巴酚丁胺试验的另一种可能反应是左心室不能扩张，此时无论是压差还是瓣口面积都没有显著变化。约 1/3 患者可能出现这种情况，通常是由于严重冠状动脉疾病或以往的梗死或瘢痕形成的结果。这种患者的总体预后较差，并且有较高的手术风险。表 10-5 总结了主动脉瓣狭窄患者多巴酚丁胺试验的不同反应。3 种示例的基线状态均显示左心室流出道速度降低（提示每搏量减少），峰值射流速度 3.0m/s（静息状态下峰值压差为 36mmHg）。第 1 种情况时，多巴酚丁

▶图 10-30 主动脉瓣中度狭窄伴有左心室功能不全患者

	基线	10μg/(kg·min)	20μg/(kg·min)
LVOT	0.7cm/s SV = 45ml	0.8cm/s SV = 57ml	1.0cm/s SV = 76ml
AS Jet	2.3cm/s PG = 21mmHg AVA = 0.9cm²	2.6cm/s PG = 27mmHg AVA = 0.95cm²	3.2cm/s PG = 41mmHg AVA = 1.1cm²

在基线水平，峰值压差（PG）为 21mmHg，由于每搏量（SV）为 45ml，主动脉瓣瓣口面积（AVA）为 0.9cm²。注射多巴酚丁胺后，左心室流出道（LVOT）和主动脉瓣狭窄（AS）的射流速度都增加，提示具有左心室收缩储备。虽然峰值压差（PG）上升至 41mmHg，但 AVA 也相应增加至 1.1cm²，说明主动脉瓣狭窄并不严重

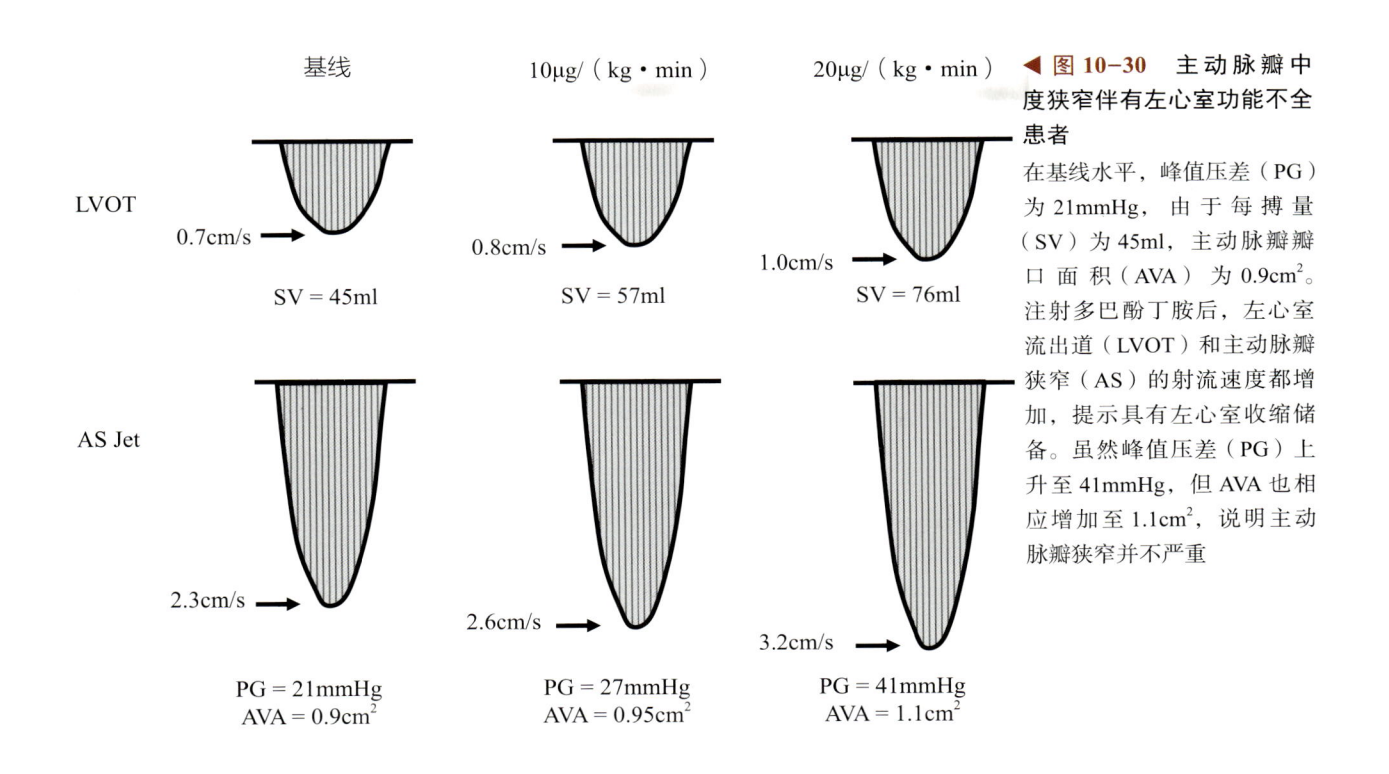

表 10-5 主动脉瓣狭窄伴有左心功能不全患者多巴酚丁胺负荷超声心动图结果

基线状态			小剂量			中等剂量			备 注
LVOT 速度	瓣口射流速度	峰值压差	LVOT 速度	瓣口射流速度	峰值压差	LVOT 速度	瓣口射流速度	峰值压差	
0.6	3.0	36	0.8	4.0	64	1.0	5.4	100	重度 AS 伴有左心功能不全
0.6	3.0	36	0.8	3.2	41	1.0	3.4	46	中度 AS 伴有左心功能不全
0.6	3.0	36	0.8	3.0	36	0.6	3.0	36	AS 伴有左心功能不全，且缺乏收缩储备

速度单位为 m/s；压差单位为 mmHg
AS. 主动脉瓣狭窄；LOVT. 左心室流出道

胺使左心室收缩力增强，从而每搏量增加，继而压差增加至 64mmHg，符合重度狭窄。第 2 种情况时，仍有一定的左心室收缩储备，每搏量增加，但压差增加的幅度较小，未超过 60mmHg，符合中度狭窄。第 3 种情况表现为缺乏收缩储备，流出道或瓣口射流的速度均无明显变化。

如图 10-31 所示，静息状态时主动脉瓣峰值压差为 30mmHg，左心室流出道血流速度为 0.6m/s，符合每搏量减少。注射多巴酚丁胺以后，流出道速度与瓣口射流速度均逐步增加。尽管每搏量有所增加，但流出道与瓣口射流的速度比值却没有变化，且峰值压差上升至 60mmHg。这些表现支持主动脉瓣重度狭窄的诊断。如图 10-32 所示，左心功能不全患者注射多巴酚丁胺期间，瓣口压差明显增加。在这种情况下，静息状态时平均压差和峰值压差分别为 31mmHg 和 48mmHg，注射多巴酚丁胺后相应增加至 50mmHg 和 90mmHg，考虑为主动脉瓣重度狭窄。

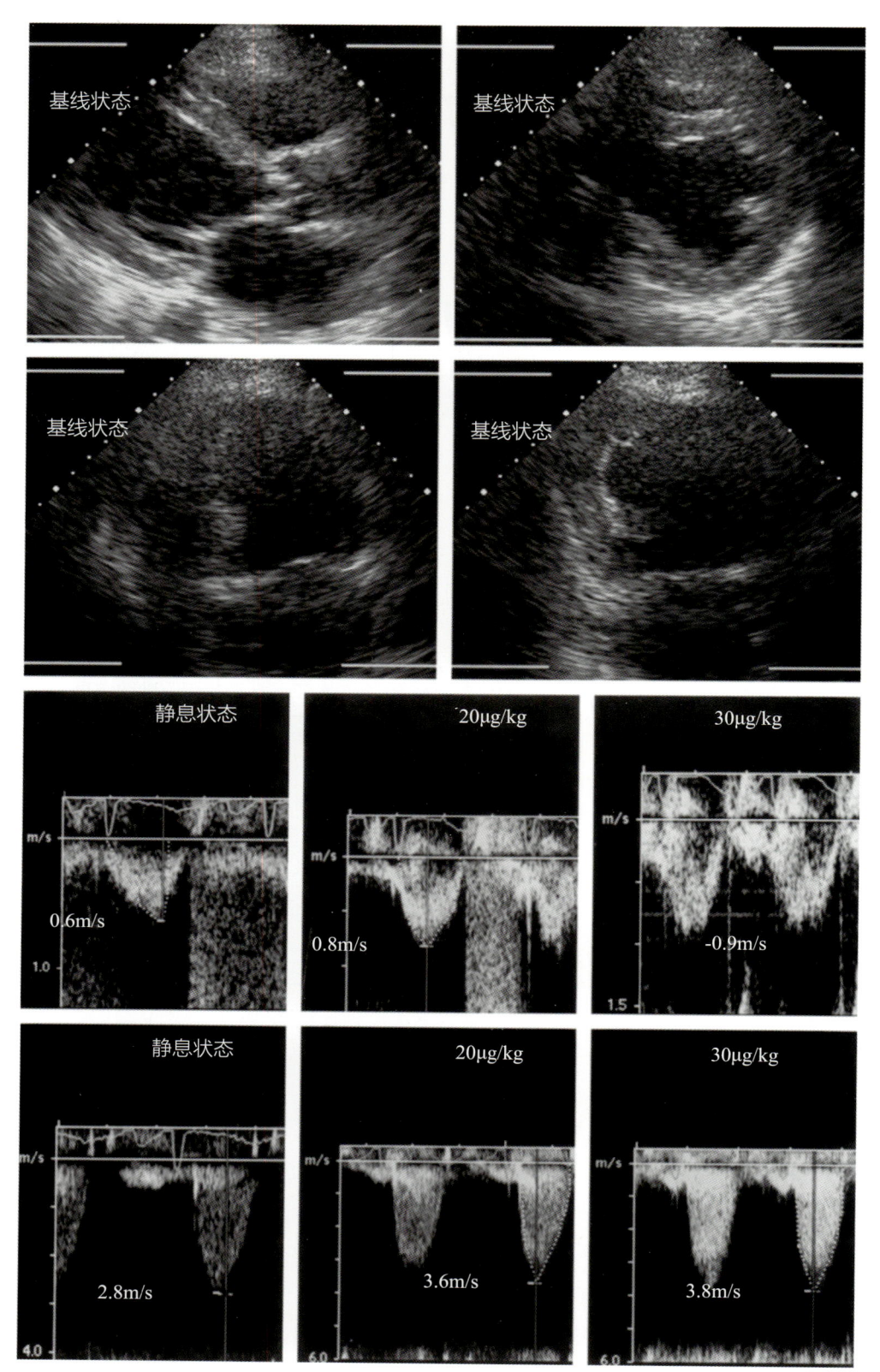

▲ 图 10-31 多巴酚丁胺负荷超声心动图评估左心室功能不全伴有主动脉瓣狭窄患者的狭窄严重程度

上半部分：二维超声心动图显示明显的左心功能不全。下半部分：多普勒超声记录静息状态下，注射多巴酚丁胺 20μg/（kg·min）和注射多巴酚丁胺 30μg/（kg·min）时，左心室流出道（上图）和主动脉瓣瓣口（下图）的射流速度（详见正文）

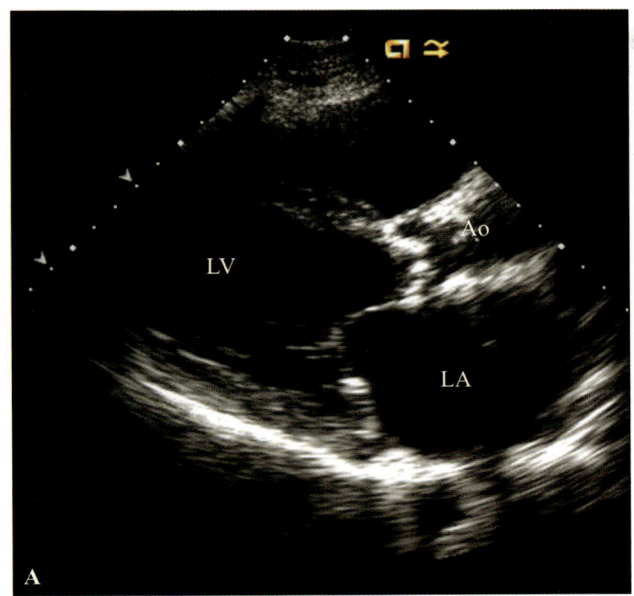

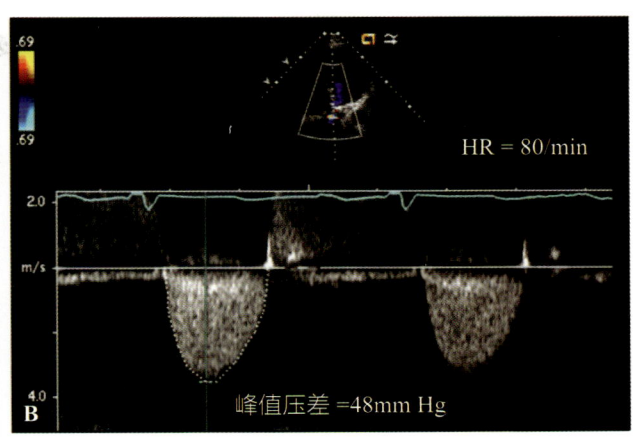

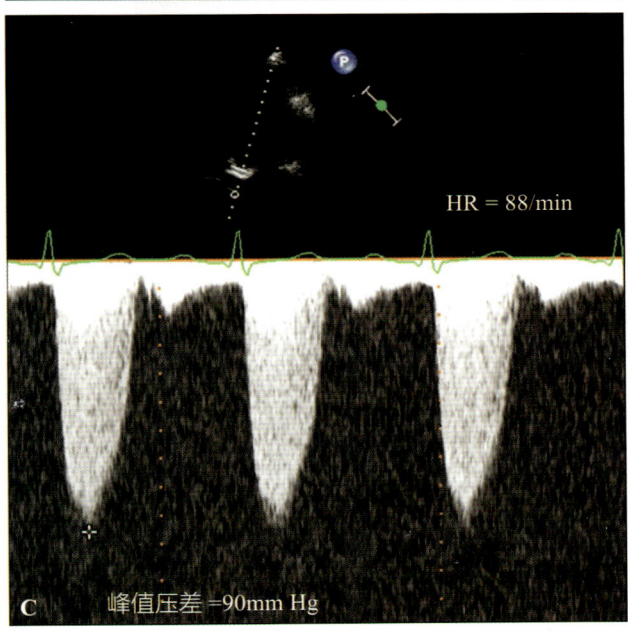

第 10 章 主动脉瓣疾病
Aortic Valve Disease

▲ 图 10-32 1 例缺血性心肌病伴有主动脉瓣狭窄的老年患者

A. 在基线水平，左心室收缩功能降低；B. 多普勒超声检查提示中度狭窄，平均压差和峰值压差分别为 30mmHg 和 48mmHg；C. 多巴酚丁胺负荷试验过程中，收缩力增加仅引起心率中等程度增加，然而平均压差和峰值压差分别增加至 48mmHg 和 90mmHg，提示重度狭窄

LV. 左心室；Ao. 主动脉；LV. 左心房

矛盾性低流量 - 低压差（paradoxical low-flow，low-gradient）（射血分数正常）主动脉瓣狭窄（D_3 期）是最近提出的概念。它定义为 AV 面积 < 1.0cm²，平均压差 < 40mmHg，但射血分数 > 50%。多数情况下是每搏量指数（stroke volume index）降低（≤ 35ml/m²）的结果，尽管此时射血分数"正常"。为了理解这种情况，重要的是记住，压差和瓣口面积两者之间的关系取决于流率，而不是射血分数。虽然大部分患者流率与射血分数相关，但也并非总是如此。例如，左心室容积缩小但室壁肥厚，每搏量显著减少，但射血分数可能正常。每搏量与射血分数的关系如图 10-33 所示。相同的射血分数可能伴有不同的每搏量，而这取决于左心室的大小（舒张末期容积）。再次重申，决定压差和瓣口面积关系的是每搏量，而非射血分数。射血分数正常但每搏量减少的另一种情况则是重度二尖瓣反流。

矛盾性低流量 - 低压差性主动脉瓣狭窄占狭

窄病例的 10%～25%，最常见于患有糖尿病和高血压的老年女性患者——这些因素都会导致左心室容积缩小而室壁肥厚，典型表现为左心室舒张功能减低和整体纵向应变降低，继而出现血流动力学异常和症状进展。

这类患者的超声心动图评估始于操作者认识到尽管射血分数正常，但患者的跨瓣压差和瓣口面积间存在不一致，此时应考虑到两种可能性——矛盾性低流量－低压差性主动脉瓣狭窄，或主动脉瓣中度狭窄（由平均压差＜40mmHg反映）但瓣口面积测量存在误差（由瓣口面积＜1.0cm^2 反映）。区分这 2 种情况的关键在于仔细而准确地确定每搏量（以体表面积标化）。如图 10-34 所示，应用脉冲频谱多普勒记录 LVOT 血流时，取样容积必须放在瓣口下方、血流加速之前。流出道内径的测量也应在同一水平。如果体表面积标化后的每搏量≤35ml/m^2，则属于矛盾性低流量－低压差性主动脉瓣狭窄。另一病例如图 10-35 所示，在该例患者，尽管平均压差仅有 18mmHg，但计算得到的主动脉瓣瓣口面积为 0.6cm^2。

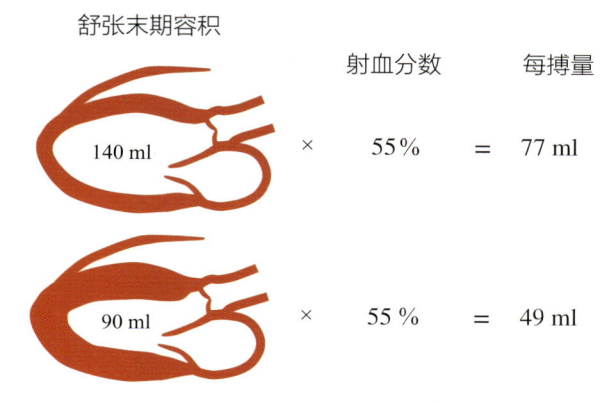

▲ 图 10-33 每搏量与射血分数之间的关系取决于左心室容积，尤其是舒张末期容积。上图显示左心室容积正常、射血分数 55% 时，每搏量为 77ml。下图显示左心室室壁肥厚，容积缩小，射血分数不变时每搏量仅为 49ml

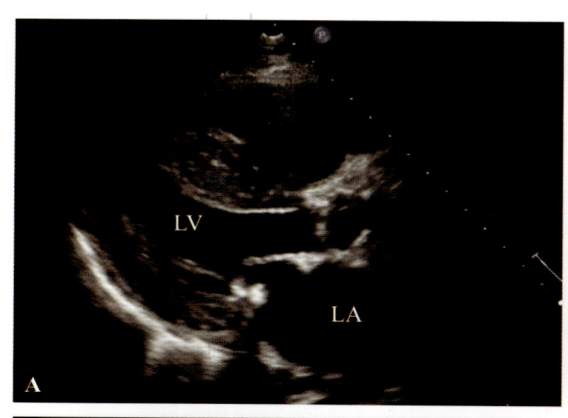

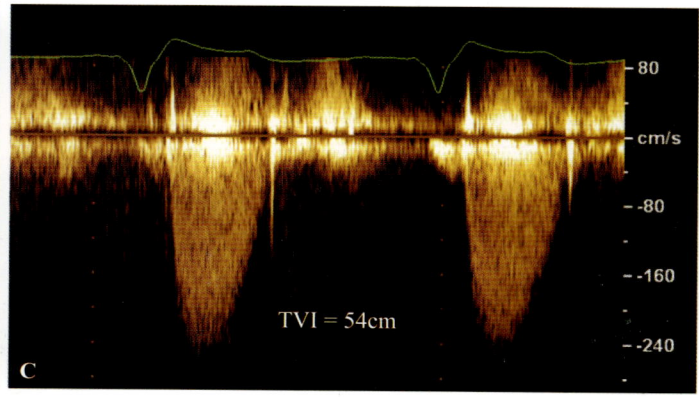

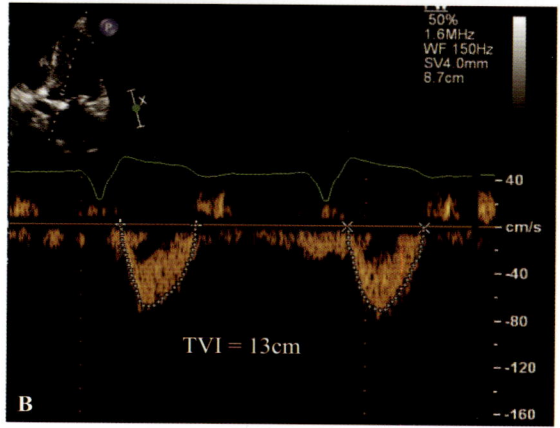

▲ 图 10-34 矛盾性低流量－低压差性主动脉瓣狭窄病例
图 A 示胸骨旁左心长轴切面左心室室壁增厚，收缩功能正常，收缩末期心腔缩小。应用左心室流出道（B）和主动脉瓣（C）多普勒频谱计算瓣膜面积，尽管主动脉瓣峰值压差仅有 23mmHg，但瓣口面积为 0.7cm^2
LV. 左心室；LA. 左心房；TVI. 时间速度积分

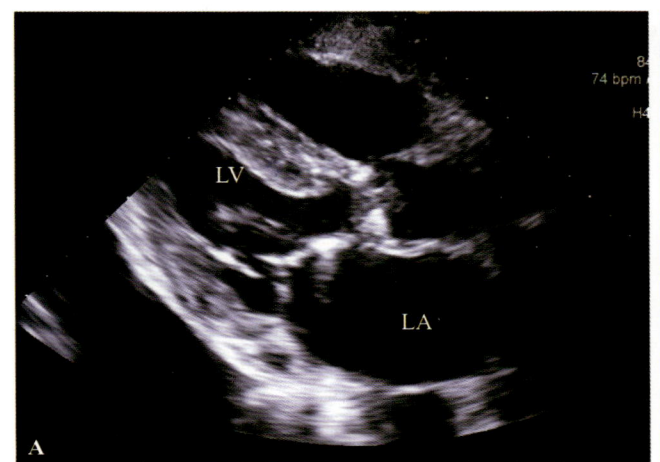

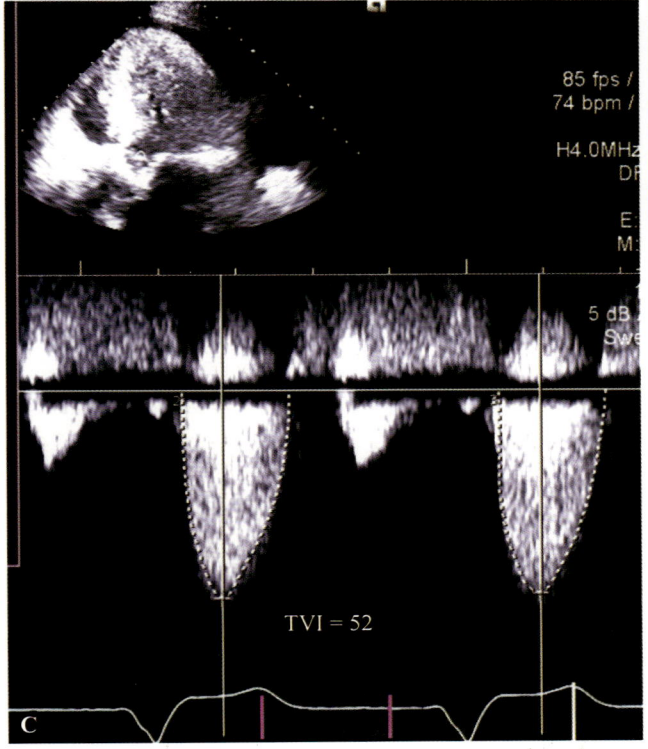

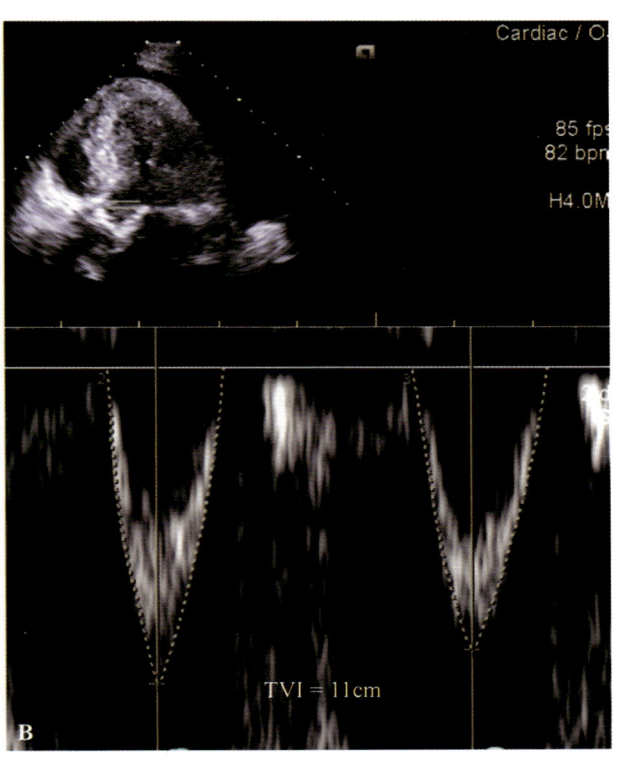

第 10 章 主动脉瓣疾病
Aortic Valve Disease

▲ 图 10-35 矛盾性低流量 – 低压差性主动脉瓣狭窄常见于左心室肥厚且室腔缩小的患者。本例患者每搏量为 20ml/m²，瓣口面积为 0.6cm²，主动脉瓣平均压差只有 18mmHg

LV. 左心室；LA. 左心房；TVI. 时间速度积分

为了提高这类患者超声诊断的准确性，必须进行以下步骤。首先，应记录患者行超声心动图检查时的血压。未经治疗的高血压会对多普勒超声评价主动脉瓣狭窄的结果造成混淆。如果血压升高，应予以治疗后再次行超声心动图检查。其次，必须测量瓣口面积，以确认其的确 < 1.0cm²。如果不能很有把握地确定主动脉瓣瓣口的缩小面积，则应考虑中度狭窄的可能性。每搏量指数也有可能造成误差，应根据其他左心室收缩功能参数反复查证。如果左心室缩小而室壁肥厚，伴有整体纵向应变减小且多普勒超声提示舒张功能受损，则可证实每搏量减少。如果左心室容积正常且无室壁肥厚，则每搏量减少的可能性较小。最后，应结合患者整体临床状态考虑。大部分患有这种疾病的患者都有临床症状，并且至少有 1 个或多个先前描述的危险因素。如果不符合，则需考虑其他可能来解释超声心动图发现。

(六）主动脉瓣狭窄自然病程

超声心动图不仅在诊断主动脉瓣狭窄上至为关键，而且对了解狭窄病程及其进展速度也具有重要意义。由于主动脉瓣狭窄无症状期时间较长，预测何时会进展至重度狭窄有助于确定随访间期及指导外科干预。目前主动脉瓣重度狭窄标准不一，但超声心动图的诊断标准是明确的。当主动脉瓣瓣口最大射流速度超过 4m/s，提示峰值压差＞ 64mmHg 时，即可考虑为重度狭窄。也有部分学者认为以平均压差＞ 40mmHg 作为诊断重度狭窄的阈值更为合适。

由图 10-36 可以看出最大流速或平均压差与瓣口面积之间缺乏明确的相关性，并且数据存在相当多重叠。以主动脉瓣瓣口面积＜ 1cm² 作为重度狭窄的诊断标准时，患者平均压差在 10～110mmHg 均有分布（图 10-36B），其中大部分患者合并有左心功能不全。此外，在有症状和无症状患者之间，测量的狭窄程度也存在明显交叉。

几项研究结果帮助我们了解了主动脉瓣狭窄成人患者的病情进展速度。尽管存在个体差异，大部分患者平均压差每年增加 0～10mmHg（平均 7mmHg），相应瓣口面积每年缩小（0.12 ± 0.19）cm²。图 10-37 显示 1 例主动脉瓣狭窄患者 2 年的病程，患者峰值压差从 49mmHg 升至 69mmHg，如果左心功能降低，即使射流速度不增快，主动脉瓣狭窄病程也在进展（图 10-27）。到目前为止，尚不能确定主动脉瓣狭窄进展速度加快的决定因素。

（七）临床决策制定

主动脉瓣狭窄患者治疗时必须考虑有无症状、狭窄程度、左心室状态以及有无其他瓣膜狭窄。主动脉瓣狭窄的治疗近年来取得了很大进展，尤其是经皮介入治疗的兴起为患者提供了更多的治疗选择，包括无法行外科手术的患者。这部分内容将在第 14 章深入探讨。

大多数无症状主动脉瓣显著狭窄的成人患者都需接受药物治疗，因此在这些患者中，超声心动图应重点关注狭窄严重程度、进展速度和左心室功能评估。然而，我们现在意识到部分无症状的主动脉瓣重度狭窄患者（C 期）最好接受外科或介入瓣膜置换术。治疗决策部分取决于临床因素，部分取决于超声心动图发现，如射血分数、狭窄严重程度、进展速度及瓣叶钙化程度。无症状主动脉瓣重度狭窄患者左心室射血分数＜ 50% 为瓣膜置换唯一的Ⅰ类适应证。此外，最新的 AHA/ACC 心脏瓣膜病指南推荐瓣口射流峰值流速≥ 5 m/s，平均压差≥ 60mmHg，并且有主动脉瓣极重度狭窄特征性表现，可作为无症状患者

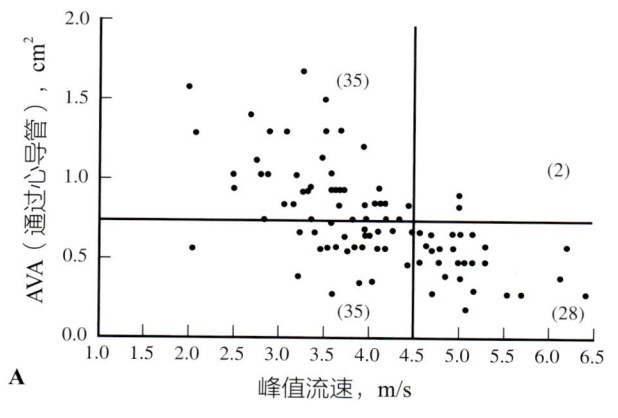

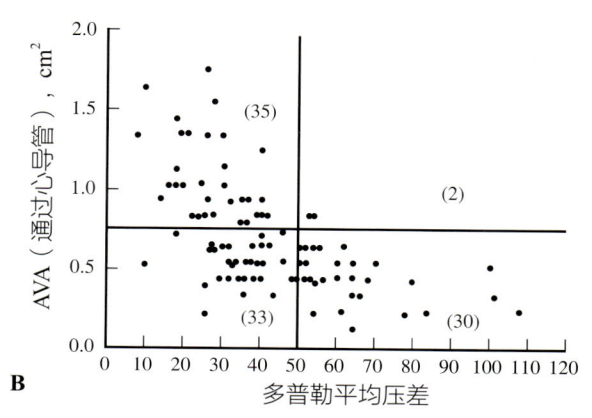

▲ 图 10-36　A. 多普勒记录的血流速度与心导管测得的主动脉瓣瓣口面积（AVA）间相关性的散点图；B. 心导管测得的主动脉瓣面积与多普勒平均压差间相关性的散点图。注意数据的分散程度（详见正文）

经许可转载自 Oh JK, Taliercio CP, Holmes DR Jr, et al. Prediction of the severity of aortic stenosis by Doppler aortic valve area determination: prospective Doppler-catheterization correlation in 100 patients. *J Am Coll Cardiol* 1988;11:1227–1234. © 1988 Elsevier 版权所有

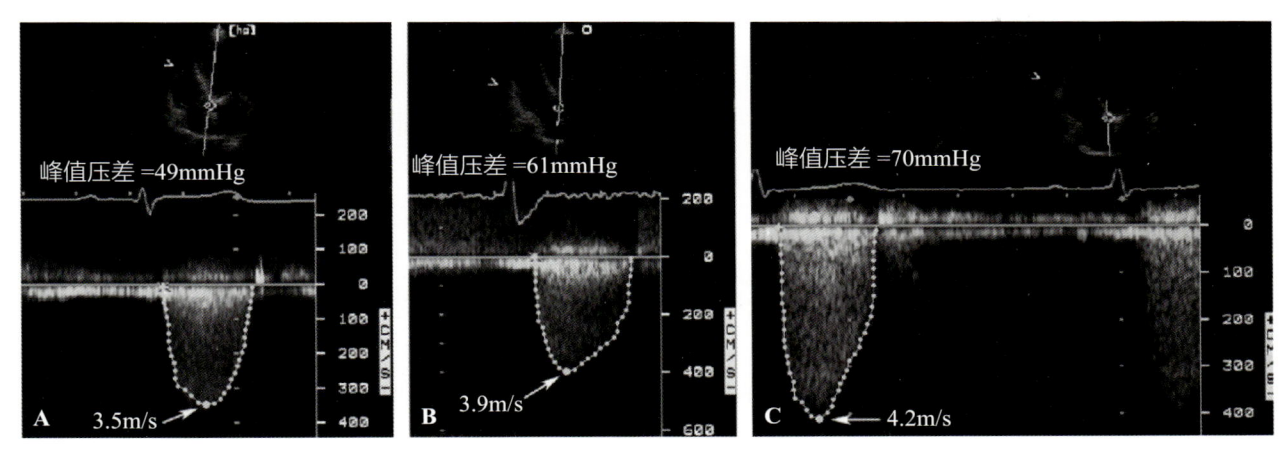

▲ 图 10-37　多普勒成像有助于记录主动脉瓣狭窄的进展速度。图 A 为初始情况；图 B 和 C 图分别为 1 年和 2 年后的情况。该系列显示出跨瓣峰值压差逐年增加

接受瓣膜置换的适应证（Ⅱa 级）。2014 年美国心脏协会 / 美国心脏瓣膜病指南对主动脉瓣狭窄患者干预指南见表 10-6。

还应认识到，主动脉瓣重度狭窄患者自诉的无症状可能并不可靠。在这种情况下，推荐应用运动测试，可作为Ⅱa 类适应证，主要可评估运动耐受性、ST 段压低或异常血压反应（图 10-38）。然而，运动负荷超声心动图的作用（相对于非成像跑步机测试）仍然是有争议的。有研究指出，运动时平均压差增加 > 20mmHg 可作为无症状主动脉瓣重度狭窄患者预后差的指标，然而 2011 年更新的超声心动图应用标准并没有推荐运

表 10-6　主动脉瓣狭窄干预时机建议

建　议	分　类	证据等级
过去或运动试验中有症状的高压差性重度 AS 患者建议 AVR（D_1 期）	Ⅰ	B
无症状的重度 AS 患者伴 LVEF < 50% 建议 AVR（C_2 期）	Ⅰ	B
同时进行其他心脏手术的重度 AS 建议 AVR（C 期或 D 期）	Ⅰ	B
对无症状、低手术风险的极重度 AS（射流速度≥ 5m/s）患者，AVR 适用（C_1 期）	Ⅱa	B
运动耐受下降或血压下降的无症状重度 AS 患者，AVR 适用（C_1 期）	Ⅱa	B
有症状的低流量 - 低压差性重度 AS 患者伴 LVEF 下降，多巴酚丁胺负荷试验提示在任一多巴酚丁胺注射阶段，射流速度增加≥ 4.0m/s，或平均压差 > 40mmHg，瓣口面积≤ 1.0cm^2，AVR 适用（D_2 阶段）	Ⅱa	B
有症状的低流量 - 低压差性重度 AS 患者，且 EF ≥ 50%，血压正常，若临床、血流动力学和解剖学证据支持 AS 是最可能引起症状的原因，AVR 适用（D_3 期）	Ⅱa	C
同时进行其他心脏手术的中度 AS 患者，AVR 适用（B 期）	Ⅱa	C
无症状、低手术风险的重度 AS 患者如疾病进展快速，可考虑 AVR（C_1 期）	Ⅱb	C

AVR. 主动脉瓣置换术；AS. 主动脉瓣狭窄；EF. 射血分数
经许可改编自 2014 AHA/ACC guideline for the management of patients with valvular heart disease. *Circulation*. 2014;129(23): 2440–2492.
©2014 American Heart Association, Inc 版权所有

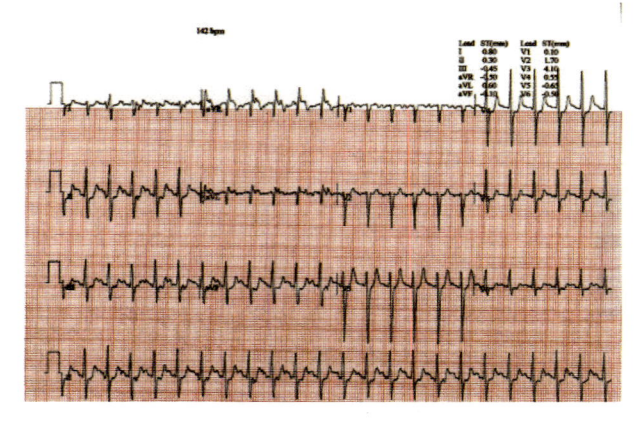

▲ 图 10-38 无症状主动脉瓣重度狭窄患者的运动负荷心电图。虽然患者表现出良好的运动耐受性，但在负荷高峰期时出现 ST 段压低和低电压

动负荷超声心动图。最后，有症状的（D₁ 期）患者禁止进行运动试验。最近发现矛盾性低流量 – 低压差性主动脉瓣狭窄（D₃ 期）患者好像属于特别高风险人群，应该考虑接受瓣膜置换，此类患者通常都出现临床症状，并且有多个合并症。

主动脉瓣狭窄患者手术适应证及干预时机见表 10-6。可以看到超声心动图在术前、术中和术后的整个围术期都发挥了重要作用。超声心动图在各种血流状态下均能准确评估主动脉瓣狭窄的严重程度，且不受左心室射血分数影响，这对临床决策至关重要。

三、主动脉瓣反流

主动脉瓣反流可以是先天性或后天获得性，由升主动脉根部或瓣膜本身异常引起。引起主动脉瓣反流的常见病因见表 10-7。长期高血压可引起升主动脉根部和瓣环扩张，导致主动脉瓣反流。其他容易合并主动脉瓣反流的主动脉根部疾病包括马方综合征、梅毒性主动脉炎、中膜囊性坏死和主动脉夹层。窦管结合部扩张是这些疾病导致主动脉瓣反流的根本原因。由瓣叶受损导致的主动脉瓣反流更为常见，包括主动脉瓣二瓣化畸形、风湿性心脏病、感染性心内膜炎和退行性主动脉瓣钙化。主动脉瓣下膜性狭窄是主动脉瓣反流的少见病因，通过膜性狭窄的射流导致瓣膜受损，产生反流（图 10-39）。不论何种病因，主动脉瓣反流加重左心室负荷，最终导致每搏量降低。因此，超声心动图对主动脉瓣反流的评估应包括明确诊断、确定病因、评估左心室容量负荷过重的影响，并仔细检查升主动脉根部。最近更新（2014 版）的美国心脏协会 /ACC 心脏瓣膜病指南中介绍了主动脉瓣反流分期，详见表 10-8。

（一）超声心动图应用标准

超声心动图在主动脉瓣反流诊断中的适用范围推荐见表 10-2。超声心动图适用于确诊或疑诊主动脉瓣反流患者的初步评估、无症状主动脉瓣中或重度反流患者的每年复查，以及临床状态改变患者的再评估或者指导治疗。对于临床状态稳定、左心室大小正常的主动脉瓣轻度反流患者，不推荐使用超声心动图进行常规复查。

表 10-7 主动脉瓣反流病因

瓣叶受累		升主动脉受累	
先天性	获得性	先天性	获得性
双瓣、单瓣或四瓣主动脉瓣	主动脉瓣硬化或钙化	主动脉瓣瓣环扩张	高血压
瓣叶穿孔	风湿病	Loeys–Deitz 综合征	主动脉夹层，A 型
干下型室间隔缺损	感染性心内膜炎	马方综合征	特发性主动脉根部扩张
主动脉瓣下膜性狭窄	抗磷脂综合征 胸部放射	Ehlers–Danlos 综合征	梅毒性主动脉炎 红斑狼疮 创伤

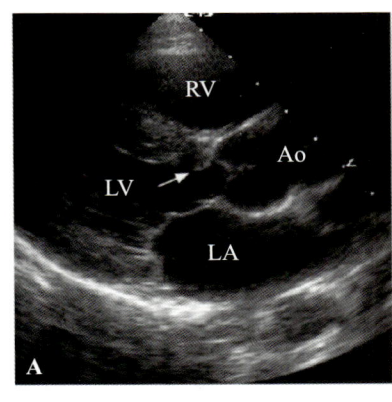

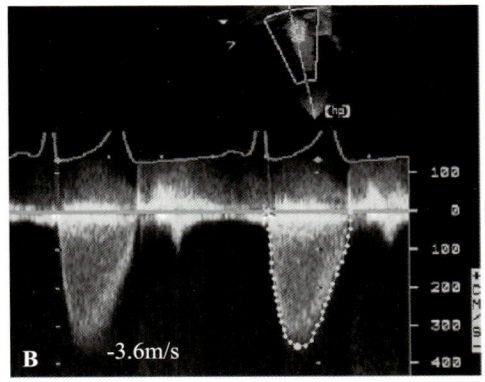

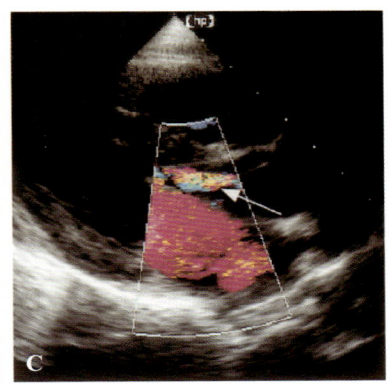

▲ 图 10-39 主动脉瓣下隔膜是主动脉瓣反流的少见病因

A. 胸骨旁左心长轴切面示主动脉瓣下方（箭）隔膜，导致流出道变窄；B. 多普勒成像显示主动脉瓣下水平射流峰值压差为 50mmHg；C. 彩色多普勒超声成像显示主动脉瓣轻度反流（箭）

（二）M 型和二维超声心动图检查

M 型超声心动图可显示主动脉瓣反流经过二尖瓣前叶时对其造成的高频震颤，这是 M 型超声间接评价瓣膜疾病最早的应用之一（图 10-40），也是 M 型超声心动图最早发现急性主动脉瓣反流时二尖瓣提前关闭（由于左心室舒张压快速升高）（图 10-41）。但目前在瓣膜疾病的超声检查中，二维和多普勒超声心动图已在很大程度上取代了 M 型技术。

二维超声心动图可重点细致地检查主动脉瓣及主动脉根部，同时评价左心室大小与功能。二维超声心动图可对部分主动脉瓣反流患者进行病因诊断，其中包括风湿性心脏病、退行性变和先天发育异常。更重要的是，联合应用经胸和经食管超声心动图可以准确评估感染性心内膜炎。图 10-42 显示了 1 例冲向后方的主动脉瓣反流束直接冲击二尖瓣前叶，导致二尖瓣活动异常，可见

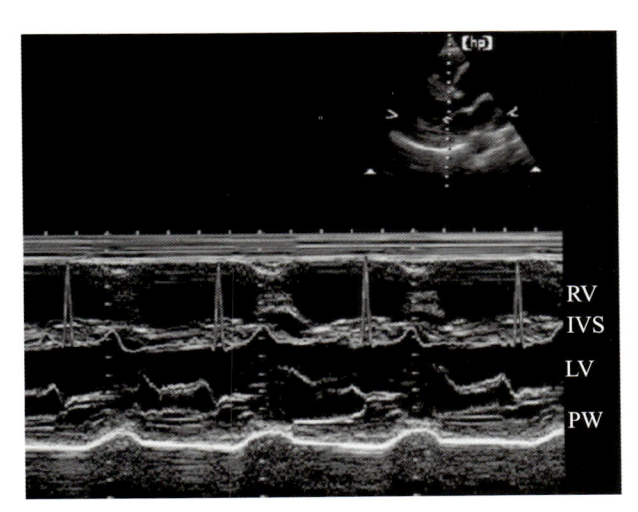

▲ 图 10-40 主动脉瓣反流患者的 M 型超声心动图，由于反流束冲击，二尖瓣前叶出现细微颤动
RV. 右心室；IVS. 室间隔；LV. 左心室；PW. 左心室后壁

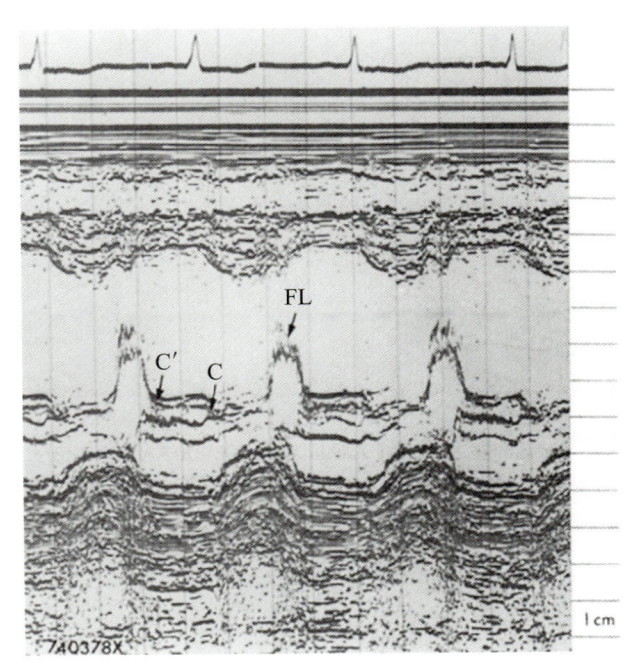

▲ 图 10-41 急性主动脉瓣重度反流患者 M 型超声显示二尖瓣前叶颤动（FL），由于左心室舒张压迅速增加，二尖瓣提前关闭（C'）

表 10-8 主动脉瓣反流分级

分级	定义	症状	瓣膜解剖	血流动力学	后果
A	AR 危险期	无	双叶主动脉瓣、主动脉瓣硬化、主动脉窦及降主动脉疾病、风湿性心脏病、既往 IE	AR 严重程度：无或微量	无
B	AR 进展期	无	轻至中度钙化、既往 IE、风湿性改变、主动脉窦或扩张	轻度 AR 反流束宽＜LVOT 的 25% 流颈＜0.3cm RV＜30ml RF＜30% ERO＜0.10cm² 中度 AR 反流束宽为 LVOT 的 25%～64% 流颈 0.3～0.6cm RV 30～60ml RF 30%～49% ERO 0.10～0.29cm²	收缩功能正常，左心室容积正常或轻度扩大
C	无症状性重度 AR	无，运动试验可以证实	瓣膜钙化、双叶瓣、既往 IE（主动脉瓣关闭异常、穿孔）、风湿性改变、主动脉窦或升主动脉扩张	反流束宽＞LVOT 的 65% 流颈＞0.6 cm 降主动脉内全舒张期反流 RV＞60ml RF＞50% ERO＞0.3cm² LV 扩张（在慢性 AR 患者）	C_1 期 LVEF 正常（≥50%）且左心室轻至中度扩大 C_2 期 左心室收缩功能异常，EF＜50% 或左心室重度扩张
D	有症状性重度 AR	劳力性呼吸困难、心绞痛、心力衰竭症状	瓣膜钙化、双叶瓣、既往 IE（主动脉瓣关闭异常、穿孔）、风湿性改变、主动脉窦或升主动脉扩张	反流束宽＞LVOT 的 65% 流颈＞0.6cm 降主动脉内全舒张期反流 RV＞60ml RF＞50% ERO＞0.3cm² LV 扩张（在慢性 AR 患者）	左心室收缩功能可正常，轻度至中度异常或明显异常（EF＜40%）左心室中度至重度扩张

AR. 主动脉瓣反流；EF. 射血分数；ERO. 有效反流面积；IE. 感染性心内膜炎；RF. 反流分数；RV. 反流量；LV. 左心室

经许可改编自 Nishimura RA, Otto CM, Bonow RO, et al. 2014 AHA/ACC guidelines for the management of patients with valvular heart disease. *J Am Coll Cardiol*, 2014;63（22）：e57-e185.

© 2014 American Heart Association, Inc. and the American College of Cardiology Foundation 版权所有

第 10 章 主动脉瓣疾病
Aortic Valve Disease

舒张期瓣叶中部发生形变。

累及主动脉根部的疾病之所以造成反流，主要是由于窦管结合部扩张，进而改变主动脉瓣瓣叶的闭合形态（图 10-43）。高血压、马方综合征和中膜囊性病变多会引起主动脉根部扩张和一定程度的主动脉瓣反流（图 10-44），这种情况下主动脉瓣反流呈中心性且程度不等。二维超声心动图可以发现导致急性主动脉瓣反流的原因，包括主动脉夹层（图 10-45）和感染性心内膜炎（图 10-46）。图 10-45 显示了 1 例主动脉瓣二瓣畸形及升主动脉瘤样扩张患者进展为 A 型主动脉夹层，但仅合并主动脉瓣轻微反流。图 10-47 显示主动脉窦管结合部扩张，导致主动脉瓣不能正常关闭，出现主动脉瓣重度偏心性反流。图 10-48 显示主动脉人工血管置入术后瓣周脓肿形成，导致瓣周反流。在主动脉瓣反流患者，应用二维超声心动图评估左心室对容量负荷过重的反应十分重要。慢性主动脉瓣反流随时间延长而导致左心室扩张，形成特征性球形改变，一开始室壁增厚不明显，左心室收缩功能可保持正常，左心室重量增加。心室充盈量与每搏量之间的差异导致左心室容量负荷过重，出现室间隔运动增强。扩张的左心室顺应性尚好，在整个舒张期能够承受来自二尖瓣射流和主动脉瓣反流的同时充盈，而压力无明显升高。最终，左心室功能开始降低，但是这通常只在收缩末期左心室容积显著增加之后发生。图 10-49 显示一例长期主动脉瓣反流患者，左心室舒张末期呈球形，内径 6.2cm。左心功

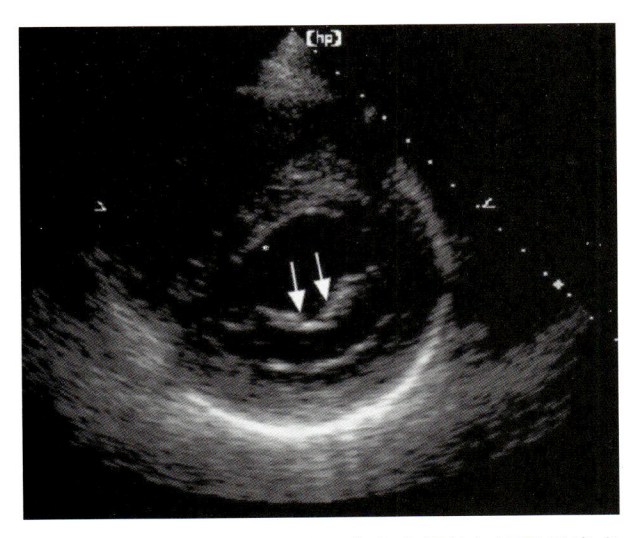

▲ 图 10-42 二维超声心动图左心室短轴切面显示患者主动脉瓣明显反流，反流束冲向后方。箭指示了反流束对二尖瓣前叶的影响，导致舒张期瓣叶中部发生形变

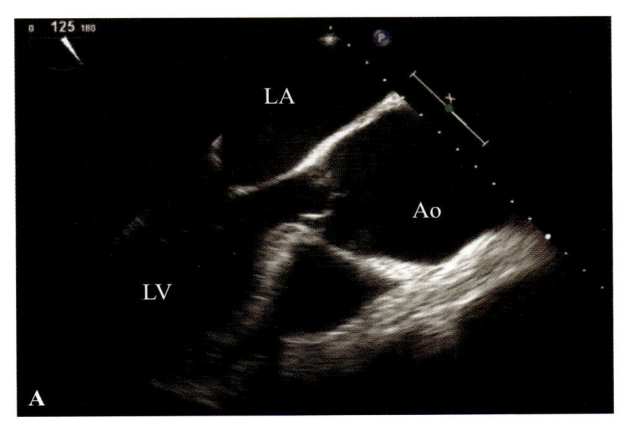

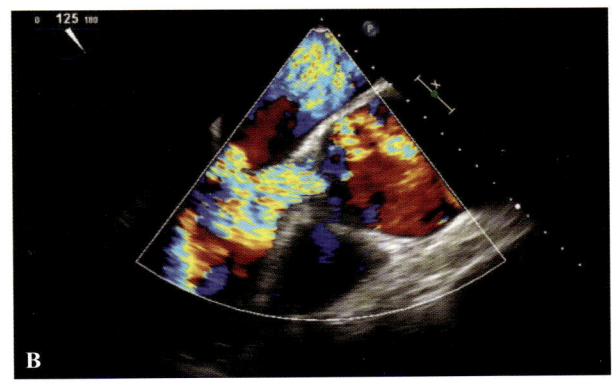

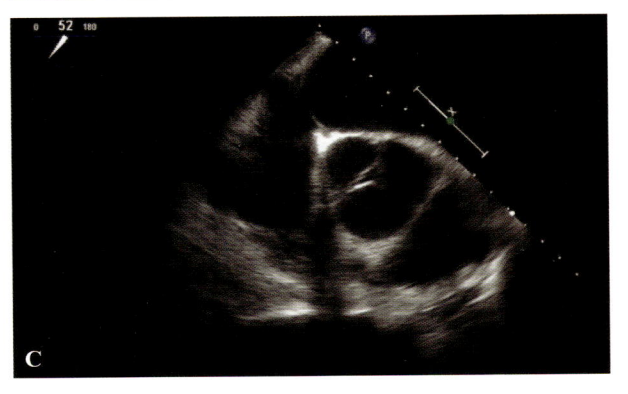

▲ 图 10-43 主动脉根部扩张是主动脉瓣反流的常见原因。窦管结合部扩张、消失（A），彩色多普勒显示主动脉瓣重度反流（B），短轴切面（C）显示主动脉瓣闭合不全

LV. 左心室；LA. 左心房；Ao. 主动脉

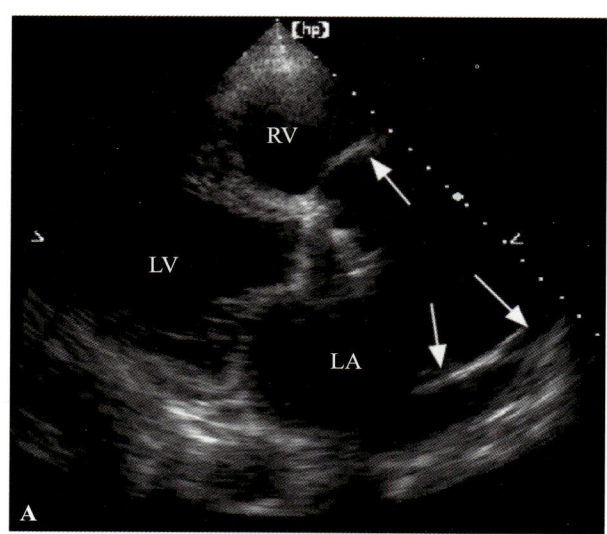

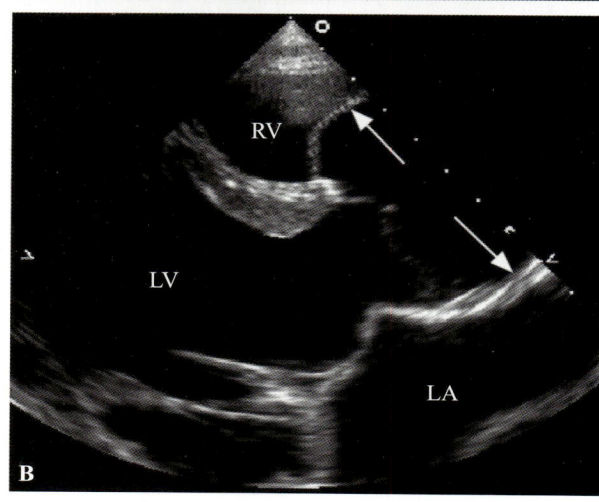

▲ 图 10-44 主动脉根部扩张引起主动脉瓣反流
A. 主动脉瓣人工瓣患者主动脉根部明显扩张；B. 马方综合征患者主动脉根部明显扩张，2 例均伴有主动脉瓣重度反流
RV. 右心室；LV. 左心室；LA. 左心房

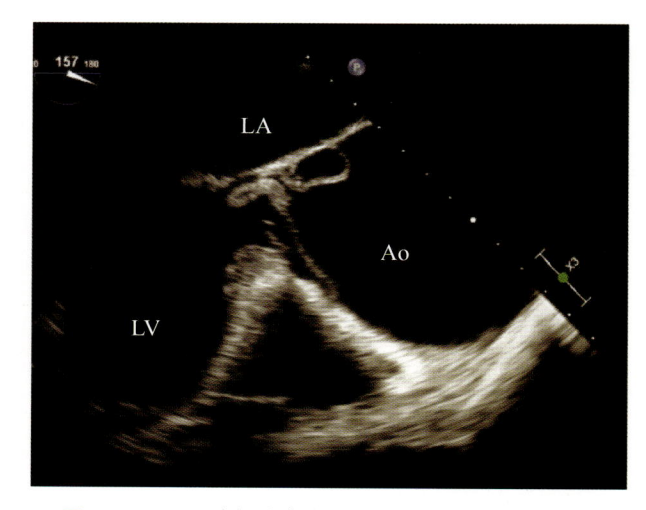

▲ 图 10-45 A 型主动脉夹层导致二叶化主动脉瓣重度反流。内膜片于舒张期经主动脉瓣瓣口脱向左心室流出道
LA. 左心房；LV. 左心室；Ao. 主动脉

能减低应被视为主动脉瓣反流自然病程中的晚期状态，有时是不可逆转的。上述变化对临床决策的影响稍后讨论。

（三）主动脉瓣反流的超声诊断

二维超声心动图在直观显示主动脉瓣时，经常会发现瓣膜有结构异常，这些异常可能会导致主动脉瓣反流。尽管这些发现可能为主动脉瓣反流提供了间接证据，但确诊仍需要多普勒超声。在某些情况下，即使存在主动脉瓣重度反流，二维图像也可能意外的改变不明显，甚至表现为"解剖结构"正常，此时超声多普勒成像将成为最重要的、有时也是唯一的确诊手段。

脉冲波、连续波或彩色多普勒血流成像均可显示主动脉瓣反流。3 种方法对检测反流均有极高的敏感性，并可相互补充（图 10-50 和图 10-51）。脉冲多普勒超声表现为主动脉瓣舒张期左心室流出道侧的湍流（图 10-52）。由于主动脉瓣反流速度很高，频谱不可避免出现混叠，但仅仅是湍流本身就可以确诊。此法敏感度高，但仍需要扫查多个切面仔细寻找反流束。有时，二尖瓣狭窄或人工二尖瓣舒张期湍流可被误认为是主动脉瓣反流，导致出现假阳性。由于主动脉瓣反流始终为高速血流，因此必须用连续波多普勒成像记录反流频谱（图 10-53）。反流频谱的辉度代表反流量大小，辉度反映的是取样红细胞数量，通常随着反流量增大而相应增强。频谱上还可测量反流速度，特别是反流减速度（图 10-54）。连续波多普勒成像有助于区分主动脉瓣反流和二尖瓣狭窄引起的湍流（图 10-55），流速和频谱形态均可用于两者的鉴别。

目前评估主动脉瓣反流最常用的技术是彩色血流成像，其敏感度高于 95%，特异度接近 100%。事实上，彩色血流成像检测到许多正常人

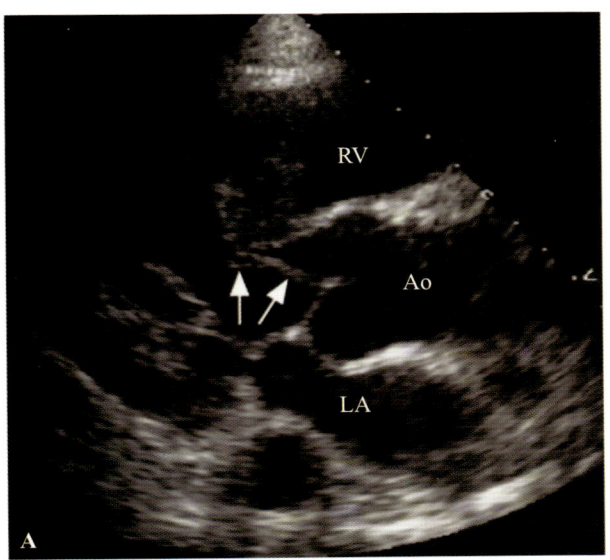

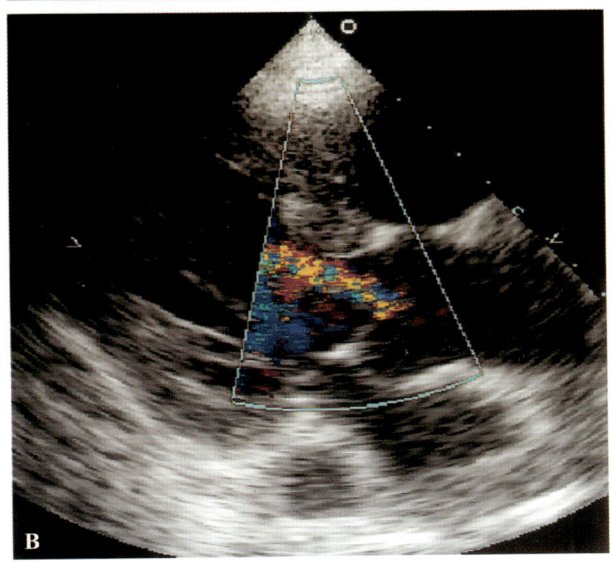

第 10 章 主动脉瓣疾病
Aortic Valve Disease

▲ 图 10-46 感染性心内膜炎导致主动脉瓣反流
A. 左心室长轴切面示一纤细赘生物附着于主动脉瓣，延伸至流出道（箭）；B. 彩色多普勒显示主动脉瓣轻度反流
RV. 右心室；Ao. 主动脉；LA. 左心房

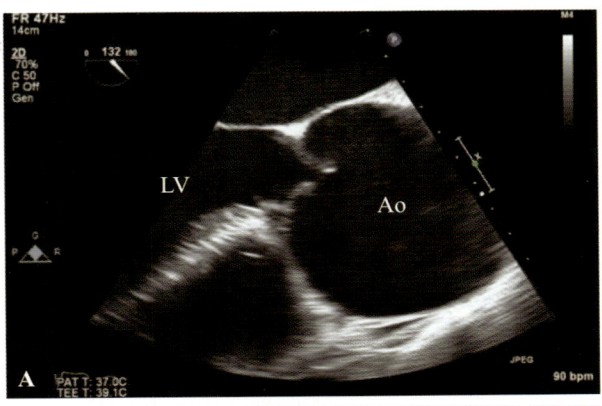

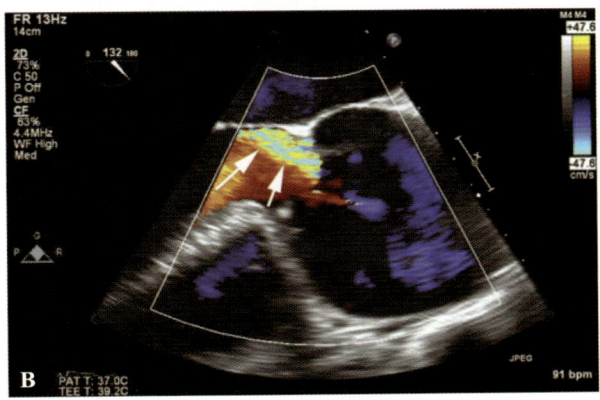

▲ 图 10-47 主动脉窦管结合部扩张导致主动脉瓣瓣叶闭合不良（A）并重度偏心性反流（B，白箭）
LV. 左心室；Ao. 主动脉

也存在少许主动脉瓣反流，这种"少许"或"轻度"反流的发生率随年龄增长而增加。40 岁以下成人中，有临床意义的主动脉瓣反流少见，发生率＜1%，而超过 60 岁后，发生率为 10%～20%。在更老的人群，如 80 岁以上人群中，绝大多数彩色血流成像均可检测出不同程度的主动脉瓣反流。

当主动脉瓣反流出现临床表现时，几乎所有患者彩色血流成像均可显示左心室流出道的湍流。反流通常持续整个舒张期，持续时间有助于判断反流程度。主动脉瓣反流很少出现假阴性的情况，偶尔可见于心率非常快时，此时舒张期缩短，因帧率限制只能显示部分舒张期图像。例如，急性主动脉瓣重度反流时，如果心率很高，反流时相缩短，彩色血流成像可能低估其严重程度。这种情况下，应借助连续多普勒来判断，因为其取样频率更高。

（四）主动脉瓣反流程度评估

主动脉瓣反流程度的判断有多种方法。反流束大小或长度、有效反流瓣口面积（regurgitant orifice area，ROA）、反流量或反流分数（regurgitant fraction）虽然各不相同，但均与反流程度明显相关。ROA 可能是评估主动脉瓣反流最重要的血

323

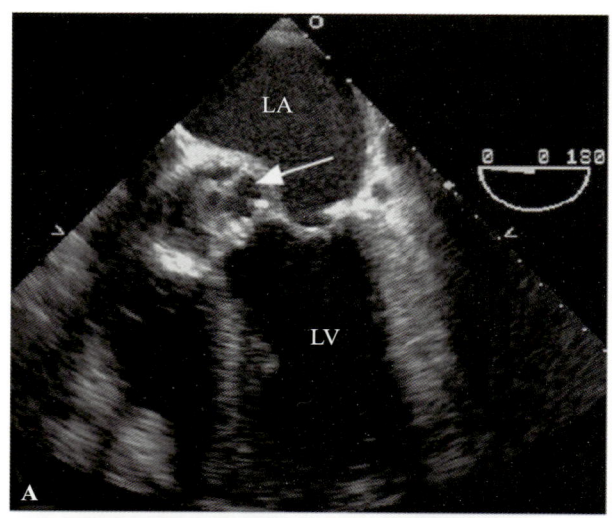

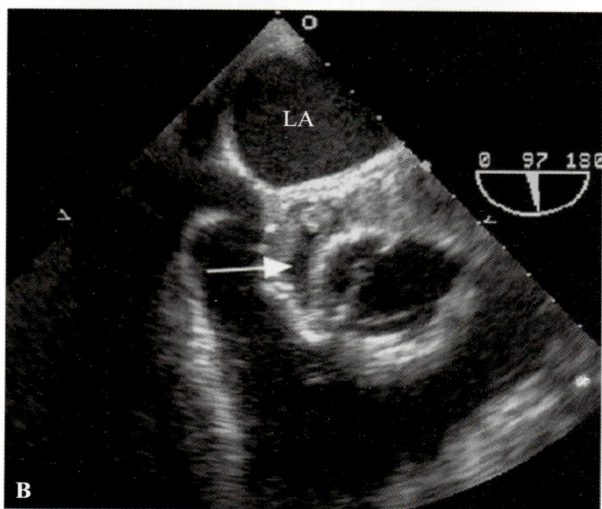

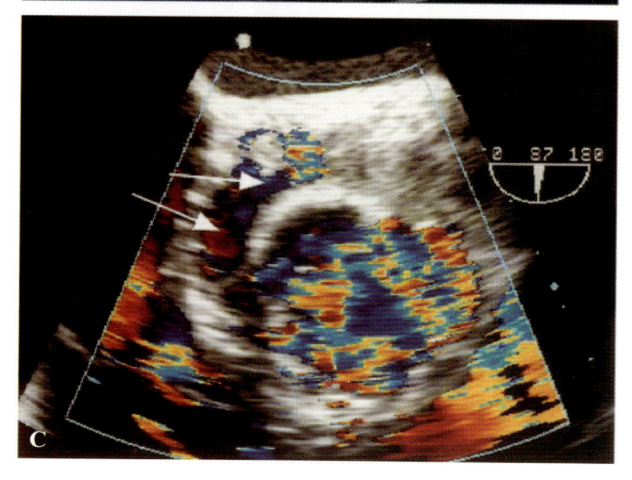

Feigenbaum 超声心动图学（原书第 8 版）
Feigenbaum's Echocardiography (8th Edition)

▲ 图 10-48 主动脉人工瓣瓣根脓肿
A. 经食管超声心动图显示主动脉瓣周见一杂乱无回声区（箭）；B. 短轴切面（箭）显示上述异常结构；C. 彩色多普勒示脓肿腔内的血流信号及瓣周反流（箭）
LA. 左心房；LV. 左心室

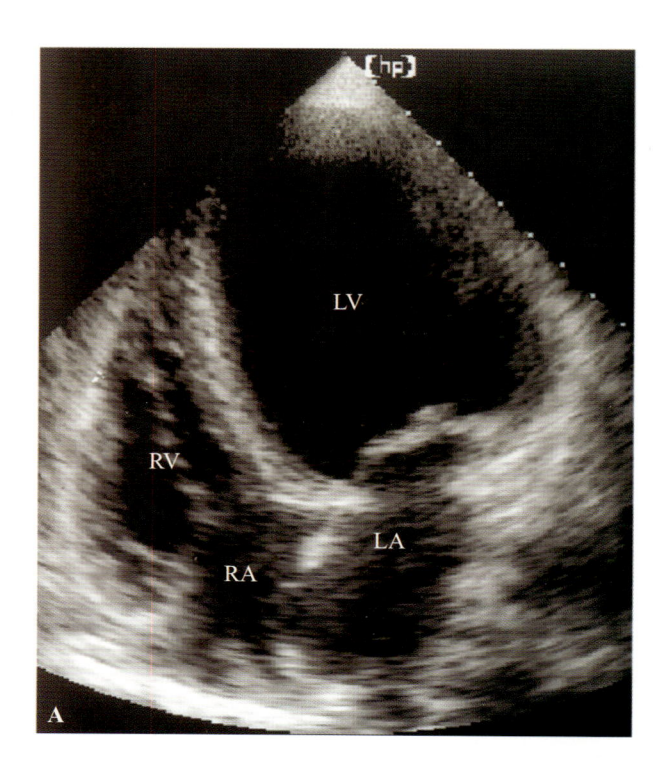

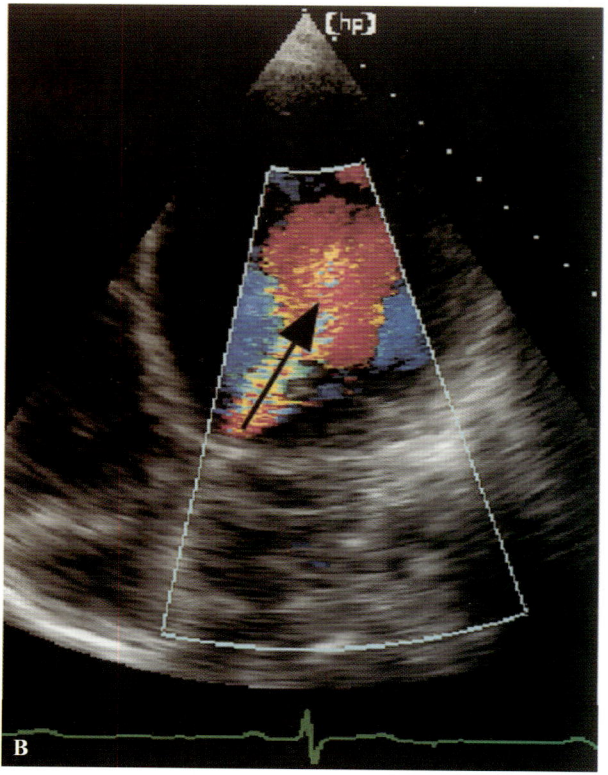

▲ 图 10-49 慢性主动脉瓣重度反流对左心室的影响。反流造成的容量负荷过重导致左心室扩大、左心室功能不全
A. 左心室腔呈球形；B. 彩色多普勒成像示主动脉瓣反流（箭）（详见正文）
LV. 左心室；RV. 右心室；RA. 右心房；LA. 左心房

第 10 章 主动脉瓣疾病
Aortic Valve Disease

流动力学参数，但其测量比较困难。最常用判断反流量的方法是通过彩色血流成像所示的反流束大小。应多切面观察反流束，以建立一个全方位的立体评估。目前普遍认为仅用反流束的长度来评估整体反流程度并不可靠。反流束面积的估测或描绘可在任意切面进行。图 10-56 为 1 例主动脉瓣轻度反流，反流束起自后部，瓣口处血流细窄，反流束的面积和长度都较小。图 10-57 记录了 3 例主动脉瓣反流，分别显示轻度、中度及重度反流表现上的差别。同样，这种方法有其局限性，与其他程度分级标准的相关性一般。

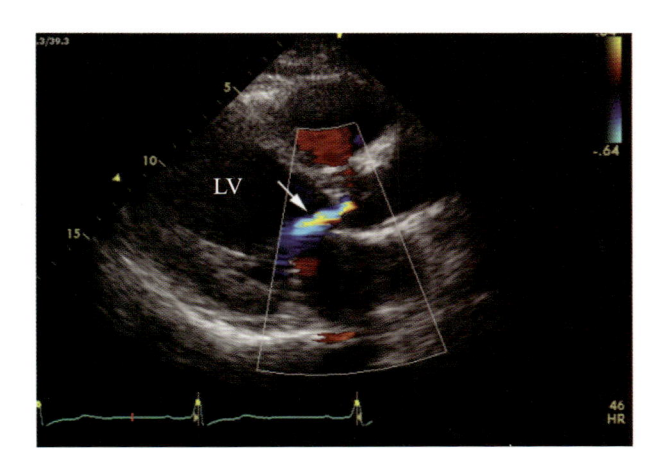

▲ 图 10-50 主动脉瓣轻度反流患者的彩色多普勒胸骨旁左心长轴切面（箭）
LV. 左心室

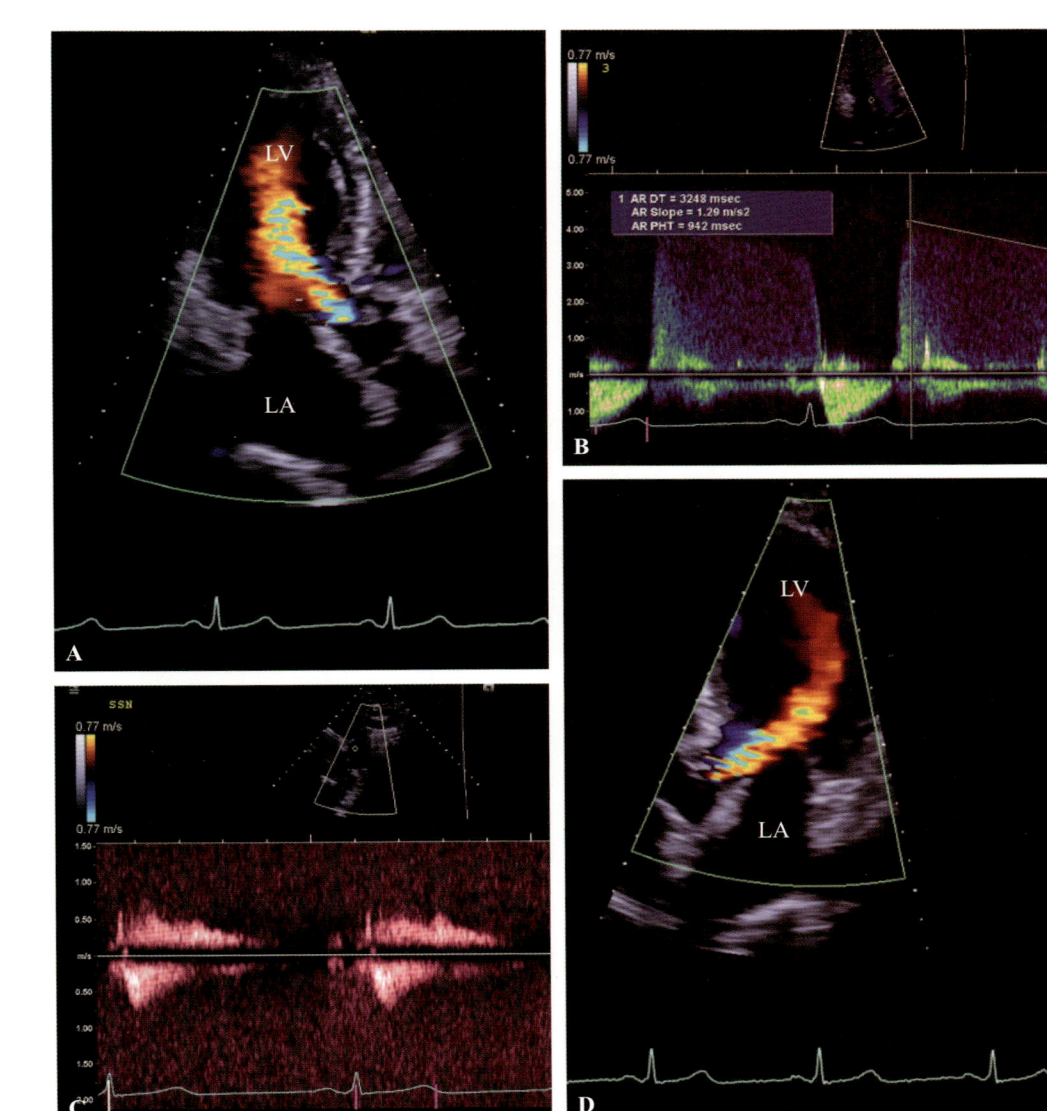

◀ 图 10-51 主动脉瓣反流程度分级应综合考虑多个指标，包括彩色多普勒（A 和 D）和连续波多普勒（B），以及用脉冲多普勒（C）评估降主动脉内逆流。此例中，胸骨旁左心长轴切面和心尖切面彩色多普勒均提示中度反流，而连续波多普勒记录减速斜率平缓（B），以及无降主动脉舒张期逆流（C）也进一步提示主动脉瓣反流为轻度至中度
LV. 左心室；LA. 左心房

325

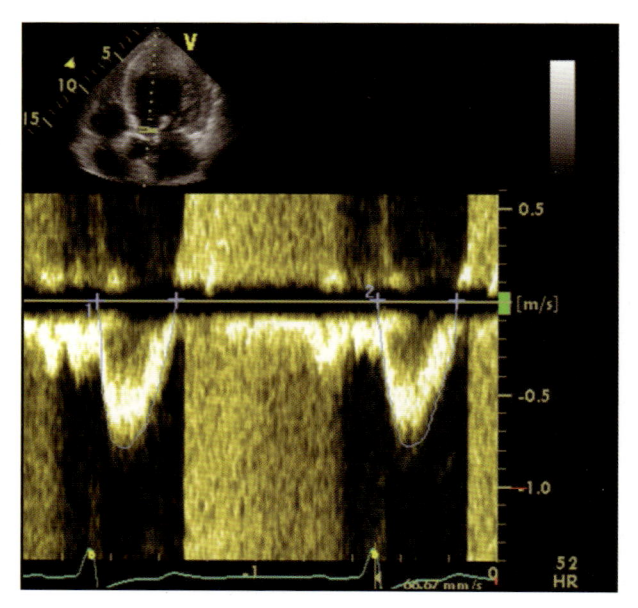

▲ 图 10-52 脉冲多普勒超声记录高速主动脉瓣反流，可见频谱混叠

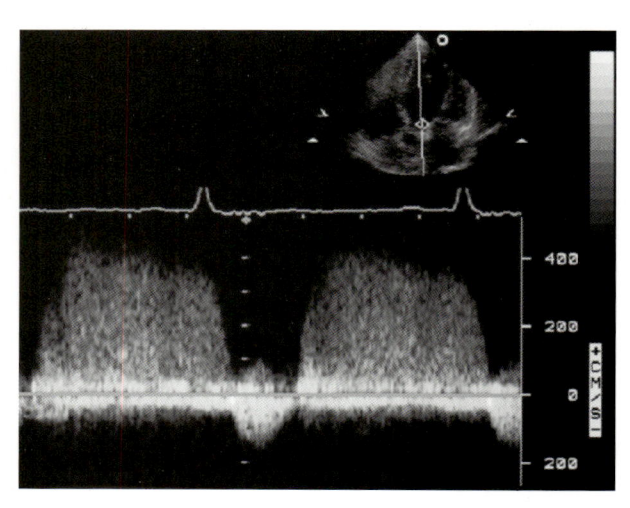

▲ 图 10-53 心尖切面应用连续多普勒记录主动脉瓣反流，可清晰显示反流速度和频谱形态

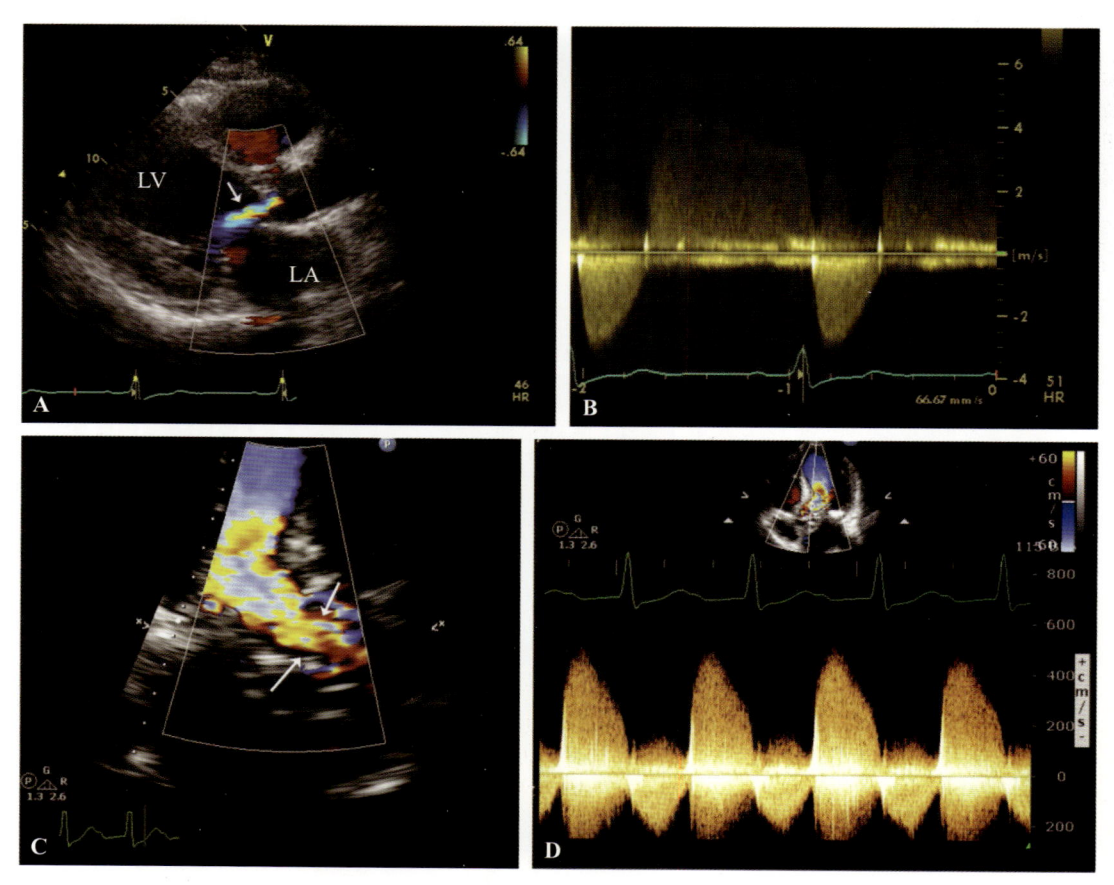

▲ 图 10-54 主动脉瓣反流 2 例

图 A 彩色多普勒示主动脉瓣轻度反流（箭），连续多普勒示反流频谱信号暗淡，减速斜率平缓（B）。第 2 例主动脉瓣反流程度更重，流颈更宽（C，箭），连续多普勒频谱信号更为明亮（D）

LV. 左心室；LA. 左心房

另一种方法是将反流束的起始部（即紧邻瓣下）作为评价反流口大小的指标（图10-58）。在胸骨旁长轴切面紧邻瓣下处测量反流束宽度，用此宽度与左心室流出道内径的比值来判断反流程度。图10-57显示了轻、中及重度主动脉瓣反流的束宽与左心室流出道内径比值。比值越大，说明反流越重，比值＞60%通常提示主动脉瓣重度反流。图10-58示该患者反流束宽与左心室流出道内径比值＞70%。在主动脉瓣短轴切面也可使用类似方法（图10-59），此时左心室流出道直观显示为圆环结构，二维圆环内可见反流束。

仅凭彩色血流图像来评估主动脉瓣反流程度具有一定局限性。如偏心性反流时，会因其反流形态的改变影响对反流程度的判断（图10-60）。实际上，反流束是三维立体的，任何单一切面都不可能完全反映其形态和范围。反流束的大小受超声设备影响较大，增益、彩色标尺、探头频率和壁滤波均能影响反流束形状，而与反流程度无关。例如，心尖切面主动脉瓣反流束宽度通常大于胸骨旁切面，这是由于胸骨旁切面显示的反流束宽度依靠纵向分辨力，而心尖切面则依靠横向分辨力，因而心尖切面显示的反流束更宽。另外，因图像质量和（或）反流的三维形态也可能出现相反情况。图10-61心尖四腔心切面提示主

▲ 图10-55 由于主动脉瓣反流邻近二尖瓣瓣口舒张期血流，有时可同时记录到2种血流。本图显示主动脉瓣重度反流与二尖瓣血流（箭）的频谱重叠在一起

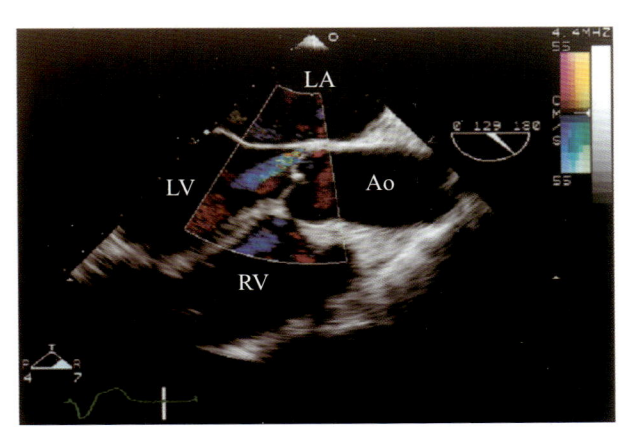

▲ 图10-56 经食管超声心动图示主动脉瓣轻度反流，反流起自后部
LA. 左心房；LV. 左心室；RV. 右心室；Ao. 主动脉

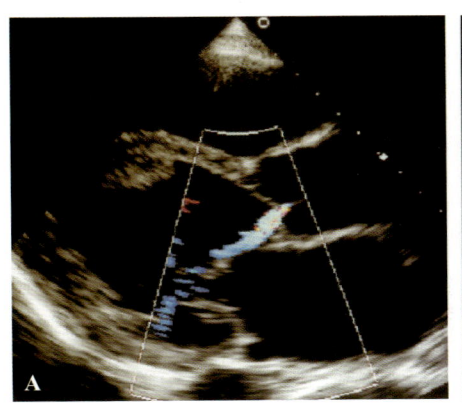

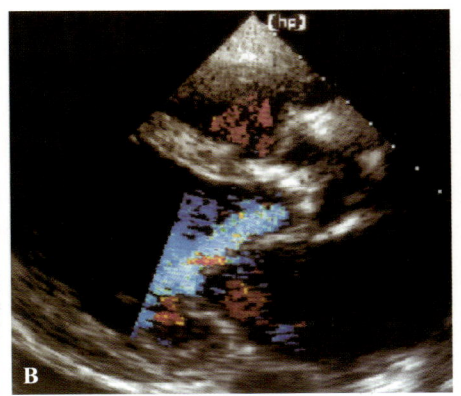

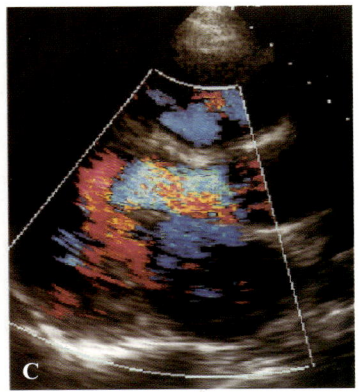

▲ 图10-57 胸骨旁长轴切面分别显示主动脉瓣轻度（A）、中度（B）和重度（C）反流

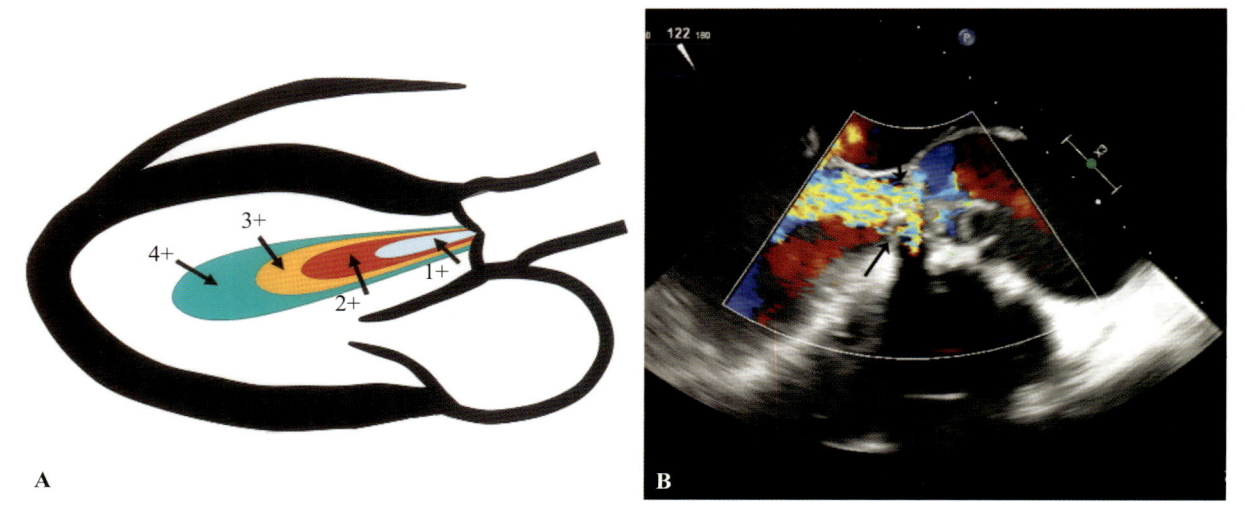

Feigenbaum 超声心动图学（原书第 8 版）
Feigenbaum's Echocardiography (8th Edition)

▲ 图 10-58　A. 利用主动脉瓣反流束大小评估严重程度示意图；B. 测量主动脉瓣反流束宽度（黑箭），其与左心室流出道内径的比值可用于评估反流严重程度（详见正文）

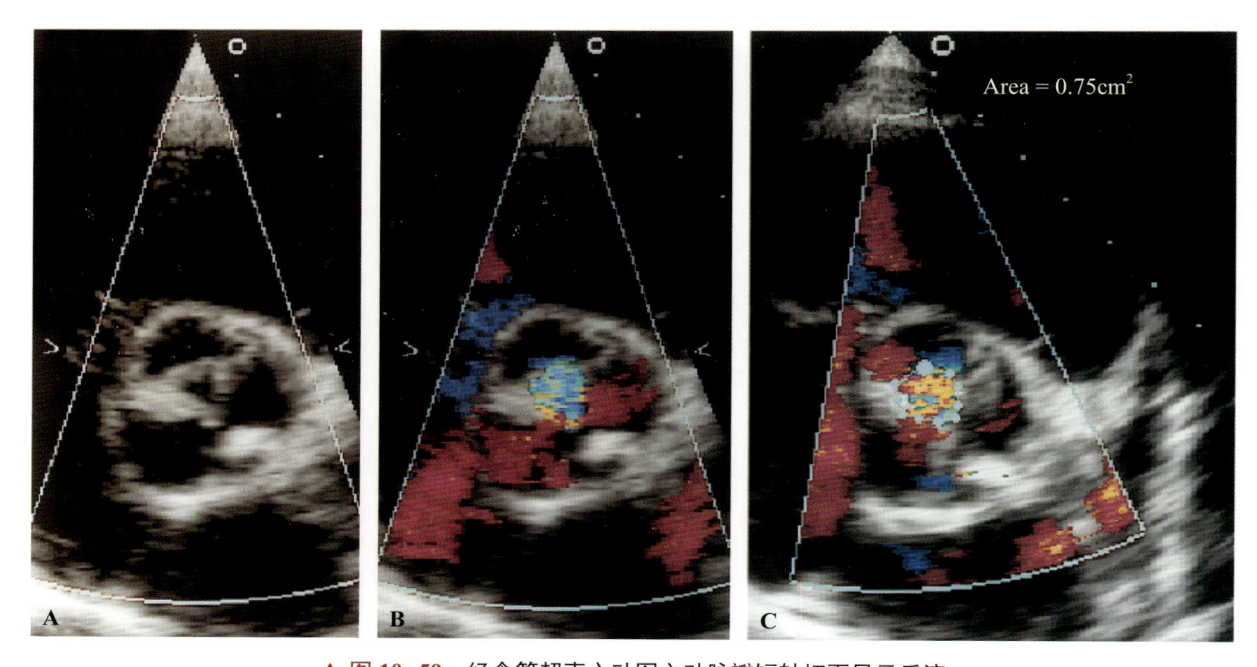

▲ 图 10-59　经食管超声心动图主动脉瓣短轴切面显示反流
A. 二维图像显示反流孔；B. 彩色多普勒成像显示主动脉瓣反流；C. 描记测量反流口面积为 0.75cm²

动脉瓣轻度反流，而胸骨旁长轴切面提示中度反流。本例仅说明彩色血流成像评价反流程度具有局限性，同时强调单一切面无法提供反流程度的所有信息。有证据表明慢性主动脉瓣反流患者的反流口面积在舒张期会发生改变（通常是缩小），这种表现与彩色多普勒技术有关，并且可以解释许多患者出现的反流束大小的短暂变化。彩色多普勒血流成像显示的反流束面积反映的是峰值反流口面积，而不是平均反流口面积，因此反流瓣口面积的逐渐减少可导致高估反流程度。

连续波多普勒成像也可用于评估反流程度。最简单的方法是比较主动脉瓣前向血流频谱与反流频谱包络部分的浓密度或辉度，频谱与血流束内红细胞的数量相关，反流量越大，频谱越浓。

频谱形状也可提供诊断信息。反流速度可反映舒张期主动脉与左心室间压差（图10-62），这是反流的驱动力。舒张早期压差最大，反流速度达4～6m/s，随着舒张期持续，主动脉压力减小而左心室压力增大，该压差逐渐消失。

主动脉瓣轻度反流时，左心室顺应性正常，左心室压力缓慢而轻度升高，而主动脉舒张压保持不变，因此在整个舒张期主动脉反流速度均较高，频谱形态较平坦。主动脉瓣重度反流时，左心室压力增加的同时主动脉压迅速下降，导致反流速度迅速减低，表现为频谱斜率陡直（图10-63）。反流速度的下降可用斜率或压差减半时间来表示。这些参数与其他评估反流程度参数的相关性与一致性均较好。压差减半时间＜250ms或下降斜率＞400cm/s^{2}可作为判断主动脉瓣重度反流的指标，但也会受到主动脉顺应性、血压、左心室大小及其顺应性的影响。主动脉瓣反流频谱快速减速更多的是影响反流的诊断敏感度，而非严重程度，后文详述。

另一非定量方法是应用脉冲多普勒成像评价降主动脉舒张期反流（图10-64）。随着主动脉瓣反流加重，血流反流的程度也增大，整个舒张期可记录到反向血流。它受到血管顺应性和取样部位的影响，但仍是判断反流程度的简单实用的指标。降主动脉内全舒张期反流且舒张末期反流速

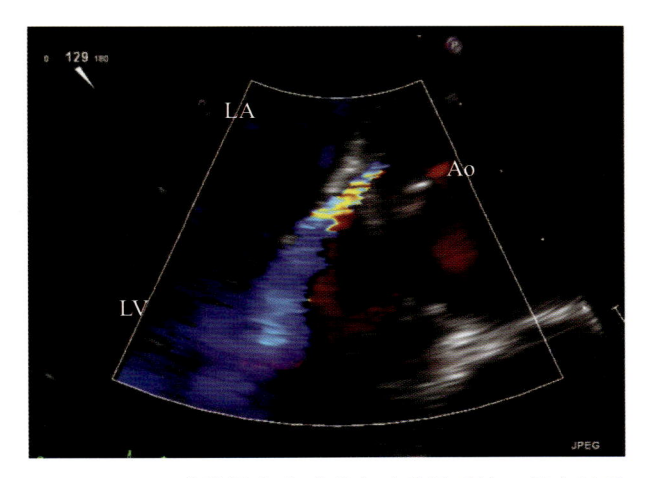

▲ 图10-60 感染性心内膜炎主动脉瓣反流，偏心性反流沿二尖瓣前叶走行，严重程度可能被低估

LA. 左心房；LV. 左心室；Ao. 主动脉

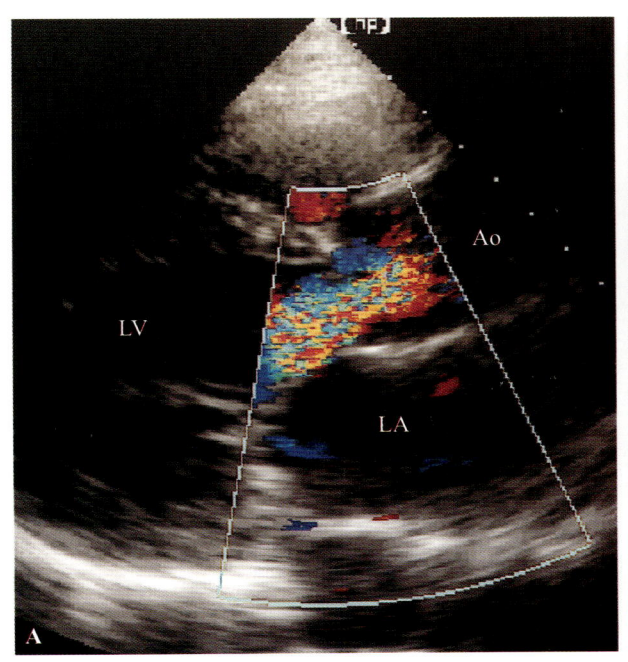

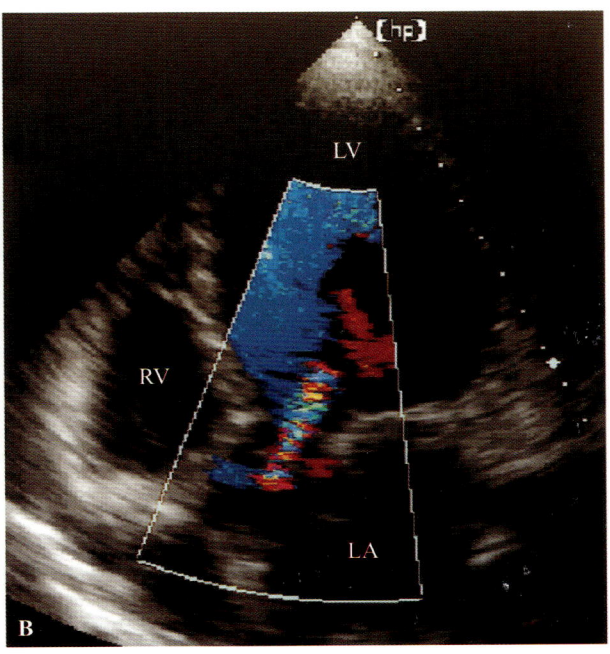

▲ 图10-61 A. 胸骨旁左心长轴切面显示主动脉瓣反流。反流宽度与左心室流出道内径比值提示中度反流。B. 为同一患者，心尖四腔心切面提示轻度反流（详见正文）

LV. 左心室；LA. 左心房；Ao. 主动脉；RV. 右心室

度>20cm/s，提示重度反流。

下面介绍判断主动脉瓣反流程度的定量评价方法。因为心脏4组瓣膜按顺序排布，各瓣膜的血流量或每搏量都应该相同。主动脉瓣反流时，收缩期主动脉瓣总每搏量等于前向每搏量（通过其他无反流瓣膜测定）与反流量之和（图10-65）。如前所述，每搏量为横截面积与时间速度积分的乘积。如果二尖瓣功能正常，则通常在此处测量前向每搏量。然后测定主动脉瓣的总每搏量。反流量即为主动脉瓣总每搏量与二尖瓣每搏量之差（图10-66）。每搏反流量（regurgitant stroke volume）和反流分数均可定量测量，反流分数>50%或反流量>60ml提示主动脉瓣重度反流。图10-66所示病例中，通过主动脉瓣和二尖瓣的每搏量分别为112ml和69ml，两者差值反映主动脉瓣反流的每搏反流量为43ml，反流分数为38%。

理论上近端等速表面积可应用于任意瓣膜反流面积和反流量的测定。然而，由于显示汇聚于主动脉瓣反流口的等速血流外形存在困难，该方法在评价主动脉瓣反流时受到限制。最后一种定量评价主动脉瓣反流程度的方法是基于动量守恒（conservation of momentum）定律。动量

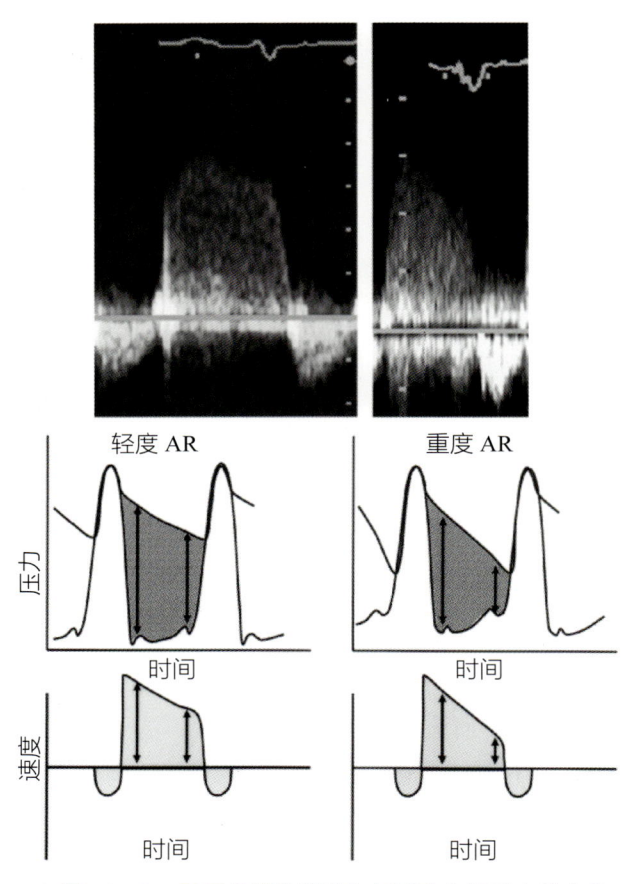

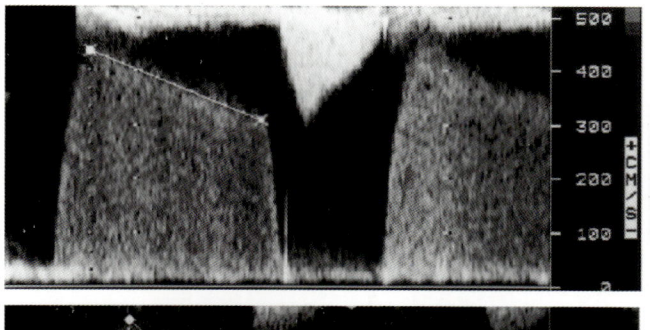

▲ 图10-62 图示多普勒频谱如何反映血流动力学变化
左图：主动脉瓣轻度反流，反流频谱形态较平坦；右图：主动脉瓣重度反流，反流频谱下降斜率增大。主动脉和左心室舒张期瞬时压差的变化导致了这些改变（详见正文）

◀ 图10-63 主动脉瓣反流连续波多普勒频谱计算斜率和压力减半时间（P½t）
上图：轻度反流时频谱斜率相对平坦，P½t较长；下图：重度反流时频谱斜率较陡，P½t较短

轻度AR
斜率 = 230cm/s²
P½t = 560ms

重度AR
斜率 = 460cm/s²
P½t = 220ms

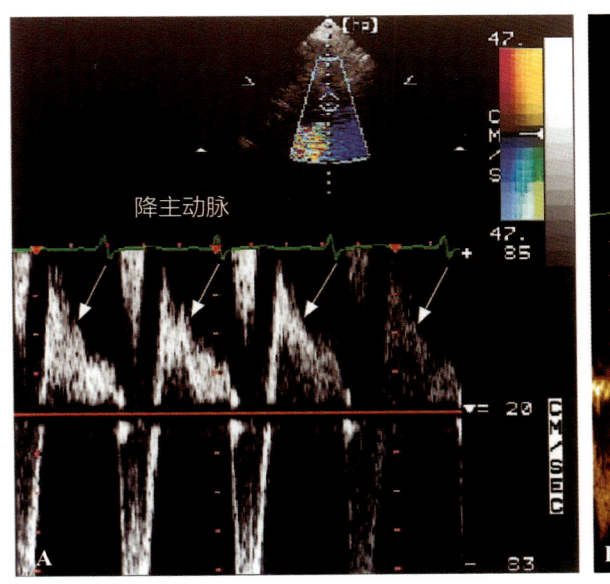

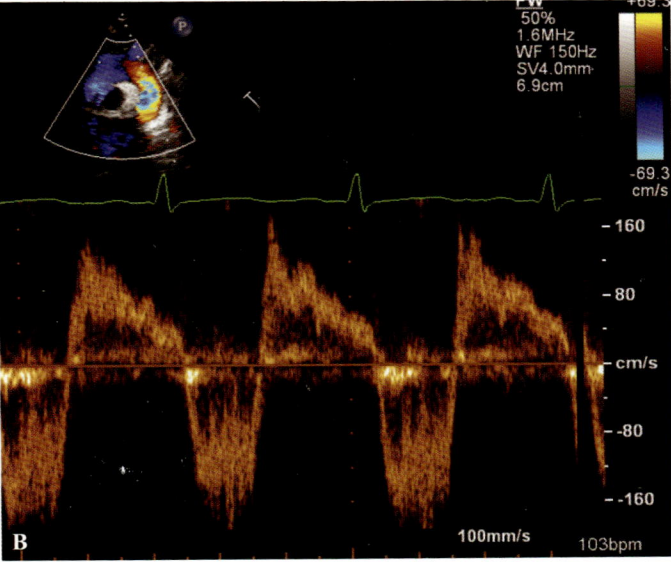

▲ 图 10-64 脉冲多普勒频谱分别记录 2 例（A 和 B）全舒张期降主动脉逆流（箭），提示主动脉瓣重度反流（详见正文）

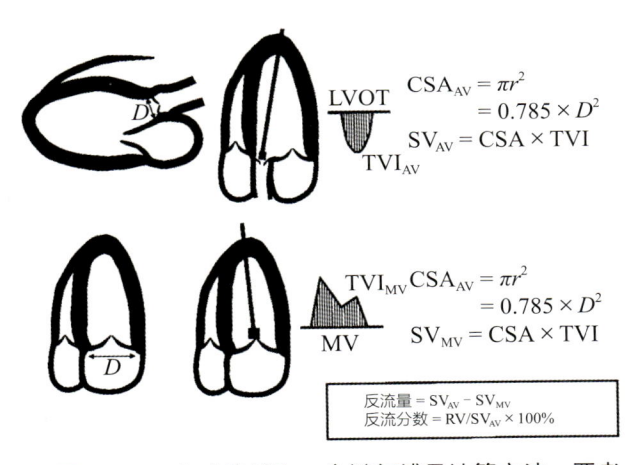

▲ 图 10-65 主动脉瓣和二尖瓣每搏量计算方法，两者之差代表反流量，可进一步计算反流分数（详见正文）
CSA. 横截面积；TVI. 时间速度积分

（momentum）是流率（volumetric flow rate）与流速的乘积，在反流束内的任意截面均相同。因此舒张期反流束膨胀增大时，流速必须相应减小。血流量是血流横截面积（CSA）与流速（v）的乘积，可转化得到如下公式。

动量 = 血流量（Q）× v　　（公式 10-10）

或 动量 = 截面积 × v^2　　（公式 10-11）

为了测量反流瓣口面积（ROA），可在 2 个截面水平测量动量，其中一个位于反流瓣口。基于动量守恒定律，其连续性方程可由下式表示。

反流瓣口面积 =（反流面积 × v^2_{Jet}）/ v^2_{ROA}

（公式 10-12）

此法基于纯理论原理，通过测量反流束的面积和两点流速（其中之一位于反流瓣口内），然后推算反流瓣口面积，计算方法直接，且重复性好，体外研究已证实其准确性。该法目前仍用于科学研究，临床应用比较困难。表 10-9 总结了主动脉瓣反流的各种评价方法。任何单一的方法都不足以作为临床决策的依据。每种方法都能提供一定信息，但也各有缺陷。因此临床/超声心动图医生必须综合分析所有数据，从而全面评价主动脉瓣反流程度。

（五）急性与慢性主动脉瓣反流

急性与慢性主动脉瓣反流有一些显著不同。急性主动脉瓣反流常见病因包括主动脉瓣感染性心内膜炎（致瓣叶断裂或破坏）和主动脉夹层 [致瓣环和（或）主动脉根部扩张或内膜片冲击瓣膜]。比较少见的情况下，胸部外伤也可导致急性主动脉瓣反流。

▲ 图 10-66 举例说明反流量和反流分数计算方法

A 和 B 显示主动脉瓣每搏量计算方法；C 和 D 显示二尖瓣每搏量计算方法。结果显示主动脉瓣每搏量 112ml，二尖瓣每搏量 69ml，两者差值即反流量为 43ml（详见正文）

CSA. 横截面积；TVI. 时间速度积分；SV. 每搏量；AV. 主动脉瓣；MV. 肺动脉瓣

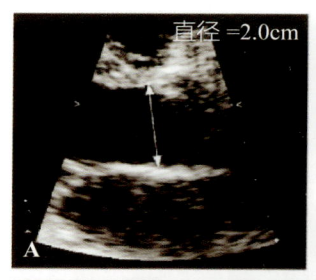

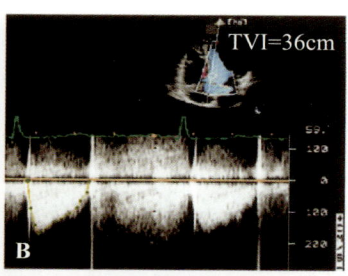

主动脉血流：
$CSA_{AV}=3.1cm^2$
$TVI_{AV}=36cm$
$SV_{AV}=112ml$

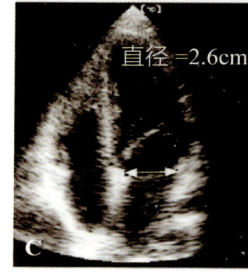

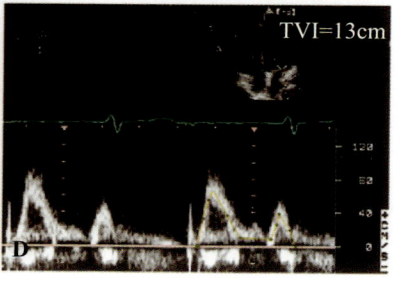

二尖瓣血流：
$CSA_{MV}=5.3cm^2$
$TVI_{MV}=13cm$
$SV_{MV}=69ml$

反流量
112-69=43ml

反流分数：
43/112=38%

表 10-9 主动脉瓣反流程度的评估

技　术	参　数	重度反流的标准	应用限制的情形
彩色血流成像	反流面积 反流宽度 PISA 流颈宽度	＞60%LVOT 面积 ＞60%LVOT 宽度 有效反流瓣口面积＞0.3cm² ＞0.6cm	设备（增益）依赖、偏心性反流、随时间变化 测量多项数据、方法复杂 切面不同，可能宽度有不同
连续多普勒成像	信号密度 $P^1/_2t$ 斜率	不能定量 ＜250ms ＞400cm/s²	受血压、左心室顺应性及敏感性等多个因素影响
脉冲多普勒成像	反流量 反流分数 降主动脉逆流	＞60ml ＞50% 全舒张期逆流	测量多项数据、需假设相关瓣膜无反流；定量信息有限、受取样位置影响
二维超声心动图	左心室舒张末内径 左心室收缩末内径	＞7cm ＞4.5cm	无特异性，受多因素影响

LVOT. 左心室流出道；PISA. 近端等速表面积；$P^1/_2t$. 压力减半时间

急性与慢性主动脉瓣反流主要不同的一点在于左心室的反应。慢性主动脉瓣反流时，为保持左心室顺应性，左心室心腔明显扩大，在大量反流时仍维持近乎正常的舒张期充盈压。但急性反流时，左心室无法耐受容量负荷过重（由于左心室大小正常及心包的限制），导致左心室舒张压迅速升高。主动脉瓣反流连续多普勒频谱的形态，特别是反流频谱的下降速率是区别两者最好的血流动力学指标。图 10-67 所示，感染性心内膜炎破坏瓣膜引起急性主动脉瓣反流，M 型超声心动图显示左心室舒张压迅速升高导致二尖瓣提前关闭（图 10-41）。由此可见超声心动图对主动脉瓣反流病因判断和区分急、慢性反流均至关重要。

（六）左心室评价

大多数慢性主动脉瓣反流进展缓慢，在需要

手术干预之前，很长时间内可无症状。因为左心室功能不全可能先于症状的发生，对慢性主动脉瓣反流患者的随访应主要集中于左心室评价。从M型到二维超声心动图，数项临床研究已经证实超声评价无症状期患者左心室失代偿早期征象的价值。这些研究证实慢性主动脉瓣反流进展缓慢，且病情较重的患者比轻度或中度反流的患者进展更快，当然也有反常情况。图10-68为结缔组织病患者，初诊提示主动脉瓣轻度反流，2年后发展为重度反流。

多项测量指标被用于协助临床决策。左心室舒张末期内径和收缩末期内径、射血分数、短轴缩短率和收缩末期室壁应力都可用于判断主动脉瓣重度反流患者的预后。当临床对患者进行初步评估时，主动脉瓣反流所致左心室收缩功能不全通常是外科手术的指征。而收缩功能正常的患者，左心室增大特别是收缩末期内径或容积增大，通常被认为是失代偿的早期表现，可作为主动脉瓣置换的指征。因此，超声心动图评价主动脉瓣反流时要重点关注有无左心室收缩功能不全和左心室进行性增大。综合患者超声定量参数、症状及运动负荷能力，基本上可决定主动脉瓣反流的治疗方案。主动脉瓣反流患者的手术干预指征见表10-10。

四、其他主动脉瓣异常

Lambl 赘疣（Lambl excrescences）起源于主动脉瓣心室缘面，为一纤薄带状结构。它属于正

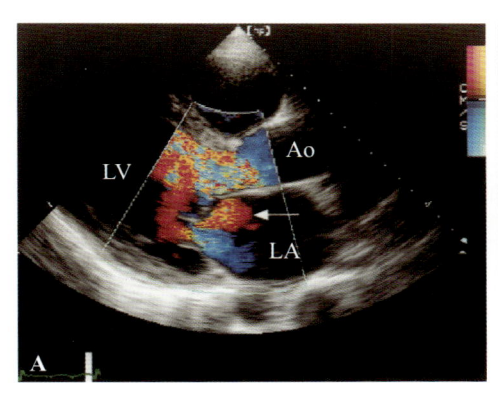

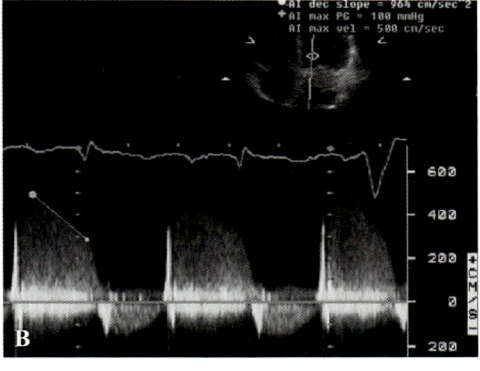

◀ 图 10-67 感染性心内膜炎导致急性主动脉瓣反流

A. 彩色多普勒显示主动脉瓣重度反流。由于左心室舒张压升高，可见二尖瓣反流（箭）；B. 反流频谱斜率符合重度反流

LV. 左心室；LA. 左心房；Ao. 主动脉

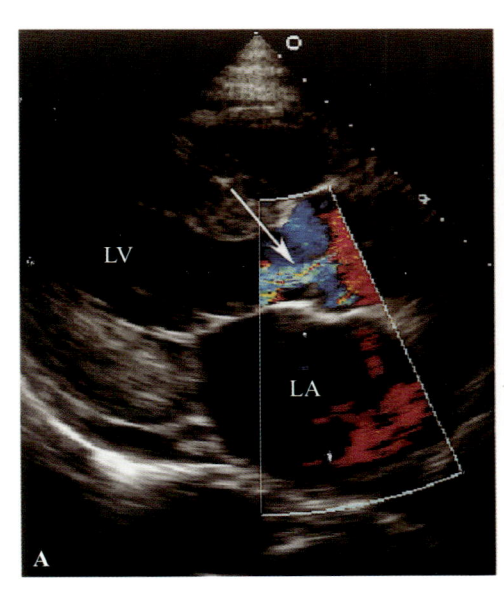

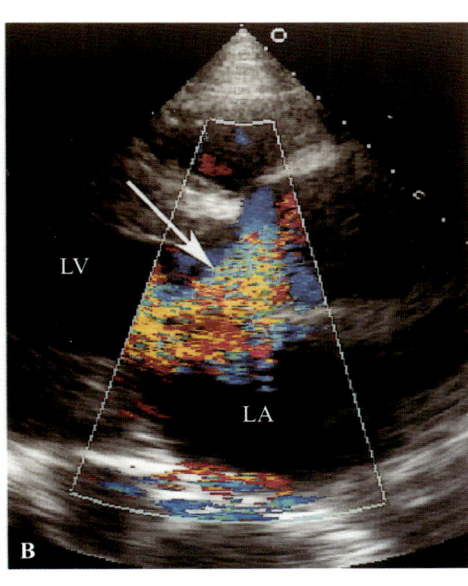

◀ 图 10-68 超声评价主动脉瓣反流病程进展

A. 主动脉瓣轻度反流（箭）；B. 2年后，反流（箭）急剧加重（详见正文）

LV. 左心室；LA. 左心房

表 10-10 主动脉瓣反流干预时机推荐

推 荐	分 类	证据等级
有症状重度 AR，不论左心室收缩功能是否正常，均推荐 AVR	I	B
无症状的慢性重度 AR 伴左心室收缩功能下降（LVEF＜50%），推荐 AVR（C$_2$ 期）	I	B
重度 AR 正在接受其他心脏手术，推荐 AVR（C 期或 D 期）	I	C
无症状重度 AR，左心室收缩功能正常（EF≥50%），但有显著左心室扩大（LVESD＞50mm），AVR 是合理的（C$_2$ 期）	IIa	B
中度 AR 正在接受其他心脏手术，AVR 是合理的（B 期）	IIa	C
无症状重度 AR，左心室收缩功能正常（EF≥50%），但有进展性 LV 显著扩张（LVEDD＞65mm），手术风险低，可以考虑行 AVR（C$_1$ 期）	IIb	C

AR. 主动脉瓣反流；AVR. 主动脉瓣置换；EF. 射血分数；LVEDD. 左心室舒张末内径；LVESD. 左心室收缩末内径
经许可改编自 2014 AHA/ACC guideline for the management of patients with valvular heart disease. *Circulation*. 2014;129（23）:2440–2492. ©2014 American Heart Association,Inc. 版权所有

常变异，因人群寿命延长和超声成像质量提高而越来越多被发现（图 10-69），可能属于瓣膜退行性变的一种形式，偶可多发。超声心动图检查主要在于区分 Lambl 赘疣和病理性赘生物，但两者鉴别困难，通常需要结合临床表现综合考虑。例如，如果患者发热且血培养结果阳性，则可能是病理性赘生物。如果患者无发热同时没有任何症状，则多考虑 Lambl 赘疣。肿瘤（如弹性纤维瘤）累及主动脉瓣者较为罕见，第 21 章将详细讨论。图 10-70 示乳头状弹性纤维瘤累及主动脉瓣。该患者出现急性前壁心肌梗死。经食管超声心动图显示肿瘤很小，冠状动脉造影证实左冠状动脉栓塞。

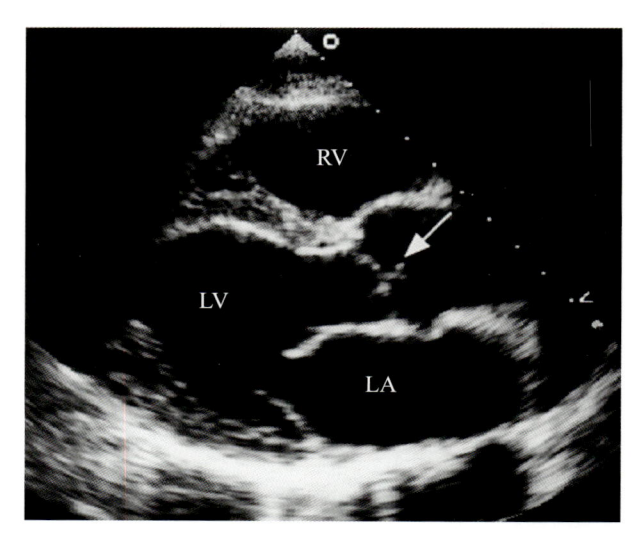

▲ 图 10-69 胸骨旁左心长轴切面显示 Lambl 赘疣（箭）
LV. 左心室；RV. 右心室；LA. 左心房

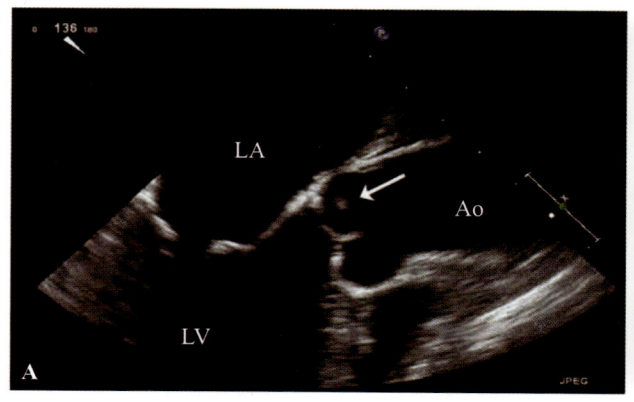

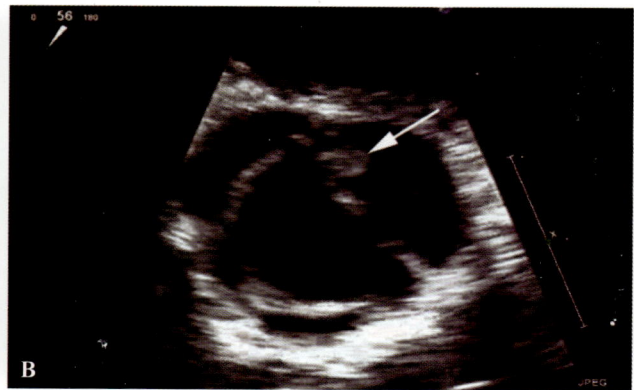

▲ 图 10-70 经食管超声心动图主动脉瓣长轴（A）及短轴切面（B）。主动脉瓣上可见一活动的小肿块，为乳头状弹性纤维瘤（箭）
LA. 左心房；LV. 左心室；Ao. 主动脉

推荐阅读

American College of Cardiology Foundation Appropriate Use Criteria Task Force; Douglas PS, Garcia MJ, Haines DE et al. ACCF/ASE/AHA/ASNC/HFSA/SCAI/SCCM/SCCT/SCMR. 2011 appropriate use criteria for echocardiography. A Report of the American College of Cardiology Foundation Appropriate Use Criteria Task Force, American Society of Echocardiography, American Heart Association, American Society of Nuclear Cardiology, Heart Failure Society of America, Heart Rhythm Society, Society for Cardiovascular Angiography and Interventions, Society of Critical Care Medicine, Society of Cardiovascular Computed Tomography, Society for Cardiovascular Magnetic Resonance American College of Chest Physicians. *J Am Soc Echocardiogr* 2011; 24(3):229–267.

Annabi MS, Touboul E, Dahou A, et al. Dobutamine stress echocardiography for management of low–flow, low–gradient aortic stenosis. *J Am Coll Cardiol* 2018;71(5):475–485.

Baumgartner H, Hung J, Bermejo J, et al. Recommendations on the echocardiographic assessment of aortic valve stenosis: a focused update from the European Association of Cardiovascular Imaging and the American Society of Echocardiography. *J Am Soc Echocardiogr* 2017;30(4):372–392.

Bonow RO, Brown AS, Gillam LD, et al. ACC/AATS/AHA/ASE/EACTS/HVS/SCA/SCAI/SCCT/SCMR/STS 2017 appropriate use criteria for the treatment of patients with severe aortic stenosis: A report of the American College of Cardiology Appropriate Use Criteria Task Force, American Association for Thoracic Surgery, American Heart Association, American Society of Echocardiography, European Association for Cardio–Thoracic Surgery, Heart Valve Society, Society of Cardiovascular Anesthesiologists, Society for Cardiovascular Angiography and Interventions, Society of Cardiov-ascular Computed Tomography, Society for Cardiovascular Magnetic Resonance, and Society of Thoracic Surgeons. *J Am Coll Cardiol* 2017;70(20):2566–2598.

Chahal NS, Drakopoulou M, Gonzalez–Gonzalez AM, Manivarmane R, Khattar R, Senior R. Resting aortic valve area at normal transaortic flow rate reflects true valve area in suspected low–gradient severe aortic stenosis. *JACC Cardiovasc Imaging* 2015;8(10): 1133–1139.

Clavel MA, Burwash IG, Pibarot P. Cardiac imaging for assessing low–gradient severe aortic stenosis. *JACC Cardiovasc Imaging* 2017;10 (2): 185–202.

Clavel MA, Ennezat PV, Marechaux S, et al. Stress echocardiography to assess stenosis severity and predict outcome in patients with paradoxical low–flow, low–gradient aortic stenosis and preserved LVEF. *JACC Cardiovasc Imaging* 2013;6(2):175–183.

deFilippi CR, Willett DL, Brickner ME, et al. Usefulness of dobutamine echocardiography in distinguishing severe from nonsevere valvular aortic stenosis in patients with depressed left ventricular function and low transvalvular gradients. *Am J Cardiol* 1995;75(2):191–194.

Detaint D, Messika–Zeitoun D, Maalouf J, et al. Quantitative echocardiographic determinants of clinical outcome in asymptomatic patients with aortic regurgitation: a prospective study. *JACC Cardiovasc Imaging* 2008;1(1): 1–11.

Doherty JU, Kort S, Mehran R Schoenhagen P, Soman P. ACC/AATS/AHA/ASE/ASNC/HRS/SCAI/SCCT/ SCMR/STS 2017 appropriate use criteria for multimodality imaging in valvular heart disease: A Report of the American College of Cardiology Appropriate Use Criteria Task Force, American Association for Thoracic Surgery, American Heart Association, American Society of Echocardiography, American Society of Nuclear Cardiology, Heart Rhythm Society, Society for Cardiovascular Angiography and Interventions, Society of Cardiovascular Computed Tomography, Society for Cardiova–scular Magnetic Resonance, and Society of Thoracic Surgeons. *J Am Coll Cardiol* 2017;70(13):1647–1672.

Genereux P, Stone GW, O'Gara PT, et al. Natural history, diagnostic approaches, and therapeutic strategies for patients with asymptomatic severe aortic stenosis. *J Am Coll Cardiol* 2016;67(19):2263–2288.

Grayburn PA, Smith MD, Harrison MR, Gurley JC, DeMaria AN. Pivotal role of aortic valve area calculation by the continuity equation for Doppler assessment of aortic stenosis in patients with combined aortic stenosis and regurgitation. *Am J Cardiol* 1988;61(4):376–381.

Henry WL, Bonow RO, Rosing DR, Epstein SE. Observations on the optimum time for operative intervention for aortic regurgitation. II. Serial echocardiographic evaluation of asymptomatic patients. *Circulation* 1980;61(3):484–492.

Jilaihawi H, Chen M, Webb J, et al. A bicuspid aortic valve imaging classification for the TAVR era. *JACC Cardiovasc Imaging* 2016; 9 (10):1145–1158.

Kusunose K, Agarwal S, Marwick TH, Griffin BP, Popović ZB. Decision making in asymptomatic aortic regurgitation in the era of guidelines: incremental values of resting and exercise cardiac dysfunction. *Circ Cardiovasc Imaging* 2014;7(2):352–362.

le Polain de Waroux JB, Pouleur AC, Goffinet C, et al. Functional anatomy of aortic regurgitation: accuracy, prediction of surgical repairability, and outcome implications of transesophageal echocardiography. *Circulation* 2007;116(11 Suppl):I264–I269.

Mehrotra P, Flynn AW, Jansen K, et al. Differential left ventricular outflow tract remodeling and dynamics in aortic stenosis. *J Am Soc Echocardiogr* 2015;28(11):1259–1266.

Messika–Zeitoun D, Detaint D, Leye M, et al. Comparison of semiquantitative and quantitative assessment of severity of aortic regurgitation: clinical implications. *J Am Soc Echocardiogr* 2011;24(11): 1246–1252.

Michelena HI, Desjardins VA, Avierinos JF, et al. Natural history of asymptomatic patients with normally functioning or minimally dysfunctional bicuspid aortic valve in the community. *Circulation* 2008; 117(21):2776–2784.

Minners J, Allgeier M, Gohlke–Baerwolf C, Kienzle RP, Neumann FJ, Jander N. Inconsistent grading of aortic valve stenosis by current guidelines: haemodynamic studies in patients with apparently normal left ventricular function. *Heart* 2010;96(18):1463–1468.

Nishimura RA, Otto CM, Bonow RO, et al; American College of Cardiology/American Heart Association Task Force on Practice Guidelines. 2014 AHA/ACC guidelines for the management of patients with valvular heart disease: a report of the American College of Cardiology/American Heart Association Task Force on Practice Guidelines. *J Am Coll Cardiol* 2014;63(22):e57–e185.

Otto CM, Burwash IG, Legget ME, et al. Prospective study of asymptomatic valvular aortic stenosis. Clinical, echocardiographic, and exercise predictors of outcome. *Circulation* 1997;95(9): 2262–2270.

Papachristidis A, Papitsas M, Roper D, et al. Three–dimensional measurement of aortic annulus dimensions using area or circumference for transcatheter aortic valve replacement valve sizing: Does it Make a difference? *J Am Soc Echocardiogr* 2017;30(9):871–878.

Park JY, Foley TA, Bonnichsen CR, et al. Transthoracic echocardiography versus computed tomography for ascending aortic measurements in patients with bicuspid aortic valve. *J Am Soc Echocardiogr* 2017;30(7):625–635.

Pibarot P, Dumesnil JG. Improving assessment of aortic stenosis. *J Am*

Coll Cardiol 2012;60(3):169–180.

Pibarot P, Dumesnil JG. Low-flow, low-gradient aortic stenosis with normal and depressed left ventricular ejection fraction. *J Am Coll Cardiol* 2012; 60(19):1845–1853.

Pibarot P, Dumesnil JG. Aortic stenosis suspected to be severe despite low gradients. *Circ Cardiovasc Imaging* 2014;7(3):545–551.

Reimold SC, Maier SE, Fleischmann KE, et al. Dynamic nature of the aortic regurgitant orifice area during diastole in patients with chronic aortic regurgitation. *Circulation* 1994;89(5):2085–2092.

Reimold SC, Thomas JD, Lee RT. Relation between Doppler color flow variables and invasively determined jet variables in patients with aortic regurgitation. *J Am Coll Cardiol* 1992;20(5): 1143–1148.

Roberts WC. Valvular, subvalvular and supravalvular aortic stenosis: morphologic features. *Cardiovasc Clin* 1973;5(1):97–126.

Rokey R, Sterling LL, Zoghbi WA, et al. Determination of regurgitant fraction in isolated mitral or aortic regurgitation by pulsed Doppler two-dimensional echocardiography. *J Am Coll Cardiol* 1986;7(6): 1273–1278.

Rosenhek R, Binder T, Porenta G, et al. Predictors of outcome in severe, asymptomatic aortic stenosis. *N Engl J Med* 2000;343(9):611–617.

Siu SC, Silversides CK. Bicuspid aortic valve disease. *J Am Coll Cardiol* 2010; 55(25):2789–2800.

Sprigings DC, Chambers JB, Cochrane T, Allen J, Jackson G. Ventricular stroke work loss: validation of a method of quantifying the severity of aortic stenosis and derivation of an orifice formula. *J Am Coll Cardiol* 1990;16(7): 1608–1614.

Tandon A, Grayburn PA. Imaging of low-gradient severe aortic stenosis. *JACC Cardiovasc Imaging* 2013;6(2):184–195.

Teague SM, Heinsimer JA, Anderson JL, et al. Quantification of aortic regurgitation utilizing continuous wave Doppler ultrasound. *J Am Coll Cardiol* 1986;8(3):592–599.

Yeager M, Yock PG, Popp RL. Comparison of Doppler-derived pressure gradient to that determined at cardiac catheterization in adults with aortic valve stenosis: implications for management. *Am J Cardiol* 1986;57(8):644–648.

Zoghbi WA, Adams D, Bonow RO, et al. Recommendations for noninvasive evaluation of native valve regurgitation: a report of the American Society of Echocardiography developed in collaboration with the Society for Cardiovascular Magnetic Resonance. *J Am Soc Echocardiogr* 2017;30:303–371.

第 11 章
二尖瓣疾病
Mitral Valve Disease

章子铭　钟　山　译

在 4 组心脏瓣膜中，超声心动图最早对二尖瓣进行评价。主要原因是二尖瓣活动度相对较大，容易被早期 M 型超声心动图探测，且当时风湿性心脏病患病率较高，无创评价常见心脏瓣膜疾病的需求迫切。现代二维和多普勒技术的发展使超声心动图成为评价各种明确或可疑病因的二尖瓣疾病的重要工具。三维超声心动图在二尖瓣疾病诊断中起着独特的作用，为诊断提供更多信息，其在二尖瓣疾病中的诊断作用往往超过其他瓣膜疾病。

二尖瓣疾病根据病因分为原发性和继发性两类。表 11-1 概述了二尖瓣病的原发性和继发性病因，先天性病变，如先天性二尖瓣狭窄和裂，以及风湿性心脏病等后天性瓣膜病。其他获得性心脏病通常发病较晚，包括与心肌疾病相关的功能性二尖瓣反流和二尖瓣退行性改变。

心脏瓣膜病患者最新的治疗指南建议的分期系统类似于充血性心力衰竭患者的分期系统。瓣膜病的分期描述了解剖性瓣膜异常患者的临床状况，分为 4 期。A 期：患者有发展为临床心脏瓣膜病的风险。表现为 4 个瓣膜之一存在解剖异常，但没有明显的血流动力学改变，无明显症状。B 期：代表进行性瓣膜性心脏病的患者，即具有相关血流动力学异常，但（当前）没有明显

表 11-1　二尖瓣疾病病因

直接影响二尖瓣装置的疾病
风湿性心脏病
先天性二尖瓣狭窄
先天性二尖瓣裂
感染性心内膜炎
非细菌性血栓性心内膜炎
Libman-Sacks 心内膜炎
嗜酸性粒细胞增多性心脏病
减肥药瓣膜病
二尖瓣瓣环钙化
退行性病变
浸润性病变
类癌
心肌缺血或梗死 / 乳头肌断裂
二尖瓣肿瘤
间接影响二尖瓣功能
扩张型心肌病
缺血性左心室功能障碍
肥厚型心肌病
束支传导阻滞
左心房黏液瘤

症状或病理生理学异常。C 期：代表无症状的严重瓣膜异常的患者。这些患者出现瓣膜性心脏病的继发性改变，如心室扩张。D 期：代表有症状的严重心脏瓣膜病患者。表 11-2 概述了心脏瓣膜病的各个阶段，并提供其在二尖瓣脱垂中的应用示例。

超声心动图是评估已确诊或可疑二尖瓣病

变的患者的主要诊断工具。已发表的"经胸和经食管超声心动图的适用性标准"已经确定了使用经胸和经食管超声心动图评估确诊或可疑二尖瓣疾病的多种适应证（表 11-3）。可疑二尖瓣病变的患者范围很广，包括具有不确定意义的心脏杂音患者，以及患有充血性心力衰竭、缺血性心脏病、扩张和肥厚型心肌病及可导致心脏瓣膜疾病的系统性疾病的患者。

表 11-2 原发性二尖瓣反流的分期：二尖瓣脱垂

	定 义	解剖学	血流动力学	后 果
A	有潜在风险	轻度二尖瓣脱垂	无二尖瓣反流；二尖瓣反流面积 < 20%；反流缩流颈宽度 < 3mm	无
B	进行性瓣膜病	重度二尖瓣脱垂、瓣叶对合正常	二尖瓣反流面积 20%~40%；右心室容量 < 60ml；有效反流口面积 < 0.40cm^2；造影分级 1~2+	左心房轻度增大、左心室正常
C	无症状的严重瓣膜异常	重度二尖瓣脱垂、对合异常或连枷	二尖瓣反流面积 > 40%，反流缩流颈宽度 > 7mm，右心室容量 > 60ml，有效反流口面积 ≥ 0.40cm^2；造影分级 3~4+	中度以上左心房扩大 左心室增大 静息或运动时肺动脉高压
D	有症状的严重瓣膜异常	重度二尖瓣脱垂且对合异常或连枷	二尖瓣反流面积 > 40%，反流缩流颈宽度 > 7mm，右心室容量 > 60ml，有效反流口面积 ≥ 0.40cm^2；造影分级 3~4+	中度以上左心房扩大 左心室增大 肺动脉高压

表 11-3 超声心动图评价二尖瓣疾病的适用证标准

检查类型	合理条件		适应证评分（1~9）
经胸超声心动图检查	心肌缺血/梗死	23. 疑似心肌缺血/梗死的并发症，包括但不限于急性二尖瓣关闭不全、室间隔缺损、游离壁破裂/心脏压塞、休克、右心室受累、心力衰竭或血栓等	A（9）
		32. 当可能或怀疑有瓣膜损伤、心包积液或心脏损伤时；严重的减速伤或胸部创伤	A（9）
	杂音	34. 对怀疑患有瓣膜病或结构性心脏病的初步评估	A（9）
		35. 当没有其他症状或体征的心脏病或结构性心脏病时进行初步评估	rA（2）
		36. 对既往超声心动图无瓣膜病患者进行重新评估，临床状态或心脏检查结果无变化	rA（1）
		37. 重新评估已知的瓣膜性心脏病，临床状态或心脏检查发生改变或指导治疗	A（9）
经食管超声心动图检查	原发性瓣膜狭窄	38. 轻度瓣膜狭窄的常规监测（< 3 年），临床状态或心脏检查结果无变化	rA（3）
		39. 轻度瓣膜狭窄的常规监测（≥ 3 年），临床状态或心脏检查结果无变化	A（7）
		40. 中度或重度瓣膜狭窄的常规监测（< 1 年），临床状态或心脏检查结果无变化	rA（3）
		41. 中度或重度瓣膜狭窄的常规监测（≥ 1 年），临床状态或心脏检查结果无变化	A（8）

（续表）

检查类型	合理条件		适应证评分（1～9）
	原发性瓣膜反流	42. 微量瓣膜反流的常规监测	rA（1）
		43. 轻度瓣膜反流的常规监测（＜3年），临床状态或心脏检查结果无变化	rA（2）
		44. 轻度瓣膜反流的常规监测（≥3年），临床状态或心脏检查结果无变化	U（4）
		45. 中度或重度瓣膜反流的常规监测（＜1年），临床状态或心脏检查结果无变化	U（6）
		46. 中度或重度瓣膜反流的常规监测（≥1年），临床状态或心脏检查结果无变化	A（8）
	作为瓣膜病的初诊或补充检查	106. 评估瓣膜结构和功能，以评估干预措施的适用性和协助规划干预措施	A（9）
负荷超声心动图	无症状慢性瓣膜病	177. 轻度二尖瓣狭窄	rA（2）
		178. 中度二尖瓣狭窄	U（5）
		179. 重度二尖瓣狭窄	A（7）
		183. 轻度二尖瓣关闭不全	rA（2）
		184. 中度二尖瓣关闭不全	U（5）
		185. 重度二尖瓣关闭不全：左心室大小和功能不符合手术标准	A（7）
	有症状慢性瓣膜病	189. 轻度二尖瓣狭窄	U（5）
		190. 中度二尖瓣狭窄	A（7）
		191. 重度二尖瓣狭窄	rA（3）
		194. 轻度二尖瓣关闭不全	U（4）
		195. 中度二尖瓣关闭不全	A（7）
		196. 重度二尖瓣关闭不全：严重的左心室扩大，或左心室收缩功能障碍	rA（3）

A. 适合（7～9分）；rA. 基本不适合（1～3分）；U. 不确定（4～6分）

经许可转载自 Douglas PS, Garcia MJ, Haines DE, et al. ACCF/ASE/AHA/ASNC/HFSA/HRS/SCAI/SCCM/SCCT/SCMR 2011. Appropriate use criteria for echocardiography. *J Am Coll Cardiol* 2011;57(9):1126–1166. © 2011 American College of Cardiology Foundation 版权所有

一、二尖瓣解剖

二尖瓣是由二尖瓣瓣环、瓣叶、腱索、乳头肌和相邻心室壁组成的复合装置（图11-1）。二尖瓣装置的任何组成部分的病理学变化均可导致二尖瓣功能障碍。最常见的二尖瓣疾病是风湿性心脏瓣膜病，主要累及瓣叶和腱索。其他二尖瓣疾病可累及二尖瓣装置的不同部位。表11-4概述了不同疾病对二尖瓣装置不同组成部分的影响以及它们导致二尖瓣关闭不全或狭窄的程度。

二尖瓣瓣环是复杂的三维结构。它是心脏纤维骨架的一部分，该骨架还包括主动脉瓣瓣环和

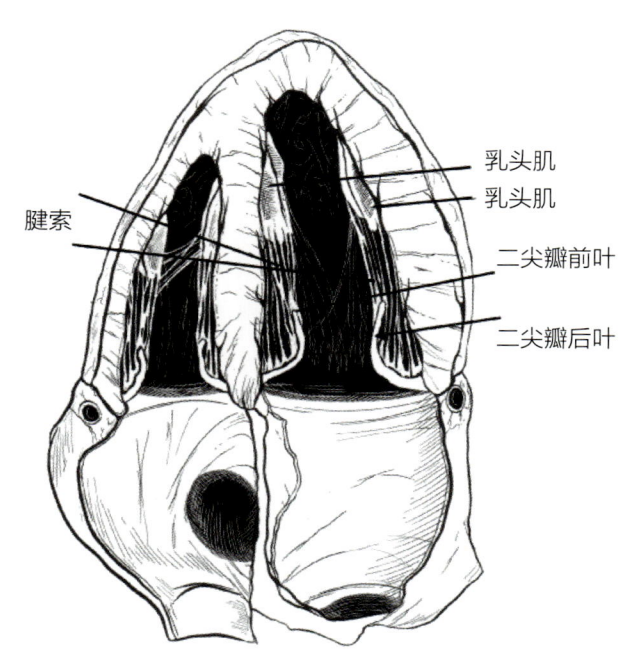

▲ 图 11-1 正常二尖瓣装置的解剖图

注意腱索不仅附着在二尖瓣瓣叶的顶端，也附着在瓣叶的中部（由 Amanda Almon 和 Travis Vermilye 绘图）

二尖瓣前叶与主动脉的连接部（主动脉 - 二尖瓣纤维连接）。三维超声心动图已经证明了二尖瓣瓣环为非平面结构，并且已经把这种复杂几何形状的显示用于二尖瓣脱垂的诊断以及二尖瓣瓣环成形术等治疗方案的制订。图 11-2 和图 11-3 描绘了二尖瓣瓣环的解剖结构及其与二尖瓣瓣叶闭合模式的关系。

在解剖学上，有 2 组主要的乳头肌，每一组都有 1 个以上的乳头肌组成。前外侧乳头肌为二尖瓣瓣叶的前外部提供腱索，后内侧乳头肌为二尖瓣的后内部提供腱索。每组乳头肌腱索的确切数目及与前后瓣叶相连腱索的比例均有很大的变异，但通常 2 个乳头肌与每个小叶部分均有腱索连接。后内侧乳头肌通常由右冠状动脉供血，前外侧乳头肌具有双重血液供应。因此前外侧乳头肌比后内侧乳头肌更少发生缺血性损伤。

表 11-4 二尖瓣疾病影响的相关解剖结构

	二尖瓣狭窄（MS）	二尖瓣反流（MS）	瓣环	瓣叶	腱索	乳头肌	左心室壁
风湿性心脏病	√	√		√	√		
先天性二尖瓣狭窄	√			√	√	√	
二尖瓣裂		√		√			
细菌性心内膜炎		√	*	√	√	*	
冠状动脉疾病 - 心肌梗死		√				√	√
减肥药所致瓣膜病		√		√	√		
二尖瓣瓣环钙化	±	√	√	±			
扩张型心肌病		√	√			√	
肥厚型心肌病		√		√		√	
黏液瘤	√	√		±			
放射性	±	√		√	√		
浸润性		√		√			√
类癌	√	√		√	√		
乳头状瘤		±					
转移性疾病		±	±	±	±	±	±

√. 常见或主要累及；±. 少见或晚期累及；*. 罕见脓肿形成

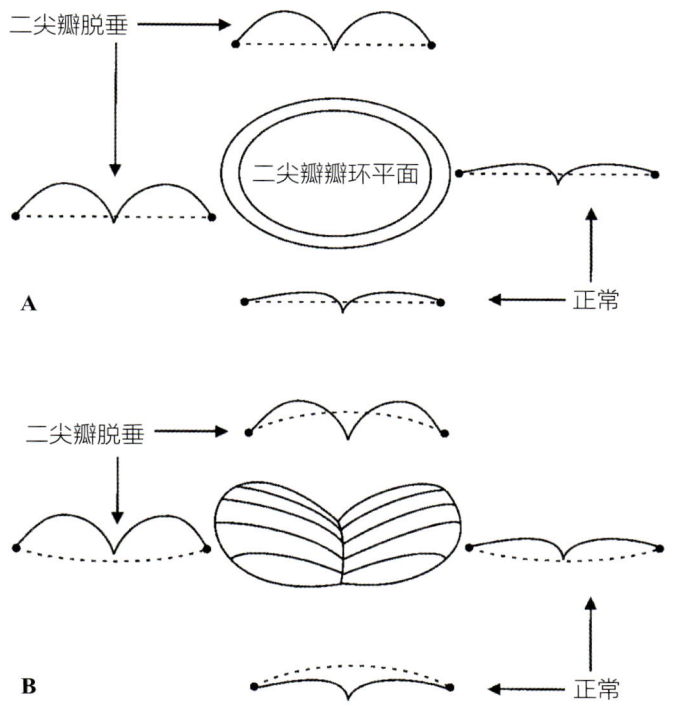

第 11 章 二尖瓣疾病
Mitral Valve Disease

◀ 图 11-2 假设为平面的二尖瓣瓣环（A）和准确的三维形态二尖瓣瓣环（B）示意图。在每一组图中，虚线代表二尖瓣瓣环平面，正常或脱垂的二尖瓣均从互相垂直的平面上分别观察

A. 瓣环为平面时，从 2 个相互垂直的角度观察，二尖瓣形态相同。两图的右侧和下方均为正常闭合的二尖瓣，左侧和上方为脱垂的二尖瓣。正常二尖瓣关闭时，瓣叶膨出部分略低于瓣环平面，瓣叶脱垂时不同的观察角度瓣叶膨出更严重。B. 由于其复杂的三维形状，当观察角度不同时，瓣环可以向左心室心尖凹陷，也可以向左心室心尖方向凸起。在下方示意图中，正常的闭合时二尖瓣瓣叶不会突出于环状平面之上。右边的示意图显示相同的二尖瓣关闭的几何形状，在垂直的角度观察，二尖瓣似乎脱垂于瓣环平面之后。上方和左侧描述了二尖瓣脱垂与鞍形瓣环形状的关系。在每个图中，脱垂的几何形状是相同的。注意 B 图左侧示意图与 A 相比，前者脱垂的程度要大得多，这与从相垂直的角度所观察到瓣环的不同轮廓有关

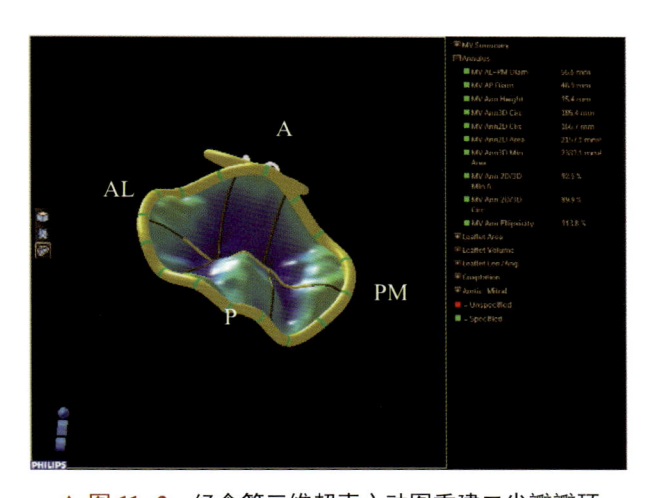

▲ 图 11-3 经食管三维超声心动图重建二尖瓣瓣环

利用该技术先确定标志点，然后对瓣环进行三维勾勒。注意瓣环的非平面椭圆形状。瓣环的前（A）、后（P）、前外侧（AL）和后内侧（PM）各部分如图所示。前面的小圆圈表示主动脉瓣环的平面。图右侧提供了多个参数的详细测量数据（此图显示后叶中部脱垂，标记为红色编码区域）

图 11-4 描绘了二尖瓣前叶和后叶的详细解剖结构以及不同的观察视角。每个瓣叶可被分为 3 个单独的扇叶，称为前叶 1～3 区（A1、A2、A3）和后叶 1～3 区（P1、P2、P3）。根据定义，

A1 和 P1 扇面位于前外侧，最靠近左心耳，A3 和 P3 扇叶的位置更低。当从左心房内进行手术时，A1 和 P1 扇面位于外科医生视野的左侧，而当在经胸超声心动图切面观察时，位于图像的右侧，经食管超声心动图观察时，位于图像的下侧。超声心动图图像旋转 180°，得到的图像与术中视野相同，这对于二尖瓣的三维成像特别有用。改变探头插入的深度和旋转角度，可以得到能够同时观察 2、3 个扇叶的二维成像平面。通常，当显示左心室长轴切面（120°）时，声束正好通过 A2、P2 区，当从与其正交的切面（60°）观察二尖瓣时可能会出现混淆，这个切面可以同时显示 P1、A2 和 A3 区。在此难以区分 P3 和 A3 的连枷改变。根据目前的外科专业知识，这可能影响对手术修复可行性的判断。

三维超声心动图对二尖瓣解剖结构的评估具有重要价值，尤其是经食管三维超声心动图检查。经左心房或手术视野观察，通常可以同时看到 2 个瓣叶的全部 6 个扇叶。严格注意技术细节是避免人为遗漏的关键。在这个切面，可以很容

341

垂组织的实际体积。功能性二尖瓣反流可以用三维成像来显示其解剖学改变，典型表现为出现对合不佳区域，通过平面测量可以直接显示实际反流口并定量测量。利用这些技术，还可以实现反流口面积的三维定量测量。

图 11-5 显示了二尖瓣前、后叶在经食管超声心动图不同切面中的关系。图 11-6 至图 11-9 描绘了在各个切面中记录的正常经胸和经食管超声心动图图像，其概述了超声心动图图像与二尖瓣解剖学结构的关系。由于二尖瓣闭合线呈弯曲"C 形"，在判断连枷现象时可能会出现混淆。"C 形"闭合线导致某些切面前叶和后叶部分瓣体回声重叠（参见图 11-5 和图 11-9 的 60° 平面）。在这个切面常可探测到多束反流。二尖瓣前后叶的对合并不仅仅是二尖瓣瓣叶顶端的接触，而是由几毫米长的组织对合而成（对合缘）（图 11-8 和图 11-10）。我们知道，二尖瓣在收缩关闭状态的受力实际上会随着收缩压升高而增加，同时瓣

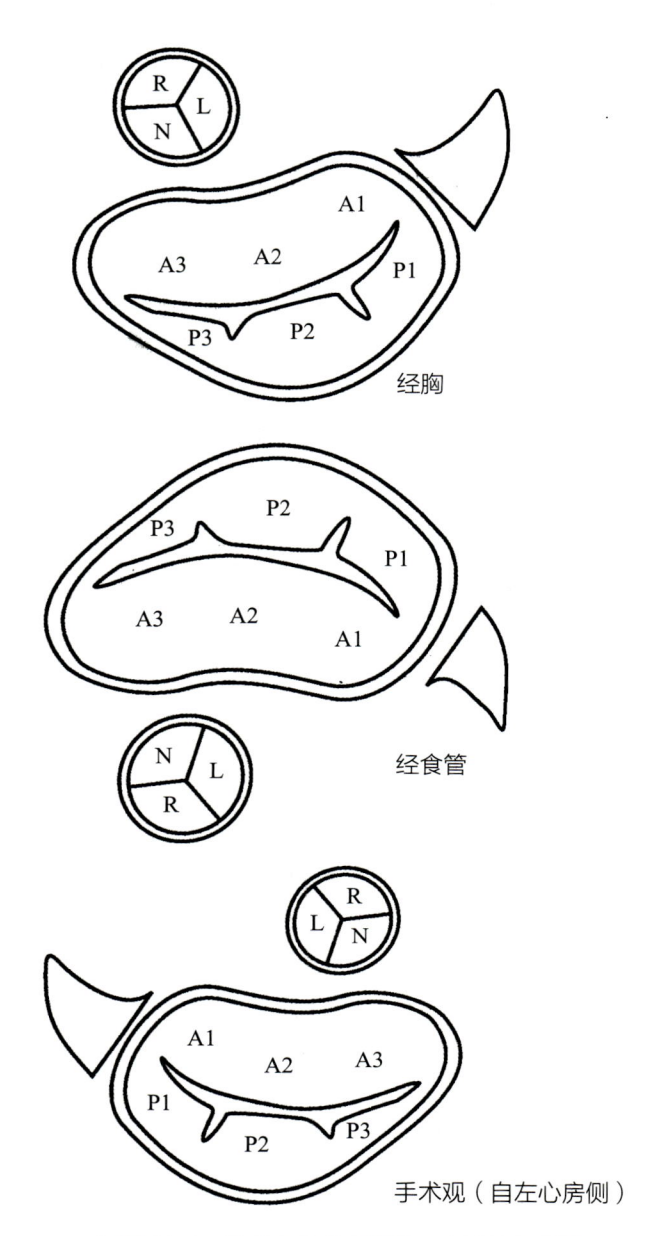

▲ 图 11-4 从多个角度来观察二尖瓣的示意图
下图：术中从左心房观察二尖瓣。上图：从传统经胸胸骨旁短轴切面观察二尖瓣。中间：经食管于胃中部水平观察二尖瓣。图中均标注了主动脉近端及左心耳的位置，以及前、后叶 3 个不同的扇叶（A1、A2、A3，P1、P2、P3）。L. 左冠窦；N. 无冠窦；R. 右冠窦

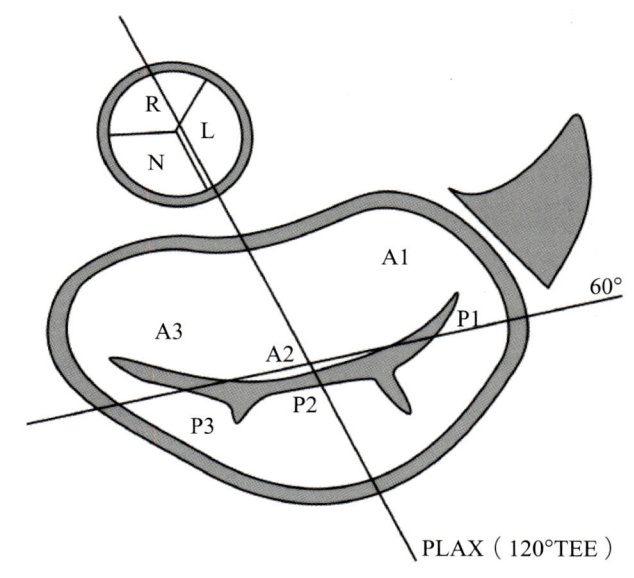

▲ 图 11-5 经食管超声心动图观察二尖瓣示意图
该图像对应于图 11-4 的上方图像。显示传统的横断面（0°）和胸骨旁长轴切面（或 120° 经食管超声心动图）。请注意，当使用经食管超声心动图探头从 60° 成像平面（瓣叶结合处切面）成像时，成像平面将通过 P1、A2 和 P3 对合点
A1、A2、A3. 前瓣叶 1～3 区；L. 左冠窦；N. 无冠窦；P1、P2、P3. 后瓣叶 1～3 区；PLAX. 经胸胸骨旁长轴平面；R. 右冠窦；TEE. 经食管超声心动图

易地观察到对合点，并可以直接观察到发生脱垂或连枷运动的部分，如果分辨率足够高，甚至可以识别出孤立的腱索断裂。使用后处理软件可以创建二尖瓣瓣环和瓣叶组织的示意图，这不仅可以定位脱垂或连枷节段，还能定量测量连枷或脱

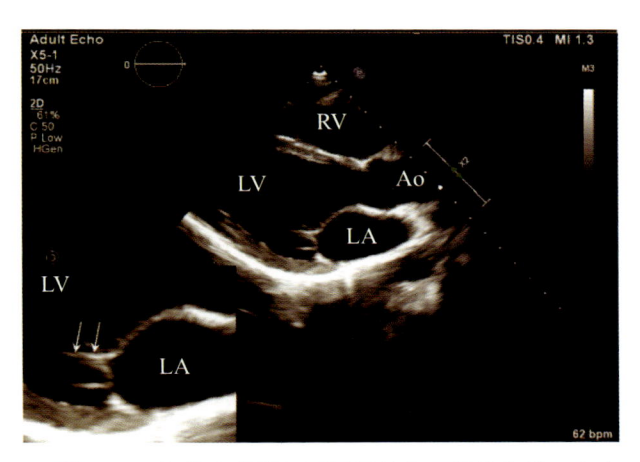

第 11 章 二尖瓣疾病
Mitral Valve Disease

▲ 图 11-6 胸骨旁长轴切面显示结构正常的心脏。中央图像为收缩期末正常的二尖瓣关闭形态。左下角的插图是关闭的二尖瓣的放大图，显示了大约 5mm（箭）的对合区域
LV. 左心室；RV. 右心室；LA. 左心房；Ao. 主动脉

叶的对合部分会相应地移向瓣叶的边缘，得到更长的闭合线以适应压力的升高。任何引起二尖瓣对合缘面积减少的疾病，都可能会导致二尖瓣关闭不全，出现反流。应该强调的是，二尖瓣的病变过程发生在其装置的任何组成部分（从瓣环到乳头肌的基底部和相邻心室壁）都可能导致二尖瓣功能障碍。

二尖瓣解剖和运动通常根据 Carpentier 分类进行评价。该分类将瓣叶分类为正常或异常，并且进一步根据反流机制将瓣叶运动进行分类。Carpentier Ⅰ类被定义为正常的瓣叶运动，二尖瓣反流是由于二尖瓣瓣环扩张或瓣叶穿孔所致。Ⅱ类定义为瓣叶脱垂或失去支撑和过度运动。Carpentier Ⅲ类被定义为瓣叶运动受限，并且进一步细分为Ⅲa 舒张期受限和Ⅲb 收缩期受限。图 11-11 描绘了各种不同的异常二尖瓣病理闭合模式，并标注了适用的 Carpentier 分类。

二、二尖瓣疾病病理生理

二尖瓣疾病的生理异常可分为狭窄、反流和两者的组合。最典型的二尖瓣疾病是风湿性二尖瓣狭窄，主要累及瓣叶尖端和腱索，导致从左心房到左心室的血流受阻和舒张期跨瓣压升高。这

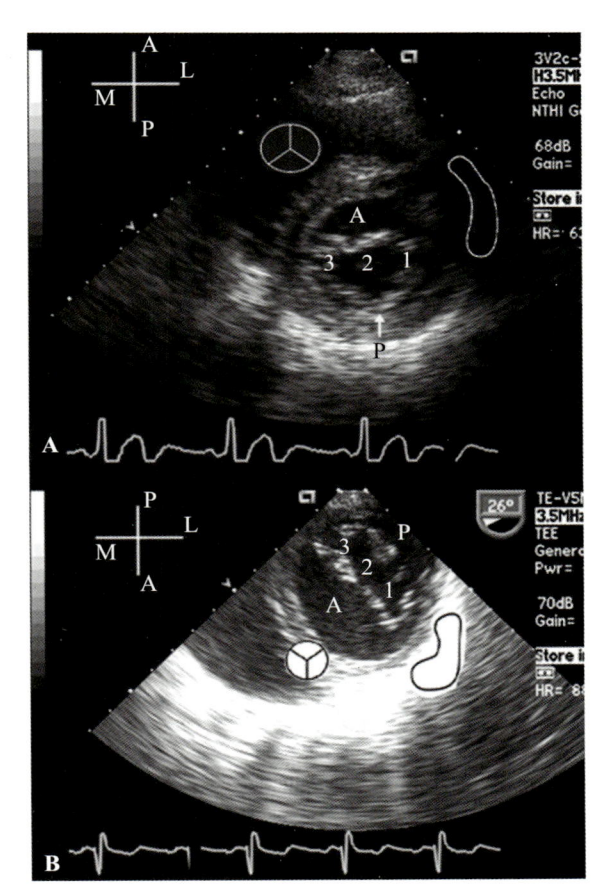

▲ 图 11-7 胸骨旁短轴切面（A）和胃水平经食管超声短轴切面（B）
主动脉和左心耳的位置如示意图所示。2 幅图像均为心脏舒张期，二尖瓣的前叶（A）和后叶（P）清晰可见，并且可以看到 3 个不同的区域（1～3）。这 2 种成像模式中，请注意 A1/P1 对合点接近左心耳，A3/P3 对合点接近室间隔
M. 中间部；L. 侧壁

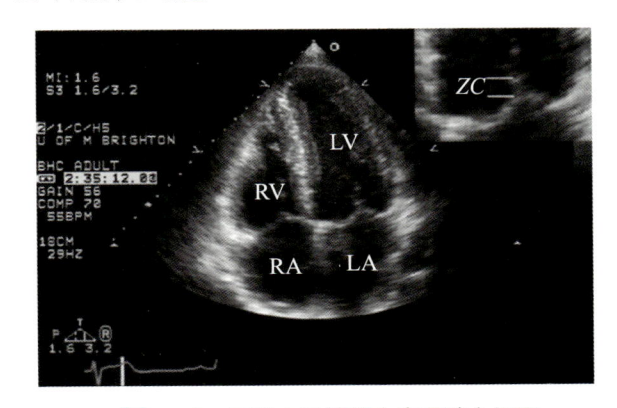

▲ 图 11-8 正常人收缩期心尖四腔心切面
在该切面中，清楚地显示了二尖瓣前叶和后叶的正常闭合形态。在右上方，是放大图像。请注意，二尖瓣前叶和二尖瓣后叶不是尖对尖，而是存在 4mm 长的对合缘
LV. 左心室；RV. 右心室；RA. 右心房；LA. 左心房

343

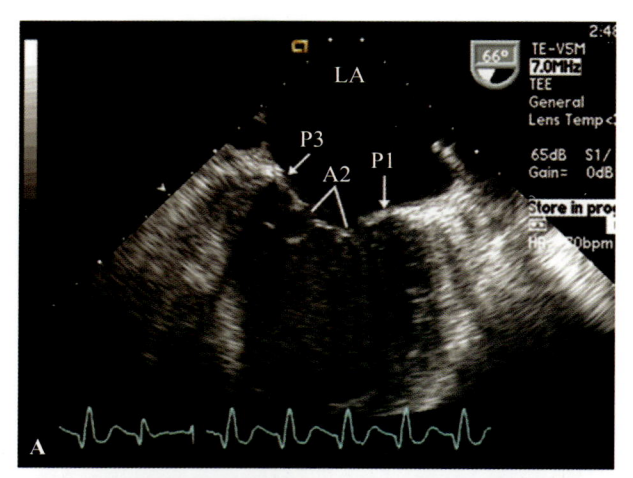

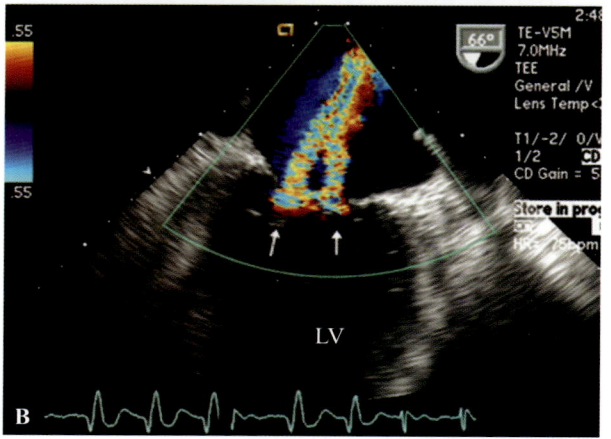

▲ 图 11-9　66° 的经食管超声心动图切面

在该切面中，P1、A2 和 P3 扇叶清晰可见（A）。B：注意 2 个独立的二尖瓣反流束起自 P1-A2 和 P3-A2 对合点（箭）A1、A2、A3. 前叶 1～3 区；P1、P2、P3. 后叶 1～3 区

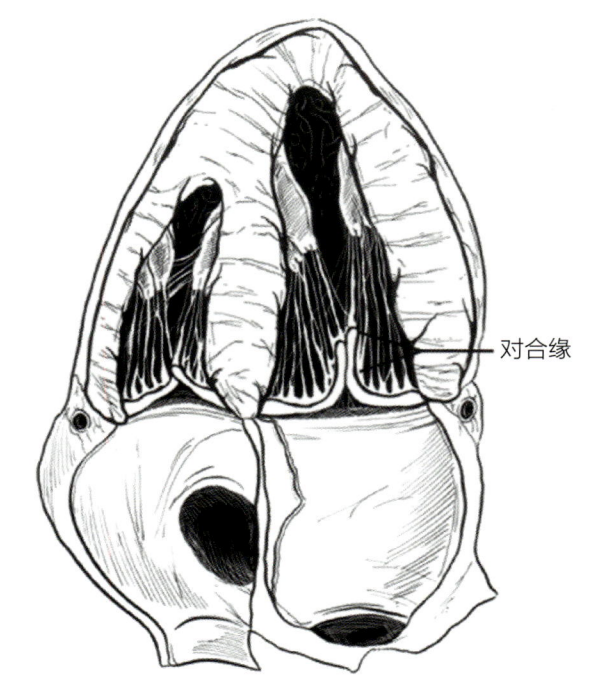

▲ 图 11-10　正常二尖瓣在闭合位置的解剖示意图

再次注意，腱索不仅附着在瓣尖上，还附着于瓣体。另外，正常的二尖瓣不是尖到尖的方式闭合，而是闭合时有部分瓣叶的重叠（由 Amanda Almon 和 Travis Vermilye 绘图）

使得左心房压力增高，并导致肺静脉和肺毛细血管压随之增高。这种升高的压力转化为液体进入肺泡的动力，发展为肺淤血。通常，血浆胶体渗透压正常时，能够使液体渗入肺泡的毛细血管压约 24mmHg。液体渗入肺泡妨碍了肺部的气体交换，早期导致劳力性呼吸困难，随后出现静息时呼吸困难，并可能导致继发性肺动脉高压。肺静脉压升高引起肺动脉高压最初是由于肺血管反应活性增加。随着时间的推移，肺血管床发生不可逆的解剖改变。慢性左心房压力升高导致左心房继发性扩大。长时间无法纠正会导致心房心肌纤维化，随之而来的是心房收缩力的下降、左心房淤血、心房颤动和血栓形成。

三、二尖瓣狭窄

风湿性心脏病是成人二尖瓣狭窄的主要病因。通常成人风湿性二尖瓣狭窄患者没有明确的风湿热病史，但瓣膜的典型形态学变化可明确为风湿热的诊断。先天性二尖瓣狭窄非常少见，少数情况下，二尖瓣瓣环钙化发展到一定程度可以导致二尖瓣血流梗阻，生理上类似于风湿性二尖瓣狭窄。像左心房黏液瘤这样的肿瘤亦可以引起类似二尖瓣狭窄的表现，但是临床上由黏液瘤导致的梗阻性二尖瓣狭窄非常罕见。

（一）二维超声心动图在风湿性二尖瓣狭窄中的应用

风湿性二尖瓣狭窄的典型超声心动图和解剖学特征是二尖瓣交界处和腱索的增厚、融合，而瓣体相对正常，从而导致特征性的二尖瓣瓣叶开口的异常。通常，二尖瓣前后叶开放时在瓣尖水平的间距最大，尤其是前叶的幅度更大。在二尖

第 11 章 二尖瓣疾病
Mitral Valve Disease

正常 C I　　　　连枷瓣叶 C II

单扇叶脱垂 C II　　　双瓣脱垂 C II

功能性二尖瓣反流 C III B　　　黏液瘤样脱垂 C II

瓣叶运动受限 C III B　　　穿孔 C I

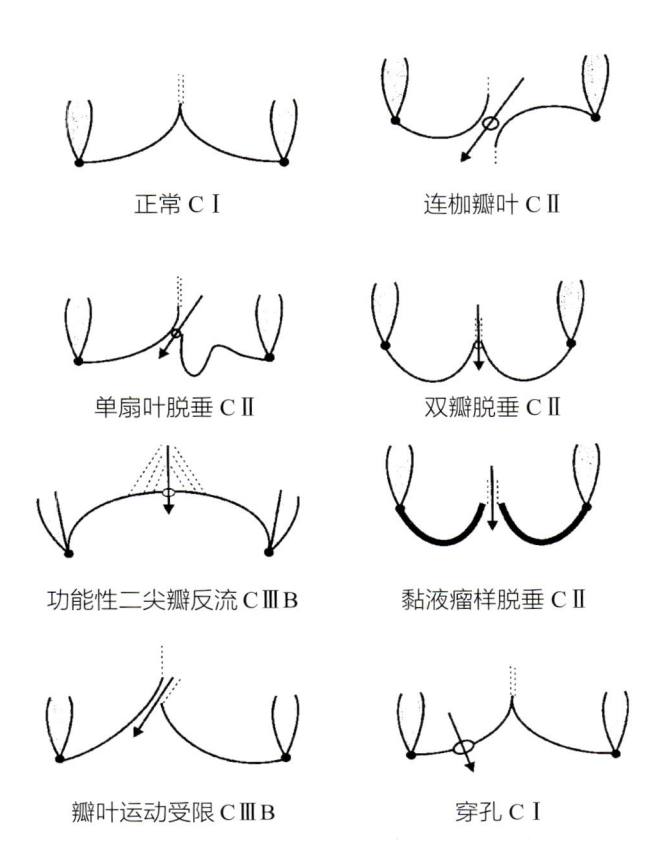

▲ 图 11-11　示意图显示正常的二尖瓣关闭模式（左上）和多种不同的病理性闭合模式在每个例子中，瓣环（小黑点）和近端心室壁被表示出来。在预期的接合点，开口圆表示回流孔，箭表示反流的方向。虚线表示二尖瓣腱索。名称 "C-I" 指的是相应的 Carpentier 病理学分类

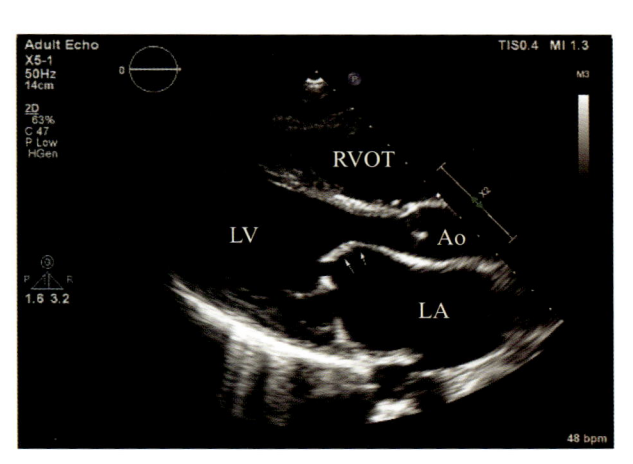

▲ 图 11-12　经胸骨旁长轴切面显示风湿性二尖瓣狭窄
在该切面中，舒张早期二尖瓣前叶呈穹顶状，且瓣尖运动受限。瓣体（箭）柔韧，并且无明显纤维化、钙化或增厚。可见左心房继发性扩大。在动态图像显示瓣尖位置相对固定，瓣叶的所有运动发生在中部和近端部分
RVOT. 右心室流出道；LV. 左心室；Ao. 主动脉；LA. 左心房

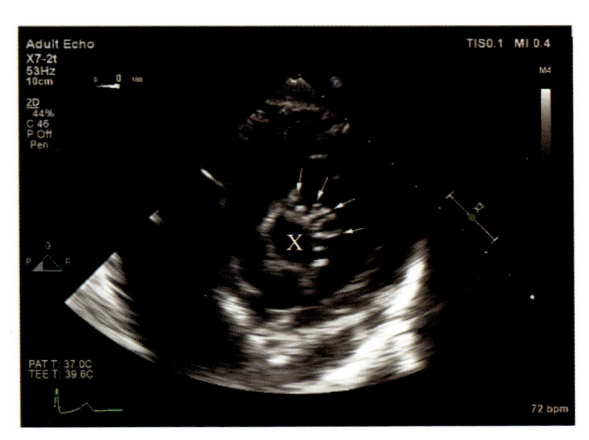

▲ 图 11-13　经食管超声心动图左心室短轴切面显示风湿性二尖瓣狭窄
该图采集于心脏的舒张期，很好地展示了开放受限的卵圆形瓣口（X）。同时显示了腱索的增厚（小箭）。该图像与图 11-12 来自于同一患者

瓣狭窄时，由于交界处粘连和腱索融合，瓣叶开放呈"穹顶状"。前叶也被描述为在舒张期具有"曲棍球棒"外观。这导致瓣口面积减小和二尖瓣瓣叶从管状通道转换为漏斗形通道。因此，限制血液从左心房流向左心室的主要因素是瓣叶和腱索连接处的受限情况。腱索增厚的程度和瓣叶粘连的程度多变。随着时间的推移，最初的瓣叶粘连部位以及整个腱索和瓣叶均出现纤维化。最终，所有这些结构硬化发生和钙化。图 11-12 至图 11-17 记录了风湿性二尖瓣受累的患者图像。图 11-12 中可见二尖瓣瓣叶弥漫性轻度增厚，瓣尖运动受限，导致二尖瓣呈穹顶状（箭）。近端前叶瓣体和远端瓣尖的形态呈"曲棍球棒状"。图 11-3 为图 11-2 所示患者的经食管超声图像，

可见相对对称的卵圆形口（X）和多个弥漫性增厚的腱索（箭头）。图 11-14 至图 11-16 描述了不同程度的瓣膜增厚、纤维化和瓣叶活动受限。

虽然二尖瓣狭窄是典型的风湿性心脏病的标志，但应该认识到风湿性疾病可以累及 4 个心脏瓣膜中的任何 1 个。二尖瓣是最常受累的，其次是主动脉瓣（图 11-17）。虽然狭窄是风湿性二尖

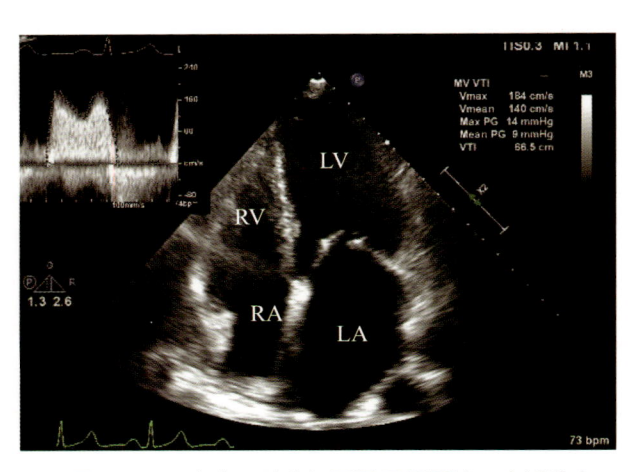

▲ 图 11-15 心尖四腔心切面显示风湿性二尖瓣狭窄
该切面记录了心脏舒张期时二尖瓣前后叶运动均受限。插图是多普勒频谱，提示跨瓣平均压差为 9mmHg
LV. 左心室；RV. 右心室；RA. 右心房；LA. 左心房

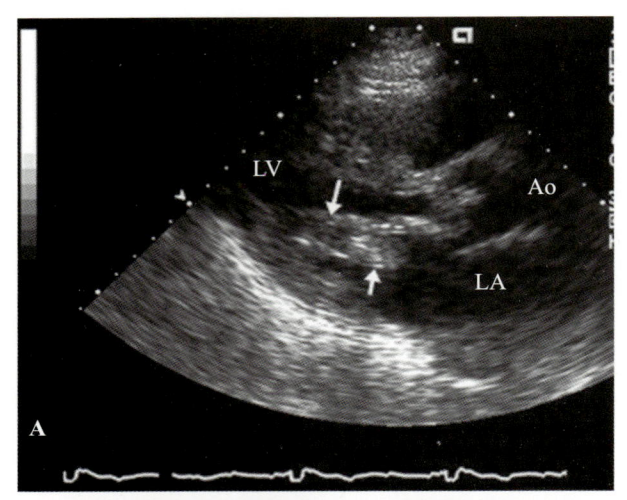

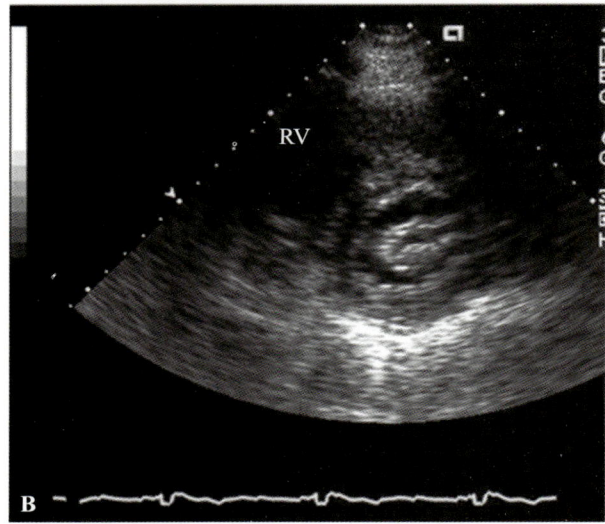

▲ 图 11-14 胸骨旁长轴（A）和短轴（B）切面显示风湿性二尖瓣狭窄
A. 显示从二尖瓣瓣叶到乳头肌（箭）的整个腱索明显增厚；
B. 在短轴切面显示看到二尖瓣的狭缝状瓣口
LV. 左心室；Ao. 主动脉；LA. 左心房；RV. 右心室

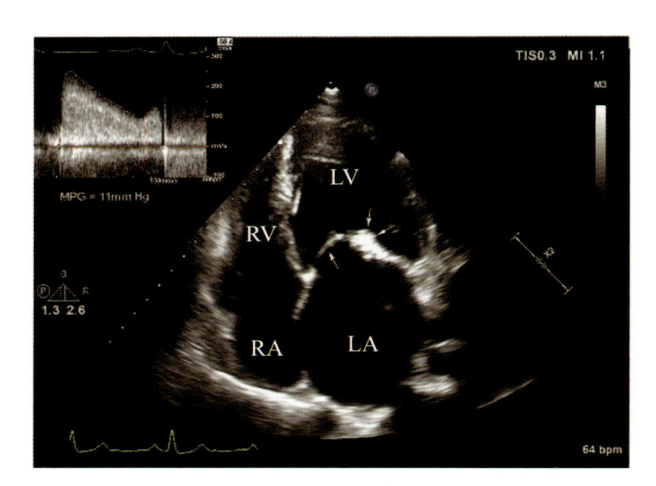

▲ 图 11-16 心尖四腔心切面显示风湿性二尖瓣狭窄和重度纤维化和钙化，主要累及后叶（向下箭）。注意明显扩张的左心房。连续多普勒显示平均压差 11mmHg
LV. 左心室；RV. 右心室；RA. 右心房；LA. 左心房

瓣病较为常见的表现，但并发反流并不少见。三尖瓣的疾病可能是由原发性风湿病导致，但更常见的是功能性的反流，或继发于肺动脉高压。并发主动脉瓣疾病或二尖瓣反流时会显著影响多普勒技术对二尖瓣狭窄程度的评估。

（二）先天性二尖瓣狭窄

成人先天性二尖瓣狭窄在临床上比较少见。先天性二尖瓣狭窄有 2 种类型。第 1 种是"降落伞型"二尖瓣。它通常是只有一组乳头肌，所有腱索都附着在该乳头肌上。这在一定程度上限制了瓣叶的活动性，限制了血液自左心房向左心室充盈。第 2 种先天性二尖瓣狭窄是由于瓣膜和腱索的解剖异常导致瓣叶活动度降低，同时由于瓣叶形态异常导致解剖学瓣口减小。双孔二尖瓣是先天性二尖瓣狭窄的极端形式。这将在第 19 章进一步讨论。

（三）M 型超声心动图

M 型超声心动图是早期用于评估风湿性二尖

第 11 章 二尖瓣疾病
Mitral Valve Disease

瓣疾病的工具之一。风湿性心脏病的 M 型超声心动图特征是：瓣叶的回声增强，活动度减低，前后叶开放受限，伴二尖瓣闭合 E-F 曲线斜率降低（图 11-18）。E-F 斜率（以 mm/s 为单位）与二尖瓣狭窄的严重程度呈负相关，二尖瓣分离术的成功以 E-F 斜率得到改善（即变陡峭）为标志。但 E-F 斜率还可在左心室充盈受损的情况下出现，如舒张功能障碍时出现，因此没有特异性。目前，普遍认为 E-F 斜率的历史价值大于临床价值。此外，二尖瓣狭窄在 M 型超声心动图的特征还包括舒张期二尖瓣后叶"矛盾性"前向运动。之所以会发生这种情况，是因为瓣叶粘连，二尖瓣后叶尖部被较大的前叶牵扯向前运动。

（四）经食管和三维超声心动图

经食管超声心动图通常对风湿性二尖瓣狭窄患者的完整评估至关重要（图 11-19 至图 11-24）。它可以对二尖瓣和腱索解剖结构进行精确评估，并且可以评估是否存在继发性改变，如左心耳血栓。当仅从左心房的角度观察时，可能低估了腱索受累的程度。通常需要经胃水平切面来提供详细的腱索图像信息。此外，认识到麻醉状态、禁食患者的心脏生理学可能与非禁食、清醒患者的心脏生理学不同也非常重要，经食管超声心动图检查获得的二尖瓣跨瓣压差与在床边、清醒患者中获得的二尖瓣跨瓣压差之间可能存在差异，通常在后者较高。

三维超声心动图在评估二尖瓣解剖和二尖瓣狭窄方面起着越来越大的作用，尤其是经食管三维超声。通过三维超声心动图，通常可以直接观

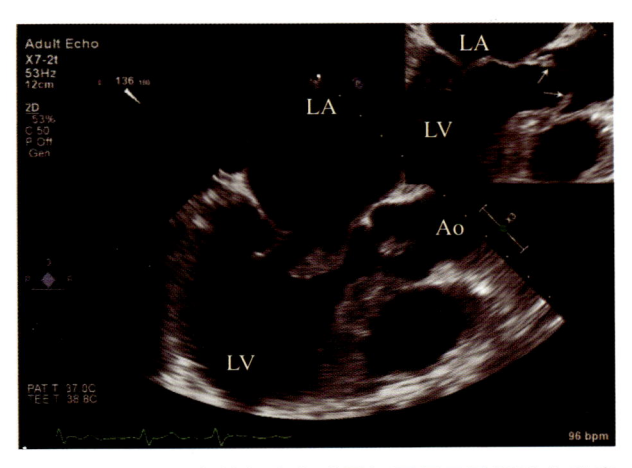

▲ 图 11-17 经食管超声心动图切面显示风湿性心脏病同时累及二尖瓣和主动脉瓣
中央的图片为心脏舒张期，可见二尖瓣弥漫性增厚和穹隆改变，主动脉瓣瓣尖也增厚，在左心房内有明显的自发显影。右上角的图片记录于收缩中期。提示主动脉瓣的运动受限与主动脉瓣狭窄一致
LA. 左心房；LV. 左心室；Ao. 主动脉

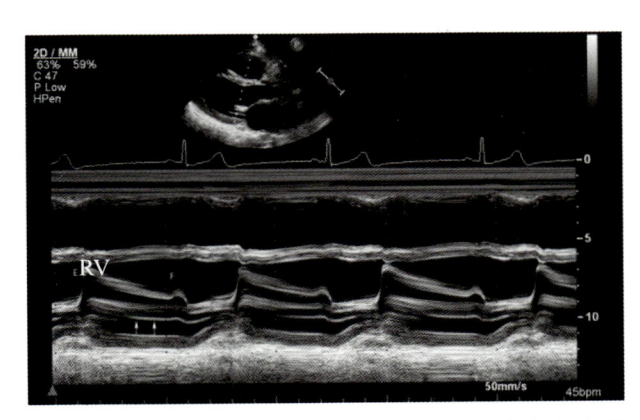

▲ 图 11-18 风湿性二尖瓣狭窄的患者 M 型超声心动图
显示二尖瓣瓣叶增厚及舒张期 E-F 斜率平坦。后叶也在舒张期出现向前移动（箭）
RV. 右心室

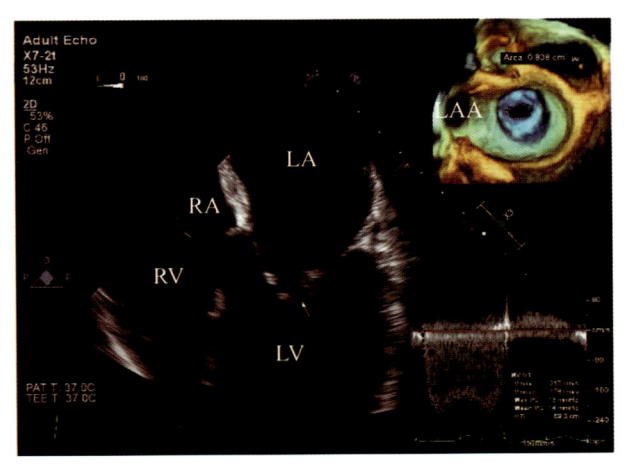

▲ 图 11-19 经食管超声心动图显示风湿性二尖瓣狭窄
在这个相当于心尖四腔观的切面中，显示左心房扩大，以及二尖瓣瓣叶弥漫性增厚、舒张中期瓣叶的运动受限和开口狭窄（箭）。右上角的插图是从左心房视角中获取的该患者的三维超声心动图。注意二尖瓣瓣口开放受限但为相当对称的椭圆形（虚线），可以计算出二尖瓣开口面积约 0.8cm²。右下方是频谱多普勒，显示平均压差为 14mmHg
LA. 左心房；RA. 右心房；RV. 右心室；LV. 左心室；LAA. 左心耳

347

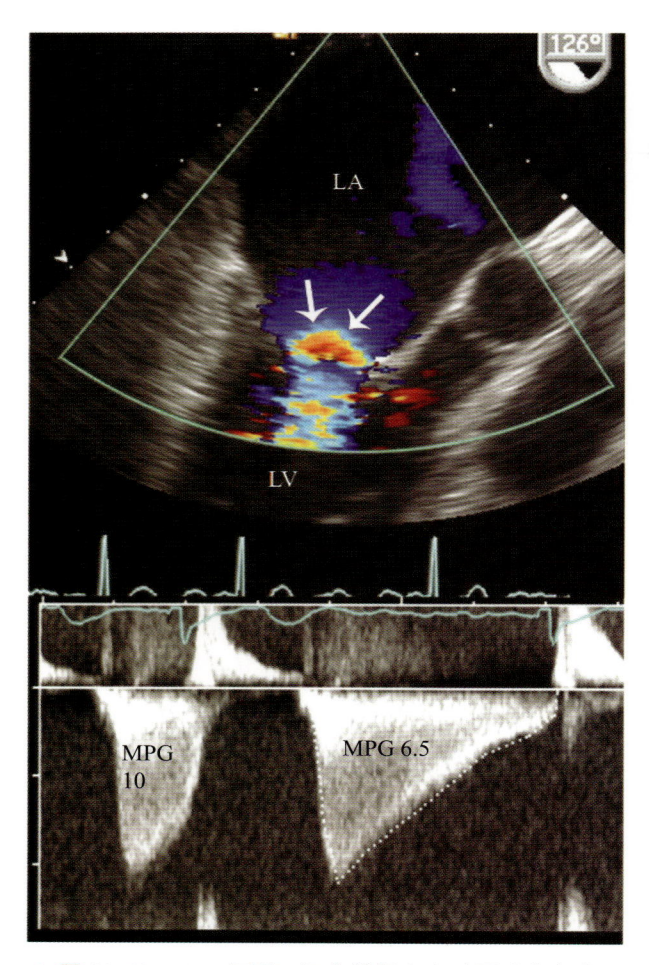

▲ 图 11-20 126°切面，经食管超声心动图从左心房后获取

显示舒张期二尖瓣穹隆样改变，以及血流加速通过狭窄瓣口产生的左心房内的彩色血流汇聚区（箭）。连续多普勒也显示出瓣口短心动周期和长心动周期的平均跨瓣压差分别为 10mmHg 和 6.5mmHg
MPG. 平均压力梯度；LA. 左心房；LV. 左心室

察狭窄瓣膜的真实解剖学二尖瓣瓣口，因为成像平面可以离线调节以对应于真正的最窄瓣口，还可以准确评估二尖瓣反流。

（五）二尖瓣狭窄程度的解剖学测定

M 型、二维和三维超声心动图均可用于测定二尖瓣狭窄的程度。如前所述，M 型超声心动图依靠评估瓣叶的厚度和 E-F 斜率间接测量瓣叶的开放受限程度。虽然曾经是连续随访的手段，但是 M 型超声心动图不能提供关于狭窄瓣口实际面积的定量数据。

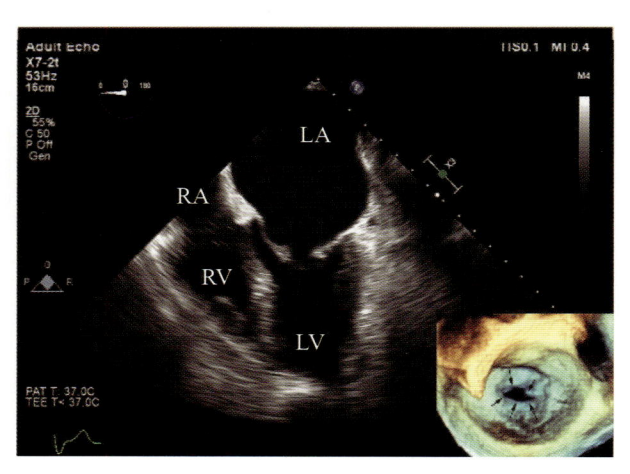

▲ 图 11-21 经食管超声心动图显示风湿性二尖瓣狭窄

可以看到扩张的左心房和二尖瓣瓣尖的增厚。右下方图片是从左心房视角获取的三维超声心动图，显示轻微不规则的二尖瓣瓣口（黑箭）
LA. 左心房；RA. 右心房；RV. 右心室；LV. 左心室

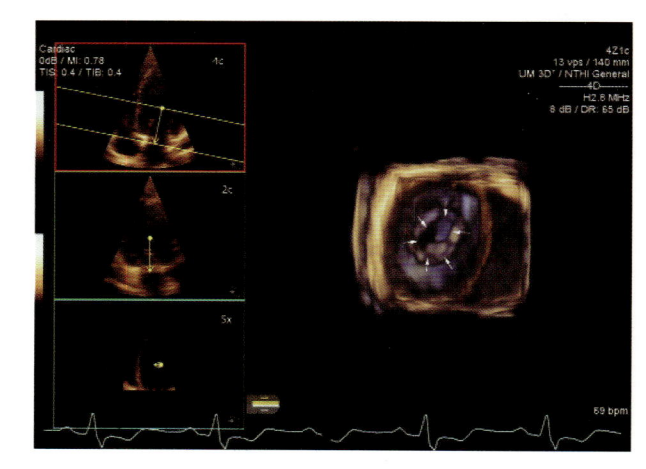

▲ 图 11-22 经胸三维超声心动图显示风湿性二尖瓣狭窄

左边是 3 张从中提取的二维图像，包括四腔心（4C）、两腔心（2C）和短轴（Sx）视图，它们位于活动受限二尖瓣瓣口的水平。主图为二尖瓣瓣口三维图像（箭）

二维超声心动图的经胸骨旁短轴切面，可以看到狭窄二尖瓣瓣口的实际形态（图 11-25）。在二尖瓣受累比较均匀时，可以精确地测量瓣口面积。该测量值与血流动力学方法的测定值有良好的相关性。在测量瓣口面积时，必须考虑几个技术因素。首先，应该认识到二尖瓣狭窄时呈漏斗形结构，其瓣尖处的锥形开口会逐渐变细，必须仔细扫查以确保在瓣尖平面进行测量（图 11-

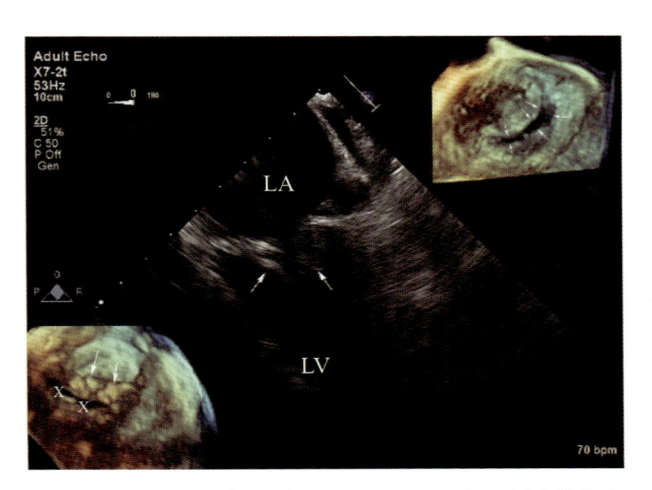

第 11 章 二尖瓣疾病
Mitral Valve Disease

▲ 图 11-23 经食管超声心动图显示严重二尖瓣狭窄和二尖瓣前、后叶显著的弥漫性增厚（箭）
右上方的较小图像是从左心房面观察的三维图像，显示狭缝状二尖瓣瓣口（箭）。左下方是从左心室面显示的二尖瓣瓣口的三维图像。实际瓣口用小"X"表示。此外，还显示二尖瓣前叶和腱索（箭）的明显不规则增厚
LA. 左心房；LV. 左心室

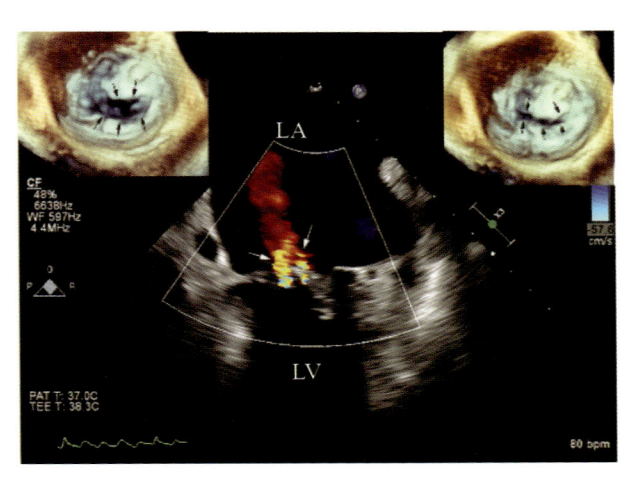

▲ 图 11-24 经食管超声心动图显示风湿性二尖瓣病变并合并狭窄和反流
显示左心房扩张和收缩中期的二尖瓣反流束（箭），反流似乎来自 2 个不同的位置。左上方的图像是舒张中期左心房观三维超声心动图，显示出二尖瓣瓣口不规则的狭窄（黑箭）。右上方的图像为心脏收缩中期三维图像，同样来自左心房视角。注意瓣叶对合不良及裂隙状反流孔（黑箭）
LA. 左心房；LV. 左心室

26）。其次，仪器增益和其他设置会影响狭窄瓣口的精确显示。增益过大会导致信号过强溢出，以致边界模糊甚至瓣口消失；而设置适当时，测量的瓣口面积与血流动力学测量结果有非常好的相关性。在二尖瓣分离术后，瓣口通常变得不规则，难以准确地进行测量。三维超声心动图可以

更精确地定位狭窄瓣口，尤其是该瓣口不与左心室长轴垂直时。因此，它可以对狭窄瓣口更准确地进行评估（图 11-19、图 11-21 至图 11-24）。

（六）多普勒超声心动图测定二尖瓣狭窄程度

多普勒参数可用于评估二尖瓣狭窄的严重程

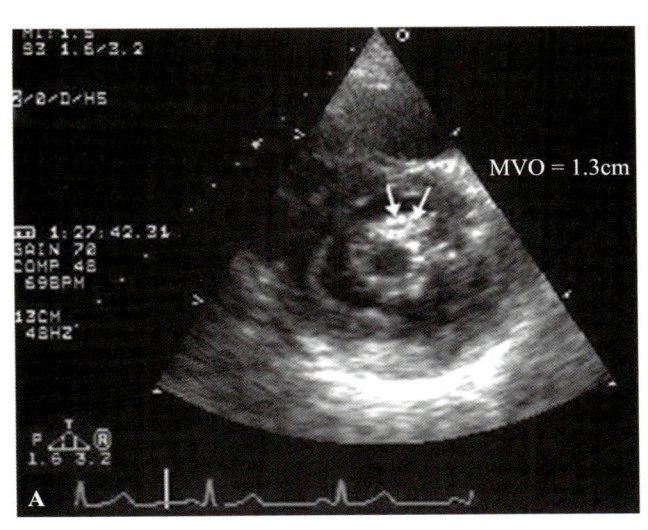

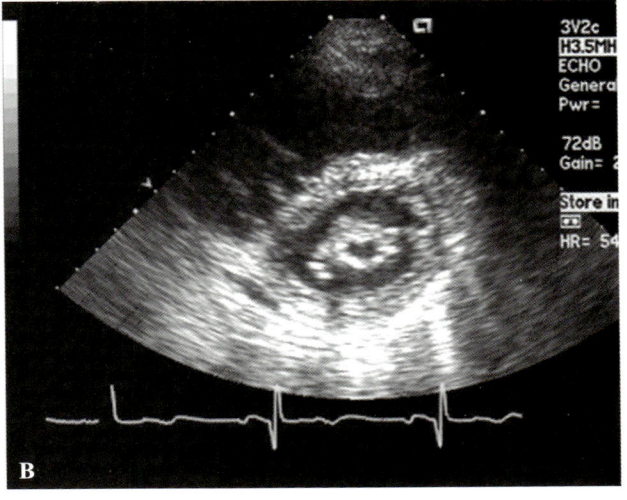

▲ 图 11-25 胸骨旁短轴切面显示 2 例风湿性二尖瓣狭窄病例
A. 瓣口面积 1.3cm^2。该病例中，二尖瓣瓣口的前外侧腱索局部增厚（箭）；B. 更严重的二尖瓣口狭窄患者。二尖瓣口面积 0.7cm^2，瓣口周围弥漫性增厚
MVO. 二尖瓣瓣口

349

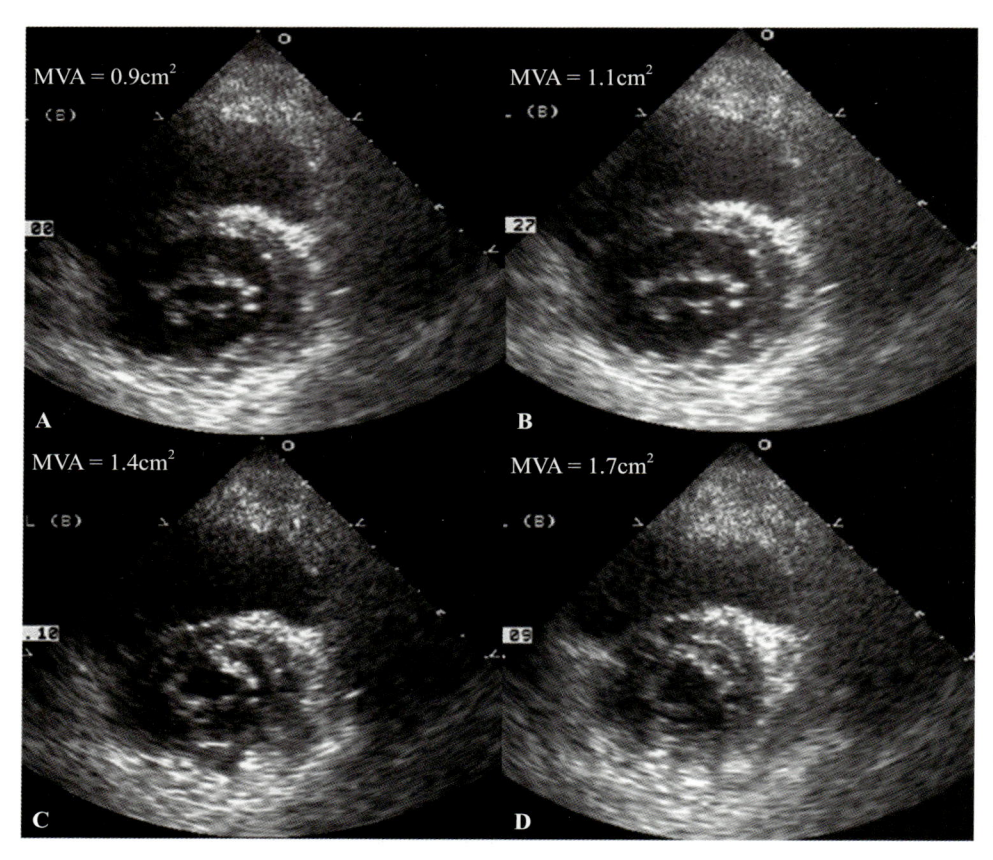

图 11-26 胸骨旁短轴切面显示风湿性二尖瓣狭窄

A. 实际的狭窄瓣口，瓣口面积（MVA）为 0.9cm²；B-D. 切面逐渐靠近瓣环，由于"瓣口"所在位置变化，测得的瓣口面积逐渐增加

度（图 11-27）。多普勒超声心动图可用于测定左心房至左心室的跨瓣压差，这是决定二尖瓣狭窄生理意义的最重要因素。如果了解先前提到的血流动力学和生理学原理，那么经胸超声心动图便可以评价二尖瓣狭窄对血流动力学的整体影响。应该认识到，二尖瓣跨瓣压差与左心室舒张压之和等于左心房压。左心房压、肺静脉压和肺毛细血管压三者相似，均可反映导致肺淤血的流体静压。二尖瓣跨瓣压差受容量状态及心率影响，后者影响充盈时间。在测定二尖瓣瓣口面积时，二尖瓣跨瓣压差以及该压差与左心房压的关系同等重要。

大多数患者在经胸超声心动图心尖切面可以测定二尖瓣跨瓣压差（图 11-28），即使二尖瓣的解剖结构二维图像显示欠清时也可测定。二尖瓣跨瓣压差应通过取样线与二尖瓣血流方向尽量平行的连续多普勒方法进行测定。如果使用脉冲多普勒方法，则必须将取样容积放置在狭窄瓣口水平，而不能靠近瓣环。靠近瓣环会导致低估跨瓣压差。通常，风湿性二尖瓣狭窄为中心型，血流从左心房中心流向左心室心尖部。因此，传统的两腔和四腔心切面足以满足测量需要。必要时可

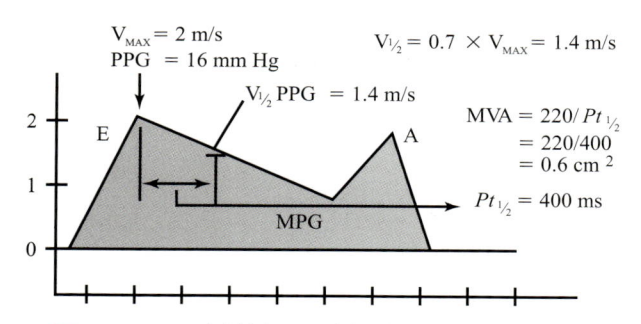

▲ **图 11-27 二尖瓣瓣口血流频谱中可用于测定二尖瓣狭窄程度的各种参数示意图**

在示意图中，从 E 点开始压力相对平缓地降低。测量的参数包括：由频谱内所有压差的积分所计算的平均压差（MPG）及根据压差减半时间计算的二尖瓣面积（MVA）。压差减半时间，为压力从其峰值（在该示例中为 16mmHg）减到该值的 50%（8mmHg）所需的时间。此时的血流速度为 $0.7 \times V_{max}$。然后将该值（在该示例中为 400ms）输入等式 MVA=220/P½t。在示意图中，二尖瓣瓣口面积为 0.6cm²。PPG. 峰值压差

350

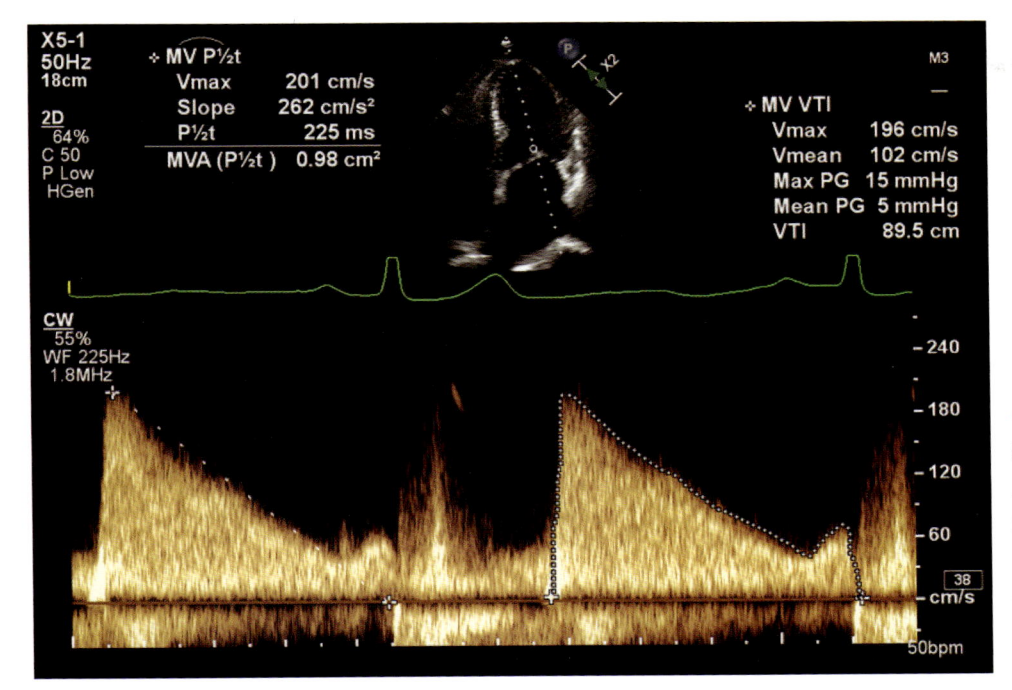

第 11 章 二尖瓣疾病
Mitral Valve Disease

◀ 图 11-28 风湿性二尖瓣狭窄患者的二尖瓣跨瓣压差

左侧频谱测量了压差减半时间，计算出对应于二尖瓣面积 0.98cm²，压差减半时间为 225ms。右侧频谱测量出跨瓣压差为 5mmHg

以使用彩色血流成像来确定血流方向并进一步细化该评估。还可以通过直接描记频谱轮廓测定峰值压差和平均压差（图 11-28）。心房颤动等心律失常时会导致测量困难。心率不同，舒张期充盈时间和平均跨瓣压力梯度可能存在显著变化，应对多个周期取平均值以提高测量的准确性（图 11-20 和图 11-29）。

有关压差的另一个参数是瞬时压差随时间下降的速度。早期的血流动力学实验已认识到压差持续至舒张末期的患者，比那些在舒张末期压差下降到接近零的患者，狭窄程度更严重。常用描述二尖瓣压差下降的度量值是压差减半时间（P½t），或初始瞬时压差下降到其最大值的 50% 的时间（以 ms 为单位）。P½t 的数学计算如图 11-27 所示，其使用示例如图 11-28 所示。根据经验，P½t 与二尖瓣面积的关系通过以下公式计算：二尖瓣瓣口面积 =220/P½t。有几个技术因素影响这种关系。首先，最初只在极少数患者中通过血流动力学或解剖学方法验证。其次，P½t 计算的是左心房和左心室之间的"压力下降"，并且受到任何改变左心房驱动压或左心室顺应性和

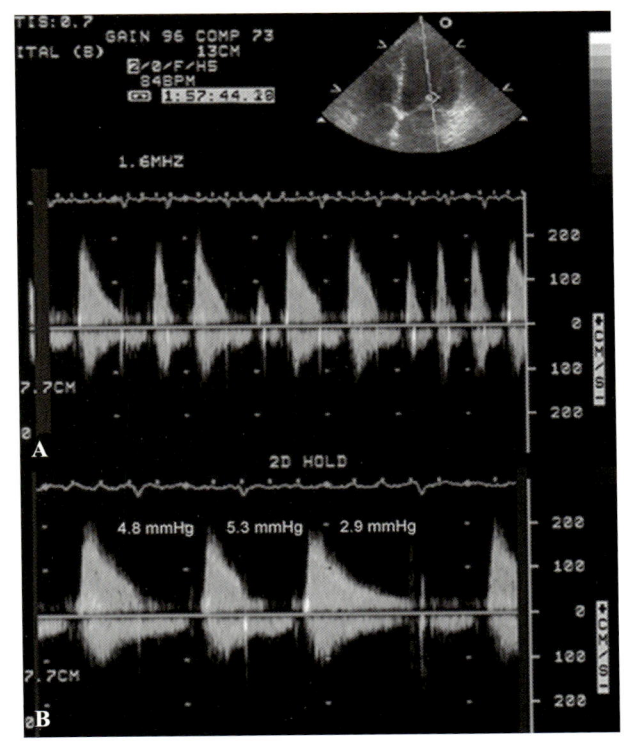

▲ 图 11-29 二尖瓣狭窄合并心房颤动的患者二尖瓣瓣口血流连续多普勒频谱

A. 舒张期充盈时间及频谱形态均出现明显变化；B. 同一患者的 3 个不同的舒张期充盈曲线，显示出充盈时间不同，平均压差变化明显

压力的因素的影响。可以改变后者的情况包括左心室肥大或并发主动脉瓣关闭不全，此时左心室存在竞争性充盈。合并主动脉瓣关闭不全导致 P½t 方法高估二尖瓣面积（图 11-30）。在许多情况下，二尖瓣狭窄血流减速不均匀，可能具有早期快速下降，随后缓慢下降的特点，从而产生"滑雪坡"外观。在这种情况下，建议谨慎评估，频谱的较平坦部分更能准确反映瓣口面积。通常，由 P½t 计算的瓣口面积的临床价值不如压差和解剖学瓣口面积。

尽管平均压差与狭窄瓣口面积和心排血量直接相关，但左心房和左心室之间的早期瞬时峰值压差也与早期通过二尖瓣的血流量相关。早期通过二尖瓣瓣口的血流量取决于心排血量，并且还受早期左心房容量增大的影响（见于二尖瓣反流或高输出状态）。在存在二尖瓣反流或高心排血量的情况下，二尖瓣峰值跨瓣压差和平均跨瓣压差的升高不成比例。当二尖瓣反流不能直接显示时，与平均跨瓣压差相比，峰值压差过高可以提示存在二尖瓣反流。对于具有高度偏心的反流束或人工二尖瓣的瓣周反流的患者，该观察结果可能有特别的价值。

二尖瓣狭窄合并反流的患者并不少见。临床医生应该认识到，跨瓣压差取决于瓣口的解剖学面积及血流量。在并发二尖瓣关闭不全的情况下，与单纯二尖瓣狭窄相比，任何固定瓣口面积的舒张期跨瓣压差都会增加（图 11-31）。这可能导致症状严重程度与测量的瓣口面积不匹配。在这些情况下，临床诊断纳入所有可用数据至关重要，包括继发性肺动脉高压的存在和心率变化时的跨瓣压差情况。虽然目前的心脏瓣膜病指南为单纯二尖瓣狭窄和二尖瓣关闭不全的管理提供了具体建议，但是缺乏可用数据来指导临床医生处理狭窄合并反流的患者。

（七）运动压差

通过测量运动后二尖瓣跨瓣压差，对于评价二尖瓣狭窄的生理学变化有一定价值。当静息状态下测得较高跨瓣压差时，难以判断二尖瓣狭窄程度及其与临床症状之间关系的情况并不

▲ 图 11-30　主动脉瓣关闭不全对压差减半法计算二尖瓣面积的影响

中央的图像显示狭窄处面积约 0.8cm²。左上方为二尖瓣瓣口的频谱，通过压差减半法计算二尖瓣面积为 1.07cm²。右上方的图像为心尖左心室长轴切面，证实存在中度主动脉瓣关闭不全。在这种情况下，主动脉瓣关闭不全导致狭窄瓣口的速度更快地达到峰值，因此导致压差减半法低估二尖瓣狭窄的严重性

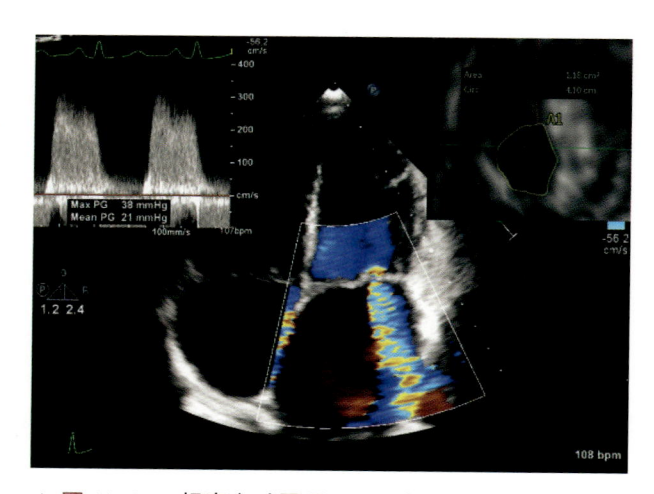

▲ 图 11-31　超声心动图显示风湿性心脏病合并二尖瓣狭窄和反流

在中央图片看到少至中量二尖瓣反流束。右上方图片显示了实际狭窄二尖瓣瓣口的三维超声心动图，面积量化约 1.18cm²。左上方的图片是通过狭窄二尖瓣瓣口的连续多普勒频谱，显示平均压差约 21mmHg。该压差远大于从 1.18cm² 的二尖瓣瓣口面积计算的压差，这与并发的二尖瓣反流导致的血流量增高有关，因此狭窄处的压差被高估

常见，但偶尔可以见到临床症状明显而静息压差仅为 6～8mmHg 的患者。限量的运动，例如，30～60s 的抬腿运动会增加心率，缩短舒张期充盈时间，从而导致跨瓣压差的增加。然后可以将其与静息状态下获得的值进行比较。图 11-32 和图 11-33 是在静息状态下记录跨瓣压差并在抬腿运动 30s 后再次记录的例子。在休息时压差不显著，但是在运动后则明显增加。通过跨瓣压力梯度与肺毛细血管压力之间的生理关系，人们可以从有限的运动试验后得出有关该患者生理异常的有价值的信息，并在二尖瓣疾病和临床症状之间建立联系。最后我们还可以通过三尖瓣反流的多普勒频谱评估运动诱发的肺动脉高压。

（八）二尖瓣狭窄的继发性表现

左心房压力的慢性升高导致左心房扩张，最终发展为心房肌纤维化。慢性心房肌纤维化导致左心房收缩能力下降，是发生心房颤动的基础。心房颤动可以是间歇性的或持续性的。在存在心

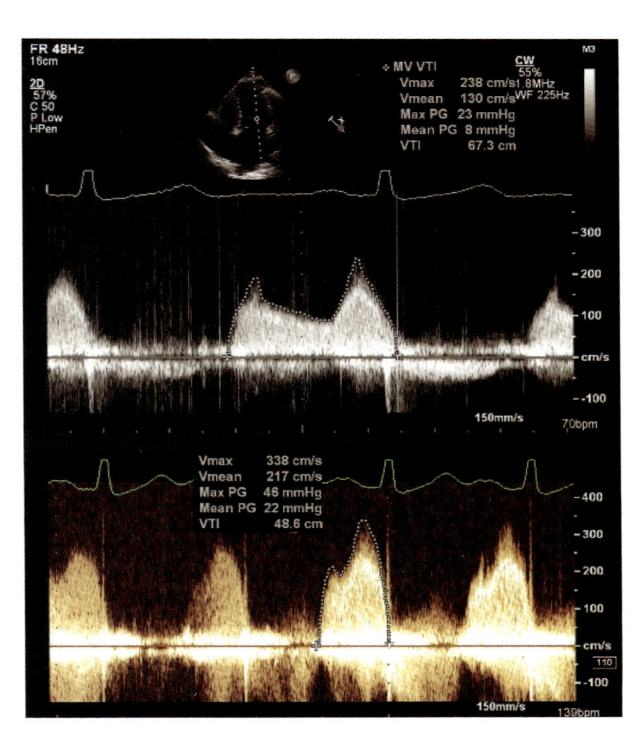

▲ 图 11-32 患有风湿性二尖瓣疾病的患者，静息（上图）和运动后即刻（下图）记录平均压差。静息时，注意平均压差为 8mmHg，心率为 70/min。在下图中，心率为 139/min 时，平均压差增加到 22mmHg

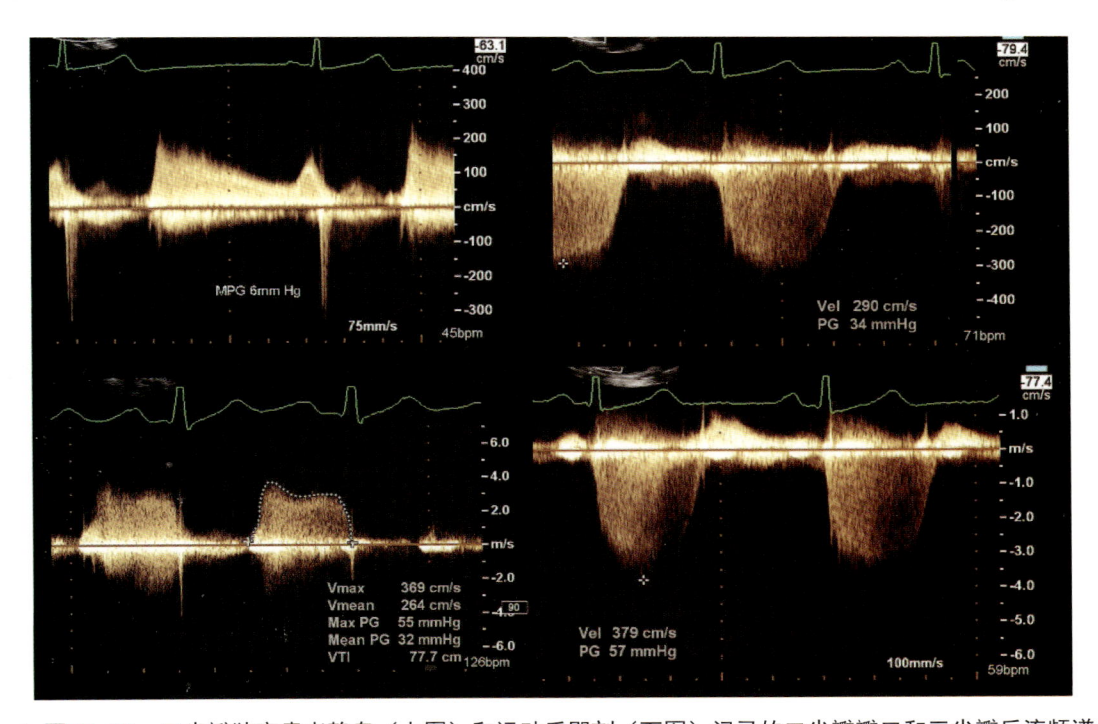

▲ 图 11-33 二尖瓣狭窄患者静息（上图）和运动后即刻（下图）记录的二尖瓣瓣口和三尖瓣反流频谱

二尖瓣瓣口的平均静息压差为 6mmHg。静息时记录的三尖瓣反流频谱估算右心室与右心房压力峰值为 34mmHg。对于运动后即刻记录的二尖瓣瓣口频谱，心率为 126/min 时，平均压差增加至 32mmHg，而三尖瓣反流速度则证实此时的右心室与右心房压差增高，峰值为 57mmHg，两者趋势一致

房颤动的情况下，左心房的主动收缩功能基本丧失。左心房的扩张可同时发生在心房体和左心耳部，两者共同作用导致血液淤滞，血栓形成倾向增强。因此在心房颤动时，发生血流淤滞和血栓的趋势显著增加而血栓形成最常见于左心耳。使用高分辨率经胸成像或经食管超声，在二尖瓣狭窄患者的心房中观察到不同程度的血液淤滞并不罕见。这通常表现为左心房内回旋的团状回声，称为自发性心腔造影，在左心耳处最明显。图11-34和图11-35记录了二尖瓣狭窄和左心房、左心耳内不同程度的自发造影和血栓形成。目前的观点是，密集的自发造影和血液淤滞是血栓形成的前兆，并且是血栓栓塞风险增加的标志物，尤其在合并心房颤动时出现上述表现。使用脉冲多普勒，在这种情况下通常会观察到心耳内流速减低（图11-36）。

在评估可能存在左心耳血栓的患者时，认识左心耳的解剖变异非常重要。传统观点认为左心耳是内伴梳状肌形成不同发育程度肌小梁的单叶结构（图11-37）。但目前所公认的是，左心耳有相当大比例（30%）呈多叶结构（图11-38和图11-39）。在评估左心耳血栓时，这需要引起重视。首先，必须识别和检查左心耳的所有分叶。再次是需要识别小叶间的分隔是正常组织，不要误认为是突出的血栓。

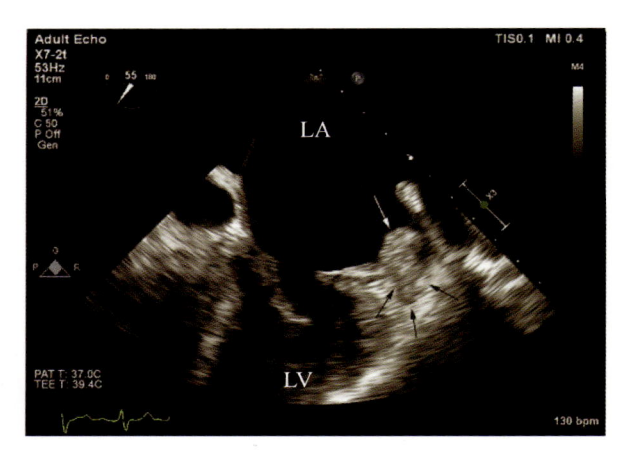

▲ 图 11-35　经食管超声心动图显示风湿性二尖瓣狭窄合并心房颤动

如图，左心耳的大部分区域存在位置固定的血栓。黑箭表示左心耳的外边界，其由稳定的血栓（白箭）填充
LV. 左心室；LA. 左心房

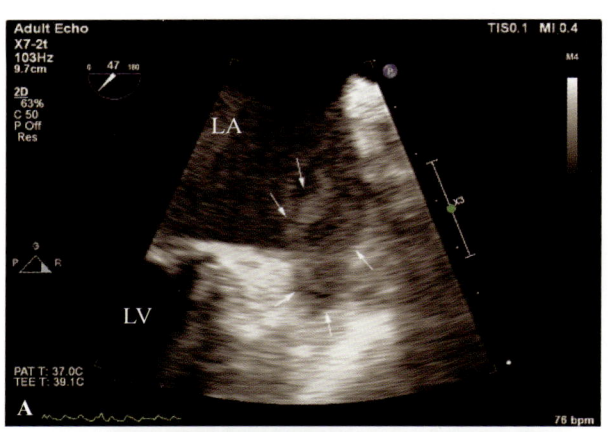

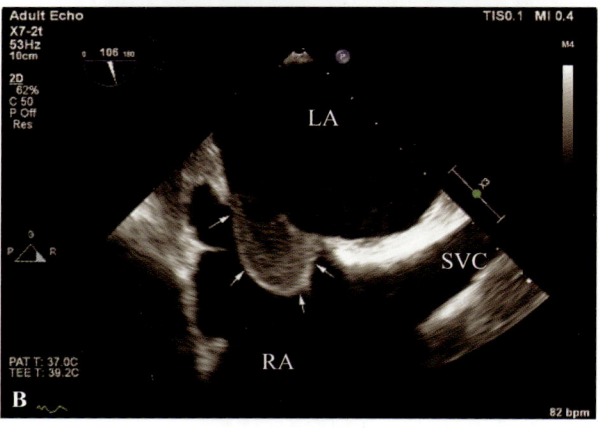

▲ 图 11-34　经食管超声心动图显示二尖瓣狭窄合并心房颤动

A. 显示左心房的自发造影回声（箭）；B. 显示房间隔瘤样凸出（箭）充满了密集的自发造影回声（箭）
LA. 左心房；RA. 右心房；LV. 左心室；SVC. 上腔静脉

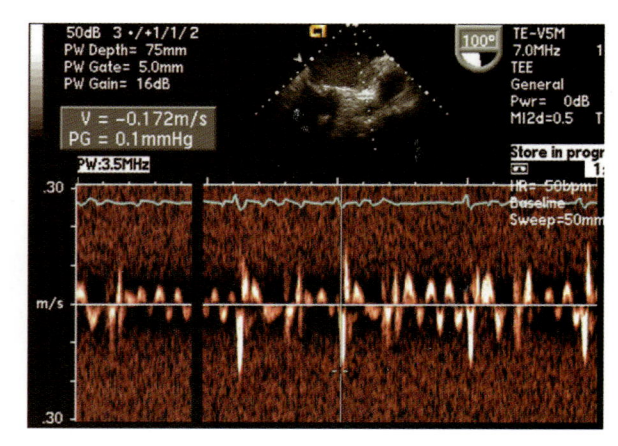

▲ 图 11-36　二尖瓣狭窄合并心房颤动患者左心耳处的脉冲多普勒图像。显示高频、低速血流信号（20cm/s），表明左心耳的机械运动减弱

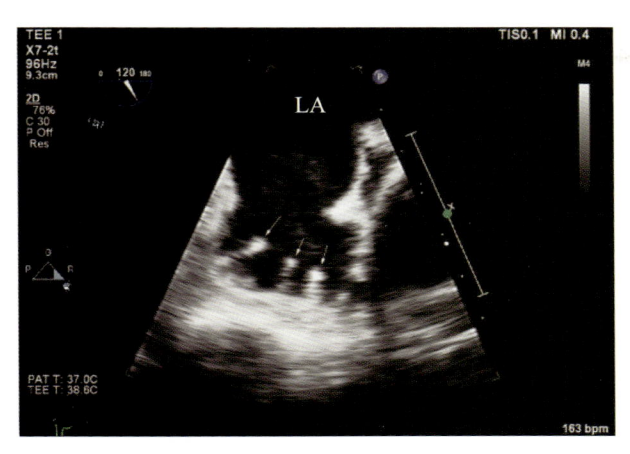

第 11 章 二尖瓣疾病
Mitral Valve Disease

▲ 图 11-37 经食管超声心动图显示正常的左心耳，显示左心耳腔内突出的梳状肌（箭）
LA. 左心房

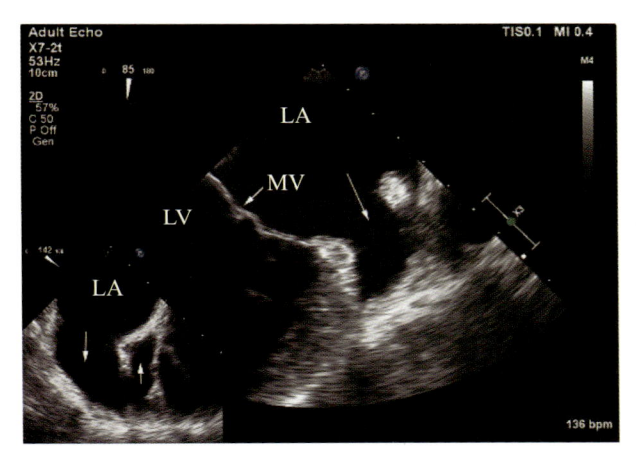

▲ 图 11-38 经食管超声心动图显示复杂左心耳解剖结构
中央图像为 85° 成像平面，显示常见的单叶左心耳（箭）。左下方的图像为 142° 切面，显示可见明显的旁叶（向上箭）。左心耳由较长的向下箭指示
LA. 左心房；LV. 左心室；MV. 二尖瓣

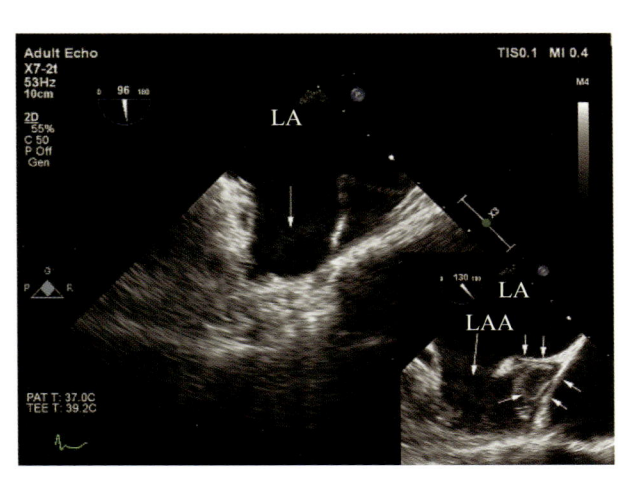

▲ 图 11-39 二尖瓣狭窄合并心房颤动患者经食管超声心动图
中央图像为 96° 切面，显示左心耳扩张，具有正常几何形状（向下箭）。右下方的图像为 130° 切面，其显示左心耳主体（箭）的旁叶，其内见明显血栓形成（长箭）
LA. 左心房；LAA. 左心耳

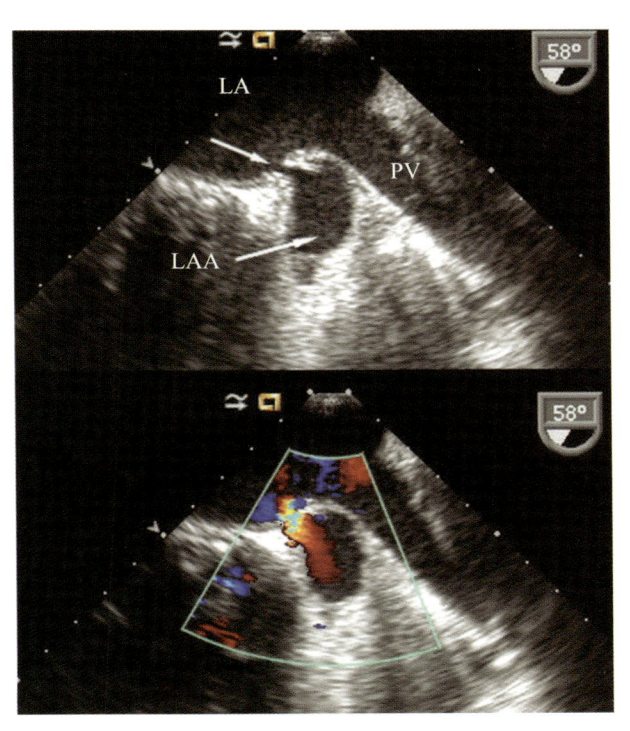

▲ 图 11-40 风湿性二尖瓣狭窄的经食管超声心动图，该患者接受了直视下二尖瓣瓣叶切开和左心耳"封闭"术。在这个例子中注意到左心耳的部分闭合，持续的血流流入左心耳的空腔（箭）
PV. 肺静脉；LA. 左心房；LAA. 左心耳

作为二尖瓣疾病外科治疗方案的一部分，左心耳可以通过手术切除或结扎以降低心脏栓塞并发症的可能性。最近的数据表明，在超过 50% 的此类手术中，左心耳可能不会完全闭合，残端或左心耳部分开放仍然存在（图 11-40）。因此，该手术对于降低左心房血栓形成的作用是不确定的，但可以通过经食管超声心动图进一步确认。

通过二维或 M 型超声心动图可以了解心房壁的纤维化机械活动。此外，左心耳开口处的多普勒频谱显示了心房颤动下心房的收缩力减弱。在图 11-36 中，注意通过左心耳开口处的脉冲多普勒成像记录的高频、低速信号，与正常窦性心律中观察到的速度相比，左心耳的流出速度和射

355

血量显著减少，这是血液淤滞和血栓形成的解剖学、生理学基础。心房颤动但左心耳收缩功能无明显受损的患者通过保持排空速度（＞50cm/s）发生自发显影（即可能是血栓形成）的可能性比左心耳血流速度下降的患者低。有关心房颤动的进一步讨论，请参见第 22 章。

（九）继发性肺动脉高压

长期严重二尖瓣狭窄的后果是继发性肺动脉高压（图 11-41）。在早期阶段，这与反应性肺血管阻力改变有关，并且可通过矫正二尖瓣狭窄而逆转。如长期持续存在，则肺血管形态发生改变，此时纠正二尖瓣狭窄后肺动脉高压只能部分恢复。

二尖瓣狭窄继发肺动脉高压的超声心动图表现与任何其他原因引起的肺动脉高压相似。并发三尖瓣反流通常是由于右心室扩张引起的，风湿性心脏病直接累及三尖瓣的情况比较少见。

（十）手术治疗时机的选择

药物治疗在缓解二尖瓣狭窄症状方面收效甚微。治疗的目的是增加有效二尖瓣瓣口面积。这可以通过直视下二尖瓣瓣叶分离术、经皮球囊扩张术或二尖瓣置换术来实现。一旦确定二尖瓣狭窄的严重程度需要手术干预，二维超声心动图在确定最合适的介入或外科手术中起着重要作用。一般原则是，瓣膜高度钙化、腱索缩短和纤维化以及瓣下明显受累时不适合外科或介入修复。图 11-12、图 11-13 和图 11-15 中的超声心动图图像显示瓣膜纤维化相对轻微，对其进行介入球囊扩张是可行的。而图 11-14 和图 11-16 存在不同程度的弥漫性纤维化和二尖瓣装置的钙化。

二尖瓣评分法可以对瓣膜的解剖学受损程度进行分层。评分内容包含瓣叶增厚程度、瓣叶活动度、有无钙化和瓣膜下受累情况（图 11-42）。每一个计分项分级从 0（不存在）至 4（严重）并且将得分相加以产生二尖瓣狭窄评分。狭窄评分与进行球囊扩张术的可行性之间存在直接关系，分数越高，介入手术成功的可能性越低。二

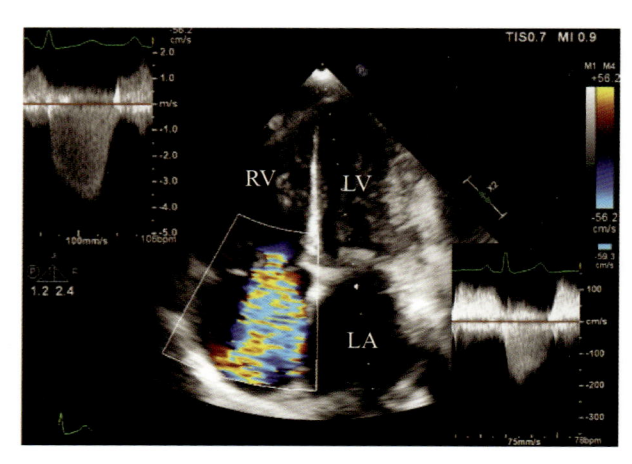

▲ 图 11-41　1 例严重二尖瓣狭窄合并继发性肺动脉高压以及中至重度三尖瓣关闭不全患者的心尖四腔心切面
中央图片显示二尖瓣置换术前，三尖瓣中至重度关闭不全。左上方为对应的多普勒图像，并显示三尖瓣反流速度为 39cm/s，对应肺动脉压力为 59mmHg。右下方为二尖瓣置换术后 3 个月多普勒图像，可以注意到三尖瓣反流速度明显减低，为 22.3cm/s，压差为 21mmHg，表示二尖瓣置换术后继发性肺动脉高压得到缓解
RV. 右心室；LV. 左心室；LA. 左心房

尖瓣评分≤ 8 分的患者通常是经皮球囊扩张术的优秀候选者，得分≥ 12 分的患者则不太可能获得满意的结果。不对称钙化和瓣膜下受累是球囊扩张术失败的主要影响因素（图 11-43）。

四、二尖瓣反流

二尖瓣反流可由二尖瓣瓣叶的原发疾病引起，也可继发于其他二尖瓣装置异常。表 11-1 概述了二尖瓣反流的病因。急性重度二尖瓣反流通常导致急性肺淤血，而慢性二尖瓣反流可持续数十年。大多数急性重度二尖瓣关闭不全的患者需要进行手术矫正。二尖瓣反流发生在心脏收缩期，心率正常时，收缩期占心动周期时长的 30%～50%。因此，左心房压力升高并非始终存在，而是过性的。与重度二尖瓣狭窄所致的慢性（尽管强度较低）压力升高相比，二尖瓣反流只引起左心房压力暂时性升高，因此导致继发性肺动脉高压的可能性较小。二尖瓣反流还会增加左心室的容量负荷，容量负荷的耐受期较长，但最终仍将导致左心室心肌收缩力的降低，这时即使

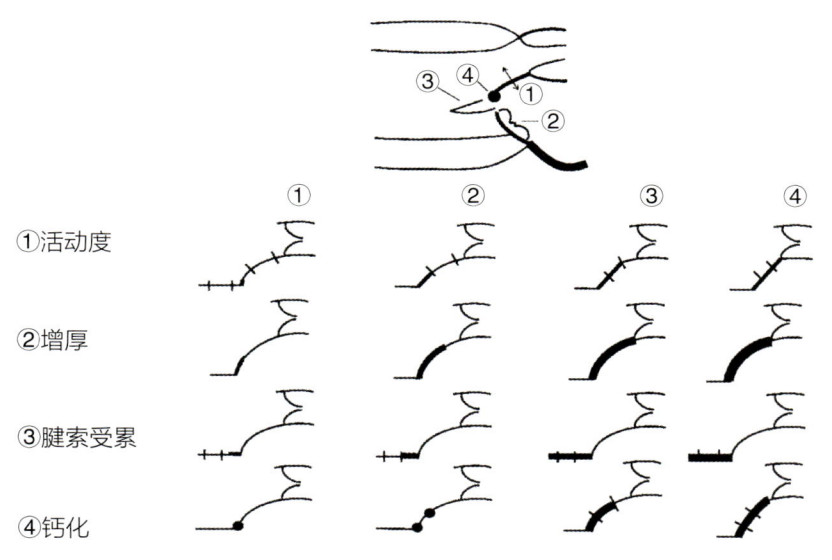

◀ 图 11-42 二尖瓣狭窄评分计算方法示意图

该图引自 Wilkins 等的著作。上方的示意图表示用于计算得分的 4 个组成部分，其包括：①瓣叶活动度；②瓣叶增厚；③腱索受累；④钙化。对于每个部分，以瓣叶的近端、中间、远端各 1/3 的受累情况进行分级。二尖瓣狭窄评分为每个部分计分之和（详见正文）

①活动度
②增厚
③腱索受累
④钙化

纠正二尖瓣反流该过程也不可逆。

确定二尖瓣关闭不全的机制，是瓣叶的解剖异常所致，还是其下方支撑的乳头肌和心室壁（原发性与继发性）功能异常所致，对临床非常重要。原发性二尖瓣反流的治疗应针对解剖异常，而功能性二尖瓣反流需要解决潜在的功能障碍。目前的指南表明，如果反流是功能性的而不是解剖性的，那么同等程度的中度或重度反流，功能性反流预后更差。

（一）二尖瓣反流的多普勒评估

所有的超声心动图技术都可以对二尖瓣关闭不全进行评估（表 11-5）。彩色多普勒成像是检测和定量二尖瓣关闭不全的主要超声心动图工具。左心房中有多种潜在的彩色多普勒血流信号来源，并非出现在左心房内的彩色多普勒信号都代表二尖瓣反流。这些信号来源包括由二尖瓣闭合引起的正常血液逆向流动（图 11-44），主动脉血流的混响伪像（图 11-45）和正常肺静脉

表 11-5 二尖瓣反流的超声多普勒表现

解剖参数
腔室
左心室内径 / 大小
左心房扩大
左心室容积和每搏量
瓣叶穿孔
连枷瓣叶或穿孔瓣叶
多普勒参数
彩色血流
反流束面积
反流束面积与左心房面积比值
中心性或偏心性反流
反流颈的宽度
近端等速表面积
大小 / 定性
血流量 / 反流量
有效反流口
肺静脉逆流
频谱
二尖瓣的前向血流计算
信号强度
E/A 比增大（左心室功能正常的情况下）

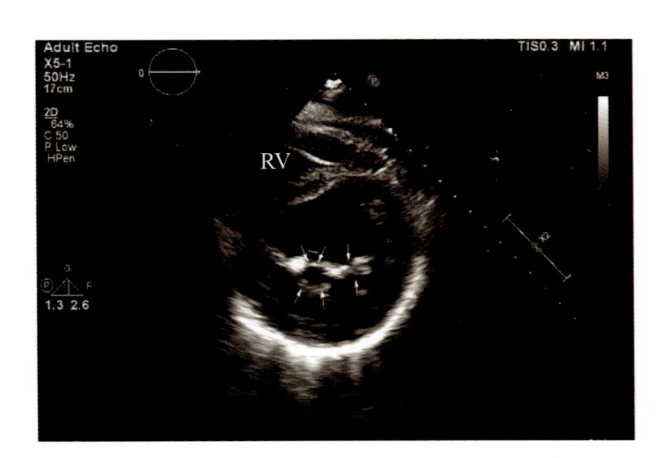

▲ 图 11-43 风湿性二尖瓣狭窄，胸骨旁短轴切面观察交界处不对称融合患者的舒张期图像：位于二尖瓣中间的小的近圆形反流口（左箭）和外侧交界处完全融合（右箭）
RV. 右心室

的流入血流（图 11-46）。如果使用不适当的低 Nyquist 极限，或者如果患者具有高流量状态导致肺静脉流入速度增加，则很容易将正常肺静脉流入信号误当成反流。由于不适当地设置增益和 Nyquist 极限，心房血流整体低速流动也可能与二尖瓣反流混淆。有时，这些信号被错误地归因于二尖瓣关闭不全，可误诊为二尖瓣反流或者高估真正的反流。

有时，可能会看到舒张期二尖瓣关闭不全，这通常与明显的左心室收缩功能障碍和（或）心动过缓有关。在左心室舒张压升高和心动周期变长的情况下，左心室舒张压可能等于或超过左心房压力，导致血液从左心室回流到左心房。图 11-47 记录了 1 名心房扑动和高度心脏传导阻滞的患者存在间歇性舒张期二尖瓣关闭不全。这种反流并不加重左心室或左心房的血流动力学负

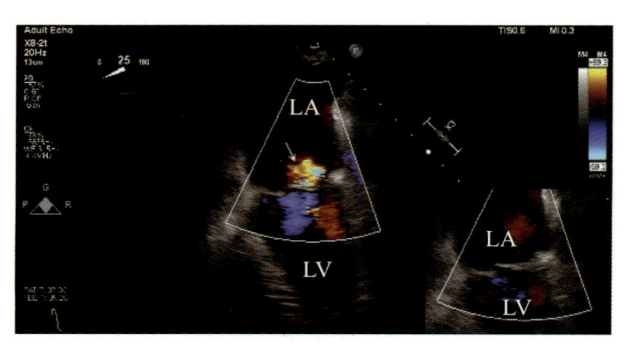

▲ 图 11-44 经食管超声心动图显示收缩早期左心房内微弱的蓝色多普勒信号（箭）。此信号为左心房中原有的血液整体逆向流动，同时并存二尖瓣瓣叶关闭导致的血流逆向流动。该图像中未见血流汇聚区、血流喷射现象或高速彩色信号。这个信号不应该被误认为是真正的二尖瓣反流
LA. 左心房；LV. 左心室

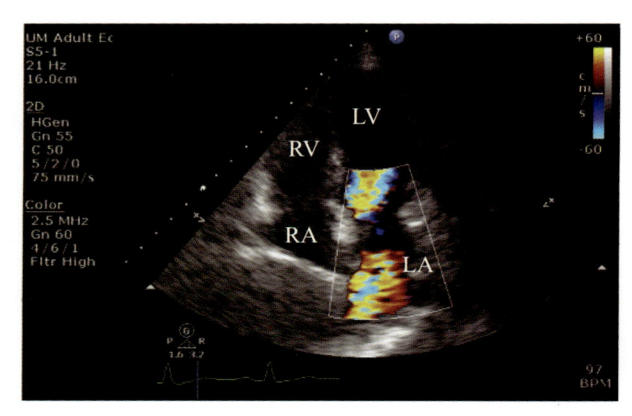

▲ 图 11-46 心尖四腔心切面显示左心房内湍流，这表示相对大量和高速的肺静脉回流，不应该与二尖瓣反流混淆。此左心房彩色血流信号与二尖瓣血流无连续性，亦没有汇聚区或反流颈。如果使用不适当的低 Nyquist 极限合并处于高血流状态的患者，这种现象可能会更明显
LV. 左心室；RV. 右心室；RA. 右心房；LA. 左心房

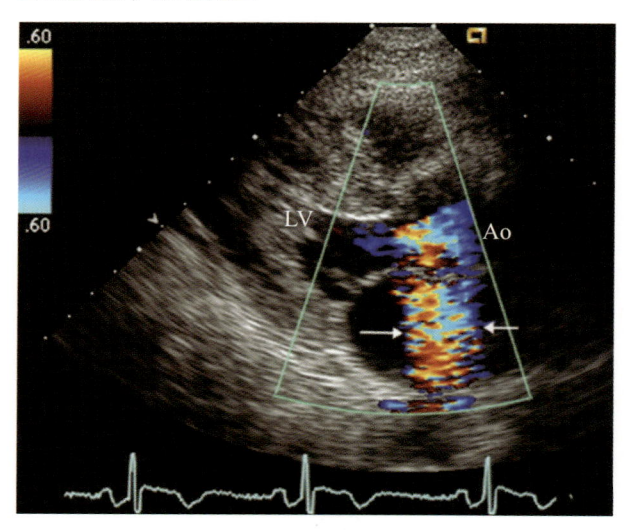

▲ 图 11-45 胸骨旁长轴切面显示在左心房（箭之间）内的彩色混响伪像
该信号是由主动脉引起的彩色伪像，不应与二尖瓣反流混淆。该信号是近端主动脉湍流的直接延伸，并非起自二尖瓣的任何闭合区域。动态图像显示此信号非常短暂
LV. 左心室；Ao. 主动脉

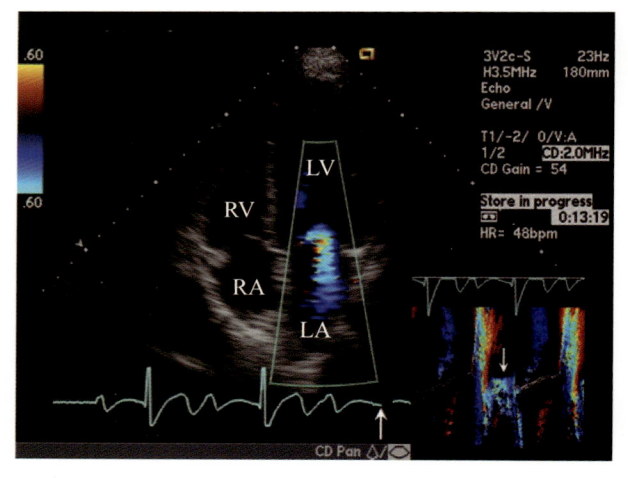

▲ 图 11-47 心房扑动、高度心脏传导阻滞患者心尖四腔心切面
中央图像显示在长时间停顿后，低速反流进入左心房。在右下方的彩色多普勒 M 模式下，可以更好地识别反流出现的时间。箭所示为背离探头的血流，与舒张期二尖瓣反流一致
LV. 左心室；RV. 右心室；RA. 右心房；LA. 左心房

第 11 章 二尖瓣疾病
Mitral Valve Disease

担，仅仅是潜在异常病理生理学的标志。

真正的二尖瓣反流束具有如下特征是：①近端血流加速的表现[近端等速表面积（PISA）]；②反流束符合真正"喷射流体"的外观；③左心房的表现与反流喷射情况相一致；④反流信号时相局限于心脏收缩期；⑤彩色多普勒信号的颜色与预计的血流方向和血流形式一致。最后，脉冲和（或）连续波多普勒可用于确认反流束的来源、时相和方向（图 11-48 至图 11-50）。

如第 8 章所述，反流束的压力会对下游左心房内血液流动产生影响（图 11-51）。在反流血流动量的影响下，高压反流束使左心房内更多的血液参与流动，因此与处于正常血流动力状态者相比，以反流面积为依据会高估二尖瓣反流的量。鉴于此，应该认识到在存在主动脉瓣狭窄或高血压的情况下，以反流面积为依据，二尖瓣反流的严重程度将会被高估。而相反的，低血压患者的二尖瓣反流严重程度可能被低估。但有效反流口（ERO）和二尖瓣反流严重程度的其他定量指标不受射流速度和收缩压影响。

根据定义，具有血流动力学意义的二尖瓣反

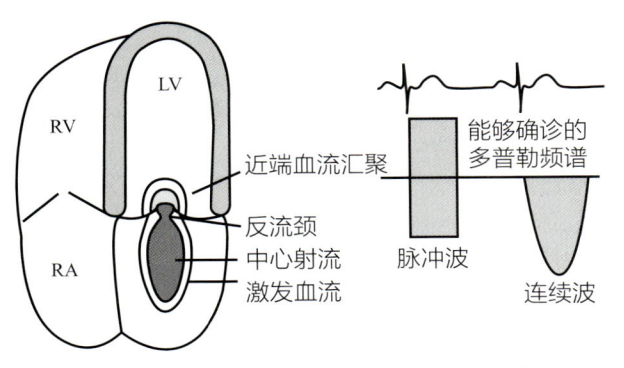

▲ 图 11-48 真正的二尖瓣反流的示意图
图示真实反流信号的各个组成部分，包括近端血流加速带、反流颈和中心高速射流被周围激发的低速血流包绕。同时显示能够确诊的连续波和脉冲波多普勒频谱形态。注意脉冲波多普勒成像的混叠现象

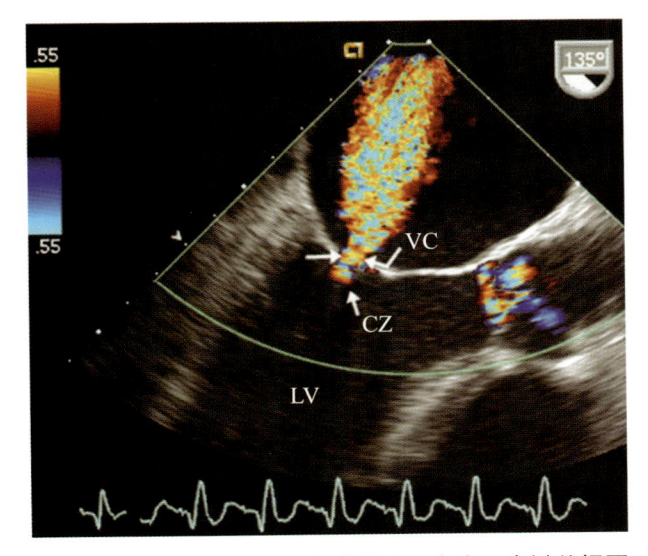

▲ 图 11-49 经食管超声心动图显示中度二尖瓣关闭不全患者的真正二尖瓣反流的成分，如图 11-48 所示。注意加速汇聚区（CZ）、相对狭窄的反流颈（VC）和下游高速湍流

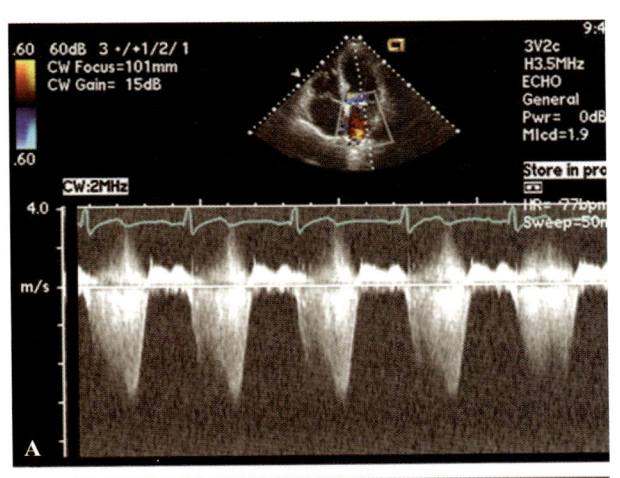

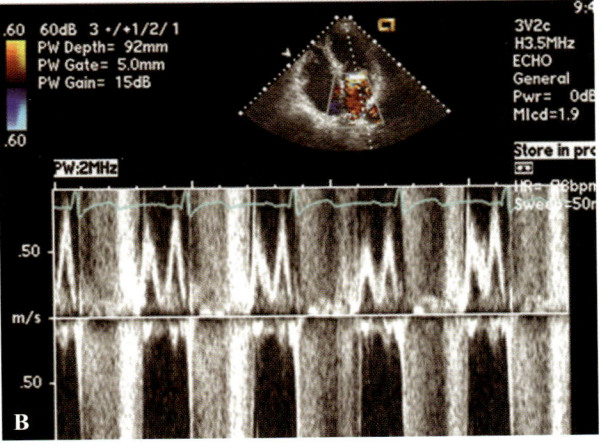

▲ 图 11-50 连续多普勒（A）和脉冲多普勒（B）显示二尖瓣反流
注意脉冲多普勒出现混叠现象，超过 Nyquist 极限（在该示例中为 1.0m/s）之后，背离探头的信号出现在基线上方。连续多普勒能测定的二尖瓣反流最大速度可达 6m/s

流将导致左心室容量负荷过大,以及左心室和左心房扩大。其后果是左心房压力升高,进一步传递到肺静脉系统导致肺淤血。而急性重度二尖瓣关闭不全的生理学与慢性者有很大不同。在急性情况中,没有足够的时间发生腔室扩张和左心房顺应性代偿性增加,因此立即导致左心房压力升高,症状即刻出现。而慢性二尖瓣关闭不全时,左心房扩张和心房顺应性增加可减缓症状发生。因此,对于同等程度的二尖瓣关闭不全,左心房压力在慢性患者中比在急性者中低,并且症状的发展可能会持续多年。

二尖瓣反流可以是中央型、外周型、单股或多股,也可在左心房内呈偏心型并且冲击左心房壁。图 11-11 标示了多种疾病状态下的二尖瓣闭合模式和反流方向。图 11-52 至图 11-55 则记录了不

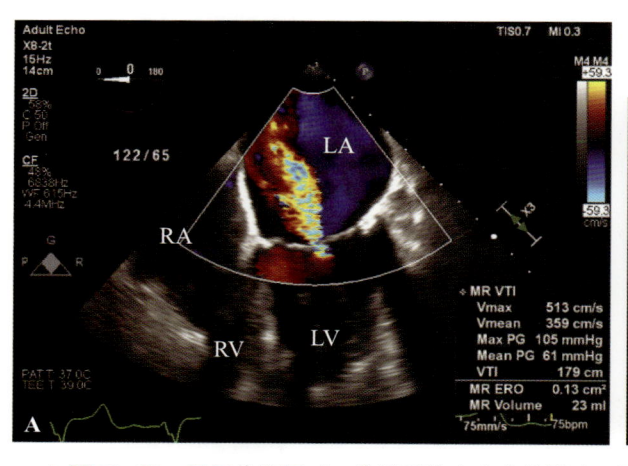

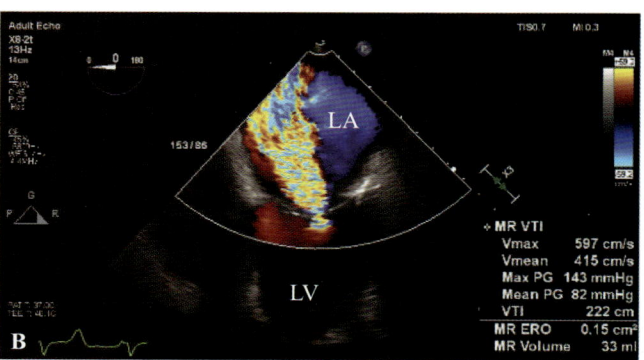

▲ 图 11-51 图示收缩压对二尖瓣反流束大小的影响。图像为同一患者,不同收缩压水平下经食管超声心动图图像
A. 收缩压为 122mmHg,此时二尖瓣反流束符合轻度二尖瓣关闭不全标准,同时需注意相对颈的反流颈和小的汇聚区。右下方多普勒方法计算二尖瓣反流量为 23ml,二尖瓣反流口面积为 0.13cm²。B. 为同一个研究中,同一患者收缩压为 153mmHg,此时二尖瓣反流至少为中量,但是反流颈和近端汇聚区相对稳定。右下方提示多普勒计算的有效反流口和二尖瓣反流量与收缩压为 122mmHg、轻度反流时非常相似
LA. 左心房;RA. 右心房;RV. 右心室;LV. 左心室

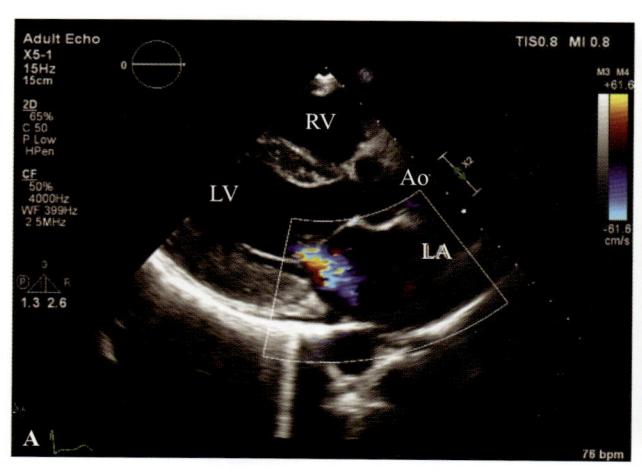

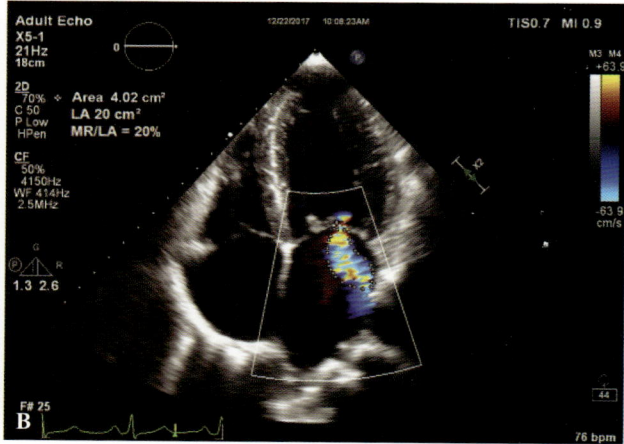

▲ 图 11-52 经胸超声心动图显示轻至中度二尖瓣关闭不全,该图表明基于彩色多普勒射流面积评估二尖瓣反流程度存在一些困难
A. 收缩中期胸骨旁长轴切面,彩色多普勒显示左心房内反流束范围有限。然而,左心房的增大提示更严重和长期的高容量负荷。B. 收缩中期心尖四腔心切面,彩色多普勒反流面积为 4cm²。左心房面积为 20cm²,反流占左心房面积的比例为 20%,略高于轻度二尖瓣关闭不全的阈值。注意在心尖四腔心切面中,非常小的近端汇聚区和狭窄的反流颈,提示轻度二尖瓣反流
RV. 右心室;LV. 左心室;Ao. 主动脉;LA. 左心房

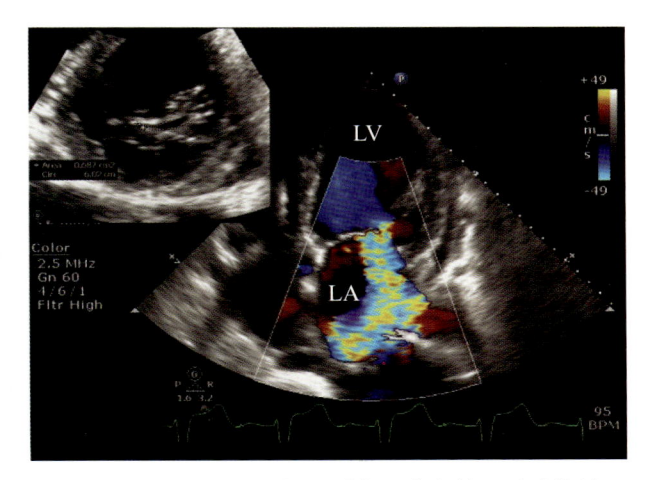

第 11 章 二尖瓣疾病
Mitral Valve Disease

▲ 图 11-53 非缺血性扩张型心肌病合并严重功能性二尖瓣反流患者的心尖四腔心切面
中央图像提示收缩中期彩色多普勒反流束填充左心房的 2/3 面积。左上方的图像是收缩中期二尖瓣水平的短轴切面，显示二尖瓣瓣叶对合不良，可以直接测量出约 0.687cm² 的反流口面积
LV. 左心室；LA. 左心房

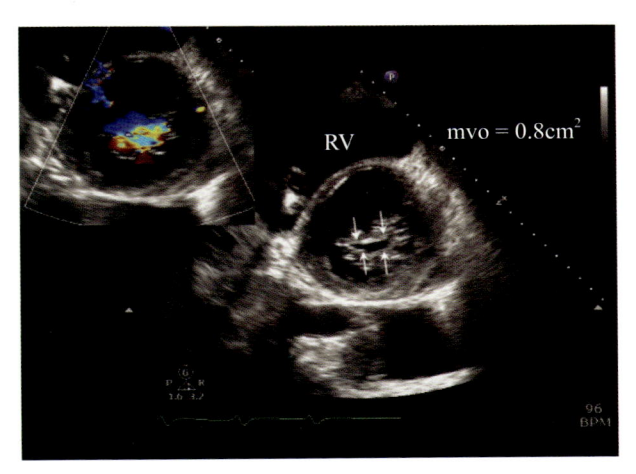

▲ 图 11-54 胸骨旁短轴切面显示与非缺血性心肌病相关的功能性二尖瓣关闭不全
中央图像记录于收缩末期，收缩期瓣叶对合不良，可见反流口（箭），面积为 0.8cm²。左上方为同一患者的彩色多普勒图像，显示收缩期反流
RV. 右心室；mvo. 二尖瓣反流口

同严重程度的二尖瓣关闭不全患者的反流形态。

（二）二尖瓣反流程度的测定

评估二尖瓣反流的程度需要综合多种超声心动图和多普勒参数。表 11-5 和表 11-6 概述了二尖瓣反流的各种表现及其与反流严重程度的关系。应该强调的是，没有一个参数能完全地准

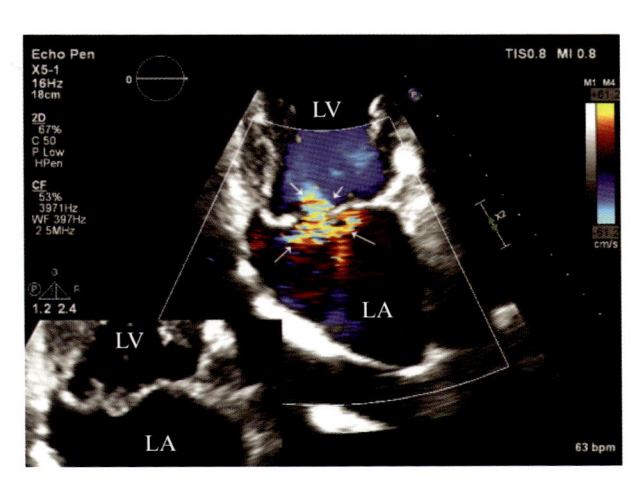

▲ 图 11-55 二尖瓣脱垂合并二尖瓣反流患者的非标准心尖切面成像
在中央图像中可观察到近乎半球形的汇聚区（小的向下箭），还要注意左心房内没有典型的下游射流。在这种情况下，在左心房内的二尖瓣反流流向非常杂乱，有多股反流束（箭）。杂乱的反流束难以定量。左下角的图片是二尖瓣解剖结构的放大图，显示了脱垂二尖瓣的黏液性改变
LV. 左心室；LA. 左心房

确定量，二尖瓣反流程度应基于各种表现综合评估。而许多观察结果仅在极端情况下，如在非常典型的轻度和重度的反流时有效，但在中等程度反流时则出现很多不确定。在许多情况下，这些表现中的 1 个或多个可能与其他表现不相关，这时判断反流程度应该基于综合结果，而不是仅凭一个孤立的特征就做出结论。

初期二尖瓣反流的严重程度的检测及评估在很大程度上依赖于彩色血流多普勒成像，这虽然是一种广泛可用的快速筛选方法，但使用该方法评估反流有很多限制，这在第 2 章和第 8 章中讨论过。最初的验证研究是在相对较小的队列中以左心室造影作为标准进行的，研究表明二尖瓣反流的心室造影分级与左心房内的彩色血流面积大致相关（图 11-56）。而在评估反流束面积大小时，必须适当调整多普勒增益以避免"溢出"，否则将使反流束面积增大。此外，不恰当的低 Nyquist 极限将导致低速肺静脉血流与反流周边的血流被编码为湍流，从而高估反流的严重程度（图 11-57）。如前和第 8 章所述，在病理性收缩压升高时

361

表 11-6　二尖瓣反流程度分级 a

	I（轻度）	II	III	IV（严重）
左心室大小	N	N	↑	↑↑
左心房大小	N	N	↑	↑↑
MR 反流束（%LA）	＜ 15	15～30	35～50	＞ 50
多普勒密度	稀疏	—	—	稠密
反流狭径	＜ 3mm	—	—	＞ 7mm
肺静脉血流	S ＞ D	—	—	收缩期逆转
反流量（ml）	＜ 30	30～44	45～59	＞ 60
有效反流口面积（cm²）	＜ 0.2	0.2～0.29	0.3～0.39	＞ 0.40
近端等速表面积	小	—	—	大

a. 某些参数仅在二尖瓣反流的极端情况下证实，而在中度（2 级和 3 级）二尖瓣反流中可能存在冲突
MR. 二尖瓣关闭不全；N. 正常；%LA. 二尖瓣反流束的左心房面积百分比；S ＞ D. 收缩期的顺行肺静脉血流速度超过舒张期血流速度；↑. 增加；↑↑. 显著增加

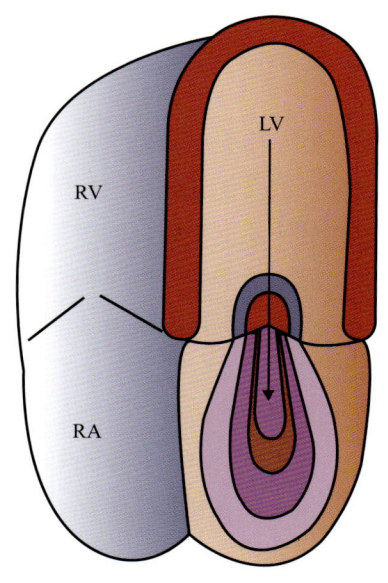

▲ 图 11-56　示意图展示了使用反流束面积来确定反流程度的方法，一系列位于中心位置的非偏心反流，占左心房的面积分别约 15%、25%、35% 和 60%，代表 1～4 级（轻度至重度）二尖瓣关闭不全

发生二尖瓣反流，通常会导致反流面积被高估。另外，整个收缩周期内射流大小是不断变化的，虽然眼睛快速的综合分析这种大小变化可以估计整体反流面积，但凭借任何选定的静态图像都可能显著地高估或低估反流面积，从而导致误判反流严重程度。

用反流束面积与左心房面积的比值来估测二尖瓣反流程度，可以提高估测的准确性。几个小样本研究证实了此方法评估二尖瓣反流严重程度与左心室造影等标准方法之间的相关性。此外，彩色多普勒图像测量反流起始部的宽度（反流狭径），也与反流严重程度存在相关性（图 11-48）。

大多数估测二尖瓣关闭不全严重程度的方法适用于中心性反流，由于中心性反流束会带动周围相邻的血液流动，因此测量左心房内彩色血流信号的总面积会高估来自左心室的真实反流量。如果反流为偏心性，射流撞击心房壁，那么左心房血液的流动只发生在反流束表面未接触左心房壁的部分，与相同容量的中心性反流相比，这又会使冲击左心房壁的偏心性反流程度被低估（如图 11-58 所示）。一般来说，与位于中心位置的相同反流量相比，彩色血流多普勒成像评估撞击左心房壁的高度偏心射流会低估大约 40% 的反流量。

与反流程度定量相关的另一个参数是频谱多普勒信号的辉度。频谱辉度与多普勒取样线上的红细胞数成正比。如果只有少量红细胞在运动，频谱信号将相对微弱，而在重度反流时，较多的红细胞在运动，频谱信号将增强（图 11-

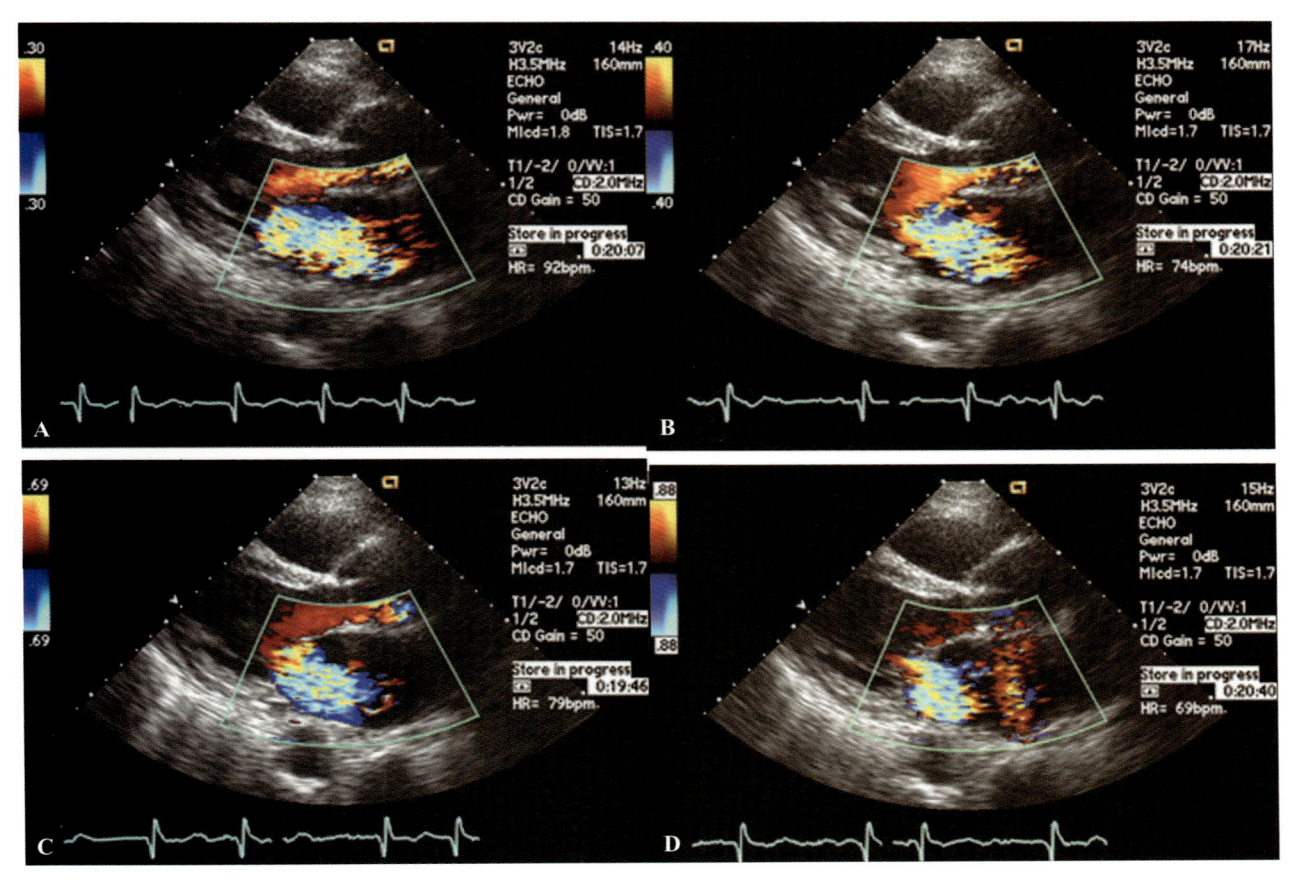

第 11 章 二尖瓣疾病
Mitral Valve Disease

▲ 图 11-57 Nyquist 极限对反流束大小的影响

4 个图像均记录于同一个中度二尖瓣反流患者。C 和 D 为 Nyquist 极限分别为 0.69m/s 和 0.88m/s 的图像，与 A（0.3m/s）、B（0.4m/s）过低的 Nyquist 极限相比，反流束显然更小。在 0.3m/s 的 Nyquist 极限下，正常的肺静脉流入也被编码为湍流，从而导致左心房中显示为湍流的信号面积显著增大，造成二尖瓣反流程度的高估

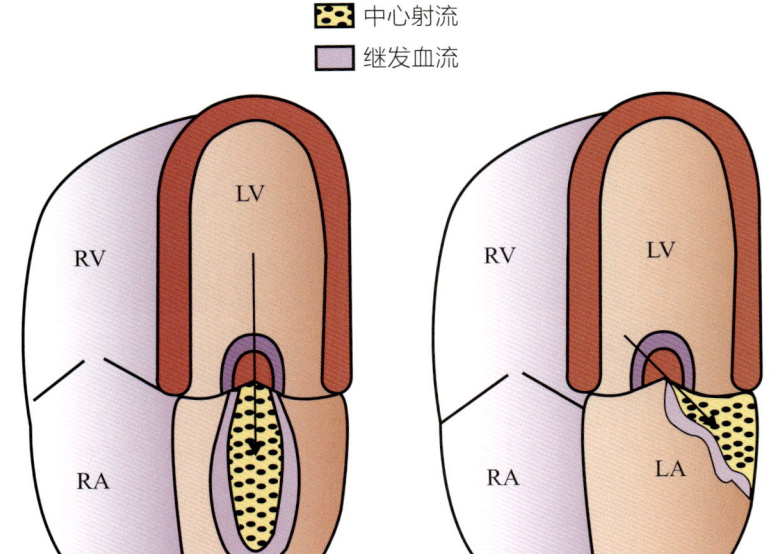

中心射流
继发血流

◀ 图 11-58 使用彩色多普勒血流成像评价偏心性反流与中心性反流对总体反流量的影响示意图

左：中心性反流束位于左心房内，不受心房壁等固体边界的约束。中心较暗淡的射流代表实际反流量，起源于左心室，喷射入左心房。较弱的周围信号代表周围激发性血液流动，也由彩色血流多普勒成像显示。该图显示所有发生流动的血液总量超过实际反流量约 40%。右图：反流束沿着限制其流动的表面（如左心房壁）分布时对射流反流的影响。较暗的区域代表从左心室射入左心房的血液，与左侧较暗的反流射流面积相同。因此，尽管两者真实反流量相同，但偏心性反流能检测到总的反流面积（反流束加上周围激发性流动血液面积之和）小于中心性反流的面积

363

59）。频谱信号的形状也能提供诊断信息。慢性二尖瓣反流中的连续波频谱多普勒信号通常是对称的，但急性严重反流会导致左心房和心室的压力快速平衡，此时频谱轮廓将更加趋向于三角形（图 11-60）。

除了通过彩色血流多普勒成像外，其他参数也可以用于定量评估二尖瓣反流的严重程度。其中包括通过 PISA 法确定反流束体积，并基于心室容积和前向每搏量计算反流量和反流分数。使用第 8 章中描述的容积分析法，可以通过确定左心室舒张期和收缩期的容量计算每搏量。利用第 8 章阐明的原理来确定左心室流出道的前向每搏量，其与左心室总的每搏量之差即等于二尖瓣反流量（图 11-61）。当然该计算方法应以不存在主动脉瓣关闭不全为前提。该技术的主要限制是需要计算的参数较多，每个参数的测量都会引入误差。或者，可以使用二尖瓣舒张期血流的时间速度积分和假定或测量的二尖瓣瓣口面积来确定心脏舒张期的二尖瓣前向血流量。此血流量等于二尖瓣反流量与左心室流出道前向每搏量之和，这可以作为确定二尖瓣反流量的另一种选择。但一般而言，由于难以确定真正的二尖瓣瓣口面积，这种方法难以实际应用。

最后，通过分析近端血流汇聚区的等速曲线（图 11-62 至图 11-65），可以计算反流量和若干衍生的指标。PISA 方法用于确定血流量的方法已在第 8 章中讨论过。利用这种技术，可以通过使用相对较低的 Nyquist 极限和将基线向反流方向移动来最大化近端等速面的半径，可以尽可能减少距离测量误差。然后测定信号混叠时半球形血流区的血流速度及等速面的半径。如果假定半球形血流分布朝向反流口，则该半球的表面积可以通过以下公式计算：表面积 $=2\pi r^2$。半球面积与彩色混叠时血流速度的乘积即等于反流量。一旦确定了反流流率 RF，就可以计算出 ERO，即 RF 除以二尖瓣反流射流的峰值速度（MR_{max}）。依次测得的 ERO 可通过以下公式得出反流量：

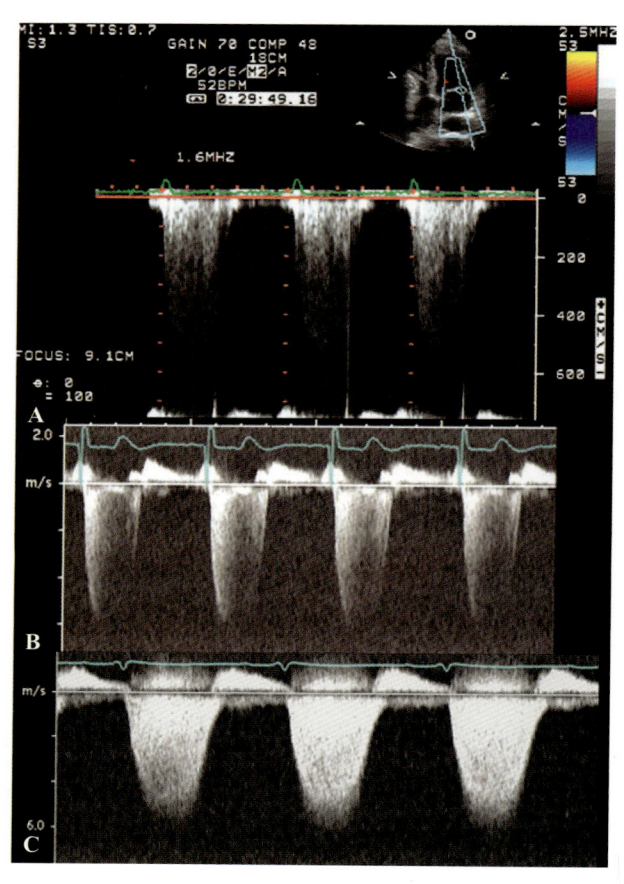

▲ 图 11-59 轻度（A）、中度（B）和重度（C）二尖瓣关闭不全患者的连续多普勒频谱。随着二尖瓣反流的程度加重，取样线上的红细胞密度增加，多普勒信号逐渐增强

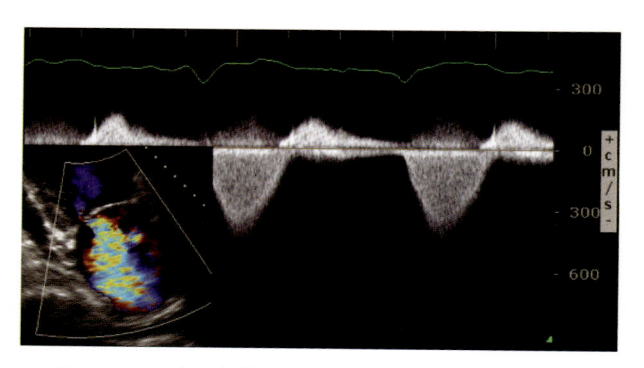

▲ 图 11-60 连续多普勒记录的重度二尖瓣关闭不全信号
该图像从左心室心尖部获取，该切面探测二尖瓣反流最大速度为 4.6m/s。相对低的反流速度与三角形的频谱形状、重度的二尖瓣反流量、左心房和左心室压力的过早平衡相一致。左下方的插图是彩色多普勒图像，基于反流面积评估为重度二尖瓣反流

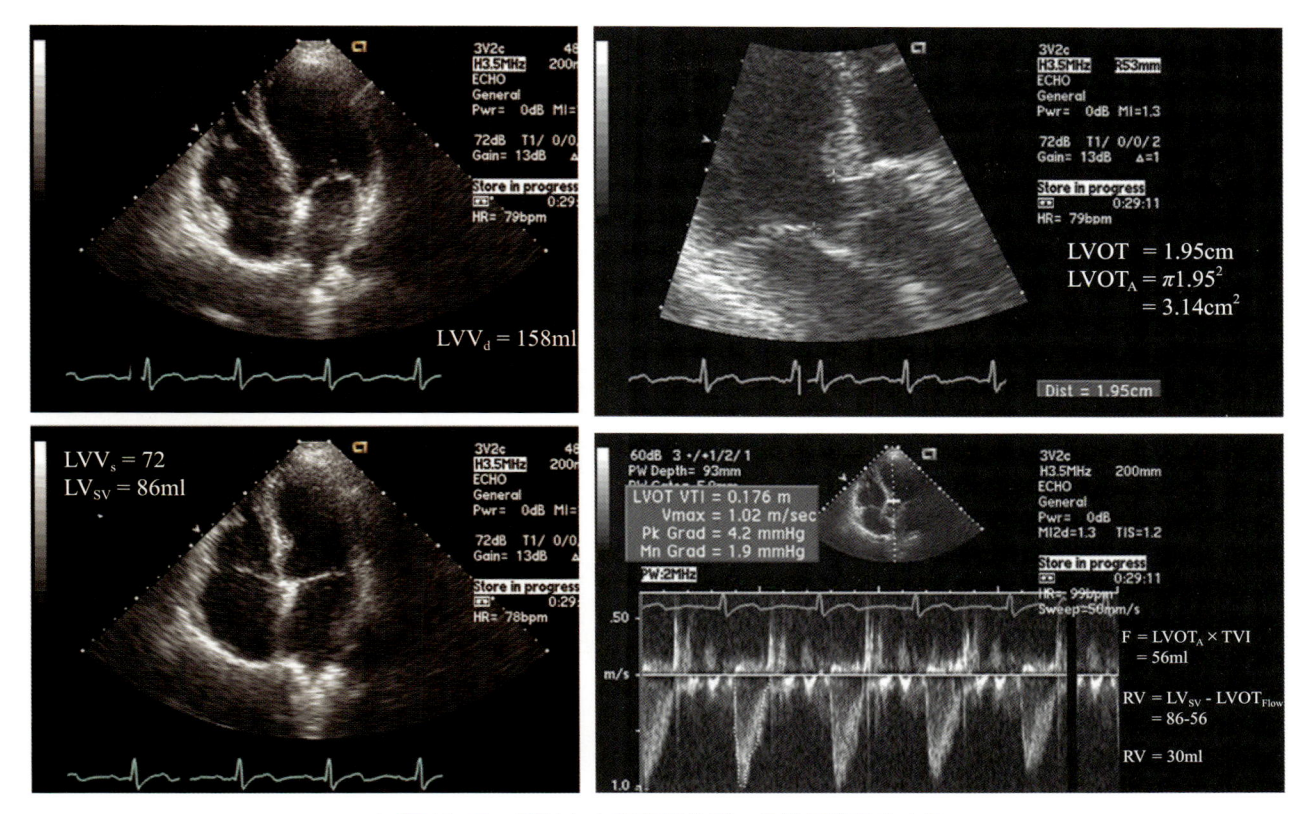

第 11 章 二尖瓣疾病
Mitral Valve Disease

▲ 图 11-61 通过左心室容积估测二尖瓣反流量的方法

在舒张期和收缩期通过心尖四腔心切面测定左心室在舒张期和收缩期的容积（左图）。舒张期和收缩期容积之间的差值是总的左心室每搏量（LV_{SV}），等于左心室流出道的前向流量与反流量之和。另外，还可以在此切面通过测量二尖瓣瓣环直径来测定舒张期通过二尖瓣的血流量。瓣环面积乘以二尖瓣血流的时间速度积分等于舒张期从左心房到左心室的前向血流量，其又等于反流量与左心室流出道的前向血流量之和。在胸骨旁长轴切面测量左心室流出道的直径，然后计算流出道的面积（$LVOT_a$），如图所示（右上）。从心尖切面（右下）测量左心室流出道的血流时间速度积分（TVI），$LVOT_a$ 乘 TVI 等于左心室前向每搏量（F）。然后用通过二尖瓣的全部血流量或总的左心室每搏量（LV_{SV}）减去左心室流出道前向每搏量，即为反流量

LVV_d. 舒张期左心室容积；LVV_s. 收缩期左心室容积

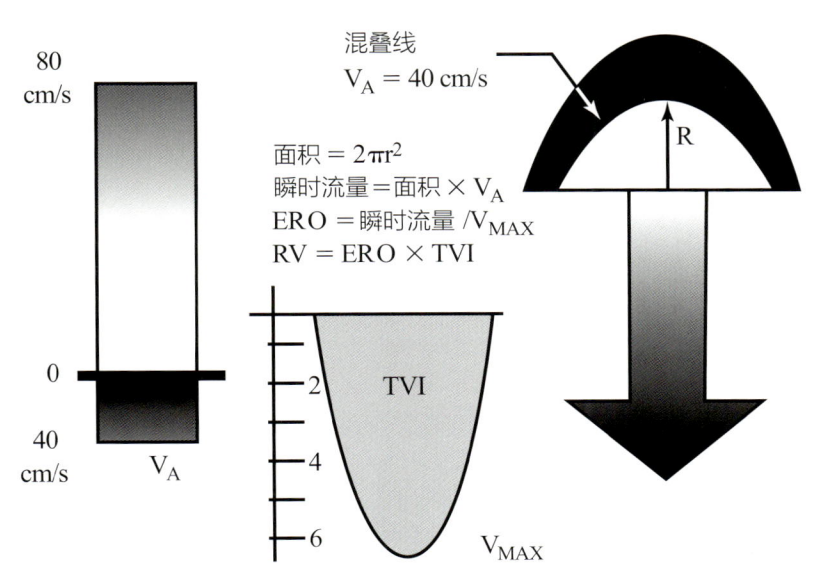

◀ 图 11-62 近端等速表面积法计算二尖瓣反流程度的原理示意图

在该示意图中，二尖瓣反流在心尖四腔心切面显示。下调彩色多普勒标尺，使二尖瓣反流的频谱混叠速度降低到 40cm/s，从而增大测量最大半径的分辨率。通过反流口的半球形血流面积等于 $2\pi r^2$。瞬时流量等于面积与混叠血流边界的血流速度（V_A）之积。有效反流面积（ERO）=瞬时流量 / 最大流速。反流量（RV）=ERO × TVI（其中 TVI 是通过连续多普勒测定的二尖瓣反流时间速度积分）

$RV = ERO \times TVI_{MR}$，其中 TVI_{MR} 是二尖瓣反流束的时间速度积分。

PISA 方法也存在一些局限性，其中最主要的局限是血流汇聚区并非真正的半球形。如果朝向反流口的汇聚平面扇角＞180°，则 PISA 方法将高估反流量，相反，如果汇聚角度窄，则会低估反流量。PISA 方法的另一个误差来源是通过非圆形孔或通过多个反流孔的二尖瓣反流束。在第一种情况下，反流流量的表面积不是半球形，而是更接近半圆柱形。在2个正交的平面上应用 PISA 法可有助于避免这种方法导致的低估（图11-66）。在许多情况下，近端反流束的几何形状都可能影响 PISA 方法的准确使用，此时应根据其他参数估测反流程度。最后值得注意的是，如

▲ 图 11-63 轻度二尖瓣关闭不全的患者的心尖四腔切面
中央图像中，根据左心房内的彩色信号颜色判断流量大小，反流为少量。这时，PISA 计算可用于计算二尖瓣反流口（ERO）面积。左上图是定量测定二尖瓣反流的连续多普勒图像

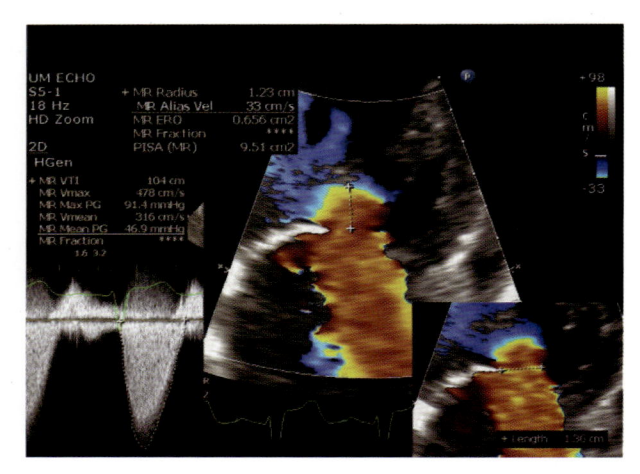

▲ 图 11-65 重度二尖瓣关闭不全的超声心动图图像
中图是近端汇聚区的放大图像。二尖瓣反流半径为 1.23cm，据此计算出二尖瓣反流面积为 $0.656cm^2$。右下方图测量反流颈长度为 1.36cm，符合重度二尖瓣关闭不全标准

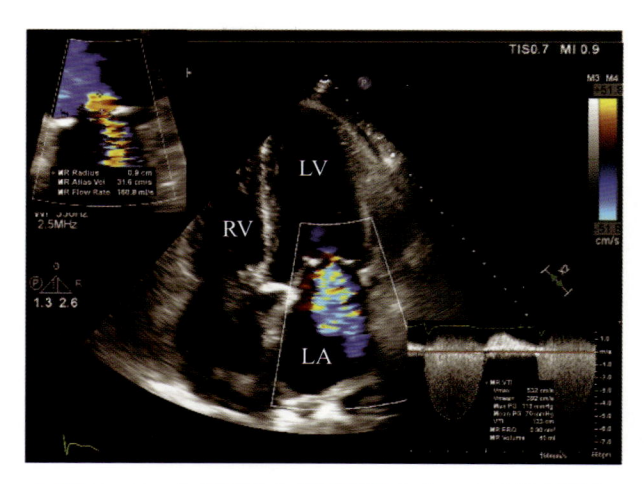

▲ 图 11-64 心尖四腔心切面显示中度二尖瓣关闭不全，证明了近端汇聚区可用于量化二尖瓣反流量和有效反流口（ERO）的方法。在这种情况下，彩色血流多普勒提示中至重度二尖瓣反流，定量计算显示反流量为 **40ml**，**ERO 为 $0.3cm^2$**，符合中度二尖瓣反流标准
LV. 左心室；RV. 右心室；LA. 左心房

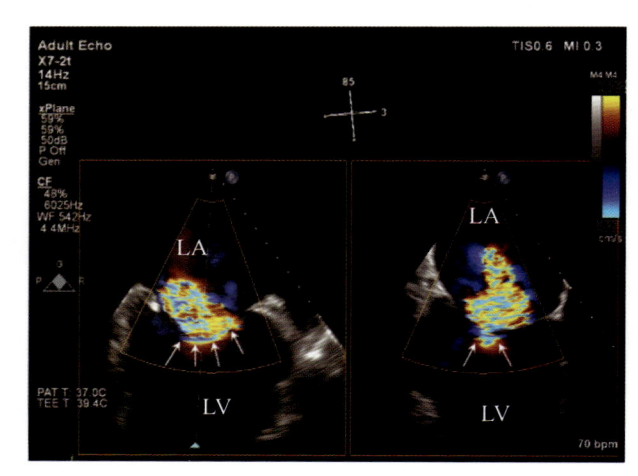

▲ 图 11-66 经食管超声心动图 "X 平面成像" 模式显示二尖瓣关闭不全
右图为 3° 切面显示相对较小且可能是半球形的近端汇聚区（箭）。左图为 85° 切面，其中汇聚区域可以看作是狭长的椭圆体（箭），而不是半球形。右图基于半球形汇聚区的假设显然会导致对反流流量的低估
LA. 左心房；LV. 左心房

果存在多个反流束，则仅通过分析 1 个反流束不能准确地反映反流总体积。

此外，三维彩色血流成像也用于对三维汇聚区域进行定量研究。ERO 和反流量的计算通常假设反流孔为平面圆形。显然，反流孔可以是其他形状，如狭缝状或椭圆形，并且汇聚指向平面可以为不规则形状，因此汇聚区可以为更大的角度或者小于假设的 150°。三维彩色血流成像可能显示汇聚区的真实三维几何形状，但目前该方法并没有广泛用于临床。

使用具有或不具有三维彩色血流多普勒模式的三维超声心动图，通常都可以直接显示二尖瓣反流孔的几何形态并进行定量测量，但最好通过经食管超声心动图的"手术视角"来完成。如前面讨论过的连枷瓣膜评估，可以确定实际的反流口是否与连枷瓣叶、穿孔或功能性二尖瓣反流有关。需要强调的是，对于连枷瓣叶，反流孔如果通过来自左心房正后方的视角观察，将无法正面显示，需要调整三维成像平面。通常最优的方法是利用三维彩色血流成像来特定地识别三维的实际反流口，之后可以将反流口显示为颜色平面区域，或者在去掉颜色信号之后，测量其解剖学边界（图 11-67 和图 11-68）。

（三）评估二尖瓣关闭不全的其他影响因素

实际上，所有定量评估方法都假设二尖瓣反流贯穿整个收缩期。而在许多情况下，如二尖瓣脱垂，反流可能仅限于心脏收缩期的部分时相。因此，根据彩色血流面积估计或由 PISA 法计算的反流量应该根据反流时间与收缩期之比进行校正。如遇到彩色多普勒血流成像为明显的慢性中度或重度二尖瓣反流，但左心房未见继发性扩大，仔细观察反流时间可以发现其持续时间仅占收缩期整个时长的 30%～50%。图 11-69 为已知慢性二尖瓣反流患者，其二尖瓣反流的彩色血流面积大约占左心房面积的 40%，但腔室未见扩张。左上角的插图显示反流仅存在于心脏收缩期的后半部分。图 11-70 为彩色 M 型超声心动图，显示二尖瓣反流仅局限于收缩后期的 40% 时间段，因此反流面积法会夸大反流的严重程度。对于这一现象可以通过观察反流彩色血流面积和左心房大小之间是否匹配进行识别。在没有左心房

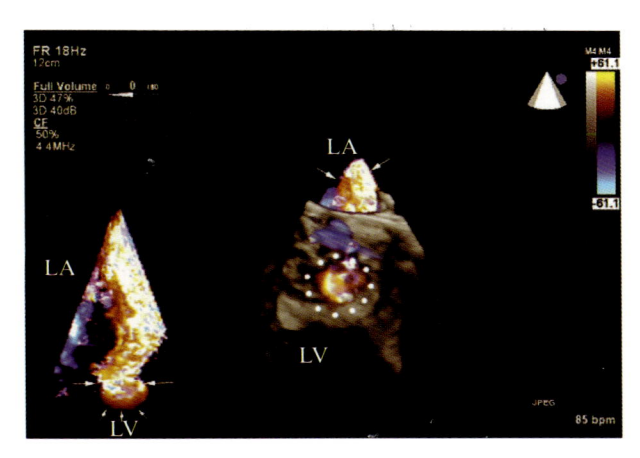

▲ 图 11-67 重度二尖瓣关闭不全经食管全容积三维超声心动图

组织结构以灰阶信号编码，采用三维全容积彩色血流多普勒显示二尖瓣反流。旋转图像显示实际的反流口，反流口以点状勾勒二尖瓣中央彩色血流信号表示。左下方是二尖瓣反流的三维图像。已经除去组织灰阶信号，仅留下彩色多普勒图像。较长的水平方向的信号表示反流孔的平面，可显示实际的反流颈，较小的箭勾勒出近端汇聚区的边界
LA. 左心房；LV. 左心室

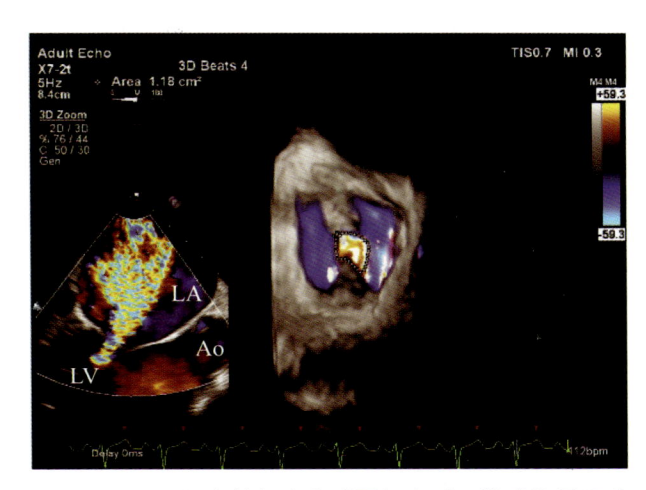

▲ 图 11-68 经食管超声心动图与实时三维成像显示重度二尖瓣关闭不全

中央图片为左心房视角，并且调整为显示反流孔的正面观。该区域如虚线所示，计算得出面积为 1.18cm^2。左下侧是标准的二维图像，显示与二尖瓣瓣尖活动受限相关的重度二尖瓣反流

扩张的情况下，不太可能有慢性中度或更重程度的二尖瓣反流。

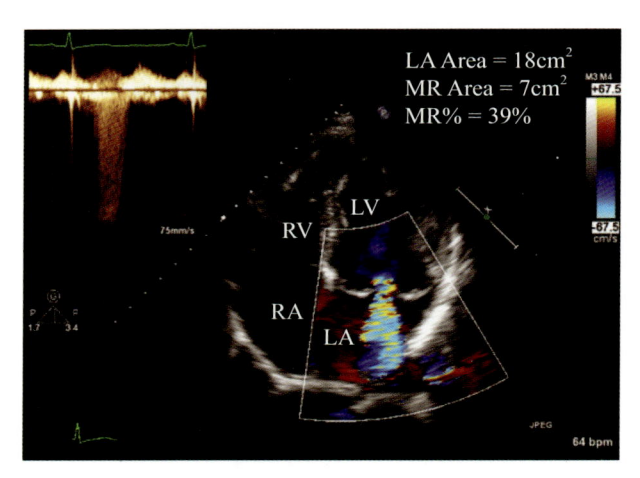

▲ 图 11-69 二尖瓣关闭不全患者心尖四腔心切面

收缩晚期的图像显示，彩色血流反流面积占左心房面积的 39%，提示中度以上二尖瓣反流。左上方图像为二尖瓣反流的连续多普勒频谱，显示反流时间局限于心室收缩期的后 50%，因此通过反流面积会高估反流程度
LA. 左心房；LV. 左心室；RV. 右心室；RA. 右心房；MR. 二尖瓣关闭不全

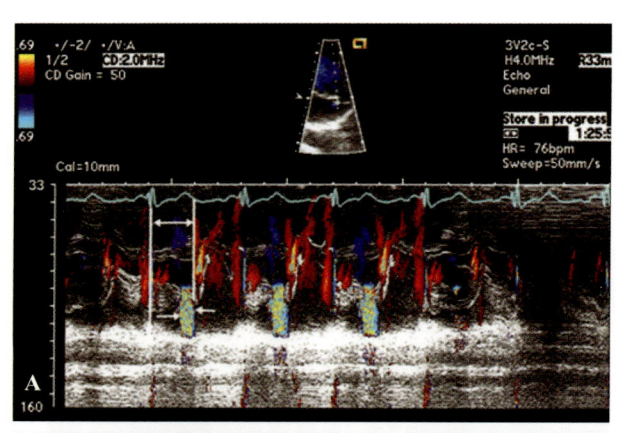

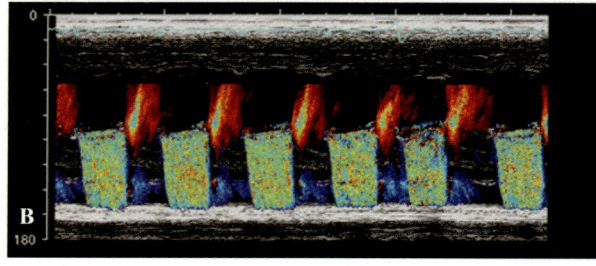

▲ 图 11-70 彩色多普勒 M 型图像显示二尖瓣关闭不全，图像均来自左心室心尖切面

A. 患有二尖瓣脱垂和反流的患者，反流仅限于收缩期的后 40% 时相。2 条垂直线表示机械收缩的持续时间（双向箭）
B. 为全收缩期存在二尖瓣反流的患者

重度二尖瓣反流的另一个特征是收缩期肺静脉逆向血流，这与左心房压力升高和反流量增加直接相关。通常认为这是中度至重度二尖瓣关闭不全的标志，一般不会出现于轻度反流。偶在反流量较大但呈高度偏心时，由于反流方向远离肺静脉，此现象不会出现。虽然这种现象的存在是中度和重度二尖瓣关闭不全的可靠标志，但是在超声心动图和多普勒成像都提示重度二尖瓣反流时，不应该使用它来作为排除标准。图 11-71 显示了一个二尖瓣反流与肺静脉逆流相关的例子。

二尖瓣关闭不全的超声心动图和多普勒评估的另一个局限是二尖瓣反流的动态变化。多普勒超声心动图显示反流的严重程度及表现可以是高度变化的，这与心室前后负荷变化相关，并主要发生于功能性二尖瓣反流，而非器质性二尖瓣反流。二尖瓣反流的严重性需要结合患者的血流动力学状态进行评估。

由于评估二尖瓣反流程度的可变性和局限性，新公布的评估建议进行了相应修改（图 11-72）。最新的建议是综合多个参数，可以对轻度或重度二尖瓣反流提供高度特异性诊断。除了这 2 种典

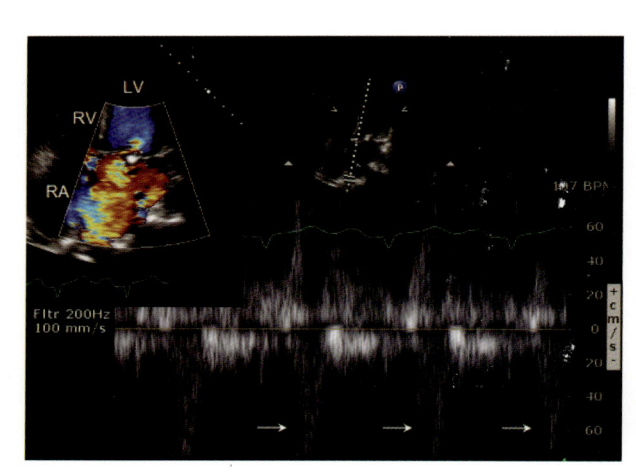

▲ 图 11-71 重度二尖瓣关闭不全患者在左心室心尖切面获得的肺静脉血流的多普勒图像

中央图像是脉冲多普勒，其取样容积放置在肺静脉水平。显示收缩期明显的逆行血流（箭）。左上方的图像为心尖四腔心切面，彩色多普勒显示左心房内较大面积的反流
LV. 左心室；RV. 右心室；RA. 右心房

第 11 章 二尖瓣疾病
Mitral Valve Disease

```
                        多普勒超声心动图对二尖瓣反流的评估
                                    ↓
        符合轻度 ←——— MR 符合轻度或重度 ———→ 符合重度
                    MR 的特定标准吗?
                                ↓
                      中间值: MR 可能为中度
```

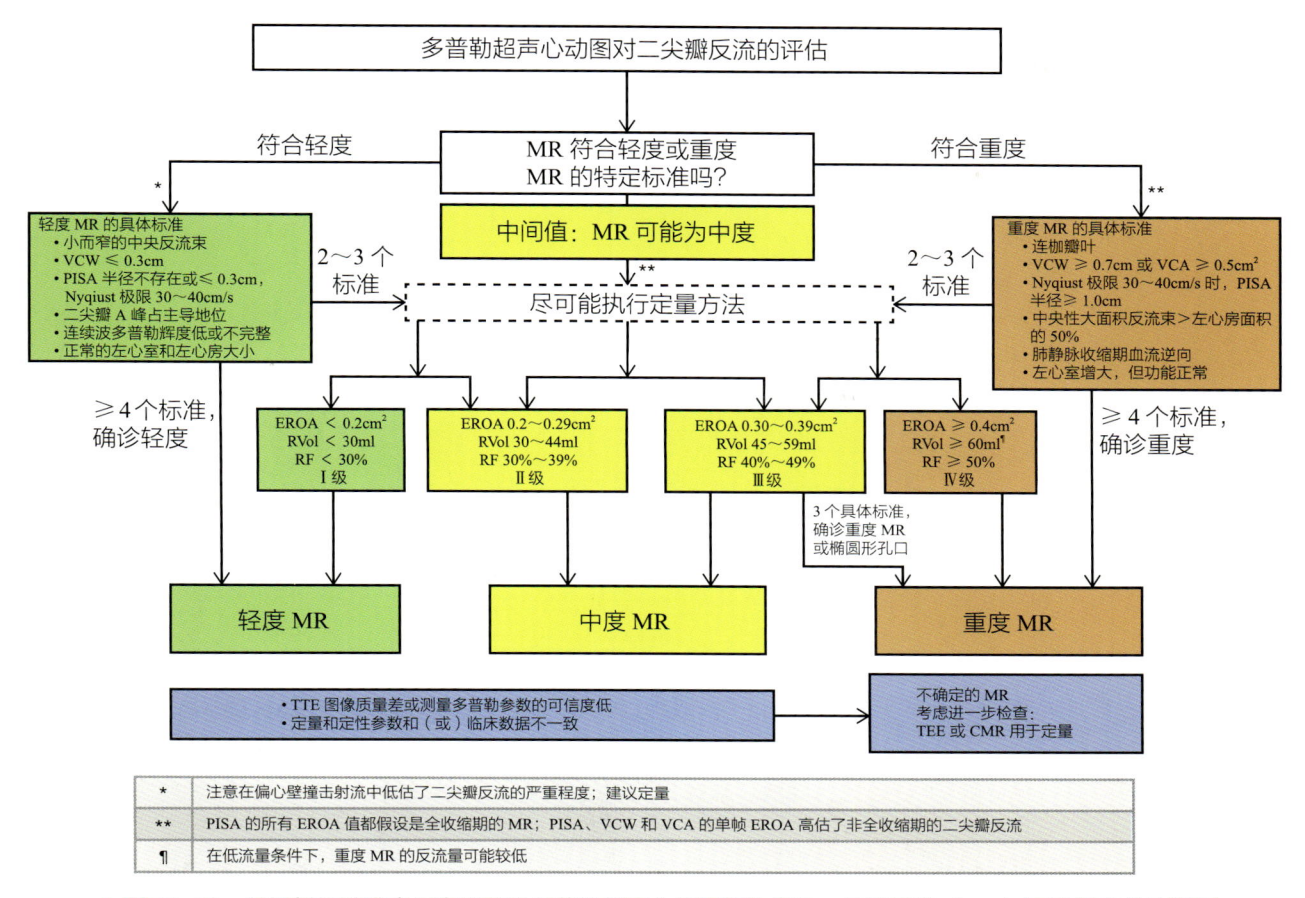

轻度 MR 的具体标准
- 小而窄的中央反流束
- VCW ≤ 0.3cm
- PISA 半径不存在或≤ 0.3cm，Nyqiust 极限 30～40cm/s
- 二尖瓣 A 峰占主导地位
- 连续波多普勒辉低或不完整
- 正常的左心室和左心房大小

重度 MR 的具体标准
- 连枷瓣叶
- VCW ≥ 0.7cm 或 VCA ≥ 0.5cm²
- Nyqiust 极限 30～40cm/s 时，PISA 半径≥ 1.0cm
- 中央性大面积反流束＞左心房面积的 50%
- 肺静脉收缩期血流逆向
- 左心室增大，但功能正常

≥ 4 个标准，确诊轻度

2～3 个标准 → 尽可能执行定量方法 ← 2～3 个标准

≥ 4 个标准，确诊重度

EROA < 0.2cm²	EROA 0.2~0.29cm²	EROA 0.30~0.39cm²	EROA ≥ 0.4cm²
RVol < 30ml	RVol 30~44ml	RVol 45~59ml	RVol ≥ 60ml¶
RF < 30%	RF 30%~39%	RF 40%~49%	RF ≥ 50%
Ⅰ级	Ⅱ级	Ⅲ级	Ⅳ级

3 个具体标准，确诊重度 MR 或椭圆形孔口

轻度 MR | 中度 MR | 重度 MR

- TTE 图像质量差或测量多普勒参数的可信度低
- 定量和定性参数和（或）临床数据不一致

不确定的 MR 考虑进一步检查：TEE 或 CMR 用于定量

*	注意在偏心壁撞击射流中低估了二尖瓣反流的严重程度；建议定量
**	PISA 的所有 EROA 值都假设是全收缩期的 MR；PISA、VCW 和 VCA 的单帧 EROA 高估了非全收缩期的二尖瓣反流
¶	在低流量条件下，重度 MR 的反流量可能较低

▲ 图 11-72 根据新的瓣膜病指南推荐的多普勒超声心动图评估慢性二尖瓣反流（MR）严重程度的流程图
该方案依赖于通过经典标准对患者进行轻度或重度二尖瓣反流的特异性识别，介于这两者之间的患者需要进一步评估，以便使用更多的定量技术来评估反流严重程度（经许可改编自 O'Gara PT, Gray burn PA, Badhwar V, et al. 2017 ACC Expert Consensus Decision Pathway on the Management of Mitral Regurgitation. J Am Coll Cardiol 2017; 70(19):2421–2449.© 2017 Elsevier 版权所有）

型反流情况之外，即介于轻度和重度反流之间时，需要额外的定量方法来进一步评估二尖瓣反流的严重程度。在许多情况下，即使在使用定量技术进行详细的多普勒评估之后，二尖瓣反流程度可能仍然难以确定，这时可能需要进一步使用心脏磁共振成像或有创血流动力学方法进行评估。

（四）连枷瓣叶

二尖瓣装置的任何部分都可以发生解剖学破坏并导致部分瓣叶出现连枷改变。其潜在的病理基础是黏液样变性，而产生的反流程度与瓣叶解剖学破坏的程度直接相关。仅几个孤立的腱索断裂可能不会影响二尖瓣的对合，不引起二尖瓣反流，而整个乳头肌或其头端的断裂通常导致急性重度二尖瓣反流。介于这 2 种极端情况之间，不同程度的解剖结构破坏可以导致不同程度的二尖瓣反流。部分二尖瓣装置的解剖结构破坏通常导致偏心性反流，其方向与连枷小叶的方向相反（图 11-73 至图 11-75）。

识别和全面描述连枷二尖瓣瓣叶对临床治疗非常关键，而经食管和三维超声心动图对全面评估连枷瓣叶起关键作用。经食管超声心动图提供的优质图像，能精确定位和确认连枷瓣叶，并有助于术前方案制订。现代三维成像技术为精确定位连枷瓣叶提供了更丰富的信息，首选的观察切面是"外科视野"，能够同时显示二尖瓣的所有 6 个扇叶（图 11-76 至图 11-80）。另外，可以获得二尖瓣瓣环和瓣叶三维模型，并定量评估脱垂或

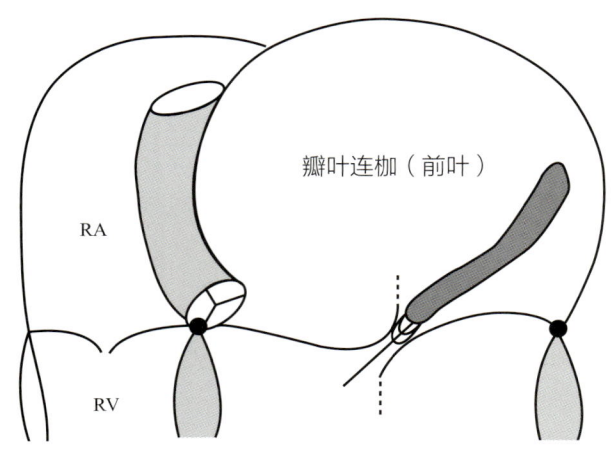

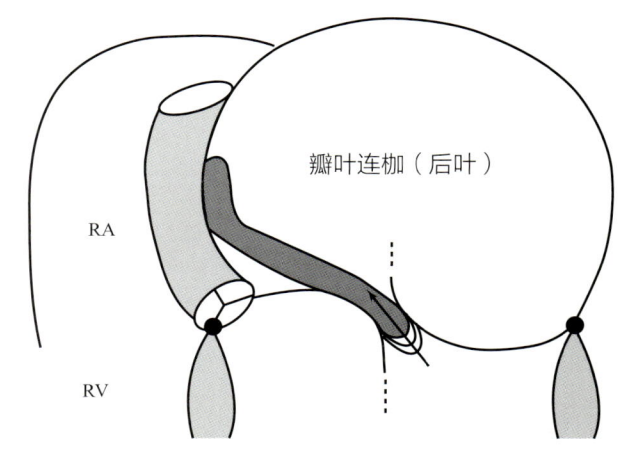

▲ 图 11-73 连枷前瓣（左图）或后瓣（右图）时的反流方向的示意图

连枷瓣叶的尖端位于正常瓣叶的心房侧，这导致反流口的朝向呈偏心性，反流方向与连枷瓣的方向相反。连枷后叶导致反流束沿着左心房壁和主动脉后壁走行，这可能导致听诊时可在典型的主动脉听诊区听到二尖瓣反流杂音。由于连枷前瓣反流朝向左心房侧壁，听诊杂音最好的位置是在胸壁外侧而不是在前方

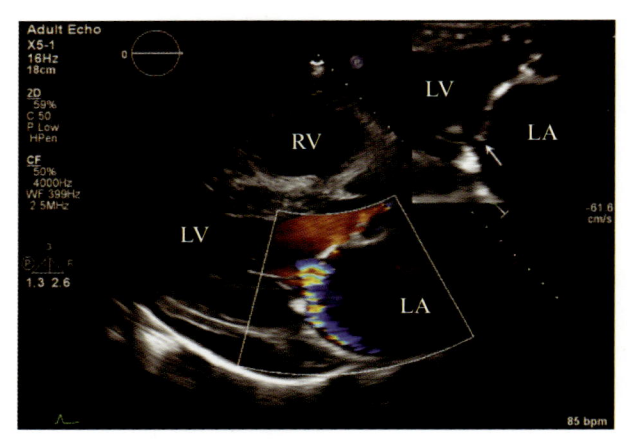

▲ 图 11-74 二尖瓣前叶连枷患者经胸胸骨旁长轴切面图像

中央图像为收缩期彩色多普勒图像，显示向后高度偏心走行的二尖瓣反流束。右上角的图像是二尖瓣闭合的放大视图，显示瓣叶闭合。收缩期前叶（箭）闭合不良，其明显位于二尖瓣后叶左心房面

RV. 右心室；LV. 左心室；LA. 左心房

连枷组织的位置（图 11-81）。

连枷瓣叶改变时，二尖瓣反流频谱形态可能不典型，在部分心动周期中取样线不能或仅能穿过部分反流束，导致信号辉度或速度出现变化，如同不完整收缩期反流频谱。另外，若二尖瓣装置的连枷部分由于反流冲击造成快速振动，可出现"虎纹样"频谱信号及"口哨音"样音频信号（图 11-82）。

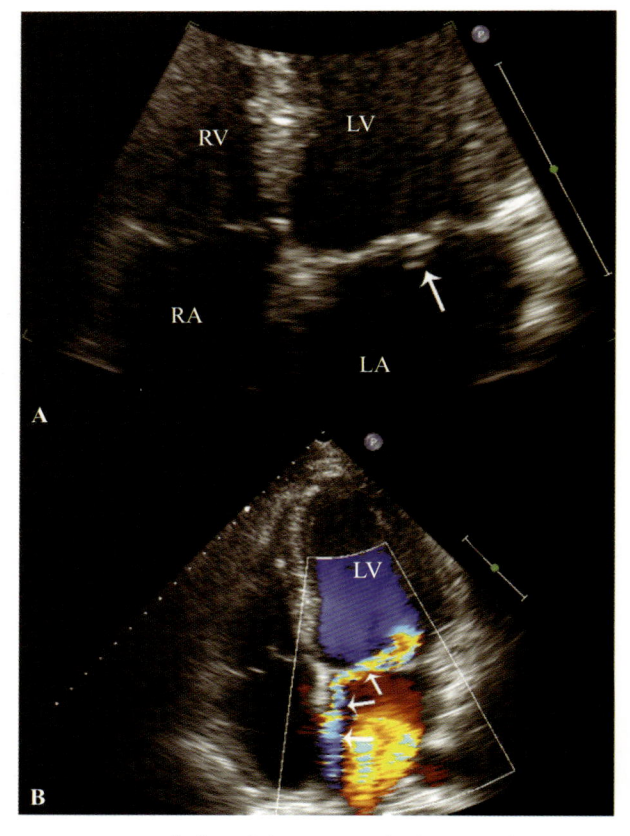

▲ 图 11-75 心尖四腔心切面显示部分连枷二尖瓣后叶

A. 放大的图像显示收缩期一小部分二尖瓣和腱索（箭）伸入左心房腔；B. 彩色多普勒图像显示高度偏心的二尖瓣反流束，其在二尖瓣前叶下方并且沿着间隔（箭）走行。虽然二维灰阶成像能发现连枷瓣叶相对细微的特征性图像，但高度偏心的二尖瓣反流束才是连枷瓣叶的独特表现

RV. 右心室；LV. 左心室；RA. 右心房；LA. 左心房

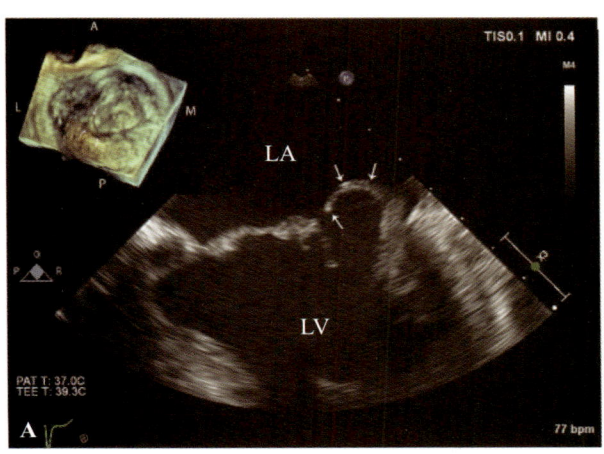

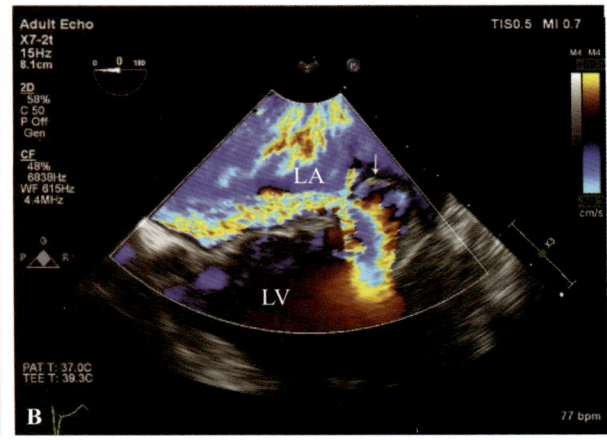

第 11 章 二尖瓣疾病
Mitral Valve Disease

▲ 图 11-76 经食管超声心动图显示二尖瓣黏液性退行性改变并 P2 区瓣叶连枷（向下箭）
A. 显示二尖瓣瓣叶的弥漫性黏液样增厚，后叶明显脱垂至左心房。后叶的尖端和腱索装置之间连续性不完整（向上箭）。在左上方的图像是该患者三维超声心动图的左心房面观，显示不规则黏液样增厚的二尖瓣瓣叶及断裂的腱索，在收缩期突向左心房（向下箭）（向上的箭表示实际的反流孔）。B. 为该患者彩色血流图像，显示高度偏心的二尖瓣反流束
LA. 左心房；LV. 左心室

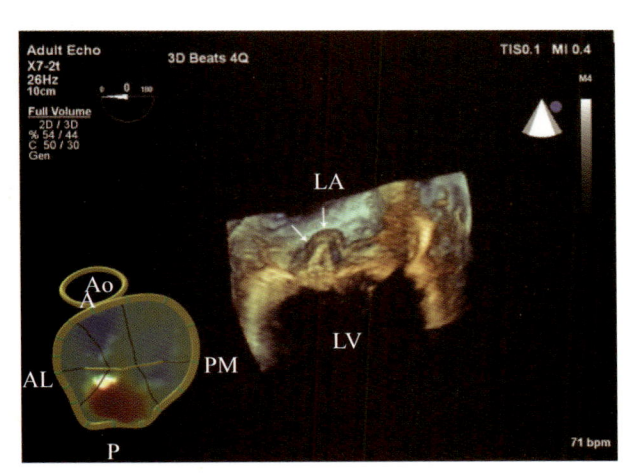

◀ 图 11-77 为图 11-76 所示同一例患者二尖瓣三维重建。中央图像显示 P₂ 区明显凸向左心房（箭）。左下方是二尖瓣瓣环及瓣叶的重建示意图。与蓝色的其他二尖瓣组织的正常位置相比，P₂ 区显著突出到左心房中
Ao. 主动脉；LA. 左心房；LV. 左心室

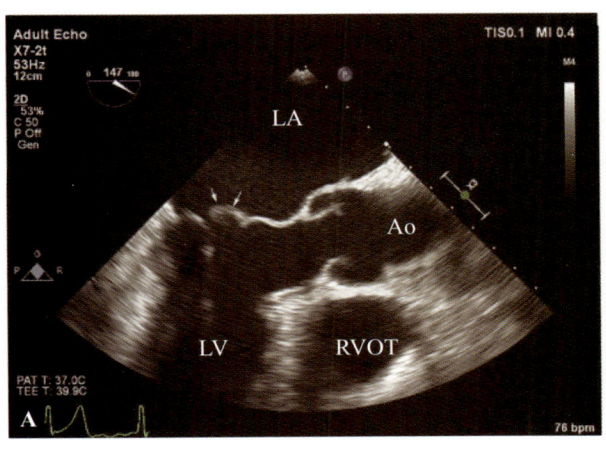

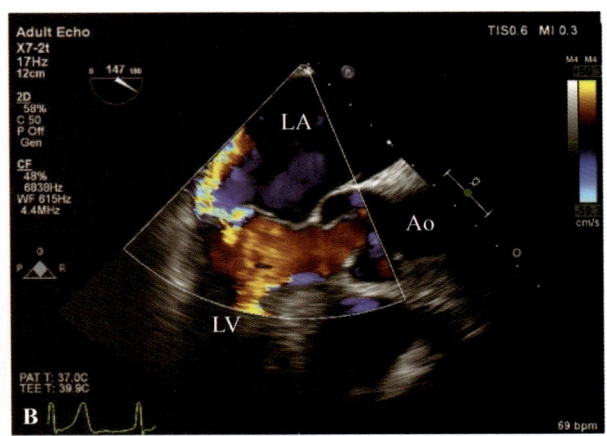

▲ 图 11-78 二尖瓣前叶连枷改变患者经食管超声 147° 切面图像
A. 显示二尖瓣瓣叶弥漫性黏液样增厚，以及收缩期向左心房突出的连枷样部分（箭）；B. 该患者收缩中期的彩色血流图像。看到不规则汇聚区和左心房壁上的高度偏心的二尖瓣反流束
LA. 左心房；LV. 左心室；Ao. 主动脉；RVOT. 右心室流出道

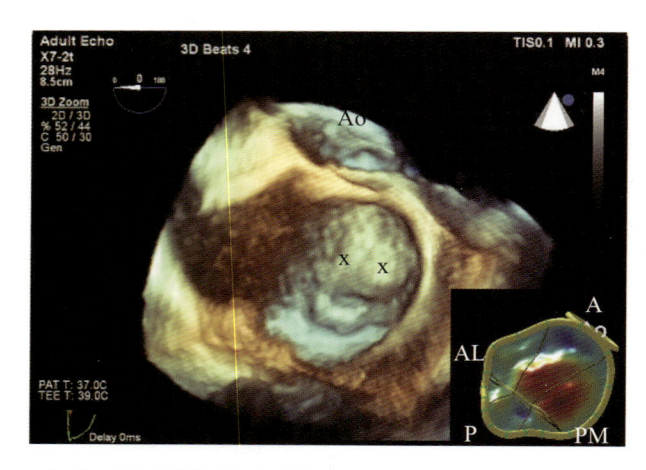

◀ 图 11-79 图 11-78 所示同一患者的三维超声心动图重建二尖瓣瓣环平面和瓣叶组织图像。中央图像显示二尖瓣瓣叶弥漫性增厚、前叶大部分突出到左心房（**X**）。在右下方为计算机重建的二尖瓣瓣环，提示二尖瓣前叶大部分脱向左心房

Ao. 主动脉

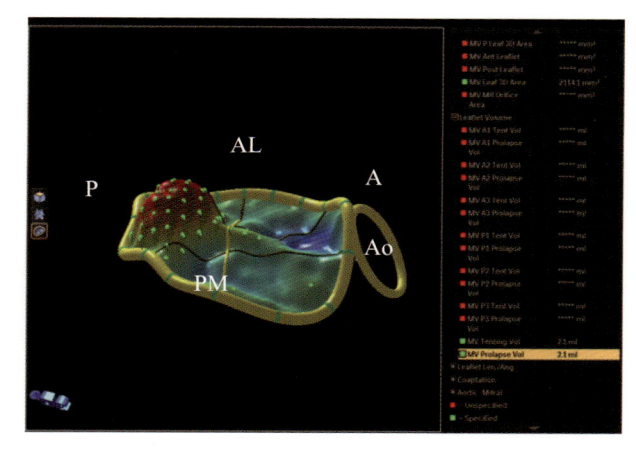

▲ 图 11-81 通过计算机三维重建的二尖瓣瓣环和二尖瓣瓣叶组织，显示 P_2 区脱向左心房，并可以计算出脱垂瓣叶的体积（虚线区域）为 **2.1ml**

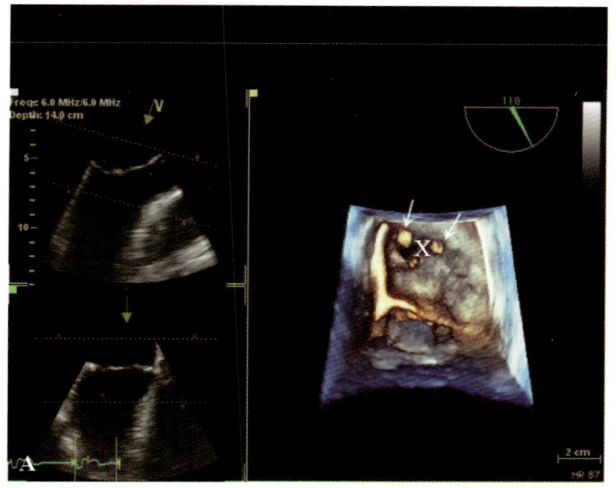

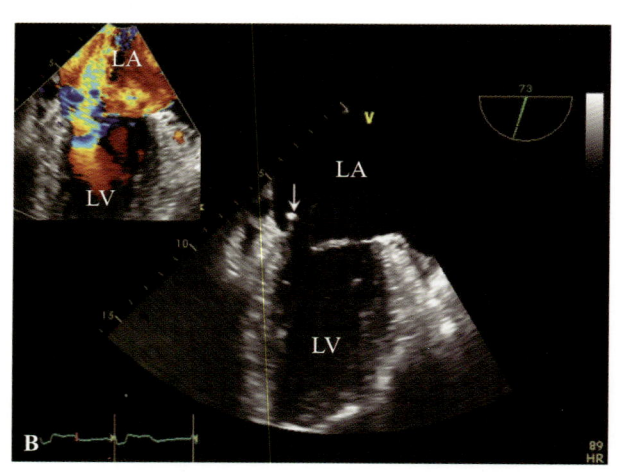

▲ 图 11-80 经食管超声心动图显示涉及多个扇叶的二尖瓣连枷改变

A. 以二尖瓣平面为中心的实时三维成像。右边的图像是重建的三维图像。注意二尖瓣的连枷结构（箭）。反流孔用"X"标记。B. 与（A）为同一患者的二维成像。中央图像显示收缩期后叶连枷部分（箭）位于左心房内。左上角的图片为彩色多普勒，显示严重的二尖瓣反流

LA. 左心房；LV. 左心室

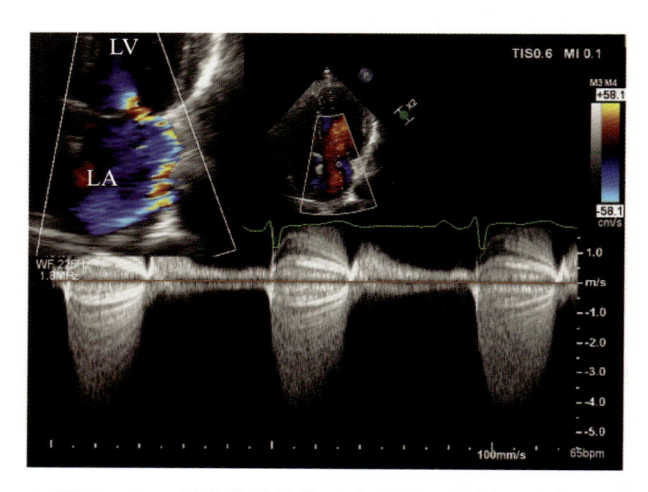

▲ 图 11-82 部分瓣叶连枷改变所致二尖瓣反流患者的心尖四腔心切面连续多普勒图像

连续多普勒信号中可以看到"虎纹"改变。这是由于反流束造成的组织振动引起的，这也是此类患者听诊时常常在收缩期听到不寻常的"咕咕"样杂音的原因。左上方的图像显示左心房内可见连枷瓣叶常见的高度偏心性二尖瓣反流

第 11 章 二尖瓣疾病
Mitral Valve Disease

（五）功能性二尖瓣关闭不全

功能性二尖瓣关闭不全是节段性或整体性左心室收缩功能障碍导致的常见继发性改变，尤其是发生在合并左心室重塑时。心室重塑通常会引起乳头肌及其相连的室壁向心尖和侧方移位，从而导致二尖瓣装置向心尖牵拉。这种类型的二尖瓣反流情况下，二尖瓣瓣叶形态常正常。减少左心室大小和促进重构逆转的有效治疗将减轻二尖瓣关闭不全的程度。

心尖的牵拉导致二尖瓣瓣叶对合无法通过正常的带状对合方式，而是以"尖对尖"的方式对合，从而导致关闭不全。图 11-83 至图 11-85 显示 1 例扩张型心肌病患者合并重度二尖瓣关闭不全。在示意图中显示正常的瓣叶闭合模式和异常闭合模式导致瓣叶的收缩期"穹隆"，后者导致显著的二尖瓣反流。在扩张型心肌病中，2 组乳头肌同时受累，反流束通常是中心性的。与功能性二尖瓣关闭不全的严重程度相关的参数是二尖瓣"穹隆面积"。穹隆面积被量化为收缩期二尖

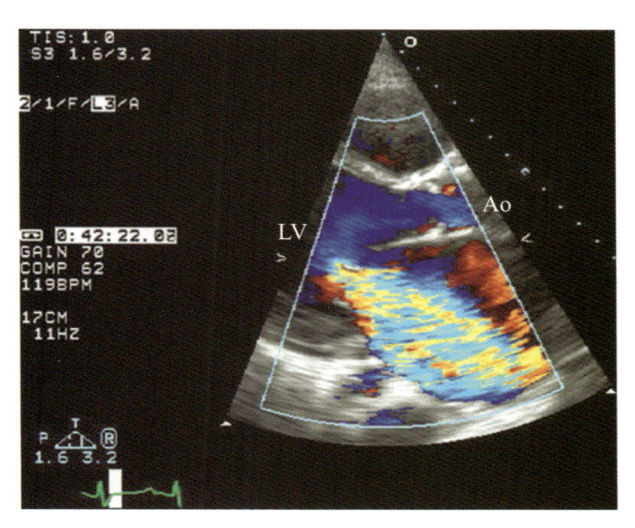

▲ 图 11-84　与图 11-83 所示同一患者的胸骨旁左心长轴切面彩色多普勒图像，显示反流面积超过左心房腔的 50%，为重度的二尖瓣关闭不全。另请注意，射流的起源位于图 11-83 中箭所指示的区域，即二尖瓣瓣叶未重合区域

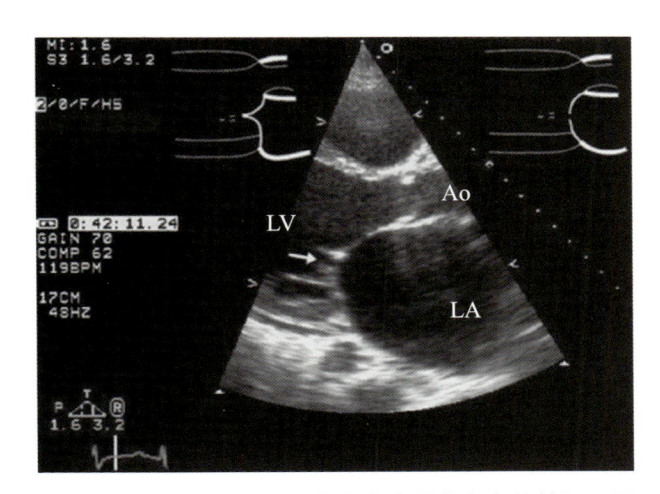

▲ 图 11-83　扩张型心肌病患者胸骨旁左心长轴切面图像显示乳头肌向心尖移位，导致功能性二尖瓣反流。图像还显示左心室和左心房扩张。该帧记录于收缩中期。由于乳头肌的位移，二尖瓣瓣叶向心尖牵拉，不能沿着正常区域对合，而以尖端到尖端的方式对合。该例中，可以看到实际的反流孔（箭）。左上方的示意图中正常二尖瓣沿着宽 2～3mm 的区域对合。右上角的示意图为不完全对合的异常闭合模式
LV. 左心室；Ao. 主动脉；LA. 左心房

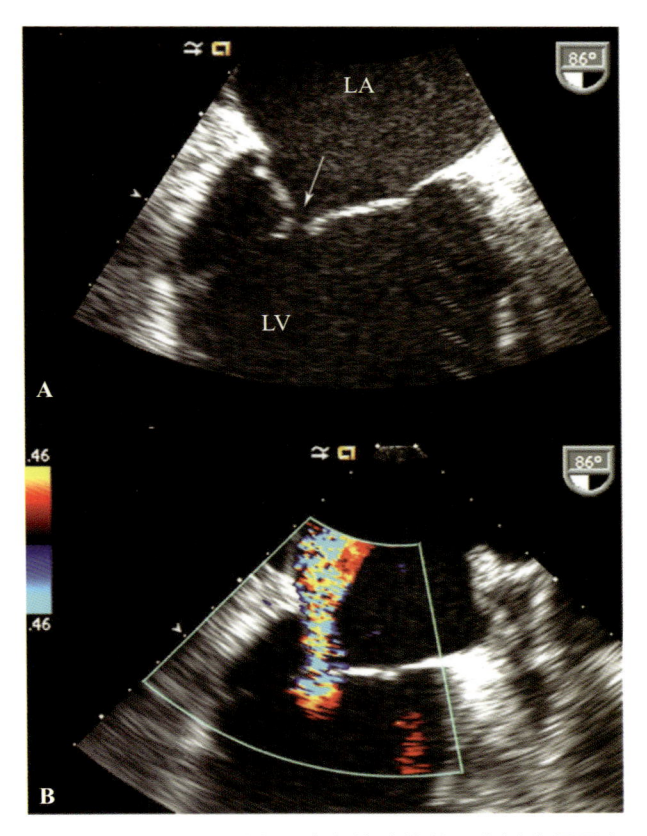

▲ 图 11-85　扩张型心肌病合并功能性二尖瓣关闭不全患者的经食管超声图像
A 示心脏收缩期二尖瓣前、后叶对合错位，可以容易地观察到与二尖瓣反流束（B）对应的反流孔（箭）
LA. 左心房；LV. 左心室

373

瓣瓣环平面与二尖瓣瓣叶达心房侧部分之间的区域面积（图 11-86）。瓣叶正常对合时，穹隆面积很小甚至是负数。随着二尖瓣瓣尖位移程度的加重，穹隆面积会增加，并且与反流程度直接相关。

缺血性心脏病患者，主要伴随节段性室壁运动异常，可能只有其中一组乳头肌向心尖或侧方移位。这导致瓣叶的收缩期运动受限，因此在瓣叶完全"闭合"时，受累瓣叶比非受累瓣叶更靠近心尖。图 11-87 至图 11-89 显示 1 例后壁心肌梗死相关的二尖瓣后叶运动受限。如前面"连枷瓣叶"的部分所述，反流方向可以提示所受累的瓣叶。对于连枷瓣叶而言，反流束的方向与连枷瓣叶方向相反。对于二尖瓣不对称性运动受限引起的二尖瓣关闭不全，偏心反流将沿活动受限制的瓣叶方向而非正常瓣叶的方向，如图 11-87 和

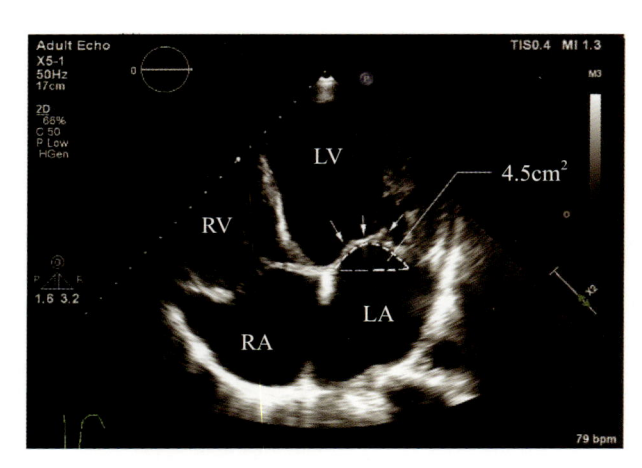

▲ 图 11-86　非缺血性扩张型心肌病合并重度功能性二尖瓣关闭不全患者心尖四腔心切面图像

收缩期末二尖瓣瓣叶向心尖牵拉（箭）。实线勾勒出二尖瓣瓣环的平面和向心尖牵拉的二尖瓣瓣叶下方之间的区域。该区域称为"穹隆面积"，此例患者该区域面积量化为 4.5cm²
LV. 左心室；RV. 右心室；RA. 右心房；LA. 左心房

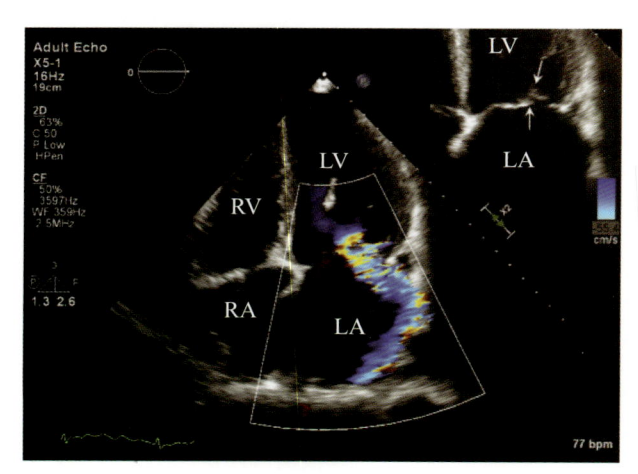

▲ 图 11-87　陈旧性后侧壁心肌梗死合并功能性二尖瓣反流患者心尖四腔心切面图像

中央图像显示沿着左心房的侧壁走行的高度偏心的二尖瓣反流。右上角的图片是二尖瓣闭合情况的放大图，显示收缩期正常位置（向上箭）的前叶和向心尖牵拉的后叶（向下箭）。反流束的方向朝向运动受限瓣叶的方向
LV. 左心室；RV. 右心室；RA. 右心房；LA. 左心房

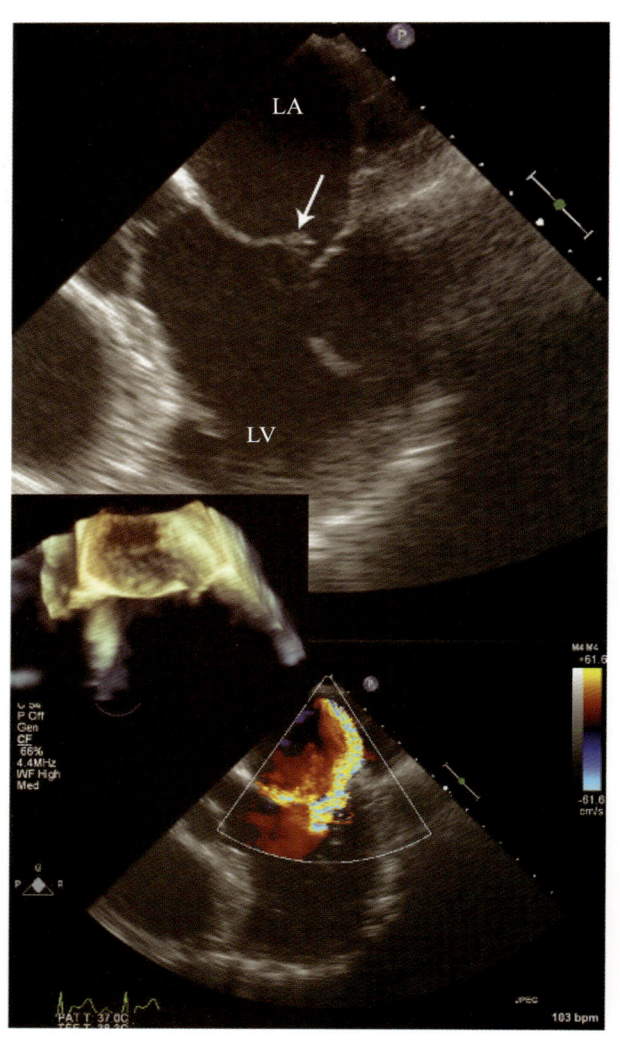

▲ 图 11-88　陈旧性下壁心梗所致功能性二尖瓣反流患者经食管超声图像

图像显示收缩期二尖瓣前叶（箭）对合位于后叶的后方。这是由于后叶运动受限向心尖移位的结果，并导致偏心性二尖瓣反流。中间图片为三维实时图像，也显示后叶在闭合时运动受限
LA. 左心房；LV. 左心室

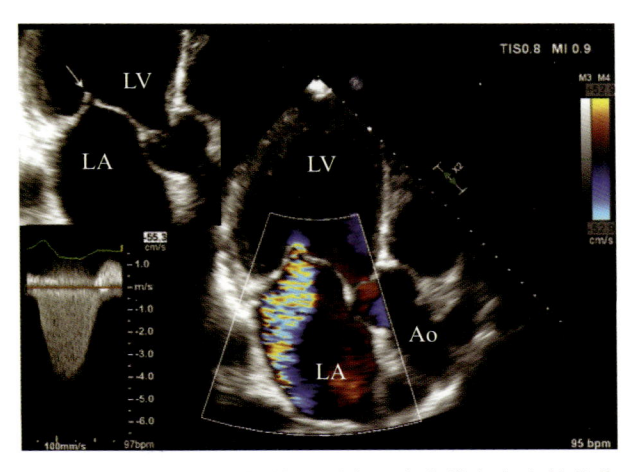

第 11 章 二尖瓣疾病
Mitral Valve Disease

▲ 图 11-89 非缺血性扩张型心肌病合并左心室整体收缩功能障碍患者心尖长轴切面

中央图像显示二尖瓣反流沿左心房后壁走行。左上方的图片是收缩期二尖瓣闭合的放大图。后叶向心尖牵拉（箭）并且与前叶对合错位。左下方的图片是二尖瓣反流束的连续多普勒频谱，显示为密集的三角形信号，以及与左心室收缩压降低状态一致的相对低速血流

LV. 左心室；LA. 左心房；Ao. 主动脉

图 11-88 所示。如图 11-89 至图 11-91 所示，三维超声心动图可以提供关于功能性二尖瓣反流机制的有价值的信息。图 11-91 记录 1 例缺血性心脏病合并和二尖瓣 2 叶均向心尖牵拉。从左心房记录的实时三维经食管超声心动图显示收缩期的"双孔"反流口，与二维和三维彩色多普勒成像的 2 束二尖瓣反流吻合。

还有一种功能性二尖瓣关闭不全的情况常见于梗阻性肥厚型心肌病，其二尖瓣前叶收缩期膨向室间隔，导致与二尖瓣后叶对合错位，这是血流动力学相关的功能性二尖瓣关闭不全的一种形式，通常导致后向性偏心反流。这个问题将在第 18 章进一步讨论。

二尖瓣反流早期即导致左心室容量负荷增加，特别是存在中度或重度二尖瓣反流的情况下，由于伴随血流高动力状态，通过射血分数评估会得到左心室收缩功能升高的结果。但随着左心室扩张，收缩期室壁应力增加并最终导致左心室收缩功能减低。左心室收缩功能"正常"或降低均是反映二尖瓣反流对左心室力学不利影响的

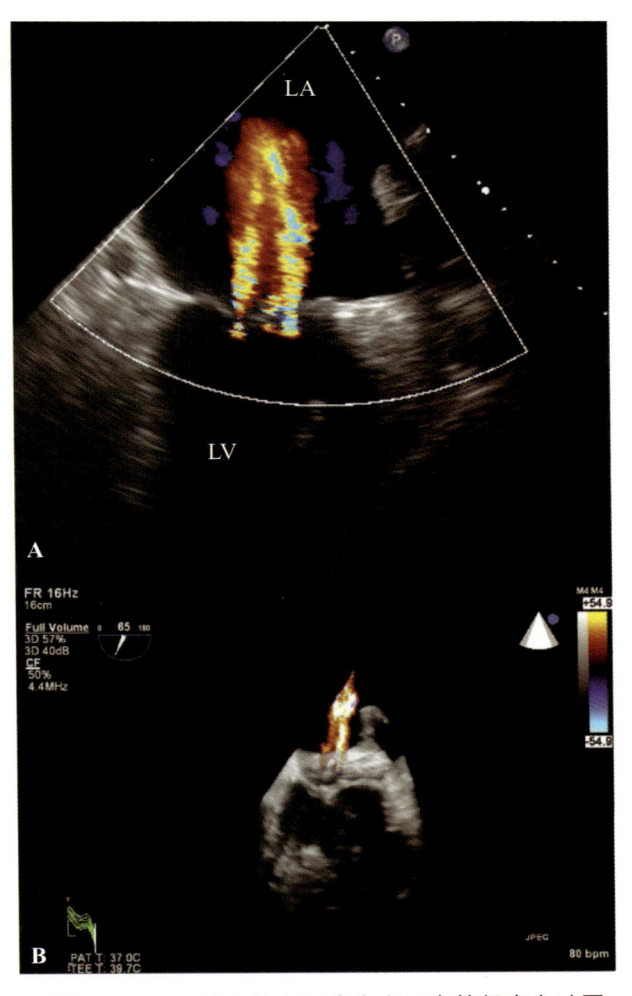

▲ 图 11-90 A. 缺血性心肌病患者经食管超声心动图，可见 2 束二尖瓣反流；B. 全容积三维图像彩色多普勒同样能显示 2 束反流

LA. 左心房；LV. 左心室

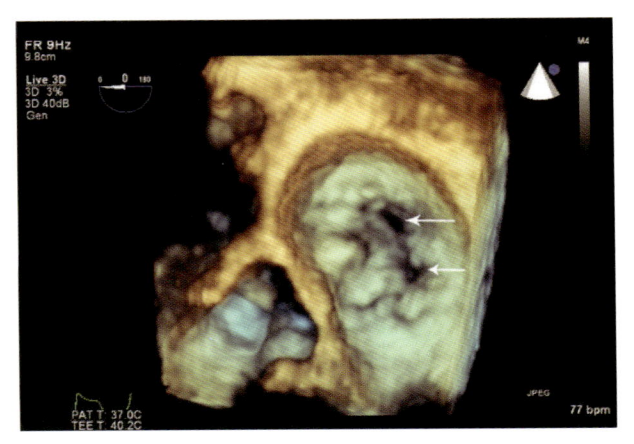

▲ 图 11-91 图 11-90 所示的同一患者实时三维超声心动图左心房面观。收缩期可见二尖瓣 2 个清晰可见的反流孔（箭），它们与缺血所致的二尖瓣反流相关

指标，因此即使左心室射血分数测量的左心室收缩功能仅出现轻微减低，也是二尖瓣关闭不全手术矫治的指征。最近的一些小型研究表明，整体纵向应变（GLS）减低是亚临床左心室功能障碍的标志，可能会导致预后不良，并且二尖瓣修复或置换的临床获益可能性较低。

五、二尖瓣脱垂

二尖瓣脱垂在临床上很常见。早期研究提出无其他疾病的女性患者中二尖瓣脱垂的发生率为6%～21%，但这显著高估了本病的真正发生率。根据现在的诊断标准，二尖瓣脱垂在人群中的患病率为2%～5%。二尖瓣脱垂分为2种基本类型，分别代表瓣膜异常的2种极端形式，而临床上许多患者的表现介于2种形式之间。第1种，为真正的器质性心脏病，即瓣叶黏液样增厚所致的二尖瓣脱垂。第2种类型为解剖学正常的瓣叶轻度弯曲。而正是由于包括了第2种类型，二尖瓣脱垂的患病率才较高。从临床结局的角度上说，瓣叶黏液样增厚所致的脱垂更易于出现并发症，例如，进行性的二尖瓣关闭不全、自发性的腱索断裂、神经系统事件和心内膜炎。解剖学正常的瓣叶脱垂且无二尖瓣反流者，其并发症风险显著降低。

二尖瓣脱垂有多个诊断标准。M型超声心动图（图11-92）出现瓣叶增厚且收缩期间二尖瓣后凸即可诊断二尖瓣脱垂。这种膨凸可以是全收缩期的，也可以是局限于收缩晚期的。从技术角度来看，若要显示二尖瓣脱入左心房，M型取样线放置的位置应恰好通过二尖瓣瓣环后方。

经胸二维超声心动图是筛查二尖瓣脱垂的首选检查。目前已经有几种定量技术受到推荐，包括测定收缩期主动脉后壁和二尖瓣前叶近端之间的角度等，但目前鉴别二尖瓣脱垂与正常关闭的定量技术尚未在临床应用。既往对于胸骨旁切面和心尖切面显示的二尖瓣脱垂的敏感性和特异性的差别存在很多争议，但瓣叶有无增厚及是否对称对于判断二尖瓣是否脱垂更为重要。因为二尖

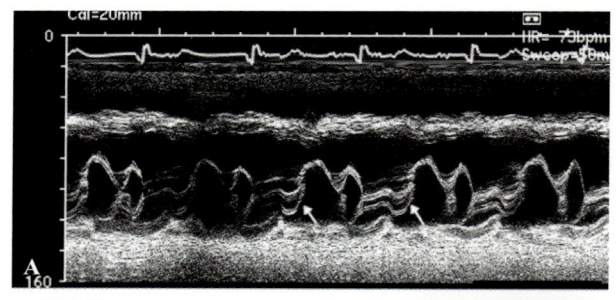

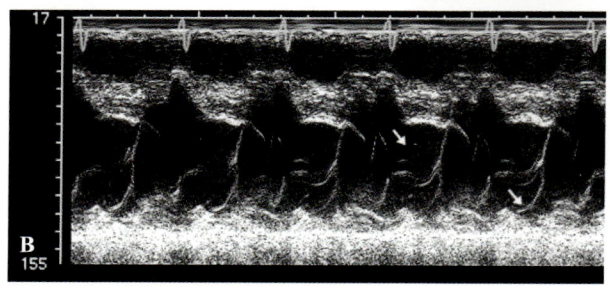

▲ 图 11-92　A. 2例二尖瓣脱垂患者的M型超声心动图。2例都需要注意二尖瓣的后向运动（箭）；B. 注意腱索收缩期前向运动（上箭），该现象也可见于二尖瓣脱垂

瓣瓣环不是平面结构，所以在心尖四腔心切面比心尖两腔心切面更容易观察到二尖瓣前后叶的轻度膨凸（图11-2和图11-3）。一般认为，心尖四腔心切面诊断二尖瓣脱垂的特异性不如胸骨旁长轴切面或心尖两腔心切面。由于二尖瓣瓣环呈复杂的三维结构并且二尖瓣包含多个扇叶，因此显示二尖瓣脱垂的最佳切面取决于二尖瓣脱垂所累及的部分。当二尖瓣的1个或2个瓣叶不对称地突出于二尖瓣瓣环平面，并呈现"卷曲"状态，即可诊断为二尖瓣脱垂。瓣叶可表现为增厚或解剖学上正常。图11-93至图11-98描绘了不同程度二尖瓣脱垂的超声心动图表现。图11-94显示为典型的黏液样二尖瓣病变，伴有弥漫性瓣叶增厚和双叶脱垂。图11-93显示二尖瓣厚度正常但存在后叶脱垂。有时，非常显著的黏液样变性、瓣叶增厚和冗长会导致肿块状外观，可被误诊为赘生物或肿瘤（图11-99）。同样，明显冗长的瓣膜可能会卷曲呈囊状结构（图11-100）。

公认的二尖瓣脱垂的后遗症和并发症包括二尖瓣关闭不全、腱索断裂、连枷瓣叶及心内膜炎。图11-98显示了二尖瓣脱垂合并重度关闭不

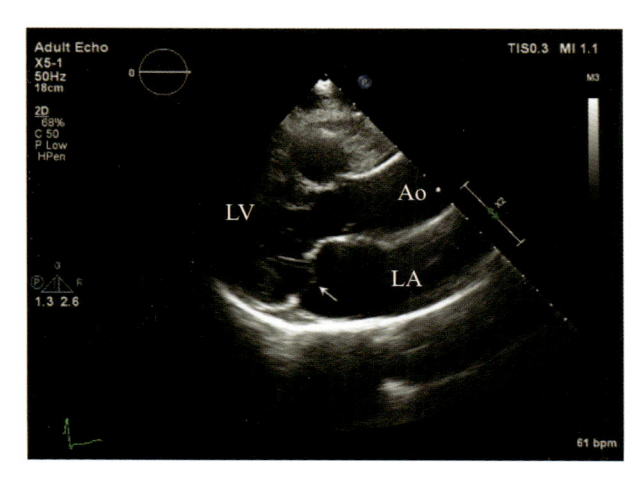

第 11 章 二尖瓣疾病
Mitral Valve Disease

▲ 图 11-93 胸骨旁左心长轴切面显示典型的二尖瓣脱垂。该图像显示收缩末期二尖瓣后叶膨出超过二尖瓣瓣环平面（箭），但二尖瓣瓣叶仅轻度增厚
LV. 左心室；Ao. 主动脉；LA. 左心房

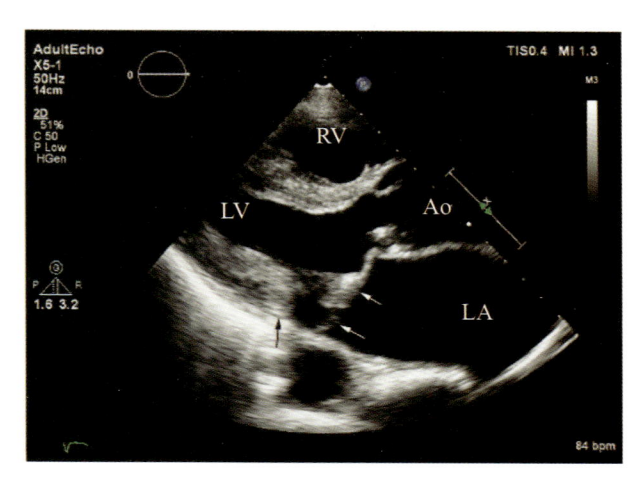

▲ 图 11-94 典型的黏液样二尖瓣疾病合并二尖瓣脱垂患者胸骨旁左心长轴切面图像
图像显示收缩中期主动脉瓣开放及二尖瓣瓣叶弥漫性增厚（白箭），前后叶均脱垂且超过二尖瓣瓣环平面（向上黑箭）
LV. 左心室；RV. 右心室；LA. 左心房

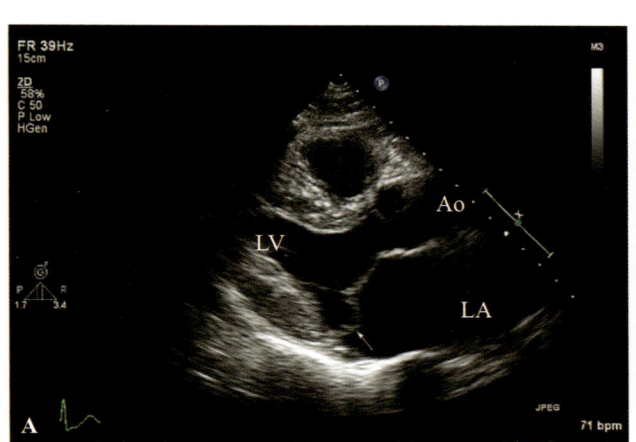

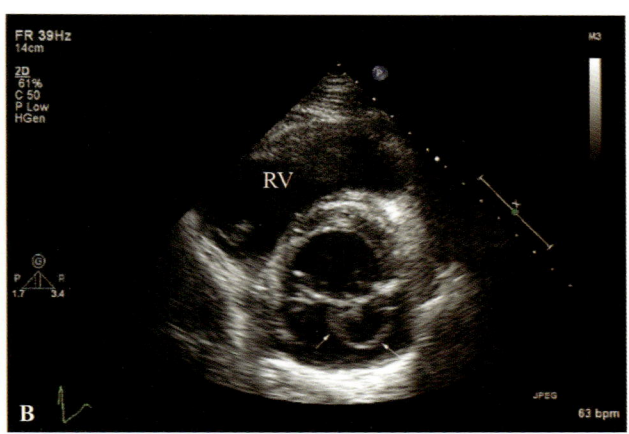

▲ 图 11-95 胸骨旁左心长轴（A）和短轴（B）切面显示收缩末期二尖瓣脱垂，主要累及后叶
胸骨旁长轴切面显示后叶明显脱垂和卷曲超过二尖瓣瓣环平面，进入左心房内（箭）。图 B 显示后叶的脱垂（箭），表现为左心房内的前叶后方的囊性结构
LV. 左心室；Ao. 主动脉；LA. 左心房；RV. 右心室

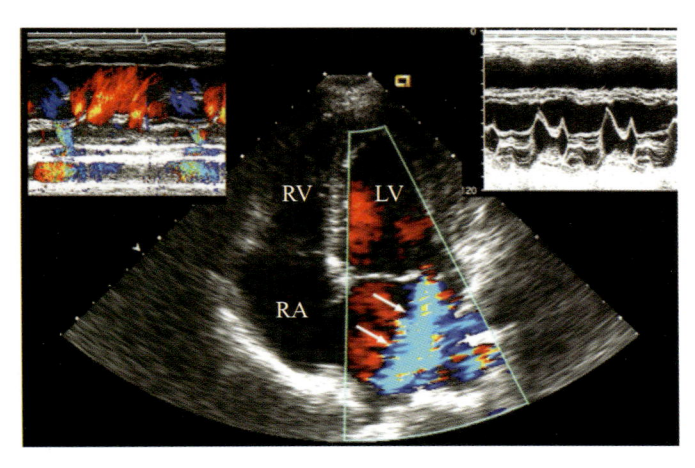

◀ 图 11-96 典型的二尖瓣脱垂患者心尖四腔心切面图，二尖瓣反流局限于收缩后期。该例患者伴有左心房扩张。右上方图片是 M 型超声心动图，显示典型的二尖瓣收缩期后屈。左上方的插图是彩色多普勒 M 模式，显示二尖瓣反流持续时间很短，仅限于收缩晚期
RV. 右心室；LV. 左心室；RA. 右心房

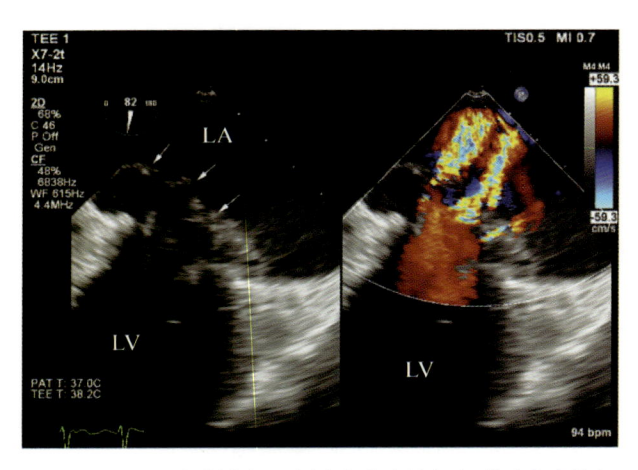

Feigenbaum 超声心动图学（原书第 8 版）
Feigenbaum's Echocardiography (8th Edition)

▲ 图 11-97 黏液样变二尖瓣疾病合并复杂脱垂患者的经食管超声心动图
左图显示黏液样瓣叶明显地向左心房弯曲（箭）。右图为彩色多普勒，注意多个二尖瓣反流束
LV. 左心室

全的超声心动图表现，包含对合错位引起的偏心性二尖瓣反流。图 11-101 显示二尖瓣脱垂合并部分瓣叶连枷改变，左心房可见严重紊乱的二尖瓣反流束，难以用面积法对反流程度进行量化。

二尖瓣脱垂一旦确诊，进一步明确心血管系统其他部分是否受累非常重要。二尖瓣脱垂可能是马方综合征的组成部分，在这种情况下可能会伴有主动脉病变，应予以评估。因此，确诊为二尖瓣脱垂的患者，须详细检查主动脉瓣和近端主动脉。

六、其他二尖瓣异常

（一）手术修复

对二尖瓣疾病进行干预时，许多临床、血流动力学和超声心动图检查结果等直接相关因素均应纳入考虑。一般而言，对于任何有症状的心脏

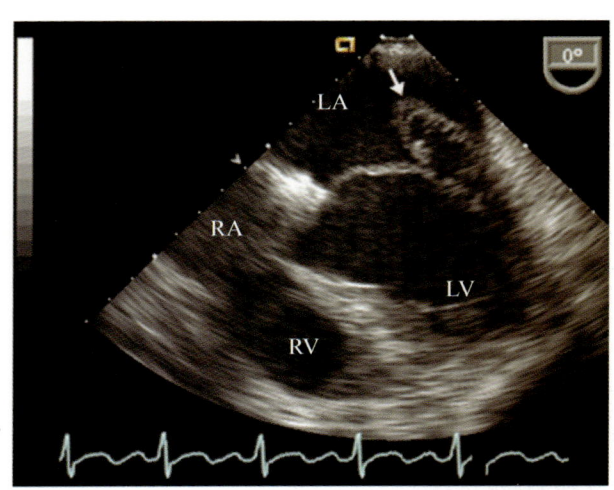

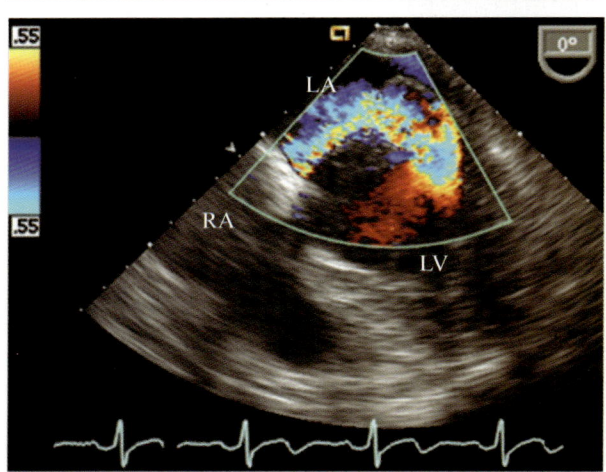

▲ 图 11-98 二尖瓣脱垂患者经食管超声心动图图像。2 图均记录于心脏收缩期
A. 显示后叶明显脱垂入左心房（箭）；B. 收缩期的彩色多普勒图像显示相对较大的汇聚区和高度偏心的二尖瓣反流束，朝向房间隔走行
LA. 左心房；RA. 右心房；LV. 左心室；RV. 右心室

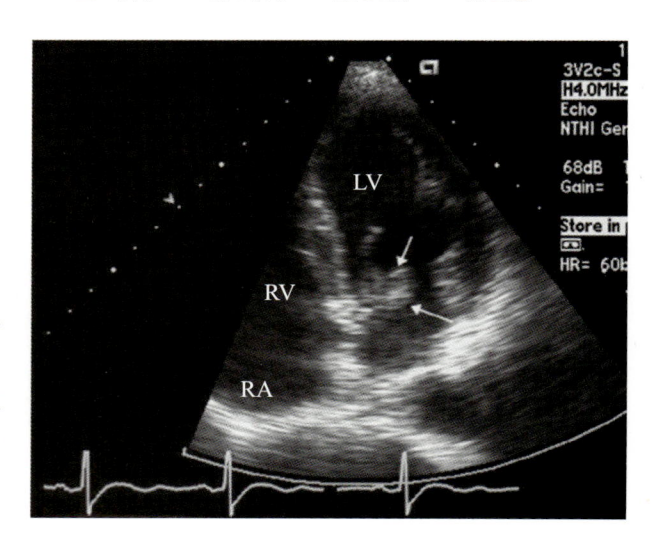

▶ 图 11-99 心尖四腔心切面显示黏液性二尖瓣疾病合并明显的二尖瓣脱垂
在本例中，黏液性增厚和瓣叶过度屈曲导致二尖瓣瓣叶于左心房侧出现肿块样改变。经食管超声心动图证实没有肿块，并且这种效应是由于明显的黏液性增厚和脱垂（箭）
LV. 左心室；RV. 右心室；RA. 右心房

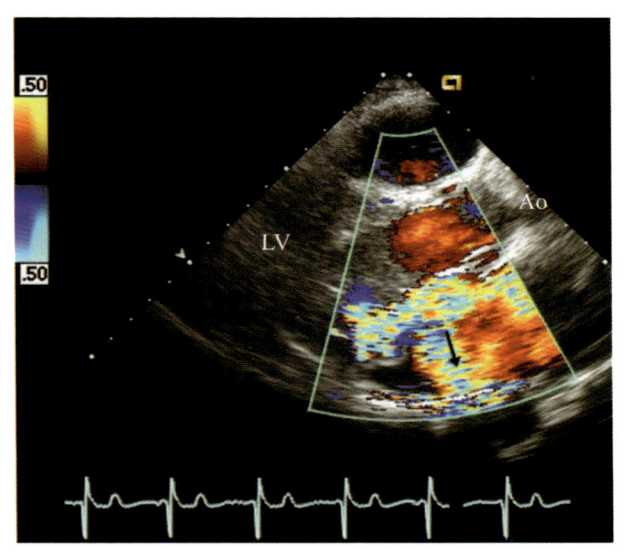

第 11 章 二尖瓣疾病
Mitral Valve Disease

▲ 图 11-101 二尖瓣脱垂和部分瓣叶连枷患者的胸骨旁左心长轴切面彩色血流多普勒图像。有一个高度偏心和紊乱的二尖瓣反流束，其中一部分被限制在二尖瓣前叶后方，另一部分直接指向后方（箭）
LV. 左心室；Ao. 主动脉

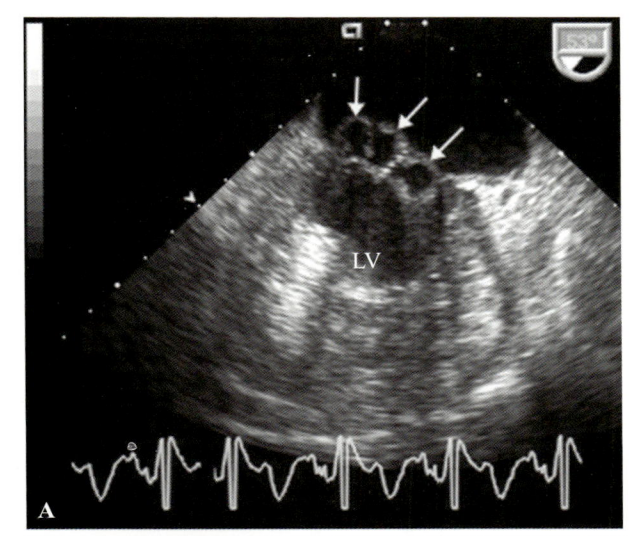

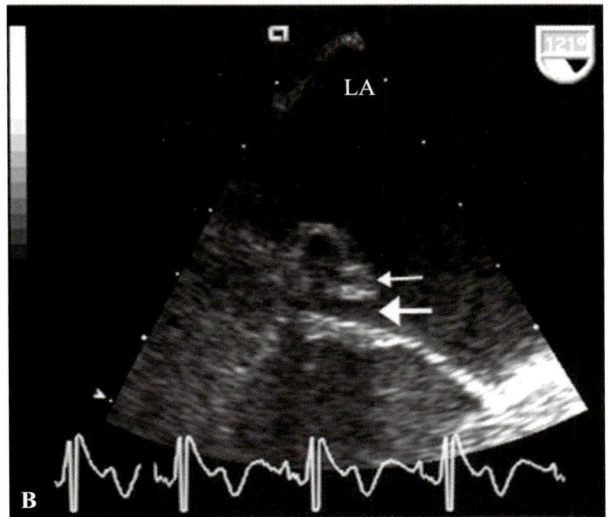

▲ 图 11-100 A. 经食管超声心动图显示二尖瓣多个扇叶明显脱垂，导致二尖瓣上出现囊性肿块样回声（箭）；B. 二尖瓣不同部分的放大图，显示一个扇叶的部分连枷改变（小箭），同时直接显示反流通道（粗箭）
LA. 左心房；LV. 左心室

瓣膜病，解剖矫治手术都有助于症状缓解和提高生存质量。支持这一观念的数据在二尖瓣关闭不全中可能是最可靠的，许多超声心动图结果认为对二尖瓣关闭不全患者行外科或介入治疗是明智之选。

连枷二尖瓣的修复手术包括放置瓣环成形环并切除瓣叶的连枷部分。其他外科技术包括植入人工腱索、腱索缩短术，以及把腱索从一个瓣叶移植到另一个瓣叶。修复后，瓣环成形环通常表现为后瓣环区域明显的强回声（图 11-102）。由于最常见的是进行瓣膜后叶修复，术后后叶通常会缩短，因此术后瓣膜的运动主要靠前叶。三维超声心动图是评估二尖瓣修复完整性和检测残余连枷或成形环撕脱的有效工具。有关二尖瓣修复手术的进一步讨论，请参见第 23 章和第 14 章。

（二）二尖瓣瓣环钙化

心脏纤维支架的纤维化和钙化在老年人很常见，最多累及二尖瓣瓣环的后部，累及范围可以从有限程度的局灶性钙化沉积到近乎整个瓣环的重度钙化。图 11-103 至图 11-107 是二尖瓣瓣环钙化的超声心动图实例。除年龄因素外，高血压和慢性肾功能不全也可以加快瓣环钙化发展的速度。在慢性肾功能不全的患者中，瓣环可以严重钙化而呈团块状，有时可被误认为肿瘤。二尖瓣瓣环钙化常伴轻度二尖瓣关闭不全，如果纤维化和钙化超出整个瓣环并延伸至瓣叶，则可能发生继发性瓣叶功能障碍，导致更严重的二尖瓣反流。在病程较长的病例中，纤维化和钙化侵及瓣膜体部分可引起二尖瓣瓣口面积减小，并导致功

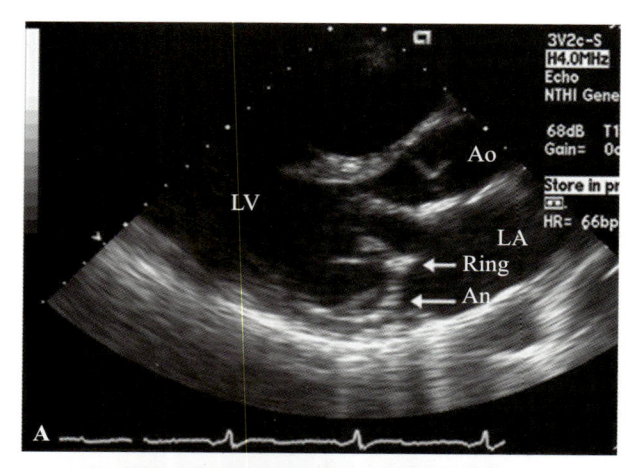

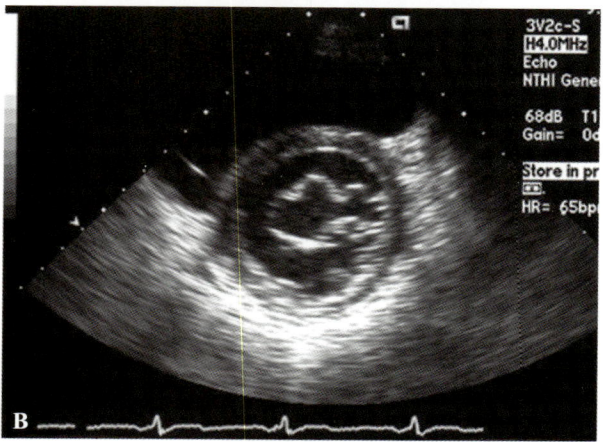

▲ 图 11-102 胸骨旁长轴（A）和短轴（B）切面显示使用环形环修复二尖瓣。该环在二尖瓣后叶根部显示为高回声。在实时的长轴和短轴视图中，注意大部分二尖瓣瓣叶运动均发生在前叶

An. 二尖瓣瓣环；Ao. 主动脉；LV. 左心室；LA. 左心房

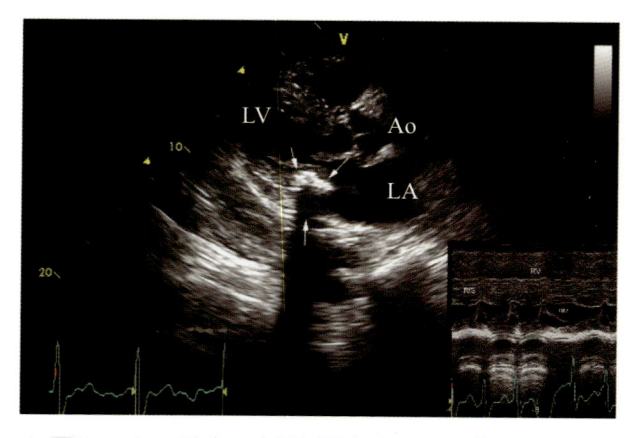

▲ 图 11-103 重度二尖瓣瓣环钙化（向下箭）患者胸骨旁长轴切面。可以看到瓣环钙化后方的声影（向上箭）。这种阴影不应该与脓肿相混淆。右下插图是同一患者的 M 型曲线，注意二尖瓣后方的密集钙化带

LV. 左心室；Ao. 主动脉；LA. 左心房

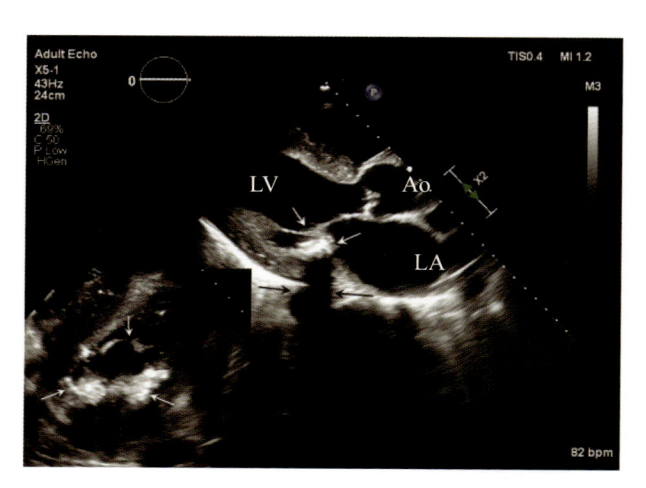

▲ 图 11-104 终末期肾病合并明显的二尖瓣瓣环钙化患者经胸超声心动图

中央图像显示二尖瓣后叶瓣环的明显钙化（小箭）。钙化在二尖瓣瓣环后面产生了宽阔的声影（水平箭），不应将这种阴影与环状脓肿或其他结构相混淆。在实时图像中显示附着于瓣环的多个小的活动性回声，在本例中代表钙化的瓣环和（或）后叶的退行性成分。左下方的图像是来自同一患者的胸骨旁短轴切面。再次注意广泛钙化的后叶瓣环（箭）产生的声影。这一帧记录于舒张末期，向下的箭标记了开放的二尖瓣前叶

LV. 左心室；Ao. 主动脉；LA. 左心房

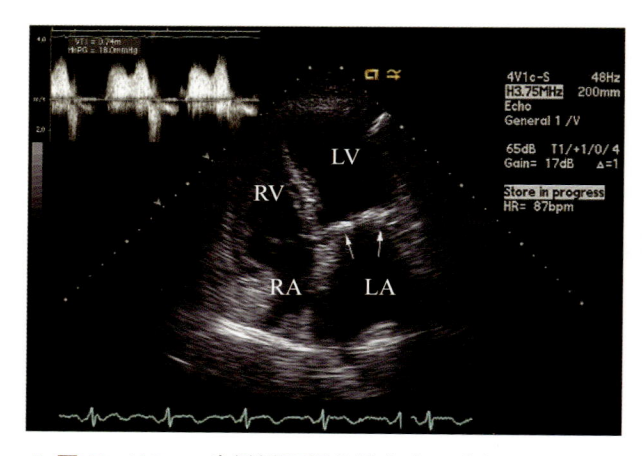

▲ 图 11-105 二尖瓣瓣环钙化的心尖四腔心切面。插图是频谱多普勒显示功能性二尖瓣瓣口狭窄的平均压差为 **18mmHg**

LV. 左心室；RV. 右心室；RA. 右心房；LA. 左心房

能性二尖瓣狭窄（图 11-105）。这种类型的二尖瓣狭窄不适于球囊瓣膜成形术治疗，并且给手术矫正造成困难。广泛的二尖瓣瓣环钙化可能导致人工瓣膜难以植入。患有严重二尖瓣瓣环钙化的患者术后比没有钙化的患者更易发生瓣周漏。

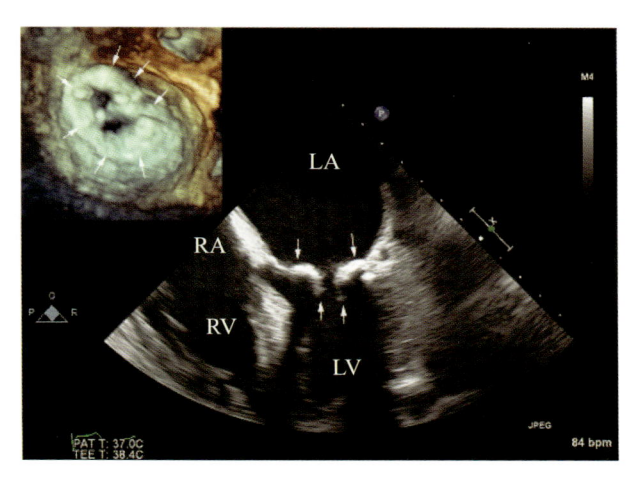

第 11 章 二尖瓣疾病
Mitral Valve Disease

▲ 图 11-106 经食管超声心动图显示致密、几乎完整的环状钙化（向下箭）。向上箭指示二尖瓣瓣尖。实时图像显示与明显的环形钙化相关的瓣叶开放受限及缩短的二尖瓣前叶活动幅度减小。左上方的图片是从左心房面显示的三维超声心动图，展示了二尖瓣周围密集的环状钙化（箭）
LA. 左心房；RA. 右心房；RV. 右心室；LV. 左心室

广泛二尖瓣瓣环钙化可能有许多相关的超声心动图表现。二尖瓣瓣环后面常常存在宽大的声影（图 11-104），不应将这些声影与瓣周脓肿或血管结构相混淆。广泛的环状钙化也可侵入心室后壁心肌和二尖瓣后叶。在钙化环的心房或心室面偶尔可见小的活动性回声，这需要与很多包括赘生物在内的病变鉴别。通常这些活动性回声仅仅是瓣环和（或）二尖瓣装置的退化部分。有文章报道重度钙化的二尖瓣瓣环上的血栓形成，但这种情况少见。

极少数情况下，严重钙化的二尖瓣瓣环会出现混响或旁瓣伪影，其表现为左心房内模糊的回声，附着于二尖瓣瓣环。这些伪影偶尔可能会与赘生物、血栓、肿瘤或其他肿块混淆。对于有经验的超声心动图检查者而言，通常不会导致混淆，但是当评估是否存在心内膜炎时，可能需要进行经食管超声心动图进一步评估，以证明这些回声是伪像（图 11-108）。

（三）二尖瓣肿瘤

有时，心脏黏液瘤来自二尖瓣而不是房间隔（图 11-109），表现为随二尖瓣移动的较大的实性

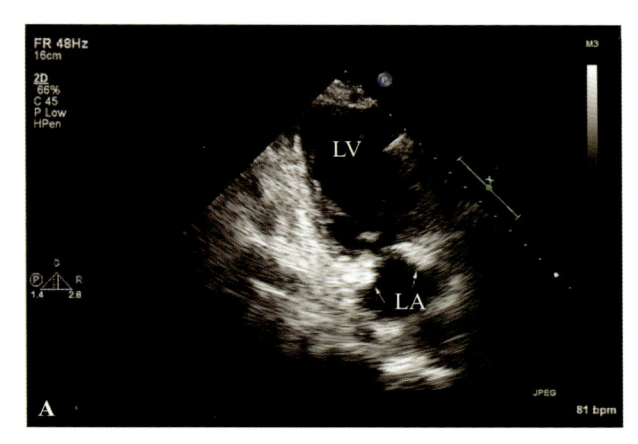

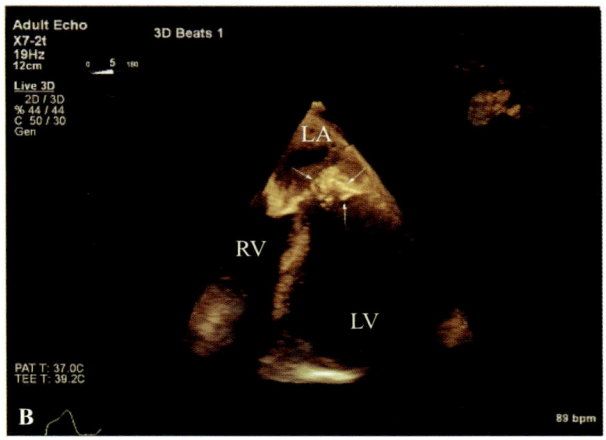

▲ 图 11-107 比较对称的二尖瓣瓣环钙化患者经胸心尖两腔心切面（A）和经食管三维超声心动图（B）
图 A 显示二尖瓣前叶和后叶瓣环的致密钙块回声（箭）；图 B 显示明显的不规则环状钙化沉积物（箭）。右上角的图片是主图中箭所示区域的放大图像。在这张图中，仪器二维增益被降到尽可能低的水平，因此，所有正常心肌组织回声都被抑制，重度钙化沉积物则保留一定程度的信号，因此在图像中可见
LV. 左心室；RV. 右心室

团块。更多情况下，位于左心房腔内的黏液瘤由于蒂较长，移动时与二尖瓣瓣叶极为接近，好像真正附着于瓣叶。经食管超声心动图通常可以识别肿瘤附着的真实位置并确认肿瘤与二尖瓣左心房面的距离。

其他二尖瓣肿瘤包括乳头状瘤或纤维弹性组织瘤。通常表现为直径 2～10mm 的有较大活动度的肿块，附着于二尖瓣瓣叶远端或腱索（图 11-110）。较小的纤维弹性组织瘤可表现为活动度较大的条索样团块。

381

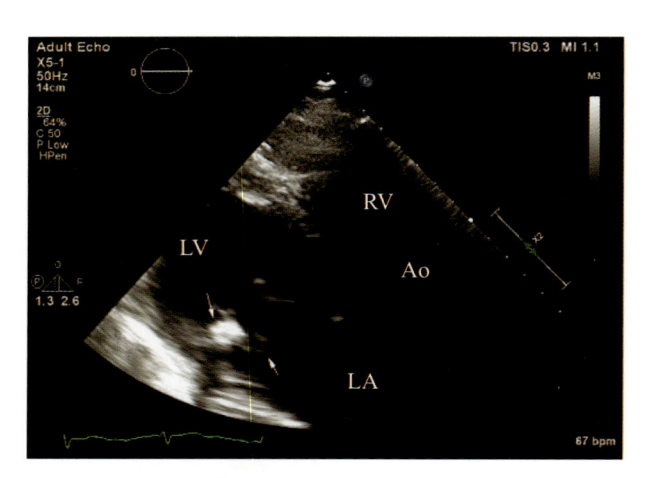

▲ 图 11-108 二尖瓣瓣环钙化（向下箭）患者胸骨旁左心长轴切面。注意左心房内出现的二尖瓣瓣环旁较模糊的回声（小箭），这是二尖瓣外的旁瓣伪像，可能与赘生物、血栓或其他病理性肿块混淆。有时必须使用经食管超声心动图确认肿块性质，以明确究竟是一个病理性肿块附着于瓣环还是伪像

RV. 右心室；LV. 左心室；Ao. 主动脉；LA. 左心房

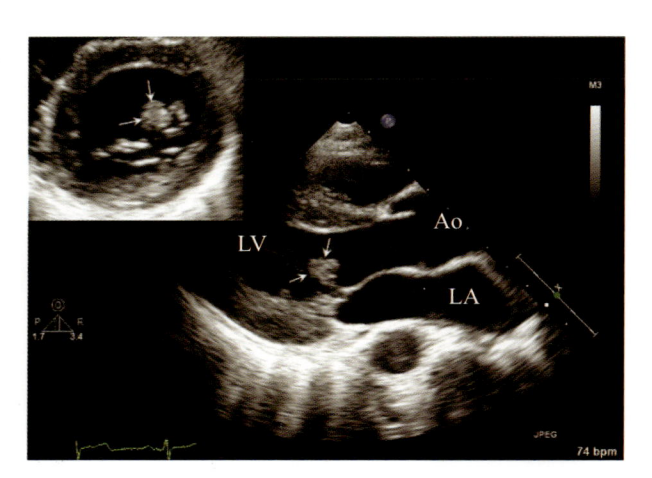

▲ 图 11-110 经胸超声心动图显示一名年轻患者偶然发现的二尖瓣腱索肿块，随后被证实是纤维母细胞瘤。中央图像显示肿块附着于二尖瓣近端腱索（箭）。在左上方的短轴切面也可以看到团块。实时图像显示该团块为叶状并有一定的活动度

LV. 左心室；Ao. 主动脉；LA. 左心房

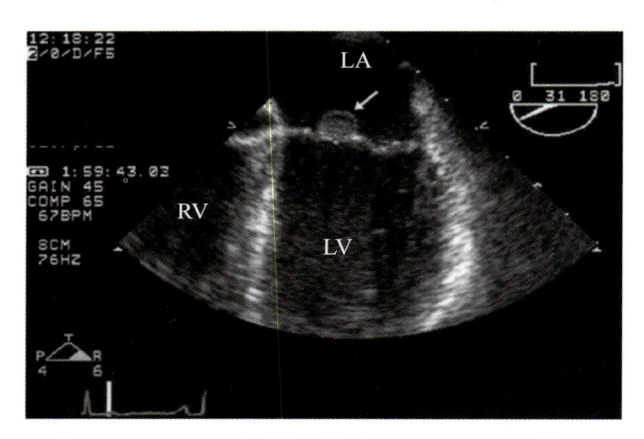

▲ 图 11-109 二尖瓣黏液瘤患者经食管超声心动图。二尖瓣瓣叶（箭）上可见光滑、均匀、近似球形的团块，术中证实为不典型的黏液瘤

LA. 左心房；LV. 左心室；RV. 右心室

二尖瓣血性囊肿是罕见的二尖瓣肿瘤。这是一种先天发育中形成的囊性结构，在儿童中更常见。囊肿的大小范围为 0.2～1cm，表面光滑，通常是球形或卵圆形的囊状结构，可单发或多发。图 11-111 为一女性患者的超声心动图，显示多发的二尖瓣血性囊肿。由于囊肿较大，可影响二尖瓣正常关闭导致继发性二尖瓣关闭不全，此情况应该定期超声心动图复查。

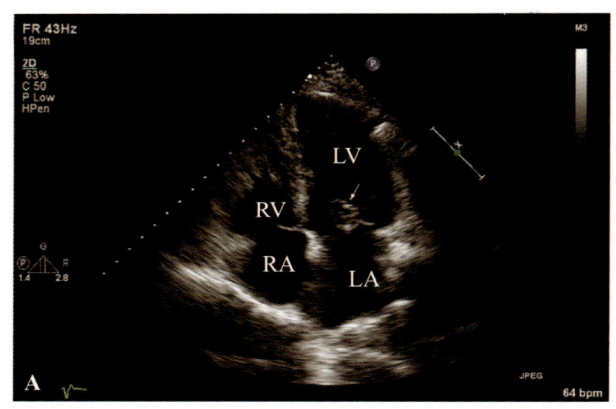

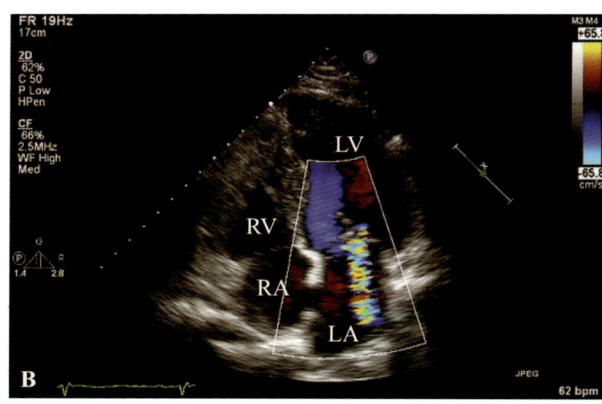

▲ 图 11-111 经胸心尖四腔心切面显示二尖瓣血性囊肿

A. 显示二尖瓣瓣尖和腱索的囊状肿块，代表二尖瓣血性囊肿（箭）；B. 显示轻至中度二尖瓣反流，可能是由于囊肿撞击正常瓣叶或瓣叶的继发退行性改变所致

LV. 左心室；RV. 右心室；RA. 右心房；LA. 左心房

（四）二尖瓣瘤

有时可以观察到孤立的二尖瓣瘤样结构膨出，常位于前叶基底部并凸向左心房。二尖瓣瘤多为心内膜炎的后遗症，此时，瘤壁较厚或轮廓不规则，并且常合并穿孔与左心房相通。类似的壁薄且不伴心内膜炎的二尖瓣瘤更为罕见，病因尚不清楚，可能为先天性。

（五）心内膜炎和瓣膜穿孔

二尖瓣的心内膜炎通常表现为赘生物和病理性二尖瓣反流。有时，心内膜炎后期会导致其中一个瓣叶的慢性穿孔（图 11-112）。三维超声心动图能很好地显示穿孔情况。二尖瓣的反流程度则与穿孔的大小成正比。二尖瓣瓣环脓肿是心内膜炎的后遗症，并且通常局限于后瓣瓣环。第 13 章会进一步讨论瓣周脓肿和其他心内膜炎后遗症。

以系统性红斑狼疮为代表的结缔组织病患者可能在二尖瓣上产生非感染性赘生物（Libman-Sacks 病变）。它们通常位于瓣叶的心房面（图 11-113），且与反流程度有关。通过成功治疗潜在疾病，瓣叶病变会相对稳定，但如果导致严重的二尖瓣反流通常需要手术治疗。有关进一步讨论，请参见第 22 章。

（六）二尖瓣裂

二尖瓣裂是导致二尖瓣关闭不全的先天性病变。它通常被视为心内膜垫缺损的一个组成部分，心内膜垫缺损还可包括原发孔型房间隔缺损和流入道型室间隔缺损。二尖瓣裂也可以单独存在。超声心动图表现为前叶瓣尖（裂隙最常见部位）轻度增厚，彩色血流成像显示向后走行的二尖瓣反流（图 11-114）。胸骨旁短轴切面二尖瓣

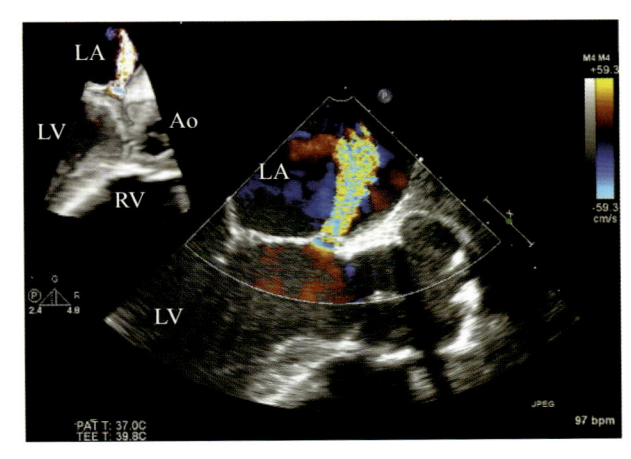

▲ 图 11-112　2 年前曾患二尖瓣心内膜炎的患者的经食管超声心动图像

这例患者赘生物已经消失，但是在二尖瓣前叶的根部处存在残余穿孔，该穿孔导致中至重度二尖瓣反流。左上方的图片是同一患者的实时三维超声心动图，从中可以了解穿孔和反流束的三维特性

LA. 左心房；LV. 左心室；Ao. 主动脉；RV. 右心室

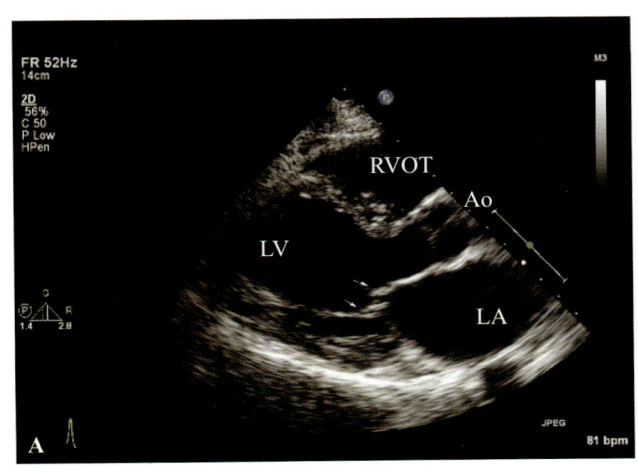

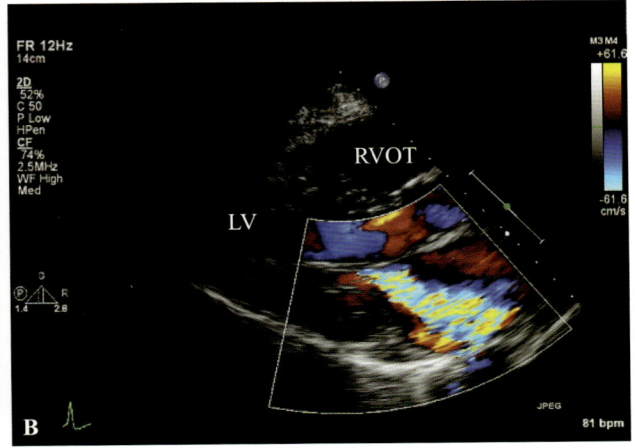

▲ 图 11-113　系统性红斑狼疮合并 Libman-Sacks 病变患者的胸骨旁左心长轴切面图像

图 A 显示二尖瓣瓣尖（箭）的轻度弥漫性增厚；图 B 彩色血流多普勒显示二尖瓣重度反流

LV. 左心室；LA. 左心房；RVOT. 右心室流出道

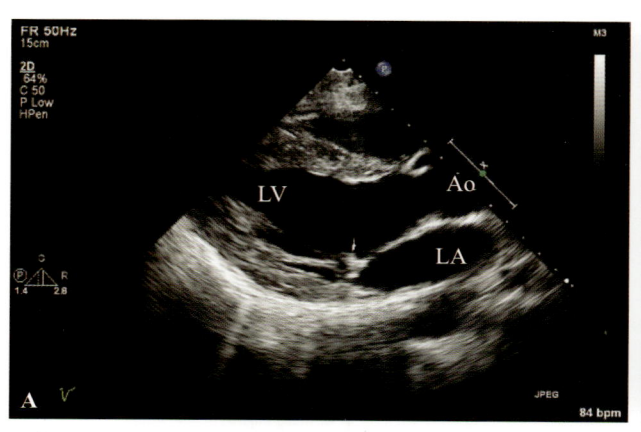

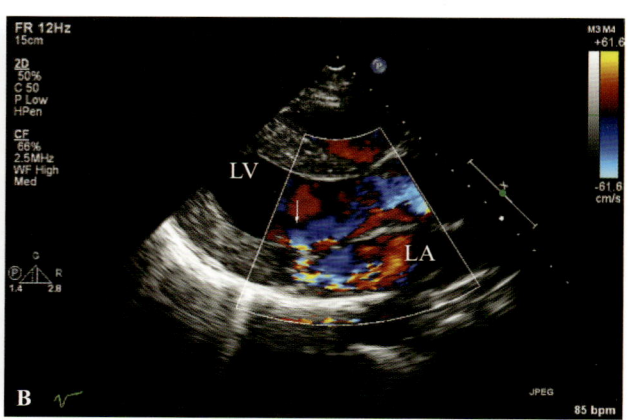

▲ 图 11-114 先天性二尖瓣裂患者胸骨旁左心长轴切面

图 A 显示收缩期二尖瓣前叶瓣尖的轻度局灶性增厚（箭）；图 B 彩色血流多普勒显示高度偏心、朝后走行的二尖瓣反流束（箭）

LV. 左心室；LA. 左心房；Ao. 主动脉

裂表现为舒张期二尖瓣前叶的连续性中断（图 11-115）。

（七）瓣环撕裂

瓣环撕裂是一种非常罕见的钝性胸部创伤后遗症。其机制可能是二尖瓣关闭时心内压突然显著升高，导致二尖瓣后叶自瓣环撕裂，或更少见的瓣环自相邻室壁撕裂。瓣环撕裂可导致大量偏心性二尖瓣反流。经食管超声心动图可以明确诊断。解剖学上，该损伤表现类似于瓣周脓肿。瓣环撕裂的诊断需要超声心动图表现，以及足以引起瓣环撕裂的胸部外伤史作为依据。

（八）放射损伤

由于临床上通常根据不同的器官控制放射治疗剂量，且心血管系统在治疗时会得到防护，因此放射性二尖瓣疾病越来越少见。该问题在治疗霍奇金病或非霍奇金淋巴瘤（斗篷照射）的纵隔放射治疗后最常见。现存的患者可能是由于 10~15 年前进行放射治疗而导致的后遗症。损伤的程度和位置多变，且取决于辐射方向。由于大多数放射野位于前胸，因此包括二尖瓣前叶在内的心脏前部更易受损（图 11-116）。尽管辐射损伤的性质可多变，但最常见是二尖瓣前叶近端部分的纤维化和硬化，通常还合并放射性主动脉瓣疾病。其他关于放射性心脏病问题将在第 22 章中讨论。

（九）类癌和减肥药所致的瓣膜病

有几种代谢综合征可累及二尖瓣。首先是类癌性心脏病，通常影响三尖瓣和肺动脉瓣。病变特点与麦角胺心脏病相似，表现为瓣膜和腱索的弥漫性增厚伴狭窄及反流。由于具有生物活性的 5-羟色胺相关代谢物会在肺中灭活，所以左心系统通常不受影响。在肺转移或右向左分流的情况

▲ 图 11-115 与图 11-114 所示的同一患者胸骨旁短轴切面。该图显示舒张末期二尖瓣前叶连续性中断（箭），在实时图像中表现为瓣叶开放呈"吊桥"样，而不是连续完整的瓣叶

RV. 右心室；LV. 左心室

第 11 章 二尖瓣疾病
Mitral Valve Disease

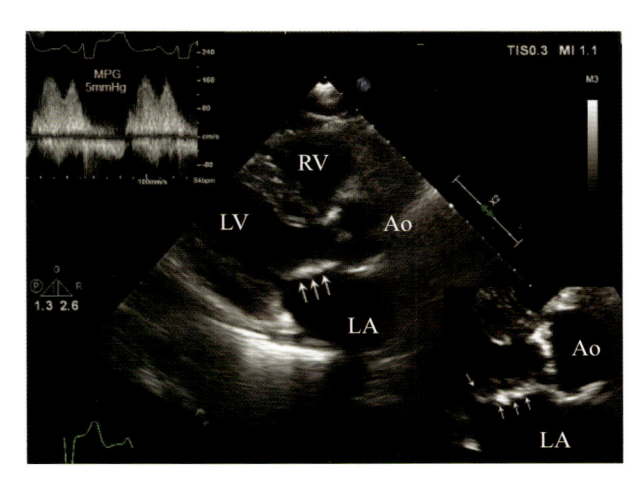

▲ 图 11-116 25 年前行淋巴瘤放射治疗的患者胸骨旁左心长轴切面。中央图像显示主动脉瓣瓣尖增厚，二尖瓣前叶（箭）近端 2/3 区域呈硬板样外观。左上方频谱多普勒图像显示二尖瓣跨瓣压差为 5mmHg。右下角的图片是放大的视图。显示主动脉瓣瓣尖增厚符合放射性瓣膜病特点。二尖瓣前叶近端 2/3 增厚且不活动（3 个小箭），只有远端 25% 的二尖瓣前叶保持了活动，这在实时图像中可以更好地显示（单箭）

LV. 左心室；RV. 右心室；Ao. 主动脉；LA. 左心房

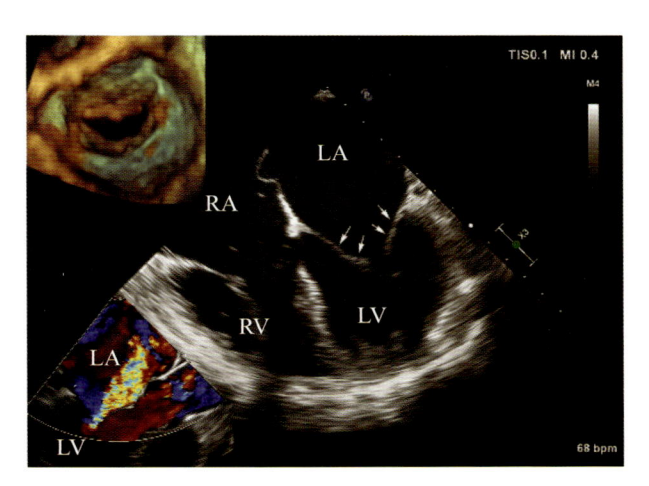

▲ 图 11-117 转移性类癌患者经食管超声图像
左下图显示舒张中期二尖瓣瓣叶呈板状，活动僵硬，导致轻至中度二尖瓣反流。左上方是功能性二尖瓣狭窄患者经左心房面显示的三维视图，很好地展示了弥漫性瓣叶增厚和开口受限。典型的类癌性瓣膜受累也可见于三尖瓣
LA. 左心房；RA. 右心房；RV. 右心室；LV. 左心室

下，也可能累及二尖瓣或主动脉瓣（图 11-117）

已经注意到在服用食欲抑制药（以联合服用芬特明和芬氟拉明最为典型）的患者中，存在几乎相同的病理学和超声心动图表现。关于减肥药瓣膜病的真实患病率存在很大争议。多数设计严格的病例对照试验表明，由减肥药引起的显著（中度或更严重程度）二尖瓣关闭不全的患病率远远低于最初的报道。后续的研究表明，停药后减肥药所致的瓣膜病变通常会消失。由于这些药物已经基本上退出了市场，新出现的减肥药所致瓣膜疾病病例将会非常罕见。

推荐阅读

基本原则、指导方针

Doherty JU, Kort S, Mehran R, Schoenhagen P, Soman P. ACC/AATS/AHA/ASE/ASNC/HRS/SCAI/SCCT/SCMR/STS 2017 Appropriate use criteria for multimodality imaging in valvular heart disease: A Report of the American College of Cardiology Appropriate Use Criteria Task Force, American Association for Thoracic Surgery, American Heart Association, American Society of Echocardiography, American Society of Nuclear Cardiology, Heart Rhythm Society, Society for Cardiovascular Angiography and Interventions, Society of Cardiovascular Computed Tomography, Society for Cardiov-ascular Magnetic Resonance, and Society of Thoracic Surgeons. *J Am Coll Cardiol* 2017;70:1647–1672.

Douglas PS, Garcia MJ, Hanes DE, et al. ACCF/ASE/AHA/ASNC/HFSA/HRS/SCAI/SCCM/ SCCT/SCMR 2011 Appropriate use criteria for echocardiography. A Report of the American College of Cardiology Foundation Appropriate Use Criteria Task Force, American Society of Echocardiography, American Heart Association, American Society of Nuclear Cardiology, Heart Failure Society of America, Heart Rhythm Society, Society for Cardiovascular Angiography and Interventions, Society of Critical Care Medicine, Society of Cardiovascular Computed Tomography, and Society for Cardiovascular Magnetic Resonance Endorsed by the American College of Chest Physicians. *J Am Coll Cardiol* 2011;57:1126–1166.

Nishimura RA, Otto CM, Bonow RO, et al. 2014 AHA/ACC guideline for the management of patients with valvular heart disease: executive summary: a report of the American College of Cardiology/American Heart Association Task Force on Practice Guidelines. *Circulation* 2014;129:2440–2492.

二尖瓣关闭不全

Faletra FF, Demertzis S, Pedrazzini G, et al. Three-dimensional trans-esophageal echocardiography in degenerative mitral regurgitation. *J Am Soc Echocardiogr* 2015;28:437–438.

Grayburn PA, Carabello B, Hung JW, et al. Defining "severe" secondary mitral regurgitation: emphasizing an integrated approach. *J Am Coll Cardiol* 2014;64: 2792–2801.

Heo R, Son JW, O'Hartaigh B, et al. Clinical implications of three-dimensional real-time color Doppler transthoracic echocardiography in quantifying mitral regurgitation: a comparison with conventional two-dimensional methods. *J Am Soc Echocardiogr* 2017;30:393–403.e7.

Kusunose K, Cremer PC, Tsutsui RS, et al. Regurgitant volume informs rate of progressive cardiac dysfunction in asymptomatic patients with chronic aortic or mitral regurgitation. *JACC Cardiovasc Imaging* 2015;8:14–23.

Little SH, Pirat B, Kumar R, et al. Three-dimensional color Doppler echocardiography for direct measurement of vena contracta area in mitral regurgitation: in vitro validation and clinical experience. *JACC Cardiovasc Imaging* 2008;1:695–704.

Mentias A, Naji P, Gillinov AM, et al. Strain echocardiography and functional capacity in asymptomatic primary mitral regurgitation with preserved ejection fraction. *J Am Coll Cardiol* 2016;68: 1974–1986.

Naji P, Griffin BP, Asfahan F, et al. Predictors of long-term outcomes in patients with significant myxomatous mitral regurgitation undergoing exercise echocardiography. *Circulation* 2014;129: 1310–1319.

O'Gara PT, Grayburn PA, Badhwar V, et al. 2017 ACC expert consensus decision pathway on the management of mitral regurgitation: a report of the American College of Cardiology Task Force on Expert Consensus Decision Pathways. *J Am Coll Cardiol* 2017;70: 2421–2449.

Pandis D, Sengupta PP, Castillo JG, et al. Assessment of longitudinal myocardial mechanics in patients with degenerative mitral valve regurgitation predicts postoperative worsening of left ventricular systolic function. *J Am Soc Echocardiog* 2014;27:627–638.

Rossi A, Dini FL, Faggiano P, et al. Independent prognostic value of functional mitral regurgitation in patients with heart failure. A quantitative analysis of 1256 patients with ischaemic and non-ischaemic dilated cardiomyopathy. *Heart* 2011;97:1675–1680.

Silbiger JJ. Novel pathogenetic mechanisms and structural adaptations in ischemic mitral regurgitation. *J Am Soc Echocardiogr* 2013;26: 1107–1117.

Thavendiranathan P, Phelan D, Collier P, Thomas JD, Flamm SD, Marwick TH. Quantitative assessment of mitral regurgitation: how best to do it. *JACC Cardiovasc Imaging* 2012;5:1161–1175.

Uretsky S, Gillam L, Lang R, et al. Discordance between echocardiography and MRI in the assessment of mitral regurgitation severity: a prospective multicenter trial. *J Am Coll Cardiol* 2015;65: 1078–1088.

Yang LT, Liu YW, Shih JY, et al. Predictive value of left atrial deformation on prognosis in severe primary mitral regurgitation. *J Am Soc Echocardiogr* 2015;28:1309–1317.

Zeng X, Nunes MC, Dent J, et al. Asymmetric versus symmetric tethering patterns in ischemic mitral regurgitation: geometric differences from three-dimensional transesophageal echocardiography. *J Am Soc Echocardiog* 2014;27:367–375.

Zoghbi WA, Adams D, Bonow RO, et al. Recommendations for noninvasive evaluation of native valvular regurgitation: a report from the American Society of Echocardiography developed in collaboration with the Society for Cardiovascular Magnetic Resonance. *J Am Soc Echocardiogr* 2017;30:303–371.

Zurcher F, Brugger N, Jahren SE, de Marchi SF, Seiler C. Quantification of multiple mitral regurgitant jets: an in vitro validation study comparing two-and three-dimensional proximal isovelocity surface area methods. *J Am Soc Echocardiogr* 2017;30:511–521.

二尖瓣狭窄

Abascal VM, Wilkins GT, O'Shea JP, et al. Prediction of successful outcome in 130 patients undergoing percutaneous balloon mitral valvotomy. *Circulation* 1990;82:448–456.

de Agustin JA, Mejia H, Viliani D, et al. Proximal flow convergence method by three-dimensional color Doppler echocardiography for mitral valve area assessment in rheumatic mitral stenosis. *J Am Soc Echocardiogr* 2014;27:838–845.

Nunes MC, Tan TC, Elmariah S, et al. The echo score revisited: impact of incorporating commissural morphology and leaflet displacement to the prediction of outcome for patients undergoing percutaneous mitral valvuloplasty. *Circulation* 2014;129:886–895.

Wunderlich NC, Beigel R, Siegel RJ. Management of mitral stenosis using 2D and 3D echo-Doppler imaging. *JACC Cardiovasc Imaging* 2013;6:1191–1205.

二尖瓣脱垂

Delling FN, Vasan RS. Epidemiology and pathophysiology of mitral valve prolapse: new insights into disease progression, genetics, and molecular basis. *Circulation* 2014;129:2158–2170.

Topilsky Y, Michelena H, Bichara V, Maalouf J, Mahoney DW, Enriquez-Sarano M. Mitral valve prolapse with mid-late systolic mitral regurgitation: pitfalls of evaluation and clinical outcome compared with holosystolic regurgitation. *Circulation* 2012;125: 1643–1651.

其他

Abramowitz Y, Jilaihawi H, Chakravarty T, Mack MJ, Makkar RR. Mitral annulus calcification. *J Am Coll Cardiol* 2015;66: 1934–1941.

Calleja A, Poulin F, Woo A, et al. Quantitative modeling of the mitral valve by three-dimensional transesophageal echocardiography in patients undergoing mitral valve repair: Correlation with intraoperative surgical technique. *J Am Soc Echocardiogr* 2015;28: 1083–1092.

Eleid MF, Foley TA, Said SM, Pislaru SV, Rihal CS. Severe mitral annular calcification. *JACC Cardiovasc Imaging* 2016;9: 1318–1337.

Sun JP, Asher CR, Yang XS, et al. Clinical and echocardiographic characteristics of papillary fibroelastomas: a retrospective and prospective study in 162 patients. *Circulation* 2001;103:2687–2693.

第 12 章
三尖瓣和肺动脉瓣
Tricuspid and Pulmonary Valves

刘曼薇　张　雨　译

一、临床概述

与主动脉瓣和二尖瓣疾病相比，原发性三尖瓣和肺动脉瓣疾病在成人中相对少见。表 12-1 列出了临床常见的引起三尖瓣和肺动脉瓣病变的疾病。表 12-2 列出了超声心动图筛查、诊断三尖瓣和肺动脉瓣疾病的方法。

心脏磁共振成像（MRI）、计算机断层扫描（CT）等多模态成像技术在三尖瓣和肺动脉瓣疾病诊断中的应用相比于其他心脏疾病较少。但 MRI 在右心室大小、功能评估，先天性心脏病的预后判断和诊疗中起着重要作用。

二、肺动脉瓣

正常肺动脉瓣解剖结构与主动脉瓣相似，呈三叶式，附着于右心室流出道远端的肺动脉瓣瓣环上。在胚胎发育早期，主动脉和肺动脉平行发出，之后 2 条动脉旋转以使右心室流出道、肺动脉瓣和肺动脉近端能有效包绕主动脉瓣和升主动脉。

二维超声心动图通常只能同时显示肺动脉瓣的 1 个或 2 个瓣叶。有时，特定的切面可以显示肺动脉瓣短轴，但由于瓣叶较薄且柔软，通常难以显示全貌。胸骨旁心底短轴切面是显示成人肺动脉瓣的最佳切面，此切面可同时显示主动脉瓣和（或）主动脉近端（图 12-1）及肺动脉的 2 个

表 12-1　三尖瓣和肺动脉瓣疾病

疾病名称	狭　窄	反　流
风湿性心脏病	√	√
类癌性心脏病	√	√
引发梗阻的肿瘤	√	-
先天性肺动脉狭窄	√	±
心内膜炎	±	√
三尖瓣下移畸形	-	√
心内膜弹力纤维增生症	±	√
三尖瓣脱垂	-	√
外伤性破裂	-	√
右心室心肌梗死	-	√
缺血性乳头肌功能障碍	-	√
肺动脉高压[a]	-	√
左向右分流伴右心室扩张[a]	-	√
右心室心肌病[a]	-	√
心脏起搏器导线和右心导管	-	√

a. 三尖瓣病变继发于右心室扩张，瓣叶解剖结构正常

分支（图 12-2），自胸骨短轴切面将探头旋转倾斜至示标指向右肩，可显示胸骨旁右心室流出道及肺动脉瓣的长轴切面（图 12-3），但该切面在肥胖成人中常难以显示。经胸显示肺动脉瓣的最后一个切面是剑突下切面，探头置于剑突下并向

表 12-2 超声心动图在肺动脉瓣和三尖瓣病中的适用性标准

提示	合理条件	分数（1～9）
15	评估疑似肺动脉高压的疾病（评估右心室功能、估测肺动脉压力）	A（9）
32	当可能或怀疑有瓣膜损伤、心包积液或心脏损伤时，考虑严重的减速伤或胸部创伤	A（8）
42	微量瓣膜反流的常规监测	rA（1）
43	轻度瓣膜反流的常规监测（＜ 3 年），临床状态或心脏检查无变化	rA（2）
44	轻度瓣膜反流的常规监测（≥ 3 年），临床状态或心脏检查无变化	U（4）
45	中度或重度瓣膜反流的常规监测（＜ 1 年），临床状态或心脏检查无变化	U（6）
46	中度或重度瓣膜反流的常规监测（≥ 1 年），临床状态或心脏检查无变化	A（8）
52	怀疑感染性心内膜炎的初步评估，血培养阳性或新发杂音	A（9）
92	已知或疑似成人先天性心脏病的初步评估	A（9）
93	已知成人先天性心脏病，临床状况或心脏检查发生变化	A（9）
94	重新评估以指导成人先天性心脏病的治疗	A（9）

经许可转载自 Douglas PS, Garcia MJ, Haines DE, et al. ACCF/ASE/AHA/ASNC/HFSA/HRS/SCAI/SCCM/SCCT/SCMR 2011. Appropriate use criteria for echocardiography. J Am CollCardiol 2011; 57(9): 1126–1166. © 2011 American College of cardiology Foundation 版权所有

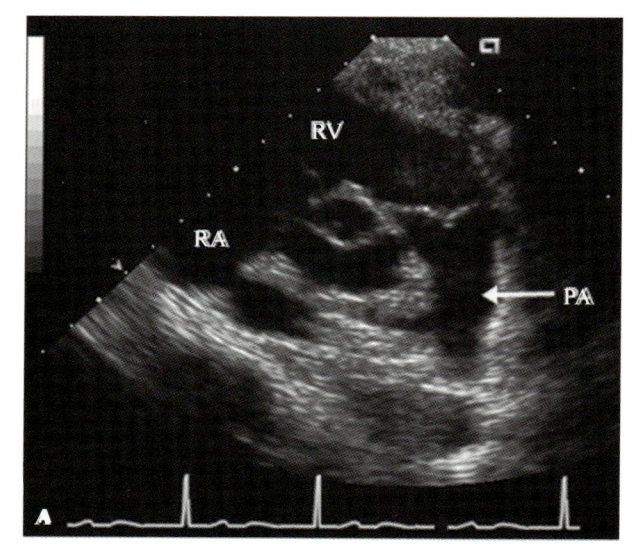

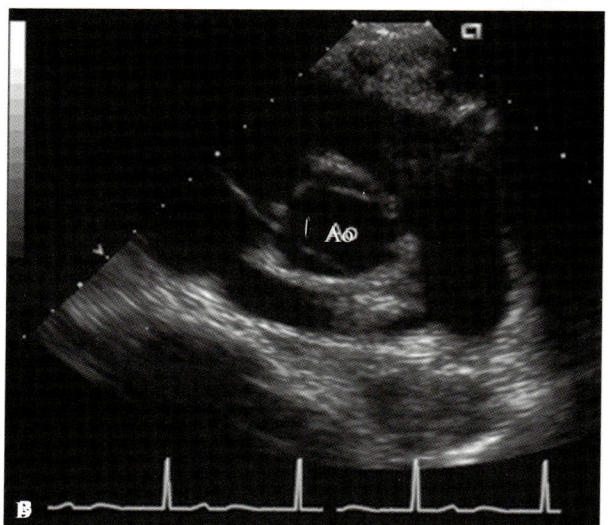

▲ 图 12-1 胸骨旁心底短轴切面显示肺动脉瓣
A. 舒张期肺动脉瓣闭合点位于中心；B. 收缩期肺动脉瓣完全开放时不能显示
RV. 右心室；RA. 右心房；PA. 肺动脉；Ao. 主动脉

前倾斜，通常可以显示包括肺动脉瓣在内的整个右心室流出道（图 12-4）。

经食管超声心动图也可用于显示肺动脉瓣，最佳切面是显示主动脉后调节探头 40°～60°，回撤探头至距离门齿 25～30cm 处，逆时针旋转探头至 0°，可同时显示肺动脉分支和肺动脉瓣（图 12-5）。经食管超声心动图显示肺动脉瓣的另一个切面是胃底切面，顺时针方向旋转探头可连续显示右心室流入道和流出道，也可同时显示右心房、三尖瓣、右心室流出道、肺动脉瓣和肺动脉近端（图 12-6）。

胸骨旁 M 型超声心动图可以记录肺动脉瓣运动曲线，但通过 M 型取样线引导通常仅能清晰显示单个瓣叶的运动曲线。肺动脉瓣运动曲线形态是早期诊断肺动脉高压的依据之一，也能间接提示可能存在其他右心病变。正常的肺动脉瓣运动曲线（图 12-7）由以下几个部分构成。第一部分是背离探头的收缩前期 A 波，此时心房收缩使肺动脉瓣产生较小幅度的位移（＜ 6mm）。

A 波形成依赖于心房的机械收缩，当发生心房颤动时 A 波消失；A 波形成还依赖于相对较低

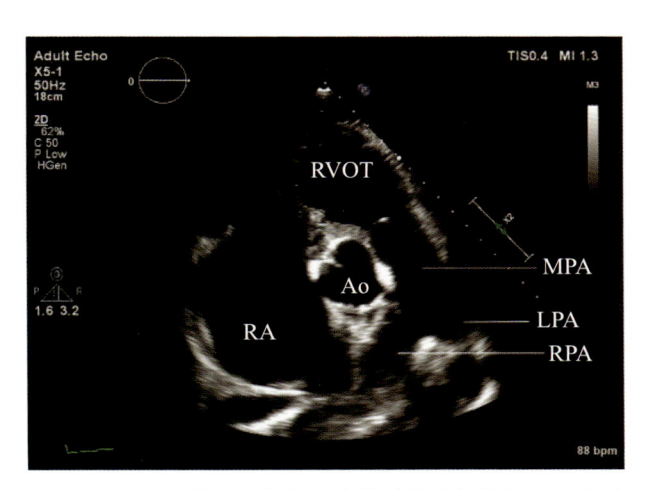

第 12 章 三尖瓣和肺动脉瓣
Tricuspid and Pulmonary Valves

▲ 图 12-2 正常心脏解剖形态的胸骨旁短轴切面。主肺动脉（**MPA**）、左肺动脉与右肺动脉分支（**LPA** 与 **RPA**）可显示清晰

RVOT. 右心室流出道；RA. 右心房；Ao. 主动脉

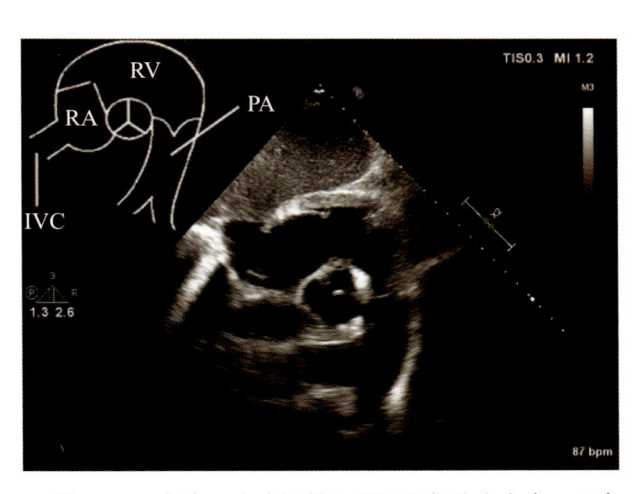

▲ 图 12-4 剑突下心底短轴切面显示部分右心房、三尖瓣、右心室及流出道、肺动脉和肺动脉瓣，左上方为结构示意图

RV. 右心室；RA. 右心房；PA. 肺动脉；IVC. 下腔静脉

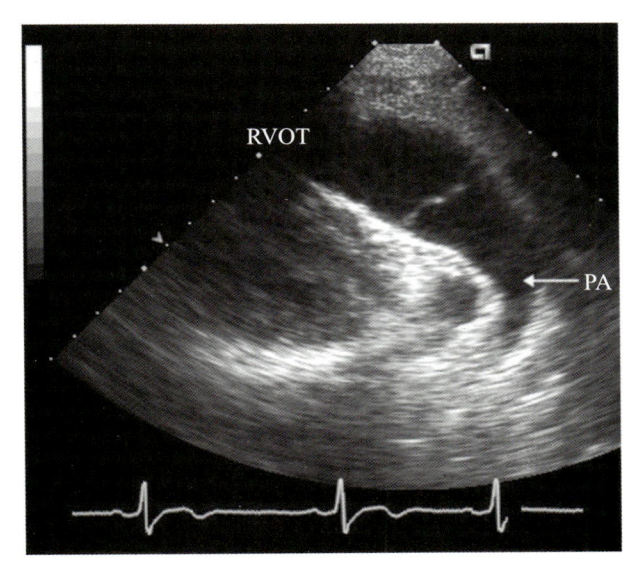

▲ 图 12-3 舒张期胸骨旁长轴切面显示右心室流出道（**RVOT**）、肺动脉（**PA**）及肺动脉瓣。动态图像显示肺动脉瓣完全开放时紧贴肺动脉壁

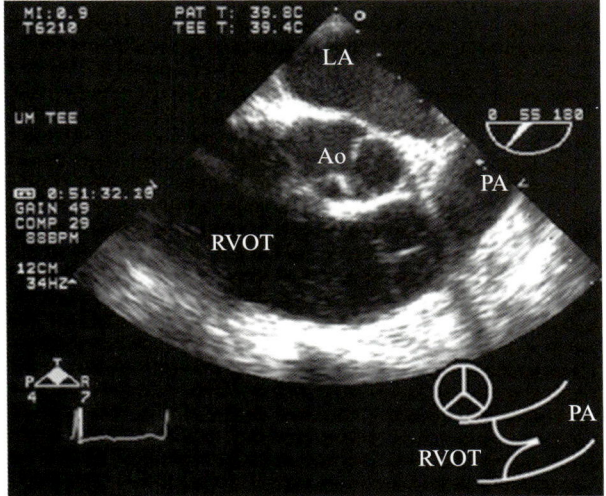

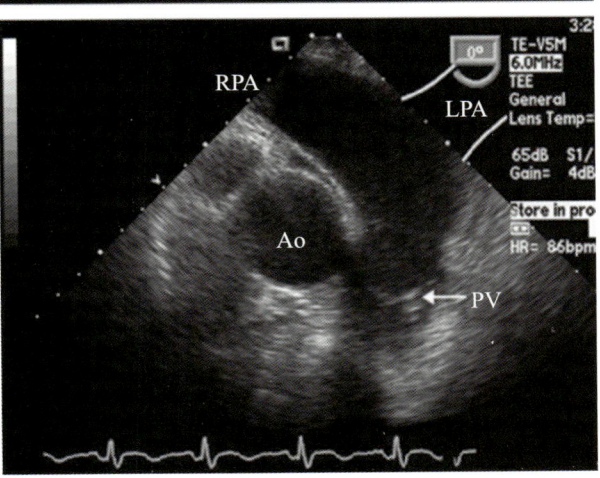

▶ 图 12-5 经食管超声心动图显示心底水平 55° 切面和 0° 切面

A. 右心室流出道、肺动脉及肺动脉瓣均可显示清晰；B. 显示肺动脉瓣、大部分主肺动脉和右肺动脉（RPA）；此切面通常不能同时显示左肺动脉（LPA）和右肺动脉

Ao. 主动脉；PA. 肺动脉；LA. 左心房；RVOT. 右心室流出道；PV. 肺动脉瓣；RPA. 右肺动脉；LPA. 左肺动脉

的肺动脉舒张压，使得心房收缩产生的驱动力能推动肺动脉瓣部分开放。随后收缩期肺动脉瓣向后（患者仰卧位），即背离探头方向运动。通常无法完整显示整个心动周期肺动脉瓣运动曲线，只能显示 A 波和肺动脉瓣开放的曲线。偶尔可在透声窗极佳的患者中呈现肺动脉瓣开放和关闭的完整曲线（图 12-8）。

肺动脉瓣血流频谱在胸骨旁短轴切面肺动脉瓣水平，采用与肺动脉瓣 M 型相同的取样线，进行脉冲和连续多普勒成像。图 12-9 为正确的取样容积位置示意图和正常肺动脉脉冲多普勒血流频谱。需要强调的是，从肺动脉血流频谱获得的反映右心血流动力学的间接指标依赖于恰当的探查切面，包括取样容积应置于肺动脉中央（而不是沿着肺动脉壁记录）并且位于肺动脉瓣瓣尖水平。正常肺动脉血流速度为 1～1.5m/s，与其他瓣膜一样，肺动脉瓣血流的时间速度积分联合流出道内径可计算血流量（图 12-9）。加速时间是肺动脉血流的另一参数，定义为从开始射血到收缩期峰值流速的时间（单位为 ms）。加速时间的正常值 > 140ms，随着肺动脉高压程度加重，加速时间进行性缩短（图 12-10）。

大量研究证实，肺动脉血流加速时间与肺动脉收缩压、舒张压及平均压均呈负相关。加速时间 < 70ms 通常表明肺动脉收缩压 ≥ 70mmHg，但这种估测方法已被更为直接的通过三尖瓣反流信号评估右心室收缩压的方法所取代。对于无法探测到三尖瓣反流的患者，肺动脉血流加速时间缩短可能是肺动脉高压的唯一征象。

（一）肺动脉瓣狭窄

肺动脉瓣狭窄是一种先天性心脏病变，应用

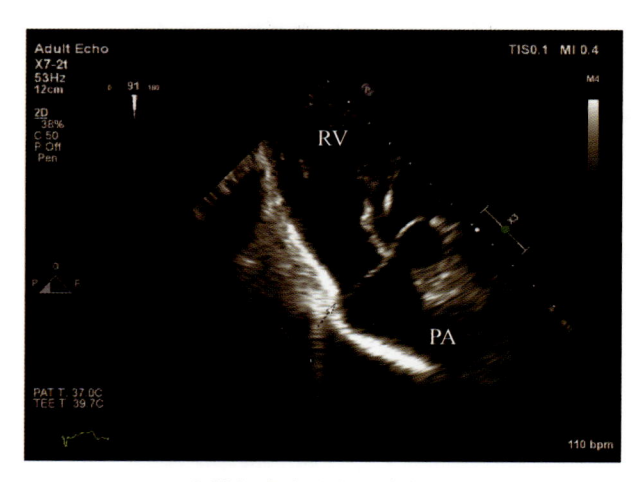

▲ 图 12-6 经食管超声心动图下食管下段 91° 切面显示右心室体部及流出道部，此时肺动脉瓣处于关闭状态
RV. 右心室；PA. 肺动脉

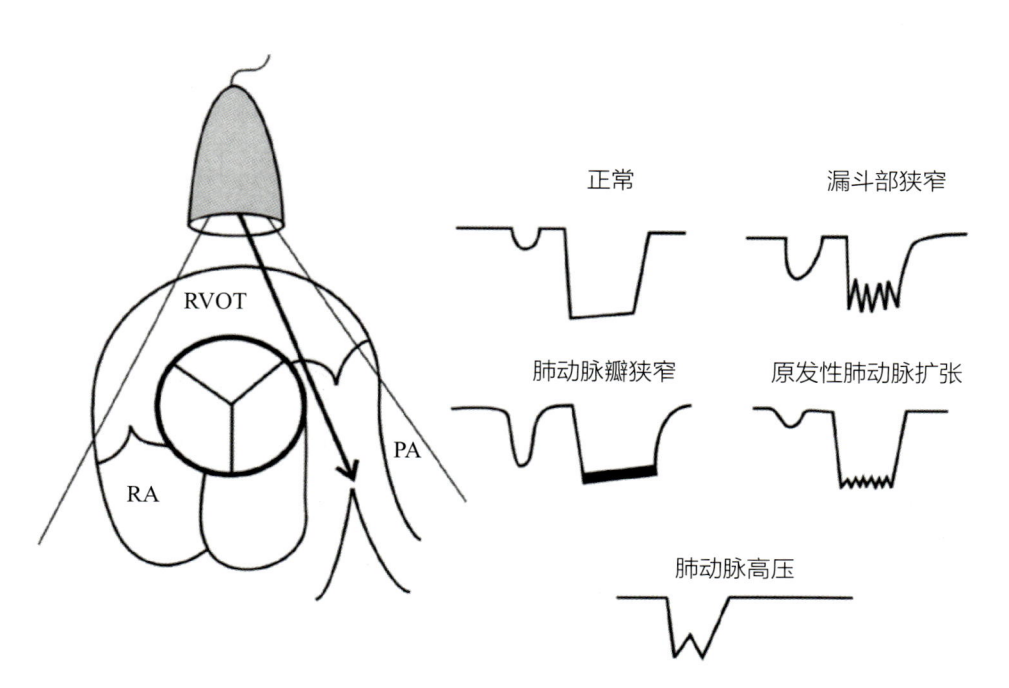

◀ 图 12-7 正常和异常肺动脉瓣的 M 型运动曲线示意图。正常肺动脉瓣的 A 波和"盒状"开放曲线，以及几种疾病的肺动脉瓣运动曲线
ROVT. 右心室流出道；PA. 肺动脉；RA. 右心房

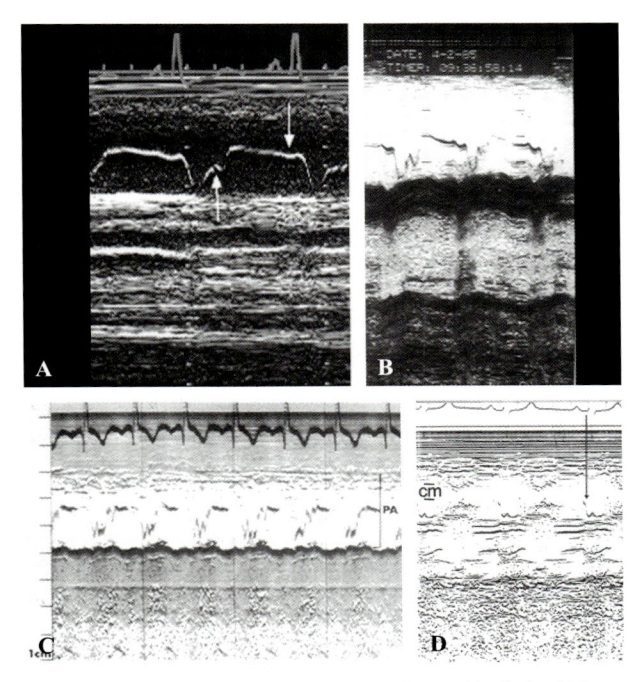

第 12 章 三尖瓣和肺动脉瓣
Tricuspid and Pulmonary Valves

▲ 图 12-8 几种疾病的肺动脉瓣 M 型超声心动图
A 和 B. 肺动脉高压时肺动脉瓣 A 波消失（向下箭）及收缩中期出现切迹（向上箭）；B. 低幅双相 A 波；C. 漏斗部梗阻患者的收缩期肺动脉瓣粗大的扑动波；D. 肺动脉瓣狭窄患者 A 波加深（1cm）

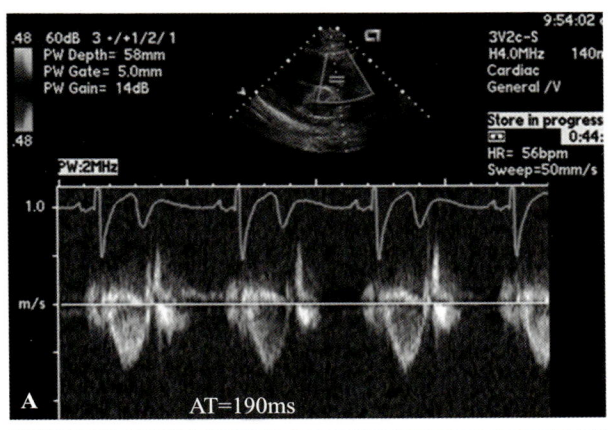

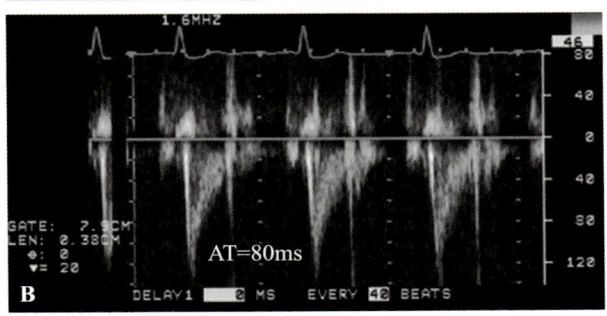

▲ 图 12-10　A. 正常人肺动脉血流频谱，加速时间为 190ms；B. 肺动脉高压患者肺动脉血流频谱，加速时间为 80ms
AT. 加速时间

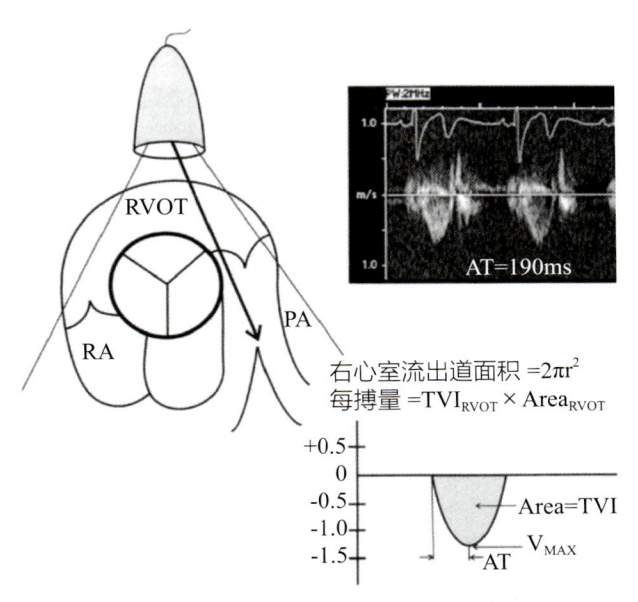

▲ 图 12-9　肺动脉/右心室流出道血流速度的测定方法示意图
在胸骨旁短轴切面，取样线沿右心室流出道和肺动脉近端长轴向后探查。右下方血流频谱示意图显示时间速度积分（TVI）和加速时间（AT）的测量方法。右上方为正常肺动脉血流频谱。同时显示了根据以上参数计算每搏量的方法
ROVT. 右心室流出道；PA. 肺动脉；RA. 右心房

二维多普勒超声心动图易于检测和定量评估。先天性肺动脉狭窄的特征是肺动脉瓣瓣叶增厚且收缩期呈圆顶样开放（图 12-11 和图 12-12）。连续波多普勒可精确测量峰值压差和平均压差（图 12-13）。由于右心室流出道和肺动脉血流的方向均背离探头，超声束与血流方向基本平行，与评估主动脉瓣狭窄相比，声束夹角对测量影响相对较小。

肺动脉瓣狭窄的 M 型超声心动图（图 12-7 和图 12-8）诊断标准是瓣叶增厚且 A 波加深（＞6mm），但 A 波加深仅见于窦性心律患者，或同时存在右心室肥大的患者。A 波加深是由右心室舒张压相对肺动脉舒张压升高所致。右心房收缩时，压力通过肥大且顺应性缺失的右心室传导至肺动脉瓣和肺动脉，导致收缩前期肺动脉瓣的开放加大。如前所述，M 型超声心动图只能提示存在肺动脉瓣狭窄，而不能定量评估狭窄的程度。

391

(二）肺动脉瓣反流

彩色多普勒成像常可显示正常人肺动脉瓣存在轻微反流（图 12-14），应视为正常。反流束大多在肺动脉瓣瓣叶融合处、沿肺动脉边缘出现，也可出现在瓣叶闭合的中心（图 12-15）。当反流束紧贴主动脉壁时，易被误诊为主动脉 – 肺动脉之间的

▲ 图 12-11 先天性肺动脉狭窄患者的胸骨旁短轴切面成像

肺动脉瓣瓣叶（箭）增厚，连续多普勒测得血流峰速为 4.5m/s，对应的跨肺动脉瓣峰值压差为 81mmHg。彩色多普勒成像显示朝向狭窄口的偏心性加速射流

RVOT. 右心室流出道；PA. 肺动脉

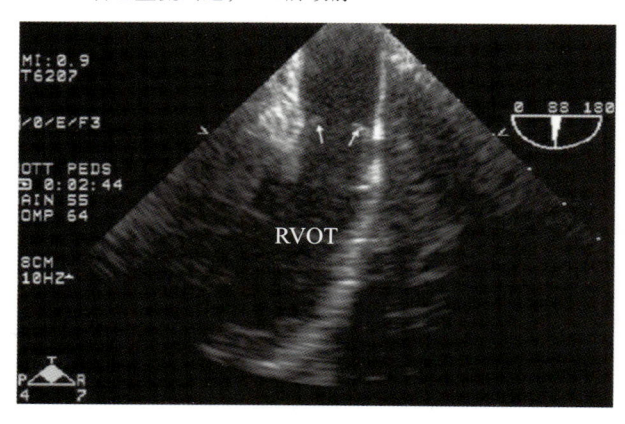

▲ 图 12-12 先天性肺动脉瓣狭窄的青年患者经食管超声心动图成像。收缩中期，肺动脉瓣瓣叶增厚、开放呈圆顶状（箭）为肺动脉瓣狭窄的特征性改变

图片由 Gregory Ensing, MD 提供

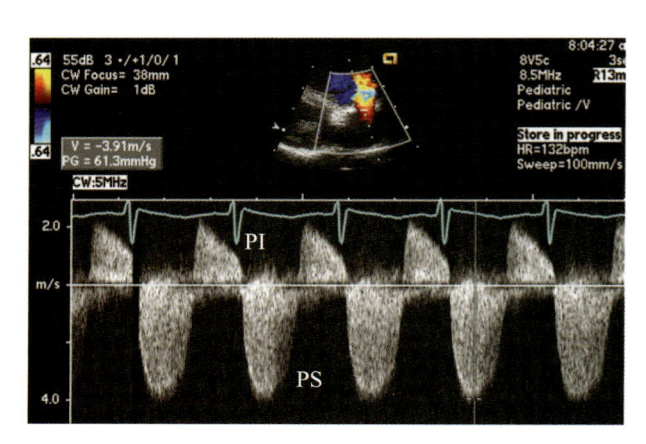

▲ 图 12-13 肺动脉狭窄患者右心室流出道和肺动脉瓣的连续多普勒成像。峰值压差为 61mmHg，同时存在肺动脉瓣反流

PI. 肺动脉瓣反流；PS. 肺动脉瓣狭窄

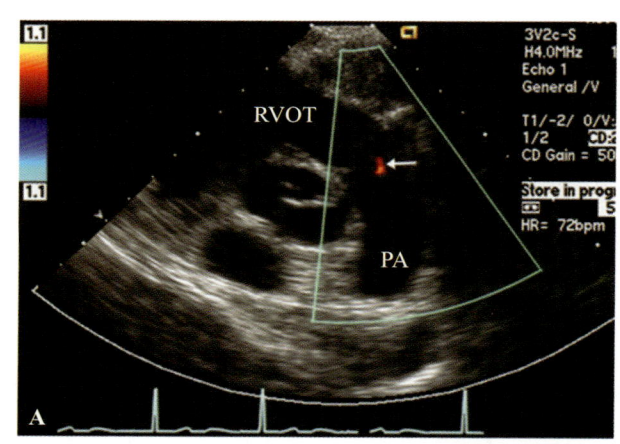

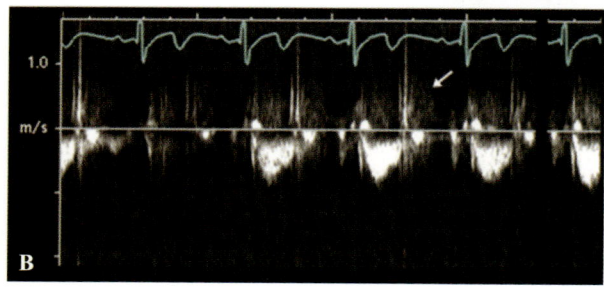

▲ 图 12-14 正常人心底水平胸骨旁短轴切面，显示轻微中心性肺动脉瓣反流

A. 非常小的中心性反流束（箭）；B. 舒张早期多普勒频谱辉度低与肺动脉瓣轻微反流相符

RVOT. 右心室流出道；PA. 肺动脉

病理性交通，鉴别点在于反流仅出现在舒张期。

多种病因可导致肺动脉瓣反流，或者同时合并肺动脉瓣狭窄。肺动脉瓣瓣环扩张可以为原发性，也可以继发于肺动脉高压引起的肺动脉扩张，最终导致肺动脉瓣反流。偶尔可见单个或多个肺动脉瓣瓣叶先天性缺如，可导致严重的肺动脉瓣反流。

肺动脉瓣反流的超声检测几乎完全依赖于彩色血流成像。心底水平胸骨旁短轴切面彩色多频谱成像可显示舒张期反流束，脉冲多普勒成像可以记录与主动脉瓣反流相似的朝向探头的反流频谱。轻度肺动脉瓣反流常为偏心性，因此使用频谱多普勒盲目探查往往难以发现反流束，而在彩色血流多普勒引导下则很容易探测。

由于缺乏可靠的对照标准，肺动脉瓣反流程度评估不如对主动脉瓣反流程度的评估准确。临床上通常使用与评估主动脉瓣反流类似的指标来评估肺动脉瓣反流，包括反流束面积、进入右心室的长度、缩窄区宽度，以及反流束宽度与右心室流出道内径的比值（图12-16）。有时也可根据肺动脉瓣反流引起的血流动力学改变的间接征象来估测肺动脉瓣反流程度，如右心室扩大和右心室容量负荷过重，如没有导致右心室容量负荷过重的其他原因，则提示肺动脉瓣反流至少为中度。

当彩色血流多普勒成像显示肺动脉瓣反流束宽大或散乱时，对肺动脉瓣反流程度可能产生误判。在单个或多个肺动脉瓣先天性缺如或因严重

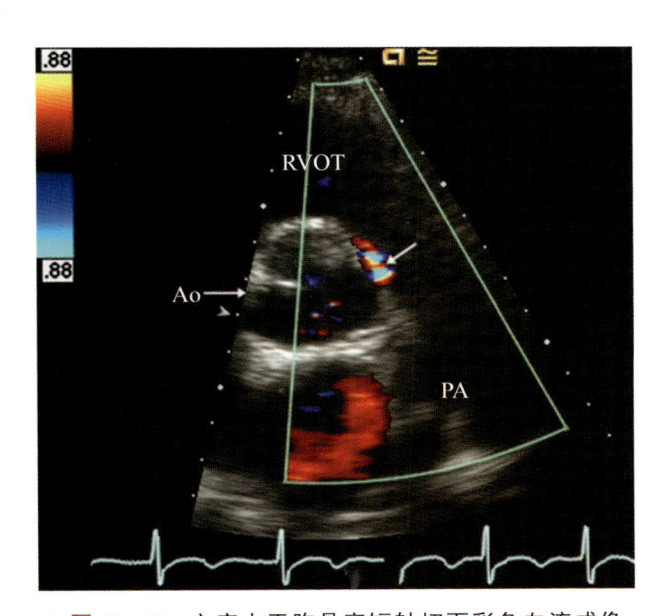

▲ 图12-15 心底水平胸骨旁短轴切面彩色血流成像，显示起自于瓣叶交界处侧方的轻微肺动脉瓣反流。反流束紧贴主动脉壁，可被误认为主动脉-肺动脉瘘；但肺动脉反流仅发生于舒张期，与分流发生的时相不相符
RVOT. 右心室流出道；PA. 肺动脉；Ao. 主动脉

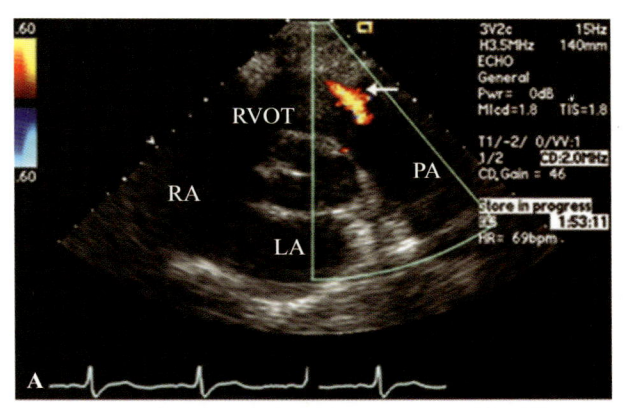

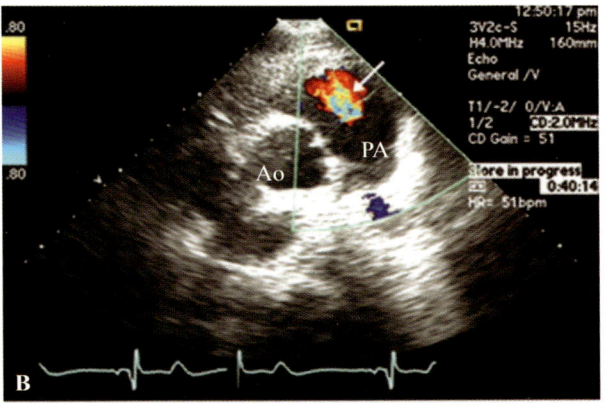

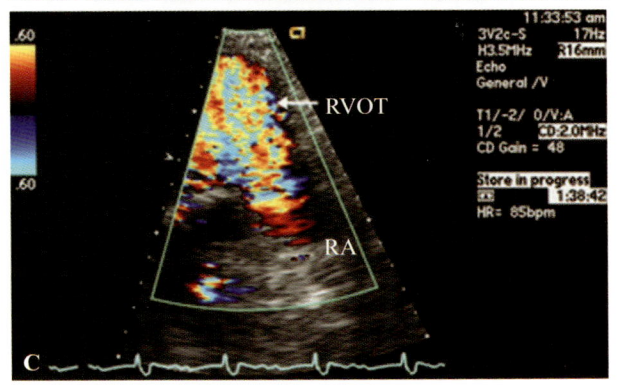

▲ 图12-16 彩色血流成像于胸骨旁短轴切面，显示轻度（A）、中度（B）、重度（C）肺动脉瓣反流
RVOT. 右心室流出道；RA. 右心房；LA. 左心房；PA. 肺动脉；Ao. 主动脉

先天性肺动脉瓣狭窄而切除1个或多个瓣叶的婴幼儿患者中可出现这种现象——由于肺动脉为低压腔并且没有瓣膜"限制"，因此不易显示典型"反流束"的彩色汇聚区、收缩区和远端射流束，但在右心室流出道可见连续性彩色血流信号而邻近肺动脉端没有显示真正的"反流束"，脉冲多普勒频谱有助于明确流经右心室流出道几乎持续全心动周期"往返"的血流（图12-17）。另外，反流频谱呈去顶的三角形，舒张晚期反流速度减低或停止于心室舒张结束前。

与其他瓣膜病变评估类似，通过肺动脉瓣反流频谱也可间接评估反流的严重程度，反流频谱信号较高、减速时间较短表明反流较重，与主动脉瓣反流的评价标准一致（图12-18）。

▲ 图12-17 因先天性肺动脉重度狭窄而切除肺动脉瓣的婴儿患者的胸骨旁短轴切面。

A. 右心室流出道（RVOT）和近端肺动脉扩张；肺动脉瓣（PA）原有位置如箭所示。B. 在舒张早期可观察到"游离瓣"反流，但没有典型的"反流束"或彩色汇聚区。小插图是右心室流出道的连续多普勒成像，显示收缩期峰值速度约1.1m/s，肺动脉瓣反流在心室收缩前，呈信号较强、持续时间短的三角形频谱

Ao. 主动脉

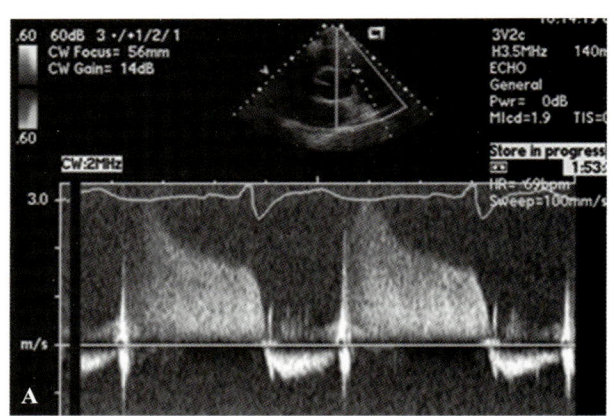

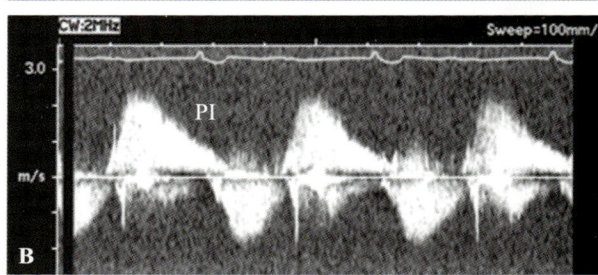

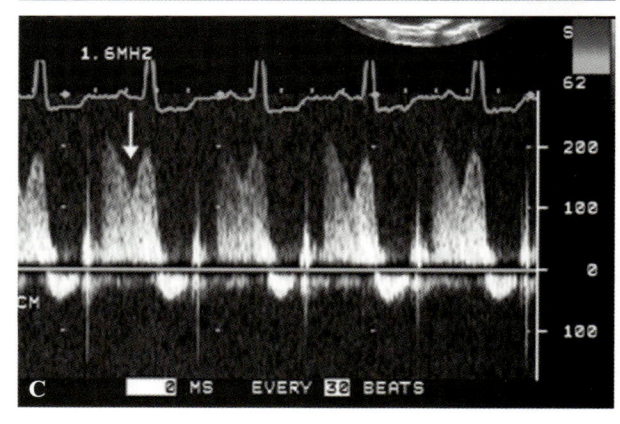

▲ 图12-18 肺动脉瓣反流的连续波频谱

A. 轻度反流时频谱信号微弱，舒张期减速缓慢；B. 重度反流时频谱信号较强且减速较快；C. 中度肺动脉瓣反流合并右心室肥大，顺应性差，心房收缩同时发生反流中断切迹（箭）。形成机制为心房收缩时，血液流入顺应性缺失的右心室；从而血液在收缩期之前进入右心室流出道，干扰了舒张期肺动脉瓣反流。PI. 肺动脉瓣反流

根据简化的 Bernoulli 方程，可利用肺动脉瓣反流速度计算肺动脉舒张压（PADP）——根据肺动脉舒张末期反流速度计算肺动脉和右心室流出道之间的压差（图 12-19），再加上已知的右心室舒张压[理论上等于右心房压（RA）]获得。计算等式为 PADP = RA + ΔP_{pv}，其中 ΔP_{pv} 为肺动脉和右心室流出道之间的压差。结合三尖瓣反流速估测出的右心室收缩压，可以计算肺动脉收缩压（PASP）和舒张压（PADP），并根据以下公式计算肺动脉平均压（PAMP），即 PAMP =（PASP + 2×PADP）/3。

有时，肺动脉瓣反流的频谱在舒张晚期出现切迹；如发生在窦性心律患者中，则提示右心室壁肥厚和（或）右心室顺应性减低。原因是心房收缩时将右心房压力升高，血液流入顺应性差的右心室，右心室舒张末期压力升高，干扰了肺动脉瓣反流（图 12-18C）。

（三）肺动脉瓣的其他病变

肺动脉瓣较少发生肿瘤或其他占位。与其他瓣膜一样，感染性心内膜炎也可累及肺动脉瓣，但发生概率远低于其他瓣膜。肺动脉瓣受累时，与其他心脏瓣膜类似，也会出现赘生物随瓣膜摆动的征象。肺动脉瓣纤维瘤或乳头状瘤非常少见，典型表现为通过细蒂与瓣叶相连的小球形团块。

原发性肺动脉扩张临床上多见于老年女性患者（图 12-20），表现为肺动脉近端显著扩张，偶尔累及左、右肺动脉分支；通常继发肺动脉瓣反流，在 M 型超声心动图上可见显著的肺动脉瓣瓣叶高频颤动。此外，偶尔也能见到单发的肺动脉瘤（图 12-21）。

（四）右心室流出道的评估

右心室流出道指右心室位于室上嵴至肺动脉瓣瓣环之间的部分，为右心室的小梁化区。由于其具有肌肉属性，肺动脉高压和肺动脉瓣狭窄等引起右心室压升高的疾病均可导致右心室流出道心肌代偿性肥厚。由于右心室流出道接近前胸壁，因此可在胸骨旁短轴切面显示。在此切面可以评估右心室流出道内径、心肌小梁化和肥厚的程度（图 12-22）。右心室流出道梗阻常见病因是右心室室壁肥厚导致的动力性梗阻，也可能是孤立性流出道梗阻等原发性疾病。右心室流出道梗阻时 M 型超声心动图上可出现特征性的肺动脉瓣异常运动，与孤立性主动脉瓣下狭窄时主动脉瓣异常运动相似，在 M 型超声心动图上表现为肺动脉瓣粗大的颤动波（图 12-7 和图 12-8）。右心室流出道梗阻矫治术后，右心室流出道可出现特异性改变——流出道可见补片或呈瘤样扩张。

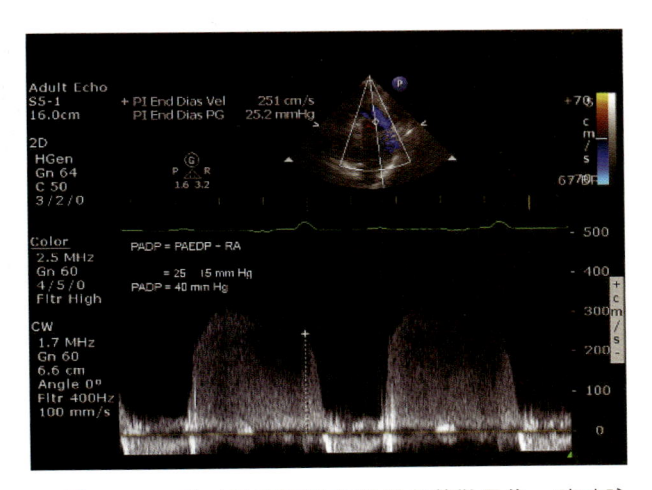

▲ 图 12-19 肺动脉高压患者连续多普勒显像，肺动脉舒张压可由舒张末期反流速度评估压差和假设的右心房压（15mmHg）相加获得

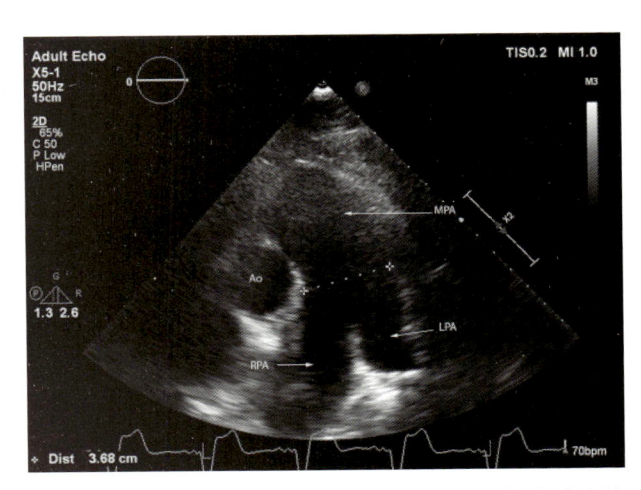

▲ 图 12-20 胸骨旁心底短轴切面显示先天性肺动脉扩张的老年女性患者。图示主肺动脉内径 3.68cm，左、右肺动脉均扩张，没有肺动脉高压或明显肺动脉反流的征象

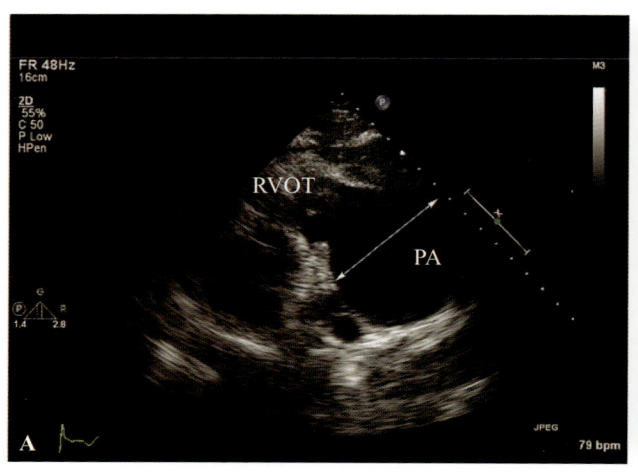

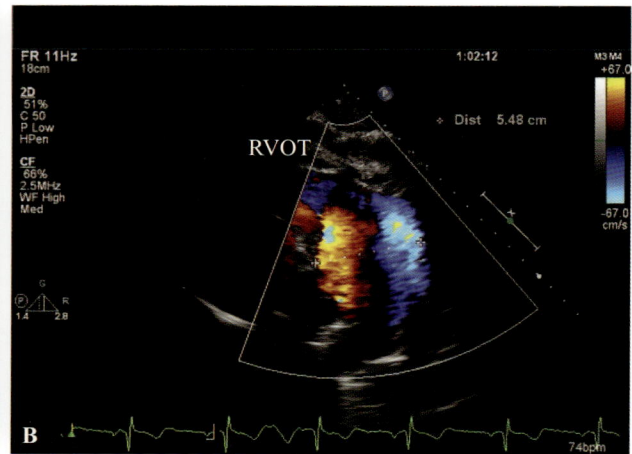

▲ 图 12-21 胸骨旁短轴切面显示肺动脉动脉瘤

A. 显示了肺动脉靠近右心室流出道测值相对正常，远端扩张如图标注；B. 显示了彩色多普勒下动脉瘤的轮廓，测值约 5.5cm
RVOT. 右心室流出道；PA. 肺动脉

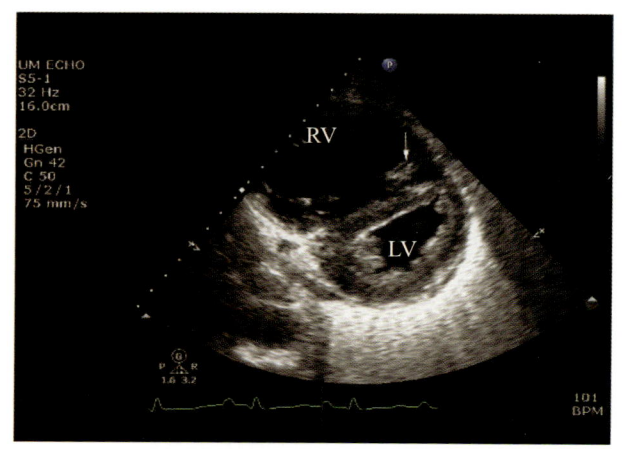

▲ 图 12-22 肺动脉高压并继发漏斗部肥大的患者的胸骨旁乳头肌水平短轴切面。显示右心室扩大，室间隔扁平偏向左心室侧，左心室受压变小，箭示右心室漏斗部明显肥厚

RV. 右心室；LV. 左心室

三、三尖瓣

三尖瓣瓣环扩张或右心室扩大导致三尖瓣对合错位，所引起的继发或功能性三尖瓣关闭不全是成人最常见的三尖瓣疾病。这是肺动脉高压或其他导致右心室扩大疾病的常见继发表现。因此，三尖瓣关闭不全同时合并三尖瓣瓣环扩张的诊断应寻找潜在病因，如肺动脉高压或右心室心肌梗死、右心室心肌病等。

在 4 个心脏瓣膜中，三尖瓣的解剖结构最为复杂，其 3 个瓣叶沿三尖瓣瓣环附着。三尖瓣瓣环与圆形的二尖瓣瓣环相比，几何形态的变化更多，且 3 个瓣叶的大小不同，前叶（或侧叶）通常明显大于隔叶和后叶。3 个瓣叶中隔叶最小，其附着点位置与二尖瓣前叶相比，更靠近心尖部，这是三尖瓣和二尖瓣的主要鉴别点之一，也是复杂先天性心脏三节段分析中识别解剖右心室的可靠方法。三尖瓣闭合依赖于 3 个瓣叶的相互作用，瓣叶在闭合线上有不同程度的重叠，腱索连接于室间隔和右心室游离壁上的 3 束乳头肌。由于 3 个瓣叶均大小不定，通常难以确定各瓣叶在收缩期的位置、大小和运动情况。

三尖瓣可在经胸和经食管超声心动图的多个切面显示（图 12-23）。探头置于胸骨旁并向内侧倾斜使超声束指向胸骨下，得到的右心室流入道切面是显示三尖瓣的极佳切面。此切面可以清晰显示三尖瓣前叶、后叶、右心房、右心室及冠状静脉窦，偶尔可见下腔静脉及下腔静脉瓣（图 12-24A）。在胸骨旁心底短轴切面，三尖瓣前叶和隔叶位于主动脉的 9 点钟方向（图 12-24B）。

在心尖四腔心切面，可显示三尖瓣并确定其与二尖瓣的相对位置关系（图 12-25）。如第 19 章所述，正常三尖瓣瓣环较二尖瓣瓣环的位置更

第 12 章 三尖瓣和肺动脉瓣
Tricuspid and Pulmonary Valves

经胸超声心动图切面

右心室流入道切面　　胸骨旁短轴切面　　心尖四腔心切面　　剑突下切面

经食管超声心动图切面

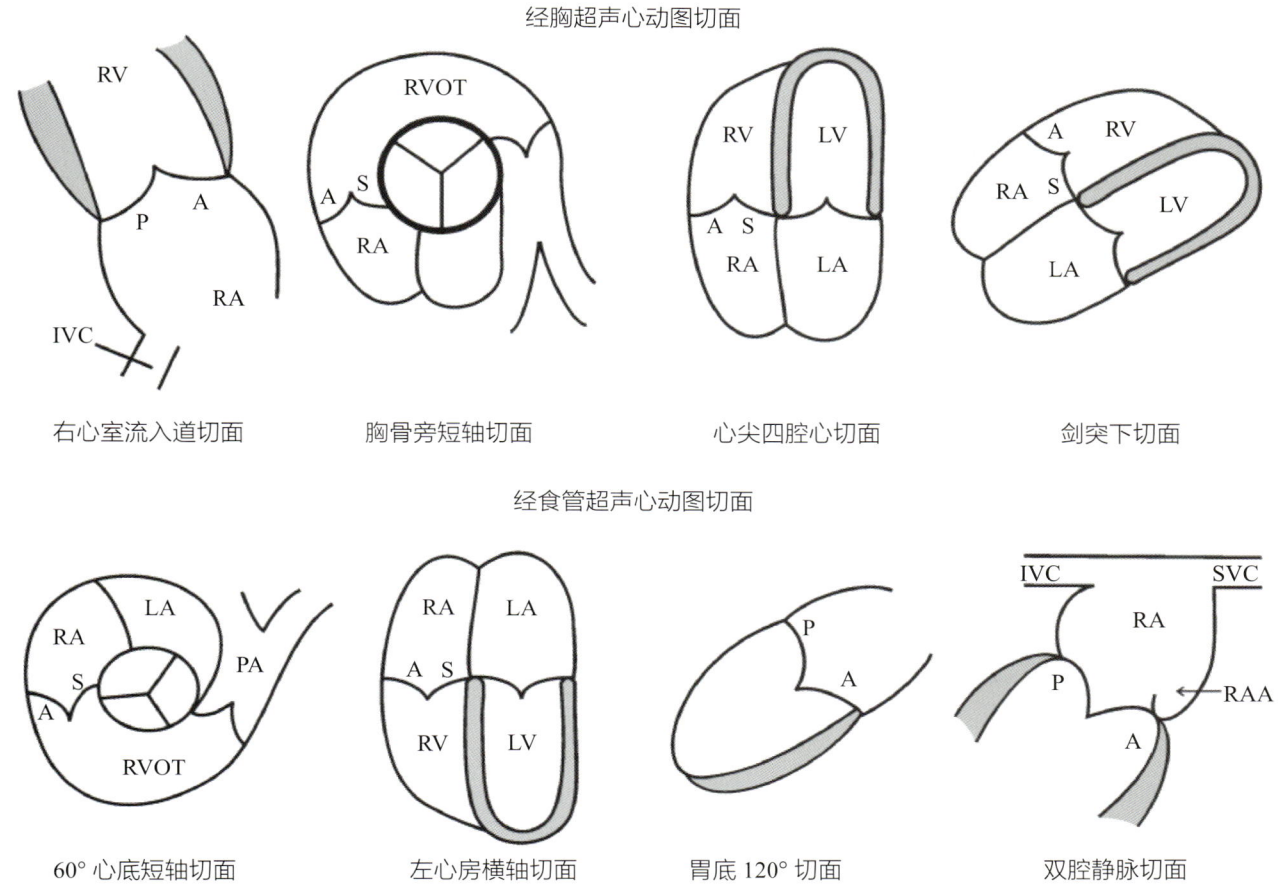

60°心底短轴切面　　左心房横轴切面　　胃底 120°切面　　双腔静脉切面

▲ 图 12-23　经胸和经食管超声心动图多切面示意图。显示三尖瓣前叶（A）、后叶（P）及隔叶（S）在各切面的位置
IVC. 下腔静脉；LA. 左心房；LV. 左心室；PA. 肺动脉；RA. 右心房；RAA. 右心耳；RV. 右心室；RVOT. 右心室流出道；SVC. 上腔静脉

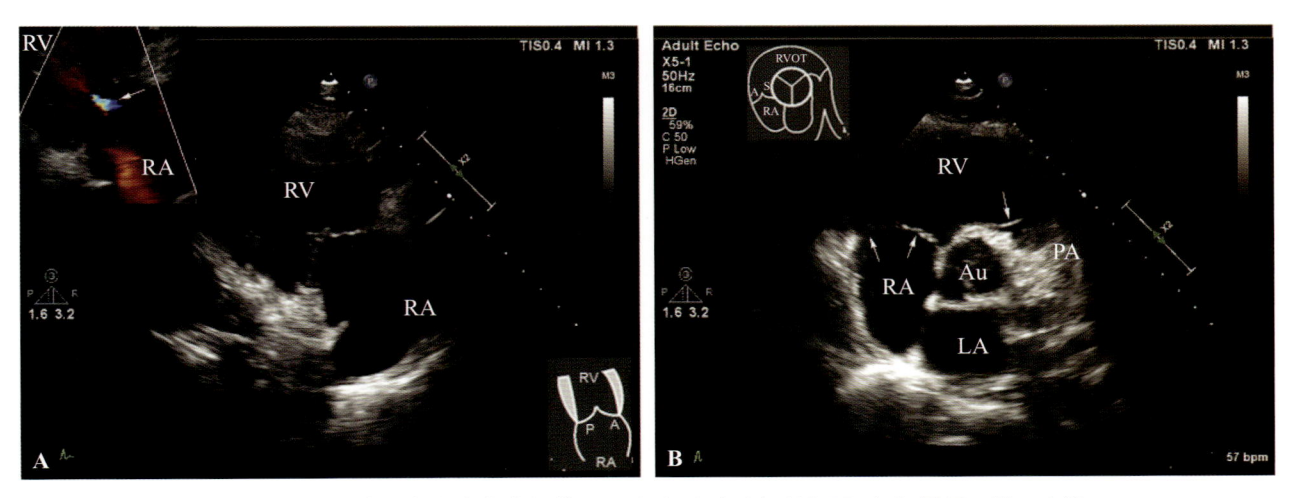

▲ 图 12-24　胸骨旁右心室流入道切面（A）和心底短轴切面（B）显示正常三尖瓣
A. 显示三尖瓣瓣叶的闭合点；左上角插图显示非常微量的生理性三尖瓣反流，常见于正常三尖瓣；B. 同一患者的短轴切面显示闭合的三尖瓣（向上箭）和部分打开的肺动脉瓣（向下箭）
RA. 右心房；RV. 右心室；RVOT. 右心室流出道；LA. 左心房；PA. 肺动脉；A. 三尖瓣前叶；P. 三尖瓣后叶

397

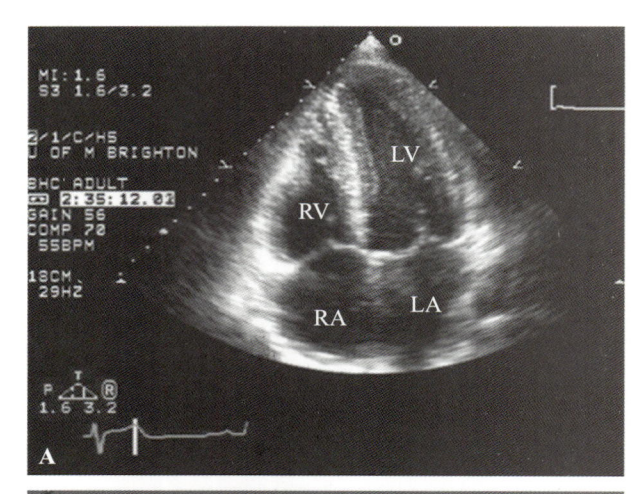

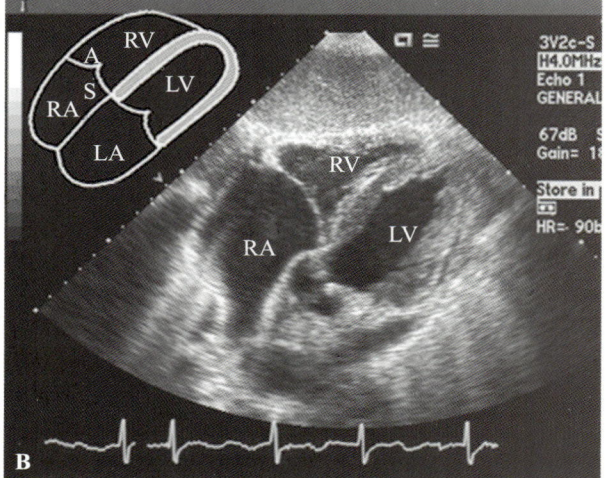

▲ 图 12-25 心尖四腔心切面（A）和剑突下切面（B）显示正常三尖瓣
RA. 右心房；RV. 右心室；LA. 左心房；LV. 左心室；PA. 肺动脉；A. 三尖瓣前叶；S. 三尖瓣隔叶

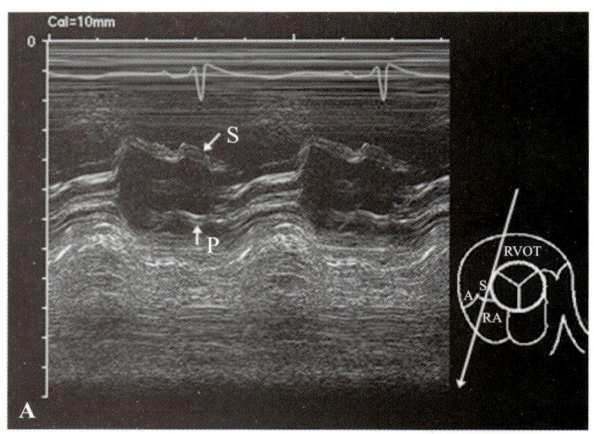

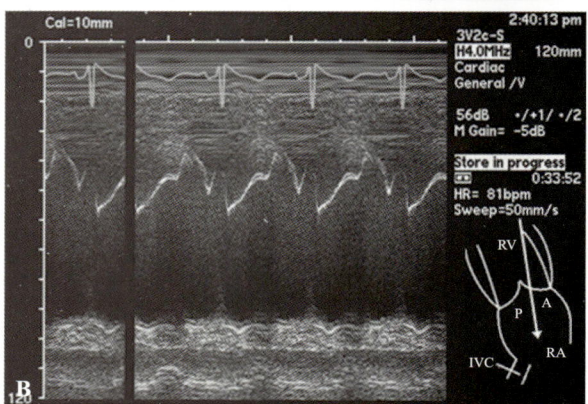

▲ 图 12-26 胸骨旁短轴切面（A）和右心室流入道切面（B）M 型超声心动图记录正常三尖瓣的运动曲线
RA. 右心房；RV. 右心室；RVOT. 右心室流出道；IVC. 下腔静脉；A. 三尖瓣前叶；P. 三尖瓣后叶；S. 三尖瓣隔叶

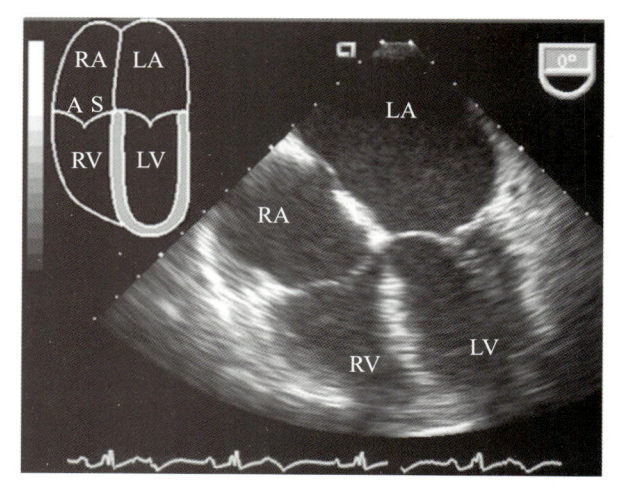

▲ 图 12-27 经食管超声心动图左心房横轴切面（0°）。三尖瓣隔叶（S）与二尖瓣前叶相比更靠近心尖。小叶解剖见图 12-22
RA. 右心房；RV. 右心室；LA. 左心房；LV. 左心室；A. 三尖瓣前叶；S. 三尖瓣隔叶

接近心尖。心尖四腔心切面可清晰显示三尖瓣隔叶及前叶。由于三尖瓣的解剖结构及运动形态复杂，M 型超声心动图对诊断三尖瓣病变几乎没有作用，只能显示和二尖瓣相似的 2 个瓣叶的开放形态（图 12-26）。

经食管超声心动图也有多个切面可显示三尖瓣，但一般而言，诊断三尖瓣疾病时使用经食管超声心动图对于经胸超声心动图的补充作用不如二尖瓣疾病。经食管中段四腔心切面可以显示三尖瓣（图 12-27），此切面和经胸的心尖四腔心切面类似。心底 80°～110°切面观察三尖瓣也很好（图

12-28），探头置于食管中段可以显示三尖瓣短轴切面（图 12-29），将探头插入胃底能更清楚地显示三尖瓣长轴（图 12-30）。

由于三尖瓣观察角度的限制、瓣叶结构多样且运动形式多变等原因，三尖瓣的三维成像技术难度大，且临床价值小于二尖瓣。图 12-31 为正常三尖瓣，经食管三维超声心动图显示 3 个瓣叶对合的图像。图 12-32 为功能性大量三尖瓣反流的患者，三维超声心动图显示反流孔的图像。

（一）三尖瓣的多普勒评价

超声心动图多个切面可用于评估三尖瓣流入血流与三尖瓣反流。因为三尖瓣有效瓣口面积明显大于二尖瓣瓣口，所以在相同流量下，三尖瓣流入血流速度低于二尖瓣流入血流速度。正常三尖瓣血流频谱与二尖瓣类似，包括舒张早期流速较高的 E 波与心房收缩期流速较低的 A 波，没有明显三尖瓣病变时，E/A 比通常 > 1.0（图 12-

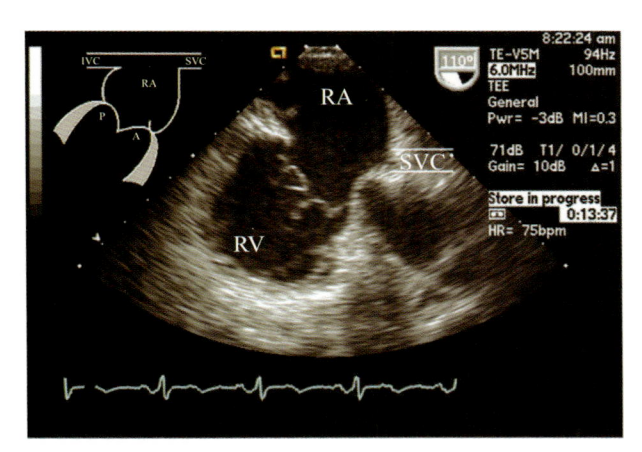

▲ 图 12-28　经食管超声心动图心底 110° 切面，参考图 12-23 的三尖瓣解剖示意图
RA. 右心房；RV. 右心室；SVC. 上腔静脉；IVC. 下腔静脉；A. 三尖瓣前叶；P. 三尖瓣后叶

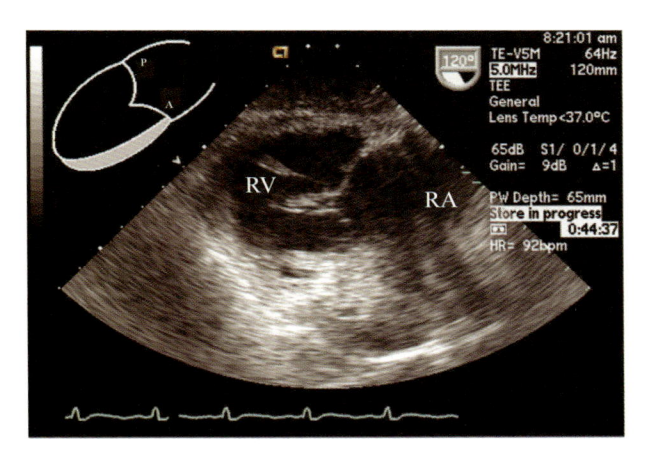

▲ 图 12-30　经食管超声心动图胃底 120° 切面，右心室心尖、三尖瓣及部分右心房可清晰显示。该切面观察三尖瓣腱索和乳头肌极佳
RA. 右心房；RV. 右心室；A. 三尖瓣前叶；P. 三尖瓣后叶

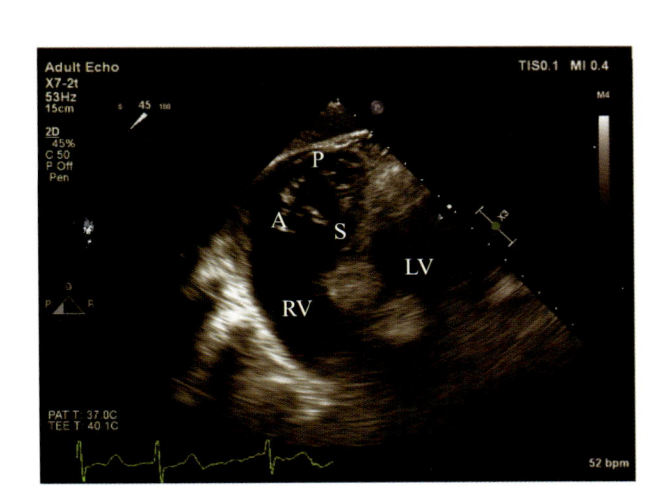

▲ 图 12-29　经食管超声心动图显示正常三尖瓣。舒张期三尖瓣前叶、后叶和隔叶清晰可见
RV. 右心室；LV. 左心室；A. 三尖瓣前叶；S. 三尖瓣隔叶；P. 三尖瓣后叶

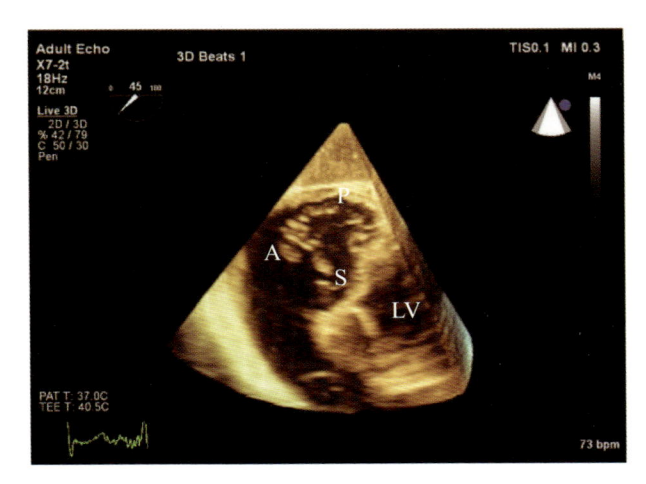

▲ 图 12-31　正常三尖瓣的经食管实时三维超声心动图 45° 切面。三尖瓣前叶、后叶和隔叶可清晰显示。在实时动态图像中，可以更好地显示复杂的三尖瓣关闭模式
LV. 左心室；A. 三尖瓣前叶；S. 三尖瓣隔叶；P. 三尖瓣后叶

399

33）。彩色血流成像也可用于显示三尖瓣反流，由于三尖瓣复杂的关闭方式，正常人也可出现轻度三尖瓣反流，但局限于收缩早期（图12-24A和图12-34），不具有临床意义。三尖瓣反流发生率亦随着年龄增长而增加。通常生理性三尖瓣反流速度较低，提示右心室收缩压在正常范围内，且右心房、右心室大小正常。

（二）三尖瓣狭窄

三尖瓣狭窄发病率很低，病因包括极为罕见的先天性三尖瓣狭窄、风湿性三尖瓣狭窄（必合并二尖瓣狭窄），以及类癌综合征伴发的较轻的三尖瓣狭窄。三尖瓣狭窄时瓣叶增厚，瓣叶和腱索运动受限（图12-35），可在多个切面可用于测定跨瓣压差。

（三）三尖瓣反流

不同于三尖瓣狭窄，三尖瓣反流比较常见。三尖瓣反流多继发于三尖瓣瓣环扩张或右心室扩大，也可由原发性三尖瓣疾病引起。如前所述，正常人也可发生少量生理性三尖瓣反流。三尖瓣反流的病因见表12-1，其中最常见病因是三尖瓣瓣环扩张或右心室扩大，从而引起三尖瓣功能性反流；同时三尖瓣瓣环扩张或右心室扩大也可能是多种病因引起肺动脉高压的结果。另外，功能

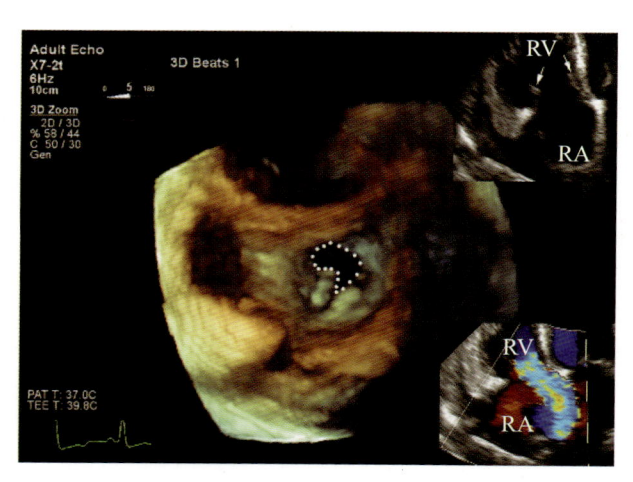

▲ 图12-32 重度功能性三尖瓣关闭不全的经食管实时三维超声心动图。中间大图：从右心房侧观察三尖瓣收缩中期的实时三维图像，虚线勾勒了功能性三尖瓣反流的反流口。右上方图显示右心房、右心室和三尖瓣放大切面的细节，瓣叶呈持续开放状态。右下方图是经胸彩色血流多普勒成像，显示由于三尖瓣对合不良引起大量反流

RA. 右心房；RV. 右心室

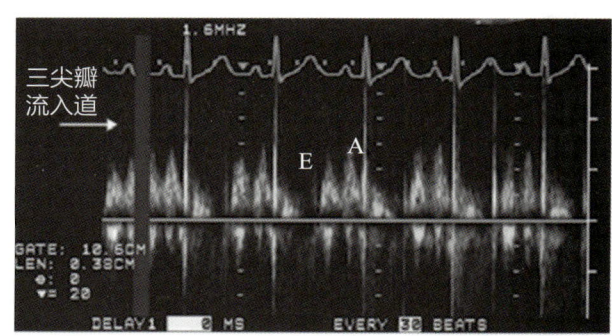

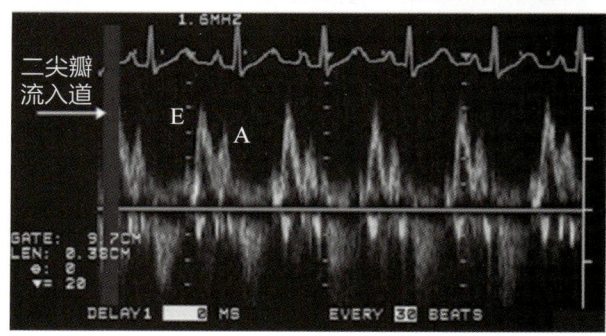

▲ 图12-33 脉冲频谱多普勒比较，上图为三尖瓣流入道血流频谱，下图为二尖瓣流入道血流频谱。由于三尖瓣瓣口有效面积明显大于二尖瓣瓣口，三尖瓣瓣口的血流速度低于二尖瓣瓣口

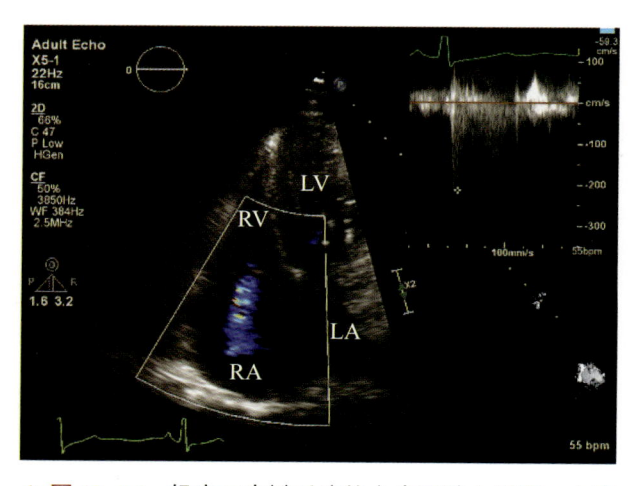

▲ 图12-34 轻度三尖瓣反流的心尖四腔心切面。中间大图示显示右心房、右心室轻度扩大，彩色血流成像显示收缩期三尖瓣瓣口轻度反流。右上角图显示三尖瓣反流的连续频谱多普勒频谱，速度正常，提示没有肺动脉高压

RA. 右心房；RV. 右心室；LA. 左心房；LV. 左心室

第 12 章 三尖瓣和肺动脉瓣
Tricuspid and Pulmonary Valves

性三尖瓣反流可发生在因分流导致右心室容量负荷过重或原发性右心室心肌病等导致右心室扩大的任何疾病中。功能性三尖瓣反流的严重程度和三尖瓣瓣尖对合程度有关；通过定量评估对合面积或高度（图 12-36），可以预测三尖瓣手术修复的可能性。功能性三尖瓣反流程度可从轻度至重度不等（图 12-37 至图 12-39），随疾病发展，三尖瓣反流将引起右心室进行性增大，进而加重三尖瓣反流程度。

虽然三维超声心动图也可用来直接显示反流瓣口，但是对三尖瓣反流口的直接显示不如显示二尖瓣瓣口成功率高（图 12-32 和图 12-40）。

几个超声心动图参数在功能性三尖瓣反流的三尖瓣成形术的外科决策中发挥作用。已被评估为可能对三尖瓣成形术有益处的参数包括心尖四腔心切面测量的三尖瓣瓣环及三尖瓣"隆起区域"。通常建议在心尖四腔视图中测量的环形尺寸 > 40mm 时，可在联合其他心脏手术的同时进行三尖瓣成形术。三尖瓣成形术能否成功的一个重要问题是评估右心室功能，但评估仍存在问

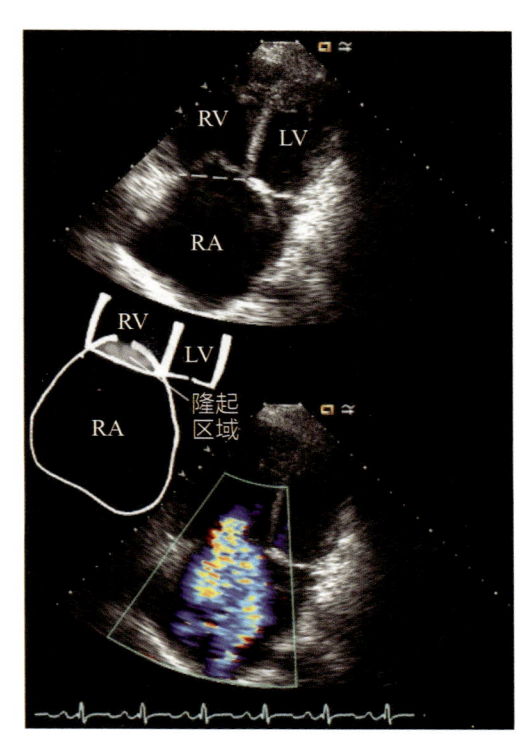

▲ 图 12-36 继发性、功能性三尖瓣反流患者心尖四腔心切面显示三尖瓣解剖结构。瓣尖移位及三尖瓣瓣叶对合错位。可以将三尖瓣瓣环（虚线）和向心尖移位的瓣叶（阴影区域）的面积当做"隆起区域"，在彩色血流图中可见严重的三尖瓣反流
RA. 右心房；RV. 右心室；LV. 左心室

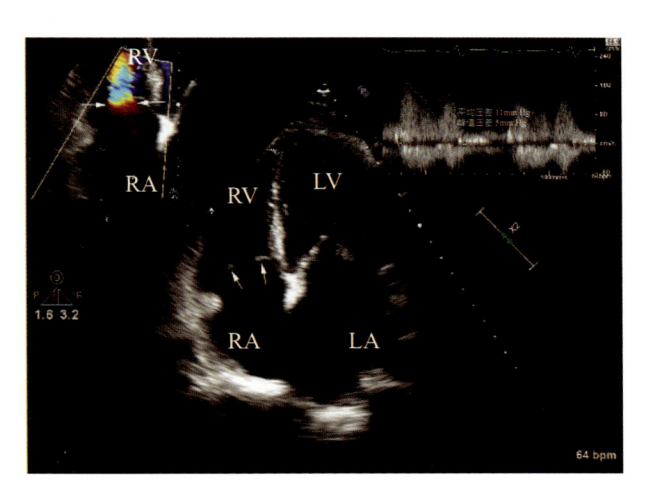

▲ 图 12-35 风湿性心脏病二尖瓣、三尖瓣同时受累患者的心尖四腔心切面
中间大图：舒张中期三尖瓣开放"呈圆顶样"（箭）；左上角图：舒张中期三尖瓣瓣口彩色多普勒细节图，显示舒张期瓣口开放受限；右上角图：连续多普勒测得三尖瓣狭窄口的平均压差为 5mmHg
RA. 右心房；RV. 右心室；LA. 左心房；LV. 左心室

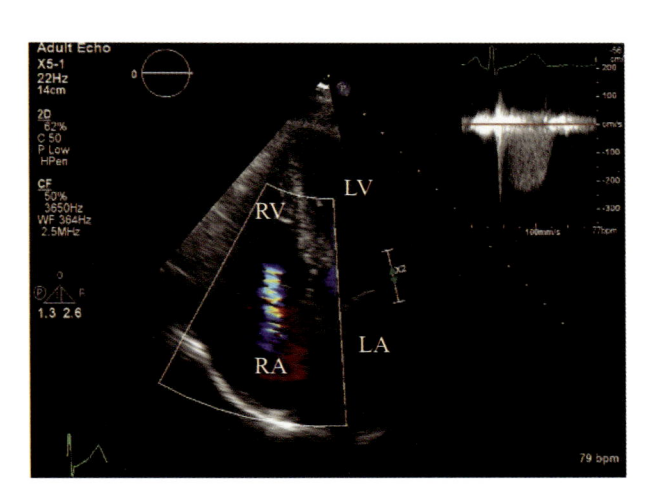

▲ 图 12-37 轻度三尖瓣反流患者的心尖四腔心切面。右心房轻度增大，右心室大小正常。右上角图：连续多普勒频谱测得三尖瓣反流的峰值流速 < 2.5m/s，提示没有肺动脉高压
RA. 右心房；RV. 右心室；LA. 左心房；LV. 左心室

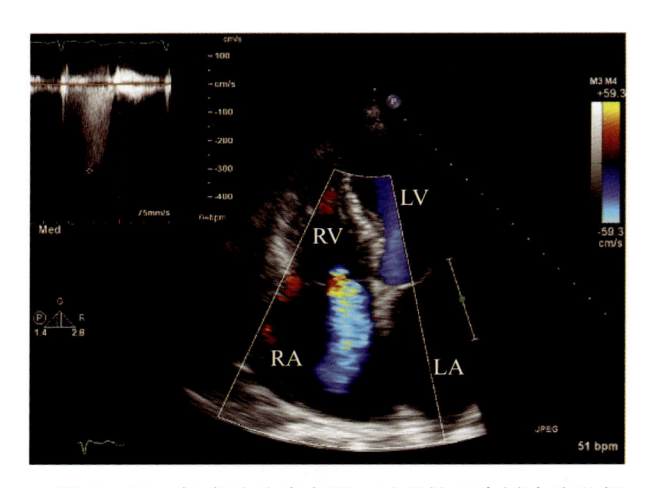

▲ 图 12-38 轻度肺动脉高压、继发性三尖瓣中度关闭不全患者的突出显示右心的心尖四腔心切面

中间图：三尖瓣反流束面积约占扩大的右心房 1/3，左上角：连续频谱多普勒测得右心室 – 右心房最大压差为 36mmHg，结合估计的右心房压，推测右心室收缩压为 46mmHg

RA. 右心房；RV. 右心室；LA. 左心房；LV. 左心室

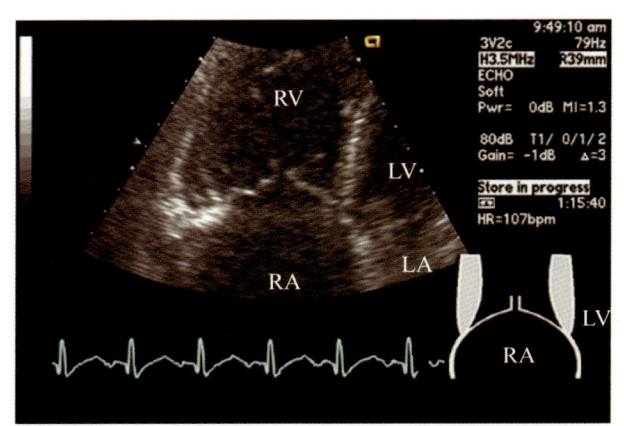

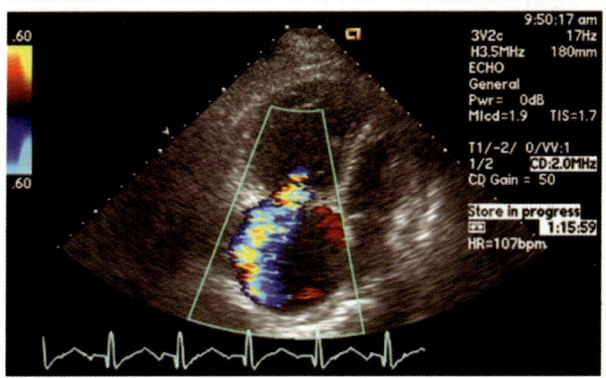

▲ 图 12-39 放大的心尖切面显示右心室与右心房。由于右心室扩大及功能障碍引起三尖瓣瓣环扩大，进而牵拉三尖瓣瓣叶

A. 收缩早期三尖瓣不能闭合；B. 轻度偏心性反流约占右心房面积的 30%。由于反流束冲击右心房壁；其显示的反流面积可能低估三尖瓣反流严重程度

RA. 右心房；RV. 右心室；LA. 左心房；LV. 左心室

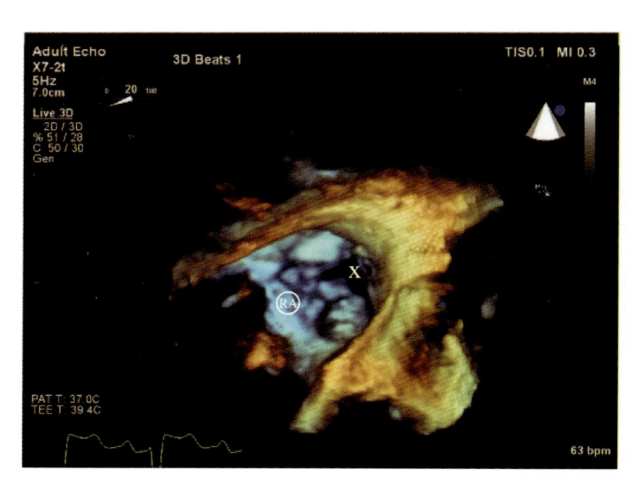

▲ 图 12-40 大量功能性三尖瓣反流的经食管实时三维超声心动图。从右心房侧观察三尖瓣收缩期的实时三维图像，可见一个大的三尖瓣反流孔（X）

RA. 右心房

题。目前用于评估三尖瓣成形术相关的右心室功能超声心动图参数包括：右心室面积变化率、右心室射血分数，以及最近发展的右心室游离壁纵向应变。但这些研究结果目前都没有达到一定的可靠性或准确性水平，故不能被视为最后明确决策的方法。与此同时，MRI 也被用于评估右心室大小和功能，并取得了类似的成效。

和二尖瓣一样，三尖瓣关闭不全可能是黏液样变性引起三尖瓣脱垂所致（图 12-41），大多数病例同时合并二尖瓣脱垂。因为三尖瓣瓣叶解剖变异较大，其收缩期和舒张期运动远不如二尖瓣运动可以预测，正常三尖瓣在 1 个或多个切面可表现为脱垂超过瓣环水平，但并没有相关疾病。

三尖瓣反流的另一个病因为腱索断裂，可以是自发性断裂或偶尔由钝性胸部外伤引起。图 12-42 记录了一名机动车车祸患者的超声心动图表现。三尖瓣部分连枷运动继发于腱索断裂。和其他心脏瓣膜一样，心内膜炎导致的瓣叶穿孔和（或）腱索断裂也可引起三尖瓣反流（图 12-43）。

永久性心脏起搏器或除颤器及其他导管也可导致三尖瓣反流。据估计，永久性心脏起搏器置

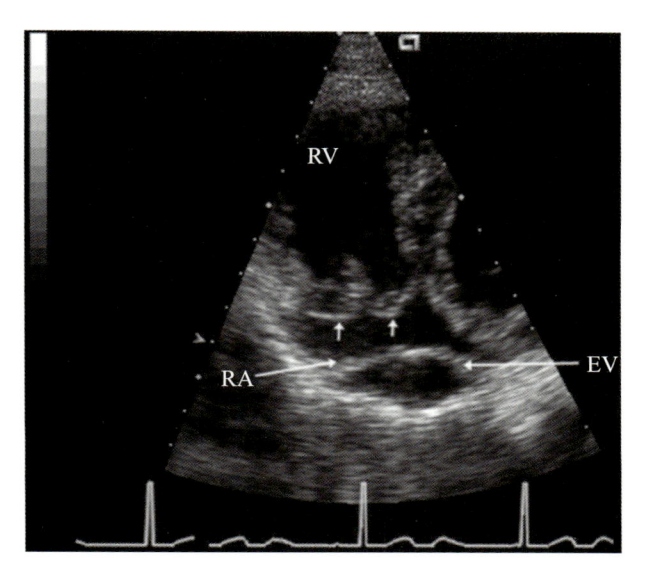

第 12 章 三尖瓣和肺动脉瓣
Tricuspid and Pulmonary Valves

▲ 图 12-41 马方综合征患者经胸超声心动图。可见三尖瓣黏液样变性、2 个瓣叶明显脱垂（小箭），图像中还显示了下腔静脉瓣（**EV**）
RA. 右心房；RV. 右心室

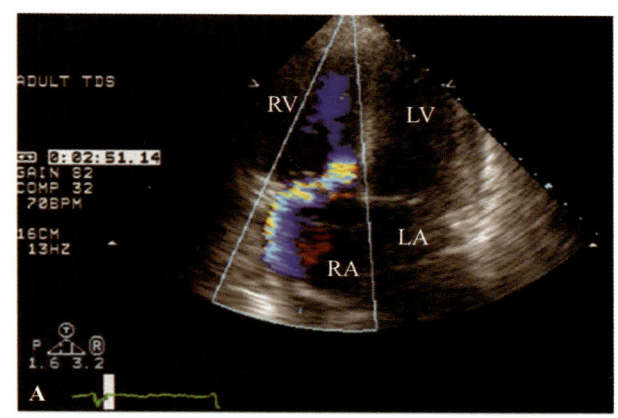

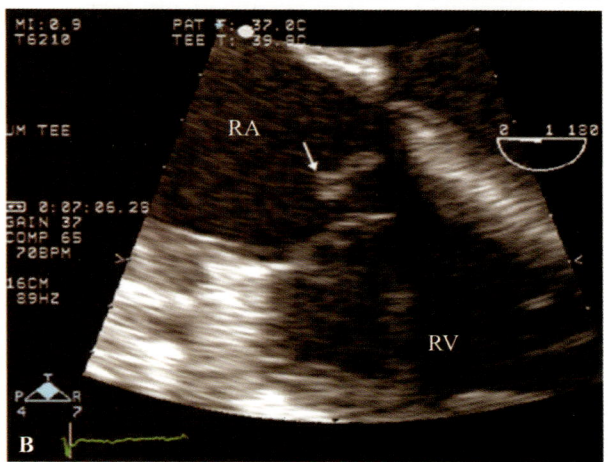

▲ 图 12-42 **A**. 经胸心尖四腔心切面显示明显偏心的三尖瓣反流；**B**. 经食管超声心动图心房后横向切面显示同一患者三尖瓣隔叶的裂隙（箭），收缩期隔叶脱入瓣环平面上方。本例为车祸所致的外伤性三尖瓣断裂
LA. 左心房；LV. 左心室；RA. 右心房；RV. 右心室

入后超过 20% 的个体发生了新的三尖瓣反流。反流可由三尖瓣直接创伤致瓣叶穿孔、部分腱索断裂，或更为常见的原因是起搏器导线横穿三尖瓣干扰瓣叶活动。三维超声心动图显示，三尖瓣反流多见于起搏器导线穿过三尖瓣瓣叶中央时，而位于 2 个瓣叶之间，靠近瓣叶插入到三尖瓣瓣环时相对少见（图 12-44）。当三尖瓣长期伴发炎症和纤维化时，瓣叶挛缩可能导致反流。大部分三尖瓣反流都比较轻微，但也有严重反流，同时导致右心室功能不全并产生右心衰竭的症状。图 12-45 至图 12-48 记录了在置入永久性心脏起搏器 / 除颤器导线后三尖瓣反流的发展过程。通常，三尖瓣反流是偏心性的，瓣叶活动受起搏器导线影响时，反流束汇聚区会朝心尖发生偏移。

在拔除和（或）更换已损坏或感染的导线后也容易出现三尖瓣反流，可能原因是瓣叶慢性纤维化和相关瓣叶组织粘连于导线，拔除导线时对瓣叶造成了直接的损伤，瓣叶可能呈连枷状从而导致反流（图 12-49）。

心脏移植术后患者因多次进行右心室心肌活检常可引起严重的三尖瓣反流，可能与三尖瓣和

（或）腱索损伤有关。移植心脏的特殊特征还包括双心房扩大和突出的缝合线。受损的三尖瓣表现如图 12-42 和图 12-49 所示。

（四）缺血性心脏病

与左心室相比，右心室很少发生心肌梗死。右心室心肌梗死多与右冠状动脉近端闭塞有关，常合并下壁心肌梗死。右心室功能障碍在没有其他并发症的下壁心肌梗死中相对轻微且易恢复。急性右心室心肌缺血会导致侧壁向外扩张、乳头肌移位，导致三尖瓣关闭不全。主要因为缺血而不是乳头肌疾病导致的严重三尖瓣关闭不全较少发生乳头肌破裂，这点和二尖瓣类似。通常，右

403

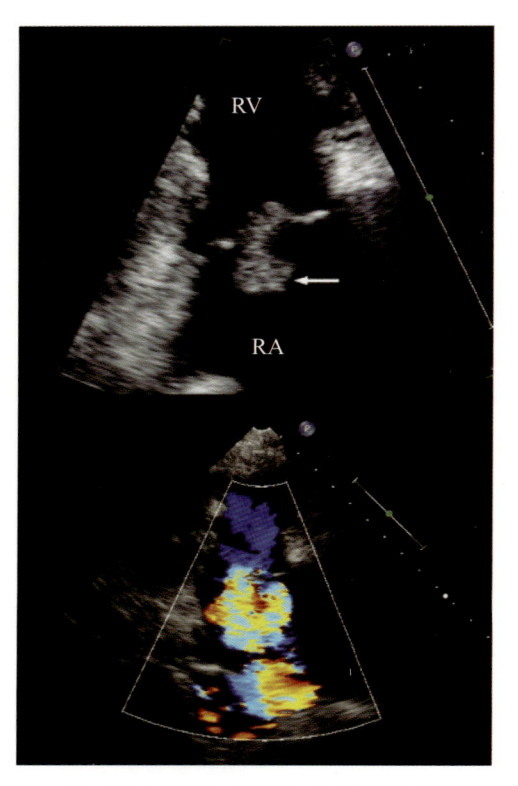

▲ 图 12-43 经胸超声心动图右心室流入道切面显示三尖瓣大量赘生物形成（上图箭），彩色血流成像显示三尖瓣重度关闭不全

RA. 右心房；RV. 右心室

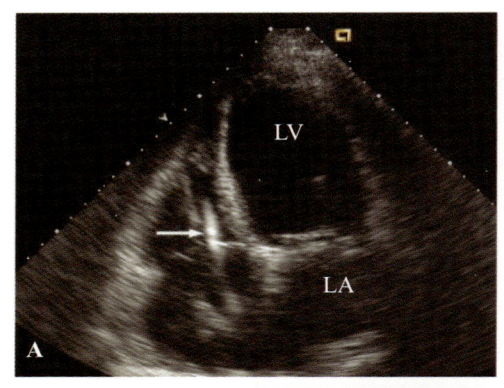

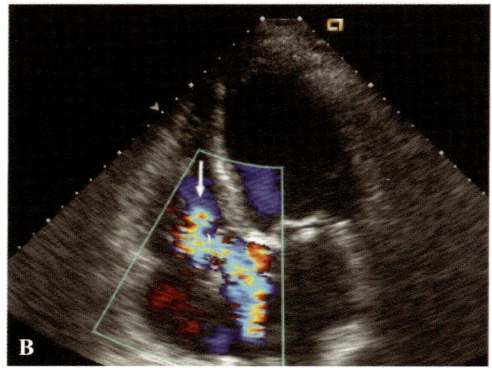

▲ 图 12-45 扩张性心肌病患者除颤器置入术后短期的心尖四腔心切面

A. 箭示起搏器导线；B. 中度三尖瓣反流，反流束起自瓣口中心，随后偏心走形。血流汇聚区（向下箭）和起搏器导线穿过三尖瓣瓣口位置一致

LA. 左心房；LV. 左心室

心室心肌梗死导致右心室壁重塑，且伴尖端移位和（或）乳头肌纤维化，从而导致功能性三尖瓣反流，图 12-50 显示了右冠状动脉闭塞和下壁部分梗死，右心室侧壁及心尖扩张导致了功能性三尖瓣轻至中度反流。右心室心肌缺血和下壁心肌梗死的演变过程是可逆的，多数个体可以在一定时间后反流程度减轻并恢复右心室功能。

（五）三尖瓣反流的定量评估

彩色多普勒成像用于三尖瓣反流程度的定量评估与二尖瓣反流定量方式基本类似，但由于三尖瓣反流定量标准不如二尖瓣反流应用成熟，因此还不能完全确立以反流束的面积判断反流程度的方法。临床实践中，大多数超声检查室都以轻微（正常范围）、轻度、中度或重度来定

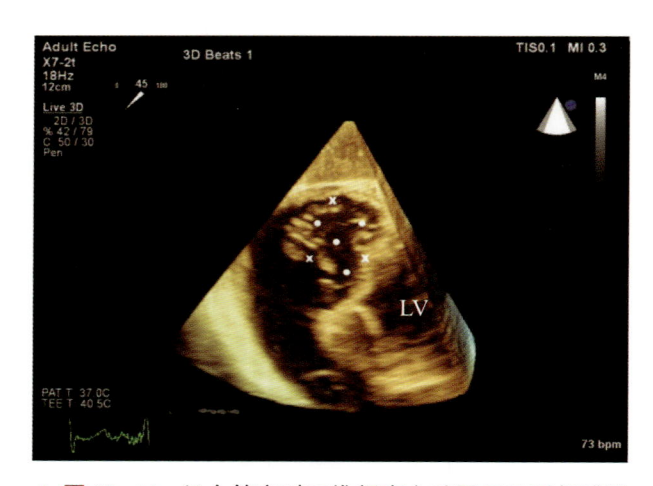

▲ 图 12-44 经食管实时三维超声心动图显示了起搏器导线植入穿过三尖瓣的可能位置。当导线位于瓣叶对合缘或瓣口中央（·）时，一般不会影响三尖瓣功能，不会导致明显的三尖瓣反流；而当导线位于瓣叶中间（X）时，则可能影响三尖瓣的功能

LV. 左心室

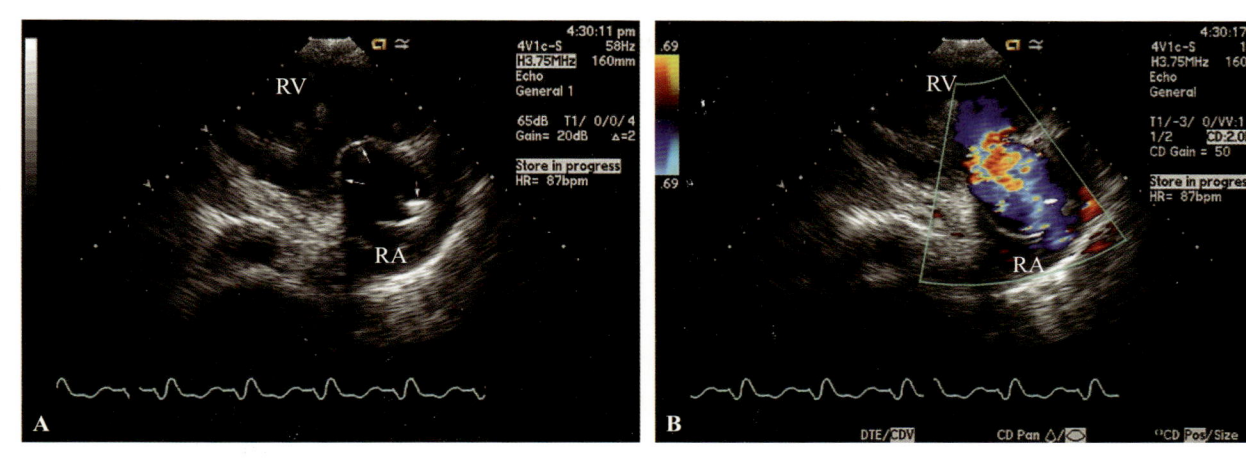

第 12 章 三尖瓣和肺动脉瓣
Tricuspid and Pulmonary Valves

▲ 图 12-46 永久性起搏器置入后的右心室流入道切面
A. 右心房、右心室扩大，冗长的起搏器导线弯曲呈弧形（向左箭）穿过三尖瓣进入右心室；B. 起搏器导线穿过三尖瓣装置时因位置不正引起三尖瓣重度反流。
RA. 右心房；RV. 右心室

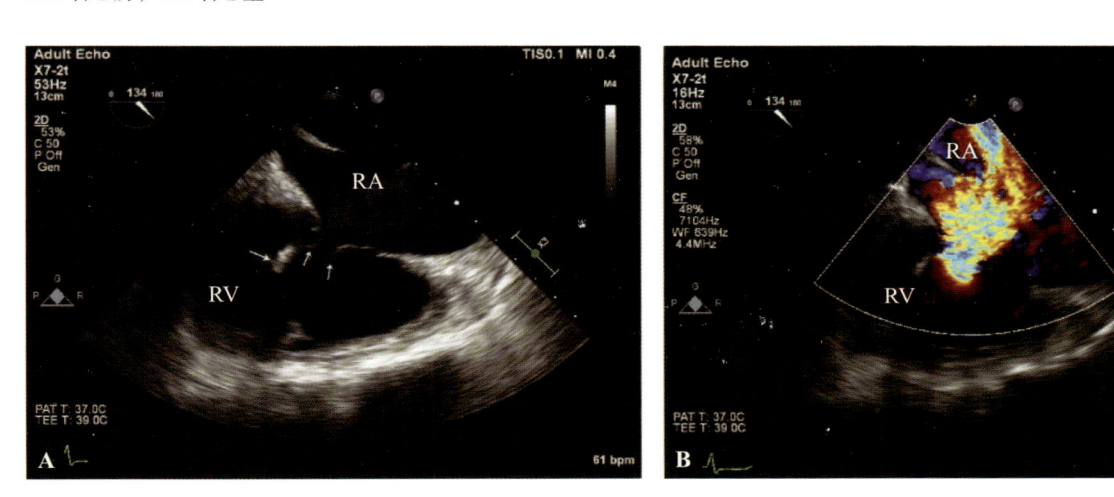

▲ 图 12-47 经食管超声心动图 134° 右心室流入道切面显示起搏器导线引发的三尖瓣反流
A. 收缩期中期起搏器引线（向右箭）阻碍三尖瓣瓣叶的运动，瓣叶闭合不拢（向上箭）；B. 彩色多普勒显示三尖瓣大量反流束通过闭合不全的三尖瓣
RA. 右心房；RV. 右心室

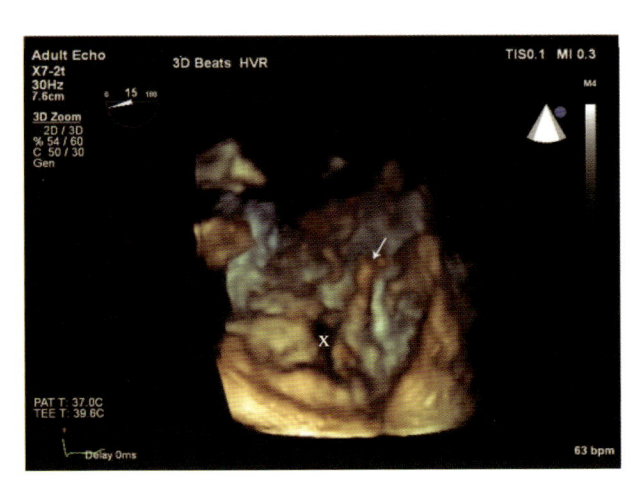

◀ 图 12-48 与图 12-47 为同一患者的三维超声心动图。实时动态图能更好地显示解剖形态。收缩期起搏器导线突出于三尖瓣瓣口（箭），影响瓣叶关闭，形成肉眼可见的反流孔（x）

405

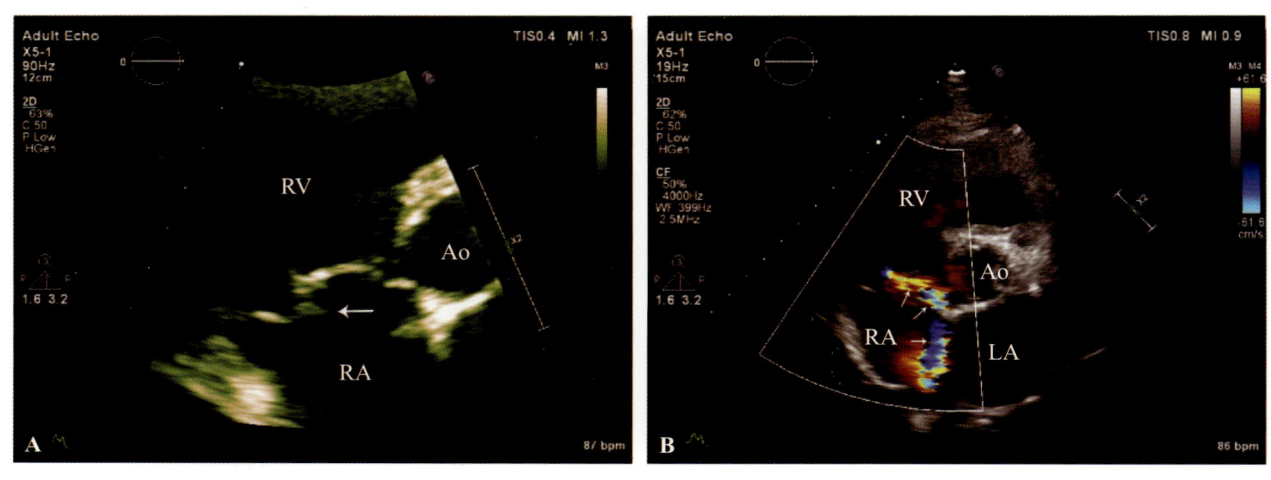

Feigenbaum 超声心动图学（原书第 8 版）
Feigenbaum's Echocardiography (8th Edition)

▲ 图 12-49 起搏器导线感染性心内膜炎患者拔除导线后的经食管超声心动图，感染导致连枷瓣，形成大量三尖瓣反流
A. 瓣尖突出于隔叶后方（箭）；B. 彩色多普勒成像显示中度以上的偏心性反流（箭）
RA. 右心房；RV. 右心室；LA. 左心房；Ao. 主动脉

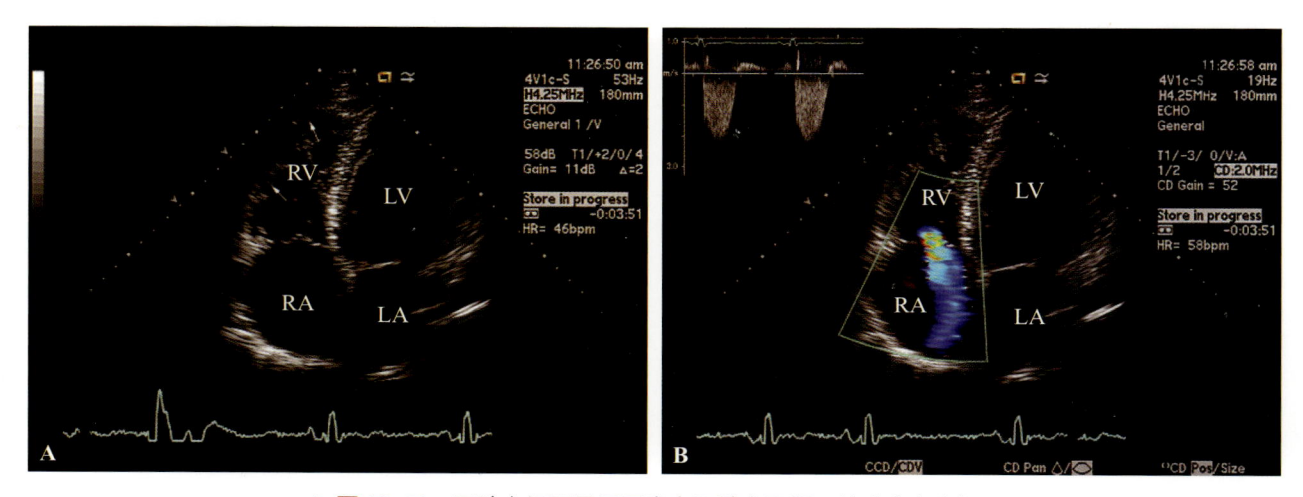

▲ 图 12-50 四腔心切面显示了患者下壁心肌梗死并发右心室梗死
A. 为相对正常的右心室，收缩末期右心室心尖段室壁运动异常（上箭），而右心室游离壁室壁运动相对正常（在实时动态图中更易观察）；B. 为彩色多普勒检查，中度功能性三尖瓣反流。左上图为连续多普勒，测得右心室－右心房压差范围正常，提示没有肺动脉高压
RA. 右心房；RV. 右心室；LA. 左心房；LV. 左心室

性评估三尖瓣反流程度。图 12-36、图 12-39 及图 12-51 显示了几种不同程度的三尖瓣反流的彩色多普勒血流图像。彩色血流成像评估二尖瓣反流的局限性与注意事项同样也适用于三尖瓣反流评估。

严重的三尖瓣反流通常可出现以下解剖学改变，包括右心房、右心室扩大及右心室容量负荷过重等。图 12-52 为中度三尖瓣反流患者的胸骨旁短轴切面：右心明显扩大，右心室容量负荷过重。右心扩大伴右心室容量负荷过重并不是三尖瓣反流的特异性表现，还可见于心房水平的左向右分流、肺动脉瓣反流和肺静脉畸形引流等患者中。当右心增大由三尖瓣反流所致，则提示三尖瓣反流至少为中度。相反，彩色多普勒成像显示三尖瓣有明显反流而没有右心室容量过负荷的证据，则不太可能提示为中度或以上的慢性三尖瓣

406

反流。

右心压力持续升高会导致下腔静脉扩张，同时其内径的正常呼吸变异消失（图12-53）。部分严重三尖瓣反流患者可见下腔静脉收缩期搏动，此外，彩色血流成像或脉冲多普勒成像可见收缩期下腔静脉内逆向血流（图12-54）。

超声造影在三尖瓣反流定量评估中并不常用，并且很大程度上已被彩色多普勒成像代替（图12-54）。其特征性表现是经上肢静脉注射震荡生理盐水后，对比剂仅局限于右心房。正常情

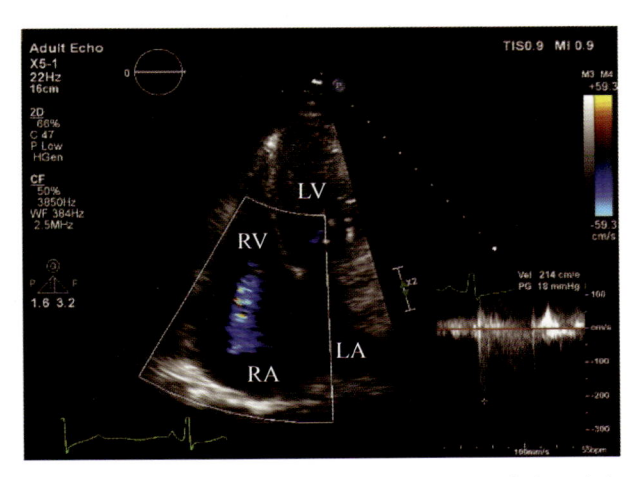

▲ 图12-51 轻至中度三尖瓣关闭不全患者的心尖四腔心切面。反流束面积约占右心房面积的 20%，多普勒测得右心室-右心房压差约 18mmHg，与正常肺动脉压一致

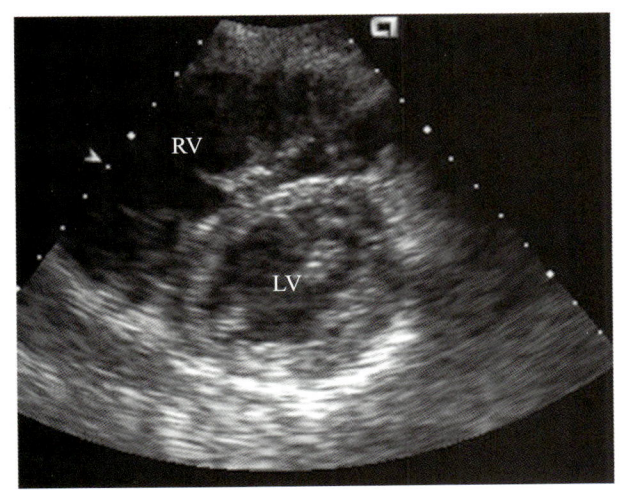

▲ 图12-52 三尖瓣中度关闭不全患者胸骨旁短轴切面。三尖瓣反流引起右心室容量负荷过大，表现为右心室扩大，室间隔扁平

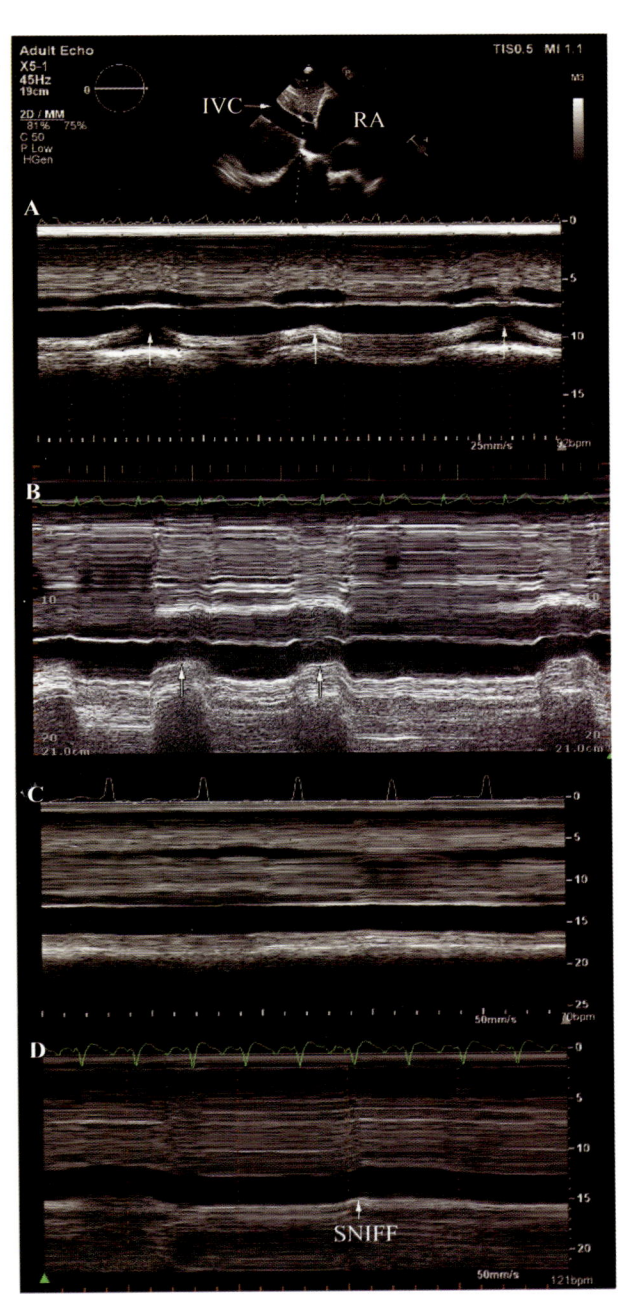

▲ 图12-53 不同右心房压力下的下腔静脉（IVC）组图
A. 正常受检者没有明显的三尖瓣反流且右心房（RA）压力不高时，剑突下 M 型超声心动图显示下腔静脉内径正常，存在呼吸变异（箭）；B. 右心房轻度扩大合并轻度三尖瓣反流患者，其下腔静脉轻度增宽。患者吸气时（箭），下腔静脉后壁向上运动、内径变窄，表明上腔静脉和右心房压力正常；C. 右心房扩大并肺动脉高压患者，同时右心室容量负荷、压力负荷升高。下腔静脉扩张且呼吸变异消失，表明上腔静脉和右心房压力升高。D. 与 C 为同一患者，下腔静脉扩张且呼吸变异消失；患者吸气时（箭），下腔静脉整体前向运动，但管腔无明显塌陷；表明下腔静脉和右心房压力明显升高

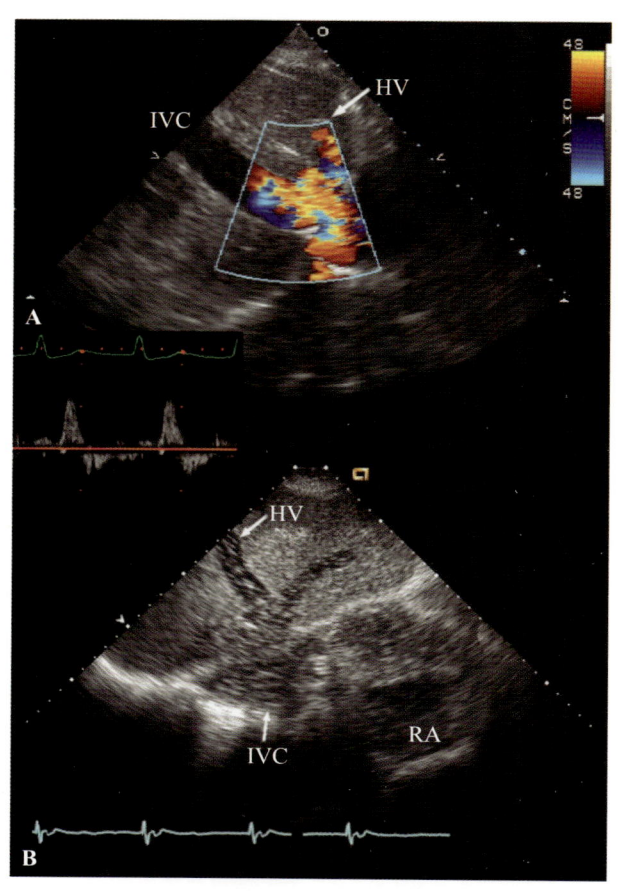

▲ 图 12-54 三尖瓣重度反流患者的剑突下超声心动图
A. 彩色多普勒成像显示有明显的三尖瓣反流进入下腔静脉和肝静脉；在实时动态图像中，注意继发于重度三尖瓣反流的静脉系统收缩期搏动。小插图是同一患者肝静脉的脉冲多普勒频谱，显示收缩期血流进入肝静脉。B. 上肢静脉注射对比剂后，对比剂反流到显著扩张的下腔静脉和肝静脉
HV. 肝静脉；IVC. 下腔静脉；RA. 右心房

况下，不含对比剂的血液从下腔静脉回流入右心房，则对比剂很少出现在右心房下部并且不会出现在下腔静脉内。若收缩期下腔静脉内出现对比剂回声，则间接说明有三尖瓣反流。评价三尖瓣反流程度与其他瓣膜一样，要综合多切面观察。表 12-3 为评估三尖反流程度的综合指标表。

（六）右心室收缩压的测量

如第 8 章所述，利用三尖瓣反流可以估测右心室收缩压。用简化 Bernoulli 方程计算右心室与右心房的压差，加上估测的右心房压即为右心室收缩压，具体方法见图 12-55。图 12-56 为该方法的应用举例。研究证实，多普勒估测的压力与心导管测定的压力有良好的相关性。评估右心室收缩压的主要差别在于右心房压估测的方法。目前几种算法在较大的变化范围内估测的右心室收缩压与肺动脉压力均有良好相关性。表 12-4 列出了评估右心房压力的几种方法。许多超声检查室根据右心房大小和三尖瓣反流程度不同，用5、10 和 15mmHg 几个常数来估算右心房压：当三尖瓣反流为轻度而右心房大小正常时，右心房压假定为 5mmHg；当三尖瓣反流为中度且右心房大小正常或轻度扩大时，右心房压假定为 10mmHg；当三尖瓣反流为重度且右心房心室明显扩大，右心房压假定为 15mmHg。另一种方法是所有患者的右心房压均假定为 10mmHg 或 14mmHg，这种方法评估的右心室收缩压在大部分情况下与心导管测量的相关性良好，但当右心室收缩压偏低时，这种算法会高估，当右心室收缩压较高时则会低估。可能原因是右心室收缩压较高时，右心房压可能 > 20mmHg。表 12-5 列举了根据多种超声心动图特征综合判断右心房压的方法，这只是右心房压多种估测方法的一种，其余方法的准确性与之相似。

四、其他三尖瓣疾病

（一）类癌性心脏病

当内分泌性肿瘤分泌高浓度的血清素时，其代谢物如 5- 羟色胺释放入血可引起类癌性心脏病，在瓣膜和心内膜的内皮表面产生炎症反应，三尖瓣特别易于受累，而肺动脉瓣则较少受累。活性代谢物在肺内灭活，故肺静脉血中不含活性代谢物，因此左心系统不受损害。有 2 种情况可累及左心瓣膜：当存在右向左分流时，活性代谢物不能在肺血管床灭活导致左心受累；或发生肺转移时，活性代谢物直接释放进入肺静脉也将导致二尖瓣和主动脉瓣受累。

图 12-57 至图 12-59 为类癌性心脏病三尖瓣、

第 12 章　三尖瓣和肺动脉瓣
Tricuspid and Pulmonary Valves

表 12-3　估测三尖瓣反流程度的超声心动图参数

参　数	轻　度	中　度	重　度
三尖瓣	通常正常	正常或异常	异常 / 连枷叶 / 对合不良
右心室 / 右心房 / 下腔静脉	正常[a]	正常或扩大	通常扩大[b]
反流束面积（cm²）[c]	< 5	5～10	> 10
反流束缩流区宽度（cm）[d]	不定	不定，但< 0.7	> 0.7
近端血流汇聚区半径（cm）[e]	≤ 0.5	0.6～0.9	> 0.9
反流频谱辉度和形态	辉度低浅，呈抛物线形	辉度高深，形态可度	辉度高深，峰值前移，呈三角形
肝静脉血流[f]	收缩波占优势	收缩波减弱	收缩波反向

a. 除非存在导致右心房或右心室扩大的其他原因。二维超声心动图心尖四腔心切面正常值：右心室舒张末期横径≤ 4.3cm；右心室舒张末面积≤ 35.5cm²，右心房横径 4.6cm；右心房上下径 4.9cm；右心房最大容量 33ml/m²
b. 急性三尖瓣反流除外
c. Nyquist 极限为 50～60cm/s。偏心性反流不适用。由于受血流动力学和技术因素影响，反流束面积不能作为估测三尖瓣反流程度的独立指标
d. Nyquist 极限为 50～60cm/s
e. 基线调节为 Nyquist 极限为 28cm/s
f. 其他疾病也可引起收缩波减弱（如心房颤动、右心房压升高）

经许可改编自 Zoghbi WA, Enriquez-Sarano M, Foster E, et al. Recommendations for evaluation of the severity of native valvular regurgitation with two-dimensional and Doppler echocardiography. *J Am Soc Echocardiogr* 2003; 16(7): 777-802. © 2003 American Society of Echocardiography 版权所有

评估右心室压力

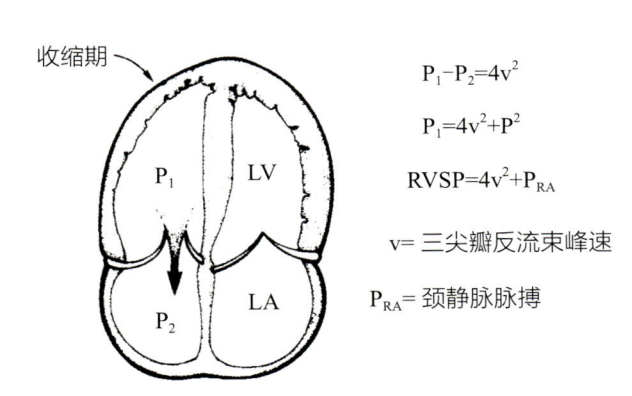

$P_1 - P_2 = 4v^2$

$P_1 = 4v^2 + P_2$

$RVSP = 4v^2 + P_{RA}$

v = 三尖瓣反流束峰速

P_{RA} = 颈静脉脉搏

▲ 图 12-55　根据三尖瓣反流速度估测右心室收缩压（RVSP）的方法示意图

根据 Bernoulli 方程，可计算右心室 - 右心房的压差（ΔP），加上估计的右心房（RA）压即可算出右心室收缩压（详见上文）

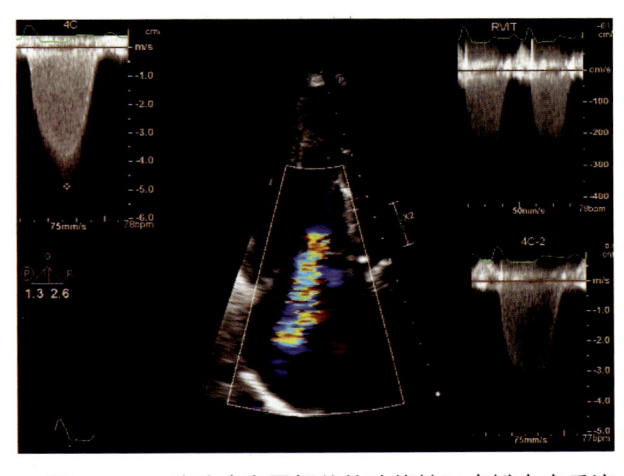

▲ 图 12-56　肺动脉高压相关的功能性三尖瓣中度反流患者，测量右心室 - 右心房间三尖瓣反流速度

左上图为在四腔心切面测得的反流，峰速为 4.8m/s，压差 92mmHg，右上图示右心室流入道切面反流，峰速约为 3m/s，调整切面及角度后得到右下角频谱，血流峰速略低于 4m/s，提示应在不同切面、不同角度获取反流最大速度

肺动脉瓣严重受累的患者。瓣叶常整体受累、外观僵硬。瓣叶长度缩短致闭合不良，引起三尖瓣反流。通常在不合并肺动脉高压的患者中，三尖瓣反流速度较低。

与非限制性肺动脉瓣反流（如前述）类似，在低压状态下没有"限制"口的三尖瓣反流的评估也可能误判，因为典型的血流汇聚区、腔静脉收缩和"反流束"外观的特征可能都不存在。增

大的三尖瓣瓣口在舒张期、收缩期都存在低速流动的血流，这种情况应被认为是严重的三尖瓣反流。非限制性重度三尖瓣关闭不全的另一个特征是反流频谱呈缩短的"三角形"（图 12-60）。这种现象的原因是严重三尖瓣关闭不全引起右心房和右心室压力的快速均衡。

（二）心内膜弹力纤维增生症

嗜酸性粒细胞增多症和热带型心内膜弹力纤维增生症等多种疾病均可引起心内膜纤维化。心内膜弹力纤维增生症的基本病理变化是心内膜明显的炎症反应，可以蔓延至腱索从而影响瓣叶的正常闭合，表现为瓣叶运动受限并向室壁方向牵拉。右心室心尖部常见由炎症组织与继发性血栓（图 12-61）形成引起的闭塞。左心室和二尖瓣通常也以类似的方式受累。

（三）Ebstein 畸形

Ebstein 畸形是三尖瓣先天性发育异常，表现为三尖瓣隔叶下移，同时前叶向室壁方向牵拉，造成三尖瓣闭合点位置向心尖方向下移、部分右心室心房化。下移程度从 12mm 到几厘米不等，Ebstein 畸形在 19 章中将详细讨论。

胸骨旁长轴切面显示右心室扩大，并且在右

表 12-4 估测右心房压的方法

颈静脉充盈高度（临床估计）
下腔静脉特征 　扩张或正常 　吸气时塌陷 　内径的呼吸变异
经验常数（即 10mmHg 或 14mmHg）
可变常数（5mmHg、10mmHg、15、20mmHg）
比例常数（ΔP 的 10%）

ΔP. 根据三尖瓣反流计算的右心室 – 右心房的压力差

表 12-5 右心房压的估测

右心房压（mmHg）	右心房大小	三尖瓣反流程度	反流峰值速度	下腔静脉
5	正常	≤轻度	< 2.5m/s	正常
10	轻度扩大	中度	2.6~4m/s	扩张
15	中度或重度扩大	重度	> 4m/s	扩张且无呼吸变异

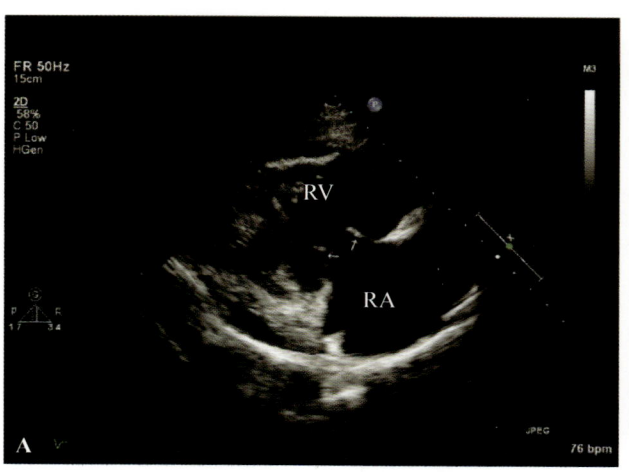

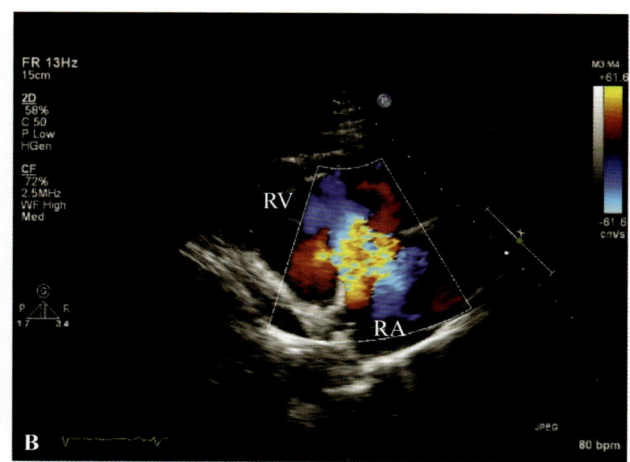

▲ 图 12-57 A. 类癌性心脏病累及三尖瓣的患者的胸骨旁右心室流入道切面，瓣叶弥漫性增厚，瓣叶活动消失（箭），收缩末期完全不能闭合；B. 在心尖四腔心切面彩色血流成像显示类癌性心脏病中三尖瓣闭合不全，导致重度三尖瓣反流

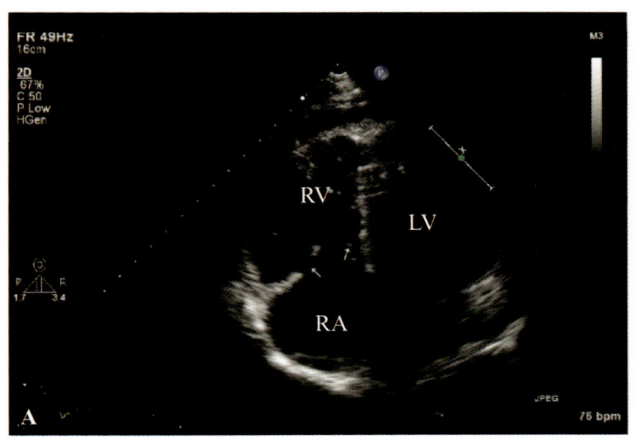

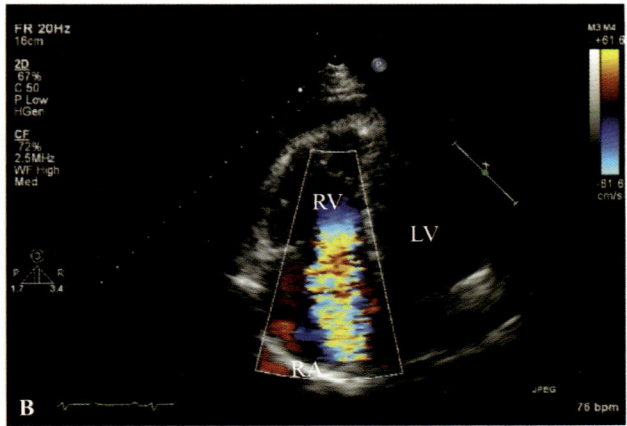

▲ 图 12-58 A. 类癌性心脏病累及三尖瓣患者的心尖四腔心切面。瓣叶增厚（箭），在实时动态图中，可见瓣叶僵硬，运动幅度降低，对合不良。B. 彩色多普勒显示瓣叶对合不良引起严重三尖瓣反流
RV. 右心室；LV. 左心室；RA. 右心房

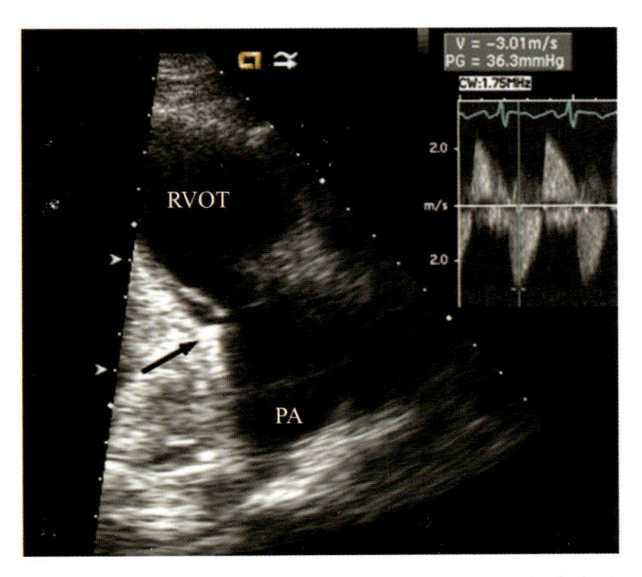

▲ 图 12-59 类癌性心脏病累及三尖瓣患者经胸超声心动图的右心室流出道近肺动脉切面。黑箭示增厚的肺动脉瓣瓣叶，小插图频谱多普勒显示肺动脉瓣狭窄及关闭不全
RVOT. 右心室流出道；PA. 肺动脉

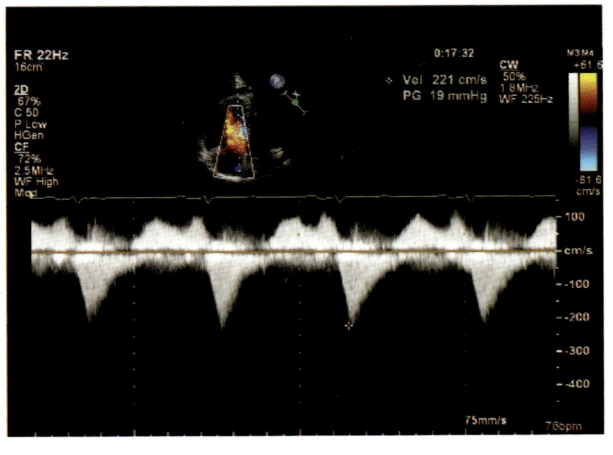

▲ 图 12-60 心尖四腔心切面三尖瓣血流的连续多普勒频谱。三尖瓣反流频谱呈"三角形"，且无明显肺动脉高压。重度三尖瓣关闭不全导致收缩末期三尖瓣反流减少，因此频谱呈"三角形"

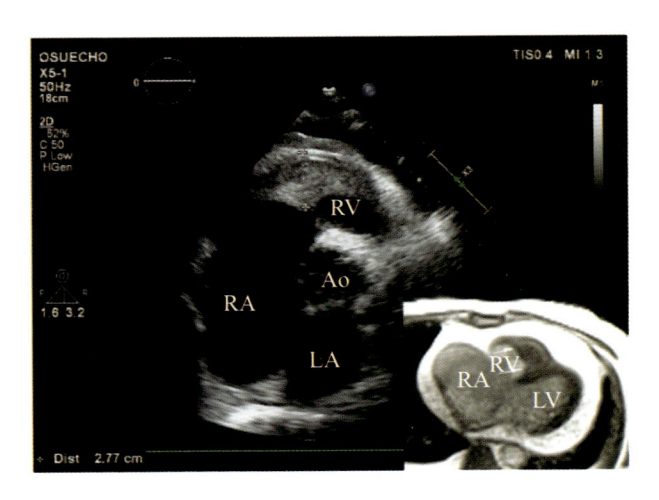

▶ 图 12-61 嗜酸性粒细胞增多症患者剑突下短轴切面。显示右心室及三尖瓣基底部。中间图：三尖瓣瓣环远端明显增厚（厚约 2.77cm），固定了前叶基底部，小插图为同一患者的心脏磁共振图像，显示嗜酸性粒细胞浸润/血栓形成造成右心室心尖部闭塞（箭）
RA. 右心房；RV. 右心室；Ao. 主动脉；LA. 左心房；LV. 左心室

第 12 章 三尖瓣和肺动脉瓣
Tricuspid and Pulmonary Valves

411

心室流出道可以清晰显示三尖瓣组织，这是诊断 Ebstein 畸形的首要线索（图 12-62）。心尖四腔心切面能清楚显示三尖瓣隔叶下移及前叶向室壁方向牵拉，致三尖瓣瓣叶闭合点向右心室体部下移。有时二维超声若不能显示三尖瓣闭合点，彩色多普勒显示朝向右心室心尖方向下移的反流汇聚区也可以提示 Ebstein 畸形（图 12-63）。

（四）三尖瓣切除

20 世纪 70 年代末和 20 世纪 80 年代初，许多患者为治疗细菌性心内膜炎接受了三尖瓣切除术，导致非限制性三尖瓣反流。部分患者在 15~20 年后出现明显的右心衰竭。图 12-64 至图 12-66 为细菌性心内膜炎三尖瓣切除术后约 25 年

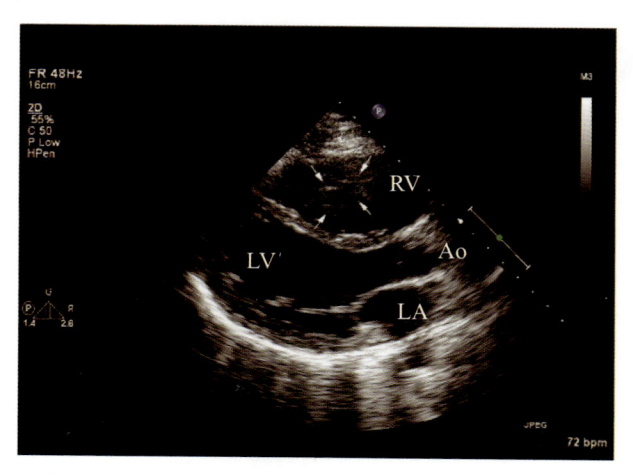

▲ 图 12-62 示 Ebstein 畸形患者胸骨旁长轴切面。由于三尖瓣朝右心室心尖方向移位，三尖瓣（箭）可以在右心室流出道中清晰显示

RV. 右心室；Ao. 主动脉；LA. 左心房；LV. 左心室

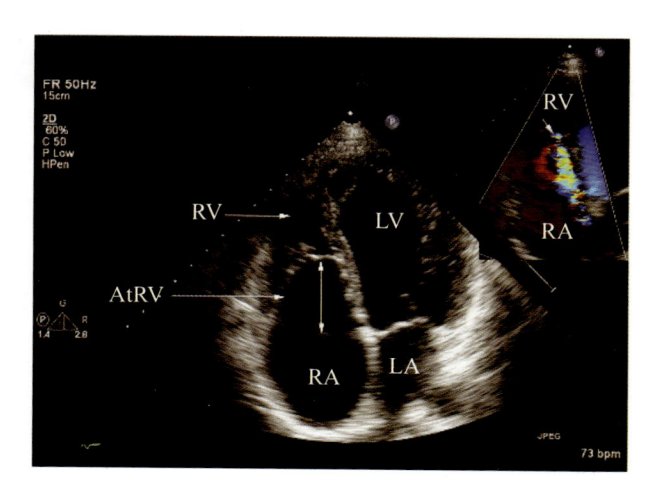

▲ 图 12-63 与图 12-62 为同一患者的心尖四腔心切面。可见三尖瓣隔叶下移及前叶牵拉至右心室壁，隔叶下移如双向箭所示，致右心室房化（AtRV），右上图为彩色多普勒，显示中度三尖瓣反流，其反流束起源位置明显下移（箭）

RA. 右心房；RV. 右心室；Ao. 主动脉；LA. 左心房；LV. 左心室

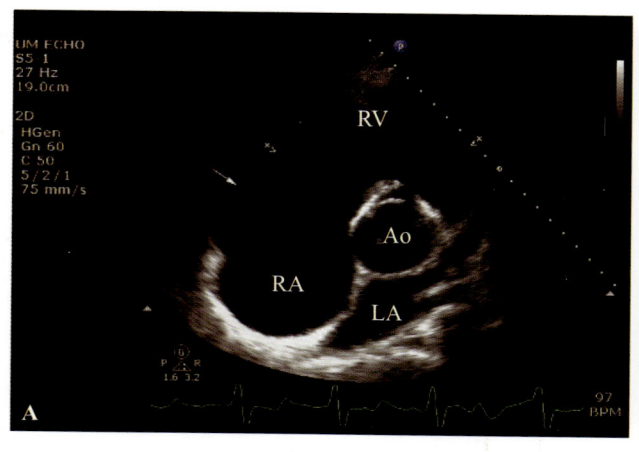

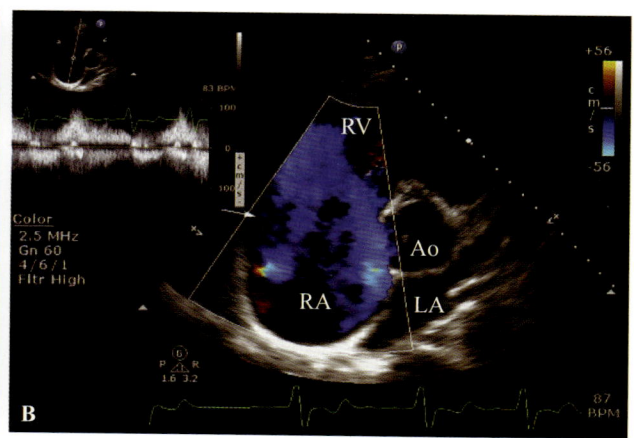

▲ 图 12-64 细菌性心内膜炎三尖瓣切除术后患者经胸骨旁短轴切面

A. 右心房（RA）和右心室（RV）明显扩大；未见三尖瓣组织。B. 彩色多普勒显示非限制性三尖瓣反流，未见汇聚的"反流束"。有时因缺乏缩流颈和汇聚区，不像真正的反流束，可能导致三尖瓣重度反流被漏诊；左上图频谱多普勒显示收缩期及舒张期均未见血流汇聚

RA. 右心房；RV. 右心室；Ao. 主动脉；LA. 左心房；LV. 左心室

第 12 章 三尖瓣和肺动脉瓣
Tricuspid and Pulmonary Valves

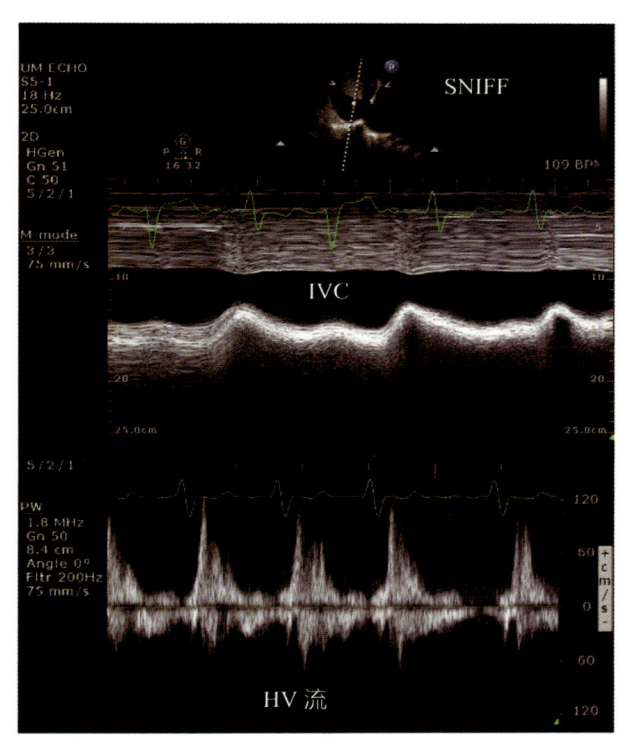

▲ 图 12-65　与图 12-64 为同一患者的剑突下探查显示下腔静脉（IVC）的 M 型超声心动图
上图可见下腔静脉扩张，因反流而随心室收缩搏动；下图为经肝静脉（HV）的脉冲多普勒，提示因严重反流而导致收缩期血液回流

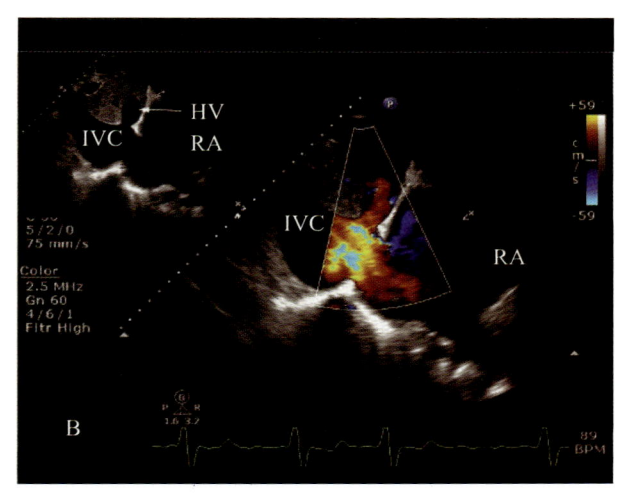

▲ 图 12-66　与图 12-64 及 12-65 为同一患者的剑突下切面。中间图显示收缩中期下腔静脉和肝静脉的明显的血流流入，与重度三尖瓣反流相关

的患者的超声心动图。图示没有三尖瓣组织，根据定义存在非限制性三尖瓣反流。由于三尖瓣组织完全缺失，血流从右心室到右心房不受任何限制，血流速度不加快，不形成反流束，因此不出现血流汇聚区，术后三尖瓣反流表现不典型，故不易评估三尖瓣反流严重程度。当右心明显扩大并且三尖瓣组织缺失时，要注意判断患者是否存在非限制性三尖瓣反流。

（五）肿瘤和其他肿块

原发于三尖瓣的肿瘤罕见，包括罕见的黏液瘤和少见的弹性纤维瘤，三尖瓣肿瘤发生时，与发生在二尖瓣的非典型肿瘤表现类似。

推荐阅读

常规阅读

Miglioranza MH, Mihaila S, Muraru D, Cucchini U, Iliceto S, Badano LP. Dynamic changes in tricuspid annular diameter measurement in relation to the echocardiographic view and timing during the cardiac cycle. *J Am Soc Echocardiogr* 2015;28:226–235.

Topilsky Y, Nkomo VT, Vatury O, et al. Clinical outcome of isolated tricuspid regurgitation. *JACC Cardiovasc Imaging* 2014;7: 1185–1194.

Valente AM, Cook S, Festa P, et al. Multimodality imaging guidelines for patients with repaired tetralogy of Fallot: a report from the American Society of Echocardiography: developed in collaboration with the Society for Cardiovascular Magnetic Resonance and the Society for Pediatric Radiology. *J Am Soc Echocardiogr* 2014;27: 111–141.

三尖瓣反流/血流动力学

Abbas AE, Franey LM, Marwick T, et al. Noninvasive assessment of pulmonary vascular resistance by Doppler echocardiography. *J Am Soc Echocardiogr* 2013; 26:1170–1177.

Chang JD, Manning WJ, Ebrille E, Zimetbaum PJ. Tricuspid valve dysfunction following pacemaker or cardioverter–defibrillator implantation. *J Am Coll Cardiol* 2017;69:2331–2341.

Chikwe J, Itagaki S, Anyanwu A, Adams DH. Impact of concomitant tricuspid annuloplasty on tricuspid regurgitation, right ventricular function, and pulmonary artery hypertension after repair of mitral valve prolapse. *J Am Coll Cardiol* 2015;65:1931–1938.

Dreyfus GD, Martin RP, Chan KM, Dulguerov F, Alexandrescu C. Functional tricuspid regurgitation: a need to revise our understanding. *J Am Coll Cardiol* 2015;65:2331–2336.

Fukuda S, Gillinov AM, Song JM, et al. Echocardiographic insights into atrial and ventricular mechanisms of functional tricuspid regurgit-ation. *Am Heart J* 2006;152:1208–1214.

Lafitte S, Pillois X, Reant P, et al. Estimation of pulmonary pressures and diagnosis of pulmonary hypertension by Doppler echocardiog-raphy: a retrospective comparison of routine echocardiography and invasive hemodynamics. *J Am Soc Echocardiogr* 2013;26: 457–463.

McQuillan BM, Picard MH, Leavitt M, Weyman AE. Clinical corre-lates and reference intervals for pulmonary artery systolic pressure among echocardiographically normal subjects. *Circulation* 2001;104: 2797–2802.

Steckelberg RC, Tseng AS, Nishimura R, Ommen S, Sorajja P. Deriv-ation of mean pulmonary artery pressure from noninvasive parame-ters. *J Am Soc Echocardiogr* 2013;26:464–468.

Zoghbi WA, Adams D, Bonow RO, et al. Recommendations for noni-nvasive evaluation of native valvular regurgitation: a report from the American Society of Echoardiography developed in collabo-ration with the Society for Cardiovascular Magnetic Resonance. *J Am Soc Echocardiogr* 2017;30:303–371.

特殊临床疾病

Mediratta A, Addetia K, Yamat M, et al. 3D echocardiographic location of implantable device leads and mechanism of associated tricuspid regurgitation. *JACC Cardiovasc Imaging* 2014;7:337–347.

Miglioranza MH, Mihaila S, Muraru D, Cucchini U, Iliceto S, Badano LP. Dynamic changes in tricuspid annular diameter measurement in relation to the echocardiographic view and timing during the cardiac cycle. *J Am Soc Echocardiogr* 2015;28:226–235.

Yiu K-H, Wong A, Pu L, et al. Prognostic value of preoperative right ventricular geometry and tricuspid valve tethering area in patients undergoing tricuspid annuloplasty. *Circulation* 2014;129:87–92.

第 13 章
感染性心内膜炎
Infective Endocarditis

贺　林　吴文谦　译

目前感染性心内膜炎仍然是一种致命的疾病。其原因之一是疾病难以准确诊断，特别是病程早期，该时期在经过适当的治疗可挽救患者的生命。由于感染性心内膜炎的治疗方法越来越有效，早期准确诊断的重要性不言而喻。遗憾的是，任何单一的方法或表现都无法对全部的病例进行确诊。与此同时，构成诊断标准的一系列表现仍在不断完善。

早在 20 世纪 70 年代 M 型超声技术发现了瓣膜赘生物开始，超声心动图便在心内膜炎的诊断中起着关键作用。随着二维和多普勒技术的应用，超声心动图检查在这些患者的诊断和治疗中已成为必不可少的方法。如今，超声心动图表现已经成为感染性心内膜炎诊断标准中的核心组成部分。

一、临床概述

尽管检查有所改善，但感染性心内膜炎仍然是一种潜在的致命性疾病，发病率为每年 4/10 万～8/10 万。虽然整体发病率并未随着时间的推移而明显增加，但是有几个因素促成了该病近期流行病学的变化。例如，金黄色葡萄球菌感染是目前大部分心内膜炎病例最常见的病因，其部分原因是人口老龄化，以及人工瓣膜、导线、起搏电极和留置导管这些心内装置使用的日益增加。这导致"医疗相关"概念成为感染性心内膜炎发展的公认风险因素。目前，我国大约 25% 的感染性心内膜炎病例可归因于之前的医疗事件或过程，如植入人工瓣膜或起搏器。最近，一直困扰美国的阿片类药物流行与药物依赖相关性心内膜炎发病率的显著增加有关。这类患者的预后较差，部分原因是瓣膜置换术后存在复发感染的可能性。

感染性心内膜炎是指发生在心内膜任何部位的局部感染，包括心腔壁、血管及先天性缺损的部位。尽管如此，绝大多数赘生物还是发生于瓣叶。感染也可能发生于任何植入物或人工材料上，如人工瓣膜、导线、起搏器电极和心导管。心内膜炎的感染过程通常发生于菌血症或真菌感染的情况下。其始发因素通常是高速射流的存在，后者可能来自于室间隔缺损等先天性畸形、瓣膜反流或人工瓣膜等。由于高速射流破坏了心内膜的保护层，使血液中病原体可以在心内膜表面黏附和聚集。感染灶形成后，大量的微生物开始吸附血小板、纤维蛋白和其他物质，并且黏附于心内膜表面形成赘生物。其后赘生物可能增大，并形成具有栓塞危险的无蒂团块或活动度较大的带蒂团块。赘生物作为心内膜炎的特征性标志，是诊断心内膜炎的核心要素。上述一系列事件提供了基础心脏病患者发生心内膜炎的机制。然而，超过 50% 的心内膜炎患者不存于高速射流相关病变，只能考虑其他因素来解释这些患者菌血症与心脏病变间的联系。

二、赘生物的超声特点

超声心动图在评估感染性心内膜炎方面具有广泛应用（表13-1）。明确有无增加患者感染风险的基础心脏疾病是其重要作用。即使不存在基础疾病，但并不能排除心内膜炎发生的可能，仍有某些特殊疾病是已知的危险因素，如先天性心脏病、主动脉瓣二瓣化畸形和二尖瓣黏液样变性。同时，这些情况下容易增加类似或潜藏感染的超声心动图特征，从而干扰心内膜炎的诊断。

超声心动图评价心内膜炎最关键的第一步是发现急性感染的征象。尽管心内膜炎存在脓肿和瘘管等多种临床表现，但是最常见和直接的证据是赘生物。赘生物从微小的感染灶开始，逐渐长大形成一个很明显的团块，在超声图像上可被发现或不被发现。因此，超声心动图必须在检测赘生物上具有足够的敏感性，同时在鉴别于其他异常或伪影上具有足够的特异性。如表13-2所示，某些超声心动图特征有助于帮助诊断，增加或降低疑似团块由心内膜炎引起的可能性。典型赘生物通常形状不规则，活动度大，附着于瓣叶的游离缘。它们倾向于发生在瓣膜上游，即主动脉瓣心室侧、二尖瓣心房侧（图13-1）。赘生物可有

表13-1 超声心动图在心内膜炎患者中的综合应用

初始/早期作用
　确定诱发性心脏疾病
　疑似感染性心内膜炎病例的早期评估
　并发症评估
　血流动力学影响的评估
　系列评估（治疗效果评估）
　术中对疾病程度的评估
　预后（并发症风险）
　在治疗后建立新基线

复查/随访作用
　TEE（TTE阳性患者）用于高并发症风险患者
　复查TEE（初始TEE阴性患者），如果临床持续怀疑
　治疗过程中复查TEE（如临床症状恶化、持续血培养阳性、体格检查恶化）

表13-2 赘生物的超声诊断标准

阳性特征	阴性特征
低回声	高回声
附着于瓣膜上游	与瓣膜无关
形状不规则、无定型	表面光滑或呈纤维状
活动、振动	无活动
周围组织改变、瓣膜反流	无瓣膜反流

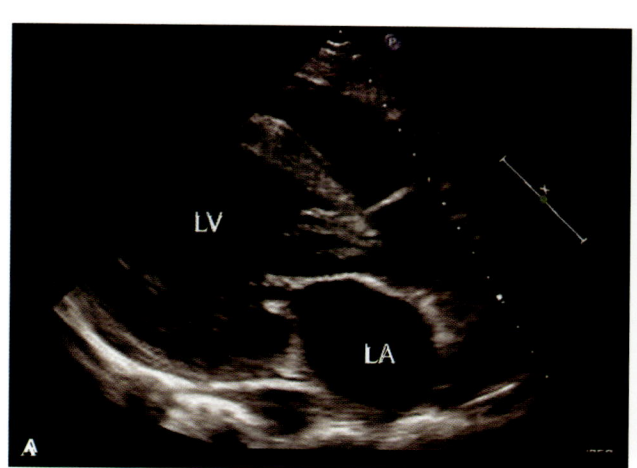

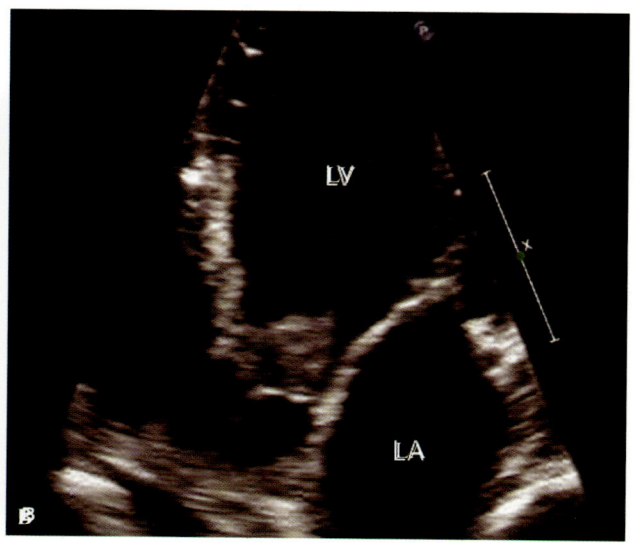

▲ 图13-1 主动脉瓣上可活动的大范围赘生物覆盖左心室流出道
胸骨旁左心室长轴观（A）和心尖观（B）
LA. 左心房；LV. 左心室

第 13 章 感染性心内膜炎
Infective Endocarditis

蒂或无蒂，其活动与瓣膜无关。图 13-2 是 1 例累及三尖瓣的感染性心内膜炎患者，感染过程中探查可见赘生物包裹瓣叶和腱索，并出现重度三尖瓣反流。由于赘生物经常出现在高速射流的部位，其运动经常被描述为振动或摆动。大多数赘生物的一个典型特征是活动度显著，呈来回摆动状态。事实上，无活动的团块多考虑其他诊断的可能性，包括治疗后的赘生物。赘生物的形状和大小非常多变，可能随着时间的推移而增大（由于疾病的进展）或缩小（由于治疗或脱落形成栓塞）（图 13-3）。真菌性赘生物往往比细菌性赘生物更大，三尖瓣的赘生物通常比主动脉瓣或二尖瓣的赘生物更大（图 13-4）。

尽管典型的赘生物通常是附着于瓣膜，但也可附着于腱索、心腔壁及任何外源性装置，如起搏器导线、留置导管或人工瓣膜缝合环。图 13-5 是 1 例猪三尖瓣及穿过三尖瓣起搏线的心内膜炎病例。赘生物通常回声均匀，与心肌类似，然而有时可能是囊性的，或出现回声较高甚至钙化的

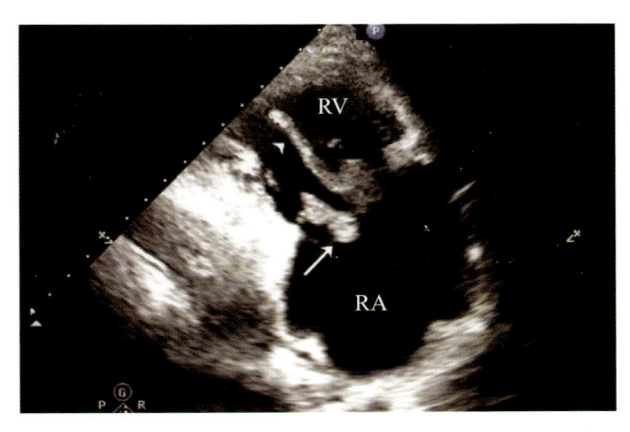

▲ 图 13-2　1 例有静脉注射吸毒史患者右心广泛感染
赘生物累及三尖瓣（箭）和腱索（箭头）。RA. 右心房；RV. 右心室

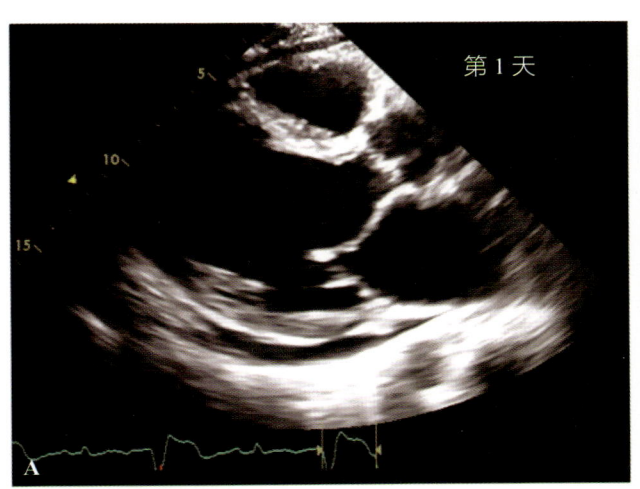

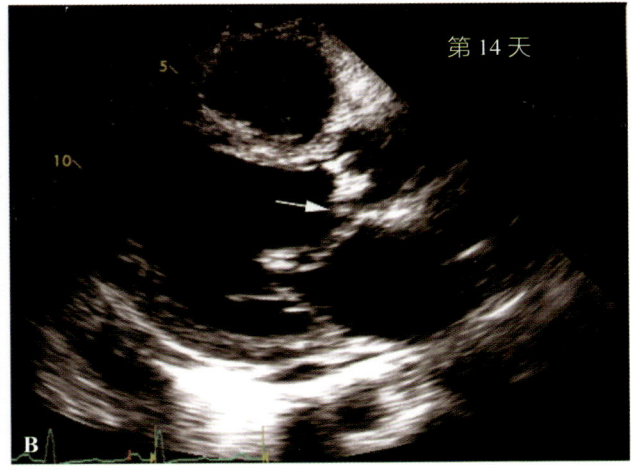

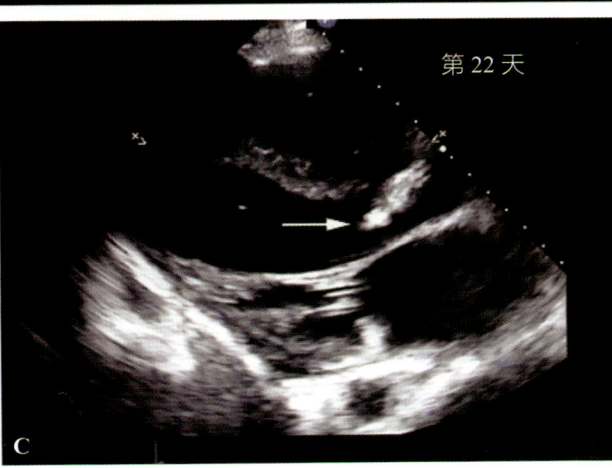

▲ 图 13-3　1 例血培养阳性患者随病情进展主动脉瓣膜上赘生物的变化
A. 第 1 天主动脉瓣轻度反流、硬化但无赘生物；B. 2 周后（14d），瓣膜上可见小赘生物（箭）；C. 第 22 天，尽管进行了抗生素治疗，赘生物增大（箭）并出现重度瓣膜反流

417

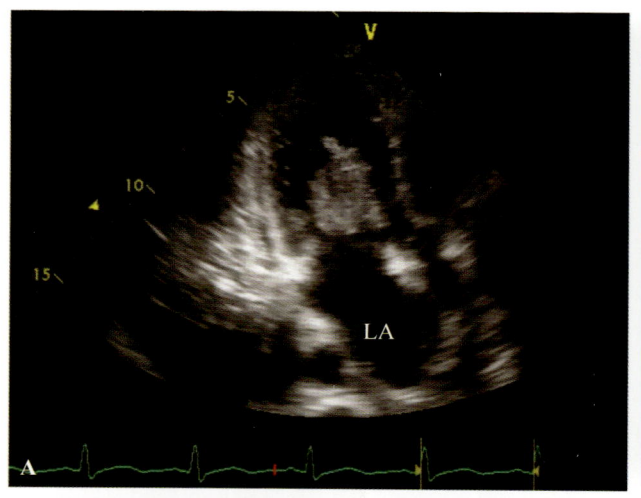

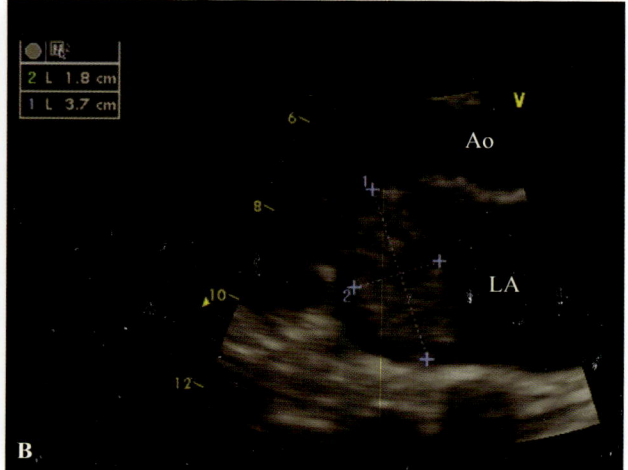

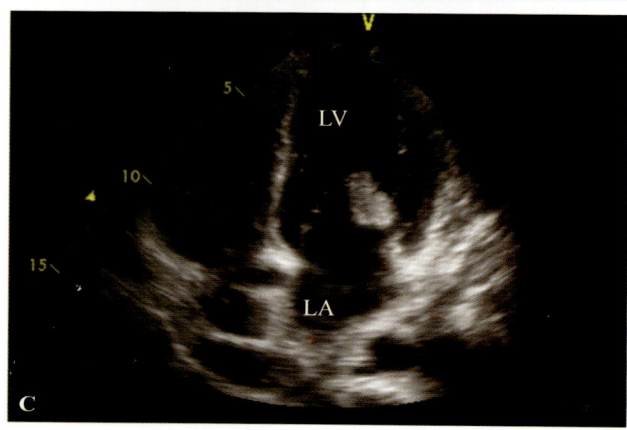

Feigenbaum 超声心动图学（原书第 8 版）
Feigenbaum's Echocardiography (8th Edition)

▲ 图 13-4 1 例免疫功能低下患者可见巨大真菌性赘生物
二尖瓣广泛受累于心尖长轴观（A）和四腔观（C）探查；图 B 记录团块大小。
LA. 左心房；LV. 左心室；Ao. 主动脉

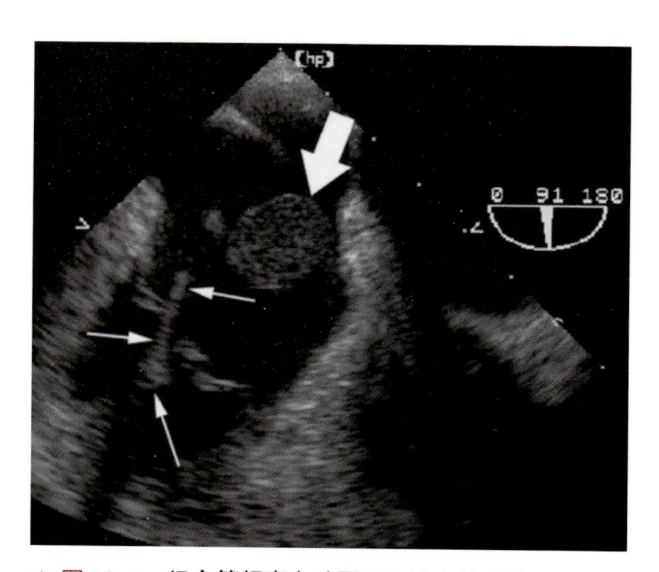

▲ 图 13-5 经食管超声心动图示血栓和赘生物附着于起搏电极的大团块（粗箭），很可能是感染的血栓；多发的小赘生物（细箭）附着于右心起搏导线上

情况。感染通常会改变瓣膜的结构和功能，导致大多数急性心内膜炎出现一定程度瓣膜反流。图 13-6 显示 1 例主动脉瓣赘生物患者，瓣膜受累广泛，瓣叶呈部分连枷，并出现重度主动脉瓣反流。图 13-7 是二尖瓣明显反流并主动脉瓣广泛赘生物的患者，尽管存在重度二尖瓣反流，但未见瓣叶赘生物或穿孔。图 13-8 是静脉注射吸毒患者心内膜炎的早期表现，在主动脉瓣、二尖瓣和三尖瓣上均有小的赘生物，这些表现在经胸超声心动图中并未得到明确诊断。

如果感染对瓣膜支撑组织的损害导致瓣膜连枷或穿孔，则反流程度一般为重度。例如，若感染导致主动脉瓣破裂，将肯定会出现重度主动脉瓣反流。图 13-9 所示葡萄球菌性心内膜炎患者出现主动脉瓣严重破裂。图 13-10 为感染导致主

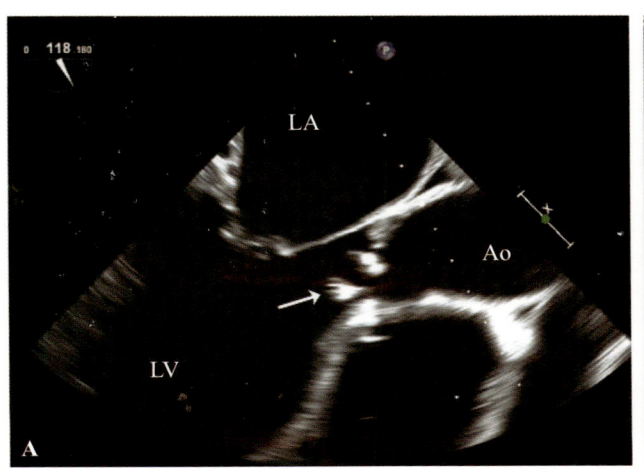

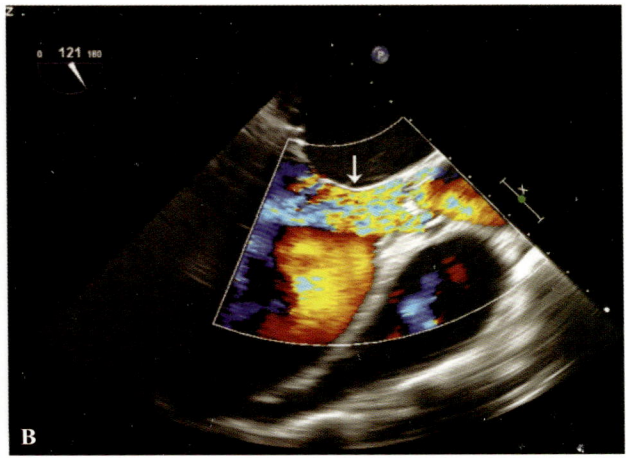

第 13 章 感染性心内膜炎
Infective Endocarditis

▲ 图 13-6 经食管超声心动图示赘生物和重度主动脉瓣反流
A. 赘生物（箭）在部分破裂的主动脉瓣上；B. 重度主动脉瓣反流
LA. 左心房；LV. 左心室；Ao. 主动脉

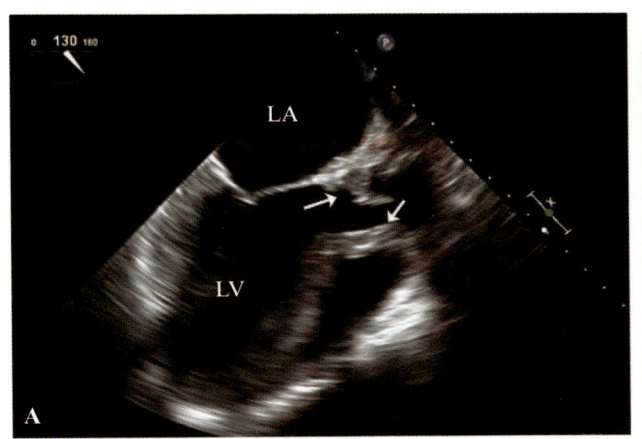

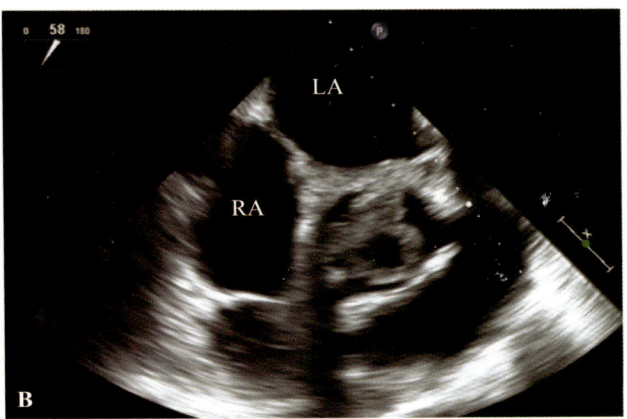

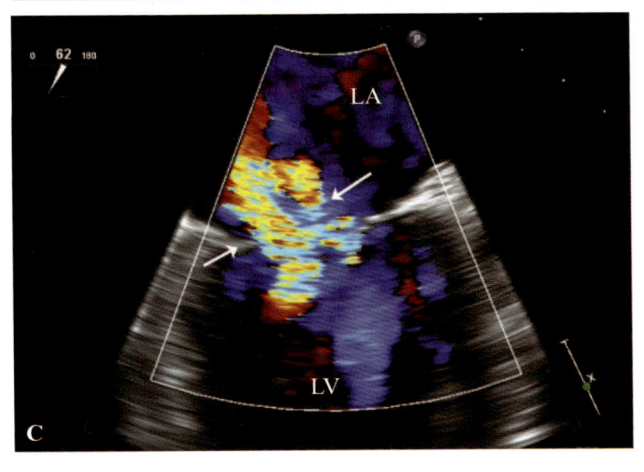

▲ 图 13-7 A 和 B. 主动脉瓣（箭）广泛性和弥漫性受累；C. 虽然没有二尖瓣赘生物，多普勒超声图像显示重度二尖瓣反流（箭）
LA. 左心房；LV. 左心室；RA. 右心房

动脉瓣无冠瓣叶发生小穿孔，主动脉瓣可见轻度反流，但未发现明确赘生物。图 13-11 为另一例由金黄色葡萄球菌感染引起的瓣膜穿孔，该患者

主动脉瓣有一个大的、高度活动的赘生物，并伴有二尖瓣前叶根部的穿孔及重度反流。较大的赘生物导致瓣膜口梗阻的情况比较少见，这种情况

419

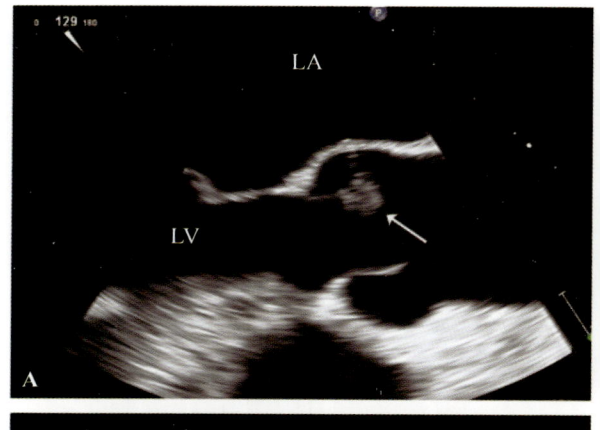

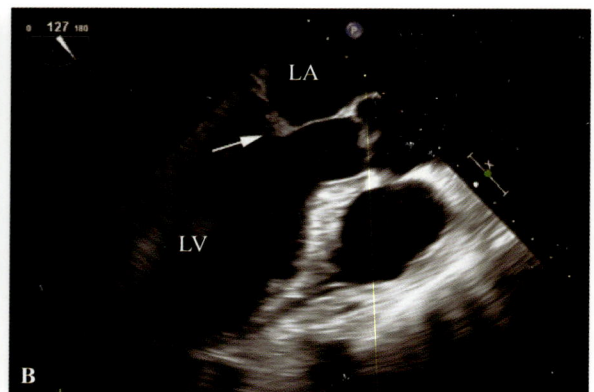

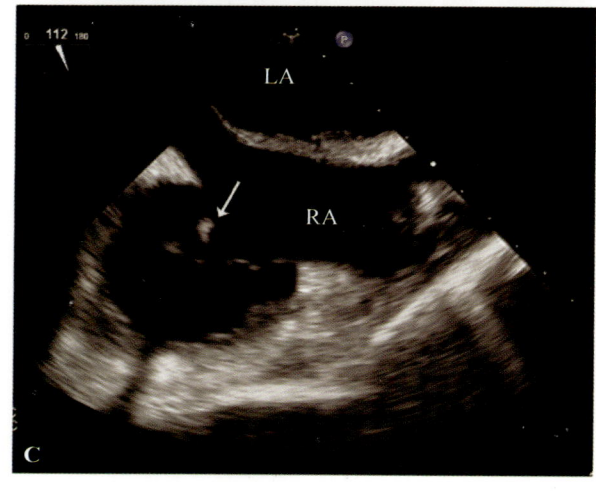

▲ 图 13-8 金黄色葡萄球菌性心内膜炎多瓣膜受累

经食管超声心动图示小赘生物（箭）在主动脉瓣（A）、二尖瓣（B）和三尖瓣（C）。LA. 左心房；LV. 左心室；RA. 右心房

下可产生瓣膜功能性狭窄（图 13-12）。

虽然大多数赘生物常侵犯瓣膜，但在某些情况下，感染可能延伸到其他结构，如心腔壁。图 13-13 显示了附着在主动脉根部后壁少见的赘生物。同时还伴随多发赘生物累及主动脉瓣。

需要强调的是，任何单一的超声心动图特征都不能确定团块是否为赘生物。赘生物的检出能力取决于赘生物的大小、位置、有无基础心脏疾病、图像质量及仪器设置。应使用所有可用的超声心动图声窗，并应用多普勒血流成像明确是否存在瓣膜反流。而某些情况下，尤其对于较小的赘生物通常需要对非标准成像切面进行观察。虽然有报道称超声心动图可检测出 2mm 的赘生物，但在大多数情况下，赘生物至少达到 3~6mm 时方可显示。图像质量也会影响微小结构的观察。后述将探讨论经食管超声心动图在这方面的优势。

为了避免出现假阳性，赘生物必须与黏液样变、退行性改变（包括兰伯赘生物和钙化）、肿瘤、血栓和成像伪影等异常回声进行鉴别。图 13-14 为 1 例无症状的患者，二尖瓣较大的团块易被误诊为赘生物，然而由于患者并无感染的临床症状，应考虑为其他疾病。本例所示二尖瓣团块为血肿。基础心脏疾病不仅容易掩盖赘生物的存在，亦可造成误诊使假阳性增加。图 13-15 是一位二尖瓣脱垂的患者，由于病毒综合征而发热，脱垂的瓣叶被误认为赘生物。正确的诊断是建立在没有感染迹象的基础上，并且将当前超声心动图与之前的检查结果进行直接比较。非细菌性血栓性心内膜炎（疣状心内膜炎）也容易与感染性心内膜炎混淆。图 13-16 为 2 个非细菌性血栓性心内膜炎病例，在这 2 个病例中，结节性团块出现在二尖瓣游离缘很容易被误认为细菌性赘

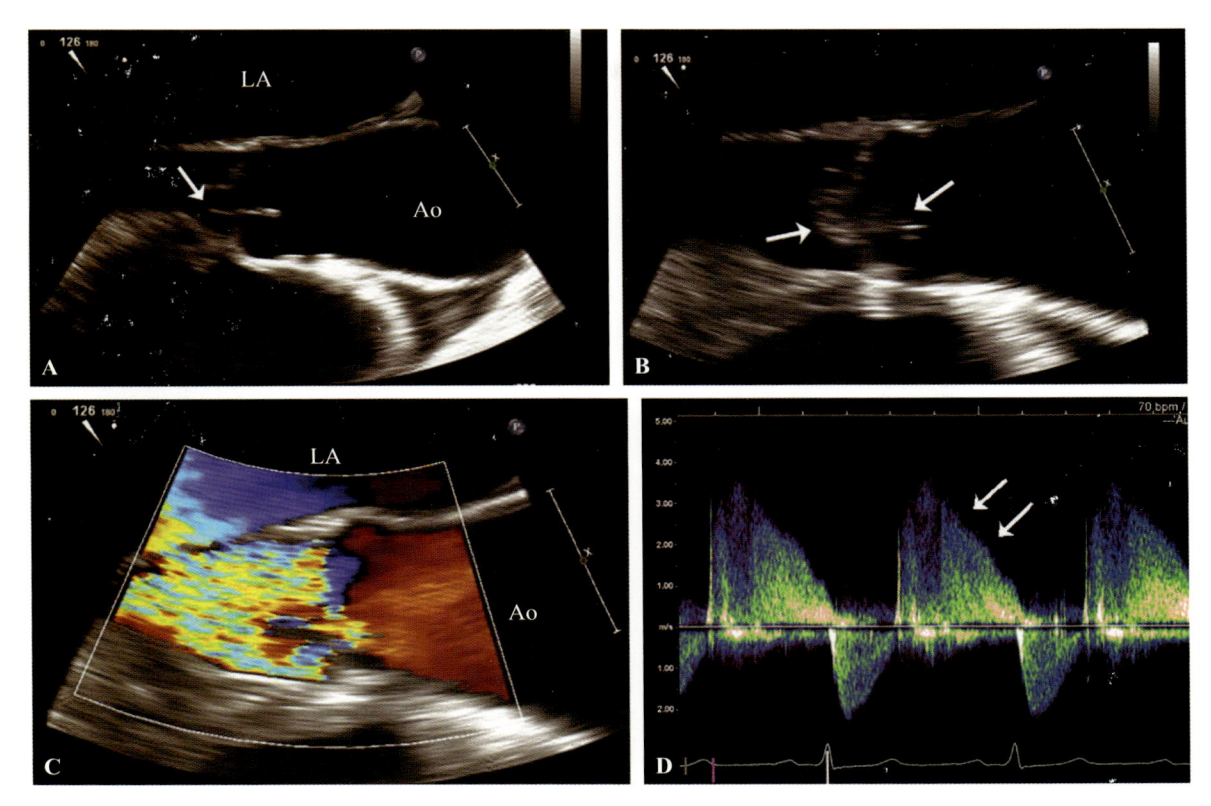

▲ 图 13-9 金黄色葡萄球菌性心内膜炎

A. 主动脉瓣尖（箭）脱垂或破裂；B. 主动脉瓣存在明显赘生物（箭）；彩色（C）和连续多普勒（D）示重度主动脉瓣反流，注意频谱多普勒的陡坡状下降曲线（箭）

LA. 左心房；Ao. 主动脉

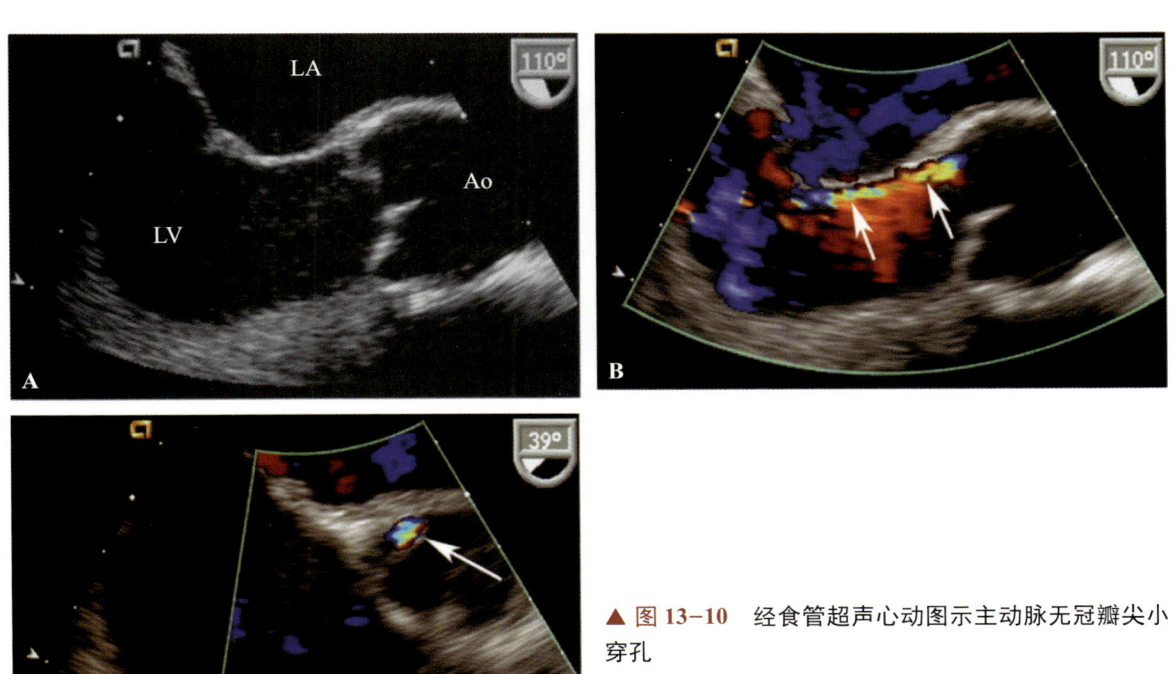

▲ 图 13-10 经食管超声心动图示主动脉无冠瓣尖小穿孔

A. 瓣膜局部增厚，未见明显赘生物；B. 彩色多普勒成像示射流穿过瓣尖（箭）；C. 短轴切面证实穿孔部位（箭）

LA. 左心房；LV. 左心室；Ao. 主动脉

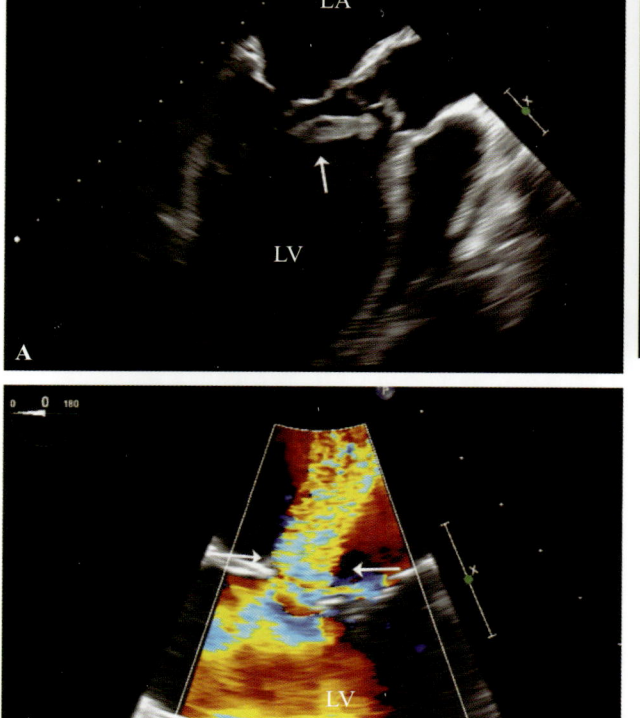

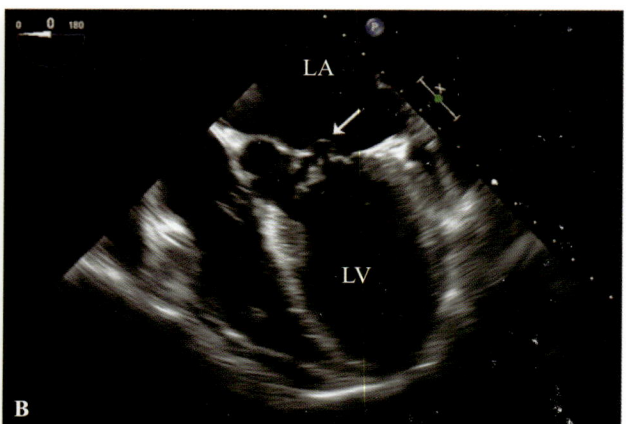

▲ 图 13-11 1例静脉注射毒品患者的心脏瓣膜穿孔
A. 主动脉瓣大赘生物（箭）；B. 二尖瓣前叶小穿孔（箭）；C. 彩色多普勒（箭）示重度二尖瓣反流
LA. 左心房；LV. 左心室

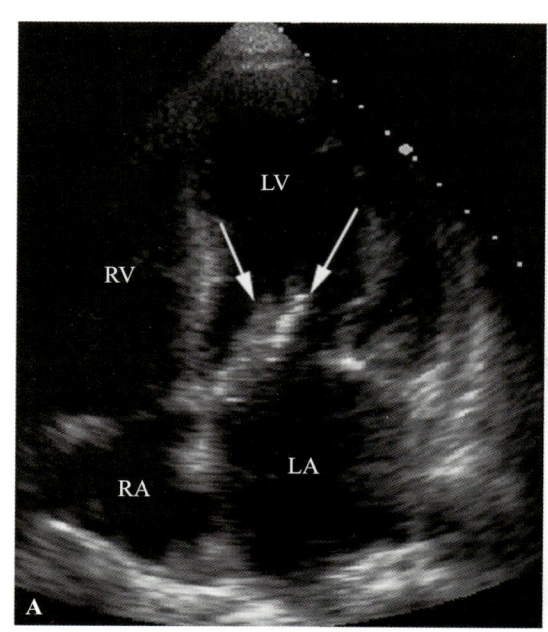

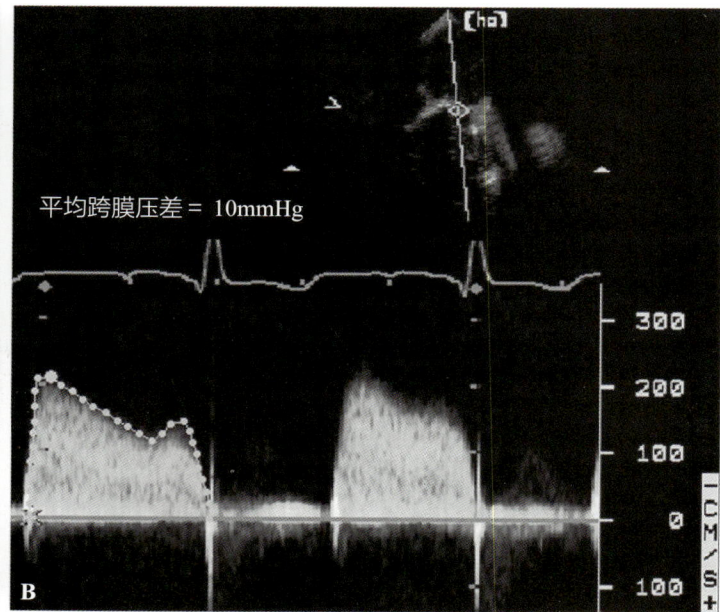

▲ 图 13-12 心脏瓣膜功能性狭窄
A. 二尖瓣前叶大赘生物（箭）；B. 频谱多普勒示二尖瓣平均跨瓣压差 10mmHg
LA. 左心房；LV. 左心室；RA. 右心房；RV. 右心室

生物，要区分这两个情况非常困难，必须依赖于与临床资料的一致性。

因此，在无基础瓣膜病的患者中，超声心动图的准确性更高。此外，新生的赘生物必须与陈旧的或治疗后的赘生物区分开来。一些研究表明，在治疗过程中，赘生物倾向于变小，并且范围局限，回声增强（图 13-17）。虽然这是多数赘生物的变化趋势，但赘生物变小也可能提示栓塞。因此，区分新生的赘生物与治疗后的赘生物绝不能仅仅依靠超声心动图，必须结合临床因素综合评价。

三、超声心动图诊断准确性

大量临床研究已经验证了超声心动图检测赘生物和急性心内膜炎其他表现的准确性。这些研究均存在一个局限性是难以确定心内膜炎的诊断标准。大部分研究均把临床表现、血培养结果、治疗效果和疾病结局相结合作为临床诊断标准。但这种方法有明显的局限性，很可能把单纯的菌血症误诊为心内膜炎。更严格的诊断标准需要病理和（或）手术证实，这一标准又把未进行手术或心肌活检的心内膜炎排除在外，因此只有最严重的患者才能得到诊断。最终，随着超声心动图逐步成为确诊心内膜炎的基本方法，验证其准确性越发困难。也就是说，验证某种疾病的基本诊断方法（此处指超声心动图）的准确性是不可靠的。基于上述原因，各种超声心动图技术确切的敏感性和特异性必须根据具体情况进行分析。尽管如此，超声心动图仍然是被公认的心内膜炎诊断中必不可少的部分。

大量的研究已经评估了超声心动图在检测心

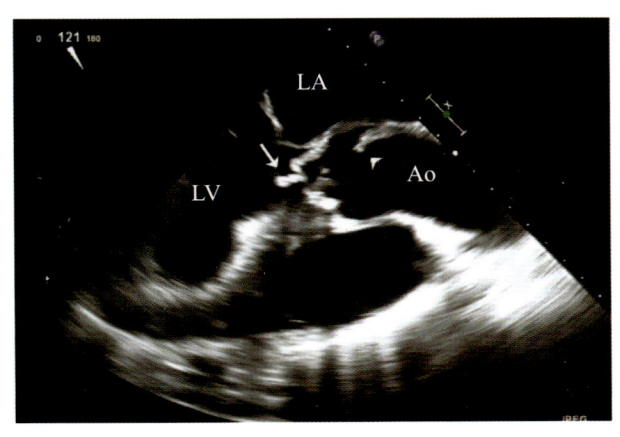

▲ 图 13-13 经食管超声心动图示主动脉瓣赘生物（箭）和附着于主动脉后壁另一个赘生物（箭头）
LA. 左心房；LV. 左心室；Ao. 主动脉

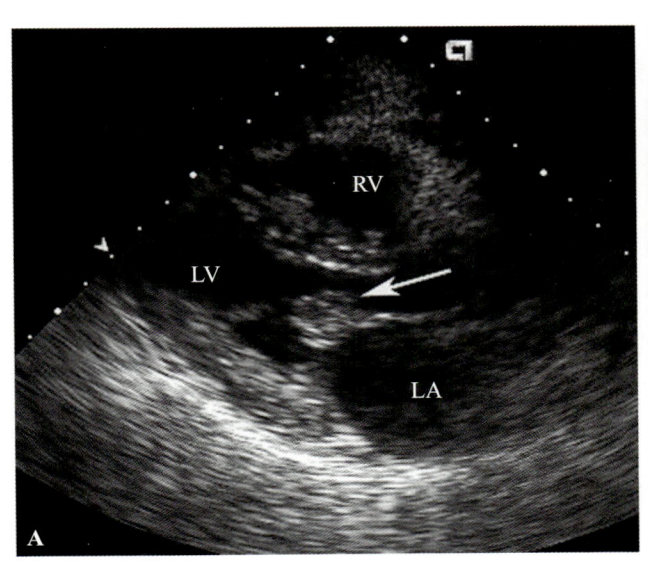

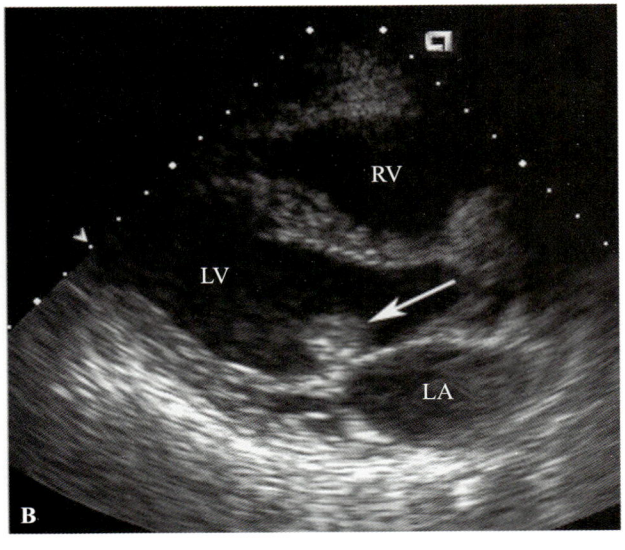

▲ 图 13-14 舒张期（A）和收缩期（B）显示二尖瓣血肿（箭），易误诊为赘生物
LA. 左心房；LV. 左心室；RV. 右心室

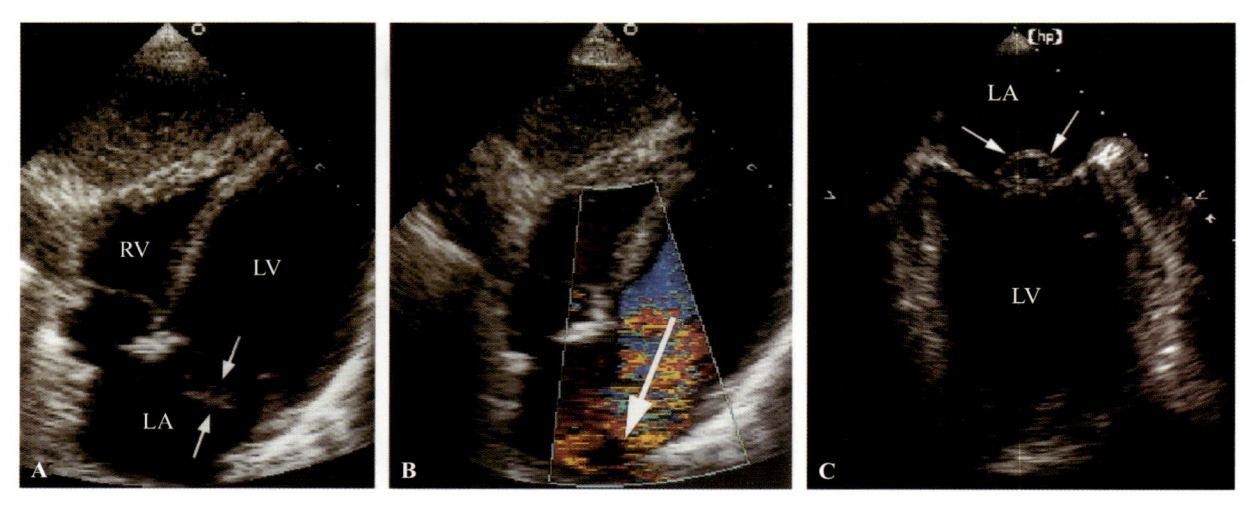

Feigenbaum 超声心动图学（原书第 8 版）
Feigenbaum's Echocardiography (8th Edition)

▲ 图 13-15 超声心动图示二尖瓣脱垂并明显反流，二尖瓣黏液样变性并部分连枷
A. 白箭示脱垂瓣叶；B. 白箭示重度二尖瓣反流；C. 经食管超声心动图示脱垂扇叶，易被误诊为赘生物
LA. 左心房；LV. 左心室；RV. 右心室

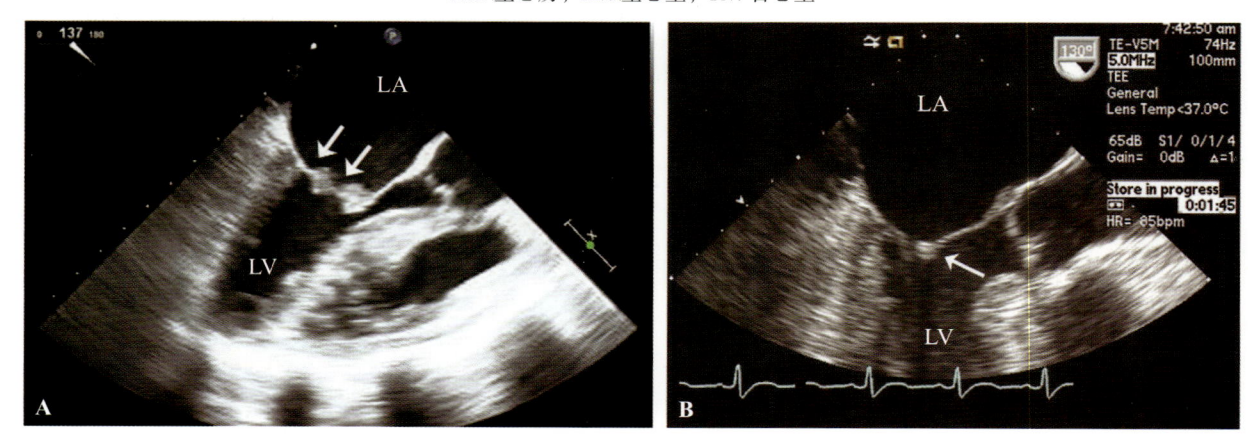

▲ 图 13-16 2 例非细菌性血栓性心内膜炎
A. 转移癌患者，二尖瓣瓣叶顶端团块（箭）；B. 系统性红斑狼疮患者，二尖瓣前叶游离缘结节状团块（箭）
LA. 左心房；LV. 左心室

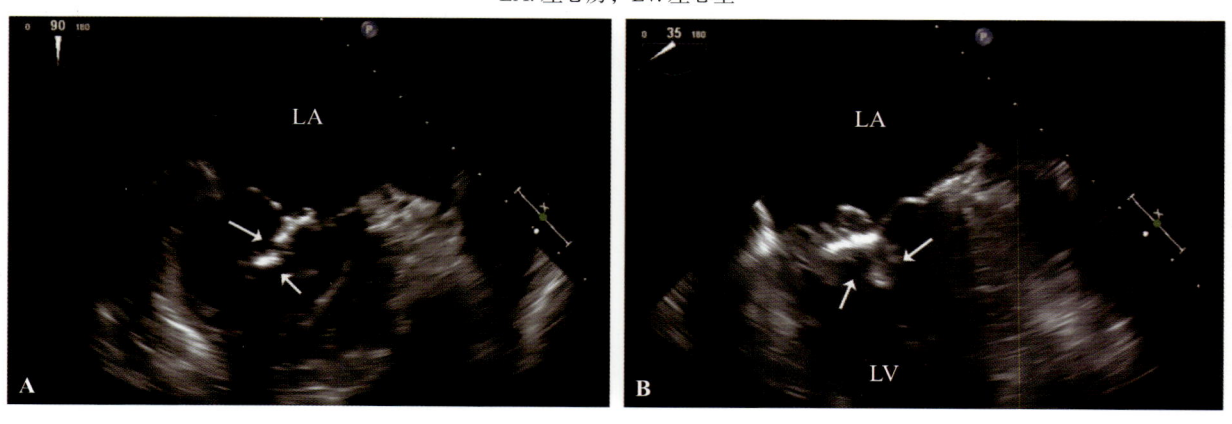

▲ 图 13-17 累及二尖瓣不常见的赘生物
经食管两腔观（A）和四腔观（B）。患者 1 年前发生心内膜炎，经抗生素治疗有效。伴发热和血培养阳性的感染复发，二尖瓣上可见一大块部分钙化的团块（箭）
LA. 左心房；LV. 左心室

第 13 章 感染性心内膜炎
Infective Endocarditis

内膜炎中的准确性。经胸超声心动图发现赘生物的总体敏感性通常在 60%～70%。然而，这些研究大多是在 20 年前进行的，使用的设备达不到现在的标准。检出敏感性至关重要的影响因素是赘生物的大小和图像质量。经胸超声心动图在检测心内膜炎其他表现时能力有限，如脓肿形成。我们必须认识到，部分心内膜炎患者可能没有赘生物，因此导致假阴性结果。

评价超声心动图诊断心内膜炎的特异性则更为困难。尽管大多数研究均报道超声心动图假阳性率极低，但是特异性将在很大程度上取决于所研究的人群和用于定义疾病的标准。如前所述，如果缺乏临床资料，几乎不可能区分新生赘生物与治疗后的赘生物、黏液瘤样改变或肿瘤。因此，超声心动图的诊断需要结合各种表现进行综合分析，从而避免大多数假阳性结果的出现。

从 20 世纪 80 年代中期开始，我们开始认识到经食管超声心动图在评价可疑心内膜炎上的优势。几乎所有研究均证实，经食管超声心动图的敏感性高于经胸超声心动图。改善的图像质量和探头距瓣膜更近是造成差别的主要原因。对于较小的赘生物、人工瓣膜相关的赘生物及经胸超声显示不清的赘生物，经食管超声心动图均具有优势。

将两种超声心动图技术在同一患病群体中进行比较时，经食管超声心动图的敏感性一直高于经胸超声心动图（图 13-18）。同时，现在许多研究结果表明，经胸超声心动图的敏感性比预想的低。这一情况可部分解释经食管超声成像的有效性。如果经胸超声检查缺乏一定的确定性及精准性，一些小的病灶将会被漏诊，从而造成两种方法灵敏性的较大差别。虽然经食管超声心动图的

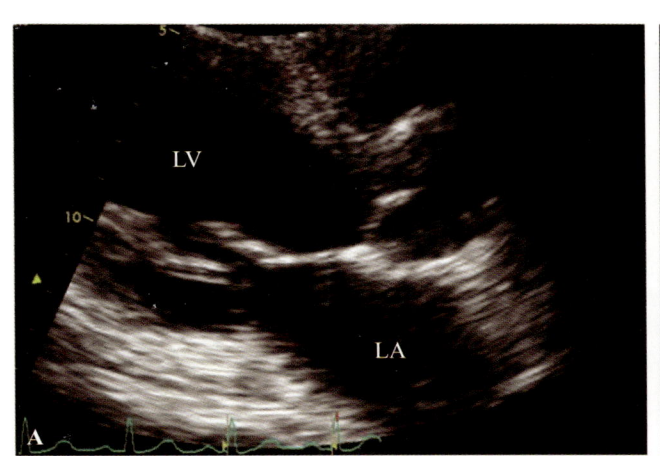

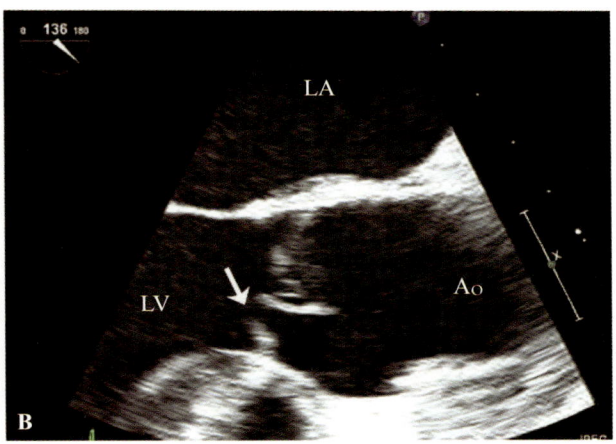

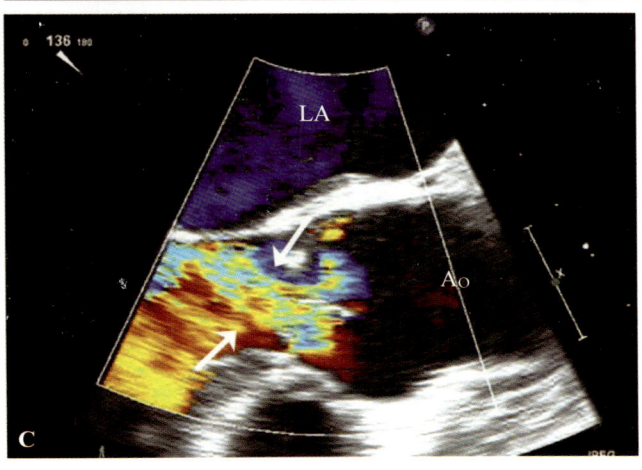

▲ 图 13-18 临床表现为心内膜炎患者的经胸和经食管超声心动图

经胸图像（A）示主动脉瓣有中度反流，但没有赘生物；经食管超声图像示主动脉瓣尖穿孔（B，箭），但没有赘生物；彩色多普勒示中度主动脉瓣反流（C，箭）
LA. 左心房；LV. 左心室；Ao. 主动脉

优越性是不容置疑的，但其差异程度（如经胸超声心动图非常低的敏感性）也值得关注。其中一部分原因可能是与患者的选择有关，包括较大的患者基数，以及相对较小的对疾病的预测能力。另外，由于经食管超声心动图的有效性，通常细致而全面，可能间接导致经胸超声检查的更为粗略缺乏严谨性。经食管超声心动图的另一个优点是，它能够识别心内膜炎的其他表现，如脓肿和瘘管（图 13-19）。尽管经胸超声心动图的敏感性相对较低，但在图像质量好的情况下，检查仍然具有较高阴性预测值以排除感染性内膜炎，即使金黄色葡萄球菌菌血症也不例外。

三维超声在该领域的应用价值在不断提高。图 13-20 为人工生物三尖瓣大赘生物的三维成像，实时观察可见团块收缩期凸向右心房。图 13-21 是，使用三维图像清晰显示主动脉瓣穿孔伴重度主动脉瓣反流的病例。理论上，三维超声显示整个瓣膜的能力（而不是单个瓣膜的某个切面）应通过减少假阴性结果来提高灵敏度。遗憾的是，超声心动图的大多数漏诊与图像质量有关，图像质量同样影响三维成像。也就是说，因为图像质量不佳被二维成像漏诊的赘生物，在三维成像中

也可能因为同样的原因被漏诊。

经食管超声心动图通常不会受到图像质量的影响，但二维经食管超声心动图的准确性高，使得三维经食管超声心动图难以显示出优势。三维成像潜在优势是能获得复杂病例的完整视图，并提供疾病程度的准确空间评估。在未来的几年里，我们可以期待在这方面有更多的经验。

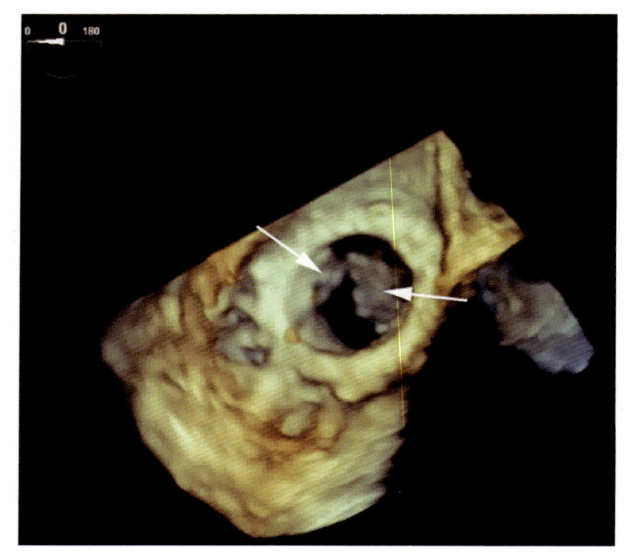

▲ 图 13-20 三维经食管超声心动图右心房观
显示人工生物三尖瓣上大赘生物（箭）

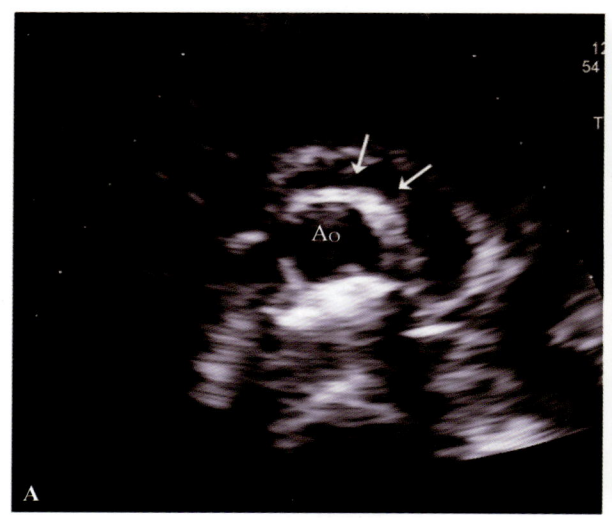

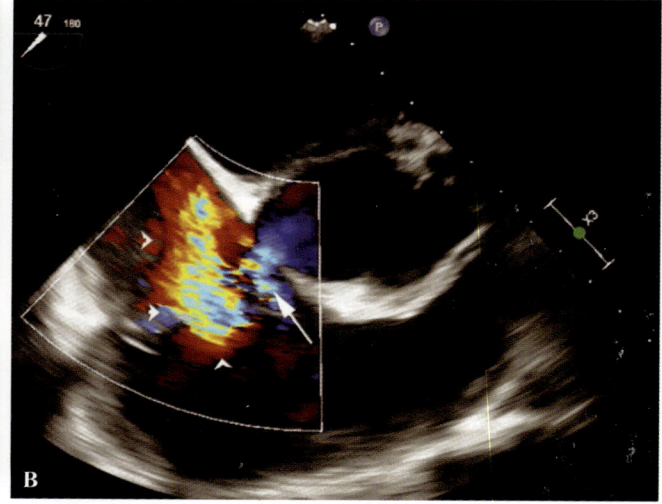

▲ 图 13-19 1 例主动脉瓣人工机械瓣和血培养阳性患者的经食管超声心动图
A. 白箭所示主动脉周围脓肿；B. 彩色多普勒显示三尖瓣反流（箭头）和主动脉根部与右心房之间的瘘管（大箭）
Ao. 主动脉

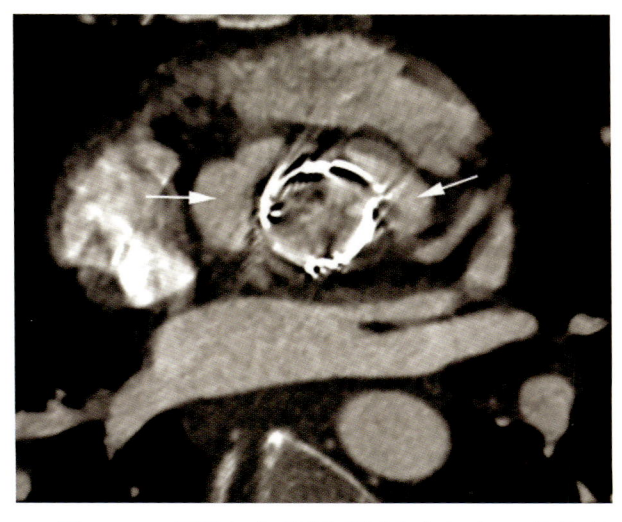

第 13 章 感染性心内膜炎
Infective Endocarditis

▲ 图 13-22 图示主动脉瓣生物瓣患者心脏 CT 短轴观
白箭所示为大的瓣膜周围脓肿

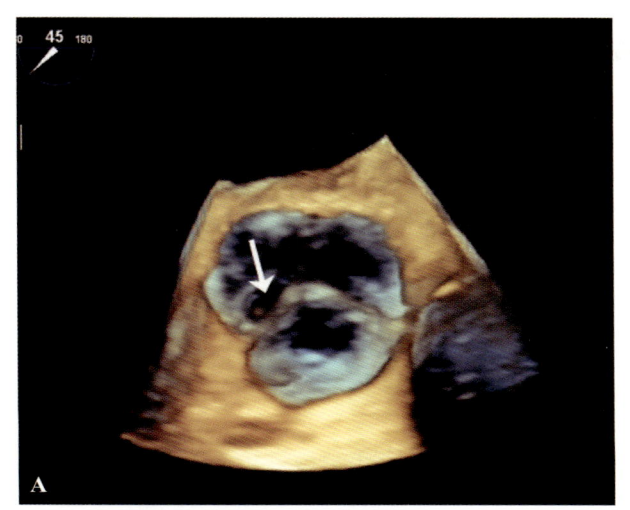

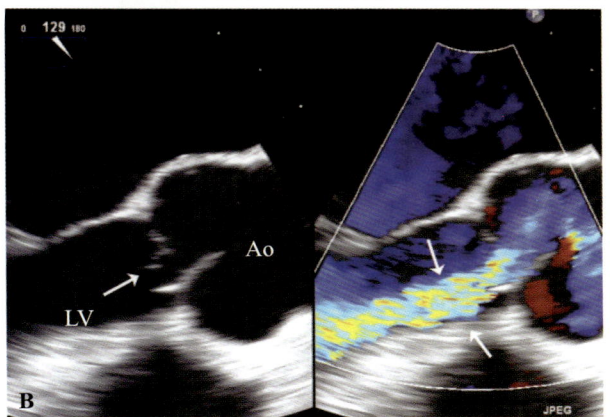

▲ 图 13-21 主动脉瓣穿孔的三维（A）和二维（B）超声心动图（箭）
存在中度主动脉瓣反流（B，右）
LV. 左心室；Ao. 主动脉

的临床症状通常不明显。

使用 18 氟 - 脱氧葡萄糖 PET/CT 评估心内膜炎患者同样有相当吸引力，特别是涉及人工瓣膜和植入装置，如起搏器导线。该技术可进行全身扫描，并提供了一种敏感的手段来定位炎症的活跃区域。与 MRI 类似，该技术还可用来检测和定位发生在身体任何地方的外周栓塞。

尽管对这些评估心内膜炎患者的新方法存在很大的优势，但它们不能替代超声心动图，迄今为止还没有指南对此进行明确说明。

四、多模态成像

MRI 和 CT 对感染性心内膜炎的诊断均显示出良好的应用前景。这些技术的空间分辨率和固有的三维特性解释了它们能够显示赘生物和疾病的其他表现（图 13-22）。然而，在可预见的未来，超声心动图仍将是大多数情况下的主要成像方式。在诊断不明确的情况下，CT 和 MRI 则可能发挥作用（Duke 标准的"可疑"感染性心内膜炎）。例如，当超声心动图和血培养结果有差异时，新的成像方式可以帮助确定或排除诊断。同时，这些技术还可用于评估累及多个瓣膜的复杂病例和（或）晚期病例，或用于检测脑栓塞事件。后者

五、诊断标准演变

感染性心内膜炎的临床诊断一直具有挑战性，在超声心动图的常规应用之前，心内膜炎的确诊主要依靠血源性感染结合心脏受累的临床表现。1994 年，Duke 心内膜炎研究中心发布了新的心内膜炎诊断标准，其主要诊断依据为超声心动图表现。该研究对 405 例患者进行回顾性分析，并根据主要和次要标准将其分为明确、可疑或排除。与之前的诊断标准相比，根据新的 Duke 标准，诊断为心内膜炎的患者明显增多。在经病理证实的病例中，Duke 标准的敏感性（80%）显著高于 von Reyn 标准（51%）。

427

虽然最初的 Duke 标准被普遍认为是诊断心内膜炎的一个重要进展，在随后发表的文章中也提到了一些局限性（Li 等，2000 年）。表 13-3 根据更新的修改版本，详细描述了用于定义主要和次要标准的术语。使用这些术语，可以确定或排除心内膜炎的诊断如表 13-4 所述。根据 4 个主要标准和 5 个次要标准，患者可被归类为确诊的心内膜炎、可疑的心内膜炎或者可排除心内膜炎。这种方法随后在涉及一系列患病群体的众多研究中得到验证，并得到美国心脏病学会 / 美国心脏协会实施指南的认可，用于心脏瓣膜病患者的管理（Bonow 等，2006）。

表 13-3　心内膜炎的 Duke 诊断标准

主要标准
- IE 的血培养阳性
  两次血培养均培养出符合 IE 的病原菌包括草绿色链球菌、牛链球菌、HACEK 菌群、金黄色葡萄球菌或社区获得性肠球菌，且无原发病灶；或持续血培养阳性与 IE 一致的微生物，定义如下：①≥ 2 次血培养阳性且两次抽血间隔时间＞ 12h；② 3 次血培养均为阳性或 4 次以上血培养结果中大多数为阳性（第一次和最后一次血液样本抽取时间间隔≥ 1h）；③贝纳特士立克次体单次血培养阳性或 I 相 IgG 滴度＞ 1：800
- 心内膜受累证据
- IE 的超声心动图阳性，定义如下：①摆动的心内团块，位于反流射流路径上的瓣膜或支撑结构上，或位于植入材料上没有其他解剖结构可解释；②脓肿；③人工瓣膜新发生的部分裂开
- 新出现的瓣膜反流（原有杂音的加重或改变不是充分标准）

次要标准
- 易感体质，易感 IE 的心脏病或静脉毒品注射
- 发热，体温＞ 38℃
- 血管表现、化脓性肺栓塞、真菌性动脉瘤、颅内出血、结膜出血和 Janeway 损害
- 免疫现象：肾小球肾炎、Osler's 结节、Roth's 斑和类风湿因子
- 微生物学证据：血培养阳性但不符合上述主要标准*，或活动性感染病原体血清学证据符合 IE
- 超声心动图次要标准排除

*. 排除凝固酶阴性葡萄球菌和不引起心内膜炎的微生物体的单阳性培养物；IE. 感染性心内膜炎（经允许改编自 Li JS，Sexton DJ，Mick N，Proposed modifications to the Duke criteria for the diagnosis of infective endocarditis. Clin Infect Dis 2000；30(4):633–638. © 2000 by the Infectious Diseases Society of America 版权所有）

表 13-4　感染性心内膜炎的临床定义按 Duke 标准 *

明确的感染性心内膜炎（临床标准）（三者择其一）
- 2 条主要标准
- 1 条主要标准和 3 条次要标准
- 5 条次要标准

可疑感染性心内膜炎（两者择其一）
- 1 条主要标准和 1 条次要标准
- 3 条次要标准

排除（四者择其一）
- 其他更确定的诊断可以解释感染性心内膜炎表现
- 抗生素治疗≤ 4d，感染性心内膜炎综合征缓解
- 抗生素治疗≤ 4d，手术或尸检没有发现感染性心内膜炎的病理学证据
- 没有达到可疑感染性心内膜炎的诊断标准

*. 主要标准和次要标准的定义见表 13-3。（经作者允许引自 Li JS，Sexton DJ，Mick N，Proposed modifications to the Duke criteria for the diagnosis of infective endocarditis. Clin Infect Dis 2000；30(4):633–638. © 2000 by the Infectious Diseases Society of America 版权所有）

2000年Duck标准的后续修订包括了若干更新版本，最重要的是，无论是医院获得性还是社区获得性心内膜炎，金黄色葡萄球菌菌血症被定义为主要标准。鉴于识别培养阴性心内膜炎的挑战，还增加了Q热血清学作为主要标准。但是，在社区中广泛使用抗生素仍然是血培养假阴性的原因，并将会继续成为心内膜炎诊断的挑战。最后，取消了非特异性瓣膜增厚时所采用的"回声符合感染性心内膜炎但不符合主要标准"的次要标准。修订后的Duke标准提高了灵敏度，特异性也没有明显减低，并得到一个关键的结果，使得"可疑"心内膜炎的病例大大减少，进而使诊断更为明确。虽然更难以测试，但大多数研究得出的结论是特异性得以保持，并有报道称高达99%，这主要归功于超声心动图检查结果。

超声心动图是评估这类疾病公认的方法。仍然需要注意的是，除了提供更灵敏的方法来确定心内膜炎的诊断外，Duke标准还强调了临床和超声心动图检查结果之间的关联。尽管超声心动图在评估这些患者中具有公认的重要性，但仍可能发生假阳性和假阴性结果，因此必须强调结合其他（即临床）标准的必要性。此外，超声心动图标准的纳入为用于定义基本病理过程（包括赘生物和脓肿）的各种标准提供了动力，这些问题将在后面讨论。

六、心内膜炎并发症

活动性心内膜炎可发生多种影响预后和治疗方案的并发症（表13-5）。赘生物本身就是心内膜炎出现并发症的一个重要原因，瓣膜感染可导致组织破坏和（或）穿孔，导致急性重度瓣膜反流（图13-23），从而出现血流动力学紊乱和心力衰竭。二维超声心动图可用于观察瓣膜结构改变，多普勒成像可证实其血流动力学变化，从而对心脏整体功能进行评估。值得我们重点关注的是，在活动性心内膜炎的病程中，突发的瓣膜功能改变可引起病情的急剧变化。此时，恰当运用

表13-5 心内膜炎的并发症

结构改变	血流动力学改变
瓣叶破裂	急性瓣膜反流
连枷瓣叶	瓣口梗阻
瓣叶穿孔	心力衰竭
脓肿	心内分流
动脉瘤	心脏压塞
瘘管	瓣周漏
人工瓣膜断裂	
形成栓子	
心包积液	

超声心动图可能会挽救患者生命。图13-24为2例心内膜炎导致的二尖瓣前叶穿孔病例，注意2个病例之间反流程度的差异。图13-25示主动脉瓣穿孔，在二尖瓣缝合环上方的主动脉瓣穿孔处有重度反流，同时伴有功能正常的人工机械二尖瓣。在图13-26中，由于瓣膜损伤导致重度三尖瓣反流，尽管成功地使用抗生素抗感染治疗，三维图像上仍可见由此造成的非常大的反流口。

脓肿是一种局部感染（通常由葡萄球菌或肠球菌引起），在超声成像中表现为组织内的致密回声或无回声团块，最常发生于主动脉瓣或二尖瓣瓣环附近，可影响瓣膜功能和（或）心脏的传导系统。主动脉周脓肿如图13-27所示，这种感染形式有时会发生在不存在赘生物的情况下。虽然这个病例可在经胸超声心动图上清楚显示脓肿，但大多数瓣周脓肿需要经食管超声心动图观察。

脓肿可从局部延伸影响相邻结构。图13-28是一个大的主动脉瓣周脓肿，延伸到左心房的顶部。二尖瓣脓肿如图13-29所示，在本例中，主动脉瓣膜多个赘生物延伸至二尖瓣，虽然并未发现环状脓肿，但前叶广泛受累，形成伴有赘生物的瓣叶瘤和脓肿。

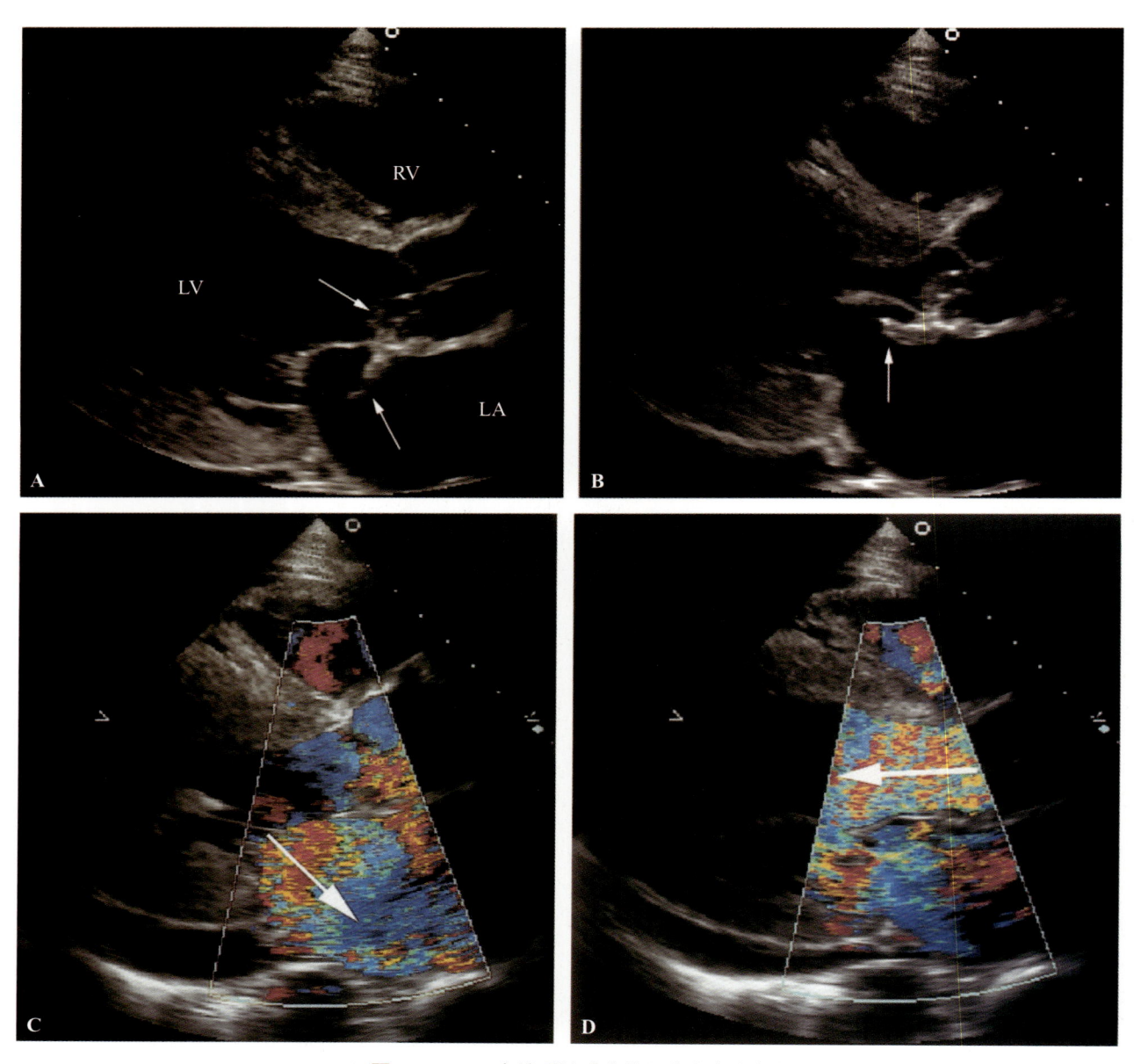

Feigenbaum 超声心动图学（原书第 8 版）
Feigenbaum's Echocardiography (8th Edition)

▲ 图 13-23 正在接受链球菌菌血症治疗的患者
A. 主动脉根部见一团块（箭），通过瓣环延伸至左心房（LA）；B. 舒张期显示组织受累的范围（箭）；C. 重度二尖瓣反流（箭）；
D. 重度主动脉瓣反流（箭），同时存在心包积液
LA. 左心房；LV. 左心室；RV. 右心室

脓肿可能在破裂后与某个心室腔相通。超声心动图能观测两个心腔之间的瘘管连接（如右心室和左心室），或主动脉根部和腔室之间（即主动脉窦和左心房或右心房之间，图 13-30 和 13-31）的瘘管连接。当确定发生破裂时，彩色多普勒血流成像可证实脓腔内的血流。多普勒成像对记录瘘管内血流，以及显示其与另一个腔室或部位的连接至关重要。根据所累及主动脉窦的不同，多变的瘘管位置可与任何心腔相通。

根据临床症状发现脓肿形成非常困难，除了房室传导异常外，很少有临床表现提示脓肿形成。因此，超声心动图在诊断脓肿方面起关键作用。虽然经胸超声心动图发现脓肿敏感性较低，但经食管超声心动图是一种很好的探查脓肿的方

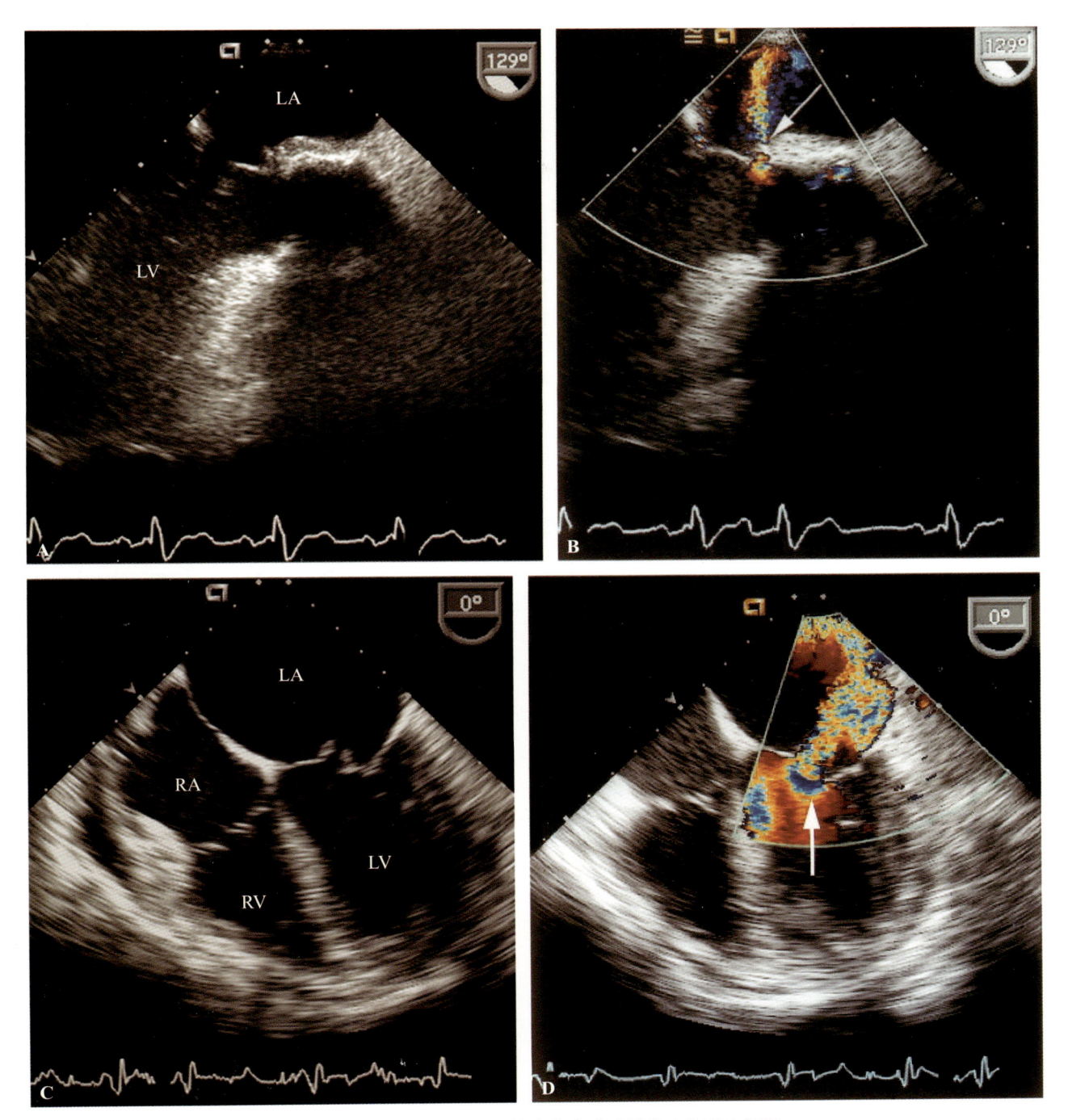

▲ 图 13-24　二尖瓣穿孔作为心内膜炎并发症的两个例子

A 和 B. 经食管超声心动图显示二尖瓣小穿孔；A. 二尖瓣前叶根部增厚累及主动脉瓣瓣环；B. 彩色血流成像见收缩期进入左心房的射流束（箭）；C 和 D. 二尖瓣前叶大穿孔；C. 瓣叶中部缺损；D. 彩色血流成像显示通过穿孔的重度反流（箭）
LA. 左心房；LV. 左心室；RA. 右心房；RV. 右心室

法。局部异常增厚，特别是出现在主动脉瓣瓣环位置（图 13-32），无论是高回声还是无回声，应适当地结合临床表现，高度怀疑脓肿形成可能。

请注意图 13-33 中无回声区在主动脉瓣根部后方，经食管超声心动图可以很好地进行确认，彩色多普勒显示血液流入脓腔并伴有重度主动脉瓣反

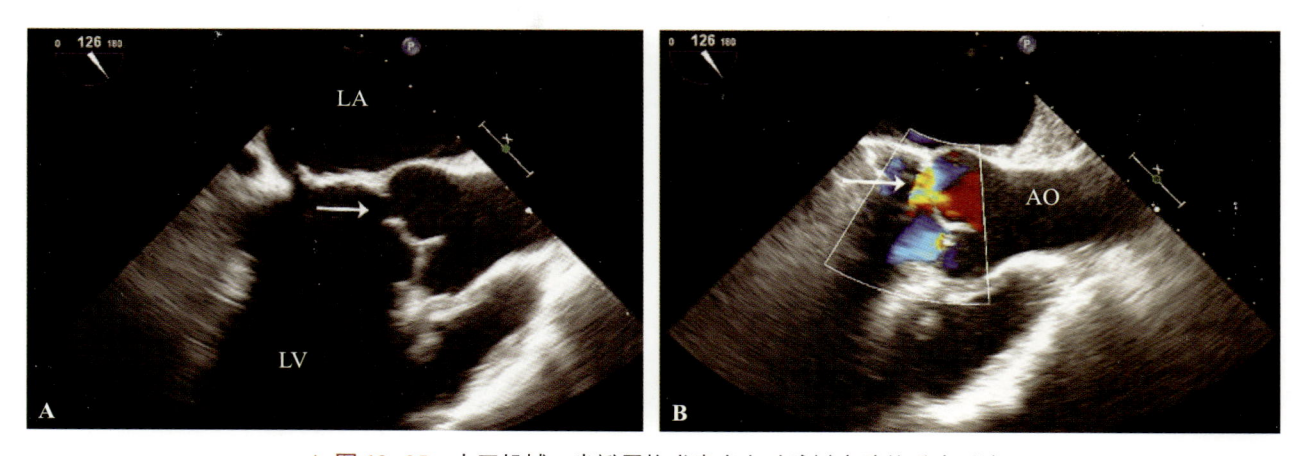

▲ 图 13-25 人工机械二尖瓣置换术患者主动脉瓣穿孔伴重度反流
A. 经食管超声心动图示主动脉瓣大穿孔（箭）；B. 显示反流射流束穿过反流口（箭），但是部分被人工瓣膜遮挡
LA. 左心房；LV. 左心室；Ao. 主动脉

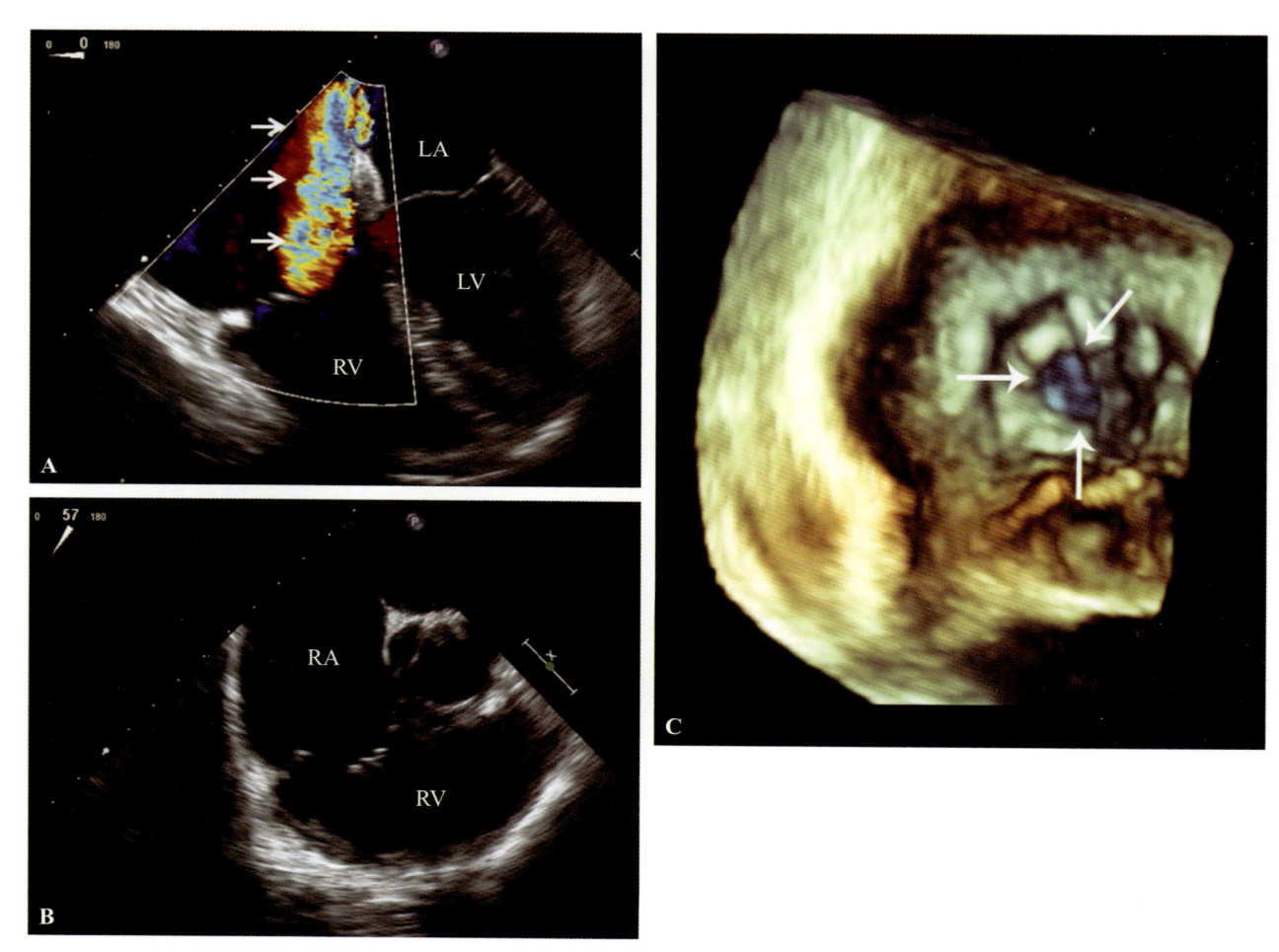

▲ 图 13-26 有静脉药物滥用史和三尖瓣心内膜炎史患者，抗生素治疗后行经食管超声心动图检查（四腔观）
A. 显示重度三尖瓣反流（箭）；B. 三尖瓣有明显缺口；C. 使用三维成像，从右心房向下看三尖瓣，箭所示为一个非常大的反流孔，与重度反流特征相一致
LA. 左心房；LV. 左心室；RA. 右心房；RV. 右心室

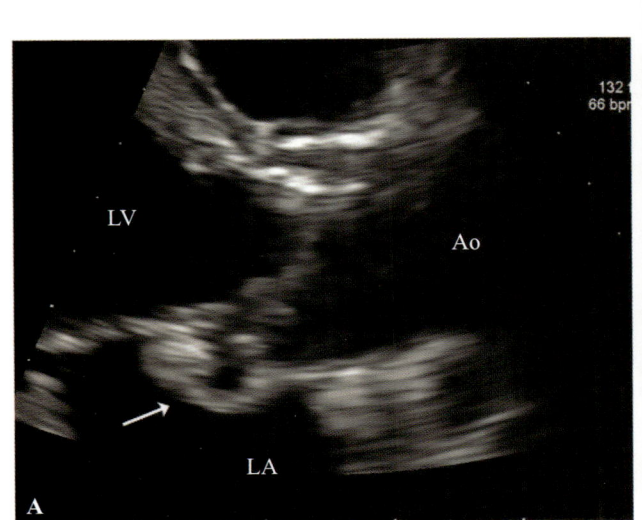

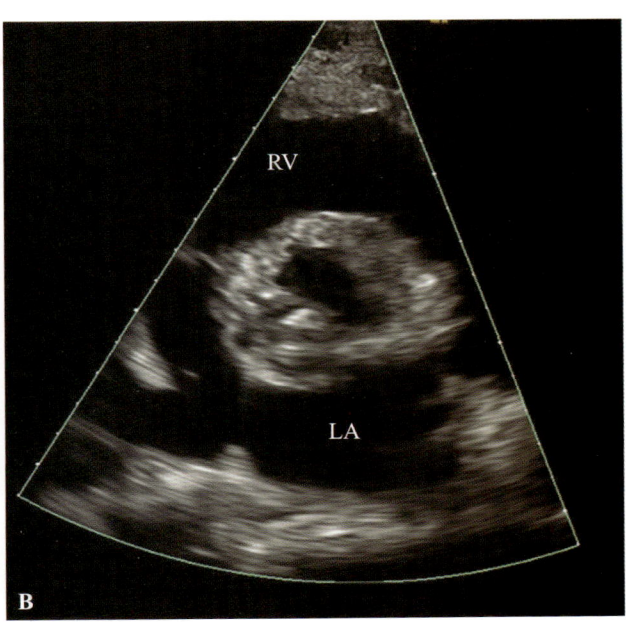

第 13 章 感染性心内膜炎
Infective Endocarditis

▲ 图 13-27 经胸超声心动图显示主动脉瓣周脓肿（箭）
在长轴（A）和短轴（B）视图中都可以看到围绕瓣环的广泛性和弥漫性增厚
LA. 左心房；LV. 左心室；RV. 右心室；Ao. 主动脉

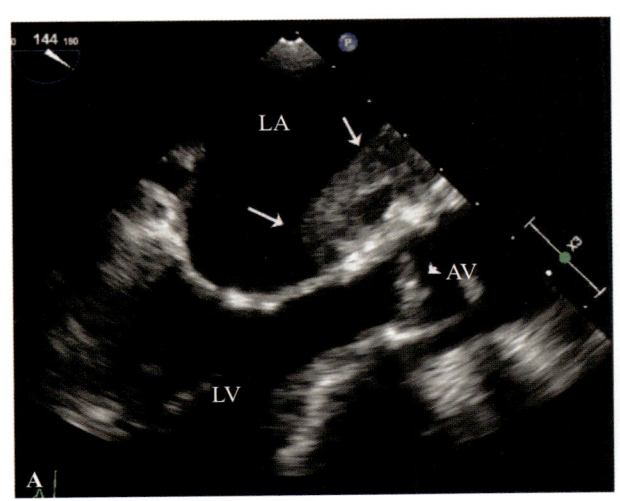

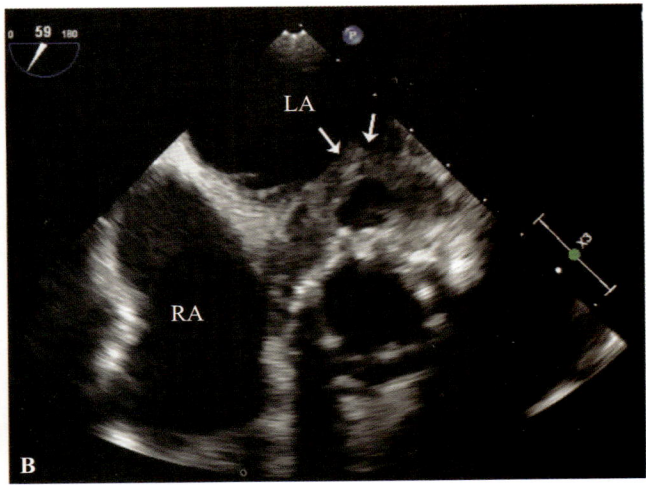

▲ 图 13-28 经食管超声心动图可见一个非常大的环形脓肿
A. 主动脉瓣上有小赘生物（小箭头）和延伸进左心房（LA）的大脓肿（箭）；B. 短轴视图显示脓肿大小和范围（箭）
LA. 左心房；LV. 左心室；RV. 右心室

流。虽然经胸超声成像可观察到大的赘生物，但主动脉根部受累的情况需要经食管超声心动图明确。术后诊断瓣周脓肿较为困难，在主动脉瓣置换术后早期，由于缝合环的存在、非特异性增厚和水肿等原因，很难将瓣周脓肿与正常愈合区分开。图 13-34 为 2 个月前接受人工生物主动脉瓣置换术的患者，术后复发感染，人工瓣膜上可见多发赘生物。经食管超声心动图短轴显示缝合环区域不均匀增厚，然而，在手术时没有发现瓣周脓肿。

433

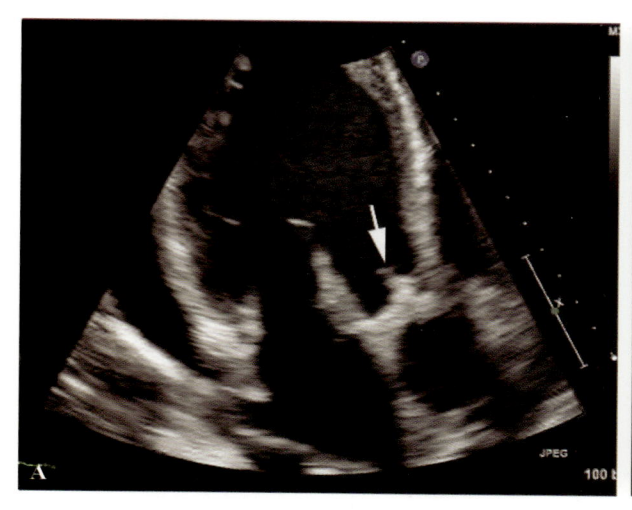

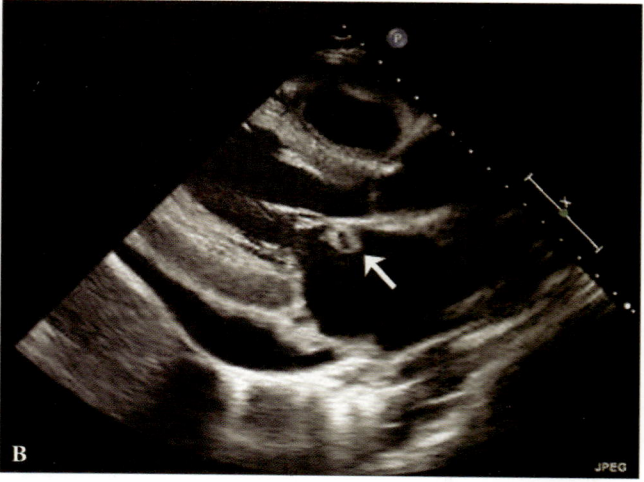

▲ 图 13-29 心内膜炎累及主动脉瓣和二尖瓣
A. 心尖长轴视图见主动脉瓣赘生物（箭）；B. 二尖瓣前叶（箭）内可见脓肿

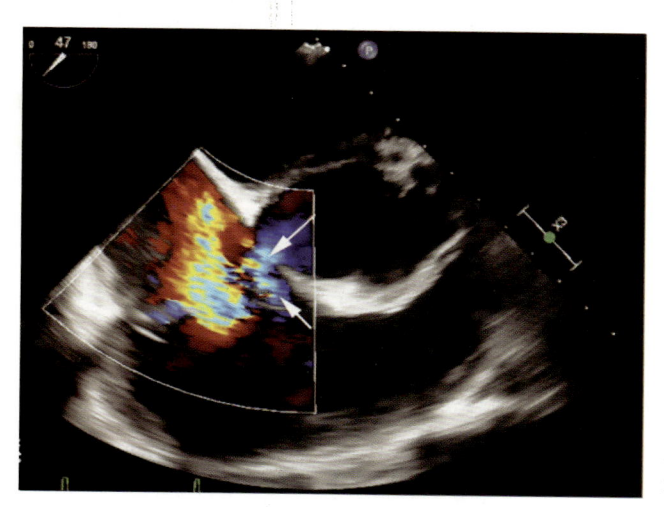

◀ 图 13-30 1 例瘘管合并主动脉瓣心内膜炎
彩色多普勒显示主动脉窦与右心房之间的连接（箭），同时伴有三尖瓣重度反流

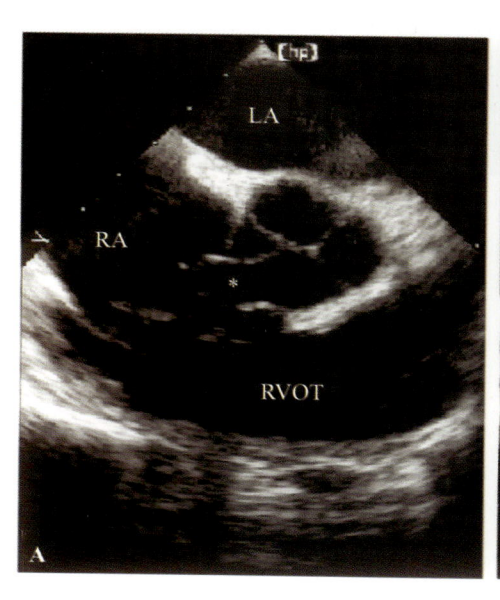

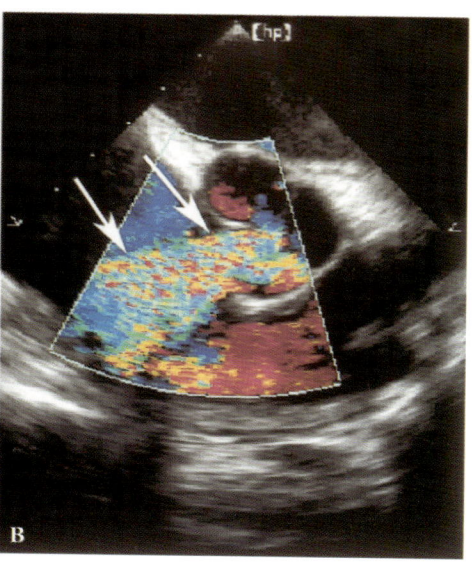

◀ 图 13-31 主动脉瓣心内膜炎的并发症
A. 本例为无冠窦受累，显示 Valsalva 窦瘤破裂（*）；B. 破裂后，主动脉根部与右心房见可见分流（箭）
LA. 左心房；RA. 右心房；RVOT. 右心室流出道

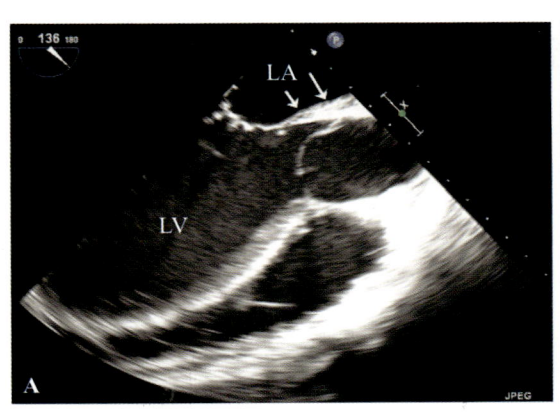

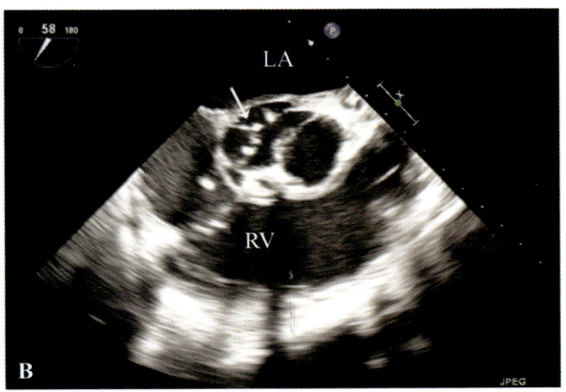

第 13 章 感染性心内膜炎
Infective Endocarditis

▲ 图 13-32 当发现主动脉根部异常增厚时，应怀疑有脓肿
A. 长轴可见主动脉后壁（箭）中度增厚；B. 短轴视图更令人信服地显示了沿主动脉根部后壁（箭）的脓肿形成
LA. 左心房；LV. 左心室；RV. 右心室

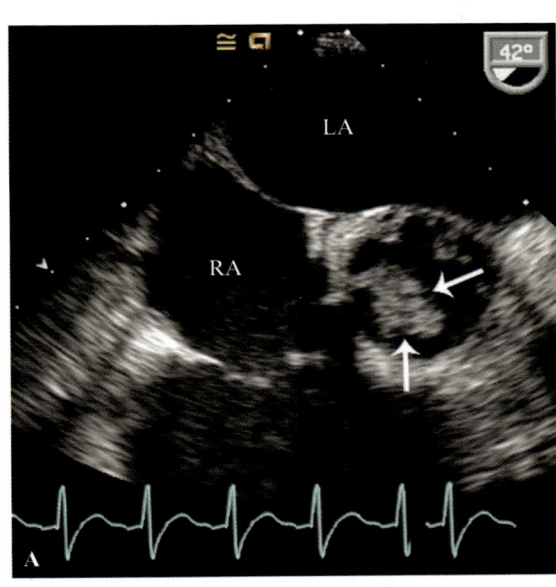

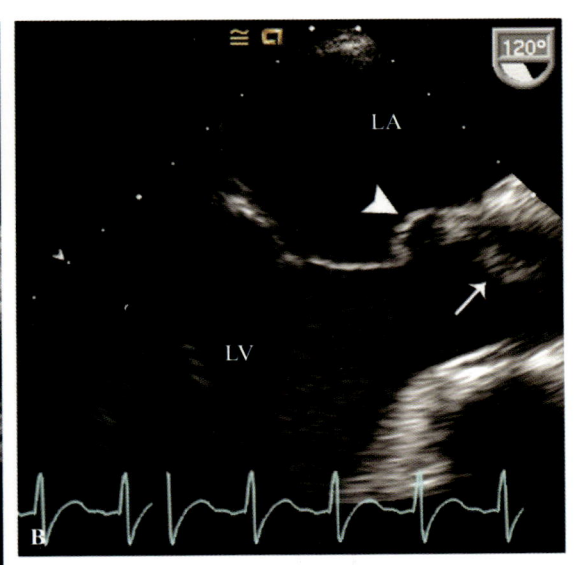

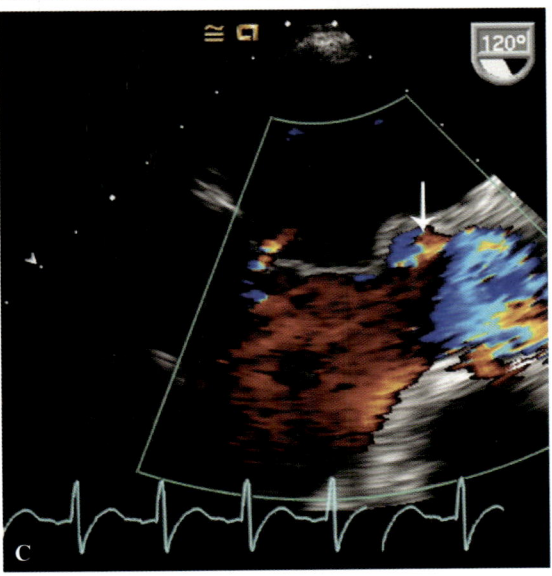

▲ 图 13-33 患者表现为脑卒中和主动脉瓣心内膜炎
A. 主动脉瓣一个大赘生物（箭）；B. 长轴上可见白箭头所示赘生物，此外，主动脉瓣瓣环（箭）后方的无回声区符合脓肿形成表现；C. 用彩色多普勒成像证明了该空腔内的舒张期血流及严重的主动脉瓣关闭不全

435

真菌性动脉瘤是由于赘生物脱落至动脉的心内膜面的化脓性物质引发栓塞所致，随后感染蔓延至血管壁。通常影响颅内动脉，也可能累及主动脉根部，在许多方面与脓肿相似。真菌性动脉瘤定义为血管壁、主动脉根部或冠状窦向外扩张的无回声区，通常经单一的管道与起源管腔相通，内部可充满炎性物质或自由流动的血液，破裂后可导致心内分流或破坏主动脉瓣功能。图13-35 是一位接受主动脉瓣置换术后 1 个月出现发热的患者，动脉瘤就在缝合环下方，部分破裂进入右心室。

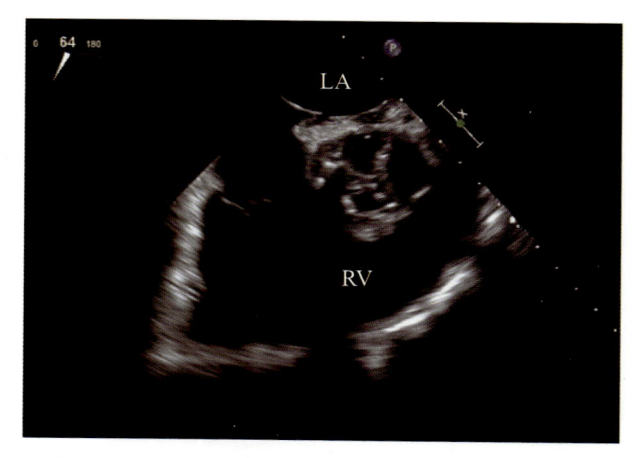

脓肿或动脉瘤形成等并发症可能导致感染扩散到心包腔产生化脓性心包炎。对于一个急性发病的患者，当出现急性心包炎的临床症状，同时超声心动图提示心包积液时，应考虑化脓性心包炎的可能，后者通常是急诊手术指征。这种积液通常量不大，很难与其他原因导致的积液区分开来，因此我们需要借助临床资料来确立诊断。

心内膜炎最严重的并发症是栓塞事件。部分研究使用 CT 或 MRI 进行监测，发现在活动性心内膜炎的患者中，未被识别的栓塞事件的发生率高得出人意料。左心赘生物发生栓塞可引起脑卒中、远端感染、肾衰竭或局部缺血。图 13-36 为栓塞性脑卒中表现的患者，本例赘生物中等大小但活动度很大，提示栓塞风险较大。图 13-37 显示累及二尖瓣的巨大可移动的赘生物。右心心内膜炎可导致肺栓塞和肺炎。在某些情况下，栓塞事件是心内膜炎的首发临床表现，而正在接受抗生素治疗的患者在没有任何征兆的情况下突然发生栓塞更为常见。栓塞发生以后，超声心动图有时可发现赘生物变小或形状发生改变（图 13-

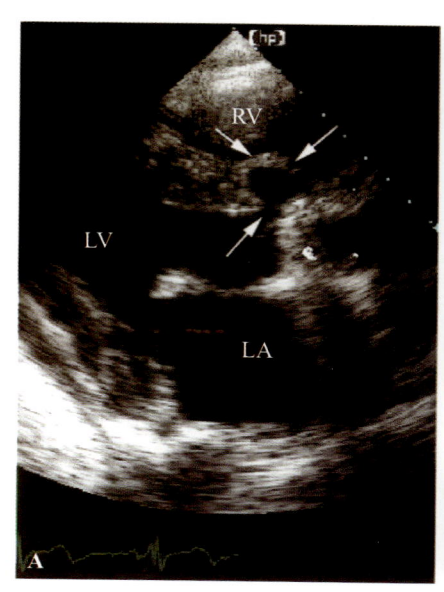

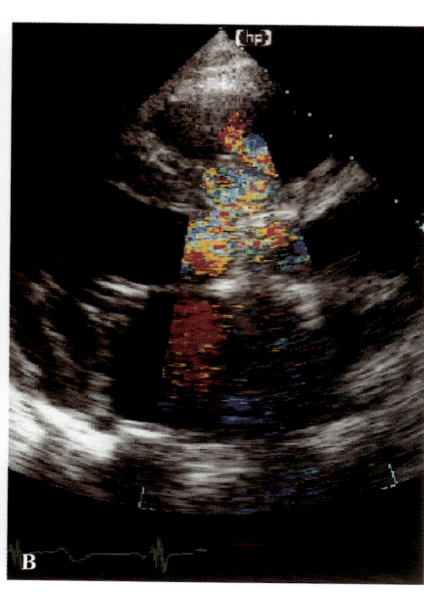

▲ 图 13-34 近期经历主动脉瓣人工生物瓣置换术的患者经食管超声心动图短轴视图
超声心动图显示其人工瓣膜上有多个赘生物及主动脉瓣瓣环弥漫性增厚。手术中未发现脓肿形成
LA. 左心房；RV. 右心室

◀ 图 13-35 此患者于 1 个月前接受主动脉瓣置换
A. 瓣膜被感染；导致霉菌性动脉瘤形成（箭）；B. 彩色多普勒成像示动脉瘤与右心室之间有瘘管相连
LA. 左心房；LV. 左心室；RV. 右心室

第 13 章 感染性心内膜炎
Infective Endocarditis

38）。此时，超声心动图最重要的作用是预测患者发生栓塞的风险，该内容将于下节讨论。

七、预后与风险预测

大约 40% 的患者因活动性心内膜炎而发生并发症，并且是临床结局的主要决定因素。由于并发症与不良预后密切相关，明确其发生风险是我们的重要目标。有研究将心内膜炎患者分成高风险组和低风险组，并根据临床和超声心动图表现识别出有并发症风险的患者。大部分区分高风险和低风险的相关参数来自临床，包括年龄、病原菌类型，以及是否发生心力衰竭。静脉注射吸毒史也是一个不良的预后指标，部分原因是复发感染率很高（图 13-39）。此外，发生脑卒中的心内膜炎患者预后极差，如果超声心动图可预测血栓形成的可能性，那么在并发症发生前提示高风险更有意义。

赘生物大小是唯一始终与并发症风险相关的超声心动图参数。在 Sanfilippo 等 1991 年的一项研究中发现，赘生物大小与并发症风险之间存在很强的线性关系。例如，赘生物小于 7mm 时，并发症发生率小于 10%；而赘生物大于 11mm 时，并发症的发生率将大于 50%。Tischler 和 Vaitkus 于 1997 年对 10 项研究共 738 例病例进行 Meta

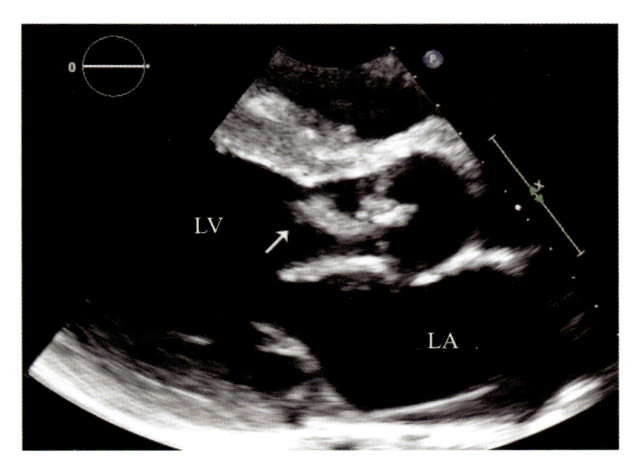

▲ 图 13-36　脑卒中患者主动脉瓣一个高度活动、中等大小的赘生物（箭）
LA. 左心房；LV. 左心室

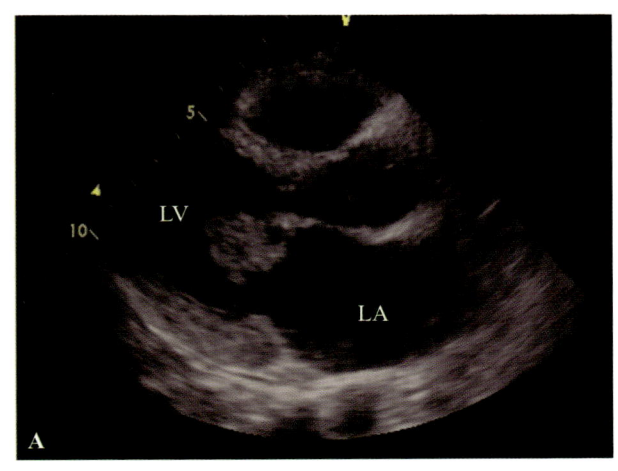

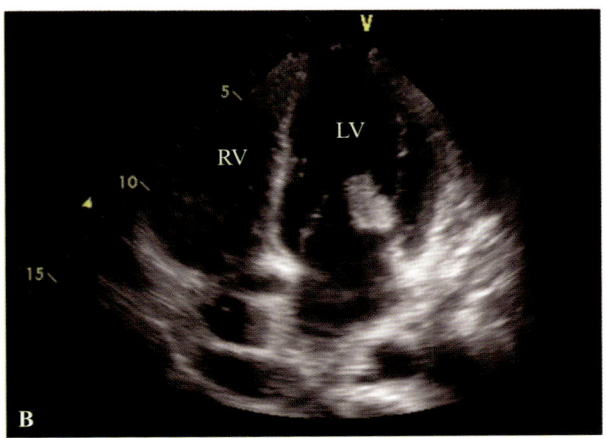

▲ 图 13-37　二尖瓣长轴（A）和四腔（B）视图
一个大的、高度活动性的二尖瓣赘生物被认为是感染性心内膜炎栓塞的最大风险因素之一
LA. 左心房；LV. 左心室；RV. 右心室

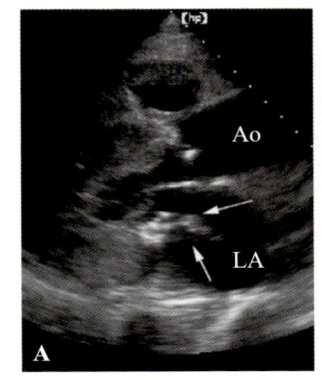

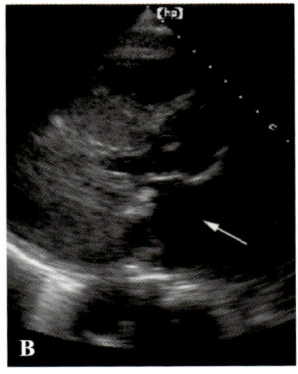

▲ 图 13-38　由于栓塞，赘生物的外观可发生变化
A. 二尖瓣后叶左心房侧可见一大的、活动的赘生物（箭）；
B. 发生脑卒中 1 周后的超声心动图表现，赘生物变小（箭），很可能是栓塞的结果
LA. 左心房；Ao. 主动脉

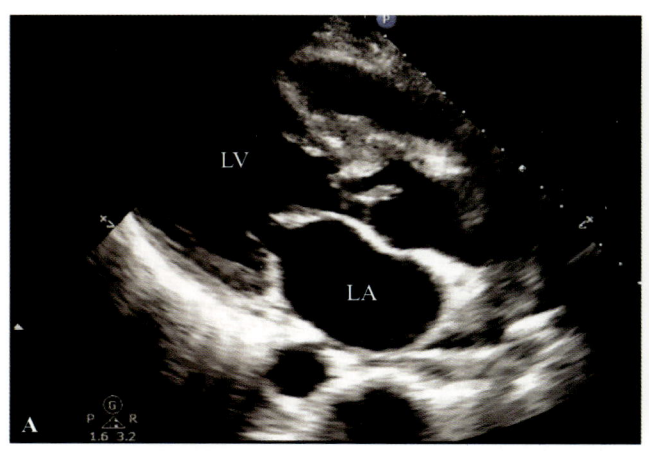

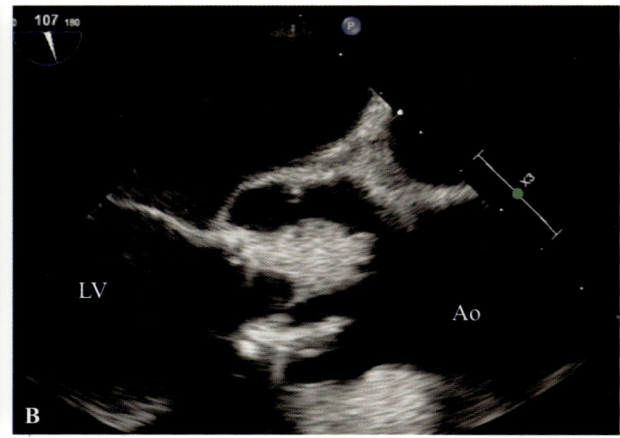

▲ 图 13-39 有静脉注射吸毒史年轻患者因复发感染导致预后不良

A. 图示主动脉瓣上赘生物，主动脉瓣根部增厚，经食管超声心动图证实存在瓣周脓肿；B. 患者接受人工生物主动脉瓣置换，8 个月后出现复发感染症状，在人工瓣膜上可以见到大片赘生物

LA. 左心房；LV. 左心室；Ao. 主动脉

分析表明，赘生物大于 10mm 的患者发生栓塞的风险比赘生物较小的患者高 3 倍（图 13-40）。很明显，赘生物大小和并发症风险之间存在直接关系。赘生物越大，出现并发症尤其是栓塞事件的可能性越大。此外，抗生素治疗 4 周后赘生物体积仍然增大也提示出现并发症风险增加，应及时考虑进行外科手术（图 13-41）。其他提示并发症风险增加的参数包括赘生物的高活动性、多部位受累，以及感染扩展到瓣膜外结构。

除了赘生物大小以外，其位置也与并发症风险相关。Cabell 等 2001 年研究发现二尖瓣赘生物发生栓塞的风险为主动脉瓣赘生物的 3 倍。栓塞风险更可能取决于多种因素，包括临床和超声心动图。在 2013 年开展的一项大型多中心研究中，Hubert 等结合临床数据（年龄、糖尿病、心房颤动和先前的栓塞事件）、超声心动图表现（赘生物长度）和微生物学（金黄色葡萄球菌菌血症）方法，在 6 个月随访期间准确预测栓塞事件的风险。

八、人工瓣膜心内膜炎

人工瓣膜心内膜炎的诊断和治疗都非常困难。人工材料的高反射性、产生的声影，以及植入设备对皮下组织的影响，都降低了超声心动图成像的准确性。赘生物最常发生在人工瓣膜基底

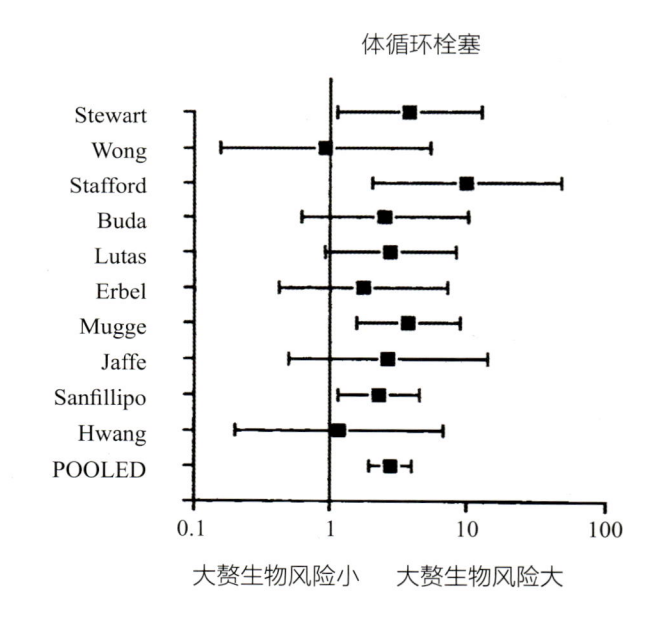

▲ 图 13-40 体循环栓塞赘生物大小能否预测发生体循环栓塞的风险 Meta 分析

较大赘生物风险增大的混合优势比为 2.80（95% 的可信区间 1.95～4.02，$P < 0.01$）（经作者同意引自 Tischler MD; Vaitkus PT. The ability of vege-tation size on echocardiography to predict clinical complications: a meta-analysis. J Am Soc Echocardiogr. 1997;10(5): 562–568. © 1997 American Society of Echocardiography 版权所有）

第 13 章 感染性心内膜炎
Infective Endocarditis

部与缝合环部位（图 13-42）。从人工材料中区分小赘生物（特别是用于固定瓣膜的缝合线）是非常困难的。因此，诊断心内膜炎需要从各个切面进行全面彻底的观察。经胸超声心动图诊断人工瓣膜心内膜炎具有一定的局限性，而当存在广泛感染时（图 13-43），经胸超声可以显示。

尽管如此，经胸超声心动图难以排除高度可疑的人工瓣膜心内膜炎。例如，从任何声窗扫查，人工二尖瓣患者经胸超声心动图都不可能显示左心房紧贴人工瓣的部位。在这种情况下，经食管成像对显示该部位可提供巨大的帮助（图 13-44）。相反，人工三尖瓣的心室侧更适合经胸超声成像观察而不是经食管成像。因此，两种技术联合应用对于全面检查非常必要。图 13-45 为慢性静脉注射药物史的 2 个病例，可见人工生物三尖瓣的巨大赘生物。瓣膜本身完全被赘生物遮挡，并且存在较小程度的梗阻。图 13-46 显示另一个病例由人工瓣膜赘生物引起的梗阻。在这个病例中，经胸和经食管成像均可显示人工二尖瓣受累和大赘生物导致显著的跨瓣舒张压梯度。

经食管超声心动图提高了人工瓣膜患者检测心内膜炎的准确性，并且研究者一致认为经食管超声心动图的敏感度要高得多。经食管超声使得准确性得到如此大的提高，以至于许多超声心动图医生将经食管超声心动图视为可疑人工瓣膜心内膜炎的首选检查方法。此外，经食管超声更能显示与人工瓣膜心内膜炎（尤其是瓣周脓肿）相关的并发症（图 13-47 和图 13-48）。图 13-49 是猪主动脉瓣破裂的一个例子。在视频中，人工瓣膜的独立（摇摆）运动是显而易见的。

经食管超声心动图评估可疑人工瓣膜心内膜炎患者的优势已得到充分证实，然而，想要确诊仍具有很大挑战性。图 13-50 为经导管主动脉瓣

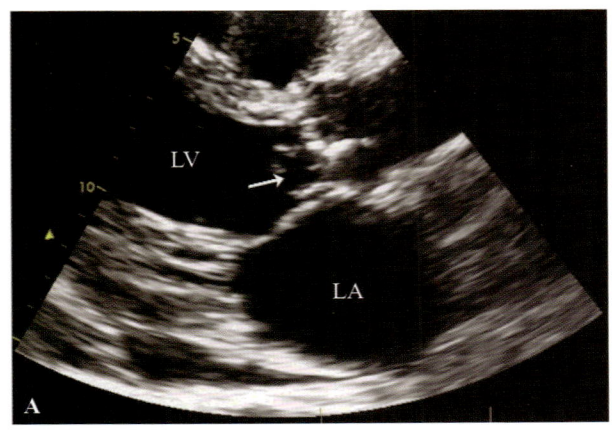

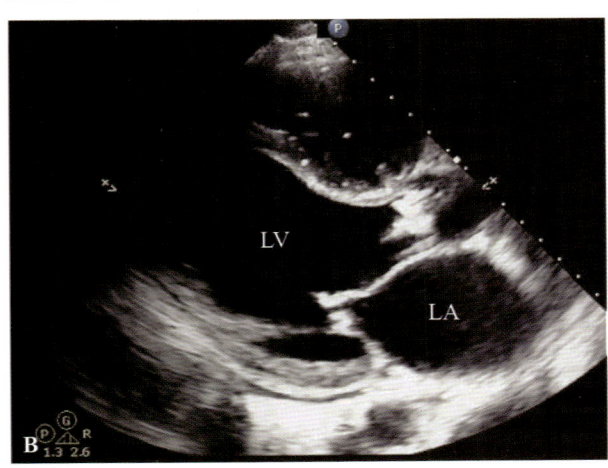

▲ 图 13-41 在接受抗生素治疗时，赘生物体积增大是预后不良的指标
A. 该患者，在初始超声心动图上观察到主动脉瓣中等大小的赘生物（箭）；B. 3 周后，赘生物明显增大（B）
LA. 左心房；LV. 左心室

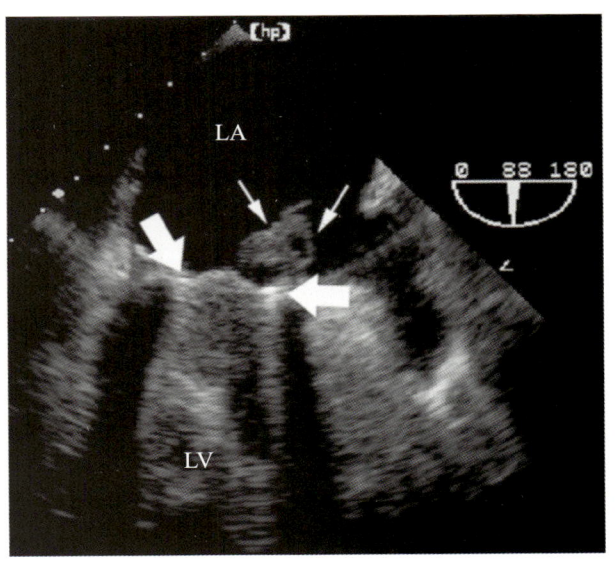

▲ 图 13-42 一例二尖瓣 St. Jude 人工瓣膜置换术后，左心房内一个大的赘生物（小箭）附着于缝合环（大箭）
LA. 左心房；LV. 左心室

439

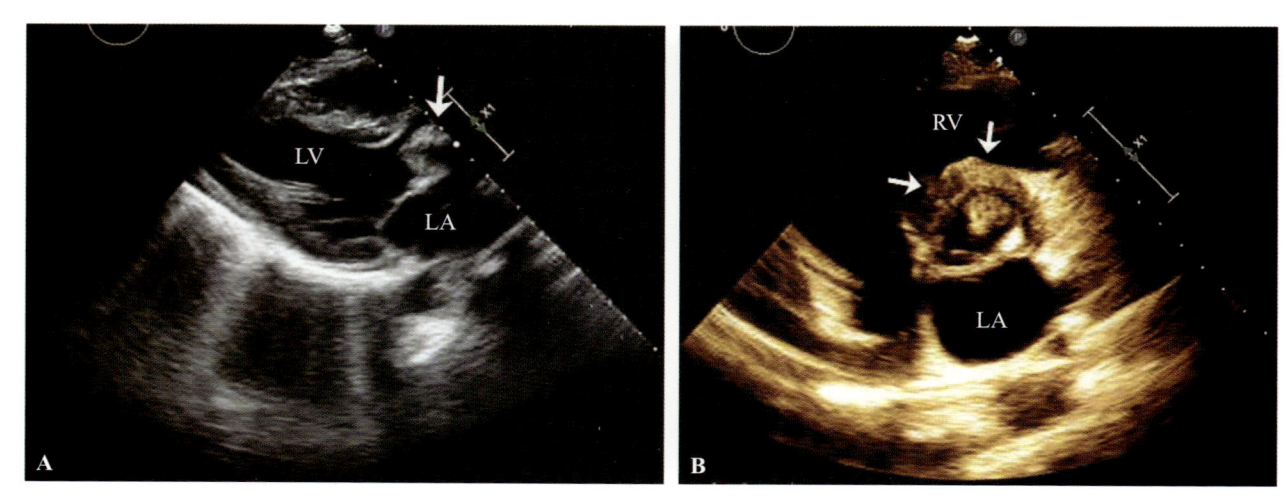

▲ 图 13-43 虽然经食管超声心动图更敏感，但经胸成像有时也能发现瓣周脓肿
长轴观（A）主动脉瓣一个大赘生物（箭）；短轴观（B）显示增厚和不均匀性环形结构，符合脓肿形成特点
LA. 左心房；LV. 左心室；RV. 右心室

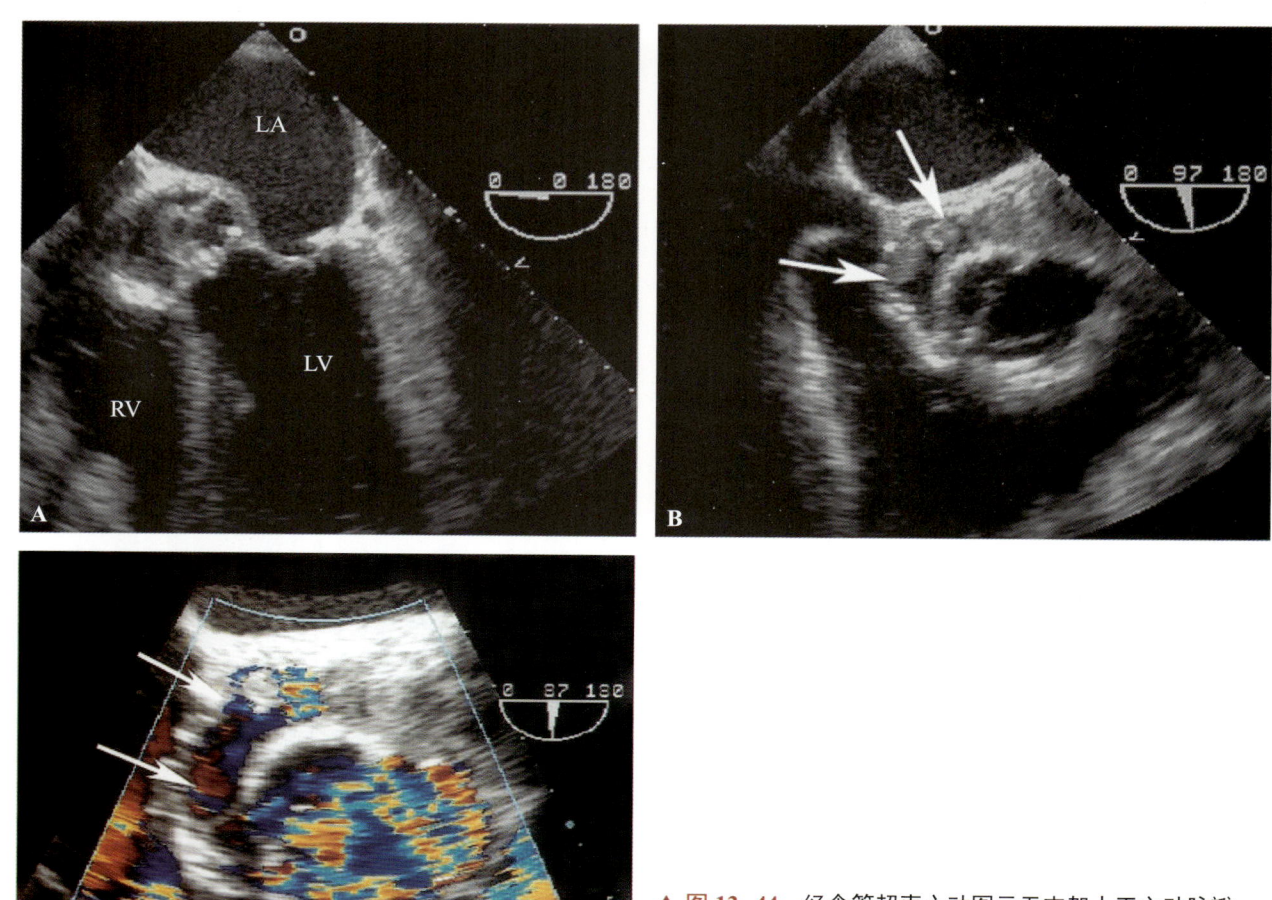

▲ 图 13-44 经食管超声心动图示无支架人工主动脉瓣
A. 主动脉根部增厚、回声增强；B. 短轴观显示其后部脓肿形成（箭）；C. 彩色血流成像显示脓腔内存在血流信号（箭）
LA. 左心房；LV. 左心室；RA. 右心房

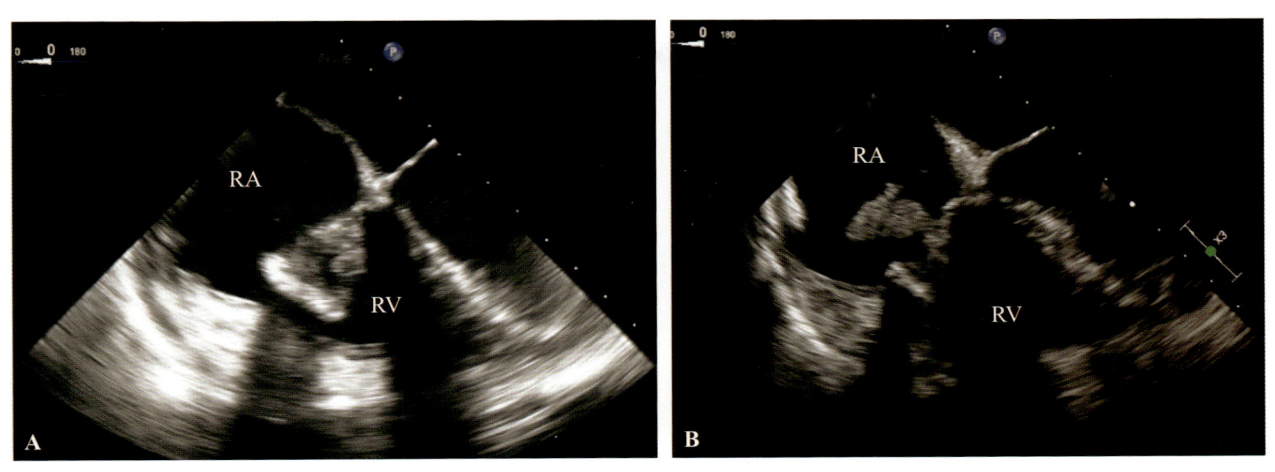

第 13 章 感染性心内膜炎
Infective Endocarditis

▲ 图 13-45 两例患者（A、B）由金黄色葡萄球菌引起的人工生物三尖瓣大赘生物
右心大赘生物会导致右心室流入道部分梗阻
RA. 右心房；RV. 右心室

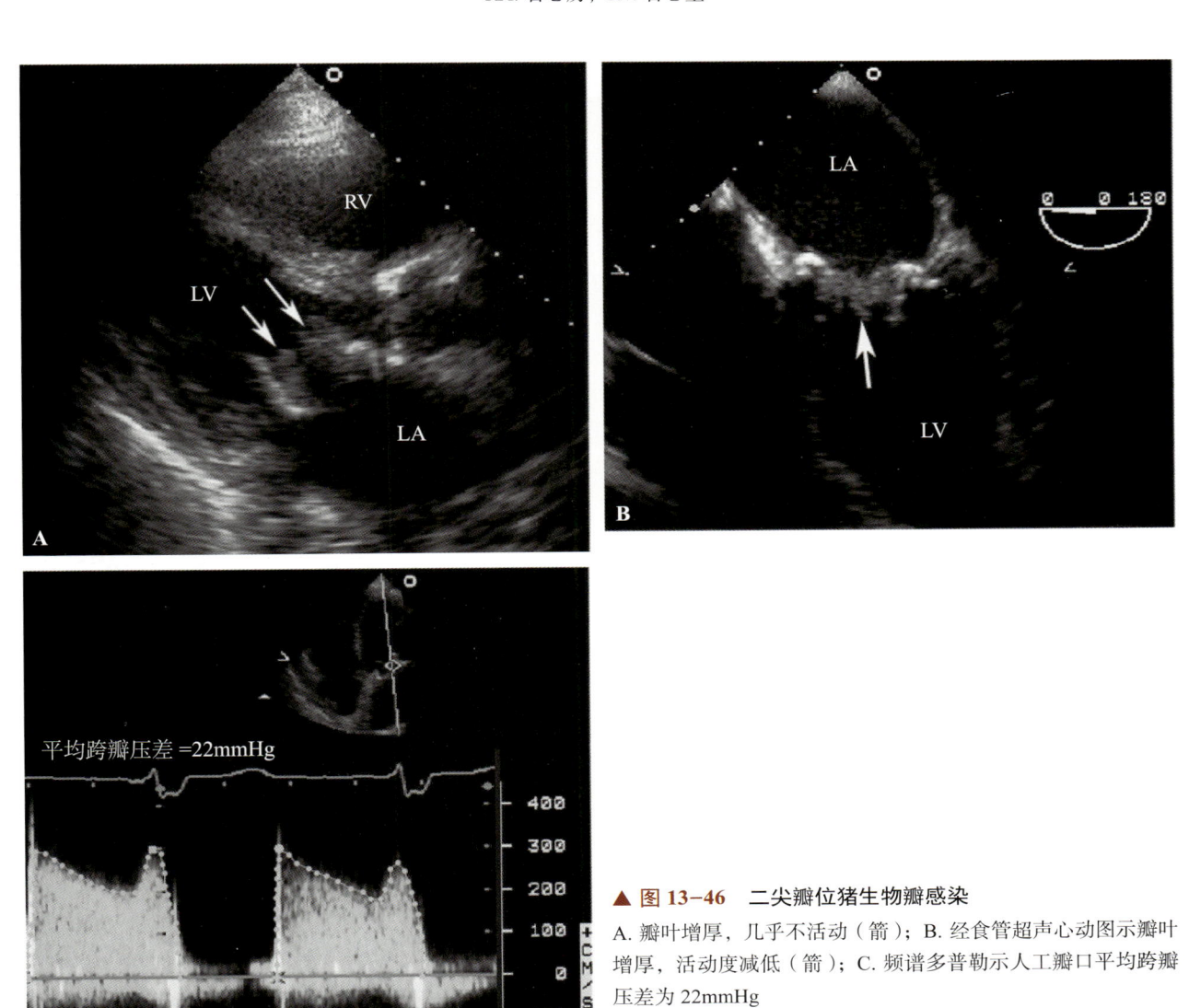

▲ 图 13-46 二尖瓣位猪生物瓣感染
A. 瓣叶增厚，几乎不活动（箭）；B. 经食管超声心动图示瓣叶增厚，活动度减低（箭）；C. 频谱多普勒示人工瓣口平均跨瓣压差为 22mmHg
LA. 左心房；LV. 左心室；RV. 右心室

441

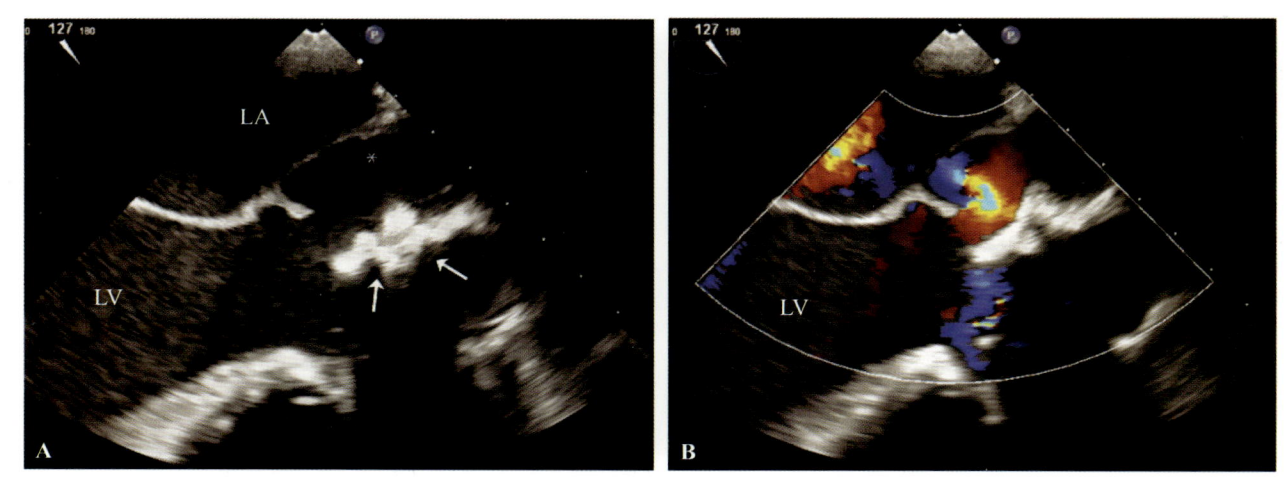

Feigenbaum 超声心动图学（原书第 8 版）
Feigenbaum's Echocardiography (8th Edition)

▲ 图 13-47 经食管超声心动图示猪主动脉瓣破裂、感染
A. 人工瓣膜与瓣环分离，在主动脉根部形成一个大间隙，缝合环上（箭）有赘生物；彩色多普勒（B）示瓣周反流，从主动脉进入左心室流出道
LA. 左心房；LV. 左心室

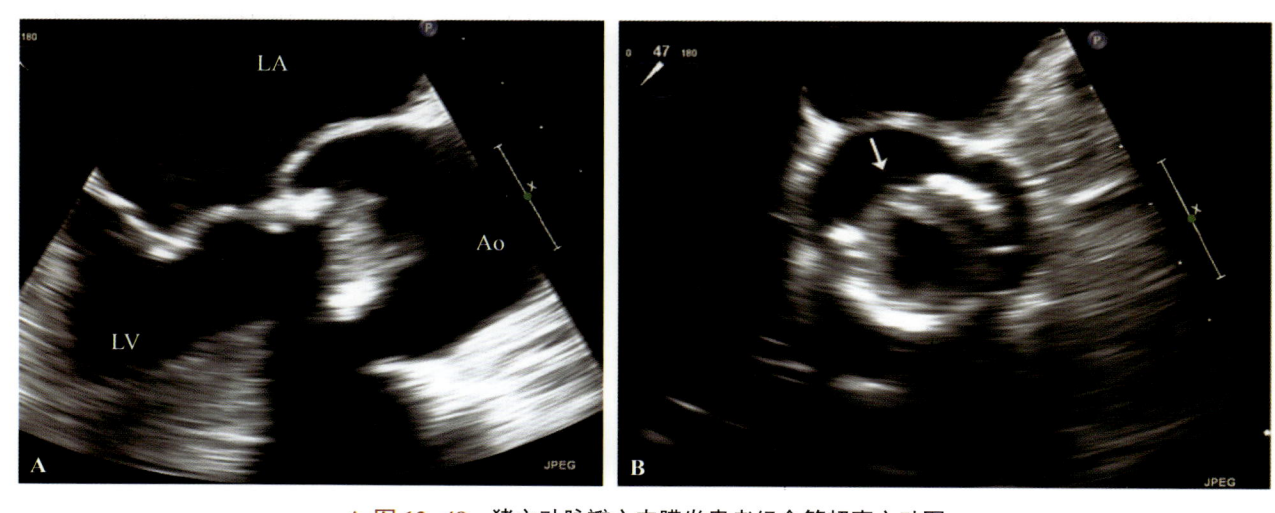

▲ 图 13-48 猪主动脉瓣心内膜炎患者经食管超声心动图
长轴（A）和短轴（B）均可见人工生物瓣膜弥漫性增厚；此外，可见缝合环部分裂开（B）（箭）
LA. 左心房；LV. 左心室；Ao. 主动脉

置换术（TAVR）9 个月后出现发热的患者，人工材料的遮挡使得赘生物难以识别。需要仔细彻底的检查才能明确证实感染的存在。

九、心内装置的感染

除了人工瓣膜外，心脏或血管内的其他人工材料也可能发生感染。与人工瓣膜类似，感染可发生在植入后的早期或晚期。在植入后早期发生的感染通常是术前已存在的感染或手术的并发症。血源性感染史是远期感染最常见的原因。无论哪种情况，不移除人工材料的话感染均难以治疗并且预后较差。图 13-51 显示起搏器导线感染。大部分病例需经食管超声心动图检出感染表现。在留置导管或腔室壁上发现可移动的团块，提示可能发生心内膜炎。然而，仅单凭超声心动图几乎不可能把赘生物与血栓区分开来，必须结合临床相关资料。若没有临床感染表现，则团块最有可能是血栓，应该进行相应治疗。同样的超声表

442

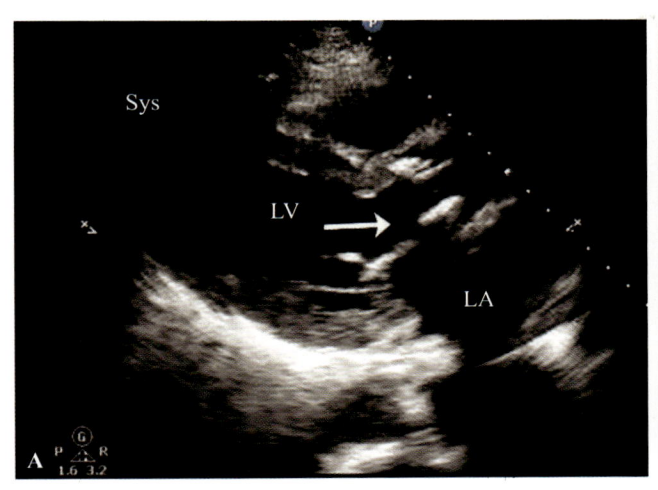

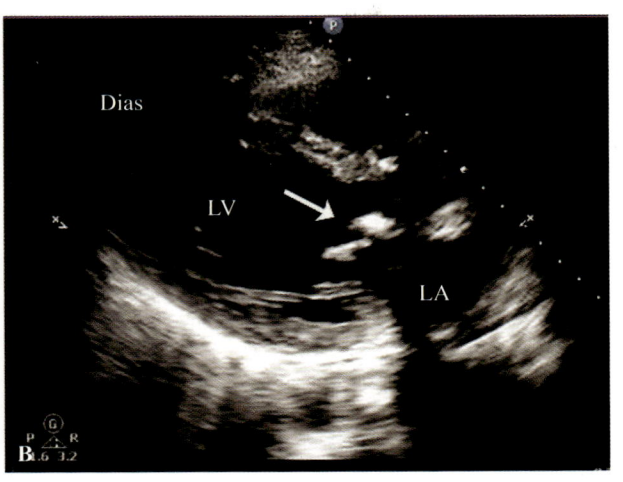

第 13 章 感染性心内膜炎
Infective Endocarditis

▲ 图 13-49 人工生物主动脉瓣破裂导致缝合环不稳定、摇摆运动
收缩期（Sys）（A）和舒张期（Dias）（B）显示人工瓣（箭）在整个心动周期夸张的运动
LA. 左心房；LV. 左心室

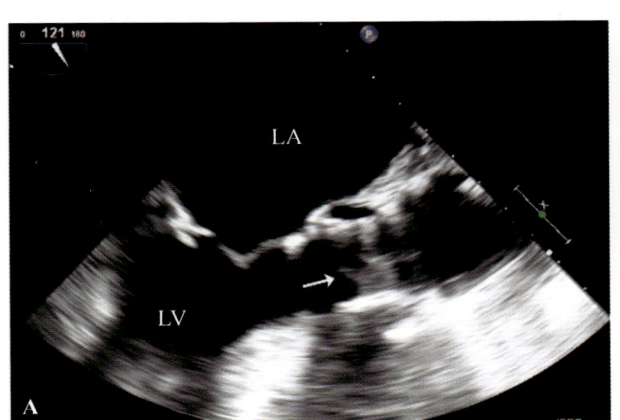

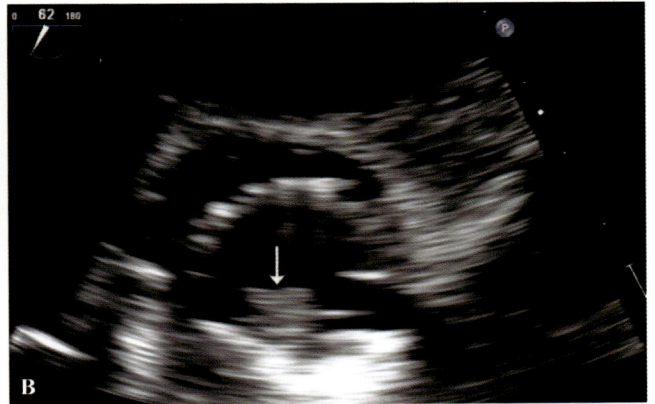

▲ 图 13-50 经食管超声心动图示经导管主动脉瓣置换术后主动脉瓣感染
长轴平面（A）中箭示赘生物突出于左心室流出道；短轴（B）视图再次显示瓣膜内团块（箭）
LA. 左心房；LV. 左心室

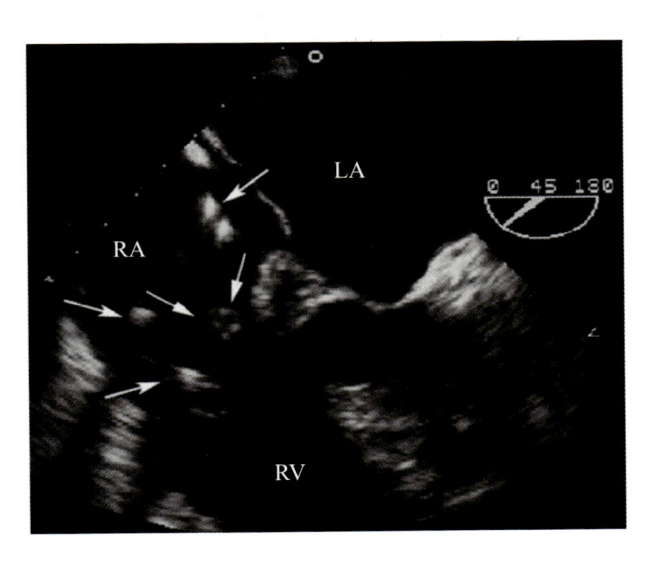

◀ 图 13-51 经食管超声心动图示右心内多条起搏器导线
箭示附着于导线的可活动团块，符合赘生物特点
LA. 左心房；RA. 右心房；RV. 右心室

现若发生在发热和（或）血培养阳性的情况下应高度提示心内膜炎。随着人工装置应用的增多，此类心内膜炎的发生率将会增加。

十、右心心内膜炎

Hecht 和 Berger 于 1992 年对 121 名静脉注射吸毒者进行随访研究发现，所有病例均出现三尖瓣赘生物，仅 4 例出现肺动脉瓣受累。然而静脉注射吸毒并非引起三尖瓣心内膜炎的唯一原因。图 13-52 为膜周部小室间隔缺损患者，出现了三尖瓣瓣膜赘生物，部分原因是左向右射流冲击了三尖瓣前叶。右侧心内膜炎的赘生物往往更大，并且通常存在一定程度的三尖瓣反流（图 13-26 和图 13-45）。与左心心内膜炎相比，患者更易耐受累及三尖瓣的右心心内膜炎，并且需要瓣膜手术的可能性较小。在这类患者中，超声心动图对于追踪疾病进展和确保治疗的有效性显得非常重要。图 13-53 为一例有静脉注射吸毒史和三尖瓣心内膜炎病史的患者。首次扫查中，发现三尖瓣瓣叶结构完好，有中等大小的赘生物附着和中度

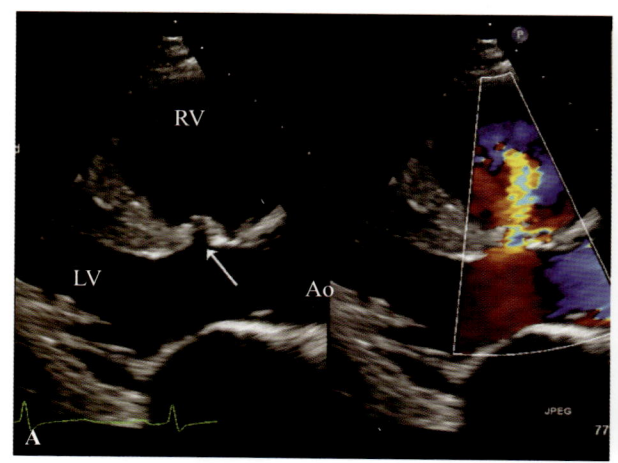

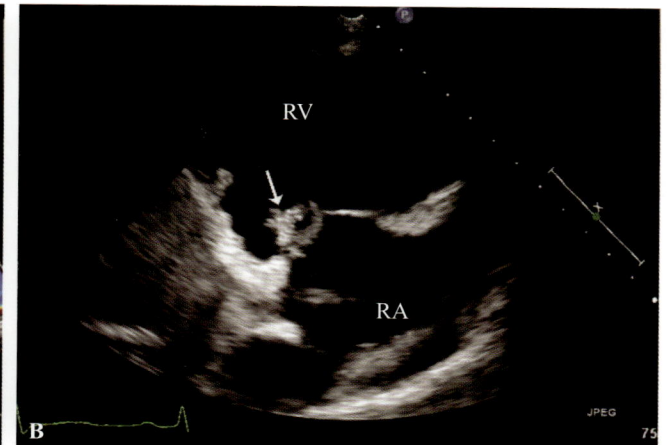

▲ 图 13-52 膜周部小室间隔缺损患者出现三尖瓣瓣膜赘生物
A. 长轴视图示一个小的膜周部室间隔缺损（箭），右侧彩色多普勒成像示左向右分流入右心室；B. 箭示三尖瓣赘生物
LV. 左心室；RA. 右心房；RV. 右心室；Ao. 主动脉

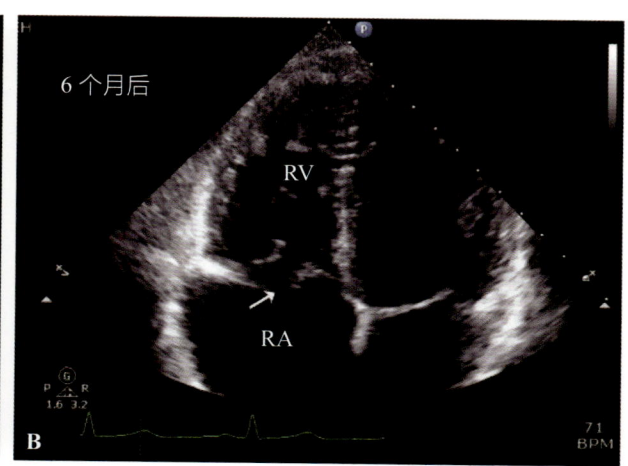

▲ 图 13-53 图示有药物滥用史的年轻患者由于心内膜炎引起的瓣膜病的进展
住院时首次检查（A）可见三尖瓣小赘生物（箭）；6 个月后（B）右心增大，三尖瓣破裂
RA. 右心房；RV. 右心室；LV. 左心室

三尖瓣反流，右心室大小和功能正常。完成抗生素治疗疗程后，患者于 6 个月后再次检查，虽然赘生物变得不明显，但右心室更为扩大，三尖瓣被破坏，反流更严重。

肺动脉瓣赘生物较少见，而且很难被显示。它们可能很少发展成肺动脉导管介入术的并发症。图 13-54 是有静脉药物注射史患者多发的大赘生物累及肺动脉瓣的病例。在这个病例中，还存在三尖瓣赘生物。

经食管超声心动图在右心心内膜炎评估中的优势尚不明确，因为从经胸声窗即可很好地显示三尖瓣，并且右心赘生物通常很大，经胸超声心动图足够用于诊断，两种技术均显示出较高灵敏度。然而，即使在成功的抗生素治疗后，感染不再具有临床活性，附着于三尖瓣的团块仍可继续存在，此时区别活性和治疗后的赘生物比较困难。

十一、心内膜炎临床治疗方法

虽然很明显，超声心动图对可疑心内膜炎患者的评估必不可少，但何时检查及检查间隔时间仍然存在争议。表 13-1 列举了超声心动图在已确诊或可疑心内膜炎患者中的应用。除了强调超声心动图的多功能性，表格还提供了关于经胸与经食管成像相对价值的建议。在大多数临床怀疑心内膜炎的患者中，超声心动图结果无论阳性或阴性均有价值。结果有助于确诊或排除诊断，并提供预后信息、建立比较基线，甚至可以确定立即进行手术干预的患者。然而，必须强调的是，单纯的超声心动图结果阴性并不能排除患心内膜炎的可能性，必须结合临床背景解释。

超声心动图评估心内膜炎不可避免的后果是潜在的过度使用。在心内膜炎的可能性极低并且没有其他检测（包括超声心动图）可能产生重要的新信息并改变临床管理的患者中尤其如此。遗憾的是，没有指南告诉临床医生什么时候不用做超声心动图。尽管已公布了适当的使用标准，但只有少数专门针对心内膜炎的项目（表 13-6）。例如，超声心动图被认为较少适用于有短暂发热但没有新杂音或菌血症情况下。因此，进行超声心动图检查的基本原则必须依赖于有增加疾病可能性的临床结果，如发热、体格检查异常或血培养出现相应的致病菌等。

一旦决定行超声心动图检查，就需在经胸超声心动图和经食管超声心动图之间做出选择。鉴于经食管成像具有高灵敏度，人们很容易得出结论认为这应该是选择的方法。然而，一些研究已

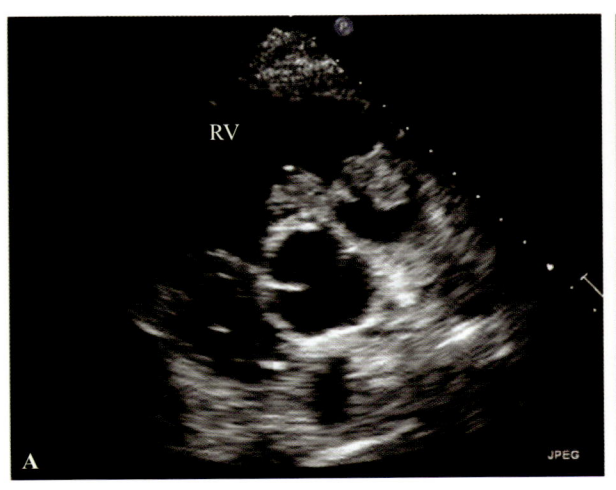

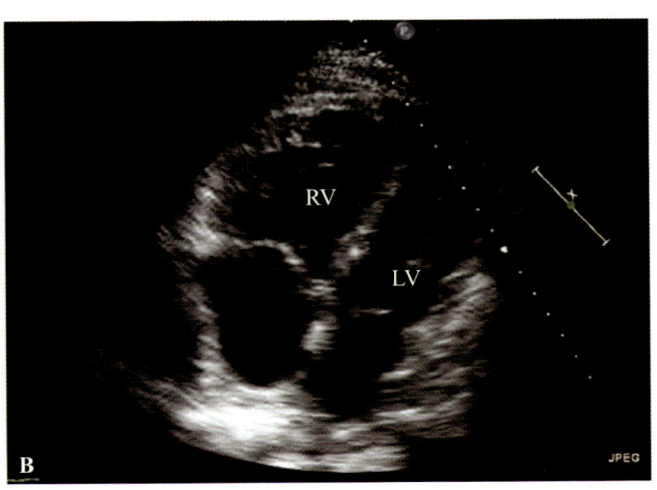

▲ 图 13-54 少见的心内膜炎累及肺动脉瓣
A. 一名有药物使用史的患者，短轴切面上示肺动脉瓣多个大赘生物；B. 三尖瓣明显受累；导致右心室扩张，且运动减弱
LV. 左心室；RV. 右心室

表 13-6 确诊或可疑心内膜炎的超声心动图适用标准

适应证	适用评分（1~9 分）
1. 疑为心源性因素引起的症状或情况，包括但不局限于胸痛、呼吸困难，心悸，短暂性脑缺血发作、缺血性脑卒中或外周栓塞事件	A（9）
TTE 应用于感染性心内膜炎（自体或人工瓣膜）	
52. 可疑感染性心内膜炎伴血培养阳性或新出现心脏杂音，行首次评估	A（9）
53. 短暂发热，不伴菌血症或新出现杂音	I（2）
54. 短暂菌血症，但非典型的感染性心内膜炎病原体或（和）系非血液传播的感染源	I（3）
55. 高危的感染性心内膜炎可能进展或发生并发症，或者在临床情况或心脏检查发生变化时进行复查	A（9）
56. 无并发症且不考虑改变治疗方案的感染性心内膜炎，行常规复查	I（2）
TEE 用于心内和心外结构及腔室的评估	
57. 可疑的心脏占位	A（9）
58. 可疑的心源性栓子	A（9）
TEE 作为首选或补充的检查手段	
107. 疑诊感染性心内膜炎但可能性小（如短暂发热、已知其他部位的感染灶或血培养阴性/非典型的感染性心内膜炎病原体）	I（3）
108. 中高度怀疑感染性心内膜炎	A（9）

ASD. 房间隔缺损；PFO. 卵圆孔未闭 [经许可引自 Douglas PS，Garcia MJ，Haines DE et al. ACCF/ASE/AHA/ASNC/HFSA/SCAI/SCCM/SCCT/SCMR 2011. Appropriate use criteria for echocardiography. *J Am Soc Echocardiogr* 2011；24(3):229–267. © 2011 Elsevier 版权所有]

经证实，常规经胸超声心动图有相当高的阴性预测值。由于其较高的成本和有创性，经食管超声心动图的较高灵敏度必须与这些因素进行权衡。因此，经胸超声心动图是大多数情况下的首选检查方法。测试的阴性预测值很高，并且如果图像质量可接受，缺乏阳性指征则通常足以避免进一步测试的需要。最近的研究强调使用严格标准来定义经胸超声阴性的重要性，以及鉴别阴性和不确定性的重要性。在没有人工瓣膜且图像质量好的情况下，如无瓣膜狭窄或硬化，仅少许反流及无植入装置等因素显得尤为重要。当经胸超声心动图上表现符合所有这些标准时，阴性预测值显著提高，使得许多病例可以避免经食管超声心动图。

然而，如果在经胸超声阴性或无明确诊断结果后仍存在高度怀疑的临床参数，则应进行经食管超声心动图检查（表 13-1）。在 3 种情况下，经食管超声心动图作为首选检查方法：①经胸成像图像质量差；②人工瓣膜；③临床怀疑存在脓肿等并发症。Fowler 等 1997 年对 103 例葡萄球菌血症患者发病早期经胸和经食管超声心动图的作用进行比较。每例患者均进行经胸和经食管超声心动图检查，其结果被独立分析（图 13-55）。此时经食管超声心动图存在明显优势，原因可能是发病早期赘生物相对较小所致（图 13-8）。

经胸和经食管超声心动图之间的选择亦可从成本效益的角度来解决。Heidenreich 等 1999 年用决策分析法比较了 2 种检查技术在心内膜炎的高预测概率（4%~60%）的患者中的作用。这些研究者使用 6 种不同的策略评估了各组的健康和经济结果：①菌血症的经验性治疗（短程疗法）；②心内膜炎的经验性治疗（长期疗程）；

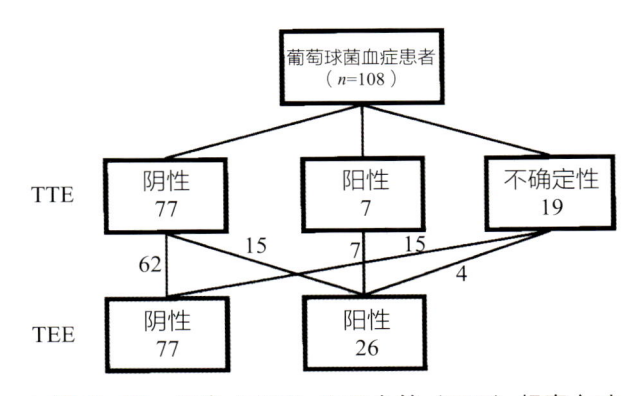

▲ 图 13-55　经胸（TTE）和经食管（TEE）超声心动图在葡萄球菌血症评估中的作用（详见正文）

经许可引自 Fowler VG Jr, Li J, Corey GR, et al. Role of echocardiography in evaluation of patients with Staphylococc-usaureus bacteremia: experience in 103 patients. *J Am Coll Cardiol* 1997; 30(4):1072–1078. © 1997 The American College of Cardiology 版权所有

③基于经胸超声心动图结果的治疗；④基于经食管超声心动图结果的治疗；⑤经胸超声心动图结果阴性，基于行经食管超声心动图结果的治疗；⑥基于经胸超声心动图结果的治疗（其中对检测结果为阴性或图像质量较差的患者行经食管超声心动图检查）。研究结果证实，根据病史、体格检查和实验数据，心内膜炎的预测概率对决定哪种策略最有效至关重要。他们研究的模型表明，与经胸超声心动图相比，单纯经食管超声心动图可以增加高质量的生命周期，并降低诊断成本，但需要相对较高的费用。尽管该研究具有明显局限性，但其结果确证了经食管超声心动图在可疑心内膜炎检查中的重要作用。

超声心动图能否指导抗生素治疗疗程是一个相关问题。这一问题已在 Rosen 等 1999 年对心导管相关性金黄色葡萄球菌菌血症患者的研究中得以解决。他们建立了实验模型，以评价经食管超声心动图对确定最佳治疗周期的价值和效价比。该研究比较了短期经验性治疗（2 周）、长疗程治疗（4 周）和超声心动图引导治疗（如果存在心内膜炎表现采用长疗程，否则采用短疗程）。评价经食管超声心动图增量成本是否与疗效更好和（或）疗程缩短相匹配。结果表明，超声心动图引导下的治疗比经验性短期治疗更能提高患者的预期寿命，比长疗程治疗具有更高的效价比。从总体费用和准确性方面综合考虑，超声心动图检查具有较高的效价比。

是否手术治疗是一个复杂的决策，必须依赖于临床标准和超声心动图结果综合考虑。最近已发布用以解决心内膜炎患者干预治疗的指南（表 13-7）。心力衰竭、栓塞事件、脑卒中或感染扩散（如脓肿形成）是外科手术干预的一些指征。外科手术同样也适用于由真菌或其他耐药菌引起的心内膜炎。手术决策过程中一些超声心动图表现亦被纳入。例如，主动脉瓣瓣环脓肿和瓣膜组织破坏导致的重度反流通常被认为是手术适应证。其他不明显的体征也应当重视。疾病进展的表现包括赘生物增大、反流加重、心腔扩大、心功能不全，以及感染向其他部位扩散。这些变化可能发生在治疗过程中而不伴有临床症状恶化的表现，经常会影响治疗计划。

最终的决策涉及在已确诊的患者中进行超声心动图复查的需求。目前尚无可靠的数据表明超声心动图在复查这种情况中的作用。大多数病例中，根据临床状况决定是否复查超声心动图。图 13-56 为二尖瓣修补术患者。第一次超声心动图检查时，患者存在心内膜炎临床表现，但未发现赘生物，而且患者病情稳定。人工瓣环显示清晰，瓣叶正常。7 个月后，第二次超声心动图检查发现，尽管延长了抗生素治疗的疗程，但病情仍有明显改善。对于临床症状恶化的患者，复查有助于明确病因并指导后续治疗。另外，再次血培养结果、病史和体征表明抗生素治疗效果良好的患者，没有必要再进行其他任何检查。一些高风险的患者，例如累及主动脉瓣的葡萄球菌性心内膜炎，患者在治疗 7~10d 后复查超声心动图可排除脓肿形成等并发症。

表 13-7 心内膜炎干预适应证

Ⅰ级
1. 手术时机的决定应由心内科、心外科和感染科专家组成的多专业心脏瓣膜小组做出（证据等级：B）
2. 早期手术（在完成一整套抗生素治疗疗程之前的初始住院期间）适用于出现瓣膜功能障碍导致心力衰竭症状的 IE 患者（证据等级：B）
3. 早期手术（在完成一整套抗生素治疗疗程之前的初始住院期间）适用于由金黄色葡萄球菌、真菌或其他高度耐药微生物引起的左心 IE 患者（证据等级：B）
4. 早期手术（在完成一整套抗生素治疗疗程之前的初始住院期间）适用于并发心脏传导阻滞，瓣环或主动脉脓肿，以及破坏性穿透性病变的 IE 患者（证据等级：B）
5. 早期手术（在完成一整套抗生素治疗疗程之前的初始住院期间）适用于启动恰当抗生素治疗后持续感染 5~7d 的 IE 患者（证据等级：B）
6. 对于没有其他可识别的人工瓣膜心内膜炎和复发感染患者（定义为在完整适当的抗生素疗程和随后的阴性血培养后复发菌血症）建议手术（证据等级：C）
7. 完全移除起搏器或除颤器系统，包括所有导联和发生器，被作为有设备或导线感染证据的 IE 患者早期管理计划的一部分（证据等级：B）

Ⅱa 级
1. 完全移除起搏器或除颤器系统，包括所有导联和发生器，对于有金黄色葡萄球菌或真菌引起的 IE 患者是合理的，即使没有设备或导线感染证据（证据等级：B）
2. 完全移除起搏器或除颤器系统，包括所有导联和发生器，对于接受瓣膜手术治疗的 IE 患者是合理的（证据等级：C）
3. 早期手术（定义为在完成一整套抗生素治疗疗程之前的初始住院期间）对于那些进行了适当的抗生素治疗，仍出现复发性栓子和持续性赘生物的 IE 患者是合理的（证据等级：B）

Ⅱb 级
1. 有活动性赘生物且长度大于 10mm（无论有无栓塞现象的临床证据）的自体瓣膜心内膜炎患者可以考虑早期手术（定义为在完成一整套抗生素治疗疗程之前的初始住院期间）（证据等级：B）

IE. 感染性心内膜炎 [经许可引自 Nishimura RA，Otto CM，Bonow RO，et al. 2014 AHA/ACC guidelines for the management of patients with valvular heart disease. *J Am Coll Cardiol*. 2014；63(22)：e57–e185. © 2014 American Heart Association，Inc.，and the American College of Cardiology Foundation 版权所有]

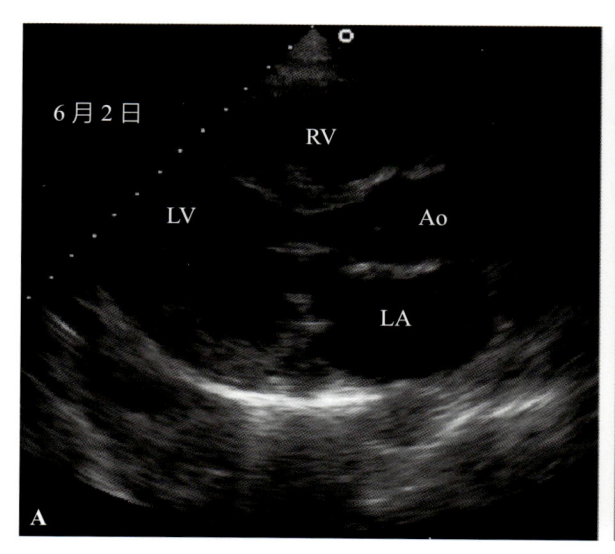

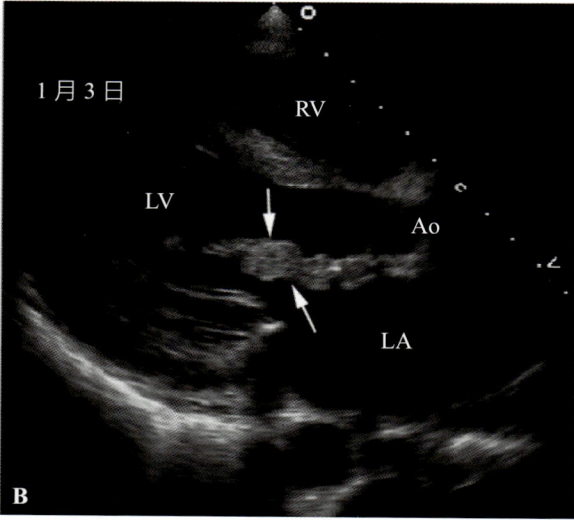

▲ 图 13-56 超声心动图显示二尖瓣修补术后变化
A. 尽管临床表现支持感染，但超声心动图未见心内膜炎表现；B. 虽然进行抗生素治疗，但 7 个月后病情显著进展；二尖瓣前叶大赘生物（箭）
LA. 左心房 LV. 左心室；RV. 右心室；Ao. 主动脉

推荐阅读

基本概念

Baddour LM, Wilson WR, Bayer AS, et al; American Heart Association Committee on Rheumatic Fever. Infective endocarditis in adults: diagnosis, antimicrobial therapy, and management of complications. *Circulation* 2015; 132(15):1435–1486.

Barton TL, Mottram PM, Stuart RL, Cameron JD, Moir S. Transthoracic echocardiography is still useful in the initial evaluation of patients with suspected infective endocarditis: evaluation of a large cohort at a tertiary referral center. *Mayo Clin Proc* 2014;89(6):799–805.

Bonow RO, Carabello BA, Chatterjee K, et al; American College of Cardiology/American Heart Association Task Force on Practice Guidelines. 2008 focused update incorporated into the ACC/AHA 2006 guidelines for the management of patients with valvular heart disease: a report of the American College of Cardiology/American Heart Association Task Force on Practice Guidelines (Writing Committee to revise the 1998 guidelines for the management of patients with valvular heart disease). Endorsed by the Society of Cardiovascular Anesthesiologists, Society for Cardiovascular Angiography and Interventions, and Society of Thoracic Surgeons. *J Am Coll Cardiol* 2008;52(13):e1–e142.

Cabell CH, Jollis JG, Peterson GE, et al. Changing patient characteristics and the effect on mortality in endocarditis. *Arch Intern Med* 2002;162(1):90–94.

Cahill TJ, Baddour LM, Habib G, et al. Challenges in infective endocarditis. *J Am Coll Cardiol* 2017;69(3):325–344.

Douglas PS, Garcia MJ, Haines DE, et al. ACCF/ASE/AHA/ASNC/HFSA/SCAI/SCCM/SCCT/SCMR. 2011 Appropriate Use Criteria for Echocardiography. A Report of the American College of Cardiology Foundation Appropriate Use Criteria Task Force, American Society of Echocardiography, American Heart Association, American Society of Nuclear Cardiology, Heart Failure Society of America, Heart Rhythm Society, Society for Cardiovascular Angiography and Interventions, Society of Critical Care Medicine, Society of Cardiovascular Computed Tomography, Society for Cardiovascular Magnetic Resonance American College of Chest Physicians. *J Am Soc Echocardiogr* 2011;24(3):229–267.

Habib G, Hoen B, Tornos P, et al; ESC Committee for Practice Guidelines. Guidelines for the prevention, diagnosis, and treatment of infective endocarditis (new version 2009): the Task Force on the Prevention, Diagnosis, and Treatment of Infective Endocarditis of the European Society of Cardiology (ESC). Endorsed by the European Society of Clinical Microbiology and Infectious Diseases (ESCMID) and the International Society of Chemotherapy (ISC) for Infection and Cancer. *Eur Heart J* 2009;30(19):2369–2413.

Heidenreich PA, Masoudi FA, Maini B, et al. Echocardiography in patients with suspected endocarditis: a cost–effectiveness analysis. *Am J Med* 1999; 107(3):198–208.

Lindner JR, Case RA, Dent JM, Abbott RD, Scheld WM, Kaul S, et al. Diagnostic value of echocardiography in suspected endocarditis. An evaluation based on the pretest probability of disease. *Circulation* 1996;93(4):730–736.

Nishimura RA, Otto CM, Bonow RO, et al; American College of Cardiology/American Heart Association Task Force on Practice Guidelines. 2014 AHA/ACC guidelines for the management of patients with valvular heart disease: a report of the American College of Cardiology/American Heart Association Task Force on Practice Guidelines. *J Am Coll Cardiol* 2014;63(22):e57–e185.

Sivak JA, Vora AN, Navar AM, et al. An approach to improve the negative predictive value and clinical utility of transthoracic echocardiography in suspected native valve infective endocarditis. *J Am Soc Echocardiogr* 2016;29(4): 315–322.

Transesophageal Echocardiography

Bai AD, Steinberg M, Showler A, et al. Diagnostic accuracy of transthoracic echocardiography for infective endocarditis findings using transesophageal echocardiography as the reference standard: A meta-analysis. *J Am Soc Echocardiogr* 2017;30(7):639–646.

Feuchtner GM, Stolzmann P, Dichtl W, et al. Multislice computed tomography in infective endocarditis: comparison with transesophageal echocardiography and intraoperative findings. *J Am Coll Cardiol* 2009;53(5):436–444.

Kini V, Logani S, Ky B, et al. Transthoracic and transesophageal echocardiography for the indication of suspected infective endocarditis: Vegetations, blood cultures and imaging. *J Am Soc Echocardiogr* 2010;23(4):396–402.

Lowry RW, Zoghbi WA, Baker WB, Wray RA, Quiñones MA. Clinical impact of transesophageal echocardiography in the diagnosis and management of infective endocarditis. *Am J Cardiol* 1994;73(15): 1089–1091.

Rosen AB, Fowler VG Jr, Corey GR, et al. Cost–effectiveness of transesophageal echocardiography to determine the duration of therapy for intravascular catheter–associated Staphylococcus aureus bacteremia. *Ann Intern Med* 1999;130(10):810–820.

Duke Criteria

Bayer AS. Diagnostic criteria for identifying cases of endocarditis: revisiting the Duke criteria two years later. *Clin Infect Dis* 1996; 23(2):303–304.

Dodds GA, Sexton DJ, Durack DT, Bashore TM, Corey GR, Kisslo J. Negative predictive value of the Duke criteria for infective endocarditis. *Am J Cardiol* 1996;77(5):403–407.

Durack DT, Lukes AS, Bright DK. New criteria for diagnosis of infective endocarditis: utilization of specific echocardiographic findings. *Am J Med* 1994; 96(3):200–209.

Habib G, Derumeaux G, Avierinos JF, et al. Value and limitations of the Duke criteria for the diagnosis of infective endocarditis. *J Am Coll Cardiol* 1999; 33(7):2023–2029.

Li JS, Sexton DJ, Mick N, et al. Proposed modifications to the Duke criteria for the diagnosis of infective endocarditis. *Clin Infect Dis* 2000;30(4):633–638.

von Reyn CF, Levy BS, Arbeit RD, Friedland G, Crumpacker CS. Infective endocarditis: an analysis based on strict case definitions. *Ann Intern Med* 1981;94 (4 pt 1):505–518.

Complications

Berdejo J, Shibayama K, Harada K, et al. Evaluation of vegetation size and its relationship with embolism in infective endocarditis: a real-time 3-dimensional transesophageal echocardiography study. *Circ Cardiovasc Imaging* 2014;7(1): 149–154.

Cabell CH, Pond KK, Peterson GE, et al. The risk of stroke and death in patients with aortic and mitral valve endocarditis. *Am Heart J* 2001;142(1):75–80.

Daniel WG, Mugge A, Martin RP, et al. Improvement in the diagnosis of abscesses associated with endocarditis by transesophageal echocardiography. *N Engl J Med* 1991;324(12):795–800.

Greenspon AJ, Le KY, Prutkin JM, et al. Influence of vegetation size on the clinical presentation and outcome of lead–associated endocarditis. *JACC Cardiovasc Imaging* 2014;7(6):541–549.

Hubert S, Thuny F, Resseguier N, et al. Prediction of symptomatic embolism in infective endocarditis: construction and validation of a risk calculator in a multicenter cohort. *J Am Coll Cardiol* 2013; 62 (15): 1384–1392.

Lauridsen TK, Park L, Tong SY, et al. Echocardiographic findings predict in-hospital and one-year mortality in left-sided native valve staphylococcus aureus endocarditis: analysis from the International Collaboration on Endocarditis-Prospective Echo Cohort Study. *Circ Cardiovasc Imaging* 2015;8(7):e003397.

Sanfilippo AJ, Picard MH, Newell JB, et al. Echocardiographic assessment of patients with infectious endocarditis: prediction of risk for complications. *J Am Coll Cardiol* 1991;18(5):1191–1199.

Thuny F, Di Salvo G, Belliard O, et al. Risk of embolism and death in infective endocarditis: prognostic value of echocardiography: a prospective multicenter study. *Circulation* 2005;112(1):69–75.

Tischler MD, Vaitkus PT. The ability of vegetation size on echocardiography to predict clinical complications: a meta-analysis. *J Am Soc Echocardiogr* 1997;10(5):562–568.

Multimodality Imaging

Feuchtner GM, Stolzmann P, Dichtl W, et al. Multislice computed tomography in infective endocarditis. *J Am Coll Cardiol* 2009; 53 (5):436–444.

Sarrazin JF, Philippon F, Tessier M, et al. Usefulness of fluorine-18 positron emission tomography/computed tomography for identification of cardiovascular implantable electronic device infections. *J Am Coll Cardiol* 2012;59(18):1616–1625.

第 14 章
人工瓣膜及结构性心脏疾病干预
Prosthetic Valves and Structural Heart Disease Interventions

吴文谦　袁洪亮　译

超声心动图的发展较瓣膜手术仅晚几年时间。因此，人工瓣膜功能的研究作为超声心动图的最早应用之一也就不足为奇了。随着过去 40 年来外科技术的巨大进步，超声心动图在这一重要领域的作用得到了进化和拓展。完美的瓣膜修复或完美的人工瓣膜均不存在，因此持续评估人工瓣功能是术后患者管理的一个关键点。超声心动图可无创性评估人工瓣膜的形态和功能，已成为人工瓣评估的首选影像学手段。

近年来，微创手术方式不断发展，极大地扩展了超声心动图的应用，奠定了超声心动图医师成为心脏瓣膜病团队重要成员的地位。经导管技术将在未来若干年继续发展，这些技术已经从根本上改变了许多患有瓣膜和先天性心脏病的患者的管理策略。

人工瓣膜的超声心动图评估是一个复杂的过程。与自体瓣膜相比人工瓣膜的血流动力学有许多不同之处。人工瓣膜的大小和型号将影响预期的流速范围，从而难以仅凭流速判断瓣膜功能正常与否。超声心动图医师必须确定人工瓣膜的具体类型，并判断该类型及大小的瓣膜的结构和功能参数是否处于正常范围。尽管存在这些挑战，超声心动图和多普勒成像技术的联合应用非常适于人工瓣膜的评估。无论是瓣膜功能术后监测，还是发现导致人工瓣膜功能障碍的原因，超声心动图技术在这重要临床领域已成为不可或缺的检查技术。

一、人工瓣膜类型

人工瓣膜主要分为机械瓣和组织瓣 / 生物瓣两大类（表 14-1）。人工机械瓣可进一步分为球笼瓣和倾斜碟瓣。球笼瓣是第一代人工心脏瓣膜，类似 Starr–Edwards 瓣，目前已不再应用于临床，但仍可在临床工作中遇见（图 14-1）。球笼瓣由一个圆形缝合环构成，上面安装有一个 U

表 14–1　人工瓣类型

机械瓣
• 球笼瓣
• 双叶碟瓣
• 单叶碟瓣
组织瓣
• 支架
– 猪组织来源
– 心包
• 无支架
– 同种移植
– 自体移植 *
– 猪组织来源
– 心包
• 经导管
– 主动脉瓣
– 二尖瓣
– 肺动脉瓣
• 无缝合

*. ROSS 手术主动脉瓣位

形包含可活动硅橡段胶球的笼子。瓣膜开放时，球移动向前进入笼子，血液在球周围流动；瓣膜闭合时，球回到缝合环处避免血液反流。

目前有几种倾斜碟瓣应用于临床（图14-2）。单叶碟瓣由圆形缝合环和通过铰链偏心固定在瓣环上的碟盘组成。磁盘在小于 90° 的范围内活动（通常为 60°~80°），在开放时血液可前向流动，关闭时可防止血液反流。Björk-Shiley、Omnicarbon 和 Medtronic-Hall 都属于单叶碟瓣。由于单叶碟盘是偏心置于瓣环内，且活动范围不超过 90°，由此产生大小 2 个流出孔，碟盘后方会发生一定程度血流的瘀滞。双叶倾斜碟瓣由 2 个活动于缝合环内半圆形碟盘组成。开口角度通常比单叶碟瓣更垂直（70°~90°）并且产生 3 个不同的流出孔：2 个较大的孔口位于两侧和较小的矩形孔口位于中央。双叶碟瓣有 St.Jude、On-X 和 Carbomedics 等几种。

与机械瓣不同，生物瓣来源于人或动物的组织（图 14-3）。其中最常见的是猪生物瓣，包括 Hancock 和 Carpentier-Edwards 等。这些瓣膜是利用猪主动脉瓣修整并固定于聚丙烯支架上，再附于涤纶缝合环上。人工心包瓣亦被应用于临床。由于生物瓣膜进行了化学处理后固定，因此柔韧性较自体瓣膜差，其瓣叶附着于垂直缝合环的瓣架上，瓣架的数量和设计也各不相同。曾有"无支架"生物瓣用于主动脉瓣，由完整保留瓣环、瓣叶和瓣根的猪主动脉瓣组成。无支架主动脉生物瓣既无缝合环也无生物瓣架，如猪主动脉瓣瓣叶通过柔软的软组织支撑，通常由手术医师在术中临时制成。

同种异体瓣膜来源于冷冻保存的人主动脉或肺动脉瓣膜组织，它们可有或没有支架固定。它们最常用于主动脉瓣。通常，它们被可在一种小型主动脉根部手术（植入原来主动脉根部）植入冠脉下方（被称为"自由"瓣），或者作为整个根部置换和瓣膜置换手术的一部分。另一种选择

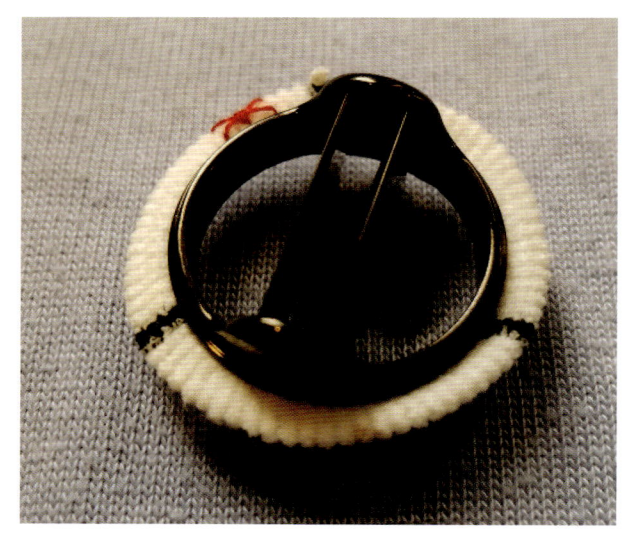

▲ 图 14-2　St. Jude 双叶倾斜碟瓣

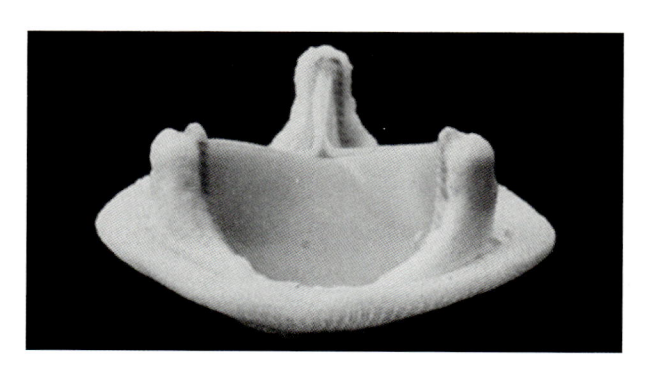

▲ 图 14-3　猪生物瓣

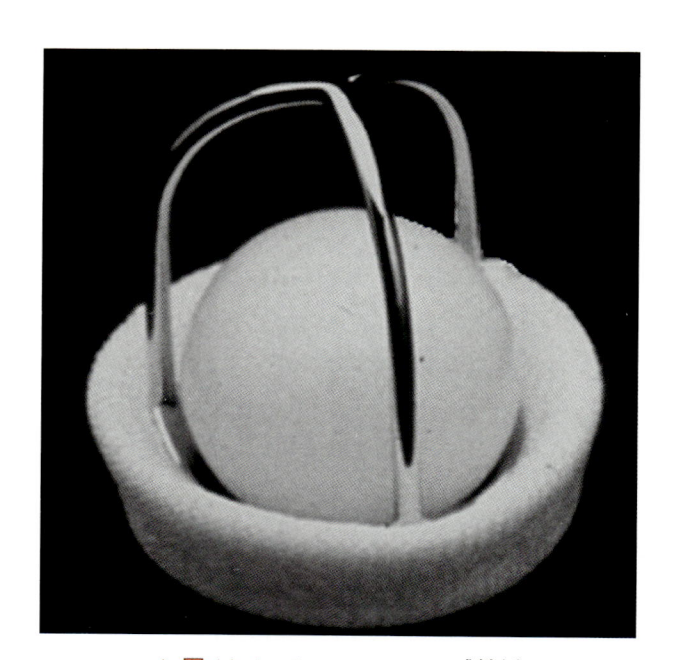

▲ 图 14-1　Starr-Edwards 球笼瓣

是应用于 Ross 手术，即将自体肺动脉瓣移植到主动脉瓣位，然后将同种异体瓣植入到肺动脉瓣位。同种异体瓣膜也用于带瓣管道，但很少用于二尖瓣或三尖瓣置换。

经皮瓣膜置换是近年来发展的手术方式，目前可用于肺动脉瓣、主动脉瓣和二尖瓣置换。经导管主动脉脉瓣置换（TAVR）于 2002 年首次实施，并分别于 2007 年在欧洲和 2011 年在美国进行商业应用。目前该装置由悬于合金支架中的心包组织瓣膜组成，它既可自发释放，也可经球囊释放（图 14-4）。最新的型号既可重新放置和收回。

经导管二尖瓣修复／置换术是一个非常热门的发展领域。目前，在美国市售的唯一产品是 Mitra-Clip 装置，其被批准用于治疗中重度原发性二尖瓣关闭不全。基于 Alfieri 外科手术，这种方法的主要原理是，同时抓住二尖瓣前叶和后叶，然后用夹状装置固定它们，形成双孔二尖瓣。经皮二尖瓣置换术或 TMVR 在美国仍处于研究中，但是一些技术和方法处于进行临床试验阶段。经导管肺动脉瓣置换术是第一个取得成功的经皮瓣膜置换术，本书第 19 章将会详细叙述。

不使用人工瓣膜的外科瓣膜修复，通常需要使用修复材料。主动脉瓣修复已在少数几个中心成功完成，它可能有助于治疗主动脉瓣二瓣化畸形导致的瓣膜反流，或者治疗主动脉根部病变导致的瓣膜反流。二尖瓣修复应用则更为广泛，手术成功率一直较高。因瓣膜黏液性病变，或者因左心室扩张或功能障碍引起二尖瓣反流常需行修复术。直视和经皮手术均是有效手段。在大多数情况下，二尖瓣修复术需要使用整形环来减小瓣环的大小（图 14-5）。

二、正常人工瓣膜功能

人工瓣患者超声心动图检查适应证总结见表 14-2。人工瓣的评估通常需要联合使用经胸和经食管超声心动图两种方法。尽管三维超声成像尚处在不断发展中，但该技术提供了更精确的空间定位，具有独特的潜在应用前景。二维超声心动图可用于确定瓣膜的类型和评估其结构及功能。该方法可评估缝合环的稳定性。人工瓣的摆动或孤立运动通常是缝合环开裂的表现。此外，还应确定是否存在异常团块，如血栓或血管翳，而人工瓣的伪影可能会遮挡这些病变，因此需要超声医师多切面扫查来全面评估。通过二维超声还应当评估瓣叶、碟片及阀体的运动情况。超声心动图评估人工瓣膜重要早期步骤是熟悉其正常表现。图 14-6 是一例功能正常的猪主动脉生物瓣。收缩期瓣叶开放类似于正常的自体瓣膜。实

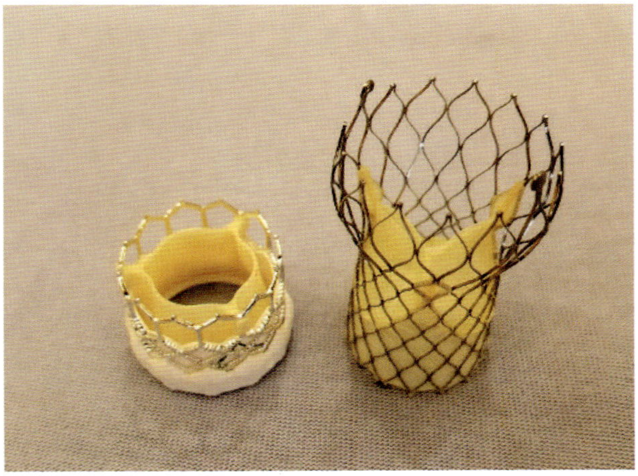

▲ 图 14-4　经导管主动脉瓣的两种型号
左为 Edwards SAPIEN 瓣，右为 Medtronic CoreValve 瓣

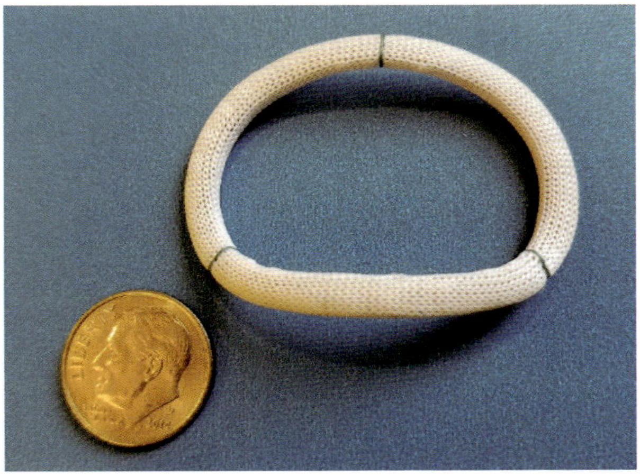

▲ 图 14-5　二尖瓣整形环

表 14-2 人工瓣超声评估时机的推荐

推　荐	级　别	证据级别
第一次 TTE 检查在患者行人工瓣置入术后评价瓣膜血流动力学	I	B
再一次 TTE 检查在人工瓣置换后患者出现临床症状改变或出现提示瓣膜功能异常的征象	I	C
当临床症状和征象提示人工瓣功能不良时，建议 TEE 检查	I	C
人工生物瓣置换术后 10 年，且不伴有临床症状改变，每年行 TTE 检查	Ⅱa	C
TTE 用于可疑的人工瓣血栓形成患者，以评估血流动力学的严重程度，并随访瓣膜功能障碍情况	I	B
怀疑人工瓣血栓形成的患者可采用 TEE 评估血栓大小和瓣膜运动	I	B
在疑似 IE 患者中，TTE 被推荐用于鉴别赘生物、描述瓣膜病变血流动力学的严重程度、评估心室功能和肺血管压力，以及发现并发症	I	B
对于接受 IE 瓣膜手术的患者，建议术中使用 TEE	I	B

引自 RA，Otto CM，Bonow RO，et al. 2014 AHA/ACC guidelines for the management with patients with valvular heart disease: executive summary: a report of the American College of Cardiology/American Heart Association Task Force on Practice Guidelines. *Circulation* 2014; 129(23):2440–2492

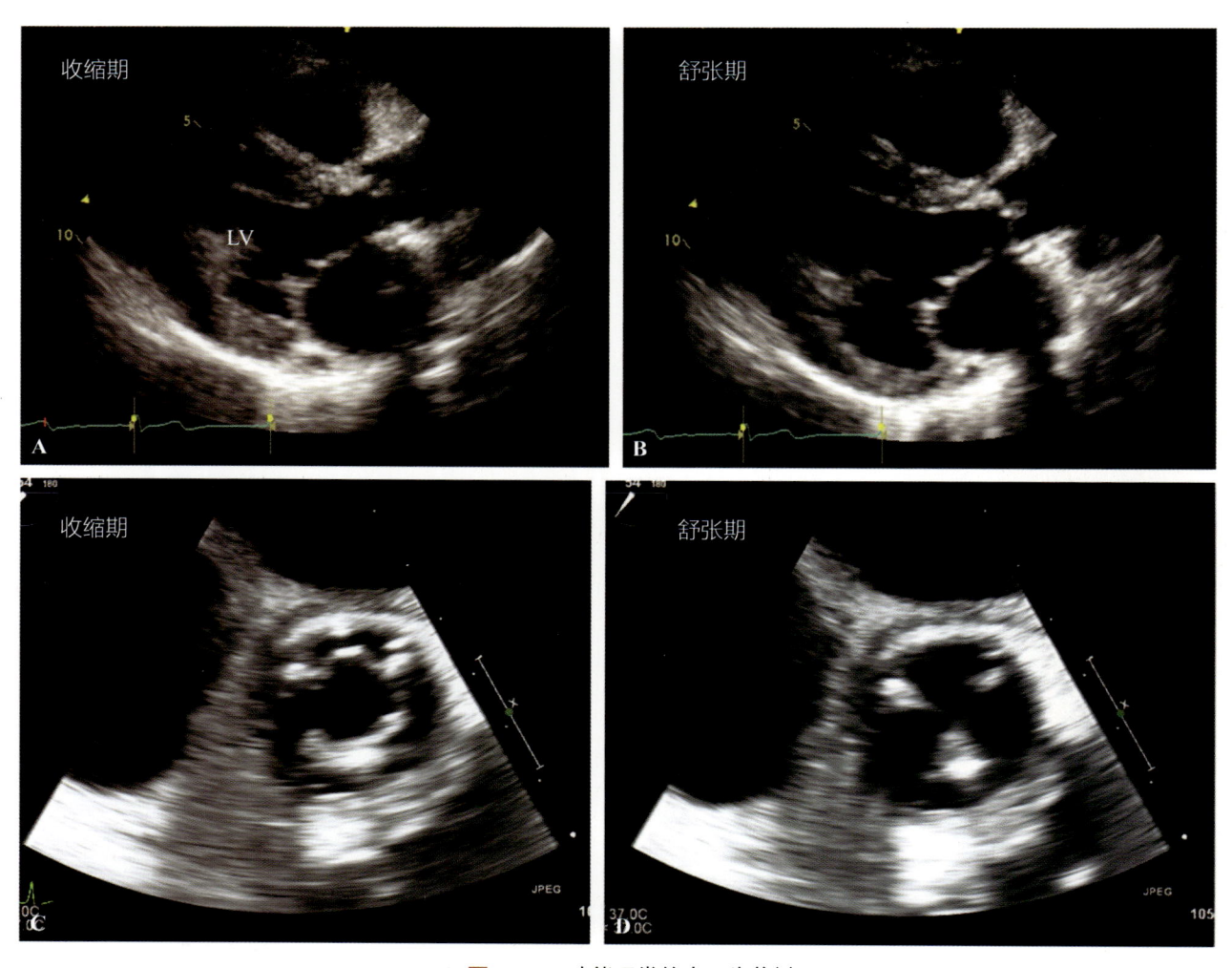

▲ 图 14-6 功能正常的人工生物瓣
人工瓣经胸长轴观（A、B）和经食管短轴观（C、D）图像

第 14 章 人工瓣膜及结构性心脏疾病干预
Prosthetic Valves and Structural Heart Disease Interventions

际上,由于两者外观极为相似,经胸超声心动图检查时(图 14-6A 和 B),正常工作的主动脉生物瓣通常被误认为是"正常"的自体瓣膜。但仔细探查可发现更强的缝合环和支架回声,其产生声影遮挡瓣叶,此时通常提示为人工瓣膜。经食管超声心动图可更清晰地观察缝合环支架和瓣尖(图 14-6C 和 D)。经食管超声心动图评估正常猪二尖瓣生物瓣见图 14-7,可清楚地显示瓣叶和瓣架缝合环的关系。

图 14-8 显示了二尖瓣位的 Starr-Edwards 球笼瓣,左心室内可见其凸起的笼架。动态图像显示球体在笼架内前后运动。此类人工瓣回声很高,小血栓或赘生物很容易被遮挡而引起漏诊。功能正常的 St. Jude 二尖瓣人工瓣如图 14-9 和图 14-10 所示。图 14-9 中,两个碟瓣同时打开或关闭,经胸探查通常难以区分两者。此类人工瓣有明显的声影,导致大多数情况下其左心房侧显示不佳。图 14-10 为三维超声心动图更全面地显示瓣碟。这种方法还可显示完整的缝合环。图 14-11 为主动脉瓣位稳定的 St. Jude 双叶瓣,碟片由于主动脉壁的遮挡而显示不清,缝合环的声影极明显,延伸到左心房。图 14-12 为近期置入的 On-X 主动脉双叶瓣。最近出现的无支架主动脉人工瓣越来越多的应用于临床。图 14-13 为正常的 Medtronic Freestyle 瓣,功能正常的无支架瓣膜与自体主动脉瓣膜常难以区分。三尖瓣位通常使用生物瓣。图 14-14 为正常猪三尖瓣,支架内几乎看不清瓣叶。

与其他生物瓣膜相比,经导管置入的主动脉人工瓣,由于其较大的金属支架,会产生更大的声影。除此之外,它们在超声心动图上的表现相似。功能正常的瓣叶是菲薄的活动结构,部分被主

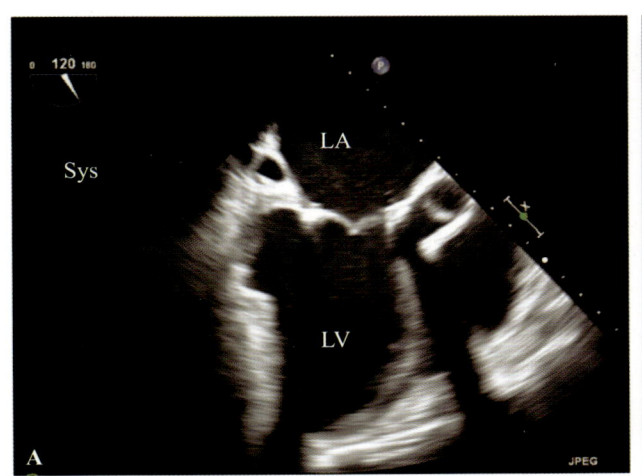

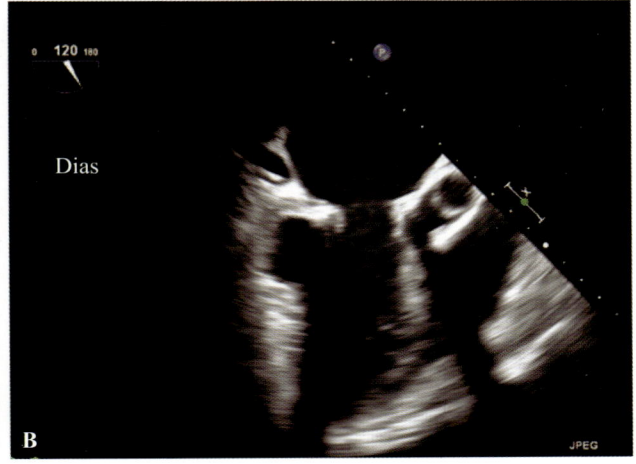

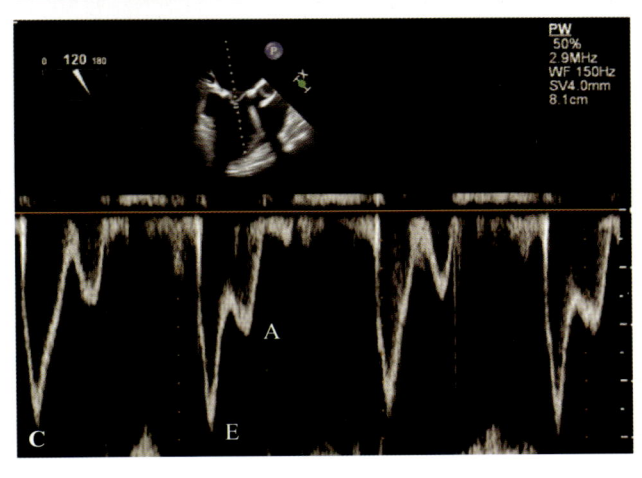

▲ 图 14-7 功能正常的二尖瓣猪生物瓣经食管超声
瓣膜收缩期(A)和舒张期(B)长轴观;图 C 为多普勒显示正常的血流频谱
Sys. 收缩期;Dias. 舒张期;LA. 左心房;LV. 左心室

动脉壁、自体（通常是钙化的）主动脉瓣膜组织和合金支架部分遮挡。图 14-15 是最近植入的 TAVR 装置的病例，其支架位于主动脉根部，一直延伸至

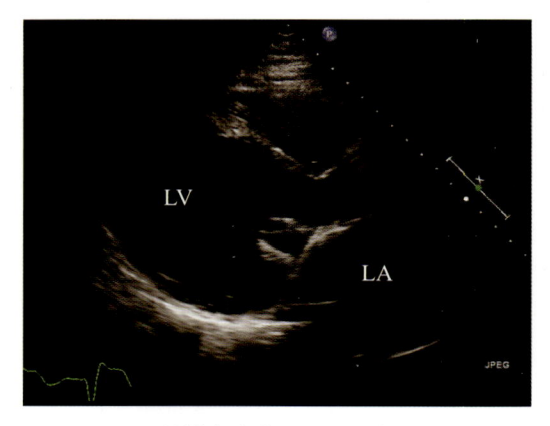

▲ 图 14-8 原发性扩心病患者功能正常的 Starr-Edwards 人工二尖瓣

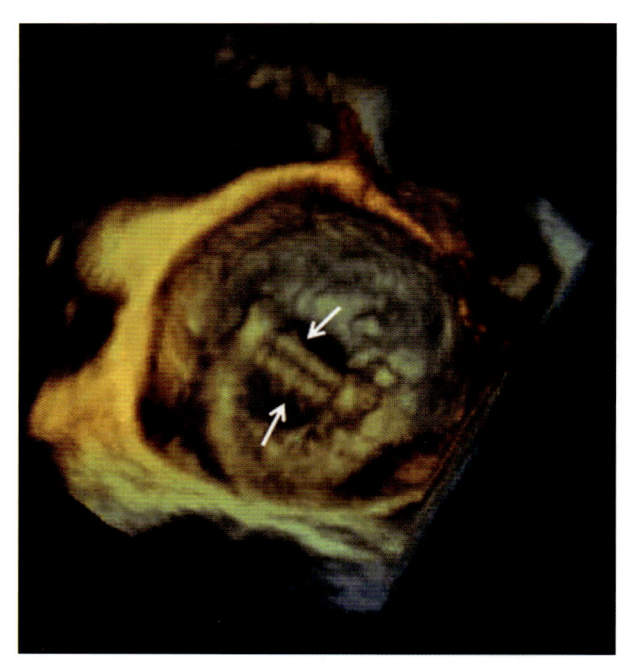

▲ 图 14-10 三维超声心动图从左心房面显示正常的 St. Jude 的人工二尖瓣

实时显示两个碟盘（箭）的开放和关闭

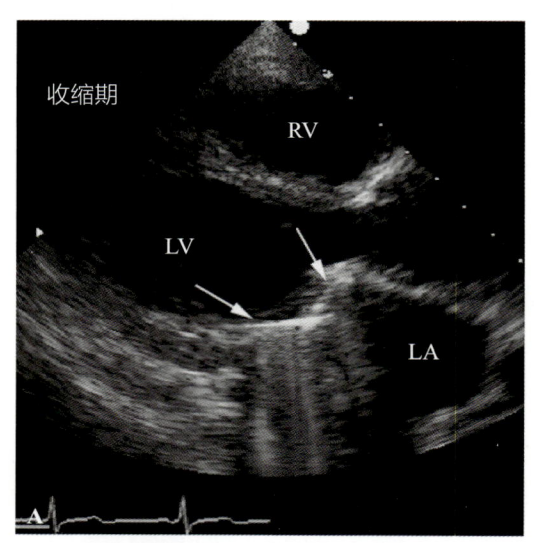

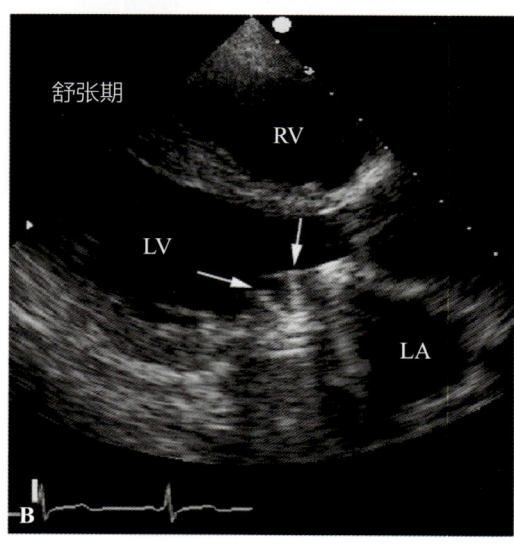

▲ 图 14-9 功能正常的 St.Jude 二尖瓣
A. 收缩期，两个半圆形碟盘处于关闭状态（箭）；B. 舒张期，两个碟盘都处在开放位置（箭）

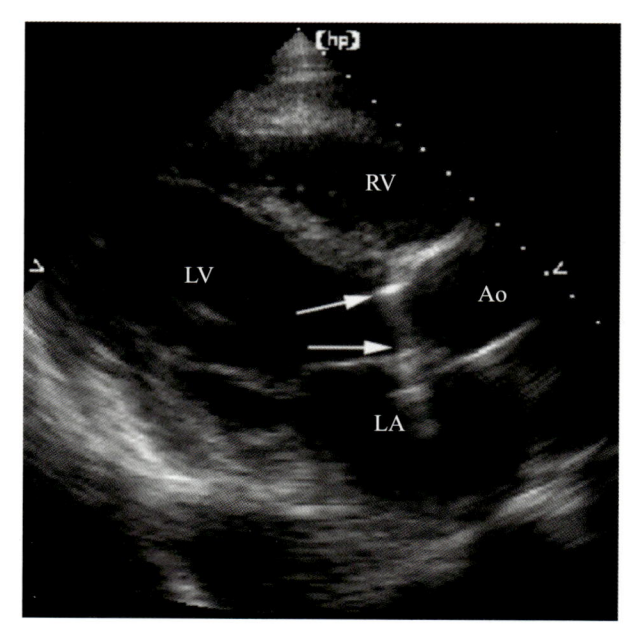

▲ 图 14-11 功能正常的 St. Jude 主动脉瓣
箭所指为缝合环。主动脉根部通常遮挡碟盘的运动

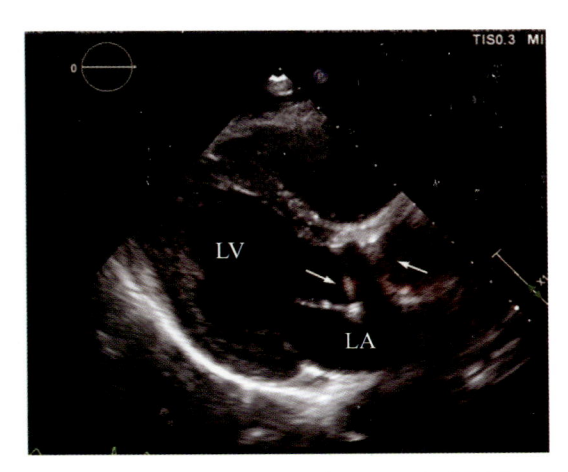

第 14 章　人工瓣膜及结构性心脏疾病干预
Prosthetic Valves and Structural Heart Disease Interventions

▲ 图 14-12　最近置入的 On-X 主动脉瓣
这是双叶倾斜碟瓣。箭所指为碟盘位置和缝合环后方的声影

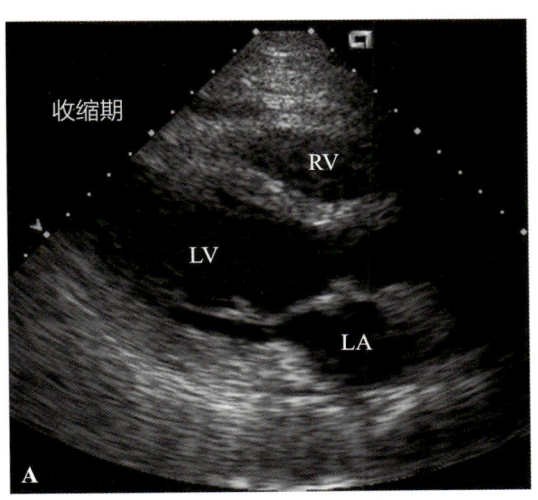

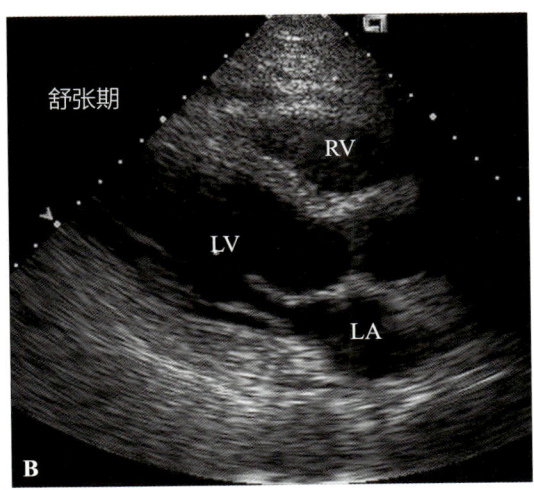

▲ 图 14-13　主动脉瓣位功能正常的 Medtronic Freestyle 瓣
A. 收缩期，瓣叶开放；B. 舒张期，瓣尖可见。功能正常的无支架瓣与正常自体瓣回声相似
RV. 右心室

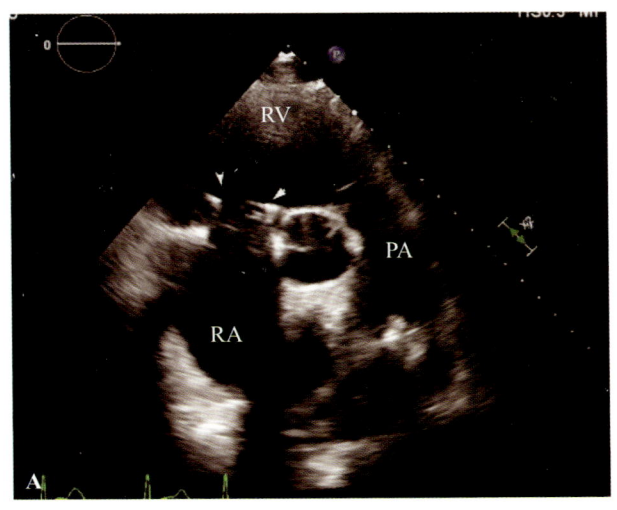

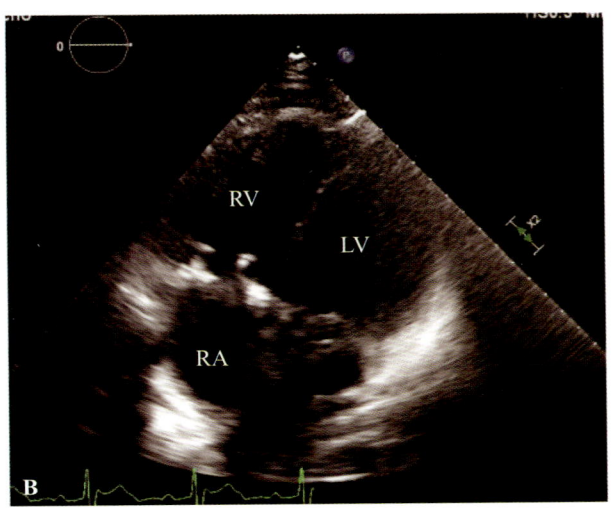

▲ 图 14-14　心底短轴切面显示功能正常的三尖瓣位猪生物瓣
A. 短轴；B. 长轴。箭头所示为瓣架
RA. 右心房；PA. 肺动脉

瓣环下方，而瓣叶一般位于支架下方，很难分辨。

功能正常的人工瓣膜与自体瓣膜的血流在几个重要方面存在差异。首先，人工心脏瓣膜相对正常自体瓣膜存在一定程度狭窄，对这种一致的观察结果有不同的解释。首先，缝合环可能太小，与患者血流动力学不相匹配，而对于年轻患者，置换的人工瓣膜可能随着患者的生长而出现功能性狭窄。更重要的是由于人工瓣膜结构（如球阀）占据了瓣口的中心位置，使得有效瓣口面积（EOA）明显小于缝合环的面积。对于生物

457

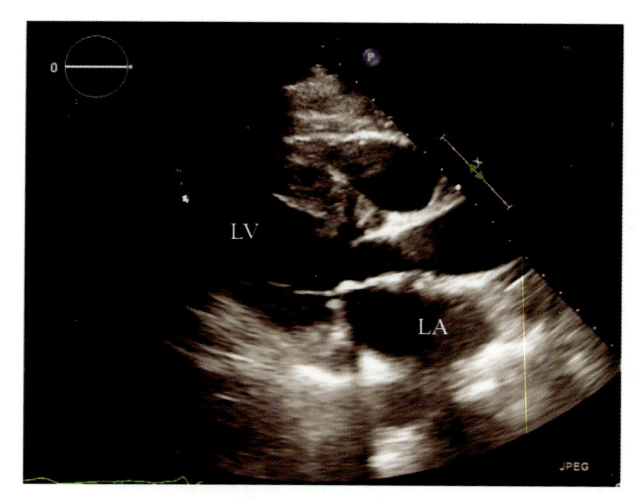

▲ 图 14-15 近期植入的 TAVR 人工瓣
因支架声影遮挡，经胸超声心动图难以观察生物瓣

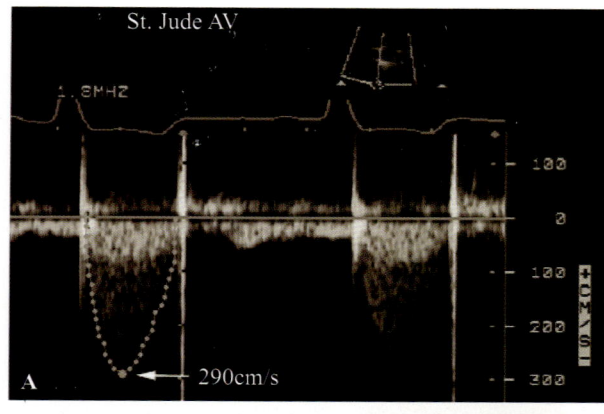

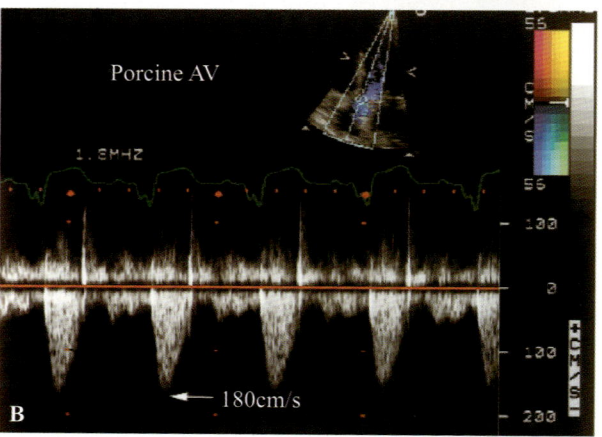

▲ 图 14-16 多普勒评估功能正常的 St. Jude 双叶人工瓣（A）和猪生物瓣（B）
两个病例中，血流信号轮廓和最大血流速度均在期望范围内
AV. 主动脉瓣

瓣，其瓣叶经过化学处理更加僵硬，对前向血流的阻力大于相同大小的自体瓣膜。因此，功能正常的人工瓣口血流速度一般高于正常的自体瓣膜，但功能正常的生物瓣膜的血流速度变化范围相当大。另外无功能障碍的人工瓣膜的大小和类型决定其跨瓣压差。例如，有支架生物瓣的跨瓣压差略高于相同大小的机械瓣，而机械瓣的跨瓣压差则高于无支架生物瓣。上述原因导致人工瓣膜血流速度正常范围波动比较大。这些在图 14-16 中详细列出。图 14-16A 显示的是最新植入的 St. Jude 人工主动脉瓣。功能正常的人工瓣膜临床诊断标准为：多普勒超声心动图测量最大血流速度不超过 2.9m/s，且平均跨瓣压差不超过 20mmHg，同时可显示碟片的开放和关闭活动。图 14-16B 显示的功能正常的人工主动脉瓣生物瓣口的血流，血流加速不明显，且通常难以观察瓣叶闭合。

经导管置入的主动脉瓣与其他类型的主动脉瓣人工生物瓣的血流特点是一致的，其平均跨瓣压差亦与正常人工瓣膜跨瓣压差一致（10~15mmHg）。TAVR 瓣膜评估的一个重要方面是探查和量化瓣口和瓣周的反流程度。在这一方面，对 TAVR 瓣口及中心反流的评估与手术置入的人工瓣膜类似。与手术置入瓣膜相比，TAVR 置入的瓣膜瓣周反流更为常见，需要多切面观察（图 14-17），应该评估和报告包括瓣周反流的圆周范围等多个参数。

人工瓣膜与自体瓣膜另一个重要的不同是前向血流口的形状和数目。如前所述，双叶倾斜碟瓣有 3 个独立的瓣口，即 2 个较大的半圆形流出口围绕中央的矩形流出口（图 14-18）。通过中央血流口的速度最快，如果使用连续多普勒取样，将会高估跨瓣压差。由于通过 3 个瓣口血流存在净压差，只在中央流出口取样最大血流速度而忽略其他 2 个流出口的较低血流速度，将会高估真实的跨瓣压差。球笼瓣血流口的形态难以确定，血流从球阀周围通过（图 14-19）。其血流速度的多样性及血流多向性使得这类人工瓣的多普勒测

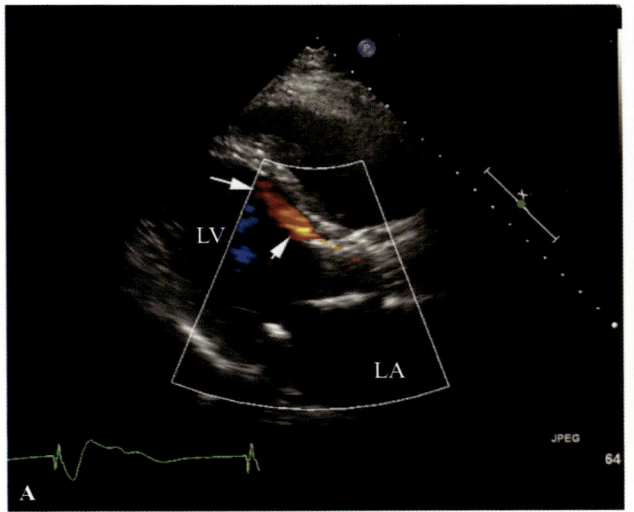

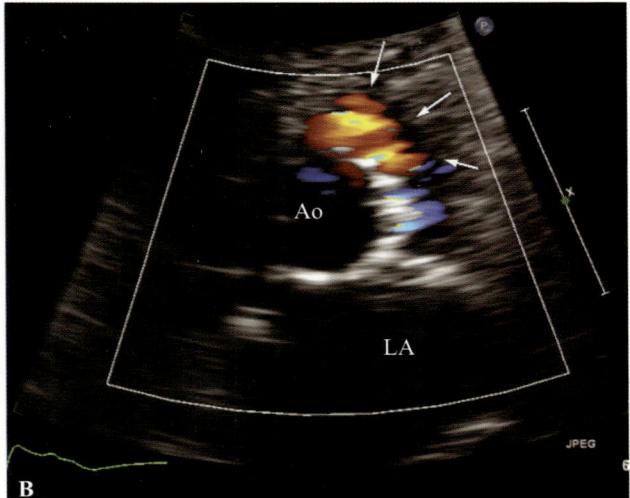

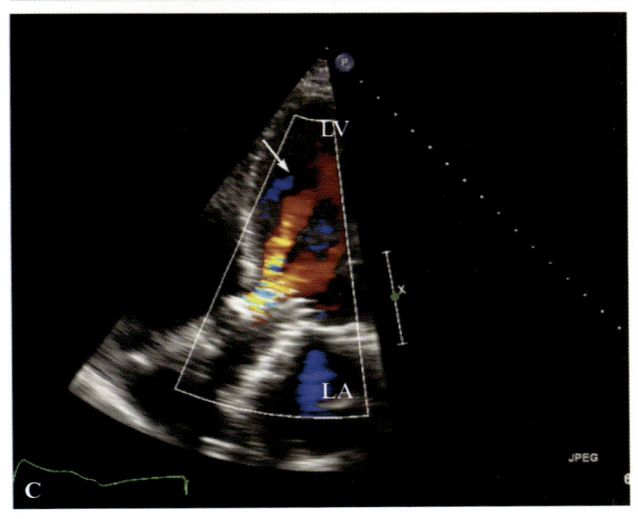

第 14 章 人工瓣膜及结构性心脏疾病干预
Prosthetic Valves and Structural Heart Disease Interventions

▲ 图 14-17 最近行 TAVR 手术的患者出现中度瓣周反流
长轴（A）、短轴（B）及四腔心（C）等多切面观察反流。短轴切面，箭所指为反流束的范围
Ao. 主动脉；LV. 左心室；LA. 左心房

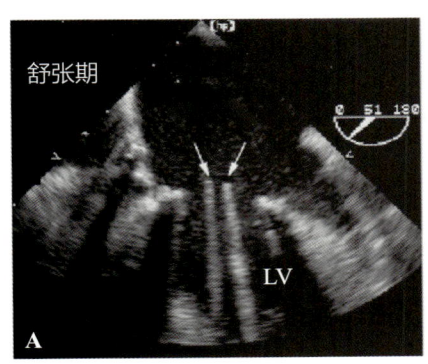

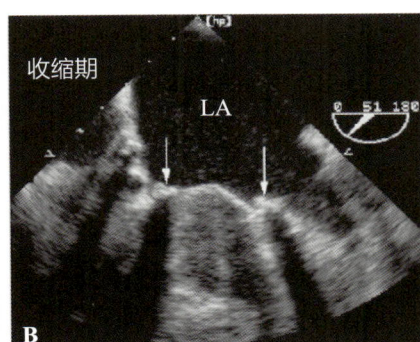

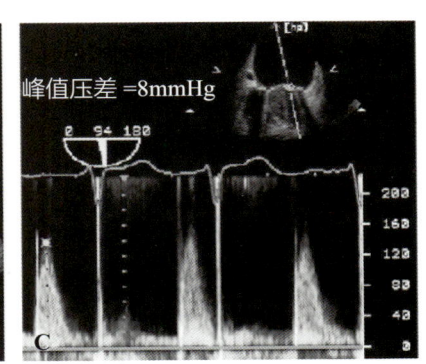

▲ 图 14-18 双叶倾斜碟瓣的 3 个独立瓣口
经食管超声心动图显示植入 St. Jude 二尖瓣的碟片舒张期（A）和收缩期（B），可以很好地记录半圆碟盘的开放与关闭；C. 经胸超声多普勒测量其中较大一个瓣口的血流束
LV. 左心室；LA. 左心房

量非常复杂。通过生物瓣的血流通常为三角形且瓣口面积明显小于缝合环面积。图 14-20 显示 3 个支架围成的三角形瓣口，其面积明显小于周围缝合环的面积。上述因素使得任何技术评价人工

459

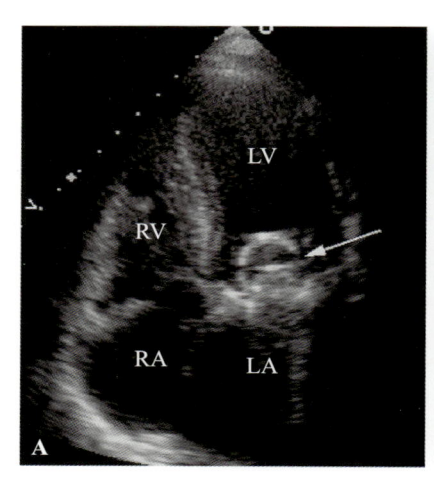

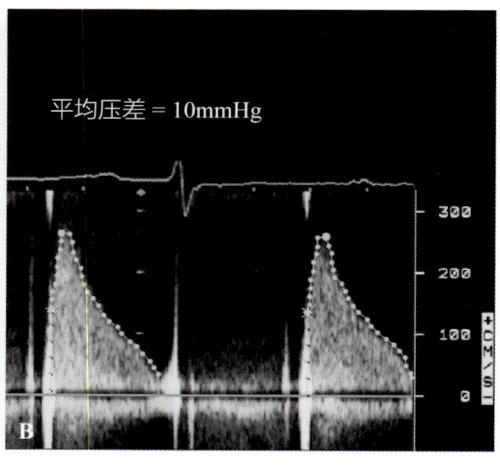

▲ 图 14-19 人工瓣膜及多普勒测量

A. Starr-Edwards 人工二尖瓣（箭）。B. 人工瓣膜多普勒血流频谱，平均跨瓣压差 10mmHg
RA. 右心房；RV. 右心室；LA. 左心房；LV. 左心室

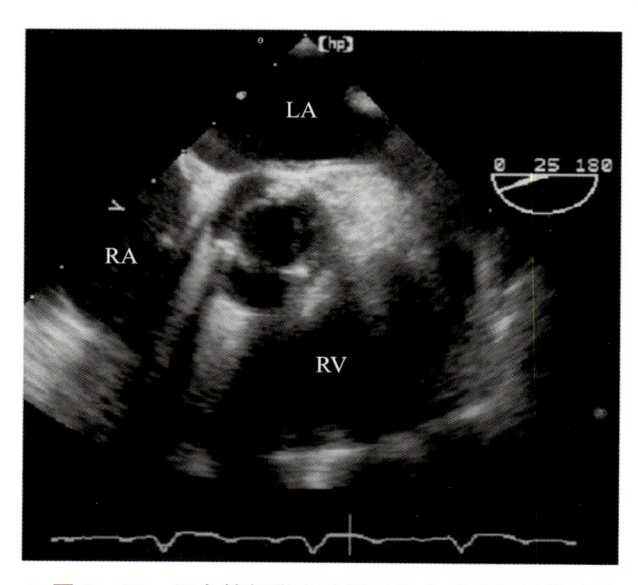

▲ 图 14-20 经食管超声心动图显示主动脉瓣位猪生物瓣短轴切面

由 3 个支架形成三角形瓣口
RA. 右心房；RV. 右心室；LA. 左心房；

瓣膜的功能都非常困难。

压力恢复是影响人工瓣膜血流的一个潜在的重要现象。血流通过瓣口时释放的部分动能在瓣下转换为压力，这部分能量转换的大小取决于瓣口与瓣下管道之间血流的流畅性。因此，临床上压力恢复最常发生于主动脉瓣位 St.Jude 瓣，尤其是主动脉根部内径正常的患者。在这种情况下，人工瓣下血流减速（或恢复层流状态）与压力的升高有关（压力恢复）。表现为紧邻碟片的中央瓣口处跨瓣压差最大（图 14-21），然后随着

瓣下压力恢复或升高，净压差逐渐减小。这意味着，与心导管方法相比，通过多普勒测量管腔内最大血流速度获取的跨瓣压差更高。压差恢复是多普勒技术测量跨瓣压差比导管测量结果高的可能原因之一，但这并不能说明哪种方法好或者不好，而是压力的固有变化会导致检查方法结果的差异。应当强调的是，尽管与左心室和主动脉之间的净压差相比，压力恢复对生理功能的影响较小，但这一现象确实存在。压力恢复的内容在第 8 章已详细论述。

人工瓣膜功能的另一个独特之处是存在正常或生理性反流，基本上所有类型的机械瓣均可出现，事实上这是人工瓣膜的一种设计。生理性反流包括两种类型，即关闭性反流和瓣口反流。关闭性反流的反流量较小，有助于人工瓣膜的闭合装置关闭，一旦瓣体贴合到缝合环上，反流立即停止（图 14-22）。人工瓣关闭后可发生瓣口反流，由瓣体之间和周围的少量血流反流所致，也是机械瓣的一种设计，这种反流可清洗瓣膜装置，防止上游侧形成血栓。根据人工瓣膜的位置的不同，瓣口反流可发生于全收缩期或全舒张期（取决于瓣膜的位置），因此必须依靠反流的程度和形态与病理性反流相鉴别。例如，双叶瓣的瓣口反流通常表现为起源于瓣叶边缘两条对称性的偏心性窄射流束（图 14-23）。正常生物瓣也可有轻度反流。例如，心包瓣植入 4~6 周后瓣叶活动

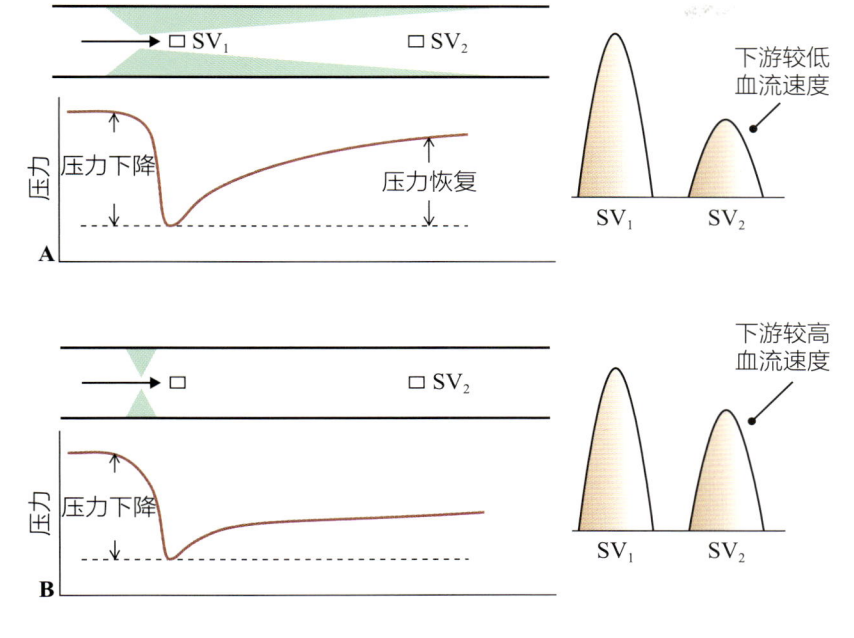

第 14 章 人工瓣膜及结构性心脏疾病干预
Prosthetic Valves and Structural Heart Disease Interventions

◀ 图 14-21 压力恢复原理示意图

A. 血流通过锥形狭窄时，在狭窄下游发生明显的压力恢复现象；梗阻处（SV₁）的血流速度明显高于其下游发生压力恢复处（SV₂）的血流速度。B. 不存在压力恢复现象时，取样容积（SV）在不同部位测得的血流速度非常相似

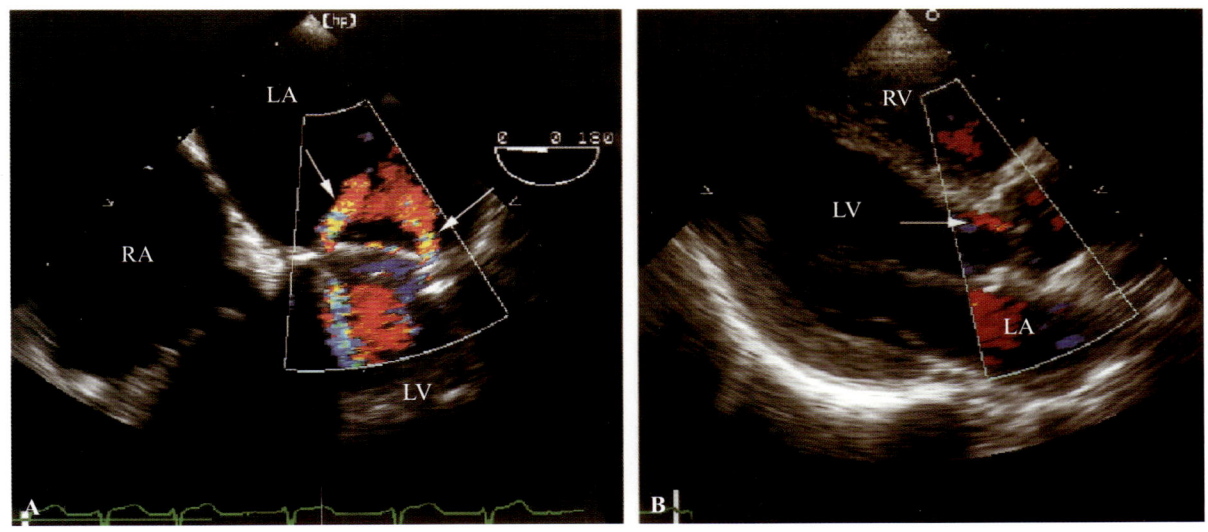

▲ 图 14-22 正常功能的 St. Jude 二尖瓣人工机械瓣的生理性反流（A 箭）和猪人工生物瓣生理性反流（B 箭）

性增强，可表现为轻度的中心性反流。

虽然人工瓣膜与自体瓣膜的血流特点不同，但基本多普勒原理也可用于评价人工瓣膜。例如，多普勒成像通过改良 Bernoulli 方程可用于测量人工瓣口的最大压差和平均压差（图 14-24），并且与心导管技术测定的压差存在良好的相关性。但是，由于正常人工瓣口的血流速度较慢（< 2.5m/s），标化的 Bernoulli 方程，$\Delta P = 4(v_2)^2$，可能会高估真实压差。这是因为 v_1 和 v_2 很接近，

v_1 不能忽视，所以应该使用更合适的方程，$\Delta P = 4(v_2^2 - v_1^2)$。在实际应用中，应当明确正常人工瓣的血流速度通常比自体瓣快，存在轻度压差并不代表临床意义的狭窄。

此外，很多类型的人工瓣膜瓣口存在多束血流，通常可记录多种速度模式。如前所述，压力恢复可导致压差的高估。图 14-25 为 4 种不同类型的人工二尖瓣的血流频谱，频谱形态及速度范围均不同。正常人工瓣膜跨瓣压差的变化范围大

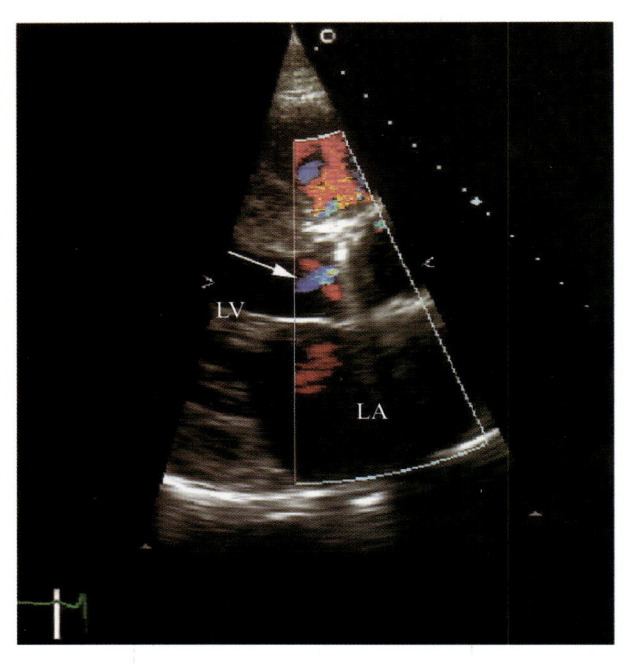

▲ 图 14-23 St.Jude 人工主动脉瓣生理性反流
反流束起源于瓣叶边缘，横贯瓣叶下方（箭）。此类反流为许多人工瓣膜设计的一部分

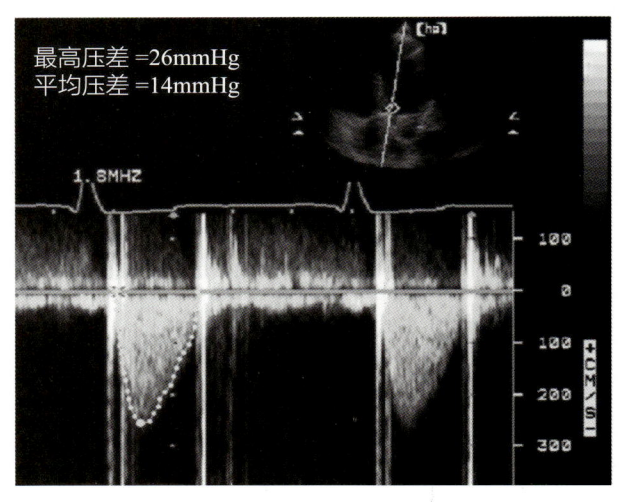

▲ 图 14-24 多普勒成像显示人工主动脉瓣的血流频谱
可测量血流峰速和平均压差，同时可见瓣叶开放和关闭的强信号

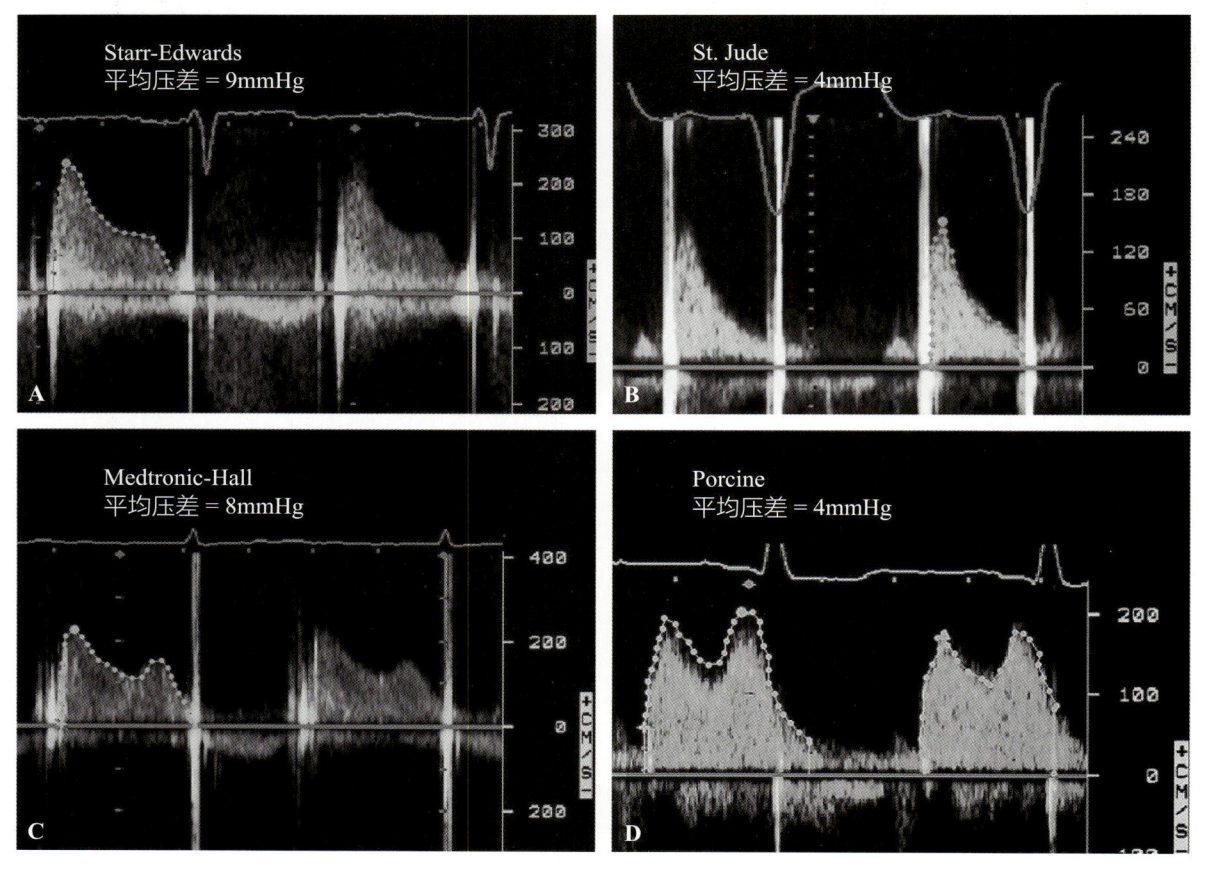

▲ 图 14-25 4 种不同类型人工二尖瓣的多普勒血流频谱及跨瓣平均压差

于自然瓣膜，因此在功能正常的人工瓣膜，如术后首次检查时，多普勒技术对人工瓣膜的基础评价可作为未来评价该瓣膜功能的参照，有助于确定所测压差正常与否。另外，不同位置及类型的人工瓣膜评价参数的正常值范围也已发表。

连续性方程也可用于测量人工瓣膜的有效瓣口面积（EOA）。EOA定义为人工瓣血流最小横截面（流颈部）。与EOA相比，解剖瓣口面积（GOA）是由缝合环的内径决定，是适应血流动力学的最大瓣口面积。由于不存在绝对理想的血流动力学，且存在一定程度的固有狭窄，EOA始终小于GOA，一般小10%~25%。与自体瓣膜一样，单独测量人工瓣的EOA比测量压差更有优势，但也有更大的潜在误差。

压差减半时间有助于定量评价二尖瓣位和三尖瓣位人工瓣的狭窄程度。但是，压差减半方法会高估人工二尖瓣的瓣口面积，因此，此方法更适合于连续评估。另外，获取该患者的初始资料并用作自身对照对以后的评估管理十分重要。

三、人工瓣超声心动图评价

对于瓣膜置换术后患者，超声心动图的作用始于对患者的初步评估，并通过评估病变严重程度、手术类型（如外科手术或经导管术）、人工瓣的大小和类型和确定风险来做出重要决策。超声心动图同样也是术中必不可少的评估手段。对于先前未行超声心动图评估的患者，全面的经食管超声心动图评估病变瓣膜对术中精准的决策至关重要。因此，超声心动图应在瓣膜手术前（决定人工瓣类型、修复的可行性等）、术中（评估成功与否）及术后（建立新的基线资料，记录成功的手术过程）使用。表14-3为术中经食管超声应用的推荐指南，其价值亦有详细说明。术中超声的结果改变了15%患者的手术方案，且发现近5%的患者存在问题并进行合理修改。这种情况在瓣膜手术中尤为多见，尤其是瓣膜修复术。超声心动图的潜在价值取决于手术的复杂程度。

表14-3 经食管超声心动图术中应用评估

Ⅰ级
1. 瓣膜修复术推荐应用术中经食管超声（证据级别：B）
2. 瓣膜置换术（异体移植，同种异体移植和自体移植无支架瓣膜）推荐应用术中经食管超声（证据级别：B）
3. 感染性心内膜炎瓣膜手术推荐应用术中经食管超声（证据级别：B）

Ⅱa级
1. 心脏瓣膜手术的所有患者均可应用术中经食管超声（证据级别：C）

经许可引自 Bonow RO, Carabello BA, Chatterjee K, et al. ACC/AHA 2006 guidelines for the management of patients with valvular heart disease: a report of the American College of Cardiology/American Heart Association Task Force on Practice Guidelines (writing Committee to Revise the 1998 guidelines for the management of patients with valvular heart disease) developed in collaboration with the Society of Cardiovascular Anesthesiologists endorsed by the Society for Cardiovascular Angiography and Interventions and the Society of Thoracic Surgeons. *J Am Coll Cardiol* 2006:48(3):e1–e148.© 2006 American College of Cardiology Foundation and the American Heart Association, Inc. 版权所有

瓣膜修复、多瓣膜置换、合并感染性心内膜炎的瓣膜手术、无支架瓣和同种异体瓣的瓣膜置换术等有技术难度的手术，均证明了术中超声的价值。

虽然没有特定的指南意见，超声心动图的实用性在非开胸瓣膜手术，包括主动脉瓣置换和二尖瓣修复等同样得以充分体现。随着TAVR手术经验不断积累，经食管超声心动图术中应用有所减少，目前更多应用于手术有难度的患者或者怀疑存在并发症的患者。在手术即将结束时，通常经胸超声心动图即可确认瓣膜功能是否正常。然而，目前经皮二尖瓣手术在手术装置的定位、释放及确定手术干预的效果上，仍然很大程度上依赖于经食管超声心动图，这方面内容将在本章后续详细论述。

出院随访中，超声心动图的作用包括确定基线功能参数和瓣膜功能障碍的连续性评估。美国心脏病学会/美国心脏协会管理指南和临床应用标准已发布作为该领域的指南（表14-4）。目前的共识是瓣膜术后应尽快行超声心动图检查，作为患者术后恢复期的初始评估，这有助于建立基

表 14-4　超声心动图对人工瓣的合理评估应用标准

编　号	指　征	分值（1-9）
	人工瓣与 TTE	
47	人工瓣植入术后首次检查，建立基线指标	A（9）
48	人工瓣功能正常时常规评估（植入术后每年＜3次）	I（3）
49	人工瓣功能正常时常规评估（植入术后每年≥3次）	A（7）
50	怀疑人工瓣功能障碍或临床状态改变或心脏检查的评估	A（9）
51	人工瓣功能障碍时调整管理或指导治疗时重新评估	A（9）
	感染性心内膜炎（自体瓣或人工瓣）和 TTE	
52	血培养阳性或新发心脏杂音怀疑感染性心内膜炎时首次评估	A（9）
53	短暂发热不伴菌血症或新发杂音	I（2）
54	与感染性心内膜炎不相关的病原体导致的短暂发热，非心内膜源性感染	I（3）
55	有高危进展风险的心内膜炎、并发症、临床状态改变或心脏检查时，重新评估	A（9）
56	不合并其他并发症的心内膜炎，不考虑调整管理的常规复查	I（2）
	TTE 用于评估心腔内结构和腔室	
57	可疑心脏占位	A（9）
	TEE 作为首次或补充检查	
99	对特征不明显，或相关结构显示不佳但 TTE 高度怀疑的未确诊患者，诊断时用 TEE	A（8）
103	经皮非冠脉介入手术不包括封堵器的放置和经皮瓣膜手术	A（9）
108	有中重度感染性心内膜炎发生可能性评估（如葡萄球菌菌血症、真菌血症、人工瓣或心腔内装置）	A（9）
109	不确定为心源性栓子时的栓子来源评估	A（7）

引自 ACCF/ASE/AHA/ASNC/HFSA/HRS/SCAI/SCCM/SCCT/SCMR 2011. Appropriate use criteria for echocardiography. *J Am Soc Echocardiogr* 2011；24(3):229-267

线参数，可与后期随访进行对比。这次检查应重点评估左心室和右心室功能，测定肺动脉压，同时全面评估修复后的瓣膜或置换瓣膜的功能。由于几乎所有人工瓣均有一定程度的梗阻，此次评估的重要部分是确定压差和 EOA。细致评估有无瓣膜反流也很重要。人工瓣通常都有轻微的瓣膜反流。另一方面，瓣周反流是异常表现，应全面评估并进行随访。因此，术后首次超声心动图评估应详细记录反流及其严重程度，并对正常和异常表现进行鉴别。

在术后首次超声心动图检查后，随后的检查应个体化。当患者临床症状改变、有感染证据或怀疑瓣膜功能障碍时，行超声心动图检查已成为指南共识。当指南所列的某一项指征不符合时，不推荐常规（如年度）超声心动图检查。但瓣膜功能存在障碍时，应该进行包括临床和超声心动图监测等系列评估，例如，生物瓣置换患者表现的早期自身组织退变。最后，对于还在生长的儿童，随着年龄增长，会出现人工瓣与患者不匹配的可能性，需要密切随访。这是由于人工瓣的 EOA 是固定的，而儿童随着年龄增长，每搏量逐渐增加。监测正常生长所导致的血流动力学恶化至关重要。

四、人工瓣的常规成像方法

经胸二维超声心动图通常可区分人工瓣膜的不同类型并评估它们的功能，但人工瓣膜材料的强反射会对超声医师检查造成一定困难。由于声波通过人工材料时速度发生改变，可能会导致人工瓣尺寸和外观显示失真。适当调低增益可改善这些问题。强反射还可导致人工瓣膜后方出现声影，加上人工瓣后方出现的混响伪像，均会影响超声医师对感兴趣区的观察。因此，多切面观察人工瓣膜周围区域有助于克服上述问题。应用三维超声心动图可全面观察人工瓣膜的结构。例如，一幅角度合适的三维超声图像可完整、全面地显示缝合环，如果其上有异常团块可被清晰显示。在其他情况下，很可能同时需要进行经食管超声心动图和三维成像，以提供全面信息（图14-26）。在该病例中，通过显示人工二尖瓣的冠状面，可评价碟盘的运动情况和缝合环的完整性。

生物瓣的二维超声心动图表现与自体瓣非常相似。事实上，新安装的无支架人工主动脉瓣与正常的自体瓣二维超声图像几乎没有区别。对于带支架的瓣膜，当声束与血流方向平行，并避免支架和缝合环的声影的情况下，可获得理想的图像。生物瓣叶的结构和活动度与自体瓣膜非常相似。随时间的变化，生物瓣逐渐增厚、纤维化，二维超声心动图表现为回声增强、活动减低（图14-27），以及瓣膜会出现狭窄和（或）反流。该图显示僵硬、纤维化的二尖瓣位的猪生物瓣，部分瓣叶破裂导致重度反流。在所有病例中，均需二维和多普勒成像技术联合应用来全面评估生物瓣（图14-28）。

由于上述原因，二维超声心动图评价机械瓣变得非常困难。尽管可发现严重的瓣膜异常，但细微变化通常容易漏诊，尤其是经胸超声心动图。二维超声心动图检查的主要目的是确定缝合环是否稳定，明确人工瓣类型，评价闭合装置开放和关闭运动，以及观察赘生物和血栓形成等大体结构异常。评价闭合装置的运动比较困难，但仔细探查通常可显示碟盘或球阀边缘的快速运动。正常的机械瓣在心脏每次射血时碟片快速运动（图14-8至图14-12）。M型超声心动图可精确显示阀体的快速开放、关闭及运动幅度。观察双叶瓣两个半圆形的碟盘非常重要，这两个碟盘在关闭结束时通常出现轻微不协调运动（图14-9至图14-18）。

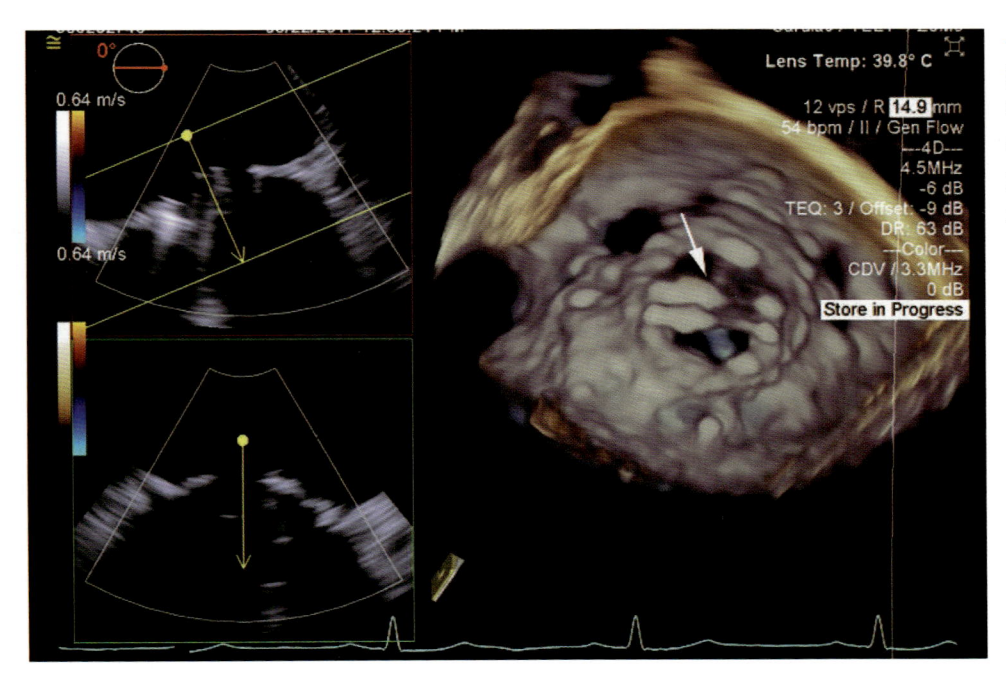

◀ **图14-26 经食管三维超声心动图对观察人工瓣很有临床价值**
该例中，从左心房面显示双叶瓣碟盘（箭），有时也称手术视野

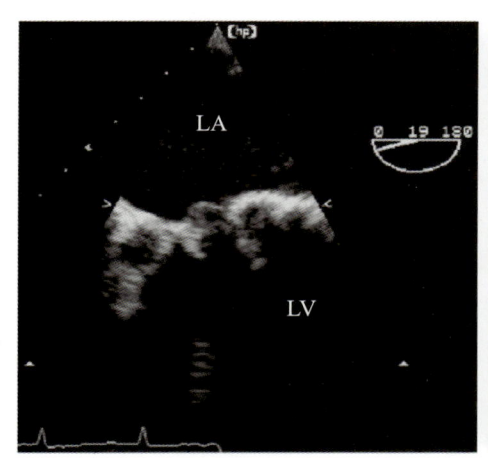

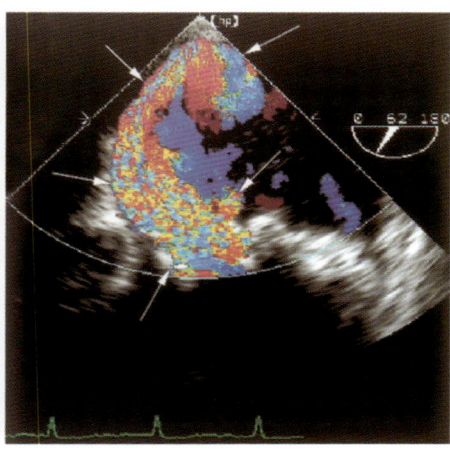

◀ 图 14-27 二尖瓣位猪生物瓣的原发性退行性变
左图显示瓣叶增厚、纤维化，活动度降低；右图为彩色血流成像，显示偏心性重度二尖瓣反流（箭）
LA. 左心房；LV. 左心室

人工瓣膜的二维超声多普勒检查也存在其特定困难。由于不同人工生物瓣的血流的多样性，彩色血流成像有助于确定不同形态血流的位置和方向。有些人工瓣的瓣口不止一个，其血流分布比较复杂。一旦通过彩色血流成像定位了目标血流，就可应用脉冲和连续多普勒成像定向量化评估。如前所述，通过人工瓣膜的血流速度通常较高，部分取决于人工瓣膜的尺寸。当血流速度高于正常值时，还应考虑是否存在压力恢复现象。

评估人工瓣反流受限于人工瓣膜自身产生的声影。由于多普勒成像的信噪比低于二维超声心动图，声影对其影响更为显著。人工瓣膜后方的多普勒信号取样能力受到极大限制，必须多切面全面扫查反流信号。图 14-29 显示胸骨旁切面人工主动脉瓣的声影如何遮挡了左心房。此外瓣口反流与瓣周反流的鉴别也非常重要，最好的方法是经食管彩色血流成像在瓣上对缝合环周围进行扫查（图 14-30）。现代超声仪器敏感性不断提高，术后很短时间内即可发现少量瓣周反流，这些反流通常随着时间的推移而逐渐减少或消失（图 14-31）。三维经食管超声心动图是发现少量瓣周反流最敏感的检查方法。图 14-32 是实时三维超声成像显示的二尖瓣机械瓣瓣周反流的病例。该例中，碟盘的运动和反流的位置和范围均可显示。这种方法的优势是容易鉴别机械瓣瓣口的不同血流束。频谱多普勒也可记录类似"滴答声"

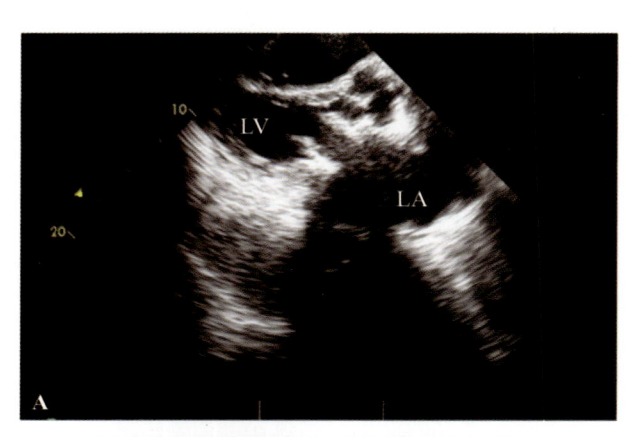

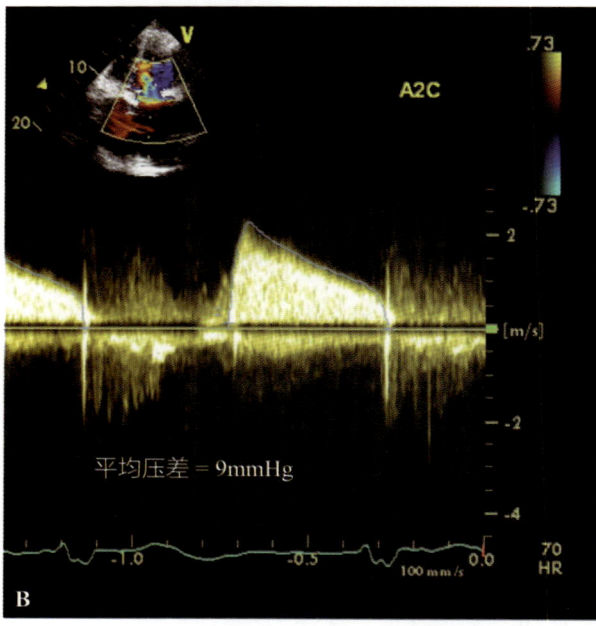

▲ 图 14-28 二维和多普勒成像联合应用评估生物瓣
A. 植入 14 年二尖瓣生物瓣叶增厚和钙化；B. 两腔心切面连续多普勒显示瓣口压差增加
LV. 左心室；LA. 左心房

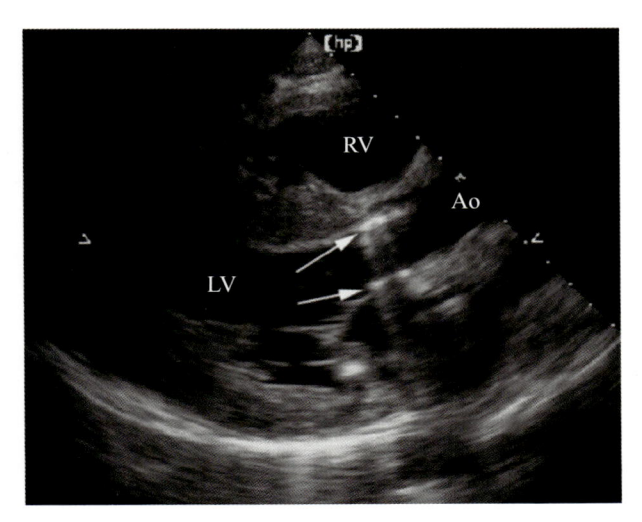

第 14 章 人工瓣膜及结构性心脏疾病干预
Prosthetic Valves and Structural Heart Disease Interventions

▲ 图 14-29 主动脉瓣位 St.Jude 双叶瓣（箭）产生的混响延伸至左心房

产生的声影可掩盖二尖瓣反流

RV. 右心室；LV. 左心室；Ao. 主动脉

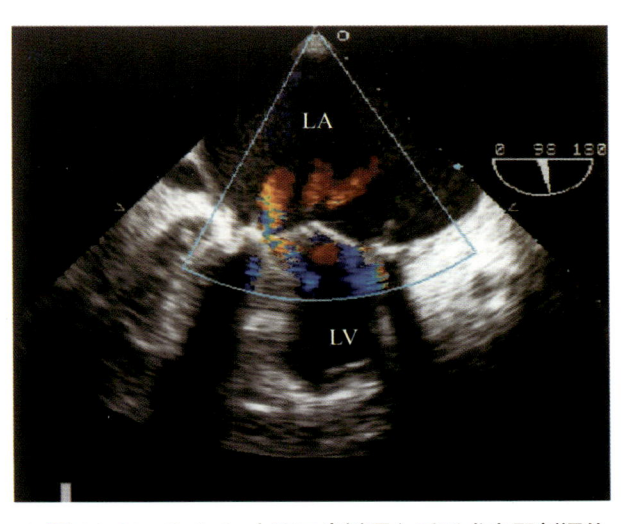

▲ 图 14-31 St.Jude 人工二尖瓣置入后手术室即刻评估

大多数病例会出现轻微瓣周反流，彩色多普勒显示人工二尖瓣轻度中心及瓣周反流

LA. 左心房；LV. 左心室

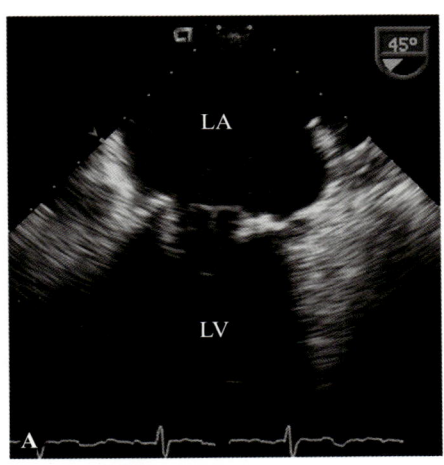

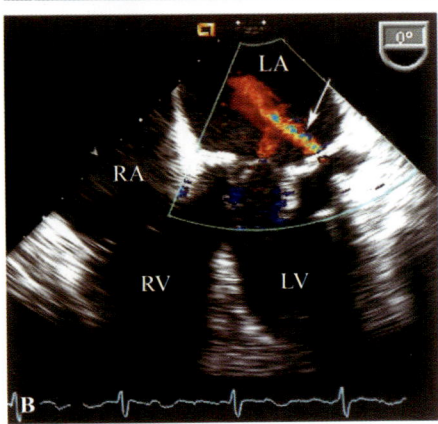

▲ 图 14-30 经食管彩色血流成像在瓣上对缝合环周围扫查

A. 经食管超声心动图显示二尖瓣位猪生物瓣。B. 彩色多普勒显示二尖瓣瓣口及瓣周反流（箭）

LA. 左心房；LV. 左心室；RA. 右心房；RV. 右心室

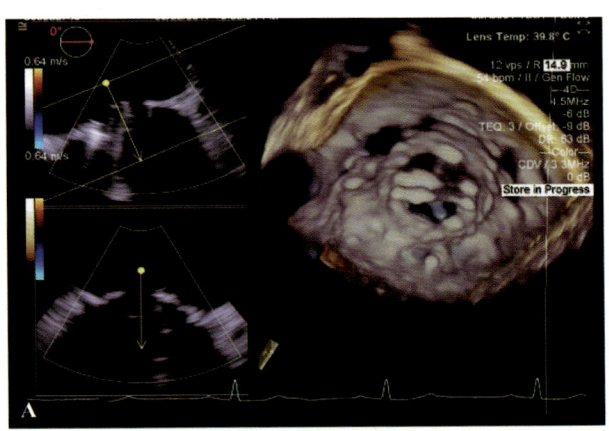

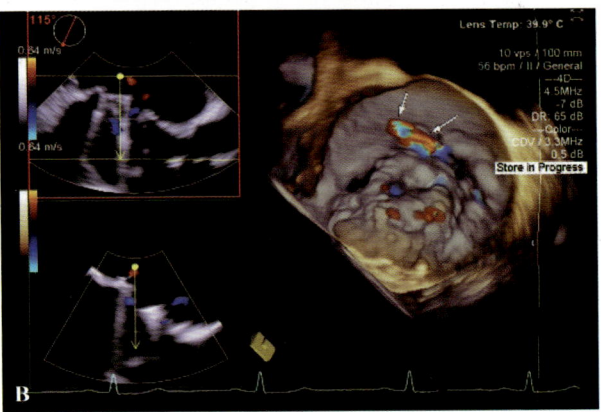

▲ 图 14-32 人工二尖瓣双叶碟瓣的瓣周反流示例

经食管三维超声心动图是显示反流位置及范围的最佳手段（箭）

的短暂高速的人工瓣血流。人工瓣血流频谱还可显示由闭合装置的开放和关闭而产生短暂而快速的强反射信号，用于判断时相，尤其有助于确定心室充盈期和射血期。图 14-33 显示正常和异常 St. Jude 主动脉瓣位双叶瓣，其中图 A 显示功能正常的机械瓣开放与关闭所产生的强回声；图 B 显示缝合环血栓引起的人工瓣部分梗阻，其开放的强回声消失，关闭强信号非常微弱，通过部分梗阻瓣口的血流速度较快，提示跨瓣压差增高。

五、人工主动脉瓣

经胸 M 型和二维超声心动图监测人工主动脉瓣功能障碍的敏感性较低。二维超声心动图可诊断瓣叶破裂及大的血栓或赘生物等严重异常，还可显示生物瓣瓣叶的增厚和纤维钙化，但很多时候难以评价这些变化对于瓣膜功能有何影响。因此有关人工主动脉瓣的大部分诊断信息需依靠全面和定量的多普勒检查，应通过多个切面测定人工瓣口的峰值瞬时压差和平均压差。多普勒技术与心导管测定的跨瓣压差存在极高的相关性，尤其是两种方法同时进行测量时。多普勒技术与心导管测定平均压差的一致性最高，而两种方法分别测定的峰值瞬时压差和峰值压差之间存在固有的差别，相关性较差。

人工瓣膜正常值的范围主要取决于其尺寸（表 14-5）。例如，29mm 主动脉瓣位 St. Jude 双叶瓣的最大血流速度通常小于 2.5m/s，而功能正常的 19mm 主动脉瓣位 St. Jude 瓣最大血流速度可达 4.0~4.5m/s，因此后者的平均跨瓣压差约为前者的 2 倍。不同类型人工瓣膜（假设其尺寸相似）之间的差别较小。同种移植主动脉瓣和无支架生物瓣则是例外，其跨瓣压差均较低，血流动力学更加接近自体瓣。

连续性方程估测得到的人工瓣膜有效瓣口面积为血流口面积，而不是实际瓣口面积。其计算方法与应用于自体瓣膜狭窄时相同（图 14-34）。如果不能准确测量左心室流出道内径，有学者建议可由缝合环的外径代替。最重要的是多普勒频谱记录与内径测量应在同一水平。图 14-35 显示的是狭窄的主动脉瓣生物瓣。

多普勒速度指数（DVI）是另一个简便而实用的狭窄程度评价指标，尤其对于主动脉瓣。其计算无须测量径线，为左心室流出道峰值流速与人工瓣口峰值流速的比值。

$$DVI = V_{OT}/V_{PV}\qquad（公式 14-1）$$

当不存在压差时，两处血流速度相同，比值为 1。由于人工瓣膜均存在不同程度的狭窄，因此 DVI 总是小于 1。功能正常的人工主动脉瓣

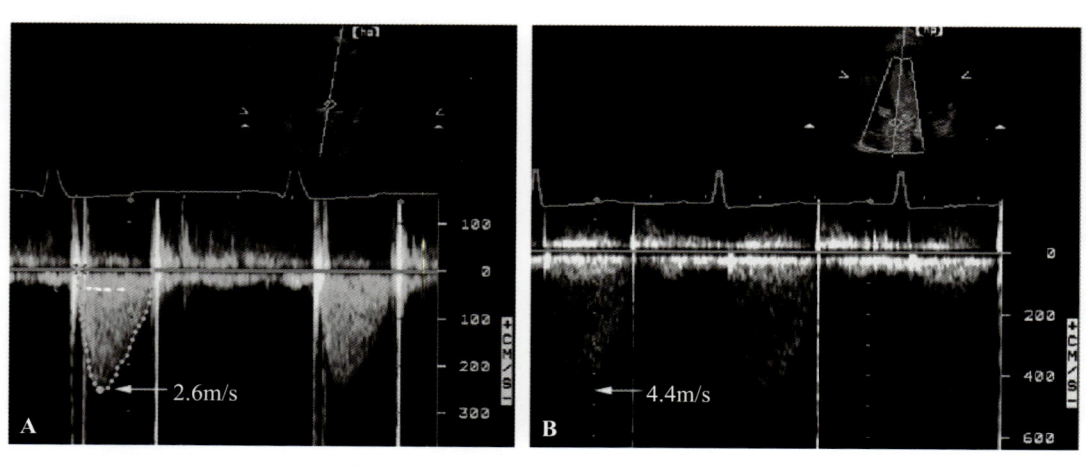

▲ 图 14-33 两例不同的 St.Jude 主动脉瓣
A. 人工瓣口血流速度正常并显示碟片开放和关闭强信号；B. 人工瓣口血流速度加快，峰值压差约为 77mmHg，碟片开放产生的强信号消失

表 14-5　人工主动脉瓣多普勒评估正常值范围

瓣膜种类	特定类型	大小（mm）	跨瓣压差（mmHg） 最大压差	跨瓣压差（mmHg） 平均压差	峰值流速（m/s）
无支架生物瓣	Biocor 瓣	21	36±4	18±4	
		23	29±8	19±7	3.0±0.6
		25	29±7	18±7	2.8±0.5
		27	26±3	18±3	2.7±0.2
	Edwards Prima 瓣	21	31±17	16±11	
		23	23±10	12±5	2.8±0.4
		25	20±10	11±9	2.7±0.3
		27	16±7	7±4	
		29	11±9	5±4	
	Toronto 猪生物瓣	21	19±12	8±4	
		23	23	7±4	
		25	12±6	6±3	
		27	10±5	5±2	
		29	8±4	4±2	
生物瓣支架	Carpentier-Edwards 瓣	19	43±13	26±8	
		21	28±8	17±6	2.4±0.5
		23	29±7	16±6	2.8±0.4
		25	24±7	13±4	2.4±0.5
		27	22±8	12±5	2.3±0.4
		29	22±6	10±3	2.4±0.4
	Hancock II 瓣	21	20±4	15±4	
		23	25±6	17±7	
		25	20±2	11±3	
		27	14±3		
		29	15±3		
	Medtronic intact 瓣	19	39±15	24±9	
		21	34±13	19±8	2.7±0.4
		23	31±10	19±6	2.7±0.4
		25	27±11	16±6	2.6±0.4
		27	25±8	15±4	2.5±0.4
		29	31±12	16±2	2.8
倾斜碟瓣	Björk-Shiley monostrut 瓣	19	46	27±8	3.3±0.6
		21	32±10	19±6	2.9±0.4
		23	27±10	15±6	2.7±0.5
		25	22±7	13±5	2.5±0.4
		27	18±8	10±4	2.1±0.4
		29	12±8	8±4	1.9±0.2
	Medtronic-Hall 瓣	20	34±13	17±5	2.9±0.4
		21	27±11	14±6	2.4±0.4
		23	27±9	14±5	2.4±0.6
		25	17±7	10±4	2.3±0.5
		27	19±10	9±6	2.1±0.5

（续表）

瓣膜种类	特定类型	大小（mm）	跨瓣压差（mmHg） 最大压差	跨瓣压差（mmHg） 平均压差	峰值流速（m/s）
双叶瓣	Carbomedics 瓣	19	33±11	12±5	3.1±0.4
		21	26±10	13±4	2.6±0.5
		23	25±7	11±4	2.4±0.4
		25	20±9	9±5	2.3±0.3
		27	19±7	8±3	2.2±0.4
		29	13±5	6±3	1.9±0.3
	St. Jude Medical 瓣	19	35±11	19±6	2.9±0.5
		21	28±10	16±6	2.6±0.5
		23	25±8	14±5	2.6±0.4
		25	23±8	13±5	2.4±0.5
		27	20±8	11±5	2.2±0.4
		29	18±6	10±3	2.0±0.1
球笼瓣	Starr–Edwards 瓣	23	33±13	22±9	3.5±0.5
		24	34±10	22±8	3.4±0.5
		26	32±9	20±6	3.2±0.4
		27	31±6	19±4	
		29	29±9	16±6	

经授权引自 Rosenhek R, Binder T, Maurer G, Baumgartner H. Normal values for Doppler echocardiographic assessment of heart valve prostheses. *J Am Soc Echocardiogr* 2003; 16(11):1116–1127.© 2003 American Society of Echocardiography 版权所有

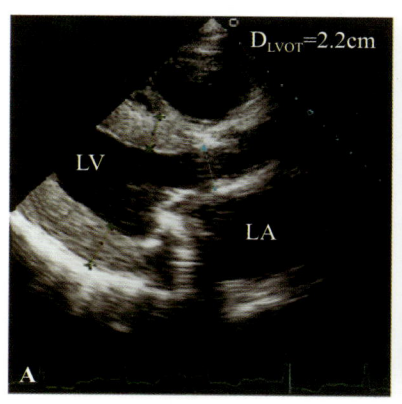

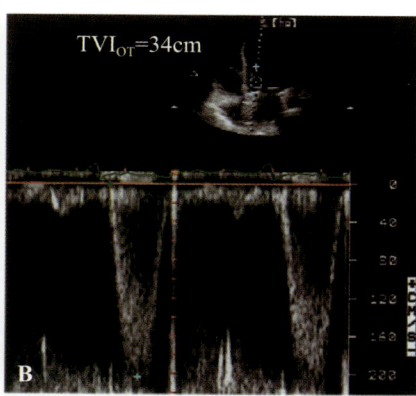

$CSA_{OT}=0.785×D^2=3.8cm^2$

$AVA=\dfrac{CSA_{OT}×TVI_{OT}}{TVI_{AV}}$

$AVA=\dfrac{3.8×34}{69}=1.87cm^2$

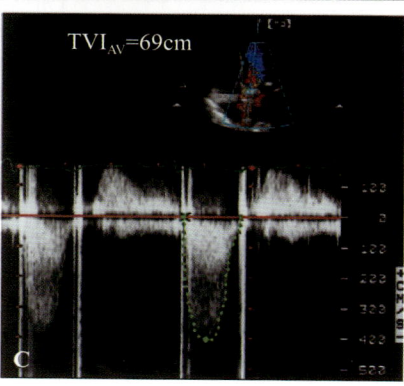

◀ 图 14-34 连续方程可测量人工瓣有效瓣口面积

A. 左心室流出道内径测量。B. 面积法测量流出道的时间速度积分（TVI）。C. 连续多普勒测量人工瓣瓣口血流。因为左心室高血流动力状态，流出道 TVI 和最大压差均增高；人工主动脉瓣瓣口压差 65mmHg，面积约为 1.9cm²；计算公式用于计算瓣口面积

AVA. 主动脉瓣面积；CSA. 横截面积；DLVOT. 左心室流出道内径；LV. 左心室；LA. 左心房

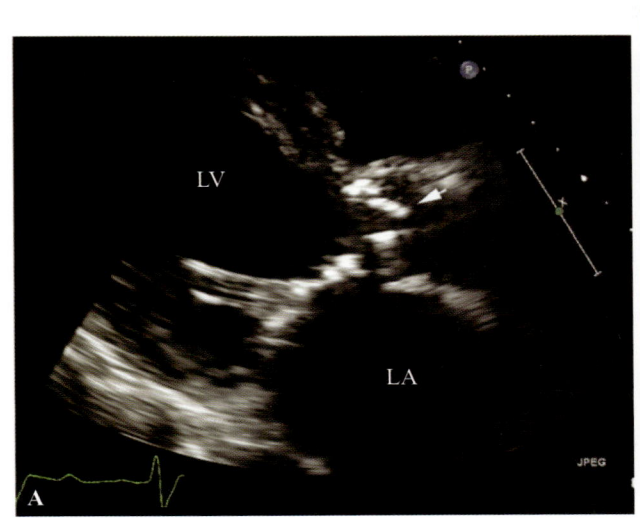

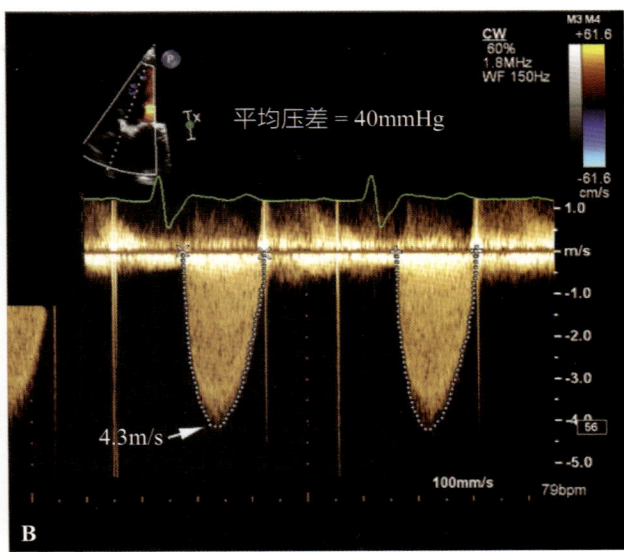

第 14 章 人工瓣膜及结构性心脏疾病干预
Prosthetic Valves and Structural Heart Disease Interventions

▲ 图 14-35 狭窄的主动脉瓣生物瓣

A. 左心室长轴切面显示主动脉瓣生物瓣支架内的瓣叶增厚，运动消失，回声增强；B. 多普勒可根据时间参数评估瓣口的梗阻程度和血流变化

DVI 的正常值范围为 0.3~0.5。尽管不需要测量内径，该指数单独应用具有局限性，但由于可重复测量，可作为随访参数，此外也避免了左心室流出道内径的测量困难。

多普勒超声心动图评价人工主动脉瓣反流方法与自体瓣类似，但有两点不同之处。一是对大多数人工瓣来说存在一定程度反流是正常的，通常可通过反流程度来区分生理性与病理性反流。二是人工瓣的声影会掩盖有意义的反流束，可通过多个切面（或经食管超声心动图）对左心室流出道进行全面探查。然而对于人工主动脉瓣来说，这个问题影响越小（与二尖瓣比较），经胸超声心动图可很好地鉴别反流（图 14-36）。区分瓣口和瓣周反流也很重要，通过经胸或经食管超声心动图缝合环水平及其下方的短轴切面，常可对两者进行区分（图 14-37）。多数患者经食管超

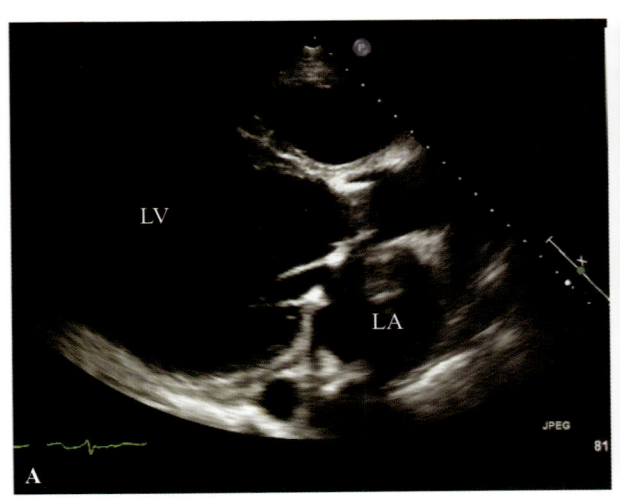

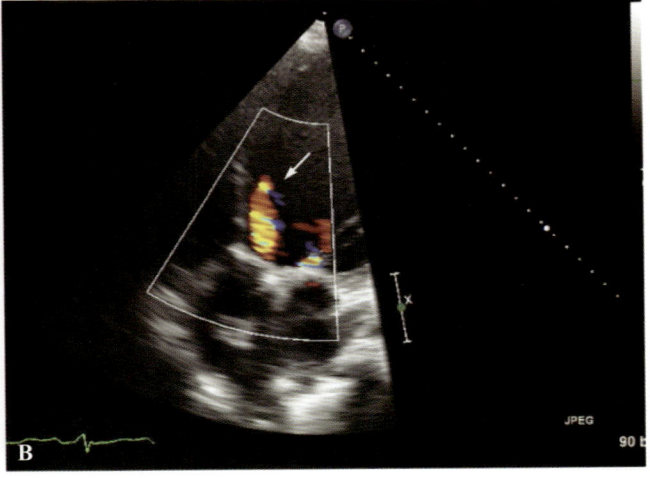

▲ 图 14-36 一例扩心病患者主动脉瓣生物瓣和二尖瓣整形环

A. 左心室长轴可清晰显示主动脉瓣生物瓣和二尖瓣整形环；B. 四腔心切面彩色多普勒显示少量主动脉瓣反流（箭）

471

声心动图能够更准确地观测有无瓣周反流及程度。图 14-38 示无支架人工主动脉瓣的少量瓣周反流。

六、经导管人工主动脉瓣

超声心动图评估经导管主动脉瓣有以下几方面应用。经食管超声心动图可在术中引导装置的释放并定位（图 14-39）。超声心动图及 X 线透视需确认装置的位置合适，避免太低导致瓣周反流，影响二尖瓣正常启闭及传导异常等；避免太高导致反流、冠状动脉梗阻、装置被栓塞等。释放后，超声心动图需再次确认瓣膜的正确位置，瓣叶的正常运动，以及评估瓣膜和瓣周反流（图 14-40）。随着 TAVR 手术的经验积累，局麻已逐步取代了全身麻醉，很多情况下已不再常规使用经食管超声心动图，而是术后应用经胸超声心动图评价手术的成功与否。

患者应在出院前行术后经胸超声心动图检查。此次检查应包括一些重要数据，如平均压差和峰值压差，EOA，是否有瓣口和瓣周反流，以及反流的严重程度（图 14-41）。此外，评估二尖瓣反流也很重要。支架若影响二尖瓣前叶，甚至导致穿孔，会引起明显的二尖瓣反流。

在确定 EOA 时，正确放置多普勒取样容积测定流出道流速至关重要。取样容积应紧贴支架边缘的下方。如果取样容积位于支架内，血流速度会高于正常，导致 EOA 的高估（可能会低估人工瓣体功能障碍）。功能正常的 TAVR 瓣平均压差为 10~15mmHg，EOA 为 1.3~1.8cm^2。经

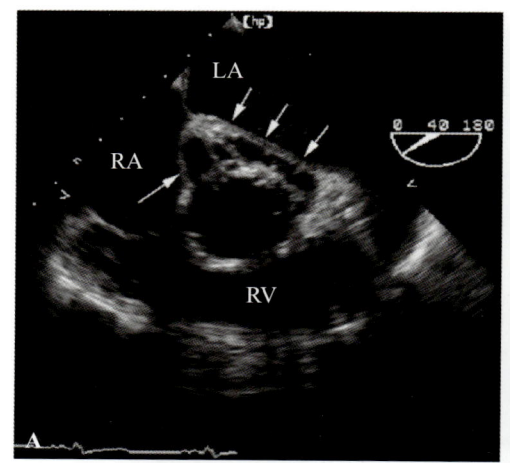

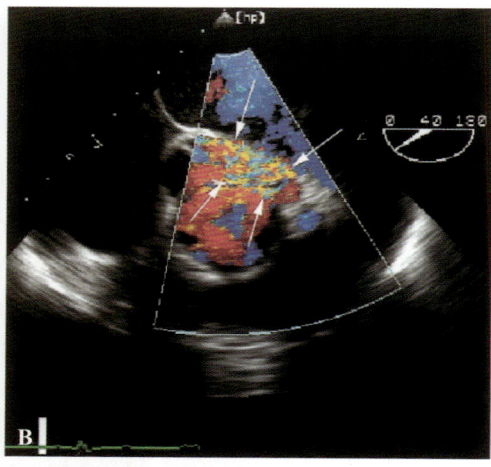

◀ 图 14-37 主动脉根部脓肿
A. 短轴切面，主动脉根部后方的无回声区（箭）；B. 彩色多普勒显示脓腔内血流信号（箭）及瓣周反流
RA. 右心房；LA. 左心房；RV. 右心室

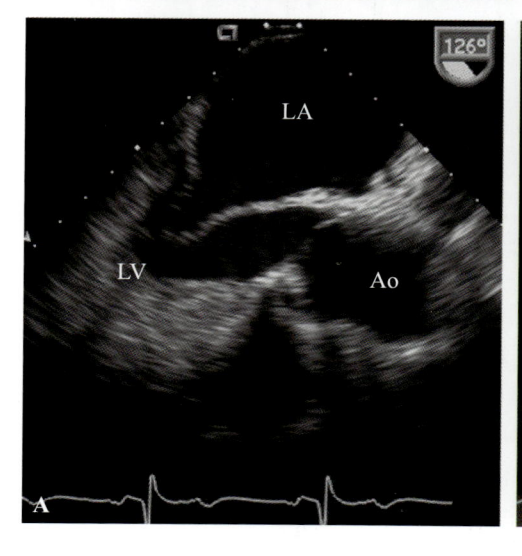

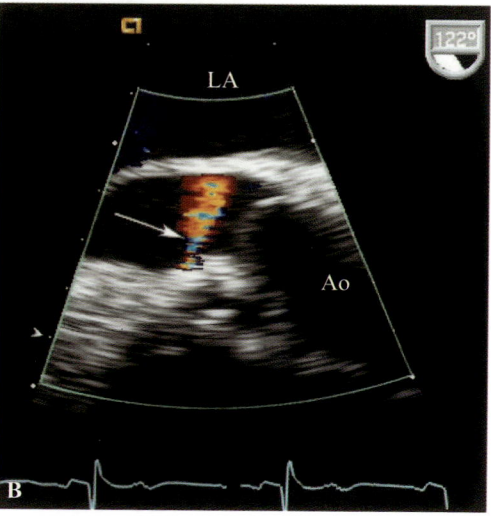

◀ 图 14-38 无支架人工主动脉瓣的轻度瓣周反流
A. 经食管超声心动图显示无支架主动脉人工瓣；B. 彩色多普勒显示轻微瓣周反流（箭）
LV. 左心室；LA. 左心房；Ao. 主动脉

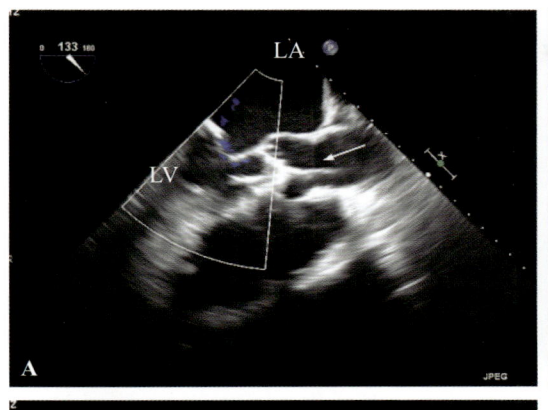

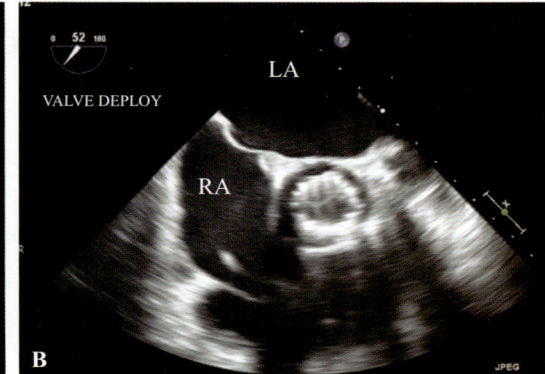

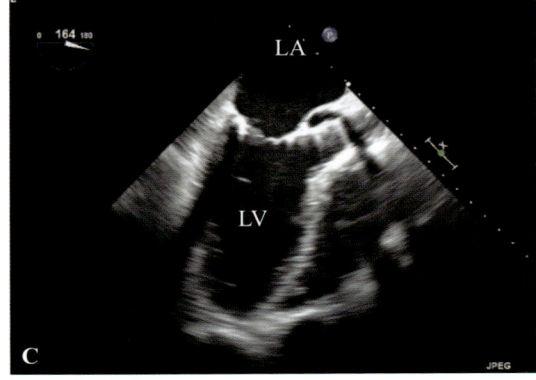

第 14 章 人工瓣膜及结构性心脏疾病干预
Prosthetic Valves and Structural Heart Disease Interventions

▲ 图 14-39 经食管超声心动图在导管主动脉瓣置换中起引导作用

A. 长轴切面在释放之前帮助导管装置准确定位；B. 短轴切面显示释放后瓣膜在主动脉瓣瓣环内。该切面确认瓣膜扩张合适及寻找反流；C. 长轴切面显示释放后，支架下缘与瓣环及二尖瓣瓣叶的关系

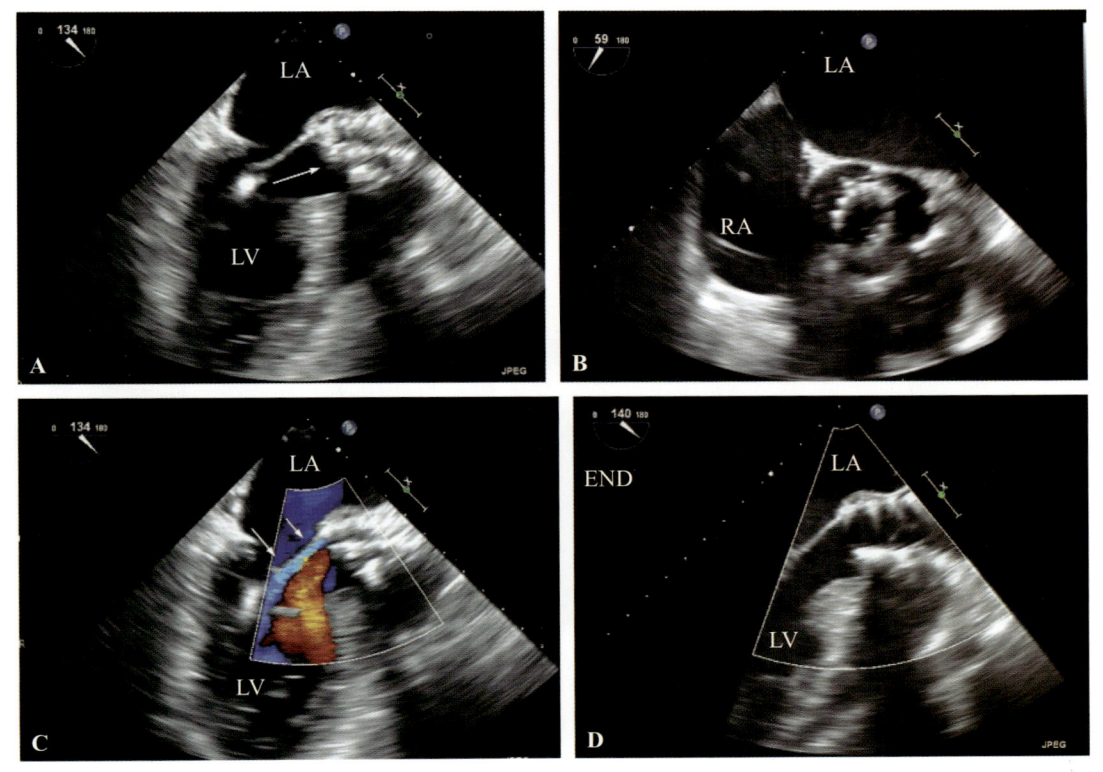

▲ 图 14-40 TAVR 手术术中引导

A. 装置（箭）刚好位于主动脉瓣位；B. 短轴观在瓣环内的支架未扩张完全；C. 由于支架未完全扩张导致主动脉瓣周反流（箭）；D. 球囊扩张后，支架扩张完全，人工瓣位置适宜

473

导管主动脉瓣反流应仔细全面的评估，尤其是瓣周反流。主动脉瓣周反流可能会有多个偏心反流束，需应用彩色及连续波多普勒进行评估，测量降主动脉血流、压差半降时间及反流量。目前推荐测量湍流的周向范围，并在短轴切面勾画，来进行瓣周反流评估。如果反流范围超过瓣环周长的 30%，提示重度反流。临床试验证实主动脉瓣关闭不全的严重程度对接受过 TAVR 的患者有重要影响。然而，精确评估依然具有挑战性，也是一个热门的研究领域。此外术后会发生其他并发症。图 14-42 显示由于经导管主动脉瓣放置位置错误导致的二尖瓣前叶穿孔并重度二尖瓣反流。

七、人工二尖瓣

与人工主动脉瓣相比，人工二尖瓣位于二尖瓣瓣环范围内，经胸超声心动图胸骨旁切面和心尖切面更易观察人工二尖瓣。而人工主动脉瓣在胸骨旁切面上被主动脉壁部分遮挡，在心尖切面上则被人工瓣本身遮挡致其不易察觉。经胸超声心动图通常可评价人工二尖瓣的稳定性、排除缝合环撕裂，以及观察瓣叶的运动或关闭。

多普勒可准确记录人工瓣膜的前向血流频谱（图 14-43）。不同类型及大小的人工二尖瓣血流参数正常值见表 14-6。描记二尖瓣血流频谱可测定平均跨瓣压差，多普勒声束应尽量与血流方向平行（图 14-28 至图 14-44）。由于人工瓣的方位不同，导致经过人工瓣的血流方向各异，需要通过非标准切面获得最佳的多普勒声束方向。图 14-44 显示经胸骨旁长轴切面记录的二尖瓣血流频谱。压差半降时间（PHT）法也可用于评价人工二尖瓣。对于自体瓣而言，二尖瓣的近似瓣口面积可由以下经验公式计算。

$$MV\ area = 220 \div P\frac{1}{2}t \qquad （公式 14-2）$$

该方法会高估人工二尖瓣的有效瓣口面积。尽管存在局限性，压差半降时间延长仍可作为人工二尖瓣梗阻的可靠指标，与压差相比受血流影响较小，特别是在已建立基础参照值的情况下。大多数患者应根据平均压差和压差半降时间确定是否存在人工二尖瓣狭窄。另外，不存在二尖瓣反流时，还可应使用连续性方程计算瓣口面积。

$$MV\ area = Area_{LVOT} \times （TVI_{LVOT}/TVI_{MV}）$$

$$（公式 14-3）$$

式中 MV 为二尖瓣，LVOT 为左心室流出道，TVI 为时间速度积分

经胸超声心动图观测人工二尖瓣瓣口或瓣周反流受到人工瓣膜材料的声影限制，无论在胸骨旁或心尖切面，人工二尖瓣均掩盖部分左心房，导致该方法的敏感性降低（图 14-45 和图

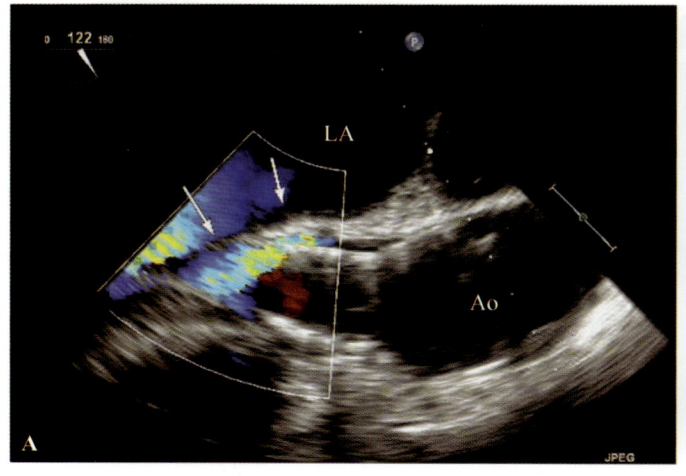

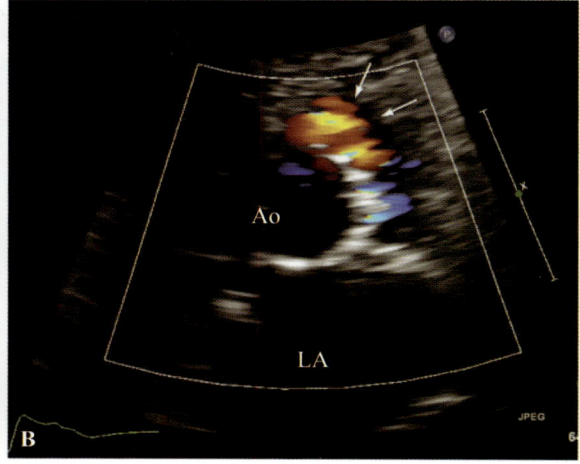

▲ 图 14-41　TAVR 术后瓣周反流（箭）
A. 长轴切面；B. 短轴切面

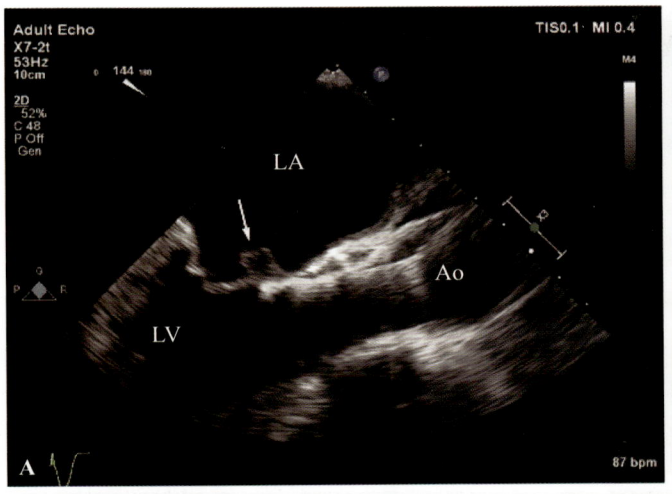

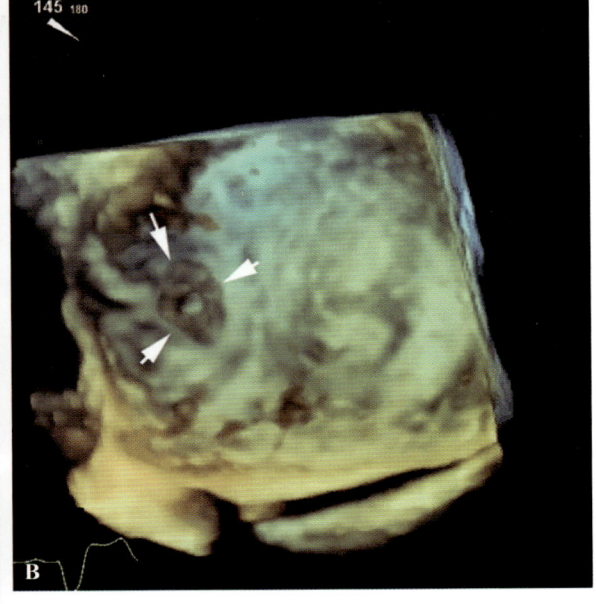

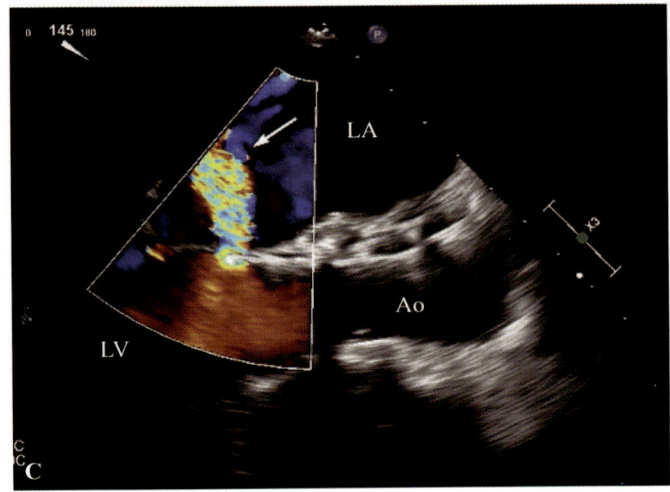

第 14 章 人工瓣膜及结构性心脏疾病干预
Prosthetic Valves and Structural Heart Disease Interventions

▲ 图 14-42 TAVR 植入术后并发症
A. 瓣膜释放位置过低（低于瓣环），导致支架下缘损伤二尖瓣瓣叶导致瓣叶穿孔，如长轴所示（箭）；B. 三维超声心动图，额面观显示穿孔的二尖瓣瓣叶（箭）；C. 彩色多普勒显示重度二尖瓣反流通过穿孔瓣叶，急需手术修复

14-46）。当同时存在人工主动脉瓣和人工二尖瓣时，左心房的大部分被声影掩盖，此时观测二尖瓣反流非常困难。而经食管超声心动图可详细评估整个左心房（图 14-47）。人工二尖瓣生理性和病理性反流的区别取决于多种因素。经食管超声心动图发现功能正常的人工二尖瓣 90% 存在一定程度的反流。人工二尖瓣正常反流的特征包括反流束面积小于 2cm² 和长度小于 2.5cm。另外不同类型人工瓣的反流模式不同。例如，二尖瓣位 St. Jude 双叶瓣反流通常表现为 1 束中心型和 2 束小的周围型反流。经食管超声心动图可很好鉴别瓣口和瓣周的反流。图 14-48 显示经食管三维超声心动图用于鉴别反流。该病例中，二维彩色血流成像显示起源于瓣环周围的反流束。通过三维图像显示的空间方位，可准确定位反流束起源于瓣环外，证实为瓣周反流。

二尖瓣置换术包括原有瓣叶剪除、腱索再植、放置瓣环等步骤。图 14-49 显示二尖瓣修复术成功后的表现。二尖瓣前叶相对固定在二尖瓣环上。图 14-50 多普勒成像显示新修复的二尖瓣跨瓣压差增高。

经导管二尖瓣修复

二尖瓣反流的经皮修复使用非直视手术方式，包括经导管二尖瓣夹合术，已被美国批准为中重度或重度原发性二尖瓣反流的治疗方式。目前正在研发其他经导管方式治疗二尖瓣狭窄和关闭不全，但仍处于实验阶段。在该手术过程的几

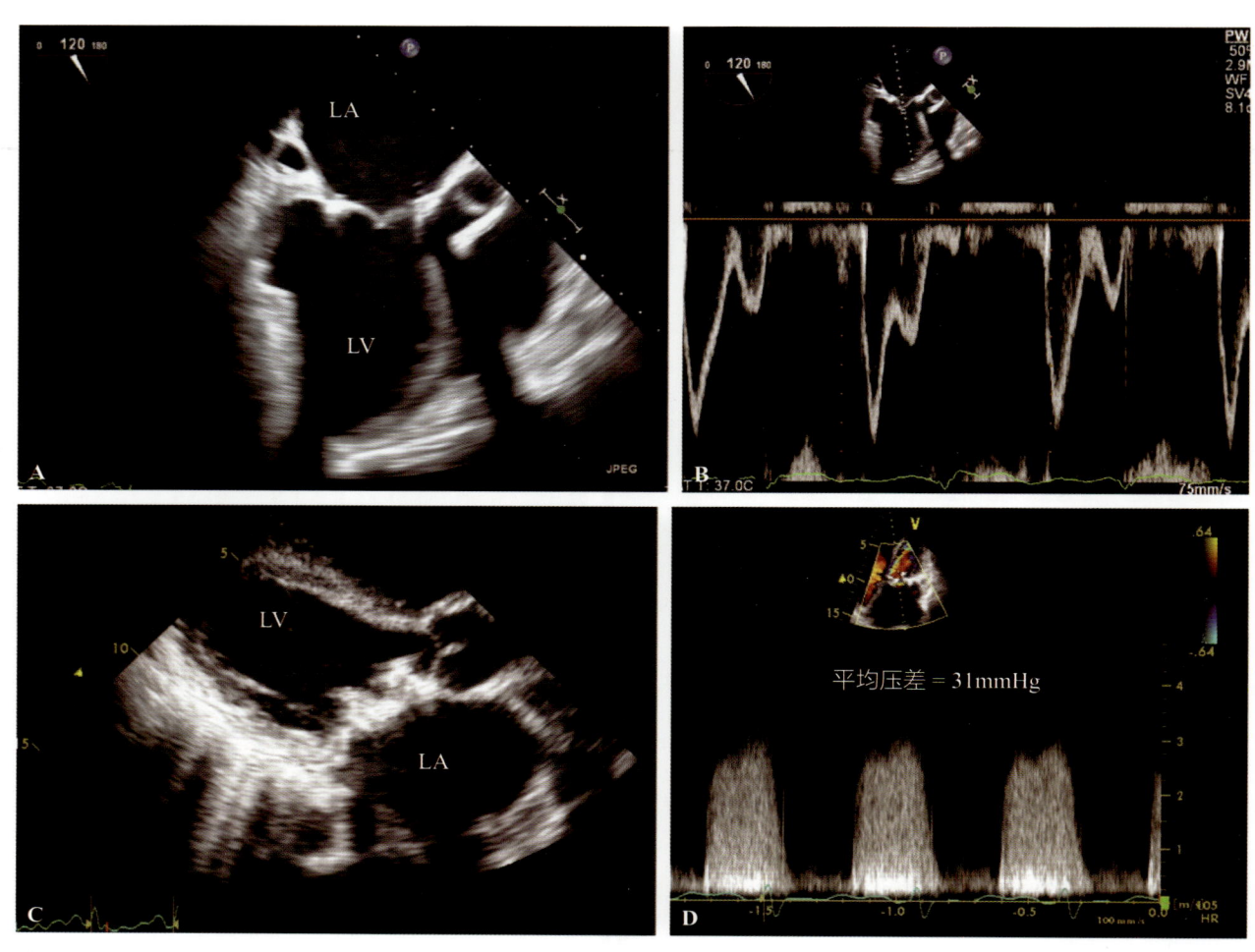

▲ 图 14-43 二尖瓣生物瓣功能正常（A、B），狭窄（C、D）

A. 经食管超声心动图显示瓣叶轻微增厚，运动正常；B. 脉冲多普勒确认没有压差增高；C. 第二例患者瓣叶显著增厚，钙化，运动减弱；D. 脉冲多普勒显示瓣叶重度狭窄，平均压差 31mmHg

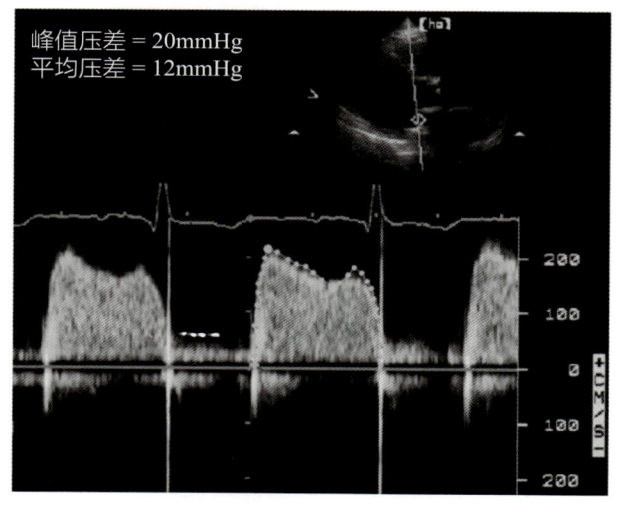

▲ 图 14-44 二尖瓣猪生物瓣血流多普勒

胸骨旁切面，面积法估测峰值压差和平均压差。该切面取样线与二尖瓣血流角度合适

乎每个方面，从患者选择到术后随访，超声心动图都起着关键作用。超声心动图可确定二尖瓣反流的原因（原发、继发或功能性）及严重程度，具体在第 11 章已详细叙述。此外，超声心动图，尤其是经食管三维超声心动图对于全面显示二尖瓣的解剖结构、规划和执行经导管修复术至关重要。尤其重要的是，二尖瓣脱垂和（或）连枷瓣叶的具体位置必须在术前确定。另外，进行一些特殊测量来确认患者是否适合二尖瓣夹合术也很必要，包括 A2/P2 的受累区域，瓣叶对合缘长度和深度的精确测量，瓣叶长度及二尖瓣瓣口开口面积。

经食管超声心动图对该治疗方法的每一步都至关重要，包括穿刺的准确定位，引导导管进

第14章 人工瓣膜及结构性心脏疾病干预
Prosthetic Valves and Structural Heart Disease Interventions

表14-6 人工二尖瓣多普勒评估正常值范围

瓣膜种分类	特定类型	大小（mm）	跨瓣压差（mmHg）最大压差	跨瓣压差（mmHg）平均压差	峰速（m/s）
无支架	Biocor瓣	27	13 ± 1		
		29	14 ± 2		
		31	12 ± 1		
		33	12 ± 1		
生物瓣支架	Carpentier-Edwards瓣	27		6 ± 2	98 ± 28
		29		5 ± 2	92 ± 14
		31		4 ± 2	92 ± 19
		33		6 ± 3	93 ± 12
	Hancock I瓣	27	10 ± 4	5 ± 2	
		29	7 ± 3	2 ± 1	115 ± 20
		31	4 ± 1	5 ± 2	95 ± 17
		33	3 ± 2	4 ± 2	90 ± 12
	Ionescu-Shiley瓣	25		5 ± 1	93 ± 11
		27		3 ± 1	100 ± 28
		29		3 ± 1	85 ± 8
		31		4 ± 1	100 ± 36
倾斜碟瓣	Omnicarbon瓣	25		6 ± 2	102 ± 16
		27		5 ± 2	105 ± 33
		29		5 ± 2	120 ± 40
		31		4 ± 1	134 ± 31
	Björk-Shiley瓣	25	12 ± 4	6 ± 2	99 ± 27
		27	10 ± 4	5 ± 2	89 ± 28
		29	8 ± 3	3 ± 1	79 ± 17
		31	6 ± 3	2 ± 2	70 ± 14
双叶瓣	St. Jude Medical瓣	25		3 ± 1	75 ± 4
		27		5 ± 2	75 ± 10
		29		4 ± 2	85 ± 10
		31		4 ± 2	74 ± 13
	Carbomedics瓣	25	10 ± 2	4 ± 1	93 ± 8
		27	9 ± 3	3 ± 1	89 ± 20
		29	9 ± 3	3 ± 1	88 ± 17
		31	9 ± 2	3 ± 1	92 ± 24
		33	9 ± 2	5 ± 3	93 ± 12
球笼瓣	Starr-Edwards瓣	28		7 ± 3	
		30	12 ± 5	7 ± 3	125 ± 25
		32	12 ± 4	5 ± 3	110 ± 25

经授权引自 Rosenhek R, Binder T, Maurer G, Baumgartner H. Normal values for Doppler echocardiographic assessment of heart valve prostheses. *J Am Soc Echocardiogr* 2003; 16(11):1116–1127.© 2003 American Society of Echocardiography 版权所有

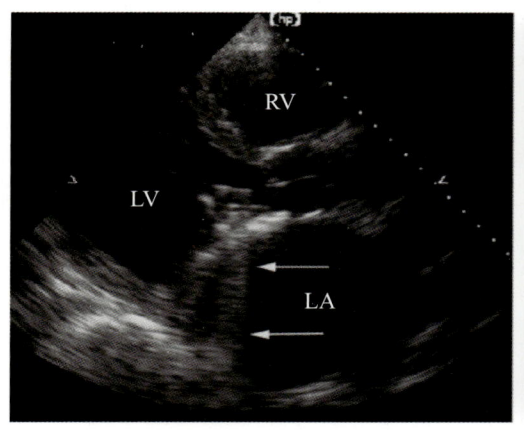

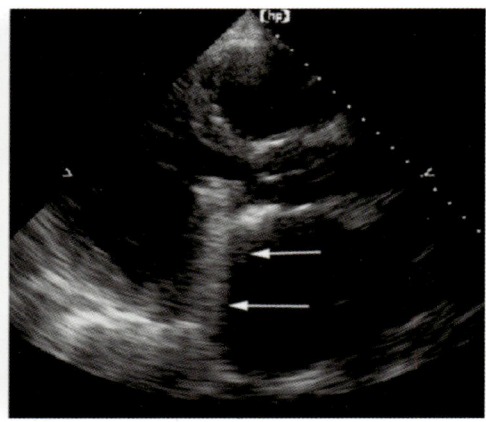

Feigenbaum 超声心动图学（原书第 8 版）
Feigenbaum's Echocardiography (8th Edition)

◀ 图 14-45 观察二尖瓣机械瓣的反流比较困难

该例中，左心房的一部分被人工瓣的声影遮挡，如箭头所示收缩期（左）和舒张期（右）

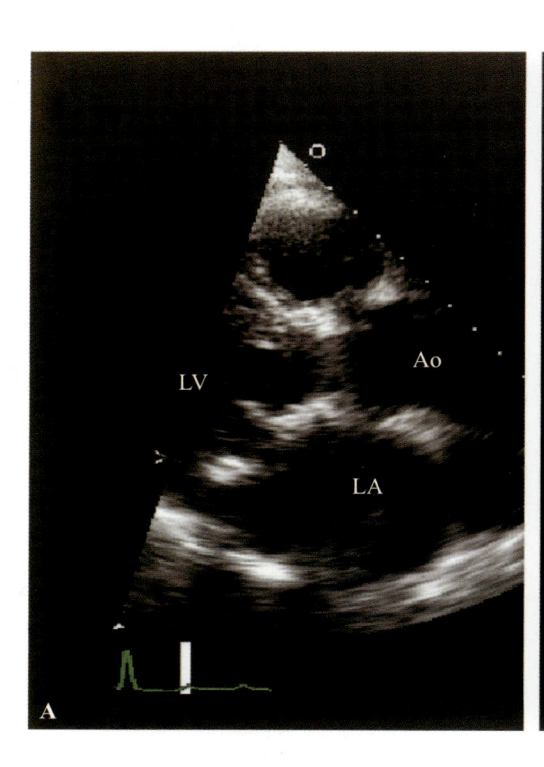

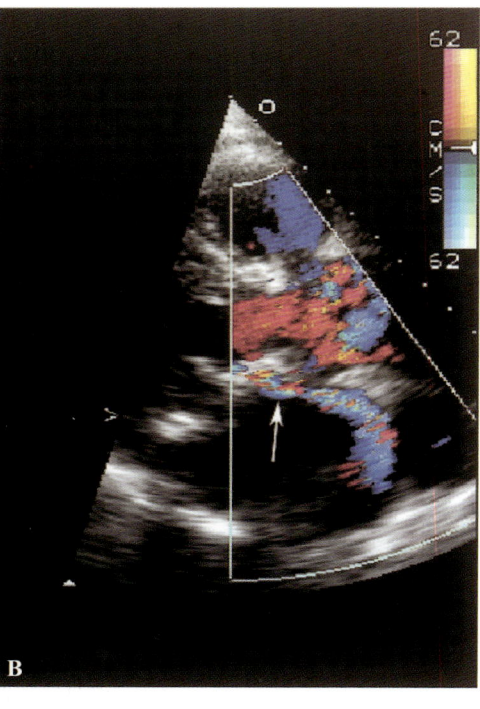

◀ 图 14-46 经胸超声心动图观测二尖瓣人工瓣

A. 经胸超声心动图显示二尖瓣人工瓣的瓣周反流；B. 沿左心房前壁走行偏心反流束（箭）

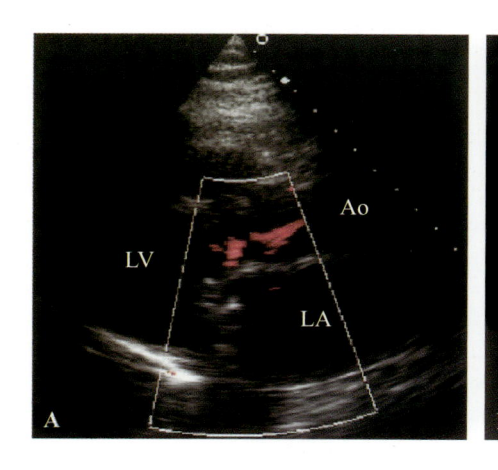

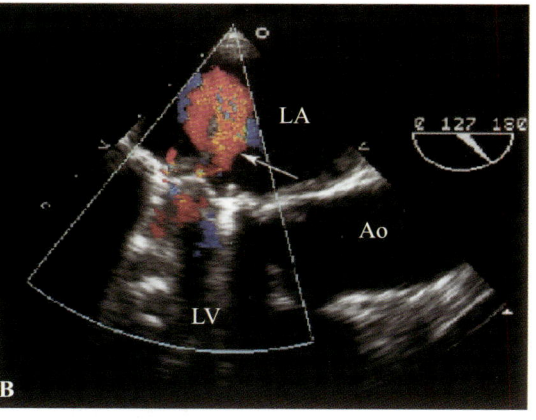

◀ 图 14-47 经食管超声心动图对二尖瓣反流的显示优于经胸超声心动图

A. 经胸图像质量差，人工瓣后方声影影响反流观察；B. 左心房更接近经食管探头易于诊断二尖瓣反流（箭）

478

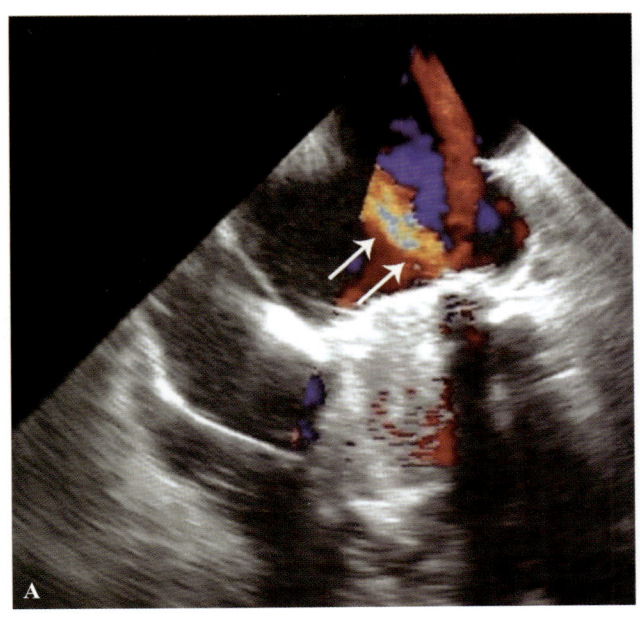

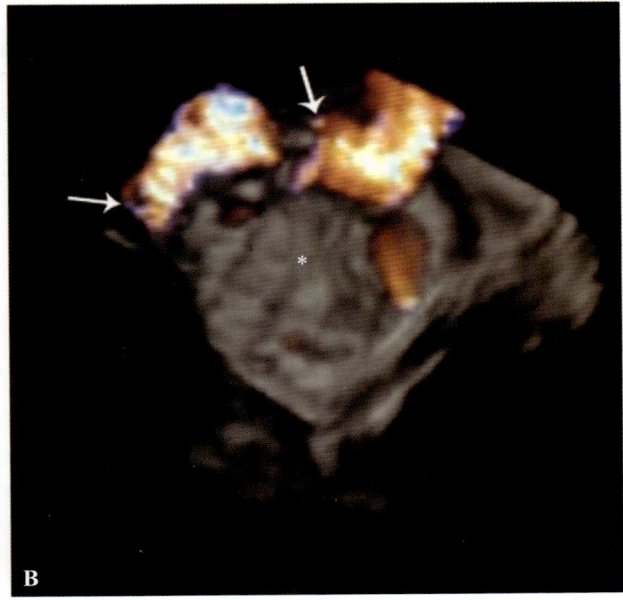

▲ 图 14-48 经食管三维成像对鉴别瓣口和瓣周反流有效

A. 该例中，二维图像显示 St. Jude 人工瓣缝合环附近的反流（大箭）；B. 三维超声彩色多普勒清晰显示反流束的位置位于缝合环外（小箭），* 表示碟片的中心

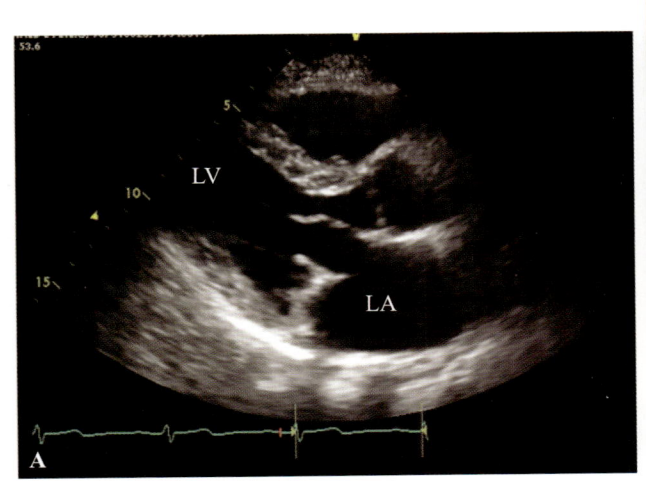

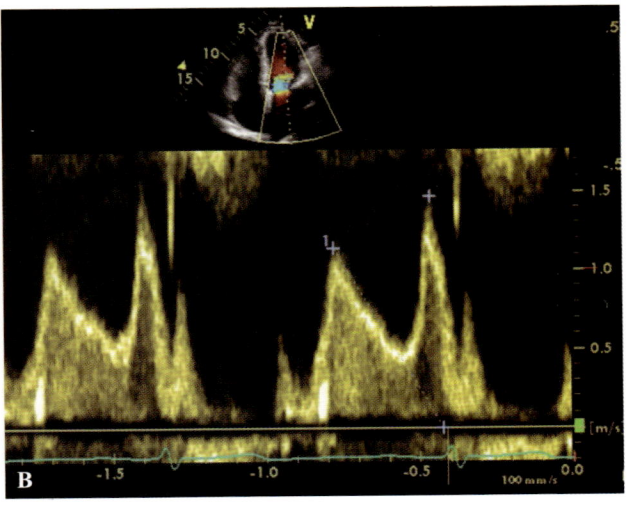

▲ 图 14-49 成功修复的二尖瓣示例。A. 长轴切面可见整形环，显著限制二尖瓣后叶的扩张；B. 前叶运动正常，频谱多普勒可以确认无明显的狭窄

入左心房，在二尖瓣处定位释放系统。在此步骤中，需多切面观察确定装置的机械臂处在瓣叶合适的深度位置，装置应旋转准确定位在与 2 个瓣叶和对合平面相适应的位置（图 14-51）。

一旦正确定位，超声心动图即可准确监测夹住 2 个相对的瓣尖。然后，当夹子逐渐关闭时，超声心动图需连续监测以确保瓣叶始终被夹住，并连续监测以尽可能减少二尖瓣反流。这些步骤需在最终关闭和释放 MitraClip 之前完成（图 14-52）。一旦装置被释放，最后一步即评估残余反流的程度和 2 个瓣口的压差。对 MitraClip 的二尖瓣反流程度分级非常具有挑战性，尤其是可能存在多个反流束并且每个反流束都应单独评估时（图 14-53）。由于夹子的声影对射流束观察的影

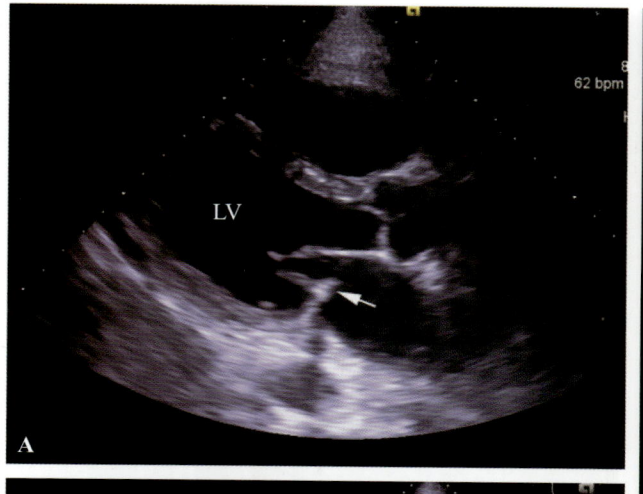

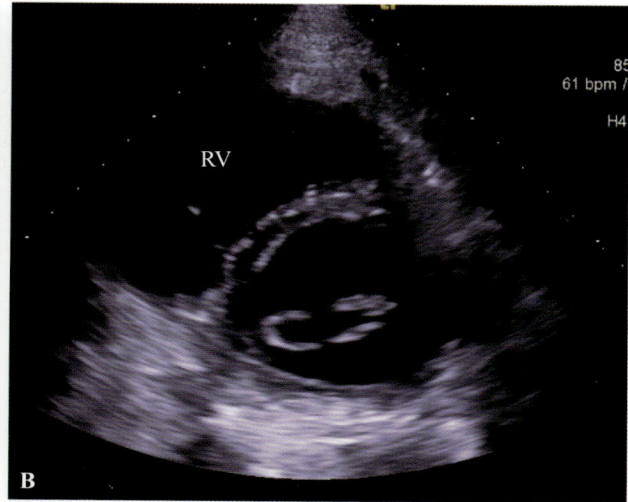

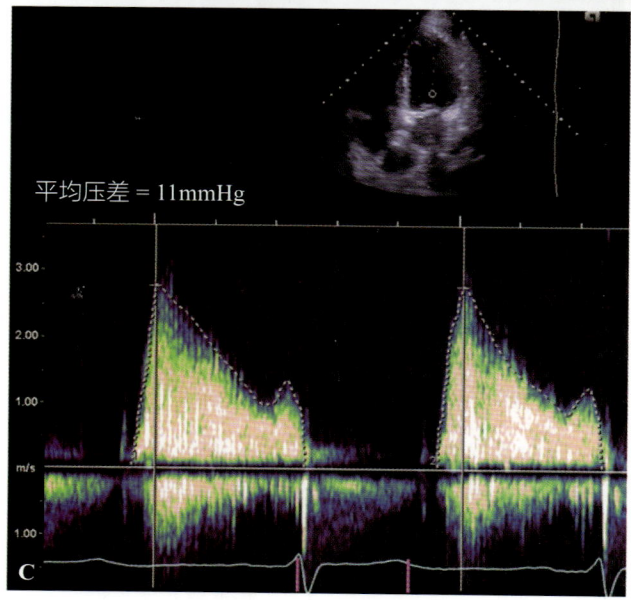

▲ 图 14-50 二尖瓣修复的常见并发症为一定程度二尖瓣狭窄

A. 整形环很大程度限制后叶的活动；B. 前叶活动也受到限制，导致二尖瓣瓣口面积减少；C. 轻微狭窄，如多普勒所示

响及由全身麻醉引起的血流动力学改变都是评估二尖瓣反流的难题。下面的病例表明三维成像对解决这一难题有一定作用。

八、人工瓣功能障碍的特定病因

（一）人工瓣梗阻

表 14-7 所列为人工瓣的并发症类型。人工瓣前向血流梗阻可能有几种原因。如前所述，所有人工瓣本身均存在狭窄，由于人工瓣的大小和每搏量不同，其跨瓣压差的变化范围较大。因此，梗阻的常见原因为人工瓣大小与患者不匹配，此时人工瓣太小而不能适应血流的需求。有效瓣口面积相对于体表面积较小时，就会发生血流动力学异常，导致跨瓣压差显著增高。年轻患者的生长发育是人工瓣与患者不匹配的常见原因，也就是说对于儿童大小合适的人工瓣，随着其生长发育，该人工瓣逐渐出现狭窄。由于需要植入小瓣膜，导致血流动力学不理想，年龄较小的患者，尤其是女性，容易出现这种情况。图 14-54 显示 32 岁女性患者 4 年前行 21 号双叶主动脉瓣置换，术后呼吸困难症状改善，但是怀孕后情况再次恶化。尽管碟片的活动是正常的，平均跨瓣压差达 45mmHg。

在其他情况下，由于技术原因置换的人工瓣

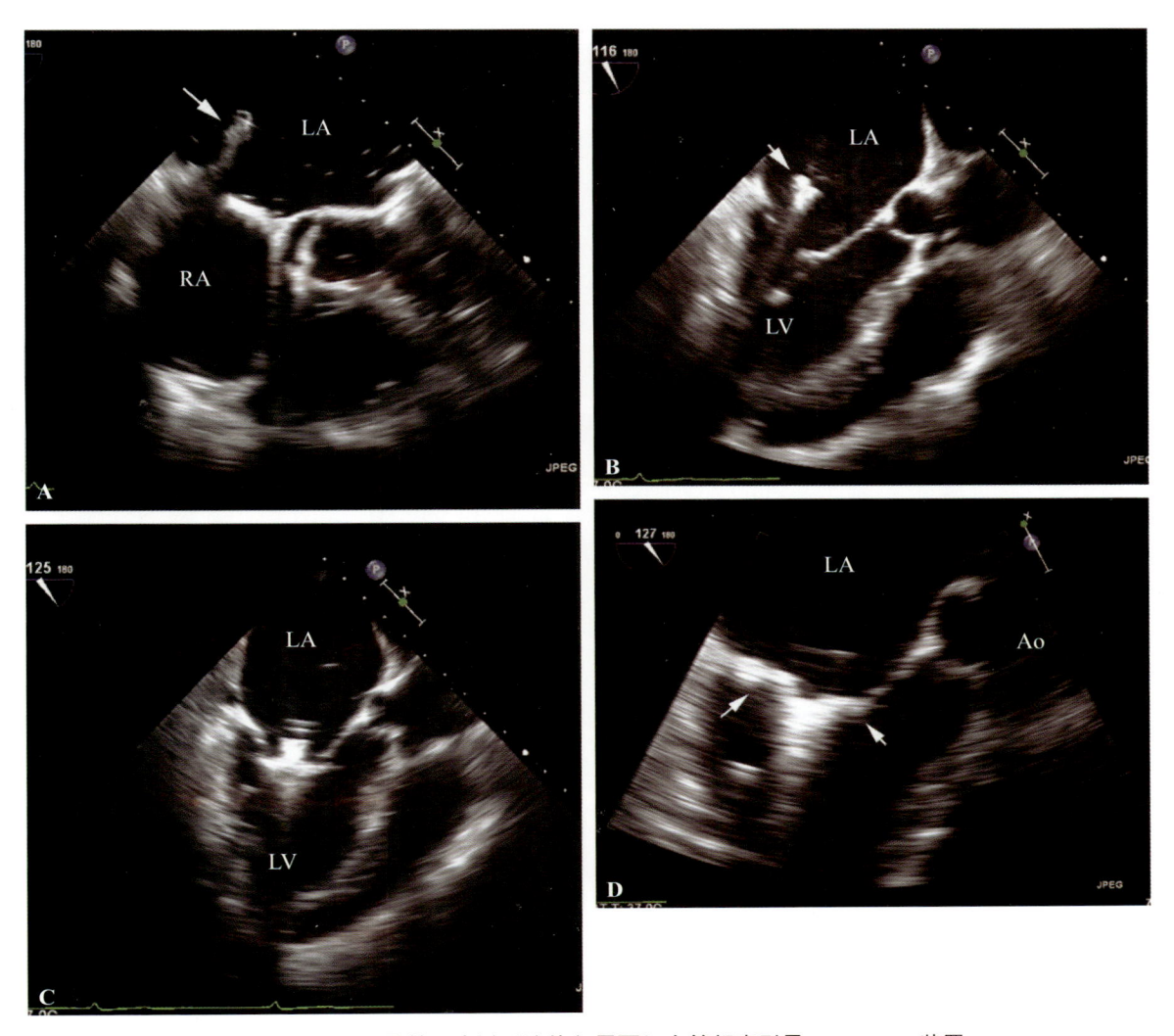

第 14 章 人工瓣膜及结构性心脏疾病干预
Prosthetic Valves and Structural Heart Disease Interventions

▲ 图 14-51 经导管二尖瓣反流修复需要经食管超声引导 MitraClip 装置

装置穿过房间隔是第一步，需要超声引导。A. 选择房间隔穿刺的合适位置对装置完全朝向二尖瓣至关重要；B. 长轴切面将装置移动到二尖瓣瓣口；C. 装置精准朝向瓣叶，并打开夹臂抓住 2 个瓣叶的边缘；D. 确认成功抓住 2 个瓣叶

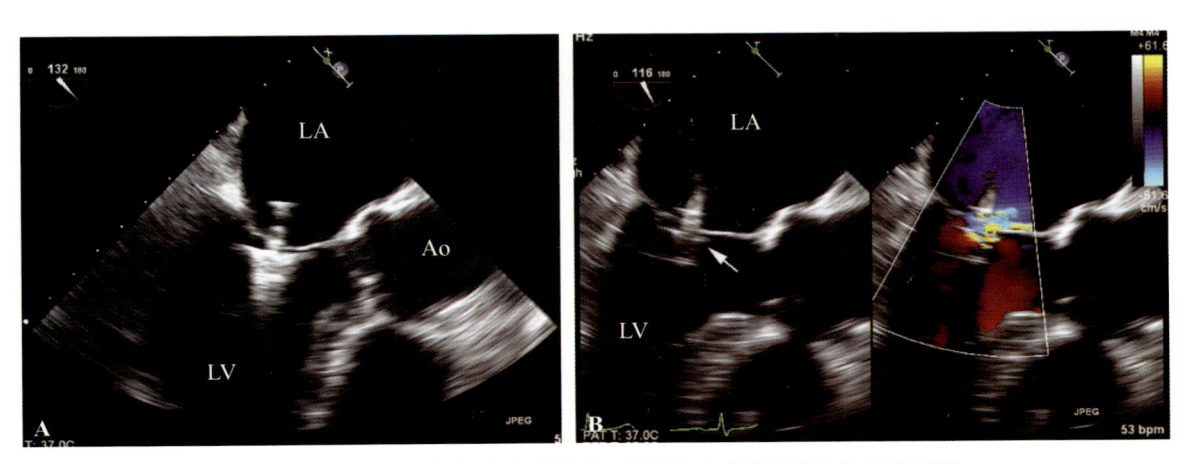

▲ 图 14-52 经食管超声心动图对二尖瓣夹合术装置的定位至关重要

A. 确保两个瓣叶均被抓住且固定；B. 释放之前，彩色多普勒用于评价残余反流程度

481

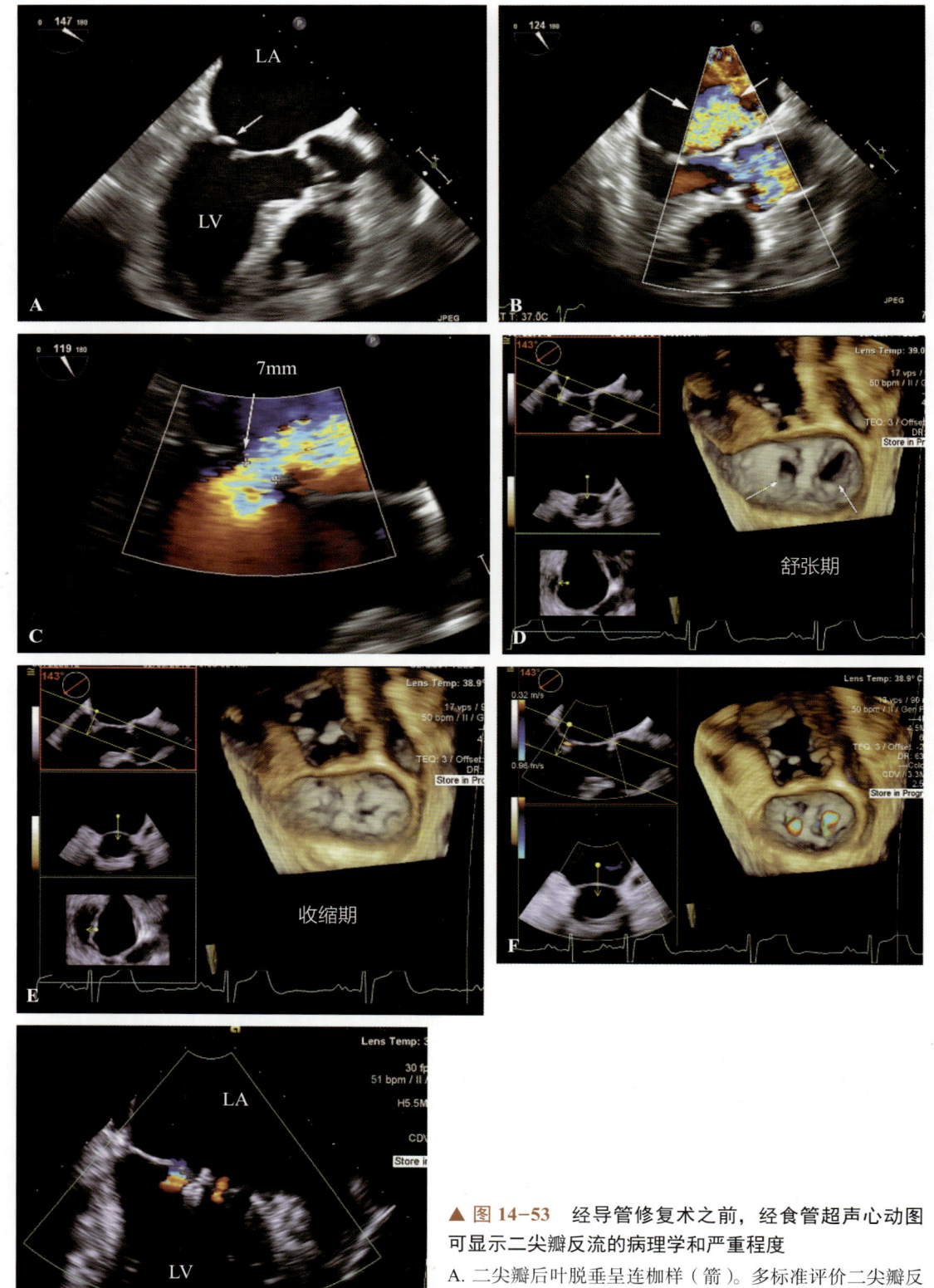

▲ 图 14-53 经导管修复术之前，经食管超声心动图可显示二尖瓣反流的病理学和严重程度

A. 二尖瓣后叶脱垂呈连枷样（箭）。多标准评价二尖瓣反流严重程度（B、C）。三维超声显示夹闭装置的夹子于收缩期和舒张期均夹住 A_2 和 P_2 区。彩色多普勒显示 2 个流出口的前向血流（F）及残余反流。彩色多普勒显示仅少许残余反流（G）

第14章 人工瓣膜及结构性心脏疾病干预
Prosthetic Valves and Structural Heart Disease Interventions

表 14-7 人工瓣并发症

并发症	示 例	超声心动图的作用
原发机械衰竭	球体变形、支架断裂	观察结构，评估压差和反流
非结构性功能障碍	患者-人工瓣不匹配，血管翳生长	瓣膜压差（随时间改变），观察缝合环内部和周围组织
出血事件	颅内出血	栓子来源，肿块的形态和活动度
感染性心内膜炎	赘生物	发现赘生物
	脓肿	观察缝合环周围区域，等回声或回声减低区，瓣周反流
	开裂	发现瓣叶摆动，瓣周反流
血栓形成	血栓妨碍阀体装置的启闭	占位的发现和定位，评估压差，发现反流，评估碟瓣运动
栓塞	脑梗死	发现栓子的来源和定性

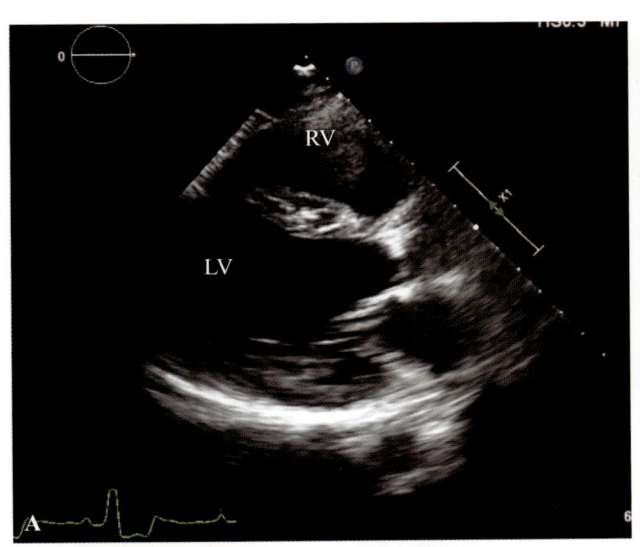

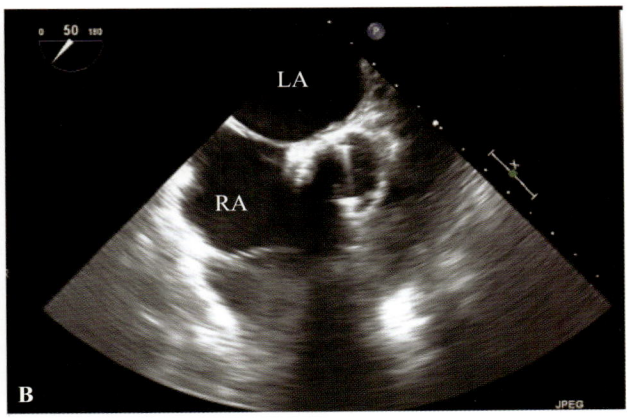

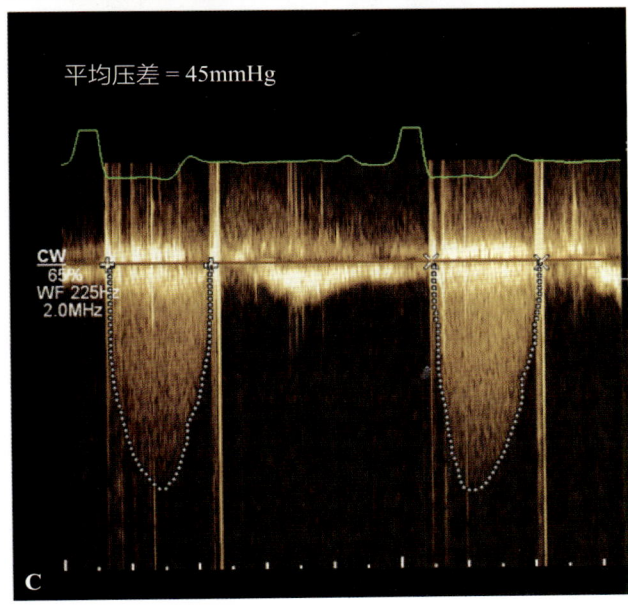

▲ 图 14-54　1 例行主动脉瓣双叶碟瓣置换女性患者怀孕期间压差显著增加
二维声像图显示人工瓣形态正常（A 和 B），多普勒显示平均压差 45mmHg（C）

483

尺寸太小也会产生明显的跨瓣压差。另一类人工瓣-患者不匹配表现为静息时人工瓣膜功能正常，但不能适应运动时血流动力学需求。人工瓣-患者不匹配与其他原因所致梗阻的鉴别非常困难，其诊断需要细致评价人工瓣功能，了解人工瓣相对于患者的大小，定量评价每搏量，以及仔细排除其他引起人工瓣功能障碍的原因，应当指出单凭高速血流不能确诊人工瓣梗阻。心输出量增加或重度反流均可导致不伴有梗阻的血流速度加快。

梗阻也可由瓣膜置换时的技术问题而造成。图 14-55 为术中经食管超声心动图示，其中一个碟片卡在关闭位置而不能活动，导致人工瓣狭窄和反流。血栓和血管翳形成可妨碍人工瓣的正常开放，这是人工瓣梗阻常见原因。血栓形成是人工机械瓣梗阻最常见原因。血栓可逐渐形成，也可迅速出现而造成严重后果。鉴别血管翳和血栓十分困难，但是这对治疗有重要的指导意义。通常血栓活动度更大，回声更低。血管翳是由人工瓣材料和自体组织之间表面纤维组织生长形成，表现为更加致密的回声，活动度小，通常局限于缝合环周围。

影响球体或碟片开放的较小血栓可导致人工瓣跨瓣压差显著增高（图 14-56 和图 14-57），这种异常可以是持续性或间歇性，伴或不伴有人工瓣反流。上述两个病例中，血栓导致前向血流梗阻，伴少许反流。经胸超声心动图检测人工机械瓣血栓形成的敏感性较低，其显示跨瓣压差增高最常考虑人工机械瓣功能障碍，需应用经食管超声心动图确定原因。经胸超声心动图偶尔可发现较大的血栓（图 14-58）。对于球笼人工瓣，仔细观察球体的运动是诊断的关键，可通过多切面进行评价。M 型超声心动图有助于评价人工瓣的运动，特别是不同心动周期出现的间歇性运动异常。二维超声心动图有时可显示双叶瓣一个碟片运动消失。图 14-59 为妊娠 28 周后出现心衰的患者，该患者已植入 St. Jude 人工二尖瓣 12 年，因为怀孕未规律服用抗凝药，在人工瓣的心室面可看到血栓，二尖瓣跨瓣压差显著增高。通常完整的诊断需要联合应用经胸和经食管超声心动图。除此之外，X 线透视是另一种评价碟片运动的方式。图 14-60 显示左心房内血栓影响 St. Jude 人工二尖瓣的功能，血栓阻碍其中一个碟片

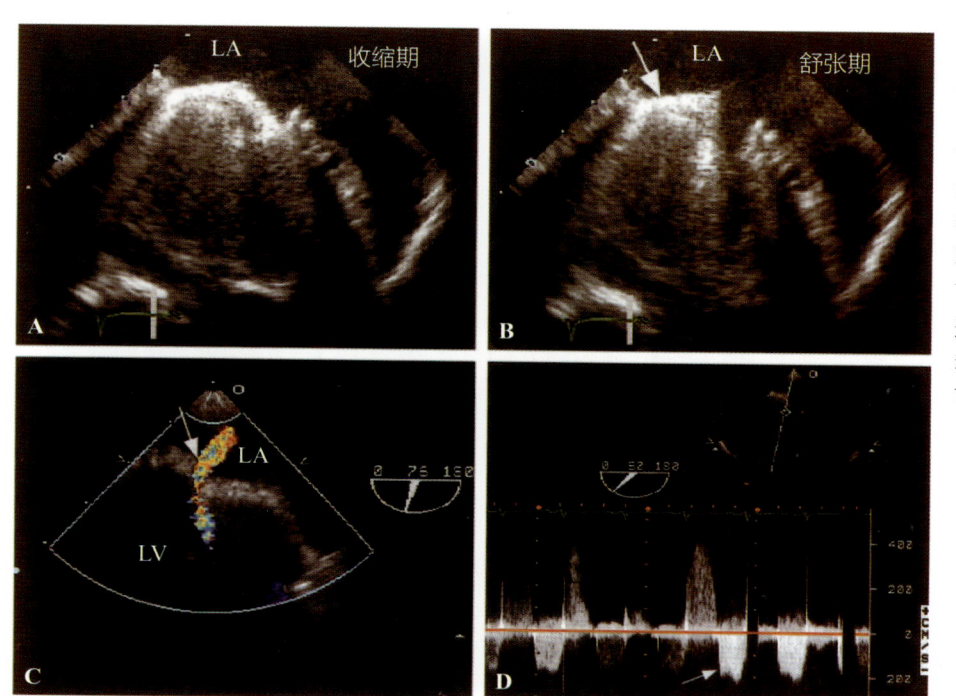

◀ 图 14-55 术中经食管超声可发现人工瓣植入相关技术问题

该例中，St. Jude 二尖瓣人工瓣的一个半圆碟片在关闭时不能活动。A、B. 半圆碟片活动减弱很明显（箭）；C. 彩色多普勒可见少许二尖瓣反流（箭）；D. 连续多普勒确认压差增加（箭）和瓣口反流，在结束手术前就可发现这些问题

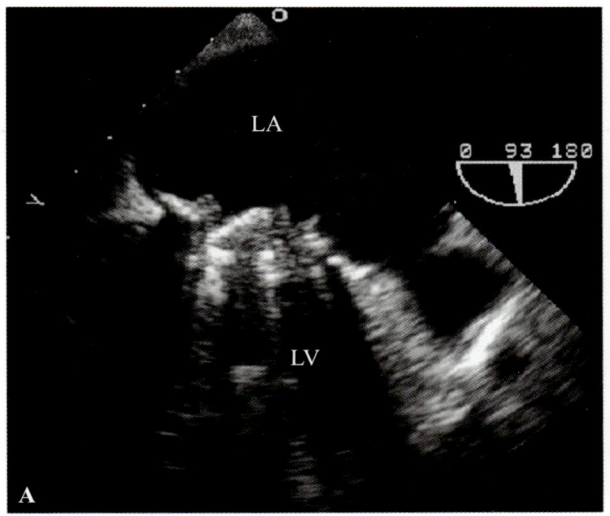

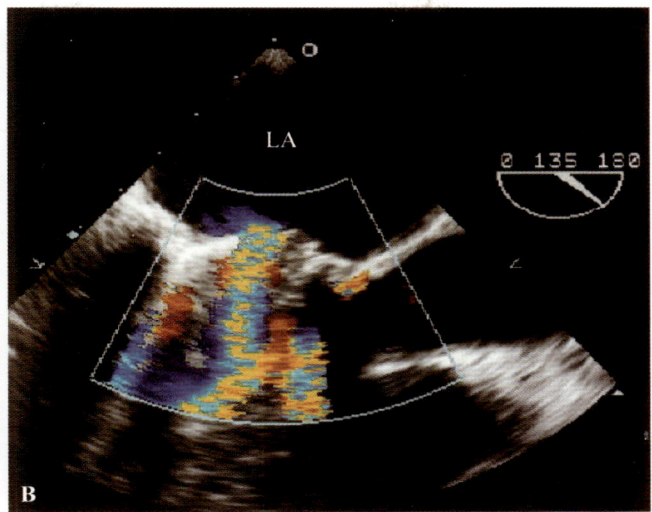

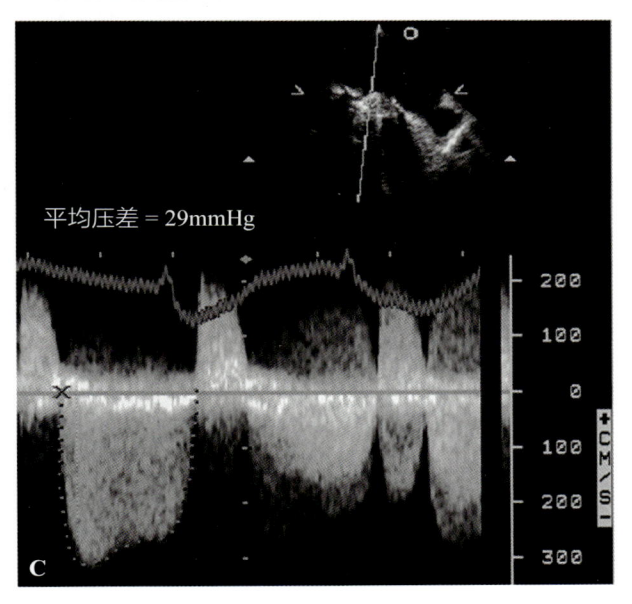

第 14 章 人工瓣膜及结构性心脏疾病干预
Prosthetic Valves and Structural Heart Disease Interventions

▲ 图 14-56 血栓形成是人工瓣梗阻的最常见原因
A. 该例中，经食管超声没有发现很小的血栓；B. 彩色多普勒发现花色血流，但没有明显的二尖瓣反流；C. 多普勒成像明确人工瓣梗阻，平均压差 29mmHg

的开放，导致舒张期出现中度升高的跨瓣压差。

有时二维超声心动图梗阻征象不明显，但多普勒成像可显示压差显著增高。图 14-61 为主动脉瓣位 St. Jude 人工瓣置换术后 4 个月出现心力衰竭的患者，尽管没有发现血栓，但存在明显反流和狭窄，此前 3 周患者有停止服用华法林的病史。图 14-62 为 1 例患者经胸超声心动图可疑梗阻，后由经食管超声心动图证实，心尖四腔心切面显示人工二尖瓣瓣口血流束形状和方向异常，提示人工瓣功能障碍。脉冲多普勒成像证实存在明显舒张期压差，后经食管超声心动图全面显示

梗阻的碟片。由缝合环赘生物导致人工瓣前向血流受阻而引起梗阻较为少见，如图 14-63 所示。

超声心动图还可用于人工瓣血栓溶栓治疗时的病例选择及疗效评价。该治疗方法的总成功率为 80%～90%，但出现严重并发症的风险为 20%。患者选择溶栓治疗必须综合考虑多种因素，例如临床症状较差、脑卒中病史、血栓范围超出瓣膜及血栓较大，都是出现并发症的危险因素。一个多中心大样本研究（Tong 等，2004）表明，经食管超声心动图测量血栓面积大于 0.8cm² 和曾有脑卒中病史是溶栓治疗预后较差的最强预

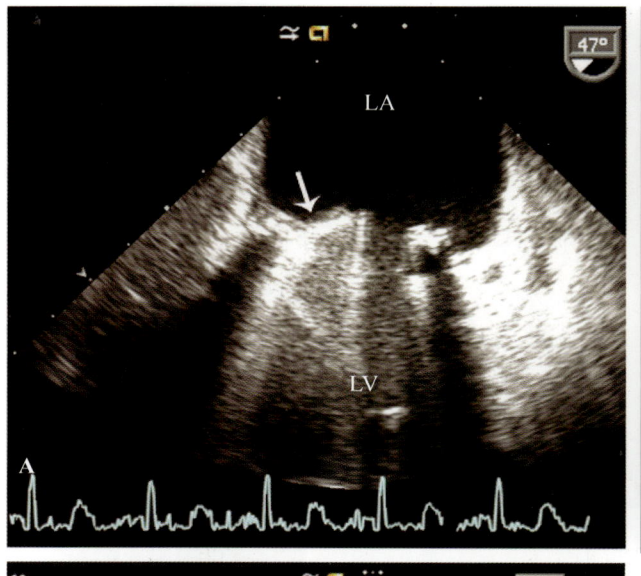

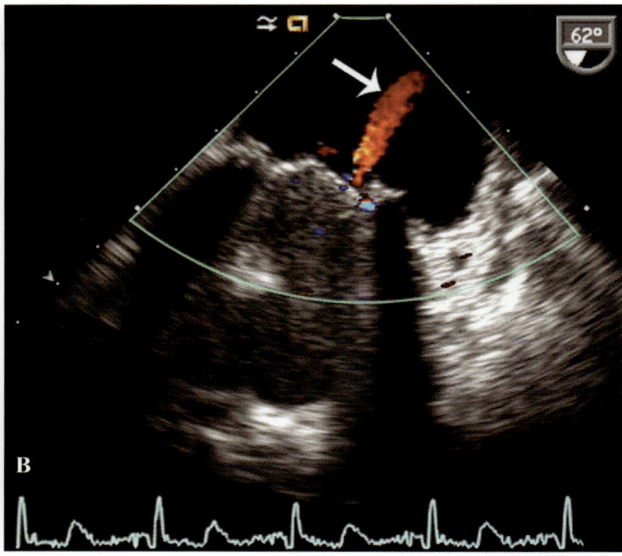

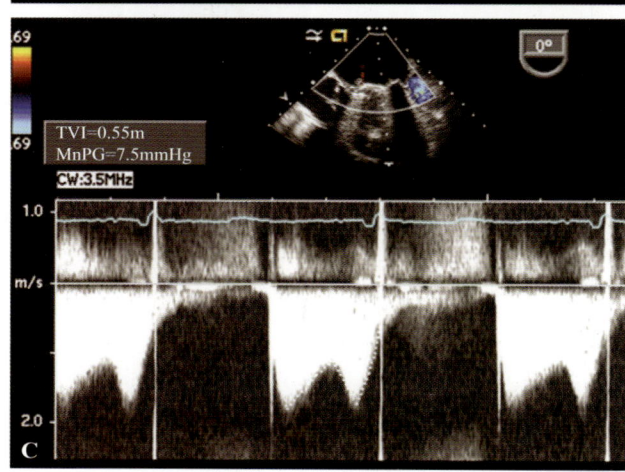

▲ 图 14-57 St. Jude 人工二尖瓣经食管超声心动图
A. 四腔心切面，实时成像明显显示一个碟片运动受限（箭）；B. 可见轻微二尖瓣反流；C. 连续多普勒，平均压差约 8mmHg；小血栓形成导致单个碟片梗阻，原因是不规范的抗凝治疗

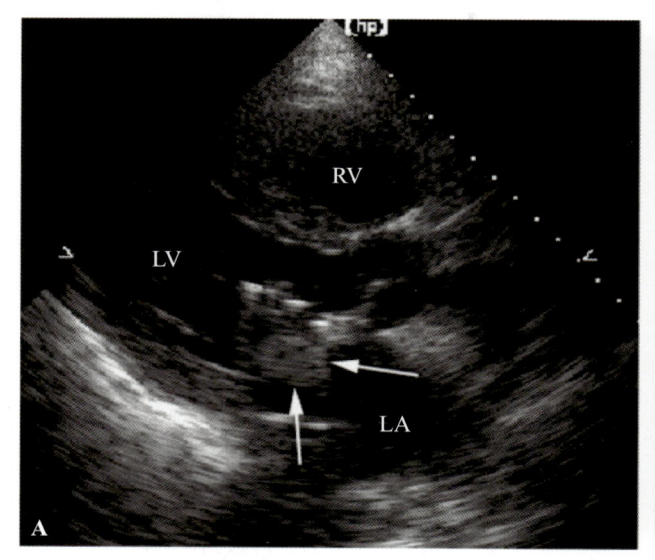

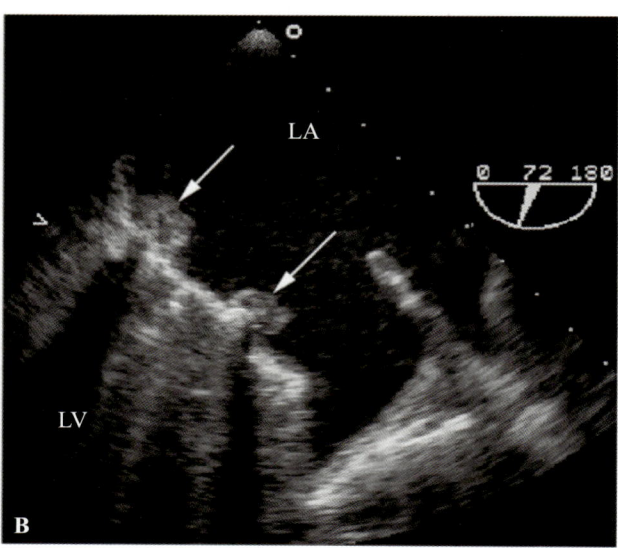

▲ 图 14-58 经胸超声和经食管超声可见大血栓形成
A. 血栓位于人工二尖瓣左心房面（箭）；B. 缝合环周围可见多个血栓形成

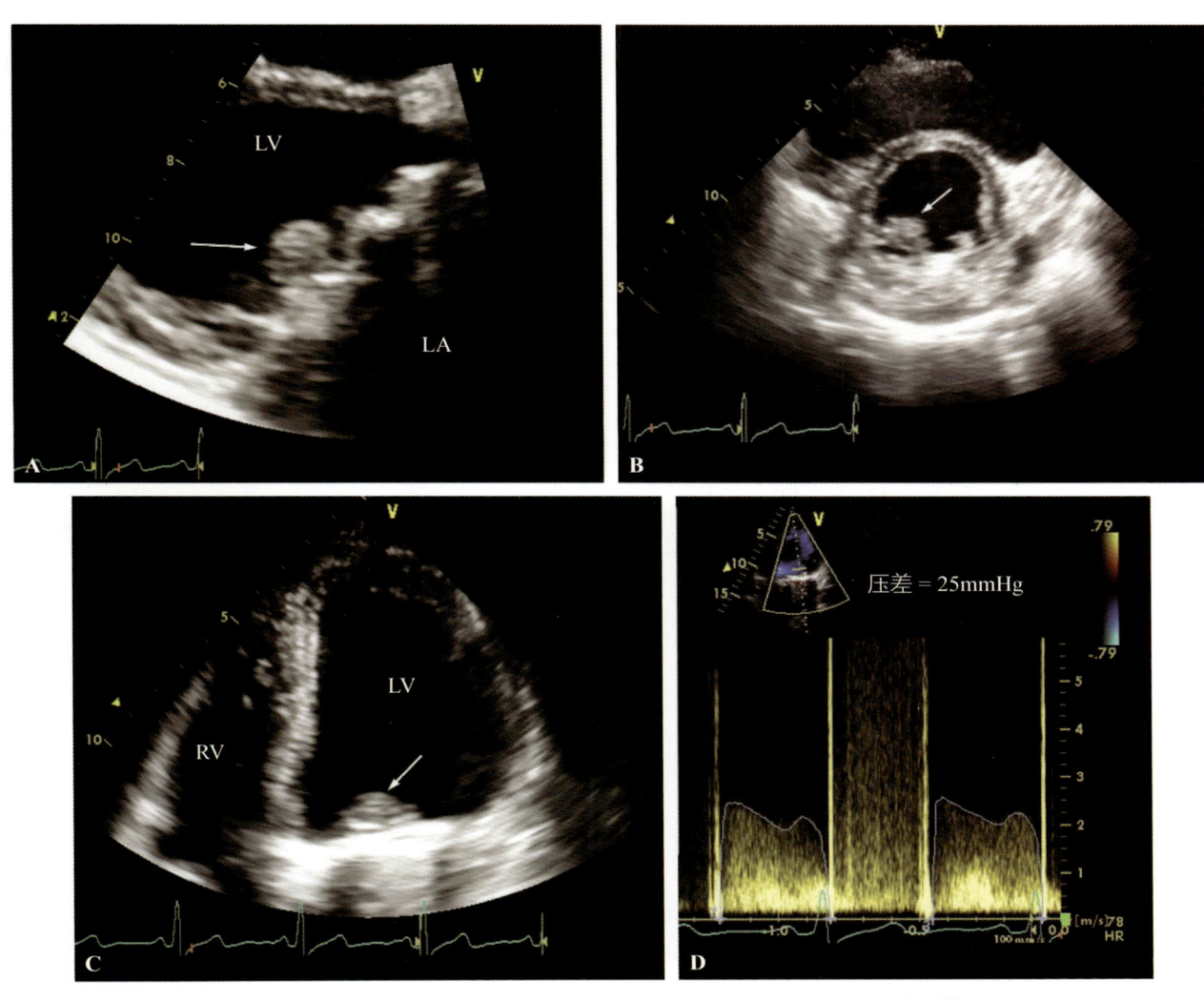

第 14 章 人工瓣膜及结构性心脏疾病干预
Prosthetic Valves and Structural Heart Disease Interventions

▲ 图 14-59 1 例行 St. Jude 人工二尖瓣置换怀孕女性大血栓形成（箭）
长轴（A）、短轴（B）及四腔心切面（C）均可见血栓。血栓导致碟片开放受限，导致平均跨瓣压差增高至 25mmHg（D）

测因素。由于是否进行溶栓治疗部分取决于血栓的大小和位置，因此超声心动图检查可发挥关键作用。另外，超声随访有助于评价溶栓的进程，以及判断人工瓣功能是否改善。

生物瓣纤维化和钙化导致的退行性变也可引起梗阻。生物瓣的原发性退变进展缓慢但可导致梗阻，并且几乎均伴有反流（图 14-27、图 14-43、图 14-64 和图 14-65）。图 14-64 中显示，连续随访表明由于瓣叶的逐步退化和钙化导致人工主动脉瓣逐步狭窄，该患者两年前植入猪生物瓣，18 个月内平均主动脉瓣压差增加翻倍。超过 35% 的猪生物瓣在植入后 10～15 年内会衰败，

通常伴有组织的退变。心包瓣的耐久性会更好一些。二尖瓣更多发生显著的纤维化退变，并且年轻患者比年老患者的发生概率更高。二维超声心动图表现为瓣叶回声增强且活动度减小；多普勒成像可证实跨瓣压差异常增高。二维超声心动图上瓣叶的退变通常非常明显。瓣叶纤维钙化改变与感染性心内膜炎非常相似，单从基本的声像图改变很难鉴别赘生物和退变。图 14-65 所示为此种类型的表现，如果没有临床资料辅助，很难除外感染性心内膜炎的可能性。

钙化瓣叶的急性破裂会导致突发的重度反流，通常需要急诊处理。二维超声心动图可在血

487

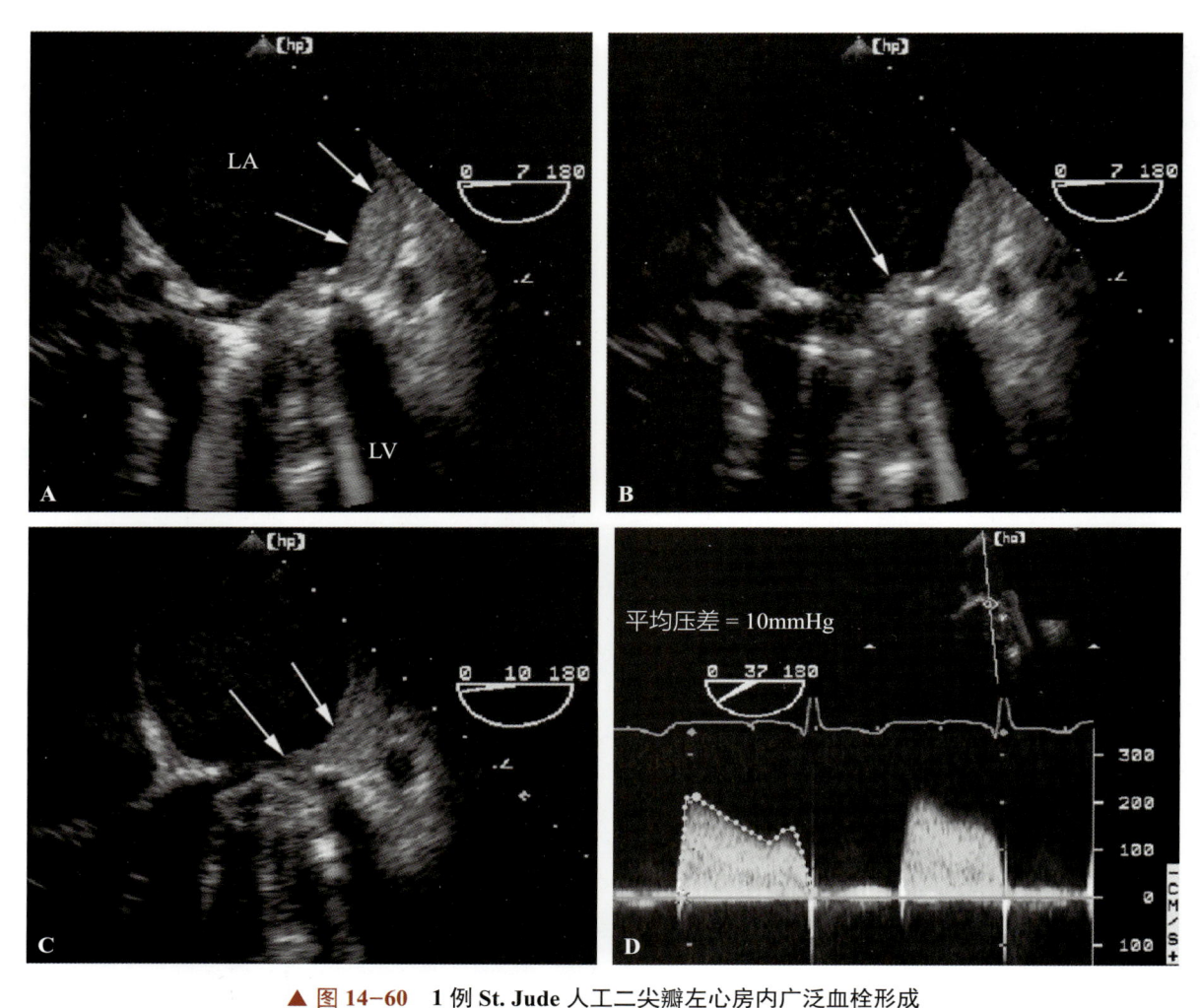

▲ 图 14-60 1 例 St. Jude 人工二尖瓣左心房内广泛血栓形成
A 至 C. 血栓的大小和位置（箭），导致碟片运动受限；D. 多普勒成像显示平均压差为 10mmHg

流上游侧显示这类生物瓣血流异常，脉冲多普勒血流频谱表现为典型的异常形态（图 14-66），这种条纹状信号通常提示存在瓣叶撕裂或穿孔。

经导管瓣膜植入术后血栓形成也可见病例报道。图 14-67 为一例 TAVR 术后患者。6 周后，随访超声显示跨瓣压差比基础水平增高，平均压差的变化较轻微（9~21mmHg），没有其他征象显示瓣膜功能不全。CT 扫描（图 14-67D 和 E）显示人工瓣表面小的、分层血栓，规律服用抗凝药华法林一个月后，人工主动脉瓣的血流恢复正常水平。

（二）人工瓣感染性心内膜炎

感染性心内膜炎是瓣膜置换术后潜在的致命性并发症。与自体瓣心内膜炎相同，早期准确诊断对良好的预后非常重要。与自体心内膜炎相比，人工瓣膜心内膜炎的表现更加多变，其诊断也更加困难。由于人工瓣膜材料的回声及其声影的影响，发现赘生物非常困难。与血栓类似，赘生物容易被掩盖，需要多切面扫查。人工瓣基底部或缝合环为赘生物最常见附着部位（图 14-68A），其他位置也可发生感染（图 14-68B）。赘生物较小时可能漏诊。附着的组织碎片或松动的缝线都均可被误诊为小的赘生物而出现假阳性。另外，单独依靠超声心动图几乎不能对赘生物和血栓进行鉴别，主要依靠临床表现来鉴别诊断，即是否存在发热和血培养阳性结果。图 14-69 显示一例静脉用药史的患者人工三尖瓣生物瓣上附

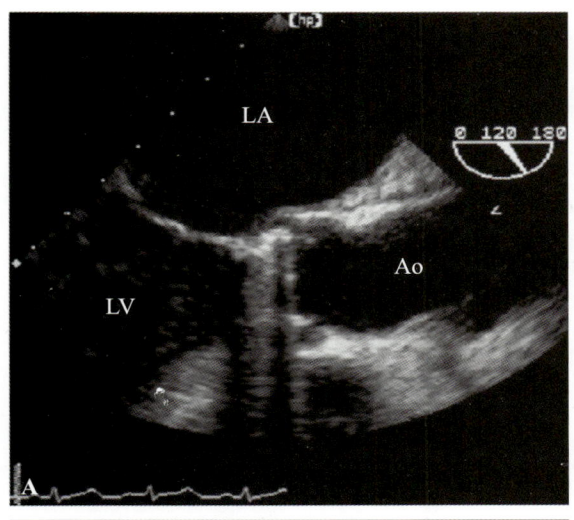

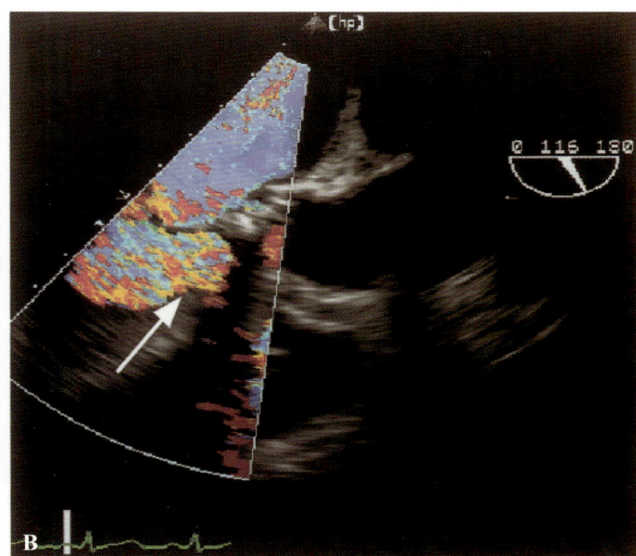

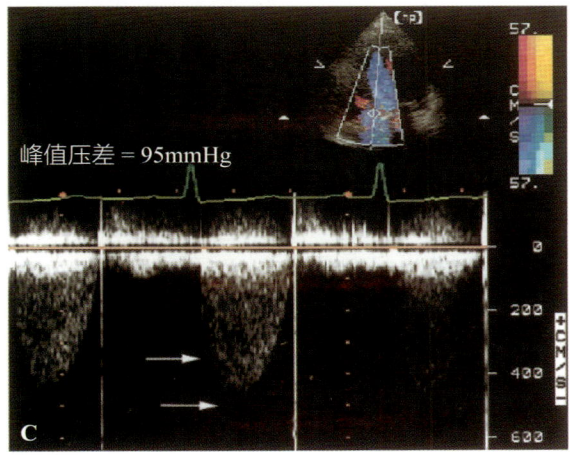

第 14 章 人工瓣膜及结构性心脏疾病干预
Prosthetic Valves and Structural Heart Disease Interventions

▲ 图 14-61 即使很小的血栓，如果位置不好就会导致梗阻

A. St. Jude 人工主动脉瓣，未发现血栓；B. 彩色多普勒瓣口明显湍流和明显的反流（箭）；C. 经胸超声检查，峰值压差 95mmHg 确认明显的梗阻

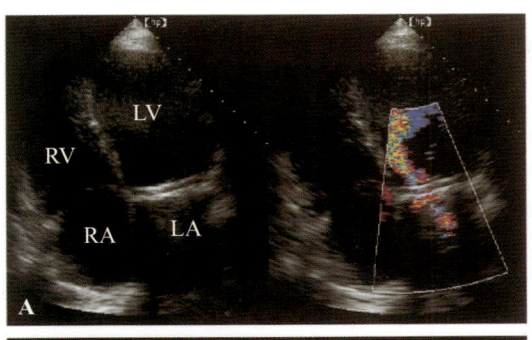

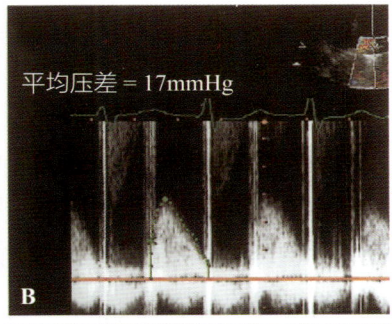

◀ 图 14-62 St.Jude 人工二尖瓣血栓形成导致血流部分梗阻

A. 二尖瓣前向血流异常提示人工瓣功能失常；B. 压差增加确认部分梗阻；C. 经食管超声显示碟片运动异常（箭）；D. 碟片开放异常（箭）

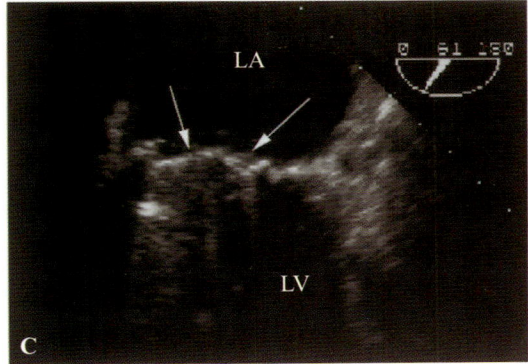

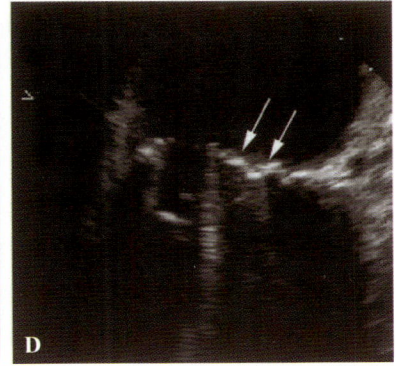

489

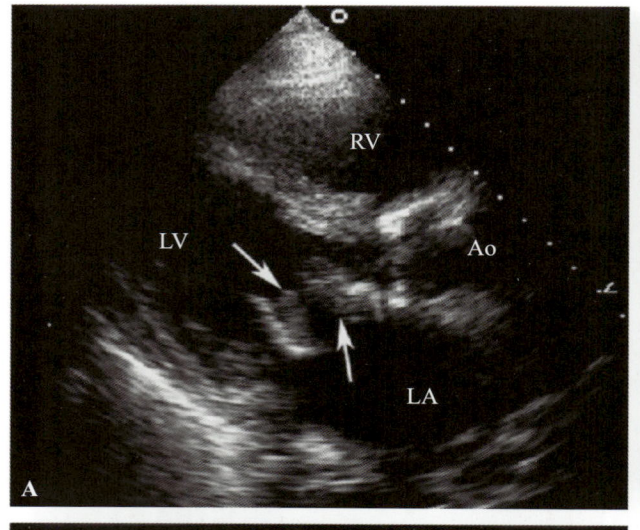

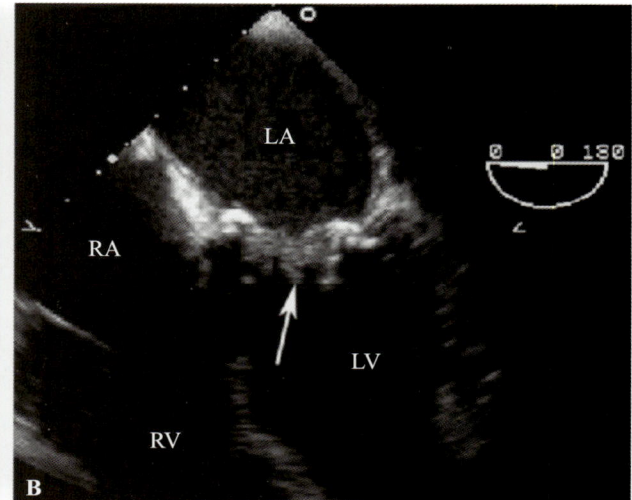

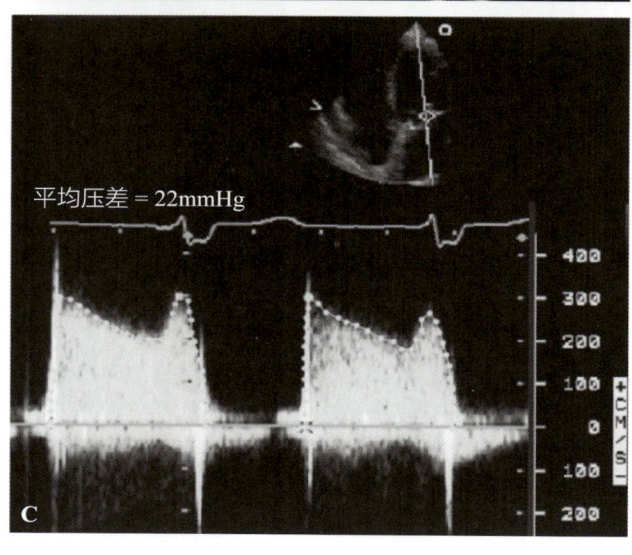

▲ 图 14-63 1 例赘生物导致的人工瓣梗阻
赘生物的占位效应导致二尖瓣流入道部分梗阻。A. 经胸超声；B. 经食管超声；C. 多普勒超声显示平均压差 22mmHg

着较大的赘生物。图 14-70 显示非典型部位的赘生物，附着于二尖瓣位猪生物瓣的支架上。此种少见部位的团块存在血栓等其他诊断的可能性。本例结合临床资料诊断为赘生物并在随后的手术中得到证实。大多数考虑人工瓣心内膜炎患者应建议经食管超声心动图（图 14-71）。经胸和经食管超声心动图相结合可对人工瓣进行全面检查，可利用所有声窗的优势确保诊断的可靠性。

脓肿形成是人工瓣心内膜炎的常见并发症。同自体瓣相似，经食管超声心动图探查脓肿的敏感性较高。但由于缝合环回声和术后组织变化的影响，即使经食管超声心动图有时也难以诊断，仔细探查缝合环下方的相邻组织有无挤压变形是诊断的关键。脓肿可表现为高回声或无回声，彩色血流成像可显示脓腔内的血流（图 14-72 和图 14-73）。脓肿可破入相邻的心腔或间隙，此时彩色多普勒成像为最佳检查方法。图 14-74 显示 1 例年轻女性患者处于急性白血病治疗期反复感染性心内膜炎，主动脉瓣位心包生物瓣置换 4 个月后出现发热。超声心动图发现瓣叶赘生物和瓣周脓肿形成。

尽管瓣周反流可能是人工瓣置换术后的技术并发症，但术后晚期出现的瓣周反流可能提示存在感染（图 14-75）。当缝合环松动达到一定程度时，则发生缝合环开裂（图 14-76），表现为特征

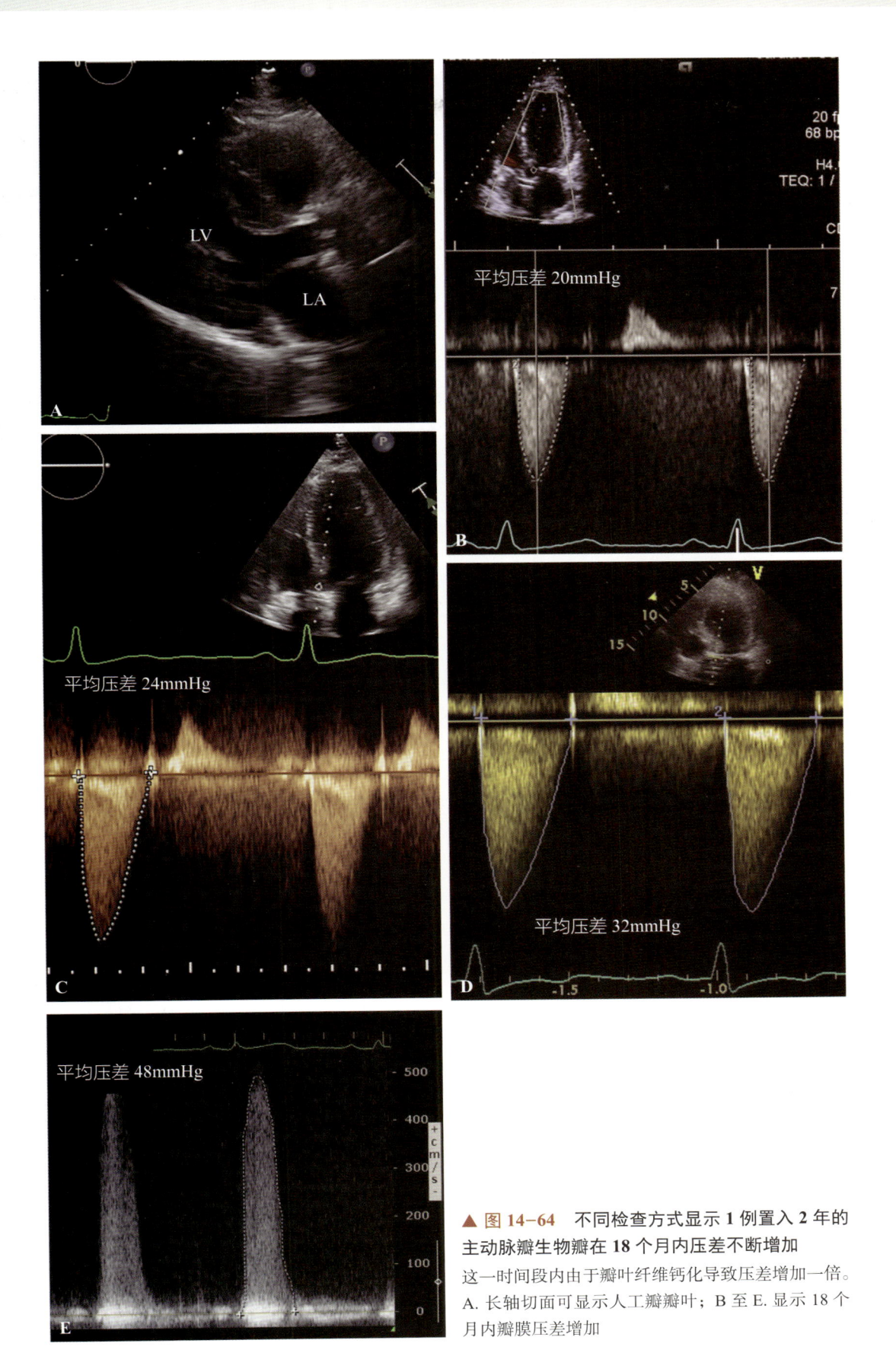

第 14 章 人工瓣膜及结构性心脏疾病干预
Prosthetic Valves and Structural Heart Disease Interventions

▲ 图 14-64 不同检查方式显示 1 例置入 2 年的主动脉瓣生物瓣在 18 个月内压差不断增加

这一时间段内由于瓣叶纤维钙化导致压差增加一倍。A. 长轴切面可显示人工瓣瓣叶；B 至 E. 显示 18 个月内瓣膜压差增加

491

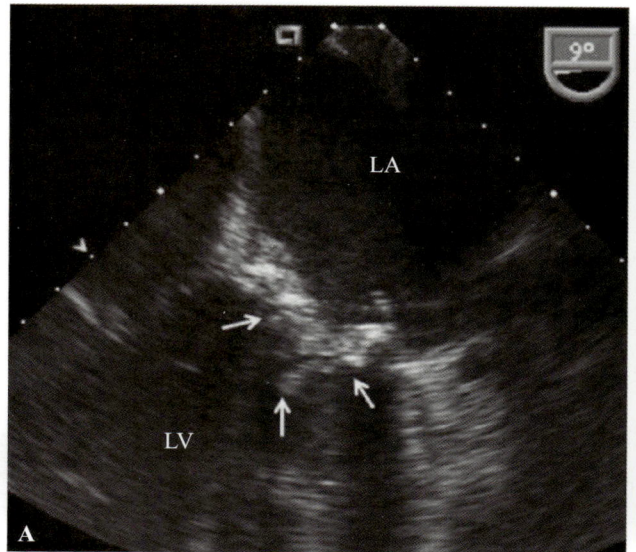

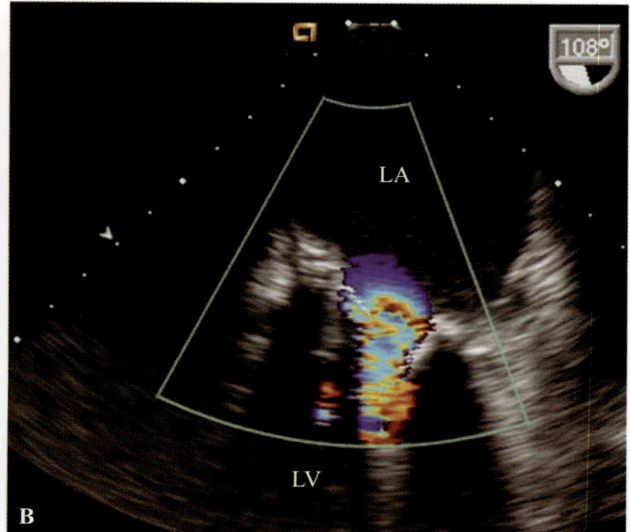

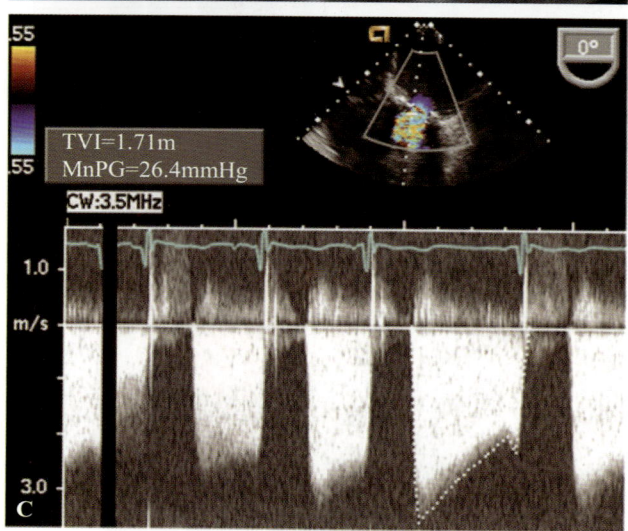

Feigenbaum 超声心动图学（原书第 8 版）
Feigenbaum's Echocardiography (8th Edition)

▲ 图 14-65 经食管超声显示 1 例植入 12 年的二尖瓣猪生物瓣

A. 箭头所示为人工瓣重度纤维钙化退变；B. 彩色多普勒显示花色前向血流通过钙化瓣叶；C. 连续多普勒显示高的跨瓣压差提示人工瓣梗阻，这是由于人工瓣的组织退变导致

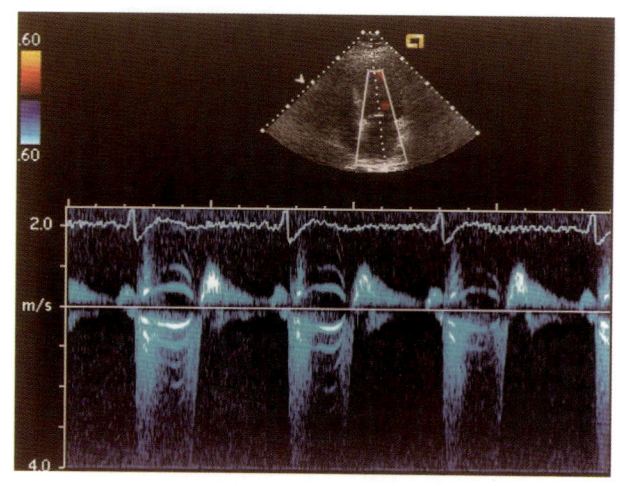

▲ 图 14-66 人工生物瓣连枷样改变的特殊信号
这种异常频谱由于连枷样瓣膜的颤动所致

性的缝合环在置换部位的摆动征象。缝合环开裂是人工瓣心内膜炎的严重并发症，几乎均伴有明显的瓣周反流，实际也是 Duke 诊断标准的主要条目之一。二尖瓣位人工瓣缝合环开裂的诊断比较直观，该位置人工瓣相对于二尖瓣瓣环的摆动易于检测。人工主动脉瓣的开裂由于受主动脉根部声影的影响而确诊较为困难（图 14-77）。本例主动脉根部扩张，缝合环开裂易于诊断，经食管成像可确诊（图 14-78）。该例中所显示的主动脉瓣严重瓣周反流是由缝合环开裂导致的。图 14-79 为由于感染性心内膜炎导致缝合环开裂的典型病例。一旦脓肿形成，即有发生破裂的风

第 14 章 人工瓣膜及结构性心脏疾病干预
Prosthetic Valves and Structural Heart Disease Interventions

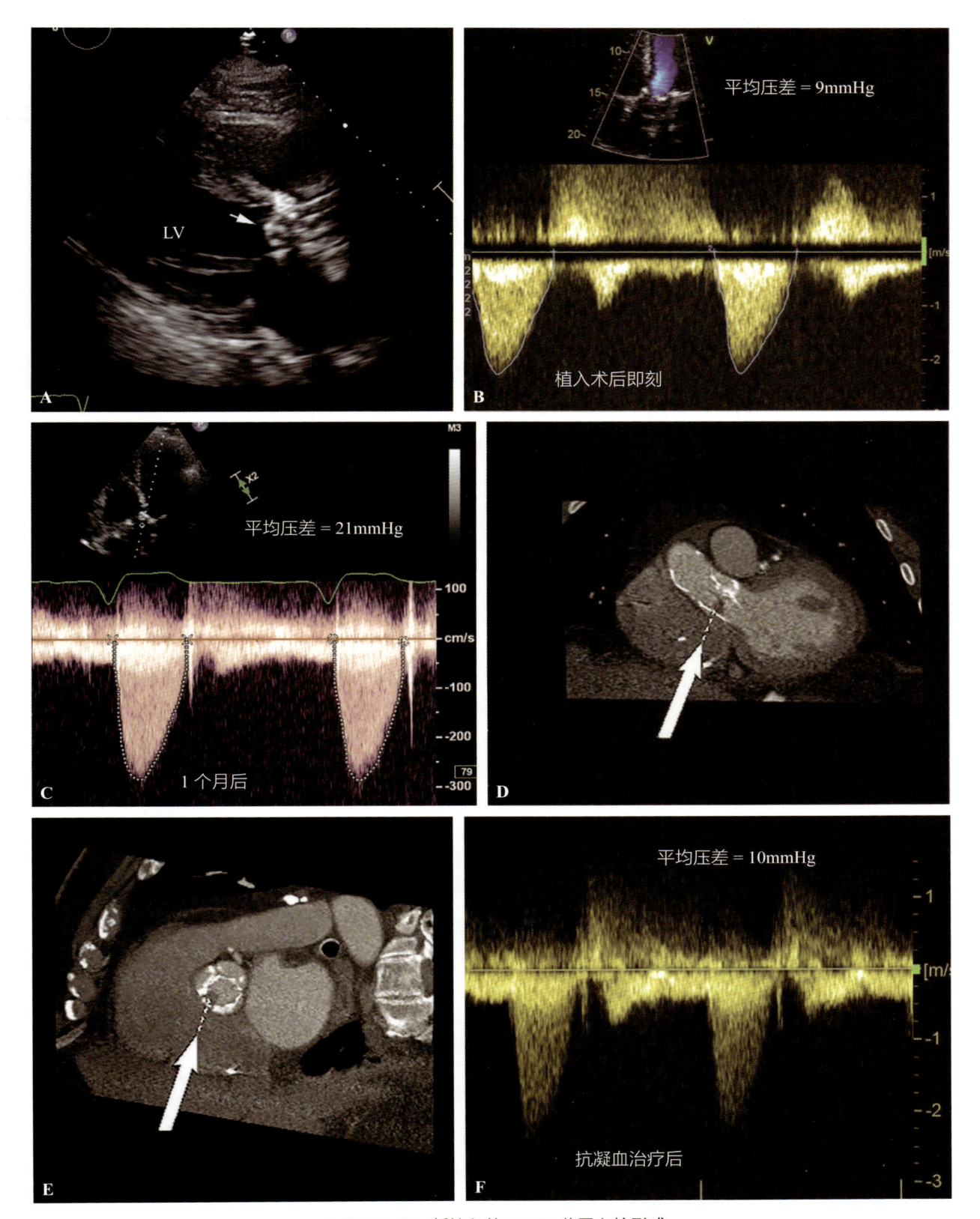

▲ 图 14-67 新植入的 TAVR 装置血栓形成

植入术后 1 个月出现轻度压差升高（B、C），提高了对人工瓣功能的关注。CT 扫描（D、E）显示瓣叶多发小血栓形成（更黑的区域，箭所示）。经过 1 个月的抗凝血治疗，压差恢复至基线水平（F）

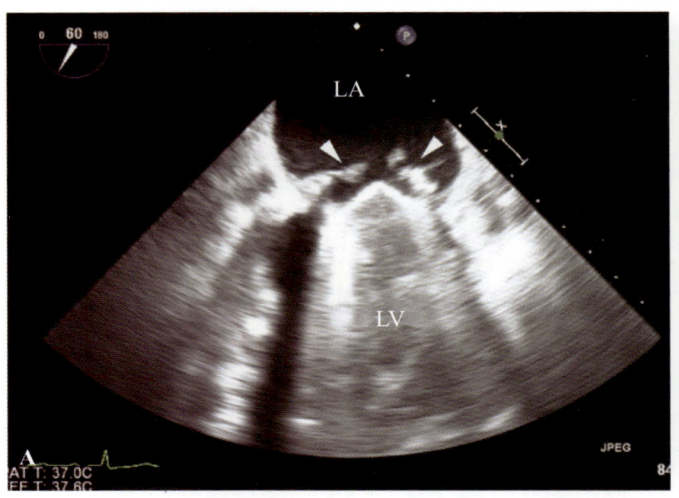

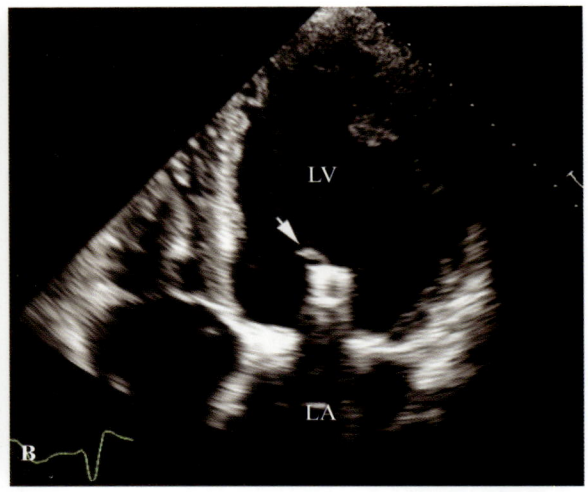

▲ 图 14-68 赘生物可在植入人工瓣的任何部位形成，最常见位置为缝合环
A. St.Jude 二尖瓣左心房侧可见多发赘生物附着；B. 为一例 Starr-Edwards 瓣不常见位置的感染，小赘生物附着在球笼顶端（箭）

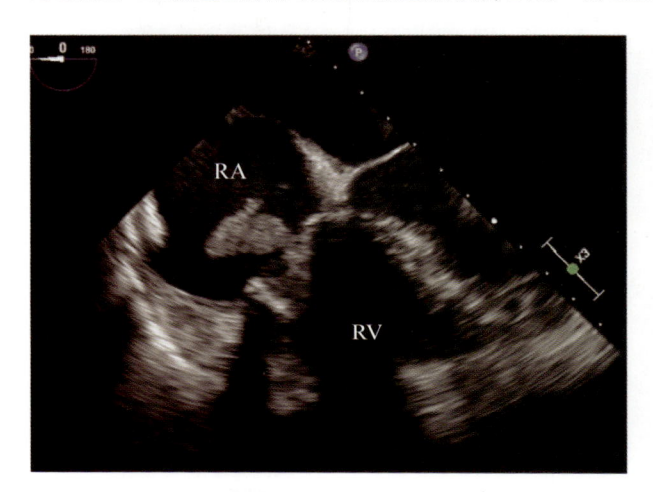

▲ 图 14-69 经食管超声，三尖瓣生物瓣巨大真菌栓子形成

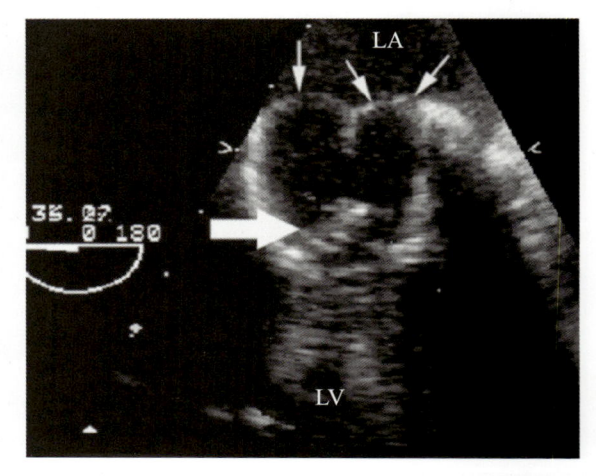

▲ 图 14-70 非典型部位赘生物（大箭）附着于二尖瓣位生物瓣支架远端
瓣叶（小箭）本身没有被感染

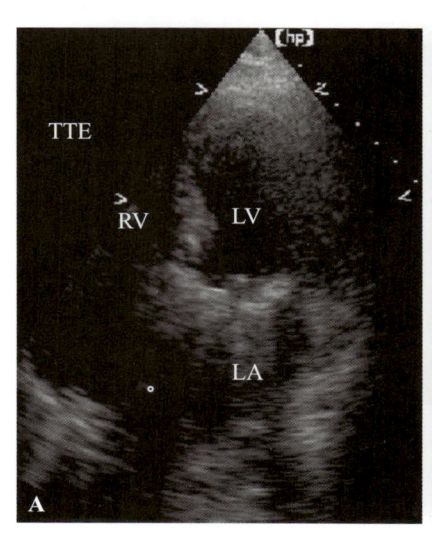

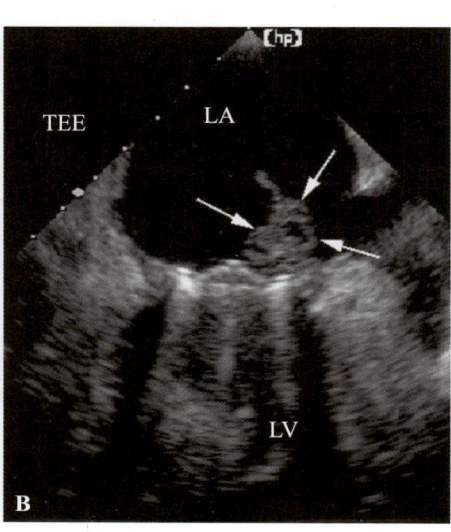

◀ 图 14-71 人工瓣置换后需要经胸和经食管超声心动图检查相结合
A. 该例中，经胸超声（TTE）不能确定二尖瓣位 St.Jude 瓣的大赘生物；B. 经食管超声心动图（TEE）显示左心房内较大占位（箭）

第 14 章 人工瓣膜及结构性心脏疾病干预
Prosthetic Valves and Structural Heart Disease Interventions

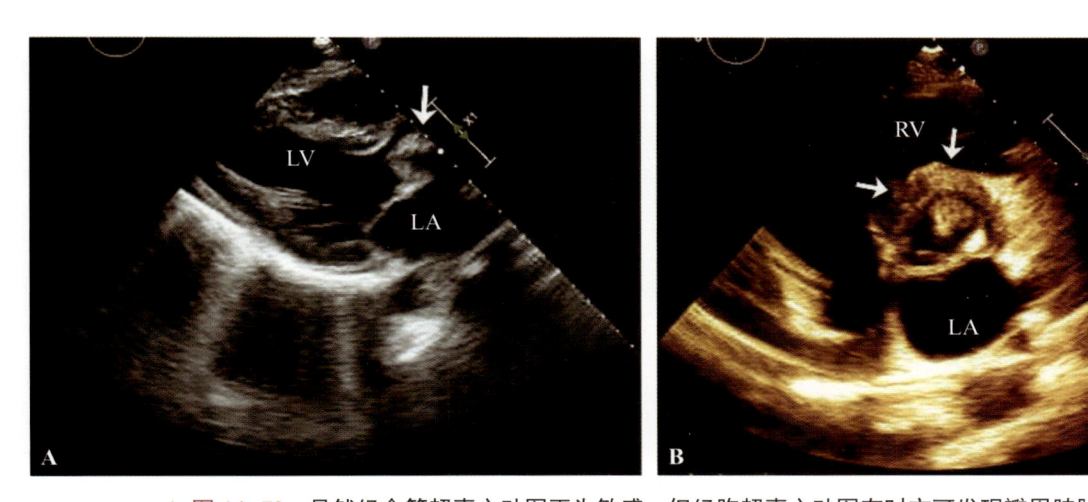

▲ 图 14-72 虽然经食管超声心动图更为敏感，但经胸超声心动图有时亦可发现瓣周脓肿
A. 长轴切面显示主动脉瓣位生物瓣较大赘生物（箭）；B. 短轴切面显示瓣环及缝合环增厚和回声不均，提示脓肿形成

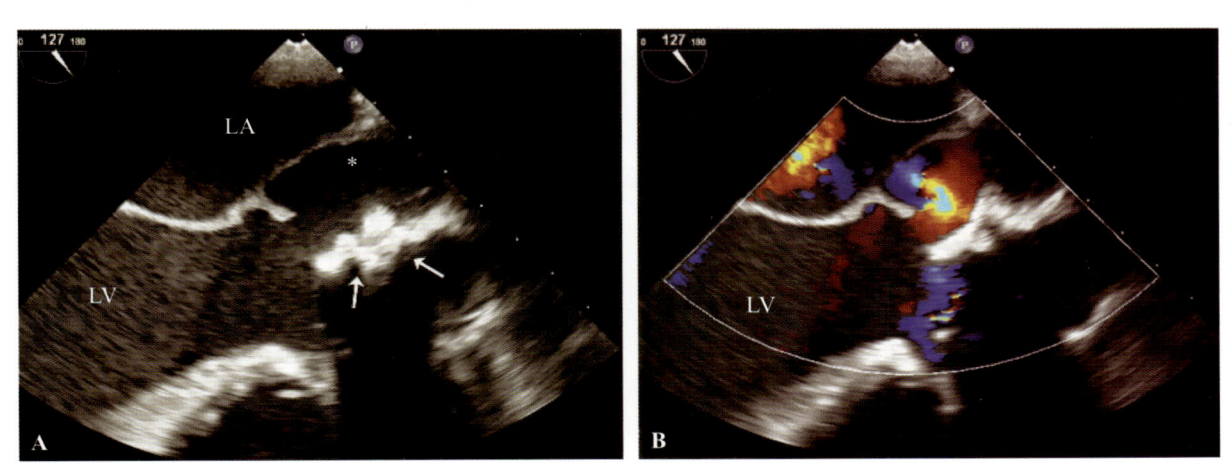

▲ 图 14-73 经食管超声心动图显示一例主动脉瓣位生物瓣开裂、感染
A. 人工瓣装置与自体瓣环组织分离，导致主动脉根部前方大的暗区（*），缝合环上赘生物形成（箭）；B. 彩色多普勒显示主动脉至左心室流出道的瓣周反流

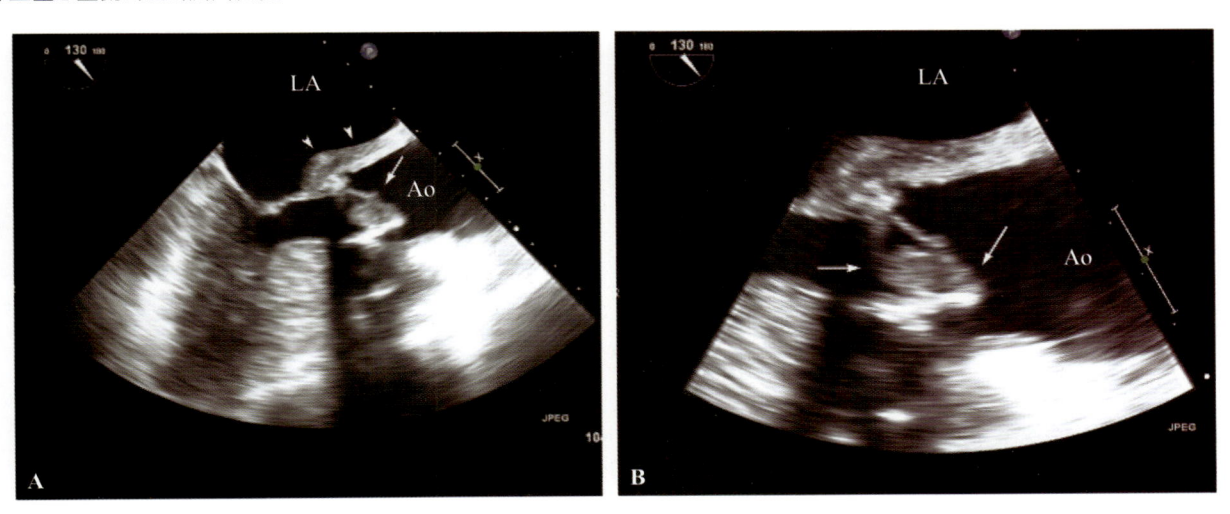

▲ 图 14-74 近期植入的主动脉瓣位生物瓣感染性心内膜炎
A. 瓣叶可见较大赘生物（箭），后瓣环部位增厚（小箭头）提示瓣周脓肿形成；B. 放大图像很好地显示赘生物和后瓣叶的关系

495

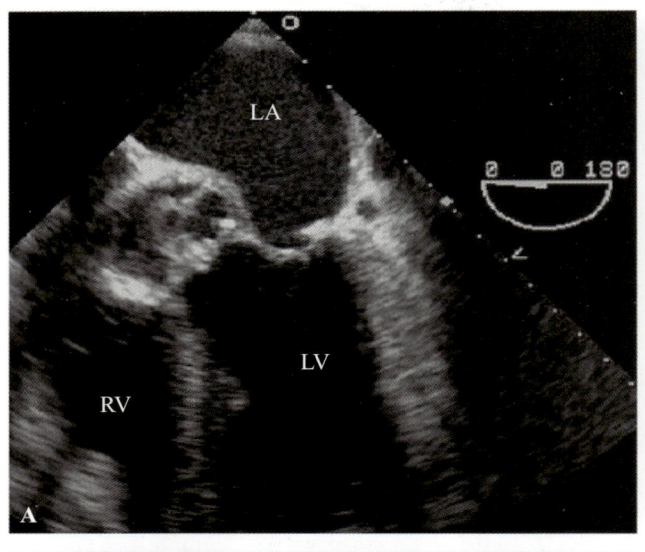

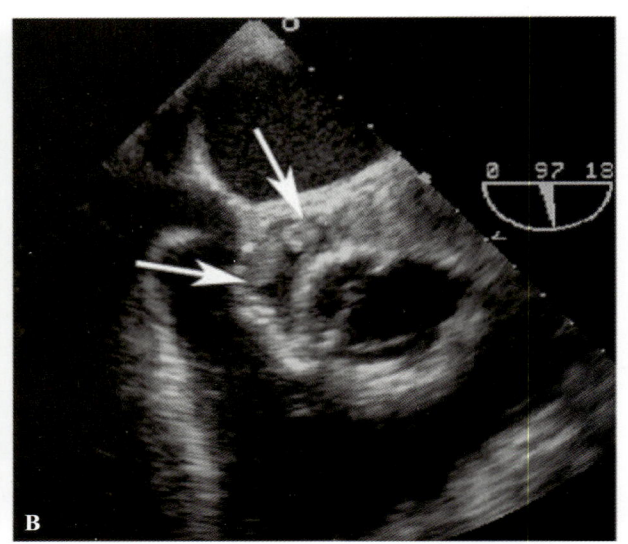

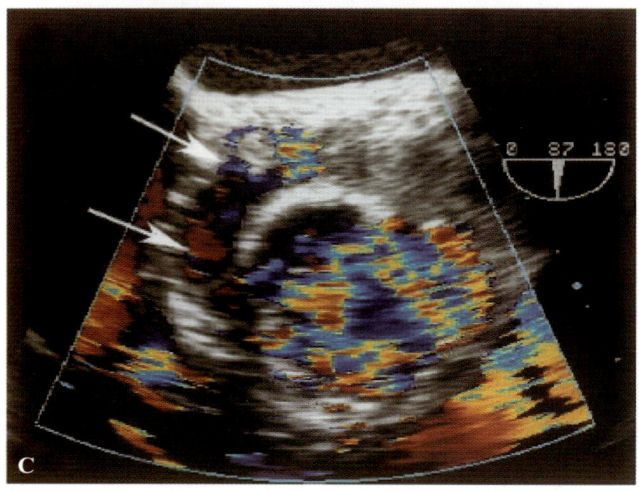

▲ 图 14-75 主动脉瓣位无支架生物瓣瓣周脓肿

长轴切面（A）和短轴切面（B）均清晰显示脓肿（箭）；C. 彩色多普勒成像显示脓腔内血流（箭）

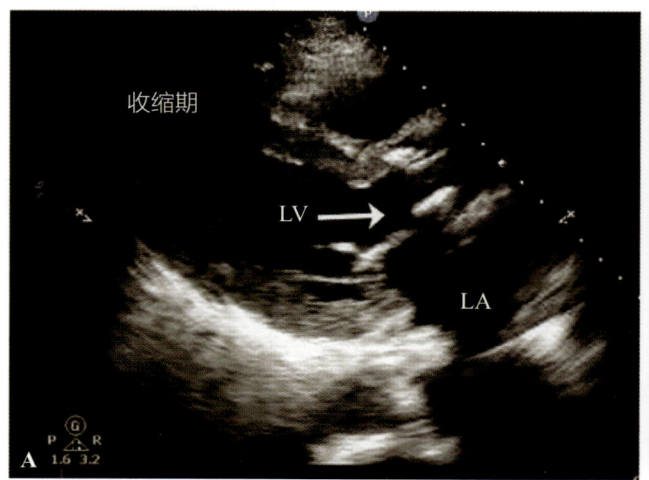

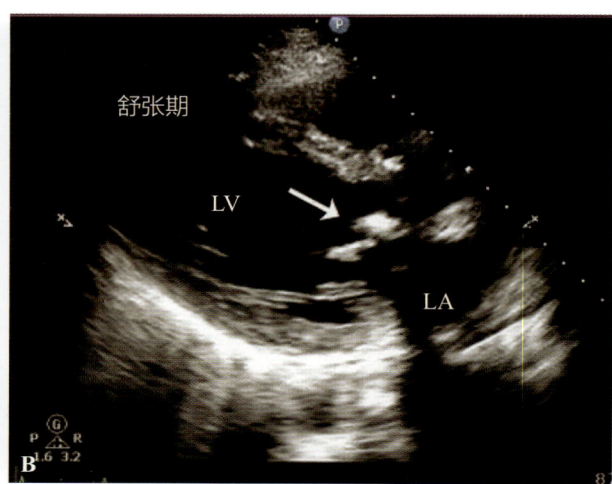

▲ 图 14-76 主动脉瓣位生物瓣开裂，导致缝合环不稳定地摆动

收缩期（A）和舒张期（B）显示人工瓣随心动周期不协调运动

第 14 章 人工瓣膜及结构性心脏疾病干预
Prosthetic Valves and Structural Heart Disease Interventions

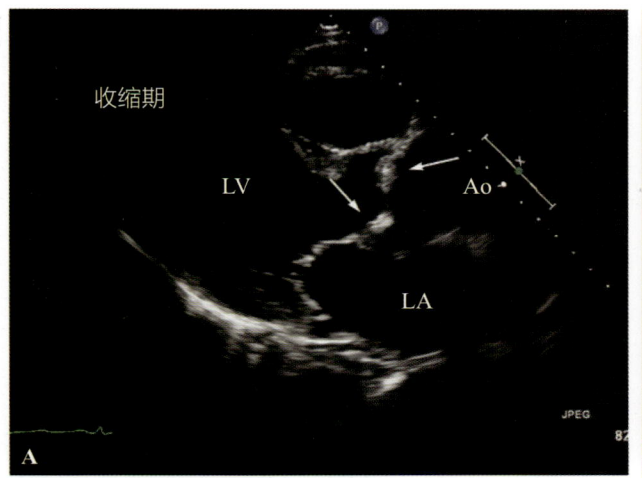

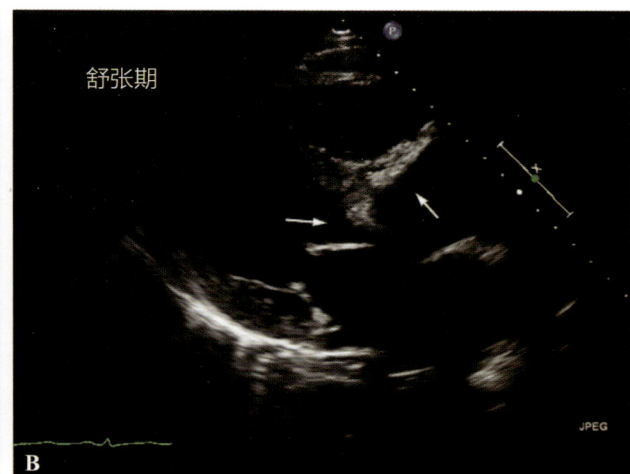

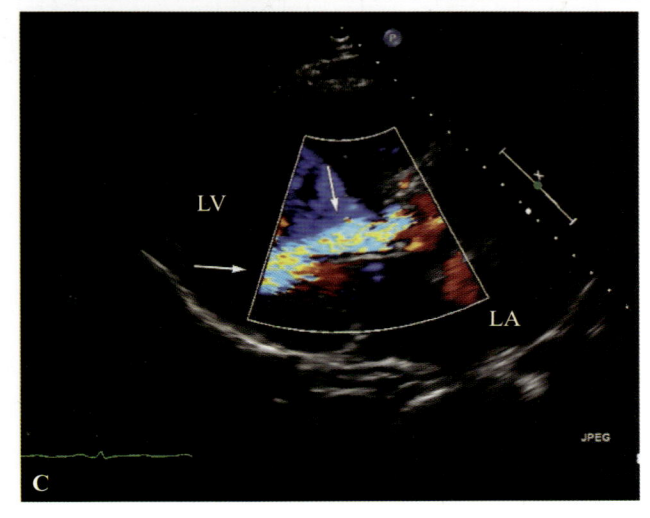

▲ 图 14-77 主动脉瓣位生物瓣广泛感染并撕裂
收缩期（A）和舒张期（B）显示赘生物（箭）及其活动范围；C. 显示重度主动脉瓣反流

险。图 14-80 显示一例患者主动脉瓣及二尖瓣猪生物瓣置换术后，因持续静脉用药史导致感染性心内膜炎发生。两个人工瓣都受累，主动脉瓣周脓肿形成，主动脉根部和左心房之间瘘管形成。

尽管经食管超声心动图可精确诊断人工瓣膜脓肿形成，但也可能出现误诊。图 14-81 为近期运用包埋技术置换的无支架主动脉瓣，该方法将猪主动脉瓣和主动脉根部嵌入自体瓣根部，两层血管壁表现为双层高回声，并将逐渐融合。但在此之前，两层管壁被其间的无回声区分隔，易误诊为主动脉根部脓肿。当怀疑脓肿诊断时，其他影像诊断方法，如 CT 和 MRI 也很有意义。此外，核素显像也可发现脓肿和合并感染性心内膜炎患者的外周栓子。

虽然人工瓣术后患者发生感染性心内膜炎通常累及人工瓣，但并不总如此。图 14-82 为一年前接受 St. Jude 人工二尖瓣置换术的金黄色葡萄球菌心内膜炎患者。虽然没有发现人工瓣上的赘生物，经食管超声心动图显示主动脉瓣尖穿孔，伴有明显的主动脉瓣反流。另一病例为置换 Starr-Edwards 人工二尖瓣的 22 岁患者，出现发热和血培养阳性（图 14-83）。虽然没有发现感染与人工瓣相关，但发现三尖瓣有赘生物形成。因此当怀疑人工瓣心内膜炎时，我们强调超声心动图仔细和全面检查的重要性。

（三）机械衰竭

由制造技术引起的原发性机械衰竭或缺陷导致的人工瓣功能障碍已越来越罕见。过去，一些

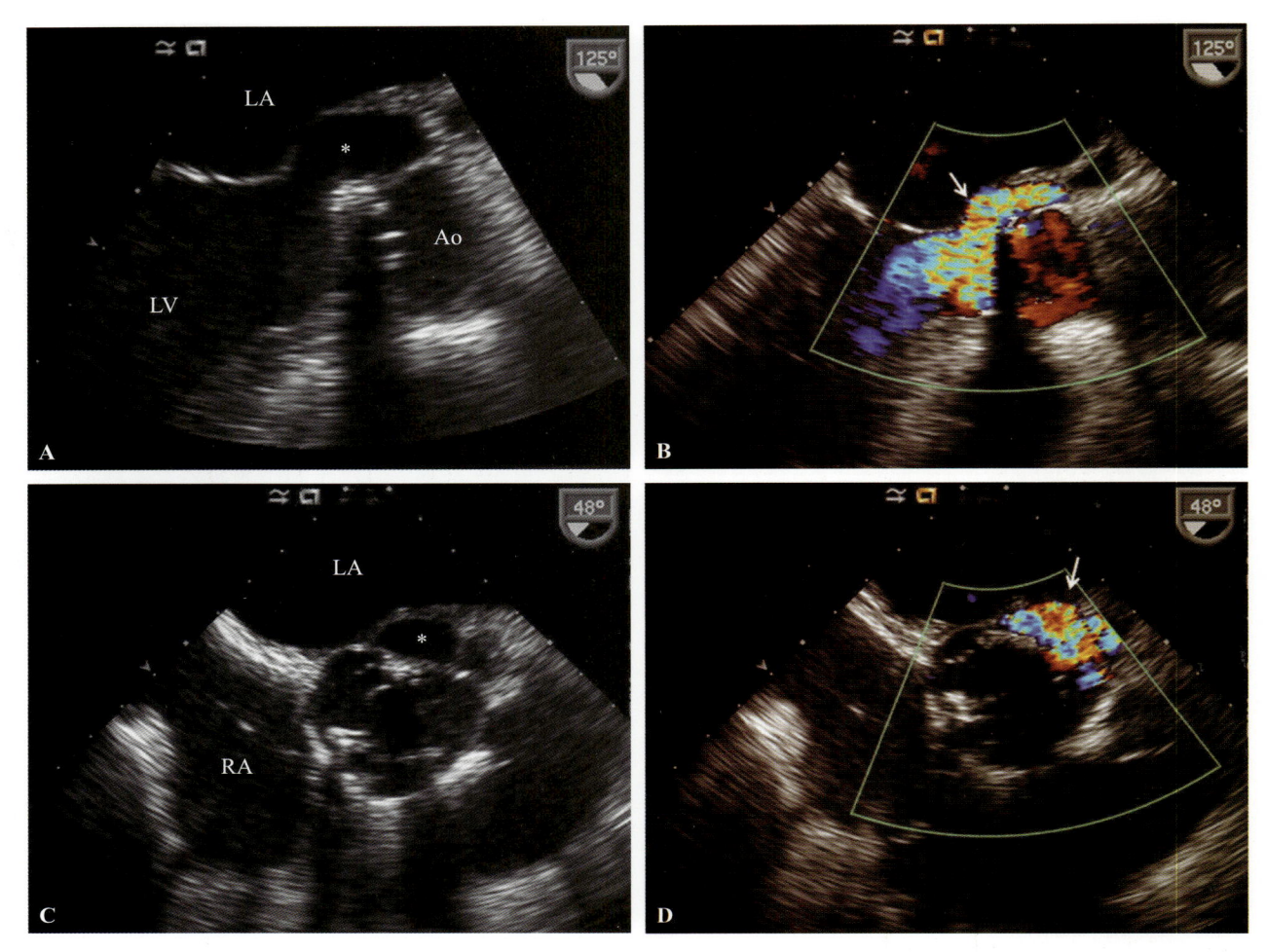

▲ 图 14-78 经食管超声心动图显示一例撕裂的主动脉瓣位人工瓣
A. 长轴切面显示主动脉和左心房之间大范围无回声区（*）；B. 彩色多普勒成像显示无回声区内明显的花色血流，合并人工瓣撕裂和瓣周反流；C. 该例中人工瓣撕裂的范围可以被测量，无回声区局限于主动脉根部后方与左心房之间（*）；D. 彩色多普勒成像可证实

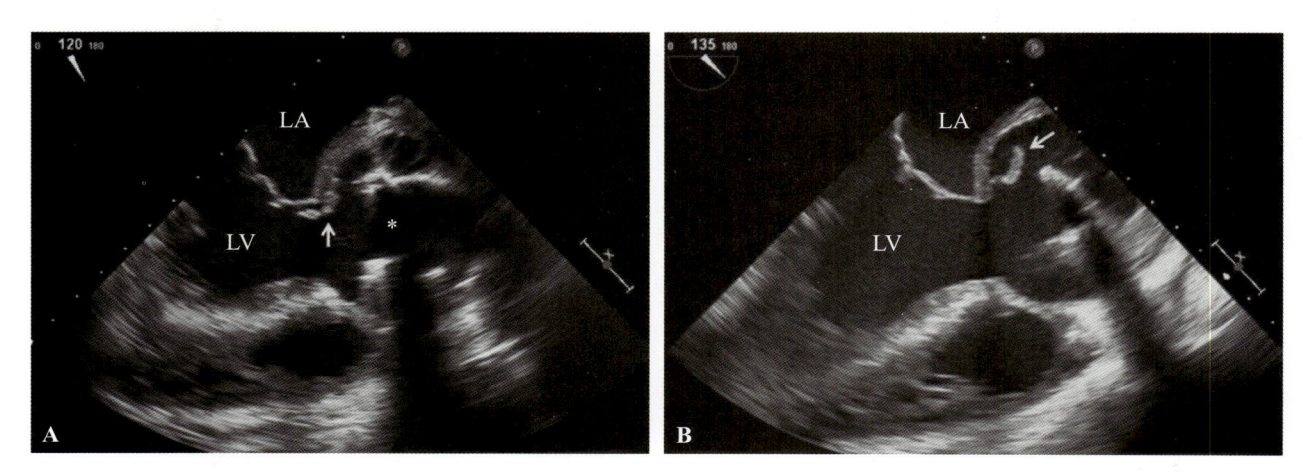

▲ 图 14-79 经食管超声显示 1 例因感染性心内膜炎行主动脉瓣和主动脉根部置换的患者，收缩期（A）和舒张期（B）
术后一个月，患者出现发热及心力衰竭。经食管超声心动图显示明显的主动脉根部扩张，人工瓣完全撕裂。撕裂人工瓣根部（*）的一部分位于扩张的自体主动脉内。箭所示怀疑活动度大的赘生物

498

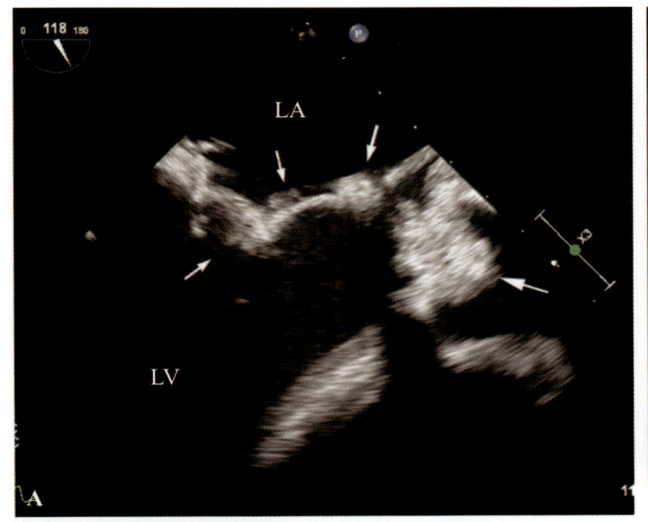

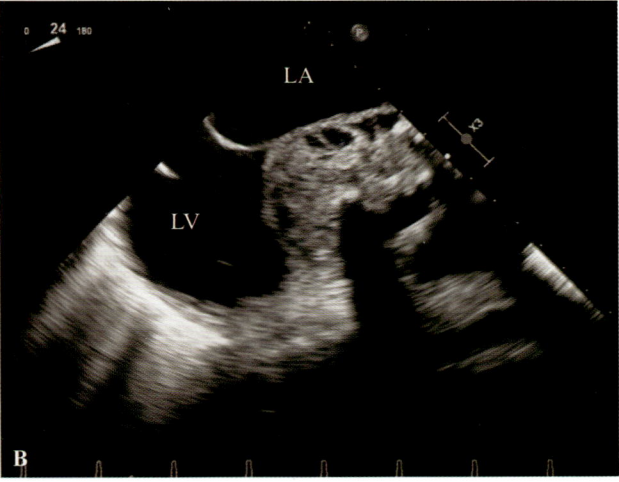

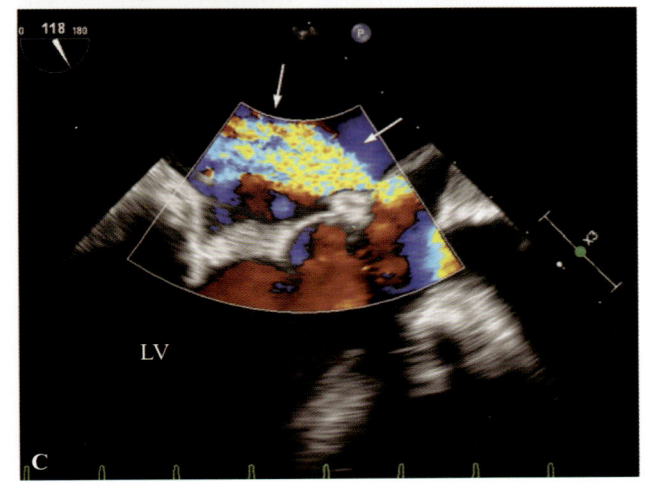

第 14 章 人工瓣膜及结构性心脏疾病干预
Prosthetic Valves and Structural Heart Disease Interventions

▲ 图 14-80 1 例患者主动脉瓣及二尖瓣猪生物瓣置换术后发生感染性心内膜炎

A. 经食管超声心动图长轴切面显示主动脉瓣及二尖瓣位生物瓣广泛感染；B. 短轴切面显示主动脉根部和左心房之间较大的脓肿，导致穿孔；C. 彩色多普勒可清晰显示分流束进入左心房

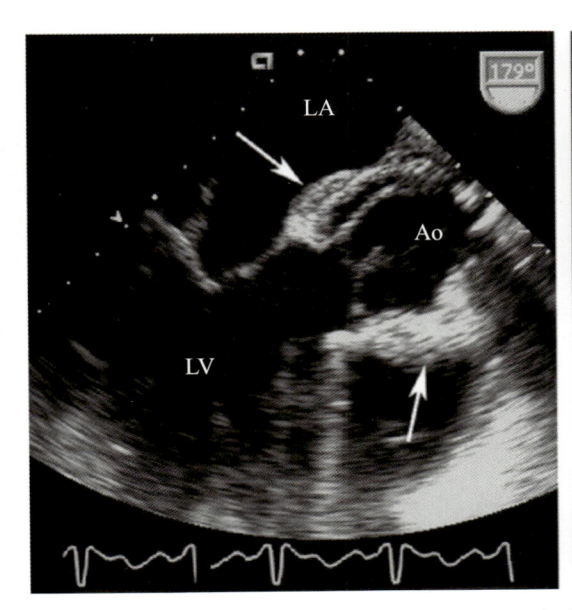

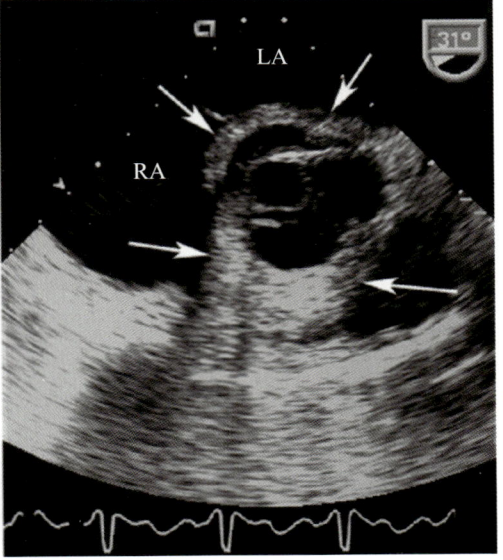

▲ 图 14-81 经食管超声心动图长轴切面（左图）和短轴切面（右图）显示近期置换的无支架人工主动脉瓣
猪主动脉根部包埋于人的主动脉根部导致主动脉根部增厚及其间的无回声区（箭），主动脉壁呈双层征象（详见正文）

499

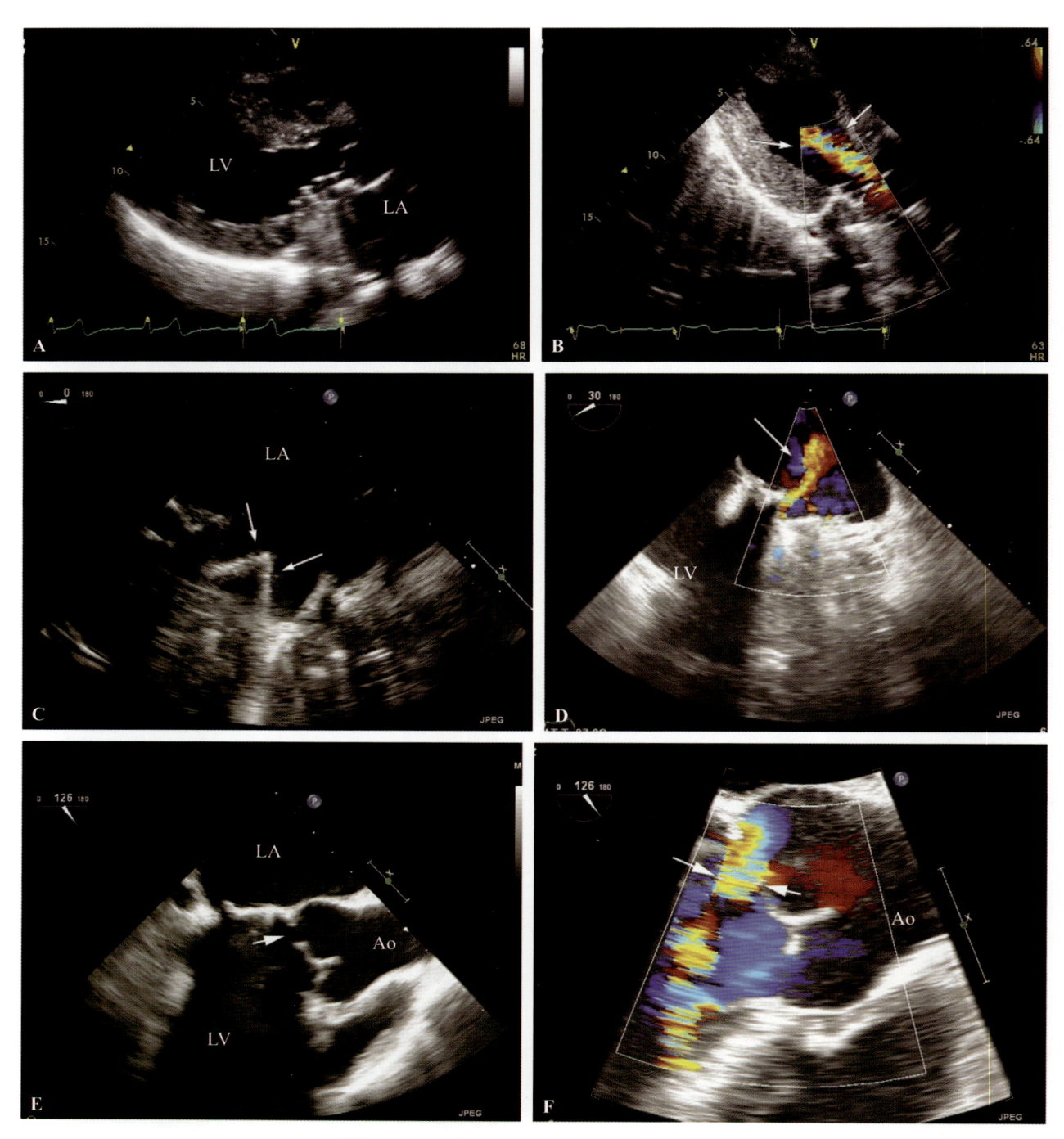

▲ 图 14-82 1例 St.Jude 人工二尖瓣合并菌血症

A. 经胸超声心动图未发现人工瓣功能失常；B. 彩色多普勒显示中度主动脉瓣反流（箭）；C. 经食管超声心动图发现轻度瓣周反流，但并未碟片上发现赘生物形成（箭）；E. 仔细观察发现主动脉瓣穿孔（箭）；F. 由穿孔导致的反流（箭）

缺陷偶尔出现于某些特定类型的人工瓣。例如，Starr-Edwards 人工球笼瓣形态逐渐变化，球体变形，偶尔卡在笼架内导致人工瓣功能障碍，甚至有些老旧型号的 Björk-Shiley 瓣可出现人工瓣架断裂，碟片栓塞。尽管相当少见，但碟片断裂也有报道。超声心动图可评价上述各种类型的人工瓣异常。幸运的是设计和工艺的不断改进使得这种灾难性障碍越来越少。

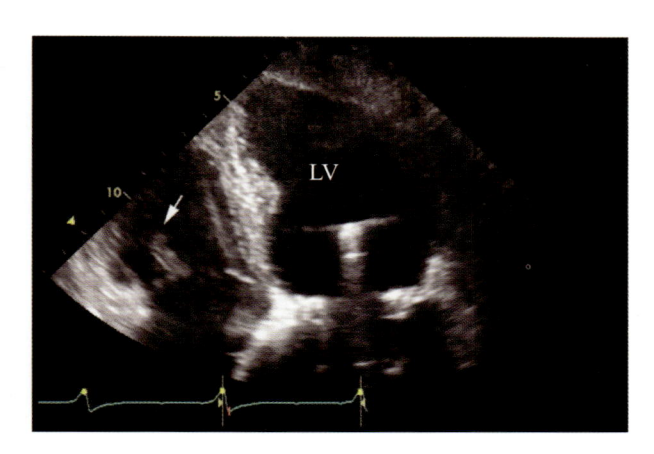

第 14 章 人工瓣膜及结构性心脏疾病干预
Prosthetic Valves and Structural Heart Disease Interventions

▲ 图 14-83 1 例植入 22 年的 Starr-Edwards 人工二尖瓣，检查以排除感染性心内膜炎
人工瓣未发现异常，三尖瓣赘生物形成（箭）

九、右心系统人工瓣

大多数三尖瓣位人工瓣为生物瓣。多普勒超声心动图评价人工三尖瓣的方法与人工二尖瓣相似。经胸超声心动图向中部偏斜的胸骨旁切面和心尖四腔心切面相结合，可全面探查人工三尖瓣（图 14-84）。右心人工瓣手术量明显少于左心人工瓣，因此有关其正常功能的数据有限。由于通过正常人工三尖瓣的血流速度较低，增加了血栓形成的风险。另外，在评价人工三尖瓣时，正常呼吸对右心血流的影响必须考虑进去。更常见的是三尖瓣修复并植入瓣环成形环。在二维超声心动图中，这些成形环在瓣环内表现为强回声结构。超声心动图评价的关键在于成形环位置的稳定性，排除瓣环置入不当引起的功能性狭窄，以及评价可能出现的残留三尖瓣反流。

肺动脉瓣位人工瓣更少见，心底水平胸骨旁短轴切面和剑突下切面是最佳的评价切面。ROSS 手术操作包括把患者的自体肺动脉瓣移植到功能异常的主动脉瓣位置，然后再将同种异体瓣膜植入肺动脉瓣位，瓣膜和肺动脉近端均被置换。成功的 Ross 手术后，肺动脉瓣通常出现轻度跨瓣压差，偶尔伴有轻微肺动脉瓣反流。已报道的渐进性狭窄通常是由于近端肺动脉退行性变引起，多普勒成像可检测到明显的跨肺动脉瓣压差（图 14-85）。图 14-86 为一例 12 年前行 ROSS 手术的患者，多普勒仅测得轻微的跨肺动脉瓣压增加。

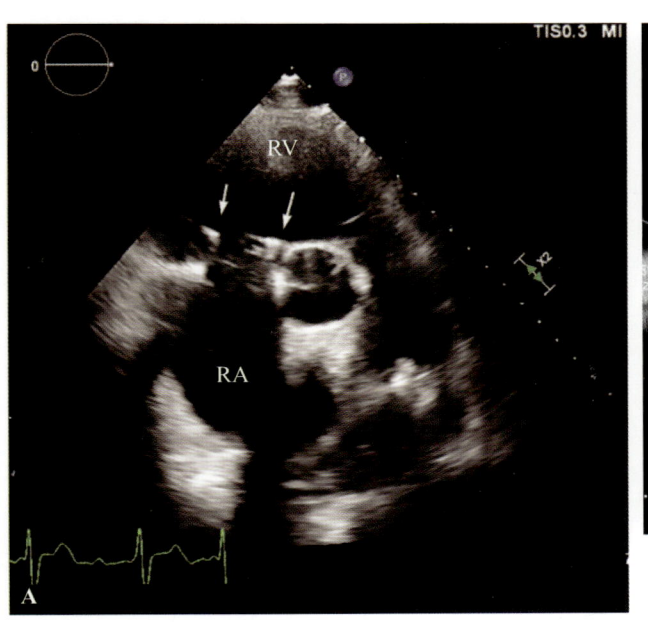

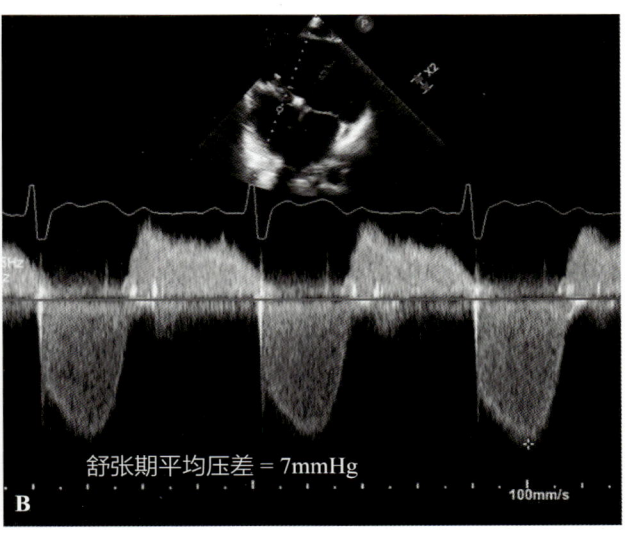

▲ 图 14-84 经胸超声心动图向中部偏斜的胸骨旁切面和心尖四腔心切面结合，全面探查人工三尖瓣
A. 大动脉短轴切面显示三尖瓣位猪生物瓣，箭所示为生物瓣架；B. 多普勒显示三尖瓣反流和 7mmHg 的平均跨瓣压差

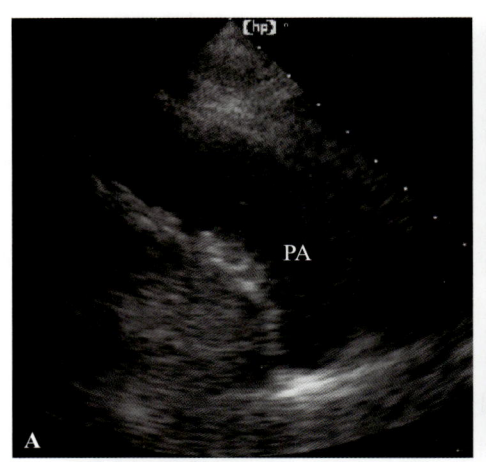

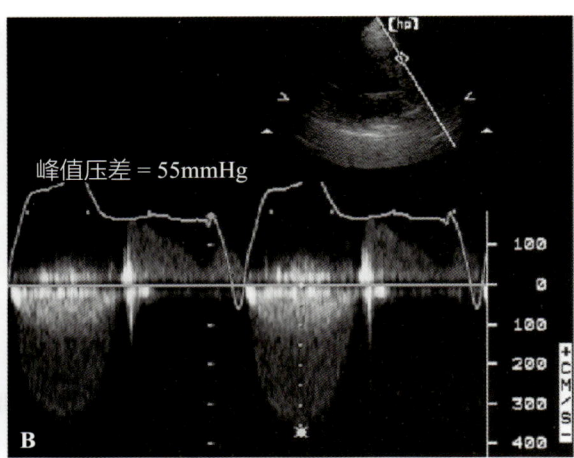

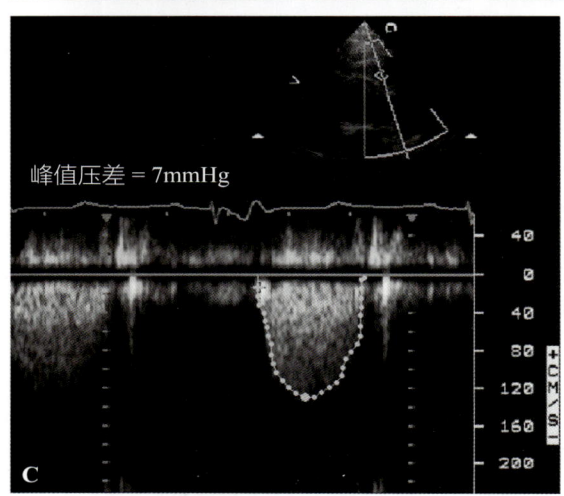

▲ 图 14-85 多普勒成像检测到明显的跨肺动脉瓣压差

A. Ross 手术后的同种异体肺动脉，二维超声图像示瓣口未见明显狭窄；B. 连续波多普勒成像显示同种异体移植的肺动脉瓣瓣口狭窄，峰值压差 55mmHg；C. 手术修复后，压差恢复正常
PA. 肺动脉

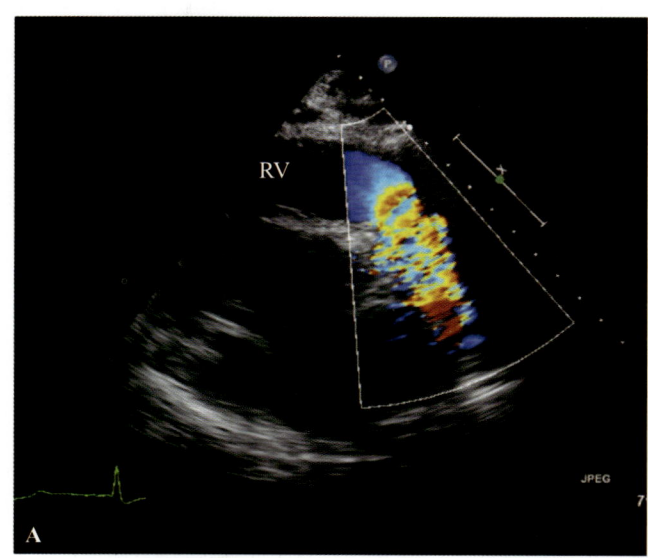

▲ 图 14-86 Ross 手术后 12 年同种异体肺动脉
A. 经胸超声心动图显示明显的湍流血流；B. 多普勒显示平均跨瓣压差 18mmHg

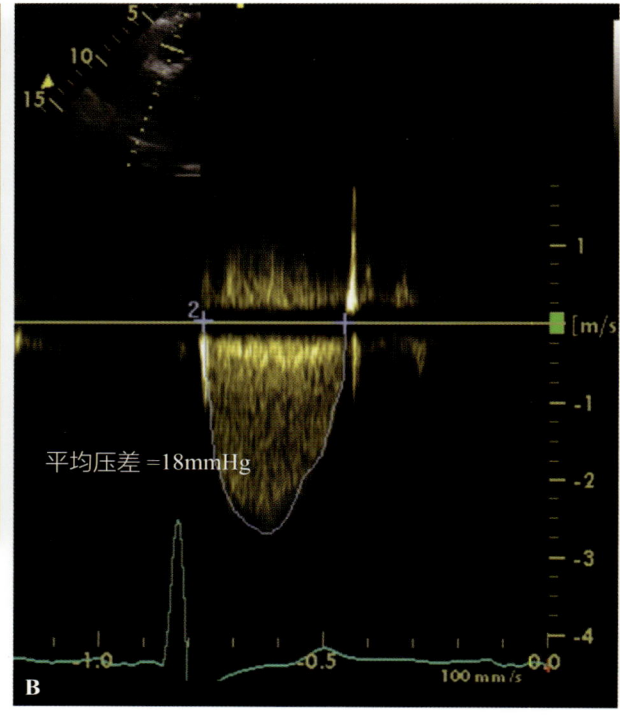

十、二尖瓣修复术

与二尖瓣置换术相比，修复术有许多优点，因而其应用越来越多。二尖瓣修复术的病例选择主要根据其病因、瓣膜形态、病变严重程度及左心室的状态来决策。基于上述原因，超声心动图对治疗方案的选择至关重要，并且通常对是否行瓣膜修复术起着主要的决定作用。根据对二尖瓣结构和功能的准确而全面评价，临床医生对不同患者制定个体化的手术方案。黏液瘤样变性和二尖瓣脱垂修复术的成功率与术前及术中的超声心动图评价相关。例如，二尖瓣后叶脱垂修复的成功率远高于前叶或双叶脱垂。超声心动图还可指导瓣叶切除的位置和范围，以及是否进行腱索缩短和（或）瓣环成形术。图 14-87 显示采用 Carpentier 环进行的二尖瓣脱垂修复术，成形环的置入位置合适，有效地改善了收缩期瓣叶的对合，同时舒张期瓣叶的充分运动得以保持，因而不妨碍左心充盈。保留前叶灵活性和限制后叶运动是成功修复后的典型表现。修复术后后叶活动度降低不应被误认为修复失败，这时应使用多普勒成像来排除明显的跨瓣压差。图 14-88 示另一例成功的二尖瓣修复，可见轻度二尖瓣反流，且瓣口射流正常。

图 14-89 示二尖瓣反流修复失败，植入的瓣环移位，部分进入左心房，可见大量二尖瓣反流。功能性二尖瓣狭窄是二尖瓣修复失败的另一种表现。图 14-50 和图 14-90 显示二尖瓣修复术后明显的舒张期压差。图 14-90 为一例二尖瓣修复

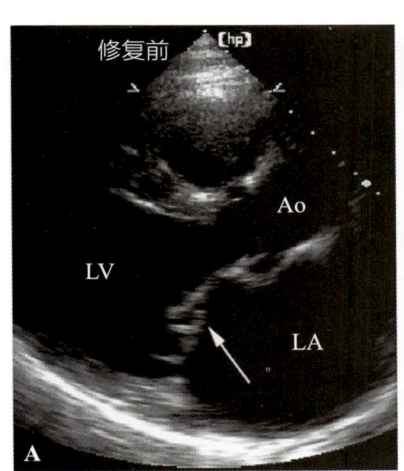

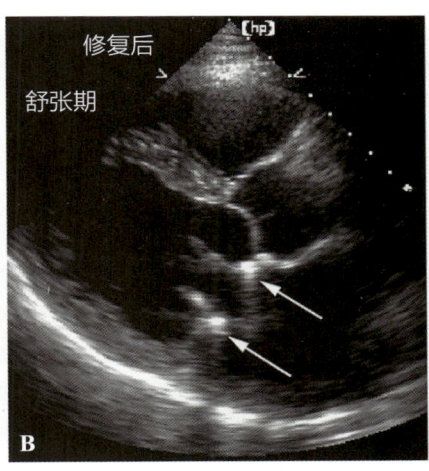

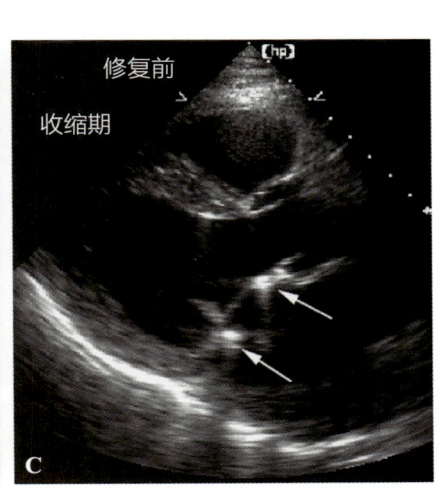

▲ 图 14-87　二尖瓣修复术通常在瓣环内植入整形环
A. 修复术前，二尖瓣后叶重度脱垂（箭）；B. 修复术后舒张期；C. 修复后收缩期。B 和 C 清晰可见整形环的横断面（箭）

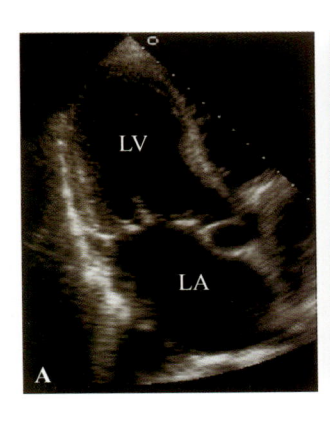

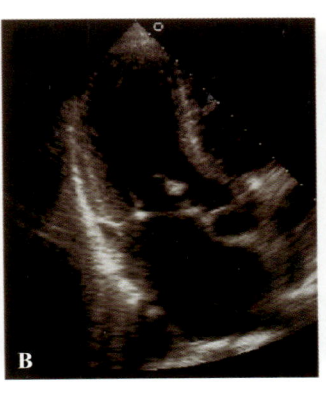

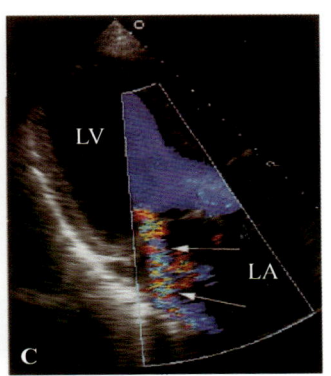

◀ 图 14-88　二尖瓣修复术后仍存在一定程度的反流

A. 收缩期整形环将瓣叶固定；B. 舒张期瓣叶活动度良好；C. 残余二尖瓣反流（箭）

后出现运动不耐受的患者。虽然瓣膜在基础状态时结构和功能正常，但在低强度运动后，压差明显增加。这就解释了患者的症状，并在随后的手术中得到了解决。第11章详细讨论二尖瓣修复的问题。

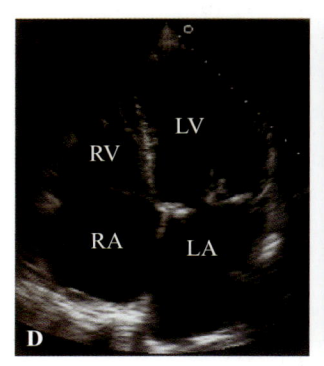

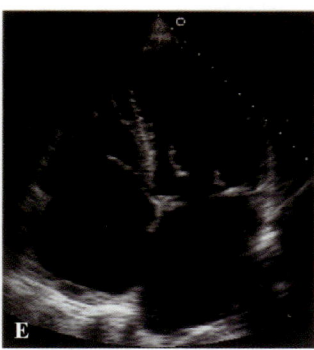

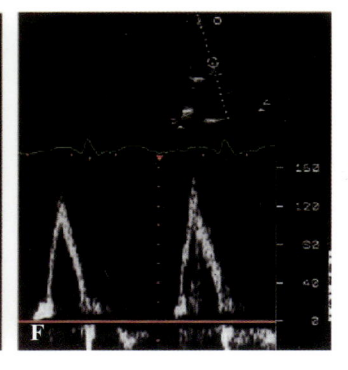

◀ 图 14-88 （续）二尖瓣修复术后仍存在一定程度的反流
D. 收缩期整形环将瓣叶固定；E. 舒张期瓣叶活动度良好；F. 多普勒成像显示修复后二尖瓣无梗阻

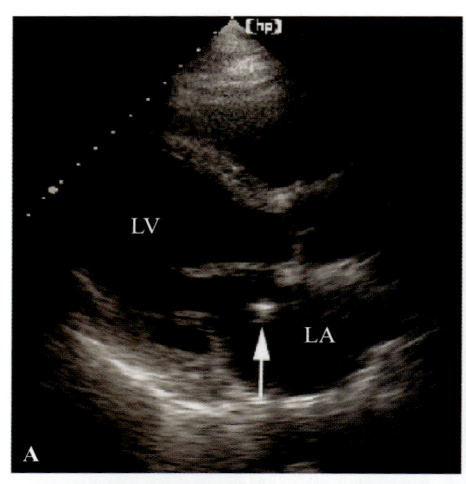

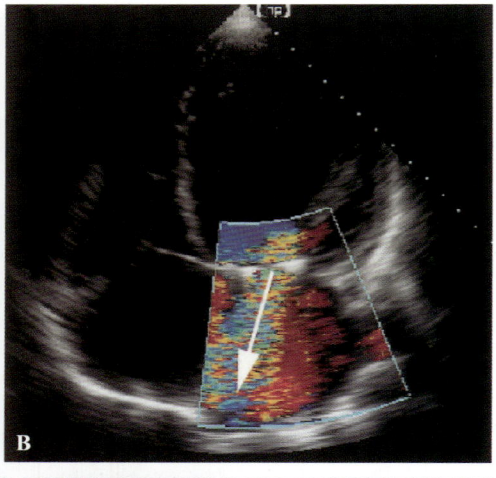

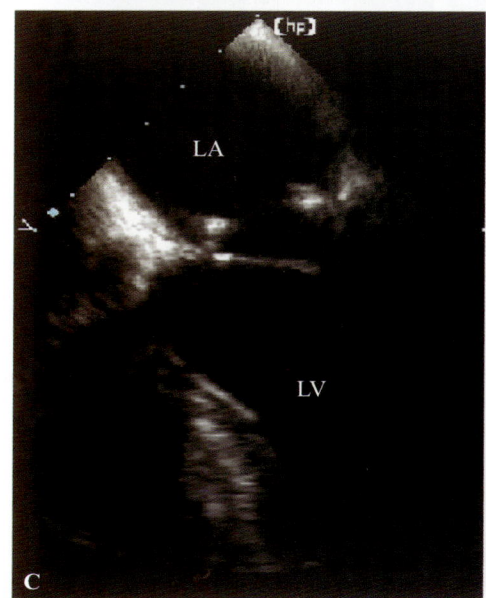

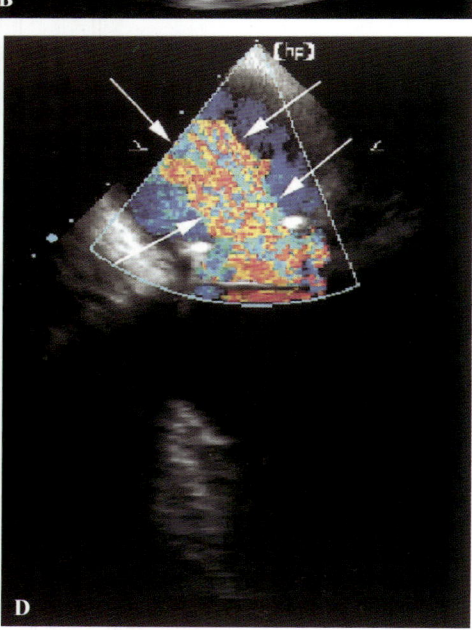

◀ 图 14-89 二尖瓣修复失败
A. 整形环与瓣环分离，在左心房内飘动（箭）；B. 彩色多普勒成像显示重度二尖瓣反流；C. 经食管超声心动图可明确上述诊断；D. 显示重度二尖瓣反流（箭）

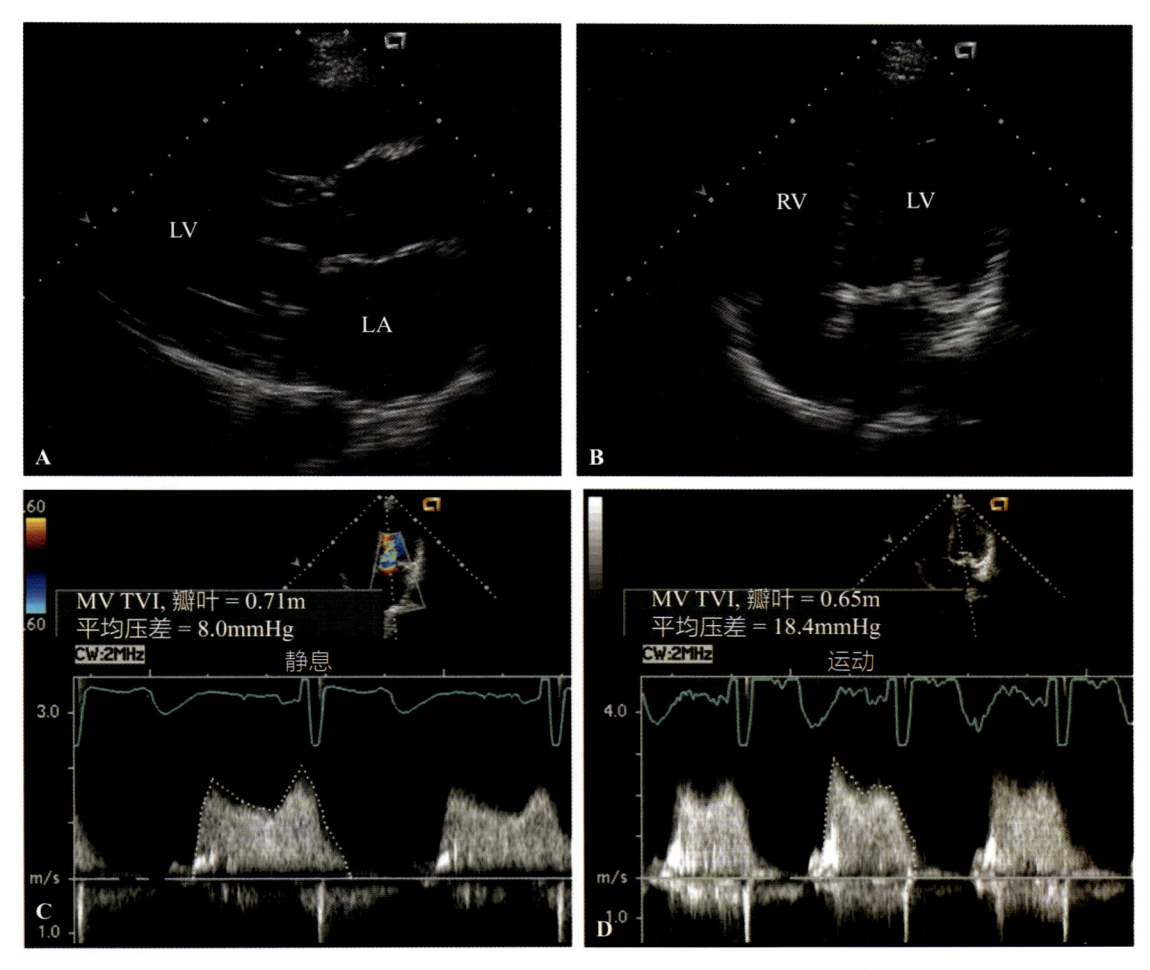

▲ 图 14-90 1 例表现为进行性呼吸困难行二尖瓣修复的患者

A 和 B. 经胸超声心动图长轴切面（A）和四腔心切面（B）可见整形环，瓣叶活动正常，左心室收缩功能正常；C. 连续多普勒显示平均压差 8mmHg；D. 患者轻微活动后二尖瓣压差增加至 18mmHg。这可解释其运动不耐受的症状。TVI. 时间速度积分

推荐阅读

Bakhtiary F, Schiemann M, Dzemali O, et al. Impact of patient-prosthesis mismatch and aortic valve design on coronary flow reserve after aortic valve replacement. *J Am Coll Cardiol* 2007;49: 790–796.

Bloomfield GS, Gillam LD, Hahn RT, et al. A practical guide to multimodality imaging of transcatheter aortic valve replacement. *JACC Cardiovasc Imaging* 2012;5:441–455.

Burstow DJ, Nishimura RA, Bailey KR, et al. Continuous wave Doppler echocardiographic measurement of prosthetic valve gradients. A simultaneous Dopplercatheter correlative study. *Circulation* 1989; 80: 504–514.

Dangas GD, Weitz JI, Giustino G, Makkar R, Mehran R. Prosthetic heart valve thrombosis. *J Am Coll Cardiol* 2016;68:2670–2689.

Daubert MA, Weissman NJ, Hahn RT, et al. Long-term valve performance of TAVR and SAVR: a report from the PARTNER I trial. *JACC Cardiovasc Imaging* 2017;10:15–25.

Dávila-Román VG, Waggoner AD, Kennard ED, et al. Prevalence and severity of paravalvular regurgitation in the Artificial Valve Endocarditis Reduction Trial (AVERT) echocardiography study. *J Am Coll Cardiol* 2004;44:1467–1472.

Doherty JU, Kort S, Mehran R, et al. ACC/AATS/AHA/ASE/ASNC/HRS/SCAI/SCCT/SCMR/STS 2017 appropriate use criteria for multimodality imaging in valvular heart disease. *J Am Coll Cardiol* 2017;70:1647–1672.

Hahn RT, Little SH, Monaghan MJ, et al. Recommendations for comprehensive intraprocedural echocardiographic imaging during TAVR. *JACC Cardiovasc Imaging* 2015;8:261–287.

Khalique OK, Hamid NB, Kodali SK, et al. Improving the accuracy of effective orifice area assessment after transcatheter aortic valve replacement: validation of left ventricular outflow tract diameter and pulsed-wave Doppler location and impact of three-dimensional measurements. *J Am Soc Echocardiogr* 2015; 28:1283–1293.

Kronzon I, Sugeng L, Perk G, et al. Real-time 3-dimensional transesophageal echocardiography in the evaluation of post–operative mitral annuloplasty ring and prosthetic valve dehiscence. *J Am Coll Cardiol* 2009;53:1543–1547.

Lancellotti P, Pibarot P, Chambers J, et al. Recommendations for the imaging assessment of prosthetic heart valves: A report from the European Association of Cardiovascular Imaging. *Eur Heart J Cardiovasc Imaging* 2016;17:589–590.

Makkar RR, Fontana G, Jilaihawi H, et al. Possible subclinical leaflet thrombosis in bioprosthetic aortic valves. *N Engl J Med* 2015; 373: 2015–2024.

Pibarot P, Dumesnil JG. Prosthetic heart valves: selection of the optimal prosthesis and long–term management. *Circulation* 2009; 119: 1034–1048.

Pislaru SV, Nikomo VT, Sandhu GS. Assessment of prosthetic valve function after TAVR. *JACC Cardiovasc Imaging* 2016;9:193–206.

Porter TR, Shillcutt SK, Adams MS, et al. Guidelines for the use of echocardiography as a monitor for therapeutic intervention in adults: A report from the American Society of Echocardiography. *J Am Soc Echocardiogr* 2015;28:40–56.

Rosenhek R, Binder T, Maurer G, Baumgartner H. Normal values for Doppler echocardiographic assessment of heart valve prostheses. *J Am Soc Echocardiogr* 2003;16:1116–1127.

Rothbart RM, Castriz JL, Harding LV, Russo CD, Teague SM. Determination of aortic valve area by two–dimensional and Doppler echocardiography in patients with normal and stenotic bioprosthetic valves. *J Am Coll Cardiol* 1990; 15:817–824.

Suseng L, Shernan SK, Weinert L, et al. Real–time three–dimensional transesophageal echocardiography in valve disease: comparison with surgical findings and evaluation of prosthetic valves. *J Am Soc Echocardiogr* 2008;21:1347–1354.

Tong AT, Roudaut R, Ozkan M, et al. Transesophageal echocardiography improves risk assessment of thrombolysis of prosthetic valve thrombosis: results of the international PRO–TEE registry. *J Am Coll Cardiol* 2004;43:77–84.

Vandervoort PM, Greenberg NL, Powell KA, Cosgrove DM, Thomas JD. Pressure recovery in bileaflet heart valve prostheses. Localized high velocities and gradients in central and side orifices with implications for Doppler–catheter gradient relation in aortic and mitral position. *Circulation* 1995;92:3464–3472.

Wilkins GT, Gillam LD, Kritzer GL, Levine RA, Palacios IF, Weyman AE. Validation of continuous–wave Doppler echocardiographic measurements of mitral and tricuspid prosthetic valve gradients: a simultaneous Doppler–catheter study. *Circulation* 1986;74: 786–795.

Yanagisawa R, Hayashida K, Yamada Y, et al. Incidence, predictors, and mid–term outcomes of possible leaflet thrombosis after TAVR. *JACC Cardiovasc Imaging* 2017;10:1–11.

Zamorano JL, Badano LP, Bruce C, et al. EAE/ASE recommendations for the use of echocardiography in new transcatheter interventions for valvular heart disease. *Eur Heart J* 2011;32:2189–2214.

Zoghbi WA, Chambers JB, Dumesnil JG, et al. Recommendations for evaluation of prosthetic valves with echocardiography and Doppler ultrasound. *J Am Soc Echocardiogr* 2009;22:975–1014.

第 15 章
冠状动脉疾病超声心动图评价
Echocardiography and Coronary Artery Disease

张 丽 李玉曼 译

一、临床概述

冠状动脉疾病是成人最常见的心脏病。临床表现包括稳定型及不稳定型心绞痛、急性心肌梗死、伴充血性心力衰竭的缺血性心肌病和心源性猝死。超声心动图在缺血性心脏病中应用广泛，包括诊断心绞痛和心肌梗死急性综合征，检测并发症，以及评估预后。美国心脏病学会和美国心脏协会明确指出超声心动图可作为已知，或疑似冠状动脉疾病患者的临床诊断工具（表15-1）。

在急诊介入出现前，众多研究表明超声心动图评估心肌缺血、急性心肌梗死及其并发症。急诊缺血再灌注策略显著改变急性心肌梗死的自然进程及并发症。此外，急性心肌梗死后积极的血运重建及现代循证医学治疗策略显著改善了患者的预后，降低了并发症发生率。大量超声心动图研究表明，快速变化的临床管理策略显著改变冠心病自然病程，因此评估与预测并发症需结合临床管理策略。此外通过患者心电图是否存在ST段抬高来定义急性冠状动脉综合征和急性心肌梗死（STEMI与非STEMI）。虽然这些命名准确应用于急性心肌梗死早期决策制定，但其并未在解剖学层面将急性心肌坏死定义为透壁性或非透壁性。心肌梗死的超声心动图特征、解剖/生理表现是由梗死的透壁性决定的，而不是由最初的心电图表现决定的。因此，临床上采用透壁性和非透壁性心肌梗死的旧术语，其与超声心动图检查结果相关。

（一）冠状动脉综合征病理生理学

正常左心室壁运动包括室壁增厚和心内膜同步向内移动，因此心腔对称性变小（图15-1和图15-2）。缺血或梗死造成正常心肌收缩方式改变，导致局部室壁增厚与运动异常。

心肌缺血导致一系列异常，称为"缺血级联"，如图15-3所示。冠状动脉直径狭窄率在90%以下时，静息状态下心肌血流量保持不变。应强调，单纯直径变窄仅是导致冠状动脉血流减少的复杂解剖与生理异常之一。病变偏心性、长度、病变数量及血管张力都起着重要作用。狭窄程度较轻时，静息状态下心肌血流量不变，而冠状动脉血流储备降低。在运动等需氧量增加时，则发生供需不匹配。负荷超声心动图及其他负荷试验技术可发现隐匿性冠状动脉狭窄，其基本原理为诱发并检测血流量供需不匹配（见第16章）。

牢记上述功能异常分级，超声心动图可检测到冠状动脉狭窄时的各种异常发生。实验表明，冠状动脉闭塞后立即出现舒张功能异常。最早且最常见发生的舒张功能异常是二尖瓣血流频谱异常，表现为冠状动脉完全闭塞后数秒内即发生E

波峰速降低和 A 波峰速增加（图 15-4）。应变和应变率成像亦能检测到早期舒张异常。此外可见室壁舒张方式异常，与传导异常相似。组织多普勒成像或其他先进技术表明舒张异常由收缩期后收缩所致。随后，阻塞的冠状动脉灌注区出现收缩期室壁增厚消失及心内膜位移减低（图 15-5）。

若冠状动脉闭塞持续时间达到阈值（通常≥ 4h），将出现心肌坏死及持续性室壁运动异常。若心肌坏死发生前恢复血供，则心室功能不同程度恢复。多数情况下，冠状动脉完全闭塞 4～6h

表 15-1 超声心动图应用于冠状动脉疾病的标准

指 征	评分（1～9）
1. 与疑似心脏病有关的症状或病症，包括但不限于胸痛、呼吸短促、心悸、TIA、脑卒中或外周栓塞事件	A（9）
2. 心脏病或心脏结构异常的优先检查，包括但不限于胸透、基线及负荷超声心动图、心电图或心脏生物标志物	A（9）
3. 频繁 VPC 或运动诱发 VPC	A（8）
4. 持续性或非持续性心房颤动，SVT 或 VT	A（9）
5. 常规监测确诊冠状动脉疾病，并临床状态或心脏检查无变化患者的心室功能	rA（3）
6. 对先前心室功能评估正常（如既往超声心动图、左心室造影、CT、SPECT MPI、CMR），且临床状态或心脏检查无变化的患者行左心室功能评价	rA（1）
7. 非心脏实体器官移植前心脏结构和功能的常规围手术期评估	U（6）
8. 不确定或疑似心源性低血压，或血流动力学不稳定	A（9）
9. 疑似心肌梗死和心电图不能诊断的急性胸痛患者进行静息状态下超声心动图评估	A（9）
10. 评估无胸痛，但具有心肌缺血的其他特征或实验室标志物，提示 MI 的患者	A（8）
11. 疑似心肌缺血/梗死并发症，包括但不限于急性二尖瓣反流、室间隔缺损、游离壁破裂/填塞、休克、右心室受累、HF 或血栓	A（9）
12. 急性冠脉综合征心室功能初步评估	A（9）
13. 再次恶化急性冠脉综合征恢复期后心室功能，其结果指导治疗	A（9）
14. 病因不明的呼吸衰竭或低氧血症	A（8）
15. 非心源性呼吸衰竭或低氧血症	U（5）
16. 血运重建和（或）最佳药物治疗后的初步评估或再次评估，以确定是否适于植入设备和（或）确定选择最佳植入设备	A（9）

A. 适合；U. 不确定；rA. 很少适合（经 ACCF 许可转载自 Douglas PS, Garcia MJ, Haines DE, et al. ACCF/ASE/ACEP/ASNC/SCAI/SCCT/SCMR 2011 Appropriateness Criteria for Echocardiography. J Am Coll Cardiol 2011;57(9):1126–1166.）

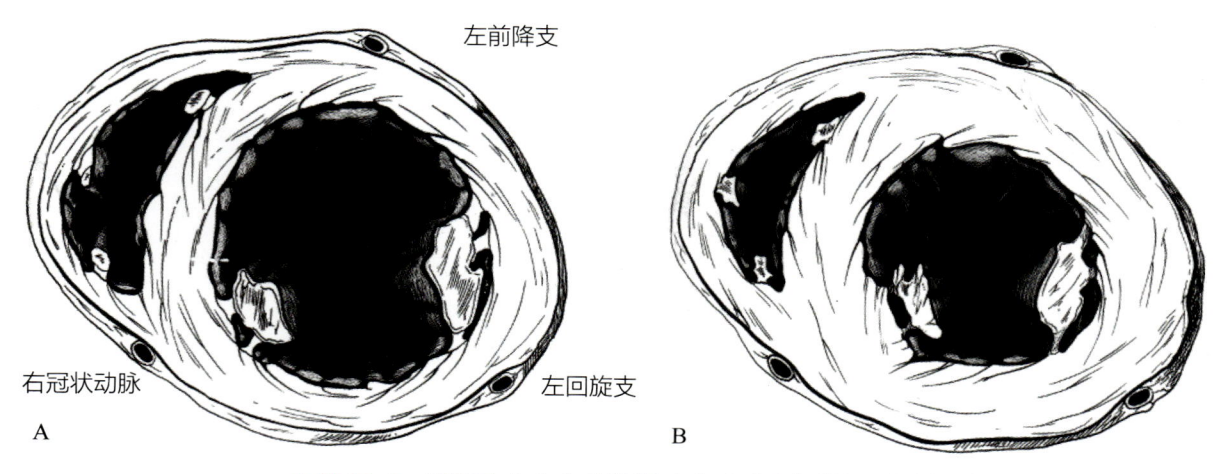

▲ 图 15-1 舒张期（A）与收缩期（B）左心室短轴切面解剖示意图
左心室舒张期和收缩期均呈圆形而右心室呈新月形。动态图像显示室壁对称性增厚并心内膜向内移动

导致不可逆性心肌坏死。在此阈值以下，则会发生不同程度的非透壁性心肌坏死，主要累及心内膜下层。室壁运动异常的程度及范围取决于该节段透壁性与非透壁性梗死的范围。

若冠状动脉暂时性闭塞 20~60min，心功能因心肌顿抑而延迟恢复。实验可证明心肌顿抑现象，表现为冠状动脉血流恢复后室壁运动异常持续存在，且恢复所需时间不同。通常，冠状动脉闭塞时间少于 5min 时，心功能在 60~120s 内恢复。冠状动脉闭塞 30~60min 时，心功能恢复可

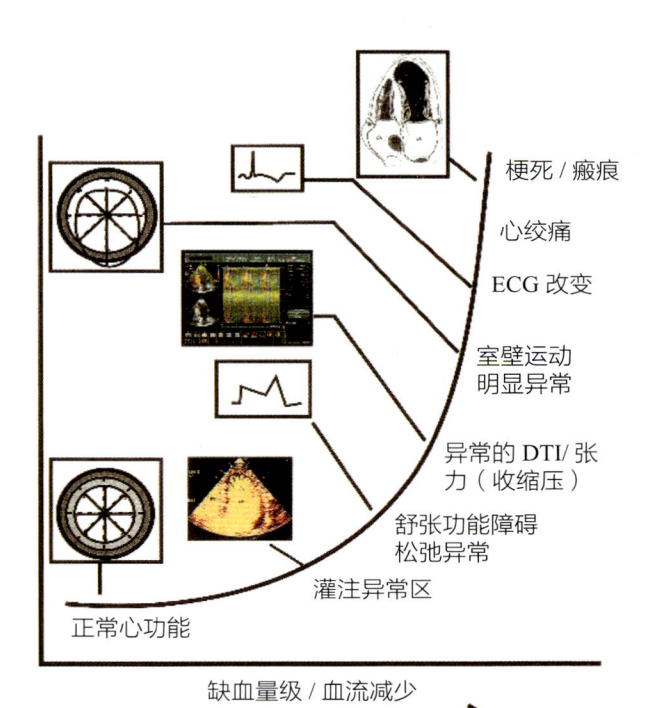

▲ 图 15-3 心肌缺血级联示意图

显示心肌缺血程度或冠状动脉血流从正常到重度减少的进展过程中，各种表现的发生顺序。DTI. 多普勒组织成像；ECG. 心电图

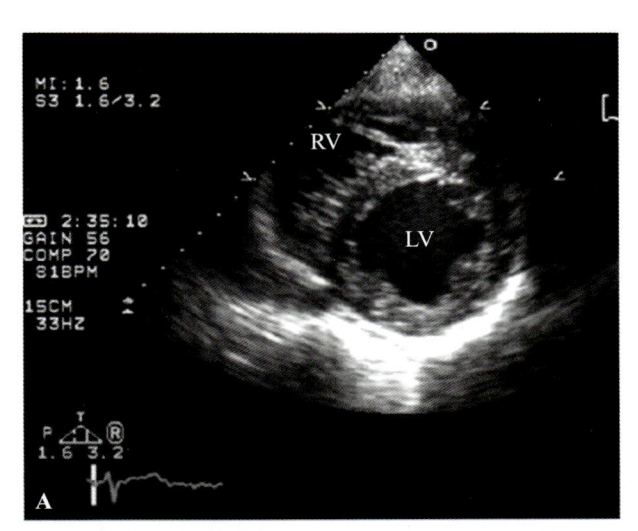

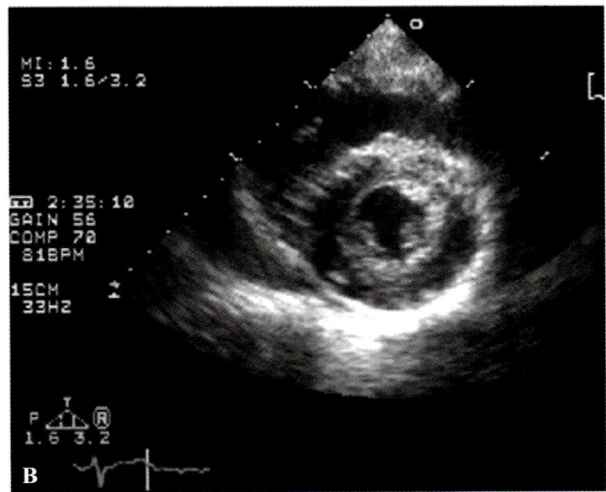

▲ 图 15-2 胸骨旁左心室短轴乳头肌水平切面

与示意图（图 15-1）相同，显示左心室呈圆形，自舒张期（A）到收缩期（B）心内膜对称性向内运动且室壁对称性增厚。LV. 左心室；RV. 右心室

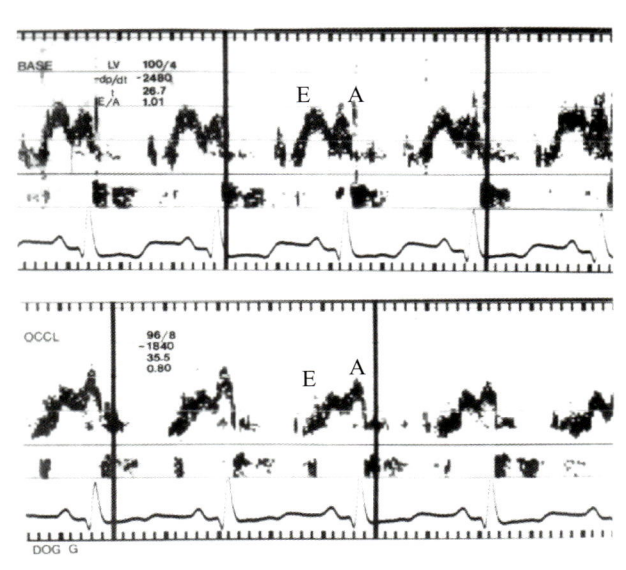

▲ 图 15-4 脉冲多普勒记录心肌缺血犬模型中二尖瓣瓣口血流频谱

上图：E/A 比值正常；下图：冠状动脉闭塞数秒后 E/A 比值倒置

Feigenbaum 超声心动图学（原书第 8 版）
Feigenbaum's Echocardiography (8th Edition)

尽管室壁运动异常部位可以准确反映心肌缺血或梗死部位，但由于存在心肌圈合，室壁运动异常范围可能低估或高估心肌缺血或梗死的解剖范围。心肌圈合是指异常心肌节段对相邻正常心肌节段的影响，在水平与垂直方向上均可发生。当心肌节段运动消失或矛盾运动使临近正常心肌组织心内膜位移减少时，发生水平圈合。水平或侧向心肌圈合导致室壁运动异常范围高估心肌坏死的解剖范围，因为室壁运动异常不仅包括梗死组织，还包括数量不等的紧邻非缺血组织。一般来说，由于水平圈合使室壁运动异常范围高估心肌梗死的解剖范围约 15%（图 15-10）。相反，如果心肌缺血或坏死仅累及一个局限性区域，相邻

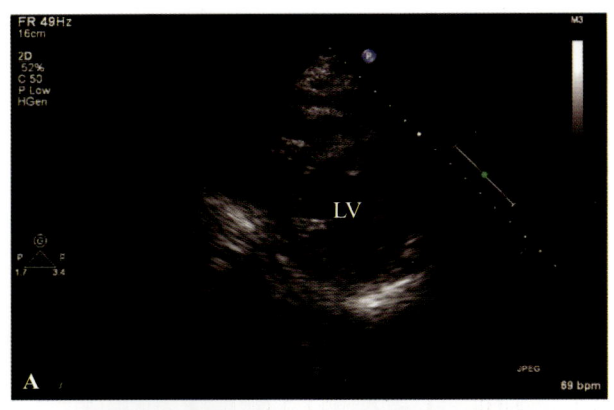

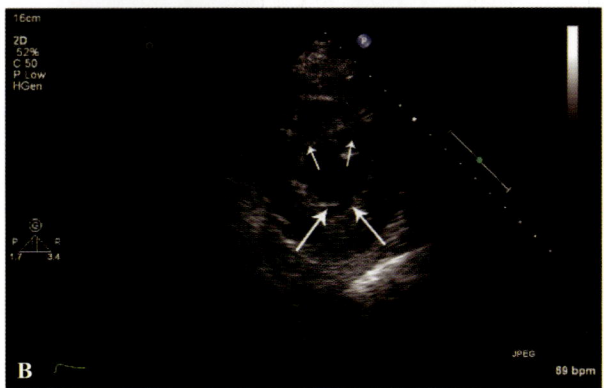

▲ 图 15-5 患者急性左前降支冠状动脉闭塞并心肌梗死
舒张期（A）和收缩期（B）胸骨旁短轴切面。B. 显示前间隔室壁增厚消失及矛盾运动（向外箭），而后壁运动正常（向内箭）。LV. 左心室

能延迟至 24~72h。临床上心肌顿抑的恢复时间存在很大差异，心功能恢复偶可延迟至数周。也可能发生局部与整体舒张期顿抑。当反复短暂心肌缺血时，则出现重复心肌顿抑现象。单次心肌缺血发作不足以导致缺血后功能障碍；但随着时间推移，多次缺血发作可能导致缺血后功能障碍延长，与心肌冬眠类似。

大约 6 周后，坏死心肌被纤维组织及瘢痕组织取代，其比正常心肌薄且更致密，但张力相似，因而不易破裂（图 15-6 和图 15-7）。瘢痕区域可局部扩张而形成室壁瘤（图 15-8 和图 15-9）。室壁瘤定义为局部运动消失或矛盾运动，并且相应部位瘢痕组织在舒张期与收缩期均存在形态异常。这与局部室壁运动异常（矛盾运动）时舒张期形态正常，仅收缩期存在形态扭曲不同。

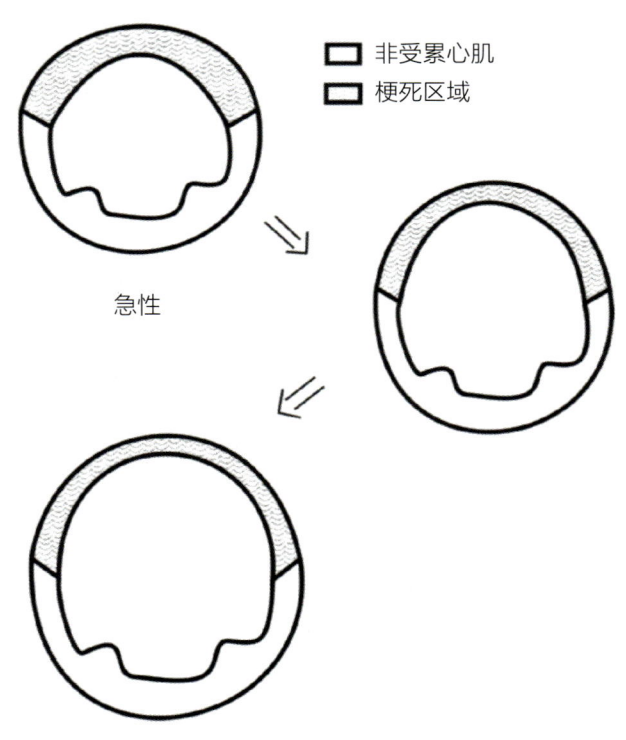

▲ 图 15-6 心肌重构示意图
左上示意图显示近期前壁和前间隔心肌梗死（阴影区域），占 40% 左右心室周长，剩余 60% 是正常的非缺血、非梗死心肌。中间示意图显示梗死节段的渐进性变薄和扩张，面积约占 50% 左心室周长。底部示意图显示扩张的梗死节段对剩余正常心肌的长期影响。随着时间推移，梗死节段扩张使邻近的正常心肌圈合，出现继发性心功能障碍、未受累心肌进行性扩张和功能障碍

510

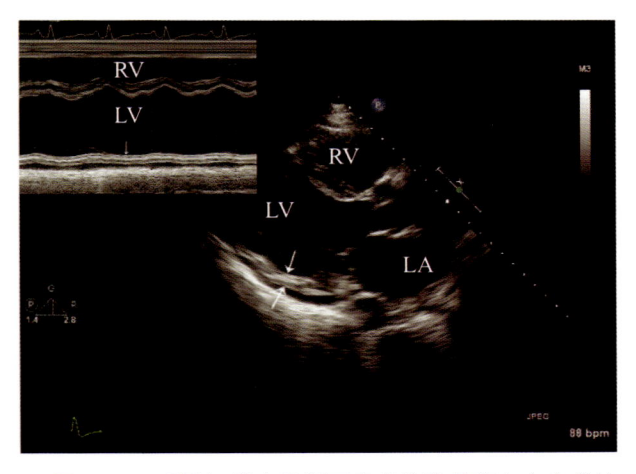

第 15 章 冠状动脉疾病超声心动图评价
Echocardiography and Coronary Artery Disease

▲ 图 15-7 后壁远端心肌梗死患者的胸骨旁左心室长轴切面

图像中央显示与室间隔正常厚度和心肌质地相比，左心室后壁心肌相对变薄且回声致密（箭）。动态图像显示左心室后壁运动消失。左上图显示二维引导通过前间隔和左心室后壁的 M 型超声心动图，再次显示左心室后壁变薄且运动消失（箭）。LA. 左心房；LV. 左心室；RV. 右心室

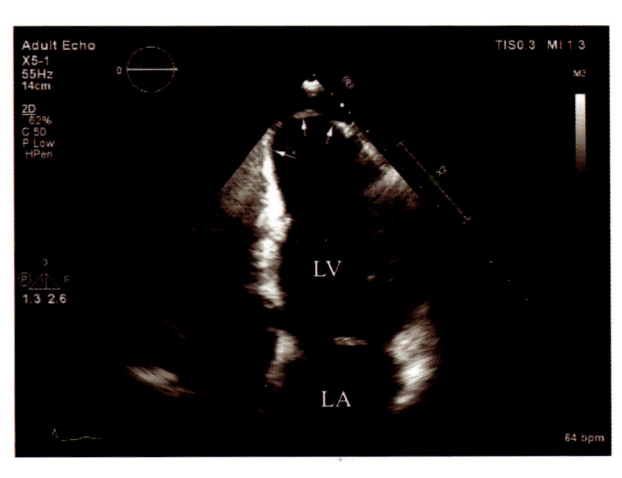

▲ 图 15-9 远端前壁心尖段心肌梗死继发室壁瘤和瘢痕形成患者的心尖四腔心切面

收缩末期显示心尖段形态改变和扩张。动态图像显示心脏基底部功能正常。三维图像见图 15-15。LA. 左心房；LV. 左心室

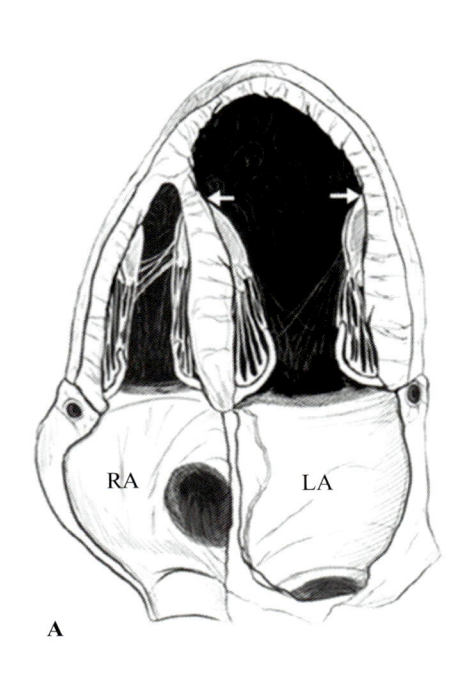

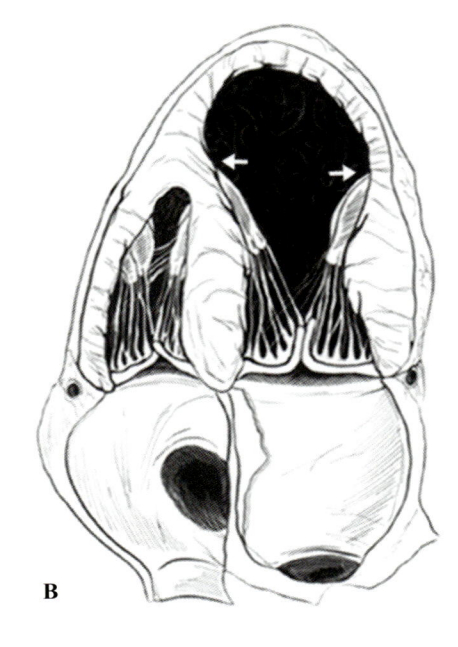

◀ 图 15-8 心尖四腔心切面显示左心室心尖部室壁瘤解剖示意图

A. 舒张期显示心尖部形态异常，局部心尖和室间隔扩张，室壁变薄。B. 收缩期近端室壁增厚正常，自远端至箭头所示所有室壁瘤节段增厚消失。舒张期和收缩期均出现形态异常，且室壁变薄是真性室壁瘤的标志。RA. 右心房；LA. 左心房

的正常心肌（通常是高动态心肌）圈合可能会掩盖局限性室壁运动异常。

心内膜下层收缩速度和幅度均大于心外膜下层。因此，心内膜下心肌收缩异常对整体室壁增厚的影响不成比例。这种现象称为垂直圈合。垂直圈合在实验室与临床上均已得到证实，并且以室壁运动异常为基础，与心肌梗死范围相关。通常，室壁内层心肌缺血或梗死范围达 25% 时，将导致该节段运动消失或矛盾运动。因此，非透壁性梗死或局部缺血可导致整个室壁出现功能障碍，标准室壁运动分析不能与透壁性梗死或缺血所致的室壁运动异常相鉴别。

511

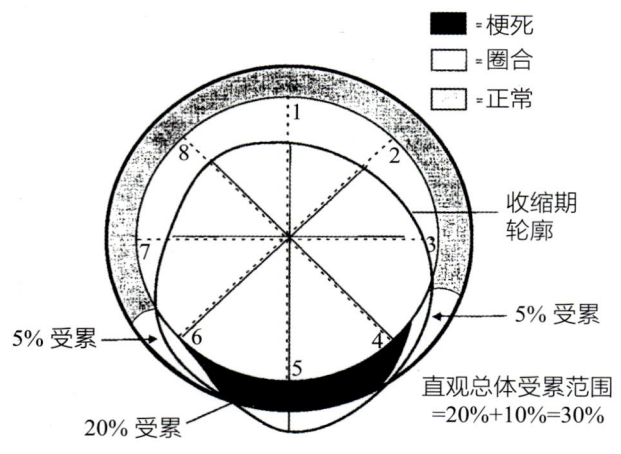

▲ 图 15-10 水平圈合示意图

该图显示未发生平移运动的后壁矛盾运动。梗死真实范围如暗色阴影区域示，包括弧度 5，部分弧度 6 和 4。临近梗死区域（浅阴影区域）解剖正常，但受后壁矛盾运动的圈合效应影响，其运动异常。示意图中真正的解剖梗死占左心室周长 20%，但加上圈合边界区域后直观总体受累范围为 30%

表 15-2 室壁运动分析法

节段性室壁运动
定性（目测评价）
正常→运动减弱→运动消失→矛盾运动
是否存在瘢痕/室壁瘤
半定量
室壁运动计分/计分指数
定量
缩短率
径向缩短
心腔/心腔面积变化率
中心弦线分析
组织追踪分析
室壁速度/位移
心肌应变
纵向应变、径向应变、圆周应变
整体左心室功能
心室形态
短轴面积变化
左心室容积
舒张期
收缩期
射血分数
多普勒前向血流（TVI$_{Lvot}$）
瓣环位移（DTI）
心肌做功指数
左心室 dP/dt（由二尖瓣反流计算）

DTI. 多普勒组织成像；TVI$_{Lvot}$. 左心室流出道的多普勒时间速度积分

二、室壁运动异常检测与定量评估

多种定性、半定量和定量评估方法均可用于分析和量化左心室局部室壁运动及整体心室功能。表 15-2 概述了目前常用或过去推荐的评估局部室壁运动异常的方法。在随访和调查研究中可使用详细定量方法，以百分比形式测量局部或整体功能，但在临床诊断中，该方法并非必需。由于室壁运动异常的节段性性质，M 型左心室测量对冠心病患者仅提供有限信息（图 15-11）。

心室整体功能评估为心肌缺血综合征患者提供诊断和预后信息。本书第 5 章讨论了多种整体功能评估方法，其中包括左心室收缩功能评估。评估左心室收缩功能最常用的指标是射血分数。为方便起见，许多超声心动图实验室通过"目测"或视觉定性评估射血分数。虽然有数据证实其可靠性，但该方法较为主观高度依赖于操作者。操作者通过测量左心室舒张期和收缩期容积计算射血分数。为了用于研究，通常将容积除以体表面积，以指数形式将数据标准化。

心室功能异常的另一个定性指标为评估心室几何形态。正常左心室呈圆柱体，其顶端为圆锥体，形成"子弹"形状的几何形态。心尖四腔和两腔切面及剑突下切面可见左心室呈"子弹"形状。短轴切面左心室呈圆形。胸骨旁长轴切面左心室正常几何形态表现为室间隔和下后壁凹面指向左心室中心的略微凹曲。图 15-12 示意图表示正常及异常左心室几何形态。左心室几何形态异常在心尖四腔心切面最明显，包括心尖圆钝或不对称，而并非光滑的"子弹"状锥形（图 15-8 和图 15-9）。超声心动图评估缺血性室壁运动异常时，快速评估左心室几何形态非常重要，因为它通常快速提示是否存在局部功能异常。

定量左心室容积最常用方法是 Simpson 法或圆盘法。该方法需勾画心脏舒张期和收缩期心

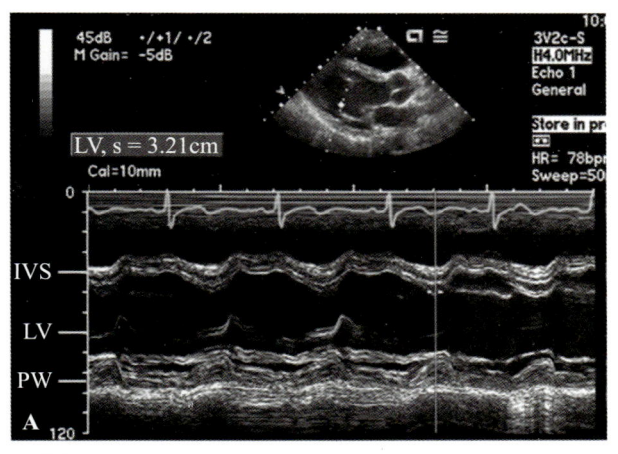

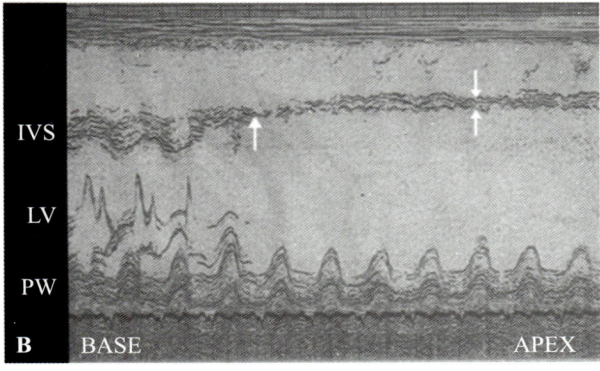

第15章　冠状动脉疾病超声心动图评价
Echocardiography and Coronary Artery Disease

▲ 图 15-11　M 型超声心动图中对左心室测量提供冠心病的有限信息
A. 二维图像引导下的正常人左心室中部水平 M 型超声心动图。前间隔和后壁（PW）对称性收缩。B. 前间隔心肌梗死并广泛瘢痕形成。前间隔基底部收缩正常，但在二尖瓣水平（向上箭），前间隔室壁变薄，心内膜运动（右侧箭）消失。IVS. 室间隔；LV. 左心室；PW. 后壁；BASE. 基底部；APEX. 心尖部

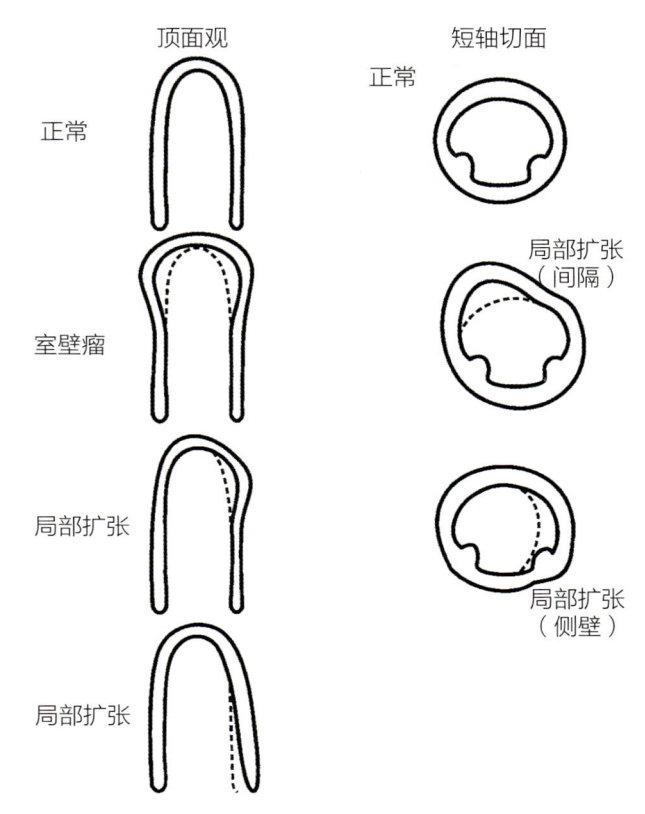

▲ 图 15-12　正常和异常左心室形态示意图
显示不同程度局部扩张，包括典型心尖室壁瘤和不典型局部扩张，这些均可为心肌缺血或梗死表现；图中显示侧壁局部扩张及后外侧乳头肌向侧方移位，导致二尖瓣对合异常和功能性二尖瓣反流；图中虚线表示左心室正常形态

内膜边界，产生一系列等高的圆盘，每个圆盘直径对应一个心室短轴内径。所有圆盘的体积相加即为左心室容积。若未检出某一节段室壁运动异常，则此种方法将高估射血分数。因此，评估伴有局部室壁运动异常的冠心病患者时，需用双平面方法。

目前多数超声平台利用组织追踪方法自动识别心内膜边界，以及追踪整个心动周期中的心肌速度。使用心肌速度可得出心肌形变参数，包括应变和应变率。类似算法能够检测心内膜/血池边界，并计算舒张期及收缩期容积。与三维容积扫描结合使用时，该方法在整个心动周期的多个时间点计算左心室全部容积。应注意到，这些方法都不是 100% 准确，因此需要在操作者间进行多次交互比较以获得准确容积。

定量左心室局部功能更为复杂。评估局部室壁运动有多种方法（表 15-2）。包括纯定性评估如"目测"评价室壁运动是否正常，或进一步定性为运动减低、运动消失或矛盾运动。详细的定量评估如计算沿左心室腔环向多条心内辅线膜的缩短情况。

虽然多种详细定量技术可用于定量室壁运动异常，并且在动物实验中得到证实，但是大多数技术不能应用于临床。这些技术受心内膜边界准确识别和（或）心肌增厚、旋转和平移运动及圈合效应的影响。因此，虽然在理论上能够高度准确地发现室壁运动异常，但它们几乎很少应用于临床

513

（有关定量技术的更详细讨论，请参阅第5章）。

正常收缩期心肌运动由两个紧密关联的动作组成。首先，室壁各层均收缩时心肌增厚，心肌厚度从正常舒张期8～11mm增加至收缩末期14～16mm，室壁增厚率35%～40%。左心室心肌在圆周方向由两层心肌纤维组成。这些心肌纤维收缩导致左心室由心尖至基底方向缩短和圆周方向缩短。两层心肌纤维运动方向相反，使左心室以"绞拧"运动收缩，被定义为扭转。从心尖方向观察，心脏基底部呈顺时针旋转，心尖呈逆时针旋转。多普勒组织成像或斑点追踪技术可发现扭转运动特征。在缺血性心脏病中，心肌运动不同于正常的顺时针 - 逆时针扭转运动特征，但是该现象的应用价值尚未在临床实践中得到证实。应该指出心尖在左心室射血和充盈阶段运动有限，故当心尖切面出现显著运动时，表明超声探头没有位于真正的心尖。

由于心脏电激动顺序不同，心肌各节段收缩速度或时相不同。此外正常情况下心肌收缩存在机械不同步，心肌缺血加重机械不同步。尽管异常室壁运动通常被描述为运动减低、运动消失或矛盾运动，但详细分析心肌收缩顺序可发现些收缩异常的时间变化。其一，矛盾运动出现于收缩收缩早期的室壁收缩后，而不是存在于整个收缩期。其二，心肌收缩明显延迟，但位移接近正常（运动延迟）。这两种表现非特异性，被认为正常变异，或为心肌缺血或缺血后表现。一般而言，如果室壁运动异常持续时间非常短暂（<50ms），很可能是正常变异，而不是心肌缺血表现。

评价冠状动脉疾病时，无论是详细定量方法还是简单"目测"方法，都必须采用一种节段划分方法描述室壁运动异常。图15-13为推荐的左心室17节段划分方法示意图，这些节段常用于室壁运动分析并与冠状动脉灌注有关。一般情况下，前间隔和前壁由左冠状动脉前降支及其分支供血，后室间沟区域的下壁由右冠状动脉供血。根据优势动脉为右冠状动脉或左回旋支冠状动脉不同，下壁、侧壁和前侧壁可能存在供血重叠。下壁心尖段由左前降支远端与右冠状动脉远端交叉供血，侧壁心尖段由回旋支与左前降支交叉供血。该方法将冠状动脉分布区域划分为不同节段，可用在半定量或定量评估方法中，有助于将节段室壁运动异常与受累冠状动脉相联系。

室壁运动最简单评估方法为正常或异常，通常进一步将心肌异常分为运动减低、运动消失和矛盾运动。该方法快速评估心肌缺血，但不能提供心肌梗死范围或危险区域范围相关信息。

定量室壁运动异常的较复杂方法为室壁运动评分或评分指数（图15-14）。该方法将每个节段

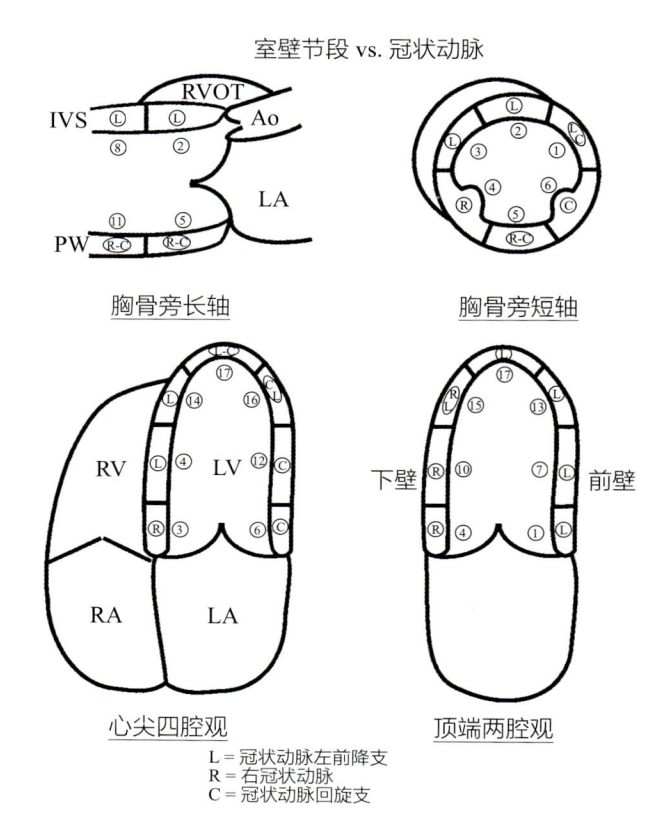

▲ 图15-13 目前推荐的胸骨旁和心尖切面左心室17节段划分方法示意图

圆圈中数字为美国超声心动图学会推荐的节段编号。图中显示每个室壁运动异常节段最可能对应的冠状动脉分布，而标明1支以上冠状动脉的节段为交叉供血。真正的心尖部通常由左前降支冠状动脉供血；当优势动脉为右冠状动脉或回旋支冠状动脉时，心尖部也可能由这些动脉供血

IVS. 室间隔；RVOT. 右心室流出道；Ao. 主动脉；PW. 后壁；LA. 左心房；RV. 右心室；LV. 左心室；RA. 右心房

室壁运动定性为正常、运动减低、运动消失、矛盾运动或室壁瘤。然后对每个节段进行计分（通常为 1—5 分）（表 15-3），总分除以节段数即室壁运动评分指数。室壁运动完全正常的室壁运动评分指数为 1.0（总分除以节段数），评分越高表示心室功能障碍程度越重。左心室整体评分代表左心室整体室壁运动情况，可再细分为前壁评分（代表冠状动脉左前降支灌注区）及后壁评分（代表右冠状动脉与冠状动脉回旋支灌注区）。由于左心室后壁循环存在大量重叠，因此无法将右冠状动脉和冠状动脉回旋支的各自灌注区分开。计算室壁运动正常节段百分比通常也有助于室壁运动评估。

改良的室壁运动评分指数对瘢痕组织标定分值。通常，瘢痕标定的分值仅用于描述，而室壁运动异常相对应的分值（如 2、3 或 4）用于计算评分。例如，运动消失的瘢痕心肌节段描述性分值为 6，但计算室壁运动评分指数时，由于是无运动节段，其分值为 3。此方法可描述瘢痕及其范围，可以避免将功能严重障碍归因于室壁运动消失或矛盾运动。

最终的改良评分方法包括运动增强计为 0 分。与室壁瘤评分结合可以描述室壁运动代偿性增强；但是，由于混入代偿性室壁运动增强计分，使室壁运动异常对总计分的影响减小，从而低估心肌梗死所致的左心室功能减低程度。使用 1.0 分值进行计算，即使由于代偿性运动增强而使左心室整体功能正常，节段室壁运动评分仍将异常。改良的室壁运动评分方法为中间计分，即轻度和重度运动减低分别计分为 1.5 分和 2.5 分，这对于评估心肌梗死后心肌负荷或心功能恢复提供了额外的定量信息。

表 15-3 室壁运动计分

运动模式	标准计分	优化计分
正常	0	运动增强
	1	
	1.5	轻度运动减弱
运动减弱	2	
	2.5	重度运动减弱
运动消失	3	
矛盾运动	4	
室壁瘤	5	
	6	运动消失伴瘢痕形成[a]
	7	矛盾运动伴瘢痕形成[a]

a. 仅为描述性数据。添加到整体评分的实际数值对应于运动模式的数值（即 1~5）

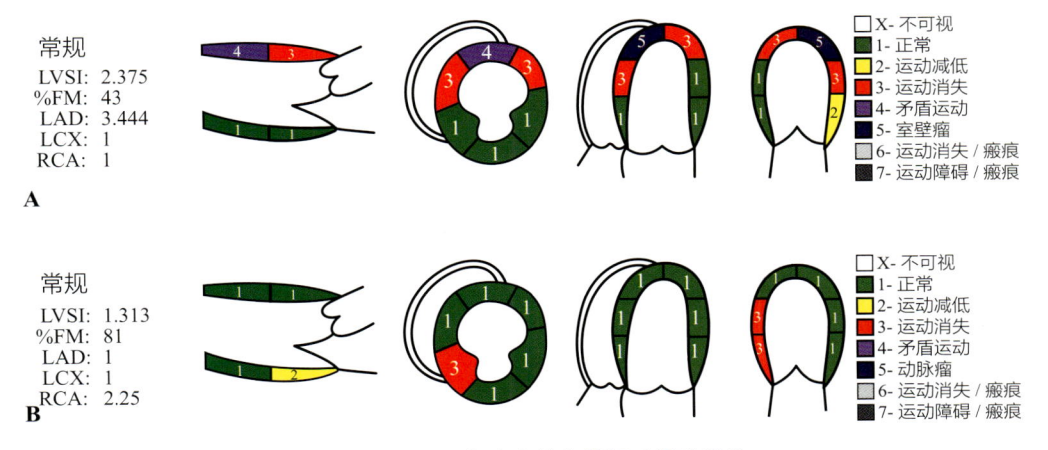

▲ 图 15-14 两名患者的室壁运动评分指数

A. 广泛心尖前壁心肌梗死患者室壁运动评分；B. 局限性下壁心肌梗死患者室壁运动评分。上图显示左前降支冠状动脉（LAD）梗死导致所有相关节段运动消失和矛盾运动。下壁和侧壁室壁运动正常。左图表格显示 LAD 区域存在明显室壁运动异常，评分 3.44，回旋支和右冠状动脉区域室壁评分正常（1.0）。正常功能心肌百分比（%FM）为 43%，左心室整体室壁运动评分指数（LVSI）为 2.37。B 图，下壁近端局限性室壁运动异常与局限性下壁心肌梗死范围一致

（一）三维超声心动图的作用

三维超声心动图可用于评估左心室室壁运动并从中获得左心室功能参数。三维超声心动图临床应用基于左心室"贝壳"模型并依赖于左心室心内膜边界的自动或半自动确认（图 15-15）。临床研究证明三维超声心动图评估左心室容积的准确性和重复性好。左心室三维容积可自动划分为多个子容积，与室壁运动评分的左心室 16 节段或 17 节段模型相对应。理论上，这种节段心室功能分析方法能够提供与左心室室壁运动视觉分析相当的信息。事实上，技术参数的限制（如心内膜边界的信号丢失和精确识别心内膜边界的算法缺陷）特别是在图像质量较差的情况下可能会降低该技术在临床实践中应用。从三维数据集中提取多个二维图像平面，可从 2 个或多个成像视角同时观察室壁运动异常（图 15-16）。虽然技术上可行，实时三维或三维集重建图像仍然受到帧频和图像质量的限制，并且图像质量不及二维超声探头获得的图像质量。

（二）组织多普勒成像与斑点追踪

第 5 章评估左心室功能章节讨论了应变和应变率技术。从临床角度，临床医生应认识到应变和应变率的算法依赖于不同技术，其测值在不同心肌取样部位之间和不同患者之间存在变化，这使得从"正常"中区分出细微异常成为难题。为了提供准确且可重复的数据，对于放置感兴趣区，这些细节的密切关注是必不可少的。该技术可潜在应用于负荷超声心动图，观察患者特定区域的应变动态变化。如前所述，左心室正常扭转与心内膜和心外膜层之间收缩方向相反有关。该技术可检测到一层（通常是心内膜）的特异性心肌缺血，并使正常心室扭转发生改变，因此可作为心内膜下心肌缺血的特异性指征。图 15-17 和图 15-18 为定量局部室壁运动异常的多普勒和组织追踪技术的示例。

（三）评估心肌缺血其他方法

其他几种超声方法也可用于评估急性缺血综合征。组织特性能够提供关于心肌收缩的大量信

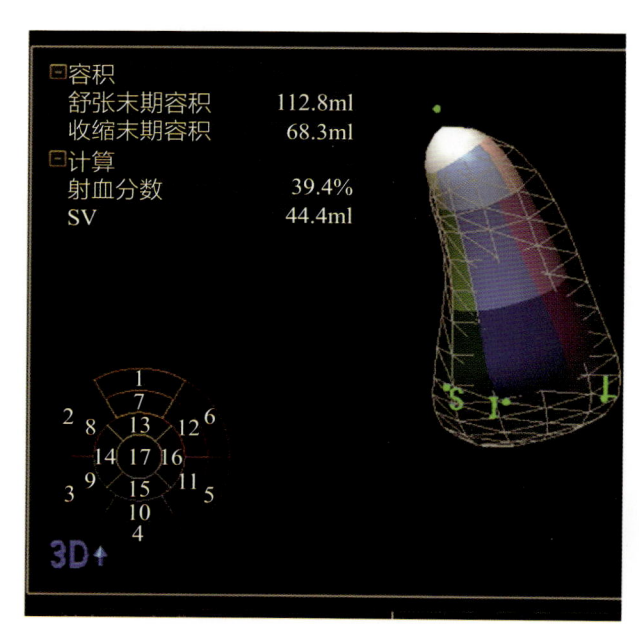

▲ 图 15-15 下壁心肌梗死患者（图 15-9 患者）的心脏收缩末期的容积再现三维图像
图上部，金属网表示左心室室壁舒张期边界，彩色填充区域代表左心室室壁收缩末期边界。心尖节段矛盾运动，射血分数减低至 39.4%。图下部分别追踪各个节段容积

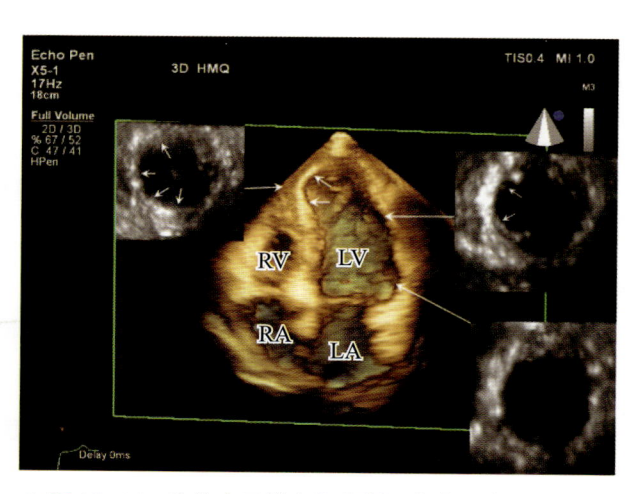

▲ 图 15-16 从单个三维容积中提取多个二维成像平面，可同时显示心尖四腔的室壁运动
心尖长轴和左心室短轴切面同时观察左心室室壁运动，在多个正交平面同时评估局部室壁运动异常。LA. 左心房；LV. 左心室；RA. 右心房；RV. 右心室

息。该技术依赖于评估背向散射（心肌返回信号）的周期性变化。在无心肌缺血情况下，心肌返回信号整体强度随心动周期变化。轻度心肌缺血即可导致这种周期性强度变化减低。

超声心动图造影技术可应用新型全氟化碳或氮基对比剂评估心肌毛细血管血流的完整性。造影强度降低与心肌血流量减少相关，并用于评估冠状动脉狭窄及其严重程度。动物实验模型和临床心肌梗死均显示，心肌造影检测的心肌微循环灌注与心肌存活性及心肌梗死后功能恢复相关。该主题在第 3 章进行讨论。

心脏计算机断层扫描和磁共振成像在评估急、慢性冠状动脉病变患者中的作用愈发重要。由于其复杂性和其他问题，心脏磁共振成像在慢性冠状动脉疾病患者治疗中比急性冠状动脉病变中的作用更大。

心脏计算机断层扫描能准确发现并发症，如心包积液、室壁瘤和假性室壁瘤形成。心脏磁共振成像作用与之类似，并可发现二尖瓣反流和室间隔缺损。两种技术高度依赖于地区可用性和专业知识。钆增强心脏磁共振成像在评估心肌瘢痕方面意义重大，其分辨率高，可以识别心内膜下心肌纤维化，这可能是临床上未发现的心肌梗死的标志（图 15-19）。

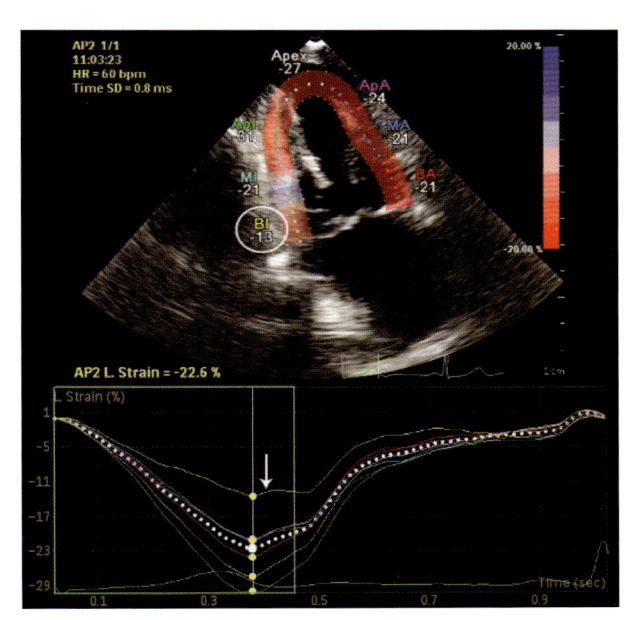

▲ 图 15-18　下壁远端心肌梗死患者心尖两腔心切面
组织追踪获得纵向应变。图上部显示与其余节段应变正常相比，收缩末期下壁基底段（BI）应变减低。图下部显示 7 个节段纵向应变。可见下壁基底段应变减低（箭）

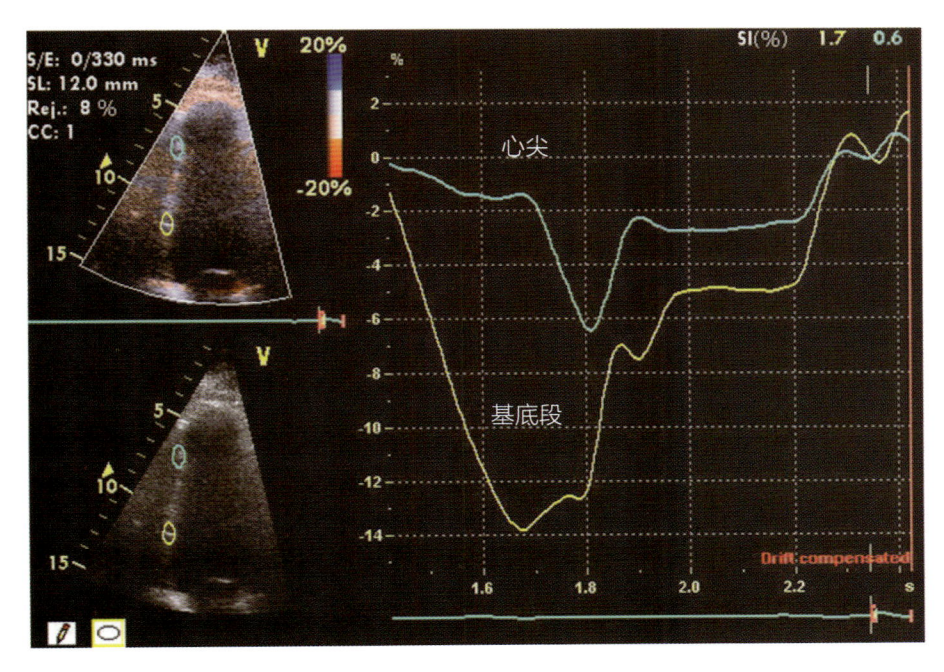

◀ 图 15-17　心尖部心肌梗死患者多普勒组织应变成像
对室间隔基底和远端感兴趣区域进行应变成像。室间隔基底段应变正常，而心尖心肌梗死边缘区域收缩延迟、应变减低

三、临床综合征超声心动图评估

（一）心绞痛

负荷超声心动图在诊断劳力性胸痛患者冠状动脉疾病中发挥重要作用（详见第16章）。极少数情况下，超声心动图检查过程中出现自发性胸痛，或胸痛时能够立即进行超声心动图检查，此时发现节段性室壁运动异常，提示疼痛由于心肌缺血所致。如果室壁运动异常短暂出现，并与胸痛或心电图改变同时消失，对心肌缺血的诊断具有高度特异性。

部分慢性冠状动脉疾病而无心肌梗死的患者，静息超声心动图上存在局部室壁运动异常。其发生机制是由于反复心肌缺血、重度冠状动脉狭窄时出现心肌冬眠，或临床上未发现的陈旧性非透壁性心肌梗死引起的反复性心肌顿抑所致。临床疑诊冠状动脉疾病患者中，存在静息时节段性室壁运动异常是潜在冠心病的间接证据。

评估胸痛患者时，若超声心动图检测到其他类型器质性心脏病，则可排除冠心病。当静息超声心动图提示存在重度瓣膜性心脏病（如主动脉瓣狭窄）或其他疾病（如肺动脉高压、扩张性或肥厚性心肌病）时，可以明确诊断并对症状进行合理解释。在这种情况下，超声心动图可用于明确诊断，而患有冠状动脉疾病的可能性很小。

（二）急性心肌梗死

急诊经胸二维超声心动图在确诊急性心肌梗死梗死部位、范围及预后判断中发挥关键作用。全层心肌存在节段性室壁运动异常是急性心肌梗死或心肌缺血的标志。室壁运动异常可以从运动减低到矛盾运动，心肌收缩期增厚消失。当胸痛合并心电图改变时，节段性室壁运动异常是心肌缺血的直接证据，且室壁运动异常范围与受累心肌体积直接相关。基于上述原理，包括心内膜下缺血的不成比例影响，我们应该认识到室壁运动异常独立于心电图变化，即在无ST段抬高或病理性Q波的心肌梗时存在室壁运动异常。

典型下壁心肌梗死心电图表现为ST段抬高和（或）Ⅱ、Ⅲ和AVF导联病理性Q波，通常累及后室间沟周围节段，以及不同范围后侧壁和后间隔。典型前壁和前侧壁心肌梗死心电图表现为ST段抬高，以及（或）心前区导联病理性Q波累及前间隔、前壁和心尖。通常情况下冠状动脉左前降支远端可绕过心尖灌注下壁心尖，故冠状动脉左前降支闭塞患者远段下壁可能存在异常。冠状动脉回旋支闭塞心电图表现多样，最常见表现为下壁或后壁心肌梗死，或心前区导联R波增宽。此时室壁运动异常主要位于下壁、后壁和后侧壁。超声心动图心尖受累可见于任何一种典型心电图改变的心肌梗死，而不局限于前壁心肌梗死。因此，下壁或后侧壁运动异常伴有心尖异常并不一定表明多支冠状动脉病变或伴发前壁心肌梗死，而可能是单支后壁优势冠状动脉供血的结果。图15-20至图15-23为典型急性ST段抬高性心肌梗死患者的超声图像。

如病理生理一节所述，非透壁性心肌缺血也

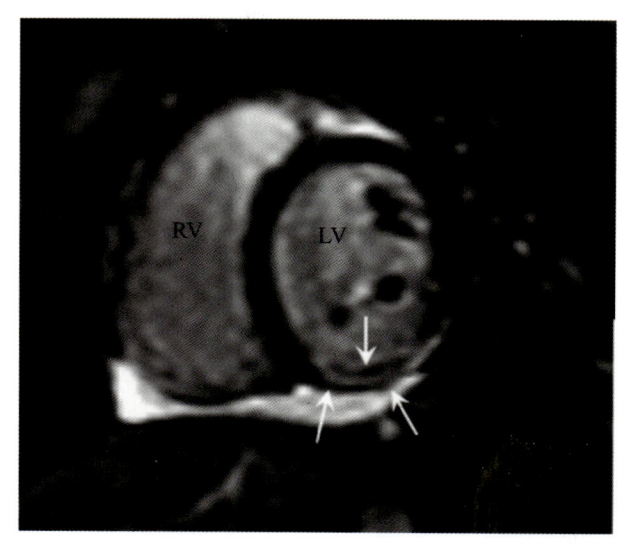

▲ **图15-19 下壁心肌梗死患者的心脏磁共振成像**
图为左心室基底段短轴图像，可见下壁突然变薄（向上箭）伴有轻度瘤样扩张。向下箭表示层状充盈缺陷，提示血栓。RV. 右心室；LV. 左心室

第 15 章 冠状动脉疾病超声心动图评价
Echocardiography and Coronary Artery Disease

可导致室壁运动异常，室壁缺血范围超过 25% 时，垂直圈合将导致整个室壁运动消失或矛盾运动。因此，以"非 ST 段抬高"为代表的非透壁性心肌梗死导致的室壁运动异常与 ST 段抬高心肌梗死所致室壁运动异常相同。由于室壁运动异常范围反映心肌缺血区域，与心电图相比，二维超声心动图为确定受损心肌范围、评估预后及并发症提供更多信息。图 15-24 为 1 例非 STEMI 心肌梗死患者心电图，仅见孤立性 T 波倒置。该患者室壁运动异常范围与 ST 段抬高型心肌梗死相似。有心肌梗死病史的冠心病确诊患者还可能新出现心肌急性胸痛综合征。在这种情况下，特别是原有室壁异常范围广泛时很难在原有室壁运动异常基础上发现新出现的室壁运动异常。最后，心电图出现左束支传导阻滞时，存在典型室壁运动异常，有助于诊断心肌梗死或心肌缺血。第 5 章评估左心室收缩功能部分讨论各种征象了用于鉴别心肌缺血和传导相关室壁运动异常。

一旦发生心肌梗死，正常心肌组织由不同程度的瘢痕组织取代。这些瘢痕组织或者是透壁性的，或者只占部分室壁。因此，与相邻正常心肌节段相比，受累室壁厚度变薄（图 15-25 和图 15-26）。

多项研究评价经胸二维超声心动图在检测室

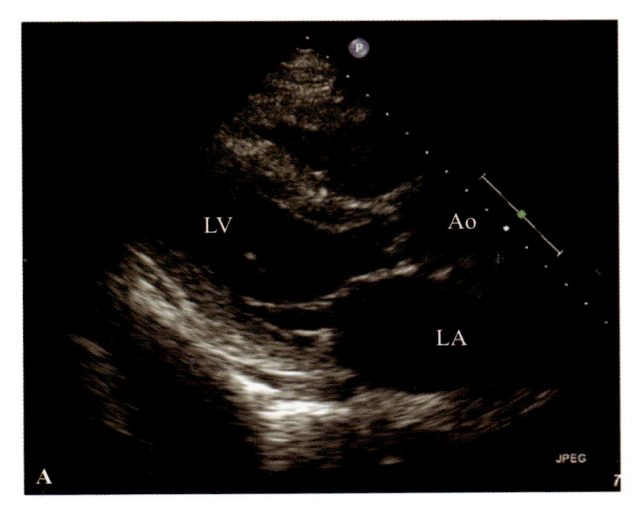

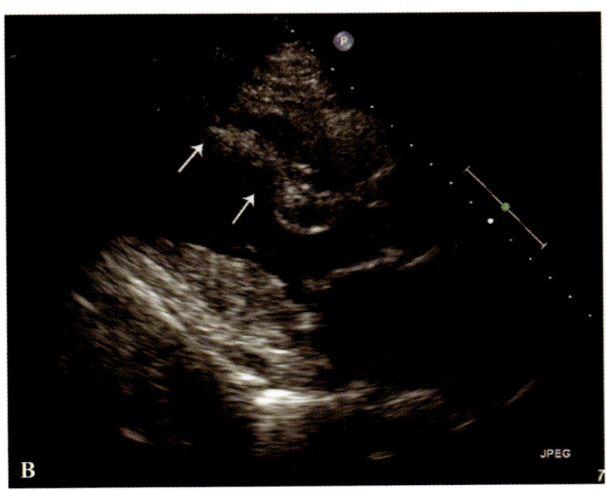

▲ 图 15-20 急性前间壁和心尖部心肌梗死患者的胸骨旁左心室长轴超声图像
A. 舒张期左心室形态正常；B. 收缩期，后壁近端运动正常，远端 90% 的前间壁（箭）无增厚且存在矛盾运动。LV. 左心室；LA. 左心房；Ao. 主动脉

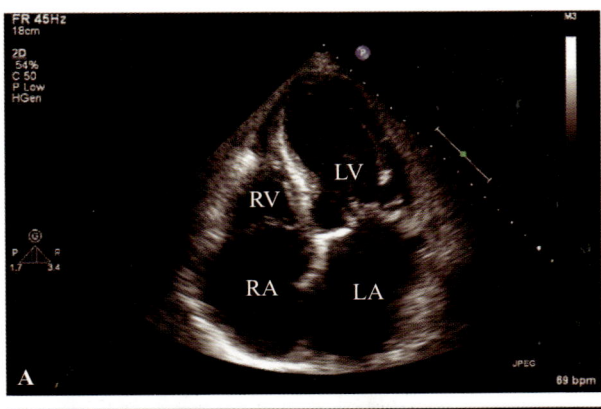

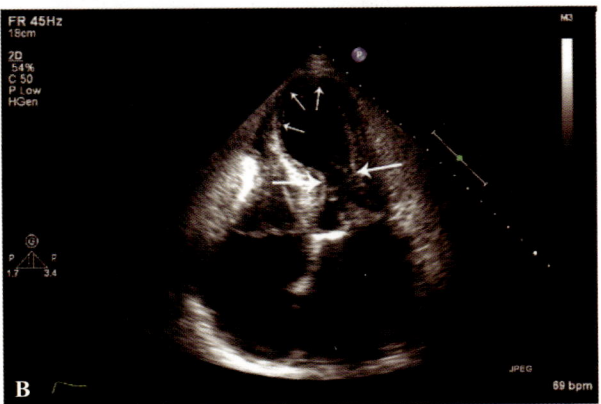

▲ 图 15-21 图 15-20 同一患者心尖四腔心切面
A. 舒张期左心室形态相对正常；双房增大表明长期高血压性心脏病的影响。B. 收缩期包括室间隔和侧壁基底段运动正常（大箭）；而心尖段存在矛盾运动（箭）。LA. 左心房；LV. 左心室；RA. 右心房；RV. 右心室

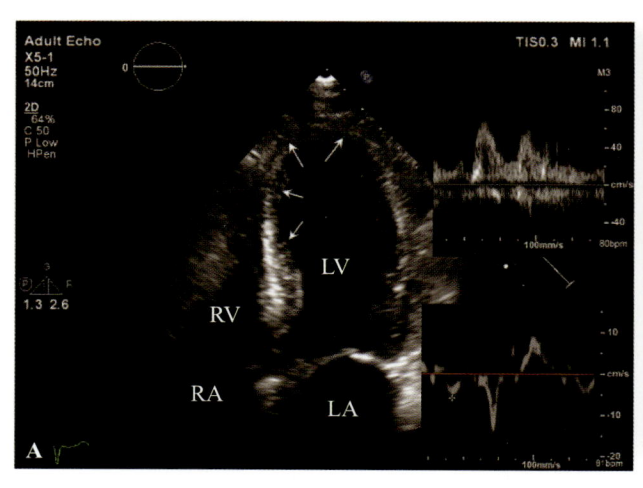

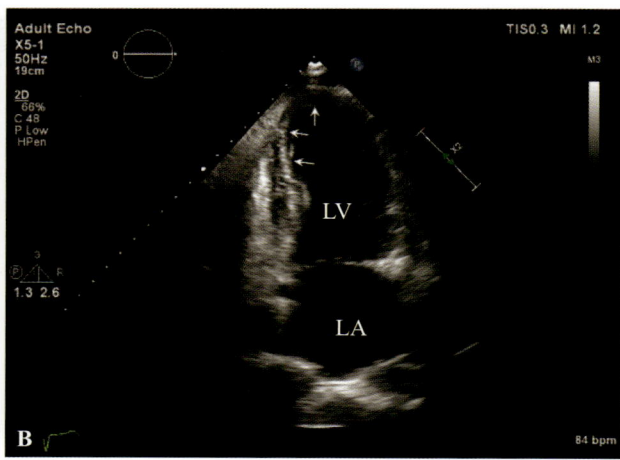

▲ 图 15-22 急性前间壁心肌梗死患者心尖四腔（A）和两腔（B）切面

图像均在收缩末期采集。A. 显示室间隔中、远段及心尖矛盾运动，而基底段运动正常（箭）；右侧显示二尖瓣瓣口多普勒和侧壁瓣环运动速度，提示 2 级舒张功能障碍。B. 显示下壁远段和心尖（箭）矛盾运动，冠状动脉左前降支闭塞患者当动脉绕过心尖并且供血远端下壁时，该现象较常见。LA. 左心房；LV. 左心室；RA. 右心房；RV. 右心室

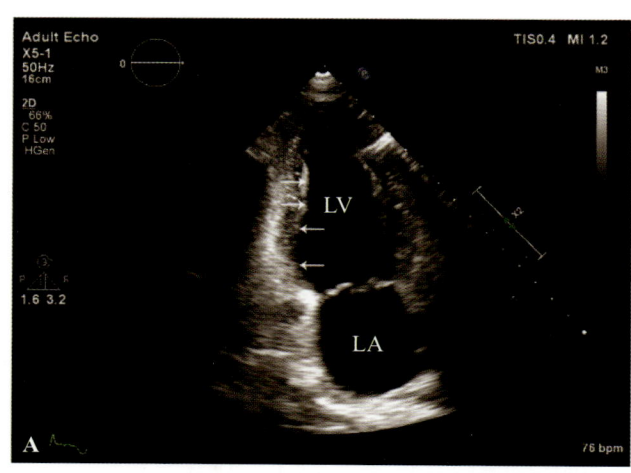

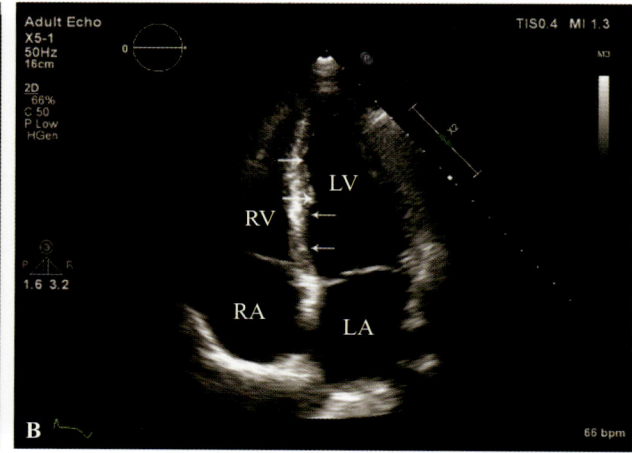

▲ 图 15-23 右冠状动脉闭塞导致下壁急性心肌梗死患者心尖两腔和四腔切面

A. 为收缩末期心尖两腔心切面，显示下壁近段矛盾运动（向左箭）和远段运动正常（向右箭）。B. 为同一患者心尖四腔心切面，显示近段 1/3 室间隔（向左箭）矛盾运动和远段室间隔运动正常（向右箭）。右冠状动脉闭塞时常见室间隔运动异常，因为近段下间壁和下壁都由右冠状动脉供血。LA. 左心房；LV. 左心室；RA. 右心房；RV. 右心室

疑似急性心肌梗死患者的壁运动异常中的临床作用。一般而言，80%～95% 心肌梗死确诊患者能够检测到室壁运动异常。实验研究表明，当心肌梗死范围达到阈值时，才会发生室壁运动异常。透壁性心肌梗死的阈值如前所述。同样，当心肌缺血负荷达到阈值进，才会发生室壁运动异常。动物模型表明，当受累心肌达到 1.0g 以上时，常规超声心动图才能检测到室壁运动异常。因此，在心肌梗死或局部缺血范围小的情况下，可能检测不到室壁运动异常。

心肌损伤超敏感酶测定法（如目前使用的肌钙蛋白测定法）出现之前，多数研究表明室壁运动异常与急性心肌梗死相关。这些现代检测技术能够检测到导致局部室壁运动异常或心电图异

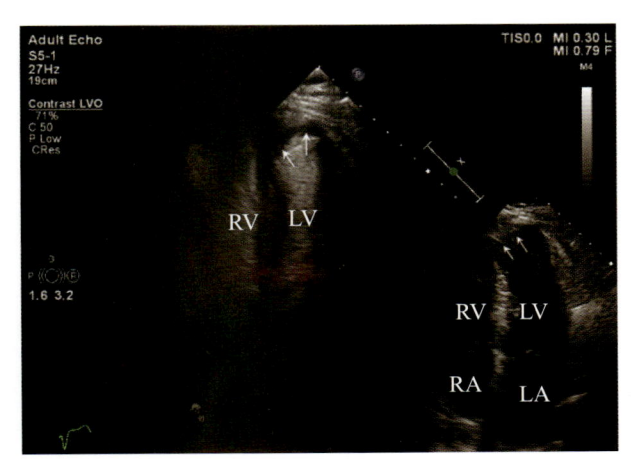

▲ 图 15-24 非典型胸痛、心电图非特异性 T 波改变和轻度肌钙蛋白升高患者的心尖两腔心切面

中央图显示左心室造影。收缩末期心尖段室壁出现矛盾运动，与左前降支冠状动脉远端供血区域的心肌缺血和（或）梗死一致。插图为左心室造影前同一图像。冠状动脉造影检查发现患者左前降支冠状动脉中段几乎完全闭塞。LA. 左心房；LV. 左心室；RA. 右心房；RV. 右心室

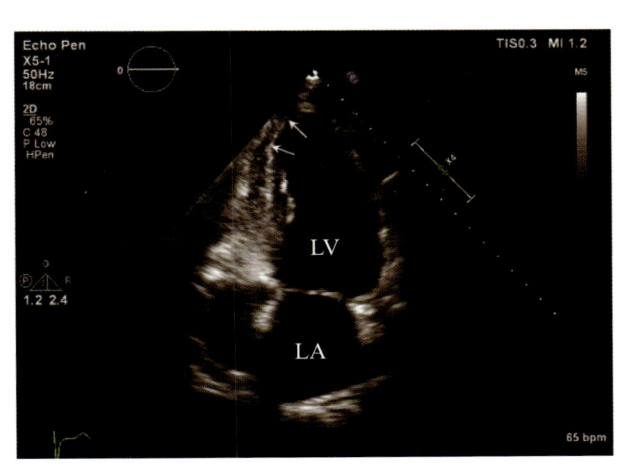

▲ 图 15-26 远段局限性前壁及心尖心肌梗死患者收缩末期心尖四腔心切面

显示近端 2/3 室间隔和侧壁厚度正常，心尖段室间隔心肌变薄伴瘢痕组织形成（箭），与远段局限性前壁及心尖心肌梗死一致。LA. 左心房；LV. 左心室

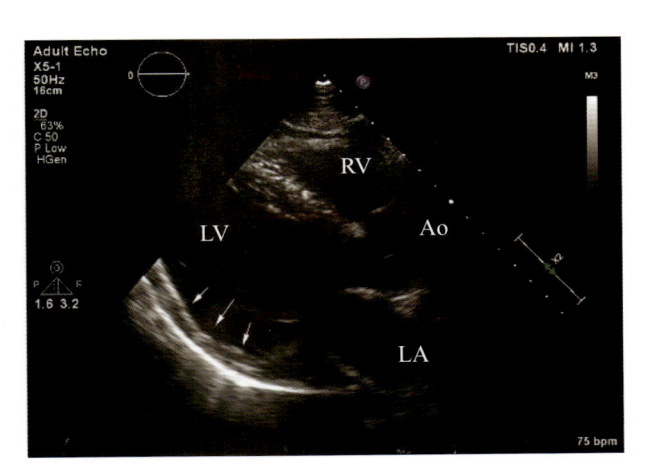

▲ 图 15-25 后壁远段心肌梗死患者收缩末期胸骨旁左心室长轴切面

与室间隔相比，后壁变薄且近段区域出现矛盾运动（箭）。LA. 左心房；LV. 左心室；RV. 右心室；Ao. 主动脉

常所需心肌阈值以下的心肌损伤。因此，超声心动图监测急性冠状动脉综合征的"敏感性"需要联合新的标记物。这些标记物是临床心肌功能不全缺血综合征患者不伴有心功能不全的标记物。心肌应变和应变率成像可以检测到比目测分析更轻微的心肌功能不全。但是，建议谨慎应用该技术因为应变或应变率降低具有非特异性，急性缺血之外的原因也可导致其减低。另外，追踪质量不佳将导致很多错误，因此，临床上并未认为孤立性应变降低是心肌缺血或梗死的独立标志物。

目前，临床上很少对胸痛患者单独应用静息经胸超声心动图检查。许多研究中心对静息室壁运动正常但其胸痛提示急性冠状动脉综合征患者早期应用负荷超声心动图进行检查。大量研究证明此方法的安全性。静息与负荷超声心动图联合使用能准确检测潜在冠状动脉疾病，并与放射性核素技术的作用相当。负荷超声心动图的应用介绍见第 16 章。

（三）室壁运动异常的自然进程

急性心肌梗死确诊后，经胸超声心动图可用于随访心室重塑进展或室壁运动异常恢复。如果通过导管或药物方法能够成功进行心肌再灌注，则室壁运动异常可完全或部分恢复，这取决于再灌注的及时性和有效性。由于再灌注治疗通常不能在避免所有心肌坏死的关键窗口期内彻底完成，许多患者遗留不同程度的心肌坏死。图 15-27 显示一名广泛前壁及心尖部心肌梗死患者

发病（图 A）和随访（图 B）图像。

若血供不能完全恢复，急性心肌梗死可发展为发生不同程度透壁坏死，这依赖于冠状动脉闭塞位置及侧支循环是否存在。多数情况下梗死区域心肌功能无法恢复。在急性期，梗死边缘区可能存在一定程度心肌灌注，导致室壁运动异常可能恢复；然而，透壁性梗死中央区运动消失持续存在。大约6周后，心肌坏死由纤维组织及瘢痕取代。病理和超声心动图均显示室壁变薄且致密。图 15-7、图 15-9、图 15-25 和图 15-26 均为未经治疗的心肌梗死患者，室壁变薄且运动消失。病程慢性进展时，患者出现室壁瘤和心肌重构，对心室功能产生不利影响。这些详见慢性冠状动脉疾病一节。

几项大型临床试验评估 β 受体拮抗药或血管紧张素转换酶抑制药的治疗心肌梗死后不良心室重塑。不良心室重塑能否减小到最低程度，取决于初始梗死面积、再灌注成功程度及治疗是否及时。长期预后研究表明，心室不良重塑患者更容易发生室性心律失常、充血性心力衰竭和舒张功能障碍，且通常比未发生心室不良重塑患者预后差。多种技术能够定量评价心室重塑，包括心内膜表面积及舒张期、收缩期容积。

（四）预后意义

大量数据表明超声心动图与急性心肌梗死预后的相关性，但这些数据在紧急再灌注治疗和药物治疗时期以前获得，因此意义不大。因此，许多先前研究意义不大。这些早期研究可能仅涉及晚期发作患者，或者由于其他原因未接受急性再灌注治疗患者。随着介入治疗方法、重复使用经皮或其他方法愈发普及，超声心动图单次检查的价值必须与患者治疗过程相结合。

早期研究表明，急性心肌梗死伴室壁运动异常患者的预后不良。一般而言，无论是通过室壁运动评分、射血分数或其他更详细定量技术进行评价，室壁运动异常范围越广泛，发生充血性心力衰竭、心律失常和死亡等并发症的可能性就越大。节段性室壁运动异常范围，以及整体心室功能不全的参数，如舒张末期和收缩末期容积指数和射血分数，这些均与近期和远期不良预后相关。最近研究表明，整体应变减低会导致预后恶化（图 15-28）。

其他超声心动图表现与预后直接相关。孤立性、单支冠状动脉疾病导致急性缺血综合征时，其余心肌节段代偿性运动增强（图 15-21）。这减

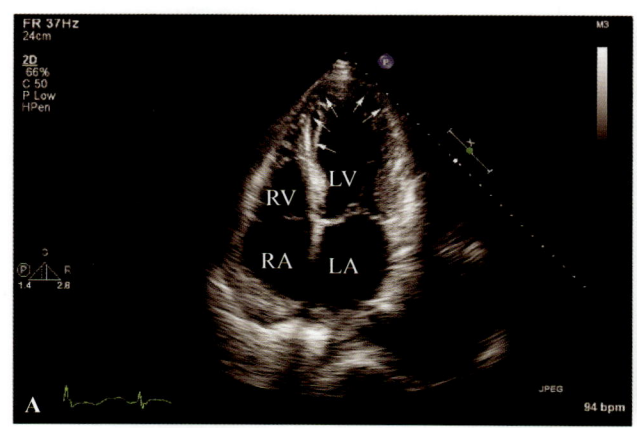

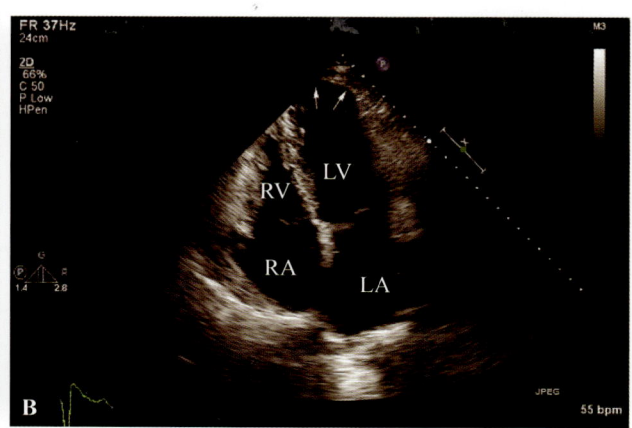

▲ 图 15-27　左前降支冠状动脉近端阻塞致广泛前壁及心尖心肌梗死患者的心尖四腔心切面

A. 经皮介入治疗前急性期。左心室形态异常，室间隔远段、心尖和侧壁远段矛盾运动（箭）；B. 该患者 1 年后收缩末期图像。与再灌注前急性期广泛室壁运动异常相比，矛盾运动（箭）局限于心尖。LA. 左心房；LV. 左心室；RA. 右心房；RV. 右心室

522

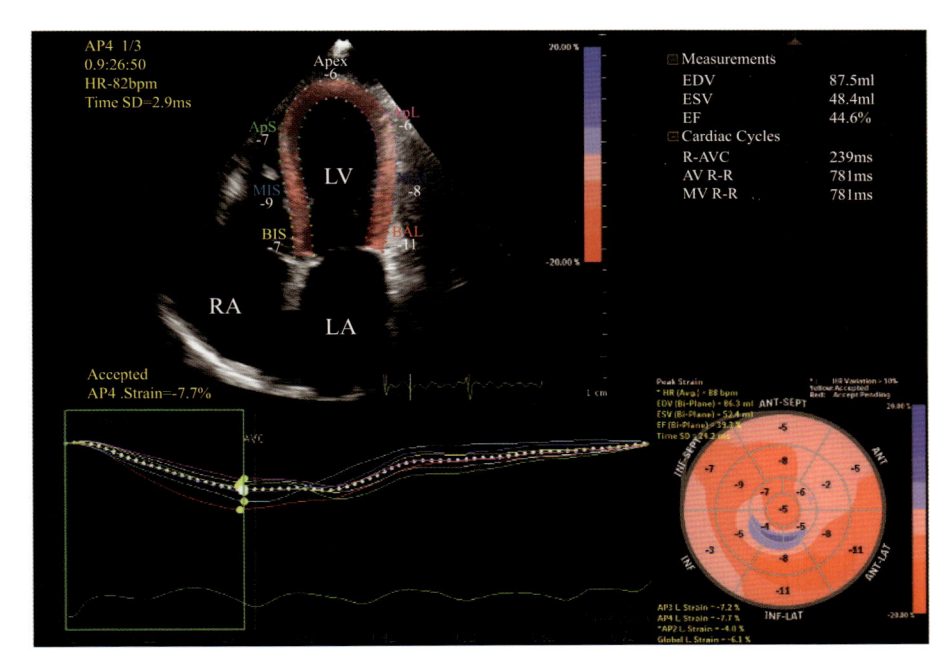

◀ 图 15-28 前壁及心尖心肌梗死致室间隔远段和心尖运动消失患者心尖四腔心切面获得整体纵向应变

左心室整体收缩功能轻度降低。收缩末期整体纵向应变图像显示心脏基底段功能正常，而心尖扩张、运动消失。左心室射血分数44.6%。然而，尽管左心室基底段功能正常且左心室射血分数轻度减低，但非受累节段应变显著减低，整体纵向应变减低6.1%。LA. 左心房；LV. 左心室；RA. 右心房

轻了缺血性节段性室壁运动异常对左心室的整体影响。不出现代偿性运动增强则提示存在多支冠状动脉病变。

多普勒二尖瓣流入道血流、多普勒组织速度和应变成像已被用于评估急性心肌梗死患者左心室舒张功能。若心肌梗死前心室舒张功能正常，急性心肌缺血或梗死时左心室顺应性立即降低。通常导致二尖瓣 E/A 峰比值降低与减速时间延长。临床研究表明，与急性心肌梗死伴松弛时间延长患者相比，具有限制性（或假性正常化）舒张功能障碍的急性心肌梗死患者预后更差（图15-29）。不同患者在心肌梗死前二尖瓣流入血流频谱可能存在很大差异，使心肌梗死后的评价更加复杂。虽然年轻健康患者可假定心肌梗死前舒张功能正常，但对于并存左心室肥大或其他疾病（包括陈旧性心肌梗死）的老年患者，不能假设其基线舒张功能正常。尽管如此，无论其先前充盈方式异常及其特点和程度如何，典型的限制性二尖瓣流入频谱提示预后不良。

四、急性心肌梗死并发症

二维超声心动图能够诊断急性心肌梗死的几

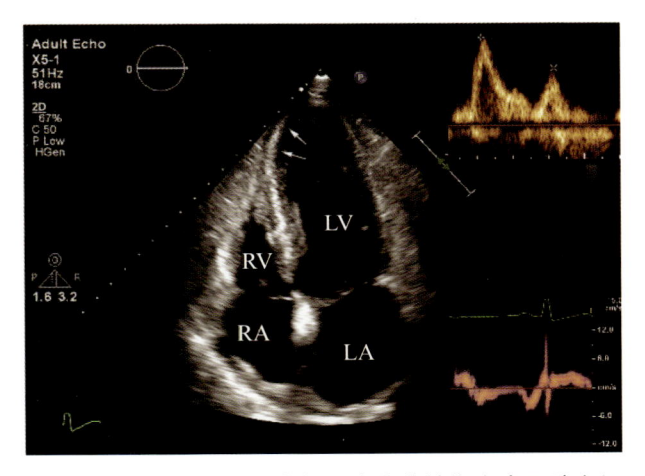

▲ 图 15-29 局限性心尖梗死患者收缩期心尖四腔心切面图像

显示室间隔远段矛盾运动（箭）。表现为2级舒张功能障碍，右上方显示正常 E/A 比和右下方显示侧壁瓣环舒张期速度 E/A 倒置。LA. 左心房；LV. 左心室；RA. 右心房；RV. 右心室

乎所有机械性并发症。大多数情况下，常规经胸超声心动图足以进行评价。彩色多普勒血流成像是急性心肌梗死患者综合检查的一部分，对二尖瓣反流、三尖瓣反流和室间隔缺损等病变的确诊和定量评价至关重要。若患者（如危重患者）经胸超声心动图成像不佳时，经食管超声心动图通常能提供必要的诊断信息。

急性心肌梗死典型机械性并发症越来越少见，其中大多数是由于透壁性坏死所致。由于急性血运重建，使透壁性坏死患者出现梗死区扩展、慢性室壁瘤、游离壁破裂和室间隔缺损等并发症越来越少见。

（一）心包积液

急性心肌梗死后常出现暂时性心包积液，常见于透壁性或 ST 段抬高性心肌梗死，很少见于非 STEMI。在介入应用于临床前，研究表明 30%～40% 急性 ST 段抬高梗死患者出现少量暂时性心包积液（图 15-30）。此类积液病因考虑为心外膜炎症，少量心包积液也可见于无症状的急性心包疾病患者。大量心包积液引起血流动力学改变，其在无并发症的心肌梗死中较罕见。大量心包积液或积液伴出血应首先考虑心肌破裂。

心肌梗死后迟发性心包炎综合征（Dressler 综合征）已有详细描述，但其发生率越来越低。该综合征包括复发性胸痛伴心包积液，通常发生在心肌梗死后 6 周至 3 个月。积液的外观和性质类似于任何其他原因引起的积液，心肌梗死急性期少量积液很少引起血流动力学变化。

病情最严重的一种心包积液见于即将出现或部分性心室壁破裂、透壁性坏死患者。临床上出现再发胸痛和心电图动态改变，但心肌酶水平未升高。此时由于变薄且膨展的室壁存在炎症和（或）血液通过部分心肌破裂而直接外渗导致液体积聚。心包积液呈云雾状或含有模糊均匀回声，提示出血。图 15-31 为透壁性前侧壁心肌梗死患者 3d 后出现复发性胸痛和心电图改变，左心室游离壁部分破裂，导致急性压迫性心包积液。

（二）急性心肌梗死机械并发症

即使存在急性心肌梗死，厚度正常的心肌张力基本正常。梗死扩展定义为透壁性心肌梗死后 24～72h 发生的急性心室壁变薄伴瘤样扩张。此为急性重构现象，并具有重要预后意义。非透壁

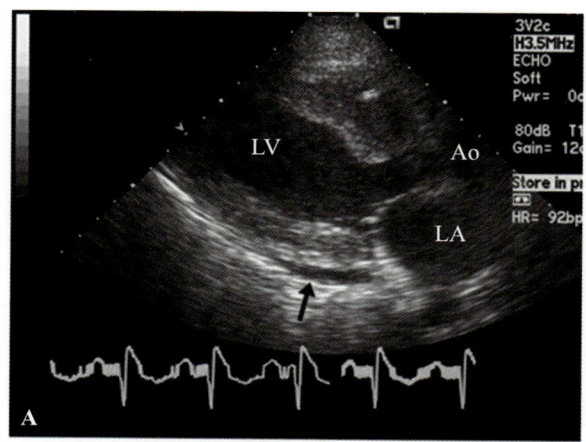

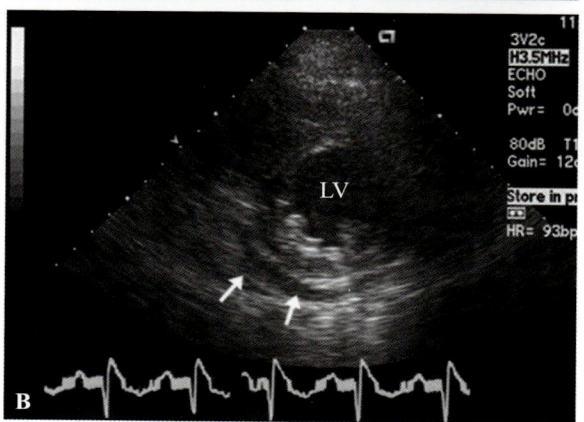

▲ 图 15-30 急性前壁及心尖心肌梗死伴少量心包积液患者超声心动图

A. 胸骨旁长轴切面（黑箭）；B. 短轴切面（白箭）。LA. 左心房；LV. 左心室；Ao. 主动脉

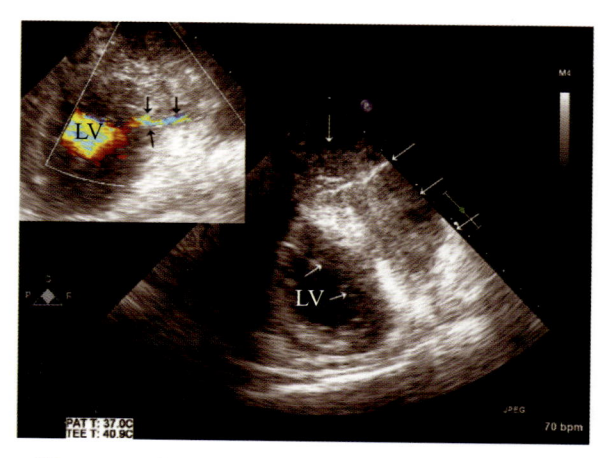

▲ 图 15-31 急性前侧壁心肌梗死后 72h 患者胸骨旁短轴切面

图像中心显示左心室形态扭曲变形，前侧壁（箭）受压，游离壁破裂后的血肿和出血形成团块状回声压迫室壁。左上方显示收缩期可见左心室内彩色多普勒血流信号进入心外血肿内。LV. 左心室

性心肌坏死不发生此种并发症。与后壁心肌梗死相比，其常见于前壁及心尖部心肌梗死患者。超声心动图表现为典型的心肌瘤样膨出，但不伴致密瘢痕表现。梗死扩展区域室壁由坏死心肌组织组成，由于其扩展或延伸远超心内膜表面积，室壁厚度仅为3～5mm（正常为8～10mm）。薄壁坏死心肌张力降低，并且为多数机械性并发症的前兆。图15-32为此种现象示意图。图15-33显示急性前壁及心尖部心肌梗死患者48h后出现急性梗死扩展。该并发症是机械性并发症，如游离壁破裂、室间隔破裂和乳头肌断裂的前兆。早期

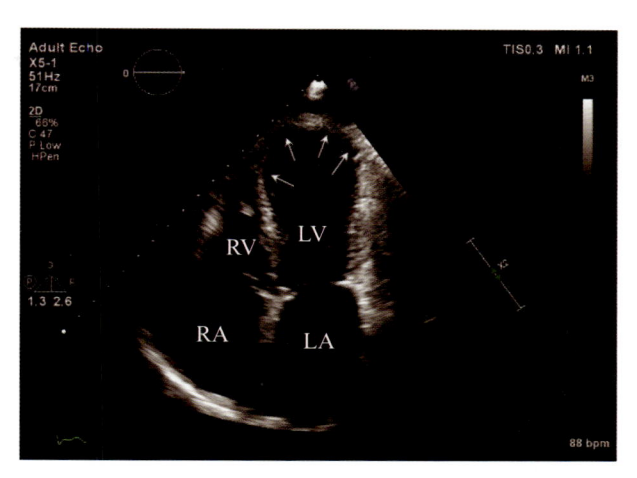

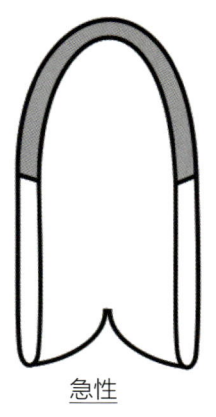

▲ **图 15-33　左前降支冠状动脉中段完全闭塞致前壁及心尖部心肌梗死患者48h后心尖四腔心切面**
在此略微离轴的四腔切面中，心尖节段扩张伴有心尖梗死扩展及矛盾运动（箭）。此时急性扩张程度反映梗死扩展，并且是机械性并发症（如室间隔缺损）的前兆。LA. 左心房；LV. 左心室；RA. 右心房；RV. 右心室

急性
$ESA_{Total} = 200cm^2$　WT_{Total}　1cm
$ESA_{MI} = 75cm^2$　WT_{MI}　1cm
$ESA_{Namal} = 125cm^2$　WT_{Namal}　1cm
LV Mass 200g

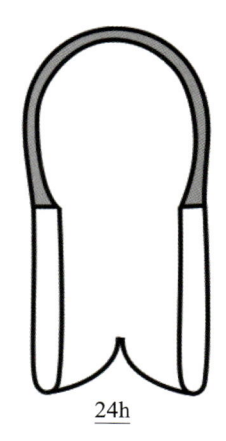

24h
ESA_{Total}　250
ESA_{MI}　250　WT_{MI}　6mm
ESA_{Namal}　125　WT_{Namal}　1cm
LV Mass 200g

ESA = 心内膜表面积
WT = 室壁厚度
□ 正常心肌
■ 梗死心肌

▲ **图 15-32　梗死扩展示意图**
左图. 左心室心尖部急性透壁性僧帽状心肌梗死心室形态正常。急性期：梗死和非梗死心肌组织厚度相同。本例假设心内膜初始表面积为200cm²，室壁厚度为1cm，则左心室质量（LV mass）为200g。急性心肌梗死时，总心内膜表面积为200cm²，包括正常区域125cm²和梗死区域75cm²。右图. 由于梗死扩展及心尖部扩张，总心内膜表面积为250cm²，包括正常区域125cm²和梗死区域125cm²。由于心肌总质量未增加，梗死组织必定变薄使梗死区室壁厚度为6mm，而正常室壁厚约1cm。扩展区域由张力减低的坏死心肌构成，这是心肌破裂等机械性并发症的前兆

研究表明梗死扩展患者短期院内死亡率高达40%。

（三）游离壁破裂

左心室游离壁破裂通常可致命，只有破裂时立即进行心血管手术修补才能幸免。因此，超声心动图很少记录到急性游离壁破裂。图15-31示心室游离壁破裂患者可见大量血性心包积液。游离壁破裂常导致大量心包积血及死亡。

（四）心室血栓

25%～40%未经急性再灌注治疗的前壁心肌梗死患者可形成心室血栓。下壁心肌梗死很少形成心室血栓。图15-34显示急性心肌梗死并早期血栓形成。多项关于血栓形成时间的研究表明，早期血栓形成的峰值时间约72h；然而，心尖部大面积运动消失及血流淤滞的广泛心肌梗死，在急性期数小时内可形成血栓。急性心肌梗死与慢性心肌梗死形成的血栓特征相同，可呈层状、带蒂或可移动。带蒂或可移动血栓发生栓塞事件的可能性大，且两者同时出现时栓塞的可能性最大。如果血栓诊断可疑，可使用经肺对比剂进行左心室造影，以证实是否存在心室血栓。

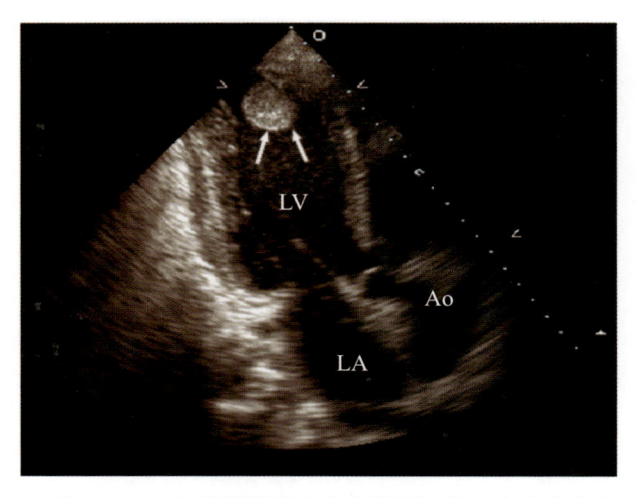

▲ 图 15-34 广泛前壁及心尖心肌梗死患者心尖左心室长轴切面

可见急性带蒂可移动血栓（箭）。LA. 左心房；LV. 左心室；Ao. 主动脉

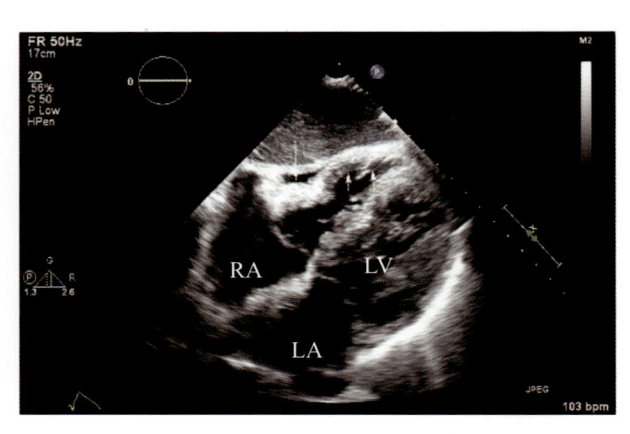

▲ 图 15-35 局限性下壁及右心室心肌梗死患者收缩末期剑突下四腔切面

可见右心室游离壁近段运动正常（向下箭），右心室游离壁远段 2/3（向上箭）矛盾运动。LA. 左心房；LV. 左心室；RA. 右心房

（五）右心室梗死

90% 以上右心室梗死并发下壁心肌梗死。极少数情况下，左前降支冠状动脉分布区梗死和右心室心肌梗死同时发生。这通常由冠状动脉解剖变异所致，即右心室支起自左前降支冠状动脉。绝大多数右心室心肌梗死见于下壁心肌梗死，这是由于右冠状动脉近端阻塞所致。有时下壁运动异常相对较轻且左心室整体收缩功能可能正常。图 15-35 显示局限性下壁心肌梗死并发右心室心肌梗死。仔细观察许多急性下壁心肌梗死合及右冠状动脉阻塞患者，可发现不同程度的右心室收缩功能不全，包括不同程度的右心室扩张和收缩功能不全及功能性三尖瓣反流（图 15-36）。多数情况下，尤其急性再灌注治疗后，这些变化轻微而短暂，右心室功能一般可恢复。

右心室梗死导致右心舒张压轻微短暂性升高。右心压升高早期表现为房间隔持续性膨向左心房侧，表明右心房压高于左心房压。此外，由于右心房扩张可能会出现卵圆孔未闭，生理盐水右心造影超声心动图显示短暂性右向左分流（图 15-37 和图 15-38）。有时，右向左分流量导致临床上出现低氧血症。介入术封堵卵圆孔未闭成功

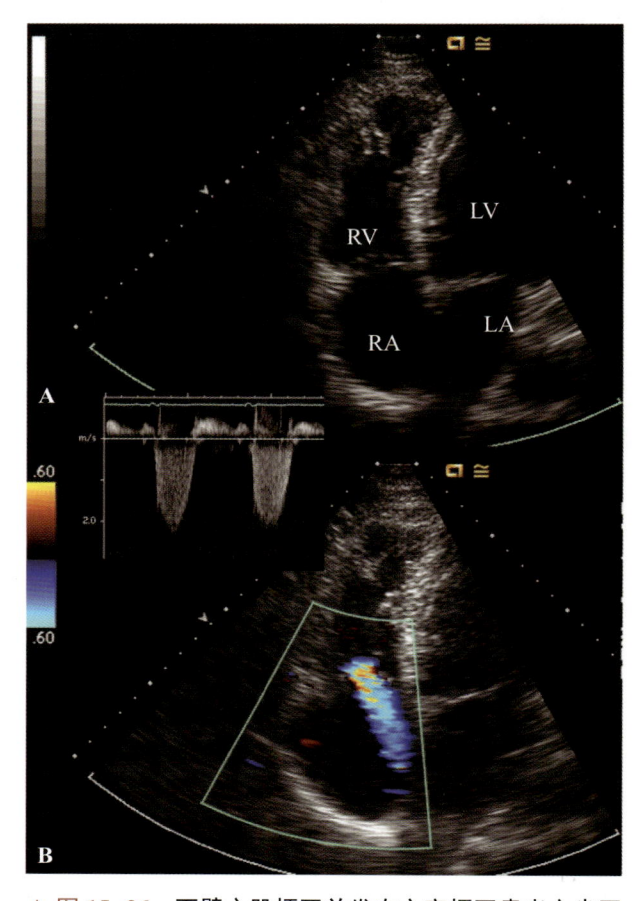

▲ 图 15-36 下壁心肌梗死并发右心室梗死患者心尖四腔心切面

A. 右心室扩张；B. 继发性三尖瓣反流。插图显示三尖瓣反流速度较低约 2.1m/s，这与肺动脉高压导致的功能性三尖瓣反流不同。LA. 左心房；LV. 左心室；RA. 右心房；RV. 右心室

率不同，主要因为总体治疗结局与右心室功能不全程度更相关。

心肌梗死可能短暂性累及右心室，因为其功能障碍与短暂性心肌缺血有关。并发二尖瓣关闭不全或室间隔缺损均可急剧增加右心室负荷，并且右心室梗死并发上述任何一种情况时预后更差。

右心室功能不全无法恢复的患者出现不同程度的持续性右心室扩张与收缩功能降低。上述改变依赖于冠状动脉病变程度和位置，并与功能性三尖瓣反流有关。无肺动脉高压时三尖瓣反流速度相对较低。慢性期左心室收缩功能不全和右心室收缩功能不全程度显著不一致。

右心衰竭和容量负荷过重的患者，偶尔陈旧性下壁心肌梗死累及右心室（图15-39）。此时右心室受累与容量负荷过重是引起症状的主要原因，而并非左心室功能不全。当患者出现隐匿性右心衰竭（无肺动脉高压）时，应考虑到这种情况。

（六）急性二尖瓣关闭不全

几种机制可导致急性心肌梗死后出现二尖

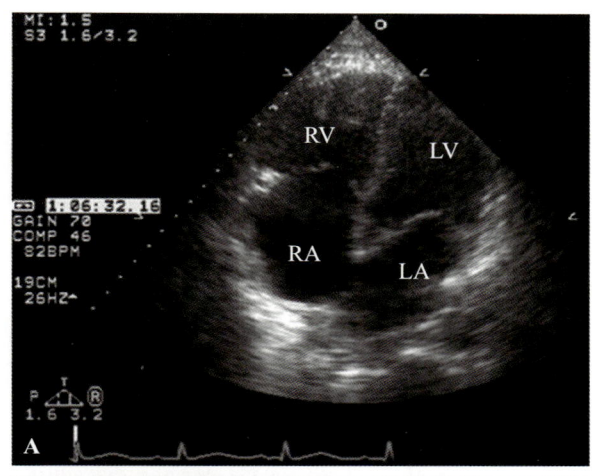

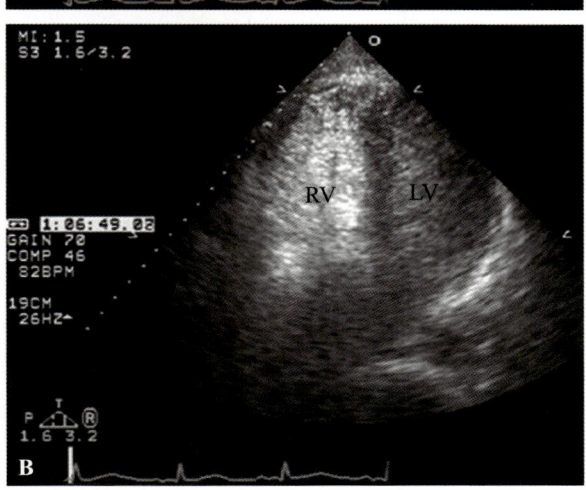

▲ 图 15-37 局限性下壁心肌梗死伴广泛右心室梗死患者心尖四腔心切面
A. 右心房和右心室显著扩张，右心室收缩功能减低。B. 静脉注射生理盐水后显示明显右向左分流。LV. 左心室；RV. 右心室

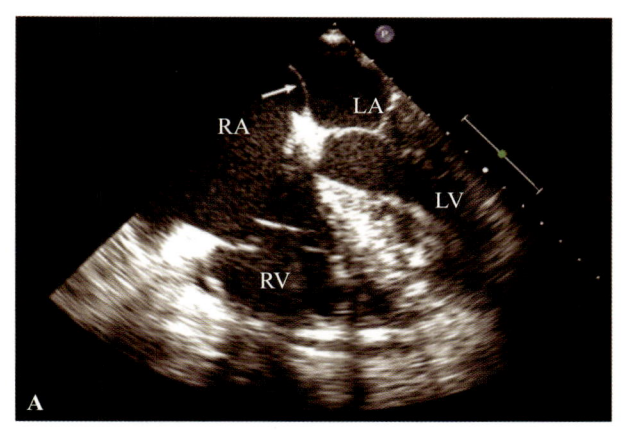

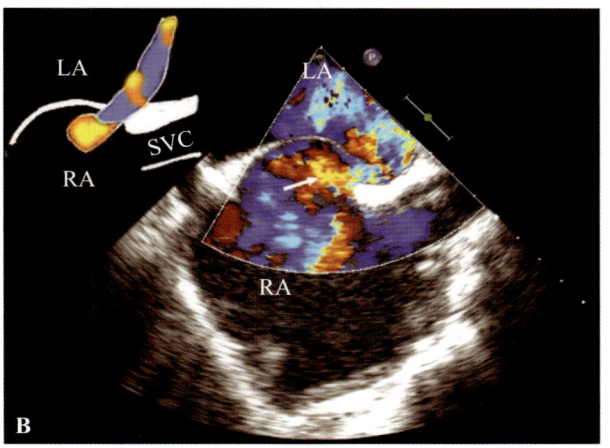

▲ 图 15-38 局限性下壁心肌梗死伴广泛右心室梗死而左心室功能正常患者的经食管超声心动图
患者并发难治性低氧血症。A. 右心房扩张和房间隔持续膨向左心房侧（箭），表明右心房压显著升高。B. 卵圆孔未闭，彩色血流成像（箭）显示右向左分流。LA. 左心房；LV. 左心室；RA. 右心房；SVC. 上腔静脉

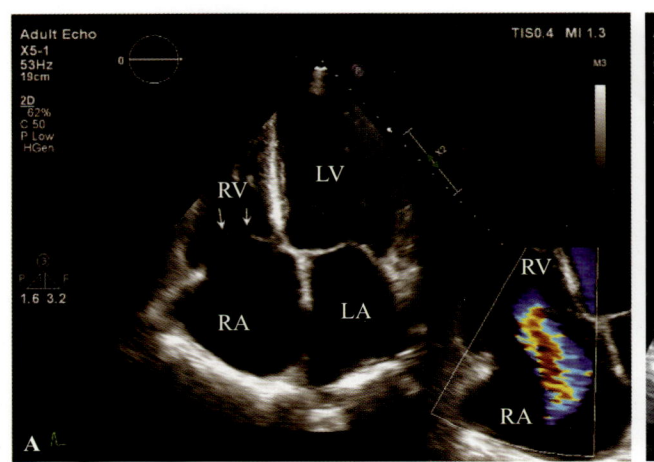

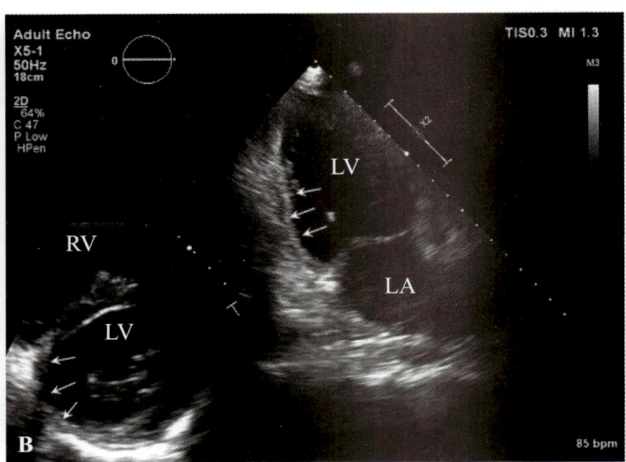

▲ 图 15-39 经胸超声心动图显示之前未发现的下壁心肌梗死患者伴右心室梗死和中至重度功能性三尖瓣反流

患者出现水肿和容量负荷过重，但无缺血性心脏病病史。A. 心尖四腔心切面显示右心房扩张、右心室收缩功能不全相关性三尖瓣瓣叶对合不良（箭）；插图显示中度至重度三尖瓣反流。B. 心尖两腔心切面证明存在下壁基底段心肌梗死或瘢痕形成（箭）；插图为收缩末期短轴切面显示下壁心肌梗死。LA. 左心房；LV. 左心室；RA. 右心房

瓣反流（图 15-40）。首先是由于乳头肌断裂或部分断裂所致。乳头肌急性断裂可累及整个乳头肌或乳头肌的一个头部，导致连枷样瓣叶。乳头肌断裂常见于后内侧乳头肌，因为后内侧乳头肌由后降支冠状动脉单支供血而不是双重供血。心肌梗死范围广泛时可伴有乳头肌断裂，许多患者表现整体左心室功能不全。由于急性重度二尖瓣反流，左心室呈高动力而掩盖局限性室壁运动异常。如果二尖瓣反流在慢性舒张功能不全或原有二尖瓣反流的基础上没有进展，左心房大小则不会改变。

急性心肌梗死患者出现新的全收缩期杂音和充血性心力衰竭时，应怀疑乳头肌断裂。乳头肌断裂应与急性室间隔缺损相鉴别。图 15-41 至图 15-45 显示急性心肌梗死患者出现乳头肌断裂。有时可见乳头肌坏死但未出现断裂，此时可存在乳头肌形态、肌纹理或运动异常。

经胸超声心动图通常难以显示断裂的乳头肌头部，经食管超声心动图对显示乳头肌断裂和瓣叶十分必要。乳头肌断裂造成的瓣叶部分连枷常见偏心性二尖瓣反流，其反流方向通常与受累瓣叶相反。因此，后叶连枷通常导致前向反流，反之亦然。彩色血流多普勒超声对于评估乳头肌断裂至关重要。大多数情况下，彩色血流多普勒成像可以明确区分二尖瓣反流与室间隔缺损。经胸成像通常不能显示断裂的乳头肌头部，但若发现偏心性二尖瓣反流而左心房大小相对正常时，间接提示急性二尖瓣反流。

除二尖瓣装置破损外，二尖瓣瓣叶对合异常

▲ 图 15-40 缺血性心脏病相关的正常和异常二尖瓣闭合示意图

左上方显示正常的闭合模式。由于对合异常导致缺血相关性二尖瓣反流病因包括功能性二尖瓣反流、后叶运动受限和乳头肌断裂引起瓣叶连枷样运动。示意图中箭表示反流束方向，圆圈表示反流孔

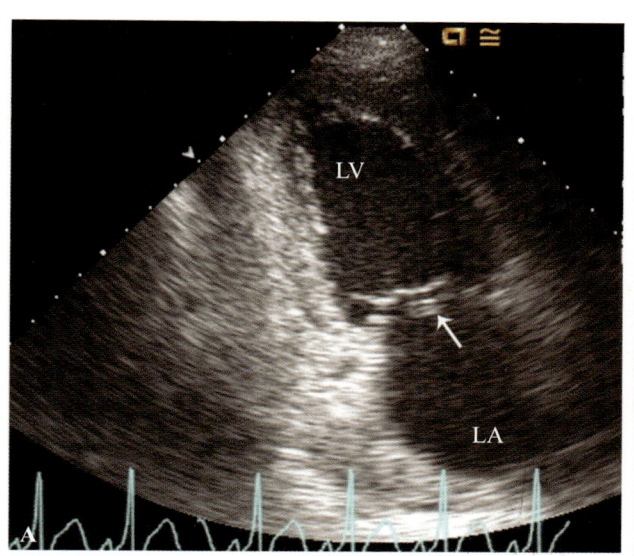

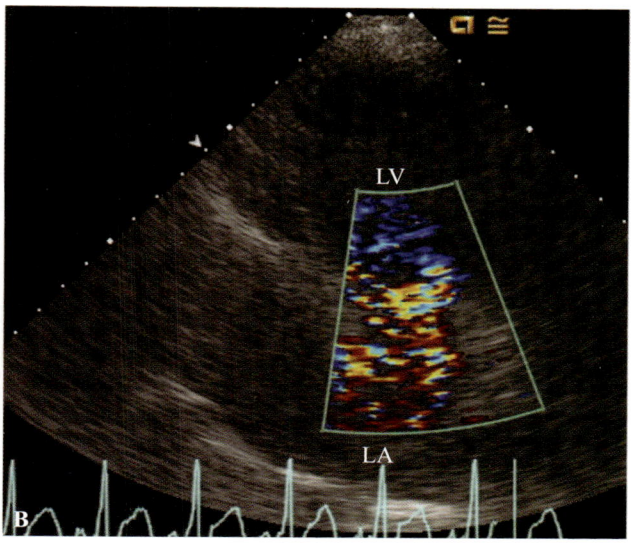

▲ 图 15-41 下壁心肌梗死并乳头肌断裂所致急性二尖瓣反流患者的心尖两腔心切面

A. 左心房内软组织密度影，紧靠二尖瓣瓣叶后（箭），代表乳头肌断裂的头部；B. 高度杂乱的二尖瓣反流束，代表中度至重度二尖瓣反流。LA. 左心房；LV. 左心室

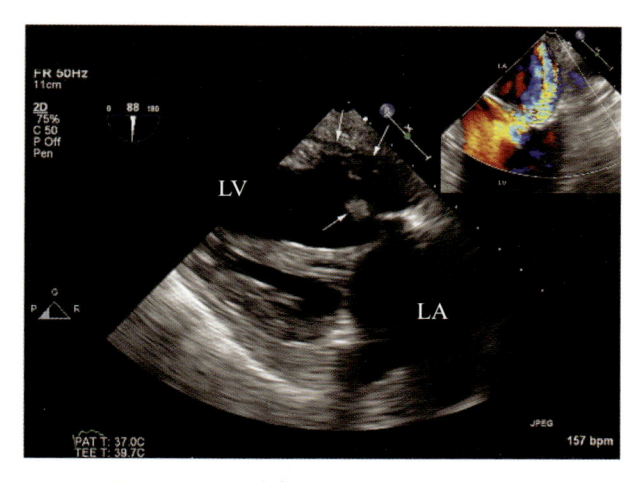

▲ 图 15-42 经食管下段超声心动图纵向切面

乳头肌断裂明显，向右箭表示断裂的乳头肌头部；向下箭表示左心室壁真正位置。右上方插图彩色多普勒图像显示乳头肌头部断裂导致偏心性二尖瓣反流束。LA. 左心房；LV. 左心室

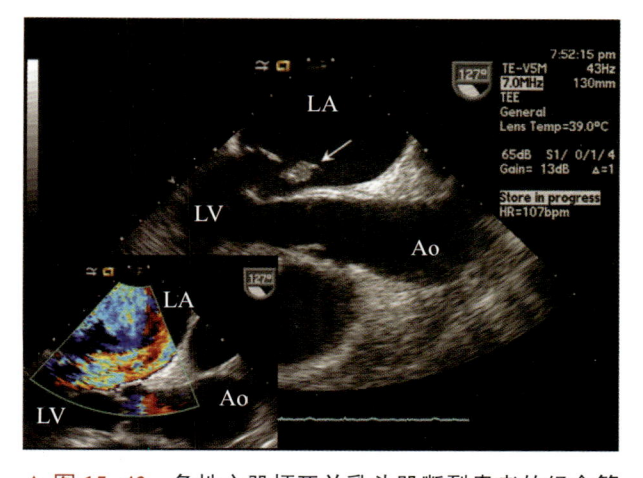

▲ 图 15-43 急性心肌梗死并乳头肌断裂患者的经食管超声心动图纵向切面

中央图像为收缩末期，显示附着于二尖瓣后叶的乳头肌（箭）头部收缩期脱垂入左心房，证明乳头肌头部断裂。插图为彩色多普勒图像表明偏心性重度二尖瓣反流。LA. 左心房；LV. 左心室；Ao. 主动脉

也可导致二尖瓣反流，通常由于乳头肌向心尖移位而牵拉瓣尖，从而影响瓣叶正常对合所致。依据乳头肌移位程度及受累瓣叶不同，二尖瓣反流束可为中心性或偏心性，反流程度由轻度至重度不等（图 15-46）。

（七）室间隔破裂

在介入治疗应用于临床前，3%～5% 透壁性或病理性 Q 波心肌梗死患者发生室间隔缺损。它可发生于室间隔基底段至心尖段的任何部位，左前降支和右冠状动脉供血区心肌梗死均可见。由

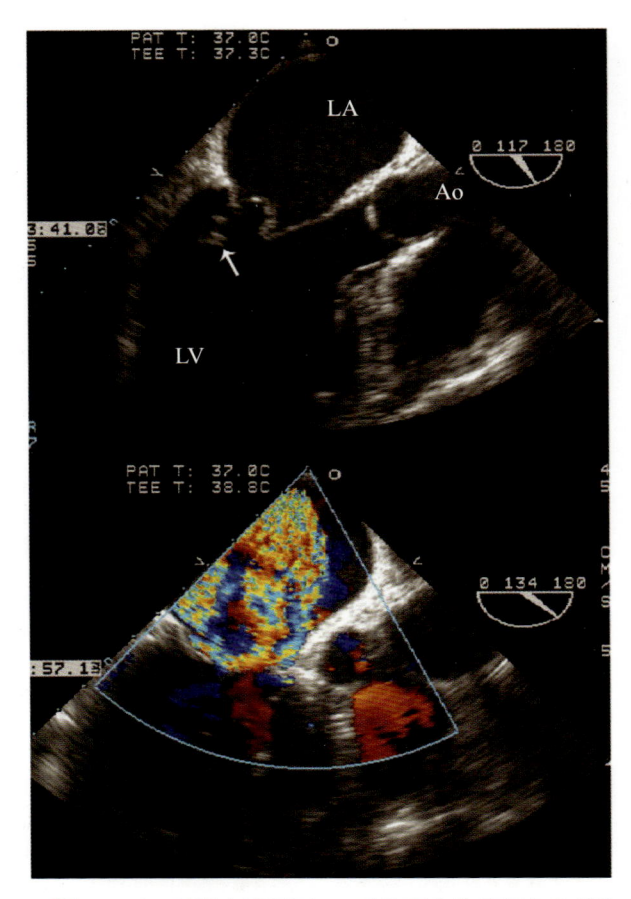

▲ 图 15-44 后壁心肌梗死 3d 后发现全收缩期杂音伴休克患者经食管超声心动图

彩色多普勒血流成像表明存在重度二尖瓣反流，左心房内见双向血流。二尖瓣后瓣脱垂，左心室腔模糊回声（箭）代表断裂的乳头肌头部。LA. 左心房；LV. 左心室

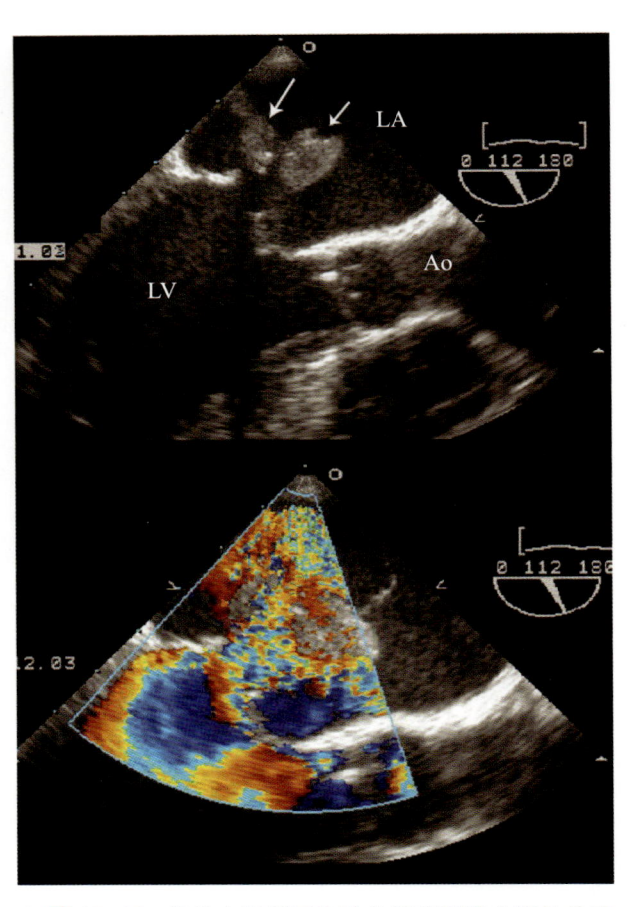

▲ 图 15-45 急性心肌梗死和乳头肌断裂致心源性休克患者的经食管超声心动图

此时，两个乳头肌断裂，左心房内收缩期可见附着于二尖瓣前叶和后叶的软组织密度影（箭）。彩色多普勒成像表明存在重度二尖瓣反流。LA. 左心房；LV. 左心室；Ao. 主动脉

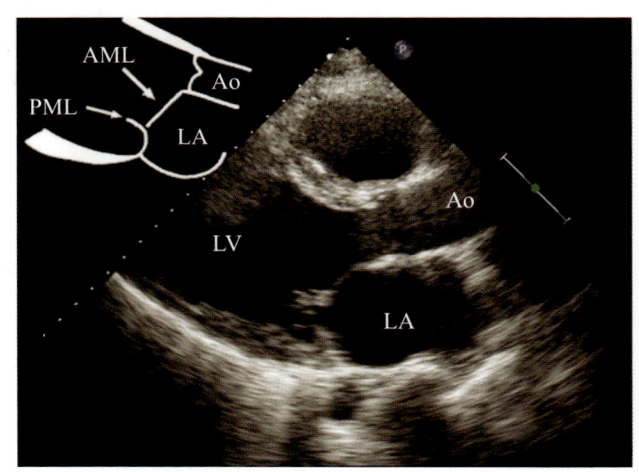

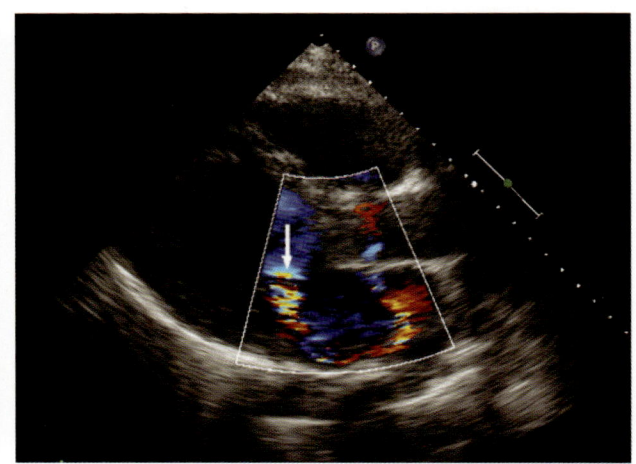

▲ 图 15-46 急性心肌梗死并左心室后侧壁运动异常致二尖瓣后叶运动受限患者的经胸超声心动图

显示二尖瓣对合异常，后叶位于前叶瓣尖后方，导致偏心性二尖瓣反流。AML. 二尖瓣前叶；PML. 二尖瓣后叶

第 15 章 冠状动脉疾病超声心动图评价
Echocardiography and Coronary Artery Disease

于心底部后间隔穿支动脉起源于右冠状动脉，右冠状动脉阻塞可导致后间隔近段梗死和基底段室间隔缺损。图 15-47 至图 15-50 显示急性心肌梗死合并室间隔缺损。

评价室间隔缺损通常需要采用非常规切面。首选最有效检测手段为彩色多普勒血流成像，以便鉴别病理性左向右分流，而不是寻找缺损部位。一旦发现从左心室到右心室的异常血流，则应关闭彩色多普勒血流成像，并应用灰阶成像观察解剖。如前所述，最佳彩色多普勒血流成像切面通常不是常规切面。急性前壁心肌梗死后室间隔缺损可发生在室间隔任何部位，但最常见于心尖。偶有室间隔缺损可在室间隔中匍匐穿行，特别是室间隔部分破裂时。

经胸或经食管三维超声心动图可用于进一步显示缺损的部位和大小（图 15-51 和图 15-52）。

确诊室间隔缺损后，必须进一步评价其他超声心动图表现估测预后，内容包括左心室整体功能，是否存在肺动脉高压，及右心室功能状况。当室间隔缺损由局限性心肌梗死或单支冠状动脉病变引起时，未受累室壁通常运动增强。反之，如果存在陈旧性心梗或者多支血管所致的心肌缺血或梗死时，可能出现左心室整体收缩功能不全。后者比左心室功能正常患者预后更差。另外，从外科手术角度，心尖部小缺损较后间隔大缺损更易手术治疗，其手术死亡率也更低。室间隔缺损并右心室梗死通常见于下壁心肌梗死，其预后较差。

对于心肌梗死继发的室间隔缺损，传统上使用手术治疗。由于梗死急性特征，邻近组织经常坏死且脆弱，组织完整性差导致修补困难。近年来采用经皮方法封堵室间隔缺损，常用于心尖部

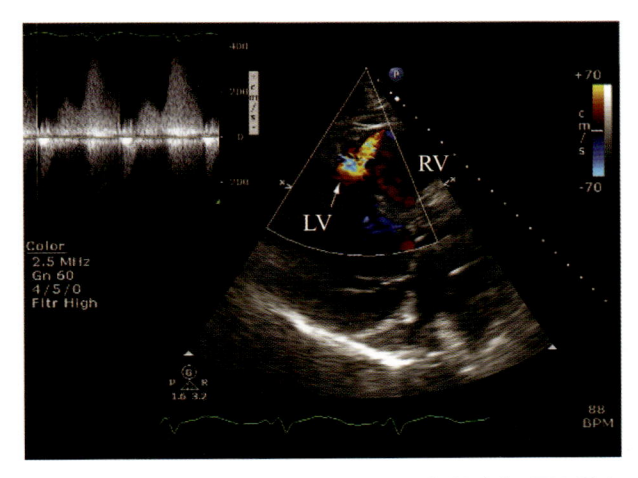

▲ 图 15-47 急性前间壁心肌梗死伴急性室间隔缺损患者的胸骨旁左心室长轴切面

中央显示彩色多普勒图像。显示收缩期射流通过室间隔缺损部位（箭）。左上方插图显示穿过室间隔缺损的连续波多普勒频谱。峰值流速为 4m/s 表明相对限制性，提示中等大小室间隔缺损。LA. 左心房；LV. 左心室；Ao. 主动脉

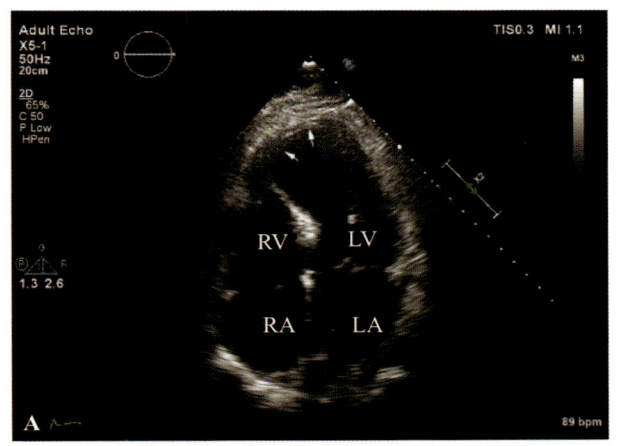

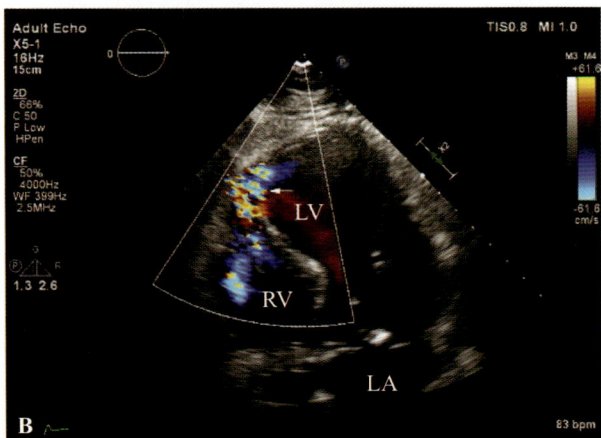

▲ 图 15-48 左前降支冠状动脉完全阻塞致急性前壁心肌梗死患者 72h 后心尖四腔心切面

此病例未进行干预。A. 收缩末期心尖四腔心切面显示室间隔远段及心尖瘤样扩张和矛盾运动（箭）。心尖部心肌变薄与梗死扩展一致。B. 彩色多普勒图像显示室间隔缺损位于室间隔远段近心尖部（箭）。LA. 左心房；LV. 左心室；RA. 右心房；RV. 右心室

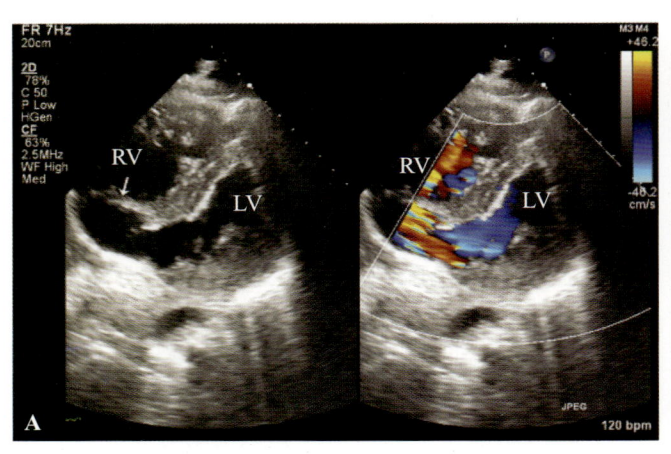

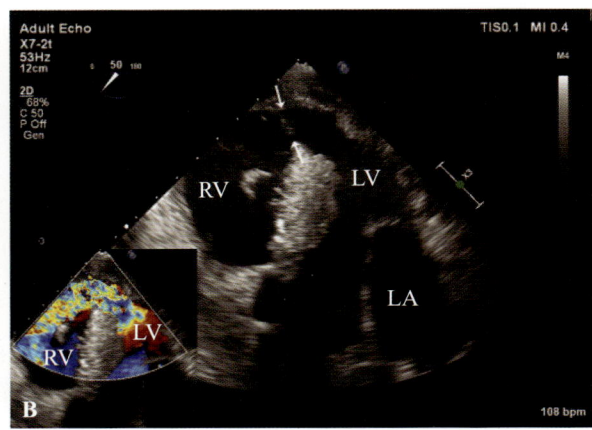

▲ 图 15-49 急性下壁心肌梗死合并室间隔缺损患者的超声心动图

A. 为左心室（右图）经胸短轴切面二维及彩色多普勒血流图像。左图显示后间隔和下壁之间室壁突然中断；心内假性室壁瘤（箭）突出到右心室。彩色血流多普勒图像显示自左心室进入假性室壁瘤明显的湍流以及室间隔缺损。B. 同一患者食管下段经食管超声心动图。显示缺损（箭）约 1~5cm；使左心室与右心室相通。左下方彩色多普勒图像显示从左心室到右心室的收缩期血流。LA. 左心房；LV. 左心室；RV. 右心室

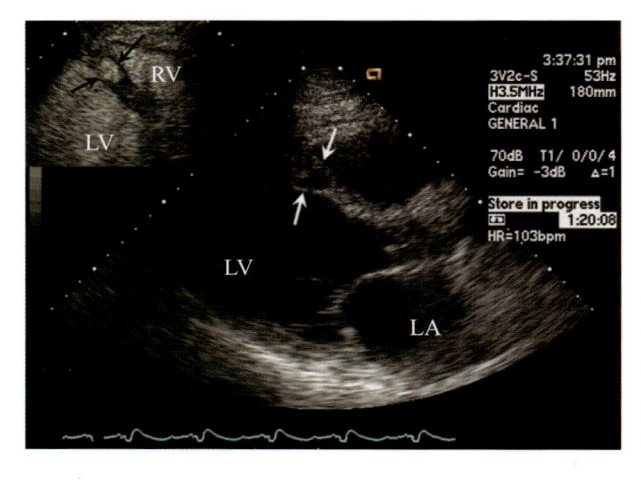

◀ 图 15-50 前间壁心肌梗死和部分室间隔破裂患者胸骨旁长轴切面

前间隔中间透明区域（箭）代表部分破裂而无室间隔缺损。左上角插图为左心室造影。透明区内对比剂显示部分破裂区域尚未与右心室相通。LA. 左心房；LV. 左心室；RV. 右心室

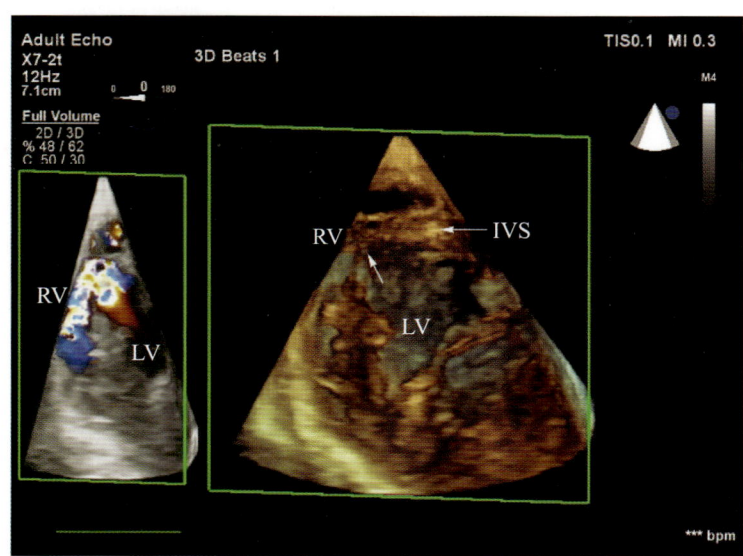

◀ 图 15-51 急性前壁及心尖心肌梗死及室间隔缺损患者的实时部分容积三维超声心动图

图中央向上箭表明组织中断。左图三维实时超声心动图彩色多普勒血流成像显示室间隔缺损血流。LV. 左心室；RV. 右心室；IVS. 室间隔

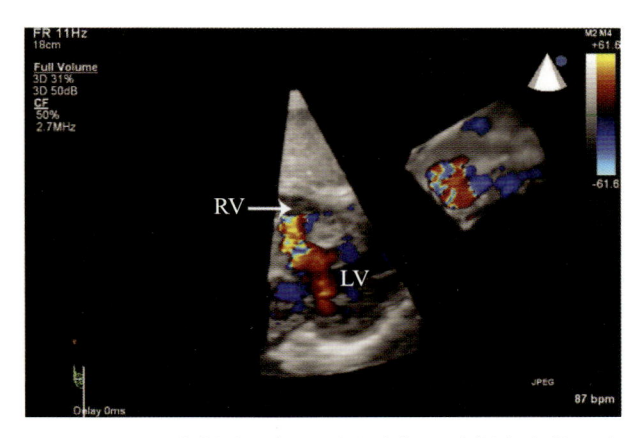

第 15 章 冠状动脉疾病超声心动图评价
Echocardiography and Coronary Artery Disease

▲ 图 15-52 急性心肌梗死继发室间隔缺损患者的经胸三维超声心动图
图中央可见明显室间隔缺损。小插图显示室间隔缺损冠状切面。LV. 左心室；RV. 右心室

小缺损，成功率较大。超声心动图对选择适合室间隔缺损封堵患者及术中引导封堵发挥重要作用。

（八）心源性休克

冠状动脉疾病也可表现为急性冠状动脉综合征发作或冠状动脉病变进展时发生的心源性休克。临床上表现为充血性心力衰竭和心源性器官灌注不良。病因包括孤立性重度左心室泵衰竭或急性梗死的任一机械性并发症，包括急性重度二尖瓣反流、室间隔缺损、右心室梗死、心脏压塞或其他少见异常（如获得性流出道动态梗阻）。超声心动图能够快速发现这些异常。若经胸超声心动图诊断困难，则可应用经食管超声心动图。心源性休克患者的存活率与左心室泵功能不全程度及二尖瓣反流严重程度直接相关。

五、慢性冠状动脉疾病

超声心动图可评价冠状动脉疾病的大多数慢性并发症，包括左心室室壁瘤、假性室壁瘤、慢性心室重塑、慢性缺血性功能障碍（"缺血性心肌病"）、功能性二尖瓣反流和慢性右心室功能不全。

（一）左心室室壁瘤

紧急再灌注治疗临床应用之前，约 40% 前壁

心肌梗死及 20% 下壁和后壁心肌梗死均可发生左心室室壁瘤。病理和超声心动图上，室壁瘤定义为舒张期和收缩期左心室几何外形明显中断，坏死心肌由纤维瘢痕组织替代。根据定义，室壁瘤不发生于非透壁性心肌梗死。瘢痕形成约需 6 周。急性梗死扩展与室壁瘤表现相似，但发生于心肌梗死后 1-4d。图 15-53 至图 15-56 显示心肌梗死后左心室室壁瘤形成，室壁瘤大小存在较大差异。通常，真性室壁与瘤腔相连的开口较宽，而假性室壁瘤瘤颈较窄。室壁瘤存在较宽的渐变开口，而不是明显的架状开口。

超声心动图表现有助于确定是否考虑室壁瘤切除。切除室壁瘤的临床适应证是难治性心力衰竭，以及少见的难以控制性心律失常。室壁瘤可视为死腔，其舒张期血量不能排出。虽然其余室壁运动正常，但射出的血流可能进入室壁瘤腔，从而减少有效每搏输量。室壁瘤切除时，必须确保左心室壁基底部功能正常。可以通过计算左心室基底部射血分数进行评价。左心室基底部功能的简单评价方法是通过心底部二维短轴切面计算基底部短轴缩短率或局部面积变化率。左心室基底部功能正常时，基底部 1/2 射血分数和短轴缩

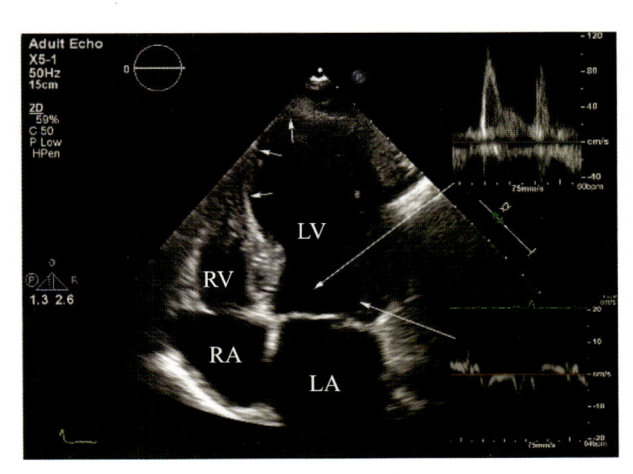

▲ 图 15-53 左前降支冠状动脉中段完全阻塞致前壁远段及心尖心肌梗死患者的心尖四腔心切面
收缩期显示左心室心尖（箭）扩张、室壁瘤及左心室整体扩张。右侧插图是二尖瓣流入血流频谱和瓣环速度，表明存在 2 级舒张功能障碍。LA. 左心房；LV. 左心室；RA. 右心房；RV. 右心室

533

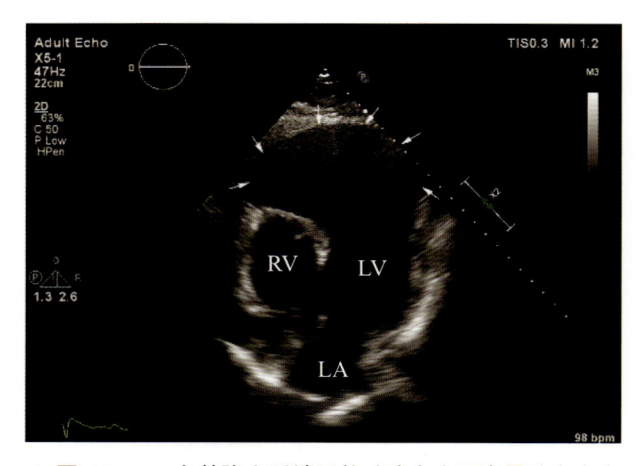

▲ 图 15-54　左前降支近端冠状动脉完全阻塞导致左心室心尖巨大室壁瘤患者心尖四腔心切面

左心房和左心室近段 1/3 形态相对正常，但左心室远段 2/3 广泛瘤样扩张（箭）。此患者室壁瘤腔大小超过功能性残余左心室。LA. 左心房；LV. 左心室；RV. 右心室

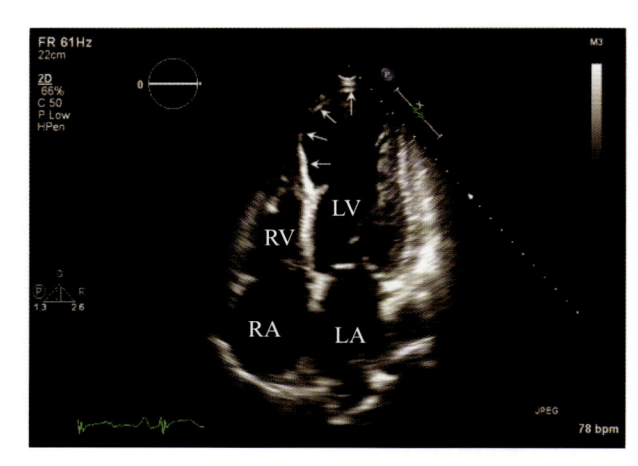

▲ 图 15-56　确诊前壁心肌梗死伴室壁瘤患者心尖四腔心切面

心尖形态异常，室壁瘤瘤壁变薄及瘢痕形成（箭），其余室壁功能正常。LA. 左心房；LV. 左心室；RA. 右心房；RV. 右心室

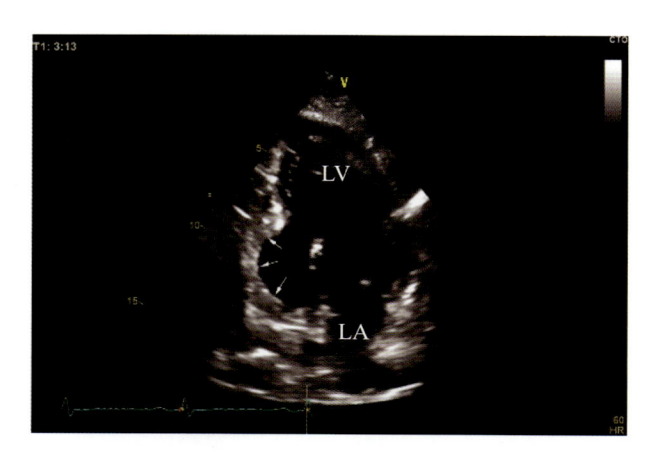

▲ 图 15-55　下壁远段心肌梗死伴室壁瘤形成（箭）患者收缩期心尖两腔心切面

左心室形态异常，40% 下壁近段瘤样扩张及矛盾运动（箭）。LA. 左心房；LV. 左心室

短率分别大于 35% 或 18%，则室壁瘤切除对临床有益。

　　三维超声心动图可用于定量评价室壁瘤大小，残余心肌功能和左心室几何形态特征（图 15-57）。心肌复位成形术和 Dor 肌成形术等方法用于控制室壁瘤患者心力衰竭。心肌复位成形术切除大部分室壁瘤的瘤壁，立即重塑左心室。Dor 肌成形术在心室内放置补片隔离部分室壁瘤腔而不切除瘤壁。Dor 肌成形术的优点是室壁瘤的室间隔部分与功能性左心室腔相隔离。图 15-58 为 Dor 肌成形术患者，其术前超声心动图如图 15-56 所示。术后超声心动图可见左心室腔内补片形成的线性回声，该补片将功能性左心室（由功能正常的心肌及小部分瘤壁组成）与室壁瘤死腔相分隔。超声心动图可以确定室壁瘤与前间隔和心尖部（更适合 Dor 肌成形术）的关系，并且评价残余心肌功能，评估两种手术的可行性，具有重要价值。Dor 肌成形术后通常可见少量残余血流通过心室内补片进入心尖死腔。

　　无论是通过传统技术还是补片修补左心室心尖部室壁瘤，超声心动图均可见残余室壁瘤。技术层面上通常不可能完全消除室壁瘤腔，应基于手术前后图像对比来评价手术成功性。

　　心肌憩室较为少见，并与心肌梗死继发的室壁瘤混淆。由于心肌发育异常，心肌憩室可位于左心室心肌的任何部位，最常见于下壁或心尖（图 15-59）。其特征为心内膜显著向外突出，最大尺寸通常小于 1cm，左心室几何形状和室壁运动正常。心肌憩室通常与任何症状、心律失常或血栓栓塞风险无关。

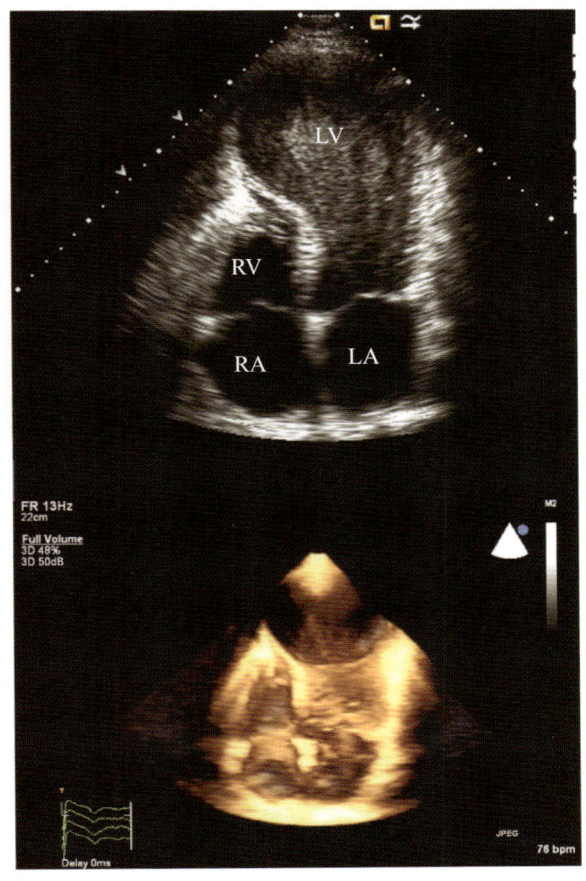

第15章 冠状动脉疾病超声心动图评价
Echocardiography and Coronary Artery Disease

▲ 图 15-57 前壁及心尖心肌梗死并心尖大室壁瘤患者的收缩末期经胸超声心尖四腔心切面

标准二维（上图）和心室重塑三维（下图）图像。可见左心室形态显著异常，呈"灯泡"状。室壁瘤腔内的自发造影回声与血流淤滞一致。LA. 左心房；LV. 左心室；RA. 右心房；RV. 右心室

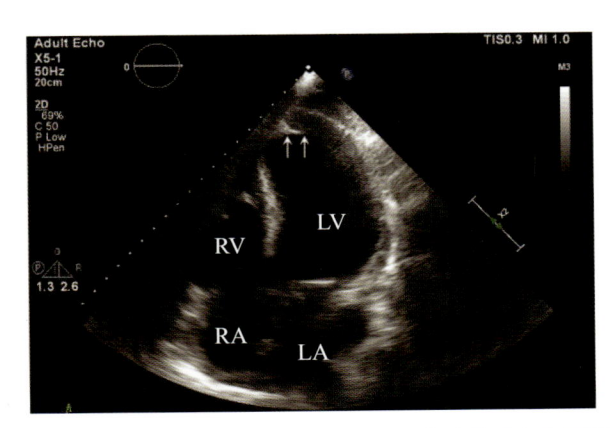

▲ 图 15-58 图 15-56 患者行 Dor 肌成形术后心尖四腔心切面

心尖形态异常呈水平架状代表 Dor 肌成形术的边缘（箭）。左心室整体容积减小，功能与非功能性心室壁节段数比值改善。LA. 左心房；LV. 左心室；RA. 右心房；RV. 右心室

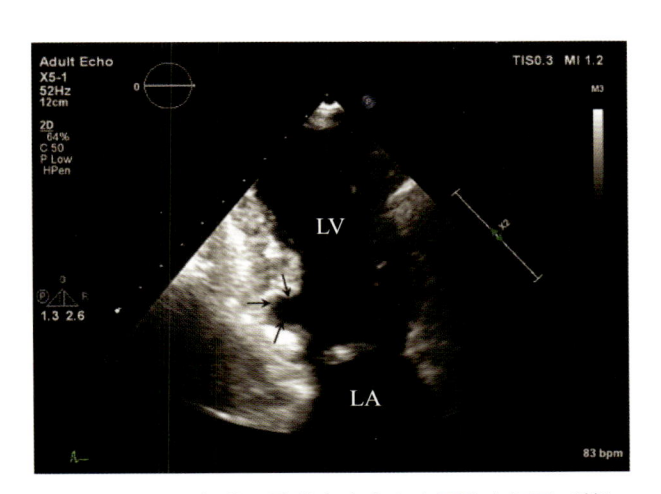

▲ 图 15-59 偶发下壁憩室患者心尖两腔心切面（箭）

下壁近段近 1/3 处存在孤立性小憩室（小于 1cm）。这种孤立性异常的位置与冠状动脉解剖分布不一致，偶发然见于无冠状动脉阻塞病例。LA. 左心房；LV. 左心室

（二）左心室假性室壁瘤

左心室假性室壁瘤由左心室壁破裂后被包裹而形成，可位于室间隔及游离壁，十分罕见。因其自发性破裂的可能性很高，故明确诊断十分重要。与真性室壁瘤瘤壁由致密纤维组织组成且具有良好伸展性不同，假性室壁瘤壁由机化血栓、部分心外膜和壁层心包组成（图 15-60）。病理上，假性室壁瘤是心肌破裂的后遗症，血液进入心包腔随后局限受压，局部心脏压塞防止血液进一步进入心包。心包内血栓逐渐机化形成假性室壁瘤的瘤壁，但其结构完整性差。因此，假性室壁瘤存在自发破裂的风险，通常导致死亡。

图 15-61 至图 15-63 显示假性室壁瘤。通向假性室壁瘤的开口狭窄，边缘突出呈罩状。一般认为，如果通向左心室腔的开口小于室壁瘤的最大径，则可能为假性室壁瘤。假性室壁瘤由游离瘤腔和机化血肿组成，由于机化血肿呈软组织回声，密度与周围结构类似，超声心动图通常低估其真实大小。因此，有时可见胸片或 CT 扫描显示大的心包肿块，但超声心动图所见假性室壁瘤腔却呈中等大小。因为仅能看到假性室壁瘤的血液充盈部分（图 16-60），这种现象使评估左心室

535

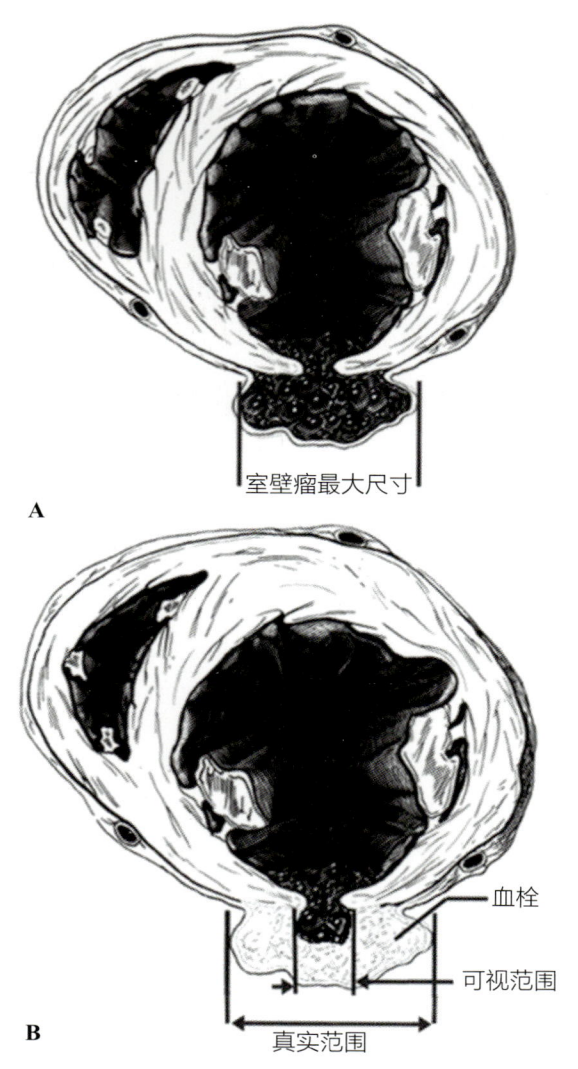

Feigenbaum 超声心动图学（原书第 8 版）
Feigenbaum's Echocardiography (8th Edition)

▲ 图 15-60　典型下壁假性室壁瘤示意图

A. 瘤体较宽，明显超出左心室心外膜边界，开口狭窄。假性室壁瘤仅由心包和心外膜组织包绕，主要由新鲜血栓或血液填充。B. 假性室壁瘤腔内由大量慢性血栓形成。此时因为慢性血栓的超声心动图表现类似于周围组织，因此超声心动图仅能直接显示假性室壁瘤的较小非血栓部分。由于只能显示相对狭窄的开口和无血栓部分，导致超声心动图明显低估其真实大小

腔开口大小与瘤腔真正径线的比值更加困难。心脏基底部假性室壁瘤常发生于下壁心肌梗死后，且与真性室壁瘤难以鉴别。该部位假性室壁瘤开口较宽，通常仅在手术探查（或尸检）时证实。

假性室壁瘤瘤体可能位于超声心动图成像平面以外，故应用心脏 CT 或 MRI 进行进一步评估十分必要。两者均显示实际心脏轮廓以外视野，

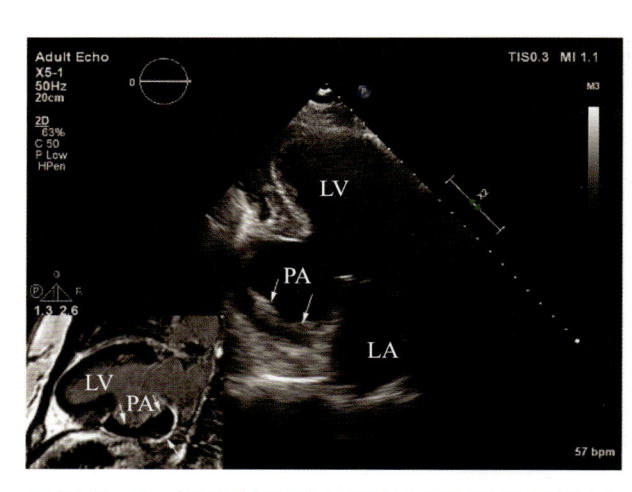

▲ 图 15-61　梗死时间不定的下壁心肌梗死患者离轴心尖切面

可见较大的下壁假性室壁瘤（PA），向下箭表示其边界。假性室壁瘤腔内可见血栓。左下方插图为相似切面心脏磁共振图像。向上箭表示假性室壁瘤的外壁。向下箭显示假性室壁瘤充盈缺损表明血栓形成。LA. 左心房；LV. 左心室；PA. 肺动脉

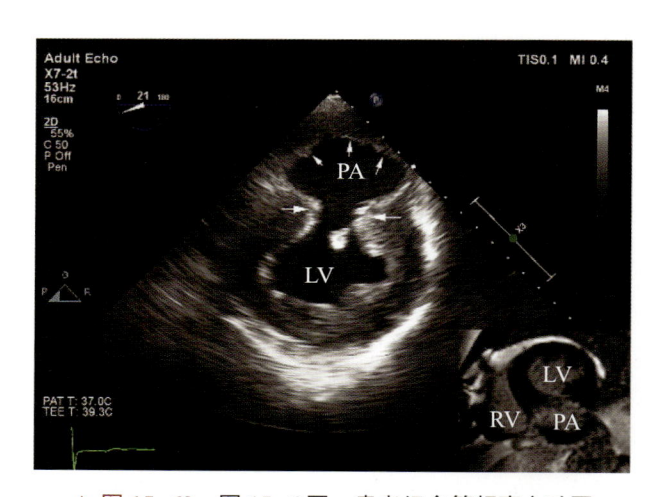

▲ 图 15-62　图 15-6 同一患者经食管超声心动图

图像中央显示左心室短轴食管下段切面。可见大的假性室壁瘤腔（PA）。向上箭表示假性室壁瘤内部分填充的血栓。两个向内指向箭标注假性室壁瘤颈相对较窄。右下方显示同一患者心脏磁共振图像显示相同解剖结构。注意，与中央图像相比，心脏磁共振图像方向上下倒置。LV. 左心室；PA. 肺动脉

能够更加准确评价假性室壁瘤的完整解剖范围。心脏 MRI 可用于鉴定组织结构特性。

（三）慢性重塑

透壁性心肌梗死后心室发生重塑。重塑指心

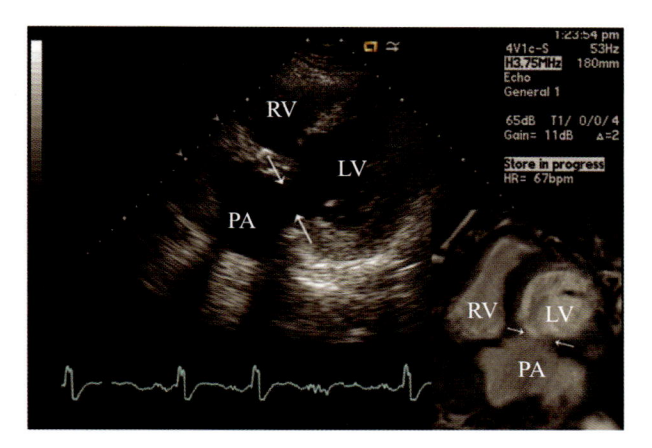

▲ 图 15-63 左心室二尖瓣水平胸骨旁短轴切面

可见左心室下壁连续中断（箭），与心外空间相通表明假性室壁瘤（PA）。超声心动图不能清晰显示假性室壁瘤大小。右下方插图为同一患者心脏磁共振图像，可见左心室和假性室壁瘤之间的宽开口（箭），假性室壁瘤大部分位于心脏轮廓外，其余部分范围清晰可见。LA. 左心房；LV. 左心室；PA. 肺动脉

心肌梗死的不利影响导致左心室大小和形态逐渐变化的趋势。即使非常局限的心肌梗死也被功能障碍的边缘区所包绕。边缘区域内心肌功能障碍由于圈合效应、不同程度非透壁性坏死、局部扩张段室壁应力异常等因素共同作用导致。随着时间推移，心肌梗死边缘处甚至相对健康且灌注正常的心肌也会出现心室逐渐扩张。慢性重塑通常是大面积前壁心肌梗死的并发症，很少见于后壁心肌梗死，并只见于透壁性心肌坏死。图 15-6 为心肌重构过程示意图，图 15-64 显示广泛前壁及心尖梗死后心肌发生不良重构。心室重塑导致心室扩大和收缩性能降低引起左心室射血分数减低，因此具有临床意义。左心室重塑所致的乳头肌向心尖和侧壁移位，可引起二尖瓣瓣叶对合不良及继发性二尖瓣反流。临床研究表明 β 受体拮抗药或血管紧张素转换酶抑制药可以防止或减缓不良重塑发生。

（四）附壁血栓

慢性血栓常见于大面积前壁心肌梗死后，特别是心尖受累时更常见。在介入治疗应用之前，首次发生前壁、心尖心肌梗死的患者有 25%~

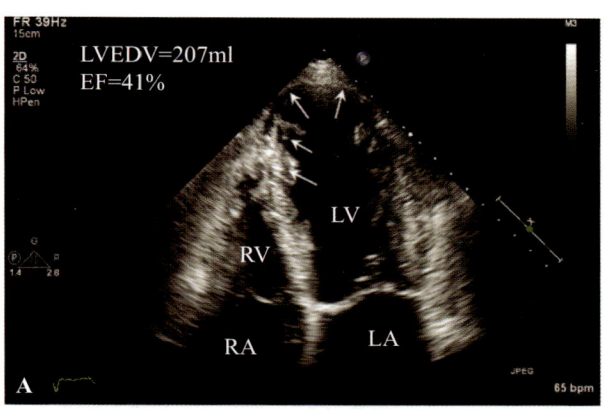

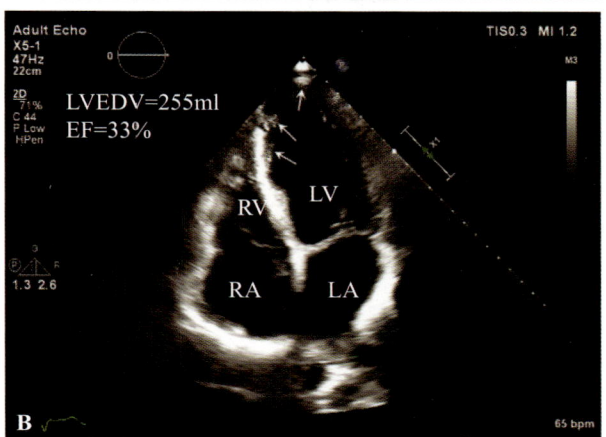

▲ 图 15-64 前壁及心尖心肌梗死患者两个不同时间点的心尖四腔心切面

A. 为心肌梗死后 4 周，可见室间隔远段和心尖（箭）扩张及矛盾运动。左心室舒张末期容积（LVEDV）和射血分数如图上所示。B. 为心肌梗死后 3 年，室间隔和心尖（箭）室壁运动异常与之前相似，但左心室进行性扩张伴左心室容积增加和射血分数减低。此患者未发生进一步缺血性事件，代表不良心室重塑。LA. 左心房；LV. 左心室；RA. 右心房；RV. 右心室

40% 发生左心室血栓。随着急性再灌注治疗的开展，附壁血栓发病率显著下降。左心室血栓主要风险是继发性栓塞，可出现脑卒中或重要器官衰竭。急性心肌梗死后 2 周栓塞发生率最高，之后 6 周发生率逐渐降低。此后，血栓内皮化，其栓塞发生率进一步降低。超声心动图左心室血栓特征不仅包括大小，还包括是否为层状血栓，是否位于运动消失室壁处，或是否带蒂并突向心腔。血栓移动表明栓塞发生率高。图 15-65 至图 15-68 显示心肌梗死后血栓形成。图 15-66 显

示前壁及心尖运动异常并发层状血栓,此为慢性血栓,可能完全被内皮层覆盖,从而发生栓塞可能性较低。图 15-67 和图 15-68 显示带蒂可移动血栓。带蒂及可移动性均表明血栓的栓塞发生率较高,据报道可移动且突向左心室腔的血栓栓塞率高达 40%。新鲜血栓有时可呈囊状外观,其原因包括血凝块成熟程度不同引起血栓新鲜区和纤维机化区之间出现声学边界,血栓中心呈无回声区。室壁运动异常时出现此征象应考虑血栓形成,而不应诊断为囊肿或肿瘤。

除明确血栓形成以外,应用新一代高频探头偶尔可发现左心室腔内自发造影,通常出现于节段性室壁运动异常或室壁瘤区域(图 15-57)。自发性造影原因可能为瘤样扩张区域内血流淤滞。低速彩色多普勒血流成像及左心室造影显示异常涡流。

▲ 图 15-65 前壁及心尖心肌梗死及血栓形成患者心尖四腔心切面
左心室心尖椭圆形充盈缺损(箭)表明层状血栓。可见先前肺动脉高压所致的右心室扩张。左上角为心尖放大图像,可见带蒂血栓。LA. 左心房;LV. 左心室;RA. 右心房;RV. 右心室

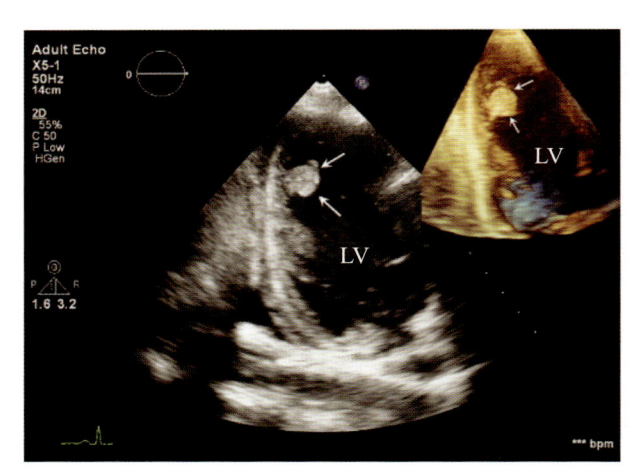

▲ 图 15-67 心尖局限性梗死患者离轴心尖视图
带蒂肿块附着于下壁心尖表明血栓。插图为该患者实时三维图像,可见血栓移动。LV. 左心室

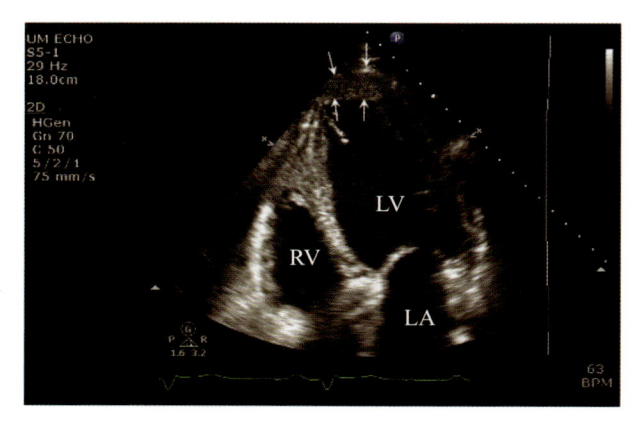

▲ 图 15-66 前壁及心尖心肌梗死患者心尖四腔心切面
可见左心室心尖层状充盈缺损(箭)表明慢性附壁血栓。LA. 左心房;LV. 左心室;RV. 右心室

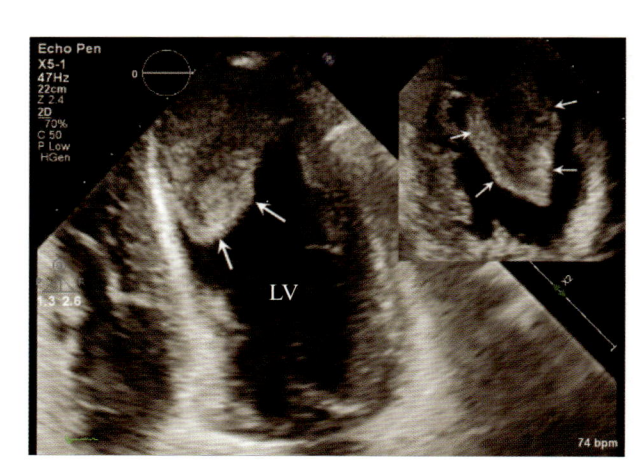

▲ 图 15-68 前壁远段及心尖心肌梗死伴心尖室壁瘤患者心尖切面
中央为四腔切面显示较大大血栓填充大部分室壁瘤和心尖(箭)。右上角插图为心尖偏轴图像显示固定于心尖的带蒂血栓(箭)。LV. 左心室

有时血栓模糊不清或检查技术限制导致难以确定或排除心室内是否存在血栓。应用高频短聚焦探头可改善心尖部成像质量，解决此问题。造影超声心动图可进一步评估有无血栓。新型氟碳基对比剂可进入左心室腔，使心尖部充分显影，通过检测心尖部固定充盈缺损而确定存在血栓。

（五）二尖瓣关闭不全

涉及二尖瓣装置的多种机制导致慢性二尖瓣反流。乳头肌坏死和继发性瘢痕形成可导致二尖瓣前叶或后叶短缩，后叶短缩最常见，从而导致瓣叶对合不良（图15-40）。图15-69为陈旧性心肌梗死和功能性二尖瓣反流患者的超声心动图。应强调"乳头肌功能不全"时乳头肌本身及其附着的心室壁均存在功能异常。心室重塑使支撑乳头肌的室壁及乳头肌本身向心尖及后方、侧方移位，导致二尖瓣装置相对于瓣叶功能性缩短，使瓣叶关闭受限。这种现象可以应用二尖瓣闭合面积定量评价，其与二尖瓣反流严重程度直接相关，导致瓣叶对合异常和二尖瓣反流，常伴有二尖瓣瓣环扩张。本机制引起的二尖瓣反流程度可从轻微且无意义到重度不等，有时可能为充血性心力衰竭原因。其严重程度的分级方法与其他类型二尖瓣反流相同。由于多为一个瓣叶受累，常引起偏心性反流，对其严重程度进行分级时须谨慎。关于慢性缺血性二尖瓣反流详见第11章。

（六）缺血性心肌病

缺血性心肌病定义为弥漫性冠状动脉病变导致的慢性左心室功能不全，因此不包括孤立性左心室室壁瘤或急性心肌梗死引起的充血性心力衰竭。最近几项研究表明，多数弥漫性左心室功能不全及潜在冠状动脉疾病患者存在大面积非透壁性心肌梗死和纤维化，可见于缺乏临床证据的陈旧心肌梗死患者。典型缺血性心肌病左心室由正常心肌、透壁瘢痕区域和大面积部分室壁组织纤维化组成（图15-70）。超声心动图表现不一，从多个局部室壁运动异常到整体室壁运动减低。除了"缺血性心肌病"由于多次心肌梗死合并混合性全层或部分室壁坏死所致之外，许多患者出现慢性缺血性功能不全而无心肌梗死，主要由于慢性心肌冬眠所致。此时收缩功能下调可

▲ 图15-69 慢性缺血性二尖瓣反流患者二维和三维超声心动图
三维图像显示后叶运动受限（实时图像显示更加明显）。经食管彩色多普勒成像显示显著偏心性二尖瓣反流束。LA.左心房；LV.左心室

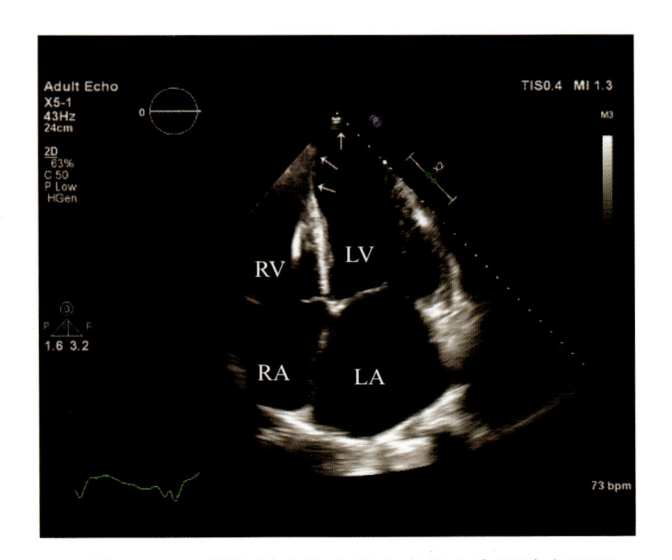

▲ 图15-70 慢性缺血性心肌病患者心尖四腔心切面
室间隔远段和心尖（箭）显示瘢痕形成。此外，剩余左心室节段运动减低引起左心室收缩功能整体减低提示有缺血性心肌病。可见左心房继发性扩张，偶然可见右心室的ICD导线。LA.左心房；LV.左心室；RA.右心房；RV.右心室

发生慢性轻度心肌缺血。如果心肌冬眠累及一定量心肌，将出现全层室壁功能不全。多数情况下，局部心肌异质性或数处局限性瘢痕形成并且室壁运动消失，即可诊断心肌缺血。有时所有心肌厚度正常，仅发现整体室壁运动减低（图15-71）。多巴酚丁胺负荷超声心动图显示低剂量时室壁运动增强和高剂量时室壁运动减低，是诊断心肌缺血的一个相对特异性征象。如果存在大量存活心肌、成功再灌注、冠状动脉搭桥术后，这些通常使心室收缩功能显著恢复。由于缺血性心肌病的慢性特征，几乎均存在不同程度的二尖瓣反流，继发性肺动脉高压和三尖瓣反流也较常见。如果再灌注治疗成功，上述这些情况均可能恢复（图15-72）。

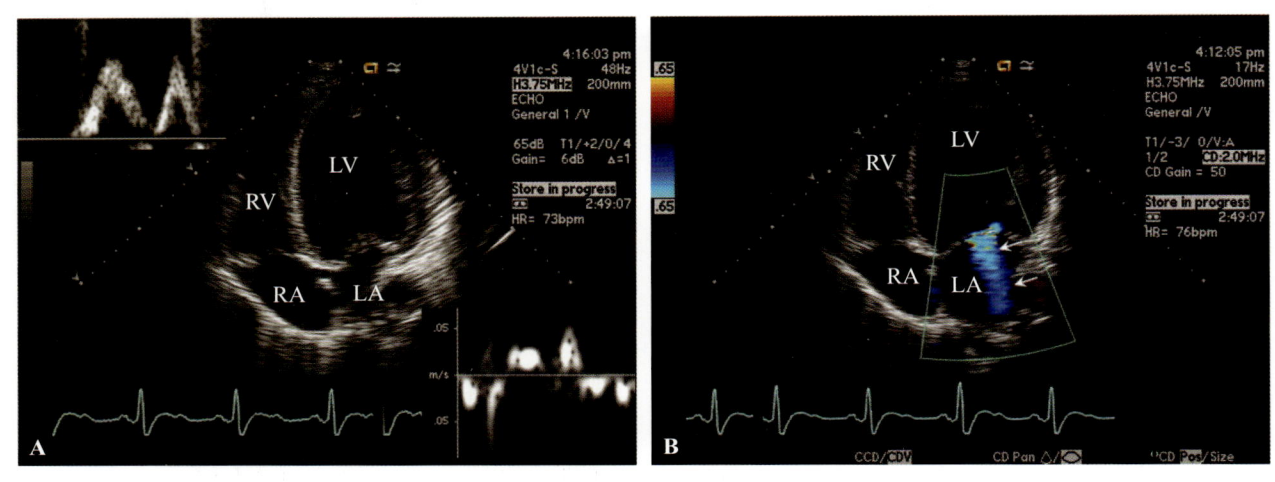

▲ 图 15-71 近期发现收缩功能不全和充血性心力衰竭患者的心尖四腔心切面
A. 为收缩末期心尖四腔心切面显示心肌厚度正常，可见显著左心室整体收缩功能不全。插图为二尖瓣流入道血流频谱和瓣环速度频谱表明舒张功能不全。B. 为彩色多普勒成像显示中度功能性二尖瓣反流。患者随后被诊断存在重度多支冠状动脉疾病，并接受多支血管旁路手术。LA. 左心房；LV. 左心室；RA. 右心房；RV. 右心室

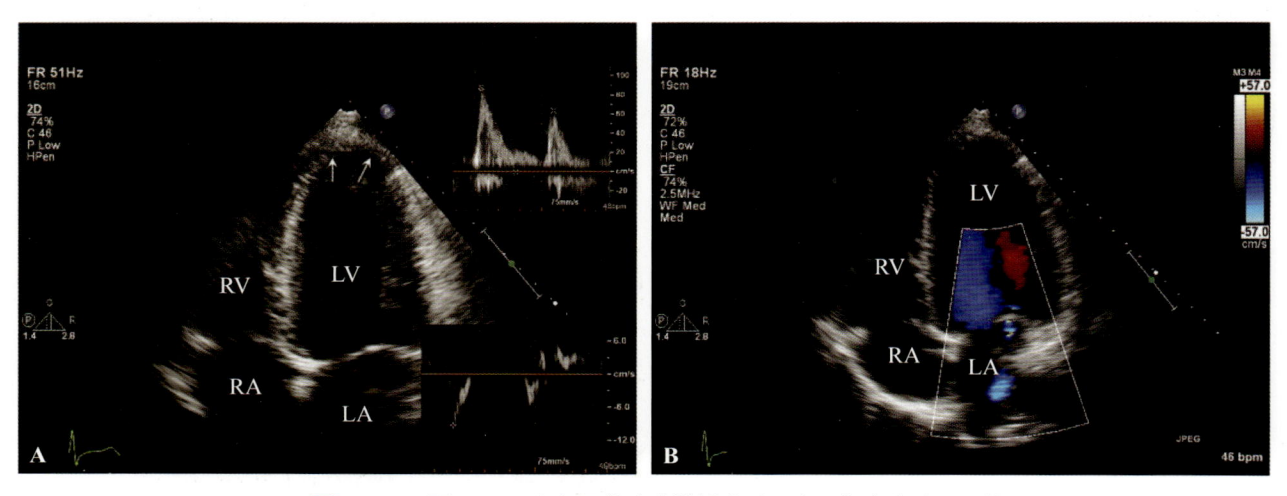

▲ 图 15-72 图 15-71 患者冠状动脉搭桥术后 3 个月超声心动图图像
A. 为心脏收缩，显示整体左心室收缩功能改善，仅见心尖运动消失（箭）。左心室大小和形态显著改善。插图为二尖瓣流入道和瓣环速度表明舒张功能改善。B. 为收缩期彩色多普勒图像，显示功能性二尖瓣反流的严重程度显著减轻。LA. 左心房；LV. 左心室；RA. 右心房；RV. 右心室

缺血性和非缺血性扩张型心肌病难以鉴别。患者年龄较大，存在心血管疾病危险因素，以及心肌缺血性病史均提示缺血性心肌病。即使没有心肌梗死病史，超声心动图检测到瘢痕形成区也可以确定慢性功能不全的病因是心肌缺血。部分病例两者难以准确鉴别，行冠状动脉造影可确定或排除诊断。一些冠心病与原发性心肌病共存的患者，通常存在严重左心室功能不全和局限性冠状动脉疾病，导致左心室功能不全程度与冠状动脉病变严重程度不符。

六、冠状动脉成像

冠状动脉直接显像有时能够提供有价值的临床信息。经胸超声心动图和经食管超声心动图能显示大多数成年人和几乎所有儿童的左主干和右冠状动脉开口。另外，这两种成像方式还可显示长度不等的左主干、左前降支近端和右冠状动脉。

冠状动脉 CT 血管成像是评估冠状动脉起源和近端冠状动脉的"金标准"，在评价冠状动脉走行方面，其准确性超过超声心动图和常规冠状动脉造影。但因冠状动脉 CT 血管成像具有放射性，其连续评估，尤其在儿童川崎综合征中的应用价值有限。

经胸超声心动图心底水平胸骨旁短轴切面可显示左、右冠状动脉起源（图 15-73）。左冠状动脉主干起自左冠瓣，大约位于 4 点钟方向；右冠状动脉开口靠近窦管交界处，大约位于 10 点钟方向。由于右冠状动脉起始部比左冠状动脉偏向头侧，通常两者近端不能同时显示。此外，沿着室间沟的改良胸骨旁长轴切面可以显示长度不等的左前降支冠状动脉。

经食管超声心动图同样显示两支冠状动脉开口，通常左冠状动脉较右冠状动脉易于显示（图 15-74）。冠状动脉显像有时可以确诊某些疾病；还可提供是否存在潜在性疾病的重要线索。冠状动脉显像对于临床十分有益，其中包括明确冠状

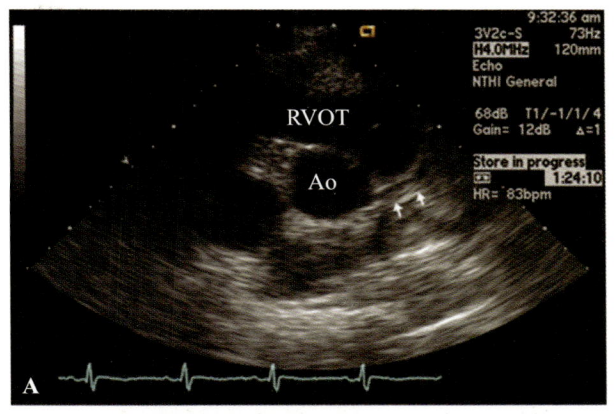

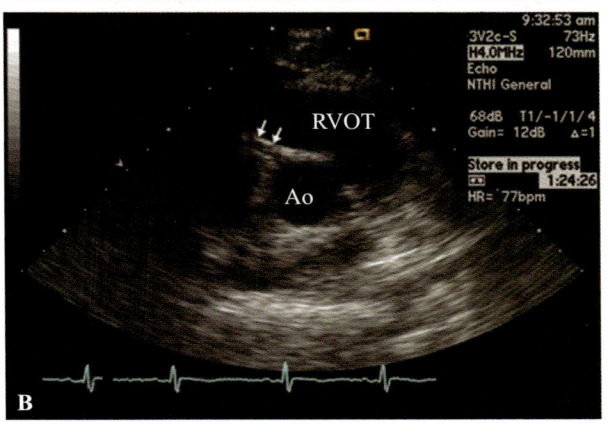

▲ 图 15-73 心底水平胸骨旁短轴切面超声心动图显示左主干冠状动脉（箭）（A）和右冠状动脉（箭）（B）起源

两支冠状动脉起始部并不同时显示，右冠状动脉起始部比左冠状动脉主干起始部稍偏向头侧。RVOT. 右心室流出道；Ao. 主动脉

动脉异常起源和检测川崎病动脉瘤。

冠状动脉异常起源有多种类型，图 15-75 为部分示意图。冠状动脉起源于肺动脉，可引起心肌病理变化，因此儿童心肌病患者应明确两支冠状动脉起源。超声心动图筛选运动员时也应确定冠状动脉起源。如果两支冠状动脉起源正常，则冠状动脉畸形可能性小；若其中一支冠状动脉不能显示，则间接提示可能存在异常起源。

冠状动脉异常起源的常见类型包括右冠状动脉异常起源于左冠窦，左前降支或回旋支异常起源于右冠窦。左冠状动脉主干异常起源并不常见。较常见的冠状动脉畸形为右冠状动脉异常起

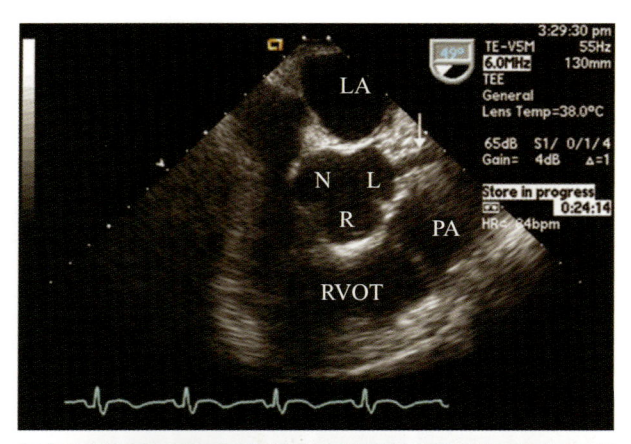

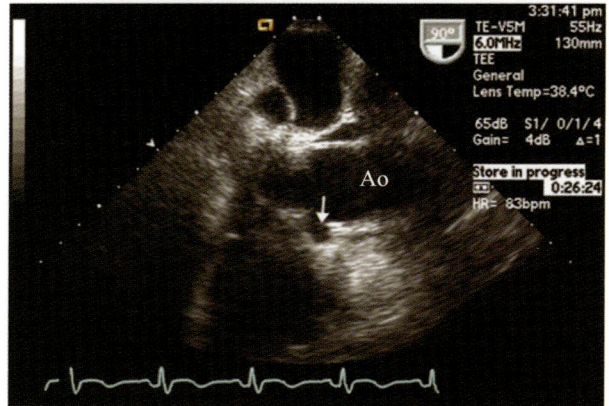

▲ 图 15-74 主动脉近端短轴（上图）和纵轴（下图）经食管超声心动图

左冠状动脉主干（箭）和右冠状动脉起始部均清晰可见（箭）。RVOT. 右心室流出道；Ao. 主动脉；L. 左冠状动脉瓣；N. 无冠状动脉瓣；R. 右冠状动脉瓣

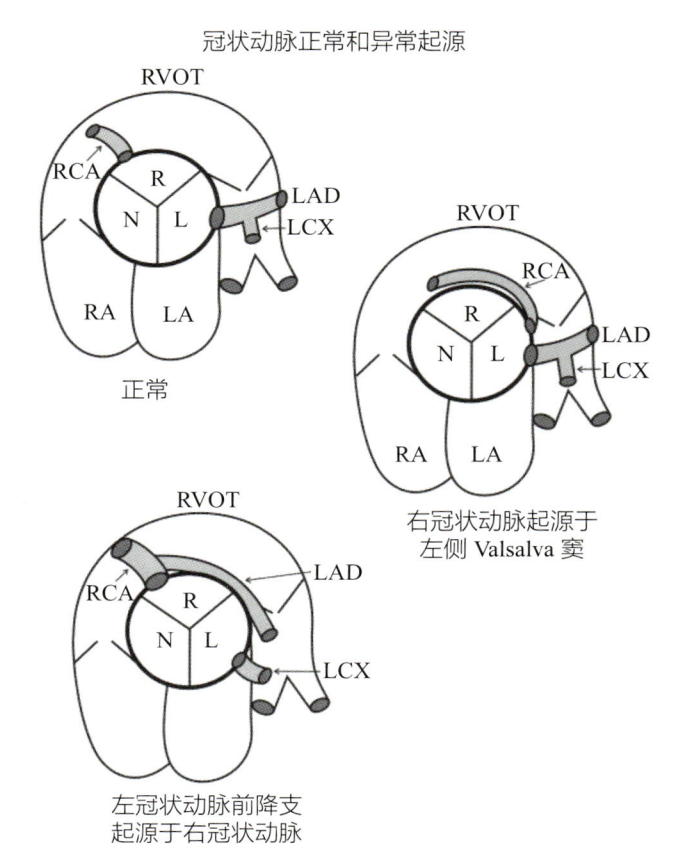

▲ 图 15-75 冠状动脉正常和异常起源示意图

左上图显示右冠状动脉和左冠状动脉主干分别起自于右和左 Valsalva 窦。中图显示右冠状动脉异常起源于左 Valsalva 窦。右冠状动脉在主动脉和右心室流出道/肺动脉之间走行。该走行导致右冠状动脉近起始处出现明显的角度，可能导致冠状动脉血流受阻。左下图显示左冠状动脉或左回旋支起源于右冠状动脉或右 Valsalva 窦。因右冠状动脉异常起源于左 Valsalva 窦，在主动脉和右心室流出道之间走行，该走行导致右冠状动脉近起始处可能发生急性弯曲，这可能导致冠状动脉血流受阻。L. 左冠瓣；LAD. 左前降支冠状动脉；LCX. 回旋支冠状动脉；N. 无冠瓣；R. 右冠瓣；RCA. 右冠状动脉

源于左冠瓣，然后在主动脉和肺动脉之间走行，直至走行正常。此畸形与运动期间心源性猝死有关，可能是由于右冠状动脉从左冠瓣发出后向后走行的角度太小所致（恶性进程）。猝死机制可能为剧烈运动期间或之后冠状动脉急性扭曲引起血流减少所致。经胸或经食管超声心动图有时能够直接显示在两条大血管间异常走行的冠状动脉，但 CT 血管造影是最佳确诊手段。

冠状动脉异常起源于肺动脉很少见，通常表现为婴幼儿扩张型心肌病。异常起源的冠状动脉内血液反流所致冠状动脉窃血现象很常见，导致有效心肌灌注通过旁路流向压力较低的肺循环。长时间血流从冠状动脉系统流向低压肺动脉，导致心肌病理变化。冠状动脉异常起源于肺动脉，通常的病理性表现为左向右分流，血管在大流量时呈典型性显著扩张。另外，其余连接正常的冠状动脉供应整个心肌血流量，也因为血流量增加而出现血管扩张。类似的冠状动脉扩张还可见于冠状动脉瘘，低阻血流进入心房，导致血流量病理性增加，以及冠状动脉继发性扩张（图 15-76 至图 15-80）。偶尔可以直接显示进入下游心腔的异常血流，表现为连续性湍流（图 15-78）。

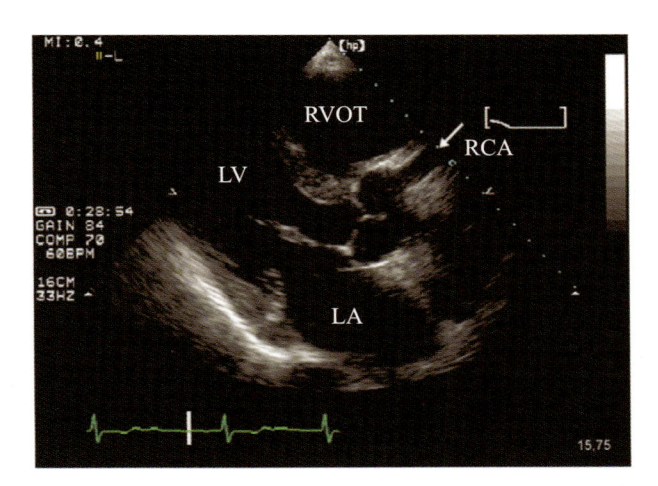

▲ 图 15-76 胸骨旁长轴切面显示冠状动脉 - 右心房瘘导致右侧冠状动脉近端明显扩张

由于右冠状动脉血流代偿性增多，与左冠状动脉异常起源于肺动脉表现相似。RCA. 右冠状动脉；RVOT. 右心室流出道；LV. 左心室；LA. 左心房

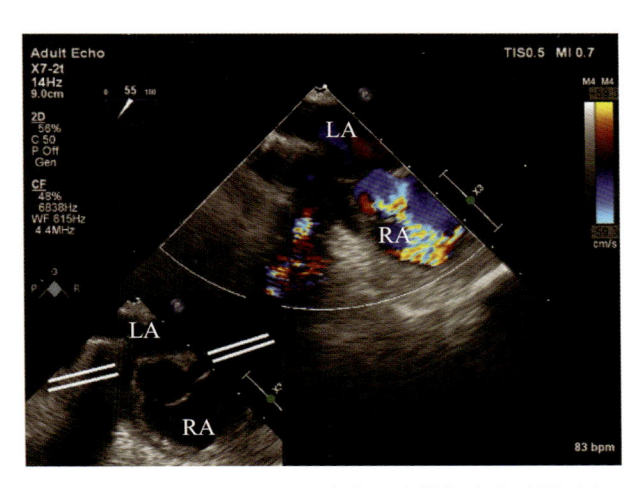

▲ 图 15-78 图 15-77 同一患者经食管超声心动图对左、右心房成像

中图显示大量血流起源于房间隔后流入右心房。左下方插图为无血流显示的二维图像，显示较大圆形结构代表冠状动脉瘘。水平线代表房间隔。LA. 左心房；RA. 右心房

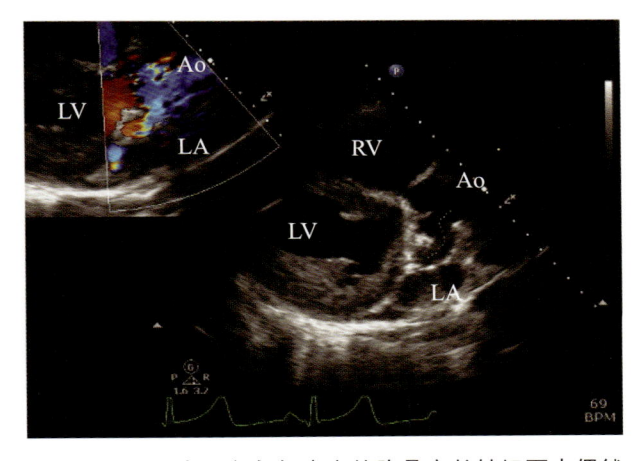

▲ 图 15-77 在一名年轻患者的胸骨旁长轴切面中偶然发现轻度左心室收缩功能不全和冠状动脉异常

中图显示左冠状动脉明显扩张（虚线），左上彩色血流图像显示扩张的左主干冠状动脉存在大量无方向持续性血流。最终证实该患者左主干冠状动脉远端与右心房之间存在大的瘘管连接，导致冠状动脉窃血现象和轻度心肌病。图 15-78 至 15-80 为此同一患者图像。LV. 左心室；LA. 左心房；RV. 右心室；Ao. 主动脉

虽然经胸或经食管超声心动图能够显示冠状动脉的起源和近端走行，但其在临床应用十分有限。与传统冠状动脉造影相比，心脏磁共振成像和 CT 冠状动脉造影显示冠状动脉异常走行更具优势。

川崎病

川崎病是一种好发于儿童的感染性/炎症性疾病，其主要表现包括关节痛、皮疹和发热，可合并冠状动脉瘤。超声心动图显示冠状动脉瘤有助于临床确诊川崎病。动脉瘤通常发生于冠状动脉近段，因此经胸超声心动图能够显示动脉瘤。川崎病为儿童疾病，冠状动脉易于显示，经胸超声心动图筛查冠状动脉是确诊或排除该疾病的可靠方法。图 15-81 显示川崎病患者较大右冠状动脉瘤。彩色多普勒血流成像通常显示动脉瘤内血流局限。高频探头常见瘤内的附壁血栓。二维超声心动图常用于随访冠状动脉瘤的大小和形态变化。

成年患者偶尔可见不明原因近端冠状动脉瘤，可能为儿时未被发现的川崎病后遗症。胸痛患者行超声心动图检查也可检出冠状动脉瘤。成年患者冠状动脉瘤可较大，但内径达 4~6cm 动脉瘤较少见。

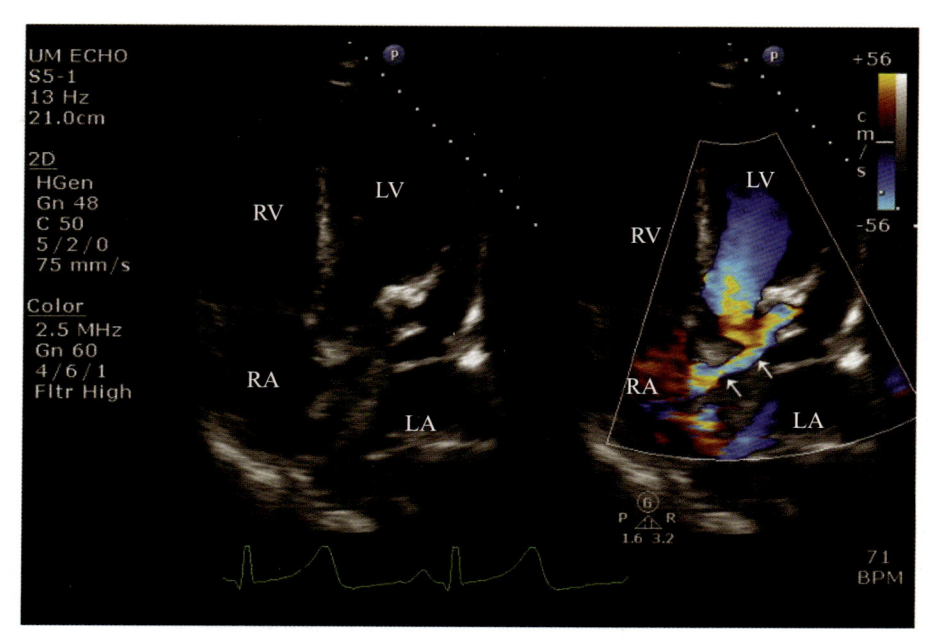

◀ 图 15-79 先前同一患者有/无彩色多普勒的心尖四腔分屏图像

左图显示左心室侧方与右心房之间存在管道相通。右图为彩色多普勒图像，清晰显示从动脉进入右心房（箭）的通道。此视图中无法确定此通道的实际起源部位。LV. 左心室；LA. 左心房；RA. 右心房；RV. 右心室

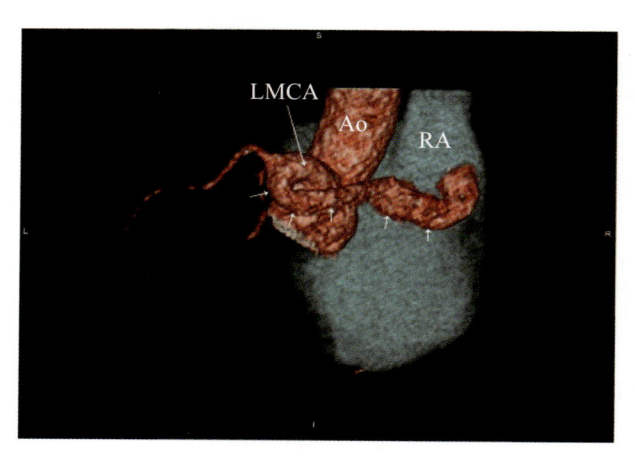

▲ 图 15-80 前面三幅图同一患者冠状动脉 CT 血管造影三维重建图像

显示左主干冠状动脉（LMCA）明显扩张，其正常起自于主动脉。还可见显著扩张的瘘管起自左主干冠状动脉远段并与心房相通（小箭）。LMCA. 左主干冠状动脉；RA. 右心房；PA. 肺动脉

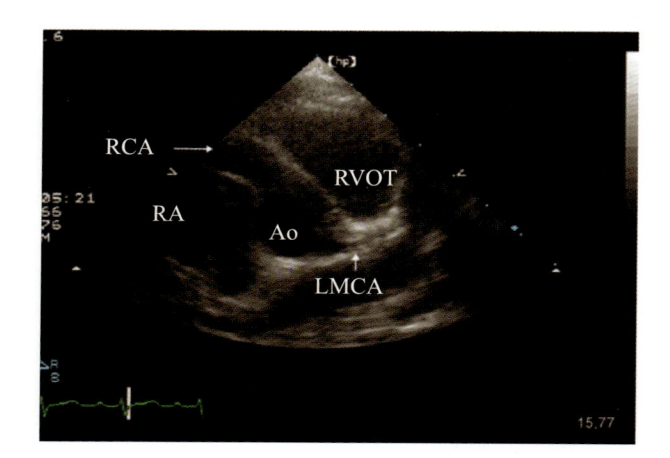

▲ 图 15-81 川崎病和右冠状动脉瘤样扩张儿童的心底水平胸骨旁短轴切面

显示主动脉和肺动脉内径和位置，右冠状动脉明显扩张，内径约 8mm。LMCA. 左主干冠状动脉；RA. 右心房；Ao. 主动脉；RVOT. 右心室流出道；RCA. 右冠状动脉

推荐阅读

常规阅读

Douglas PS, Garcia MJ, Hanes DE, et al. ACCF/ASE/AHA/ASNC/HFSA/HRS/SCAI/SCCM/SCCT/SCMR 2011 Appropriate use criteria for echocardiography. A Report of the American College of Cardiology Foundation Appropriate Use Criteria Task Force, American Society of Echocardiography, American Heart Association, American Society of Nuclear Cardiology, Heart Failure Society of America, Heart Rhythm Society, Society for Cardiovascular Angiography and Interventions, Society of Critical Care Medicine, Society of Cardiovascular Computed Tomography, and Society for Cardiovascular Magnetic Resonance Endorsed by the American College of Chest Physicians. *J Am Coll Cardiol* 2011;57: 1126–1166.

急性心肌梗死

Figueras J, Juncal A, Carballo J, Cortadellas J, Soler JS. Nature and progression of pericardial effusion in patients with a first myocardial infarction: relationship to age and free wall rupture. *Am Heart J* 2002;144:251–258.

Keren A, Goldberg S, Gottlieb S, et al. Natural history of left ventricular thrombi: their appearance and resolution in the posthospitalization period of acute myocardial infarction. *J Am Coll Cardiol* 1990;15:790–800.

Sabia P, Abbott RD, Afrookteh A, Keller MW, Touchstone DA, Kaul S. Importance of two-dimensional echocardiographic assessment of left ventricular systolic function in patients presenting to the emergency room with cardiac-related symptoms. *Circulation* 1991;84:1615–1624.

Sjoblom J, Muhrbeck J, Witt N, Alam M, Frykman-Kull V. Evolution of left ventricular ejection fraction after acute myocardial infarction: implications for implantable cardioverter-defibrillator eligibility. *Circulation* 2014;130:743–748.

壁面运动与功能评价

Lieberman AN, Weiss JL, Jugdutt BI, et al. Two-dimensional echocardiography and infarct size: relationship of regional wall motion and thickening to the extent of myocardial infarction in the dog. *Circulation* 1981;63:739–746.

Picard MH, Wilkins GT, Ray PA, Weyman AE. Natural history of left ventricular size and function after acute myocardial infarction. Assessment and prediction by echocardiographic endocardial surface mapping. *Circulation* 1990;82:484–494.

预后

Ersboll M, Valeur N, Mogensen UM, et al. Prediction of all-cause mortality and heart failure admissions from global left ventricular longitudinal strain in patients with acute myocardial infarction and preserved left ventricular ejection fraction. *J Am Coll Cardiol* 2013;61:2365–2373.

Haugaa KH, Grenne BL, Eek CH, et al. Strain echocardiography improves risk prediction of ventricular arrhythmias after myocardial infarction. *JACC Cardiovasc Imaging* 2013;6:841–850.

Møler JE, Sondergaard E, Poulsen SH, Egstrup K. Pseudonormal and restrictive filling patterns predict left ventricular dilation and cardiac death after a first myocardial infarction: a serial color M-mode Doppler echocardiographic study. *J Am Coll Cardiol* 2000;36:1841–1846.

Park SJ, Park JH, Lee HS, et al. Impaired RV global longitudinal strain is associated with poor long-term clinical outcomes in patients with acute inferior STEMI. *JACC Cardiovasc Imaging* 2015;8:161–169.

Prastaro M, Pirozzi E, Gaibazzi N, et al. Expert review on the prognostic role of echocardiography after acute myocardial infarction. *J Am Soc Echocardiogr* 2017;30:431–443.

其他

Brown LM, Duffy CE, Mitchell C, Young L. A practical guide to pediatric coronary artery imaging with echocardiography. *J Am Soc Echocardiogr* 2015;28:379–391.

Cheezum KM, Liberthson RR, Shah NR, et al. Anomalous aortic origin of a coronary artery from the inappropriate sinus of Valsalva. *J Am Coll Cardiol* 2017;69:1592–1608.

Roberts WC. Major anomalies of coronary arterial origin seen in adulthood. *Am Heart J* 1986;111:941–963.

Velaquez EJ, Bonow RO. Revascularization in severe left ventricular dysfunction. *J Am Coll Cardiol* 2015;65:615–624.

第 16 章
负荷超声心动图
Stress Echocardiography

彭 源 李 贺 译

负荷超声心动图的基本原理是各种因素诱发心肌缺血导致左心室相应节段室壁运动异常。虽然早在 40 多年前超声心动图首次记录了缺血性室壁运动异常，但直到 20 世纪 80 年代，超声图像质量的提高和数字采集技术（主要是图像采集卡）的发展才使得负荷超声心动图的临床应用得以实现。数字化的超声心动图可以选择无肺气干扰的心动周期进行存储分析，从而减轻了呼吸运动的影响。同时环路存储功能还可对负荷试验前后的图像进行对比分析。因此可以发现负荷试验诱发的轻微室壁运动异常，从而更加准确地分析室壁运动。另外，数字技术还缩短了运动后图像采集时间，使得超声心动图数据的显示、存储和传输更加方便。总之，数字成像技术的应用远较其他任何因素更有力地推动负荷超声心动图作为一种实用临床工具的快速发展。

一、生理学基础

早在 20 世纪 30 年代，Tennant 和 Wiggers 就对左心室收缩期收缩与心肌血供之间的关系进行研究，并发现，当诱发心肌缺血时，左心室壁相应节段很快出现收缩期向外膨出（矛盾运动），从而确定了诱发心肌缺血与过性的节段性运动异常之间的联系，超声心动图表现为负荷试验后出现节段性室壁运动异常（图 16-1）。

当冠状动脉狭窄尚未影响其血流时，生理

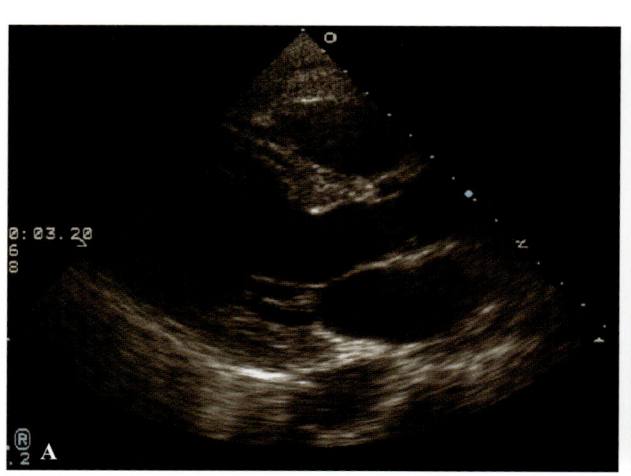

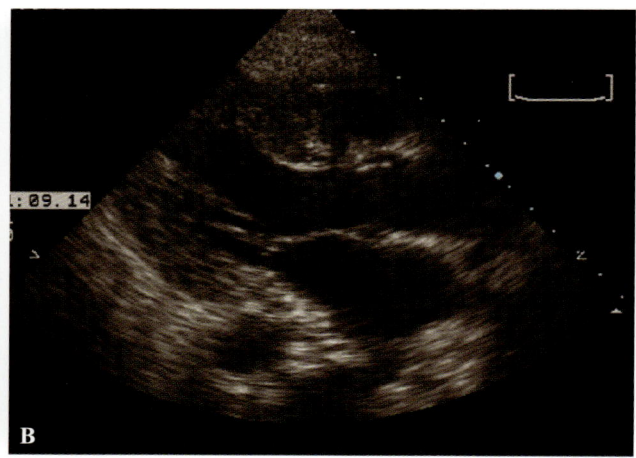

▲ 图 16-1　缺血时（A）和缓解后（B）发生的室间隔中间段和远段的一过性室壁运动异常

性负荷的增加导致心率增快，以及通过增加心肌血流量来维持心肌正常的收缩力。与基础状态相比，收缩期室壁增厚率、心内膜位移幅度和整体收缩力均增加，导致左心室收缩末期容积减小（射血分数增加）。虽然在高龄和（或）高血压或β受体拮抗药治疗时上述反应减弱，但若在负荷状态下上述反应消失，通常视为异常。

当存在冠状动脉狭窄时，心肌供氧量的增加不能满足负荷状态下需氧量的增加。如果供需矛盾持续存在，将出现一系列复杂的心肌缺血级联反应（图16-2）。心肌缺血级联反应是一种概括，而示意图中评价指标间的重叠说明它们之间存在变化。也就是说，不同患者间心肌损伤标志物的出现顺序和时间不同。例如，ST段压低可早于或晚于图中所描绘的发生顺序，或者可能不出现。

室壁运动异常紧随心肌局部灌注不足而出现，超声心动图特征性表现为收缩期室壁增厚率和心内膜位移幅度降低。室壁运动异常的严重程度（运动减弱或矛盾运动）受多种因素综合影响，包括血流量减少的程度、缺血范围、侧支循环的建立、左心室压力与室壁应力，以及缺血的持续时间等。然而，节段性室壁运动异常是心肌缺血的特异性指标，并且出现时间早于心绞痛或心电图异常。

一旦负荷解除，心肌需氧量减少，心肌缺血缓解。室壁运动可迅速恢复正常，但完全恢复需要1~2min，这主要取决于缺血的严重程度和持续时间。顿抑心肌指短暂性缺血后心肌功能异常持续较长时间。虽然顿抑心肌的功能可以恢复，但若缺血严重且持续时间过长，心肌顿抑状态可持续数天甚至数周。

超声心动图结合负荷试验可记录基础状态下室壁运动和左心室功能，以及监测运动或药物负荷诱导后的变化（表16-1）。在静息状态下出现节段性室壁运动异常，通常提示陈旧性心肌损伤，绝大多数由于心肌梗死所致。其他较少见原因包括心肌病、顿抑心肌或冬眠心肌。负荷试验中出现左心室局部心肌功能减弱是心肌缺血的特异性标志。尽管正常人在长时间剧烈运动后偶尔也会出现室壁运动异常，但在负荷试验时出现的运动异常通常由冠状动脉疾病所致。负荷试验时出现左心室整体功能减低多由高血压、瓣膜病或心肌病等原因所致。因此，通过比较静息状态和负荷状态的节段性室壁运动，可以检测出有无心肌缺血及缺血部位。

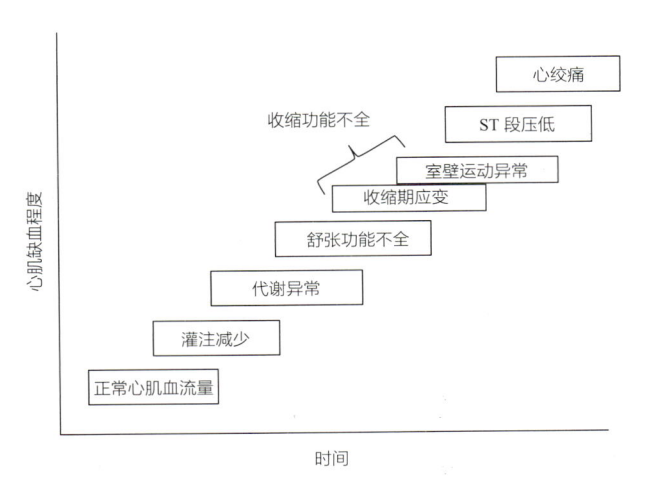

▲ 图 16-2 心肌缺血级联反应示意图
心肌缺血级联反应是描述心肌缺血发作后发生的一系列事件的术语。该示意图显示各种暂时性异常反应的发生顺序。心肌灌注缺失后超声心动图可检测到室壁运动异常，其发生早于心电图改变或心绞痛发作

表 16-1　室壁运动异常的病因

静息状态下室壁运动异常	负荷状态下室壁运动异常
心肌梗死/瘢痕	心肌缺血
心肌病	心脏平移运动
心肌炎	血压显著增高
左束支传导传导阻滞	心肌病
高血压/后负荷增加	心率依赖性左束支传导阻滞
冬眠心肌	肺高压
顿抑心肌	
中毒（酒精中毒等）	
手术后	
起搏心律	
右心室容量或压力负荷过重	

尽管负荷超声心动图检查中绝大多数有价值信息获来源于二维图像和对左心室局部及整体功能分析，但其他指标也应重视。例如，多普勒技术可用于测量负荷状态时每搏量的变化。二尖瓣瓣口舒张期血流速度和瓣环组织多普勒速度可用于评估负荷状态时左心室舒张功能异常，尤其适用于有劳力性呼吸困难的患者。另外，如后文所述，多普勒成像在评价心脏瓣膜病、人工瓣膜和肥厚型心肌病患者中具有重要价值，负荷超声心动图可为这些患者提供有价值的信息，并已用于评估治疗效果和选择手术时机。

二、检查方法

负荷超声心动图的操作、解读和应用指南已由美国超声心动图学会 2007 年颁布。超声心动图可用于运动和药物负荷试验以检测心肌缺血（表 16-2）。运动负荷试验常使用平板或踏车运动（立位或卧位）。负荷超声心动图最常用的药物是多巴酚丁胺。较少使用的负荷方法包括等长握力运动（如握力器）、血管扩张药（如双嘧达莫或腺苷），以及经食管心房调搏术。不同负荷方法可以组合使用。例如，在多巴酚丁胺负荷试验过程中加握力运动来增加做功负荷，提高敏感性。

（一）平板运动试验

在美国，平板运动是最常见的负荷试验方法，可提供很多有临床诊断和预后价值的信息，如运动耐力、血压反应及心律失常等。这种方法安全性高而且耐受性好，适用于大部分需要运动负荷试验的患者。由于临床医生已经认可这种负荷试验效果，而且所需设备简便，因此负荷超声心动图多采用平板运动负荷试验。

在平板运动试验过程中，为了不影响标准运动程序，我们通常在平板运动前后立即采集图像。因此，平板运动负荷超声心动图的优点包括保留了平板运动试验提供的更多信息，运动负荷试验应用广泛，超声心动图检查简便易行。其最主要的缺点是站立时难以采集超声图像，只能运动试验后立即采集图像。由于心肌缺血可能在运动终止后迅速缓解，因此操作者应该在运动后尽快完成图像采集，最好在运动结束后 1~1.5min 内完成。一旦运动试验结束，患者立刻离开平板，并侧卧于超声检查床上，以便快速完成图像采集。

虽然任何经胸切面都可用于运动负荷超声心动图检查，但常用切面包括胸骨旁左心室长轴和短轴切面，以及心尖四腔心和两腔心切面，还可心尖长轴切面、剑突下四腔心和短轴切面。受透声窗的影响，图像采集因人而异，但这些图像应保证左心室的每个节段可在至少两个不同切面显示。此外，右心室功能和室壁运动的评价也是负荷超声心动图的一部分。图 16-3 是平板运动负荷超声心动图的心尖四腔心和两腔心切面。左图

表 16-2 负荷超声心动图使用的负荷类型

运动负荷	非运动负荷
平板试验	多巴酚丁胺
仰卧位踏车试验	双嘧达莫
直立位踏车试验	双嘧达莫/多巴酚丁胺合用
握拳试验	腺苷
阶梯试验	起搏

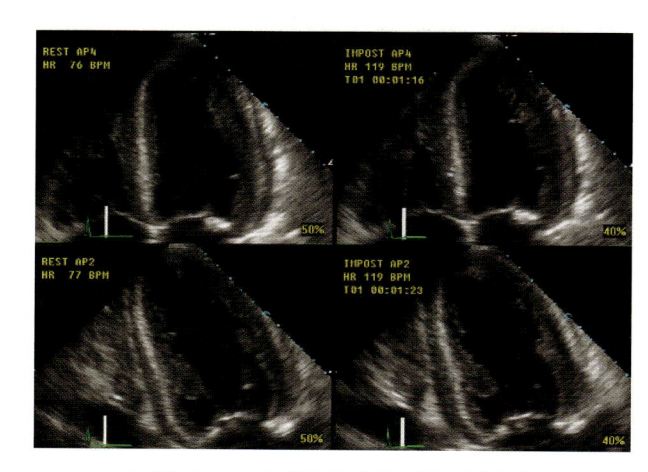

▲ 图 16-3 负荷超声心动图的标准图像

此例为平板运动超声心动图，上图为四腔心切面，下图为两腔心图像。左侧为静息状态图像，右侧为运动后图像。每副图像均记录心率和图像采集时间

为静息状态下图像,右图为运动后图像。每幅图像均记录了心率、试验阶段、采集时间等信息。

运动负荷试验诱发的室壁运动异常可能在运动后图像采集之前已缓解,这是出现假阴性结果的原因之一(图16-4)。在此例平板运动负荷试验中,胸骨旁左心室长轴切面和短轴切面显示患者前壁心肌缺血,而四腔心切面表现不明显,两腔心切面未见心肌缺血表现,原因在于室壁运动异常在负荷试验后图像采集过程中逐渐缓解。负荷试验后随着心率降低,室壁运动逐渐恢复。如果运动量足够并且在运动后1min内完成图像采集,能最大限度减少假阴性结果。图16-5示卧位踏车试验后室壁运动异常快速恢复。最大运动负荷时左心室心尖部出现明显的室壁运动异常,但运动结束后室壁运动基本恢复正常。某些室壁运动异常迅速恢复的机制尚不明确。研究人员比较踏车试验最大负荷时和运动后的图像,以探讨室壁运动异常快速恢复出现的频率和可能原因。研究发现运动持续时间、冠状动脉病变程度、负荷量及药物治疗并非预测指标。相反,负荷试验后室壁运动异常恢复较慢常提示存在严重的心外膜冠状动脉疾病和(或)多支冠状动脉病变。

(二)踏车运动试验

固定式踏车最早应用于运动负荷超声心动图。最初使用的是立位式踏车测力计,并于运动中和运动后采集图像。最近,能适应多种患者体位的卧位式踏车开始广泛应用。采用大约30°头高位可以使患者感到舒适,且图像质量较高。为了实现运动负荷分级,患者需要保持固定的踏车节奏,通过增加踏车阻力逐级提高运动量。

踏车负荷超声心动图的主要优点是能够在整个运动过程中,特别是在最大运动负荷时采集图像。这不仅避免了室壁运动异常快速恢复的问题,还能确保室壁运动异常开始出现时即可观察记录。与运动后相比,在最大运动负荷时室壁运动异常出现得更频繁、范围更大且更容易观察。此外,还可分析运动负荷过程中的图像,以及通过双相反应的比较来提高试验的敏感性。与平板运动相比,踏车运动负荷超声心动图也更方便同时进行声学造影检查。踏车运动负荷超声心动图的主要缺点是负荷量的问题,部分患者卧位踏车非常困难,难以达到所需的运动量。然而卧位更容易诱发心肌缺血,可能由于卧位时静脉回心血

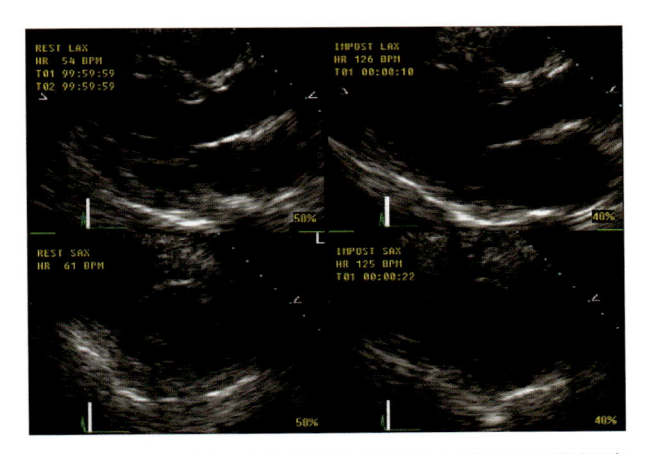

▲ 图16-4 平板运动负荷试验后患者室壁运动异常迅速恢复

静息状态下室壁运动正常。运动后,左心长轴和短轴切面显示室间隔和心尖部心肌缺血改变。但在四腔心切面室壁运动异常不太明显,两腔心切面几乎未见异常运动。图像采集于运动后约75s内完成

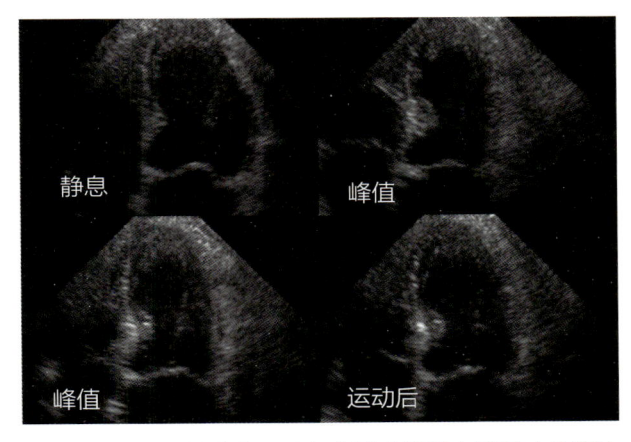

▲ 图16-5 卧位踏车运动负荷试验期间室壁运动快速恢复正常

运动中左心室心尖部出现明显运动异常,右上图和左下图为最大运动量时采集的图像。运动后(右下图)室壁运动几乎是正常的,于心尖四腔心切面尤为明显

量、前负荷增加或血压反应性变化增大所致。因此，卧位运动负荷试验诱发心肌缺血时的心率低于立位运动负荷试验。此外，新一代踏车还提高了卧位运动的舒适性和耐受性。

（三）多巴酚丁胺负荷超声心动图

多巴酚丁胺是一种合成的儿茶酚胺，通过与心肌和脉管系统中的 $β_1$、$β_2$ 和 α 受体结合影响心肌收缩力和心率。由于其与不同受体亲和力不同，多巴酚丁胺的心血管效应表现为剂量依赖性。小剂量时心肌收缩力增强，随着剂量增加心率逐渐加快。多巴酚丁胺对外周血管效应以血管收缩为主或血管舒张为主，因此血管阻力（即血压）的变化无法预测的。其综合作用为心肌收缩力和心率增加，导致心肌需氧量相应的增加。如果冠状动脉储备功能不足，心肌需氧量超过供氧量则会发生心肌缺血。

值得注意的是，多巴酚丁胺负荷试验与运动负荷试验诱发心肌缺血的机制并不相同。例如，下肢运动导致的静脉回心血流量增加在多巴酚丁胺负荷试验时并不明显。此外，自主神经系统介导的体循环和肺循环血管阻力的变化在运动负荷试验与多巴酚丁胺负荷试验中有明显差异。这些差异有助于确定运动和药物负荷时心肌缺血阈值。例如，与运动负荷试验相比，多巴酚丁胺试验的心率变化不太重要，即使未达到目标心率也可引起心肌缺血。多巴酚丁胺输注期间心率的降低被收缩力显著增强所抵消。因此，这两种负荷方式能通过不同的机制均可诱发心肌缺血，所以判断负荷量是否足够的参数也不同。

多巴酚丁胺超声心动图主要用于无法通过运动达到足够负荷量的患者。多巴酚丁胺与运动引起的心脏效应类似，并且安全可靠，因而多巴酚丁胺负荷试验得以广泛应用。该方法还可用于评价顿抑心肌或冬眠心肌是否存活。运动负荷试验通过逐级增加心脏负荷来监测心肌缺血的产生，而多巴酚丁胺试验通过每 3～5min 增加药物剂量来达到同样目的。虽然每个剂量水平对心脏影响并不稳定，但心肌收缩力和心率可逐渐增加，而且耐受性良好。阿托品常用于增加心率，同时可提高心肌缺血的敏感性，特别是服用 β 受体拮抗药的患者作用更明显。虽然没有统一的多巴酚丁胺负荷超声心动图的操作标准，但表 16-3 为目前常用方案。

出现表 16-4 中的任何一种情况时应终止试验。虽然上述方针是必须的，但是否停止多巴酚丁胺输注必须根据个体情况而定。室壁运动监测对于是否终止输注至关重要。例如，出现不典型临床症状但不伴有心肌缺血的客观表现（如新发的室壁运动异常），不必作为终止试验的依据。出现轻微或局限性的室壁运动异常，特别是当患者可以耐受时，也无须终止试验。有时为了准确评估冠状动脉疾病的程度和范围，常需在密切监测下谨慎地继续进行试验。血压下降常提示广泛

表 16-3　多巴酚丁胺负荷超声心动图试验流程

标准负荷试验前的患者常规准备
建立静脉通路
采集静息状态下图像（多巴酚输入过程中回放动态图像并作为参考）
临床决策——是否需要超声造影
进行心电图和血压监测
多巴酚丁胺输注起始剂量为 5（或 10）μg/（kg·min）
每 3min 输注一次，剂量分别为 10、20、30 和 40μg/（kg·min）
持续监测超声心动图、心电图和血压
在 5 或 10μg/（kg·min）输注速度时采集低剂量图像（即开始出现收缩力增加时）
在中等剂量和大剂量阶段可给予 0.5～1.0mg 剂量的阿托品，以增加心率反应性
中等剂量图像在 20 或 30μg/（kg·min）输注速度时采集
在终止输注之前获取峰值剂量图像
继续采集应激后直到恢复基线状态过程中的图像
持续监测患者直到恢复其到静息状态

心肌缺血，而在多巴酚丁胺输注过程中出现血压降低，可能提示左心室流出道压差增大，这可通过多普勒超声来鉴别（图16-6）。此外，与运动试验相比，多巴酚丁胺输注期间心电图显示的心肌缺血不一定是真正意义上的心肌缺血。因此，在没有节段性室壁运动异常或典型临床症状时，心电图的ST段压低和升高均不能作为终止多巴酚丁胺输注的充分依据。

多巴酚丁胺负荷试验的安全性已被多项研究证实。多巴酚丁胺的生物半衰期短，其诱发的心肌缺血在注射结束后可很快缓解。对于某些严重心肌缺血或缺血表现持续存在的患者，可临时静脉注射β受体拮抗药（如美托洛尔或伊索洛尔）。静脉注射多巴酚丁胺最常见的不良反应是室性期前收缩、房性心律失常等轻微心律失常，以及心悸或焦虑等轻微症状。非持续性室性心动过速仅见于约3%的受试者，并且通常自发终止或采用静脉注射阻断药物治疗。严重孤立性并发症罕见报道。

多巴酚丁胺负荷试验没有绝对的禁忌证。对于病情不稳定的不稳定型心绞痛伴有心功能失代

表16-4 多巴酚丁胺负荷试验时终止输注的指标

心率超过以年龄估测目标心率的85%
发生明显的心绞痛[a]
发现新的室壁运动异常[b]
与基础状态相比，收缩压减低超过20mmHg[c]
心律失常，如心房颤动或非持续性室性心动过速
出现副作用或症状

a. 根据患者的临床状态、是否存在室壁运动异常及范围来决定
b. 根据患者的临床状态和室壁运动异常的范围/严重程度来决定
c. 根据患者的临床状态和左心室功能和（或）左心室流出道压差来决定

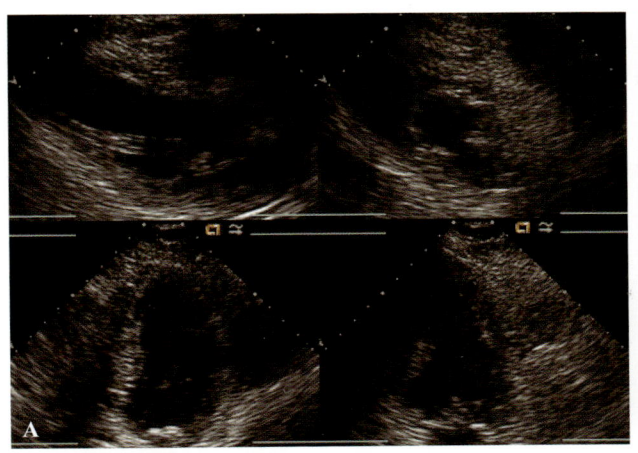

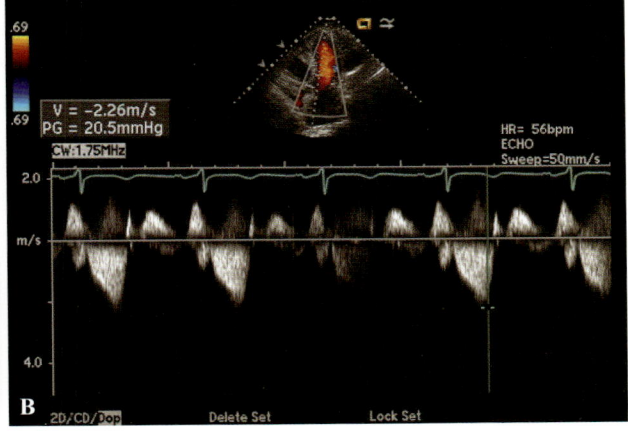

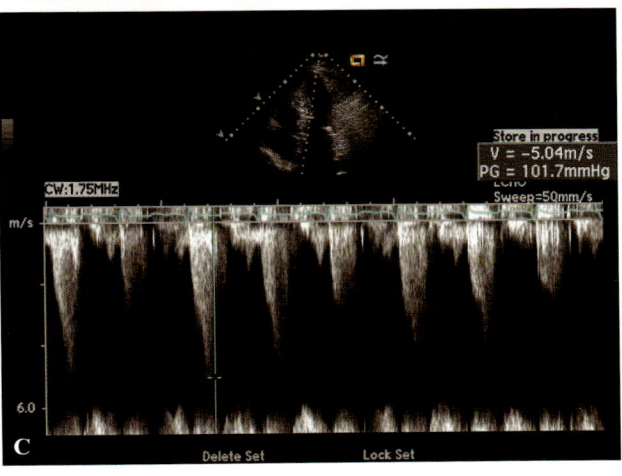

▲ 图16-6 多巴酚丁胺负荷超声心动图检查时诱发的左心室流出道压差增大

这发生于患有严重左心室肥大的患者，其在负荷峰值时发生室壁运动增强。A. 静息状态下正常的室壁运动和小的收缩末期左心室腔。B. 基线状态收缩晚期峰值压差为20mmHg。C. 在峰值负荷时，收缩末期峰值压差变化较大增高至100mmHg

偿患者，不宜进行任何形式的负荷试验。近期心肌梗死、严重左心功能不全、腹主动脉瘤、晕厥、主动脉狭窄、肥厚型心肌病、有室性心动过速病史，以及猝死抢救成功后的患者，都曾安全地接受过多巴酚丁胺负荷超声心动图检查。在任何情况下都必须对检查的预期诊断价值与风险进行权衡。与双嘧达莫（潘生丁）不同，多巴酚丁胺还可安全应用于支气管痉挛性肺病患者。

（四）双嘧达莫和腺苷

某些强效血管扩张药，如双嘧达莫、腺苷等，已经被用于负荷超声心动图检查以诊断冠状动脉疾病。与多巴酚丁胺不同，这类药物通过阻止狭窄冠状动脉供血区血流的正常增加，从而引发冠状动脉血流分布异常。极端情况下可使缺血区的血流转移（即冠状动脉窃血）而引起真正的心肌缺血。腺苷是一种作用强、持续时间短的直接冠状动脉扩张药。双嘧达莫作用较慢，通过阻碍腺苷的摄取起作用。2种药物均通过改变冠状动脉血流分布而引起缺血心肌出现运动异常，但与多巴酚丁胺相比，其效果更微弱且持续时间更短。

双嘧达莫和腺苷负荷试验的安全性已得到公认，但两者作为负荷试验药物的应用均明显少于多巴酚丁胺，主要与其作用机制有关。冠状动脉血流重新分布时可能并不出现室壁运动异常，因此血管扩张药更适用于依靠血流灌注相对变化的影像技术而非诱发室壁运动异常，这也是双嘧达莫和腺苷常用于核医学显像的原因。

（五）三维负荷超声心动图

实时三维成像用于负荷超声心动图是可行的，并且从理论上讲有很多优势。全容积图像数据获取后可进行切割和多角度成像，例如，可获取并分析一系列平行的短轴图像（称为"多层切割"）。通过多个9幅短轴图像的分析，左心室的整体评估得以实现。此外，多平面成像技术可以利用三维数据导出常规正交平面，其优势在于可调整每个平面以确保准确对齐。Yoshitani等研究者将这2种三维负荷超声成像方法进行比较。图16-7是使用多层切割和多平面成像技术分析三维多巴酚丁胺负荷超声心动图的示例。尽管2种方法都检测到左心室前壁心尖段室壁运动异常，但只有多层切割成像（图16-7B）能显示下壁心肌缺血，这表明应用广泛的三维成像技术可提高诊

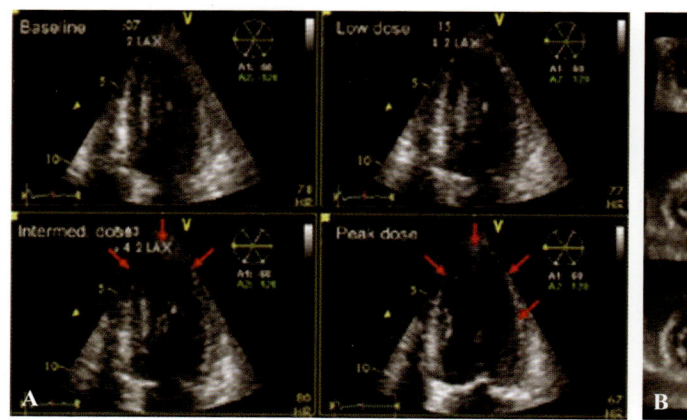

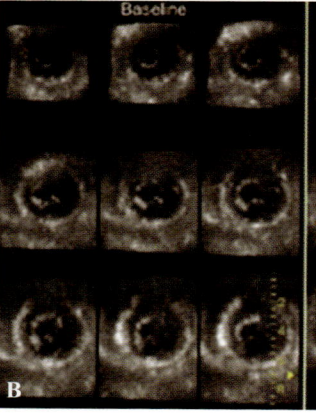

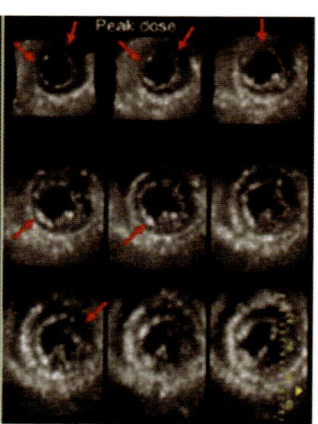

▲ 图 16-7　两种不同的显示方式的三维多巴酚丁胺负荷超声心动图

A. 左图为多平面成像模式显示正交的心尖切面。在中等剂量和峰值剂量时，红箭表示心尖和侧壁运动异常。B. 右图为多层切割模式显示同一患者的负荷超声心动图，其中同时呈现9个平行的短轴切面。在峰值剂量时多个室壁出现明显运动异常，包括心尖、前外侧壁及下后壁（红箭），还有左心室扩张的表现 [经许可引自 Yoshitani H, Takeuchi M, Mor-Avi V, et al. Comparative diagnostic accuracy of multiplane and multislice three-dimensional dobutamine stress echocardiography in the diagnosis of coronary artery disease. Am Soc Echocardiogr 2009; 22(5):435–442. © 2009 American Society of Echocardiography 版权所有]

断准确性。

三维负荷超声心动图有多项优势。在平板运动试验时，单容积采集整个左心室可缩短运动后成像时间。与仅使用二维成像相比，三维超声心动图还可更全面地检查左心室。此外，这种方法可精确校准，并比较静息状态和负荷状态下图像以检出细微差别。三维超声心动图已被证实能更准确地测量左心室容积和射血分数。负荷试验时比较运动前后左心室收缩末期容量具有诊断和预后作用，而三维成像显著提高了其应用价值。三维负荷超声心动图的主要局限性在于图像质量和帧频。但随着技术的不断改进，这些瓶颈被突破后，将大大促进它成为一种负荷超声心动图的实用方法。

三、负荷超声心动图类型的选择

由于负荷试验的类型较多，如何针对特定患者选择最佳的试验方法给临床带来一定困难。有无必要进行负荷试验？选择哪些成像方式？选择运动负荷试验还是药物负荷试验？哪种运动方式能够取得最佳成像效果？虽然上述问题必须个体化考虑，但也有一般规律可循。任何成像方法均可提高负荷试验的准确性，尤其对于负荷心电图无法确诊或者可能不能确诊的患者。负荷试验还可提供有关病变部位与范围的信息，对于诊断和预后判断均有价值。表 16-5 列举了选择负荷试验类型的原则。

对大多数患者而言，只要能够进行平板或踏车试验，运动负荷超声心动图则应为首选方法。运动负荷试验能提供比药物负荷试验更多的信息。对同一组患者，运动试验诊断冠心病通常比多巴酚丁胺负荷试验敏感性更高，但其优势不显著，因此尚未被广泛认可。大多数情况下临床上采用运动负荷试验均基于上述原因，但评估心肌存活性时应选择多巴酚丁胺负荷超声心动图。因此，多巴酚丁胺负荷超声心动图通常仅应用于运动量无法满足负荷试验需求或需要评价心肌存活性的患者。

确定必须进行非运动负荷试验及超声心动图成像以后，根据现有的证据和临床经验宜选择多巴酚丁胺作为负荷药物。由于多巴酚丁胺可以诱发真正的心肌缺血而不是仅导致血流灌注不足，超声心动图更易于观察其诱发的室壁运动异常。血管扩张药和多巴酚丁胺都可诱导血流灌注异常。2007 年 Kowatsch 等研究发现多巴酚丁胺和腺苷在诱导超声心动图可检测到的灌注异常方面作用相当。然而，多巴酚丁胺在诱导室壁运动异常方面优于血管扩张药，且其诱导血流灌注异常的效果与血管扩张药相当，因此多巴酚丁胺很可能仍然是未来首选的负荷药物。

在不同类型的运动负荷超声心动图中，平板

表 16-5 不同负荷类型在各种临床状况下的应用价值比较

临床问题	平板试验	踏车试验	多巴酚丁胺试验
胸痛评价	++	++	+
心肌梗死后风险	++	++	++
心肌存活性	−	−	++
呼吸困难 / 疲劳评估 [a]	+	++	+
术前风险评估	+	+	++
瓣膜病严重程度 [a]	−	++	−
肺高压 [a]	−	++	−

a. 建议使用多普勒参数

和踏车技术的应用最为成功，并且安全性和可耐受性较好。踏车运动试验的主要优势在于运动全程均可进行超声心动图成像，而平板运动试验临床应用较多并且多数医生对平板试验的检查方法及其所提供的信息更为熟悉。这2种方法直接的比较研究很少。1999年 Badruddin 等对74例怀疑冠心病的患者随机进行平板或卧位踏车运动负荷超声心动图检查，研究发现踏车试验的诊断敏感性稍高，而平板运动试验的特异性稍高。尽管踏车试验的平均时间长于平板试验，但总负荷量基本相同。当诱发出缺血性室壁运动异常时，踏车负荷超声心动图显示的室壁运动异常的范围更大，可能因超声成像于负荷试验中而非负荷后进行。因此，平板和踏车均可用于负荷超声心动图，在运动过程中进行超声心动图检查的方法能更准确地评估病变及其范围。平板或踏车运动负荷试验的选择必须根据患者的意愿、运动能力，以及其他有关诊断和预后的信息多方考量。

四、负荷超声心动图解读

大多数负荷超声心动图的分析是基于基础状态及负荷试验过程中的节段性室壁运动、室壁厚度及心内膜位移变化情况的主观评价进行的。首先进行静息或基础状态超声心动图检查，以明确是否存在左心室整体收缩功能异常或节段性室壁运动异常。基础状态下的左心室壁运动异常通常提示陈旧性心肌梗死，其他少见原因包括顿抑心肌、冬眠心肌或某种局限性心肌病。不伴有冠状动脉疾病时也可出现下壁运动减弱等基础状态下轻微室壁运动异常，导致假阳性结果。左束支传导阻滞（LBBB）（图16-8）、手术后、心室起搏及右心室压力或容量超负荷时室间隔运动可出现特异性改变。

心脏对任何类型负荷的正常反应均为室壁运动增强（图16-9和表16-6）。但仍应考虑到室壁运动增强的不均一性，而且并非左心室壁所有节段一定出现相同程度的收缩增强。定量检查时，

这种正常生理性变化较为明显，甚至正常人也可能出现轻度室壁运动减弱。尽管如此，左心室整体收缩功能增强仍应视为正常反应，无运动增强应视为异常表现，最常见于局部心肌缺血。非缺血性心肌病、β受体拮抗药、左束支传导阻滞和重度高血压等也可影响室壁运动增强。另外，运动负荷不足也可导致无室壁运动增强。平板运动试验后采集图像，可能因为时间延迟而错过短暂性室壁运动增强，导致误判。

过早松弛是一种容易混淆的室壁运动类型，

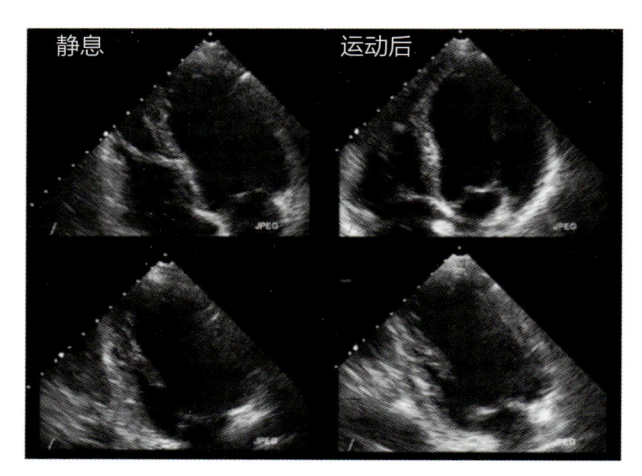

▲ 图16-8　左束支传导阻滞（LBBB）患者运动负荷试验
该研究表明静息状态下左心室整体运动功能减退与室间隔矛盾运动。运动负荷后室间隔仍然存在矛盾运动但左心室功能增强。该患者患有合并 LBBB 的非缺血性心肌病

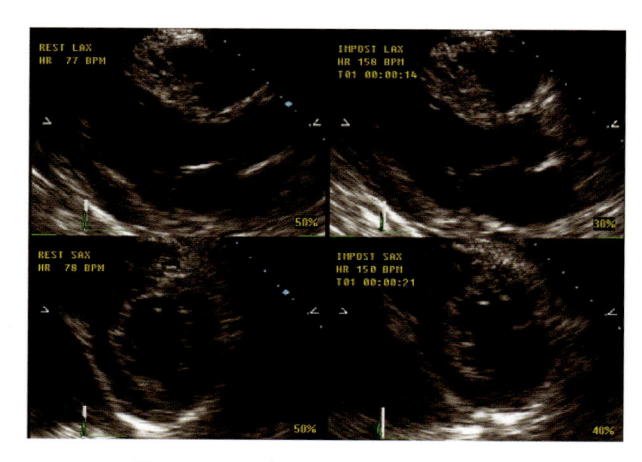

▲ 图16-9　正常平板运动负荷超声心动图
表现为负荷状态下室壁运动增强。左图为静息状态，右图为运动后图像。该患者存在左心室轻度肥大

表 16-6 综合分析静息状态和负荷状态左心室壁运动反应

静息状态	负荷状态	解　读
正常	运动增强	正常
正常	运动减弱/运动消失	心肌缺血
运动消失	运动消失	心肌梗死
运动减弱	运动消失/矛盾运动	心肌缺血和（或）心肌梗死
运动减弱/运动消失	正常	心肌存活

即室壁于收缩末期舒张（松弛）早于相邻室壁（图16-10）。其可在静息状态时发生，在负荷试验中经常被夸大，而它可能是正常变异。延迟收缩是指晚于收缩末期的心肌收缩，是另一种容易混淆的负荷后室壁运动反应（图 16-11）。它常发生在下壁或后壁基底段，一般为正常变异，若伴有收缩期增厚则提示无心肌缺血。但若不伴有收缩期室壁增厚，延迟收缩也可能是心肌缺血的表现。逐帧分析室壁运动或慢速回放环路中收缩期前半段将有助于识别延迟收缩，并与其他室壁运动异常相鉴别。

该解读方法的局限性在于室壁运动分析的主观性与非定量性。多项研究对室壁运动主观评分的重复性进行了检验。总的来说，经验丰富的观察者对大多数病例意见一致，总体准确率较高。客观的定量分析方法具有明显的优点，但过去一直受到图像质量和心脏扭转运动的限制。此外，一些方法复杂费时也使其临床应用受到限制。例如，静息和负荷状态下射血分数的计算，由于技术要求高而日常工作中很少应用。更为实用的方法是估测负荷试验过程中左心室容量的变化，其正常反应为收缩末和舒张末左心室容量均减低，可通过图像对比观察分析。收缩末容量不出现减低为异常反应。负荷状态下出现容量增加通常提示病变广泛而严重（如多支冠脉病变）。图 16-12显示在这种情况下由于近端左前降支冠状动脉的严重狭窄出现心尖部心腔扩张。图 16-13 显示了患有广泛冠状动脉疾病患者的容积反应异常，表现为左心室收缩期内径增大，在四腔心切面特别明显。本例由于右冠状动脉近端病变引起缺血，右心室也出现扩张。虽然收缩期扩张是踏车运动负荷试验的不良指标，但在卧位踏车运动期间正

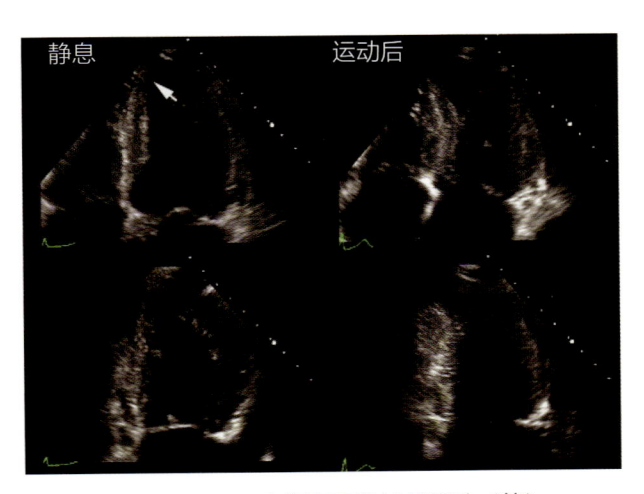

▲ 图 16-10 室间隔远段过早松弛（箭）
运动后立即在四腔心切面出现，但室壁增厚率正常

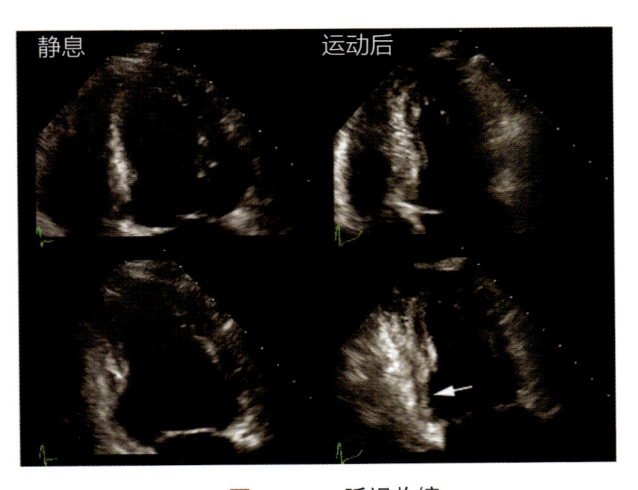

▲ 图 16-11 延迟收缩
心内膜位移在两腔心切面的下壁基底段出现短暂延迟（箭）

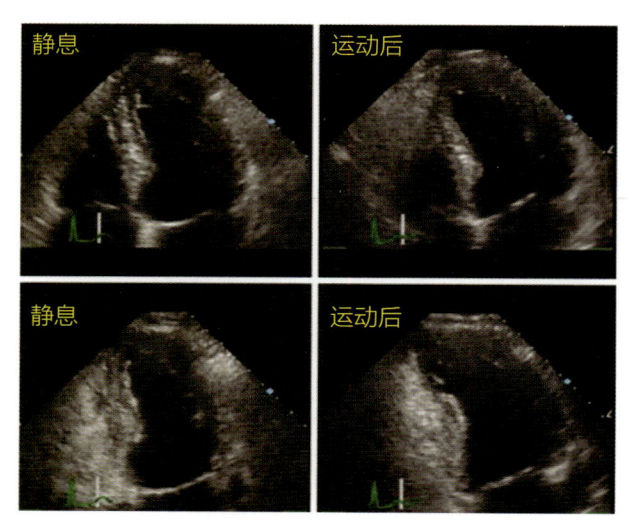

▲ 图 16-12 平板运动负荷超声心动图显示左心室容积对负荷反应异常

静息状态是正常的。运动后表现为前间隔、心尖和侧壁心肌缺血，导致左心室扩张

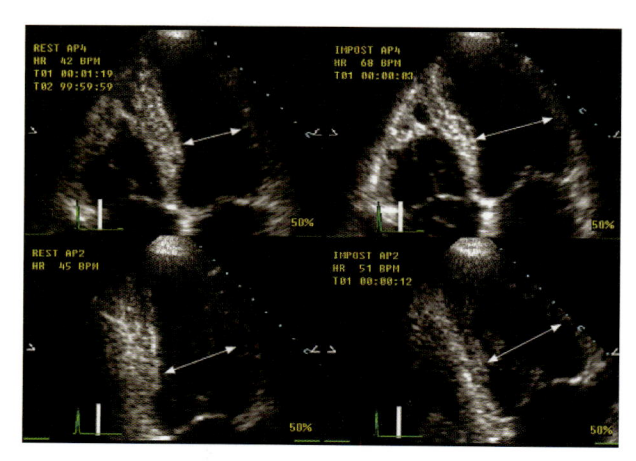

▲ 图 16-13 平板运动负荷超声心动图显示左心室容积反应异常

这些均为收缩末期图像。左图为静息状态，右图为运动后。与基础状态相比，收缩末期容积运动后增大，表明负荷试验后心腔增大

常受试者也可能会出现轻微的心腔容积增加。这时因下肢抬高可以增加静脉回心血量，因此在运动高峰时左心室扩张可为正常表现。一旦运动停止，心腔大小通常会迅速恢复。

图像质量不佳时，超声对比剂可通过提高对心内膜边界的识别以分析室壁运动，提高诊断的可信度和准确性。静息状态下 2 个或更多左心室节段显示不清时，应考虑使用对比剂。对比剂可以稀释溶液做间歇推注或连续输注。低机械指数（小于 0.5）成像可提高心内膜边界的描绘，并且更好地评估室壁增厚和心内膜位移的变化。图 16-14 为造影状态下的心内膜识别，可以准确识别前间壁心肌缺血区域。2008 年 Plana 等通过一项随机交叉的单中心研究发现无论在静息状态还是在负荷状态下，多巴酚丁胺负荷超声心动图检查中使用对比剂增加了识别有意义节段的比例，提高了试验整体的准确度和试验解读的信心（图 16-15）。

临床应用的解读和报告负荷超声心动图结果的方法有数种。一种方法将左心室分成 16 个节段（图 16-16，左），然后按 1~4 的等级对每个节段进行评分，其中 1 表示正常，2 表示运动减低，3 表示无运动，4 个表示矛盾运动。分析基础状态下室壁运动，室壁运动评分指数按下列公式计算。

室壁运动评分指数＝各节段评分之和／参与评分的节段数　　　　　　（公式 16-1）

另一种方法是包括心尖帽的 17 节段模型，其优点是与大多数核医学成像方法更相符（图 16-16 右图）。这两种方案都得到了美国超声心动图学会的认可。可采用类似的方法分析负荷试验时的室壁运动。室壁运动增强视为正常，评分为 1。无论是基础状态还是负荷状态，检查结果正常时室壁运动评分为 1 分。大于 1 分提示存在室壁运动异常。评分指数越大提示室壁运动异常的范围和（或）程度越重。图 16-17 为负荷超声心动图室壁运动评分示例。本方法有多项优势，可对室壁运动进行全面而标准的系统分析。此外，通过室壁运动的主观分析得出定量结果，可用于结果的比较。室壁运动评分指数的预后价值也得到多项研究的证实。

（一）室壁运动分级

运动减弱是最轻程度的室壁运动异常，其定义为收缩期室壁增厚及心内膜内向运动幅度较正常减小。运动减弱既往曾简单定义为心内膜位移

第 16 章 负荷超声心动图
STRESS Echocardiography

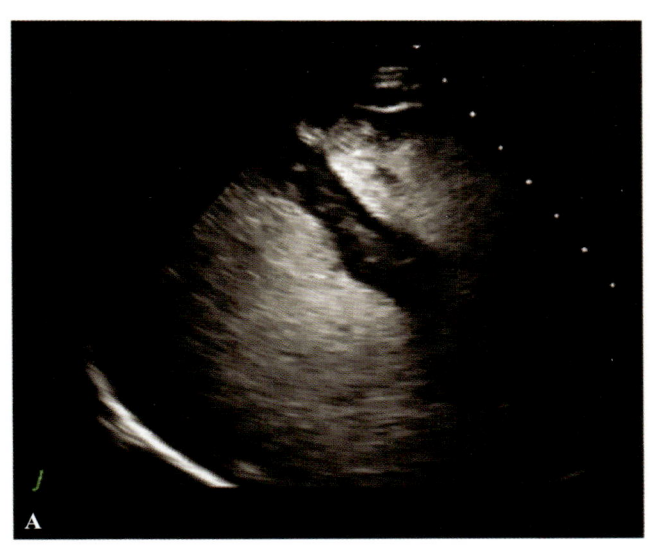

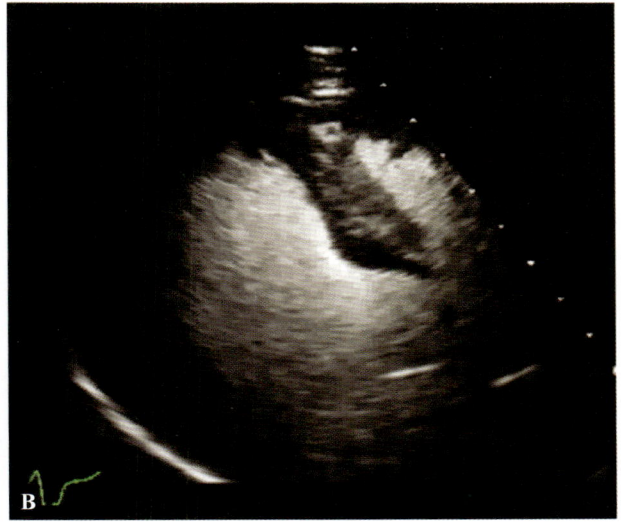

▲ 图 16-14 一例技术难度较大的平板运动负荷超声心动图

非造影模式下心内膜显示不清晰，而超声造影使心内膜显示改善。在运动之前（A）和运动之后（B）左心长轴切面采集图像，可观察到室间隔远段心肌缺血

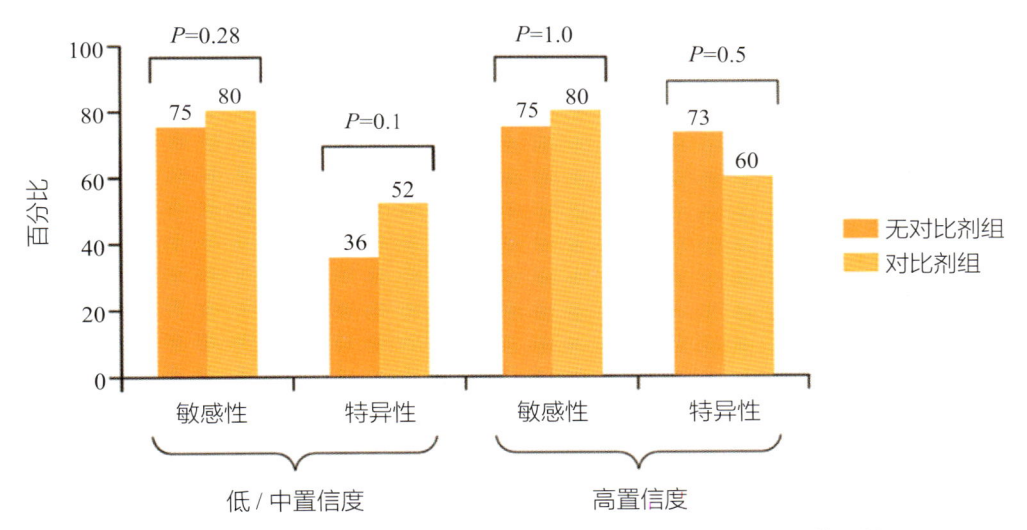

▲ 图 16-15 应用对比剂增强心内膜识别可提高试验的敏感性和特异性

这项研究通过对未增强图像解读的置信度进行分组，左图显示了对比剂对试验诊断的敏感性和特异性的影响，证明了对比剂组诊断特异性更高。对于观察者有高度自信的研究对象而言（右图），两组准确性无明显差异 [经许可引自 Plana JC, Mikati IA, Dokainish H, et al. A randomized cross-over study for evalua-tion of the effect of image optim-ization with con- trast on the diagnostic accuracy of dobutamine echocardiography in coronary artery disease. *J Am Coll Cardiol Imaging* 2008; 1(2):145–152. © 2008 American College of Cardiology Foundation 版权所有]

小于 5mm。室壁运动正常与减弱只存在轻微差别，尤其对于高龄或接受 β 受体拮抗药治疗的患者。如果运动减弱局限于某一节段且与某支冠状动脉供血区域一致，而与其相邻的室壁运动正常或增强，则该部位存在运动异常的可能性最大。

运动消失定义为收缩期室壁增厚和心内膜位移无变化。收缩期心脏的旋转运动可误认为运动消失，但室壁增厚因受旋转运动影响较小，此时较可靠。矛盾运动是最严重的室壁运动异常，其定义为收缩期室壁变薄且向外运动或者向外膨出。

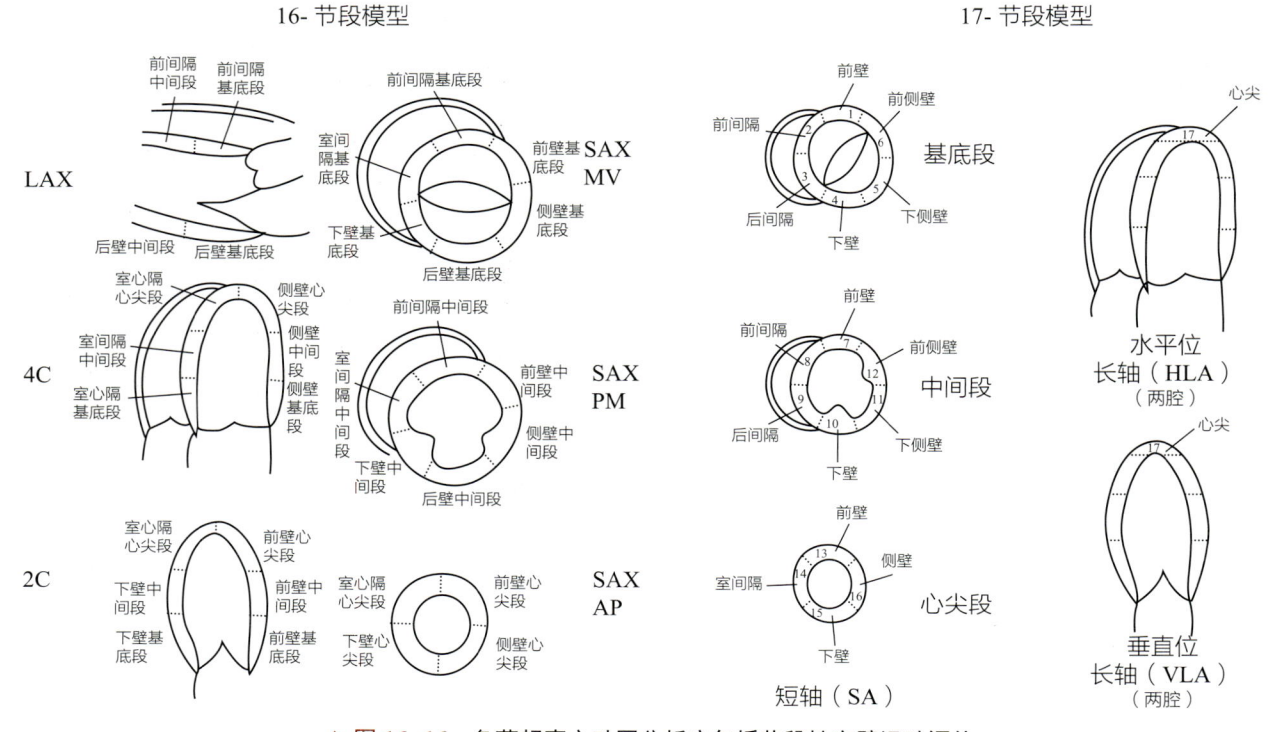

▲ 图 16-16 负荷超声心动图分析应包括节段性室壁运动评估

需要将左心室分成同时从胸骨旁和心尖切面分析的节段。左图显示了标准的 16 节段模型。右图通过略微不同的分割方法显示了 17 节段模型，其中在四腔心和两腔心切面中分别分析了心尖帽

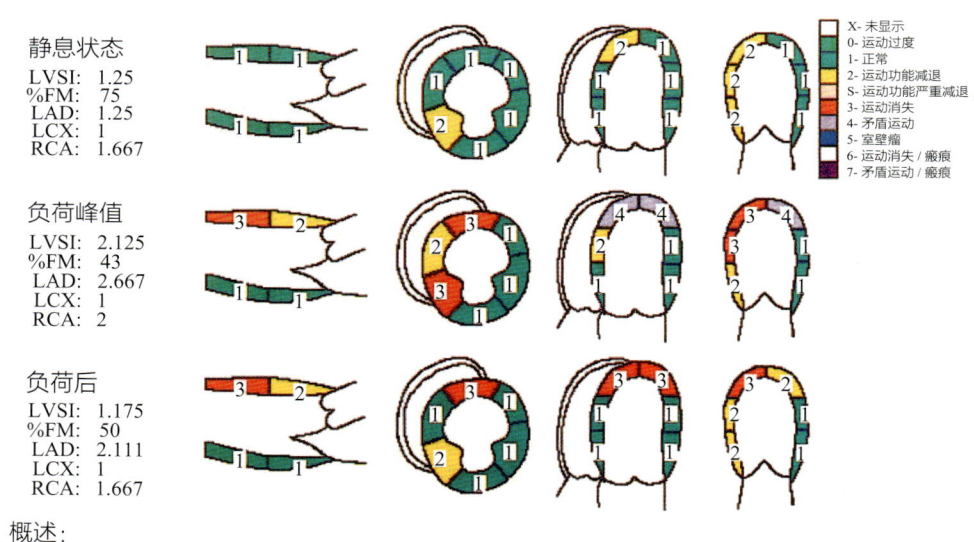

概述：
异常负荷超声心动图。静息状态下心尖部和下壁室壁运动异常。

结论：
符合陈旧性心肌梗死声像图改变，静息状态下室壁运动轻度异常，
负荷试验时室间隔和心尖部出现诱发性心肌缺血。

▲ 图 16-17 负荷超声心动图检查报告（包括室壁运动分析总结）

LVSI. 左心室评分指数；%FM. 功能正常节段的百分比；LAD. 左前降支；LCX. 左旋支；MI. 心肌梗死；RCA. 右冠状动脉

左心室壁某一节段变薄和（或）回声增强提示瘢痕形成。还有其他少见室壁运动反应，如过早松弛指某一室壁节段在收缩早期表现为收缩，但其松弛或舒张早于其他室壁。与心肌缺血无关的过早松弛极可能为正常变异，常导致假阳性结果。慢速环路回放收缩期前半段的图像有助于确定过早松弛，并与真正的室壁运动异常相鉴别。

（二）负荷状态的室壁运动反应

基础与负荷状态室壁运动的比较可以提供有价值的诊断信息（表 16-6）。负荷时室壁运动增强通常视为正常反应。静息状态运动正常的心肌节段在负荷状态出现运动异常，强烈提示心肌缺血。静息状态运动异常的心肌节段在负荷状态无变化，提示心肌梗死但没有新出现心肌缺血。运动减弱区域在负荷试验时加重通常表示心肌缺血。上述表现也可以由陈旧性非透壁心肌梗死与负荷试验诱发的心肌缺血综合所致。静息状态下运动消失或矛盾运动的心肌节段即使负荷状态下加重，同样提示心肌梗死，并且难以确定这些节段中存在新发的心肌缺血。静息状态运动正常的心肌偶尔在负荷时可无变化，既不出现增强也不出现减弱。有学者认为，此为心肌缺血所致的异常反应，但这种解释有时准确，有时可导致假阳性结果。无运动增强可能有多种原因，包括负荷不足、运动后图像采集延迟、应用 β 受体拮抗药及心肌病等。高龄特别是女性，可以不出现明显的室壁运动增强。为尽量减少假阳性结果，在确定无运动增强由心肌缺血所致之前，应充分考虑其他可能的原因。运动负荷时血压显著增高也可导致无室壁运动增强，甚至造成左心室整体运动减弱。图 16-18 是该反应的示例。有时尽管运动量足够并且达到目标心率，但最大运动负荷时室壁运动无变化或部分区域出现轻度运动减弱，其原因为运动过程中血压的明显升高。

最后，基础状态下节段性室壁运动异常在负荷时得以改善的情况不多见，却是一种特殊的反应类型，可能为正常反应，也可能是局限性室壁运动异常但受周围正常心肌的牵拉，其运动得以改善。然而，多巴酚丁胺试验时出现室壁运动改善提示该部位心肌存活，经血管再通治疗后可恢复。详见后述。

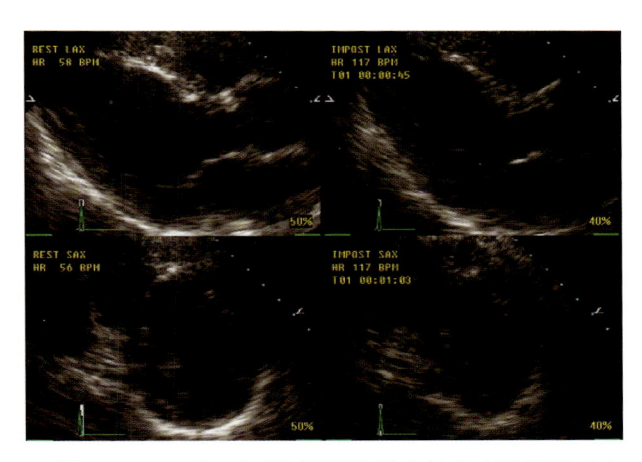

▲ 图 16-18 对运动后血压明显增高的患者进行运动负荷超声心动图

血压显著增加可导致轻微的整体运动功能减退。由后负荷过重导致的无室壁运动增强是一种异常反应

（三）应变成像

为了提供更多定量指标，应变成像已应用于负荷超声心动图。该方法依赖于斑点追踪技术来量化负荷试验后的心肌形变。应变被认为是负荷试验期间心肌缺血客观且可量化的指标。试验研究表明心肌缺血早期即可出现应变指标的变化，因此可能是一种更敏感的反映心肌缺血的指标。识别及量化局部心肌缺血是应变成像一个非常有意义的特性。应变成像的理论优势包括横向运动不受周围组织牵拉的影响，固有的定量特性，可鉴别主动和被动运动，以及在整个心动周期中均可检测室壁运动。现代化设备可同步检测心肌各节段应变。应变成像评估静息状态左心室功能的作用另作讨论，但大多数研究将整体纵向应变（GLS）作为心功能不全评估的最佳和最具重复性的指标（图 16-19）。将反映心功能不全的指标 GLS 用于负荷超声心动图则面临挑战，以下几个问题必须解答。首先，较快心率下难以获得可

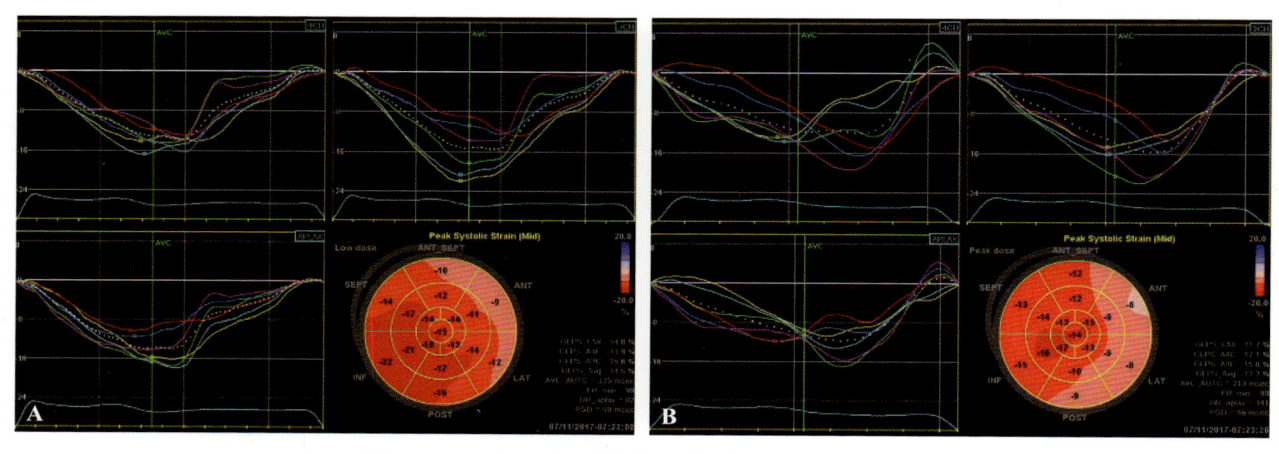

▲ 图 16-19 多巴酚丁胺负荷试验期间整体纵向应变成像

基线状态下前侧壁基底段应变减低（A）。峰值负荷（B）下，应变明显减小的区域增加，包括前壁、侧壁和后壁的大部分。血管造影提示该患者左冠状动脉主干远段狭窄且左旋支近段完全闭塞

重复的应变数据。其次，应变对运动和药理负荷试验的正常反应尚不明确。最后，什么是异常反应？如何利用它对已有数据分析？不同室壁节段的 GLS 量化评价面临挑战。与收缩末期左心室容量的增加类似，GLS 从静息状态到负荷状态的变化可能会成为反映心肌缺血的指标。目前大多数应用应变负荷超声心动图的研究都使用多巴酚丁胺，且大部分研究显示应变负荷超声心动图敏感性较高而特异性较低，诊断效能一般。应变负荷超声心动图在临床上的常规使用还需更进一步的技术革新和更多的临床试验证实。

五、冠状动脉病变定位

临床上，负荷超声心动图常用于预测冠状动脉或其分支有无病变。第 5 章和第 15 章已经阐述了左心室室壁节段与相应冠状动脉分布的关系，该方法也可用于负荷超声心动图。多切面显示左心室可以评价 3 支冠状动脉主要分布的区域，因此根据室壁运动可以预测冠状动脉病变的部位和范围。负荷超声心动图对多支冠状动脉病变的检测比单支冠状动脉病变更敏感，其诊断左前降支或右冠状动脉疾病的准确性高于左回旋支。由于冠状动脉分布区域存在变异，有时不能区分右冠状动脉与左回旋支病变。

图 16-20 为多巴酚丁胺负荷超声诱发的局限性心尖部心肌缺血。多巴酚丁胺剂量为 20μg/（kg·min）时（心率 72 次/分）室壁运动正常，但药物剂量增加后出现心尖部矛盾运动，同时心率明显加快。图 16-21 显示既往无心脏病史患者的下壁心肌缺血。基础状态时室壁运动正常，负荷时下壁运动减弱，其中最有意义的指标是下壁室壁无增厚。图 16-22 为有陈旧性下壁心梗病史患者使用多巴酚丁胺负荷试验证明了多支冠状动脉缺血，负荷试验过程中左心室功能恢复延迟。图 16-23 为踏车负荷超声心动图时出现显著的间

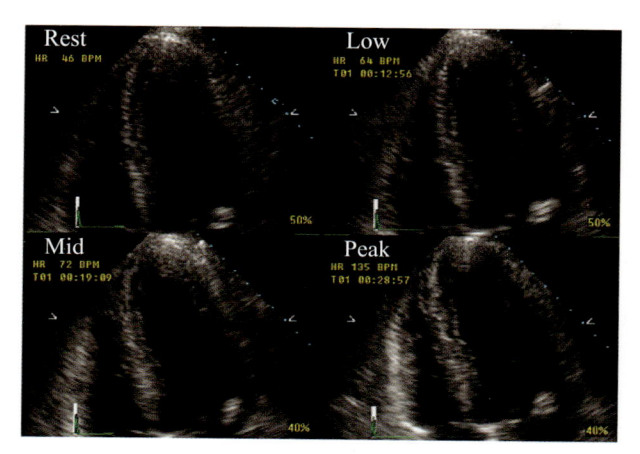

▲ 图 16-20 多巴酚丁胺负荷超声心动图异常表现

四腔心切面显示心尖部心肌缺血。仅在峰值负荷时出现明显室壁运动异常（右下图）

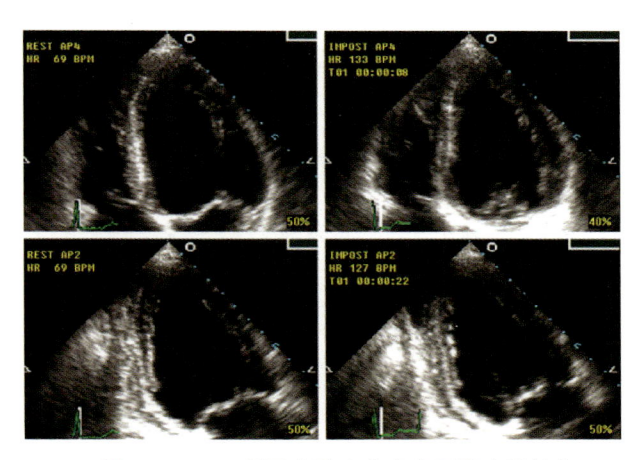

第 16 章 负荷超声心动图
Stress Echocardiography

▲ 图 16-21 一例无心脏病史患者下壁心肌缺血
静息状态下室壁运动正常的。患者在平板上运动到很高的负荷量后，在短轴和两腔心切面中可见室壁运动减低。冠状动脉造影提示右冠状动脉中段有严重病变

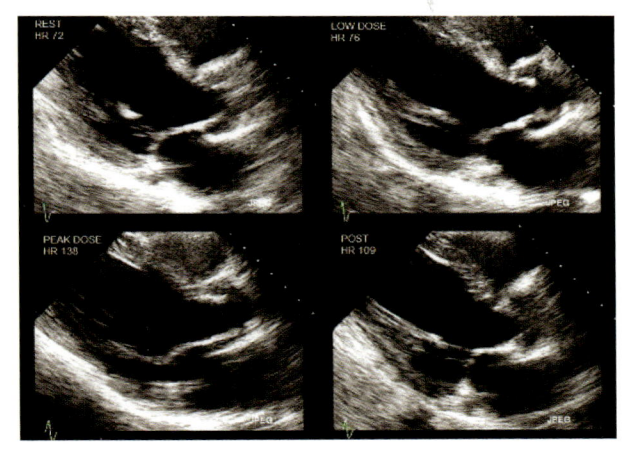

▲ 图 16-22 有陈旧性下壁心肌梗死病史的患者多支冠脉病变
多巴酚丁胺负荷超声心动图显示室间隔、心尖、下壁和前壁运动减弱，提示多支冠脉病变

壁和下壁心肌缺血。图 16-24 是平板运动期间出现前壁心尖段、侧壁局部心肌缺血。广泛心肌缺血导致运动后左心室扩张。冠脉造影术证实存在患有左前降支和回旋支冠状动脉病变。

六、超声图像与症状和心电图变化的相关性

负荷超声心动图的分析仅仅是综合负荷试验的一部分，症状和（或）心电图（ECG）改变等其他指标也不容忽视。所有关于检测冠心病的研

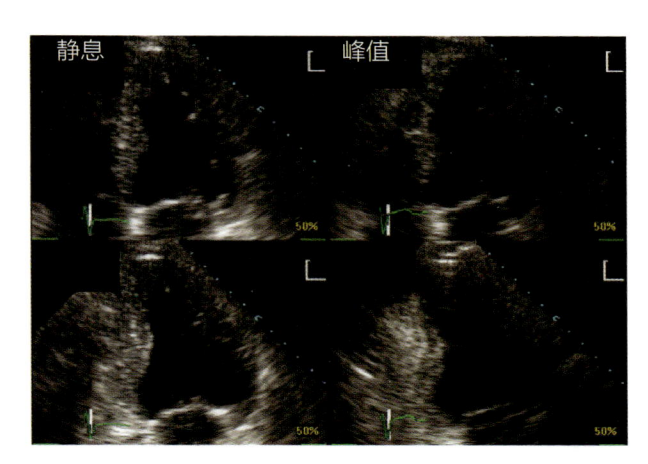

▲ 图 16-23 踏车运动负荷超声心动图显示包括室间隔和下壁的多支冠脉心肌缺血

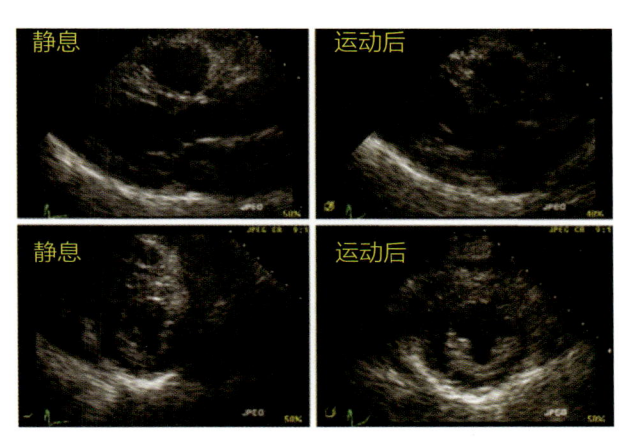

▲ 图 16-24 平板运动负荷超声心动图在低负荷量下表现出广泛心肌缺血
静息状态下室壁运动正常的，而运动后的图像显示前壁心尖段和侧壁运动减弱。负荷试验后左心室收缩末期容积也增加，且心率较低时即出现，并且符合左前降支和左回旋支的病变

究均证实，室壁运动比症状或 ST 段改变更敏感、特异性更高。在大多数情况下，不同指标对心肌缺血的判断一致。当患者出现典型胸痛且合并心电图和室壁运动异常时，可明确诊断冠心病。但是，当结果不一致时必须考虑其他可能。由于室壁运动异常时，心肌缺血的敏感性和特异性指标均很高，并且症状和 ECG 变化判定作用有限，最终诊断通常主要依靠超声心动图检查结果。事实上，负荷超声心动图最常见的适应证之一是评估已经或可能出现负荷心电图异常或无诊断意义的有症状的患者，包括心电图异常或左心室肥大

的患者。此外，由于女性负荷试验后心电图假阳性的发生率较高，更适合采用负荷超声心动图明确诊断。图 16-25 是患有广泛冠状动脉病变患者的示例，超声心动图改变明显，但是负荷试验 ECG 阴性。

室壁运动异常但不伴临床症状的情况较常见，这通常提示无痛性心肌缺血。研究发现不伴有胸痛和（或）ST 压低的心肌缺血其范围及程度均较轻。ECG 呈缺血性改变但不伴有室壁运动异常的情况比较复杂。当这种情况发生在负荷心电图假阳性高的人群（如女性）时，负荷超声心动图表现正常则可排除冠心病。但心电图改变更加可靠或伴有典型症状的患者，必须考虑超声心动图表现可能为假阴性。1993 年 Ryan 等在一项使用踏车运动的研究中发现，约 50% 患者心电图和超声心动图结果完全一致，且超声心动图可对大部分结果不一致患者进行正确分级（图 16-26）。但 4% 的患者超声心动图结果正常而 ECG 为阳性，血管造影显示其中 6 例存在冠状动脉病变，其余 7 例正常。2017 年 Zacharias 等开展的一项单中心研究，将 385 名怀疑冠状动脉疾病的患者随机分配到无成像的平板负荷试验组和超声心动图负荷试验组。研究发现超声心动图负荷试验组的不确定结果及假阳性结果更少，诊断价值更高。图 16-27 是超声心动图负荷试验结果假阴性的一个示例。一名症状不典型的患者在平板运动期间出现 ST 段压低，伴有胸痛，但没有室壁运动异常。心导管检查提示该患者右冠状动脉严重狭窄（图 16-27），此患者运动受限，其运动负荷量难以达到目标心率，因此超声心动图结果为假阴性。

在大多数情况下，负荷试验时心肌缺血的两个客观评估指标基本一致，当两者不一致时，超声心动图因其敏感性和特异性更高而更可靠。然而，负荷心电图的显著阳性改变是不可忽略的，尤其在伴有典型症状时。总之，超声心动图图像和其他信息都应当综合分析。

七、冠心病检查的准确性

常规负荷试验结合超声心动图使得冠心病诊断的敏感性和特异性均持续提高。很多研究对运动负荷超声心动图诊断冠心病的准确性进行了检验，以冠状动脉造影作为对照标准，其总体敏感性为 71%~94%。多巴酚丁胺负荷超声心动图研究的敏感性与其基本相同，但这种比较的局限性值得注意。例如，研究人群的差异可导致结果差

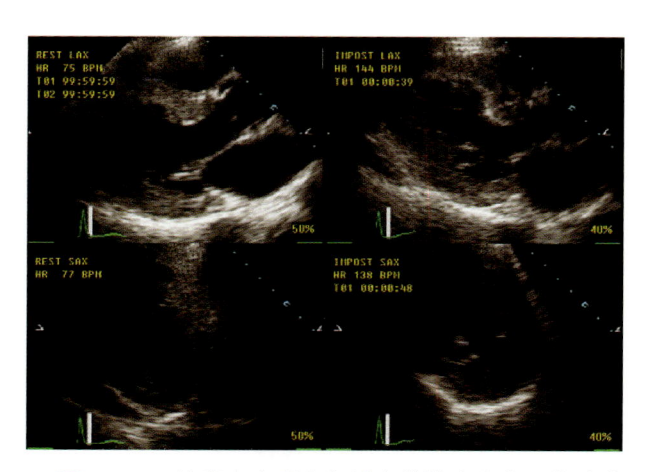

▲ 图 16-25　该患者表现出包括左前降支和右冠状动脉区域广泛的心肌缺血
尽管室壁运动明显减低，但心电图仍无法诊断

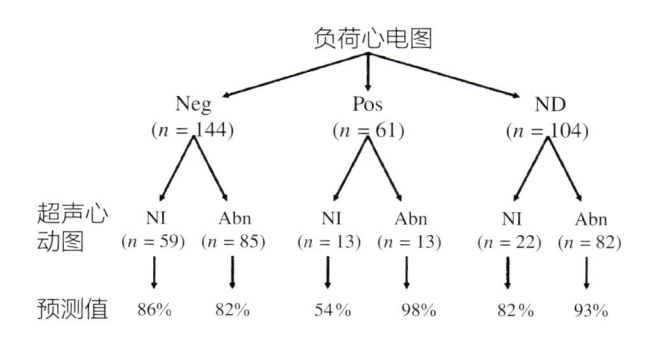

▲ 图 16-26　负荷心电图（ECG）和运动负荷超声心动图之间的关系
本研究比较了 309 名接受立位踏车运动超声心动图患者的负荷心电图和超声心动图。详见正文。Abn. 异常；Neg. 阴性；ND. 无诊断意义；NI. 正常；Pos. 阳性（经作者许可转载自 Ryan T; Segar DS; Sawada SG, et al.Detection of coronary artery disease with upright bicycle exercise echocardiography. *J Am Soc Echocardiogr* 1993; 6(2): 186–197.© 1993 American Society of Echocardiography 版权所有）

第 16 章 负荷超声心动图
STRESS Echocardiography

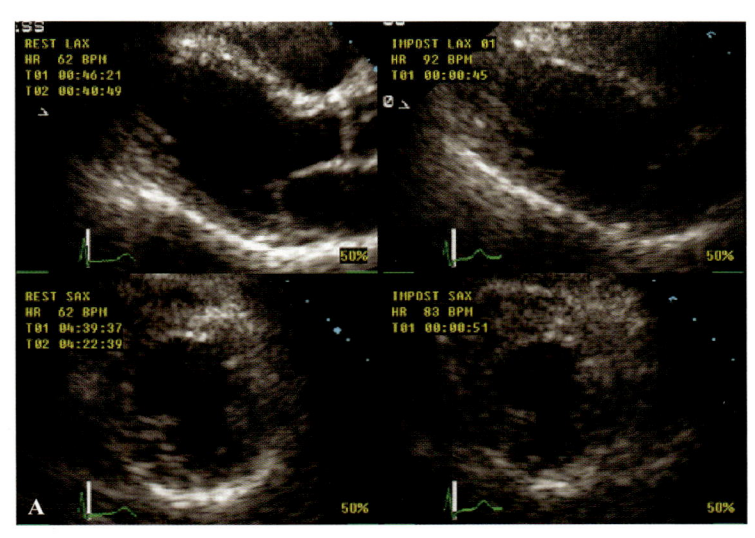

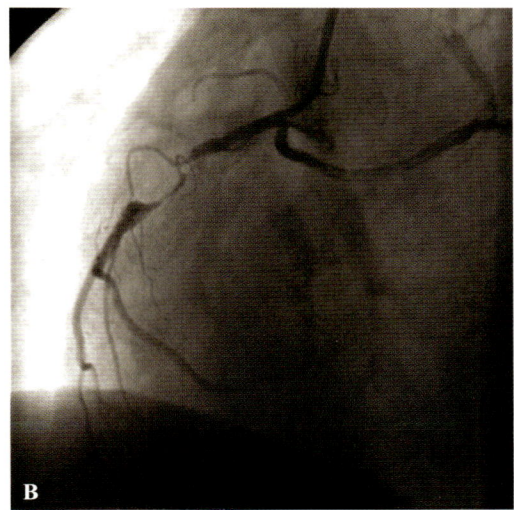

▲ 图 16-27 假阴性运动负荷超声心动图示例
A. 虽然患者的运动能力差，且未达到目标心率，但超声心动图显示左心室运动后室壁运动增强。B. 冠状动脉造影显示右冠状动脉病变

异。如果较高比例的患者伴有对结果准确性产生不利影响的某种疾病（如左心室肥大），则敏感性降低。不同研究中敏感性数值的差异可能由冠状动脉狭窄诊断标准不同所致。确定病变有意义的冠状动脉狭窄率为 50%～75%，并且定量血管造影技术也很少应用。冠状动脉狭窄率约 50% 的患者在负荷试验中可能不出现心肌缺血，从而导致假阴性结果。

影响上述研究准确性的另一个因素是许多研究对象纳入了静息状态下室壁运动异常的患者。静息状态下室壁运动异常高度提示存在冠心病，明确其冠状动脉病变范围更为重要。这类患者无论是否发生诱发性心肌缺血其结果均为阳性，从而导致负荷试验的敏感性增加。静息状态下室壁运动正常的患者中，运动负荷超声心动图的敏感性较低。另一个重要的影响因素是大多数研究使用的室壁运动主观解读方法。如果非常细微异常（如缺乏运动增强）被解读为异常，那么敏感性会增高而特异性减低。如果只有最明显的室壁运动异常被作为阳性，则会导致轻度病变漏诊，从而降低敏感性而增加特异性。因此，某些研究的敏感性很高但特异性很低也就不足为奇，反之亦然。

除了冠状动脉狭窄程度之外，影响负荷试验敏感性的其他因素包括多支病变的存在、负荷量的水平和图像质量。多支冠状动脉病变负荷试验敏感性始终高于单支病变。冠脉病变的位置也可能影响诊断准确性，左前降支和右冠状动脉狭窄的检测比左回旋支更可靠。左心室肥大是多巴酚丁胺负荷超声心动图出现假阴性结果的另一个原因。研究表明室壁增厚而左心室质量正常（小腔室）的患者出现假阴性结果的可能性显著增大。这种室壁厚和小左心室腔的向心性重塑常见于老年高血压患者。2000 年 Smart 等发表的大样本研究指出多数假阴性结果源于此类患者。作者推测，多巴酚丁胺峰值负荷时收缩末室壁应力增加缓慢可能导致该组患者的敏感性降低，负荷超声心动图检查医生在临床工作中应该重视这种现象。血管造影证实存在冠状动脉病变的向心性肥大患者可能不出现室壁运动异常，尤其是伴有室壁运动增强和（或）多巴酚丁胺输注过程血压反应不明显时。图 16-28 为左心室轻度肥大患者多巴酚丁胺负荷超声心动图结果为假阴性，负荷试验时室壁运动增强。图 16-27 是假阴性结果的另一个示例，这例患者采用平板运动试验，出现假阴性的原因可能是运动能力差、β受体拮抗药治疗和未达到最大心率负荷。

标准偏倚（referral bias）限制了负荷超声心动图与血管造影特异性的比较。当使用血管造影作为金标准时，运动负荷超声心动图的特异性范围为64%~100%，但大部分范围为80%~90%。标准偏倚导致上述研究中负荷超声心动图结果"正常"的患者数量非常少。常态率（nomalcy rate）用于检验一组冠心病概率很低的患者中，负荷超声心动图被解释为正常的可能性。负荷超声心动图常态率为92%~100%。即使已确诊患有冠心病，如负荷超声心动图时室壁运动反应正常，大多数患者预后良好，详见后述。导致假阳性结果的最常见原因是左束支传导阻滞。图16-29是进行平板负荷超声心动图检查的患者出现左束支传导阻滞的示例，显示了静息状态和负荷状态时室间隔运动异常。这例患者存在非缺血性心肌病，使得室壁运动分析变得复杂。这种情况有时可以通过动态图像剪辑以避免观察最初几帧收缩期图像，并通过关注收缩期室壁增厚率而不是心内膜位移来确诊。

试验验证偏倚（test verification bias）可能影响研究的敏感性和特异性。这种现象可能导致结果的准确度出现偏差，原因在于研究对象中冠状动脉造影的依据为负荷超声心动图结果。与随机选择的人群相比，这导致了负荷试验敏感性增加而特异性降低。1997年Roger等在运动负荷超声心动图研究中证实了试验验证偏倚。校正后，实际敏感性降低而特异性更高。由于冠状动脉疾病患病率不同，女性的敏感性降低较男性更加明显。这种现象影响了几乎所有类型负荷试验。正确认识此现象及其影响对于在临床实践中合理使用负荷超声心动图至关重要。

为了掌握负荷试验的性能，必须考虑的另一个因素是疾病发生的可能性。由贝叶斯理论可知，对于冠心病发生可能性中等的患者，负荷超声心动图的试验最有用；相反，对于冠心病发生可能性很高或很低的患者，负荷试验结果不太可靠，其原因如图16-30所示。如果假设负荷超声心动图具有80%的敏感性和90%的特异性（这些值是否真实与讨论无关），则如在100例患者中进行冠脉造影，结果有10%可能患有冠状动脉疾病。在10例患有冠心病的患者中，假设敏感性为80%，将有8个真阳性结果和2个假阴性结果。在没有冠心病的90例患者中，假设特异性为90%，将有81个真阴性和9个假阳性结果。因此，在83个阴性测试结果中，有81个真阴性，只有2个假阴性。但在17项阳性检测中，8个

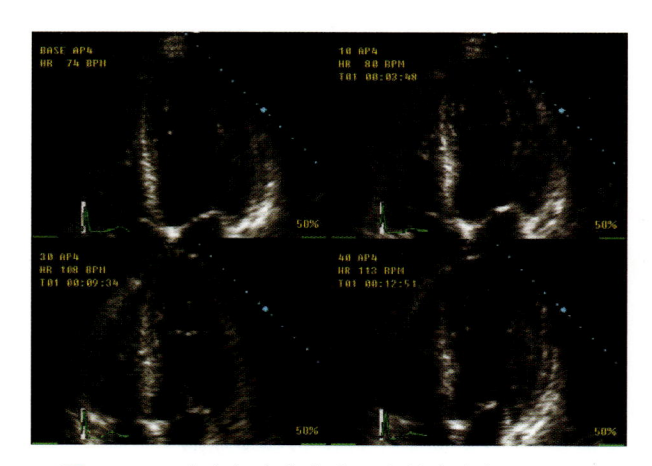

▲ 图16-28 患有轻度左心室肥大的患者多巴酚丁胺负荷超声心动图结果为假阴性

尽管存在冠状动脉疾病，但未发生室壁运动异常

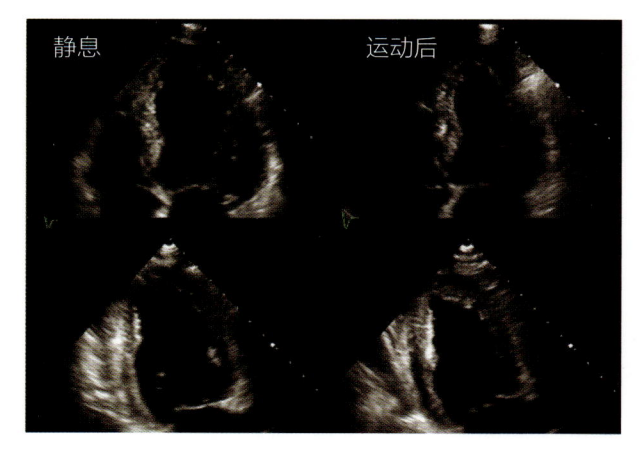

▲ 图16-29 伴有LBBB的非缺血性心肌病患者的运动负荷超声心动图

患者有静息状态下左心功能不全，包括室间隔运动异常

为真阳性，9个为假阳性。因此，阴性试验结果更有用，且很可能是正确的。然而，由于开始时提到所有患者患冠心病的可能性很低，因此负荷超声心动图结果为阴性的价值有限。另外，阳性的结果可能是假阳性。换句话说，鉴于敏感性为80%，在这个低风险人群中虽然负荷超声心动图结果阳性，患冠心病的概率小于50%。

如果将负荷试验应用于冠心病验前概率高的队列，则情况相反。阴性结果很可能是假阴性，这对患者来说可能是一个非常严重的问题。只有在中等风险的人群中进行负荷试验时，才能平衡假阳性和假阴性，并且测试的效用最大。

（一）心肌灌注成像的作用

除了改善心内膜边界的识别（之前已讨论），对比剂可用于检测负荷试验引起的心肌灌注改变。理论上，灌注缺损一定先于室壁运动异常的发生，因此评估心肌灌注的方法可以增加负荷试验检测心肌缺血的敏感性。动物研究证实了心肌灌注和心肌功能之间的先后关系。随着心肌缺血的发生，在室壁运动异常之前可能会出现灌注缺损。图16-31详细地描述该现象，该图显示了狭窄导致血流受限时多巴酚丁胺输注增加导致灌注和室壁运动的异常改变。此外，对于同样程度的狭窄，灌注缺损的范围可能超过室壁运动异常的范围，尤其是对于单支病变。鉴于以上原因，迫切需要负荷超声心动图评估心肌节段灌注的能力。

经静脉内注射后，对比剂的分布与冠状动脉

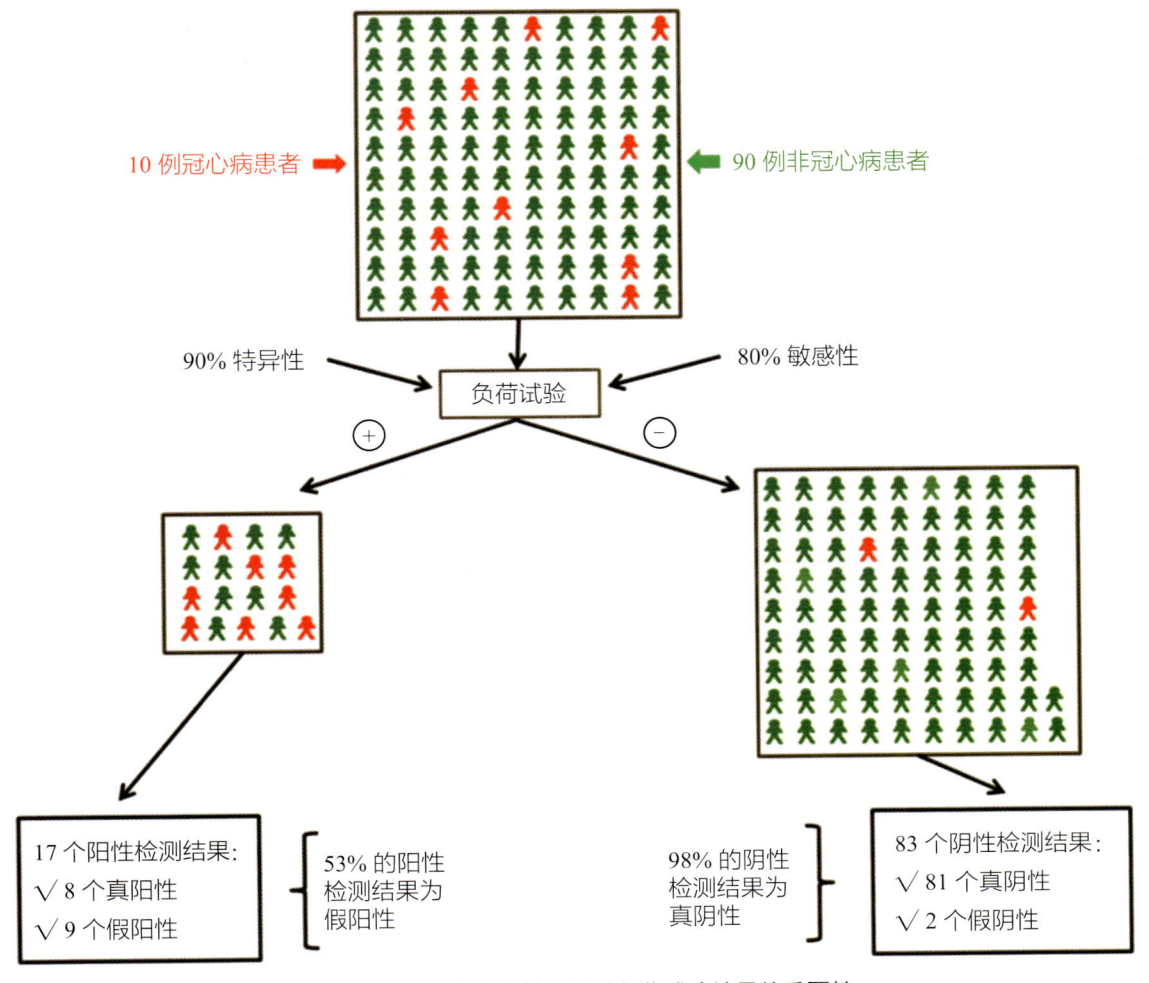

▲ 图 16-30 疾病验前概率对负荷试验结果的重要性

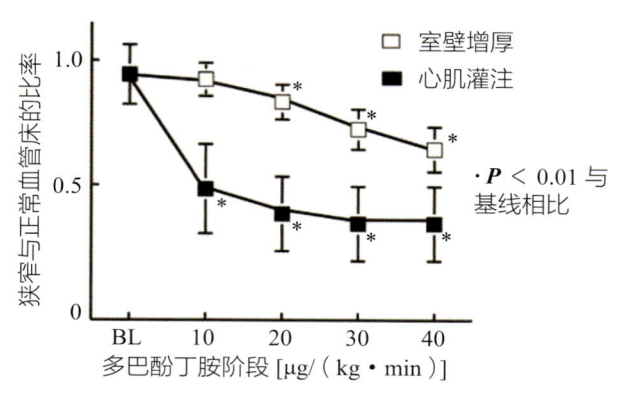

▲ 图 16-31 心肌缺血实验时心肌灌注与室壁增厚变化的先后关系

当冠脉存在明显狭窄，与基线（BL）相比，多巴酚丁胺剂量的增加导致室壁增厚率（空心方块）和心肌灌注率（实心方块）的减少。请注意，多巴酚丁胺负荷试验的第一阶段灌注就变得异常，而室壁增厚率变化轻微，并且在增加至中剂量水平之前无明显变化。这表明心肌灌注改变的发生早于心肌缺血的诱发（插图由，MD, keen Research Centre. St. Michael's Hospital, University of Toronto, Ontario, Canada H. Leong-Poi 博士提供）

血流相同。且可观察到对比剂穿过组织的微血管系统（对比效应），能生成时间 - 强度曲线。因此，心肌灌注可以评估相对变化（静息与负荷状态）、节段差异（如侧壁与室间隔）或流速、血容量的改变。负荷超声的实用性在于结合了室壁运动评估和负荷状态下灌注变化评估。

随着对比剂应用于负荷超声心动图，心肌灌注情况多数时候可作为室壁运动诊断冠心病的补充。鉴于此目的在运动和药物负荷试验都可应用对比剂进行心肌灌注成像。2015 年 Shah 等在一项对 220 名接受运动或药物负荷超声心动图和心肌灌注成像的患者前瞻性临床研究中，比较了室壁运动和（或）低灌注改变的预后价值。负荷试验时室壁运动变化和血流灌注缺损显著增加了预测不良事件的临床危险因素和左心室基础功能的价值。该研究表明，心肌灌注和室壁运动的评估可以在临床实践中同时完成，并且两者都可用于风险分级。图 16-32 为在患有三支冠状动脉病变的患者中，在血管扩张药负荷试验期间使用正在研发的对比剂。微泡破坏后，实时能量多普勒成像。显示了峰值负荷下心尖和侧壁心肌（与其他节段相比）的延迟再灌注。同时评估灌注和室壁运动是较为理想的状态。

基于此目的的这些较新的对比剂用于灌注成像尚未获得美国食品药品管理局批准。尽管有理论证据和大量临床研究证明其有效性，但仍不清楚何时及是否负荷超声心肌灌注成像将成为负荷试验的常规内容。

（二）与核素显像技术比较

负荷超声心动图和核素灌注显像技术的比较也可评价其准确性。多项研究已经阐述了这一重要问题，并且证明了两种方法之间的高度相关性。1992 年 Quinones 等对 289 名患者同时进行了平板运动负荷超声心动图和铊显像断层扫描，两种方法的符合率为 87%。虽然与血管造影相比，核素显像可能更敏感，而负荷超声更具特异性，但两者总体准确度大致相同。多巴酚丁胺负荷超声心动图和核素显像进行比较的结果也大致相同。

Fleischmann 等于 1998 年发表了运动负荷中超声心动图和核素显像对比研究的 Meta 分析。研究显示两者的敏感性几乎相同，但超声心动图的特异性更高。因此，受试者曲线（ROC 曲线）显示超声心动图能更好地区分患者是否患有冠心病。还有研究比较了冠心病不同检测方法的相对成本效益（Kuntz 等，1999 年；Garber 等，1999 年），负荷超声心动图由于成本低但总体准确性类似而效果更好。上述研究结果均强调了准确性和操作者的重要性。对于大多数患者而言，运动负荷超声心动图实用性最好，而非成像平板负荷试验和核素显像可作为备选方案。

这两种检查方法都依赖于操作者及对结果的主观解读，因此其优劣性主要取决于检查者的专业技能。负荷超声心动图的优势包括可提供诊断等多方面信息，成本较低，以及无辐射。此外，负荷超声心动图无须患者返回医院再次接受超声成像，因而更加便捷。

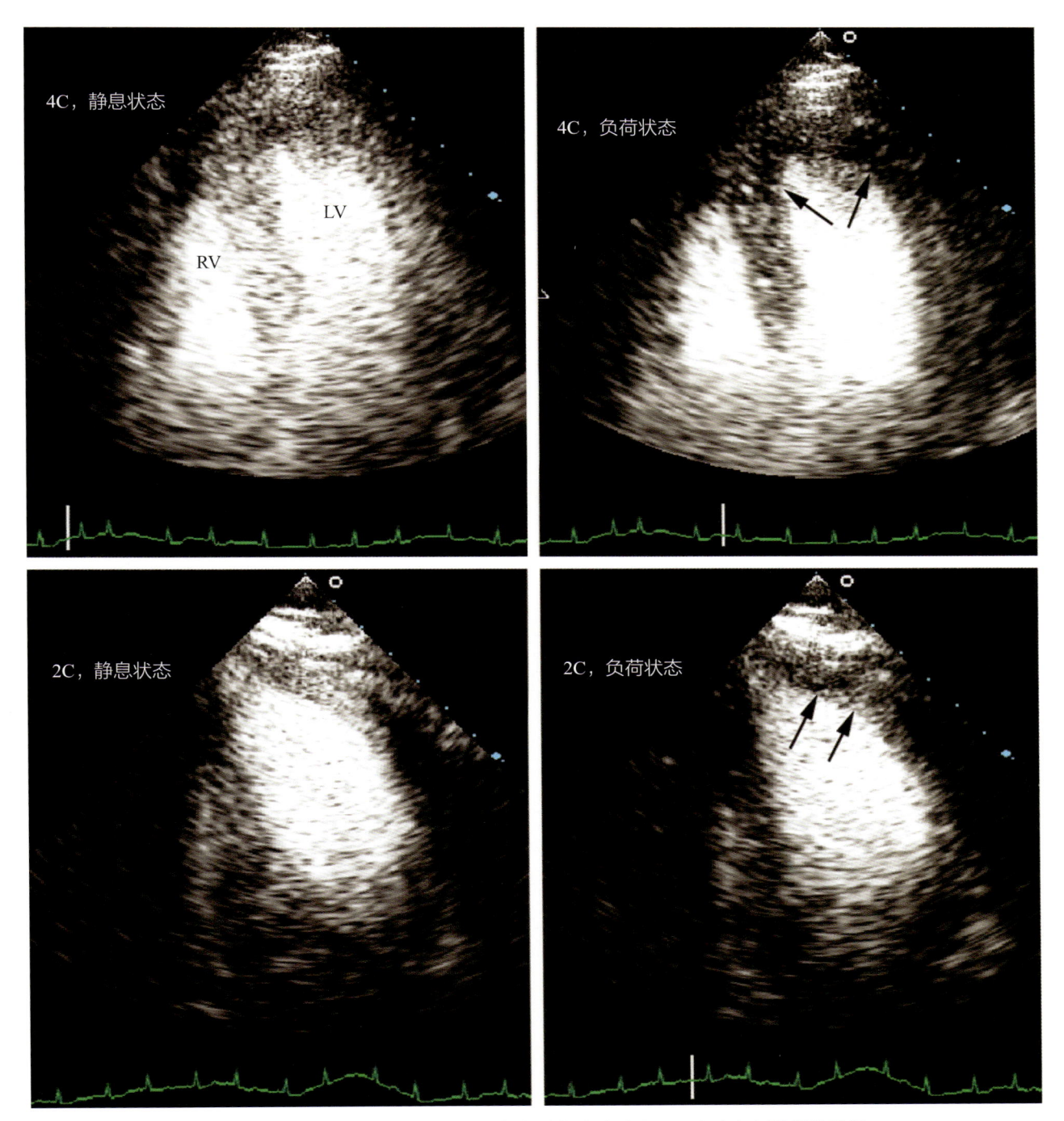

▲ 图 16-32 使用血管扩张药的药物负荷超声心动图显示心尖和侧壁灌注异常

心尖四腔心切面（4C）（上图）和两腔心切面（2C）（下图）在静息（左图）和峰值负荷（右图）的对比。使用间歇性触发成像，基线时的心肌灌注均正常。负荷试验时出现心尖、前壁远段和侧壁的低灌注（箭）（由 J. Jollis 博士提供）

八、负荷超声心动图临床应用

负荷超声心动图因准确性高在临床应用广泛，且具有诊断和判定预后价值。超声心动图成像应被视为常规负荷试验的补充，使常规负荷试验诊断心肌缺血的敏感性和特异性均得以提高。此外，它能评估静息状态左心室功能和室壁运动，所以使其更有价值。2008 年，负荷超声心动图适用证发布。这些标准于 2011 年更新，共纳入 89 项具体适应证，涵盖了大多数临床上遇到的情况。这些适应证基于多种因素考虑，例如疾病的验前概率、TIMI 评分、肌钙蛋白水平、静息心电图和运动能力。考虑到这些临床因素的多种可能组合，适用标准非常复杂且难以总结，但确实为临床执业医生提供了一些指导。首先，假设患者能够达到足够的运动量，非成像运动试验对许多患者而言是合理的选择。其次，是否成像应该基于成像数据是否提供额外价值。第三，在不同情况下负荷超声心动图是合理检查，包括中危患者的冠心病诊断、急性胸痛患者的评估、新发收缩功能障碍的评估，以及对心肌梗死和（或）血管再通后的患者进行危险分层。因为这些适用证为临床决策提供了逻辑框架，参与负荷超声心动图检查的人员熟悉这些适应证。

（一）负荷超声心动图的预后价值

静息超声心动图的许多表现可用于预后评价，其中室壁运动、左心室功能和质量是未来心血管事件发生风险的明确预测因素。单独应用平板试验（无成像）也提供了很多的预后信息。因此，两者联合应用能提供大量有关疾病风险的信息不足为奇。有研究表明，作为诱发性心肌缺血指标的室壁运动异常是高危状态的强力预测因子。尽管大多数研究都将诱发性心肌缺血作为主要预测因素，但运动持续时间、负荷量、血压反应和心电图改变也应同时考虑并综合应用于预后判断。超声心动图本身提供了包括静息左心室功能和质量在内一系列信息。虽然是否存在新发的室壁运动异常很重要，但还应评估负荷超声心动图的其他信息，包括室壁运动异常的范围和程度、左心室的容积变化（在收缩末期评估）、累及的冠状动脉的数量，以及右心室功能的变化。只有在全面综合分析评估后，才能准确评价冠心病的风险性。

表 16-7 列举了多项负荷超声心动图的预后

价值评估的研究。在运动前室壁运动正常和运动后室壁运动立即恢复正常的患者中，1～3 年内冠脉事件发生的概率非常低。McCully 等于 1998 年检查了 1325 名患者，其中 35% 的患者存在冠心病的可能性为中度（26%～69%），10% 存在冠心病的可能性为高度（70%）。所有患者运动负荷超声心动图正常。1 年、2 年和 3 年的无事件生存率分别为 99%、98% 和 97%。经多变量分析，心血管事件的预测因素是年龄、低运动负荷、心绞痛及左心室肥大。Bouzas-Mosquera 等于 2009 年还研究了室壁运动评估在负荷心电图正常时的预后价值。对 4004 例运动负荷心电图正常并且在平板负荷试验期间无胸痛的患者，室壁运动异常的发生较常见（16.7%），并且对死亡和主要心脏事件具有高度预测性。

运动超声心动图结果异常通常提示心血管事件风险增加。图 16-33 为劳力性呼吸困难患者的平板运动低负荷量下室间隔远段和心尖部广泛心肌缺血并伴有心尖扩张。冠状动脉造影提示左前降支近端 95% 的狭窄。与风险相关的超声心动图表现包括新出现的室壁运动异常、静息和运动状态室壁运动评分指数，以及收缩末期容积反应。多数研究表明，超声心动图发现心肌缺血是高风险状态的最可靠指标，并且比其他指标（如运动诱导的 ST 段压低）更有价值。显然负荷超

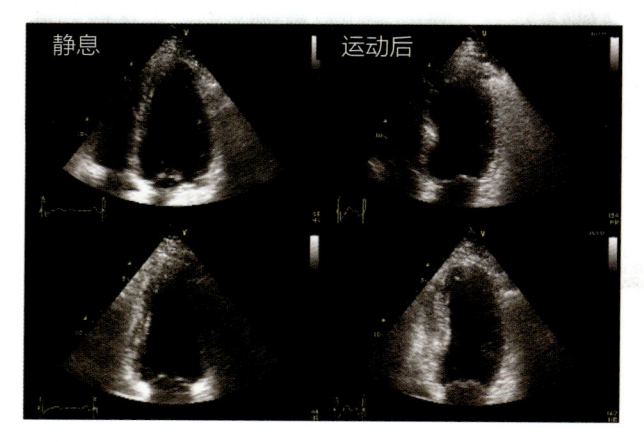

▲ 图 16-33 平板运动低负荷量超声心动图显示室间隔远段和心尖部的广泛心肌缺血伴有心尖扩张

第16章 负荷超声心动图
Stress Echocardiography

表16-7 负荷超声心动图预后价值的实验研究

文献（第一作者，年份）	负荷类型	包括/除外	病例数	随访时间	无事件生存率 阴性超声结果	无事件生存率 阳性超声结果	事件发生率 阴性超声结果	事件发生率 阳性超声结果	最佳预测指标
Heupler, 1997	TME	仅女性	508	(41±10)个月	96%	55%	4%	31%	超声显示心肌缺血
Krivokapich, 1999	Dob		558	1年			3% MI/死亡 10% 全部事件	9% MI/死亡 34% 全部事件	静息状态 WMA
Yao, 2003	TME, Dob		1500	(2.7±1.0)年			0.9%	4.2% 全部事件（TME1.4%, Dob4.7%）	峰值时 WMSI
Krivokapich, 1993	TME		360	1年			3% 严重事件 9% 全部事件	11% 严重事件 34% 全部事件	Bruce 超声显示心肌缺血≤6min
Chuah, 1998	Dob		860	3年	98%（1年）97%（2年）96%（3年）	93%（1年）88%（2年）86%（3年）	4%	14%	CHF 的病史 室壁运动异常节段数
McCully, 1998	TME	仅负荷超声心动图正常	1325	中位数 23 个月	99%（1年）98%（2年）97%（3年）				负荷耐力减低 血压 TME 心绞痛
McCully, 2002	TME	负荷超声心动图异常，但运动耐力良好	1874	(3.1±1.6)年			1.6%w/LVESV 反应正常	2.9% w/ LVESV 反应异常	MI 病史 LVESV 反应异常
Smart, 1999	Dob	静息 EF <40%	350	>18 个月			严重事件: 66%w/ 药物治疗 血管再通治疗	严重事件: 66%w/药物治疗, 10% w/	心肌缺血超声心动图表现
Poldermans, 1999	Dob		1734	1年			每年 1.2%（5年）	5.4%w/诱发 WMA 6.8% w/ 静息和诱发 WMA	心肌缺血超声心动图表现
Cortigiani, 1998	Dip, Dob	女性胸痛患者	456	(32±19)个月	99.2%（严重事件, 3年）	69.5%（严重事件, 3年）			新出现 /WMA 加重
Sicari, 2003	Dip, Dob	多中心	7333	2.6年	92%	71%			峰值负荷 WMSI

(续表)

文献（第一作者，年份）	负荷类型	包括/除外	病例数	随访时间	无事件生存率 阴性超声结果	无事件生存率 阳性超声结果	事件发生率 阴性超声结果	事件发生率 阳性超声结果	最佳预测指标
Bholasigh, 2003	Dob	胸痛患者，肌钙蛋白 T 阴性	377	6月			0.3% MI/死亡 4% 全部事件	12% MI/死亡 31% 全部事件	心肌缺血超声心动图表现
Steinberg, 1997	Dob	长期随访（> 5年）	120	5年			5%（严重事件，5年）	13%（严重事件，5年）	
Marwick, 1997	TME		463	（44±11）个月	90%（全部事件，4.5年）	仅 61% 心肌缺血 29% 心肌缺血+瘢痕			心肌缺血超声心动图表现
Biagini, 2005	Dob	7年随访	2276 女性 1105 男性	（7±3.4）年			每年 2.5%，女性 每年 1.2%，男性	每年 5.9%，女性 每年 4.6%，男性	静息状态心率 新出现/加重 WMA
Chaowalit, 2006	Dob	糖尿病	2349	（5.4±2.2）年	3年生存率 81%	3年生存率 70%			异常负荷试验 LVESV 心肌缺血节段

Dip. 双嘧达莫；Dob. 多巴酚丁胺；CPU. 胸痛中心；CHF. 充血性心力衰竭；F/U. 随访；LVESV. 左心室收缩末期容积；MI. 心肌梗死；TME. 跑步机；WMA. 室壁运动异常；WMSI. 室壁运动评分指数

声心动图不只是简单提示正常或异常的结果。大样本研究显示，运动试验后运动评分指数与心血管事件发生率呈线性相关，表明冠状动脉病变的范围和严重程度共同影响心血管事件发生风险。图 16-34 为累及右冠状动脉近端的单支病变患者多巴酚丁胺负荷超声心动图显示在峰值负荷下下壁运动减低，这发生在涉及右冠状动脉近端的单支病变患者中。轻微的侧壁运动异常如图 16-35 所示，该患者锻炼到高负荷量并且心率达到每分钟 148 次的峰值。静息时室壁运动是正常，运动试验后在四腔心切面可见侧壁运动减弱。在高负荷量下发生的局限性心肌缺血通常具有良好的预后，并且这位患者积极接受药物治疗。

负荷超声心动图的预后价值也与核素显像技术进行了比较，大部分研究提示超声心动图有相同或更好的鉴别价值。因此，高风险状态与诱发性心肌缺血最具相关性。Metz 等于 2007 年应用 Meta 分析比较了负荷超声心动图与核灌注显像的阴性预测值。负荷试验正常的心血管事件年发生率，核灌注显像为每年 0.45%，超声心动图为每年 0.54%，男性和女性的情况类似。目前发表的最大样本研究比较了男性和女性的运动和多巴酚丁胺负荷超声心动图的预后价值（图 16-36）。该研究表明，可以根据心肌缺血程度进行风险分层，它进一步阐明运动负荷试验和药物负荷试验的入选人群存在根本差异。无论负荷试验结果如何，患者接受多巴酚丁胺负荷试验，可能是因为他们无法运动才由药物负荷试验替代，其本身提示预后相对较差。

最近，应用超声心动图或核素显像技术的心脏功能试验是否是症状稳定患者风险分层的最佳方法遭到质疑。PROMISE 试验（胸痛评估的前瞻性多中心成像研究）对 9000 多名患有稳定性胸痛和冠心病可能性为中度的患者进行了功能试验与 CT 血管造影对比研究。与接受负荷超声心动图的患者相比，接受 CT 血管造影的患者更容易有异常发现和经历后续事件。CT 血管造影的优势在于其检测轻度冠心病的能力，这种冠心病无法通过负荷成像试验检测到，但可能会增加未来事件的风险。然而，当临床风险（Framingham 风险评分）被添加到功能试验的结果中时，解剖学检查的优势消失了。这项试验强调了评估总体风险，包括临床因素和检查结果的重要性。

对于许多患者而言，超声心动图或核素扫描的功能试验将继续用于风险评估。其他超声心动图检查参数，如左心室容积和射血分数可提供预后信息，而平板试验参数，如负荷量、血压、心

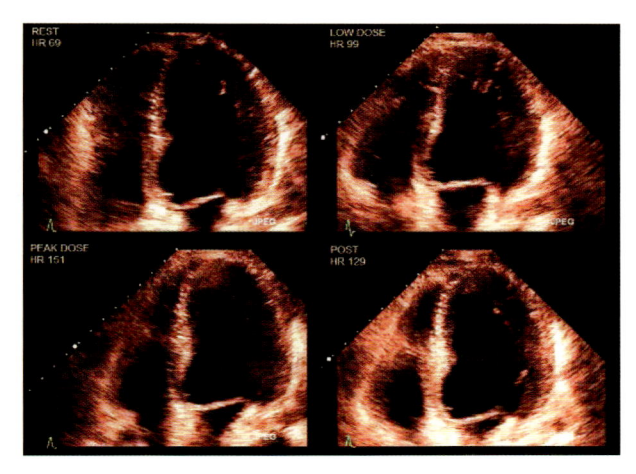

▲ 图 16-34 合并右冠状动脉单支病变的患者多巴酚丁胺负荷试验显示运动诱发的室壁运动异常仅见于下壁基底段，这是假阳性结果的常见节段

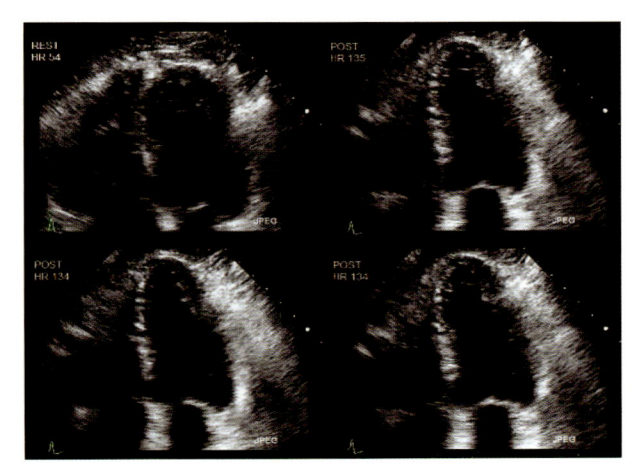

▲ 图 16-35 平板运动负荷超声心动图显示了左心室侧壁的局部心肌缺血

四腔心切面最为明显，图中静止图像为运动后三个心动周期的图像

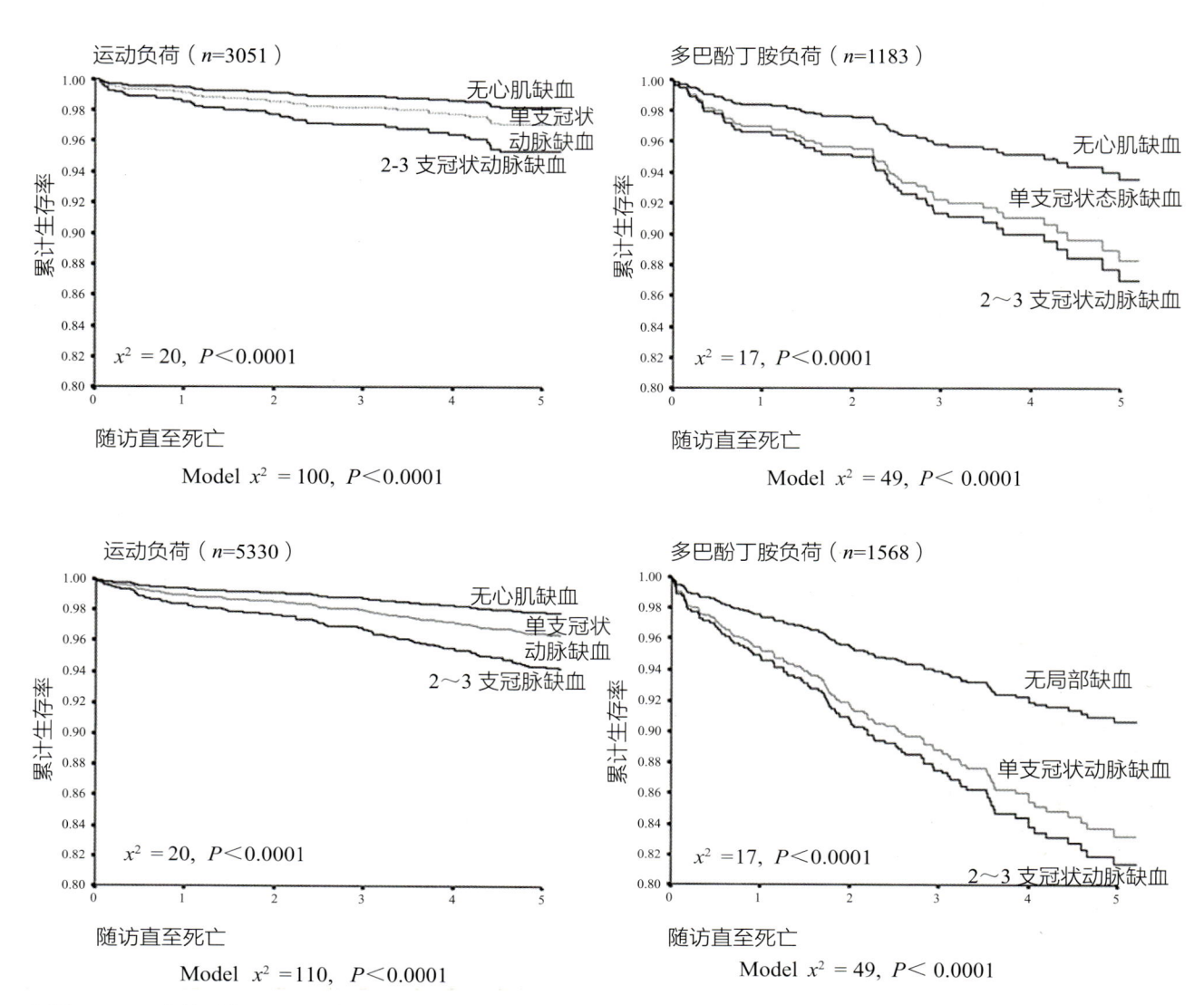

▲ 图 16-36 女性（上图）和男性（下图）接受运动（左图）和多巴酚丁胺（右图）负荷超声心动图的 5 年生存分析

无心肌缺血、单支冠状动脉缺血和多支冠状动脉缺血的患者生存分析曲线，以心肌缺血是否存在和范围将各组患者分层。应注意到那些接受过多巴酚丁胺负荷试验的患者的生存率相对于运动负荷更差，并且接受多巴酚丁胺负荷超声心动图检查的男性患者的生存率最差，因其往往合并多支冠状动脉病变（经许可转自 Shaw LJ, Vasey C, Sawada S, Rimmerman C, Marwick TH. Impact of gender on risk stratification by exercise and dobuta-mine stress echocardiography: long-term mortality in 4234 women and 6898 men. *Eur Heart J* 2005; 26:447–456.）

电图和症状也可提供预后信息。然而，在多变量模型中，年龄、症状和糖尿病等非心脏病学参数常具有独立预测价值。

（二）负荷超声心动图在急性胸痛患者中的应用

在美国，每年在急诊科的急性胸痛门诊量达 600 多万人次。医院可以为这些患者提供各种检查，而最近专门针对急诊科的心血管检查的适用证已发布。CT 血管造影在此显示出独特价值，它们能够以高效和性价比高的方式准确地对患者进行风险分层。采用核医学或超声心动图方法的功能试验也被广泛使用。许多疑似急性冠状动脉综合征患者生物标记物阴性且心电图上没有 ST 段抬高，最近的指南认为负荷超声心动图是这些患者适用的检查。如上文所述，负荷超声心动图结果阴性的患者有良好的预后,心血管事件发生概率较低。图 16-37 显示了一名右心室心肌缺血患者,该患者曾在急诊室自述心绞痛,但心电图正常。在平板负荷超声心动图检查过程中,该患者在低负荷量下呼吸变得非常困难。左心室室壁运动没有改变,但右心室游离壁在运动负荷后室壁运动几乎消失。冠状动脉造影提示右冠状动脉近端病变。

(三)负荷超声心动图在心肌梗死后的应用

心肌梗死后的负荷超声心动图检查用于冠心病风险分层及预测冠状动脉病变的位置和程度。心肌梗死患者大多数已存在静息状态室壁运动异常,该试验的目的是识别心肌缺血范围,并在此过程中预测多支血管病变的可能性,以及是否存在诱发性心肌缺血。此时远离梗死区的室壁节段应表现为正常的室壁运动增强。因此,最重要的阳性发现是检测到远离陈旧梗死区的部位出现新的心室壁运动异常。表 16-8 提供了急性冠状动脉综合征后负荷超声心动图的适用标准。

运动负荷超声心动图可用于在急性冠脉事件后对患者进行风险分层(图 16-38 至图 16-42)。其能够识别多支冠状动脉病变、受损心肌程度及评价心肌梗死恢复期患者的运动能力,体现其预

表 16-8 急性冠状动脉综合征后负荷超声心动图的适用标准

适应证		评分 (1~9)
ST 抬高性心肌梗死		
163	PCI 冠脉完全再通,没有经常性的 Sx	I(2)
164	MI 后状态稳定且没有 Sx,未进行过冠脉造影检查	A(7)
165	血流动力学不稳定,休克或机械并发症	I(1)
不稳定心绞痛 / 非 ST 抬高性心肌梗死		
166	MI 后状态稳定且没有 Sx,未进行过冠脉造影检查	A(8)
急性冠状动脉综合征血管再通治疗后无明显症状患者		
167	血管充分再通的患者优先免除	I(1)
心脏康复		
168	心脏康复治疗优先开展(作为独立指标)	I(3)

PCI. 经皮冠状动脉介入治疗;Sx. 胸痛等症状;MI. 心肌梗死
引自 ACCF/ASE/AHA/ASNC/HFSA/HRS/SCA/SCCM/SCCT/SCCMR 2011.appropriate use criteria for rchocardiography

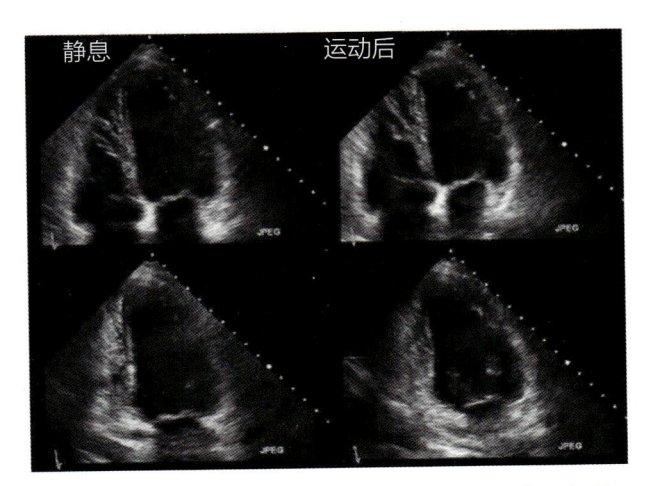

▲ 图 16-37 运动负荷试验期间右心室心肌缺血表现
该患者曾在急诊室自述劳力性呼吸困难。左心室室壁运动正常,而冠状动脉血管造影显示右侧冠状动脉近端病变

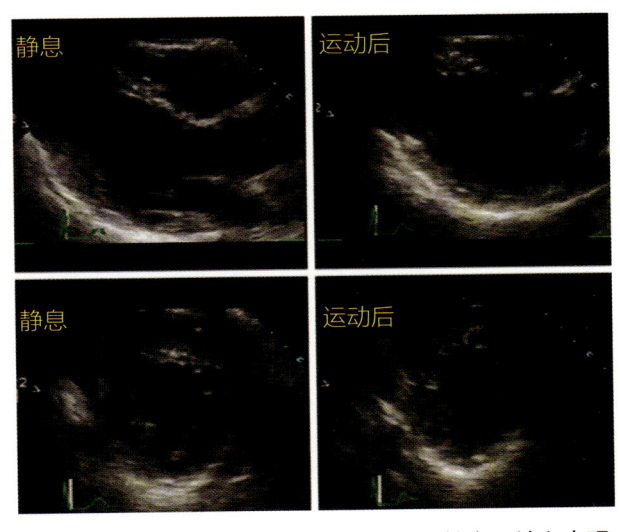

▲ 图 16-38 陈旧性心肌梗死患者局限性心肌缺血表现
该患者曾患有前壁心肌梗死,进行过血管成形与支架植入治疗。1 个月后,患者进行了平板运动负荷超声心动图。静息状态室壁运动正常,没有陈旧性心肌梗死的表现。运动负荷后,心尖局部室壁出现矛盾运动,但仅在心尖长轴切面上可见

后价值。图 16-38 为前壁心肌梗死后支架植入的患者，在心尖长轴切面中很好地显示了局限性心尖心肌缺血。多巴酚丁胺负荷超声心动图也可用于风险分层和预后评估，一例既往下壁心肌梗死的患者进行了多巴酚丁胺负荷试验（图 16-39）。虽然下壁基底部存在室壁瘤，但其余节段受多巴酚丁胺作用运动增强，提示患者心血管事件发生的风险较低。图 16-40 显示了负荷试验后下后壁室壁运动异常加重。尽管运动试验后没有出现新的室壁运动异常，但室壁运动异常程度加重可能表明梗死区周围心肌缺血。图 16-41 提供了运动负荷试验时室壁运动异常加重的另一个示例。这例患者运动负荷试验后心尖运动几乎消失，并且出现心尖扩张。

心肌缺血的表现不仅可以预测高危状态，还与合并多支血管病变相关。Carlos 等于 1997 年研究发现，与血管造影所见多支冠状动脉病变相比，多巴酚丁胺超声心动图提示多支冠状动脉受累能更好预测患者心血管事件的发生率。因此，负荷超声心动图没有诱发性心肌缺血的表现可以提示心肌梗死恢复期预后良好，无须进一步检查。另一方面，诱发性心肌缺血强烈提示患者心血管事件的发生风险高，并表明需要血管造影等进一步检查。图 16-42 为患有下壁远段心肌梗死后支架植入的患者，在平板运动后诱发了新的前壁远段运动异常，提示存在三支冠状动脉病变。

（四）血管再通后负荷超声心动图的应用

血管再通治疗后的负荷超声心动图用于评估手术是否成功、探查复发性病变，以及评估冠心病患者的临床症状。但临床症状的限制和负荷心电图的应用降低了影像学检查的重要性。在血管

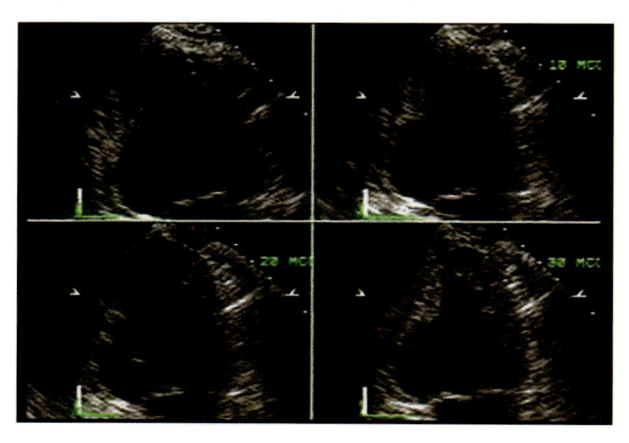

▲ 图 16-39 陈旧性下壁心肌梗死的患者多巴酚丁胺负荷超声心动图
在两腔心切面显示了下壁基底段室壁瘤。多巴酚丁胺试验后除室壁瘤外的节段都出现正常的室壁运动增强反应，未出现诱发性心肌缺血

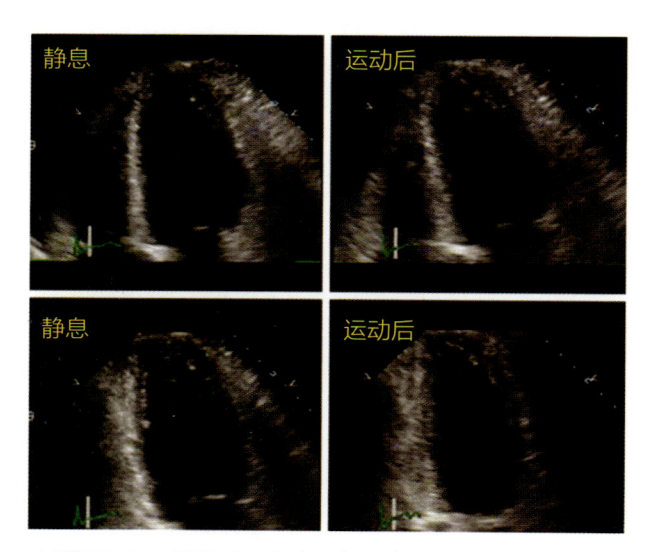

▲ 图 16-40 陈旧性下壁心肌梗死患者下壁运动减弱加重
静息时下壁、后壁和侧壁室壁运动减弱。运动负荷后，梗死区域的室壁运动明显减弱，在心尖长轴切面显示最佳

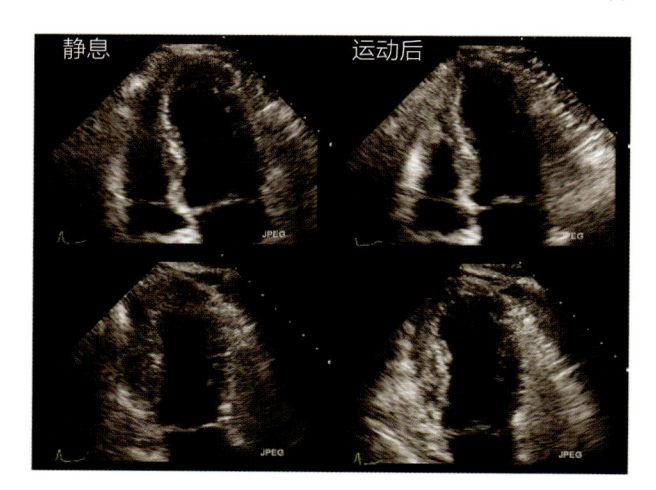

▲ 图 16-41 既往有前壁心肌梗死病史的患者平板运动负荷超声心动图
静息时心尖运动减低，运动后出现更严重的矛盾运动负荷诱发的心尖扩张在两腔心切面最明显（下图）

成形术前后，我们可以使用运动负荷超声心动图来确定病变位置，以及判断手术后有无改善。表 16-9 提供了血运重建后负荷超声心动图应用的适应证。

Mertes 等于 1993 年使用踏车负荷超声心动图对经皮冠状动脉介入术（PCI）后 6 个月的患者进行研究，结果显示冠状动脉狭窄的诊断敏感性为 83%，特异性为 85%。在冠状动脉搭桥手术后使用负荷超声心动图研究的结果与之类似。负荷超声心动图已经成功地用于检测移植血管是否狭窄、冠状动脉是否再通和吻合口远段血管有无病变。Elhendy 等于 2006 年的一项研究表明，多巴酚丁胺负荷试验中对比剂的应用可能会提高检测静脉移植血管闭塞的敏感性。在这 64 名移植血管病变的患者的研究中，造影超声心动图对单个患者的诊断敏感性为 90%，单个节段的诊断敏感性为 74%。

负荷超声心动图可为症状不典型患者提供心肌缺血的客观证据。图 16-43 是血管再通治疗前后的负荷超声心动图。这例患者接受多巴酚丁胺负荷超声心动图检查，并且在心率较低时检测到多支冠状动脉缺血。在血管再通手术 4 个月后，又进行了多巴酚丁胺负荷试验，结果显示心率增快且室壁运动改善。

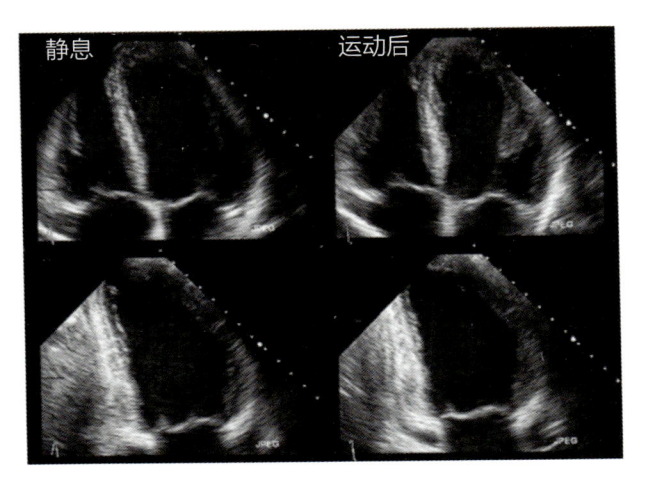

▲ 图 16-42　该患者有下壁心肌梗死和右冠状动脉经皮冠状动脉介入（PCI）治疗的病史
运动负荷超声心动图显示下壁运动正常，但随后出现轻度前壁运动减低。后证实合并三支冠状动脉病变

表 16-9　血管再通治疗后负荷超声心动图的适用标准

适应证	评分（1～9）
血管再通治疗后有症状	
169　与心肌缺血等同	A（8）
血管再通治疗后无症状	
170　血管再通不完全，可行再次介入治疗	A（7）
171　CABG 后 < 5 年	I（2）
172　CABG 后 ≥ 5 年	U（6）
173　PCI 后 < 2 年	I（2）
174　PCI 后 ≥ 2 年	U（5）
心脏康复	
175　心脏康复治疗前开始（作为独立指标）	I（3）

CABG. 冠状动脉搭桥手术；PCI. 经皮冠状动脉介入治疗
引自 ACCF/ASE/AHA/ASNC/HFSA/HRS/SCA/SCCM/SCCT/SCCMR 2011.appropriate use criteria for rchocardiography

（五）术前风险评估

为了评估非心脏手术的术前风险，负荷超声心动图可用于发现心肌缺血和评估风险。适用标准包括了在术前风险评估中使用负荷超声心动图的具体指南（表 16-10）。过去 10 年中人们很少提倡术前负荷试验。大多数患者具有一定心肌功能储备，临床症状稳定、低风险或中等风险的非心脏手术不能从进一步的风险评估中受益。事实上，2011 年超声心动图适用标准修订版认为，负荷试验仅适用于接受血管手术时具有多种临床危险因素和功能储备较差（或未知）的患者。对于涉及中度风险手术的其他情况，还不确定负荷超声心动图是否适用。

关于负荷超声心动图在术前评估中应用的大部分数据来自血管疾病手术风险相对高的患者。对于这些高风险患者，多巴酚丁胺负荷超声心动图一直很有价值，诱发性室壁运动异常的存在与否是高风险的最有意义预测因素。未出现诱

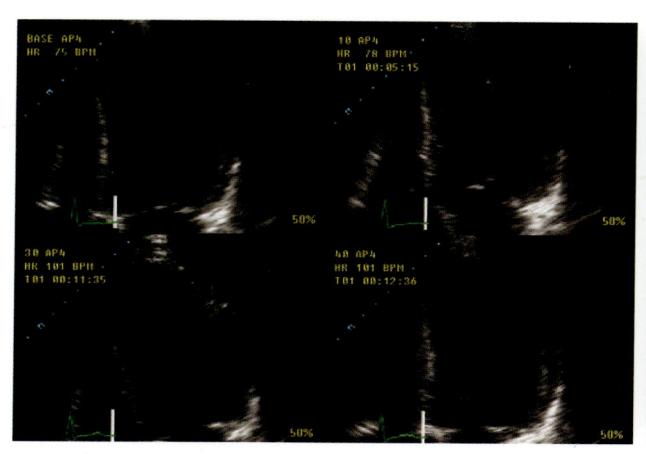

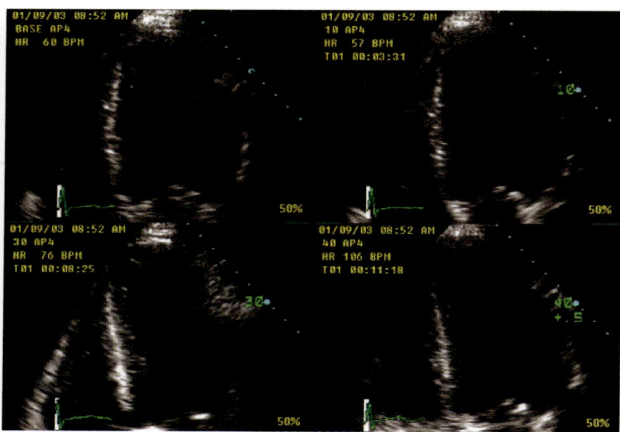

▲ 图 16-43 患有糖尿病和外周血管疾病的患者进行了 2 次多巴酚丁胺负荷超声心动图

左图：第一次多巴酚丁胺试验输注后诱发出现广泛的室壁运动异常，符合多支冠脉病变。然后患者接受血管再通手术。右图：术后 4 个月第二次多巴酚丁胺负荷超声心动图显示左心室壁对负荷反应明显改善。在心率更快时，仅出现范围不大的心尖室壁运动异常

表 16-10 负荷超声心动图在非心脏手术术前评估的适用标准

	适应证	评分（1~9）
低风险手术		
154	对于手术风险的术前评价	I（1）
中等风险手术		
155	中度以上的功能储备（≥ 4 METS）	I（3）
156	无临床风险因素	I（2）
157	≥ 1 个临床风险因素，低或未知的功能储备	U（6）
158	介入治疗或无创性检查或血管再通治疗后 1 年内无明显症状	I（1）
血管手术		
159	中度以上的功能储备（≥ 4 METS）	I（3）
160	无临床风险因素	I（2）
161	≥ 1 个临床风险因素，低或未知的功能储备	A（7）
162	介入治疗或无创性检查或血管再通治疗后 1 年内无明显症状	I（2）

METS. 代谢当量

选自 ACCF/ASE/AHA/ASNC/HFSA/HRS/SCA/SCCM/SCCT/SCCMR 2011.appropriate use criteria for rchocardiography

发性室壁运动异常提示预后良好，阴性预测值为 93%~100%。此处预测值是指负荷试验预测发生围术期事件的能力。但这种较高的阴性预测值可能由于纳入了冠心病发生概率低的患者，对于这部分患者，负荷试验的价值仍被质疑。

诱发性室壁运动异常的存在提示患者的风险性增加。当使用严重心血管事件作为终点事件时，诱发性室壁运动异常的阳性预测值为 7%~33%。中度风险组包括具有静息状态下室壁运动异常但没有心肌缺血迹象的患者。静息状态下室壁运动异常，最可能由陈旧性心肌梗死所致，患者终点事件的发生风险也比诱发性心肌缺血低。大多数患者可以安全地接受择期手术，总体围术期风险度与"正常"组相似。

与核素显像负荷试验相比，负荷超声心动图可提供相似甚至更好的术前风险评估。在一项涉及 68 项研究和 10 000 多名患者的 Meta 分析中，Beattie 等（2006 年）比较了铊成像和负荷超声心动图在非心脏手术术前危险分层中的作用。两种试验中出现中度及以上的室壁运动异常均可预测围术期事件，但负荷超声心动图比核素显像具有更好的阴性预测能力。

(六) 负荷超声心动图在女性中的应用

对于评估和治疗缺血性心脏病，负荷超声心动图在男性和女性之间的应用存在重要差异。2014年美国心脏协会（Mieres等）对此研究领域进行了详细评论，阐明了无创性检查对疑似缺血性心脏病女性的作用。它强调了非成像运动负荷试验对具有良好运动能力和静息心电图正常的有症状女性的作用。对于那些运动能力有限、静息心电图ST段异常或先前负荷心电图结果不明确的患者，负荷超声心动图被认为是Ⅰ类推荐（证据水平B）。虽然诊断准确性与其他负荷试验类似，但研究指出了负荷超声心动图具有可使患者避免辐射方面的优势，尤其适用于年轻女性。

研究表明，女性负荷试验的应用少于男性；女性的冠心病患病率较低和心电图假阳性率较高，使负荷试验的应用更复杂。多项研究证实了运动和多巴酚丁胺负荷超声心动图在女性中的应用价值。多项研究已经表明，室壁运动分析提高了负荷试验的敏感性和特异性。其敏感性为80%～90%，特异性为85%～90%。除其具有准确性的优势之外，负荷超声心动图还是评估女性胸痛患者的一种经济有效的方法。部分研究者提出负荷超声心动图在女性中的准确性低于男性。但目前已明确，负荷超声心动图在诊断和预后评估方面没有明显的性别差异。2005年在一项大型多中心研究中，Shaw等比较了4234名女性和6898名男性的超声心动图的预后价值，结果显示超声心动图在预测男性和女性心血管事件发生方面不存在性别差异。对于接受运动负荷试验的女性，无心肌缺血、单支冠状动脉缺血和多支状冠脉缺血的5年生存率分别为99.4%、97.6%和95%。对于接受多巴酚丁胺试验的女性，5年生存率分别为95%、89%和86%（图16-36）。图16-44显示了平板负荷试验正常的女性患者出现室间隔远段、前壁和心尖的心肌缺血。

(七) 心肌存活性的评价

多年前已经认识到在血管再通后功能减低的心肌具有自发恢复或功能改善的能力。术语"存活"通常用于指具有功能恢复潜力的心肌，即顿抑心肌或冬眠心肌。目前包括超声心动图在内的多种成像技术已经广泛应用于鉴别静息性左心室功能减低患者的心肌存活与否。最初采用静息超声心动图来评价心肌存活性，静息状态下室壁运动异常越严重，心肌存活的可能性就越小。例如，矛盾运动区域的心肌功能恢复的可能性明显小于运动减弱区。变薄或形成瘢痕的心肌也可能没有存活性。然而，静息超声心动图诊断心肌存活的敏感性和特异性较差。多巴酚丁胺超声心动图的基本原理是存活心肌在β肾上腺素能受体激动药的作用下运动增强，而无存活性的心肌则无此作用。实际应用中，在密切监测室壁运动和心内膜增厚的情况下，逐步增加多巴酚丁胺输注剂量。双相反应指低剂量时心肌收缩增强，高剂量时反而减弱，它是预测血管再通后功能恢复的最有价值的预测指标。图16-45是左心室功能降低患者的存活和缺血心肌的示例。室壁运动持续增强和"无变化"提示心肌不具有存活性，即血管再通后心肌功能也不能改善。

多巴酚丁胺超声心动图以血管再通后静息

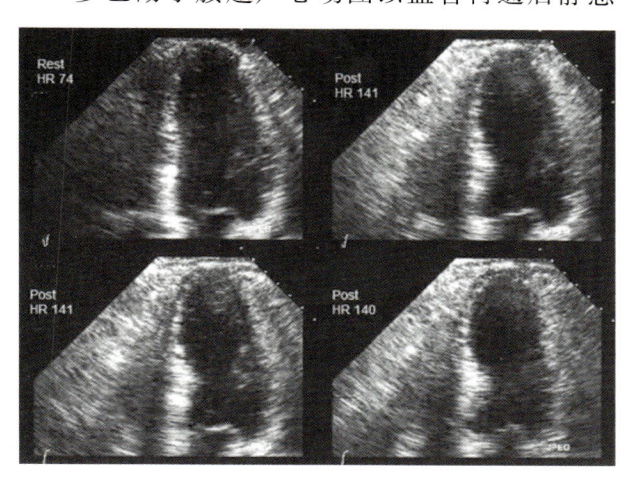

▲ 图16-44 一名女性患者的平板运动负荷超声心动图显示室间隔远段、心尖和前壁远段明显心肌缺血，但此患者的非成像运动负荷试验结果正常

左心室功能改善作为试验结束的标准，已在两类不同患者中进行了检查。早期的研究主要集中在心肌梗死不久后以心肌顿抑为主要病理过程的患者。后来负荷试验扩展到慢性冠心病和缺血性心肌病患者。大多数研究表明其敏感性（用于预测功能恢复的能力）为80%~85%，特异度稍高（85%~90%）。存活心肌数量与血管再通后的左心室整体功能改善程度及远期预后有良好的相关性。这与核素显像技术的结果基本一致，但核素显像技术能检测出更多的存活心肌节段数和患者人数。多数研究显示核素显像技术敏感性较高，而多巴酚丁胺负荷超声心动图特异性更高。因此，上述方法有类似的阳性预测值。也就是说，任何技术检出的存活心肌均具有血管再通后功能恢复的潜力。但不同技术的阴性预测值差异较大，多项研究显示多巴酚丁胺负荷超声心动图阴性预测值更好。

心肌存活性还可用于预后评估。虽然这些研究是观察性研究且尚无随机试验，但它们证明了心肌存活性和治疗方案之间的重要联系。与药物治疗相比，血管再通治疗后患者生存率更高。药物或外科治疗在缺乏存活心肌的情况下都不能改善预后。Allman 等 2002 年在一项对超过 3000 名接受超声心动图或核素显像检查的患者进行 Meta 分析的结果证实了这一结论。在心肌具有存活性的患者中，血管再通治疗比药物治疗更能改善预后。对于没有存活心肌的患者，任何治疗策略的预后都相似（图 16-46）。Picano 等 1998 年开展

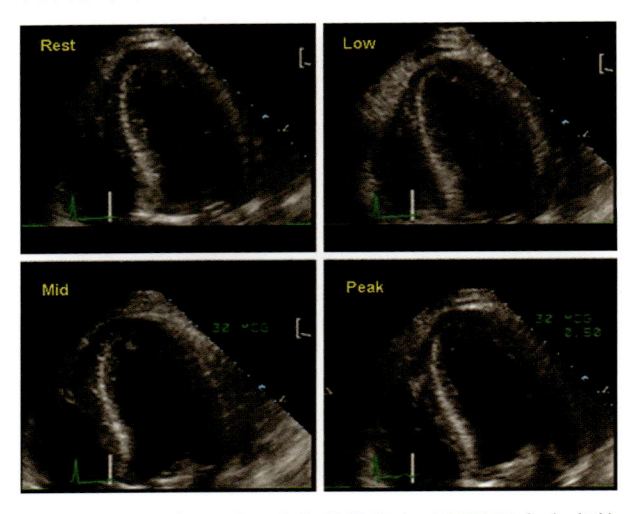

▲ 图 16-45 多巴酚丁胺负荷超声心动图显示左心室整体运动功能减退，特别是基础状态时前壁和侧壁

在多巴酚丁胺低剂量（右上）时，部分室壁运动增强。随着多巴酚丁胺剂量的增加，出现室间隔、心尖、侧壁和后壁的广泛缺血。重要的是要注意多巴酚丁胺输注持续时间，在给予阿托品之前，该试验应在 30μg/(kg·min) 时（左下）终止。冠状动脉造影提示患者合并广泛而严重的三支冠状动脉病变

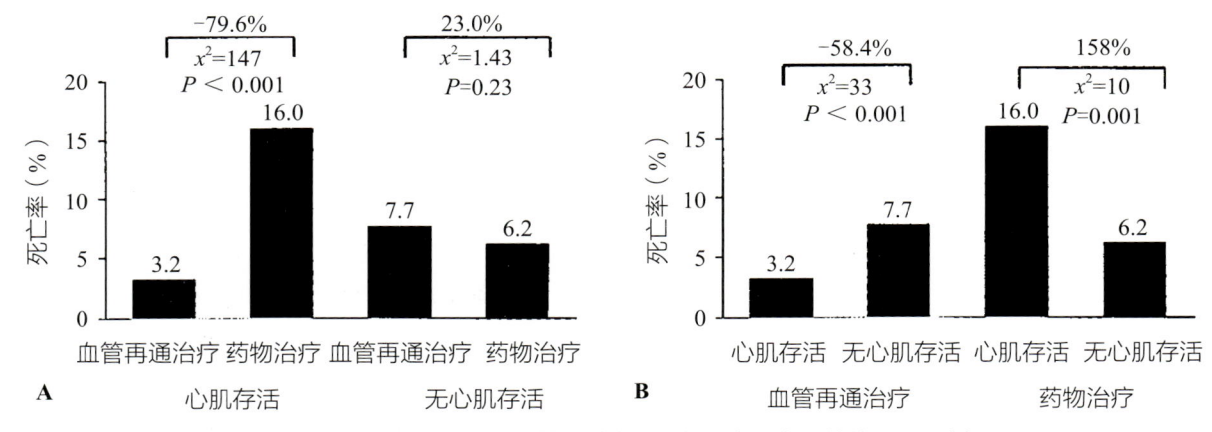

▲ 图 16-46 超声心动图和核医学方法来检测心肌存活性的 Meta 分析

分析包括 3000 多名患者的 24 项临床研究的数据。在此条形图中显示存活性和治疗方法之间的关系。A. 与血运重建治疗的患者相比，接受药物治疗心肌存活患者的死亡率明显较高；无存活心肌的患者死亡率都相近。B. 在药物治疗的患者中，具有存活心肌的患者比没有存活心肌的患者具有明显更高的死亡率（经作者许可转自 Allman KC; Shaw LJ, Hachamovitch R, et al. Myocardial viability testing and impact of revascularization on prognosis in patients with coronary artery disease and left ventricular dysfunction: a meta-analysis. *J Am Coll Cardiol* 2002; 39(7):1151–1158.© 2002 American College of Cardiology Foundation 版权所有）

的一项多中心研究结果显示，心肌存活的患者采用药物治疗后其预后优于无心肌存活的患者。但此研究对象是早期急性心肌梗死合并中至重度左心功能不全的患者，而且均接受药物治疗。左心功能持续改善则生存率高，而心肌缺血患者则为高危人群。

尽管进行了大量的临床研究，但可行性评估仍然是一个复杂且有争议的话题。STICH随机试验（缺血性心力衰竭的外科治疗）比较了药物与手术治疗的缺血性心肌病患者的结果。STICH的非随机亚组研究尝试使用SPECT或多巴酚丁胺负荷超声心动图评估心肌活性。该亚组研究中超过80%的患者具有心肌存活，分布在两个治疗组中（最佳药物治疗组与旁路移植手术组）。虽然心肌存活组生存率似乎更高，但对基线变量进行了校正后，研究结果无法显示心肌存活组的生存率优势。是否具有存活心肌与治疗或结果之间的联系无法证实。虽然对STICH亚组研究结果的正确解读仍然存在争论，但对入选患者的存活心肌评估是合理的。例如，在具有适合血管再通的冠状动脉解剖结构的高风险有症状患者中，存活心肌的存在和范围有助于治疗方式选择。

九、负荷超声心动图在非缺血性心脏病中的应用

负荷超声心动图在评估其他形式的心脏病患者中应用在不断增多（表16-11）。最近由欧洲心血管影像协会和美国超声心动图学会（Lancellotti等，2017年）联合发表了该主题的研究结果。在常规负荷试验时，对于确诊或疑似冠状动脉疾病的患者，偶尔多普勒技术可发现重要的瓣膜功能异常。Gaur等2003年对1272名患者的研究发现，5%的患者存在明显的二尖瓣反流，13%存在主动脉瓣关闭不全，主动脉瓣或二尖瓣狭窄各占约1%。在已接受常规超声心动图（包括多普勒检查）的患者中，有9%的患者存在新发现的多普勒异常。这表明多普勒检查应成为负荷超声心动图检查的常规内容。

表16-11 负荷超声心动图在其他心血管疾病中的应用

适应证	应用实例
心脏瓣膜病	
主动脉瓣	轻度/中度主动脉瓣反流并有临床症状 严重主动脉瓣反流并无临床症状 反流速度低，压差低的主动脉瓣反流
二尖瓣	轻度/中度二尖瓣狭窄并有临床症状 严重二尖瓣反流并无临床症状
人工瓣膜	主动脉瓣置换后怀疑患者-人工瓣不匹配
肥厚型心肌病	二尖瓣反流评估和（或）左心室流出道压差
肺动脉高压	劳力性症状合并静息状态下轻度肺高压
舒张功能	劳力性呼吸困难，收缩功能正常
先天性心脏病	主动脉缩窄压差

运动负荷超声心动图也可专门用于评估心脏瓣膜病。最理想的检查方法是使用卧位踏车运动试验，可在运动期间（而不是在运动后）采集图像，并且还能获取多个参数，如跨瓣压差和肺动脉压力。非重度瓣膜病采用负荷超声心动图评估可能更合适。例如，对于二尖瓣狭窄程度处于"临界值"的患者，运动负荷超声心动图有助于确定症状与疾病程度之间的关系。轻度狭窄的患者在运动试验时平均压差可显著增加。运动时或运动后平均压差增加15mmHg被认为是严重狭窄的表现，可伴随着能用多普勒技术检测到的肺动脉收缩压的明显增加（>60mmHg）。负荷超声心动图也被对用于二尖瓣狭窄患者进行二尖瓣球囊成形术的术前筛查，以及评估术后血流动力学是否改善的检查（图16-47）。

运动负荷多普勒超声心动图也可用于检测动力性二尖瓣反流。彩色多普勒成像可显示负荷试验时二尖瓣反流程度的显著加重。据报道，在没有心肌缺血或左心室扩张的情况下，运动负荷也可加重二尖瓣反流。对于无症状的主动脉瓣狭窄的患者，多普勒超声可用于定量评价运动负荷期间跨瓣压差的变化。同样，负荷超声心动图有助

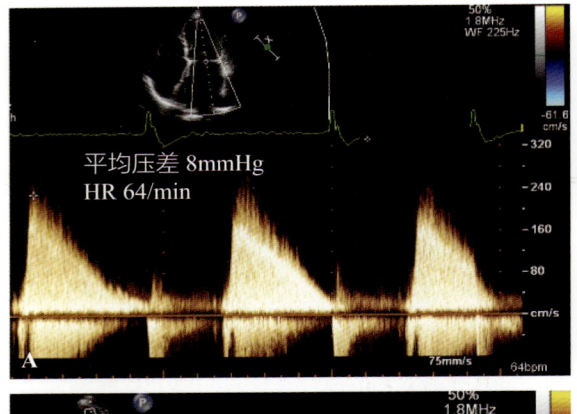

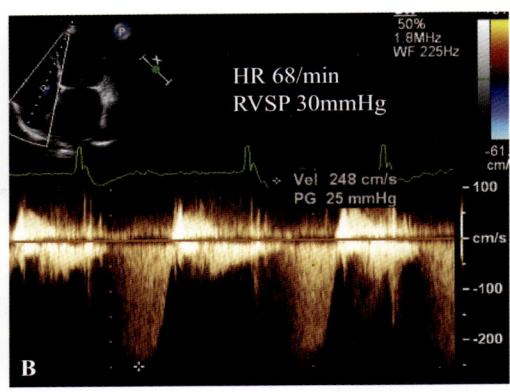

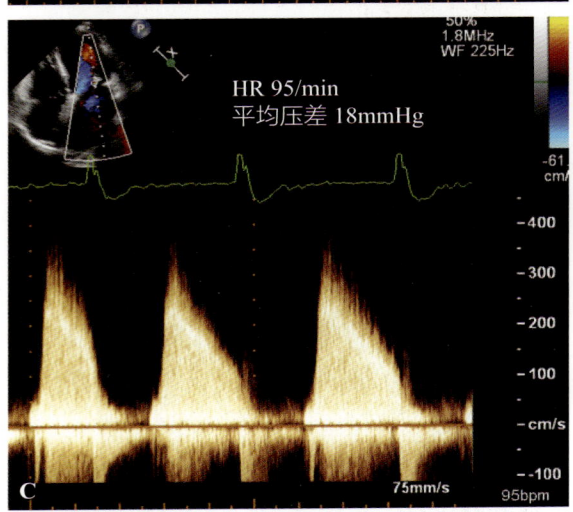

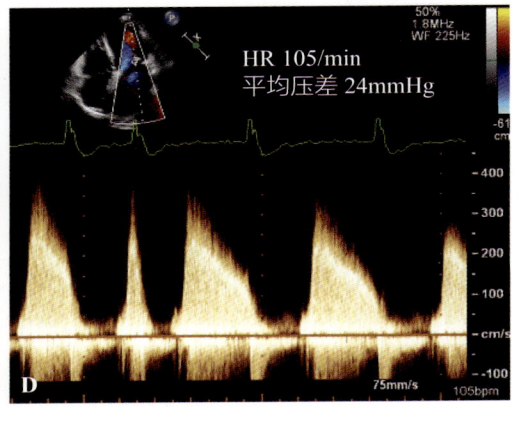

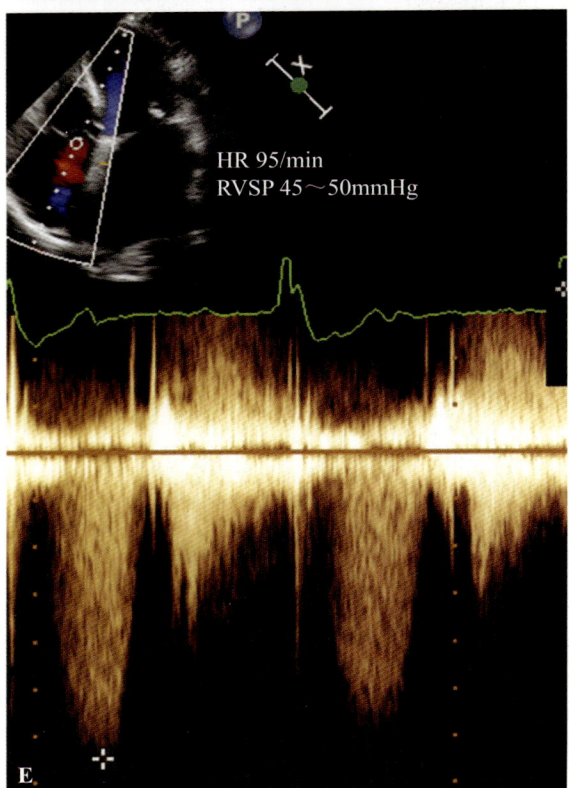

▲ 图 16-47 患有二尖瓣狭窄和心房颤动的患者平板运动负荷超声心动图

A. 静息时二尖瓣舒张期血流频谱显示平均压差是 8mmHg。B. 基础状态时三尖瓣反流峰速提示 RVSP 为 30～35mmHg。C 和 D. 运动后即可显示二尖瓣舒张期血流频谱。通过几个心动周期（心率为 95～105/min）的平均，平均压差增加到 18～24mmHg，比基础状态增加了 3 倍。E. 三尖瓣反流峰速运动后也增加了，提示 RVSP 约为 50mmHg。RVSP. 右心室收缩压于对静息超声心动图表现为主动脉瓣狭窄临界值的劳力性患者的明确诊断。

使用多巴酚丁胺试验的负荷超声心动图对左心功能不全合并主动脉瓣跨瓣压差中度增高的患者具有特殊的应用价值。此类患者静息超声心动图通常无法确定主动脉瓣狭窄为中度或重度。多巴酚丁胺试验对左心功能减低患者可通过增加跨瓣血流量来鉴别主动脉瓣狭窄为中度或重度。详见第 10 章。

运动负荷超声心动图还可用于研究人工瓣膜功能。功能正常的人工瓣压差通常在运动时显著增加。研究证实，负荷超声心动图技术有助于了解和定量不同类型人工瓣膜的血流动力学参数的价值。运动时血流动力学参数也有助于明确患者与人工瓣膜是否匹配。负荷超声心动图的其他应用包括检测运动引起的慢性肺病患者肺动脉压的变化，评估梗阻性肥厚型心肌病患者的左心室流出道压差，以及评估阿霉素性心肌病。

负荷超声心动图在舒张功能评价中应用

负荷超声心动图在舒张功能评价中应用是指运动期间多普勒成像用于检测舒张功能储备的减少和左心室充盈压的增加。早期主要研究集中于能早期反映心肌缺血的舒张功能异常检测。近期研究发现，在原因不明的呼吸困难患者中，其运动时舒张功能的评估具有重要临床价值，甚至成为射血分数保留性心力衰竭的诊断证据。

最好采用卧位踏车运动进行负荷试验评价舒张功能，可在运动负荷量峰值时采集图像。而平板运动也可以在运动后即刻采集图像。由于二尖瓣 E 和 A 峰融合的问题，建议以每分钟 100～110 次的心率获取多普勒数据，因此平板运动后成像也很实用。该检测既可以在常规负荷超声心动图时结合室壁运动评估进行，也可独立进行。

最重要的记录参数是静息状态和运动负荷下二尖瓣舒张期血流速度、室间隔和外侧瓣环速度及三尖瓣反流的峰速。在正常人群中，静息状态和运动负荷下 E/e' 均 < 10。三尖瓣反流速度 < 2.8m/s 通常可排除明显肺动脉高压。但在正常研究对象（特别是运动员）运动期间可能会出现肺动脉压轻度增高，因此在运动负荷时界值建议设为 3.1m/s。运动期间舒张功能异常指标为 E/e' > 14 和（或）三尖瓣反流峰速 < 3.1m/s。目前，该领域研究很有潜力但面临挑战。负荷超声心动图联合舒张功能评价有待深入研究，并且很有应用前景。

推荐阅读

准确性

Dionisopoulos PN, Collins JD, Smart SC, Knickelbine TA, Sagar KB. The value of dobutamine stress echocardiography for the detection of coronary artery disease in women. *J Am Soc Echocardiogr* 1997; 10:811–817.

Elhendy A, Geleijnse ML, van Domburg RT, et al. Gender differences in the accuracy of dobutamine stress echocardiography for the diagnosis of coronary artery disease. *Am J Cardiol* 1997;80: 1414–1418.

Fleischmann KE, Hunink MG, Kuntz KM, Douglas PS. Exercise echocardiography or exercise SPECT imaging? A meta-analysis of diagnostic test performance. *JAMA* 1998;280:913–920.

Hecht HS, DeBord L, Shaw R, et al. Digital supine bicycle stress echocardiography: a new technique for evaluating coronary artery disease. *J Am Coll Cardiol* 1993;21:950–956.

Marwick TH, Anderson T, Williams MJ, et al. Exercise echocardiography is an accurate and cost-efficient technique for detection of coronary artery disease in women. *J Am Coll Cardiol* 1995a; 26: 335–341.

Marwick TH, Torelli J, Harjai K, et al. Influence of left ventricular hypertrophy on detection of coronary artery disease using exercise echocardiography. *J Am Coll Cardiol* 1995b;26:1180–1186.

Marwick T, Willemart B, D'Hondt AM, et al. Selection of the optimal nonexercise stress for the evaluation of ischemic regional myocardial dysfunction and malperfusion. Comparison of dobutamine and adenosine using echocardiography and 99mTc-MIBI single photon emission computed tomography. *Circulation* 1993;87:345–354.

Quinones MA, Verani MS, Haichin RM, Mahmarian JJ, Suarez J, Zoghbi WA. Exercise echocardiography versus 201TI single-photon emission computed tomography in evaluation of coronary artery disease. Analysis of 292 patients. *Circulation* 1992;85:1026–1031.

Roger VL, Pellikka PA, Bell MR, Chow CW, Bailey KR, Seward JB. Sex and test verification bias. Impact on the diagnostic value of exercise echocardiography. *Circulation* 1997;95:405–410.

Ryan T, Segar DS, Sawada SG, et al. Detection of coronary artery disease with upright bicycle exercise echocardiography. *J Am Soc*

Echocardiogr 1993;6:186–197.

Smart SC, Knickelbine T, Malik F, Sagar KB. Dobutamine-atropine stress echocardiography for the detection of coronary artery disease in patients with left ventricular hypertrophy. Importance of chamber size and systolic wall stress. *Circulation* 2000;101:258–263.

Zacharias K, Ahmed A, Shah BN, et al. Relative clinical and economic impact of exercise echocardiography vs. exercise electrocardiography, as first line investigation in patients without known coronary artery disease and new stable angina: a randomized prospective study. *Eur Heart J Cardiovasc Imaging* 2017;18:195–202.

技术和方法

Badruddin SM, Ahmad A, Mickelson J, et al. Supine bicycle versus post-treadmill exercise echocardiography in the detection of myocardial ischemia: a randomized single-blind crossover trial. *J Am Coll Cardiol* 1999;33:1485–1490.

Dijkmans PA, Senior R, Becher H, et al. Myocardial contrast echocardiography evolving as a clinically feasible technique for accurate, rapid, and safe assessment of myocardial perfusion: the evidence so far. *J Am Coll Cardiol* 2006;48:2168–2177.

Elhendy A, Tsutsui JM, O'Leary EL, Xie F, Porter TR. Noninvasive diagnosis of coronary artery bypass graft disease by dobutamine stress real-time myocardial contrast perfusion imaging. *J Am Soc Echocardiogr* 2006;19:1482–1487.

Joyce E, Hoogslag GE, Al Amri I, et al. Quantitative dobutamine stress echocardiography using speckle-tracking analysis versus conventional visual analysis for detection of significant coronary artery disease after ST-segment elevation myocardial infarction. *J Am Soc Echocardiogr* 2015;28:1379–1389.

Kaul S, Senior R, Dittrich H, Raval U, Khattar R, Lahiri A. Detection of coronary artery disease with myocardial contrast echocardiography: comparison with 99mTc-sestamibi single-photon emission computed tomography. *Circulation* 1997;96:785–792.

Kowatsch I, Tsutsui JM, Osorio AF, et al. Head-to-head comparison of dobutamine and adenosine stress real-time myocardial perfusion echocardiography for the detection of coronary artery disease. *J Am Soc Echocardiogr* 2007;20: 1109–1117.

Leong-Poi H, Rim SJ, Le DE, Fisher NG, Wei K, Kaul S. Perfusion versus function: the ischemic cascade in demand ischemia: implications of single-vessel versus multivessel stenosis. *Circulation* 2002; 105: 987–992.

Plana JC, Mikati IA, Dokainish H, et al. A randomized cross-over study for evaluation of the effect of imaging optimization with contrast on the diagnostic accuracy of dobutamine echocardiography in coronary artery disease The OPTIMIZE Trial. *JACC Cardiovasc Imaging* 2008;1:142–152.

Porter TR, Xie F, Silver M, Kricsfeld D, Oleary E. Real-time perfusion imaging with low mechanical index pulse inversion Doppler imaging. *J Am Coll Cardiol* 2001;37:748–753.

Shah BN, Gonzalez-Gonzalez AM, Drakopoulou M, et al. The incremental prognostic value of the incorporation of myocardial perfusion assessment into clinical testing with stress echocardiography study. *J Am Soc Echocardiogr* 2015;28:1358–1365.

Voigt JU, Exner B, Schmiedehausen K, et al. Strain-rate imaging during dobutamine stress echocardiography provides objective evidence of inducible ischemia. *Circulation* 2003;107:2120–2126.

Yamada A, Luis SA, Sathianathan D, et al. Reproducibility of regional and global longitudinal strains derived from two-dimensional speckle-tracking and Doppler tissue imaging between expert and novice readers during quantitative dobutamine stress echocardiography. *J Am Soc Echocardiogr* 2014;27: 880–887.

Yoshitani H, Takeuchi M, Mor-Avi V, Otsuji Y, Hozumi T, Yoshiyama M. Comparative diagnostic accuracy of multiplane and multislice three-dimensional dobutamine stress echocardiography in the diagnosis of coronary artery disease. *J Am Soc Echocardiogr* 2009;22: 437–442.

预后与危险分层

Arruda-Olson AM, Juracan EM, Mahoney DW, McCully RB, Roger VL, Pellikka PA. Prognostic value of exercise echocardiography in 5,798 patients: is there a gender difference?. *J Am Coll Cardiol* 2002;39:625–631.

Biagini E, Elhendy A, Bax JJ, et al. Seven-year follow-up after dobutamine stress echocardiography: impact of gender on prognosis. *J Am Coll Cardiol* 2005;45:93–97.

Bouzas-Mosquera A, Peteiro J, Alvarez-Garcia N, et al. Prediction of mortality and major cardiac events by exercise echocardiography in patients with normal exercise electrocardiographic testing. *J Am Coll Cardiol* 2009;53:1981–1990.

Carlos ME, Smart SC, Wynsen JC, Sagar KB. Dobutamine stress echocardiography for risk stratification after myocardial infarction. *Circulation* 1997;95: 1402–1410.

Cortigiani L, Borelli L, Raciti M, et al. Prediction of mortality by stress echocardiography in 2835 diabetic and 11305 nondiabetic patients. *Circ Cardiovasc Imaging* 2015;8:e002757.

Hoffmann U, Ferencik M, Udelson JE, et al. Prognostic value of noninvasive cardiovascular testing in patients with stable chest pain: insights from the promise trial (prospective multicenter imaging study for evaluation of chest pain). *Circulation* 2017;135: 2320–2332.

McCully RB, Roger VL, Mahoney DW, et al. Outcome after normal exercise echocardiography and predictors of subsequent cardiac events: follow-up of 1,325 patients. *J Am Coll Cardiol* 1998;31: 144–149.

McCully RB, Roger VL, Mahoney DW, et al. Outcome after abnormal exercise echocardiography for patients with good exercise capacity: prognostic importance of the extent and severity of exercise-related left ventricular dysfunction. *J Am Coll Cardiol* 2002;39: 1345–1352.

Mertes H, Erbel R, Nixdorff U, et al. Exercise echocardiography for the evaluation of patients after nonsurgical coronary artery revascularization. *J Am Coll Cardiol* 1993;21:1087–1093.

Metz LD, Beattie M, Hom R, Redberg RF, Grady D, Fleischmann KE. The prognostic value of normal exercise myocardial perfusion imaging and exercise echocardiography: a meta-analysis. *J Am Coll Cardiol* 2007;49(2):227–237.

Shaw LJ, Vasey C, Sawada S, Rimmerman C, Marwick TH. Impact of gender on risk stratification by exercise and dobutamine stress echocardiography: longterm mortality in 4234 women and 6898 men. *Eur Heart J* 2005;26:447–456.

Sicari R, Pasanisi E, Venneri L, Landi P, Cortigiani L, Picano E. Stress echo results predict mortality: a large-scale multicenter prospective international study. *J Am Coll Cardiol* 2003;41:589–595.

Steinberg EH, Madmon L, Patel CP, Sedlis SP, Kronzon I, Cohen JL. Long-term prognostic significance of dobutamine echocardiography in patients with suspected coronary artery disease: results of a 5-year follow-up study. *J Am Coll Cardiol* 1997;29:969–973.

术前风险评估

Beattie WS, Abdelnaem E, Wijeysundera DN, Buckley DN. A meta-analytic comparison of preoperative stress echocardiography and nuclear scintigraphy imaging. *Anesth Analg* 2006;102:8–16.

Das MK, Pellikka PA, Mahoney DW, et al. Assessment of cardiac risk before nonvascular surgery: dobutamine stress echocardiography in 530 patients. *J Am Coll Cardiol* 2000;35:1647–1653.

Langan EM, 3rd, Youkey JR, Franklin DP, Elmore JR, Costello JM, Nassef LA. Dobutamine stress echocardiography for cardiac risk assessment before aortic surgery. *J Vasc Surg* 1993;18:905–911.

Shaw LJ, Eagle KA, Gersh BJ, Miller DD. Meta-analysis of intravenous dipyridamole-thallium-201 imaging (1985 to 1994) and dobutamine echocardiography (1991 to 1994) for risk stratification before vascular surgery. *J Am Coll Cardiol* 1996;27:787-798.

可行性

Afridi I, Grayburn PA, Panza JA, Oh JK, Zoghbi WA, Marwick TH. Myocardial viability during dobutamine echocardiography predicts survival in patients with coronary artery disease and severe left ventricular systolic dysfunction. *J Am Coll Cardiol* 1998;32:921-926.

Allman KC, Shaw LJ, Hachamovitch R, Udelson JE. Myocardial viability testing and impact of revascularization on prognosis in patients with coronary artery disease and left ventricular dysfunction: a meta-analysis. *J Am Coll Cardiol* 2002;39:1151-1158.

Bax JJ, Cornel JH, Visser FC, et al. Prediction of recovery of myocardial dysfunction after revascularization: comparison of flourine-18 fluorodeoxyglucose/thallium-201 SPECT, thallium-201 stress-reinjection SPECT and dobutamine echocardiography. *J Am Coll Cardiol* 1996;28:558-564.

Cigarroa CG, deFilippi CR, Brickner ME, Alvarez LG, Wait MA, Grayburn PA. Dobutamine stress echocardiography identifies hibernating myocardium and predicts recovery of left ventricular function after coronary revascularization. *Circulation* 1993;88:430-436.

Picano E, Sicari R, Landi P, et al. Prognostic value of myocardial viability in medically treated patients with global left ventricular dysfunction early after an acute uncomplicated myocardial infarction: a dobutamine stress echocardiographic study. *Circulation* 1998;98: 1078-1084.

Senior R, Kaul S, Lahiri A. Myocardial viability on echocardiography predicts long-term survival after revascularization in patients with ischemic congestive heart failure. *J Am Coll Cardiol* 1999; 33: 1848-1854.

Smart S, Wynsen J, Sagar K. Dobutamine-atropine stress echocardiography for reversible dysfunction during the first week after acute myocardial infarction: limitations and determinants of accuracy. *J Am Coll Cardiol* 1997;30:1669-1678.

其他

Bonow RO, Maurer G, Lee KL, et al. Myocardial viability and survival in ischemic left ventricular dysfunction. *N Engl J Med* 2011;364: 1617-1625.

Burgess MI, Jenkins C, Sharman JE, Marwick TH. Diastolic stress echocardiography: hemodynamic validation and clinical significance of estimation of ventricular filling pressure with exercise. *J Am Coll Cardiol* 2006;47:1891-1900.

Garber AM, Solomon NA. Cost-effectiveness of alternative test strategies for the diagnosis of coronary artery disease. *Ann Intern Med* 1999;130:719-728.

Gaur A, Yeon SB, Lewis CW, et al. Valvular flow abnormalities are often identified by a resting focused Doppler examination performed at the time of stress echocardiography. *Am J Med* 2003;114:20-24.

Kuntz KM, Fleischmann KE, Hunink MG, Douglas PS. Cost-effectiveness of diagnostic strategies for patients with chest pain. *Ann Intern Med* 1999;130:709-718.

Lancellotti P, Pellikka PA, Budts W, et al. The clinical use of stress echocardiography in non-ischaemic heart diesease: recommendations from the European Association of Cardiovascular Imaging and the American Society of Echocardiography. *J Am Soc Echocardiogr* 2017;30:101-138.

Mason SJ, Weiss JL, Weisfeldt ML, Garrison JB, Fortuin NJ. Exercise echocardiography: detection of wall motion abnormalities during ischemia. *Circulation* 1979;59:50-59.

Mieres JH, Gulati M, Bairey Merz N, et al. Role of noninvasive testing in the clinical evaluation of women with suspected ischemic heart disease: a consensus statement from the American Heart Association. *Circulation* 2014;130:350-379.

Pellikka PA, Nagueh SF, Elhendy AA, Kuehl CA, Sawada SG. American Society of Echocardiography recommendations for performance, interpretation, and application of stress echocardiography. *J Am Soc Echocardiogr* 2007;20: 1021-1041.

Rybicki FJ, Udelson JE, Peacock WF, et al. 2015 ACR/ACC/AHA/AATS/ACEP/ASNC/NASCI/SAEM/SCCT/SCMR/SCPC/SNMMI/STR/STS appropriate utilization of cardiovascular imaging in emergency department patients with chest pain: a joint document of the American College of Radiology Appropriateness Criteria Committee and the American College of Cardiology Appropriate Use Criteria Task Force. *J Am Coll Cardiol* 2016;67:853-879.

Tischler MD, Niggel J. Exercise echocardiography in combined mild mitral valve stenosis and regurgitation. *Echocardiography* 1993;10: 453-457.

Tischler MD, Plehn JF. Applications of stress echocardiography: beyond coronary disease. *J Am Soc Echocardiogr* 1995;8:185-197.

Wann LS, Faris JV, Childress RH, Dillon JC, Weyman AE, Feigenbaum H. Exercise cross-sectional echocardiography in ischemic heart disease. *Circulation* 1979;60:1300-1308.

Yao SS, Shah A, Bangalore S, Chaudhry FA. Transient ischemic left ventricular cavity dilation is a significant predictor of severe and extensive coronary artery disease and adverse outcome in patients undergoing stress echocardiography. *J Am Soc Echocardiogr* 2007; 20:352-358.

第 17 章
扩张型心肌病
Dilated Cardiomyopathies

张 丽 汪雨珊 译

一、临床和超声心动图概述

心肌病指各种心肌本身的疾病。严格意义上的心肌病指原发性心肌疾病，与瓣膜病、高血压和冠心病无关。在临床实践中，弥漫性冠心病与慢性心肌缺血所致的重度心功能不全通常作为心肌病的一种类型（缺血性心肌病）。习惯上，心肌病分为扩张型（或充血性）和非扩张型（或限制型）两种类型。某些类型的心肌病均可归类为扩张型或限制型心肌病。其他的亚型包括真正的肥厚型心肌病，可为非梗阻性或梗阻性。这节主要讲的是扩张型心肌病。限制型、肥厚型和其他类型的心肌病将在第 18 章中叙述。

包括超声心动图在内的影像学检查在扩张型心肌病的诊断治疗中具有重要作用。心脏磁共振定量左心室容积和室壁厚度最为准确。虽然在高质量的研究中，CMR 和超声心动图上获得的左心室容积的相关性很高，但是超声心动图的测值常常低于 CMR 的结果。这在很大程度上是由于在超声图像上勾画心内膜时容易将肌小梁和乳头肌包括进去，而在 CMR 中则更容易排除。如果临床中适当使用，根据其模式和位置，磁共振钆增强可以为心肌纤维化的存在提供有价值的线索，可以用于诊断一种特定形式的心肌病。CMR 延迟钆增强也为适当的临床情况提供了诊断急性心肌炎的准确的方法。心脏 CT 同样能提供用于测量心室容积的高分辨率图像，但是提供的信息不能像磁共振一样比超声心动图多很多。最后 ^{18}F 标记的脱氧葡萄糖 ECT 显像能提供代谢活动的信息，当和心肌灌注铊显像相结合，能对诊断特定的炎症（如心脏结节病）提供非常有价值的诊断信息。

二、扩张型心肌病

扩张型心肌病有多种病因（表 17-1）。所有类型的心肌病在临床上均可表现为严重程度不同的一组症候群，其中包括充血性心力衰竭、低心排血量、疲劳、呼吸困难、心律失常及心脏性猝死。超声心动图能够确诊有无心肌病及其严重程度，并有可能提供关于特定病因的信息，能准确地追踪心肌病的继发病变和生理异常。美国心脏病学会/美国心脏协会发布的充血性心衰的指南中把超声心动图列为 I 类诊断方法，说明超声心动图检查适用于所有充血性心力衰竭和可疑心肌病的患者。表 17-2 中列举了一系列在确诊或怀疑心肌病的患者中适合应用超声心动图的临床情况。超声心动图能提供准确的预后信息，指导治疗。

尽管扩张型心肌病的原发性表现为左心室扩大和收缩功能不全，但几乎均伴有其他继发性表

表 17-1 心肌病及导致急/慢性左心室功能不全的疾病分类

- 扩张型心肌病
  - 原发性心肌病
  - 家族性心肌病
  - 致密化不全心肌病
  - 围产期心肌病
  - 血色素沉着症
  - 感染
    - 病毒性心肌炎后
    - 人体免疫缺陷病毒有关性
    - 军团菌感染
    - 败血症（革兰阴性菌）
  - 中毒性心肌病
    - 阿霉素
    - 酒精
    - 一氧化碳中毒
    - 其他化学治疗
- 高排量性心肌病
  - 心动过速介导的心肌病
  - 甲状腺毒症
  - 营养（脚气病，硫胺素缺乏症）
  - 心外左向右分流性病变
  - 贫血
- 肥厚性心肌病
  - 非对称室间隔肥厚（原发性肥厚性心肌病）
    - 梗阻性与非梗阻性
  - 向心性肥厚型心肌病
  - 孤立性心尖肥厚型心肌病
  - 非典型肥厚型心肌病
- 限制型心肌病
  - 原发性
  - 浸润性
    - 心肌淀粉样病变
    - 糖原贮积病
    - 血色素沉着症
  - 放射治疗后
  - 心内膜弹力纤维增生症
- 其他
  - Friedreich 共济失调
  - 肌营养不良

表 17-2 经胸超声心动图在已知或疑似扩张型心肌病患者的中应用的合适标准

指 征	评分（1～9）
4. 频繁的室性早搏或运动诱发的室性早搏	A（8）
5. 持续性或非持续性心房颤动，室上性心动过速或室速	A（9）
7. 具有已知的导致头晕/晕厥前期/晕厥的心脏病（包括但不仅限于主动脉瓣狭窄，肥厚型心肌病或心力衰竭）的临床症状或体征	A（9）
58. 疑似心血管来源的栓子	A（9）
67. 对疑似高血压性心脏病的初步评估	A（8）
68. 对无高血压性心脏病症状的系统性高血压的常规评估	rA（3）
70. 根据症状，体征或异常检查结果，对已知或疑似（收缩或舒张性）心力衰竭的初步评估	A（9）
74. 当临床状态或心脏检查没有变化时，对（收缩或舒张性）心力衰竭的常规监测（<1年）	rA（2）
75. 当临床状态或心脏检查没有变化时，对（收缩或舒张性）心力衰竭的常规监测（≥1年）	U（6）
76. 血运重建和（或）最佳药物治疗后的初步评估或重新评估，以确定是否需要设备治疗和（或）确定选择最佳设备	A（9）
77. CRT 植入后优化的初步评估	U（6）
81. 确定是否需要心室辅助装置	A（9）
82. 心室辅助装置的设置优化	A（7）
83. 重新评估提示心室辅助装置相关并发症的体征/症状	A（9）
84. 监测心脏移植受者的排斥反应	A（7）
85. 潜在心脏供体的心脏结构和功能评估	A（9）
86. 对已知或疑似心肌病（如限制型、浸润性、扩张型、肥厚型或遗传性心肌病）的初步评估	A（9）
87. 对临床状态或心脏检查改变的已确诊的心肌病患者重新评估，以指导治疗	A（9）
88. 对临床状态或心脏检查无变化的已确诊的心肌病患者的常规监测（<1年）	I（2）
89. 对临床状态或心脏检查无变化的已确诊的心肌病患者的常规监测（≥1年）	U（5）
90. 筛查评估遗传性心肌病患者一级亲属的心脏结构和功能	A（9）
91. 接受心脏毒性药物治疗的患者的最初和连续随访评估	A（9）
112. 促进关于抗凝，心脏复律和（或）射频消融的临床决策的评估	A（9）

A. 合适；U. 不确定；rA. 基本不合适（经许可转载自 Douglas PS, Garcia MJ, Haines DE, et al. ACCF/ASE/AHA/ASNC/HFSA/HRS/SCAI/SCCM/SCCT/SCMR 2011. Appropriate use criteria for echocardiography. *J Am Coll Cardiol* 2011;57(9):1126–1166. © 2011 American College of Cardiology Foundatien 版权所有）

现，并且多为临床症状或预后的主要原因。这些包括左心室舒张功能减低及其伴随的慢性左心房压力升高、继发性二尖瓣和三尖瓣关闭不全、继发性肺动脉高压和伴随的右心室功能不全。扩张型心肌病的原发和继发异常表现见表 17-3。扩张型心肌病最常见的临床表现为合并气促的充血性心力衰竭症候群及运动耐力降低。根据症状的严重程度和持续时间，扩张型心肌病患者可能没有症状或存在纽约心脏协会Ⅰ～Ⅳ级心功能不全的症状。

表 17-3 中列出了扩张型心肌病的原发性和继发性病变的超声心动图表现。所有扩张型心肌病均存在左心室扩大且为扩张型心肌病确诊的必需条件。扩张的程度可以是轻微的或者严重的，左心室内径可达 9cm，甚至更大也能偶尔见到。左心室壁收缩功能不全的分布范围取决于是否存在心肌缺血的病因。如果合并心肌缺血的病因，收缩功能不全的节段差异程度会更大。但在非缺血性心肌病中，也可发现了不同程度的局部收缩功能障碍，与其他左心室节段相比较，下后壁与后侧壁近段的收缩功能多保持正常。左心室扩大和收缩功能减低导致其形态更接近球形。通常左心室长轴与短轴内径的正常比值为 1.6∶1 或以上。随着左心室不断扩大，短轴不成比例的增大，因此长轴与短轴的比值减小。习惯上，该比值（球形指数）小于 1.5∶1 提示显著的病理性重塑。左心室呈球形导致乳头肌向心尖及侧壁移位，显著地减低了二尖瓣装置的长度，从而继发功能性二尖瓣反流。

图 17-1 至图 17-6 显示了扩张型心肌病的超声心动图表现。图 17-1 和图 17-2 显示左心室轻度扩大，形态基本正常。舒张期与收缩期图像相比较，左心室收缩功能明显减低，射血分数仅为 35%。图 17-3 和图 17-4 显示更严重的长期扩张型心肌病患者，左心室更加接近球形，短径与长径的比值与正常左心室和图 17-1 显示的轻度的扩张型心肌病相比均增大。图 17-5 表现了由于乳头肌向心尖及后壁移位引起二尖瓣瓣叶向心尖位移，闭合异常导致继发性二尖瓣反流。

表 17-3 心肌病的继发性病变

左心室扩大
左心室球形化
乳头肌向心尖及侧壁移位
功能性二尖瓣反流
左心室血栓
左心房扩大
心房颤动
左心房血栓形成 / 血液淤滞
肺动脉高压
三尖瓣反流
右心室扩大 / 功能障碍

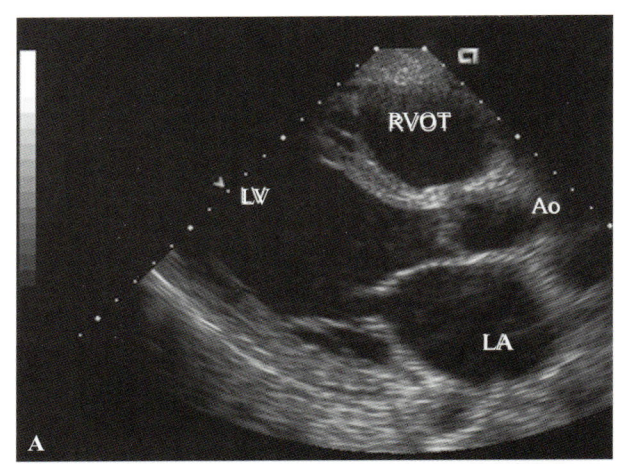

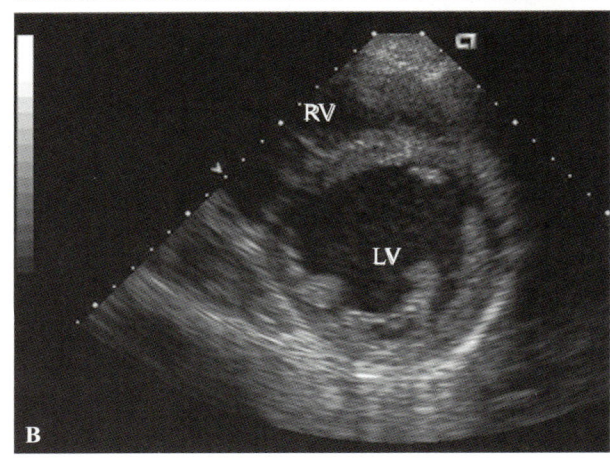

▲ 图 17-1 胸骨旁切面显示扩张型心肌病
A. 胸骨旁长轴切面显示左心室（65 mm）和左心房（50 mm）均扩大。B. 胸骨旁短轴切面显示左心室呈正常圆形且室壁厚度均匀。动态图像显示左心室壁一致性运动减弱。RVOT. 右心室流出道；Ao. 主动脉；LA. 左心房；LV. 左心室；RV. 右心室

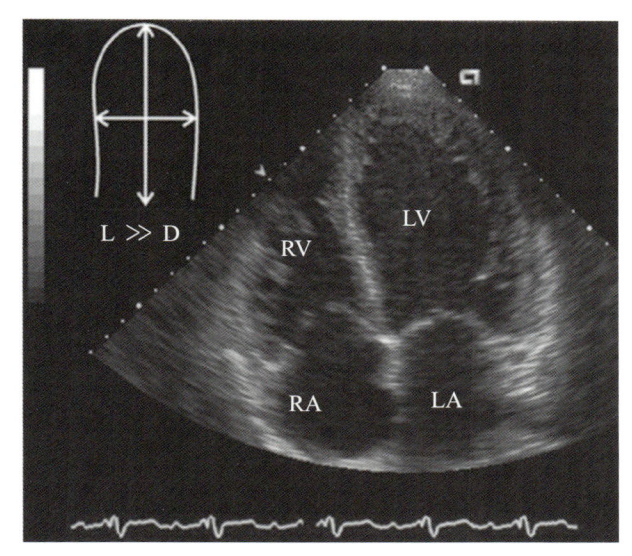

第 17 章 扩张型心肌病
Dilated Cardiomyopathies

▲ 图 17-2 与图 17-1 为同一患者心尖四腔心切图
左心室呈正常形态。左上方示意图说明左心室长轴内径（L）明显大于短轴内径（D）。LA. 左心房；RA. 右心房；RV. 右心室；LV. 左心室

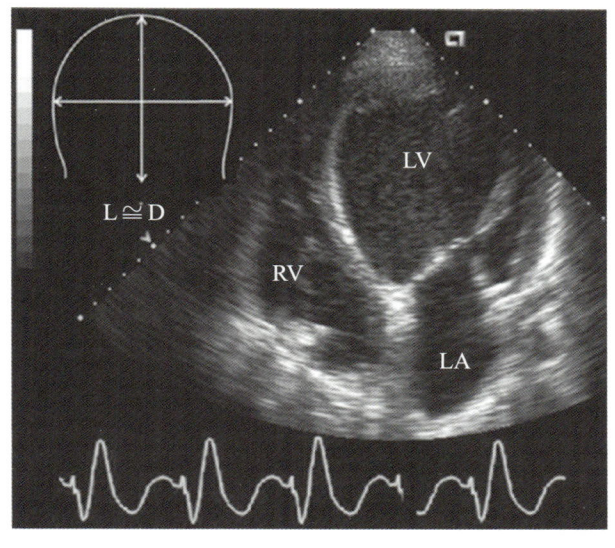

▲ 图 17-4 心尖四腔心切面显示扩张型心肌病及左心室形态异常
左心室近似球形，长轴内径（L）与短轴内经（D）基本相等，导致乳头肌向侧方移位，二尖瓣装置向心尖部回缩。LA. 左心房；LV. 左心室；RV. 右心室

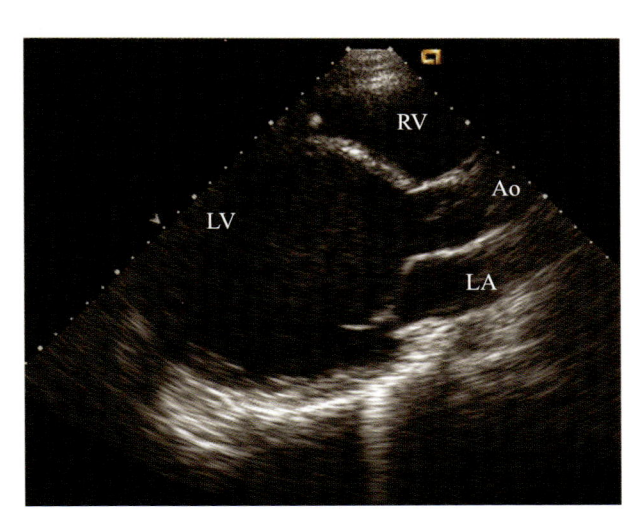

▲ 图 17-3 胸骨长轴视图显示长期患有原发性扩张型心肌病的患者的左心室显著扩张，但左心房和右心室大小相对正常
在动态图像中显示左心室严重的整体运动功能减退和球形扩大。Ao. 主动脉；LA. 左心房；LV. 左心室；RV. 右心室

▶ 图 17-5 心尖四腔心切面显示非缺血性扩张型心肌病，双房扩大、左心室扩大及全心运动功能减低
在彩色多普勒血流图像中可看到功能性二尖瓣反流。在上方图像中二尖瓣的接合面远高于瓣环平面（虚线）。与功能性二尖瓣反流严重程度相关的隆起区域和高度均如图中所示。LA. 左心房；RA. 右心房；RV. 右心室；LV. 左心室

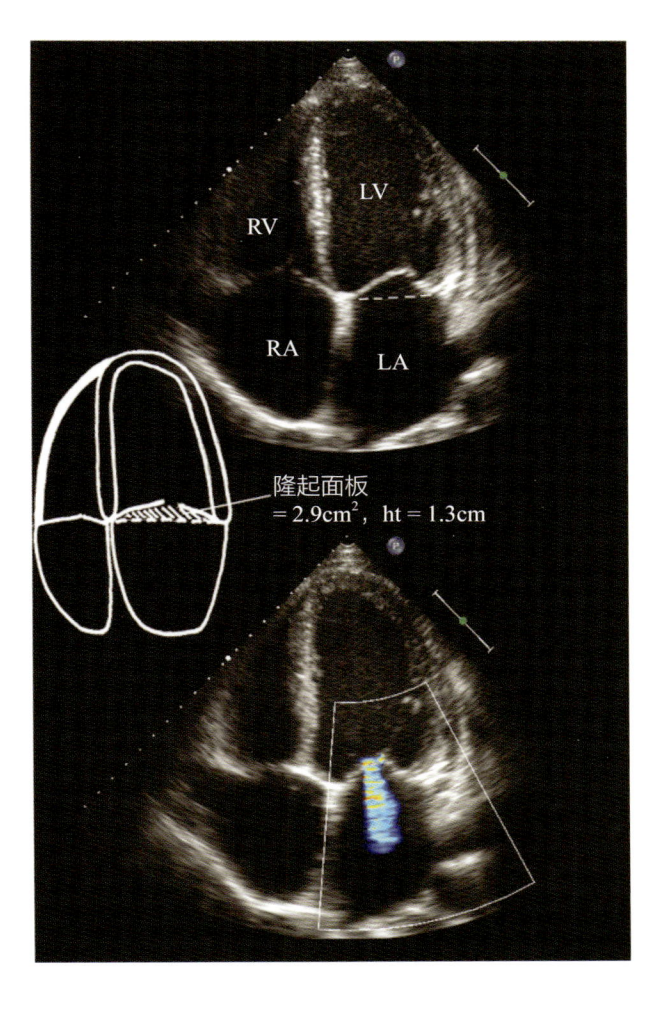

隆起面板 = 2.9cm², ht = 1.3cm

587

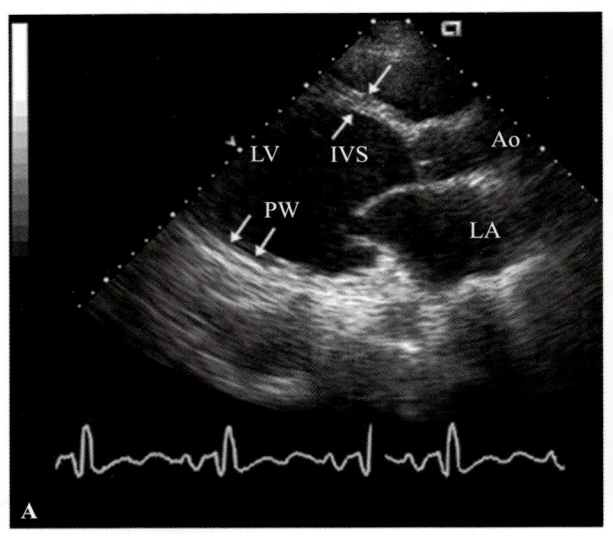

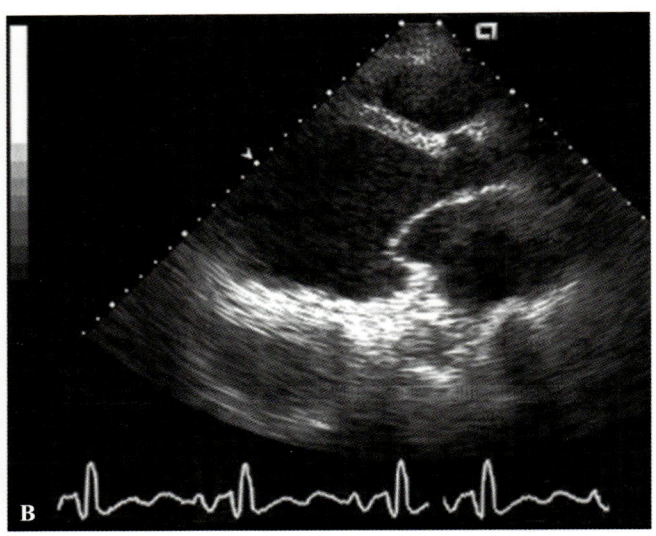

▲ 图 17-6 胸骨旁长轴切面显示缺血性心肌病

A. 舒张末左心室（LV）扩大，室间隔厚度基本正常（上方箭），后壁（PW）变薄（下方箭）。B. 收缩末期前间隔运动减弱，后壁运动消失。Ao. 主动脉；IVS. 室间隔；LA. 左心房；LV. 左心室；PW. 左心室后壁

图 17-6 显示典型的缺血性心肌病，左心室下壁及下后壁心肌瘢痕形成且变薄，其他室壁弥漫性运动减弱，符合广泛下壁心肌梗死并其他节段继发性功能不全，进而导致整体收缩功能减低，并且整体左心室功能减低。

左心室收缩功能不全有一些值得注意的 M 型超声心动图表现。首先是前间隔心内膜到舒张早期二尖瓣前叶最大开放点（E 点）的距离（EPSS，单位为 mm）（图 17-7）。由于左心室内径与舒张期容积成比例，二尖瓣前叶舒张期最大位移与二尖瓣瓣口每搏量成比例，因此左心室内径与二尖瓣前叶舒张期最大位移的比值与射血分数成比例。因此，二尖瓣开放受限（表现为 EPSS 增大）可以间接反映射血分数减低。EPSS 正常值为 6mm，该值越大说明射血分数越低。主动脉瓣的运动也可用于评价左心室功能。正常情况下，M 型超声心动图显示主动脉瓣开放与关闭线锐利，开放时呈"盒子"状。前向血流减少导致收缩期主动脉瓣闭合减缓，关闭线呈圆顶状（图 17-8）。

左心室基底段的下降幅度可以间接地非容量性评价扩张型心肌病患者左心室的收缩功能。心室收缩正常时，心脏瓣环向心尖方向运动幅度 ≥ 10mm。这种技术通过将 M 型超声心动图的光标或多普勒取样容积置于侧壁瓣环或近端室间隔，测量瓣环向心尖移动的总距离（图 17-9）。对于整体心室功能障碍的患者，瓣环移动的距离与左心室射血分数直接有关，收缩期瓣环移动距离越短，射血分数越低。应用多普勒组织成像来评价二尖瓣瓣环的移动也得到了类似的信息（图 17-10）。因为正常值范围是很大的，所以使用这些间接测量心室功能的方法时应小心谨慎。对于任何给定的患者，可能追踪心室功能随时间的变化都是有价值的。这些间接测量心室功能的方法已很少使用，基本被二维超声心动图直接测量左心室容积和射血分数所取代。

心肌病一旦确诊，定量评价左心室收缩功能不全的程度对临床是很有意义的。以前用二维超声心动图测量的左心室的功能，包括基于线性和面积的左心室大小的测量，由此推导出的参数包括短轴缩短率和面积变化率。在现代临床实践中，通过评估二维或三维超声心动图的心室容积

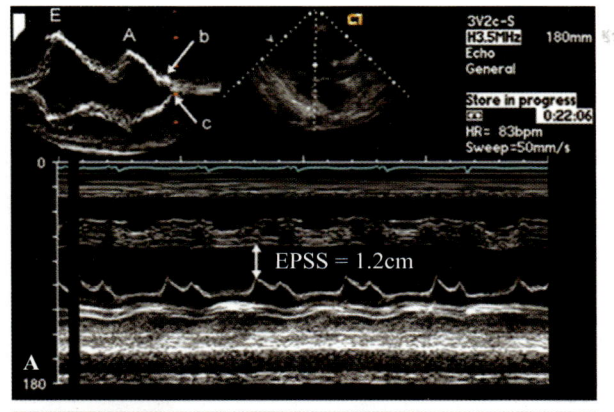

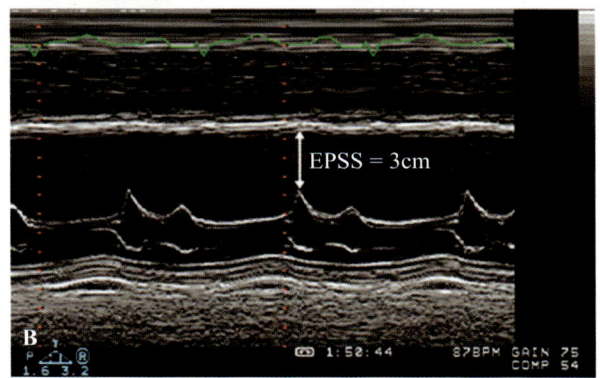

第 17 章 扩张型心肌病
Dilated Cardiomyopathies

▲ 图 17-7 M 型超声心动图显示扩张型心肌病及收缩功能减低

两例均显示 EPSS 增大，提示射血分数减低。图 A 与图 B 所示 EPSS 分别为 1.2cm 和 3.0cm，提示图 B 所示患者射血分数减低程度明显大于图 A。图 A 左上方插入图显示典型的二尖瓣关闭 B 峰，由于 A 点与 c 点间的光滑关闭线被二尖瓣的短暂重新开放所干扰而产生。EPSS. 前间隔心内膜到舒张早期二尖瓣前叶最大开放点（E 点）的距离（单位为 mm）

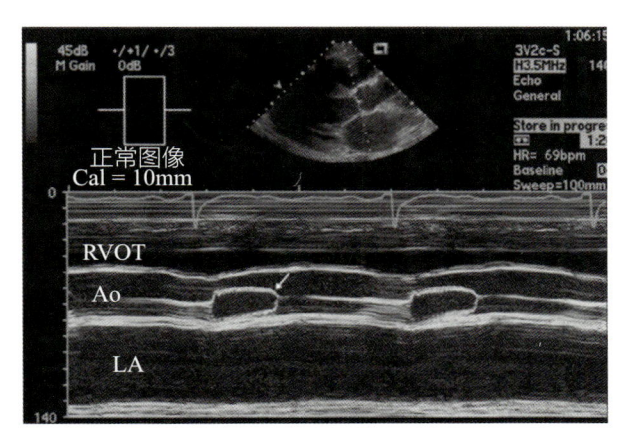

▲ 图 17-8 通过主动脉瓣的 M 型超声心动图显示扩张型心肌病及每搏量减少

收缩末主动脉瓣逐渐闭合（箭），由重度收缩功能减低前向血流进行性减少所致。左上方示意图说明主动脉瓣的正常开放与关闭方式。Ao. 主动脉；LA. 左心房；RVOT. 右心室流出道

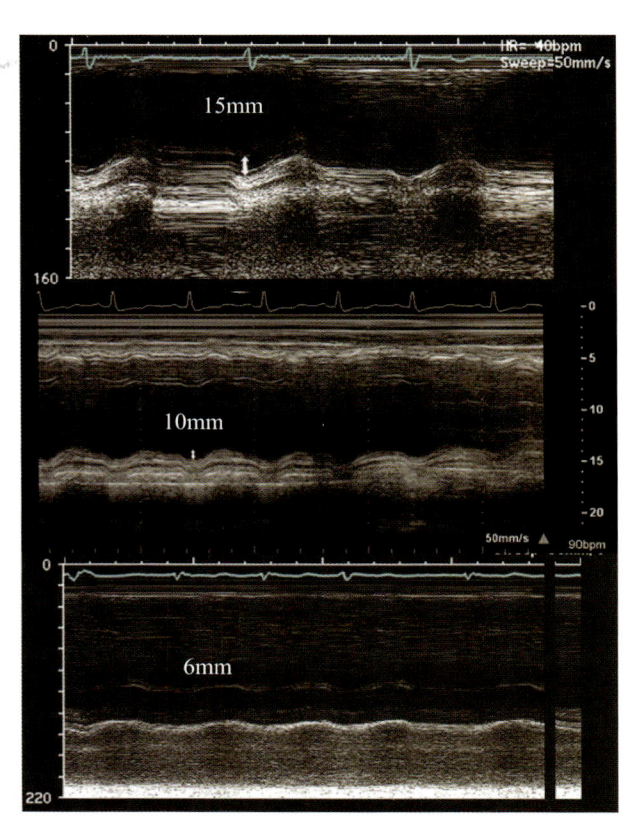

▲ 图 17-9 从左心室尖端记录的 M 型超声心动图显示外侧二尖瓣瓣环位移

最上方的图显示心室功能正常，二尖瓣瓣环向心尖移动的距离为 15mm。中间图像显示射血分数为 42% 的扩张型心肌病患者，二尖瓣瓣环移动的距离为 10mm。最下方的图像显示射血分数为 21% 的扩张型心肌病患者，二尖瓣瓣环移动的距离为 6mm

来定量评价心室功能。根据这些数据集，可以得出左心室在收缩期和舒张期的容积，从而可计算出每搏量和射血分数（图 17-11）。

三维超声心动图不仅可以定量左心室在舒张中期和收缩末期的心室容积，还可以定量整个心动周期的心室容积（图 17-12），心肌节段的容积变化也可以从中测量出来。多项研究证明，三维超声心动图在准确性和重复性上绝对优于二维容积测定方法。三维超声心动图仍然受到依赖自动边缘检测的算法的限制，在图像质量差的数据中，这可能会由于整个心内膜边界不易识别最终导致错误的结果。

其次，通过应变率评估左心室的形变和扭转

589

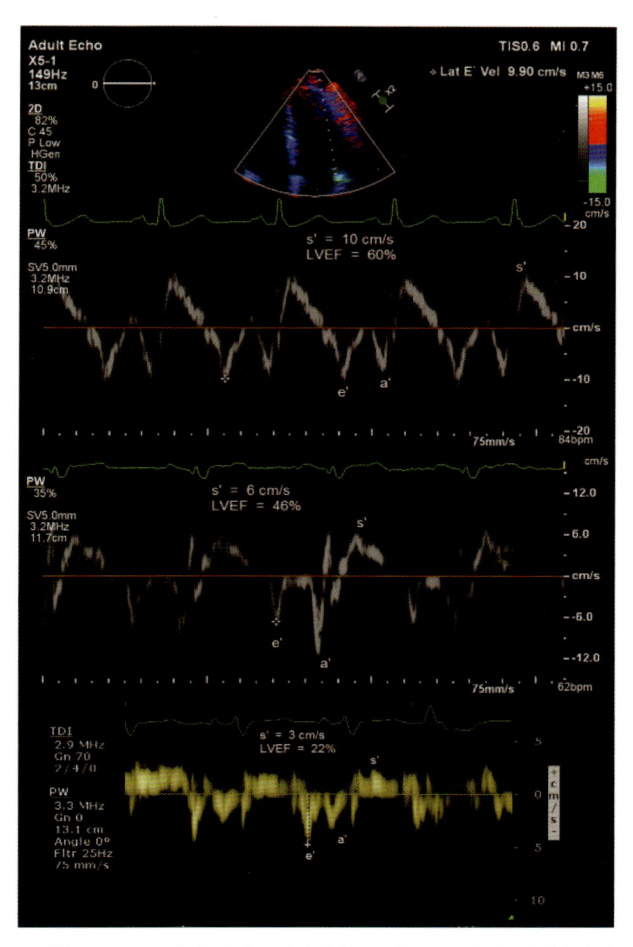

▲ 图 17-10 多普勒组织成像显示左心室收缩功能不同患者的二尖瓣瓣环侧壁 s' 波的图像

上图显示的为左心室收缩功能正常的患者，s' 为 10cm/s。中间图像显示的为射血分数为 46% 的非缺血性心肌病患者，s' 为 6cm/s。下图显示的为具有严重左心室收缩功能障碍和射血分数为 22% 的患者，s' 显著减小为 3cm/s，应该强调的是，s' 的正常范围相当宽，并且在不同程度的左心室收缩功能障碍的患者之间可能存在重叠。因此，此值不应用作独立评估，应当和其他指标共同评估和（或）随访持续评估。LVEF. 左心室射血分数

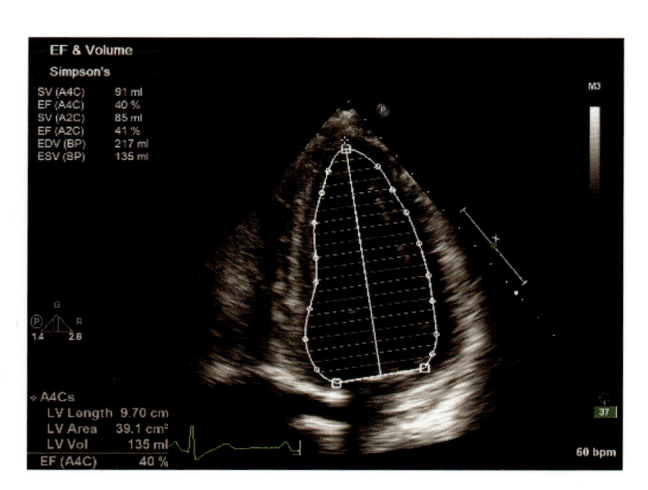

▲ 图 17-11 Simpson 方法或用于计算心室容积的圆盘法

心尖四腔心切面显示心脏舒张末期的勾画的心内膜边界。该示例中，首先手动确定二尖瓣瓣环的 2 个边缘和心尖（小方框），心内膜边界会自动勾画并根据需要手动调整。这样由心尖四腔图像计算的左心室舒张容积为 135ml。继续重复该过程得到心尖四腔收缩末期容积、心尖二腔舒张及收缩末期容积，从而计算双平面的心室容积。然后通过这些容积计算出每搏量和射血分数，如左上方所示。SV. 每搏量；EF. 射血分数；EDV. 舒张末期容积；ESV. 收缩末期容积；A4C. 心尖四腔；A2C. 心尖二腔

患者状况和其他方面。而但是应变率成像和心室扭转评估因为其技术的复杂性和经常伴随的内在干扰，接受程度要低得多。

三、左心室收缩和舒张功能多普勒评价

可用于评估心肌病的收缩和舒张功能障碍的多普勒参数已列于表 17-4，并已在第 5 章和第 6 章中讨论。每搏量可通过左心室流出道血流频谱时间速度积分（TVI）计算，时间速度积分与左心室流出道横截面积的乘积即为实际血流量。对于某一特定患者可认为其流出道面积保持不变，因此单独比较时间速度积分可以作为比较不同时间点的左心室每搏量的可靠方法。图 17-14 为不同程度的收缩功能减低的扩张型心肌病患者的左心室流出道 TVI 的示例。每搏量测定以后，与心率的乘积即为心排血量。

评估能给心肌病患者提供有价值的左心室收缩和舒张功能信息。在第 5 章讨论了这些左心室收缩功能评估的基本方法。用与临床相关的方式，已经评估了多个参数的提供准确的心室收缩功能信息的能力。由于其相对标准化的性能，整体纵向应变（GLS）可能是评估左心室心肌力学的唯一最可靠的参数（图 17-13）。这种方法已广泛应用于扩张型心肌病，随访接受心脏毒性药物化疗的

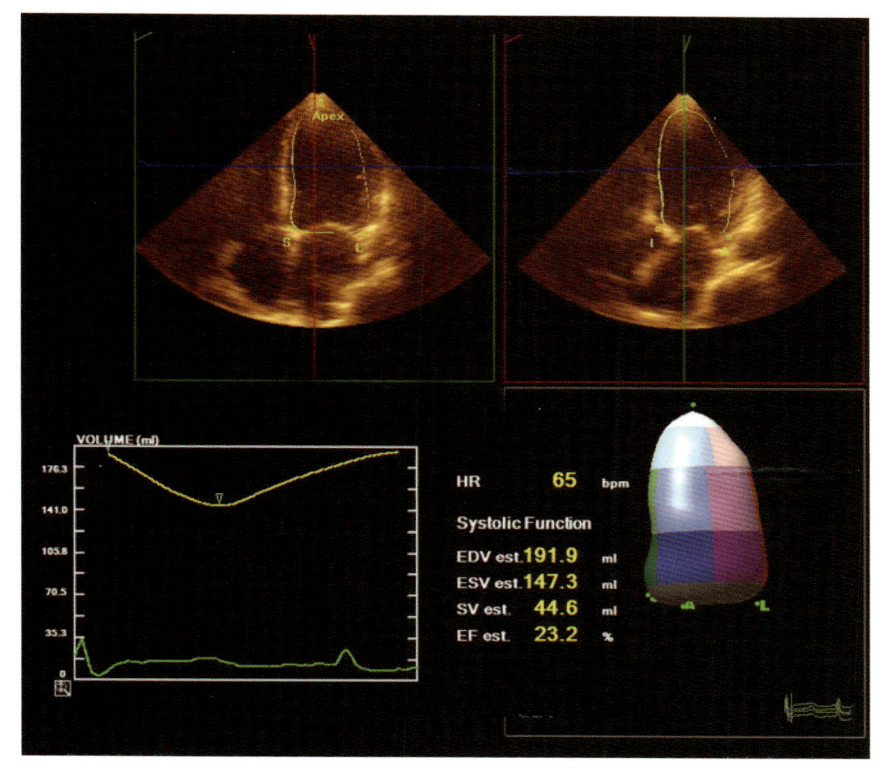

第 17 章 扩张型心肌病
Dilated Cardiomyopathies

◀ 图 17-12 三维容积图像显示非缺血性扩张型心肌病患者左心室收缩功能显著降低

右下方图示为左心室腔的三维重建，图像上面 2 个图示是心尖四腔和两腔视图，从中可以识别出二尖瓣瓣环和心尖，然后自动跟踪腔室边界，由此计算整个心动周期中左心室容积的变化，如左下图所示，然后计算出左心室舒张和收缩期容积，以及每搏量和射血分数。HR. 心率；EDV. 舒张末期容积；ESV. 收缩末期容积；SV. 每搏量；EF. 射血分数

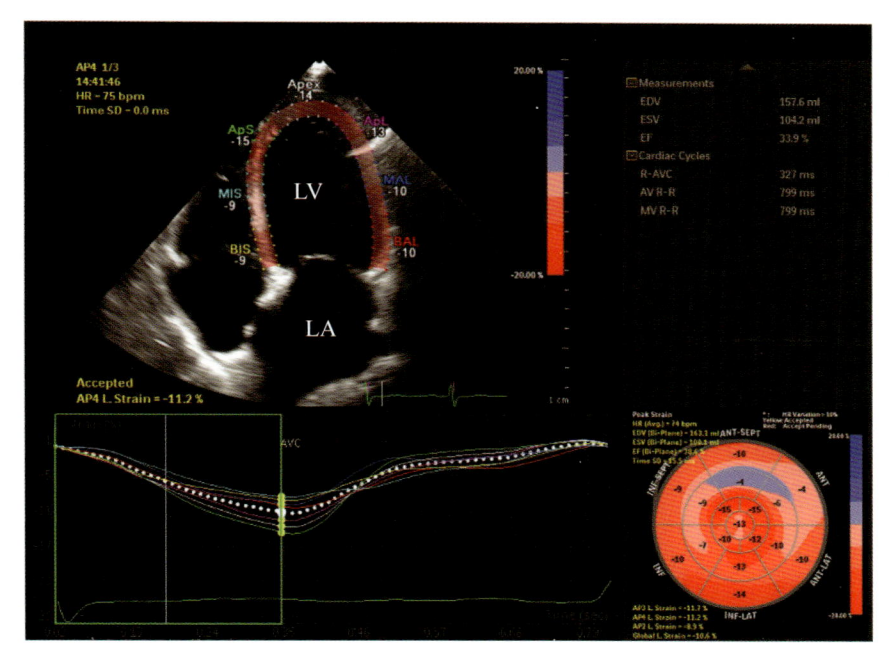

◀ 图 17-13 显示组织跟踪技术计算整体纵向应变和随即计算出的左心室容积和射血分数

左上方显示心脏收缩中期的心尖四腔图像。7 个可显示节段的应变如图所示，底部的图显示独立每个节段的应变，可观察到每个节段应变减小但在相似的时间点达到其最大值。右下方是来自同一研究的牛眼图像，其结合了心尖四腔、心尖三腔和心尖二腔图像中计算的应变，从而计算出左心室的整体纵向应变为 –10.6%。舒张和收缩期的左心室容积与射血分数如右上方所示。LV. 左心室；LA. 左心房

另一个可以从扩张型心肌病患者的左心室流出道 TVI 中观察到的是交替脉的检测。这通常发生在室性早搏后，之后补偿性的窦性搏动增强。在此之后，交替搏动的每搏量更多并因此使得血压更高。交替脉是晚期左心室收缩功能降低的心肌病患者的典型体检标志之一，并且与左心室流出道的多普勒谱有一定的相关性（图 17-15）。

最后一种评价左心室收缩功能的方法为计

591

表 17-4 多普勒超声心动图在心肌病中的作用

前向血流的评估
  左心室流出道时间速度积分（TVI）
  每搏量
  心排血量

左心室舒张特性的评估
  二尖瓣流入血流频谱
    E/A 比值
      对 Valsalva 动作的反应
    减速时间
    波传播速度
    等容舒张时间
    彩色 M 型多普勒舒张期血流传播速度（Vp）
  肺静脉血流
    收缩期/舒张期血流比值
    肺静脉 A 波持续时间
  二尖瓣瓣环组织多普勒
    e'、s' 的绝对值
    e'/a' 比值
    E/e' 比值

右心室舒张特性的评价
  肝静脉血流频谱
  上腔静脉血流频谱

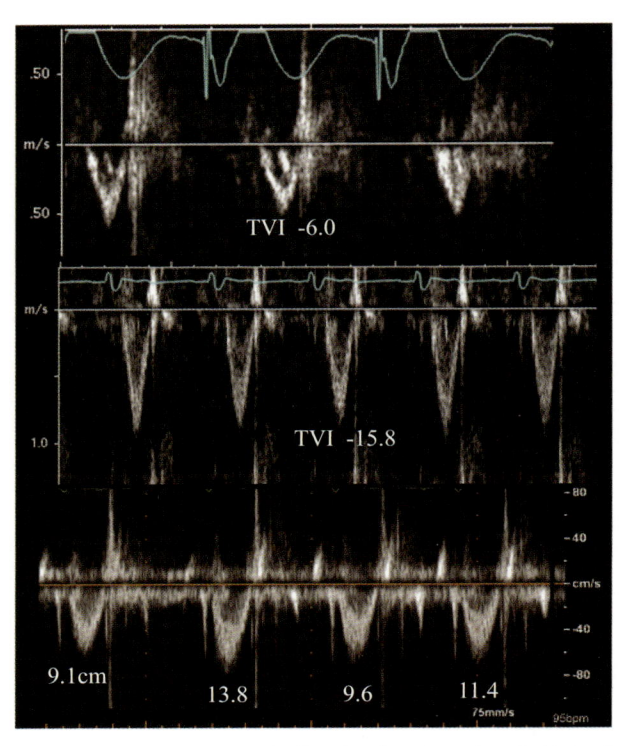

▲ 图 17-14 显示了伴有前向每搏量减少的 3 名扩张型心肌病患者的左心室流出道时间速度积分（TVI）
上图显示 TVI 显著降低了 6cm；中间图像显示 TVI 稍减低；下图显示严重左心室收缩功能减低患者，可见峰值速度和 TVI 随心率改变。这就是交替脉的多普勒相关表现，也是晚期左心室收缩功能减低患者的临床表现

算左心室 dP/dt（详见第 5 章）。图 17-16 显示了扩张型心肌病患者的左心室 dP/dt 范围。这种非侵入式方法测定的 dP/dt 与心导管法测值之间存在良好的相关性，可用于判断扩张型心肌病的预后，dP/dt ＜ 600mmHg/s 提示预后不良。

评价扩张型心肌病的左心室舒张功能有助于明确产生症状的病理基础。第 6 章对此主题进行了广泛讨论，综合多方面进行分析才能可靠地确定左心房充盈压和左心室整体舒张功能。表 17-4 列举了可用于评估扩张型心肌病左心室舒张功能减低的超声心动图和多普勒参数，有几项参数所有心肌病患者都要检查，包括二尖瓣流入血频谱和二尖瓣瓣环的多普勒组织速度频谱。

二尖瓣流入血频谱与二尖瓣瓣环多普勒组织成像结合可以计算二尖瓣瓣口舒张早期血流速度（E）与二尖瓣瓣环运动速度（e'）的比值（图 17-17）。E/e' 比值与左心房充盈压存在粗略的相关性。大多数 E/e' ≥ 15 的个体肺毛细血管楔压升高，而 E/e' ≤ 8 的个体通常具有低左心房充盈压。E/e' 值为 8~15 时左心房充盈压波动范围较大。这种方法不受心率影响，仅取决于舒张早期充盈速度，因此可用于心房颤动患者。最近的数据表明，这种关系在临床实践中可能比最初报道的要弱得多，尤其是对于严重左心室功能不全或急性失代偿性心力衰竭的患者而言。

心肌做功指数为反映左心室整体收缩和舒张功能的无单位数字，其定义为等容时间（等容收缩与等容舒张时间之和）与射血时间的比值（图 17-18）。该比值可由左心室流出道和二尖瓣流入多普勒频谱计算，正常值 ≤ 0.40，比值增大说明左心室做功能力进行性恶化。研究证明，该比值可用于预测扩张型心肌病合并心力衰竭患者的预后。

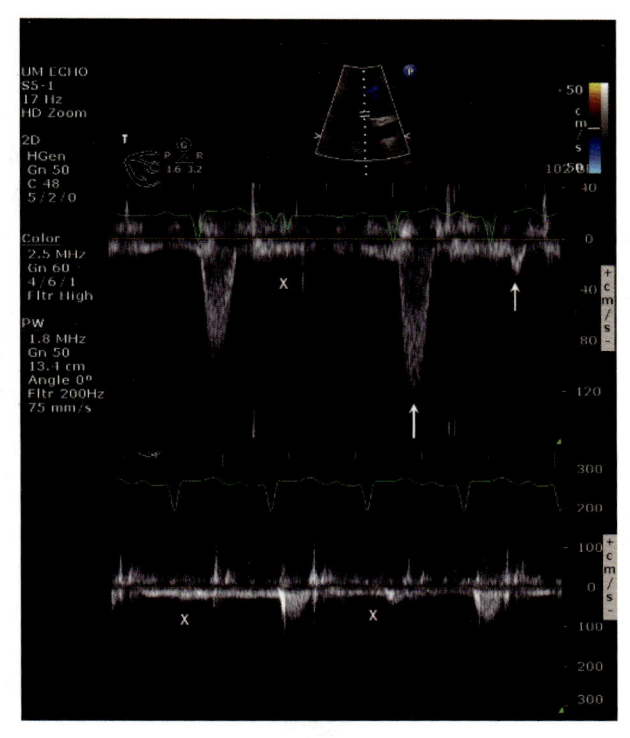

第 17 章 扩张型心肌病
Dilated Cardiomyopathies

▲ 图 17-15 左心室收缩功能显著减低的扩张型心肌病患者的左心室流出道多普勒频谱

上图显示的第一个 QRS 波的时间速度积分相对正常，随后是室性早搏，其频谱缺损（X），室性早搏后心搏的 TVI 增加（向上箭），随后的窦性节律的 TVI 又明显减少。下图为同一患者的左心室流出道连续波多普勒频谱，只有每 2 个中的一个 QRS 波有相应的前向血流频谱。改变的 QRS 波群（X）没有对应的前向血流，这就是临床交替脉对应的多普勒频谱

四、扩张型心肌病的继发表现

超声心动图可检测的扩张型心肌病继发表现见表 17-3。左心房扩大和右心受累等一些继发性表现几乎见于所有患者，也是确诊的必要条件。其他表现如继发性二尖瓣反流、血栓形成及继发性肺动脉高压等也不同程度出现，这取决于扩张型心肌病的严重程度及病程长短。

如前所述，扩张型心肌病几乎均存在左心房扩大，其扩大程度取决于病程，可为显著扩大，偶尔其内径可超过 6cm。可从心尖切面测定左心房面积或容积。在左心室功能障碍的情况下，无论是通过线性法还是面积法测量，左心房扩大为左心室功能不全进展和长期存在的指标。左心房扩大主要是

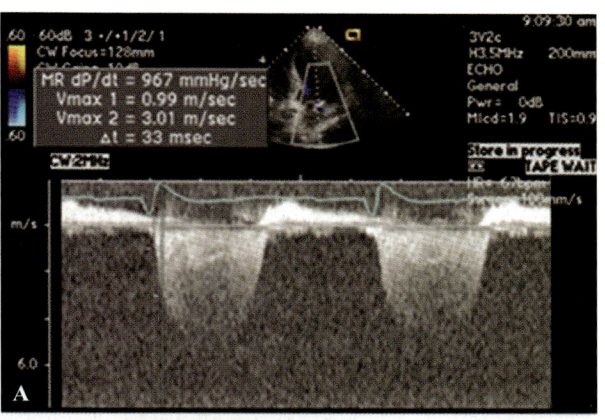

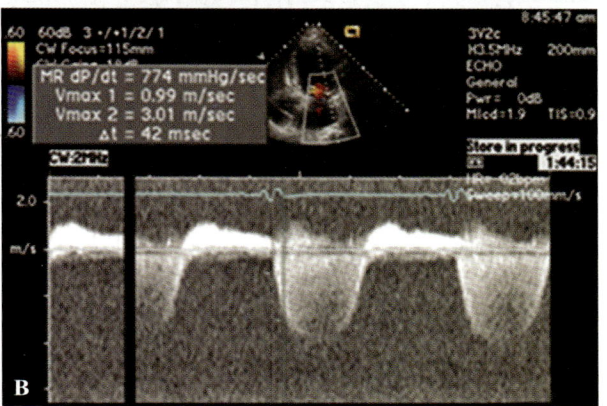

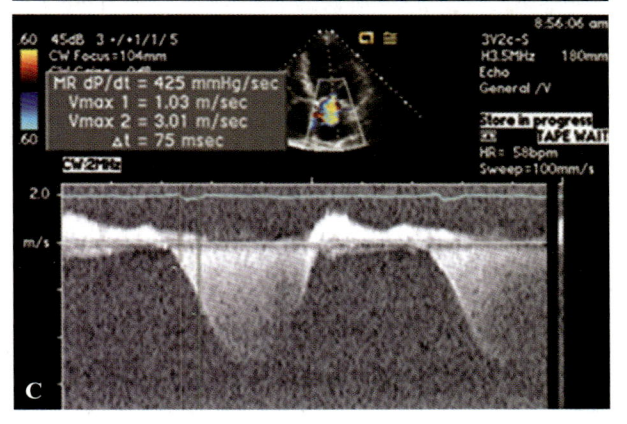

▲ 图 17-16 显示伴有不同程度的左心室收缩功能减低的 3 名扩张型心肌病患者频谱图像，应用二尖瓣反流频谱测量左心室 *dP/dt*

A. 左心室 *dP/dt* 基本正常为 967mmHg/s；B 和 C. 左心室 *dP/dt* 分别呈轻度和显著减低。dP/dt. 心室内压力变化率峰值

由左心室舒张压升高所致，并且通常并发二尖瓣反流，也可由心房心肌病变引起。上述表现均增加了发生心房颤动和扑动的可能性。最近的数据表明，左心房的面积或容积与扩张型心肌病患者和许多其

他疾病的预后存在强烈的独立关系。

左心房扩大，尤其存在心房机械功能减低或心房颤动时，左心房内常见自发性显影，最常见于经食管超声心动图。自发性显影偶尔也可见于左心室腔（图 17-19）。扩张型心肌病患者可出现左心室血栓，使左心室收缩功能降低。血栓的表现可以是高度可变的，其范围可为整个室壁，其形态可表现为层状或带蒂可移动。图 17-20 至图 17-24 显示了在扩张型心肌病中左心室腔内血栓负荷范围。图 17-20 所示左心室顶端有蒂固着血栓，图 17-21 所示更多的下壁上的带蒂和复杂的移动血栓。除了标准的二维超声心动图外，利用三维超声心动图还可以进一步确定血栓的位置和特征（图 17-20）。有时，血栓呈现囊状外观，这可能与其他固体血栓的液化或超声仅检测到血栓的前缘和后缘的有关（图 17-23）。左心室造影可用于进一步显示血栓（图 17-23B），或在模棱两可的病例中确认或排除潜在的诊断。血栓可能长期黏附在室壁上，甚至钙化（图 17-24）。通常，在存在扩张型心肌病的情况下检测血栓具有与急性心肌梗死患者相同的血栓栓塞风险。

左心室球形扩张导致乳头肌向心尖及侧方移位，因此二尖瓣瓣叶对合不良，导致二尖瓣瓣叶闭合缘宽度减小，其通常沿着其边缘的几毫米（透明带）接合。乳头肌移位可导致仅瓣尖部对合，或

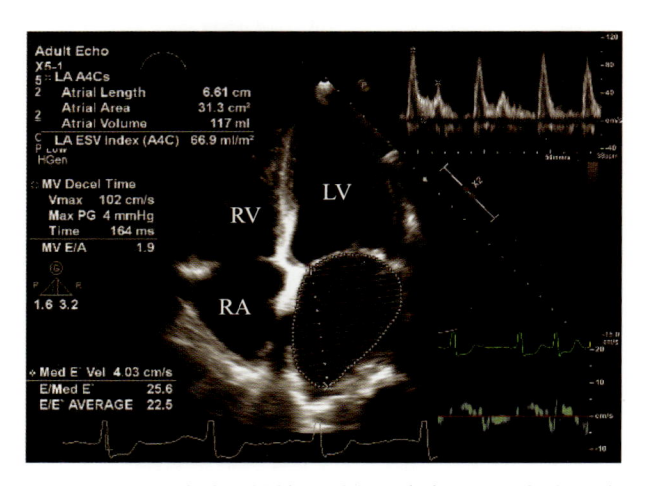

▲ 图 17-17 非缺血性扩张型心肌病患者 E/e' 与左心房充盈压关系

中央图像是一个心尖四腔视图，从中计算出左心房容积显著增大，达到 66.9ml/m²。右上方图像为二尖瓣前向血流，显示 E/A 比率为 1.9 且减速时间短暂。右下方图像为二尖瓣瓣环侧壁运动速度病理性减少，e' 为 5cm/s。E/e' 平均比值为 22.5，表明左心房压力升高。LV. 左心室；RV. 右心室；RA. 右心房

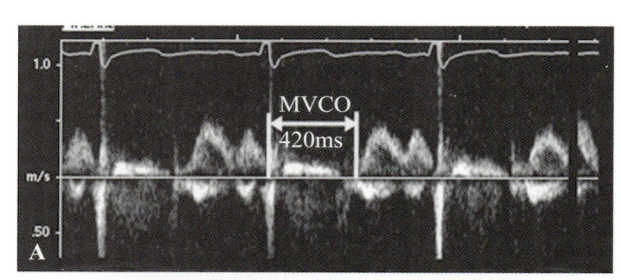

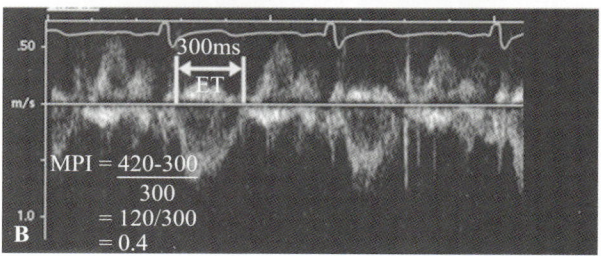

▲ 图 17-18 根据多普勒频谱图像计算心肌性能指数（MPI）

A. 二尖瓣血流频谱，从中测量房室瓣闭合至开放的时间间隔。B. 左心室流出道血流频谱，从中确定射血时间（ET）。如上所述；计算出 MPI 的值为 0.4。MVCO. 二尖瓣瓣叶关闭到开放时间

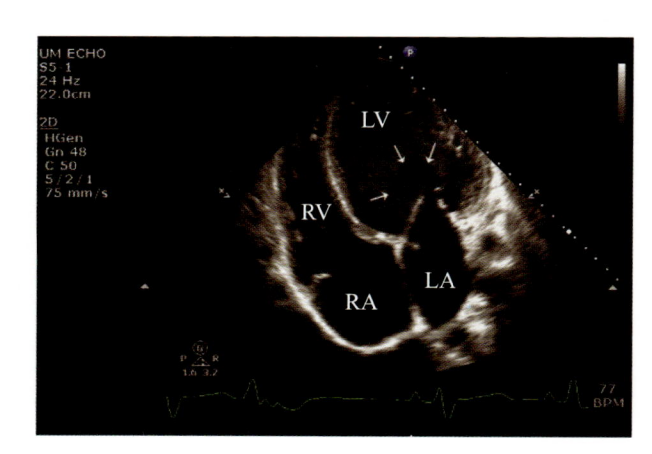

▲ 图 17-19 患有扩张性心肌病和严重左心室收缩功能障碍的患者的心尖四腔图像

该图显示的是舒张早期，注意充满左心室腔的自发显影，在动态图像中能更好地观察到。在该舒张期中，存在从左心房向左心室的前向血液，在二尖瓣尖端的远侧产生负性造影区（箭）。LV. 左心室；RV. 右心室；LA. 左心房；RA. 右心房

594

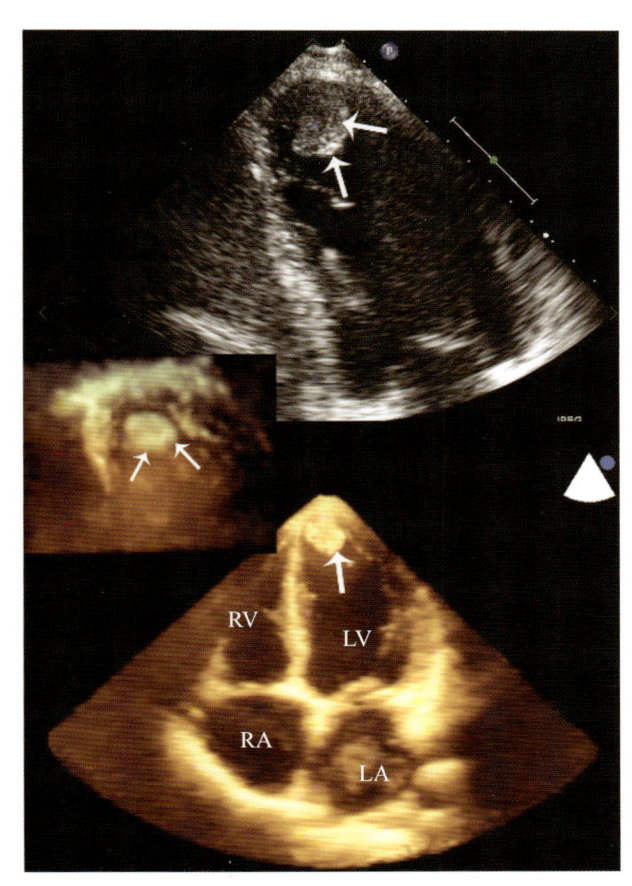

第 17 章 扩张型心肌病
Dilated Cardiomyopathies

▲ 图 17-20 显示扩张性心肌病患者心尖带蒂血栓
在常规二维图像中，注意心尖中的充盈缺损（箭），这也可以在从三维数据集中提取的四腔视图中看到。小插图是从三维数据集中提取的心尖的短轴视图，也可确定近球形的血栓。LV. 左心室；RV. 右心室；LA. 左心房；RA. 右心房

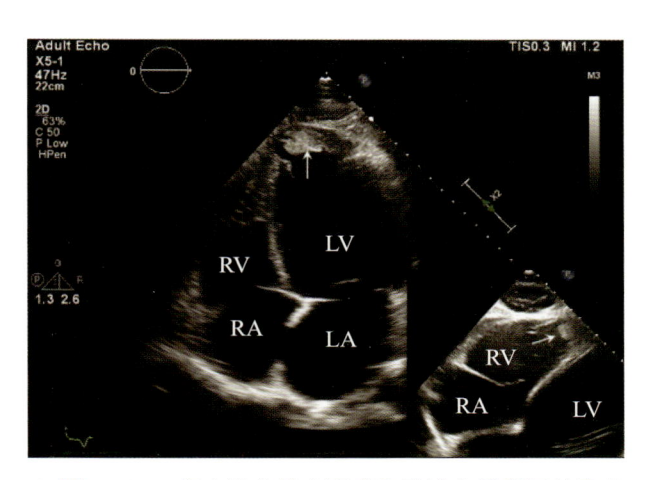

▲ 图 17-22 患有缺血性心肌病和确诊心肌梗死的患者的心尖四腔图像
中心图所示为左心室心尖部的无柄血栓（箭）。右下方的插图是肋下四腔图像，其中在右心室的顶点可以看到带蒂的血栓（箭）。LV. 左心室；RV. 右心室；LA. 左心房；RA. 右心房

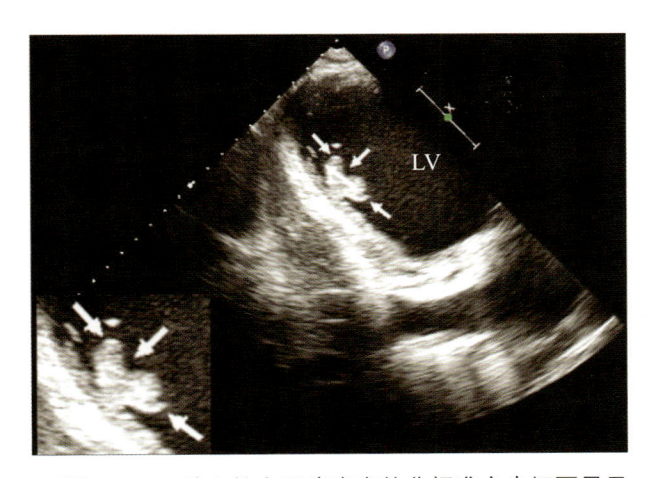

▲ 图 17-21 缺血性心肌病患者的非标准心尖切面显示左心室远端的下壁心尖有带蒂、可移动的血栓
左下方的插图是同一患者的实时三维图像，再次证明了下壁带蒂球形血栓的存在。LV. 左心室

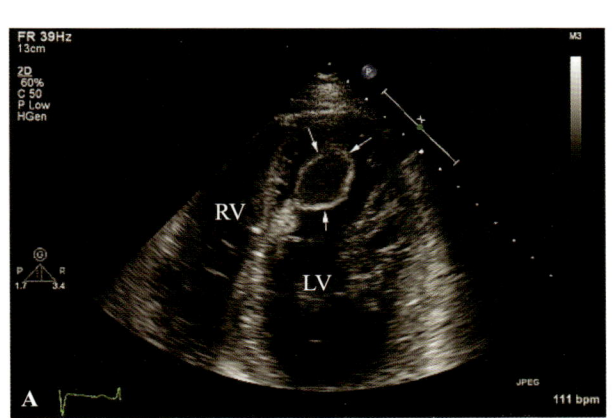

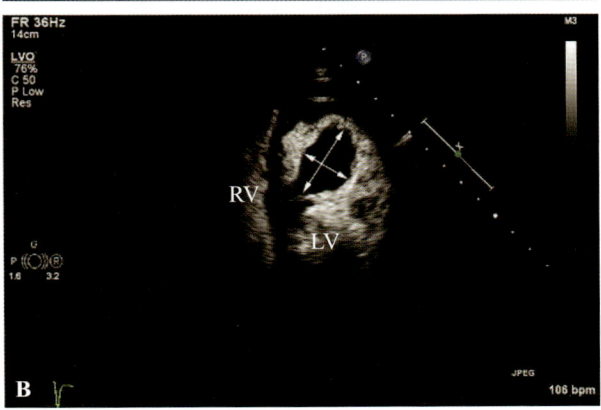

▲ 图 17-23 心尖四腔心切面显示非缺血性扩张型心肌病患者的非致密成分
A 图中左心室顶端的椭圆形囊性肿块（箭），其通过宽茎附着于隔膜，这与扩张型心肌病的移动血栓一致。B 图为左心室注射对比剂后，很好地界定了左心室心尖内凝块的边界（双头箭）。LV. 左心室；RV. 右心室

595

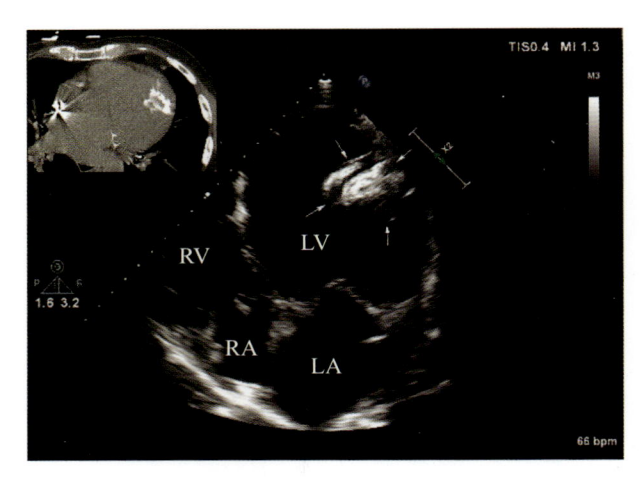

▲ 图 17-24　长期扩张型心肌病伴中侧壁大型复杂慢性血栓（箭）患者的心尖四腔心切面

图像显示血栓的回声明显不均，内伴钙化。左上角的插图是来自同一患者的心脏 CT 扫描，清楚地显示了血栓的钙化成分。LV. 左心室；RV. 右心室；LA. 左心房；RA. 右心房

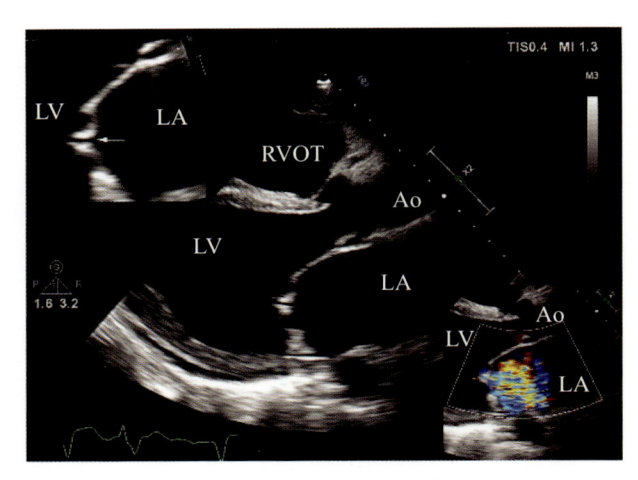

▲ 图 17-25　伴中度至重度功能性二尖瓣关闭不全的非缺血性心肌病患者的胸骨旁长轴切面

在中心插图中，在收缩早期扩张的左心房和左心室及二尖瓣瓣尖向心尖的位移。左上方是二尖瓣的放大图显示了闭合不佳（箭）。右下方彩色血流多普勒图像显示中度至重度功能性二尖瓣反流。LV. 左心室；LA. 左心房；Ao. 主动脉；RVOT. 右心室流出道

者偶尔出现整个收缩期二尖瓣前后叶不能闭合而出现功能性二尖瓣反流。图 17-5、图 17-25 至图 17-29 显示了扩张型心肌病患者的功能性二尖瓣反流，其定量方法与其他病因所致的二尖瓣反流相同，详见第 11 章。功能性二尖瓣反流的严重程度与二尖瓣瓣环直径和二尖瓣小叶的隆起区域密切相关（图 17-5）。

明显心室重塑和并发舒张功能障碍的患者，可能发生舒张期二尖瓣关闭不全，这是舒张压显著增加和舒张期左心房、左心室压力梯度逆转的结果。这种现象主要取决于心率，并且最常见于伴有心脏传导阻滞或明显心动过缓的患者。尽管可以通过彩色血流成像识别这种现象，但识别这种现象的时间的最好的方法是频谱多普勒。

由于并存右心室高压或继发性肺动脉高压导致三尖瓣瓣环扩大，扩张型心肌病晚期常见三尖瓣反流（图 17-30）。与其他原因所致的肺动脉高压相同，三尖瓣反流可用于估测右心室收缩压。

五、扩张型心肌病的病因学

扩张型心肌病的病因通常不能确定。表 17-1

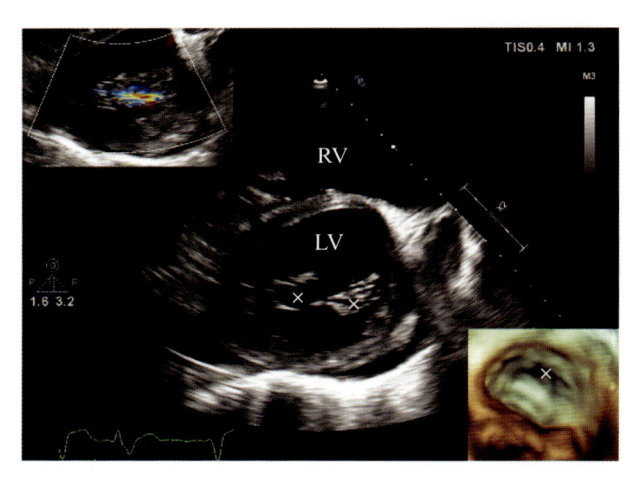

▲ 图 17-26　为图 17-25 同一患者的胸骨旁短轴切面

中心插图显示在收缩中期二尖瓣瓣尖水平，小"×"指出了闭合不佳的区域。左上方是在相同水平的短轴彩色多普勒图像显示了其中细长的椭圆形反流射流。右下方是从该患者的左心房面显示的实时三维图像，在该收缩期图像中可以看到细长的狭缝状回反流孔（×）。LV. 左心室；RV. 右心室

所列举的扩张型心肌病，其中部分可由超声心动图明确诊断。临床上常对缺血性与非缺血性心肌病进行鉴别。缺血性心肌病的主要特征为局部收缩功能具有明显差异，常伴有瘢痕及室壁瘤形

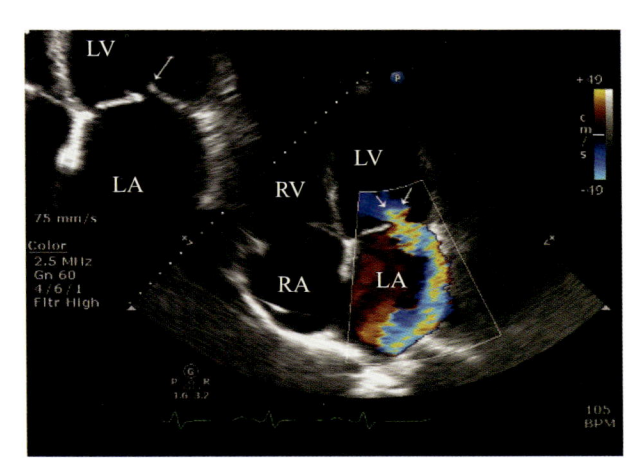

第 17 章 扩张型心肌病
Dilated Cardiomyopathies

▲ 图 17-28 伴偏心性功能性二尖瓣关闭不全的扩张性心肌病患者心尖四腔心切面
左心房内相对正常的半球形 PISA（箭）和左心房内偏心向侧壁走行的重度二尖瓣反流束。左上方的插图是心脏收缩期二尖瓣的详细视图，与二尖瓣的瓣中部相比，侧叶的尖端（箭）的闭合不佳，这直接导致横向的二尖瓣反流束。LV. 左心室；RV. 右心室；LA. 左心房；RA. 右心房

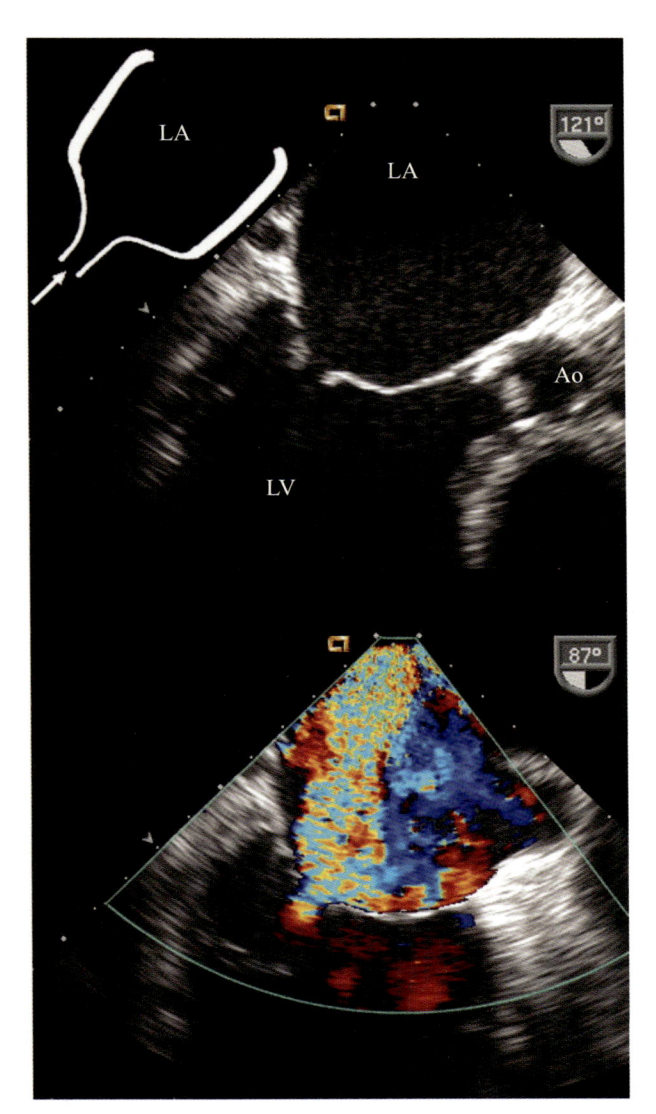

▲ 图 17-27 经食管超声心动图显示长轴（121°）切面
上图显示了收缩中期，可见左心房扩张和二尖瓣瓣尖位移，左上角的示意图（箭）显示闭合不佳。下图彩色多普勒图像显示了严重的功能性二尖瓣反流，射流颈缩的位置和大小，精确对应于上图中的瓣尖对合不佳的区域。LV. 左心室；LA. 左心房；Ao. 主动脉

成。当出现与冠状动脉分布一致的瘢痕区域或左心室室壁瘤时，缺血性病因的可能性较大。图 17-6 显示典型缺血性心肌病，左心室整体功能减低，后壁运动消失并见较浅的室壁瘤，超声心动图即可诊断为缺血性心肌病。通常，患者出现左心室扩大并整体运动减弱，但不伴有明显的心肌梗死表现。此时，超声心动图不能确定其病因

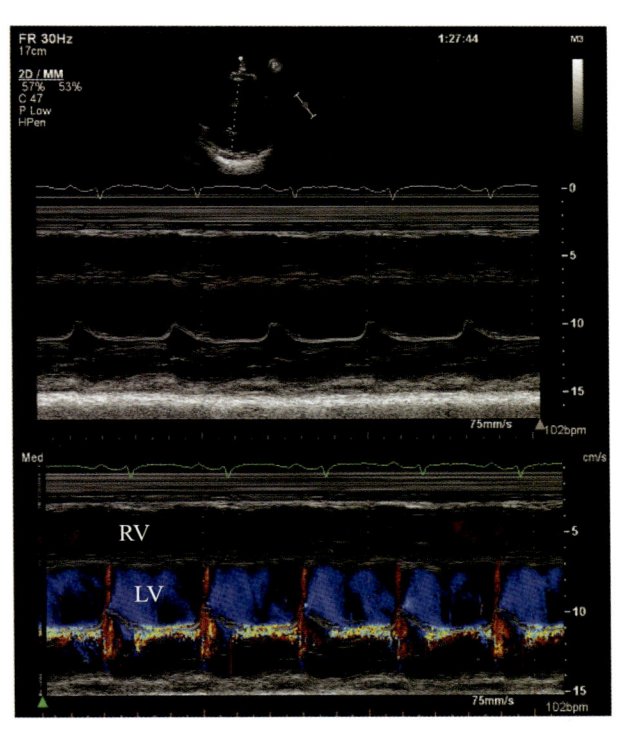

▲ 图 17-29 左心室收缩功能减低的非缺血性扩张型心肌病患者 M 型超声心动图
上图中，增加的 EPSS 与患者射血分数减低一致，并且前叶和后叶在收缩期不完全对合。下图是来自相同超声心动图的彩色多普勒 M 型模式，显示收缩期二尖瓣瓣叶边缘内的反流束。RV. 右心室；LV. 左心室

597

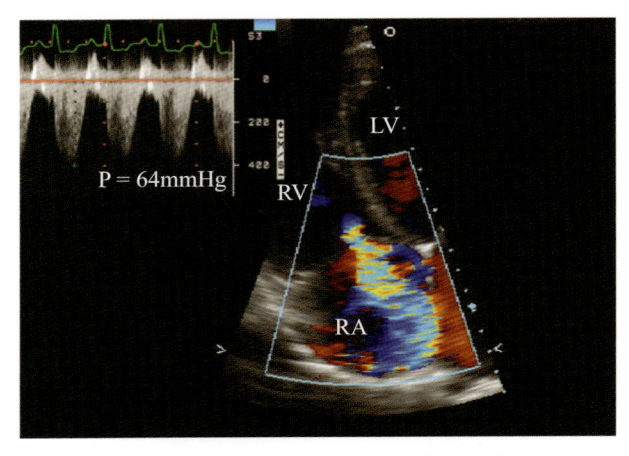

▲ 图 17-30 扩张性心肌病的心尖四腔心切面

由于右心室功能障碍和肺动脉高压，三尖瓣瓣环扩张，可显示功能性三尖瓣反流。该患者右心室收缩压从连续波多普勒图像计算为 74mmHg，表明右心室到右心房压力差为 64mmHg。LV. 左心室；RV. 右心室；RA. 右心房

病中偶尔也会遇到局限性非致密化心肌。

CMR 已被证明在识别心肌非致密区域方面具有重要价值，并且由于其固有的三维采集和高分辨率，为量化非致密化心肌的量提供了极好的方法（图 17-36）。几项关于心肌病的 CMR 的大规模研究已经证明，许多患有扩张型心肌病的患者可能具有局限性的非致密化区域，这可能是特发性扩张型心肌病的偶发性发现，也可能是其病理生理学的一部分。

许多扩张型心肌病为未经临床确诊的急性心肌炎的后遗症。如果早期行超声心动图，可见左心室壁厚度及左心室腔大小基本正常，但整体收缩功能减低。如果心肌炎未能自愈，将会出现进

为缺血性还是非缺血性。即使在非缺血性心肌病中，也可出现节段性左心室收缩功能减低的差异，相比其他节段，下后壁及侧后壁的近段通常功能正常。由于节段性室壁应力不均，心尖段与基底段收缩功能减低的程度也可不同。应力超声心动图通过使用多巴酚丁胺有望将缺血性与非缺血性心肌病区分开。有关缺血性心肌病的进一步讨论，请参阅第 15 章。

超声心动图可基本确诊心肌致密化不全性扩张型心肌病。胚胎发育早期阶段心肌由一系列窦状隙构成，随着胚胎发育心肌逐渐致密化为规则的心肌纤维。如果胚胎发育过程中心肌致密化不完全，将停滞于胚胎期非致密化状态，以致不能提供维持正常心室形态所必需的收缩力。此类患者通常在儿童期或 20—30 岁发病，常伴有心律失常、左心室扩大及整体收缩功能减低，栓塞事件也更常见。图 17-31 至图 17-36 显示心肌致密化不全，心肌呈蜂窝状，可呈广泛或局部的病变，易与心室内多发性血栓混淆，弥漫性分布为该疾病的确诊特征。非致密化的心肌量是高度可变的。有时确诊为限制型非致密化心肌的患者，仅有轻微的心室功能损害。在肥厚型和其他心肌

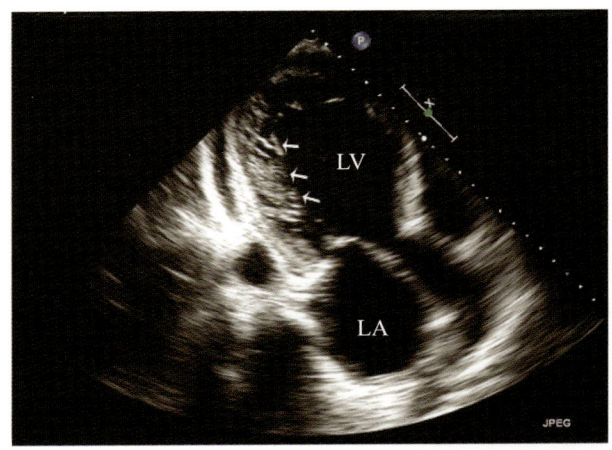

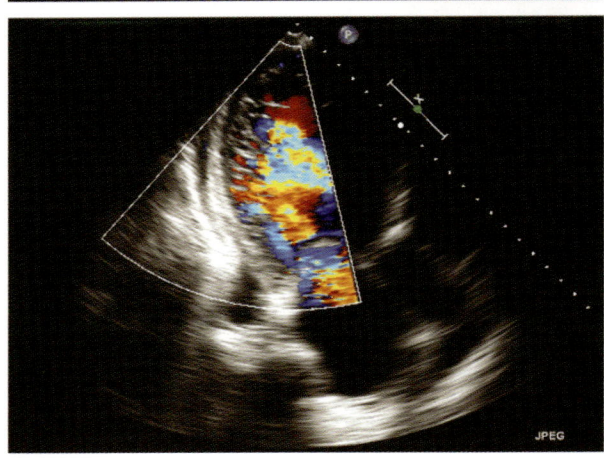

▲ 图 17-31 心室致密化不全患者的心尖长轴切面，由此导致收缩功能障碍

可见突出的肌小梁回声和其间的间隙，其中填充了彩色多普勒血流信号。LV. 左心室；LA. 左心房

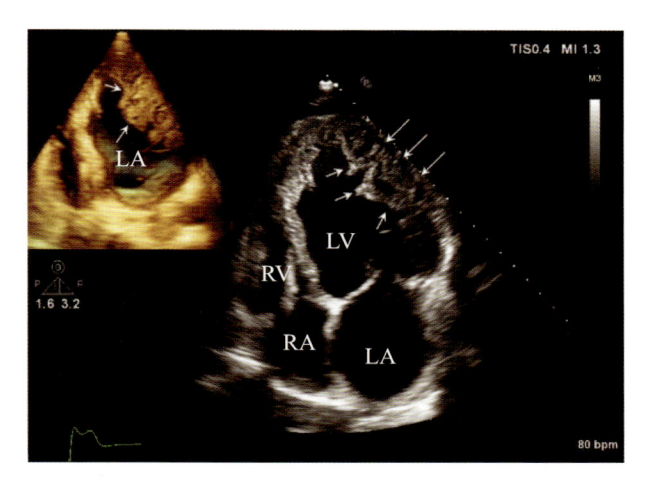

第 17 章 扩张型心肌病
Dilated Cardiomyopathies

▲ 图 17-32 明显左心室心肌致密化不全患者的心尖四腔心切面，并由此导致了严重收缩功能障碍
右侧的箭表示左心室的真正侧壁的边界，沿着侧壁上标记的非致密化区域有多种复杂组分和左心室内陷区域（较小的箭）。左上方的插图是在同一患者中记录的实时三维超声心动图，其中呈海绵状团块样的非致密化心肌清晰可见（箭）。
LV. 左心室；RV. 右心室；LA. 左心房；RA. 右心房

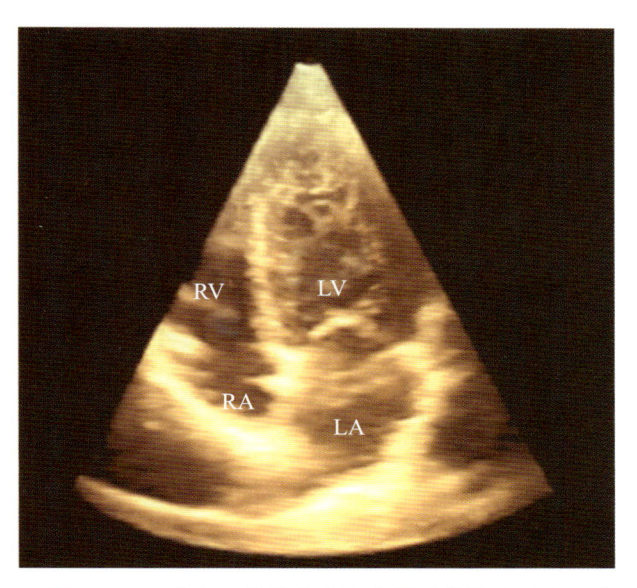

▲ 图 17-33 由心肌非致密化不全导致的扩张型心肌病患者三维超声心动图
由于许多非致密化的肌窦使心内膜表面复杂，呈蜂窝状。
LV. 左心室；RV. 右心室；LA. 左心房；RA. 右心房

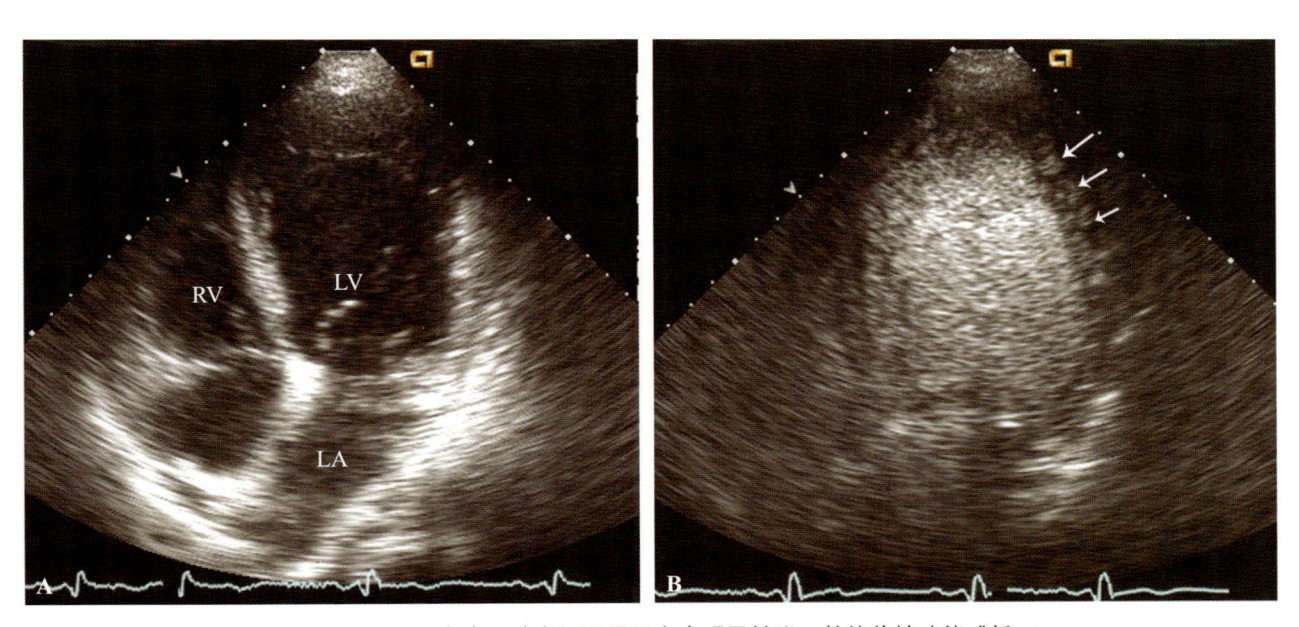

▲ 图 17-34 心尖四腔心切面显示心尖明显扩张，整体收缩功能减低
A. 心室尖端的扩张、变圆，回声显示不清。B. 左心造影后显示心肌非致密化所致的许多小肌窦（箭）。LV. 左心室；RV. 右心室；LA. 左心房

左心室腔扩大、左心室壁变薄、左心室收缩功能进一步恶化的典型表现。但患者通常在心腔扩大及室壁变薄后行超声心动图检查，导致不能与其他原因所致心肌病相鉴别。急性期行 CMR 显示左心室收缩功减低，钆延迟成像显示弥漫性摄取，与心肌炎症和水肿一致，随后将讨论该主题。

599

高血压未能控制可导致高血压性心脏病，其远期表现为扩张型心肌病。在这种情况下，左心室肥大通常持续存在，腔室扩张、全心室功能减低（图17-37）。左心室壁肥厚伴有左心室腔中度扩大及左心室整体功能减低，为终末期高血压性心脏病的典型表现。继发左心室功能障碍难以与许多浸润型心肌病相鉴别。舒张功能通常明显减低。

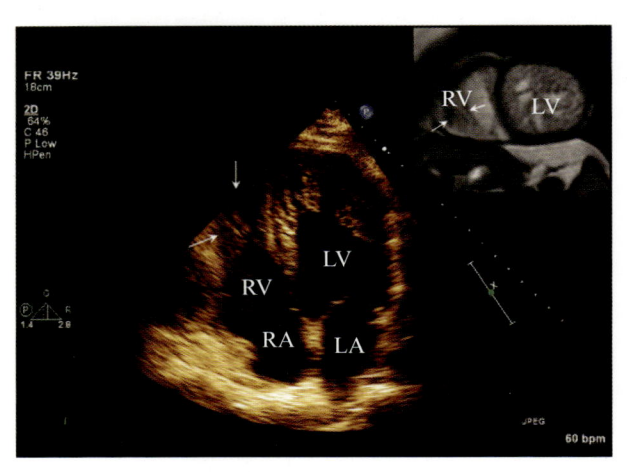

▲ 图17-35 心肌致密化不全患者的心尖四腔心切面
中央图像是心尖四腔心切面，显示心尖明显致密化不全，右心室侧壁过度小梁化（箭）。右上角的插图是该患者的短轴CMR图像，左心室内可见大量非致密化心肌，右心室游离壁中可见过度小梁化和（或）非致密心肌（箭所指）。LV. 左心室；RV. 右心室；LA. 左心房；RA. 右心房

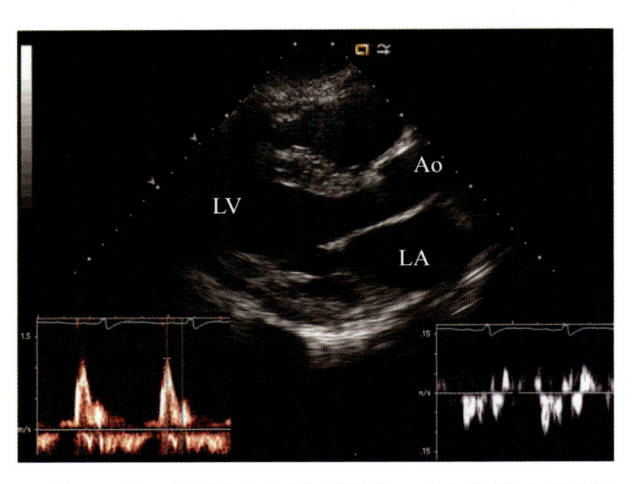

▲ 图17-37 长期高血压治疗不良，心室收缩功能减低患者的胸骨旁长轴切面
图像显示左心室肥大，只有轻度腔室扩张，实时图像显示全心运动减低。二尖瓣流入血流频谱显示减速时间短暂，仅为110ms，组织多普勒显示瓣环速度降低，均为3级舒张功能障碍的表现。LV. 左心室；LA. 左心房；Ao. 主动脉

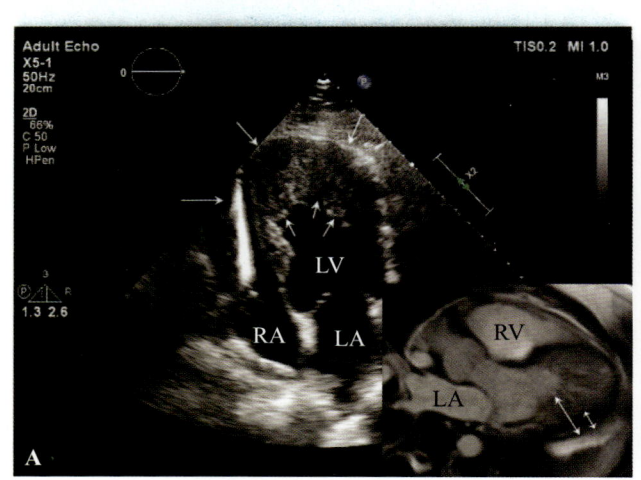

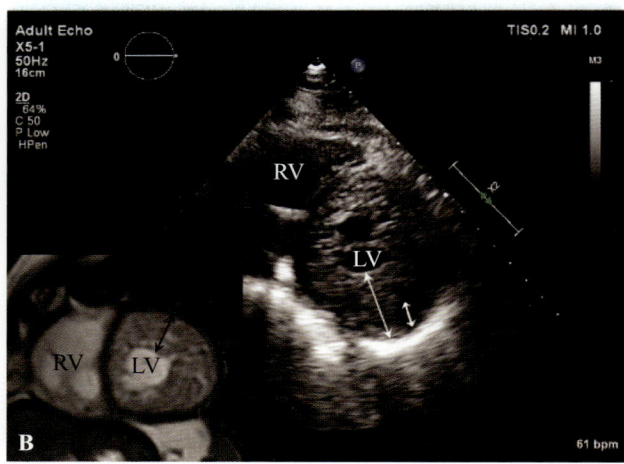

▲ 图17-36 心室致密化不全导致非缺血性心肌病患者的经胸超声心动图
A. 心尖四腔心切面，小的向下箭表示心室心尖真正的位置；向内指向的箭表示非致密化心肌的边缘；附加长箭显示右心室中的除颤器导线。右下角插图是该患者的心脏MRI，小的双向箭表示正常致密的心肌的厚度，而较长的双头箭表示非致密化心肌的厚度，心脏MRI和超声心动图中致密化与非致密化心肌的比率相近。B. 该患者的短轴切面；再次显示明显的非致密化心肌（长双头箭）；比例较小的致密化心肌（短双头箭）。左下方的插图是该患者CMR短轴图像；可以看到显著的非致密心肌（双头箭）。LV. 左心室；RV. 右心室；LA. 左心房；RA. 右心房

接受透析治疗的长期肾脏疾病也可引起具有特征性的心肌病。代谢异常与高血压并存导致瓣环钙化并左心室壁显著肥厚。长期左心室肥大和代谢异常的综合影响引起左心室收缩功能减低和充血性心力衰竭。肾脏移植或积极透析治疗有时可以改善心室功能。第 22 章讨论了该主题，其中涉及全身性疾病的超声心动图。

心脏结节病可能未被认识为心肌病的来源。从超声心动图的角度来看，这些患者可能出现非典型的局部室壁运动异常和（或）整体左心室收缩功能障碍。钆增强的 CMR 可以发现心脏结节病的特异表现，包括心外膜增强和近端室间隔部分区域不典型增强。第 22 章全身性疾病中讨论了这一点。

一部分晚期致心律失常性右心室发育不良（AVRD）的患者中同时存在左心室收缩功能减低（图 17-38）。当有不成比例的右心室扩大和功能障碍伴有特征性过度小梁化和其他发现时，可以确诊。左心室的外观类似于任何其他形式的非缺血性扩张型心肌病。

六、扩张型心肌病预后判断

表 17-5 列举的多项超声心动图和多普勒表现与扩张型心肌病的预后有关。除了长期建立的左心室大小、体积和射血分数参数之外，最近开发的左心室力学参数，例如，收缩应变已被证明具有判断预后的价值。GLS 较低的患者预后较GLS 基本正常的患者差（图 17-13）。

多普勒超声提供了有价值的预后信息，其中最重要的是限制性充盈障碍或 3/4 级舒张功能障碍（图 17-17），其特征为 E/A 比值增大，通常大于 2.5，同时减速时间缩短（130～150ms）和瓣环速度 e' 减低，表明舒张功能进一步减低，舒张末期和左心房压力显著升高，常见于左心房扩张和继发性肺动脉高压的患者。大量研究均表明，预后不良与限制性充盈障碍有关。舒张功能减低和收缩功能减低对于预后的作用是累加的，

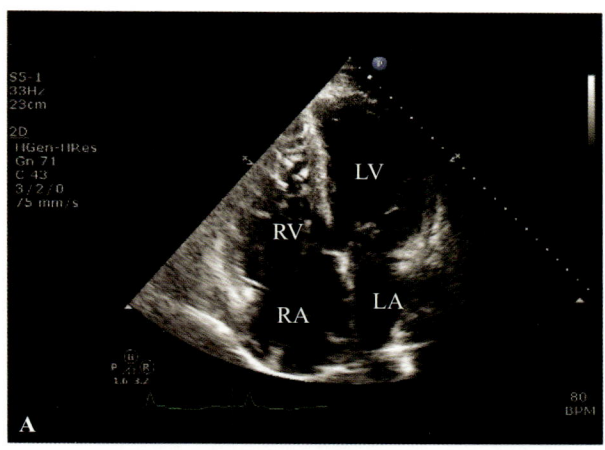

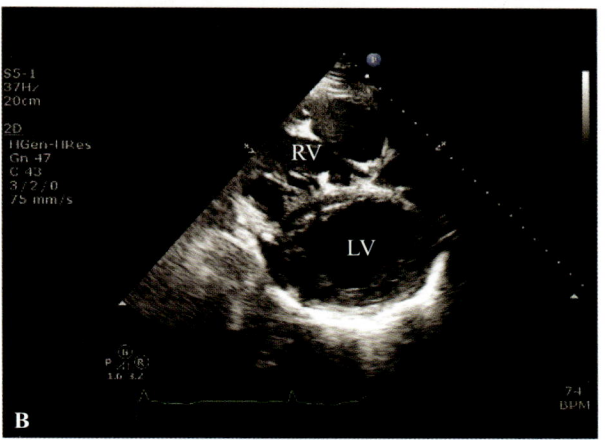

▲ 图 17-38 致心律失常性右心室发育不良（ARVD）患者的经胸超声心动图，该患者并发严重左心室收缩功能障碍

A. 心尖四腔视图显示了右心室明显扩张，右心室明显肥大，这也是该疾病的特征之一。实时图像中可显示左心室收缩功能整体减低。B. 该患者的胸骨旁短轴切面，显示了右心室显著扩张和过度小梁化，并在实时图像显示左心室整体运动减弱。LV. 左心室；RV. 右心室；LA. 左心房；RA. 右心房

患有晚期舒张功能减低和严重收缩功能减低的患者 2 年存活率不到 50%。心肌功能指数是超声心动图的独有参数，它结合了收缩和舒张功能（图 17-18），心肌功能指数超过 0.40 与许多疾病（包括扩张型心肌病）的不良预后有关。

二尖瓣及三尖瓣反流也影响扩张型心肌病的预后。通常，左心室扩大及变形越明显，二尖瓣反流就越严重。因此，二尖瓣反流的独立影响很难确定。但多项研究表明，二尖瓣及三尖瓣反流程度的加重与不良预后相关。充血性心力衰竭

表 17-5 心肌病预后不良的二维与多普勒超声心动图的预测指标

左心室大小及功能
左心室内径
左心室舒张末期容积＞ 75ml/m²
左心室收缩末期容积＞ 55ml/m²
左心室射血分数＜ 0.4
球形指数＜ 1.5
左心室 dP/dt ＜ 600mmHg/s
心肌做功指数＞ 0.4
左心室整体纵向应变减低
左心室的舒张功能指标
限制性二尖瓣瓣口血流频谱
假性正常化二尖瓣血频谱
升高的 E/e'（通常＞ 15）
左心房扩张

患者存在左心室收缩功能减低及严重二尖瓣反流时，其预后明显差于二尖瓣反流程度轻的个体。另外，根据二尖瓣反流速度计算左心室 dP/dt，也能得出与预后有关的信息，不良事件的可能性与正负 dP/dt 的绝对值成反比。

七、超声心动图评价扩张型心肌病疗效

尽管制定药物及非药物的治疗方案需要根据临床情况及结合所有资料，但超声心动图在患者的治疗方案分层方面却十分重要。扩张型心脏病合并收缩功能减低患者的治疗方案为血管紧张素阻断药、β 受体拮抗药和螺内酯的联合治疗，该治疗方案已被证明对于缓解症状和预后均有益处。但其他类型的心肌病（如肥厚型心肌病）患者应避免该治疗方案。限制性充盈表明疾病进入晚期阶段，此类患者应采取积极的治疗措施，结合其他指标可以明确容量负荷过重，此时应采取强力利尿治疗。但需强调适当的个性化治疗方案的制订应综合临床、超声心动图及其他信息，而不能单独依据超声心动图表现。另一根据测定的左心室功能制订的临床决策是植入自动植入式除颤器。多项临床试验测定了左心室射血分数的阈值水平，低于该阈值水平植入式除颤器的预防性植入是经济有效的，并对患者的存活有效。

（一）双室起搏治疗心肌病

双心室再同步治疗是治疗扩张型心肌病并发左束支传导阻滞的一种方法。一部分具有左束支传导阻滞且没有其他可识别病因（如冠状动脉疾病、陈旧性心肌炎或接触化学毒性剂）的患者会出现左心室整体收缩功能障碍（图 17-39）。除了典型的左束支传导阻滞介导的室间隔异常外，这些心肌病在超声心动图上与任何其他病因的心肌病无法区分。假设左束支传导阻滞导致了心肌力学不同步，左心室整体收缩力减低，随着时间推移进一步导致扩张型心肌病。使用双心室起搏器对左心室收缩再同步化治疗，右心室和左心室（通常来自冠状窦导联）同步起搏，能使症状改善和生存获益，左心室容积和收缩功能参数（如左心室射血分数）改善（图 17-40）。如果根据左束支传导阻滞，左心室射血分数降低和症状而进行 CRT 治疗，大约 70% 的患者将在生存、症状、左心室重塑和收缩功能的一个或多个参数方面获益。应该强调的是，几乎所有的临床试验都证明

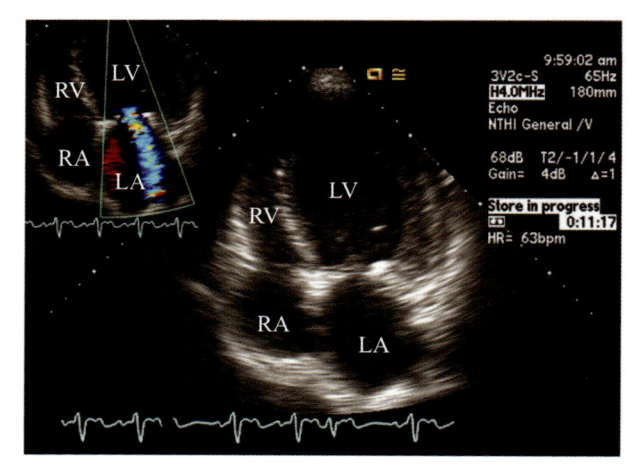

▲ 图 17-39 由左束支传导阻滞导致的非缺血性心肌病患者的心尖四腔心切面

中心图像是左心室收缩末期的图像，显示了明显的左心室扩张和收缩功能降低。左上角彩色多普勒图像显示了中度功能性二尖瓣反流。LV. 左心室；RV. 右心室；LA. 左心房；RA. 右心房

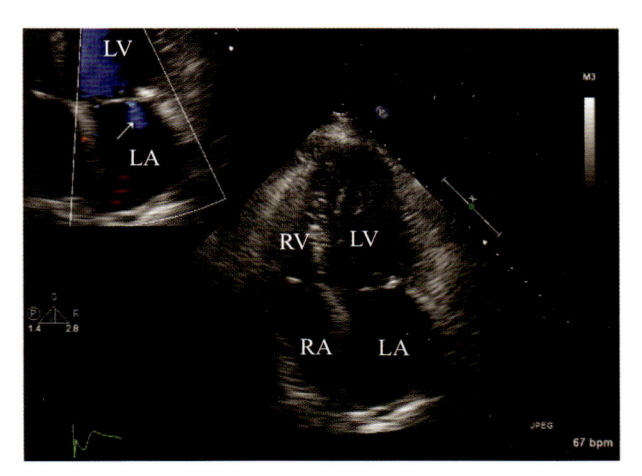

第 17 章 扩张型心肌病
Dilated Cardiomyopathies

▲ 图 17-40 图 17-39 中患者的心尖四腔心切面

患者完成了双心室起搏器再同步，在收缩末期，与再同步化前的图像相比，左心室腔尺寸减小和左心室收缩功能正常。左上角的彩色多普勒显示残余二尖瓣反流非常轻微。LV. 左心室；RV. 右心室；LA. 左心房；RA. 右心房

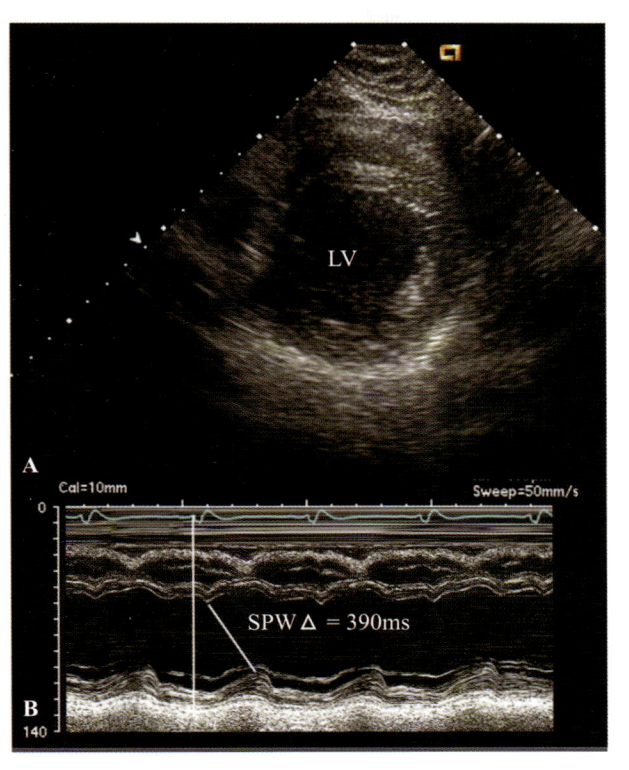

▲ 图 17-41 左束支传导阻滞导致左心室收缩功能障碍的患者的胸骨旁短轴切面和 M 型超声心动图

A. 显示心室的全层心肌和正常圆环形几何形状，在实时图像中显示功能明显受损。B. M 型超声心动图显示室间隔比后壁延迟（SPW△）390ms，与室间隔和后壁之间明显的收缩不同步有关。LV. 左心室

患者可能在上述所有参数方面都没有太大改善。

由于目前左束支传导阻滞介导的心肌病的病因被假设为机械不同步，多项研究试图确定不同步的超声心动图参数，用于预测 CRT 治疗的疗效。其中一个早期超声心动图参数是 M 型模式中室间隔和后壁最大位移之间的时间差（SPW△，图 17-41），还评估了侧壁延迟收缩的多普勒或组织追踪参数（图 17-42 和图 17-43）。虽然这些参数中的每一个都在相对较小的单中心研究中显示出预测价值，但是在较大的群体中前瞻性研究时，没有一个参数或参数组合被证明比在左束支传导阻滞时收缩功能和症状减少，以及 QRS > 150ms 所提供的预测价值更高。目前，一些主要的电生理学会并不建议使用超声心动图方法作为推荐运用 CRT 基本方法的主要决策工具。

许多超声心动图参数可为管理患有左束支传导阻滞和充血性衰竭的患者提供更多有用的信息。较小范围的研究表明，严重左心室扩张重塑的患者比左心室相对较小的患者治疗效果可能更差。临床上，左心室功能不全和症状持续时间较短的患者也有可能有更好的疗效。一类 CRT 患者被称为"过度反应者"，表现为 CRT 后左心室收

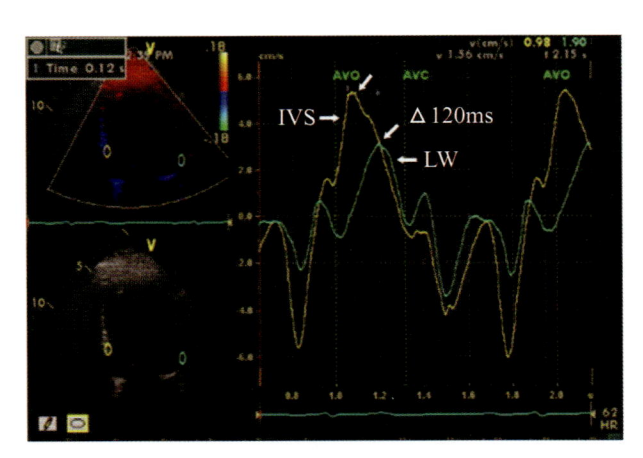

▲ 图 17-42 左束支传导阻滞的患者的近端室间隔和侧壁的组织多普勒成像，该患者准备行再同步化治疗

室间隔（IVS）和侧壁收缩期峰值速度由图像上的斜箭表示。室间隔和侧壁峰值速度之间的时间差（△）延长至 120ms。IVS. 室间隔；LW. 侧壁；AVC. 主动脉瓣关闭；AVO. 主动脉瓣开放

603

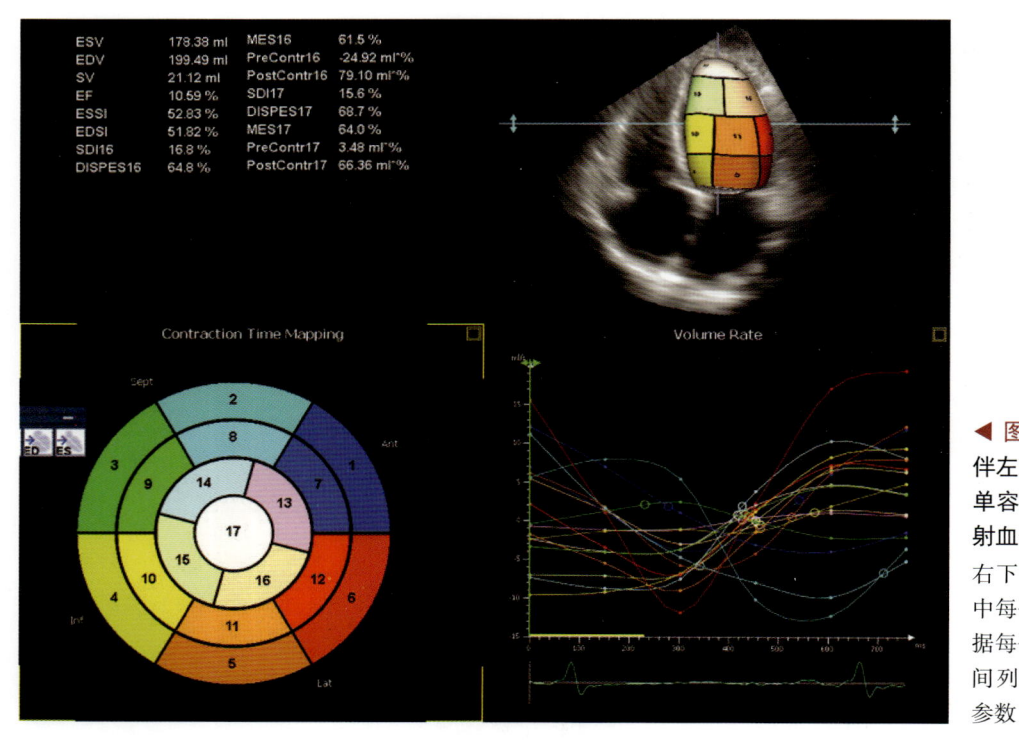

◀ 图 17-43 扩张型心肌病伴左束支传导阻滞患者的实时单容积三维超声心动图显示，射血分数显著降低到 10.6%
右下方图像显示 17 个分析段中每个段的体积变化，该表根据每个节段达到最小体积的时间列举了多个显示不同步的参数

缩功能正常。这些患者症状持续时间相对较短，左心室相对较小，仅有左束支传导阻滞，这是可能导致左心室收缩功能障碍的唯一因素。超声心动图在识别这一部分患者中具有显著作用。

放置 CRT 装置后，超声心动图是评估治疗反应的合适工具，包括定量评估左心室舒张、收缩容积、射血分数的变化，以及心脏重塑对功能性二尖瓣关闭不全的影响。

超声心动图还可用于调整 CRT 装置中的房室间期。优化房室间期的目标是将其本身传导系统的传导作用最小化，使左心室仅由双心室装置激活，舒张期充盈时间达到最佳。理想的房室间期可以明确区分 E 峰和 A 峰。如果房室间期太短，心房对左心室充盈的作用会受到影响，并且如果房室间期过长，自身传导系统会导致不同步收缩。将房室间期调节到最佳值时可以同时监测左心室性能相关的各个参数，包括二尖瓣瓣口血流频谱、左心室射血分数、左心室流出道的时间速度积分（TVI）和二尖瓣反流的严重程度（图 17-44 和图 17-45）。从连续多普勒中计算的左心室 dp/dt 体现左心室的整体功能。室间隔收缩结束后，左心室侧壁才可能开始收缩，左心室壁的收缩不同步会导致左心室整体做功效率减低。所有心室壁同时收缩的时间很短，导致压力升降的过程病理性减慢。成功的再同步化治疗能使所有室壁共同收缩时间更长，左心室整体性能提高，左心室内压力升降过程更快速，超声图像上可观察到 dP/dt 的测值增加（图 17-46）。

八、心脏移植

心脏移植是难治性晚期心血管疾病的治疗方法之一。虽然心脏移植手术比较直接，但术后评估与治疗比较困难。

超声心动图在心脏移植术后的评估占有重要地位。超声医师须辨识心脏移植术后影像学预期征象。过去，多数心脏移植通过心房壁之间吻合，术后心房结构由原供体和受体两者的心房和肺静脉组成，此法避免了肺静脉狭窄，但缝合线突出于心房和房间隔，可能与血栓或其他病理肿块混淆（图 17-47）。目前移植技术包括经右心

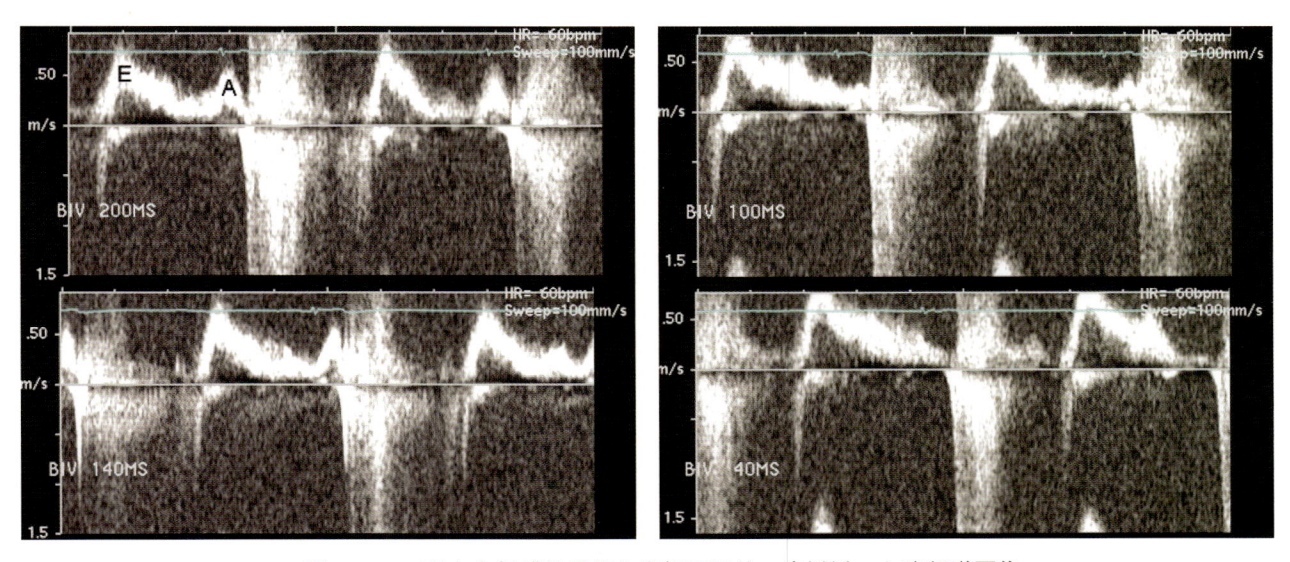

第 17 章 扩张型心肌病
Dilated Cardiomyopathies

▲ 图 17-44 双心室起搏装置优化期间记录的二尖瓣瓣口血流频谱图像

上图中，房室（AV）延迟为 200ms，可明显区分二尖瓣 E、A 峰。随着 AV 延迟逐渐减小到 140、100 和 40ms，A 峰逐渐被截断，并在 40ms 时完全消失。理想情况下的适当的 AV 延迟才能保证心房收缩血流波形完整，但出现截断 A 波时 AV 延迟恰好相反。在该示例中，140ms 的 AV 延迟能保证心房收缩血流波形完整

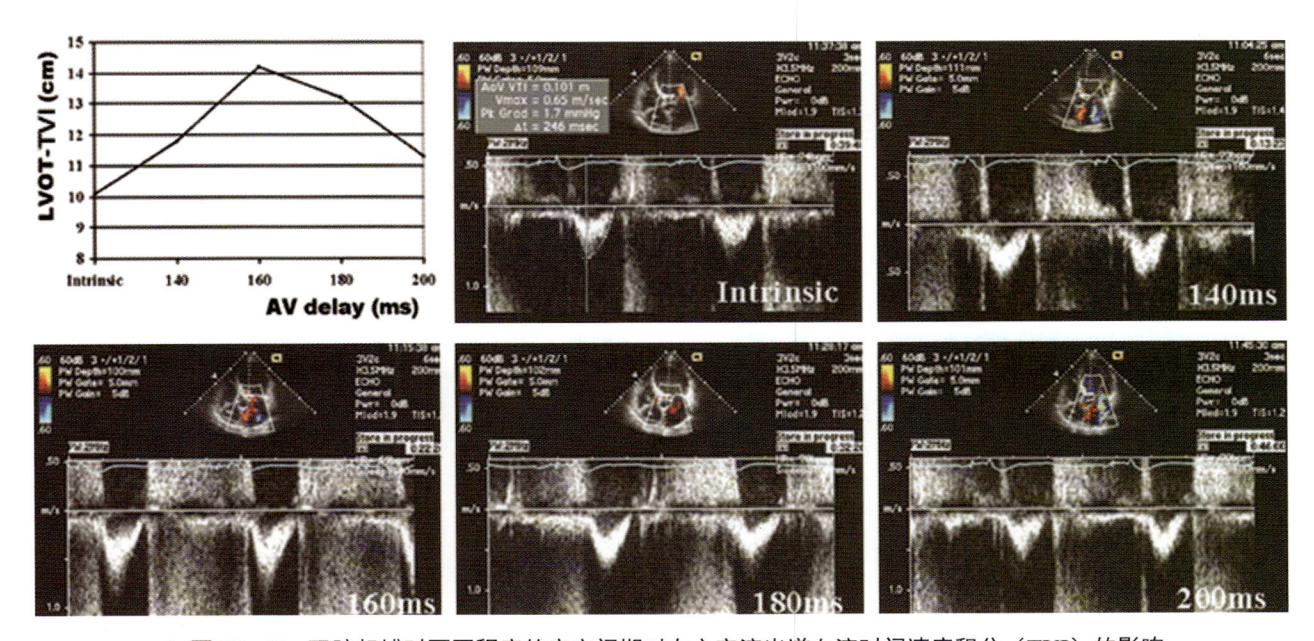

▲ 图 17-45 双腔起搏时不同程度的房室间期对左心室流出道血流时间速度积分（TVI）的影响

5 幅图像分别显示自有心率及双腔起搏房室间期从 140—200ms 时左心室流出道血流频谱。左上方为说明与左心室流出道血流时间速度积分关系的线条图。本例当房室间期为 160ms 时，双腔起搏患者前向血流量最大。AV delay. 房室间期；LVOT-TVI. 左心室流出道血流时间速度积分

房双腔吻合，不会出现明显缝线。还可行三尖瓣瓣环成形术避免继发功能性三尖瓣反流（图 17-48）。此法可造成右心房初始体积减小。大部分患者出现左心房扩张，从四腔心切面最易观察左心房扩大。其他常见心脏移植并发症是不同程度的右心室功能障碍。心脏移植术后右心室扩大和（或）功能障碍是多因素造成，常与术前和术中右心室保留过少有关，同时也与之前存在的肺

605

动脉高压的影响有关，这也是心脏疾病终末期常见表现。由于右心室扩张和反复右心室活检的损伤，三尖瓣反流现象很常见（图17-49）。

反复右心室活检的另一类并发症为冠状动脉瘘管，从心肌内血管通至右心室腔。冠脉室腔瘘管临床及血流动力学意义不大，但仍需要与室间隔缺损准确鉴别。图17-50显示心尖连续性血流杂音，提示冠状动脉至右心室心尖的瘘管。

极少数情况下，心脏移植术后可见左心房血栓形成（图17-51），血栓偶尔限制于左心房的受

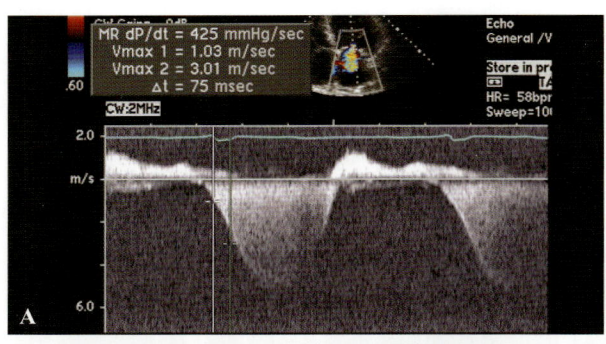

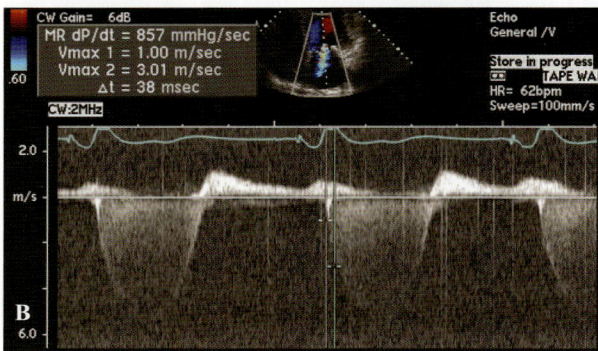

▲ 图 17-46 再同步化双心室起搏治疗之前（A）和之后（B）立即记录的二尖瓣反流频谱

在 A 图中 dP/dt 明显降低到 425mmHg/s，双心室起搏治疗后（B 图）显著增加至 857mmHg/s，表明左心室泵功能的整体效率提高

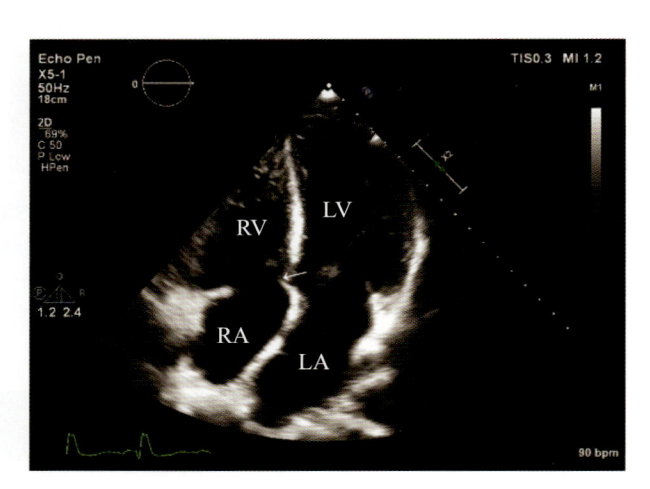

▲ 图 17-48 心脏移植术后患者心尖四腔心切面

该病例同时进行了右心房双腔吻合术和三尖瓣瓣环成形术。可见相对正常形态的右心房和三尖瓣瓣口狭窄（箭）。同时可见扩大和延长的左心房，是房壁间吻合术导致的结果。LV. 左心室；RV. 右心室；LA. 左心房；RA. 右心房

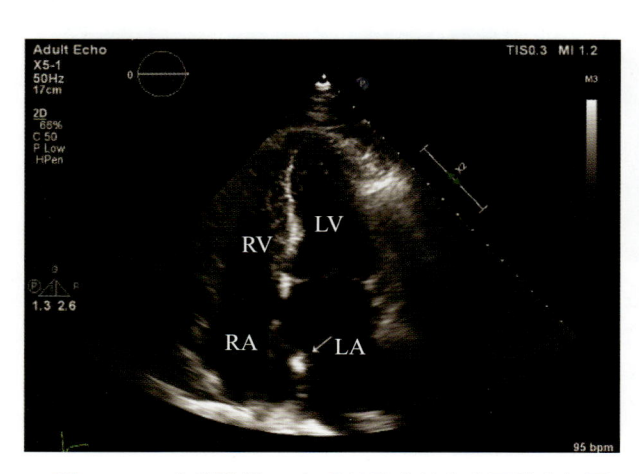

▲ 图 17-47 心脏移植 10 年后的患者的心尖四腔心切面，左心房明显扩张和房间隔轮廓异常

房间隔（箭）上的局灶性强回声是心房与心房吻合的缝合线所成的图像。LV. 左心室；RV. 右心室；LA. 左心房；RA. 右心房

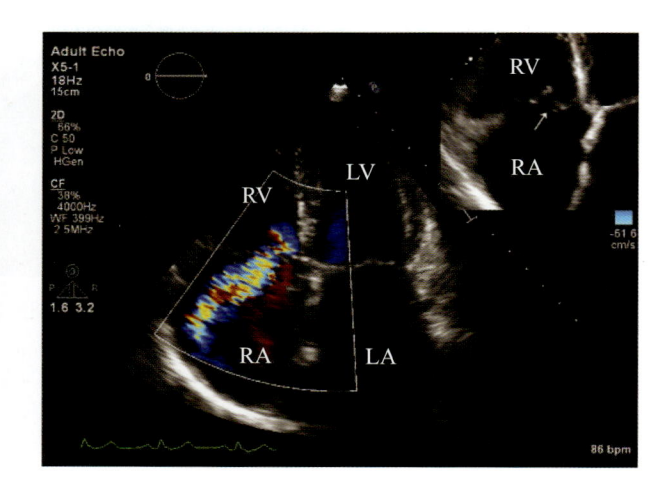

▲ 图 17-49 心脏移植术后 3 年患者心尖四腔心切面

中央大图可见双房显著扩张，中度偏心性三尖瓣反流。右上角的插图显示的是收缩期三尖瓣放大图像，可见隔瓣叶破坏伴部分连枷（箭），这应该是三尖瓣反流的病因。LV. 左心室；RV. 右心室；LA. 左心房；RA. 右心房

第 17 章 扩张型心肌病
Dilated Cardiomyopathies

体部分，大概是由供体左心房相对健康，而受体左心房心肌力学明显受损。

术后应常规随访患者心脏排异情况。研究人员做了很多努力希望通过超声监测心脏排异，目前尚未发现任何指标与标准活检相比具有足够的敏感度和特异性。急性排异反应可表现为左心室壁增厚（假性肥厚）与收缩功能障碍，但该征象仅在容易诊断的严重排异反应中出现（图 17-52）。

对于慢性长期监测，另一超声心动图评价方法为连续检测左心室收缩功能，急性重度排异反应或程度较轻的长期排异反应均出现左心室收缩功能减低。但左心室收缩功能减低是排异反应的晚期征象，不能作为早期监测指标。即使供体和受体都较年轻，心脏移植患者冠状动脉粥样硬化速度加快，称为移植性血管病。这些个体易发生青年冠心病并可继发急性心肌梗死。由于移植心

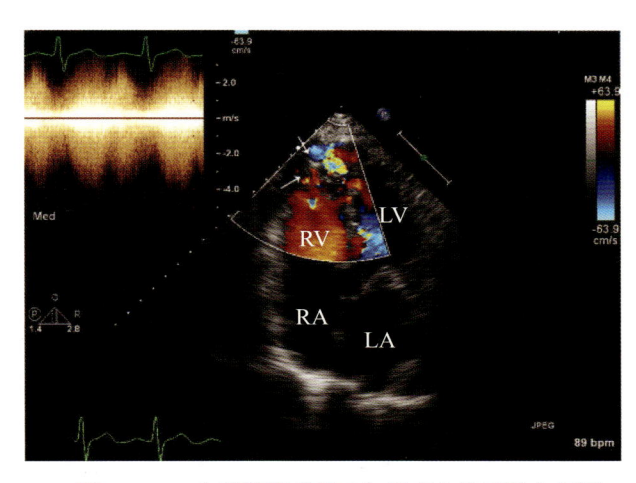

▲ 图 17-50 心脏移植术后 5 年患者心尖四腔心切面
该患者曾经做过多次经皮右心室活检。可见右心室心尖（箭）紊乱的彩色多普勒血流信号。左上角的插图显示的是经过感兴趣区域（ROI）的连续波多普勒频谱，显示了心尖的相对高速持续血流频谱，符合冠脉右心室腔瘘的表现。LV. 左心室；RV. 右心室；LA. 左心房；RA. 右心房

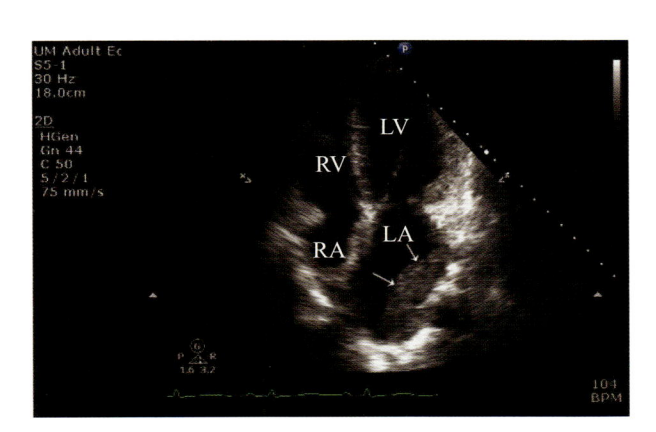

▲ 图 17-51 心脏移植术后 7 年的患者心尖四腔心切面
无意中发现扩大的左心房的上壁存在板状血栓（箭）。该区域可能是受体剩余的左心房，而不是较小的供体左心房。这些血栓可通过抗凝治疗溶解。LV. 左心室；RV. 右心室；LA. 左心房；RA. 右心房

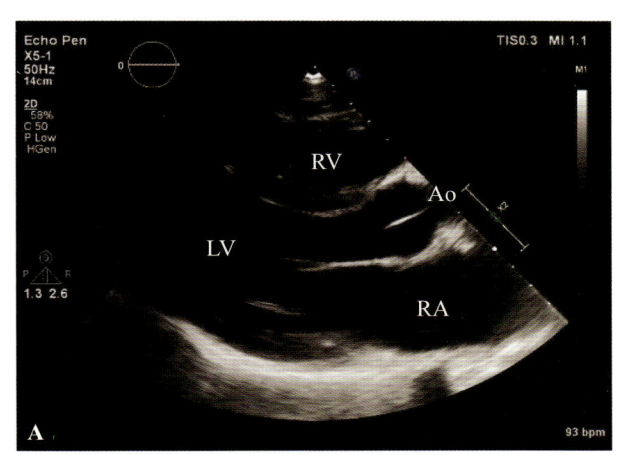

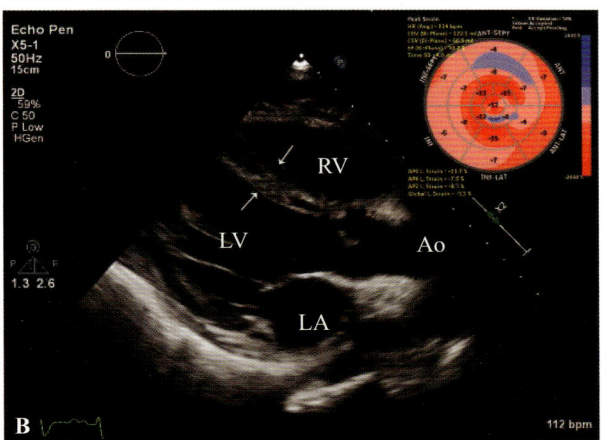

▲ 图 17-52 心脏移植术后患者的胸骨长轴切面
A. 基线图像显示室间隔和后壁的正常组织，此时没有临床或其他证据表明患者有心脏排斥反应。B. 患者出现急性心脏排斥反应时的胸骨旁长轴切面，显示左心室的大小正常，但是室间隔（箭）和后壁的组织回声增强，可能是由于排斥引起心肌水肿所致。需要注意的是，基线和排斥时的超声心动图应采用同一切面，使用基本相同的机器设置和换能器。右上角的插图是整体纵向应变牛眼图，显示整体纵向应变病理性减少到 −9.3%；但左心室射血分数仅略微降至 50.2%。LV. 左心室；RV. 右心室；LA. 左心房；Ao. 主动脉

脏不受神经支配，即使存在梗死，也可能没有临床表现。因此，心脏移植后发生充血性心力衰竭的患者应接受超声心动图检查，以发现隐匿性心肌梗死。多巴酚丁胺负荷超声心动图已在多中心用于移植术后冠脉疾病筛查。

多普勒超声心动图可以多种方式检测心脏排异反应。即使不存在排异反应，移植心脏舒张功能也减低。因此没有特定的多普勒指标可以区分排异反应的有无。目前组织多普勒成像已用于评价二尖瓣瓣环或心肌的运动速度。迄今为止，还没有单个或多个二维或多普勒超声心动图指标能够可靠判断是否存在轻度排异反应。因此，心肌活检仍然必不可少。

超声引导下经皮心肌活检可替代荧光下引导。心尖四腔心切面可引导心肌活检钳进入右心房和右心室（图17-53）。超声心动图被用于寻找最适活检部位（即心尖室间隔，而非游离壁），以及筛查医源性右心室穿孔和心包积液等并发症。

九、心室辅助装置

晚期心血管疾病的现代治疗包括许多药物和机械治疗方法。左心室辅助装置（LVAD）为新型的治疗方法之一，可作为移植前准备治疗或无移植机会后的"终末治疗"。

超声心动图对预期植入或已经植入LVAD治疗的患者有多种作用。首先，在评价左心室舒张功能及相对禁忌证的基础上，超声心动图能筛选出可行LVAD治疗的患者。其他与LVAD植入术前相关的指标包括心尖血栓，中至重度主动脉关闭不全，右心室功能，肺动脉高压等。如果心尖附有血栓，心尖插管术式必须改变。中至重度主动脉关闭不全患者的疗效较差。右心室功能减低及肺动脉高压患者治疗效果也不佳。

左心室体积是影响LVAD成功率的另一因素。按照定义，所有考虑植入LVAD患者均存在左心室扩大和重度收缩功能减低。很显然得是，6 cm以下的"较小"左心室容积患者术后预期比容积"较大"者差，可能的机制为手术成功后左心室容积减小，导致右心结构改变，室间隔偏离右心，继发三尖瓣瓣环口扩张及三尖瓣反流，右心室输出量限制了LVAD辅助下的左心室供血。

超声心动图医生应了解LVAD植入后辅助装置及左心室的预期影像。一般情况下，心室保持扩张状态（但较前减轻）并有一定收缩力。由于装置辅助下左心室负荷减少，表面收缩力可掩盖心脏真实收缩力。通常心室收缩与心电图表现一致，二尖瓣规律开合。左心室无前向血流，主动脉瓣保持持续关闭（图17-54）。

图17-55显示左心室心尖部大口径插管。超声伪影经常会干扰插管相关性血栓存在性的判断，因而量化输入端血流速度很重要。由于插管在心尖的位置、角度不定，需在多声窗下确定最佳成像平面及血流速度。应用彩色多普勒时通常可以看到平滑的流入时相，使用脉冲多普勒时可看到插管内流入时相。流速随泵速和探查角度变化而变化。低泵速下，LVAD舒张期心排血量和左心室负荷均减低。该现象也使舒张期输入端血流速度减低，若左心室仍保留一定收缩力，主动脉瓣开放的程度会增加，或出现其他证实左心室

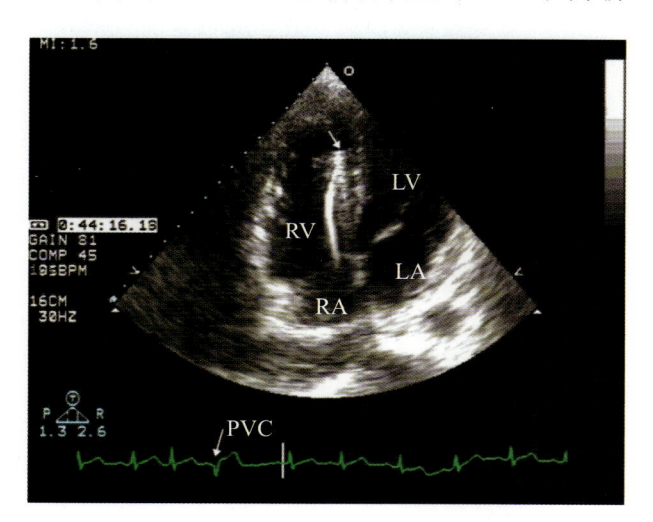

▲ 图17-53 为监测心脏排斥而经静脉右心室活检患者的心尖四腔心切面

可见室间隔右侧心尖部分的活检钳（箭）。同时可见由于操作所诱发的室性早搏（PVC）。LV. 左心室；RV. 右心室；LA. 左心房；RA. 右心房

第 17 章 扩张型心肌病
Dilated Cardiomyopathies

前向每搏量增加的证据。高泵速下，输入端多普勒流速增加，促使前向血流的左心室收缩力减少。输出管置于升主动脉内，持续为主动脉供应血流。由于部分前负荷依赖于装置，血流具有时相特点（图 17-56）。最清晰的图像为在右侧胸骨旁观下探测输出端二维和多普勒血流。

如果残余收缩力足够大，病变左心室也可主动泵出血流，表现为主动脉瓣收缩期不同程度开放，包括每次收缩期主动脉瓣部分打开或每次小于完整周期的主动脉瓣间断开放。M 型超声可精准测量其数值，即"开放分数"（图 17-57）。另一测量左心室残余收缩力的方法是用连续波多普勒定量主动脉瓣关闭不全程度。由于血液连续流入升主动脉，主动脉近端扩张，导致主动脉瓣不同程度的关闭不全。多数情况下关闭不全为极轻或轻度，但偶也可严重到损害 LVAD 疗效。由于血液连续从 LVAD 流入升主动脉，主动脉关闭不全反流与连续型反流类似，但通常被残余的左心室收缩力干扰。左心室残余收缩力可能不足使主

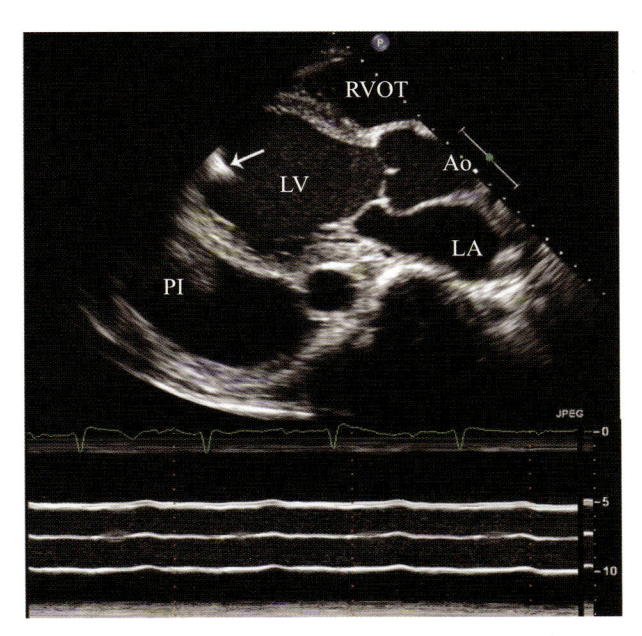

▲ 图 17-54 左心室辅助装置植入患者的胸骨旁长轴切面
可见扩张的左心室和左心室心尖处的插管（箭）。在动态图像中，可见左心室室壁的运动显著异常，是由于术后运动及固有的功能失调所导致。同时可见二尖瓣的开合和主动脉瓣的持续闭合。M 型超声心动图可以确诊这种全心动周期的主动脉瓣关闭。RVOT. 右心室流出道；Ao. 主动脉；LV. 左心室；LA. 左心房；Pl. 胸腔积液

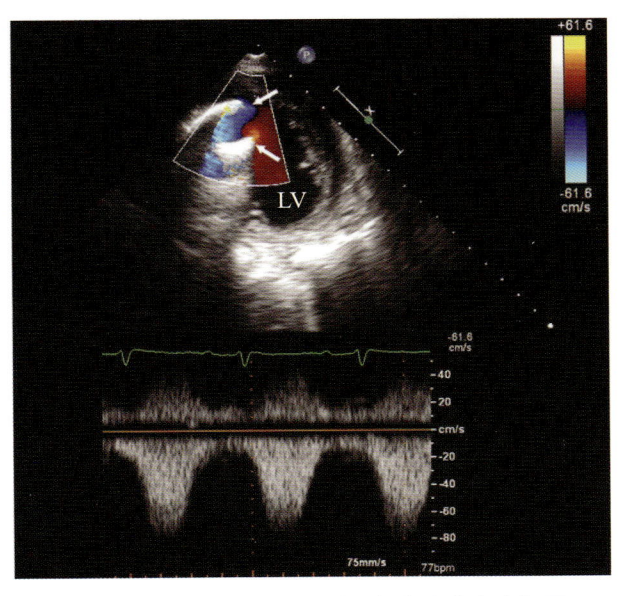

▲ 图 17-55 左心室辅助装置植入患者心尖切面
可见左心室心尖（箭）导管大孔，并且层流血液在导管入口处汇集。下方图像可见通光滑的，均一的相位血流在心室收缩期汇入导管入口。LV. 左心室

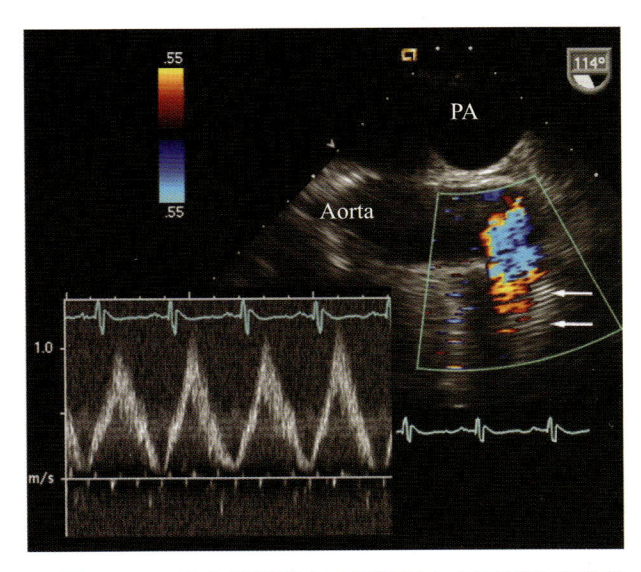

▲ 图 17-56 经食管超声心动图显示左心室辅助装置植入患者的升主动脉
该图像是在导管入口处记录的（箭），可在主动脉处见到时相彩色多普勒血流信号。连续频谱多普勒超声显示了一组导管流出口的平滑时相性血流，最高流速约为 1m/s 的速度。Aorta. 主动脉；PA. 肺动脉

609

动脉瓣开放或提供前向血流，但可干扰主动脉连续反流（图 17-58）。主动脉反流被干扰的程度直接与病变左心室产生的压力成正比。

综上所述，多普勒流入或流出速度无"正常值"，必须在泵速、残余收缩力和探查角度基础上综合考虑。

有时需要评估左心室收缩力，可通过降低 LVAD 泵速进行（图 17-59 和图 17-60）。LVAD 泵速减低时，可通过主动脉瓣开放程度评估左心室残余收缩力。主动脉瓣开放分数指前向血流冲击主动脉瓣时的心电图搏动百分比，可在不同的泵速水平下测出，且为心功能恢复指标之一。其余评估指标包括左心室流出道前向血流（图 17-61）和左心室容积。由于室壁运动异常与潜在疾病本身，患者术后状态和辅助装置下心脏负荷不同程度减轻均相关，评估射血分数的意义较小。

超声检查可发现 LVAD 的多种并发症，输入管血栓是其中一种，其造成前向血流减低及泵能消耗增加（图 17-62）。由于平面成像不清且存在插管伪影，血栓直接显像困难（被插管不显像部

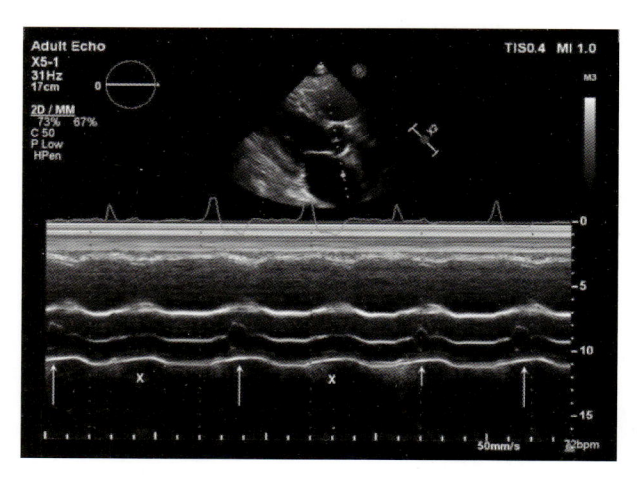

▲ 图 17-57 LVAD 植入后功能正常的患者的主动脉瓣 M 型超声心动图

可见主动脉瓣不同程度地开放。长箭所指为在心动周期中，主动脉瓣近乎正常程度的开放，但由于低速前向血流导致曲线圆钝。短箭所指是在心动周期中，主动脉瓣只有部分开放。两个心动周期都用"X"标出，都没有明显的主动脉瓣尖开放

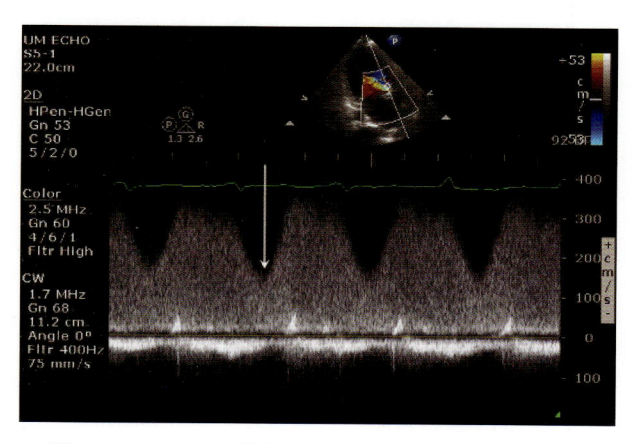

▲ 图 17-58 LVAD 植入后功能正常患者的主动脉功能不全的连续多普勒频谱

可见持续性的主动脉功能不全。同时可见收缩期因左心室压力升高导致的主动脉关闭不全血流中断（长箭）。这种射血中断的程度是左心室剩余血压的指标

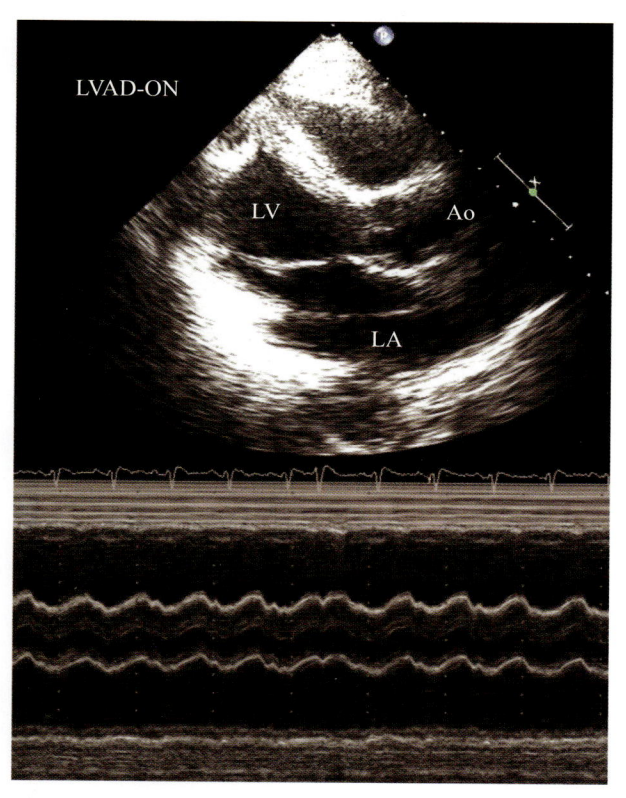

▲ 图 17-59 左心室辅助装置（LVAD）植入患者胸骨旁长轴切面

该图像是由全设备支持记录。在二维图像和伴随的 M 型超声心动图上可见虽然有室壁运动但动脉瓣持续关闭。LV. 左心室；LA. 左心房；Ao. 主动脉；LVAD-ON. 左心室辅助装置工作状态

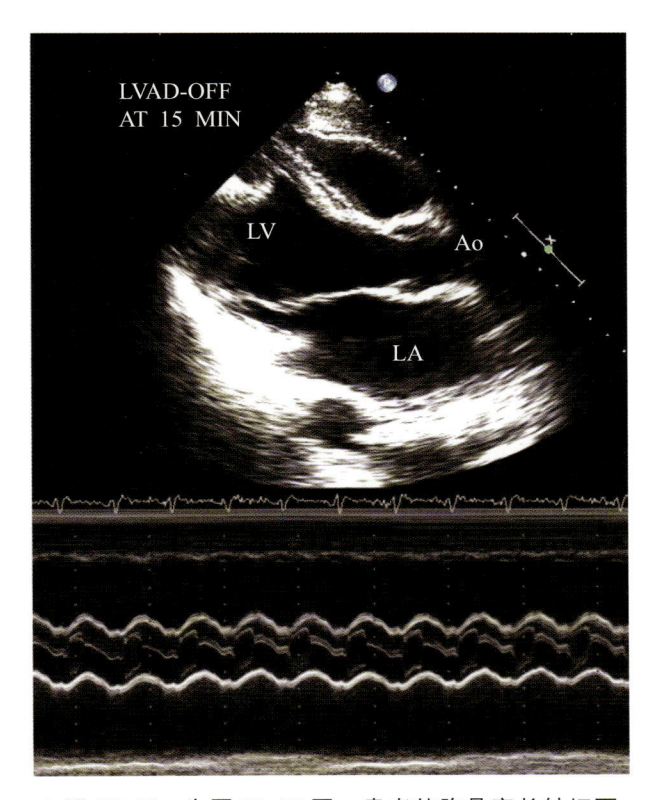

第 17 章 扩张型心肌病
Dilated Cardiomyopathies

▲ 图 17-60 为图 17-59 同一患者的胸骨旁长轴切面，降低 LVAD 功能以评估左心室功能的恢复情况

在动态和 M 型超声心动图中，可见每次收缩期时左心室剩余收缩力和主动脉瓣持续开放。LV. 左心室；LA. 左心房；Ao. 主动脉；LVAD-OFF. 左心室辅助装置关闭状态

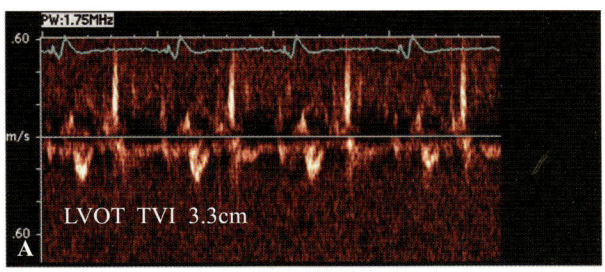

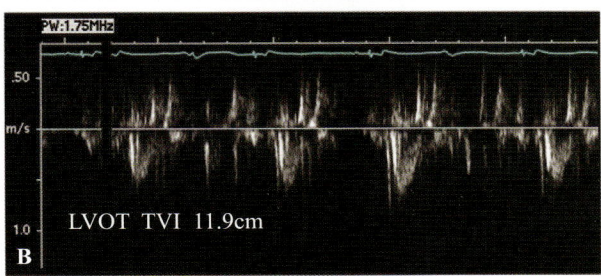

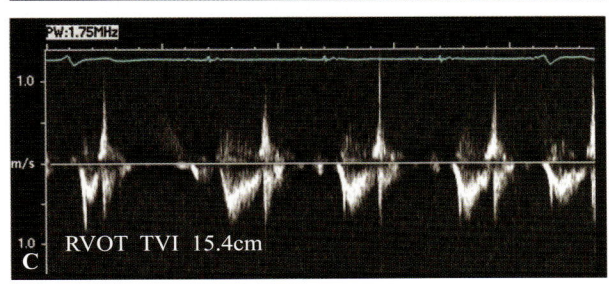

▲ 图 17-61 图像显示左心室辅助装置植入的患者，用频谱多普勒超声心动图记录的左心室流出道时间－速度积分（TVI）

A. 左心室辅助装置植入后迅速记录的图像。可见由于此时前向血流最慢，TVI 显著减少 3.3cm。B. 1 个月后部分功能恢复，在完整的辅助装置支持下，由于左心室正常收缩，前向血流明显增加，TVI 也增加到 11.9cm。C. 同时记录右心室流出道的 TVI。可见相比左心室流出道由于安装辅助装置而血流增加，右心室流出道的血液流动也更快，TVI 达到 15.4cm。LVOT. 左心室流出道

分遮盖）。与此相似，多普勒入流速度评估必须基于泵速水平和前期基线值。插管血栓的间接证据包括较基线水平降低的前向血流速度，特别是血流由时相性转变为"碎片化"（图 17-63）。最后，还可通过关闭辅助装置测量输入管内血流，筛查泵装置和管内血栓。由于这类装置没有阀门，装置关闭时血流会从压力较高的升主动脉反流至左心室（图 17-64）。此类反向血流也是装置内没有血栓的间接证据。

LVAD 急性并发症之一为输出管扭转，表现为泵血减少合并能耗增加，以及升主动脉血流紊乱合并流速减低（图 17-65）。胸部 CT 可迅速发现异常，患者需行手术纠正。由于左心室前向每搏量显著减少，主动脉瓣可能持续性关闭。这易导致患者在冠状动脉窦处形成血栓（图 17-66），且存在栓塞风险。

如前所述，血液连续大量流入升主动脉近端，升主动脉近端不同程度扩张，可继发功能性主动脉反流（图 17-67）。反流程度一般较轻，无血流动力学或临床意义。有时主动脉瓣关闭不全程度较重，可造成生理性损害，需要行瓣膜置换或缝合。中至重度主动脉瓣关闭不全时，一部分从 LVAD 流出的血流会形成闭环，射入升主动脉的血液重新返回左心室。该并发症需要手术纠正。由于主动脉瓣关闭不全的血流连续性不典

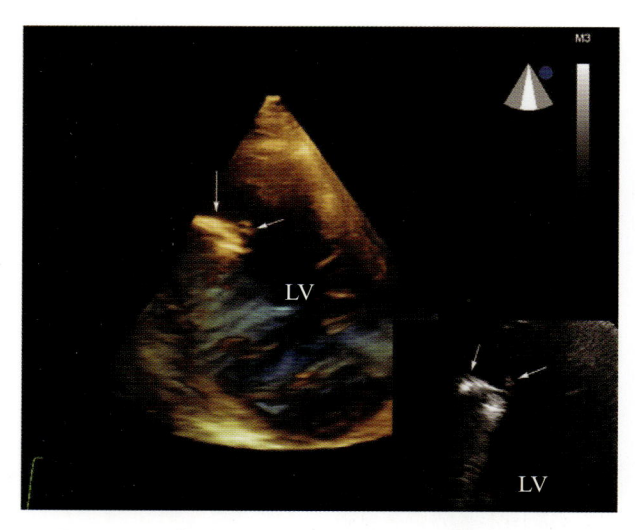

▲ 图 17-62 为瓣膜流入口处血栓形成的患者的超声心动图，泵表现和明显溶血现象是临床证据

主图所示为左心室心尖三维超声心动图，主要观察导管入口（下指箭头）。左指箭头所指的重叠团块位于导管入口尖端，是代表血栓的影像。右下方插图是同一患者的标准二维超声心动图记录，显示同样的观察结果。LV. 左心室

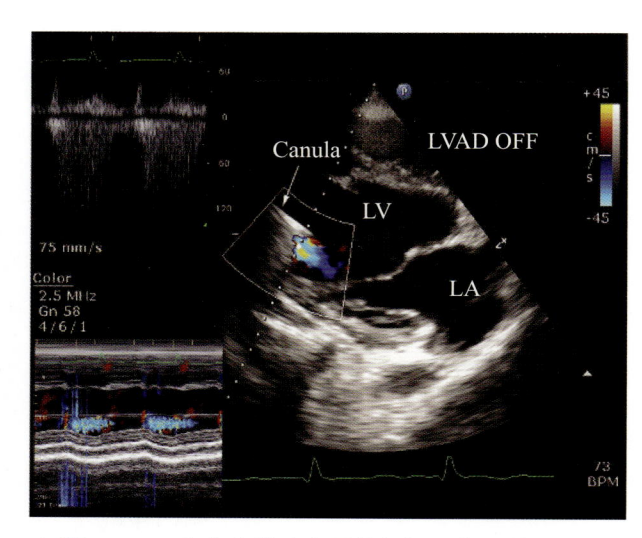

▲ 图 17-64 左心室辅助装置植入怀疑装置附近血栓形成的患者的胸骨旁长轴切面

该图像是在装置关闭时记录的。是由于装置内并无单向阀，所以血流在装置内可以双向流动。主动脉内压力升高，血液则会在舒张期反流至左心室。主图是彩色多普勒超声心动图在舒张期记录的图像。可见导管血液流出，左上的频谱多普勒成像和左下的彩色多普勒血流成像也可证实该表现。这是此处装置无血栓的间接证据，因为如果此处有血栓，它会阻止血液的被动逆向流动。LV. 左心室；LA. 左心房；Canual. 导管；LVAD-OFF. 左心室辅助装置关闭状态

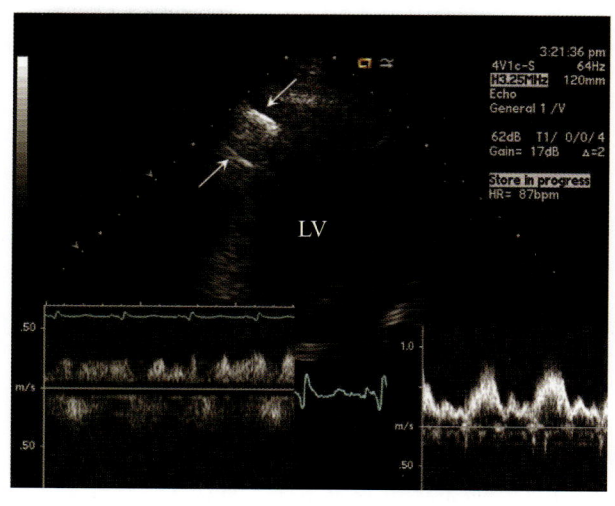

▲ 图 17-63 导管入口血栓形成患者的心尖四腔心切面频谱多普勒成像

可见无明显解剖学证据证明导管附近有血栓负荷。可见频谱多普勒成像（左下角图）显示的血流流速更慢，更碎片化；与之相对的，通常使用的多普勒血流成像（右下角图）血流表现更平滑，脉流也非碎片化。LV. 左心室

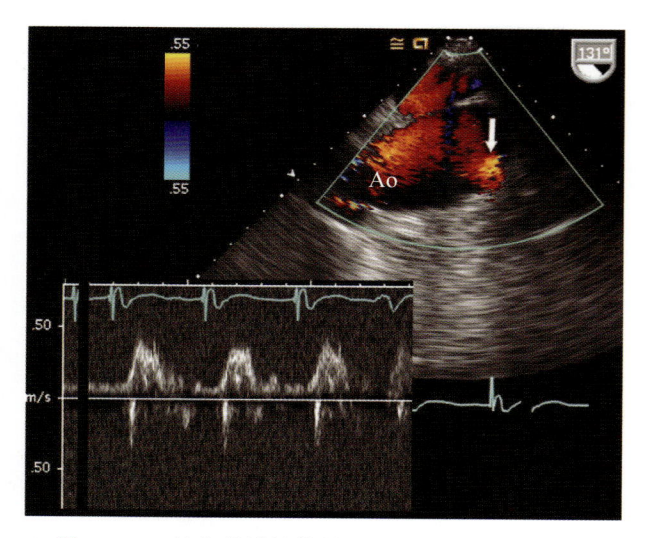

▲ 图 17-65 植入持续性旋转泵左心室辅助装备的患者，有前向血流急性减低的证据

此为该患者主动脉的经食管超声心动图表现。可见变弱和紊乱的血流从导管流入主动脉（箭），相较于正常的血流成像（图 17-56），频谱显示血液流速下降（< 50cm/s）。本病例中，流入主动脉的血流减少和输出导管的扭结相关。Ao. 主动脉

第 17 章 扩张型心肌病
Dilated Cardiomyopathies

型，标准多普勒测量指标会系统性低估主动脉瓣关闭不全真实严重程度。

另一并发症为左心室泵血功能过强所致的"抽吸效应"，表现为左心室内容积急剧减小，造成三尖瓣瓣环口扩大，合并严重功能性三尖瓣反流。此时，右心室功能成为向 LVAD 供血的限制性因素，有效心排血量降低。严重情况下，左心室可完全塌陷在输入管周围。降低泵流量能纠正抽吸效应，使左心室适当扩张和充盈（图 17-68 至图 17-70）。

目前已有多种装置可供 LVAD 的患者使用，更多的设备正在研发中。其共同点是输入血管均置于

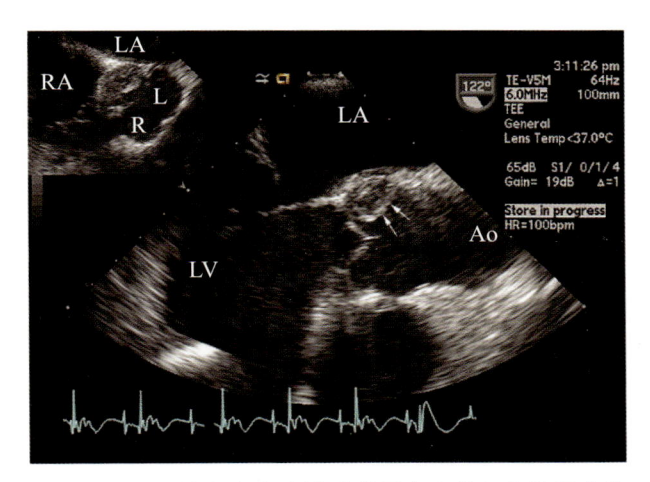

▲ 图 17-66 植入左心室辅助装置患者的经食管超声长轴切面

主图显示非冠状窦处有血栓形成（箭）。左上角插图显示主动脉的短轴成像也显示非冠状窦有血栓形成。LV. 左心室；Ao. 主动脉；LA. 左心房；RA. 右心房

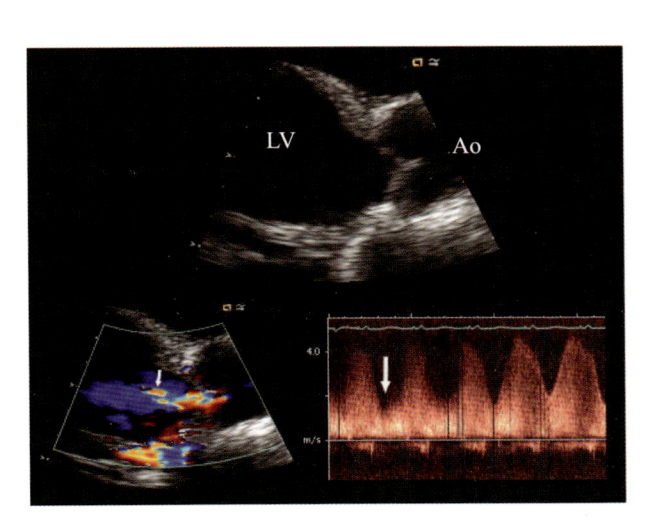

▲ 图 17-67 植入旋转式连续流动左心室辅助装置后 6 个月后，经胸骨旁长轴切面超声心动图

持续关闭的主动脉瓣与装置的完全支持有关，在彩色多普勒中，主动脉瓣关闭不全呈持续性。此时，反流原因是近端主动脉扩张，主动脉瓣尖闭合不良，导致轻中度主动脉关闭不全。从左心室心尖记录频谱多普勒，显示连续性主动脉瓣关闭不全血流（箭）的时相性中断，由于左心室仍残余储备收缩力所致。LV. 左心室；Ao. 主动脉

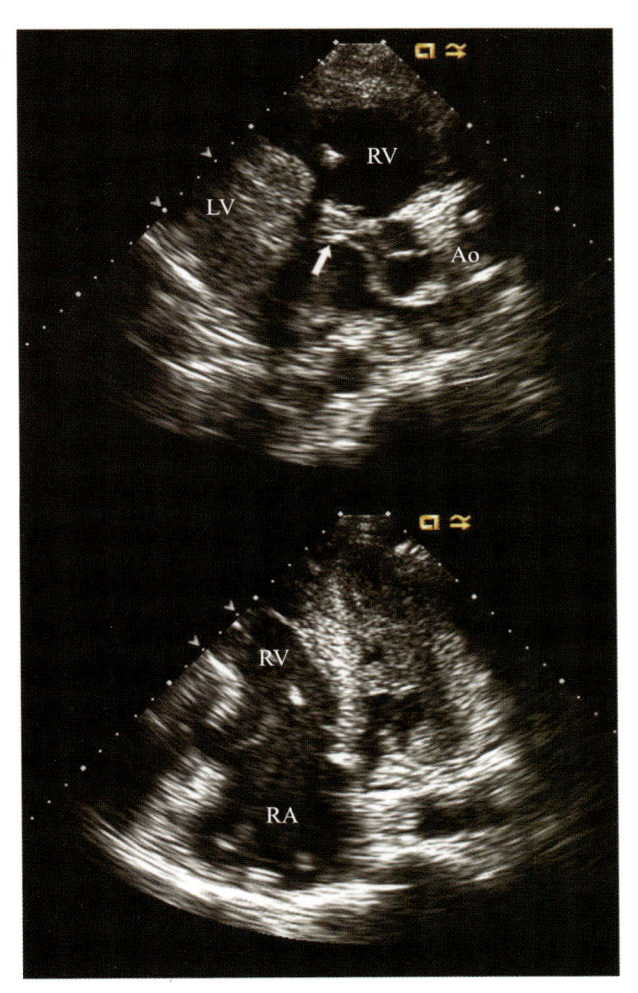

▲ 图 17-68 患者植入左心室旋转辅助装置后的胸骨旁长轴和心尖四腔心切面

此时，搏出血流量减少且有灌注不良的证据。高速（9600rpm/min）运转下图像显示左心室完全塌陷，右心室扩张，运动减低。此时，以最大速度运行的设备已经将左心室减压到它自身已经塌陷的程度，进一步阻碍血流进入设备，影响仪器的功能。LV. 左心室；RV. 右心室；Ao. 主动脉；RA. 右心房

613

心尖部而输出管置于升主动脉。尽管机械泵连续工作，血流会因左心室泵血表现出一定程度的脉冲性。机械泵输出量由泵速（单位为 rpm）决定，随着泵的种类不同，血流速度变化范围也不同。因此由于厂家不同，泵速大小无法直接转化为心排血量。至少有一种新型连续流量机械泵含有置于输入管端的电磁驱动旋转式泵，通常埋在左心室心尖部。虽然装置在此处不影响二维成像，但多普勒信号会被电信号严重干扰，程度轻重不一，但通常都会导致多普勒信号失真而无法判断输入血管血流量（图 17-71）。有时由于泵的方向和成像窗口不同，泵内组件可扭曲泵远端多普勒信号（图 17-72）。此失真信号一般显而易见，但有时可与病理性心内血流束（如二尖瓣反流等）混淆。

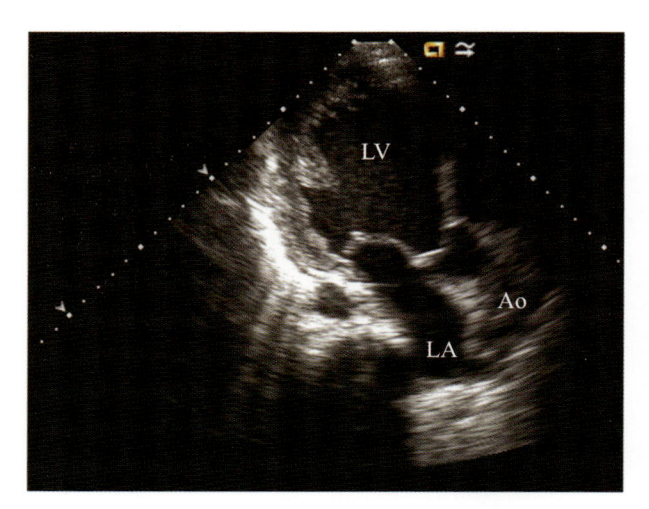

▲ 图 17-69　图 17-68 所示的同一个患者在辅助装置速度降到 8500rpm 时的心尖长轴切面
随着从左心室强制性转移的血液的减少，左心室开始扩张，装置的流入不再受到影响。LV. 左心室；LA. 左心房；Ao. 主动脉

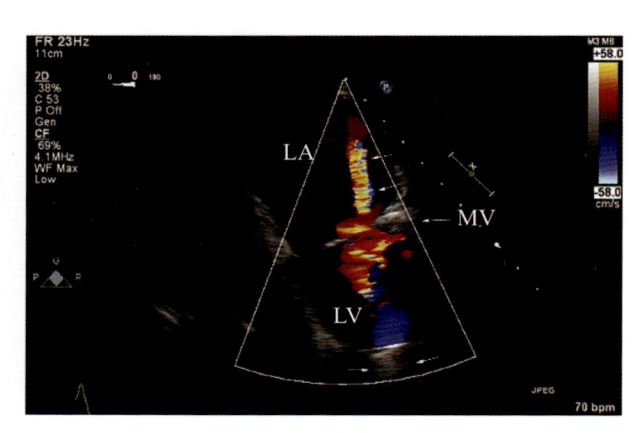

▲ 图 17-71　经食管超声心动图
左心室辅助装置泵置入到输入血管中，在左心心尖，导致多普勒信号被干扰。此时经食管超声进行彩色多普勒心动图探查。注意左心房伪影连续多普勒信号（水平箭）可被误认为二尖瓣反流。LV. 左心室；LA. 左心房；MV. 二尖瓣

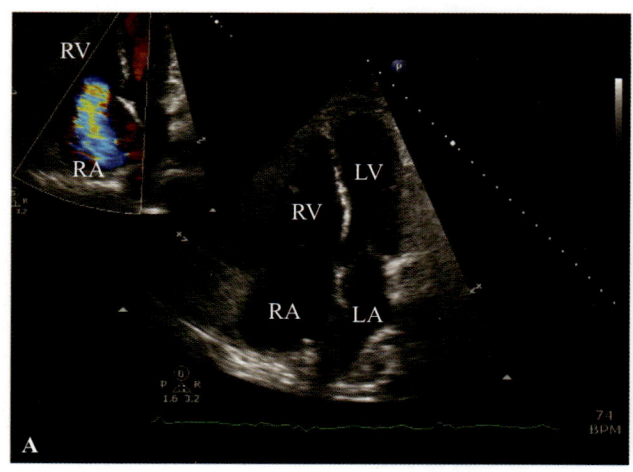

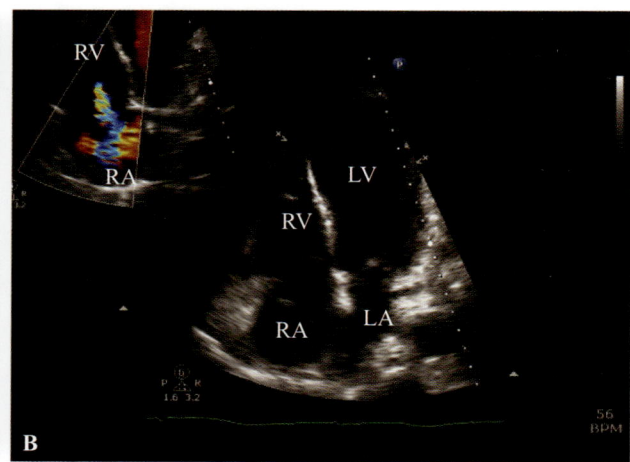

▲ 图 17-70　降低泵流量能纠正抽吸效应，使左心室适当扩张和充盈
A 图为左心室辅助装置植入的缺血性心肌病患者的心尖四腔心切面，为临床恶化期，具有灌注不良表现。右心室、右心房明显扩张和左心室轻度灌注不良。左上插图是彩色多普勒成像，显示存在与右心室明显环形扩张相关的严重功能性三尖瓣反流。B 图显示 LVAD 泵速度降低后，显示左心室充盈适当，右心室和右心房体积减小。可见心尖室壁瘤。在左上插图为彩色多普勒成像，显示三尖瓣反流严重程度显著降低。LV. 左心室；RV. 右心室；LA. 左心房；RA. 右心房

第 17 章 扩张型心肌病
Dilated Cardiomyopathies

十、射血分数保留型心力衰竭

许多充血性心衰患者收缩功能基本或完全正常，其一系列表现统称射血分数保留型心衰综合征（HFpEF）。这些患者临床表现和结局与射血分数减退扩心病患者几乎相同。临床上约有 40% 患者为射血分数保留型心衰综合征患者，他们无法通过胸片、心电图和体格检查结果确诊，因此超声技术对于临床上明确充血性心力衰竭是否保留射血分数至关重要。能否正确评估心脏收缩功能直接影响临床治疗。

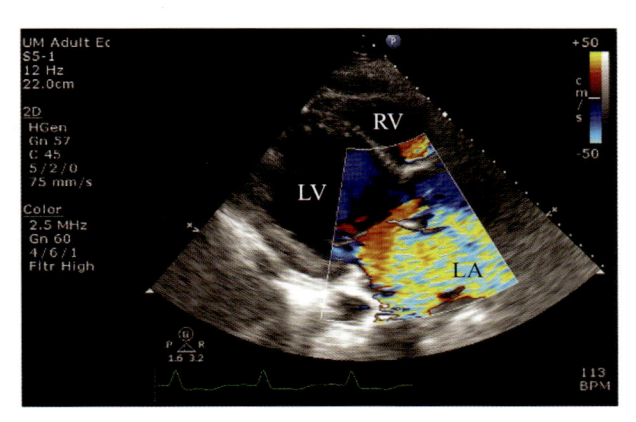

▲ 图 17-72 扩张型心肌病胸骨旁长轴切面
左心室辅助装置导致彩色多普勒信号被干扰。左心房充满彩色多普勒信号，在生理上与真正的二尖瓣反流不同。LV. 左心室；RV. 右心室；LA. 左心房

十一、心肌炎

急性心肌炎通常为病毒感染或病毒感染后的急性炎症过程，可导致不同程度的急性左心室收缩功能减低，轻者可无临床症状，重者可呈暴发性，短期内死亡。尽管心肌炎通常继发于病毒感染，但并非所有患者都存在病毒感染的前驱发热表现。急性病毒性心肌炎的临床表现为心动过速、低血压和气促，心房颤动与室性心律失常也不少见。随着治疗方案不同，其病程差异性很大。少数患者呈急性暴发性发病而迅速死亡，多数患者呈亚急性，心功能可一定程度上恢复，但通常遗留一定的左心室功能减低。

临床怀疑心肌炎时，二维超声心动图为早期且最常用的检查方法。心肌炎的超声心动图表现为心室大小基本正常但整体收缩功能减低。与心肌病相同，心肌炎也可能存在不同程度的局部功能减低。随着心室扩大，可引起不同程度的二尖瓣或三尖瓣反流。另外，脏层心包炎症可引起心包积液，但多为少量。急性心肌炎患者表现如图 17-73 和图 17-74 所示。临床确诊心肌炎以后，超声心动图可用于后续随访，判断左心室功能恢复程度有助于疗法和疗程的选择，如制订降低后负荷、利尿剂使用或其他治疗方案。除对解剖结

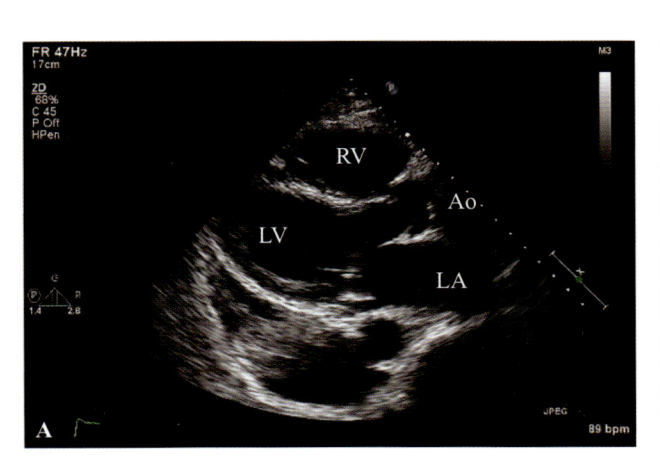

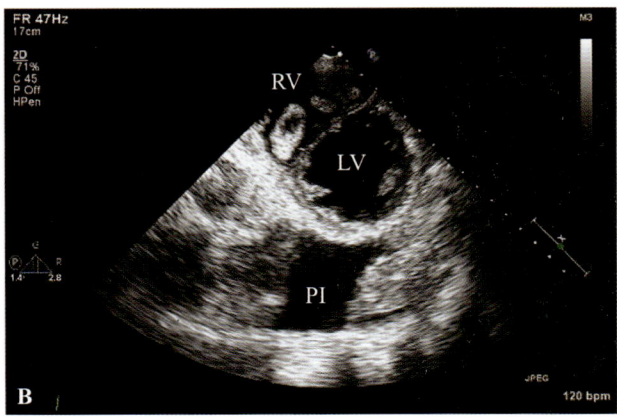

▲ 图 17-73 经胸超声心动图急性心肌炎和暴发性心室衰竭
A. 为胸骨旁长轴平面，偶然发现左心室后胸腔积液。左心室具有正常的结构和大小，但在实时图像中可以发现全心运动减低。B. 示同一患者的胸骨旁短轴平面，同样存在胸腔积液。左心室几何结构相对正常，但在实时图像中可以看到严重的整体运动功能减低。右心室内有多个血栓。LV. 左心室；RV. 右心室；LA. 左心房；Ao. 主动脉；Pl. 胸腔积液

615

构的影像诊断，通过评估 GLS 偶可发现亚临床病变或相对保留射血分数的患者（图 17-74）。

急性心肌炎的表现有时可提示病因。淋巴细胞和巨细胞性心肌炎主要累及左心室前壁和右心室。心肌炎伴有局部室壁运动异常时，两种病因均应考虑，需要心肌活检最终确定。

增强 CMR（钆剂）对急性心肌炎诊断有重要意义。由于心肌炎是急性炎症过程，急性期钆潴留于间质组织，与延迟成像上冠心病的表现不同。通常心脏并非整体弥散增强，但可与冠脉疾病鉴别（图 17-75）。如 T_2 加权成像等其他复杂 CMR 技术可检测出心肌水肿，即炎症急性期表现。

通过观察左心室大小和功能，包括左心室容积和射血分数，可判断患者恢复程度。其他参照指标（如组织速度多普勒）常因炎症损害减慢，但随着心肌修复而逐渐恢复正常（图 17-76）。

暂时性/可逆性左心室收缩功能障碍的其他少见病因包括嗜铬细胞瘤/儿茶酚胺危象，其超声影像图表现与急性心肌炎完全相同，即全心收舒运动减弱及心动过速。多数患者通过手术切除嗜铬细胞瘤和脱离儿茶酚胺危象状态，心功能能恢复。更罕见病因包括急性有毒物质暴露史，例如昆虫叮咬产生的毒液。

十二、围产期心肌病

围产期心肌病主要特征为围产期出现心室扩大、收缩功能减低和充血性心力衰竭。虽然部

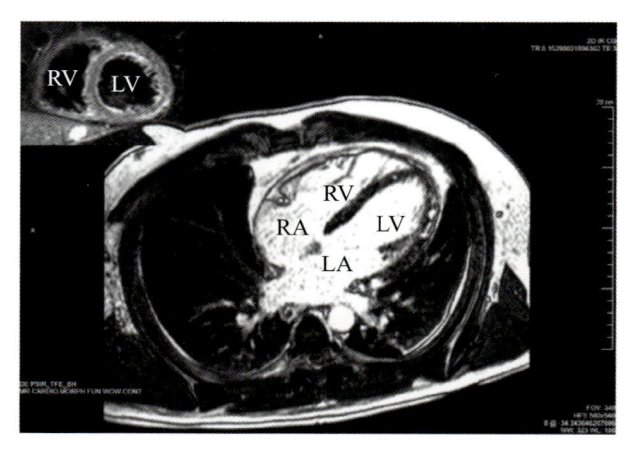

▲ 图 17-75 急性心肌炎心脏磁共振成像，与图 17-74 患者相同

正中图示钆剂晚期增强示外侧壁中膜及外膜层斑块状区域。左上 T_2 加权成像信号增强提示心肌水肿。LV. 左心室；RV. 右心室；LA. 左心房；RA. 右心房

▲ 图 17-74 心尖四腔心切面显示急性心肌炎

左心室大小，形状均无明显改变。实时成像显示左心室收缩功能正常低值。右下角示整体纵向应变轻度减低，射血分数为 52.4%，较正常低值下降 16.5%。LV. 左心室；RV. 右心室；LA. 左心房；RA. 右心房

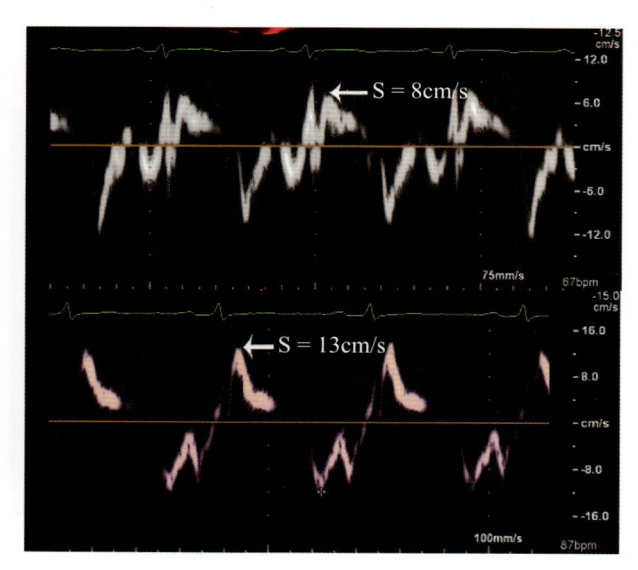

▲ 图 17-76 上方组图示急性心肌炎和心功能显著恢复 6 周后的组织多普勒环口速度

急性期收缩期速度减低至 8cm/s，之后恢复期升高至 13cm/s

第 17 章 扩张型心肌病
Dilated Cardiomyopathies

分患者在妊娠期的后 3 个月便出现临床症状及超声心电图改变，但大多数患者在产后短期内发病。其病因和发病机制尚未明确。左心室功能减低从轻度到重度不同，其恢复时间和程度也不相同。

围产期心肌病的超声心动图与其他扩张型心肌病相同，心腔扩大的程度取决于发作的时间，疾病早期心腔大小基本正常。继发性二尖瓣反流也可出现（图 17-77）。围产期心肌病的确诊必须符合其首次发病在围产期内，某种程度上说是一种排除诊断。尚未在 MRI 上发现心脏特异性改变。

十三、Chagas 心肌炎

Chagas 心肌炎由克氏锥虫感染所致。此病的典型表现为心尖局部受累，形成窄颈的室壁瘤（图 17-78）。但最常见病理改变类似病毒心肌炎或特发性心肌病，为全室功能障碍（图 17-79）。其流行区为南美洲，未到过疫区的患者极其罕见。

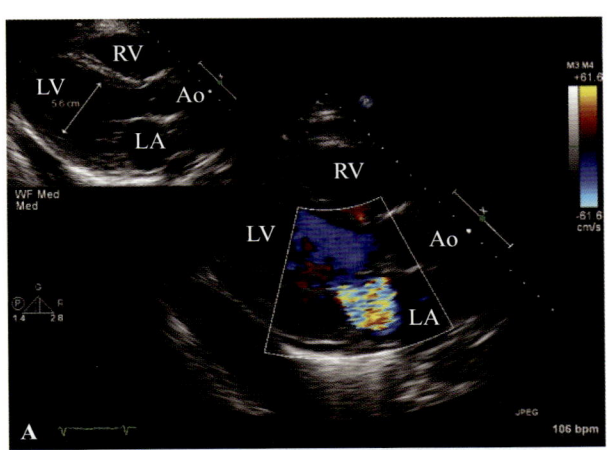

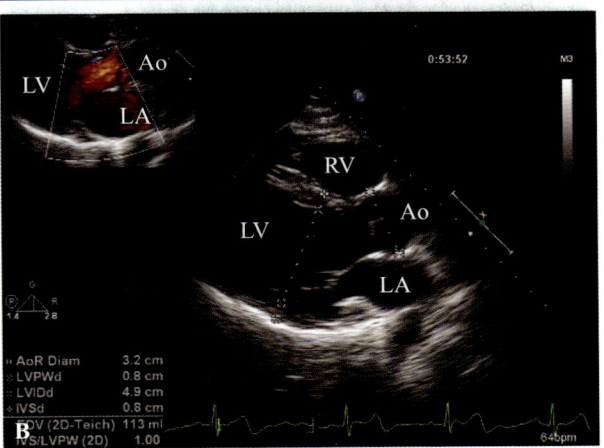

▲ 图 17-77 产后 5 天充血性心力衰竭
A. 发病后中重度二尖瓣反流。左上二维成像图示左心室容积 5.6cm。实时成像中左心室收缩功能为临界低值。B. 痊愈 1 月后，正中图像示左心室内容积 4.9cm，实时成像显示心室功能正常；左上插图示二尖瓣反流消失。轻度围产期心肌病仅造成亚临床左心室扩张和轻度收缩功能障碍，但改变的几何构型足以引起明显的二尖瓣反流。LV. 左心室；RV. 右心室；LA. 左心房；Ao. 主动脉

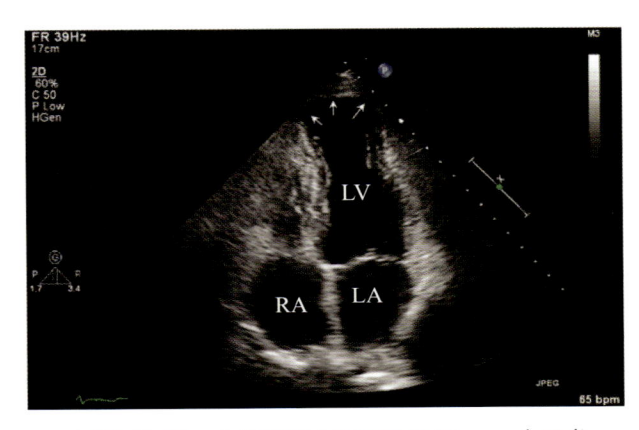

▲ 图 17-78 心尖四腔心切面显示 Chagas 心肌炎
心尖部可见孤立性室壁瘤（箭）。LV. 左心室；LA. 左心房；RA. 右心房（Wilson Mathias，MD，FACC 提供）

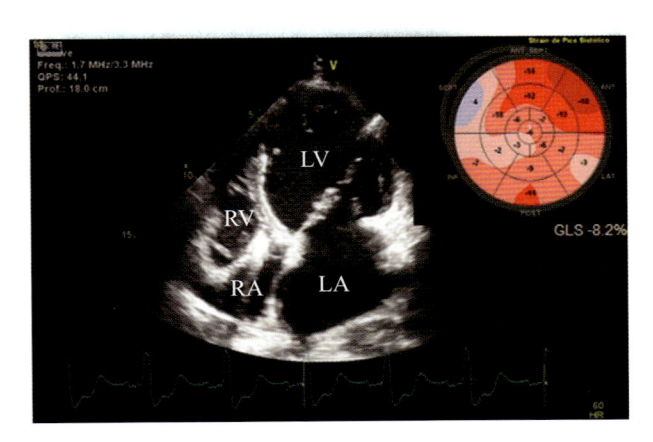

▲ 图 17-79 心尖四腔心切面显示 Chagas 心肌炎慢性期
左心室扩张，全心收缩功能严重减低。右上角插图示整体纵向应变显著下降，但前壁应变仍轻微保留。LV. 左心室；RV. 右心室；LA. 左心房；RA. 右心房；GLS. 整体纵向应变（Wilson Mathias，MD，FACC 提供）

推荐阅读

常规阅读

Arbustini E, Narula N, Tavazzi L, et al. The MOGE(S) classification of cardiomyopathy for clinicians. *J Am Coll Cardiol* 2014;64(3): 304–318.

Reddy YN, Melenovsky V, Redfield MM, Nishimura RA, Borlaug BA. High-output heart failure: a 15-year experience. *J Am Coll Cardiol* 2016;68(5):473–482.

生理及预后

Koelling TM, Aaronson KD, Cody RJ, Bach DS, Armstrong WF. Prognostic significance of mitral regurgitation and tricuspid regurgitation in patients with left ventricular systolic dysfunction. *Am Heart J* 2002;144(3):524–529.

Mitter SS, Shah SJ, Thomas JD. A test in context: E/A and E/e′ to assess diastolic dysfunction and LV filling pressure. *J Am Coll Cardiol* 2017;69(11):1451–1464.

Mullens W, Borowski AG, Curtin RJ, Thomas JD, Tang WH. Tissue Doppler imaging in the estimation of intracardiac filling pressure in decompensated patients with advanced systolic heart failure. *Circulation* 2009;119(1):62–70.

Sengelov M, Jorgensen PG, Jensen JS, et al. Global longitudinal strain is a superior predictor of all-cause mortality in heart failure with reduced ejection fraction. *JACC Cardiovasc Imaging* 2015; 8(12): 1351–1359.

Takemoto Y, Barnes ME, Seward JB, et al. Usefulness of left atrial volume in predicting first congestive heart failure in patients > or = 65 years of age with well-preserved left ventricular systolic function. *Am J Cardiol* 2005;96(6): 832–836.

高级治疗

Chung ES, Leon AR, Tavazzi L, et al. Results of the Predictors of Response to CRT (PROSPECT) trial. *Circulation* 2008;117(20): 2608–2616.

Cohen DG, Thomas JD, Freed BH, Rich JD, Sauer AJ. Echocardiography and continuous-flow left ventricular assist devices: evidence and limitations. *JACC Heart Fail* 2015;3(7):554–564.

Cowger JA, Aaronson KD, Romano MA, Haft J, Pagani FD. Consequences of aortic insufficiency during long-term axial continuous-flow left ventricular assist device support. *J Heart Lung Transplant* 2014;33(12):1233–1240.

Gorcsan J, Abraham T, Agler DA, Bax JJ, Derumeaux G. Echocardiography for cardiac resynchronization therapy: recommendations for performance and reporting—a report from the American Society of Echocardiography Dyssynchrony Writing Group endorsed by the Heart Rhythm Society. *J Am Soc Echocardiogr* 2008; 21(3): 191–213.

Grinstein J, Kruse E, Sayer G, et al. Accurate quantification methods for aortic insufficiency severity in patients with LVAD: Role of diastolic flow acceleration and systolic-to-diastolic peak velocity ratio of outflow cannula. *JACC Cardiovasc Imaging* 2016; 9(6): 641–651.

Heydari B, Jerosch-Herold M, Kwong RY. Imaging for planning of cardiac resynchronization therapy. *JACC Cardiovasc Imaging* 2012; 5(1): 93–110.

Kassis H, Cherukuri K, Agarwal R, et al. Significance of residual mitral regurgitation after continuous flow left ventricular assist device implantation. *JACC Heart Fail* 2017;5(2):81–88.

Stainback RF, Estep JD, Agler DA, et al. Echocardiography in the management of patients with left ventricular assist devices: Recommendations from the American Society of Echocardiography. *J Am Soc Echocardiogr* 2015;28(8): 853–909.

Topilsky Y, Oh JK, Shah DK, et al. Echocardiographic predictors of adverse outcomes after continuous left ventricular assist device implantation. *JACC Cardiovasc Imaging* 2011;4(3):211–222.

其他

Acquatella, H. Echocardiography in Chagas heart disease. *Circulation* 2007; 115(9):1124–1131.

Anzini M, Merlo M, Sabbadini G, et al. Long-term evolution and prognostic stratification of biopsy-proven active myocarditis. *Circulation* 2013;128(22): 2384–2394.

Arbustini E, Favalli V, Narula N, Serio A, Grasso M. Left ventricular noncompaction: a distinct genetic cardiomyopathy? *J Am Coll Cardiol* 2016;68(9): 949–966.

Caspar T, Fichor M, Ohana M, El Ghannudi S, Morel O, Ohlmann P. Late detection of left ventricular dysfunction using two-dimensional and three-dimensional speckle-tracking echocardiography in patients with history of nonsevere acute myocarditis. *J Am Soc Echocardiogr* 2017;30(8):756–762.

Nunes MC, Dones W, Morillo CA, Encina JJ, Ribeiro AL; Council on Chagas Disease of the Interamerican Society of Cardiology. Chagas disease: an overview of clinical and epidemiological aspects. *J Am Coll Cardiol* 2013;62(9):767–776.

第 18 章
肥厚型心肌病及其他类型心肌病
Hypertrophic and Other Cardiomyopathies

李玉曼　洪　柳　译

一、概述

本章讨论以左心室壁增厚和（或）心肌浸润为特征的肥厚型及其他多种心肌病。不同于以收缩功能障碍为主要症状的扩张型心肌病（第17章），肥厚型和浸润性心肌病临床表现多样。症状通常由心腔内梗阻、舒张功能障碍和（或）与心腔容积减小相关的心搏出量减少所致，使临床处理肥厚型心肌病相关心律失常极具挑战。对于浸润性心肌病患者，需要考虑是否存在其他潜在系统性疾病。超声心动图是心肌病患者必要的治疗及随访工具（表18-1）。

二、肥厚型心肌病

肥厚型心肌病是指在没有高血压或其他可能

表 18-1　超声心动图在肥厚型和限制型心肌病中的适用标准

适用标准	得分（1～9）
疑似心脏病因 - 经胸超声心动图 2. 心脏疾病或结构异常的前期检测，包括但不限于胸部 X 线片、负荷超声心动图基线扫查、心电图或心脏生物标志物	A（9）
特发性心律失常 - 经胸超声心动图 4. 频繁室性早搏或运动诱导的室性早搏 5. 持续性或非持续性心房颤动、室上性心动过速、室性心动过速	A（8） A（9）
头晕 / 先兆晕厥 / 晕厥 - 经胸超声心动图 7. 心源性头晕 / 先兆晕厥 / 晕厥（包括但不限于主动脉瓣狭窄、肥厚型心肌病或心力衰竭）	A（9）
心脏杂音或咔嗒音 - 经胸超声心动图 34. 怀疑瓣膜病或结构性心脏病时的初步评估	A（9）
心肌病 - 经胸超声心动图诊断 86. 对已确诊或疑似心肌病初步评估（如限制型、浸润性、扩张型、肥厚型或遗传性心肌病） 87. 临床状态或心脏检查改变或为指导治疗而进行已确诊心肌病的再次评估 88. 临床表现或心脏检查无改变的已确诊心肌病的常规监测（＜1年） 89. 临床表现或心脏检查无改变的已确诊心肌病的常规监测（≥1年） 90. 遗传性心肌病患者一级亲属心脏结构与功能的筛选	A（9） A（9） rA（2） U（5） A（9）

经许可转载自 Douglas PS, Garcia MJ, Haines DE, et al; ACCF/ASE/AHA/ASNC/HFSA/HRS/SCAI/SCCM/SCCT/SCMR 2011. Appropriate use criteria for echocardiography. *J Am Coll Cardiol* 2011;57(9):1126–1166.© 2011 American College of Cardiology Foundation 版权所有

导致压力负荷过重或浸润状态因素而出现局部或广泛性左心室壁肥厚（壁厚≥ 13mm）。肥厚型心肌病多为散发或家族遗传，发病率约 1/500。该病的遗传与特定的基因突变及外显率变化相关，已报道证实的基因突变超过 1500 种。大多数突变涉及 β 肌球蛋白重链或肌球结合蛋白。所有形式的肥厚型心肌病均伴有左心室非对称性肥厚，从组织结构上可观察到心肌细胞肥大和分布异常。梗阻性肥厚型心肌病的典型表现可致动力性左心室流出道梗阻，并与室性心律失常和心脏性猝死有关。这种典型表现以前被称为特发性肥厚性主动脉瓣下狭窄（IHSS），此术语已不再使用。即使在携带相同突变基因的家族成员中，疾病的表型也可能有很大差异。除了典型梗阻性改变，还存在极少或几乎不引起梗阻的向心性肥厚，以及多见于亚洲人群的心尖肥厚型心肌病。此外还有一种肥厚型心肌病伴孤立性室间隔中段肥厚，肥厚节段仅限于下壁、前壁或侧壁。罕见肥厚型心肌病可表现为孤立性乳头肌肥厚。肥厚型心肌病少见的变异主要累及右心室。

作为肥厚型心肌病的一个组成部分，乳头肌结构及其位置常伴有异常。乳头肌位置异常是导致动力性流出道梗阻的原因之一。关于肥厚型心肌病的新认识是一部分病例同时伴有心肌局部致密化不全。

除了不同程度的左心室室壁肥厚，二尖瓣也可能存在原发畸形，包括二尖瓣瓣叶（通常是前叶）冗长，以及腱索附着异常。这些解剖异常可能是导致二尖瓣反流和流出道梗阻的原因之一，并可能导致单纯肌切除术不能减轻动力性流出道梗阻。当确认存在原发性二尖瓣解剖异常时，肥厚型心肌病外科治疗方法可能更为复杂，包括复杂二尖瓣修复和二尖瓣多余组织的切除。因此在评估肥厚型心肌病患者时，需要特别注意二尖瓣解剖结构。

（一）肥厚型心肌病的超声心动图评价

肥厚型心肌病的早期超声心动图诊断采用 M 型超声心动图。采用这种技术，以室间隔与后壁厚度之比≥ 1.3∶1 作为诊断室间隔肥厚的依据。这种类型被称为非对称性室间隔肥厚（ASH），这一术语不能真实反映病理性肥厚的分布。需要强调的是，还有一些其他疾病，如肺高压伴右心室壁肥厚，左心室下壁梗死合并左心室壁肥厚，可导致类似的室间隔与左心室后壁厚度之比增大。正常老年人心脏常伴有前间隔肥厚成角，若只考虑室间隔与后壁厚度之比，则可能导致误诊肥厚型心肌病。因此，不能单纯以室间隔与左心室后壁厚度比值作为诊断肥厚型心肌病的指标。

二维超声心动图是筛选和评估确诊或疑似肥厚型心肌病的首选检查方法，可以确定是否存在左心室壁肥厚、肥厚程度及分布范围。超声心动图与 M 型、彩色多普勒血流及频谱多普勒相结合，能全面描绘肥厚型心肌病血流动力学异常频谱。图 18-1 至图 18-12 记录并显示了肥厚型心肌病患者心室壁肥大程度及分布变化。注意图 18-1 和图 18-2 中前间隔增厚而后壁相对正常。M 型超声心动图（图 18-3）提示单纯室间隔肥厚，而其他室壁厚度正常。然而，图 18-2 短轴切面显示室壁肥厚范围较胸骨旁长轴切面或 M 型超声心动图显示的范围更广。一般情况下，室壁肥

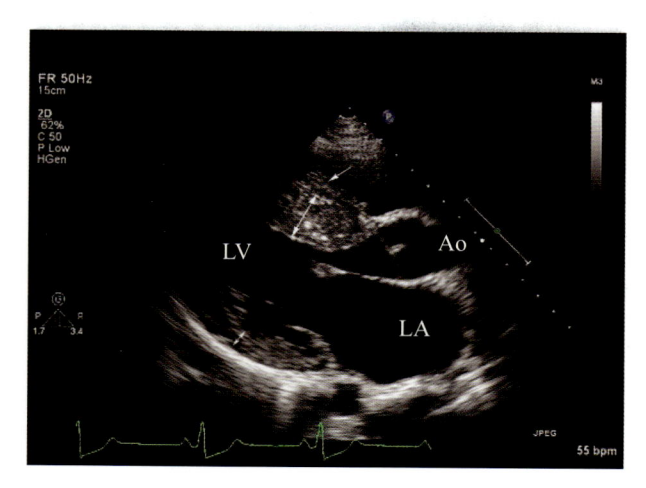

▲ 图 18-1 典型肥厚型心肌病患者胸骨旁长轴切面
室间隔明显增厚，后壁厚度正常（双向箭）。向下箭表示右心室小梁，不应包括在室间隔中。LV. 左心室；LA. 左心房；Ao. 升主动脉

厚以前间隔最为多见，其次是侧壁及下壁，较少累及后壁。这种类型较单纯室间隔肥厚更为常见。图 18-4 为轻度肥厚型心肌病患者，显示左心室流出道近端室间隔肥厚，但流出道内径相对正常。

图 18-7 至图 18-9 均为向心性肥厚型心肌病患者。向心性肥厚型心肌病通常不会引起梗阻。非梗阻型患者由于左心室心肌僵硬、舒张压升高及心博出量减少而产生症状。肥厚型心肌病有时会出现局限性肥厚，局限于下壁（图 18-10）、前壁（图 18-11）、侧壁、室间隔中段或右心室壁。图 18-12 显示心肌肥厚主要累及右心室。

三维超声心动图可准确显示心肌肥厚程度和分布情况，以及评估左心室流出道几何结构（包括近端室间隔凸入流出道程度）。但它并没有被证明具有其他意义，同时许多成人患者在获取高质量的三维图像数据时存在一定问题（图 18-13）。由于这些局限性，包括缺乏其他的应用价值，三维超声心动图尚未广泛应用于这些患者。

（二）心脏磁共振成像的作用

心脏磁共振成像（CMR）在评价已知或疑似肥厚型心肌病患者中具有重要作用。由于采用三维成像数据采集，CMR 比二维或三维超声心动图能更准确地评估左心室壁肥厚的整体范围和分布（图 18-14）。CMR 可以识别乳头肌异常结构及肥厚，也可以发现导致反流的二尖瓣解剖结构异常，这些异常需要在手术切除肥厚心肌时特别注意。CMR 可以显示并量化心室内异常血流，也可以识别二尖瓣反流、流出道血流动力性梗阻，并且计算梗阻压差。CMR 另一个特性是

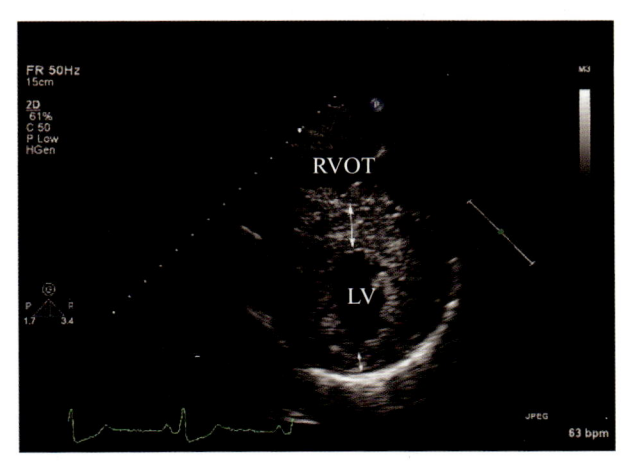

▲ 图 18-2 与图 18-1 所示同一患者的胸骨旁短轴切面
左心室室壁显著肥厚，最厚处位于前间隔（长双向箭），后壁厚度基本正常（短双向箭），左心室壁沿圆周方向逐渐增厚。LV. 左心室；RVOT. 右心室流出道

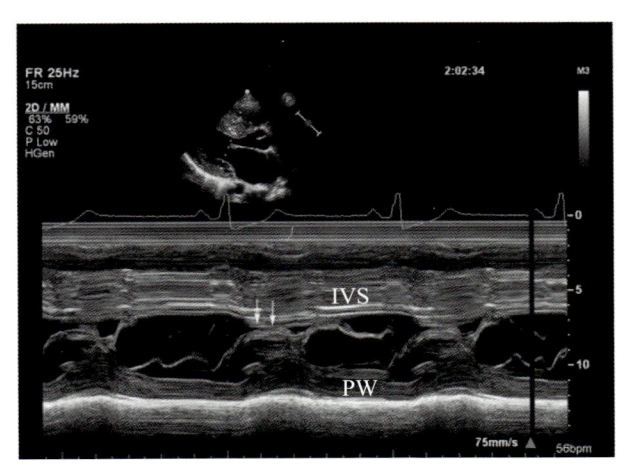

▲ 图 18-3 与图 18-1 和图 18-2 所示同一患者胸骨旁长轴切面 M 型超声心动图
显示室间隔明显增厚，后壁厚度相对正常。同时显示二尖瓣收缩期前向运动（向下箭），大部分收缩期临近室间隔，提示存在梗阻。IVS. 室间隔；PW. 后壁

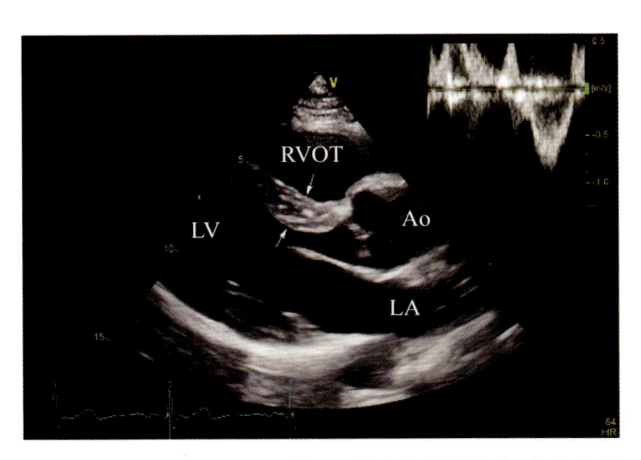

▲ 图 18-4 1 例有肥厚型心肌病家族史的年轻患者胸骨旁长轴切面
舒张末期胸骨旁长轴切面显示，室间隔上段增厚，厚度约为 13mm，而其余部分室壁厚度均小于 10mm。多普勒频谱显示非梗阻性患者左心室流出道无动力性压差。LA. 左心房；LV. 左心室；Ao. 升主动脉；RVOT. 右心室流出道

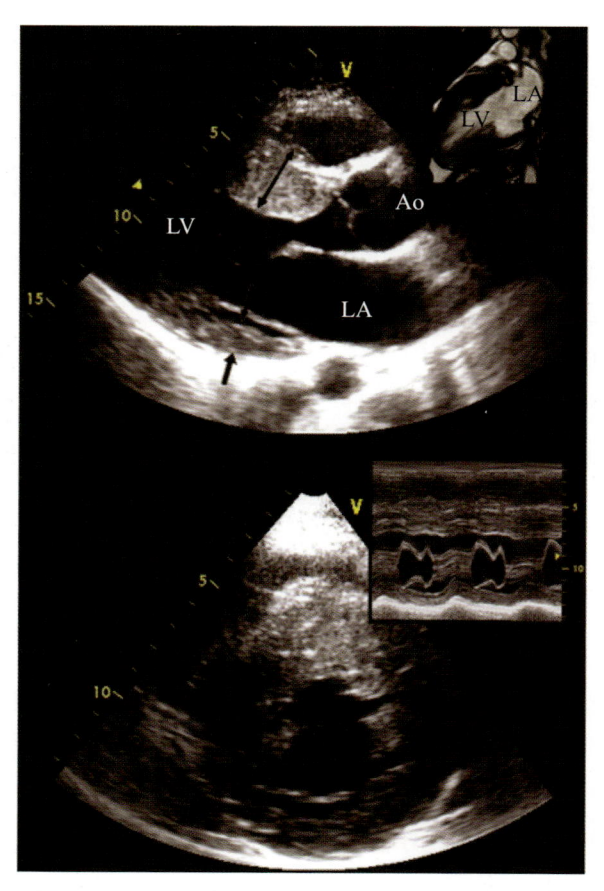

▲ 图 18-5 肥厚型心肌病患者胸骨旁长轴及短轴超声心动图

注意室间隔厚度（双向箭）较左心室后壁增厚。短轴切面显示室间隔厚度与后壁厚度不成比例，同时显示整个室间隔、下壁及侧壁肥厚程度。中间插图为 M 型超声心动图，显示室间隔显著肥厚、未见二尖瓣收缩期前向运动。右上角插图为心脏磁共振图像，显示心室壁肥厚。LA. 左心房；LV. 左心室；Ao. 升主动脉

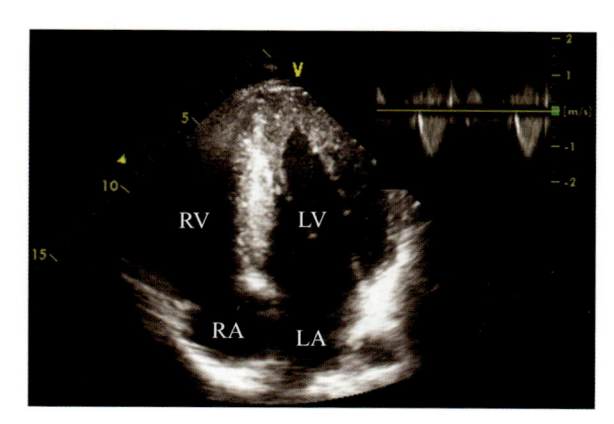

▲ 图 18-6 与图 18-5 所示同一患者的心尖四腔心切面，显示左心室壁基底段至心尖弥漫性增厚

插图显示左心室流出道连续多普勒频谱，提示无动力性压差。LA. 左心房；LV. 左心室；RA. 右心房；RV. 右心室

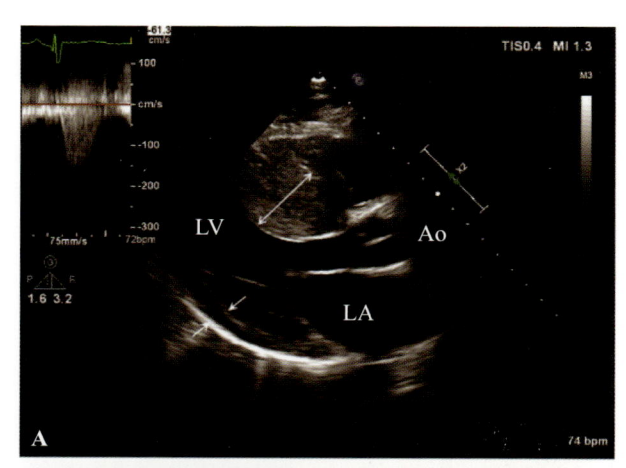

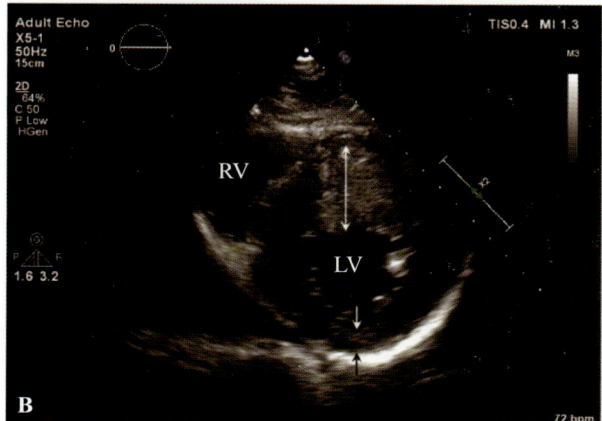

▲ 图 18-7 经胸超声心动图记录一名年轻患者在出现异常心电图后确诊肥厚型心肌病

A. 左心长轴切面。前间隔显著肥厚约 3.7cm。后壁全层厚度 < 1cm。实时图像显示无二尖瓣收缩期前向运动。左上角插图为心尖部至左心室流出道的多普勒频谱，显示没有血流动力学梗阻。B. 与图 A 同一患者的胸骨旁短轴切面。再次显示前间隔显著肥厚（双向箭）和相对正常左心室后壁（向内箭）。LA. 左心房；LV. 左心室；Ao. 升主动脉

根据延迟钆增强显像识别并量化肥厚心肌内瘢痕和纤维化区域（图 18-15）。肥厚心肌内存在瘢痕是诊断患者具有恶性室性心律失常高风险的独立指标。

CMR 局限性是许多肥厚型心肌病患者有植入式除颤器，虽然 CMR 检查可行，但技术上会由于存在除颤器而更加复杂。因此若将 CMR 用于肥厚型心肌病患者解剖结构评估，应在心脏装置植入之前进行，以提高诊断准确性。

心脏计算机断层扫描也可用于显示肥厚心

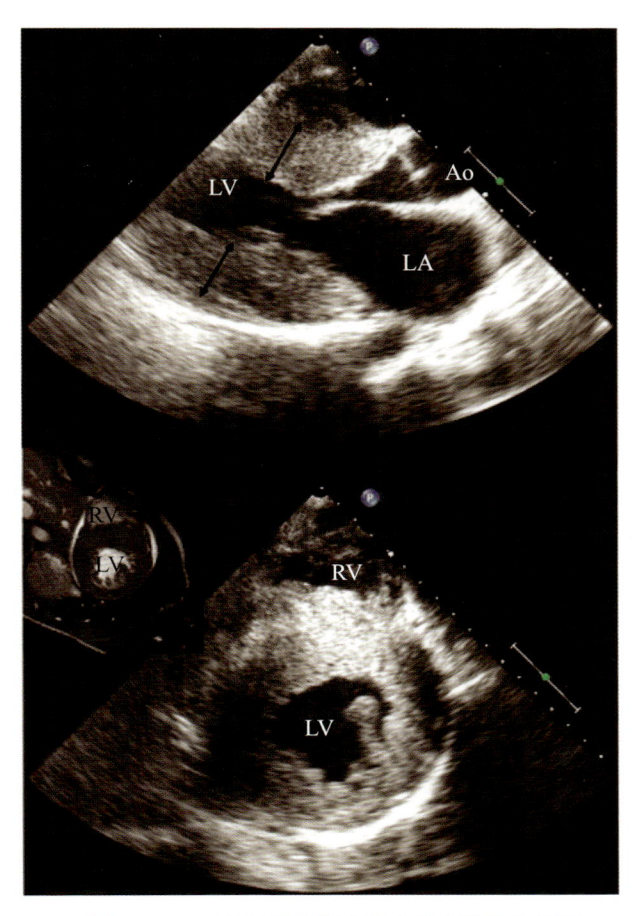

第 18 章 肥厚型心肌病及其他类型心肌病
Hypertrophic and Other Cardiomyopathies

▲ 图 18-8　对称性肥厚型心肌病患者胸骨旁切面
胸骨旁长轴和短轴切面显示心室壁各节段均呈明显对称性肥厚，如胸骨旁长轴切面中的双向箭所示。插图显示心室短轴磁共振图像也显示室壁弥漫性对称性肥厚。LA. 左心房；LV. 左心室；Ao. 升主动脉；RV. 右心室

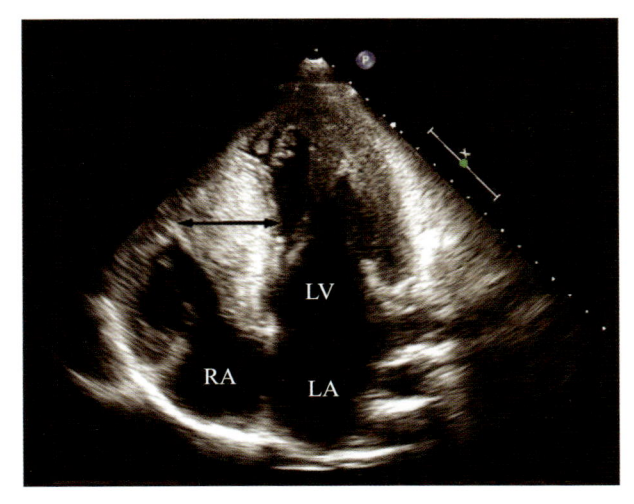

▲ 图 18-9　与图 18-8 所示同一患者的心尖四腔心切面，显示更为严重的室壁肥厚延续至右心室腔心尖部（双向箭）
LA. 左心房；LV. 左心室；RA. 右心房

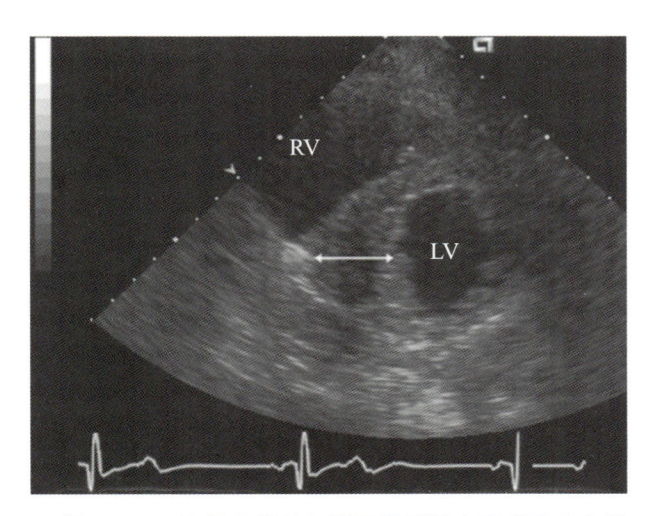

▲ 图 18-10　胸骨旁短轴切面示肥厚型心肌病患者心肌肥厚局限于下壁及后间隔（双向箭）
该患者无左心室流出道动力性梗阻。LV. 左心室；RV. 右心室

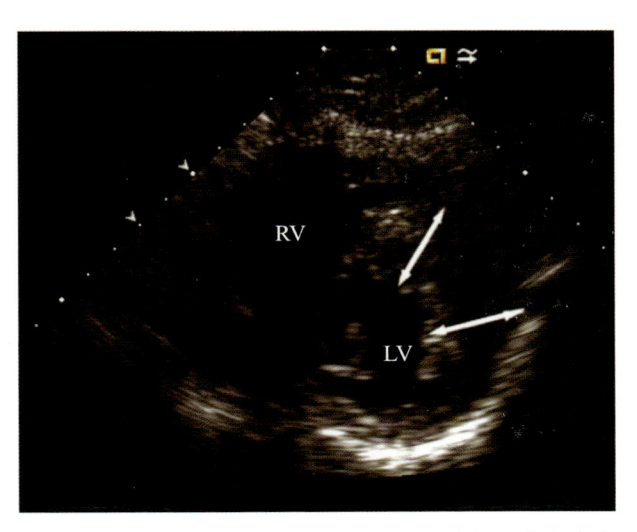

▲ 图 18-11　胸骨旁短轴切面显示肥厚型心肌病患者心肌肥厚局限于前壁和侧壁（双向箭）
LV. 左心室；RV. 右心室

肌病左心室壁肥厚（图 18-12）。但它不能完全评价流出道梗阻或瓣膜反流情况，也不能发现心肌内是否存在瘢痕，而这些信息与预后显著相关。

（三）梗阻性心肌病左心室流出道评估

肥厚型心肌病的一个主要表现是左心室流出道动力性梗阻。最初 M 型超声心动图通过是否存在二尖瓣收缩期前向运动（SAM）以及主

623

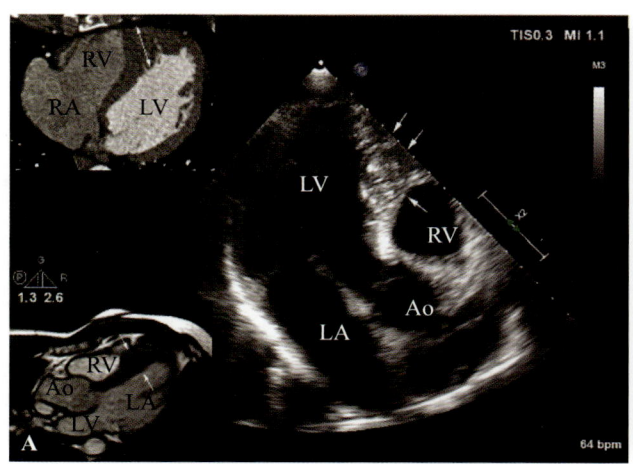

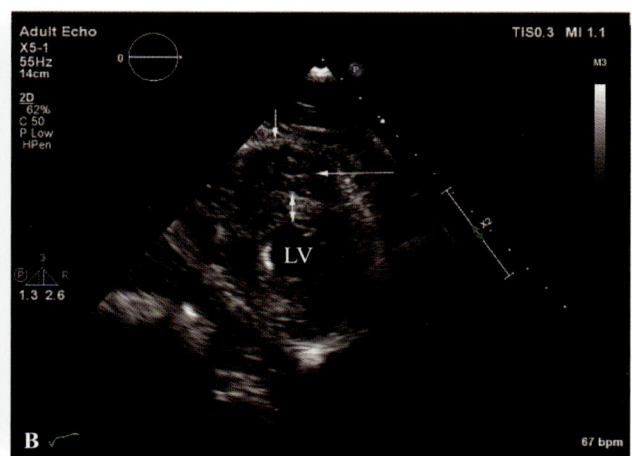

▲ 图 18-12 心脏 CT 用于显示肥厚型心肌病中右心室壁肥厚

A. 以右心室受累为主的肥厚型心肌病患者心尖长轴切面。中部图像显示右心室心尖部明显肥厚（箭）。上方插图为同一患者的心脏 CT 图像，更清晰显示右心室心尖部室壁肥厚程度（双向箭）。下方插图为同一患者的心脏磁共振图像，再次证实右心室心尖段室壁明显肥厚（箭）。B. 胸骨旁短轴切面显示右心室受累。显示左心室壁弥漫性肥厚，室间隔厚度相对正常（双向箭），但右心室心肌肥厚导致右心室流出道闭塞（箭）。LA. 左心房；LV. 左心室；Ao. 升主动脉；RV. 右心室

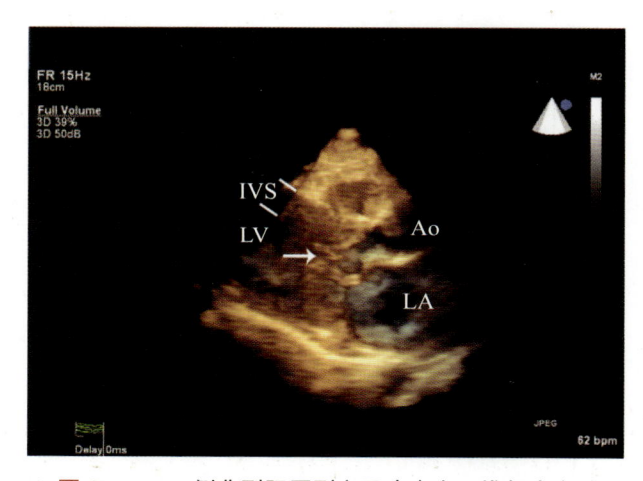

▲ 图 18-13 1 例典型肥厚型心肌病患者三维超声心动图

从 4 个心动周期采集的胸骨旁长轴切面全容积数据。显示室间隔增厚及二尖瓣收缩期前向运动（箭），这在实时图像中显示更明显。LV. 左心室；LA. 左心房；Ao. 升主动脉；IVS. 室间隔

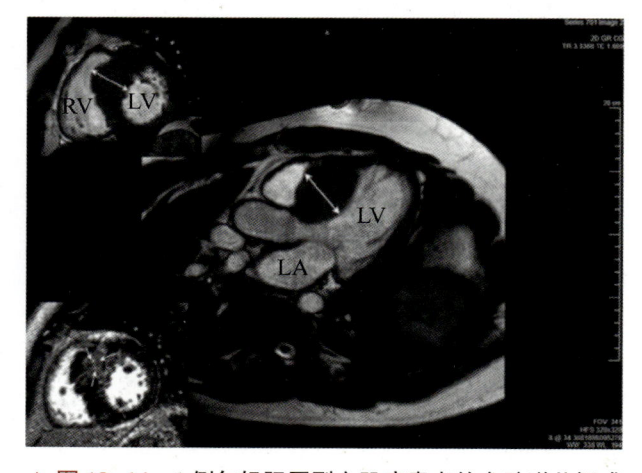

▲ 图 18-14 1 例年轻肥厚型心肌病患者的心脏磁共振成像，室间隔极其肥厚而其余室壁相对正常

中央图为长轴切面，显示室间隔明显肥厚（双向箭）。注意左心室心尖部及侧壁厚度正常。左上角插图为短轴切面，再次显示了室间隔显著肥厚（双向箭），室壁膨向右心室腔，其余室壁厚度相对正常。左下角插图为左心室短轴切面，显示显著肥厚的室间隔内有明显延迟的钆增强造影信号（箭）。LV. 左心室；RV. 右心室

动脉瓣收缩期突然部分关闭，记录是否存在流出道梗阻（图 18-3、图 18-16 至图 18-19）。二尖瓣 SAM 征是由于乳头肌与二尖瓣支持结构几何关系异常，同时伴有室间隔肥厚的心室高动力收缩状态。二尖瓣冗长的瓣叶结构可导致流出道梗阻（图 18-20）及二尖瓣装置不同部位收缩期前移。M 型、经胸或经食管超声心动图均可显示二尖瓣 SAM 征，其特征主要包括二尖瓣（腱索或瓣叶）异常运动以及与室间隔接触的程度及持续时间。当二尖瓣瓣叶直接与室间隔接触时间达收缩期 40% 及以上，更容易出现梗阻。

梗阻性肥厚型心肌病收缩早期主动脉瓣正

第 18 章　肥厚型心肌病及其他类型心肌病
Hypertrophic and Other Cardiomyopathies

常开放时左心室射血正常。梗阻发生在左心室收缩中后期，同时伴有左心室收缩末期射流短暂减少。血流量减少导致主动脉瓣部分关闭，通常伴有射血末期射血所导致的二次开放。这将导致主动脉瓣运动波形出现切迹，或出现几个异常高振幅频谱（图 18-18 和图 18-19）。主动脉 3 个瓣叶

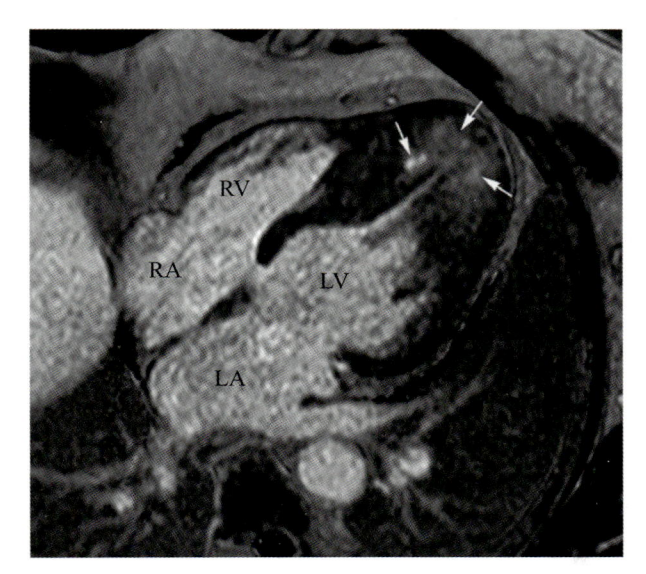

▲ 图 18-15　心尖肥厚型心肌病患者晚期钆增强的心脏磁共振图像
注意心尖部局灶性明亮信号与心肌纤维化和瘢痕一致（箭）。LA. 左心房；RA. 右心房；LV. 左心室；RV. 右心室

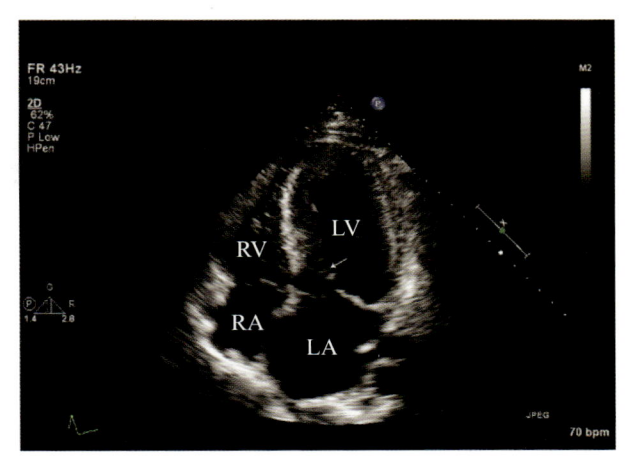

▲ 图 18-17　梗阻性肥厚型心肌病患者心尖四腔心切面
收缩末期图像显示室间隔不均匀性增厚，以及二尖瓣（箭）向左心室流出道前向运动。LA. 左心房；RA. 右心房；LV. 左心室；RV. 右心室

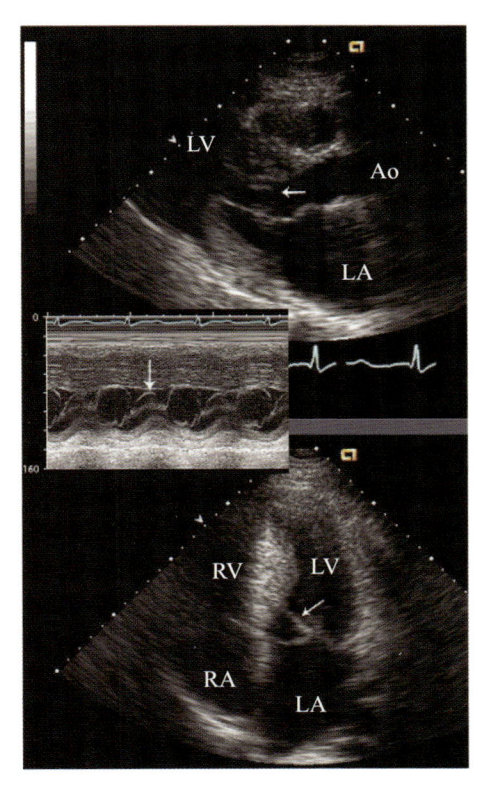

▲ 图 18-16　胸骨旁长轴切面及心尖四腔心切面示肥厚型心肌病伴二尖瓣收缩期前向运动
每个收缩期二尖瓣凸向左心室流出道（箭）。M 型超声心动图（小插图）显示二尖瓣收缩期前向运动（箭）。LA. 左心房；RA. 右心房；LV. 左心室；RV. 右心室

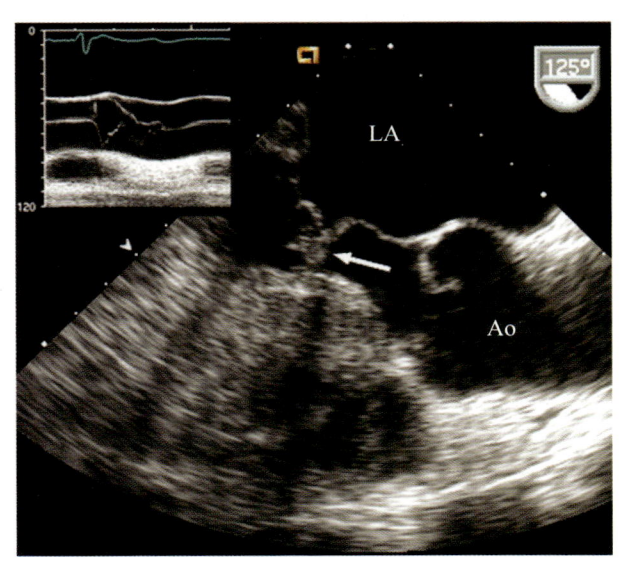

▲ 图 18-18　经食管超声心动图显示梗阻性肥厚型心肌病患者左心室流出道
收缩早期静态显示二尖瓣前向运动（箭），实时图像显示主动脉瓣震颤，M 型超声心动图（插图）可更清晰显示。LA. 左心房；Ao. 主动脉

625

提前闭合程度不同，其切迹不一致，无法定量评价流出道梗阻程度。

左心室流出道多普勒成像可记录并定量评估流出道梗阻程度。动力性流出道梗阻可导致流出道出现湍流，通过彩色多普勒血流成像检测到湍流信号（图 18-21）。脉冲多普勒成像用于测定左心室流出道任何一点的射流速度，若存在明显动力性流出道梗阻，血流速度将超过 Nyquist 极限而出现混叠现象（图 18-22）。

连续多普勒可准确分析左心室流出道血流动力学和压差，但不能确定梗阻部位。肥厚型心肌病伴有二尖瓣 SAM 征，解剖梗阻部位不难确定。应用连续多普勒结合解剖形态评价，可全面评估流出道梗阻的部位及程度。图 18-23 显示静息状态和 Valsalva 动作时连续多普勒记录峰值速度而不产生混叠。流出道动力性梗阻连续多普勒频谱有几个特点。血流频谱峰值后移呈"匕首状"，与二尖瓣反流或主动脉狭窄血流频谱不同（图 18-24），后者血流频谱呈对称性。流出道压差峰值后移表明收缩中晚期左心室流出道内压力动态变化的特点，与固定性梗阻所致的峰值压差出现

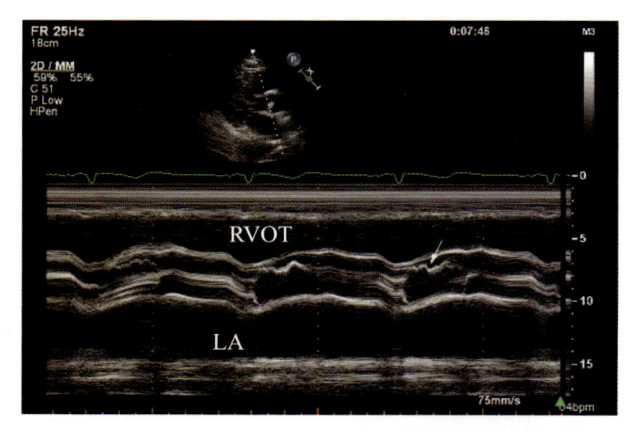

▲ 图 18-19 1 例梗阻性肥厚型心肌病患者的主动脉瓣 M 型超声心动图
显示主动脉瓣收缩中期震颤（箭），以及心室收缩期主动脉瓣扑动。LA. 左心房；RVOT. 右心室流出道

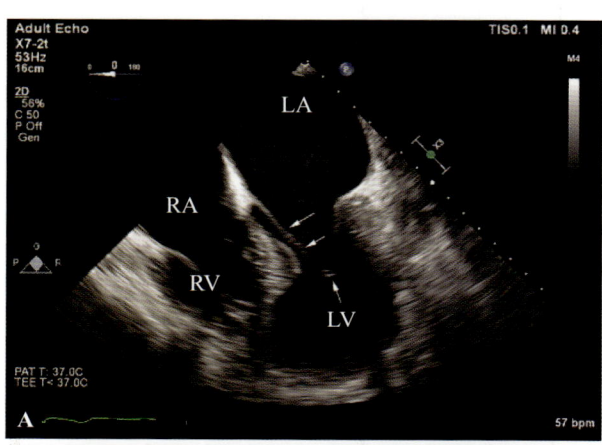

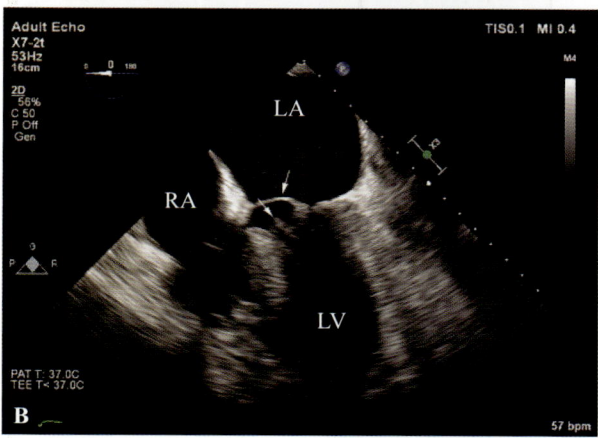

▲ 图 18-20 一例肥厚型心肌病患者，经食管超声心动图显示二尖瓣瓣叶冗长
A. 显示舒张期时二尖瓣前叶冗长（箭）。B. 显示收缩期时，二尖瓣前叶膨向左心房侧提示二尖瓣脱垂（箭），而前叶冗长的部分在收缩期脱入左心室流出道（左箭）。LA. 左心房；RA. 右心房；LV. 左心室；RV. 右心室

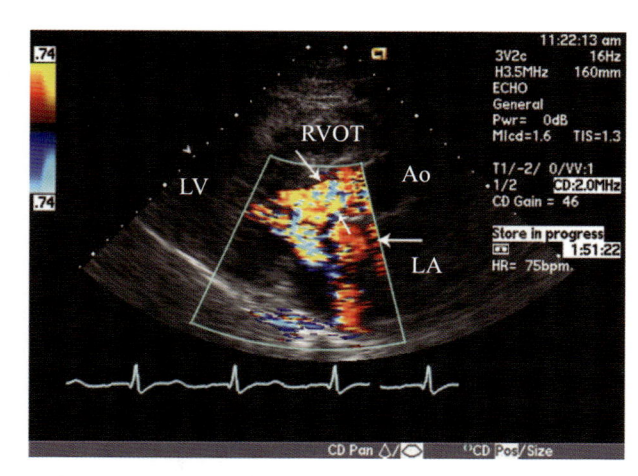

▲ 图 18-21 肥厚型心肌病患者胸骨旁长轴切面彩色多普勒成像
显示二尖瓣收缩期前向运动所致的左心室流出道内明显湍流，二尖瓣水平（箭）湍流束较窄，及朝向后方的二尖瓣反流束（水平箭）。LA. 左心房；LV. 左心室；Ao. 主动脉；RVOT. 右心室流出道

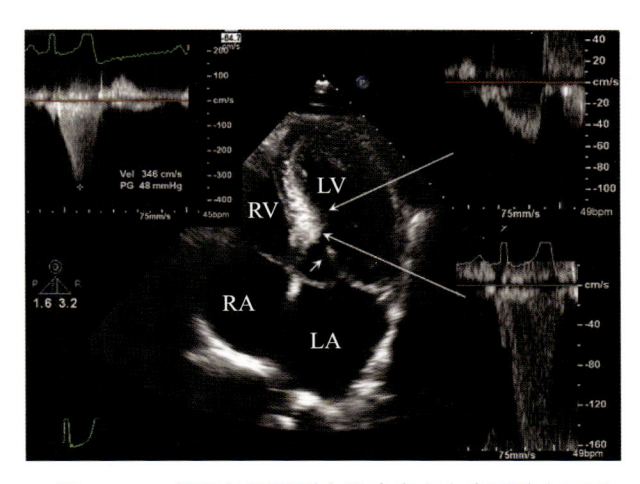

第18章 肥厚型心肌病及其他类型心肌病
Hypertrophic and Other Cardiomyopathies

▲ 图 18-22 梗阻性肥厚型心肌病患者心尖四腔心切面，多普勒显示流出道动态压差变化

收缩中期显示二尖瓣前向运动（小箭）。右上角插图为室间隔中段位置脉冲波多普勒显示无混叠，表明无血流加速。右下角插图二尖瓣收缩期前向运动处脉冲多普勒显示流出道梗阻高速血流导致的混叠信号。左上角插图左心室流出道连续多普勒显示收缩晚期峰值压差约 48mmHg。LA. 左心房；RA. 右心房；LV. 左心室；RV. 右心室

在血流量最大的收缩早期不同。梗阻性肥厚型心肌病最大压差出现在收缩晚期，此时左心室大部分射血已经完成，因此对于血流量而言并未发生真正的梗阻。左心室流出道收缩前出现前向血流较常见（图18-23），这是由于左心室顺应性减低，当心房收缩导致血流加速时可传入左心室流出道而在心室收缩期之前即出现流出道前向血流。

肥厚型心肌病患者行运动试验一般较安全，但应在熟悉肥厚型心肌病病理及其心律失常的医生监督下进行。一般来说，运动实验用于诱发流出道压差，而不是诱导心肌缺血。因此，多普勒优先于室壁运动分析（图18-25）。

诱发左心室流出道出现压差具有一定的临床意义。从生理学角度讲，任何增加左心室收缩力、减少左心室容量或降低左心室流出道阻力的行为都可使隐匿性压差得以显现。诱发左心室流出道出现压差的具体方式包括运动、Valsalva 动作（图18-23 和图18-25）、吸入亚硝酸戊酯、输注异丙肾上腺素，或从蹲姿快速站立。多种生理

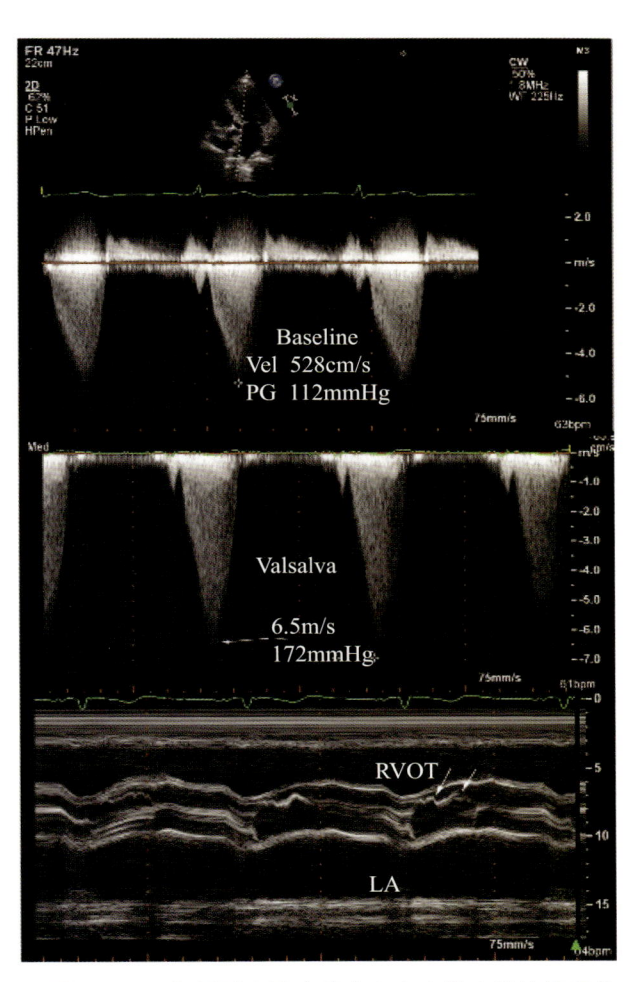

▲ 图 18-23 肥厚型心肌病患者左心室流出道连续多普勒图像显示峰值压差后移，静息状态下峰值压差（PG）约为 112mmHg

由于顺应性减低及左心室肥大使心房收缩增强引起的血流传入左心室流出道，导致流出道收缩期之前出现前向血流。Valsalva 动作峰值压差增至 172mmHg。M 型图像（下图）显示主动脉瓣曲线收缩期出现切迹（箭）。LA. 左心房；RVOT. 右心室流出道

改变可导致左心室流出道压差出现继发性改变。室性早搏后的代偿期通常可显示左心室流出道压差升高（图18-26）。其他可以短暂增加左心室流出道压差的因素还包括生理性应激。图18-27 记录了一名病情稳定的肥厚型心肌病患者，当发生复杂骨折时，其流出道压差急剧增加；给予适当止痛治疗后压差恢复正常。

有时二维超声心动图符合肥厚型心肌病表现，但无梗阻征象。需要强调的是，肥厚型心肌

627

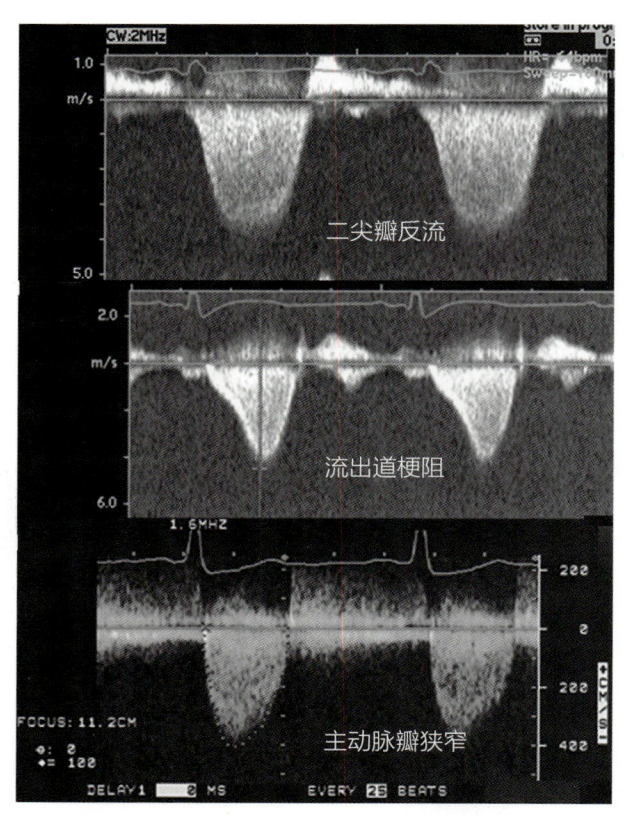

▲ 图 18-24 二尖瓣反流（上图）、左心室流出道动力性梗阻（中图）和主动脉瓣狭窄（下图）的频谱比较

经编辑后，每个图像的第一个 QRS 波群均位于图上同一位置。二尖瓣反流起始时间明显早于流出道动力性梗阻及主动脉瓣狭窄。与二尖瓣反流及主动脉瓣狭窄的对称性血流频谱相比，流出道动力性梗阻血流频谱峰值后移呈"匕首样"改变

病患者体征、症状及不良预后与流出道梗阻无关，而与舒张功能障碍、每搏量减少或继发性肺高压有关（图 18-28）。无梗阻并不能排除肥厚型心肌病。

应用应变成像对心肌形变进行详细评估可有助于肥厚型心肌病临床前诊断。一般来说，肥厚型心肌病心肌收缩和舒张应变存在异常，但在肥厚型心肌病、高血压性心脏病、限制型心肌病及其他疾病中，心肌应变值可能存在重叠，这些重叠降低了应变分析的独特价值。对于不合并其他心血管病（如高血压、主动脉狭窄等），年轻患者伴有肥厚型心肌病家族史并存在可疑肥厚时，如果心肌应变轻度减低，可为诊断临床前状态提

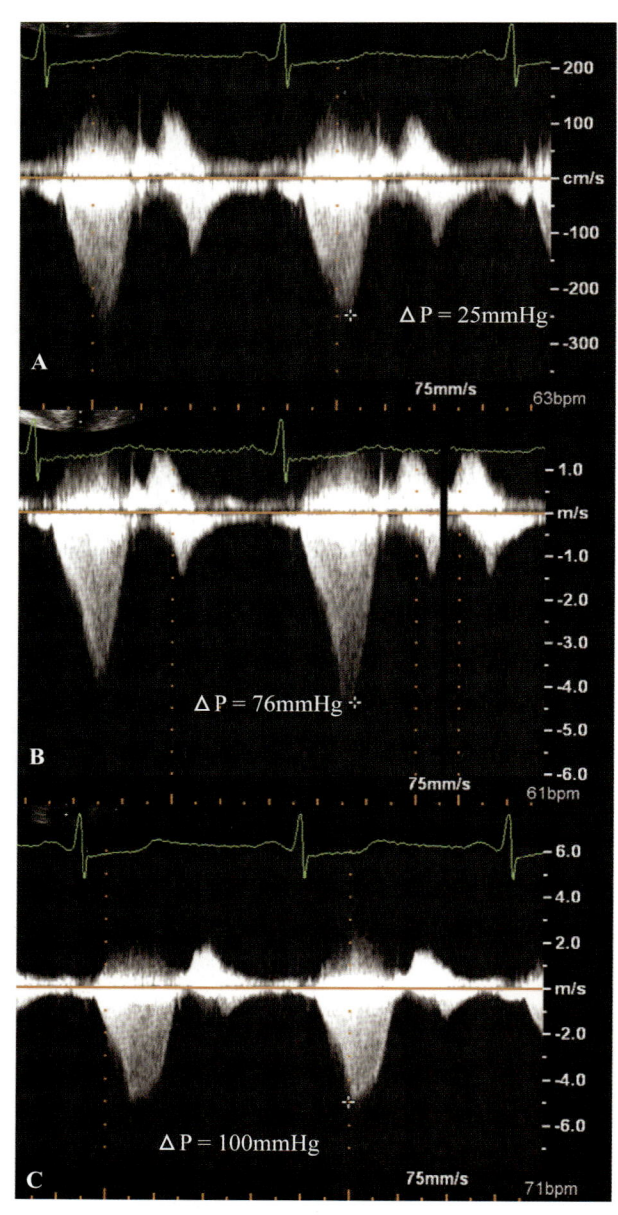

▲ 图 18-25 梗阻性肥厚型心肌病患者的左心室流出道连续多普勒成像

A. 静息状态下收缩晚期流出道压差峰值为 25mmHg；B. Valsalva 动作时，压差峰值增加到 76mmHg；C. 运动后立即记录，压差峰值为 100mmHg

供间接依据（图 18-29）。鉴别肥厚型心肌病与 Fabry 病、糖原贮积病或淀粉样变性相关的浸润性心肌病有时很困难。一般来说，浸润性心肌病的心肌应变值明显低于肥厚型心肌病。最后，已知肥厚型心肌病患者，应变值（较小负值）进展性减低与预后不良相关。

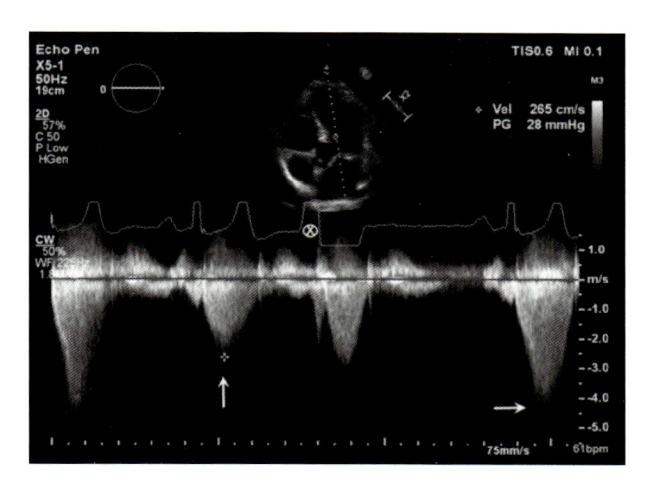

第18章 肥厚型心肌病及其他类型心肌病
Hypertrophic and Other Cardiomyopathies

▲ 图 18-26 肥厚型心肌病伴左心室流出道动力性梗阻患者左心室流出道连续多普勒成像

记录时患者为窦性心律伴频发室性期前收缩。左起第二个心动周期为窦性搏动，流出道压差峰值为 28mmHg（向上箭），随后出现室性期前收缩和收缩后间歇，压差峰值增加至约 4.5m/s（水平箭），与室性期前收缩后心肌收缩增强有关

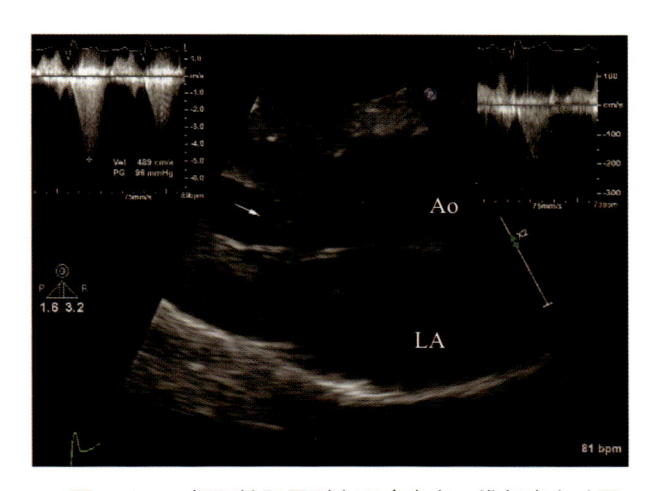

▲ 图 18-27 梗阻性肥厚型心肌病患者二维超声心动图

中央图示收缩末期胸骨旁长轴切面显示二尖瓣收缩期前向运动（箭）。右上插图示连续多普勒于左心室流出道取样，静息状态下左心室流出道压差 16mmHg。左上插图示患者出现股骨骨折且出现与疼痛相关的生理应激时。显示左心室流出道压差增加到 96mmHg，与肾上腺素增加有关。疼痛控制后流出道压差恢复正常。LA. 左心房；Ao. 主动脉

（四）肥厚型心肌病伴二尖瓣反流

二尖瓣反流常见于梗阻性肥厚型心肌病，其病因往往为多因素导致。在某些情况下，二尖瓣瓣叶可并存解剖异常导致反流。当瓣膜出现 SAM 征时瓣膜易对合错位，导致二尖瓣反流更

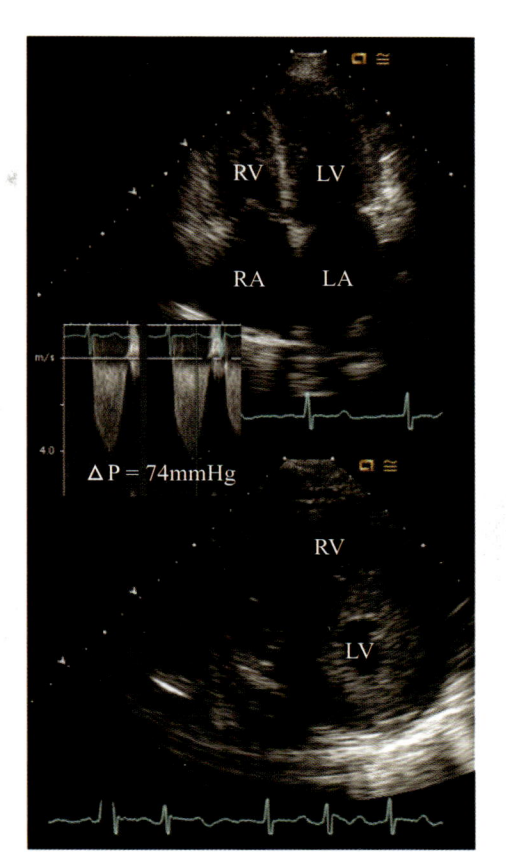

▲ 图 18-28 向心性非梗阻性肥厚型心肌病患者心尖四腔和短轴切面

小图为三尖瓣反流连续多普勒显示三尖瓣反流压差峰值为 74mmHg，提示显著继发性肺高压。LA. 左心房；RA. 右心房；LV. 左心室；RV. 右心室

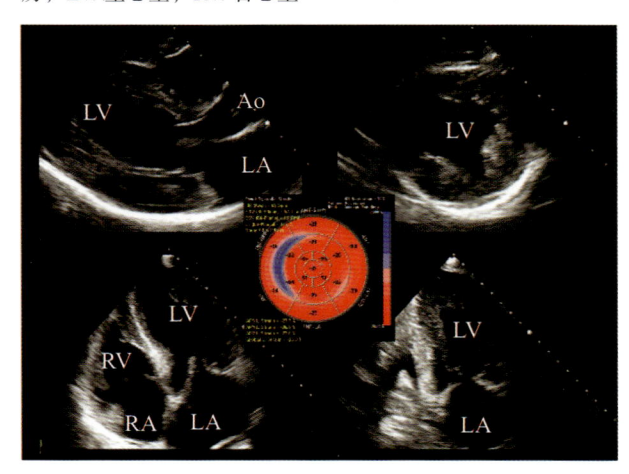

▲ 图 18-29 1 例年轻肥厚型心肌病患者四切面复合图

左心室肥大以室间隔明显，实时图像显示左心室整体和局部收缩功能正常。中心图像是来自多切面的左心室整体纵向应变"牛眼"图。射血分数为 75.5%，整体纵向应变正常（应变值为 -25.3%）。但是室间隔中部纵向应变降低。LA. 左心房；RA. 右心房；LV. 左心室；RV. 右心室

629

为常见（图 18-30），有时我们可以直接观察到收缩中期二尖瓣瓣叶分离（图 18-31）。二尖瓣反流程度从轻度到重度不等，二尖瓣反流本身可引起临床症状。反流束起自瓣叶中心，但进入左心房后常呈偏心性（图 18-30）。二尖瓣反流通常出现在二尖瓣前向运动幅度最大的收缩中晚期，而不是全收缩期。由于患者常伴有流出道梗阻，左心室压升高发生于收缩中晚期导致二尖瓣反流形态不典型，其最大反流速度出现在收缩晚期，与器质性二尖瓣反流最大速度出现于收缩早期不同（图 18-30 和图 18-32）。峰值速度出现于收缩晚期的二尖瓣反流有时可误认为左心室流出道动力性梗阻。二尖瓣反流信号出现时间晚于左心室流出道血流频谱，其峰值速度超出正常生理范围（图 18-32）。当肥厚型心肌病伴二尖瓣反流患者，收缩晚期峰速 > 6m/s 时，应考虑为二尖瓣反流可能。另一个提示病因的线索是二尖瓣反流信号持续时间长，可延长至等容舒张期。

（五）肥厚型心肌病的变异

孤立性心尖肥厚型心肌病是较少见的病变。这种病变通常心电图胸前导联 T 波对称性倒置。图 18-33 至图 18-36 显示心尖肥厚型心肌病。室壁肥厚分布范围变化大，从局部到对称及弥漫性分布不等。典型病例心室基底段室壁厚度正常，心尖段室壁发生病理性肥厚，使左心室腔呈"铲状"（图 18-33）。心尖肥厚型心肌病通常不伴梗阻，多数无症状患者因心电图检查异常而被偶然发现。图 18-34 显示心尖段及远段肥厚，而基底段相对正常，舒张期主动脉瓣及其下方 2cm 处室间隔及左心室后壁相对正常，室壁肥厚导致心腔近乎闭塞。

心尖肥厚型心肌病有时在超声心动图上会被忽视，特别是低频探头扫查时。当使用低频探头

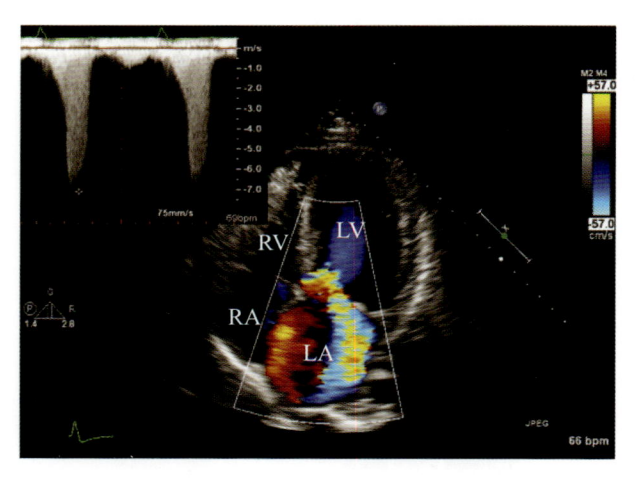

▲ **图 18-30** 梗阻性肥厚型心肌病合并流出道动力性梗阻及功能性二尖瓣反流患者心尖四腔心切面

中央图示中至重度偏向后侧方的偏心性二尖瓣反流。左上角插图是二尖瓣反流连续多普勒图示收缩晚期反流峰速约 7m/s，压差约 200mmHg，代表左心室与左心房之间的压差，而不是流出道压差。LA. 左心房；RA. 右心房；LV. 左心室；RV. 右心室

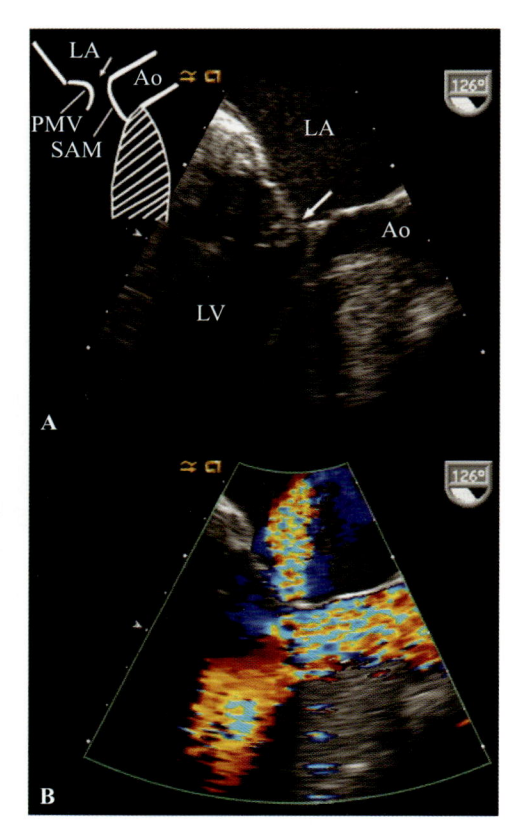

▲ **图 18-31** 梗阻性肥厚型心肌病伴继发二尖瓣反流患者经食管超声心动图

A. 显示二尖瓣收缩期前向运动与室间隔接触。在收缩中晚期，前向运动的前叶远离后叶，导致瓣叶对合错位（箭）及二尖瓣反流。B. 彩色血流多普勒成像示二尖瓣反流。插图所示病理在实时图像中更明显。LA. 左心房；LV. 左心室；Ao. 主动脉；PMV. 二尖瓣后叶；SAM. 收缩期前向运动

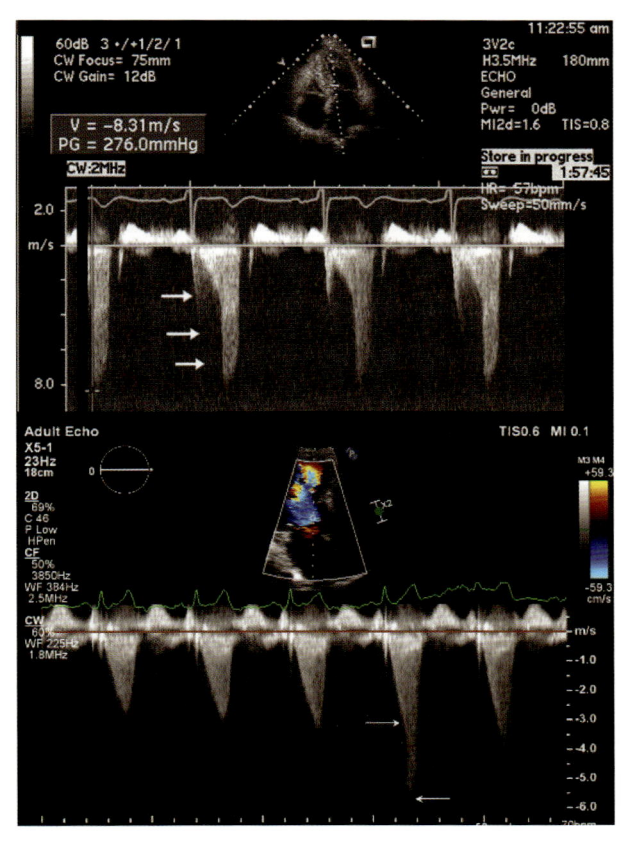

第 18 章 肥厚型心肌病及其他类型心肌病
Hypertrophic and Other Cardiomyopathies

▲ 图 18-32 2 例肥厚型心肌病合并二尖瓣反流患者的连续多普勒图像

上图显示连续多普勒测得频谱形态异常，峰速为 8.3m/s，压差为 276mmHg。这种压差不能代表真实的流出道压差，注意收缩晚期峰值速度信号致密，以及收缩早期信号微弱（水平箭）。梗阻性肥厚型心肌病患者典型二尖瓣反流频谱表现为晚期细长的高速频谱。下图为一类似患者，取样线轻度偏离流出道。频谱左侧示典型的收缩晚期峰速约为 3m/s 代表流出道梗阻程度。当取样容积轻微移动时，显示代表二尖瓣反流的细长频谱，峰速约为 6m/s（水平向左箭）。并微弱可见叠加在晚期峰速 6m/s 频谱上的流出道梗阻频谱（水平向右箭）

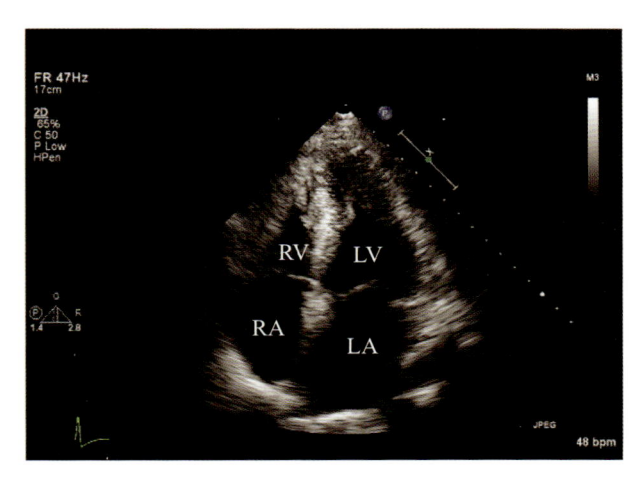

▲ 图 18-33 心尖肥厚型心肌病患者心尖四腔心切面
显示收缩期心肌肥厚导致心尖部心腔闭塞。LA. 左心房；RA. 右心房；LV. 左心室；RV. 右心室

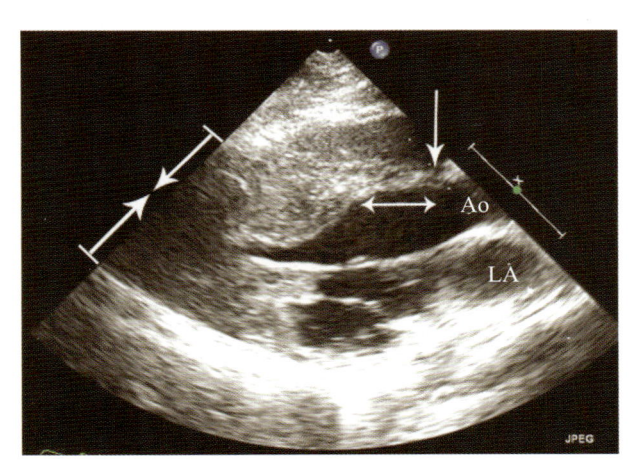

▲ 图 18-34 左心室壁远端各段重度肥厚患者胸骨旁长轴切面
舒张末期左心室远端 3/4 室壁显著肥厚。垂直箭显示主动脉瓣平面，主动脉瓣下方的双向箭表示室间隔近段心肌厚度正常，左心室后壁近段心肌厚度正常。左心室心肌其余节段重度肥厚，甚至舒张期心腔几乎完全闭塞。左心室心腔边缘的内向箭表示心肌全层厚度。LA. 左心房；Ao. 主动脉

时，低频超声穿透力较差，仅能使薄层心肌产生回声仅显示心外膜，易被误认为心内膜边界。当超声心动图扫查不明确时，可使用一些其他方法鉴别是否存在心尖或心室中段肥厚型心肌病。首先减低聚焦深度和增加探头频率。此外，心尖部使用彩色多普勒血流成像，Nyquist 极限适当减低，容易分辨血流与组织边界及心尖部血流聚集区，该血流聚集区代表左心室心尖或中段心腔存在狭窄（图 8-35）。频谱多普勒成像可用于确定心尖

局部血流压差，彩色多普勒组织成像可以检测到更细微的心肌回声（图 18-36）。

造影超声心动图通过使用经肺循环到达左心室的对比剂，也可确诊心尖肥厚型心肌病。应用左心室造影可以显示心肌肥厚的真实程度，并能清晰显示左心室腔异常轮廓（图 18-37 和图 18-38）。

最后一个间接征象是在显著肥厚的心肌中显

631

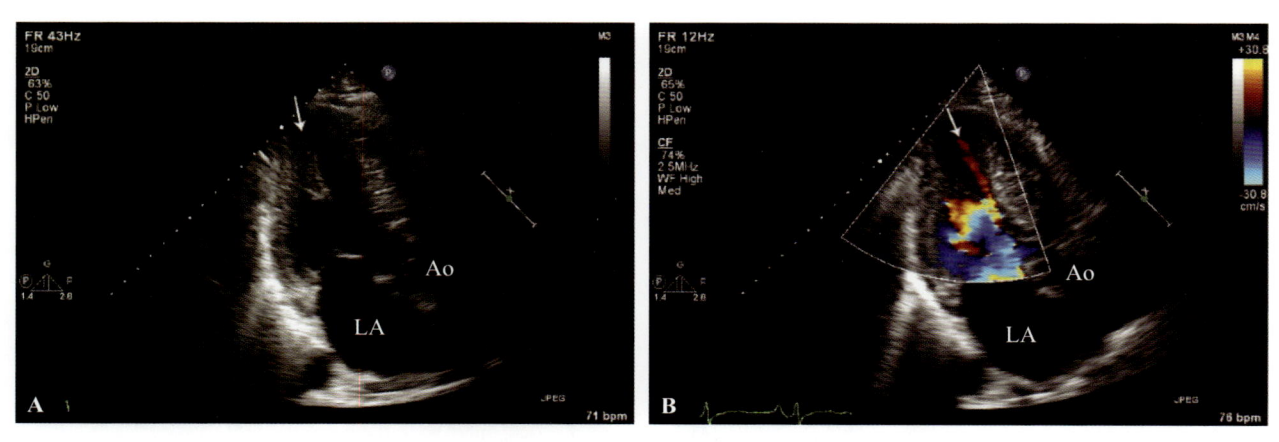

▲ 图 18-35 肥厚型心肌病患者经胸超声心动图主要表现为心尖肥厚和乳头肌向心尖部移位

A. 心尖长轴切面显示室间隔肥厚延伸到心尖且乳头肌向心尖移位（向下箭）。B. 心尖长轴切面彩色多普勒图像显示心尖部分（箭）心室腔变窄，由室间隔肥厚及乳头肌肥厚并心尖移位所致。LA. 左心房；Ao. 主动脉

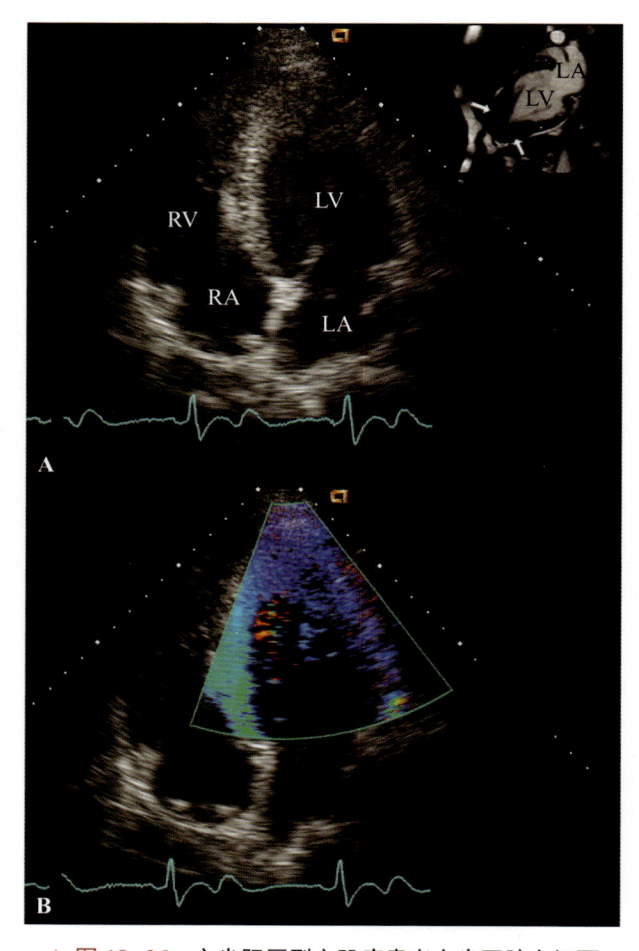

▲ 图 18-36 心尖肥厚型心肌病患者心尖四腔心切面

A. 二维超声显示心尖部心肌明显肥厚。B. 彩色多普勒组织成像实时显像，可提高显示心尖肥厚的微弱心肌回声。小图是同一个患者心脏磁共振成像纵向切面显示孤立性心尖肥厚。LA. 左心房；RA. 右心房；LV. 左心室；RV. 右心室

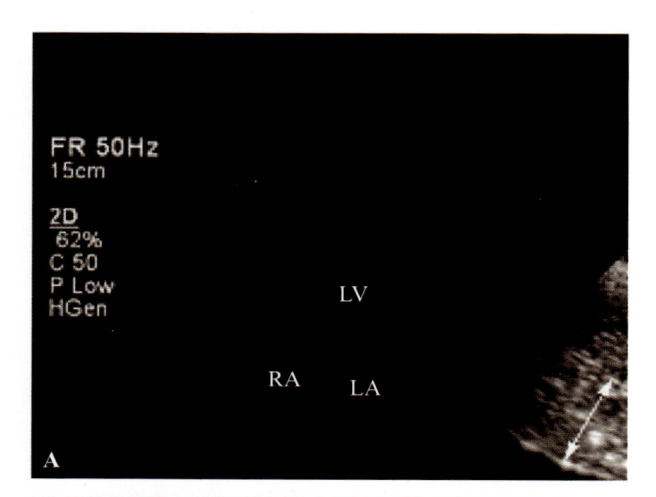

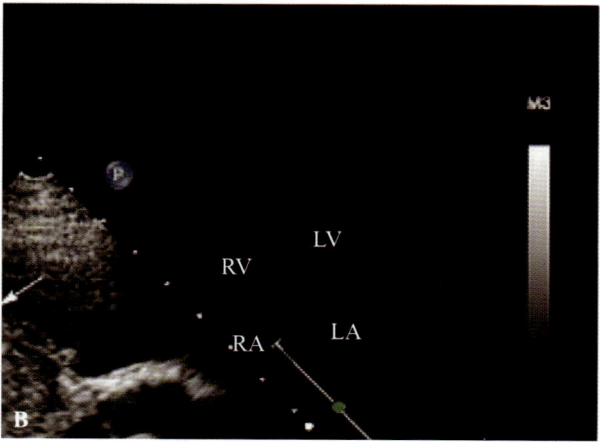

▲ 图 18-37 左心室造影显示心肌肥厚的真实程度和左心室腔异常轮廓

A. 心尖肥厚型心肌病患者心尖四腔心切面，常规经胸超声心动图图像不清晰。实时图像提示心尖肥厚（双向箭）及心腔闭塞。B. 左心室造影，左心室心尖部室壁显著增厚（双向白箭）及"铲状"左心室腔。LA. 左心房；RA. 右心房；LV. 左心室；RV. 右心室

第18章 肥厚型心肌病及其他类型心肌病
Hypertrophic and Other Cardiomyopathies

示心肌内血管（图 18-39 和图 18-40）。这间接证明增厚的室壁由心肌构成而不是浸润性所致。

（六）左心室腔中部梗阻

肥厚型心肌病另一病变类型为左心室中间段室壁肥厚并梗阻。与心尖段病变类似，这种类型肥厚型心肌病可能更难鉴别，通常不伴有二尖瓣SAM征或流出道血流紊乱。由于图像细节取决于横向分辨率，因此从心尖扫查成像时，左心室中段水平的实际狭窄程度可能会被低估。收缩期彩色多普勒血流信号通常为左心室腔中段梗阻的首发表现（图 18-41 和图 18-42）。彩色多普勒血流成像可发现收缩期左心室腔中段狭窄区域。连续多普勒可显示心室腔中部高速射流。有时，中部及心尖肥厚型心肌病的舒张期及收缩期血流动态特性可导致连续多普勒经左心室中线获取特殊

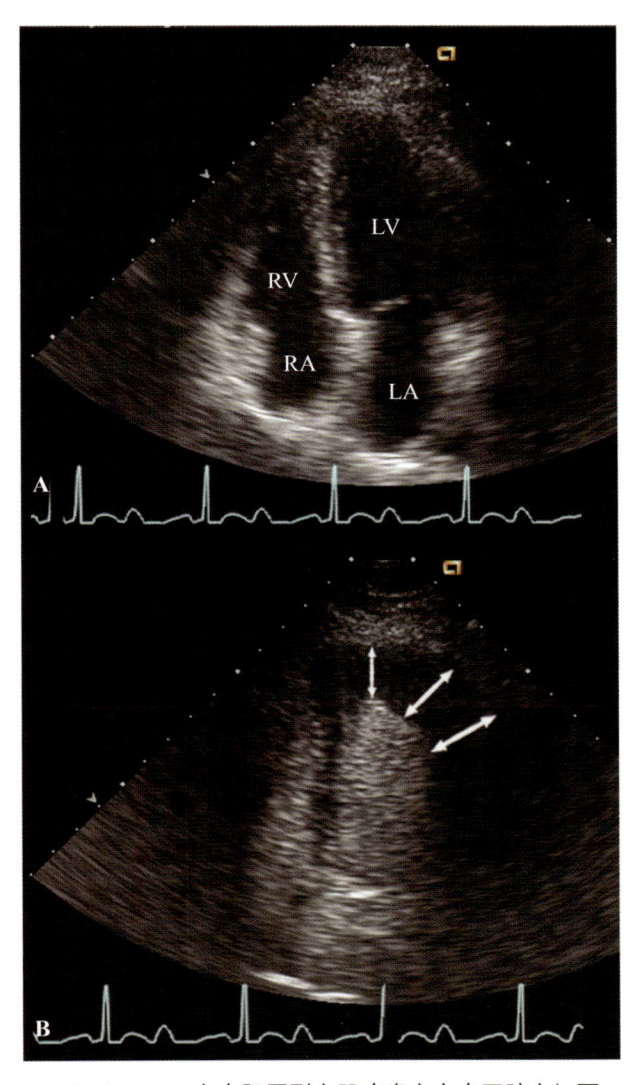

▲ 图 18-38 心尖肥厚型心肌病患者心尖四腔心切面
A. 心尖肥厚显示欠清。B. 静脉注射左心室对比剂后，可清晰显示心尖部心肌的全层厚度（双向箭）。LA. 左心房；RA. 右心房；LV. 左心室；RV. 右心室

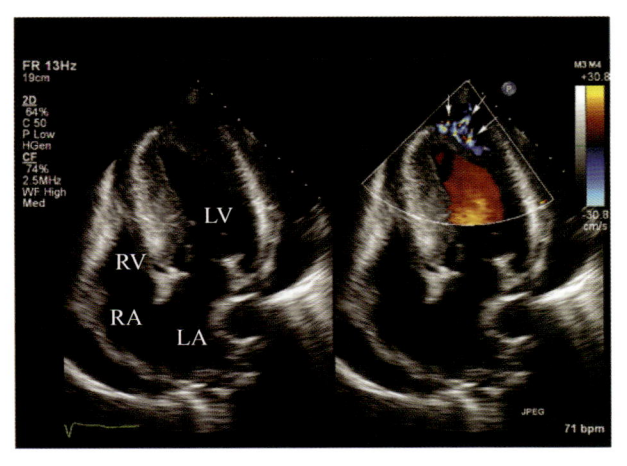

▲ 图 18-39 心尖四腔心切面左心室心尖部有和无彩色多普勒血流成像，对称性左心室肥大符合肥厚型心肌病诊断
右图为彩色多普勒血流成像，显示心肌内显著血流信号，提示为心肌内冠状动脉（箭）。LA. 左心房；RA. 右心房；LV. 左心室；RV. 右心室

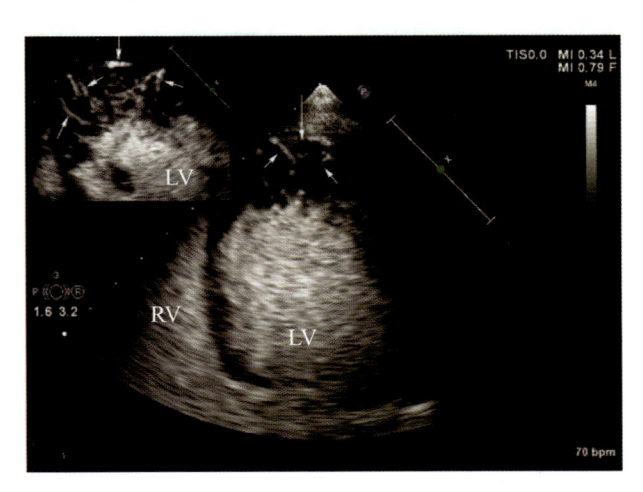

▲ 图 18-40 心尖肥厚型心肌病患者注射左心室对比剂后的心尖四腔心切面
中央图像显示心尖部心肌病理性肥厚，其中有多个心肌内大冠状动脉（箭）。左心室心尖部实际解剖边界以较长的向下箭表示。左上图像为同一区域局部放大图，更好显示心肌内多支显著血管，实时图像显示心肌血管内血流信号。LV. 左心室；RV. 右心室

633

的血流频谱（图 18-42B，插图）。

此特异性频谱显示早期高速血流，随后血流中断，出现第二个收缩峰，然后为舒张期前向血流。这种不寻常频谱被称为"蟹爪样"血流频谱。某些病例这种血流频谱可能代表长期高血压伴左心室腔相对较小的结果，也可能是肥厚型心肌病一个独特的解剖亚型。与心尖肥厚型心肌病诊断相似，左心室造影可用于确定左心室腔的真正边界及左心室腔中部狭窄程度。

（七）晚期肥厚型心肌病

少数患者左心室壁异常肥厚（不存在高血压）及左心室收缩功能障碍（图 18-43）可诊断晚期肥厚型心肌病。此时左心室高动力收缩消失，整体运动减弱。常伴有"限制性"舒张功能障碍。由于收缩力降低，SAM 征和流出道梗阻不再存在，表现为左心室轻度扩大并心肌肥厚。只有经临床和超声心动图确诊为典型的肥厚型心肌病患者出现上述表现，才能诊断晚期肥厚型心肌病。在没有其他病因导致左心室肥大和收缩功能障碍时，也可考虑晚期肥厚型心肌病。

在肥厚型心肌病终末期射血分数正常，可发现整体纵向应变（GLS）降低（图 18-44）。研究表明，与 GLS 正常患者相比，GLS 异常患者预后较差。

长期肥厚型心肌病患者另一临床表现为心房颤动。经食管超声心动图显示左心房及左心耳（图 18-45）显著自发性造影回声，表明血栓形成及栓塞的风险高。

另外，有时长期肥厚型心肌病伴有心肌梗死，但不存在冠状动脉阻塞性疾病。推测心肌梗死可能与心肌内冠状动脉受压，或与冠状动脉血

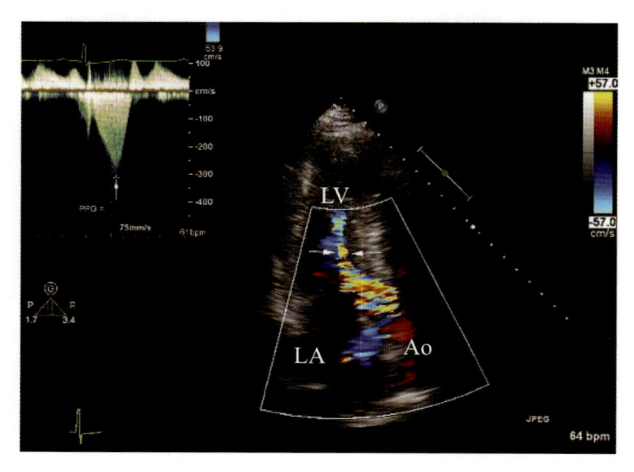

▲ 图 18-41 梗阻性肥厚型心肌病患者心尖长轴切面所示最重梗阻水平位于左心室腔中部
收缩末期射流束变细（箭）。左上图中为左心室长轴连续多普勒频谱表现为典型的收缩期峰值后移，压差约为 36mmHg。LA. 左心房；LV. 左心室；Ao. 主动脉

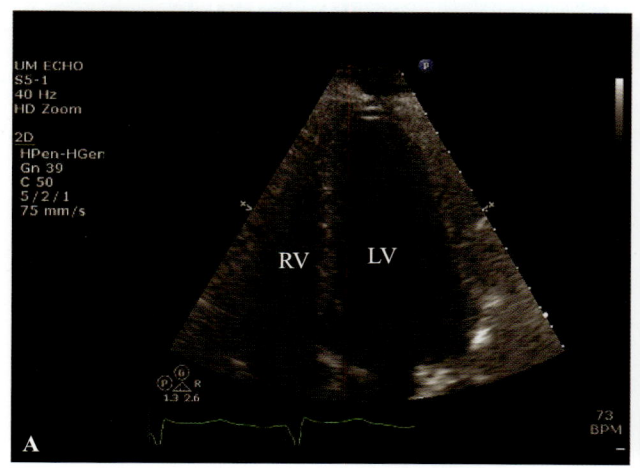

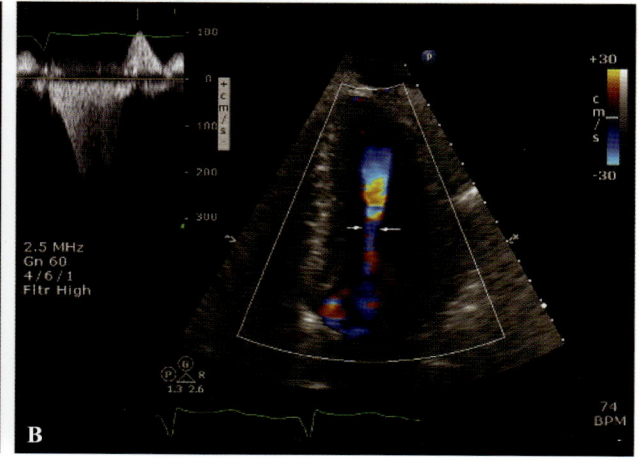

▲ 图 18-42 肥厚型心肌病患者心尖四腔心切面，二维成像（A）和彩色多普勒血流成像（B）
A. 左心室壁弥漫性肥厚，心室腔大小相对正常。B. 收缩末期彩色多普勒成像，左心室腔中部收缩期血流束变窄（向内箭）。左上图为左心长轴连续多普勒成像显示左心室腔内收缩期异常血流频谱，表现为双峰呈"蟹爪"样。LV. 左心室；RV. 右心室

液供需失衡相关的功能性缺血有关，这种现象常见于心尖肥厚型心肌病。由于多数心尖小室壁瘤位于常规心尖切面之外，因此很难发现心尖小室壁瘤。图 18-46 和图 18-47 表示心尖肥厚型心肌病患者偶然发现心尖小室壁瘤。图 18-47 表示室壁瘤在常规经胸检查时不明显，但在静脉注射对比剂后清晰显示室壁瘤。注意，造影图像同时提示室壁瘤内存在小血栓。心脏 CT 显示几乎相同的解剖结构，包括血栓的存在。

（八）家庭成员筛选

一旦确诊，肥厚型心肌病患者需终身监测

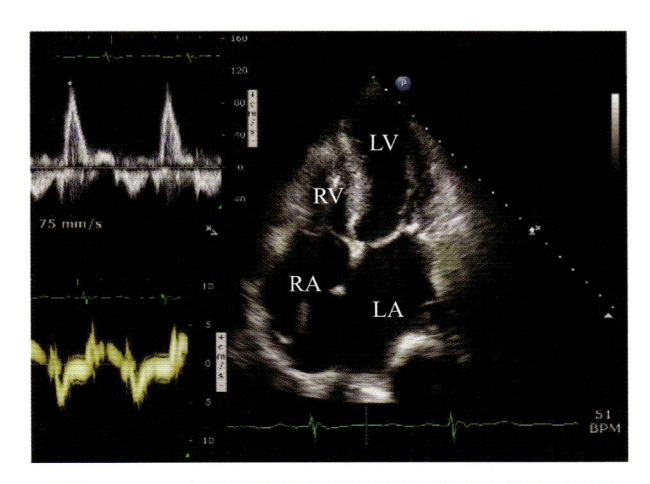

▲ 图 18-43 有典型梗阻性肥厚型心肌病史的患者现在已发展到"限制期"的心尖四腔心切面
图像显示双房扩大及左心室整体收缩功能减低。左上图是二尖瓣射流频谱，减速时间明显缩短，E 峰为 106 cm/s，符合限制性生理。左下图为组织多普勒 E' 峰速度下降为 5cm/s。LA. 左心房；RA. 右心房；LV. 左心室；RV. 右心室

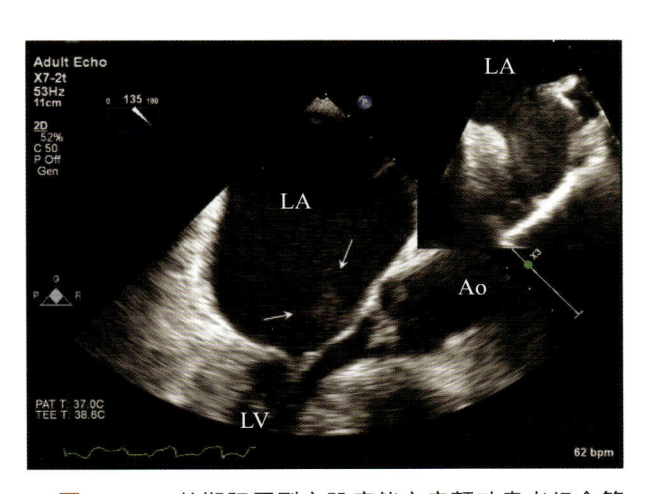

▲ 图 18-45 长期肥厚型心肌病伴心房颤动患者经食管超声心动图
可见左心房内自发性造影回声。箭所示实时图像中能更好显示可移动自发性造影回声。右上图显示左心耳内密集的自发性超声造影及"淤泥"样回声填充。LA. 左心房；LV. 左心室；Ao. 主动脉

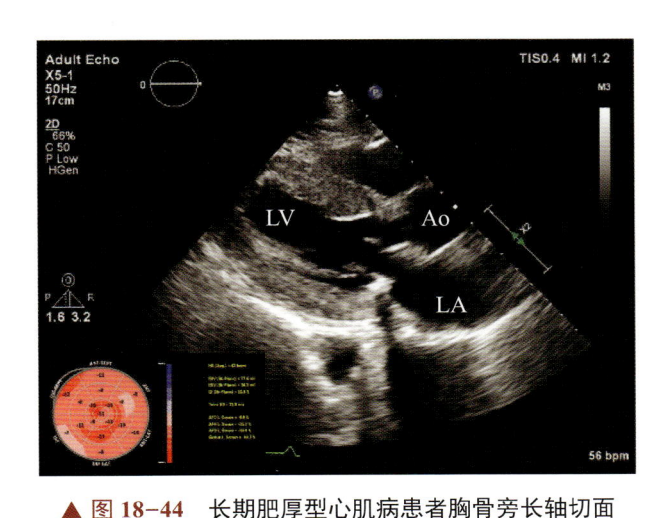

▲ 图 18-44 长期肥厚型心肌病患者胸骨旁长轴切面
显示室间隔和左心室后壁肥厚，左心室收缩功能正常。左下图是纵向应变"牛眼"图，显示左心室整体纵向应变减低为 –10.2%，所有室壁节段应变均减低。LA. 左心房；LV. 左心室；Ao. 主动脉

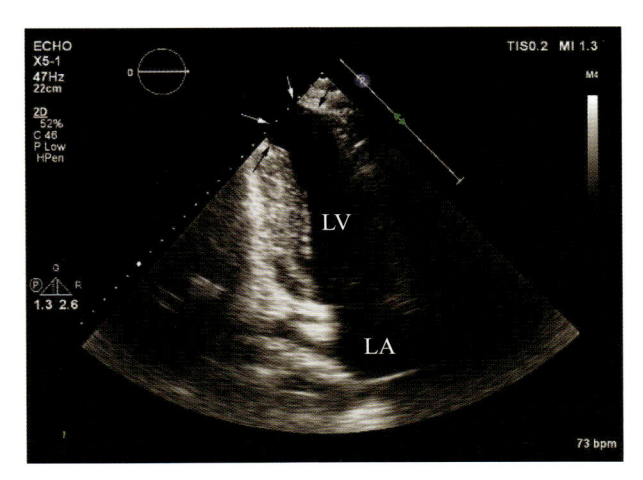

▲ 图 18-46 心尖肥厚型心肌病患者心尖四腔心切面
确诊数年后显示心尖处室壁瘤（箭），这是心尖肥厚型心肌病的常见并发症。LA. 左心房；LV. 左心室

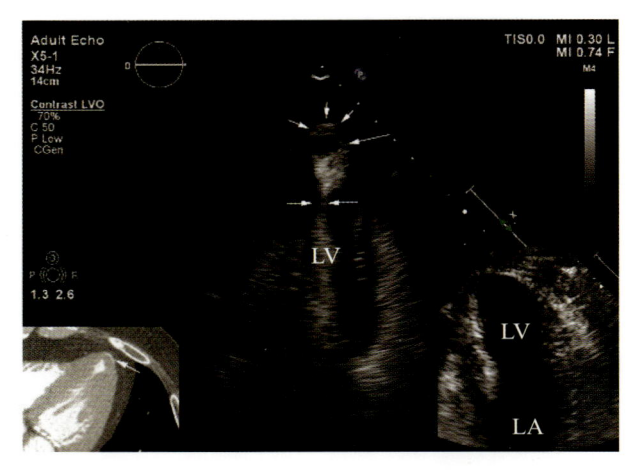

▲ 图 18-47 心尖肥厚型心肌病及心尖局部小室壁瘤伴血栓患者的心尖四腔心切面

中央是收缩期心尖四腔心切面，显示左心室心尖 1/3 处心室腔闭塞（内向箭）。3 个小箭头标记左心室心尖室壁瘤的外边界，室壁瘤内有明显的对比剂充盈缺损代表血栓（长箭）。右下图是没有进行超声造影增强的图像，显示心尖室壁瘤不明显。左下图是同一患者心脏 CT，显示小的心尖室壁瘤，其充盈缺损的信号强度略高于周围心肌（箭），表明局部室壁瘤内血栓形成。LA. 左心房；LV. 左心室

二尖瓣反流及流出道压差的进展。目前建议所有一级亲属都要筛查隐匿性肥厚型心肌病，可以选择任何成像方式进行筛查；然而，考虑到性能及成本因素，二维超声心动图被认为是标准的常规监测方法。建议每年对所有一级亲属进行一次筛查，直至 18 岁。以前认为，如果 18 岁之前没有发生肥厚型心肌病，以后也不太可能发生，这种观点已被摒弃。建议 18 岁后仍需每隔 3~5 年无限期地筛查一级亲属，因为有充分证据表明，70 岁仍可发生肥厚型心肌病。当超声心动图筛查显示可疑异常时，超声心动图筛查间期要小于 3~5 年。

最近研究显示，肥厚型心肌病存在基因异常（异常基因型），病理性肥厚没有基因异常（正常基因型），高级成像技术可检测到这两组患者心肌收缩和舒张存在细微差别（图 18-29），与正常对照组相比，心肌应变值异常。这些异常对于临床前期的肥厚型心肌病不具有特异性，需结合家族史和（或）基因检测进行解释。最近研究显示，

肥厚型心肌病左心室旋转及扭转异常，这一发现是否可作为临床前疾病诊断的依据仍有待验证。

（九）与肥厚型心肌病相似的其他疾病

有几种情况与肥厚型心肌病超声心动图表现相似（表 18-2）。任何导致室间隔比左心室后壁增厚的情况都可与孤立室间隔肥厚相混淆。偶见于高血压导致左心室肥大伴有下壁心肌梗死（图 18-48）。心肌梗死导致左心室后壁厚度减低，以及高血压导致的其余室壁肥厚，表现类似于典型肥厚型心肌病。考虑到后壁瘢痕组织并结合

表 18-2 模拟肥厚型心肌病的其他疾病

高血压性心脏病伴左心室肥大
左心室肥大伴下壁心肌梗死
左心室肥大伴前间隔缺血
右心室肥大
异常肌束
心肌淀粉样变
固定瓣下梗阻
自发性闭合的膜周性室间隔缺损
低血容量伴左心室肥大
儿茶酚胺应激状态具有高收缩性

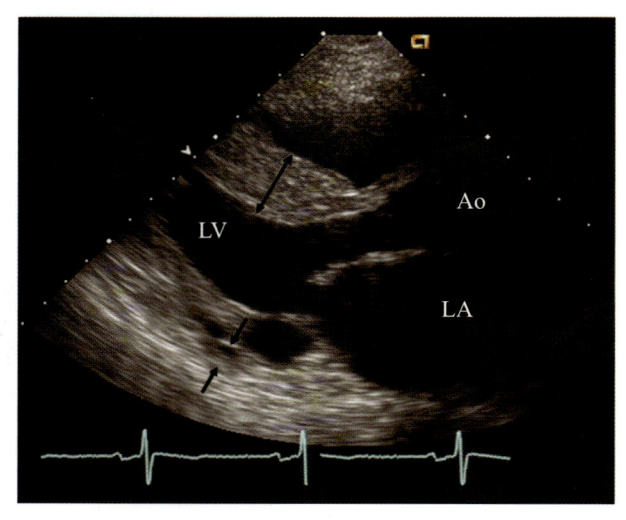

▲ 图 18-48 高血压导致左心室肥大及陈旧性下壁心肌梗死患者胸骨旁长轴切面

室间隔明显不对称性肥厚（双向箭），室间隔与后壁厚度之比超过 1.3∶1。这种情况与后壁变薄（向内箭头）及高血压导致的室间隔肥厚有关，并不代表肥厚型心肌病。LA. 左心房；LV. 左心室；Ao. 主动脉

临床，不应将这种情况与真正的肥厚型心肌病混淆。

瓣下隔膜成人患者可能难以显示隔膜。多数情况下，特别是在经胸超声心动图室间隔肥厚进展到隔膜边缘时，可能使隔膜更难以显示（图18-49）。室间隔肥厚引起动力性梗阻非常少见。肥厚型心肌病中很少伴发主动脉瓣关闭不全，但在瓣下隔膜病导致的固定性流出道梗阻患者中很常见，因此主动脉瓣关闭不全可提示存在瓣下隔膜。经食管超声心动图通常可诊断瓣下隔膜。该病变在第19章进一步讨论。

解剖变异或其他原发性疾病超声心动图表现与肥厚型心肌病相似。最常见的是前间隔右心室侧异常突出的肌束或肌小梁（图18-50）。M型超声心动图或单纯的胸骨旁长轴切面易把室间隔上的肌小梁误认为室间隔的一部分，导致高估室间隔厚度；与正常厚度的左心室后壁比较，可误诊为肥厚型心肌病，而不存在真正的室间隔肥厚。同样，导致右心室肥大的疾病也会引起室间隔肥厚。此时室间隔肥厚由右心室肥大引起，而不是室间隔本身病变所致。全面评估右心室可提示右心室肥大，多普勒可发现右心室高压而不存在左心室流出道梗阻。肺动脉高压患者室间隔与左心室后壁厚度比值达到1.3∶1很常见。明确引起肺动脉高压伴右心室肥大的原发疾病可避免与肥厚型心肌病混淆。自发闭合膜周室间隔缺损类似肥厚型心肌病很少见。膜周缺损闭合机制是瘤壁组织生长，或一部分三尖瓣瓣叶封闭缺损。上述情况均可导致室间隔角度发生显著改变，室间隔残余组织可能会突入到左心室流出道（图18-51）。

一些慢性疾病也可与梗阻性肥厚型心肌病相似。第一种是所谓的获得性肥厚型心肌病，见于老年高血压患者（图18-52）。此为高血压心脏病

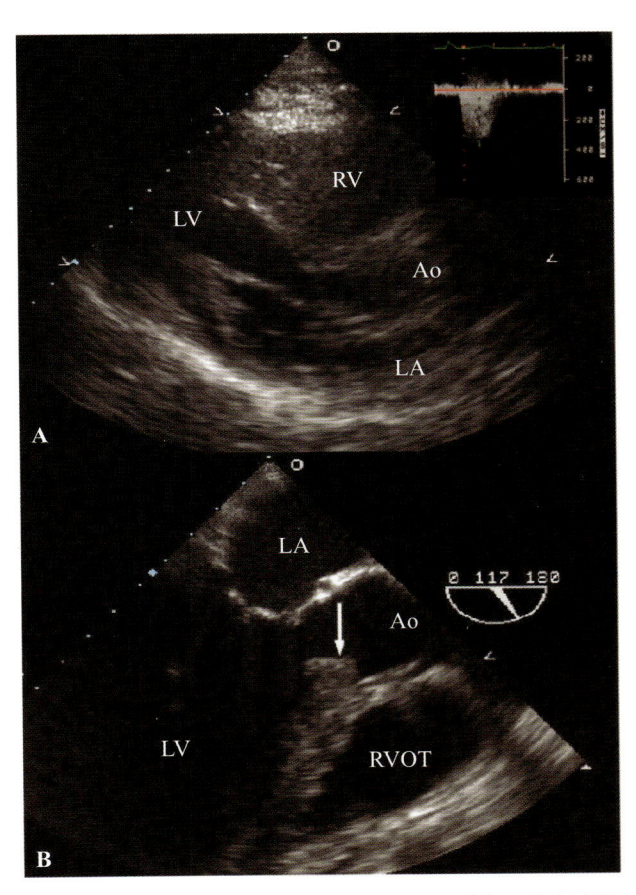

▲ 图 18-49 1例固定瓣下梗阻类似肥厚型心肌病患者经胸胸骨旁切面（A）及经食管纵切面（B）
室间隔比左心室后壁更加肥厚提示存在肥厚型心肌病。小图为连续多普勒图像显示左心室流出道峰速为4m/s，压差为64mmHg。向左心室流出道（箭）突起的纤维肌性嵴类似梗阻性肥厚型心肌病。LA. 左心房；LV. 左心室；RV. 右心室；Ao. 主动脉；RVOT. 右心室流出道

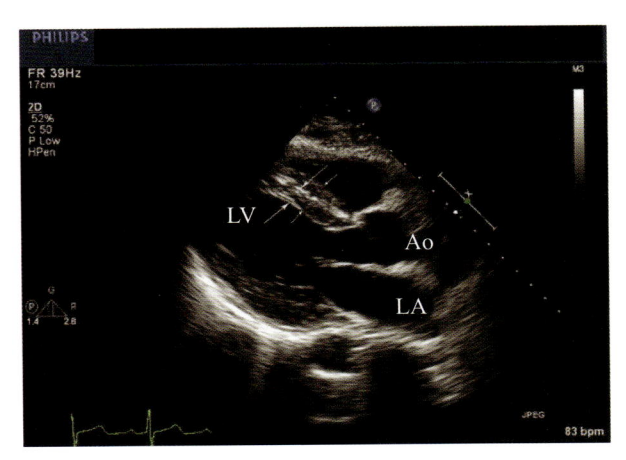

▲ 图 18-50 室间隔右心室面肌小梁异常突出导致室间隔肥厚类似肥厚型心肌病
仔细观察发现室间隔厚度增加由于右心室面肌小梁所致，室间隔左心室部分未见肥厚。真正的室间隔厚度由较长箭表示，而明显（室间隔和肌小梁）厚度由两个较短向内箭表示。LA. 左心房；LV. 左心室；Ao. 主动脉

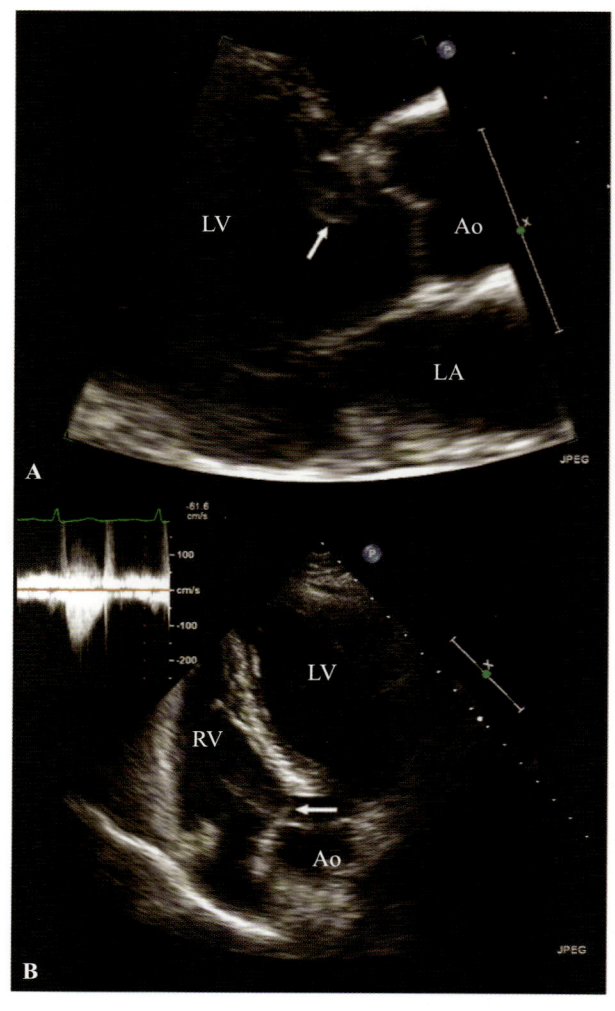

▲ 图 18-51 自发性膜周室间隔缺损闭合患者胸骨旁长轴及心尖切面类似肥厚型心肌病

A. 近端室间隔明显凸入左心室流出道（箭），主动脉与室间隔之间角度异常，而所有室壁厚度相对正常。B. 心尖切面显示室间隔凸入左心室流出道，薄膜状回声（箭）连接近端室间隔与主动脉，代表自发膜周室间隔缺损闭合。小图为连续多普勒图像显示流出道峰速小于 2m/s，无动力性梗阻的频谱形态。LA. 左心房；LV. 左心室；RV. 右心室；Ao. 主动脉

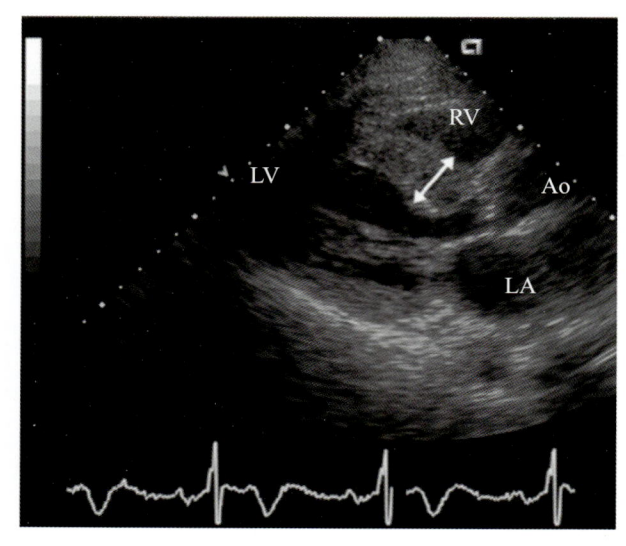

▲ 图 18-52 "老年高血压性肥厚型心肌病"患者胸骨旁长轴切面

室间隔成角及近端室间隔显著肥厚（双向箭），类似于典型肥厚型心肌病。可见二尖瓣收缩期前向运动及不同程度流出道梗阻。LA. 左心房；LV. 左心室；RV. 右心室；Ao. 主动脉

有时心肌淀粉样变，特别是当淀粉样蛋白浸润分布不均匀时也可与肥厚型心肌病混淆（图18-53）。多普勒组织成像可以检测到瓣环运动速度明显降低，虽然无特异性，但可倾向诊断浸润性心肌病而非肥厚型心肌病。评估整体应变通常显示淀粉样变患者心尖节段应变值正常，但肥厚型心肌病无此种特征。

训练有素的运动员可表现心室肥大，包括心室扩张及室壁厚度增加。运动员心脏可与肥厚型心肌病混淆。这可能是有问题的，因为许多患者医疗检查前会做心肌病筛查。运动员心脏室壁厚度通常 13mm，而肥厚型心肌病室壁更厚。运动员心脏没有流出道梗阻。最近数据表明，多普勒组织成像显示运动员心脏的收缩期和舒张期瓣环及室壁速度均高于肥厚型心肌病。

血容量减少患者，特别是同时使用缩血管药物时，高动力心室运动可导致动力性流出道梗阻。常见于重症监护室低血容量的低血压患者进行缩血管治疗时。这些患者通常有高血压病史，血容量低结合收缩力增强导致心室室壁运动增强

的一种类型，室间隔肥厚相对较重与老年人的间隔角度增大共同导致流出道梗阻，其梗阻程度有时与真正的肥厚型心肌病相似。二尖瓣 SAM 征可导致继发性二尖瓣反流。当长期高血压老年患者出现梗阻性肥厚型心肌病的表现，但无家族史或真正的肥厚型心肌病其他特征时，临床上便可确诊。

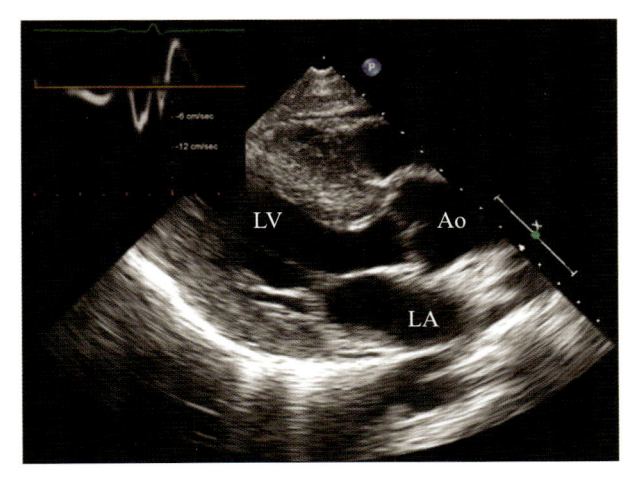

第 18 章 肥厚型心肌病及其他类型心肌病
Hypertrophic and Other Cardiomyopathies

▲ 图 18-53 舒张功能不全伴显著左心室肥大，其中室间隔厚度大于后壁患者的胸骨旁长轴切面

心肌纹理异常是淀粉样变特征，但也可见于肥厚型心肌病。实时成像显示二尖瓣无收缩期前向运动。小图为组织多普勒图像显示二尖瓣瓣环 E/A 降低，瓣环 E 峰速度为 4cm/s，更符合浸润性心肌病而非肥厚型心肌病。LA. 左心房；LV. 左心室；Ao. 主动脉

并伴有流出道动力性梗阻。获得性左心室流出道梗阻及二尖瓣 SAM 征可导致二尖瓣反流，临床可闻及明显杂音。偶尔应用过量缩血管药物时，二尖瓣反流、心室腔减小及流出道梗阻会导致进行性低血压。这种情况高动力心室运动伴流出道梗阻是增加血容量、停止或减少缩血管药物的指征。这个问题在第 23 章关于 ICU 应用中进一步讨论。

偶尔，左前降支缺血或梗死可能与梗阻性心肌病相似。这种情况可发生于急性冠脉综合征或行多巴酚丁胺负荷超声心动图时药物诱发。远端缺血导致前间隔过度成角，结合心脏基底部收缩增强共同导致动力性流出道梗阻及二尖瓣 SAM 征和二尖瓣反流。治疗针对解决缺血性损伤和（或）减少正性肌力药物。有时，在心尖球囊样综合征（Takotsubo）也发现类似表现。

（十）肥厚型心肌病疗效监测

梗阻性肥厚型心肌病的治疗非常困难。β 受体拮抗药或钙通道阻断药等降低心肌收缩力的药物可减低静息及运动状态下流出道压差，使症状

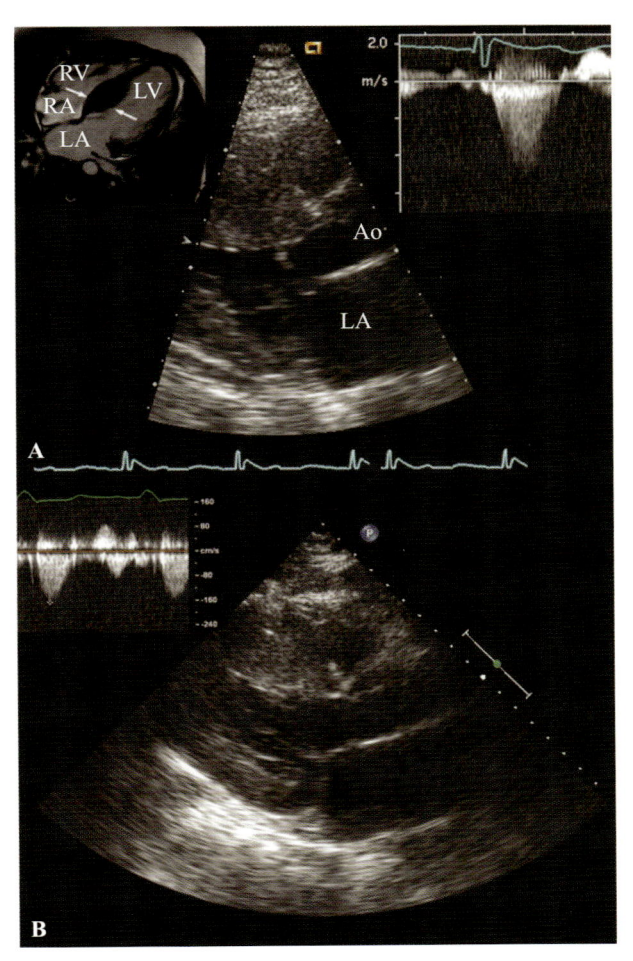

▲ 图 18-54 梗阻性肥厚型心肌病行肌切除术前、术后经胸胸骨旁超声心动图

A. 术前显示近端室间隔厚度，连续多普勒显示流出道峰值压差 100mmHg。B. 术后由于手术切除部分心肌使近端前间隔较术前变薄，流出道压差降低到 16mmHg。左上图为切除术前磁共振图像显示近端室间隔肥厚。LA. 左心房；RA. 右心房；LV. 左心室；RV. 右心室；Ao. 主动脉

缓解。心肌部分切除降低流出道压差是药物治疗后仍有症状患者的标准疗法。

成功进行手术切除后，基底段前间隔立即变薄，血流动力学异常改善，包括梗阻改善（图 18-54）。手术切除一个或多个小的心肌内冠状动脉并不少见。手术切除时，经常可见心肌内一支或多支小的冠状动脉，彩色多普勒显示小冠状动脉 - 左心室瘘形成（图 18-55）。有时瘘入左心室的血流可被误认为主动脉瓣关闭不全。大多数瘘

639

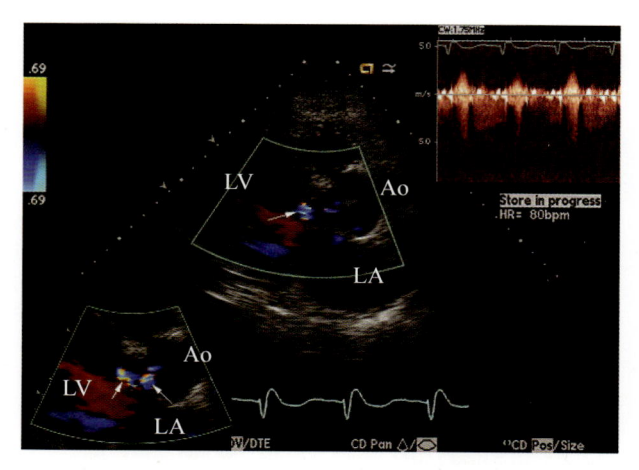

▲ 图 18-55 肥厚型心肌病患者行肌切除术后即刻胸骨旁长轴切面

中央图像室间隔形态异常，室间隔近端彩色多普勒信号考虑为医源性冠状动脉瘘进入左心室流出道。左下图是同一区域的放大图，再次显示冠状动脉瘘血流（短箭）。同时存在主动脉瓣少许反流（长箭）。右上图为瘘区域脉冲多普勒显示收缩期及舒张期血流。LA. 左心房；LV. 左心室；Ao. 主动脉

随着时间而消失。

室间隔酒精消融术后，近端室间隔出现心肌梗死，但其厚度没有立即变薄。随着时间推移，近端室间隔出现瘢痕并逐渐变薄（图 18-56）。通常情况下，室间隔酒精消融术后左心室流出道压差立即降低，并随着时间推移室间隔逐渐变薄流出道压差进一步减低。无论哪种形式室间隔变薄，由于流出道压差逐渐减低，使其余左心室壁厚度随着时间推移趋向正常（图 18-57）。增强 CMR 常显示室间隔瘢痕区域，其为室性心律失常发生的基质。

三、浸润性及限制型心肌病

心肌病伴有孤立限制性生理有几种病因，包括浸润性或特发性心肌病。单纯限制型心肌病收缩功能正常，心力衰竭症状由舒张功能不全引起。目前这种临床综合征称为"射血分数正常的心力衰竭"（HFPEF）。典型的限制型心肌病表现为浸润性，其中最典型为心肌淀粉样变。虽然心肌淀粉样变是限制型心肌病的典型，但它绝不是射血分数正常心力衰竭中最常见疾病。很多疾

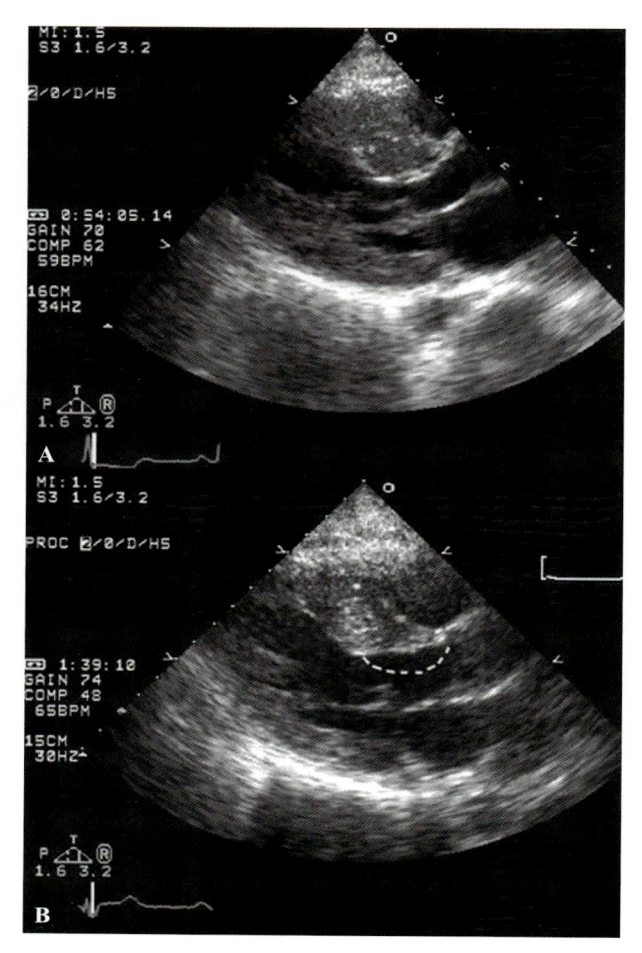

▲ 图 18-56 肥厚型心肌病患者近端间隔酒精消融术前（A）及术后 4 个月（B）胸骨旁长轴切面

两副图像均在收缩早期采集。A. 近端室间隔显著肥厚使左心室流出道变窄。B. 术后 4 个月近端室间隔相对变薄，左心室流出道显著变宽。虚线表示室间隔近端肥厚的初始边界

病包括终末期高血压性心血管疾病、肥厚型心肌病、特发性限制型心肌病和老年限制型心肌病都可能出现类似的病理生理紊乱及充血性心衰症状。此外，扩张型心肌病及缺血性心肌病晚期可出现"限制性生理"，这分别在第 15 和 17 章讨论。

限制型心肌病（浸润性或其他）病理基础是左心室心肌僵硬，随后由于心室充盈压升高而导致充血性心力衰竭。许多限制型心肌病尤其是其病程后期，也会发生收缩功能不全。应用新技术（如左心室应变）详细评估左心室机制，证实许多限制型心肌病存在亚临床收缩功能障碍。左心

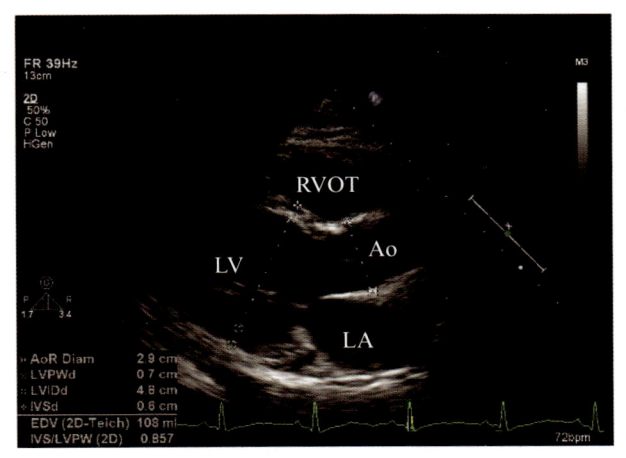

▲ 图 18-57　图 18-56 所示同一患者胸骨旁长轴切面
室间隔酒精消融术后 10 年超声心动图显示左心室内径及室壁厚度正常，表明左心室流出道动力性梗阻缓解后左心室肥大逐渐恢复。LA. 左心房；LV. 左心室；Ao. 主动脉；RVOT. 右心室流出道

室僵硬使左心室顺应性曲线向左上方移动，但左心室容积确定，导致左心室舒张压升高。升高的左心室舒张压传到左心房及肺静脉，出现左心房压及肺静脉压升高，导致肺淤血。单纯孤立性限制型心肌病左心室及右心室大小正常，双房显著扩大。这种继发性心房扩大常并发心房颤动及心房内血流淤滞，继发性肺动脉高压也较常见。

（一）限制型心肌病超声心动图评价

限制型心肌病的超声心动图特征为心室大小及收缩功能正常，伴有病理性舒张受限。无论是高血压心血管疾病晚期引起的左心室肥大，还是以心肌淀粉样变为代表的浸润性疾病，左心室舒张功能障碍通常伴有室壁肥厚。限制型心肌病均存在双侧心房扩大。疾病晚期可并发不同程度的收缩功能障碍，继发性肺动脉高压也不少见。

（二）心肌淀粉样变

图 18-53、图 18-58 至图 18-62 显示心肌淀粉样变患者心室肥大伴心肌纹理异常。早期探查心肌纹理异常时，表现为心肌回声弥漫性增强，具有细小的"斑点"状回声。近年来，应用组织谐波模式成像表现心肌回声增强，但心肌回声增

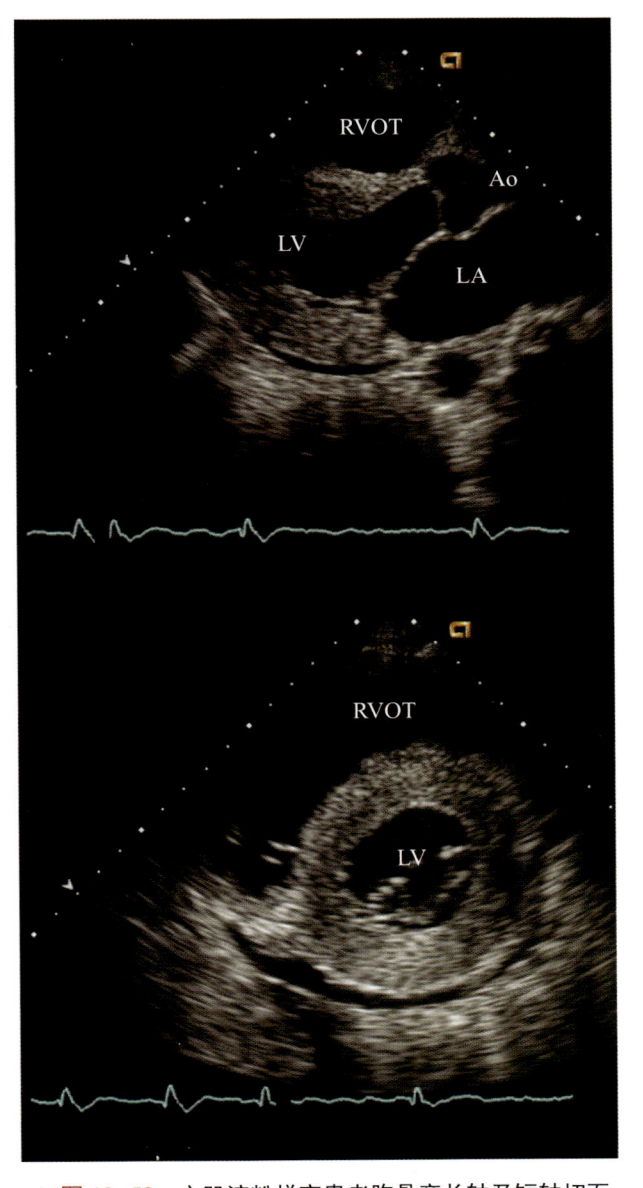

▲ 图 18-58　心肌淀粉样变患者胸骨旁长轴及短轴切面
左心室中度对称性肥大伴心肌纹理异常。两个切面均可见少量心包积液。LA. 左心房；LV. 左心室；Ao. 主动脉；RVOT. 右心室流出道

强并不能作为诊断淀粉样浸润的特异性表现。如果怀疑心肌回声异常通常可用谐波模式和基波模式进行扫描。除了心肌淀粉样变，肥厚型心肌病及终末期肾病室壁肥厚心肌通常具有相似的组织特性。心肌淀粉样变表现因其严重程度及持续时间而异。早期心肌纹理回声异常可能很轻微，二尖瓣瓣口多普勒血流方式表现为舒张延迟而不是

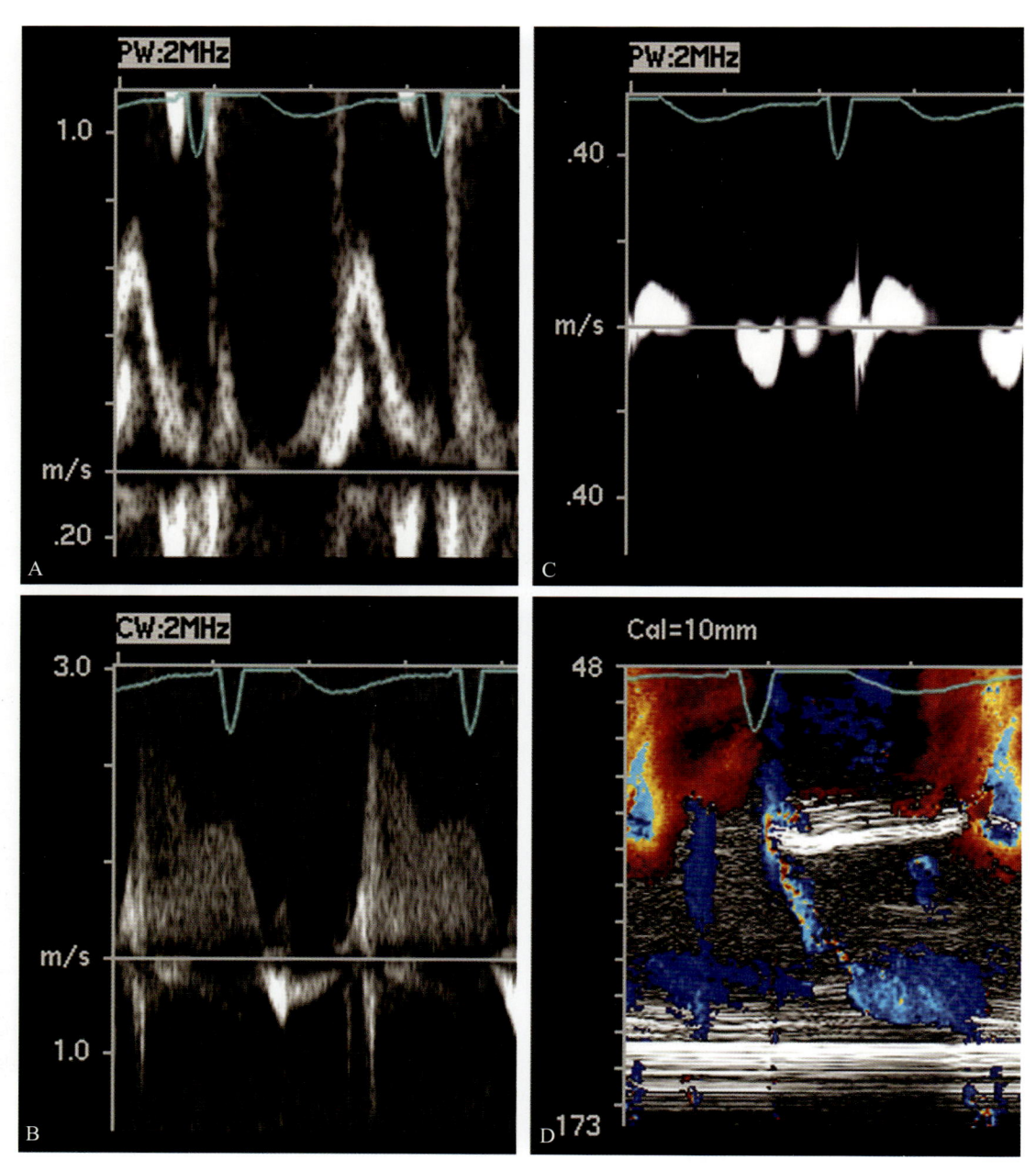

▲ 图 18-59 与图 18-58 同一患者辅助成像

A. 二尖瓣瓣口血流频谱未见明显 A 峰，减速时间缩短为 100ms。B. 右心室流出道连续多普勒血流频谱显示肺动脉瓣关闭不全。肺动脉瓣关闭不全频谱中的切迹代表右心房收缩。由于右心房收缩抵抗顺应性减低的右心室，在舒张晚期肺动脉瓣关闭不全中断，因而产生此种频谱。C. 二尖瓣侧壁瓣环组织多普勒成像显示收缩及舒张速度均减低，峰速约为 10cm/s。D. 彩色 M 型多普勒图像显示短暂的舒张期血流

限制型充盈模式（图 18-63）。心肌淀粉样变患者心电图通常表现为低电压。左心室室壁显著肥厚结合心电图低电压通常提示心肌淀粉样变。

采用斑点追踪应变分析等先进技术分析心室心肌力学，对评估限制型和浸润性心肌病患者具有重要作用，可提高心肌淀粉样变诊断特异性。一般来说，限制型心肌病尤其是心肌淀粉样变患者 GLS 降低。应变减低先于其他超声心动图表现提示系统性淀粉样变患者心脏受累。与高血压心血管疾病、主动脉狭窄或肥厚型心肌病导致的

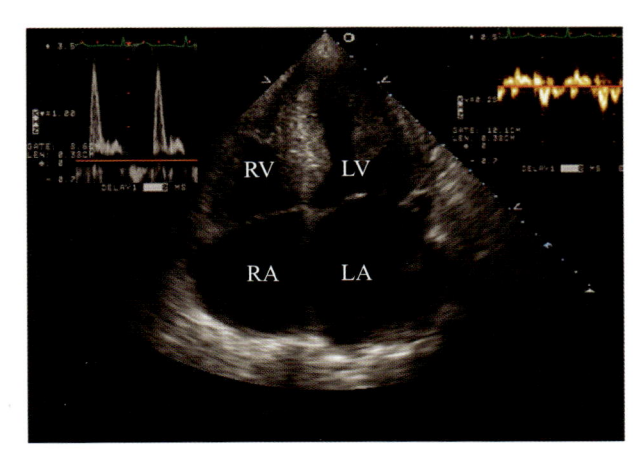

▲ 图 18-60 心肌淀粉样变患者心尖四腔心切面

表现为双室壁肥厚，心肌结构异常，双房明显扩大。二尖瓣瓣口血流频谱 E/A 比值明显升高，约为 4.0，减速时间缩短。右上角插图为组织多普勒成像显示 e 峰< 10cm/s。LA. 左心房；LV. 左心室；RA. 右心房；RV. 右心室

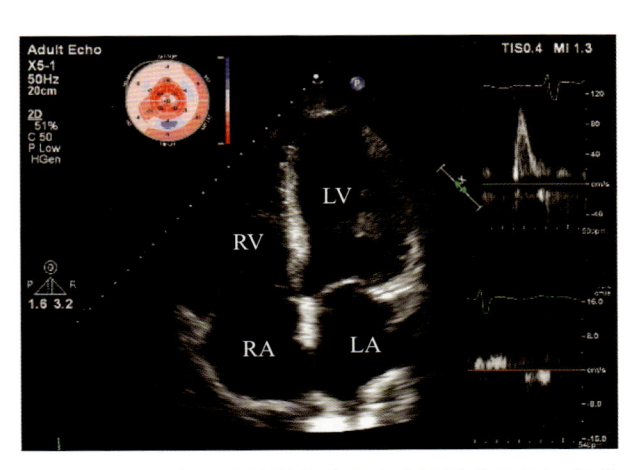

▲ 图 18-61 心肌淀粉样变患者心尖四腔心切面、多普勒频谱及纵向应变牛眼图

心尖四腔心切面显示双房扩大、右心室扩张以及左心室肥大。右上图为二尖瓣频谱显示减速时间缩短，无 A 峰。右下图为二尖瓣侧壁瓣环多普勒组织速度成像，显示 e 峰降低为 4cm/s。左上图为从心尖四腔、二腔和长轴切面得出的整体纵向应变牛眼图，心尖节段应变正常提示为心肌淀粉样变。LA. 左心房；LV. 左心室；RA. 右心房；RV. 右心室

室壁肥厚相比，心尖节段 GLS 正常认为是心肌淀粉样变的一种特异性表现（图 18-61 和图 18-62）。此外，GLS 值越低患者预后越差。

（三）限制型心肌病

图 18-64 为老年特发性限制型心肌病患者。左心室轻度肥大但心肌纹理无异常，双侧心房显著扩大。其他特征包括继发性肺动脉高压及心房颤动。有时特发性限制型心肌病可见于年轻患者，其基础病变可能是以前未被诊断的肥厚型心肌病。

多普勒评估对确诊限制型心肌病至关重要。淀粉样变等浸润性病变早期，二尖瓣血流频谱显示舒张期延迟。限制型心肌病晚期典型表现为二尖瓣血流频谱 E/A 比值升高（通常≥ 2.0），E 峰减速时间缩短（通常< 160ms），瓣环舒张速度减低（图 18-65）。与缩窄性心包炎不同，限制型心肌病的 E 峰速度呼吸变异较小，同时伴肺静脉血流频谱异常，表现为收缩期前向血流变钝和反向 A 峰升高。二尖瓣 M 型彩色血流成像也可用于显示限制型心肌病的异常充盈。肝静脉血流频谱异常也可提示限制型心肌病。限制型心肌病肝静脉呼气相存在反向血流（图 18-66），这可鉴别缩窄性心包炎与限制型心肌病。

限制型心肌病通常为心肌整体病变，右心室也存在类似的病理变化，包括心肌不同程度肥厚及浸润，三尖瓣及肝静脉血流异常，所有这些都与左心病变一致。因此，临床区分限制型心肌病与缩窄性心包炎非常困难。这两种疾病均表现心排血量降低及充血性心力衰竭，而心室功能正常，主要表现为以容量负荷过重为主的右心衰竭症状及体征。如果存在典型改变，可明确鉴别缩窄性心包炎与限制型心肌病。因此，当患者出现对称性室壁肥厚伴心肌纹理异常、心电图低电压、双房扩大和限制型二尖瓣血流频谱，可以确诊心肌淀粉样变而排除缩窄性心包炎。这一问题将在第 9 章心包疾病中进一步阐述。

（四）心内膜弹性纤维增生症与嗜酸性粒细胞增多症

心内膜弹力纤维增生症有几种形式，包括先天性、后天性热带型及非热带型。心内膜弹力纤维增生症也与嗜酸性粒细胞增多症有关，后者引起心内膜炎继发心内膜增厚。随着炎症进展可

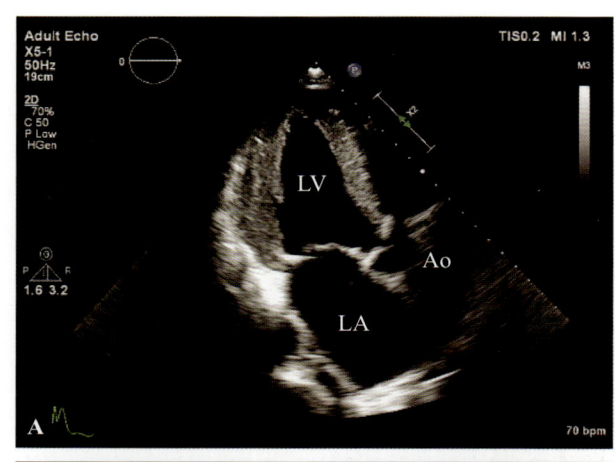

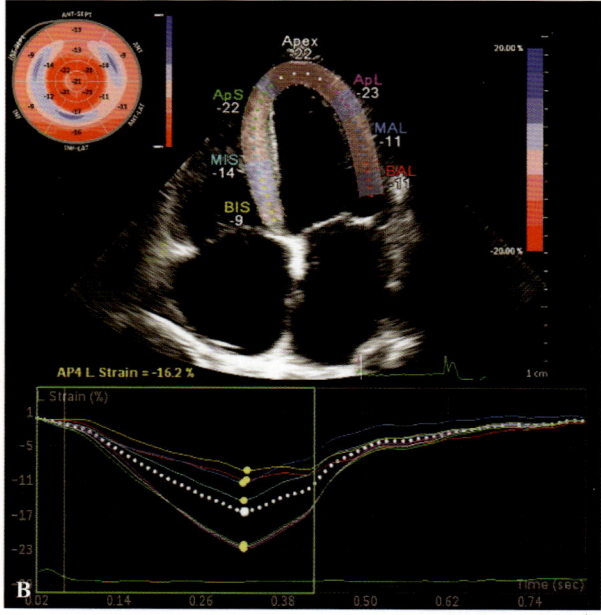

▲ 图 18-62　心肌淀粉样变患者的经胸心尖切面

A. 为心尖长轴切面显示左心室肥大，心肌回声增强，同时伴有左心房扩张。B. 为同一患者心尖四腔心切面获得的纵向应变，此患者双侧心房扩大及左心室内径正常。整体纵向应变显示心尖段应变正常，而基底段应变减低，如牛眼图所示。LA. 左心房；LV. 左心室；Ao. 主动脉

导致血栓和心尖部闭塞（图 18-67），左、右心室均可受累。患者可出现整体收缩功能不全和不同程度的舒张功能不全表现，疾病晚期出现类似扩张型心肌病伴限制型舒张功能表现。嗜酸性粒细胞增多症偶可累及二尖瓣后叶，导致二尖瓣反流。有关本主题的进一步讨论，请参阅第 23 章。

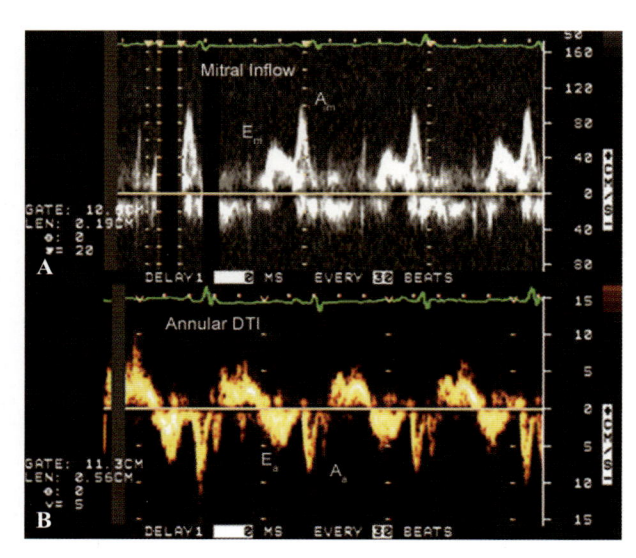

▲ 图 18-63　心肌淀粉样变患者二尖瓣血流脉冲多普勒图像（A）及瓣环组织多普勒成像（TDI）（B），显示 1 级舒张功能障碍

注意二尖瓣 E/A 比值降低，这与组织多普勒成像舒张期瓣环运动一致

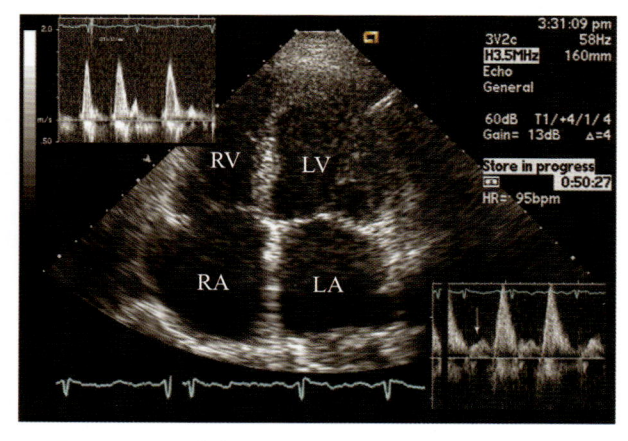

▲ 图 18-64　老年特发性限制型心肌病患者心尖四腔心切面，双房明显扩大

实时成像显示左心室收缩功能正常。左上图为心房颤动患者二尖瓣血流频谱。减速时间缩短至 133 ms。右下图为肺静脉血流频谱，收缩期前向血流速度梯度变钝（箭）。LA. 左心房；LV. 左心室；RA. 右心房；RV. 右心室

（五）肌营养不良 / 糖原贮积病

一些肌营养不良和 Friedrich 共济失调可能表现心脏受累，类似肥厚型或扩张型心肌病。Friedrich 共济失调是一种进行性神经系统受累的

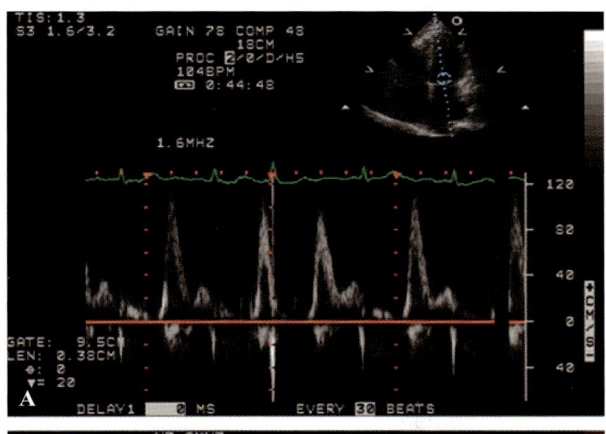

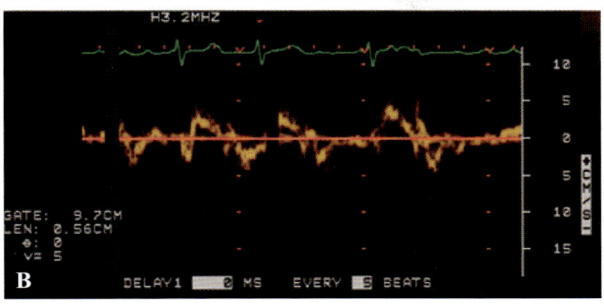

第18章 肥厚型心肌病及其他类型心肌病
Hypertrophic and Other Cardiomyopathies

▲ 图 18-65 限制型心肌病伴明显舒张功能障碍患者二尖瓣血流脉冲多普勒（A）和组织多普勒成像（B）

A. 显示二尖瓣 E/A 比值约为 3.5，减速时间缩短，此为典型的限制性充盈频谱。B. 显示 e 速度明显减低，E/e 的比值大于 25，表明左心房压明显升高

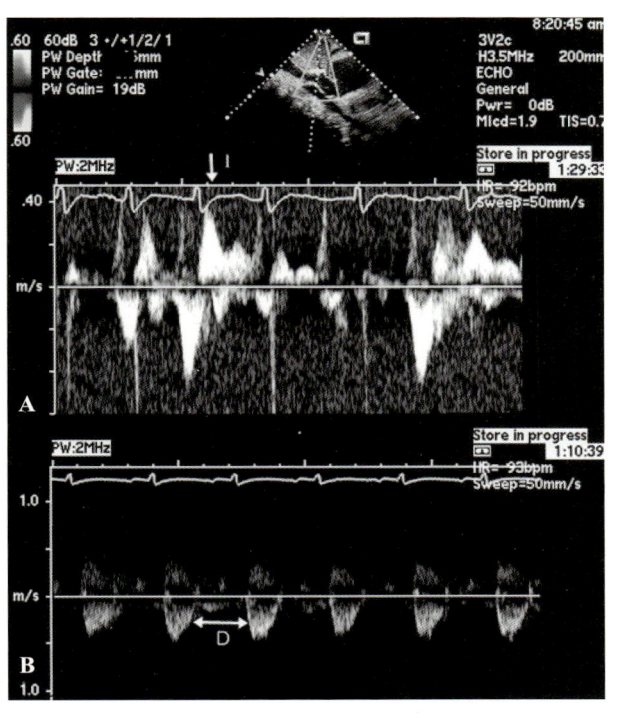

▲ 图 18-66 肝静脉脉冲多普勒频谱显示 2 例限制型心肌病患者不同的频谱变化

A. 肝静脉平滑多相性频谱形态消失，吸气时血流明显反相（向下箭）。B. 1 例心脏淀粉样变患者肝静脉血流频谱异常。频谱缺乏呼吸相变化，肝静脉前向血流局限于心脏收缩期，舒张期（D）（双头箭）只有极少量或几乎没有血流

常染色体隐性遗传疾病。共济失调通常出现在青春期晚期或成年早期。心脏表现包括左心室肥大，类似肥厚型心肌病而无流出道梗阻（图 18-68）。

除肌营养不良外，还有许多与心血管疾病相关的遗传性代谢疾病，其中包括 Fabry 病。Fabry 病的超声心动图表现多种异常，包括向心性及非对称性肥厚类似肥厚型心肌病，以及局部室壁运动异常类似冠状动脉疾病。图 18-69 至图 18-71 为 Fabry 疾病患者。图 18-70 显示，左心室肥大伴局部室壁运动异常，下壁变薄，提示下壁心肌梗死合并左心室肥大。此图为一无冠状动脉疾病

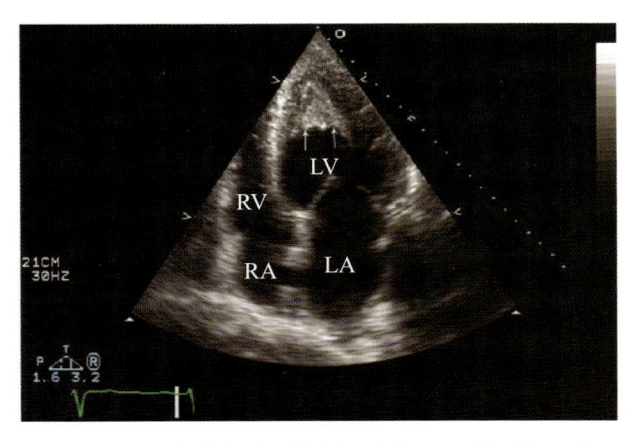

▲ 图 18-67 嗜酸性粒细胞增多症伴心内膜纤维化患者心尖四腔心切面

可见回声均匀的团块使左心室心尖部闭塞（箭），代表炎症物质与层状血栓的混合物。LA. 左心房；LV. 左心室；RA. 右心房；RV. 右心室

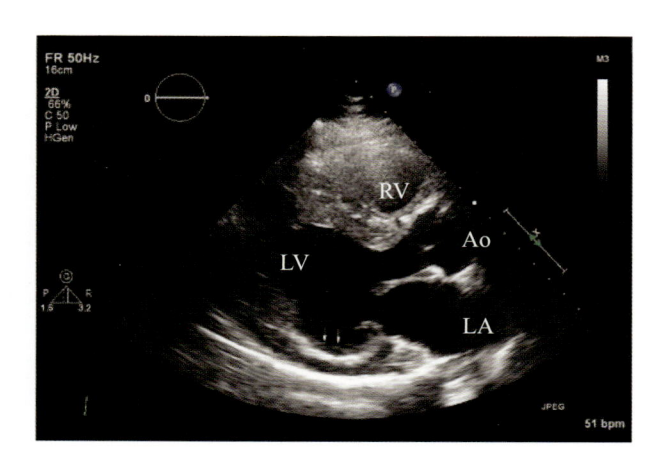

▲ 图 18-69 Fabry 病患者胸骨旁长轴切面

显示左心室肥大及后壁变薄，运动消失（箭），实时图像显示更明显。LA. 左心房；LV. 左心室；RV. 右心室；Ao. 主动脉

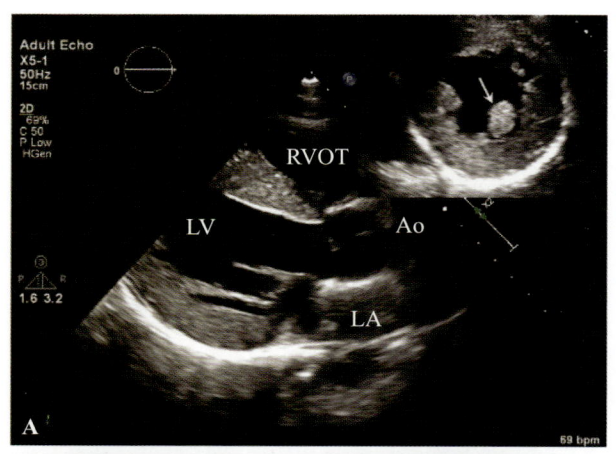

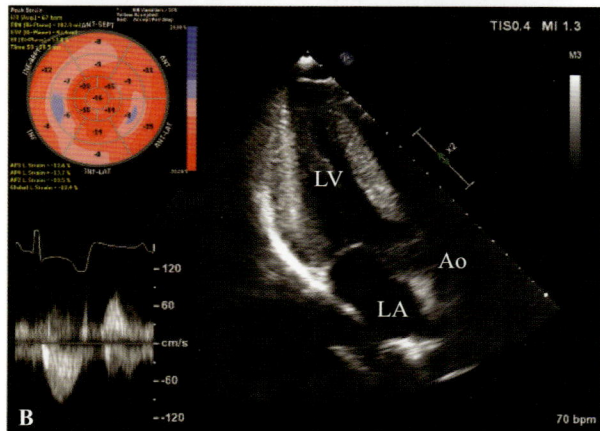

▲ 图 18-68 Friedrich 共济失调伴明显左心室肥大患者经胸超声心动图，类似肥厚型心肌病

A. 胸骨旁长轴切面显示心肌纹理异常，左心室肥大。实时成像显示心室功能正常，无二尖瓣收缩期前向运动及流出道梗阻。右上图为同一患者胸骨旁短轴切面，显示左心室壁对称肥厚、回声异常及显著向腔内突出的乳头肌（箭）。B. 同一患者心尖长轴切面。实时图像显示左心室收缩功能正常，无二尖瓣收缩前向运动。左下图为左心室流出道连续多普勒频谱显示无梗阻。左上图为整体纵向应变靶心图，显示心尖段应变正常及整体纵向应变减低，测值为 –12.4%。LA. 左心房；LV. 左心室；Ao. 主动脉；RVOT. 右心室流出道

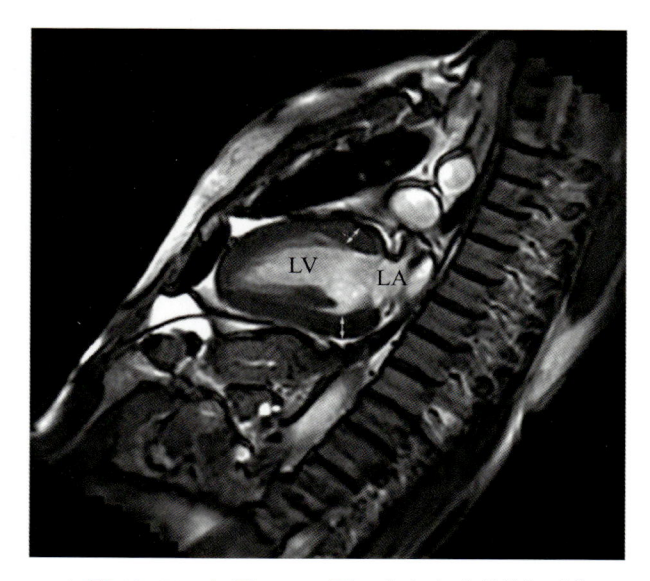

▲ 图 18-70 与图 18-69 同一患者心脏磁共振成像

上图超声心动图检查 2 年前的左心长轴切面磁共振成像，证明左心室壁对称性增厚（双向箭），此时无局限性室壁运动异常。LA. 左心房；LV. 左心室

年轻患者。Fabry 病可表现各种类型的左心室肥大，包括类似梗阻性及非梗阻性肥厚型心肌病，以及伴有冠状动脉疾病表现的左心室肥大。

LAMP2 基因突变导致溶酶体贮积的一种浸润性心肌病，类似肥厚型心肌病或心肌淀粉样变，心电图电压正常或升高。同样的突变可引起类似扩张型心肌病表现。临床上，男性比女性病变严重，病变与肌肉骨骼及发育异常有关。室壁明显增厚伴心肌纹理异常（图 18-72）。CMR 显示室壁增厚及晚期钆增强（图 18-73）。

第 18 章 肥厚型心肌病及其他类型心肌病
Hypertrophic and Other Cardiomyopathies

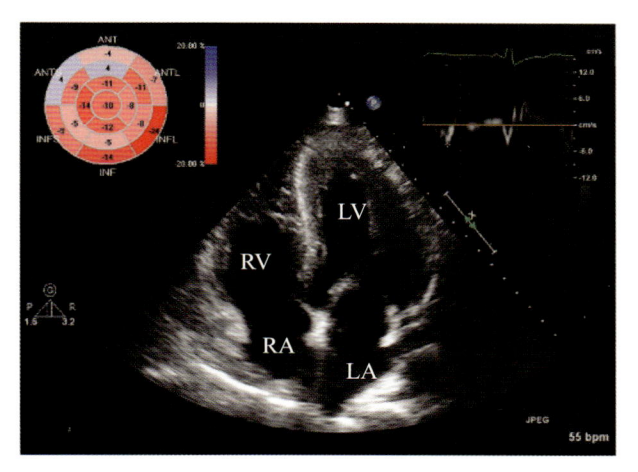

▲ 图 18-71 Fabry 心肌病患者的心尖四腔心切面显示左心室肥大，类似肥厚型心肌病
右上图显示二尖瓣瓣环 e 峰减低，左上方整体纵向应变牛眼图显示整体纵向应变减低。LA. 左心房；LV. 左心室；RA. 右心房；RV. 右心室

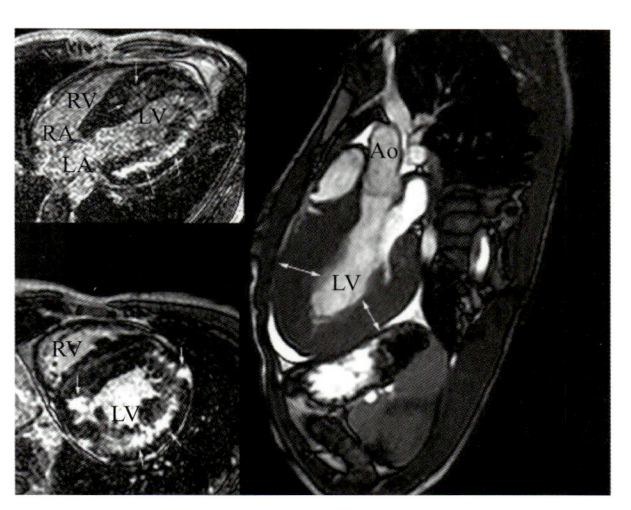

▲ 图 18-73 与图 18-72 同一患者心脏磁共振图像
显示左心室壁几乎所有节段显著增厚。左侧图显示左心室壁几乎所有节段晚期钆增强，提示弥漫性浸润。LA. 左心房；LV. 左心室；RV. 右心室；Ao. 主动脉

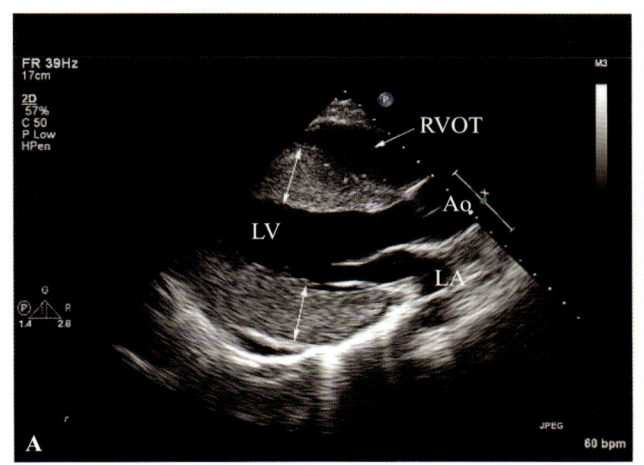

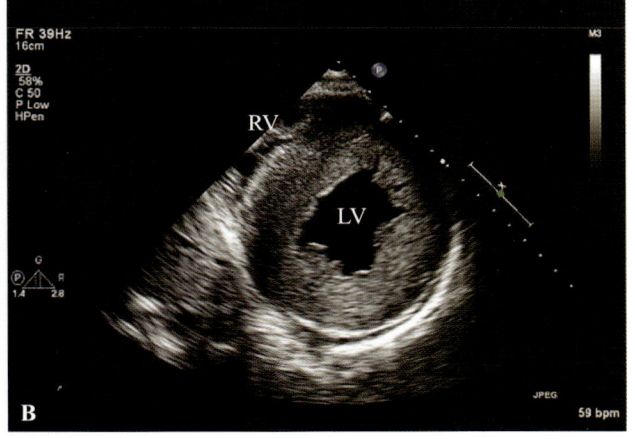

▲ 图 18-72 室壁明显增厚伴心肌纹理异常
A. 一位年轻 LAMP2 突变患者胸骨旁长轴切面。显示左心室显著肥大，心肌纹理异常（双向箭）。B. 左心室显著对称性肥大，舒张末期容积减少。LA. 左心房；LV. 左心室；RV. 右心室；Ao. 主动脉；RVOT. 右心室流出道

（六）Uhl 病

Uhl 病是一种遗传性或先天性右心室心肌异常，其典型表现为心肌结构消失并被脂肪组织所取代，本病亦称特发性右心室发育不良。这种综合征需与致心律失常性右心室发育不良相鉴别。超声心动图表现右心室扩张、运动减低，常伴结构异常。由于右心室的支撑结构消失，左心室形态也可表现异常（图 18-74 至图 18-76）。CMR 和心脏 CT 也能准确发现右心室结构异常，CMR 还可以发现心肌脂肪浸润部位。

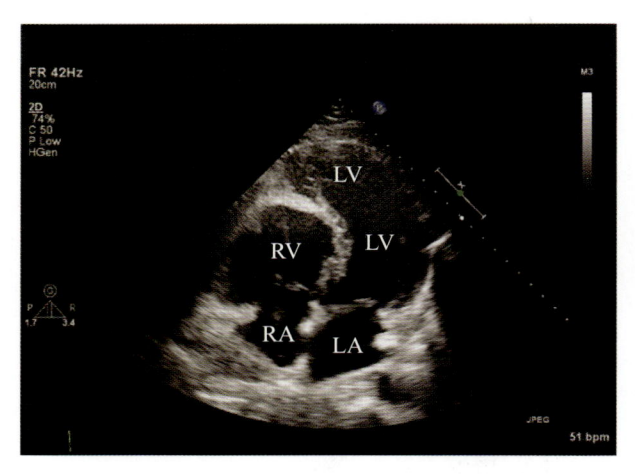

▲ 图 18-74　1 例 Uhl 病患者心尖四腔心切面

异常的"香蕉状"左心室脱出于右心室，右心室呈球形。Uhl 病患者右心室心尖心肌无运动。另请参阅图 18-75 和图 18-76。LA. 左心房；LV. 左心室；RA. 右心房；RV. 右心室

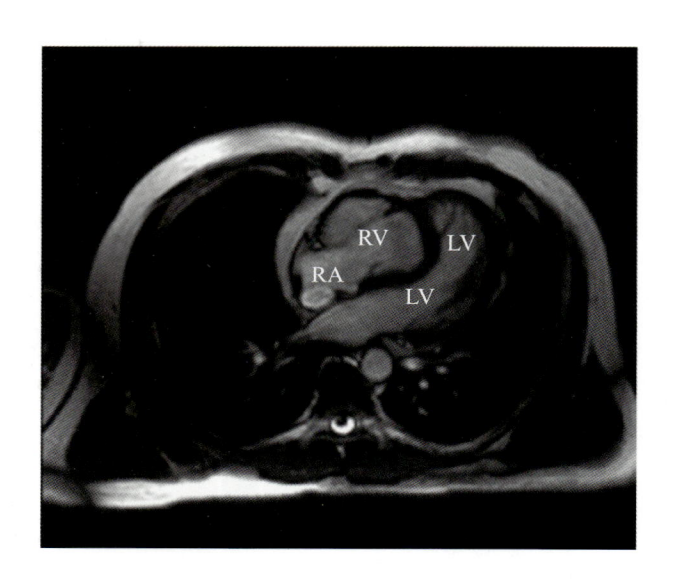

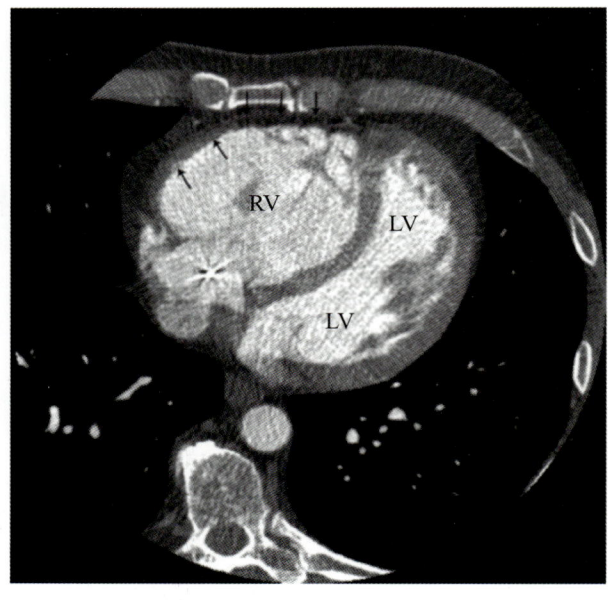

▲ 图 18-75　Uhl 病患者心脏增强 CT

显示异常的"香蕉状"左心室和球形右心室。右心室基底部（向外箭），心肌组织相对正常。右心室游离壁心尖段（向下箭）心肌组织由脂肪组织替代。LV. 左心室；RV. 右心室

◀ 图 18-76　Uhl 病患者心脏磁共振成像

MRI 与图 18-74 所示超声心动图及图 18-75 所示 CT 相对应。显示异常的"香蕉状"左心室和球形右心室，右心室心尖处无正常心肌组织。LV. 左心室；RA. 右心房；RV. 右心室

推荐阅读

常规阅读

Alizad A, Seward JB. Echocardiographic features of genetic diseases: part 1. Cardiomyopathy. *J Am Soc Echocardiogr* 2000;13:73–86.

Hindieh W, Weissler-Snir A, Hammer H, Adler A, Rakowski H, Chan RH. Discrepant measurement of maximal left ventricular wall thickness between cardiac magnetic resonance imaging and echocardiography in patients with hypertrophic cardiomyopathy. *Circ Cardiovasc Imaging* 2017;10:e006309.

肥大型心肌病

Afonso L, Kondur A, Simegn M, et al. Two-dimensional strain profiles in patients with physiological and pathological hypertrophy and preserved left ventricular systolic function: a comparative analyses. *BMJ Open* 2012;2:e001390.

Binder J, Ommen SR, Gersh BJ, et al. Echocardiography-guided genetic testing in hypertrophic cardiomyopathy: septal morphological features predict the presence of myofilament mutations. *Mayo Clinic Proc* 2006;81:459–467.

D'Andrea A, D'Andrea L, Caso P, Scherillo M, Zeppilli P, Calabrò R. The usefulness of Doppler myocardial imaging in the study of the athlete's heart and in the differential diagnosis between physiological and pathological ventricular hypertrophy. *Echocardiography* 2006; 23: 14–57.

Gersh BJ, Maron BJ, Bonow RO, et al. 2011 ACCF/AHA guideline for the diagnosis and treatment of hypertrophic cardiomyopathy: executive summary: a report of the American College of Cardiology Foundation/American Heart Association Task Force on Practice Guidelines. *Circulation* 2011;124: 2761–2796.

Harris KM, Spirito P, Maron MS, et al. Prevalence, clinical profile, and significance of left ventricular remodeling in the end-stage phase of hypertrophic cardiomyopathy. *Circulation* 2006;114:216–225.

Kaple RK, Murphy RT, DiPaola LM, et al. Mitral valve abnormalities in hypertrophic cardiomyopathy: echocardiographic features and surgical outcomes. *Ann Thorac Surg* 2008;85:1527–1535.

Liebregts M, Faber L, Jensen MK, et al. Outcomes of alcohol septal ablation in younger patients with obstructive hypertrophic cardiomyopathy. *JACC Cardiovasc Interv* 2017;10:1134–1143.

Maron BJ, Rowin EJ, Casey SA, et al. Hypertrophic cardiomyopathy in adulthood associated with low cardiovascular mortality with contemporary management strategies. *J Am Coll Cardiol* 2015;65: 1915–1928.

Maron MS, Rowin EJ, Olivotto I, et al. Contemporary natural history and management of nonobstructive hypertrophic cardiomyopathy. *J Am Coll Cardiol* 2016;67:1399–1409.

Nagueh SF, Bierig SM, Budoff MJ, et al. American Society of Echocardiography clinical recommendations for multimodality cardiovascular imaging of patients with hypertrophic cardiomyopathy: Endorsed by the American Society of Nuclear Cardiology, Society for Cardiovascular Magnetic Resonance, and Society of Cardiovascular Computed Tomography. *J Am Soc Echocardiogr* 2011; 24: 473–498.

Rowin EJ, Maron BJ, Haas TS, et al. Hypertrophic cardiomyopathy with left ventricular apical aneurysm: Implications for risk stratification and management. *J Am Coll Cardiol* 2017;69:761–773.

Semsarian C, Ingles J, Maron MS, Maron BJ. New perspectives on the prevalence of hypertrophic cardiomyopathy. *J Am Coll Cardiol* 2015; 65: 1249–1254.

Voilliot D, Huttin O, Hammache N, et al. Impact of global and segmental hypertrophy on two-dimensional strain derived from three-dimensional echocardiography in hypertrophic cardiomyopathy: Comparison with healthy subjects. *J Am Soc Echocardiogr* 2015; 28: 1093–1102.

渗透性和限制性心肌病

Pieroni M, Chimenti C, De Cobelli F, et al. Fabry's disease cardiomyopathy: echocardiographic detection of endomyocardial glycosphingolipid compartmentalization. *J Am Coll Cardiol* 2006;47: 1663–1671.

心脏淀粉样蛋白

Barros-Gomes S, Williams B, Nhola LF, et al. Prognosis of light chain amyloidosis with preserved LVEF. *JACC Cardiovasc Imaging* 2017; 10:398–407.

Falk RH, Alexander KM, Liao R, et al. AL (light-chain) cardiac amyloidosis: A review of diagnosis and therapy. *J Am Coll Cardiol* 2016;68:1323–1341.

Phelan D, Collier P, Thavendiranathan P, et al. Relative "apical sparing" of longitudinal strain using two-dimensional speckle-tracking echocardiography is both sensitive and specific for the diagnosis of cardiac amyloidosis. *Heart* 2012;98:1442–1448.

Ternacle J, Bodez D, Guellich A, et al. Causes and consequences of longitudinal LV dysfunction assessed by 2D strain echocardiography in cardiac amyloidosis. *JACC Cardiovasc Imaging* 2016; 9:126–138.

第 19 章
先天性心脏病
Congenital Heart Diseases

曹海燕　王　鹏　译

先天性心脏病（congenital heart diseases，CHD）广义上定义为出生时即存在的心脏畸形。从本质上来说，这些缺陷都源于胚胎发育异常。大多数先天性心脏病包括大体结构异常及一系列伴随的血流动力学异常。超声心动图技术可作为先心病患者的理想检查手段，在心脏疾病的诊治过程中发挥重要作用。近年来，心脏磁共振成像（MRI）亦在这一领域发挥着愈为重要的作用，尤其适用于成年患者外科手术或姑息治疗后的综合评估。这一群体在先心病患者中的比例逐渐增加，而 MRI 评估具有其独特优势。

先天性心脏病的超声心动图评价方法与其他类型心脏病的评估具有显著不同。超声心动图在先心病中的应用已有相关指南发表。针对这一不断增长的患者群体，超声心动图的适应证见表 19-1。与成人相比，儿童超声心动图成像优点与缺点并存。儿童体格较小，可使用较高频率探头以提高图像质量。且大多数儿童骨骼钙化程度较低，没有过度肺气，增加了透声窗，有助于提高图像质量。但对儿童进行图像采集的操作过程中也会存在一些实际问题。比如儿童在检查时不能配合，并且可能存在其他畸形（如胸廓畸形），给成像带来困难。

未来成人先心病患者数量将超过儿童，现已有正式的成人先心病亚专业，且许多三级医疗中心都设有专门的成人先心病门诊。临床及超声医师在接诊老年先心病患者时则面临完全不同的挑战。治疗决策取决于既往的治疗效果及是否存在肺血管疾病及其严重程度。超声对术后患者进行准确评价可能有一定困难，而其他影像学手段，尤其是磁共振，常用于评估此类患者。当患者无法提供详细病史时，须行心脏影像学检查，进而了解患者既往手术方式，并根据影像检查结果决定是否需要进一步治疗。随着先心病患者年龄逐渐增长，可能合并其他疾病（如高血压或冠心病），这会使病情的评估和治疗更加复杂，也会使图像采集和解读更加困难且耗时。先天性心脏畸形复杂多变，甚至可能不符合有关心腔方位及大血管关系的基本规则。因此，对疑似先心病患者的初步评估需要采用一种系统全面的方法，也常常需要在常规检查中使用附加非标准切面。

本章重点介绍超声心动图在青少年及成人先心病中的应用。本章并未对先心病所有类型进行详细介绍，只着重介绍了成人先心病中的常见类型，而对那些少见类型的先心病仅做简要介绍。

一、超声心动图检查：节段分析法

对疑诊先心病患者进行超声心动图检查时，需要采用系统、有序的方法对心脏解剖进行分析（表 19-2）。这种方法对发现心脏位置异常及诊断

表 19-1　成人先天性心脏病的经胸超声心动图应用指南

适应证	评分（1～9）
92. 已确诊或疑诊先天性心脏病患者的初步评估	A（9）
93. 已确诊的先天性心脏病患者，其临床状态或心脏检查出现变化	A（9）
94. 已确诊的先天性心脏病患者，再次评估以指导治疗	A（9）
95. 成人先天性心脏病患者矫治术后的常规监测（≤ 2 年） • 无残余心脏结构或血流动力学异常 • 临床状态或心脏检查无变化	I（3）
96. 成人先天性心脏病患者矫治术后的常规监测（≥ 2 年） • 无残余心脏结构或血流动力学异常 • 临床状态或心脏检查无变化	U（6）
97. 成人先天性心脏病患者不完全或姑息术后的常规监测（< 1 年） • 残余心脏结构或血流动力学存在异常 • 临床状态或心脏检查无变化	U（5）
98. 成人先天性心脏病患者不完全或姑息术后的常规监测（≥ 1 年） • 残余心脏结构或血流动力学存在异常 • 临床状态或心脏检查无改变	A（8）

引自 ACCF/ASE/AHA/ASNC/HFSA/HRS/SCAI/SCCM/SCCT/SCCMR 2011 Appropriate Use Criteria for Echocardiography. A Report of the American College of Cardiology Foundation Appropriate Use Criteria Task Force, American Society of Echocardiography, American Heart Association, American Society of Nuclear Cardiology, Heart Failure Society of America, Heart Rhythm Society, Society for Cardiovascular Angiography and Interventions, Society of Critical Care Medicine, Society of Cardiovascular Computed Tomography, Society for Cardiovascular Magnetic Resonance American College of Chest Physicians. *J Am Soc Echocardiogr*. 2011;24:229–267.

复杂先心病十分必要。节段分析法的第一步是要判定心房位置，评估静脉回流入心房的途径；接下来需要判定房室连接关系及心室形态与位置；最后，需要判定心室与大动脉的连接关系。在大多数情况下，即使是最复杂的先心病，也可以用这种方法做出诊断。

（一）心房位置

心房位置的判定最好在剑突下切面进行。正

表 19-2　心脏节段分析法

心房位置 • 内脏位置（内脏心房位置一致） • 心房形态（正位或反位） • 静脉回流方式
心室位置 • 心室形态（右襻或左襻） • 房室连接一致（房室瓣形态） • 心脏轴线（左位心或右位心）
大动脉连接
大动脉识别
心室 - 大动脉连接一致或转位
大动脉与室间隔的空间位置关系

常情况下为心房正位（situs solitus），即形态学右心房位于右侧，形态学左心房位于左侧。心房反位（situs inversus）时则情况相反，与心房正位呈镜面像。心房与内脏位置几乎总是保持一致。因此，肝脏位于右侧、胃位于左侧，通常提示心房正位。在一些罕见病例中，心房与内脏位置不一致，则出现复杂先天性心脏病的可能性很高。通过二维超声心动图可以确定心房的位置和形态。形态学右心房常包含欧氏瓣，且右心耳较左心耳粗短。左心房无欧式瓣结构，其形态较右心房更圆。左心耳较细长，左心耳与心房的连接处与右心耳相比更窄。

虽然静脉回流不能判定心房形态，但体静脉及肺静脉的回流方式可帮助判定心房位置。上腹部横切面有助于评估其空间位置关系。正常情况下，腹主动脉位于脊柱左侧，下腔静脉位于脊柱右侧。与下腔静脉相比，主动脉更为粗大、形态更圆、更具有搏动性。不能确定时可通过彩色多普勒血流成像加以鉴别，主动脉血流速度较快，且以收缩期血流为主（图 19-1）。主动脉与下腔静脉位置与正常相反时，则提示内脏反位。通过剑突下长轴切面追踪下腔静脉及肝静脉的走行，通常可见右心房位于左心房的右前侧（图 19-2）。

肺静脉与左心房的连接可通过心尖及胸骨上

窝切面进行观察（图 19-3）。彩色多普勒成像有助于识别回流入左心房的肺静脉。在成人中，经胸超声心动图常难以显示 4 支肺静脉的回流。而经食管超声心动图可以更准确地判断肺静脉回流方式。由于可能存在肺静脉畸形引流，肺静脉与左心房的连接关系并非一成不变，其连接关系不能用来判定心房形态。

（二）心室形态

内脏心房位置及静脉连接确定后，接下来需要确定心室的位置与形态。在正常胚胎发育过程中，垂直的原始心管向右折叠（即右襻），旋

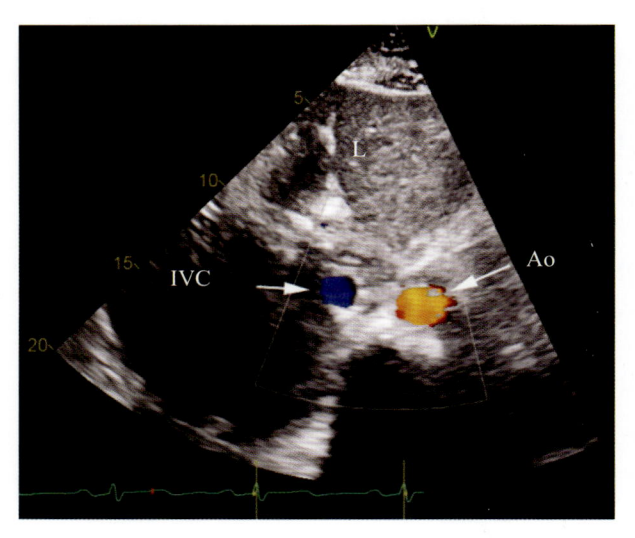

▲ 图 19-1 剑突下短轴切面示内脏心房正位
肝（L）及下腔静脉（IVC）位于右侧，主动脉（Ao）位于左侧。彩色多普勒血流成像显示主动脉内的搏动性血流

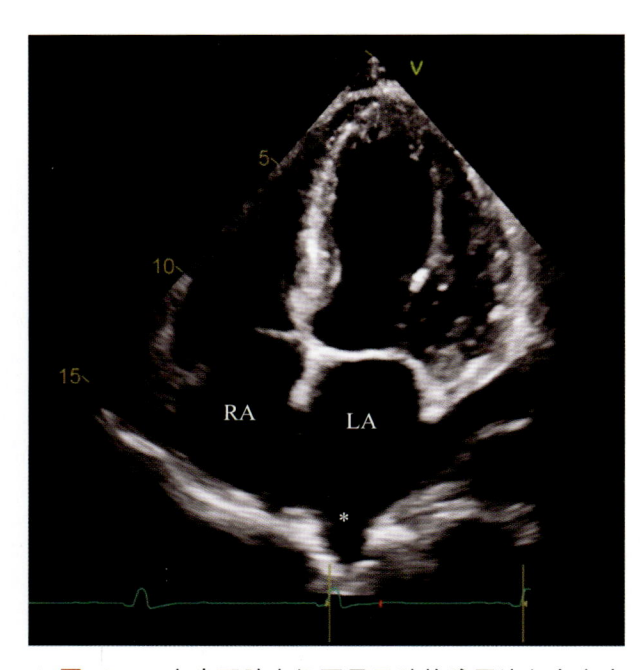

▲ 图 19-3 心尖四腔心切面显示肺静脉回流入左心房（LA）的入口（*）
RA. 右心房；LA. 左心房

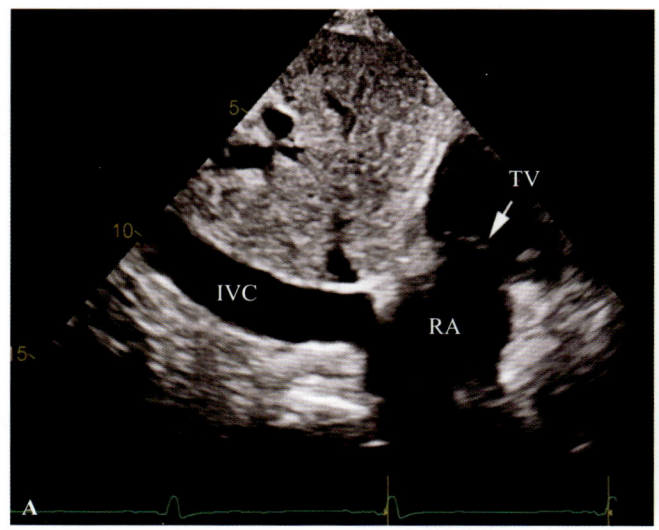

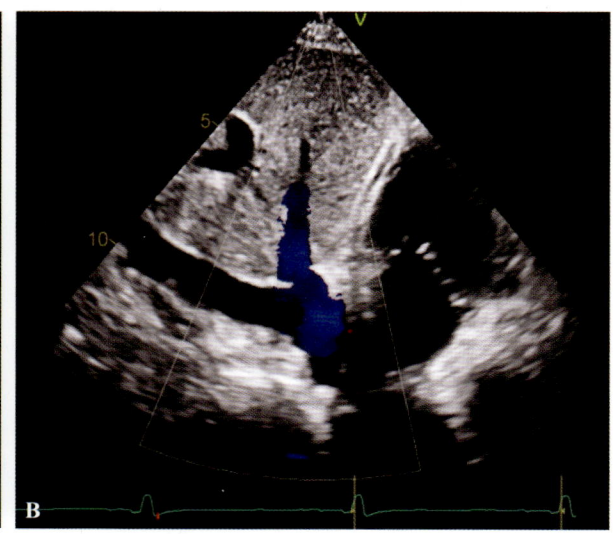

▲ 图 19-2 A. 剑突下长轴切面显示下腔静脉回流入右心房；B. 彩色多普勒血流成像显示肝静脉血流
RA. 右心房；IVC. 下腔静脉；TV. 三尖瓣

转占据左侧胸腔，导致右心室位于左心室的右前方，心底至心尖的轴线指向左侧，心脏大部分位于左侧胸腔。如果原始心管向左折叠，则形成左襻，形态学右心室位于形态学左心室的左侧。因此，心房正位且心室左襻或者心房反位且心室右襻时出现房室连接不一致。

二维超声心动图可以用于评价心室形态。表19-3 列出了有助于区分左、右心室的超声心动图特征。右心室肌束较丰富，且存在特征性的调节束，使右心室心内膜表面形成肌小梁（图19-4）。而左心室心内膜表面较平滑。这一区别在超声心动图表现上很明显，可作为判定左、右心室的可靠特征之一。房室瓣的结构和位置也有助于区别左、右心室。当两个心室均存在时，二尖瓣总是与形态学左心室相连，三尖瓣总是与形态学右心室相连，明确二尖瓣与三尖瓣便可确认对应的心室。三尖瓣更靠近心尖部，有三个瓣叶（三组乳头肌），并有腱索附着于室间隔。二尖瓣更靠近心室基底部，有两个瓣叶，其腱索附着于两组乳头肌，而不附着于室间隔上。上述特征均可通过超声心动图进行评估。四腔心切面可用于判定心室形态及房室瓣的相对位置，短轴切面可确定乳头肌位置及腱索附着部位。房室瓣的相对位置以及是否存在腱索附着于室间隔，是判定左、右心室最有用的超声心动图特征。

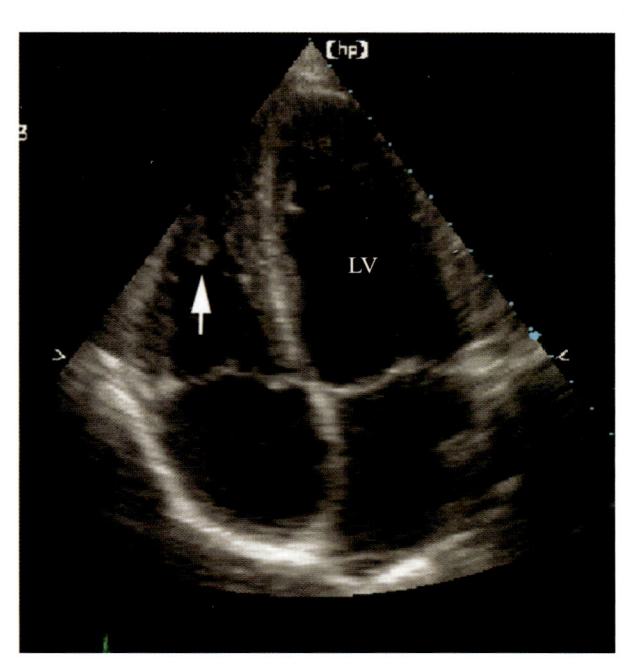

▲ 图 19-4 正常四腔心切面显示右心室心尖部的调节束（箭）
LV. 左心室

表 19-3 左、右心室的超声心动图特征

右心室	左心室
• 心内膜小梁化	• 心内膜平滑
• 三组乳头肌	• 两组乳头肌
• 腱索附着于室间隔	• 心腔呈卵圆形
• 漏斗部肌束	• 二叶房室瓣，附着点靠近基底部
• 调节束	
• 心腔呈三角形	
• 三叶房室瓣，附着点靠近心尖部	

（三）大动脉连接

节段分析法的最后一步是确定大动脉及其连接关系。心室-大动脉连接一致的正常心脏，主动脉起自形态学左心室，肺动脉起自形态学右心室。心室方位正常时，肺动脉位于左前、主动脉位于右后，主动脉弓及降主动脉位于左侧。大动脉起源交叉走行，大动脉短轴切面显示为"香肠与圆圈"的形状，这是由于发育过程中右心室流出道和肺动脉（"香肠"）围绕升主动脉（"圆圈"）旋转所致。当大动脉起自对侧心室时，则出现心室-大动脉连接不一致或大动脉转位。大动脉转位分为两种不同类型：右位型大动脉转位（D-transposition）时，房室连接关系正常，形态学右心室位于形态左心室的右侧。大动脉连接不一致，主动脉起自右心室，肺动脉起自左心室，这就形成两个平行的循环通路，无法提供正常生命所需的有效循环；左位型大动脉转位（L-transposition）时，房室连接不一致（胚胎发育时心室左襻所致），使得形态学右心室位于形

态学左心室的左侧。心室 - 大动脉亦存在连接不一致，但由于心室反位，所以维持了正常的生理循环，即血液由右心房经左心室流向肺动脉，由左心房经右心室流向主动脉。

二维超声心动图可以准确判定大动脉及其起源和位置关系，心底短轴切面最有助于评估上述特征。正常情况下，肺动脉瓣位于主动脉瓣的左侧略偏前方（图 19-5A）。肺动脉向后走行并分叉，右肺动脉于主动脉弓下方走行。图 19-5B 显示右位型大动脉转位患者大动脉间的异常关系。此时，两条大动脉平行走行，主动脉位置更靠前。上述特征在胸骨旁长轴及短轴切面及剑突下切面中最易显示。胸骨旁及胸骨上窝切面是显示主动脉近心段的理想切面（图 19-6）。大动脉的走行及有无分支是鉴别主动脉与肺动脉的最可靠征象。通过观察胸骨上窝短轴切面主动脉弓上头臂动脉的走行，可判断是否存在右位主动脉弓。

二、右心室流入道病变

右心室流入道和三尖瓣可在心尖及剑突下四腔心切面、心底短轴切面以及右心室流入道切面中显示。最重要的三尖瓣先天性病变为 Ebstein 畸形和三尖瓣闭锁（随后讲述）。Ebstein 畸形指的是三尖瓣隔叶和后叶（有时前叶）向右心室心尖部移位，常伴有瓣叶与右心室壁粘连。典型表现为瓣叶冗长并伴有腱索附着部位异常。由于功能性瓣口相对于瓣环向心尖部移位，导致右心室基底部"心房化"。Ebstein 畸形的异常程度取

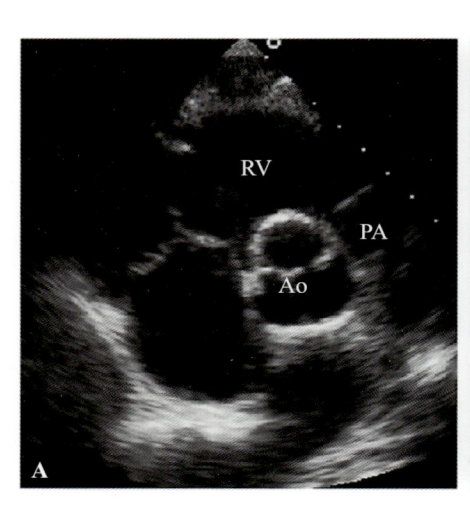

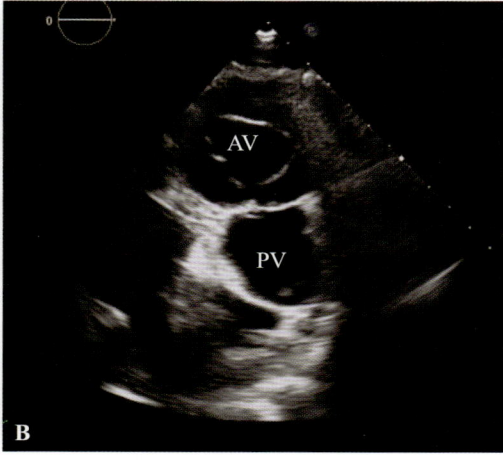

◀ 图 19-5 正常人（A）与右位型大动脉转位患者（B）的胸骨旁短轴切面

正常人主动脉瓣（AV）位于后方，右心室（RV）流出道及肺动脉（PA）环绕主动脉（Ao）。大动脉转位时，主动脉位于前方，主动脉与肺动脉呈平行排列 PV. 肺动脉瓣

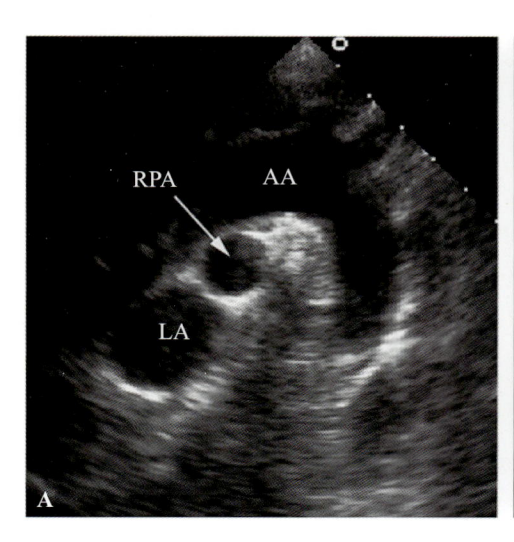

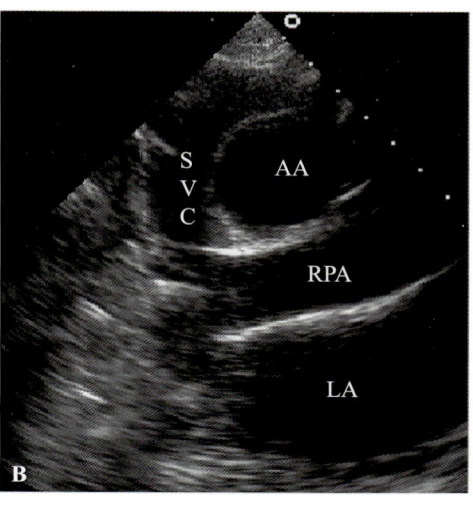

◀ 图 19-6 正常人胸骨上窝长轴（A）及短轴（B）切面

右肺动脉（RPA）走行于主动脉弓（AA）下方、位于左心房（LA）上方，上腔静脉（SVC）位于主动脉弓右侧

决于一系列因素，包括瓣膜向心尖部移位程度、瓣叶远端附着部位、残余右心室大小和功能、三尖瓣反流程度以及是否存在右心室流出道梗阻（常由三尖瓣前叶冗长所致）。

评估 Ebstein 畸形最佳切面为心尖四腔心切面，该切面可显示特征性表现如图 19-7。准确显示三尖瓣隔叶附着点与瓣环的关系最为重要。三尖瓣隔叶附着点向心尖部移位的距离可在该切面进行评估，这是诊断 Ebstein 畸形的关键。由于正常情况下三尖瓣比二尖瓣更靠近心尖，即向心尖部移位是相对的，因此部分学者建议测量两个房室瓣附着点之间的距离。经体表面积校正后，该距离大于 8mm/m² 提示 Ebstein 畸形。还有学者推荐成人中以该最大距离超过 20mm 作为诊断标准。图 19-8 为一轻度 Ebstein 畸形病例，瓣叶向心尖部明显移位，但仅有少许瓣叶粘连及轻度三尖瓣反流。

四腔心切面及右心室流入道切面可用于评估 Ebstein 畸形严重程度并据此确定手术方案。心室房化、瓣叶粘连以及瓣叶畸形或发育不良程度均为影响手术修复的重要特征（图 19-9）。该病例存在三尖瓣瓣叶粘连，但右心室房化程度低，同时右心扩大，室间隔向左移位。三尖瓣前叶与右心室前壁间的腱索长度应在多个切面上进行评估。若存在明显的瓣叶粘连，应采取换瓣术而非瓣膜修补术。右心室房化程度越重，患者预后越差。图 19-10 是 Ebstein 畸形的一个极端案例，三尖瓣瓣叶移位至右心室心尖部，瓣膜组织显著

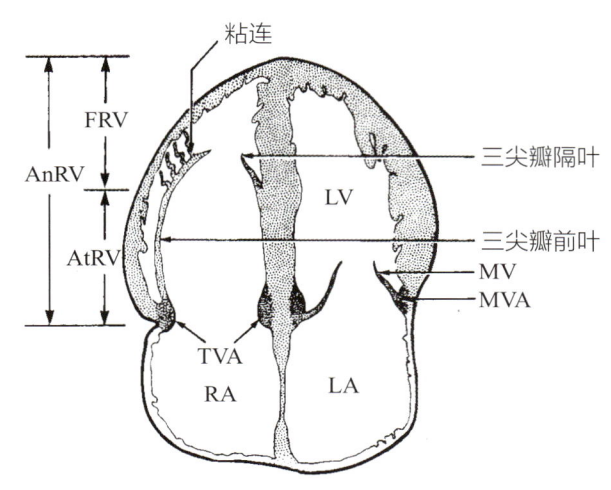

▲ 图 19-7 Ebstein 畸形的解剖异常示意图
AnRV. 解剖右心室；AtRV. 房化右心室；FRV. 功能右心室；MVA. 二尖瓣瓣环；TVA. 三尖瓣瓣环；RA. 右心房；LA. 左心房；LV. 左心室；MV. 二尖瓣

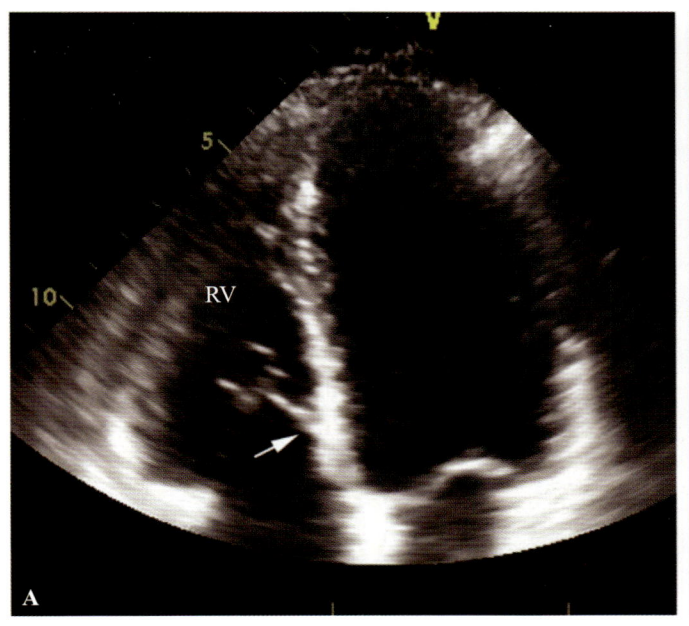

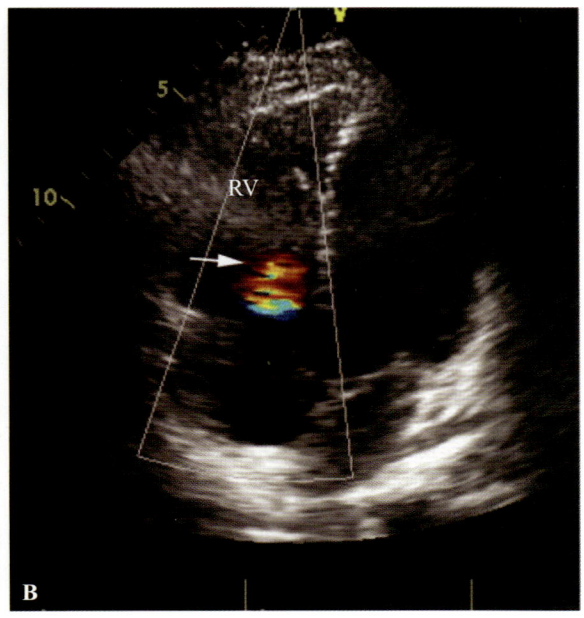

▲ 图 19-8 A. Ebstein 畸形患者四腔心切面。箭示三尖瓣附着点向心尖部移位；B. 箭示轻度三尖瓣反流
RV. 右心室

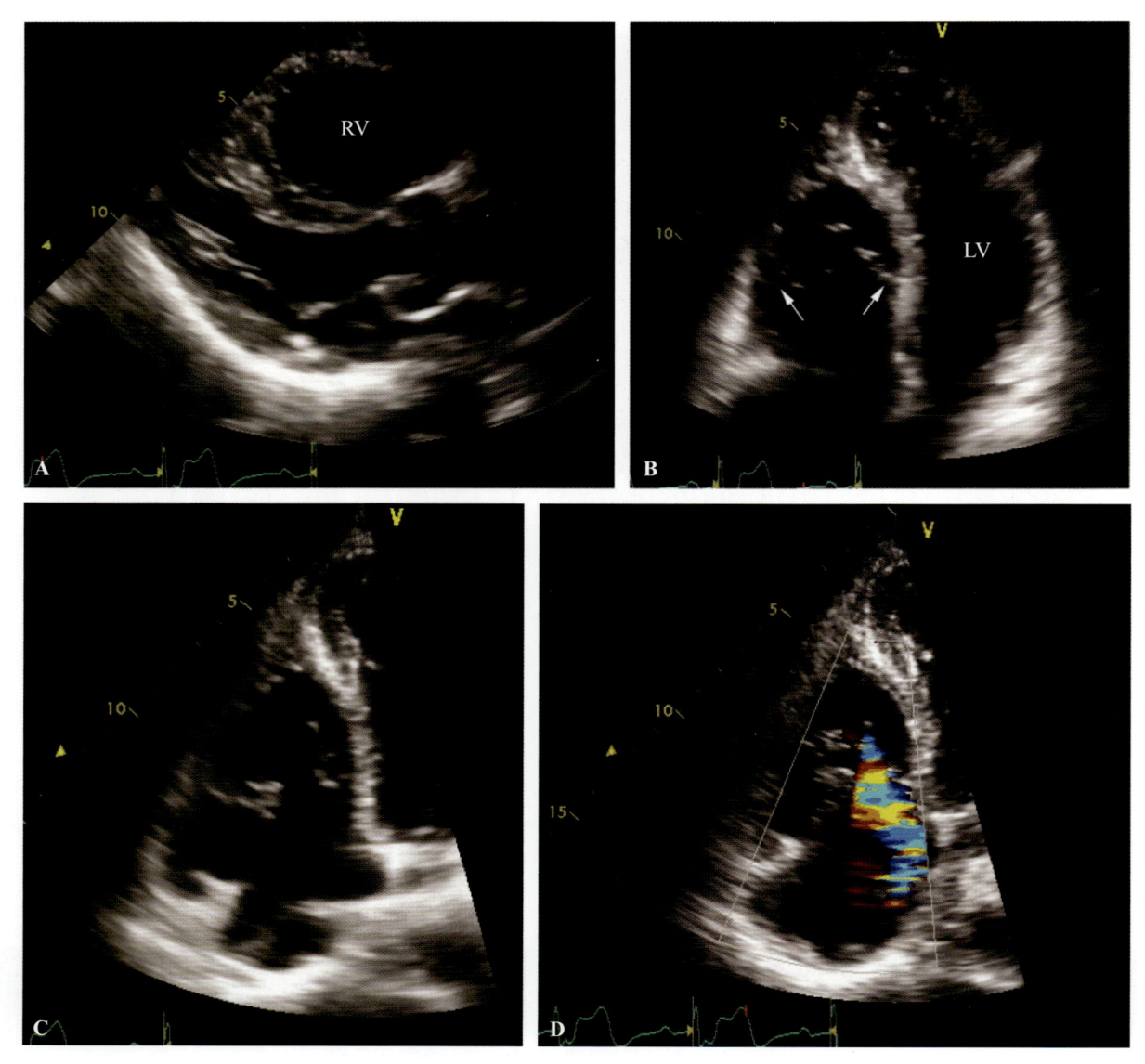

▲ 图 19-9　Ebstein 畸形患者，显示三尖瓣下移程度更为严重

A. 右心室扩张，室间隔膨向左心室；B. 三尖瓣向右心室心尖部明显移位（箭），功能右心室明显缩小；C. 三尖瓣瓣叶明显粘连；D. 中度三尖瓣反流。RV. 右心室；LV. 左心室

粘连。如果功能右心室面积小于整个右心室面积的 1/3，则总体预后非常差。由于右心室形态复杂，准确测量功能右心室的大小较为困难，应采用尽可能多的切面进行综合评价。多普勒超声心动图可用于检测 Ebstein 畸形患者中常见的三尖瓣反流。冗长的三尖瓣前叶可导致功能右心室流出道梗阻，此亦可通过多普勒成像进行评估。重度畸形患者可伴有肺动脉闭锁，但在成人中较为罕见。

Ebstein 畸形还可伴有多种心脏异常，包括房间隔缺损、二尖瓣脱垂和左心室功能减低，上述异常均可通过超声心动图发现。左心室功能减低的病因尚不清楚，但其出现多提示预后不良。Ebstein 畸形手术方式包括三尖瓣修复或置换术。术后超声心动图对于评估手术效果以及三尖瓣功能具有重要作用。

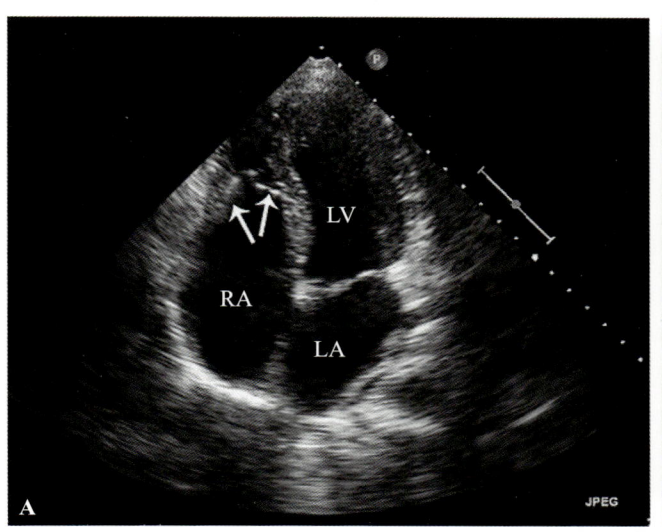

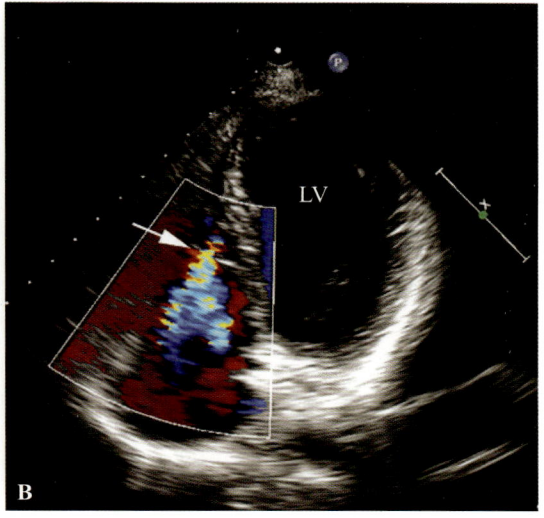

▲ 图 19-10　Ebstein 畸形的一个极端病例
A. 心尖四腔心切面示三尖瓣瓣叶（箭）显著下移．达右心室心尖部；B. 三尖瓣反流束起始点位于低位右心室腔内（箭）。RA. 右心房；LA. 左心房；LV. 左心室

三、左心室流入道病变

（一）肺静脉

左心室流入道可在多个水平发生梗阻（表 19-4）。肺静脉狭窄可孤立发生，亦可与其他先天性病变并存。肺静脉狭窄其中一种类型为一支或多支肺静脉于左心房入口处或临近入口处局限性狭窄；另一种类型为肺静脉发育不良。超声心动图诊断局限性肺静脉狭窄取决于能否观察到肺静脉回流入左心房，而心尖或剑突下四腔心切面是显示该特征的理想切面（图 19-11）。年轻患者向后倾斜的胸骨上窝短轴切面（有时也称为"蟹状切面"）也可显示。通常只能显示右上肺静脉或左上肺静脉（图 19-3）。经食管超声心动图检查时，探头更靠近左心房，因此可以更好地显示肺静脉的回流部位（图 19-12）。本书第 7 章详细介绍了使用 TEE 显示肺静脉方法，大多数患者 4 支肺静脉均可显示。超声心动图可诊断由于外来肿物压迫或心房颤动消融术后继发狭窄引起的肺静脉梗阻。

二维超声心动图几乎无法观察肺静脉狭窄，CDFI 是无创性诊断的首选方法。CDFI 对于识别肺静脉回流及发现狭窄所致的湍流具有重要作

表 19-4　左心室流入道不同水平的梗阻

肺静脉
肺静脉狭窄（局限性）
肺静脉发育不良
外源性压迫
左心房
三房心
瓣上狭窄环
二尖瓣
二尖瓣发育不良
先天性二尖瓣狭窄
降落伞式二尖瓣
拱形二尖瓣
双孔二尖瓣

用。由于狭窄远端血流速度加快，CDFI 可显示左心房后壁附近入左心房的射流。左心房后壁湍流可能是超声心动图异常的最初表现，提示可能存在肺静脉狭窄。随后，脉冲多普勒血流频谱可用于评价血流方式并测定流速。正常人肺静脉血流频谱呈双期前向性（心室收缩期及舒张早期）（图 19-12B）。

（二）左心房

左心室充盈受阻可发生在心房水平，通常由

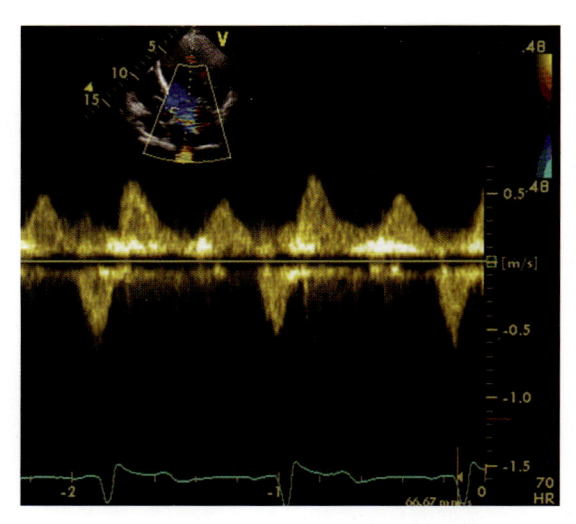

▲ 图 19-11 心尖四腔心切面显示肺静脉血流，取样容积置于肺静脉汇入左心房入口处

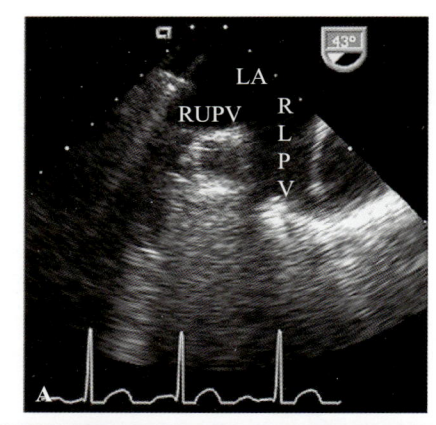

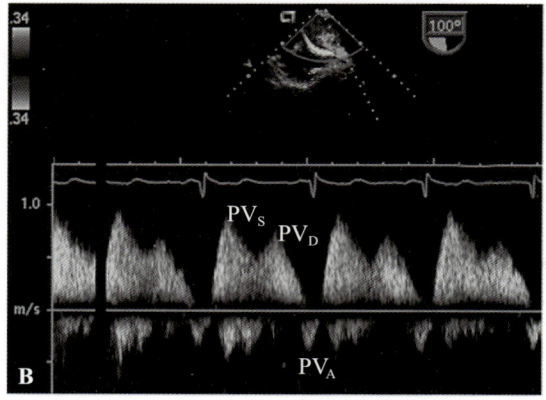

▲ 图 19-12 A. 经食管超声心动图显示右下肺静脉（RLPV）及右上肺静脉（RUPV）进入左心房入口；B. 经食管超声心动图记录左上肺静脉血流频谱。由于该病例存在房间隔缺损左向右分流，肺静脉血流速度稍增快。PV_S、PV_D 和 PV_A 分别指收缩期、舒张期和心房收缩期的肺静脉血流

RLPV. 右下肺静脉；RUPV. 右上肺静脉；LA. 左心房

于纤维隔膜阻碍血液通过左心房所致。隔膜可位于左心房中部，将左心房分成两个腔（即三房心，cor triatriatum）；也可位于或邻近二尖瓣瓣环水平（瓣上狭窄环，supravalvular stenosing ring）。二维超声心动图可显示上述隔膜及其位置，表现为左心房前上壁至后外侧壁的线状高回声结构。大多数病例中，上方的心房接受肺静脉血流，下方的心房与左心耳及二尖瓣（多为正常）相连。由于心尖四腔心切面上隔膜与声束垂直，因此该切面显示隔膜结构最佳（图 19-13）。如图 19-14 所示，隔膜在心尖四腔心切面较胸骨旁切面显示更为清晰。隔膜上的交通口最常位于后部，且可能为多个，二维超声心动图往往难以显示。彩色多普勒血流成像常可确定交通口的位置，而脉冲多普勒成像可估测压力阶差。图 19-15 显示一例经胸超声心动图评价三房心患者，多个切面均可清晰观察到隔膜结构。当经胸超声心动图成像质量不理想时，可采用经食管超声心动图检查。

鉴别不同水平左心室流入道梗阻部位需要二维成像与多普勒血流成像相结合，且胸骨旁长轴切面及心尖四腔心切面为评估最佳切面。图 19-16 显示一例 Shone 综合征患者超声心动图改变，该病例同时合并二尖瓣瓣上狭窄环及主动脉瓣下隔膜。与三房心相比，二尖瓣瓣上狭窄环更靠近二尖瓣，并可能附着于瓣叶上。该病例中，尽管二尖瓣瓣叶活动明显受限，但在长轴切面中瓣上隔膜并不能清晰显示。二尖瓣前叶未见穹顶状改变，可排除风湿性二尖瓣狭窄，而心尖切面上可显示瓣上隔膜。CDFI 可明确血流加速与湍流位于瓣环水平而非瓣尖水平，提示可能为二尖瓣瓣上环而非二尖瓣狭窄。连续多普勒血流成像可用于估测瓣上环的梗阻程度（图 19-16D）。由于瓣上环距离瓣膜较近，高速湍流可导致瓣叶损坏，出现瓣叶增厚及瓣膜反流。因此，超声心动图诊断二尖瓣瓣上狭窄环时必须非常谨慎。二尖瓣瓣环增厚钙化与瓣上狭窄环常难以鉴别，假阳性和假阴性结果均可出现。三房心及瓣上狭窄环

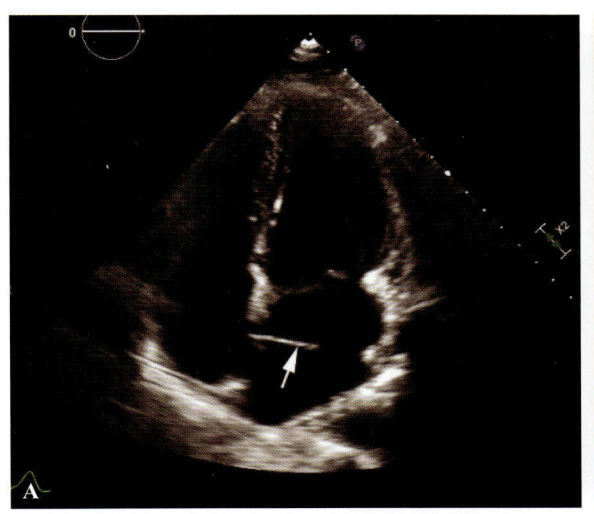

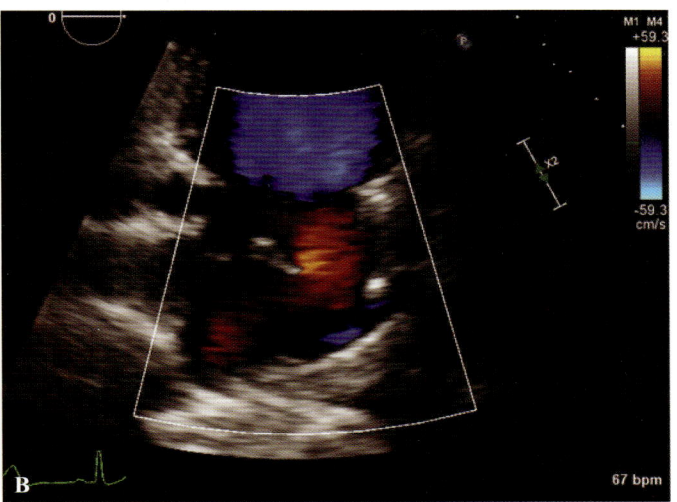

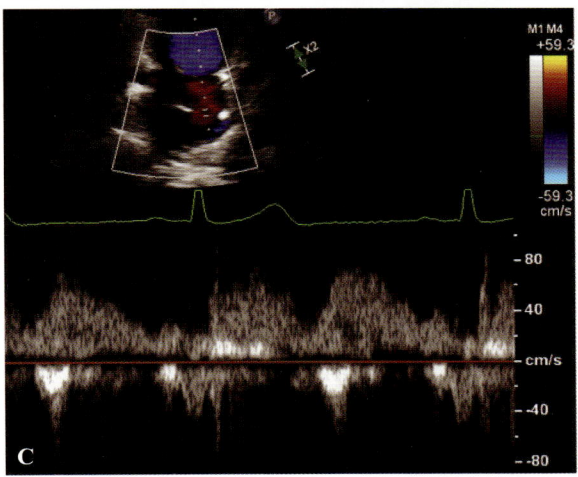

第 19 章　先天性心脏病
Congenital Heart Diseases

▲ 图 19-13　A. 三房心患者四腔心切面，隔膜（箭）将左心房分成上下两部分，隔膜上可见连续中断；B. 彩色多普勒显示通过隔膜连续中断处的血流；C. 脉冲多普勒显示通过隔膜连续中断处的低速血流，排除了隔膜开口处严重狭窄

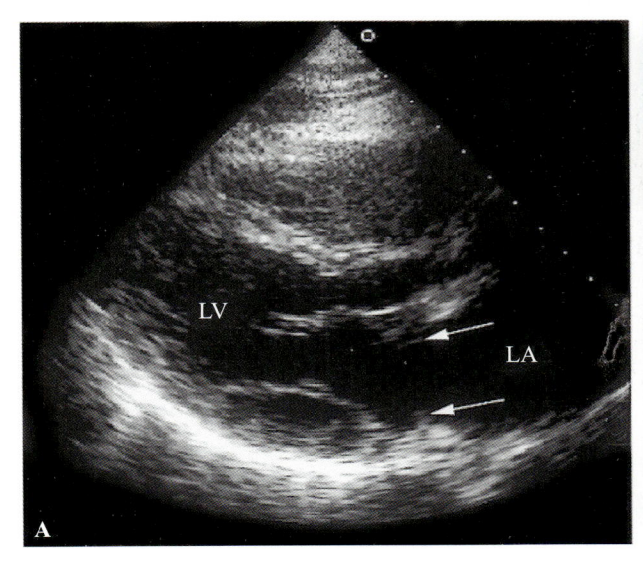

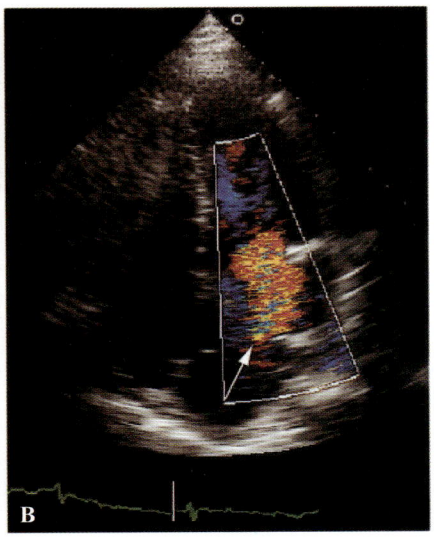

▲ 图 19-14　胸骨旁长轴切面（A）及四腔心切面（B）显示三房心
心尖四腔心切面可更清晰显示左心房内隔膜（箭）。彩色多普勒血流成像显示穿过隔膜开口处的湍流（箭）。LA. 左心房；LV. 左心室

659

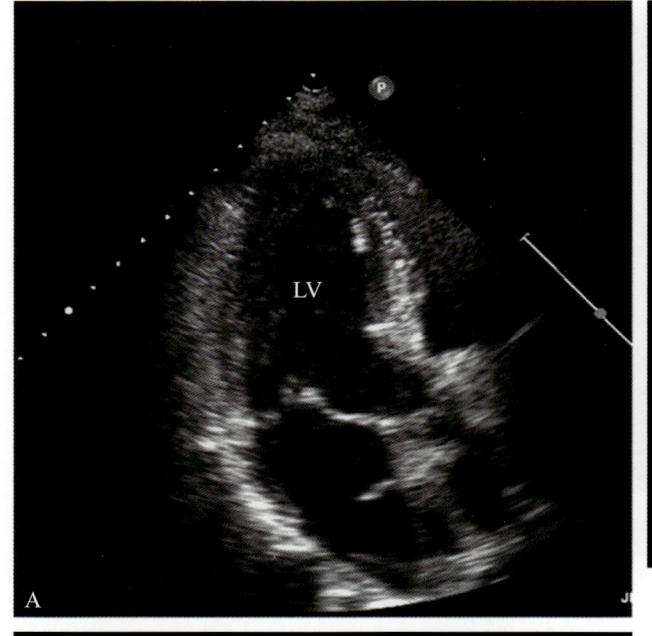

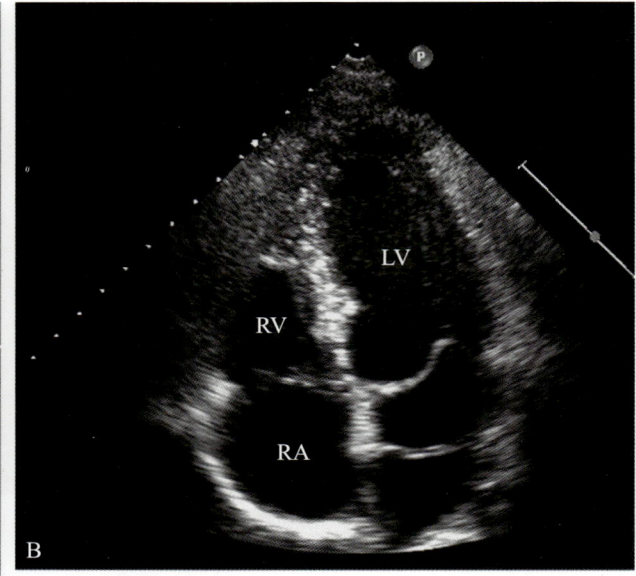

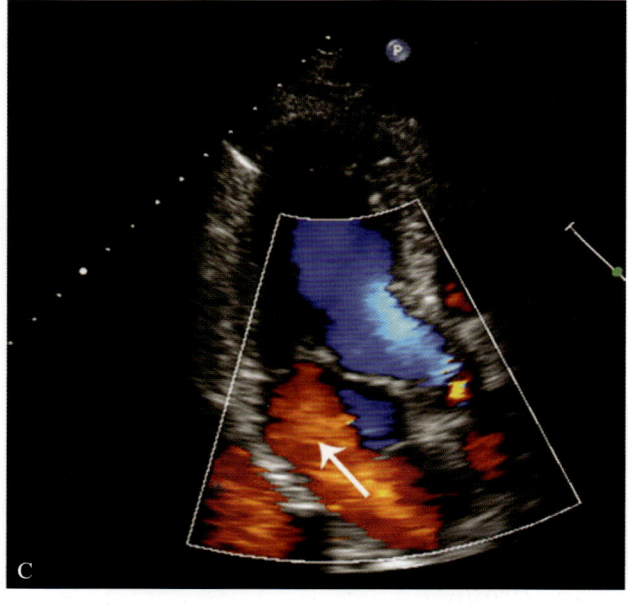

▲ 图 19-15 三房心患者，心尖长轴切面（A）及四腔心切面（B）显示左心房内隔膜样回声；CDFI（C）显示血流通过左心房内隔膜并穿过二尖瓣，表明心房被不完全分隔

LV. 左心室；RV. 右心室；RA. 右心房

均常合并其他畸形，以房间隔缺损和永存左上腔静脉最为常见，超声心动图易于诊断上述畸形。

（三）二尖瓣

先天性二尖瓣狭窄远较风湿性二尖瓣狭窄少见，且存在多种解剖类型（表 19-4），超声心动图均可准确诊断。然而，由于风湿性二尖瓣狭窄在成人中更为常见，先天性二尖瓣狭窄常被漏诊。图 19-17 显示一例降落伞型二尖瓣，该病例中所有腱索均与单一肥大乳头肌相连（图 19-17B）。乳头肌的数目、大小及位置可通过胸骨旁短轴切面进行观察。长轴切面可显示二尖瓣增厚变形，瓣叶活动受限以及腱索增粗融合。二尖瓣狭窄程度不一，最好采用多普勒成像评估狭窄程度。由于风湿性二尖瓣病变亦可见上述特征性改变，有时两者难以鉴别，需要观察到单组乳头肌时才可诊断降落伞型二尖瓣。

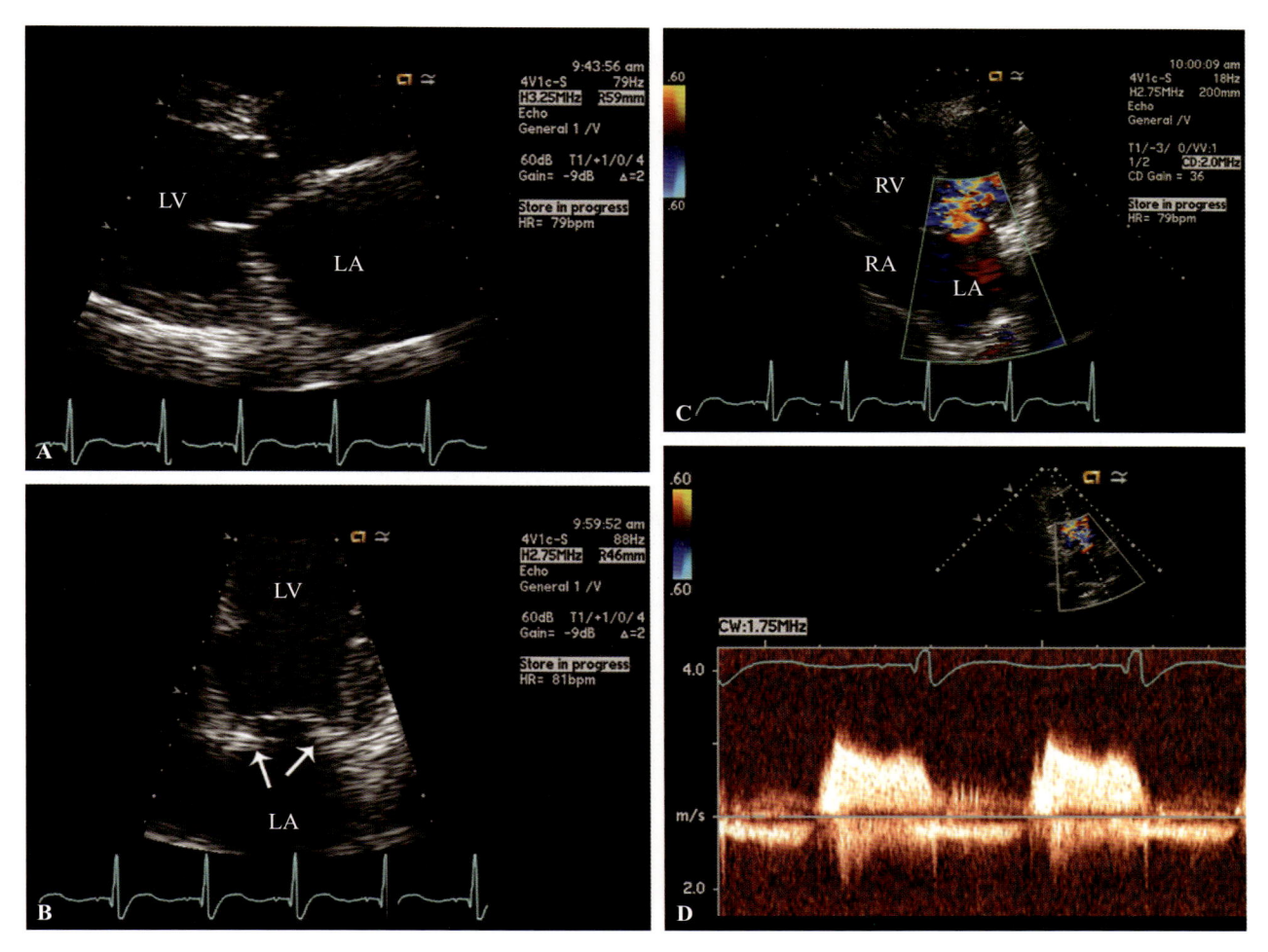

第 19 章 先天性心脏病
Congenital Heart Diseases

▲ 图 19-16 Shone 综合征

A. 舒张期二尖瓣活动受限，但该切面未显示狭窄环；B. 瓣叶活动受限，同时显示纤维环（箭）及其与二尖瓣的关系，心尖四腔心切面显示更佳；C. CDFI 显示舒张期畸形二尖瓣的跨瓣前向湍流；D. 连续多普勒成像显示二尖瓣跨瓣压差明显增高。LV. 左心室；RV. 右心室；LA. 左心房

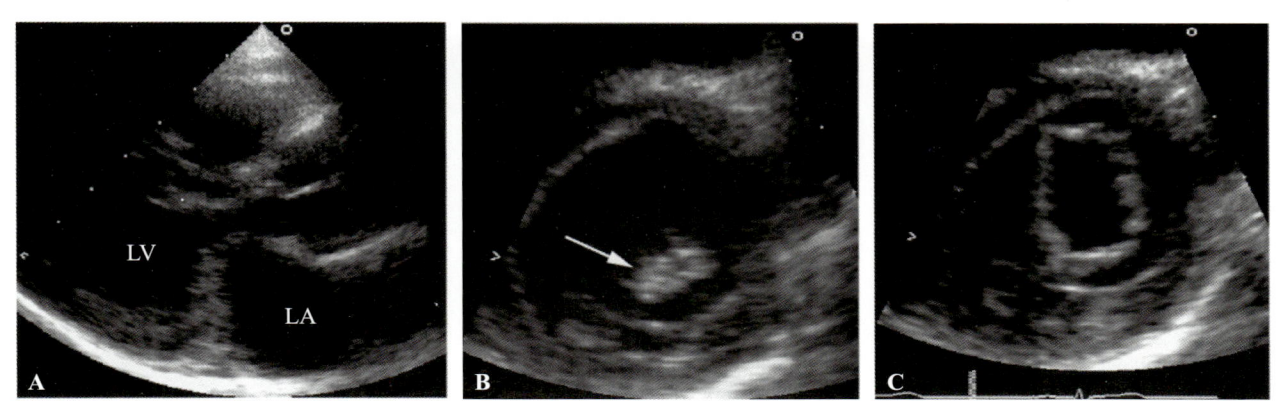

▲ 图 19-17 降落伞型二尖瓣

A. 左心长轴切面示二尖瓣瓣叶增厚，舒张期呈圆顶状；B. 乳头肌水平短轴切面示腱索附着于单组乳头肌上（箭）；C. 短轴切面示二尖瓣瓣口异常。尽管瓣口较大，但仍存在瓣下轻度压差。LV. 左心室；LA. 左心房

661

其他类型先天性二尖瓣狭窄包括拱形二尖瓣（anomalous mitral arcade）和双孔型二尖瓣（double-orifice mitral valve）。拱形二尖瓣狭窄时，腱索附着于多个短小乳头肌，狭窄与反流均可出现。双孔型二尖瓣指存在两个瓣口，可伴有或不伴有瓣下腱索结构的融合。通常每个瓣口相应的所有腱索均连于同一乳头肌，与降落伞型二尖瓣类似。短轴切面观察到两个独立瓣口时可做出诊断（图 19-18）。双孔型二尖瓣是否存在瓣叶狭窄及狭窄严重程度因人而异。先天性二尖瓣病变还包括二尖瓣脱垂和二尖瓣裂，上述疾病已在第 11 章中进行了讨论。

四、右心室流出道病变

（一）右心室

右心室流出道狭窄可发生于多个水平，同一患者也可出现多处梗阻。肺动脉瓣下狭窄通常累及漏斗部，较肺动脉瓣狭窄少见。漏斗部狭窄可由局限性纤维隔膜或瓣下肥大肌束（又称右心室双腔心，double-chambered right ventricle）所致（图 19-19），患者多合并室间隔缺损。右心室流出道狭窄偶尔继发于远端狭窄。例如，肺动脉瓣狭窄可致右心室肥大、瓣下肌束增粗引起右心室流出道狭窄。

二维超声心动图非常适合评估右心室流出道。胸骨旁短轴切面及剑突下四腔心切面可清晰显示右心室流出道的复杂形态，确定狭窄部位及程度。但运用多普勒成像测量狭窄压差较为困难。超声声束方向与右心室流出道有一定角度，因此在检查时应尽可能利用所有声窗使两者尽量平行。此外，存在多处狭窄时较难进行准确定位。瓣下狭窄通常是一种动态梗阻形式，其最大血流速度发生于收缩晚期，频谱形态与肥厚型梗阻性心肌病左心室流出道射流类似。肺动脉血流量减少程度可影响肺动脉发育，此为选择手术方案的重要影响因素。因此，任何类型的右心室流出道梗阻患儿均应同时评估肺动脉，其中包括法洛四联症，其手术方式及时机选择在一定程度上取决于肺动脉发育情况。

（二）肺动脉瓣

肺动脉瓣狭窄是一种常见的先天性病变，可单独发生或合并其他心脏畸形。最常见类型是瓣叶不完全融合而形成缝隙，形成带有狭窄开口的圆顶状结构，而肺动脉瓣瓣环多正常。肺动脉瓣重度狭窄时，右心室肥大可导致不同程度的瓣下狭窄。

心底水平胸骨旁短轴切面是观察成人肺动

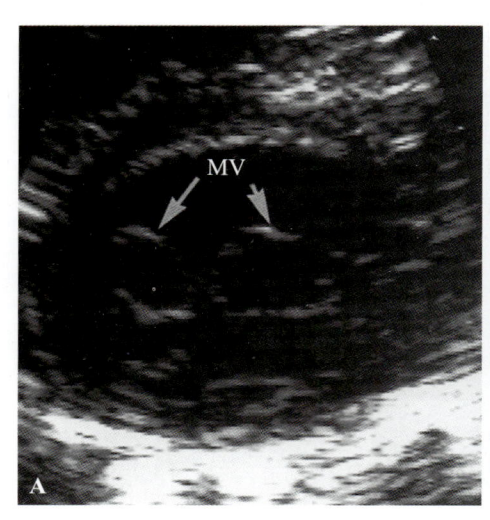

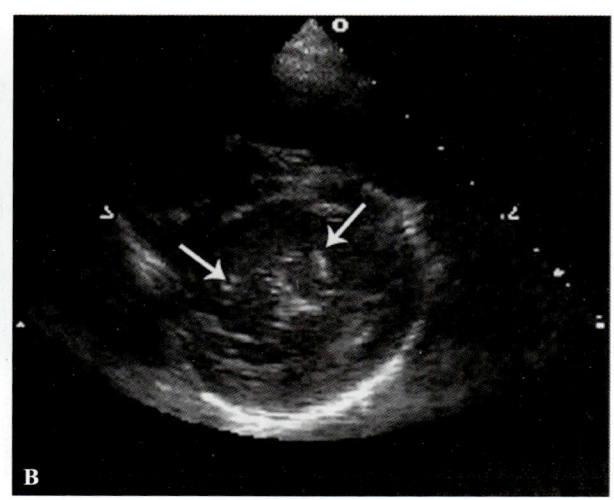

▲ 图 19-18 2 例双孔型二尖瓣患者胸骨旁短轴切面
MV. 二尖瓣

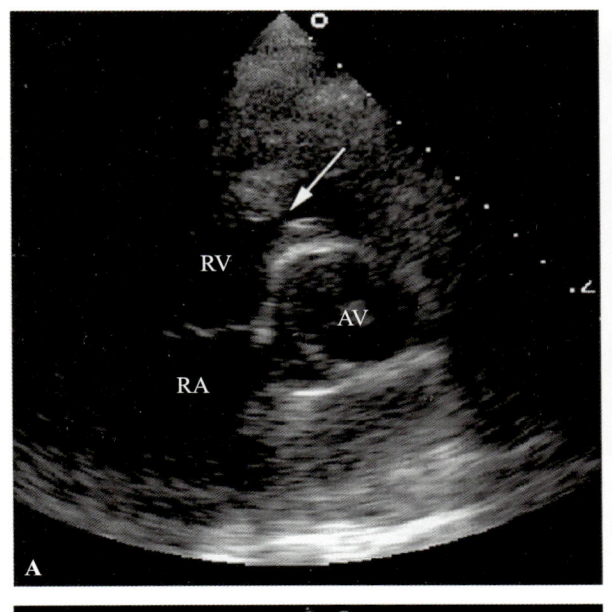

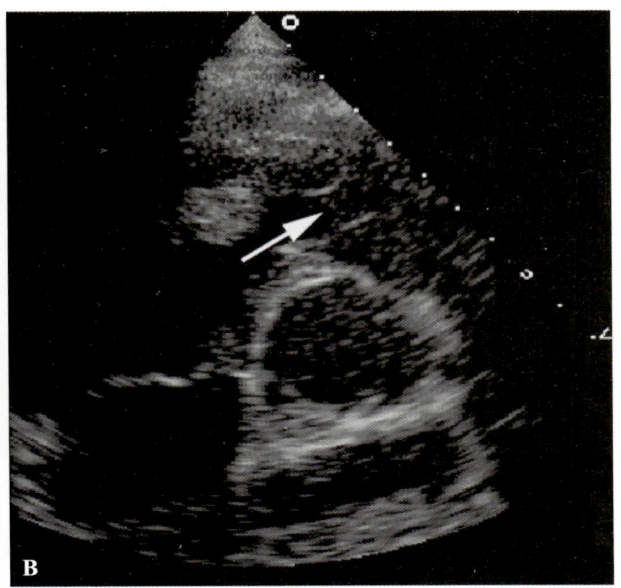

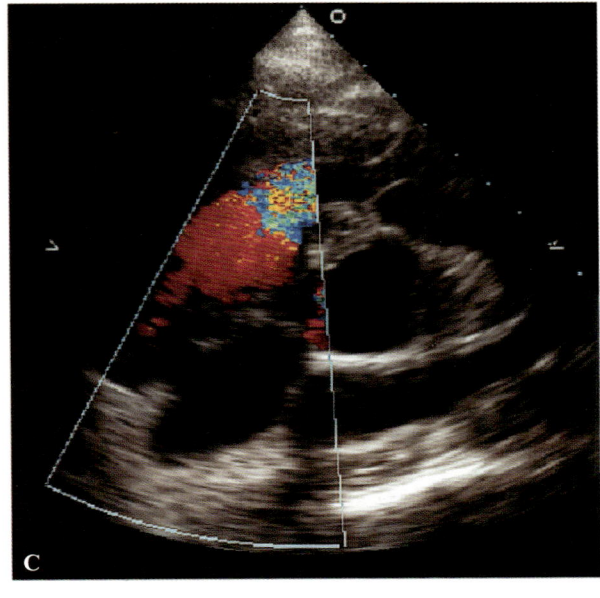

第 19 章　先天性心脏病
Congenital Heart Diseases

▲ 图 19-19　一系列短轴切面显示右心室漏斗部狭窄
A. 右心室流出道可见粗大肌束（箭）；B. 瓣下狭窄与肺动脉瓣（箭）的关系；C. CDFI 显示狭窄处的高速湍流，动力性瓣下狭窄的峰值压差出现于收缩晚期。RV. 右心室；RA. 右心房；AV. 主动脉瓣

脉瓣狭窄的最佳切面。二维超声心动图表现为瓣叶增厚、活动度减低、收缩期呈圆顶状（图 19-20）。常见肺动脉狭窄后扩张，但有无扩张与肺动脉瓣狭窄程度无关。大多数患者右心室大小及功能正常，但右心室壁肌小梁增多（图 19-20A）。成人肺动脉瓣狭窄患者的特征性表现为瓣膜钙化，而幼年患者无此改变。肺动脉瓣发育不良导致的出生时瓣膜狭窄较少见，此时狭窄由于瓣叶黏液样变性、增厚所致（图 19-21）。重度肺动脉瓣狭窄时会出现右心室压力负荷过重表现，室间隔变平与右心室扩大程度与瓣膜狭窄程度有一定关联。图 19-22 显示一例重度肺动脉瓣狭窄患者，出现显著继发性右心室压力负荷过重。

尽管二维超声心动图肺动脉瓣狭窄的形态学诊断至关重要，但难以评估其狭窄程度。瓣膜增厚程度或右心室肥大存在与否均不能定量评估瓣膜狭窄程度。多普勒超声成像是定量评估肺动脉瓣狭窄程度的首选方法。应用简化的伯努利方程可以计算瞬时峰值压差（图 19-20 至图 19-22）。多项临床研究表明，肺动脉瓣狭窄患者多普勒超

663

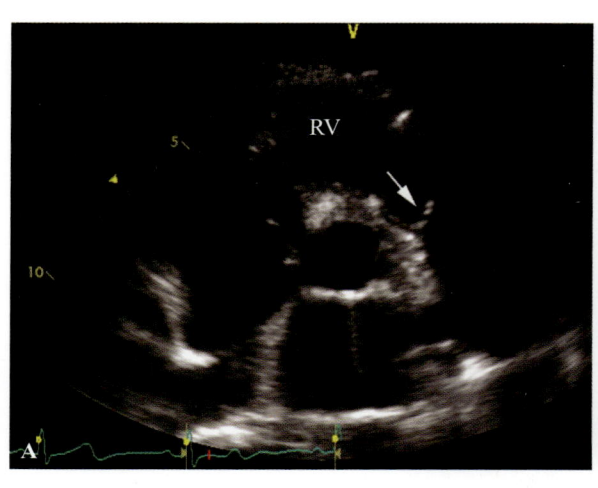

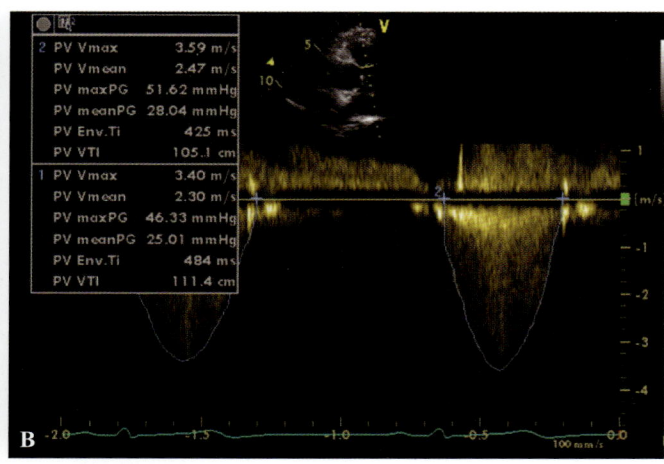

Feigenbaum 超声心动图学（原书第 8 版）
Feigenbaum's Echocardiography (8th Edition)

▲ 图 19-20 肺动脉瓣狭窄
A. 心底短轴切面显示肺动脉瓣轻度增厚，瓣叶开放时呈圆顶样（箭）；B. 连续多普勒示峰值压差为 48mmHg，平均压差为 26mmHg。RV. 右心室

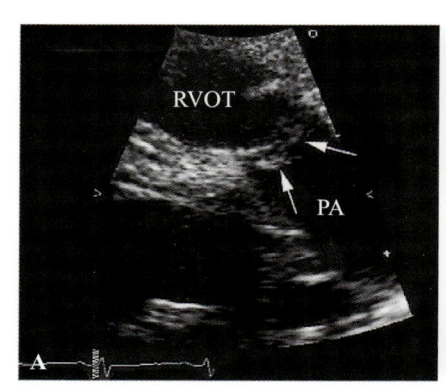

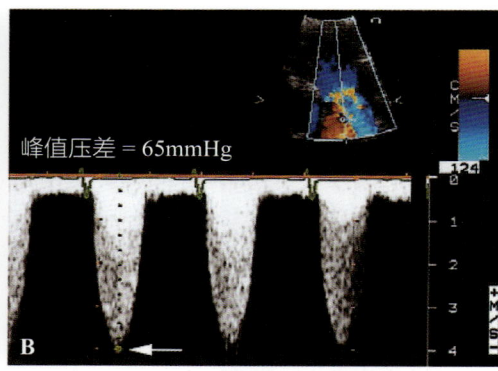

◀ 图 19-21 肺动脉瓣发育不良性狭窄
A. 肺动脉瓣（箭）明显增厚，活动明显受限．收缩期呈圆顶样；B. 最大跨瓣压差约 65mmHg。RVOT. 右心室流出道；PA. 肺动脉

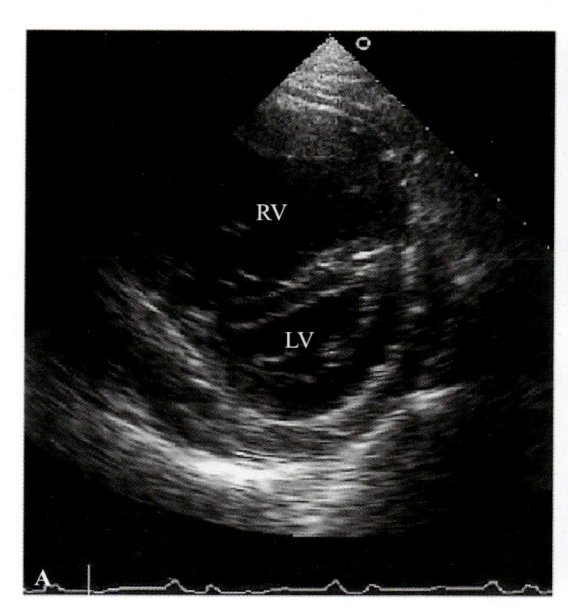

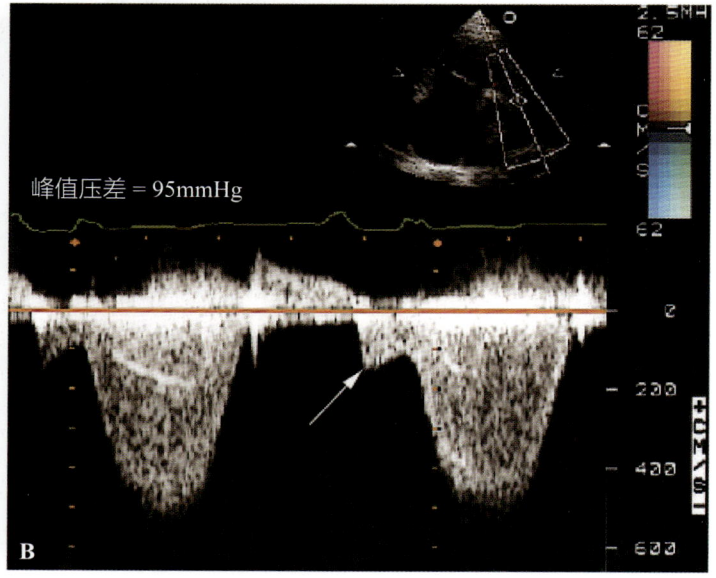

▲ 图 19-22 A. 重度肺动脉瓣狭窄患者，可见右心室扩大、右心室壁增厚、室间隔变平，与右心室压力负荷过重相符合；B. 重度肺动脉瓣狭窄，峰值压差约 95mmHg，可见肺动脉瓣瓣口由于右心房收缩所致的收缩期前血流（箭）
LV. 左心室；RV. 右心室

664

声与心导管测定的压差之间相关性良好。大多数患者多普勒声束与狭窄射流在胸骨旁短轴切面上成一条直线，但部分患者需要降低肋间隙才能使两者相互平行。肺动脉狭窄后扩张患者肺动脉瓣向前移位，导致胸骨旁切面上声束与射流无法位于同一条直线上，可采用剑突下或胸骨上窝切面。尤其儿童患者剑突下切面可以获得最佳的声束角度，从而检出最大射流速度。

肺动脉瓣狭窄患儿常采用瓣膜切开术或球囊成形术以解除梗阻。术后，多普勒超声心动图可用于系列随访并了解是否存在残余狭窄（图19-23），并可评估肺动脉瓣反流及右心室舒张期充盈异常程度。对于同时合并瓣膜狭窄及漏斗部狭窄患者，由于存在多水平梗阻，连续多普勒成像估测的狭窄压差可能高于心导管法。

（三）肺动脉

肺动脉狭窄（也称为周围或瓣上肺动脉狭窄）可发生于任何水平，常累及多个部位。肺动脉狭窄有多种形态学改变，包括局限性膜状狭窄、管状狭窄及管状发育不良。上述畸形常与其他先天性心脏病及心外畸形（如Williams综合征）并存。超声心动图能否检出肺动脉狭窄取决于狭窄发生部位。肺动脉近端狭窄可通过胸骨旁短轴切面进行观察。图19-24显示一例右肺动脉狭窄。大多数病例可通过二维超声心动图明确诊断，多普勒超声成像可显示狭窄处湍流及血流加速。然而，超声医生应注意，引起肺动脉主干内湍流更常见的原因是动脉导管未闭。很多患者，尤其是老年患者周围性肺动脉狭窄难以显示。剑突下四

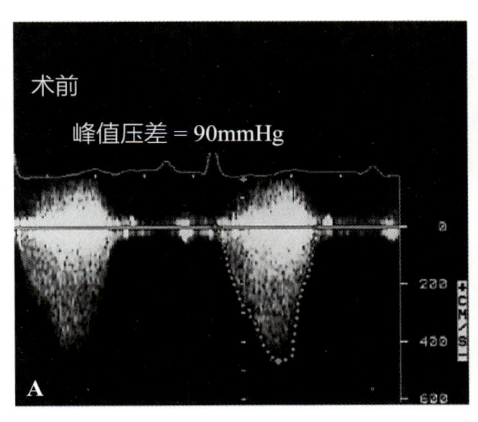

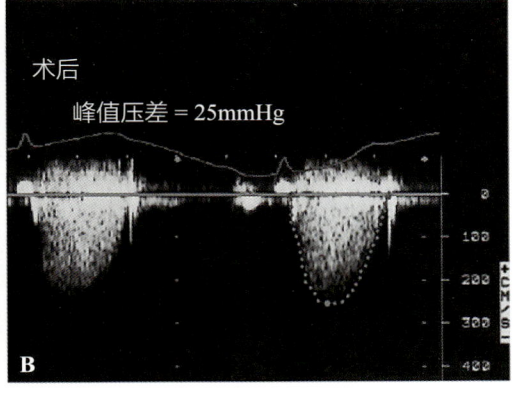

◀ 图19-23 肺动脉瓣狭窄瓣膜成形术前（A）及术后（B）血流频谱，肺动脉瓣瓣口峰值压差由术前90mmHg降至术后25mmHg

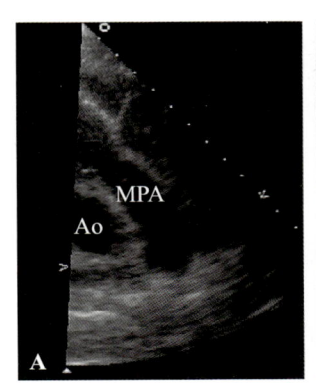

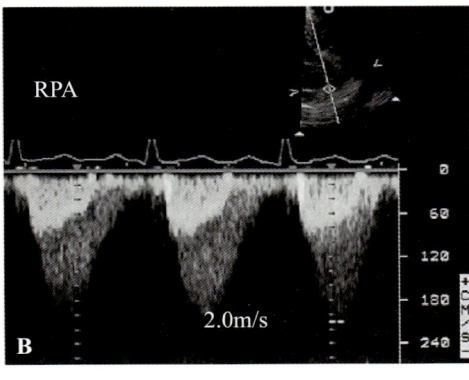

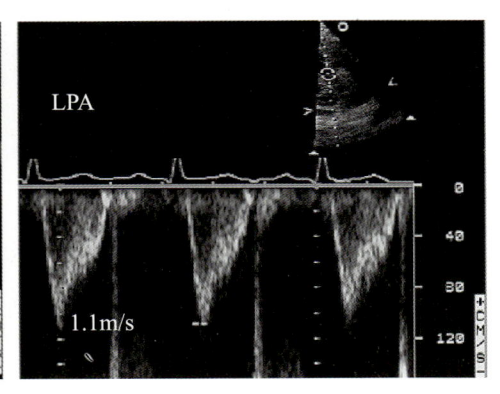

▲ 图19-24 肺动脉狭窄
A. 主肺动脉（MPA）正常；B. 右肺动脉（RPA）内血流加速；C. 左肺动脉（LPA）血流速度正常。Ao. 主动脉

腔心切面及胸骨上窝切面可显示小儿肺动脉远端狭窄。对于不明原因右心室壁肥厚，尤其是存在肺动脉近端搏动征患者，应考虑肺动脉远端狭窄可能。

五、左心室流出道病变

先天性左心室流出途径病变主要导致血流梗阻并存在多种类型，可分为主动脉瓣下、瓣膜及瓣上（包括主动脉缩窄）的狭窄性病变（表19-5）。主动脉瓣下狭窄表现不一，其中包括第18章讨论的肥厚型心肌病。瓣膜病变是最重要类型，是导致儿童（单叶或先天性主动脉瓣狭窄）与成人（主动脉瓣二瓣化畸形）主动脉瓣狭窄的常见原因。成人最常见瓣上狭窄性病变为主动脉缩窄。本节将依次讨论发生于各水平的左心室流出途径病变，并着重阐述成人中常见病变类型。

（一）主动脉瓣下狭窄

此处讨论两种类型主动脉瓣下狭窄：隔膜性/局限性狭窄和纤维肌性狭窄。所有儿童左心室流出途径梗阻病例中，主动脉瓣下狭窄占比不到20%，成人患者亦不常见。隔膜性狭窄可见纤维隔膜或嵴状突起位于左心室流出道内、主动脉瓣下方，呈新月形。该隔膜通常由前室间隔延续至二尖瓣前叶，可引起不同程度血流梗阻，约50%

表 19-5　先天性左心室流出途径狭窄分类

瓣下狭窄
隔膜性狭窄
纤维肌性狭窄
肥厚型梗阻性心肌病
瓣叶狭窄
单叶主动脉瓣
二叶主动脉瓣
主动脉瓣发育不良
瓣上狭窄
局部狭窄（隔膜型或沙漏型）
主动脉发育不良或闭锁
主动脉弓离断
主动脉缩窄

患者出现主动脉瓣反流。隔膜在二维超声心动图上表现为左心室流出道内孤立性线状回声，与室间隔相垂直。由于隔膜与声束平行，观察上述结构需要在胸骨旁长轴切面多切面扫查。多数病例隔膜结构在心尖切面更易于显示（此切面声束与隔膜相垂直，图19-25）。经食管超声心动图也可评估主动脉瓣下狭窄。多普勒成像技术对评估主动脉瓣下狭窄至关重要。CDFI观察高速射流位置和方向，应用连续波多普勒估测狭窄处峰值压差（图19-26）。不伴有主动脉瓣狭窄时，上述压差与心导管测值具有良好的相关性。然而当多处狭窄并存时，峰值压差可能高于心导管测压。多普勒超声还可评估是否存在主动脉瓣反流及其严重程度（图19-25）。图19-27显示一例主动脉瓣下隔膜患者经食管超声心动图表现，注意隔膜附着于二尖瓣前叶并使得瓣叶变形，在收缩期尤为明显。M型超声心动图也有助于评估瓣下狭窄（图19-27C），主动脉瓣于收缩中期部分关闭、又于收缩末期重新开放，提示存在瓣下压差。图19-28为一例主动脉瓣下狭窄术后数年再次复发患者，该患者瓣下隔膜毗邻主动脉瓣瓣叶，导致狭窄与主动脉瓣反流同时存在。

二维超声心动图可用于鉴别主动脉瓣下隔膜性狭窄与纤维肌性狭窄/隧道型狭窄。成人隧道型主动脉瓣下狭窄罕见，其特征为左心室流出道弥漫性增厚并狭窄，且伴有左心室壁向心性肥厚。纤维肌性嵴状突起也可导致左心室流出道狭窄（图19-29），该病变与隔膜性主动脉瓣下狭窄类似，但较前者梗阻部位更厚、累及范围更广且存在更多肌性组织。

主动脉瓣下狭窄可有不同类型表现形式，可表现为纤细的孤立性隔膜样狭窄，亦可表现为弥漫性隧道样狭窄。因此，对个体病例来说，鉴别其病变类型较为困难并具有一定主观性。上述主动脉瓣下狭窄均常合并室间隔缺损，偶尔也可合并其他先天性心脏畸形，如二尖瓣附瓣、乳头肌位置异常及二尖瓣前叶附着点异常。

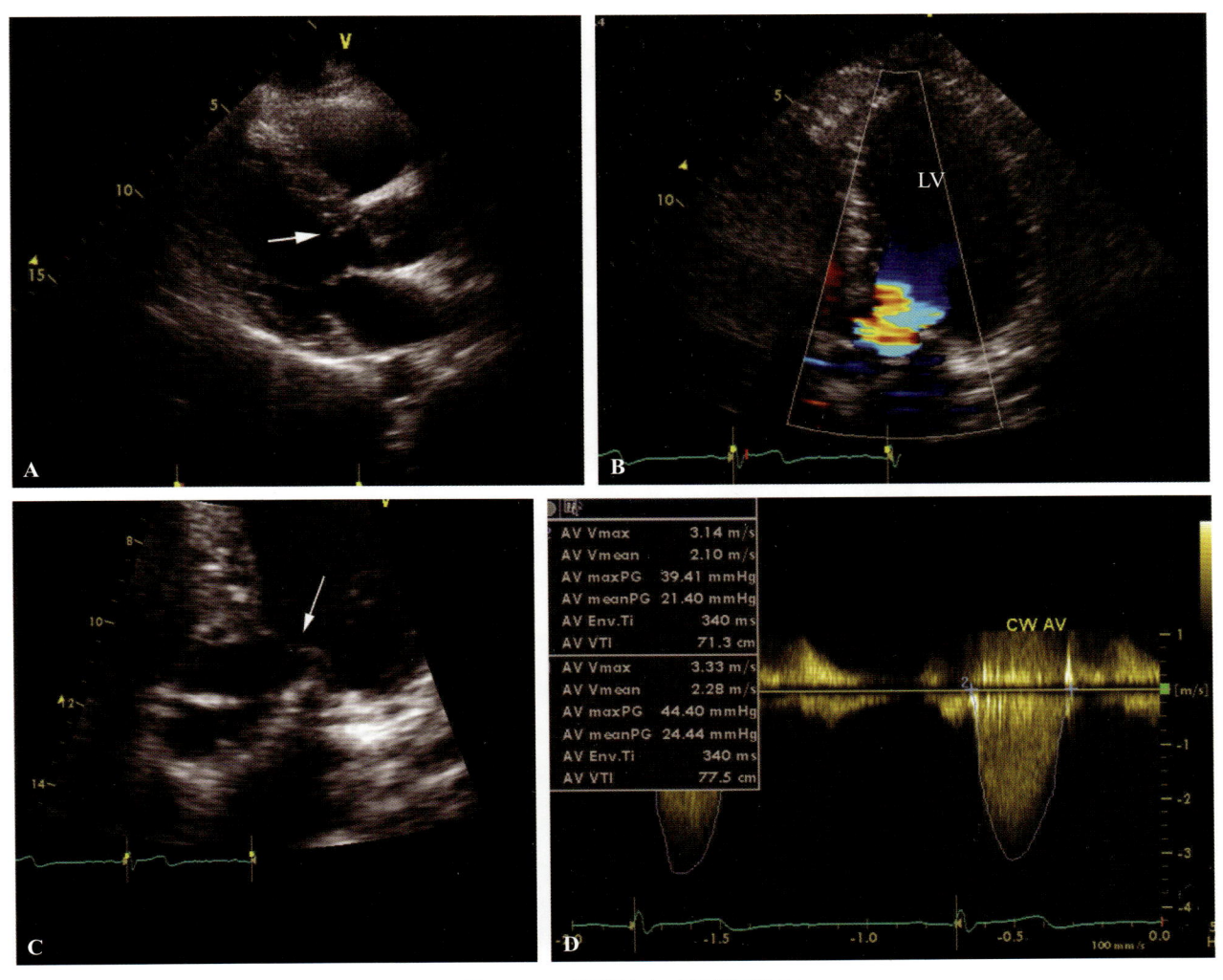

第 19 章 先天性心脏病
Congenital Heart Diseases

▲ 图 19-25 隔膜性主动脉瓣下狭窄
A. 左心长轴切面上隔膜（箭）细小，不易观察到；B. 彩色多普勒示主动脉瓣下左心室流出道内血流加速，提示存在主动脉瓣下湍流；C. 局部放大可清晰显示隔膜（箭）及其与主动脉瓣的关系；D. 连续多普勒显示平均压差为 23mmHg。LV. 左心室

（二）主动脉瓣狭窄

主动脉瓣狭窄可在出生时即出现（先天性主动脉瓣狭窄），亦可由原本非狭窄但存在其他先天性异常的瓣膜进展为主动脉瓣狭窄。前者瓣膜可为无瓣叶联合（类似于火山口状，肺动脉瓣狭窄更典型）或仅有单叶瓣的瓣叶联合（瓣口呈裂隙状，类似于感叹号，如图 19-30）。由于瓣叶融合或发育不良，二叶式或三叶式主动脉瓣在出生时可能存在狭窄。大多数患者出生时瓣膜功能正常，但由于进行性纤维化及钙化，随着年龄增长逐渐出现瓣膜狭窄。其他患者瓣膜退行性变可导致明显主动脉瓣反流。主动脉瓣四瓣化畸形较为罕见，具有相似的自然病程（图 19-31）。

二叶主动脉瓣总体发病率约为 1%~2%，是最常见的单一性先天性心脏畸形。如前文所述，二叶主动脉瓣患者在出生时瓣膜功能多正常（图 19-32）。二维超声心动图对诊断该疾病有重要作用，可从心底水平胸骨旁短轴切面直接观察主动脉瓣。正常主动脉三叶瓣于舒张期在同一平面内关闭，闭合线呈"Y"字形（有时也称为倒置的梅赛德斯-奔驰标志）。真正的二叶主动脉瓣有

667

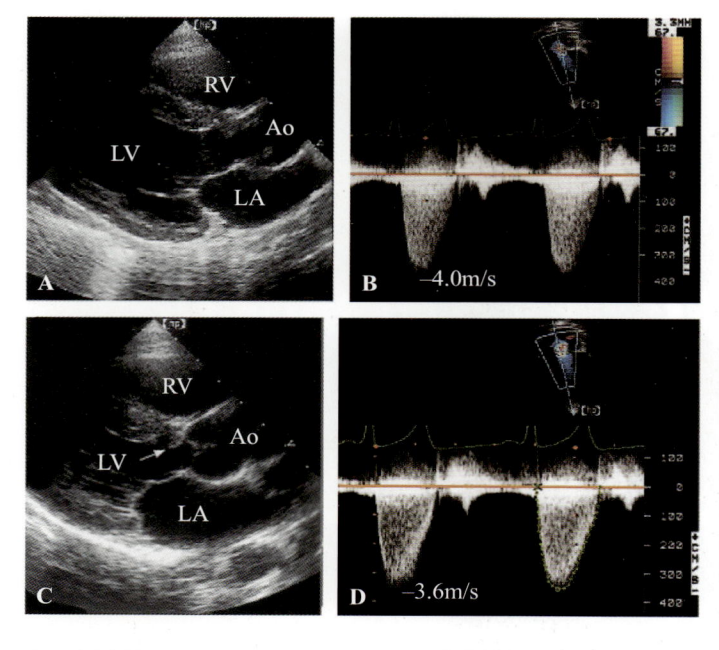

◀ 图 19-26 **隔膜性主动脉瓣下狭窄及纤维肌性主动脉瓣下狭窄在两个病例中的不同表现**

A. 可见孤立性主动脉瓣下隔膜，注意隔膜附着于二尖瓣前叶根部并导致瓣叶变形，收缩期峰值压差达 60mmHg（B）；C. 可见与隔膜相关的纤维肌性嵴状突起（箭），紧邻主动脉瓣下，该病例瓣下狭窄处峰值压差约 52mmHg（D）。LA. 左心房；LV. 左心室；RV. 右心室；Ao. 主动脉

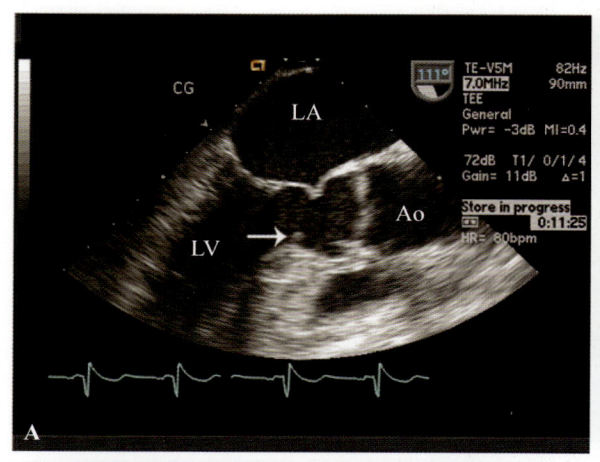

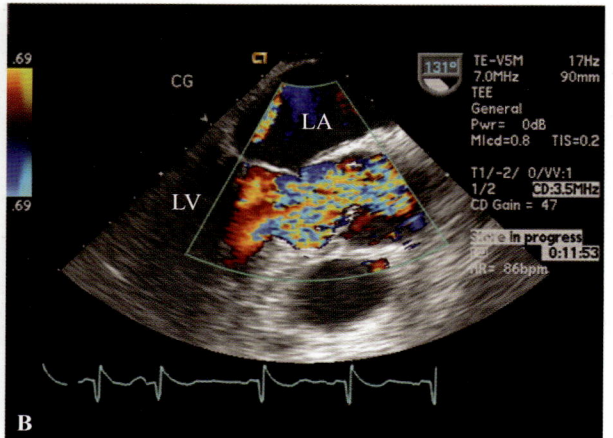

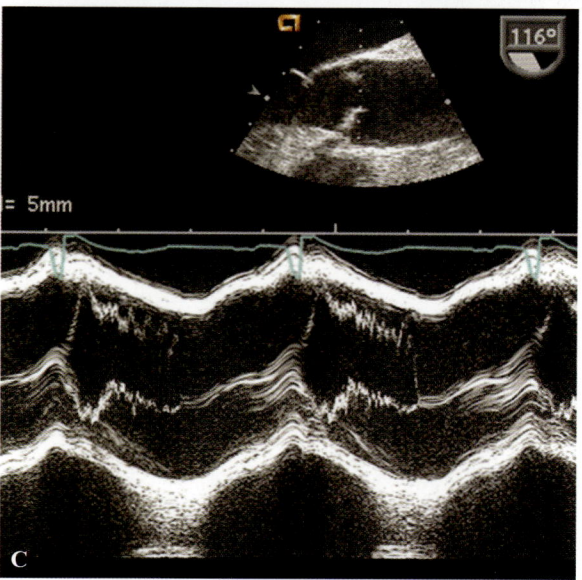

▲ 图 19-27 **经食管超声心动图显示主动脉瓣下隔膜**

A. 长轴切面显示位于左心室流出道内的隔膜由室间隔（箭）延伸至二尖瓣前叶，由于隔膜附着于二尖瓣致使瓣叶变形；B. 彩色多普勒显示收缩期左心室流出道内的高速湍流，湍流自隔膜水平开始；C. 由于存在主动脉瓣下隔膜，M 型超声心动图可显示主动脉瓣瓣于收缩中期部分关闭及瓣叶粗大颤动的特征性表现。LA. 左心房；LV. 左心室；Ao. 主动脉

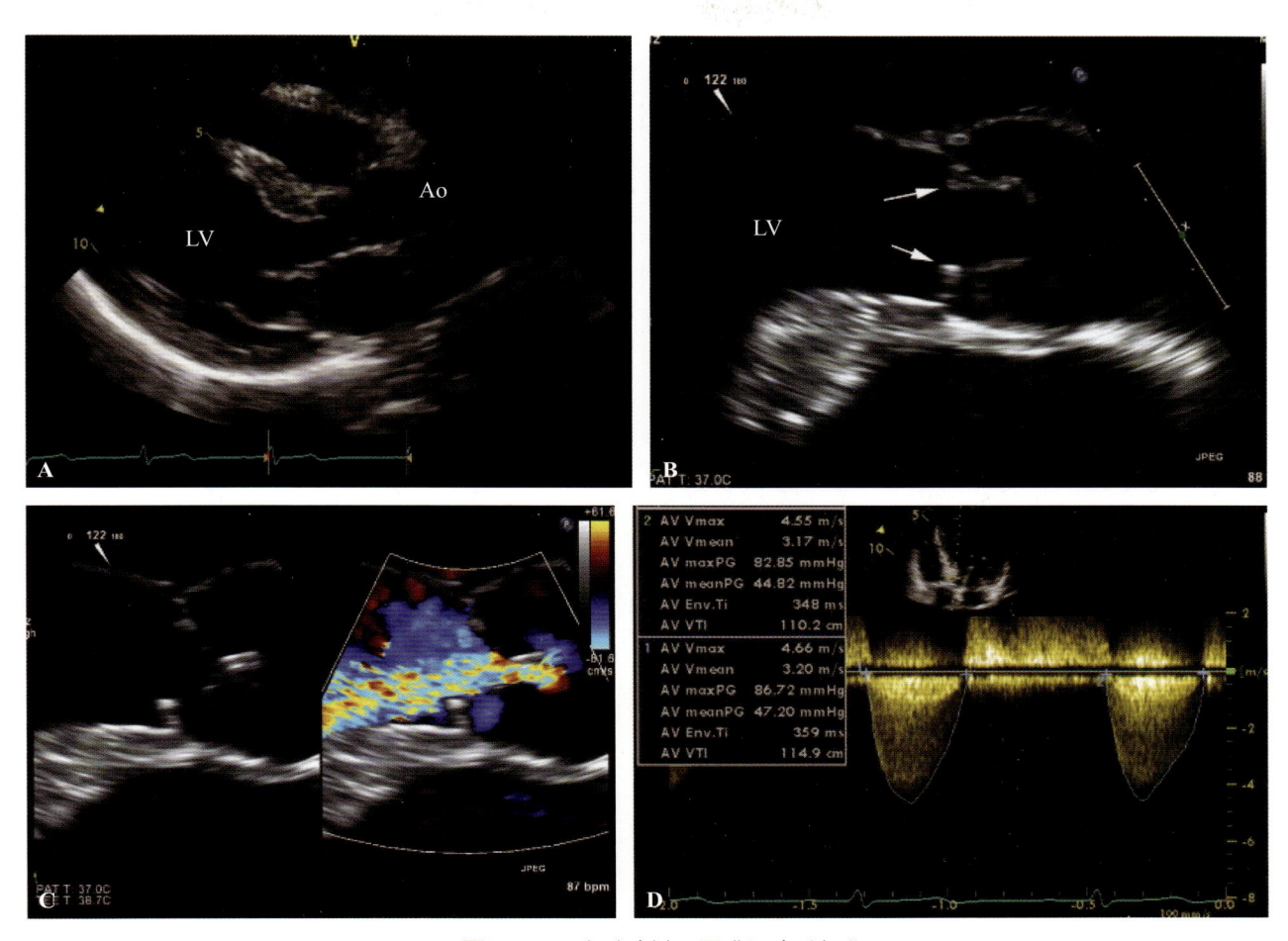

第19章 先天性心脏病
Congenital Heart Diseases

▲ 图 19-28 主动脉瓣下隔膜切除后复发
A. 长轴切面无法显示细微的隔膜结构；B. 经食管超声心动图显示隔膜（箭）累及主动脉瓣瓣叶并限制其运动；C. 中度主动脉瓣反流；D. 平均压差为 45mmHg，提示存在重度左心室流出道狭窄。LV. 左心室；Ao. 主动脉

两个大小几乎相同的瓣叶，两个相应的冠状动脉窦，闭合时呈单一线样。有时可见两个瓣叶融合的界嵴，此种情况下可能会被误认为三叶主动脉瓣，但通过观察收缩期瓣叶开放可判断半月瓣数目。三叶主动脉瓣两个瓣叶融合后，其表现类似于二叶主动脉瓣，但前者具有 3 个不同的主动脉窦，可与后者进行鉴别。超声心动图确诊二叶主动脉瓣需要高分辨率短轴切面图像，以充分显示瓣膜形态。单叶主动脉瓣闭合时呈狭缝状，瓣叶开放受限，开口偏心。狭窄主动脉瓣三个瓣叶存在不同程度瓣叶融合。因此，对解剖功能的准确评价需要分析瓣叶数目、瓣叶开放程度，并记录收缩期瓣叶活动度及开口间距。

尽管短轴切面可用于确定瓣叶数目、是否存在瓣叶融合及其程度，但由于收缩期瓣叶运动位于成像平面之外，难以准确判定是否存在狭窄及其严重程度。实际上，短轴切面上观察到主动脉瓣正常的收缩期开放幅度，可能导致医生低估先天性主动脉瓣狭窄严重程度。因此，短轴切面可评价主动脉瓣解剖结构，但不应用于排除先天性主动脉瓣狭窄。长轴切面评估主动脉瓣狭窄具有一定优势，可以观察瓣叶厚度及开放幅度。正常主动脉瓣回声纤细，收缩期完全开放，与主动脉管壁平行并贴壁。先天性主动脉瓣狭窄时瓣叶增厚、收缩期呈圆顶状，这是由于瓣尖活动受限、而瓣体相对于瓣尖活动度较大所致（图 19-33）。

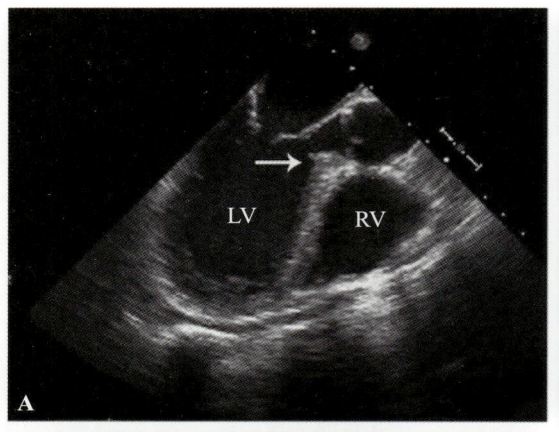

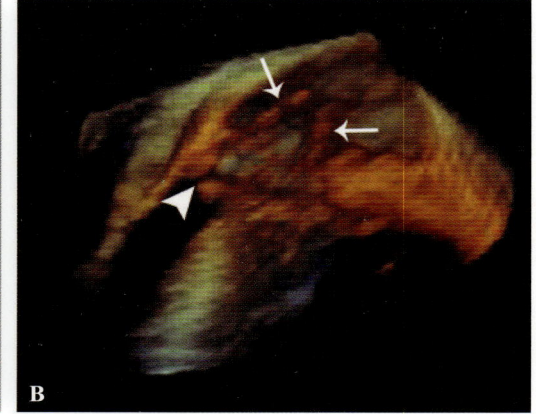

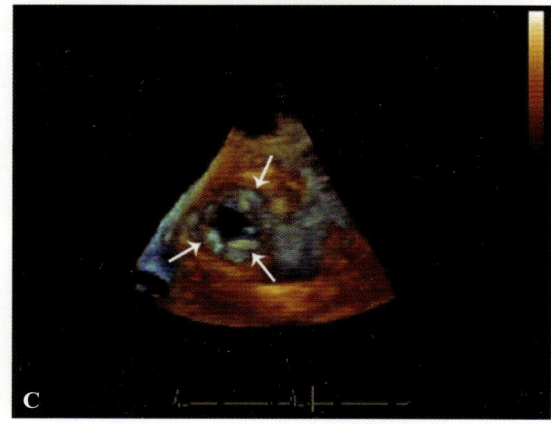

▲ 图 19-29 经食管二维及三维超声心动图显示纤维肌性主动脉瓣下狭窄

A. 长轴切面显示紧邻主动脉瓣下室间隔基底段增厚（箭所示）；B. 三维成像显示同一长轴切面上主动脉瓣瓣叶（细箭）与狭窄的流出道（箭头）的关系；C. 三维超声心动图主动脉瓣短轴切面显示瓣下狭窄处紧邻主动脉瓣瓣叶下方（箭）。LV. 左心室；RV. 右心室

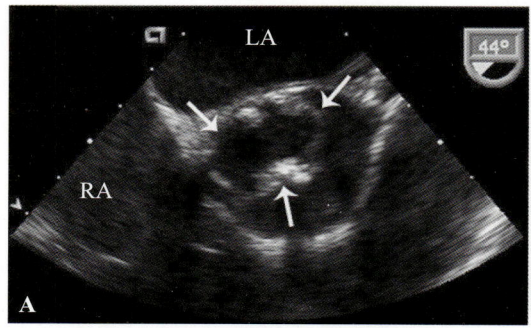

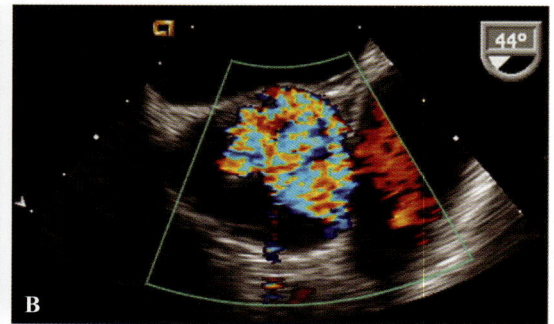

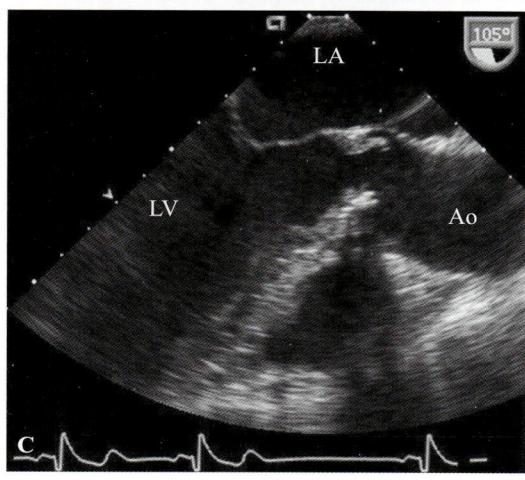

▲ 图 19-30 单叶主动脉瓣经食管超声心动图表现

A. 短轴切面示收缩期瓣口呈偏心状椭圆形（箭）；B. CDFI 示偏心性前向湍流；C. 长轴切面示主动脉瓣收缩期呈圆顶样。LA. 左心房；RA. 右心房；LV. 左心室；Ao. 主动脉

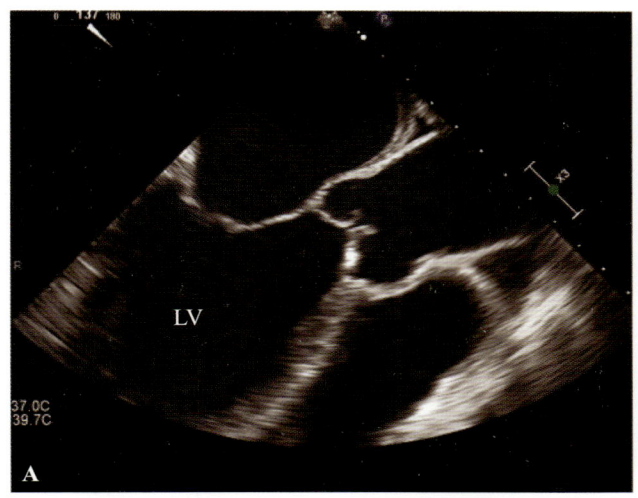

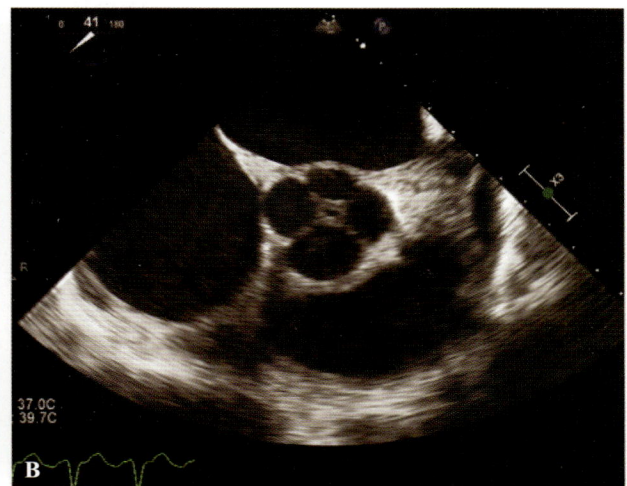

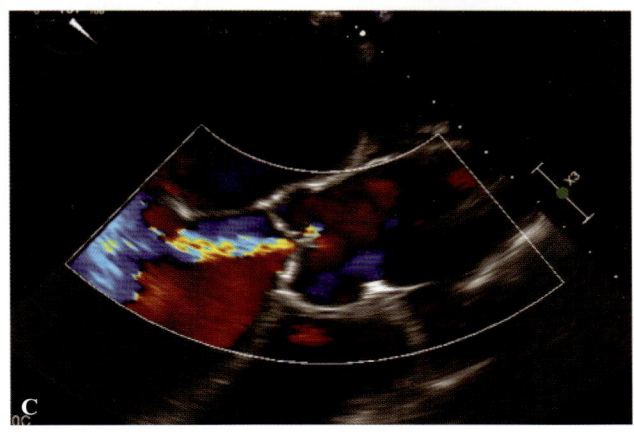

第19章 先天性心脏病
Congenital Heart Diseases

▲ 图 19-31 四叶主动脉瓣经食管超声心动图表现
长轴（A）及短轴（B）切面显示四叶主动脉瓣，可见轻度主动脉瓣反流（C）。LV. 左心室

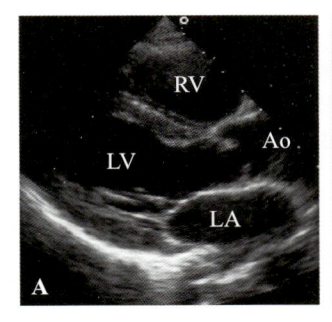

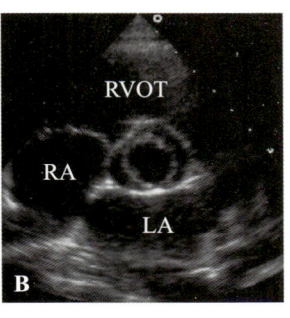

▲ 图 19-32 年轻患者功能正常的二叶主动脉瓣
A. 长轴切面显示收缩期瓣叶呈圆顶状；B. 心底短轴切面证实瓣膜为二叶瓣，但无狭窄征象。LA. 左心房；RA. 右心房；LV. 左心室；RV. 右心室；Ao. 主动脉；RVOT. 右心室流出道

根据瓣叶厚度与活动度、瓣叶收缩期开放程度、左心室壁肥厚程度以及是否存在主动脉根部狭窄后扩张，可定性评价主动脉瓣狭窄程度。

多普勒超声心动图用于主动脉瓣狭窄的无创性评估，并对狭窄程度进行定量。心尖、胸骨右缘及胸骨上窝切面均需扫查，以保证获得最大血流速度，再运用简化伯努利方程计算出峰值压差。瞬时峰值压差及平均压差均可获得，平均压差常用于儿童患者的临床决策。上述方法与心导管法测压相关性良好，由于两种方法本身存在固有差异，测值不相符时不应认为其中一种方法有误。尤其儿童检查期间焦虑及活动增加均会导致血流加速（包括瓣膜近端及远端），从而导致所测压力梯度增大。可用连续性方程计算主动脉瓣口面积。需要强调的是，儿童和成人均可应用多普勒超声心动图对主动脉瓣狭窄程度进行定量评价，其基本原理详见第8章和第10章。

（三）主动脉瓣上狭窄

主动脉瓣上狭窄是左心室流出途径梗阻最少

671

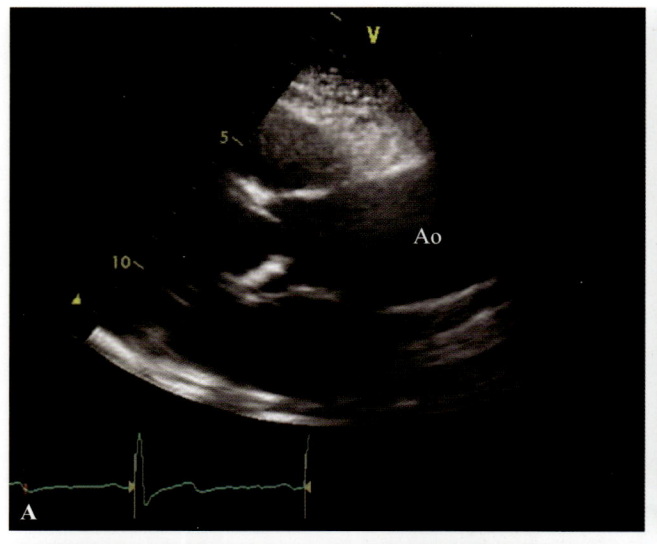

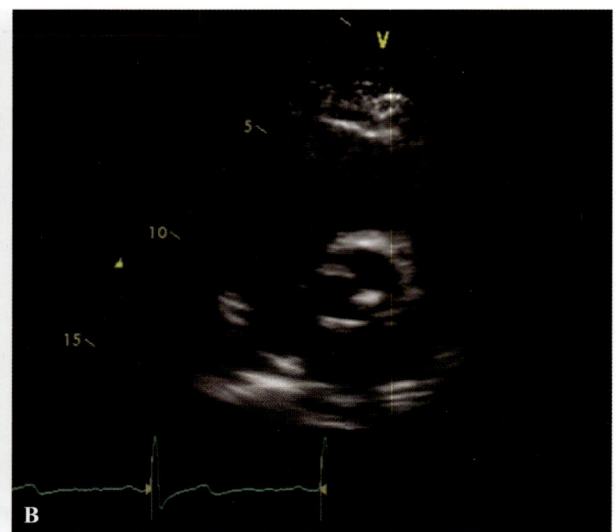

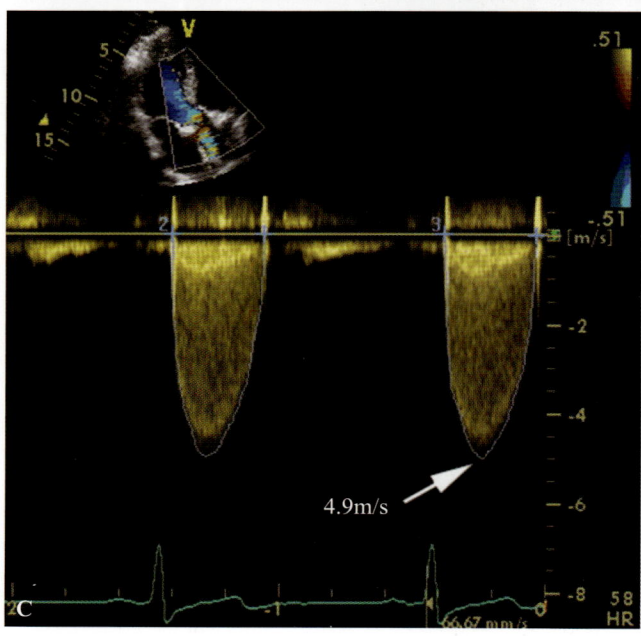

▲ 图 19-33 A. 高位胸骨旁长轴切面显示二叶主动脉瓣。瓣膜增厚、收缩期呈圆顶样。升主动脉扩张，窦管交界部消失；B. 短轴切面显示瓣膜增厚及钙化；C. 平均压差大于 60mmHg，提示主动脉瓣重度狭窄

Ao. 主动脉

见的发生部位，根据形态可分为三种类型：①主动脉窦上方纤维肌性增厚，形成沙漏样狭窄（最常见类型）；②内径正常的主动脉管腔内局限性纤维隔膜，常邻近窦管交界处；③升主动脉弥漫性发育不良，常累及头臂动脉起始部。由于狭窄位于主动脉瓣及冠状动脉开口水平之上，常伴有以下两种额外特征：①冠状动脉扩张，可伴有冠脉开口处梗阻；②主动脉瓣增厚、纤维化，常伴主动脉瓣反流。Williams 综合征包括主动脉瓣上狭窄、小精灵面容、智力低下，偶尔合并周围肺动脉狭窄。孤立性主动脉瓣上狭窄伴或不伴周围肺动脉狭窄可能系常染色体显性遗传疾病。

胸骨旁长轴切面或高位胸骨右缘切面最有助于诊断主动脉瓣上狭窄。正常情况下主动脉窦部内径最宽，窦管交界处内径略小，与主动脉瓣瓣环内径相仿。沙漏型主动脉瓣上狭窄表现为管腔节段性逐渐变细而后扩张，常伴主动脉管壁增厚、回声增强。常见主动脉瓣纤维化，但升主动脉狭窄后扩张并非本畸形的特征性表现。主动脉发育不良以弥漫性广泛狭窄为特征性表现，病变

可不同程度累及主动脉弓分支。

六、主动脉缩窄

主动脉缩窄相对较常见，多由降主动脉近动脉导管起始部局限性狭窄所致。该病变由于主动脉中膜增厚、折叠，造成主动脉后侧壁呈嵴样凸向主动脉腔内。典型缩窄部位多紧邻左锁骨下动脉起始段远端，根据缩窄部位与动脉导管（或动脉韧带）的位置关系可分为"导管前型"或"导管后型"。主动脉缩窄常合并其他类型先心病，以二叶主动脉瓣及二尖瓣畸形较为常见。

怀疑主动脉缩窄的患者需经胸骨上窝切面仔细探查降主动脉。小儿降主动脉相对容易进行评估，而对成人降主动脉评估较难，假阴性或假阳性结果均可出现。检查目的是在胸骨上窝切面显示主动脉弓及降主动脉长轴。超声心动图无法显示主动脉弓远端（缩窄发生部位）会导致假阴性结果，成像切面与血管呈切线时可造成狭窄假象而导致假阳性结果。颈动脉及锁骨下动脉起始段可作为缩窄的定位标志，缩窄部位与左锁骨下动脉的相对位置是决定外科手术方式的重要因素。对怀疑存在缩窄部位，应保证合适的声束角度仔细探查。如果能够显示缩窄以后节段的主动脉腔，则假阳性可能性较小（图19-34）。主动脉弓近端扩张并搏动增强可进一步证实主动脉缩窄的诊断。

图19-35显示一例成人主动脉缩窄，可见紧邻左锁骨下动脉起始部有一类似于支架状的缩窄。当二维超声心动图诊断或疑诊主动脉缩窄时，应运用多普勒超声协助诊断并估测压差。首先，应用彩色多普勒超声显示缩窄部位加速血流（图19-34B）。如果多普勒超声未显示血流加速征象，则二维超声心动图结果可能为假阳性。彩色多普勒超声还可更加准确引导连续多普勒声束方向。图19-36显示两例主动脉缩窄部位的湍流频谱。运用简化伯努利方程可以估测缩窄处峰值压差，但此时不应忽略主动脉近端的血流速度。

一般原则是，当主动脉近端血流速度小于1.5m/s时可忽略不计，此时可采用简化的伯努利方程进行计算；当主动脉近端的血流速度大于1.5m/s时，应采用经典伯努利方程进行计算，此时可获得更为准确的狭窄压差。舒张期出现持续性高速血流是判断狭窄程度的另一重要线索。与仅在收缩期出现的压差相比，整个心动周期均出现压差提示狭窄程度更为严重（图19-37）。图19-37所示病例重度主动脉缩窄，该病例行球囊扩张术后收缩期血流峰速降低，不再出现舒张期前向血流（图19-37B）。由于缩窄处压力梯度与血流相关，低运动量（常用抬腿动作）可用于评价负荷反应。许多患者运动时并不引起峰值压差明显增大，但可能导致舒张期压差出现或增大。在临界情况时，该实验有助于临床决策。

尽管多普勒超声心动图对于检出主动脉缩窄比较敏感，但存在动脉导管未闭时可能出现假阴性结果。动脉导管内左向右分流使主动脉缩窄处的血流速度减低，导致低估压差。侧支循环丰富的病例中亦可发生此种情况，导致对多普勒压差及狭窄程度低估。

假阳性结果更不常见。降主动脉血流速度轻度加快（1.5~2m/s）偶尔会被误认为是缩窄的证据。如果不存在血流加速或血管狭窄的超声心动图表现，通常应将其视为主动脉弓部的正常血流加速。主动脉缩窄患者术后的长期随访主要依赖超声心动图检查，以了解是否出现再狭窄。在本例中，降主动脉内可见血管内支架（图19-38A），其收缩期峰值压差约为30mmHg（图19-38B）。

七、心脏间隔病变

心脏间隔缺损是单一性先天性心脏病中最常见的一种类型，缺损可累及房间隔、室间隔或圆锥干（心室漏斗部或流出道部）。每种类型中特定病变的命名均基于其胚胎起源及解剖部位。上述病变常与其他复杂病变并存，本节重点关注以间隔缺损为主要病变的心脏畸形。

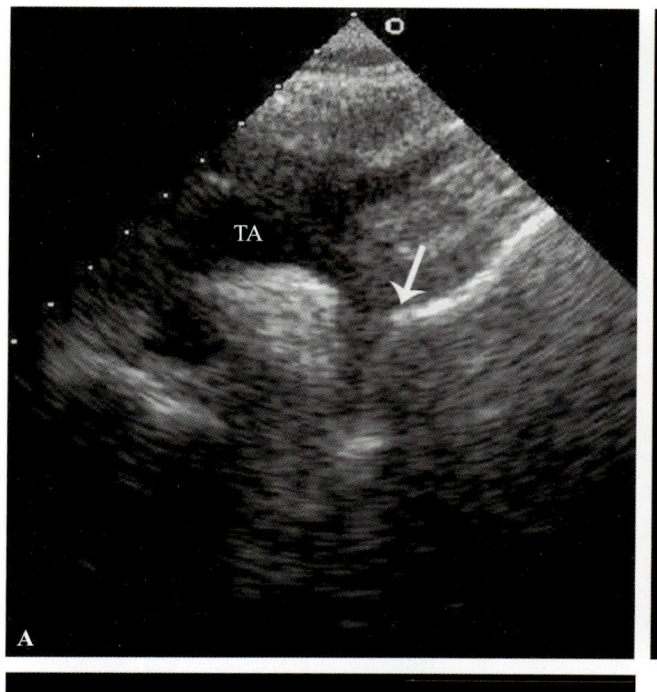

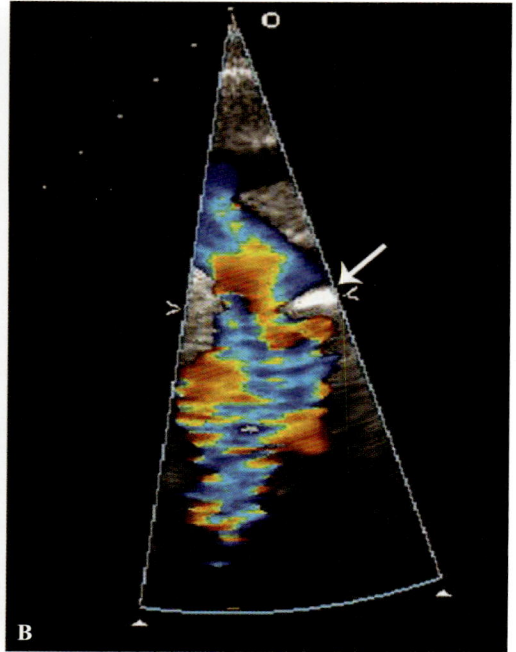

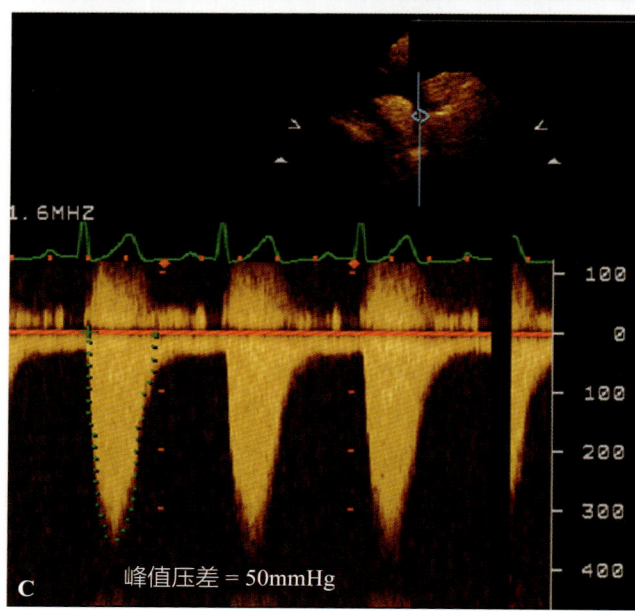

▲ 图 19-34 胸骨上窝切面评价主动脉缩窄

A. 主动脉弓长轴切面示降主动脉自左锁骨下动脉起始段后逐渐变细（箭）；B. CDFI 示缩窄处血流明显加速，呈五彩镶嵌样湍流（箭）；C. 连续多普勒可测量缩窄处压力梯度，该病例收缩期峰值压差为 50mmHg。TA. 主动脉弓横部

（一）房间隔缺损

房间隔缺损分为 4 种类型，分别对应于胚胎期特定阶段发育异常及房间隔特定部位（图 19-39A）。继发孔型房间隔缺损是最为常见的类型，缺损位于卵圆窝或房间隔中部，在所有成人房间隔缺损患者中约占 2/3。原发孔型房间隔缺损约占成人房间隔缺损 15%，缺损累及房间隔下部（或原发孔）。本型可单独存在，也可合并室间隔流入部缺损及房室瓣畸形（即作为心内膜垫缺损一部分）。静脉窦型房间隔缺损较少见（约占 10%），缺损位于房间隔最上部及最后部、靠近腔静脉入口处。冠状静脉窦型房间隔缺损较为罕见，如无顶冠状静脉窦综合征。

房间隔缺损常为单发，且缺损大小差异较大。二维超声心动图可直接观察房间隔结构，是

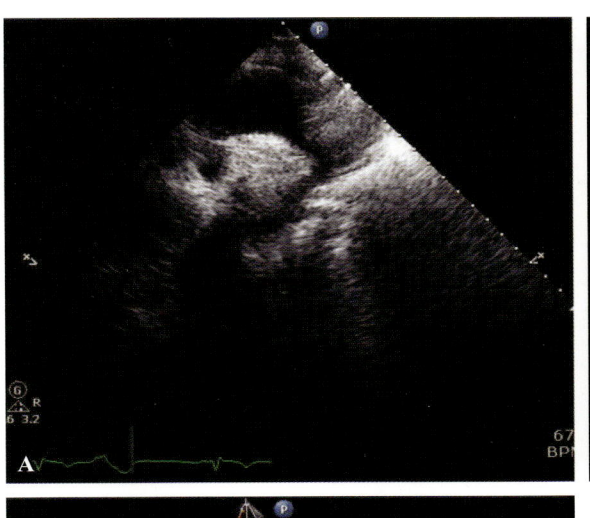

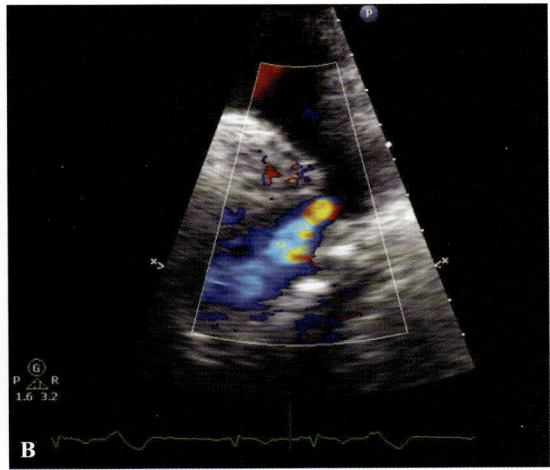

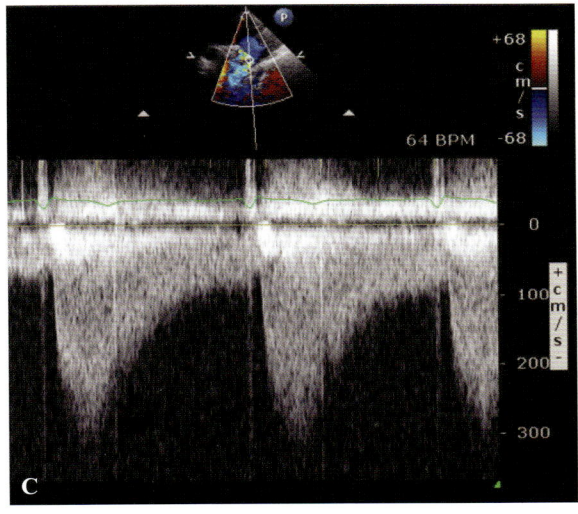

第 19 章　先天性心脏病
Congenital Heart Diseases

▲ 图 19-35　经胸超声心动图显示主动脉缩窄
A. 胸骨上窝切面显示降主动脉近心段狭窄，尽管成像平面与声束存在角度可能导致假阳性或假阴性结果；B. CDFI 示高速血流提示可能存在明显狭窄；C. 多普勒成像提示缩窄处峰值压差为 35mmHg，且存在舒张期持续性前向血流

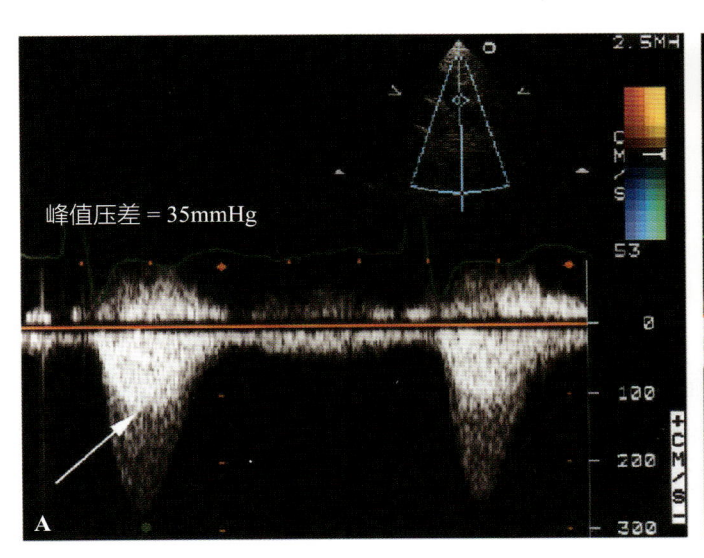

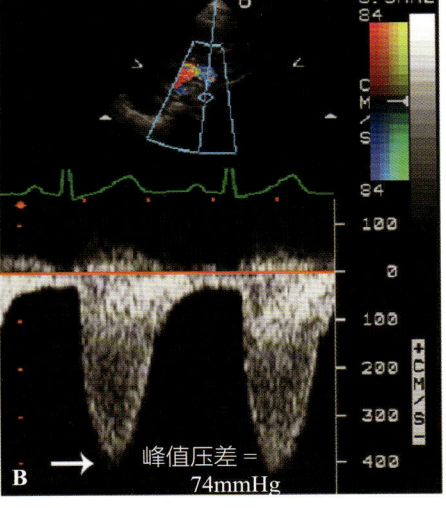

▲ 图 19-36　A. 连续多普勒示主动脉缩窄处收缩期峰值压差为 35mmHg，由于收缩期血流信号的叠加，缩窄近端血流显示在频谱上为一较暗的射流（箭），应注意舒张期无血流信号；B. 一例重度主动脉缩窄，峰值压差为 74mmHg，且存在舒张期持续性低速血流

675

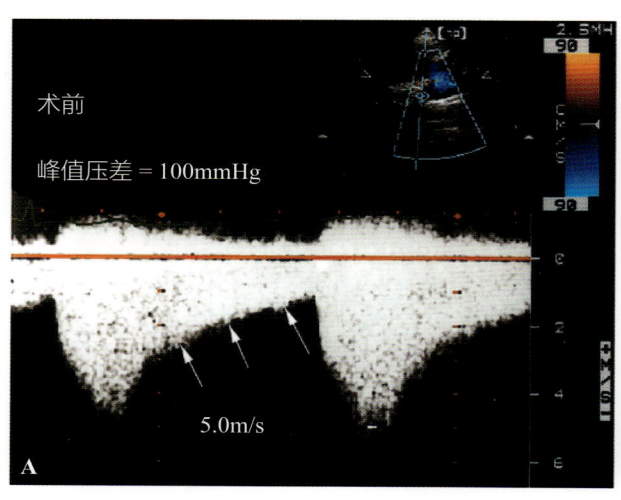

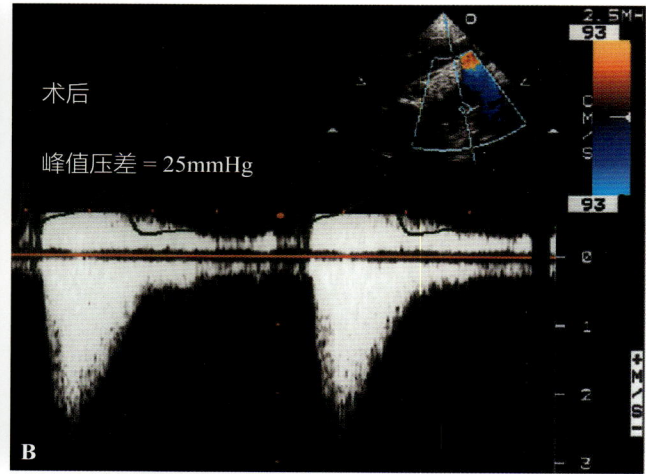

▲ 图 19-37 球囊血管成形术治疗主动脉缩窄。球囊扩张术前（A）与术后（B）多普勒血流频谱，峰值压差从术前约 100mmHg 降至 25mmHg

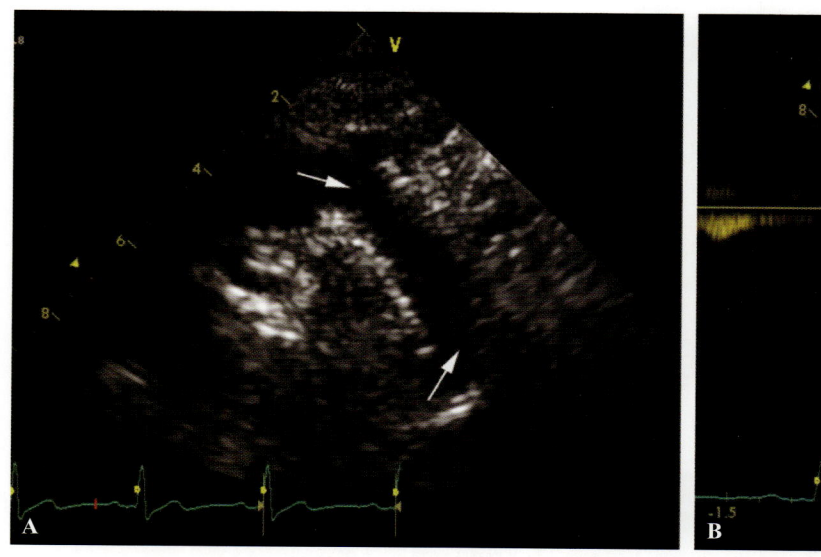

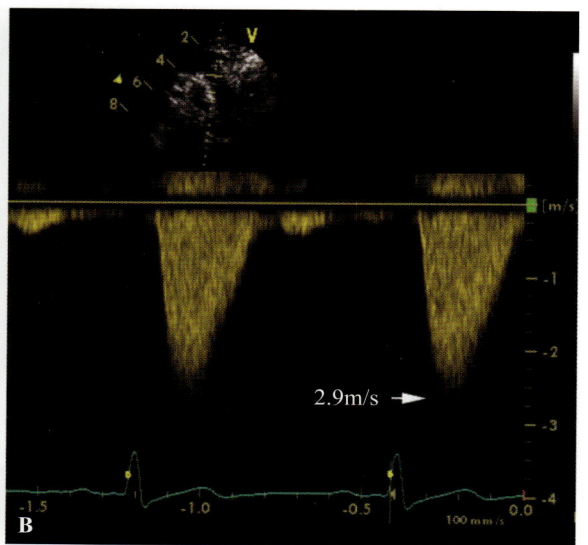

▲ 图 19-38 主动脉缩窄患者经血管内支架治疗术后，A 图中可见支架
A. 降主动脉近心端与远心端内径相近（箭）；B. 多普勒显示峰值压差为 30mmHg，舒张期无前向血流

诊断房间隔缺损最准确方法。当出现某些超声心动图间接征象时，也需怀疑房间隔缺损可能。健康年轻患者出现右心室扩大常提示可能存在房间隔缺损。可能存在房间隔缺损的另一个线索是室间隔运动异常，其典型表现为收缩早期迅速前移，或在整个收缩期运动平缓。

二维超声心动图可直接评估房间隔缺损（图 19-39B），联合 M 型超声心动图可显示右心室扩大及室间隔矛盾运动。胸骨旁短轴切面可见室间隔形态异常，表现为舒张期室间隔向左移位（或室间隔变平），提示存在右心室容量负荷过重。收缩期时，室间隔两侧压差恢复正常，室间隔也恢复为正常的弧形。室间隔于收缩早期变圆钝并前移（从舒张末期的异常后位）。图 19-40 显示一例房间隔缺损导致右心室容量负荷过重患者，可见舒张期室间隔变平，但在收缩期恢复为正常

第 19 章　先天性心脏病
Congenital Heart Diseases

的弧形形态。

二维超声心动图可直接显示房间隔缺损，多切面观察房间隔缺损的有无、位置和大小，同时需要了解不同切面的优势与局限性。房间隔在心尖四腔心切面中位于远场，且与声束相对平行。尽管该切面足以诊断原发孔型房间隔缺损，但诊断继发孔型房间隔缺损存在困难。声影及回声失落（特别是在卵圆窝区）均可能导致假阳性结果。声学造影和（或）彩色多普勒血流成像可帮助诊断，鉴别回声失落与真正房间隔缺损（图 19-41）。

由于剑突下四腔心切面房间隔与声束垂直，可避免心尖切面某些局限性（图 19-42）。卵圆窝在该切面上为位于房间隔中央一较薄区域。该切面可以准确评估 90% 以上继发孔型房缺并测定其大小。该切面也是鉴别原发孔型、继发孔型及静脉窦型房间隔缺损的理想切面。实际上，该切面也是能够始终显示静脉窦型房间隔缺损的唯一经胸切面。仔细观察心房最上部及最后部可能发现静脉窦型房间隔缺损，尽管该型房间隔缺损诊断在成人极具挑战性（图 19-43 和图 19-44）。少数成年患者可以显示上腔静脉及肺静脉入口，从而诊断肺静脉畸形引流（尽管上述畸形通常需要经食管超声心动图确诊）。此外，剑突下切面还可检出房间隔膨胀瘤。房间隔膨胀瘤由卵圆窝区纤薄且膨出的组织构成，随心脏及呼吸运动，常凸入右心房内。

除了扫查切面原因之外，经胸超声心动图成像质量不佳也可导致部分成年患者无法及时得到诊断。为解决该问题，首先应考虑使用彩色多普勒超声及声学造影（图 19-45）。通过在剑突下切面调整多普勒取样容积，使之垂直于房间隔，可显示缺损处过隔血流（图 19-46）。通常情况下，脉冲多普勒可显示收缩中期至舒张中期低速左向右分流，以及与心房收缩期一致的二次分流，还可能记录到收缩早期短暂右向左分流。由于心房之间压差相对较小，不会出现高速分流。频谱形态亦可受呼吸相影响。应注意避免将低速分流与正常静脉回流或房室瓣血流相混淆。尽管彩色多普勒血流成像可确认存在房间隔缺损，但由于彩色增益设置不当也可能造成假阳性结果。此外，房间隔右侧的腔静脉回流有时可被误认为房间隔缺损分流。基于上述原因，建议采用右心声学造

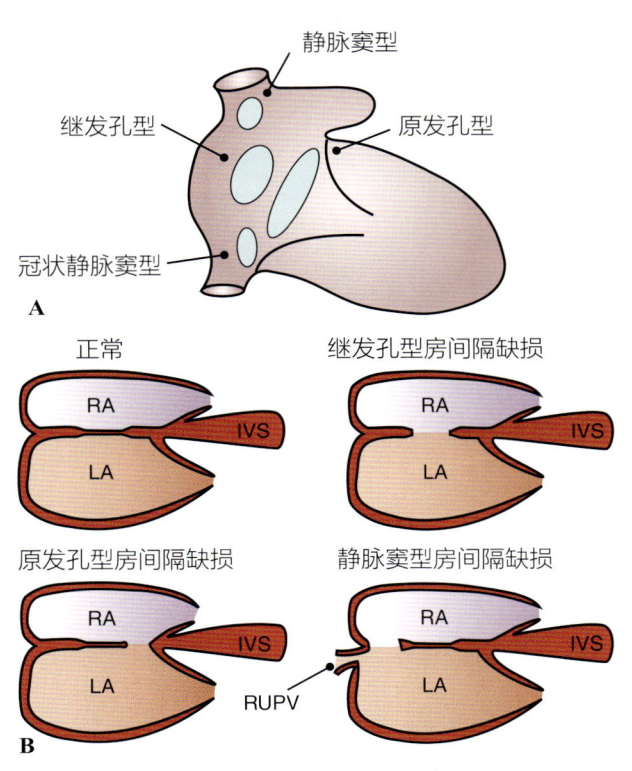

▲ 图 19-39　不同类型房间隔缺损示意图
A. 自右心侧显示不同类型房间隔缺损的关系；B. 剑下四腔心切面显示不同类型房间隔缺损（ASD）的区别。详见正文。LA. 左心房；RA. 右心房；IVS. 室间隔；RUPV. 右上肺静脉

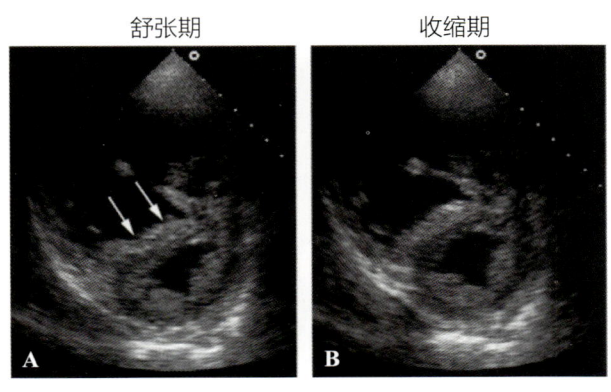

▲ 图 19-40　右心室容量负荷过重导致舒张期室间隔变平（箭）（A），收缩期室间隔恢复正常弧度（B）

677

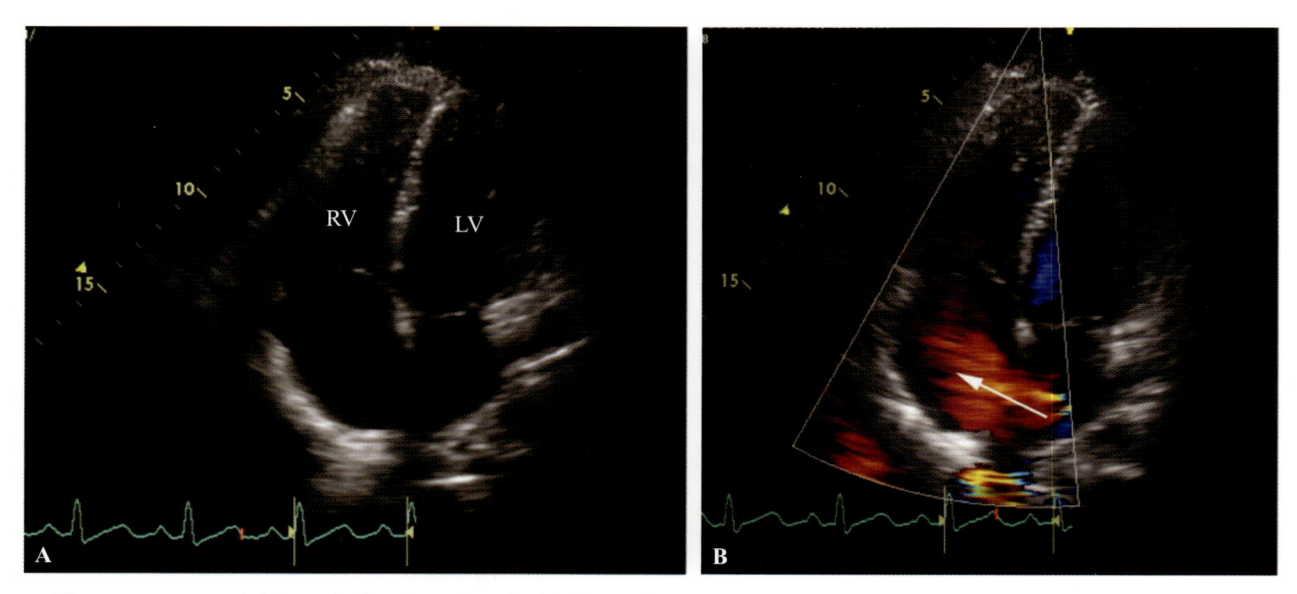

Feigenbaum 超声心动图学（原书第 8 版）
Feigenbaum's Echocardiography (8th Edition)

▲ 图 19-41　A. 四腔心切面上难以显示继发孔型房间隔缺损，即使缺损较大亦显示困难；B. 彩色多普勒超声显示房间隔缺损处左向右分流
LV. 左心室；RV. 右心室

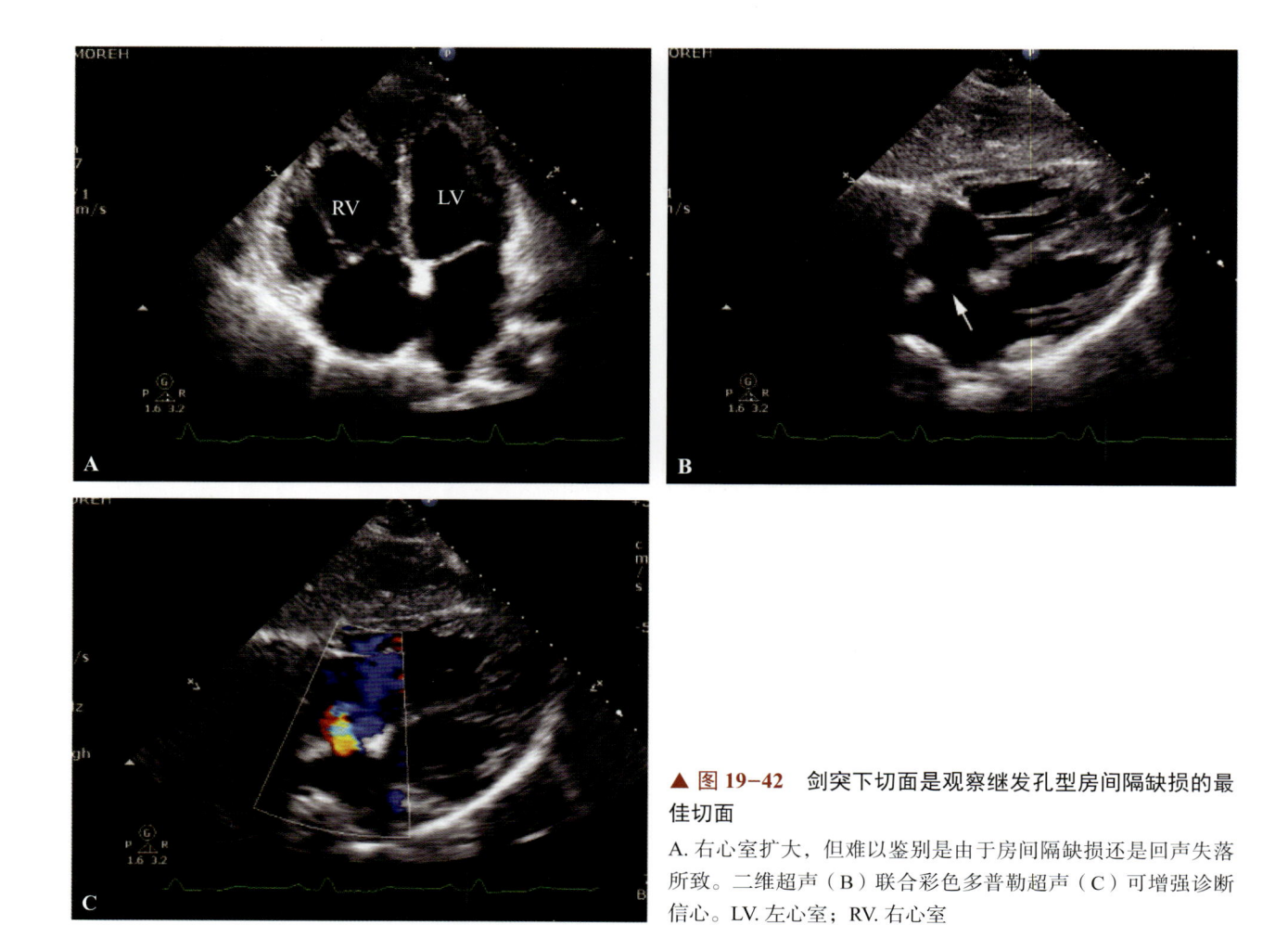

▲ 图 19-42　剑突下切面是观察继发孔型房间隔缺损的最佳切面

A. 右心室扩大，但难以鉴别是由于房间隔缺损还是回声失落所致。二维超声（B）联合彩色多普勒超声（C）可增强诊断信心。LV. 左心室；RV. 右心室

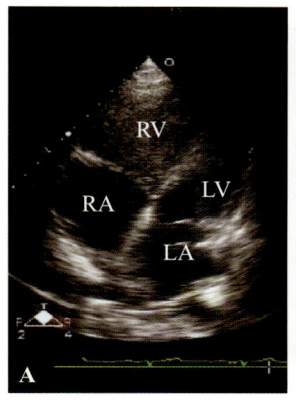

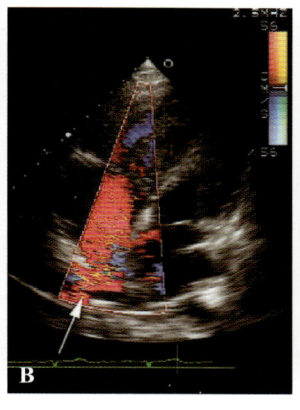

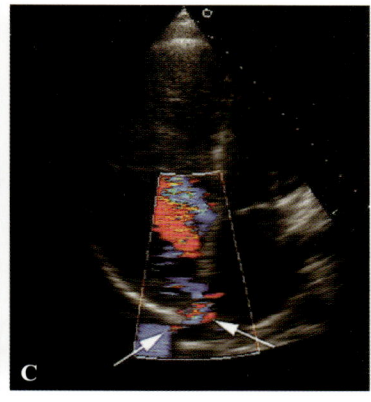

第 19 章　先天性心脏病
Congenital Heart Diseases

◀ 图 19-43　静脉窦型房间隔缺损
A. 心尖四腔心切面示右心扩大，但房间隔似乎完整。B. CDFI 示房间隔最上部的缺损，临近上腔静脉入口处（箭）；C. 肺静脉在缺损处异常引流入右心房（箭）。LA. 左心房；RA. 右心房；LV. 左心室；RV. 右心室

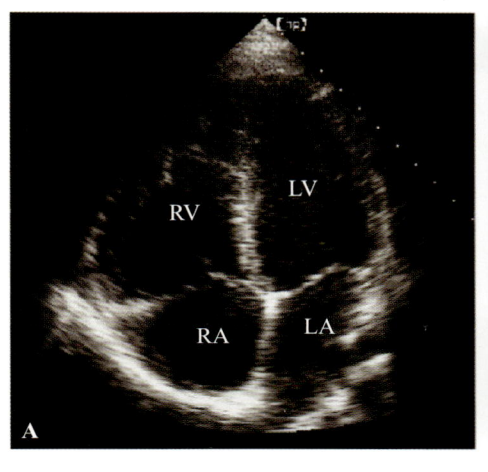

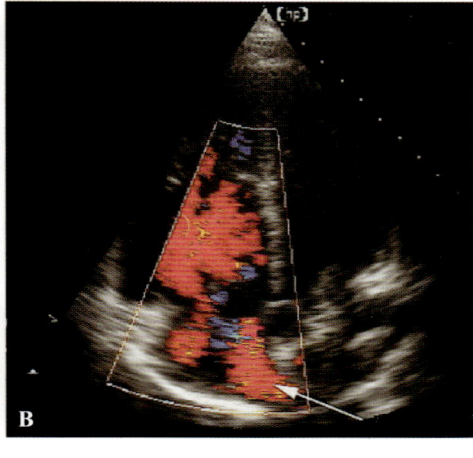

◀ 图 19-44　A. 心尖四腔心切面示右心房、右心室明显扩大，但房间隔似乎完整；B. 探头向上倾斜，CDFI 示静脉窦型房间隔缺损（箭）
LA. 左心房；RA. 右心房；LV. 左心室；RV. 右心室

影来确诊或排除房间隔缺损，同时也可显示房间隔缺损双向分流（图 19-47）。

下一步可采用多普勒技术对分流量进行定量测量，该测量需要测定左、右心室每搏量，而心室每搏量可通过主动脉与肺动脉血流频谱进行计算。在小儿该方法可估测分流方向及程度（如净分流率或 Qp/Qs 比值）。超声多普勒测值与心导管测压相关性良好。然而，由于技术上问题，该方法在成人患者中的准确性及应用价值有限。

右心声学造影对检测心内分流及了解分流特征很有价值。由于心尖四腔心切面可同时观察所有心腔，是最理想的显示切面。静脉注射震荡生理盐水后，右心迅速完全显影。如果左心房内出现微泡回声，则提示存在心房水平右向左分流（图 19-48）。无论是否存在右心压力升高，该现象均可出现，即使主要的分流方向为左向右时亦

可出现。然而，此种情况下右向左分流量通常较小且时间短暂，容易被漏诊。

左心房内出现盐水微泡亦可见于肺动静脉畸形患者。左向右分流直接证据是右心房内微泡不完全充盈（即所谓负性造影）。然而，不含微泡的血液不仅可通过房间隔缺损，还可通过冠状静脉窦、左心室 – 右心房通道或下腔静脉进入右心房。为鉴别以上情况，应对超声图像进行慢速播放或逐帧分析。需要认识到声学造影诊断房间隔缺损仍具有一定局限性。首先，该方法不能定量。其次，分流这一短暂现象反映房间隔两侧瞬时压差，出现右向左分流不应作为肺动脉高压的证据。与之相反，右心房内出现"负性造影区"时应仔细分析，以避免出现假阳性结果。最后，心房水平分流亦可见于卵圆孔未闭，不能仅据此诊断房间隔缺损。上述内容在第 3 章也进行了

679

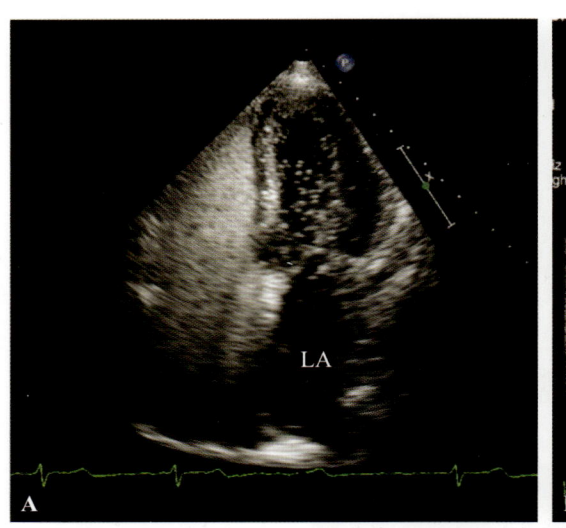

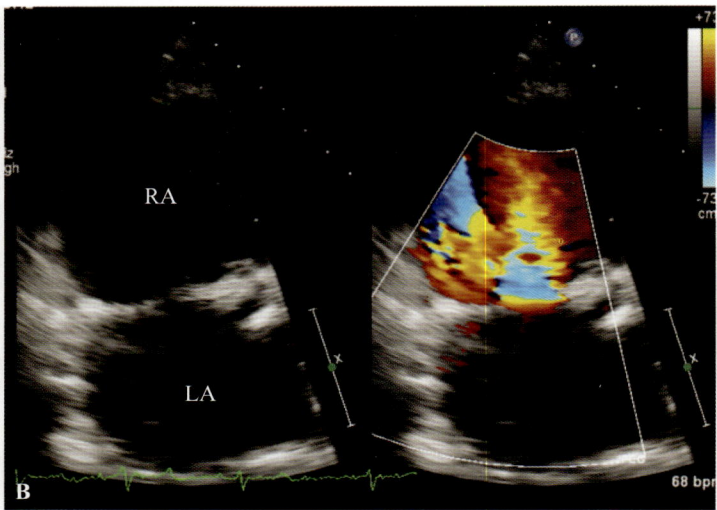

Feigenbaum 超声心动图学（原书第 8 版）
Feigenbaum's Echocardiography (8th Edition)

▲ 图 19-45　通过经胸超声心动图确诊房间隔缺损，须同时使用右心声学造影（A）及彩色多普勒成像（B）
A. 注射震荡生理盐水后，四腔心切面示盐水微泡穿过房间隔进入左心室；B. 剑下四腔心切面示二维超声难以诊断房间隔缺损（左图），但使用彩色多普勒血流成像可清晰显示房间隔缺损处的左向右过隔分流。LA. 左心房；RA. 右心房

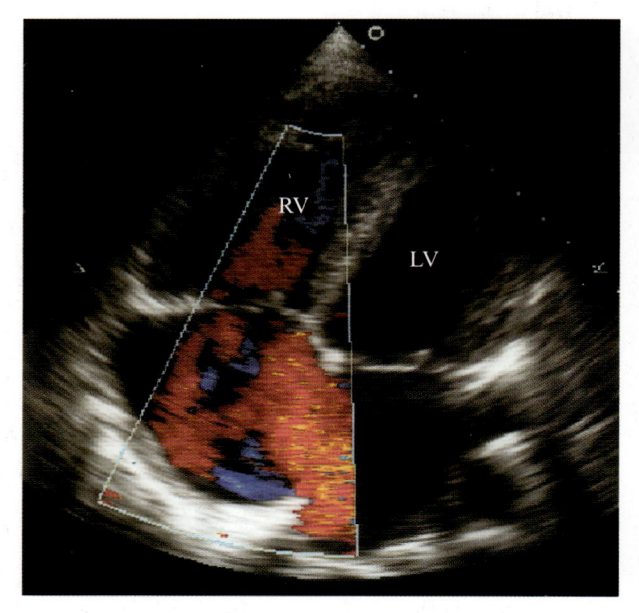

▲ 图 19-46　巨大继发孔型房间隔缺损。右心扩大，彩色多普勒显示心房水平左向右过隔分流
LV. 左心室；RV. 右心室

▶ 图 19-47　右心声学造影示继发孔型房间隔缺损处的双向分流
A. 左向右分流的负性造影区（箭）；B. 右向左分流（箭）。血流方向改变很大程度上取决于呼吸运动。LA. 左心房

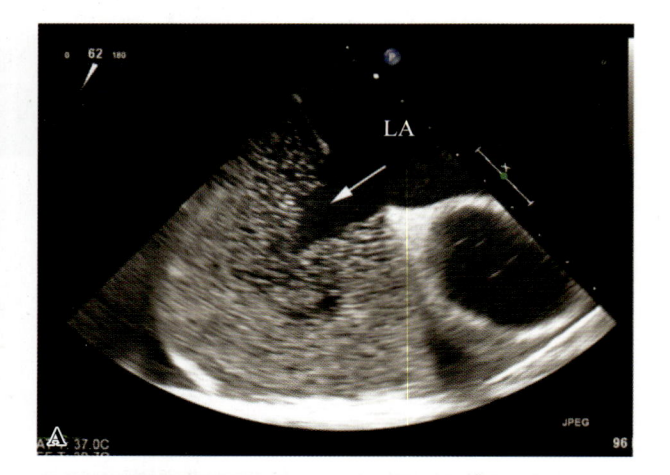

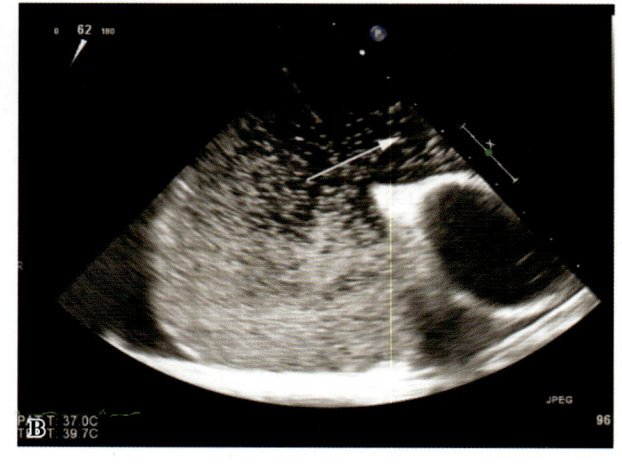

680

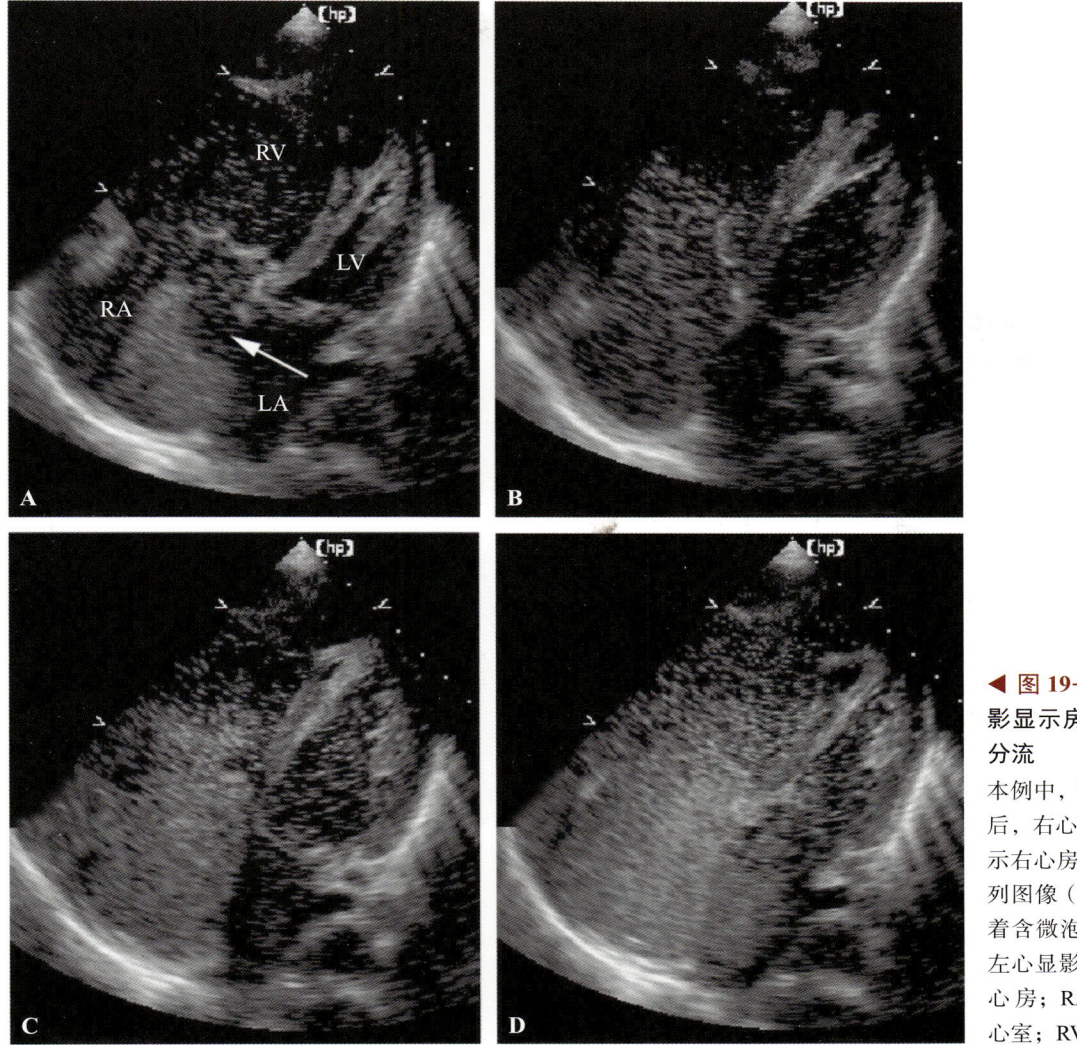

第 19 章　先天性心脏病
Congenital Heart Diseases

◀ 图 19-48　右心声学造影显示房间隔缺损处心内分流

本例中，静脉注射震荡盐水后，右心顺序显影。箭（A）示右心房内负性造影区。序列图像（B 至 D）显示，随着含微泡血流通过缺损处，左心显影逐渐浓密。LA. 左心房；RA. 右心房；LV. 左心室；RV. 右心室

讨论。

经食管超声心动图是评价房间隔是否连续完整的最准确方法。由于房间隔临近食管且角度与声束垂直，经食管超声心动图几乎可以完整显示每位患者的房间隔结构（图 19-49），并可对房间隔缺损存在与否及缺损位置与大小做出准确诊断。拟行经皮房间隔封堵术前，常需行经食管超声心动图准确测量缺损大小，并判断成功封堵的可能性。房间隔缺损并不一定呈圆形，因此需要多个切面测量其内径，以确保选择大小合适的封堵器。图 19-50 显示一例经食管超声心动图提供更多诊断信息的病例。该患者经胸超声心动图检查发现继发孔型房间隔缺损，拟行封堵术。而经食管超声心动图发现存在另一处缺损，于是改变手术方案。此外，右心声学造影提示存在分流、而经胸超声心动图未发现缺损时，常需行经食管超声心动图检查，可用于鉴别卵圆孔未闭与真正房间隔缺损。经食管超声心动图诊断房间隔缺损敏感性接近 100%。图 19-51 为一例经食管超声心动图评估的巨大房间隔缺损，由于仅存少许房间隔组织，导致心房基本为单一的共同心房，同时存在显著肺动脉高压（图 19-51C）。

经食管超声心动图对成年患者静脉窦型房间隔缺损的评价尤其具有优势，主要由于这种类型缺损常被经胸超声心动图检查漏诊。此外，经食管超声心动图还可评价是否存在部分型肺静脉畸

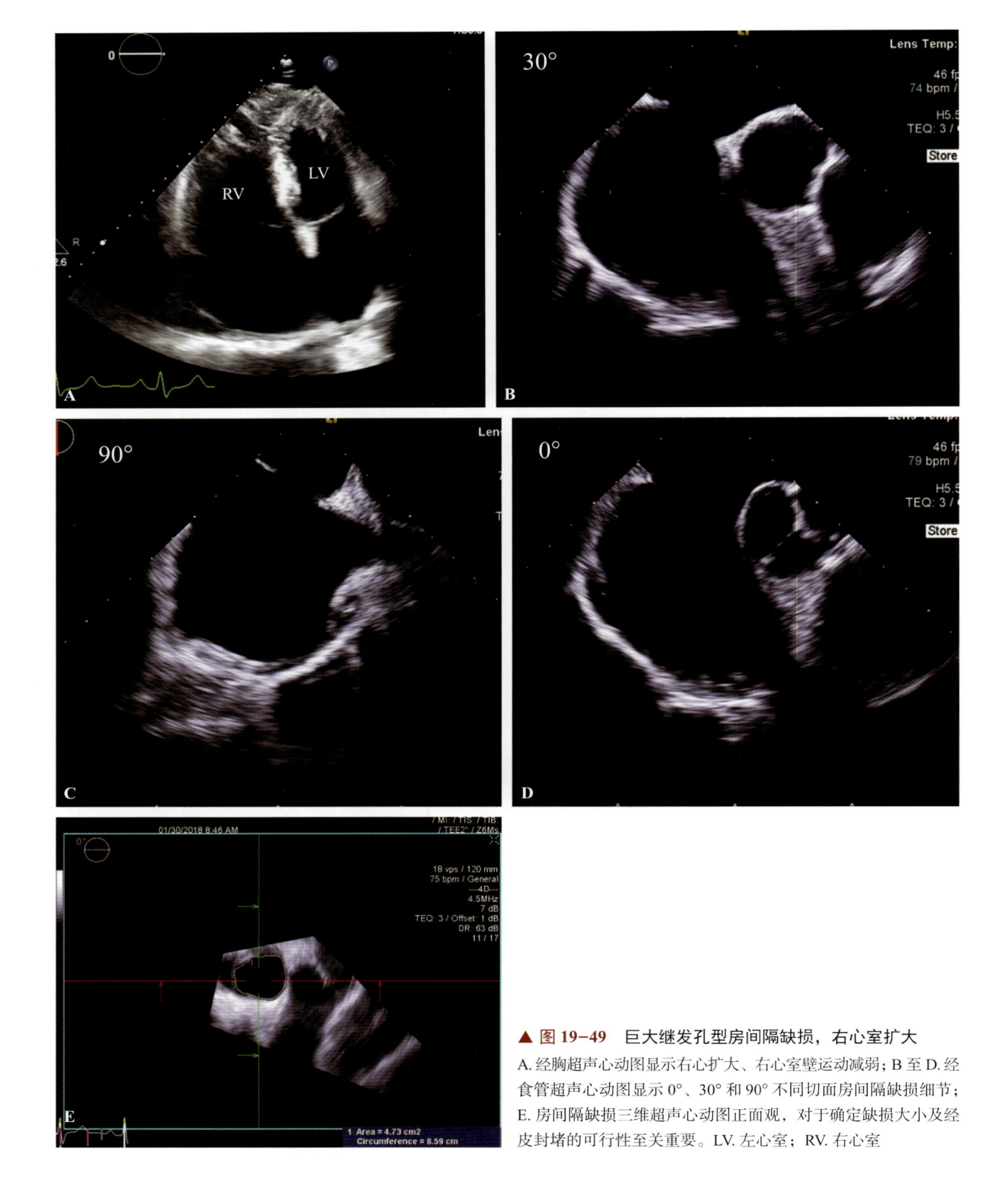

▲ 图 19-49 巨大继发孔型房间隔缺损，右心室扩大
A. 经胸超声心动图显示右心扩大、右心室壁运动减弱；B 至 D. 经食管超声心动图显示 0°、30° 和 90° 不同切面房间隔缺损细节；E. 房间隔缺损三维超声心动图正面观，对于确定缺损大小及经皮封堵的可行性至关重要。LV. 左心室；RV. 右心室

形引流。典型例子是，在房间隔缺损与上腔静脉开口处，可能有畸形引流的右上肺静脉汇入。尽管小儿上述病变常可通过经胸超声心动图显示，但成年患者若不采用经食管超声心动图则难以发现。图 19-52 显示一例经食管超声心动图检出的静脉窦型房间隔缺损，应注意缺损与上腔静脉及房间隔上缘之间的关系。图 19-53 为经食管三维成像显示另一例静脉窦型房间隔缺损。

原发孔型房间隔缺损容易通过二维超声心动图诊断，此种类型房间隔缺损由房室通道分隔障碍所致，常累及室间隔。因此，原发孔型

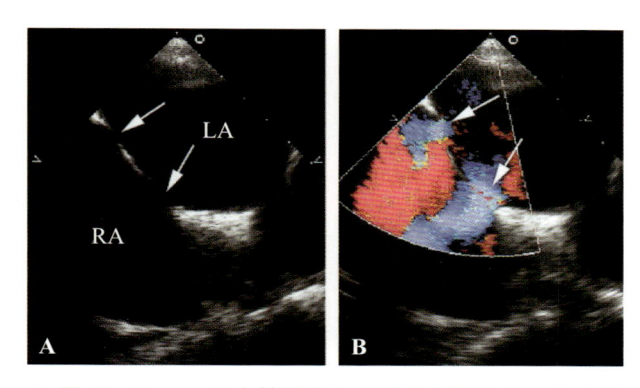

▲ 图 19-50　A. 经食管超声心动图显示两处独立的小继发孔型房间隔缺损（箭）；B. 彩色血流成像显示缺损处左向右分流（箭）
LA. 左心房；RA. 右心房

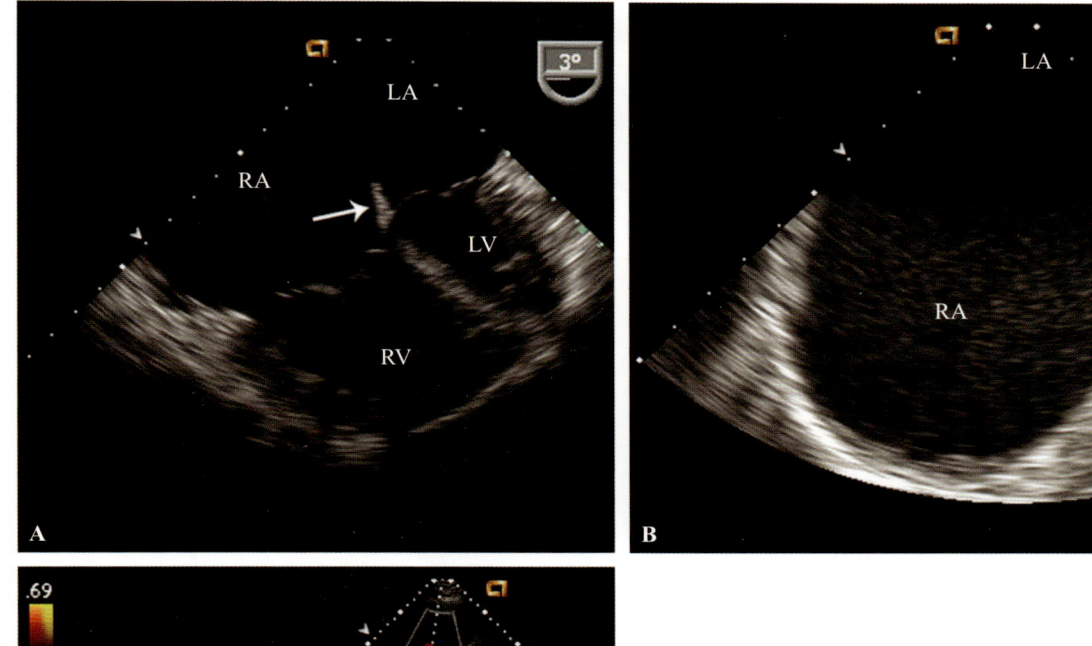

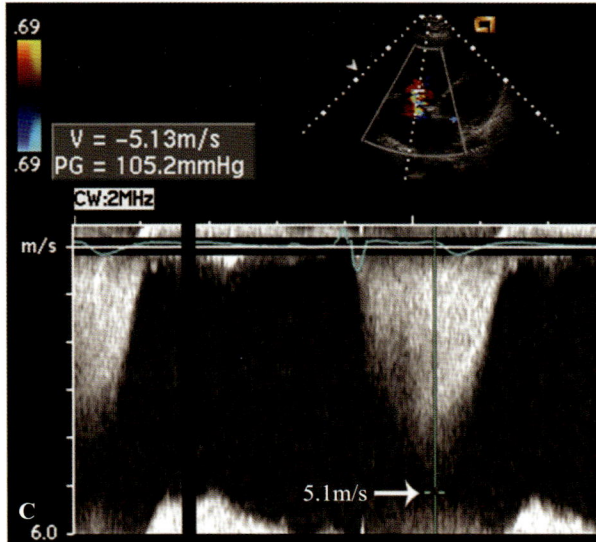

▲ 图 19-51　经食管超声心动图显示巨大房间隔缺损
A. 四腔心切面仅显示少许原发隔组织（箭），右心房、右心室均明显扩大；B. 向右倾斜探头可见明显的巨大房间隔缺损；C. 高速三尖瓣反流提示重度肺动脉高压。LA. 左心房；RA. 右心房；LV. 左心室；RV. 右心室；Ao. 主动脉

房间隔缺损可单独发生（部分型心内膜垫缺损），也可与流入道型室间隔缺损合并存在（完全型心内膜垫缺损）。房间隔最下端（房室瓣隔瓣附着点水平）组织缺失具有诊断意义，并可用于鉴别原发孔型及继发孔型房间隔缺损。尽管心尖四腔心切面是诊断原发孔型房间隔缺损的最佳切面，但多个切面均可显示缺损并做出诊断（图 19-54 和图 19-55）。只要房室瓣根部水平以上存在任何房间隔组织，即可排除原发孔型房间隔缺损。完全型心内膜垫缺损缺少独立的纤维房室瓣环，导致两侧房室瓣位于同一水平（而非三尖瓣附着点更靠近心尖部），可通过心尖四腔心切面显示。常需经食管超声心动图检查对缺损范围进行详细描述（图 19-56），并对房、室间隔以及二、三尖瓣进行全面评价。该病例经胸超声心动图显示房间隔缺损，但仍需要经食管超声成像详细了解房室瓣特征，这对于制定手术计划非常重要。

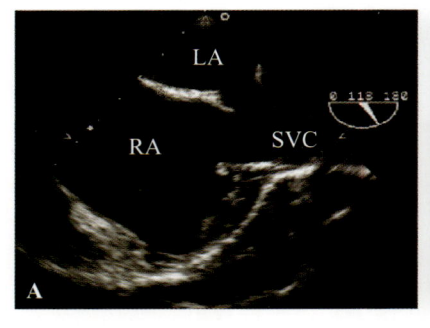

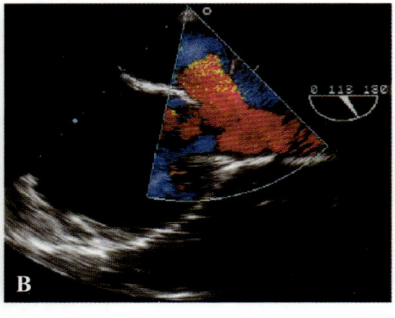

◀ 图 19-52 经食管超声心动图对诊断成人静脉窦型房间隔缺损具有重要意义
A. 缺损位于上腔静脉（SVC）入口处；B. 彩色多普勒显示通过缺损处血流。LA. 左心房；RA. 右心房；SVC. 上腔静脉

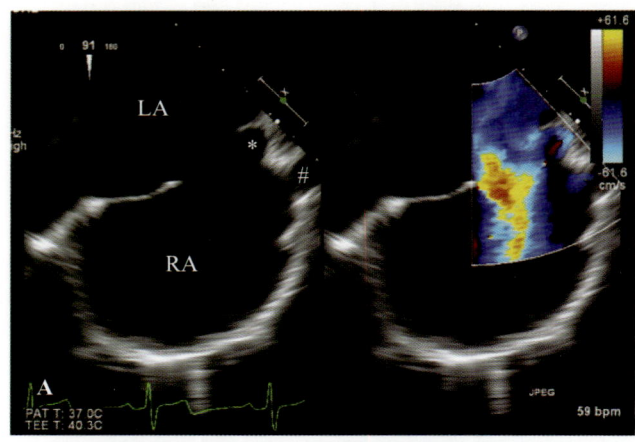

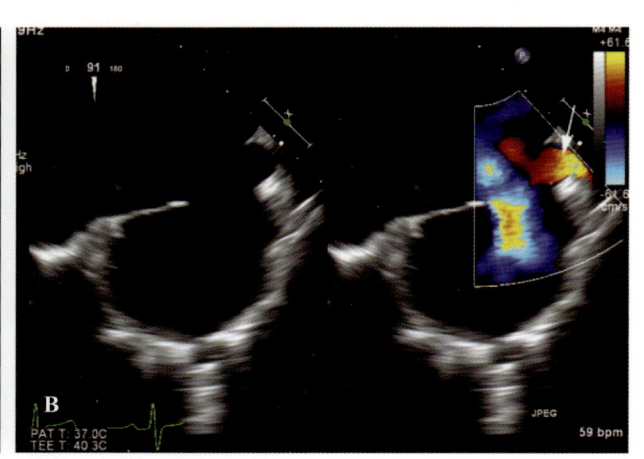

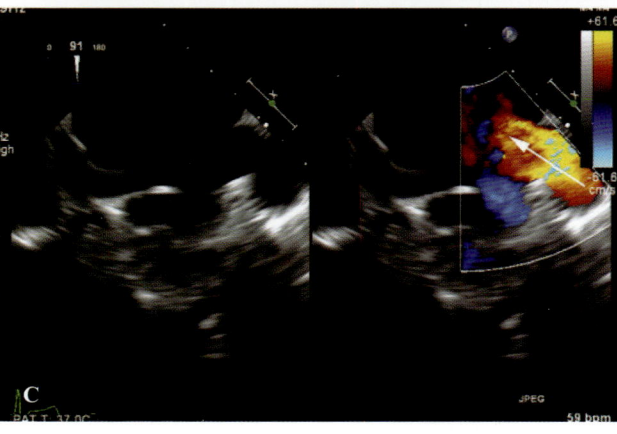

▲ 图 19-53 静脉窦型房间隔缺损经食管超声心动图表现
A. 可见通过缺损处血流．左图显示上腔静脉（#）与右上肺静脉（*）的关系；B. 箭示右上肺静脉通过房间隔缺损引流入右心房内；C. 进一步倾斜探头可见上腔静脉回流入右心房（箭）。LA. 左心房；RA. 右心房

第 19 章　先天性心脏病
Congenital Heart Diseases

一旦发现原发孔型房间隔缺损，必须评估是否存在以下异常：①流入道型室间隔缺损；②二尖瓣前叶裂；③房室瓣反流及其程度；④二尖瓣前叶部分粘连于室间隔。原发孔型房间隔缺损常合并二尖瓣前叶裂，可通过胸骨旁短轴切面仔细观察二尖瓣瓣尖部得以诊断（图 19-57）。二尖瓣前叶裂通常表现为约位于 12 点方向连续中断，总是伴有二尖瓣反流且反流束多为偏心性。

房间隔缺损患者的治疗方法不断进展。影响

▶ **图 19-54**　经胸超声心动图显示原发孔型房间隔缺损。注意缺损（箭）与二尖瓣前叶、三尖瓣隔叶的位置关系
LA. 左心房；RA. 右心房；LV. 左心室；RV. 右心室

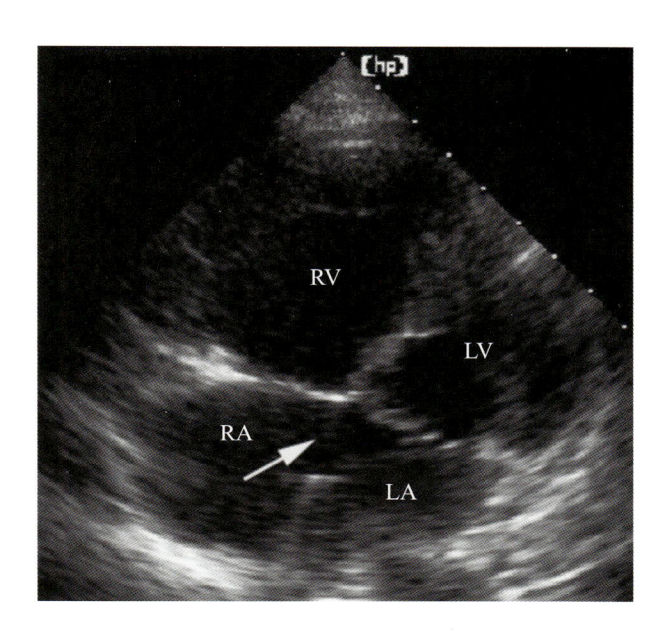

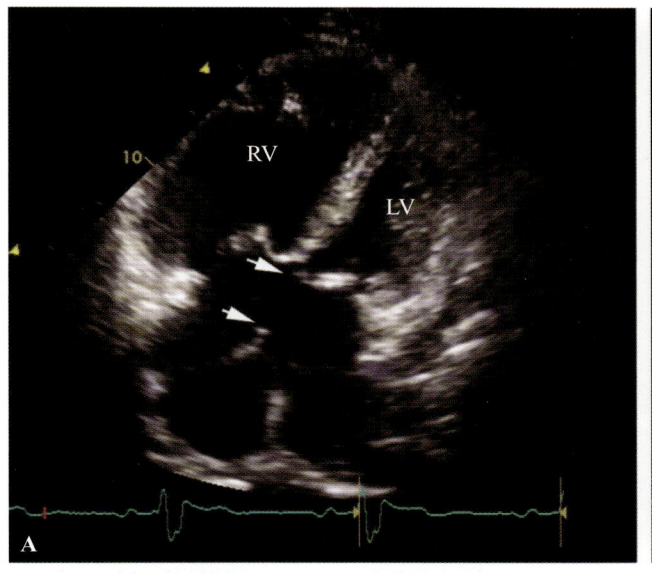

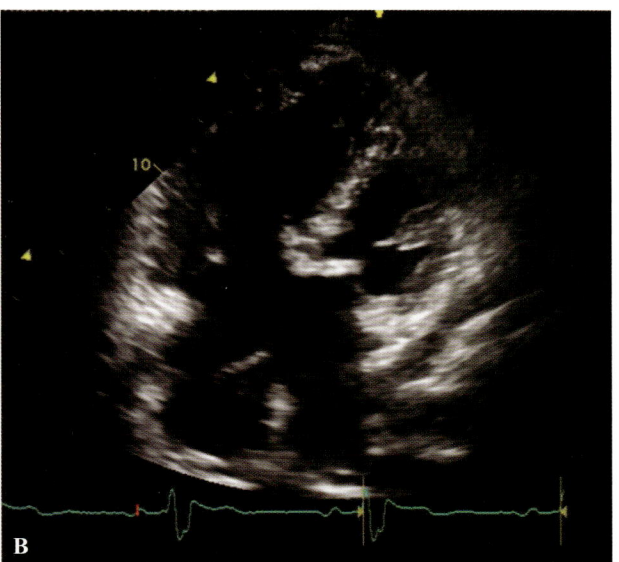

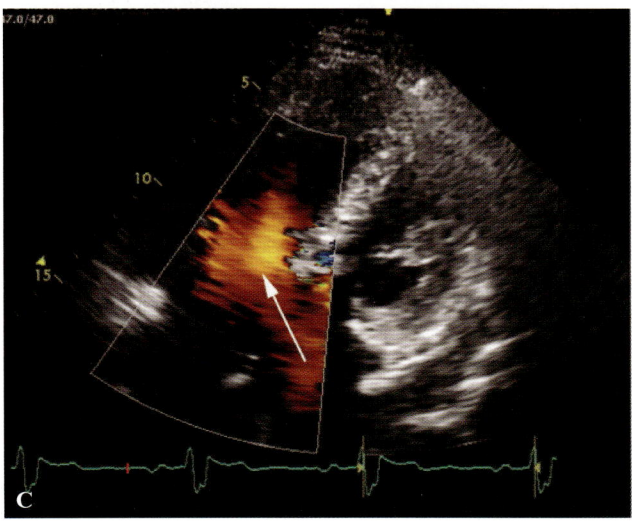

▲ **图 19-55**　较大原发孔型房间隔缺损（箭）及部分型心内膜垫缺损患者的收缩期（A）和舒张期（B）心尖四腔心切面图像。注意二、三尖瓣位于同一水平，整个原发隔结构消失；C. 可见一较宽的左向右分流（箭）
LV. 左心室；RV. 右心室

Feigenbaum 超声心动图学（原书第 8 版）
Feigenbaum's Echocardiography (8th Edition)

临床决策的关键因素为是否存在肺动脉高压及其严重程度。图 19-58 显示一例中年女性患者较大继发孔型房间隔缺损，该患者存在右心明显扩大及重度肺动脉高压。图 19-59 显示另一例右心室扩大、室壁肥厚及功能减低的患者，多普勒超声示肺动脉压明显升高（图 19-59B、C）。手术修补和经皮房间隔缺损封堵术均可用于房间隔缺损的治疗。多数患者可根据详尽的超声心动图评估进行手术治疗，而无须心导管检查。超声心动图在经皮房间隔缺损封堵术中起着重要作用（图 19-60）。能否行封堵术取决于缺损的大小、部位及是否存在足够间隔组织来保证封堵器的稳定放置，上述信息均需要通过经食管超声心动图进行评估，因此对这些患者来说经食管超声心动图

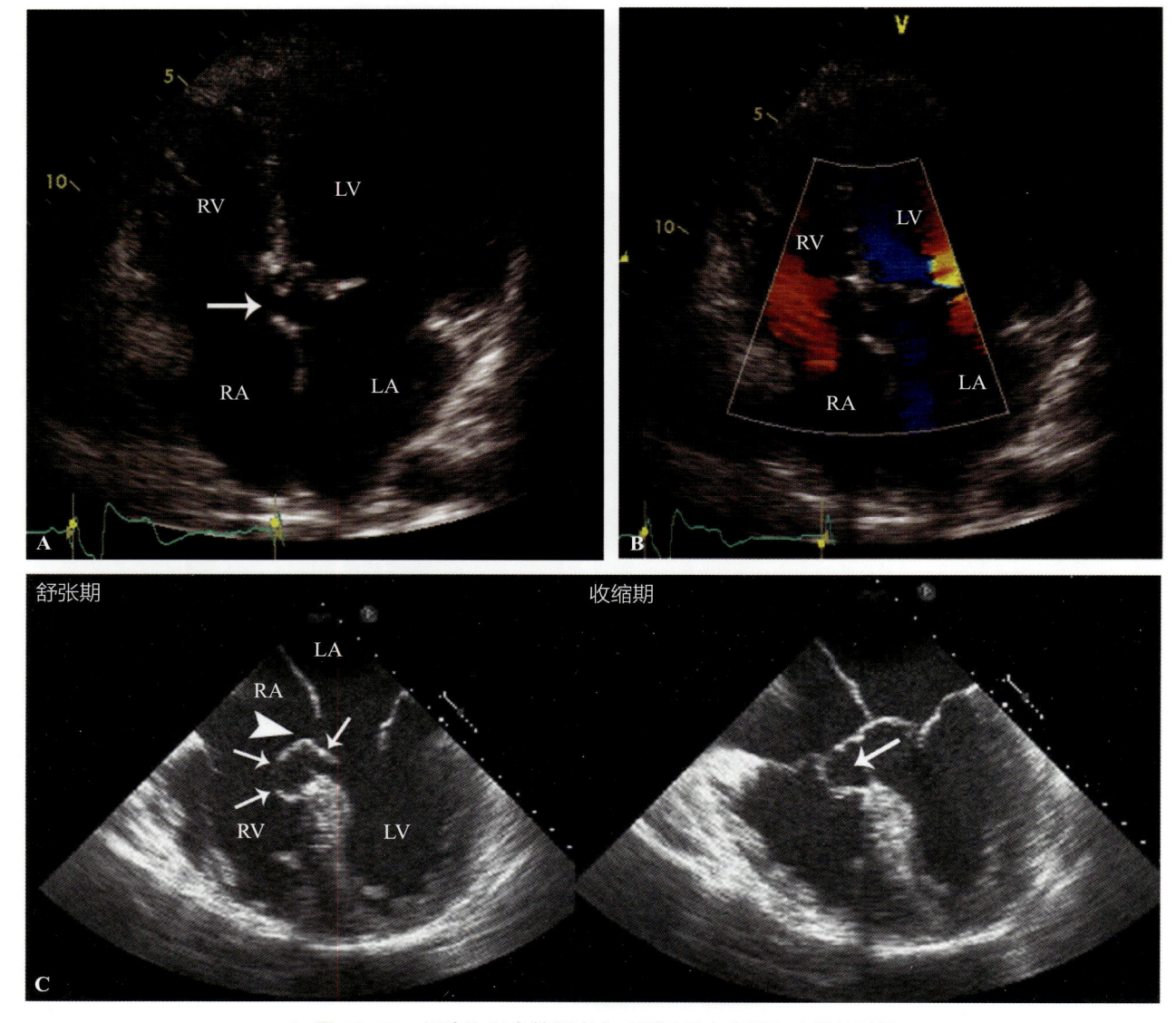

▲ 图 19-56 经胸和经食管超声心动图显示完全型心内膜垫缺损
A. 心尖四腔心切面示缺损（箭）在流入道间隔水平处显示欠佳；B. 彩色多普勒成像无法显示缺损处分流；C. 经食管超声心动图检查可以更好地显示缺损范围。舒张期：共同的房室瓣（细箭）跨立于缺损处，三角粗箭头所示为原发孔型房间隔缺损；收缩期：流入道型室间隔缺损如箭所示。LA. 左心房；RA. 右心房；LV. 左心室；RV. 右心室

非常关键。三维超声心动图也逐渐成为一种有价值的手段，可用于评估房间隔缺损大小及缺损边缘间隔组织的准确信息。术中经食管或心内超声心动图均可引导封堵器放置并判定手术成功与否（图 19-61）。图 19-62 显示一例经食管三维超声心动图用于指导房间隔缺损封堵。

（二）室间隔缺损

室间隔缺损是小儿最常见的心脏畸形之一。室间隔由膜部和肌部组成（图 19-63）。膜部室间隔面积较小，紧邻主动脉瓣正下方，其右心室面邻近三尖瓣隔叶，左心室面构成左心室流出道上缘。室间隔其余部分由肌性组织构成，自膜部室间隔向下方、前方及心尖部延伸。肌部室间隔可分为 3 部分：流入道部（位于膜部室间隔后方，两组房室瓣之间）、小梁部（自膜部延伸至心尖部）、流出道部或漏斗部（自膜部向前延伸，位于小梁部室间隔上方、大动脉下方），流出道部室间隔骑跨室上嵴。

室间隔缺损很少仅局限于膜部，多累及 3 个肌性区域之一。描述此类病变时，"膜周部"室间

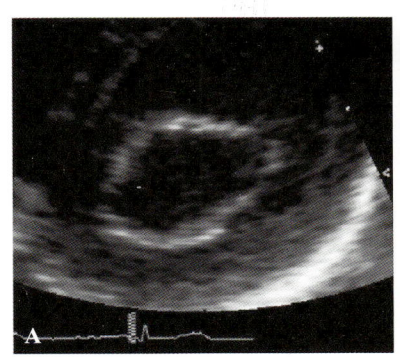

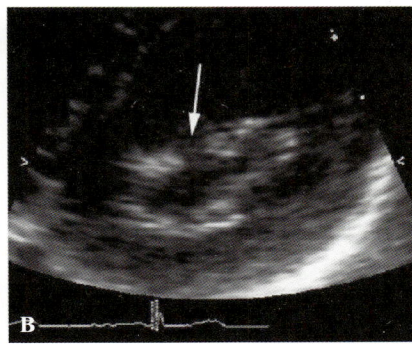

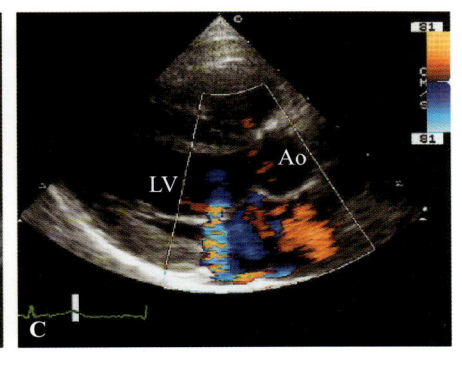

▲ 图 19-57 原发孔型房间隔缺损常合并二尖瓣前叶裂

A. 胸骨旁短轴切面显示二尖瓣瓣口；B. 探头略向心尖部偏转可显示二尖瓣前叶裂（箭）；C. 此类患者常可见朝向后方的偏心性二尖瓣反流。LV. 左心室；Ao. 主动脉

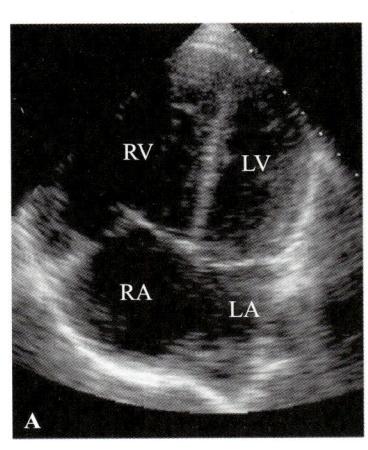

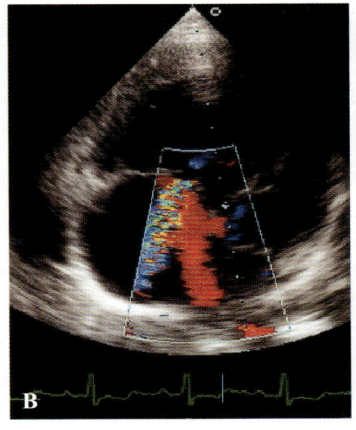

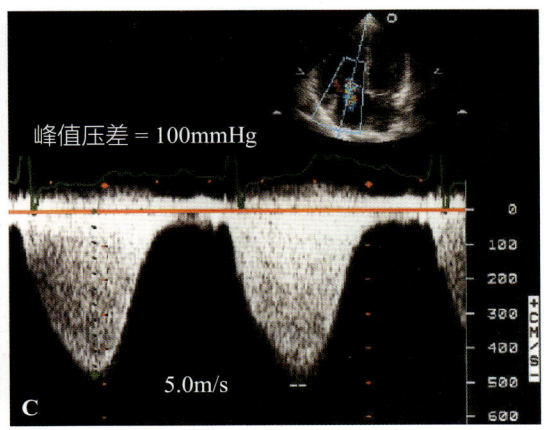

▲ 图 19-58 巨大继发孔型房间隔缺损合并重度肺动脉高压

A. 房间隔区域组织缺失明显，右心扩大；B. 彩色多普勒显示三尖瓣反流（五彩镶嵌样血流）及心房水平的低速收缩期分流（红色）；C. 可见高速三尖瓣反流，估测右心室收缩压大于 100mmHg。LA. 左心房；RA. 右心房；LV. 左心室；RV. 右心室

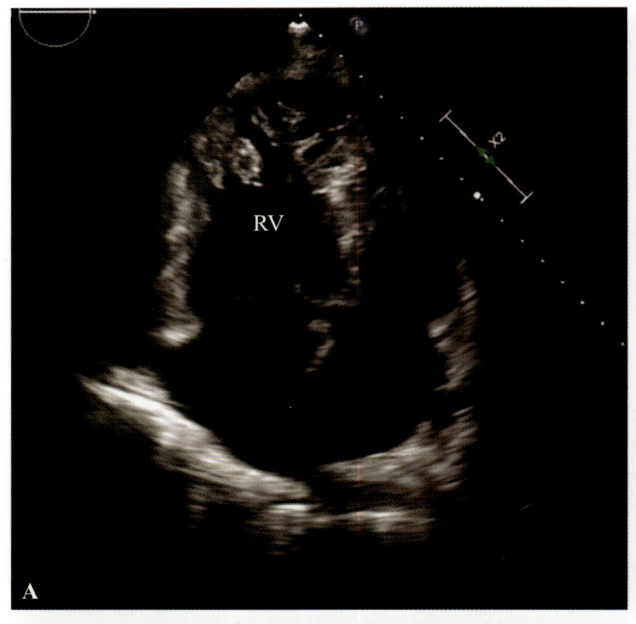

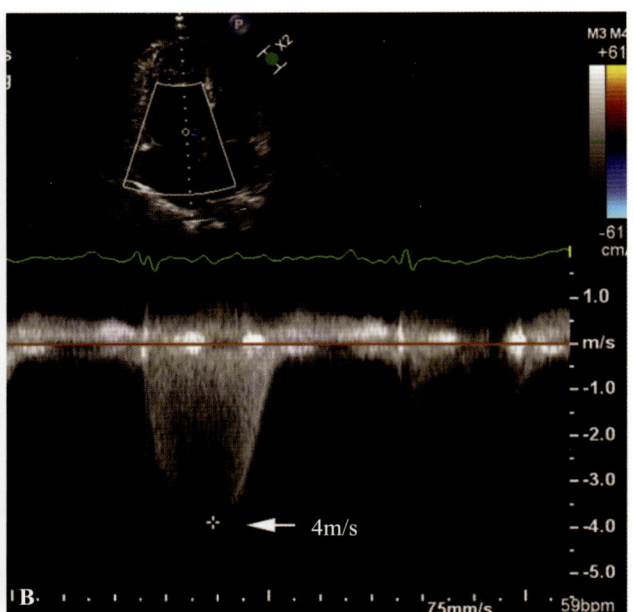

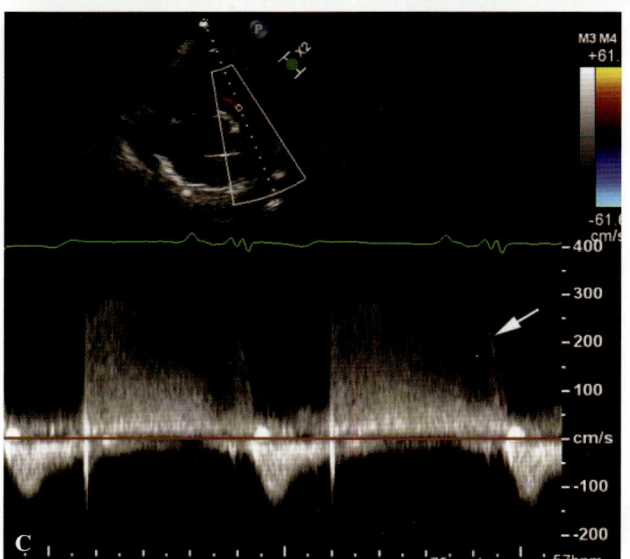

▲ 图 19-59 一例房间隔缺损合并艾森门格综合征患者
A. 右心室扩大、室壁肥厚及功能减低；B. 三尖瓣反流峰速 4m/s，提示右心室收缩压约为 64mmHg；C. 舒张末期肺动脉瓣反流速度大于 2m/s（箭），提示肺动脉舒张压升高。RV. 右心室

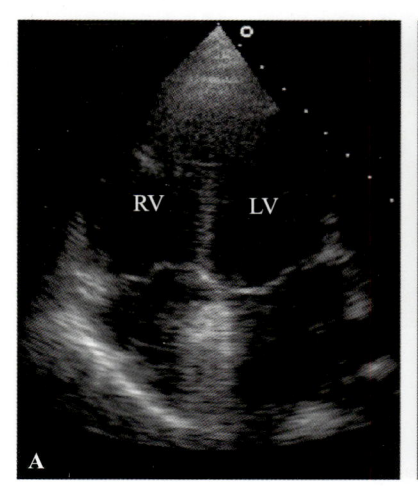

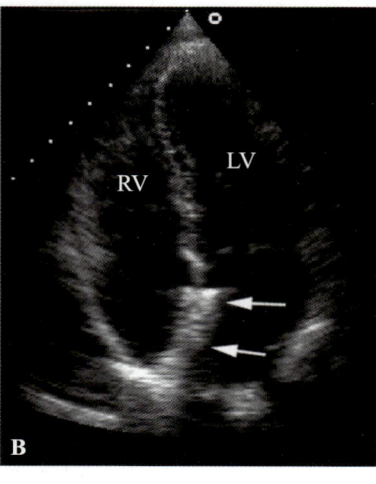

◀ 图 19-60 两例应用 Amplatzer 封堵器行房间隔缺损封堵的患者。该装置在超声心动图上表现为房间隔部位的强回声结构
A. 两处房间隔缺损需要安装两个封堵器，CDFI 可用于检测缺损处残余分流；B. 箭所示为单个封堵器。LV. 左心室；RV. 右心室

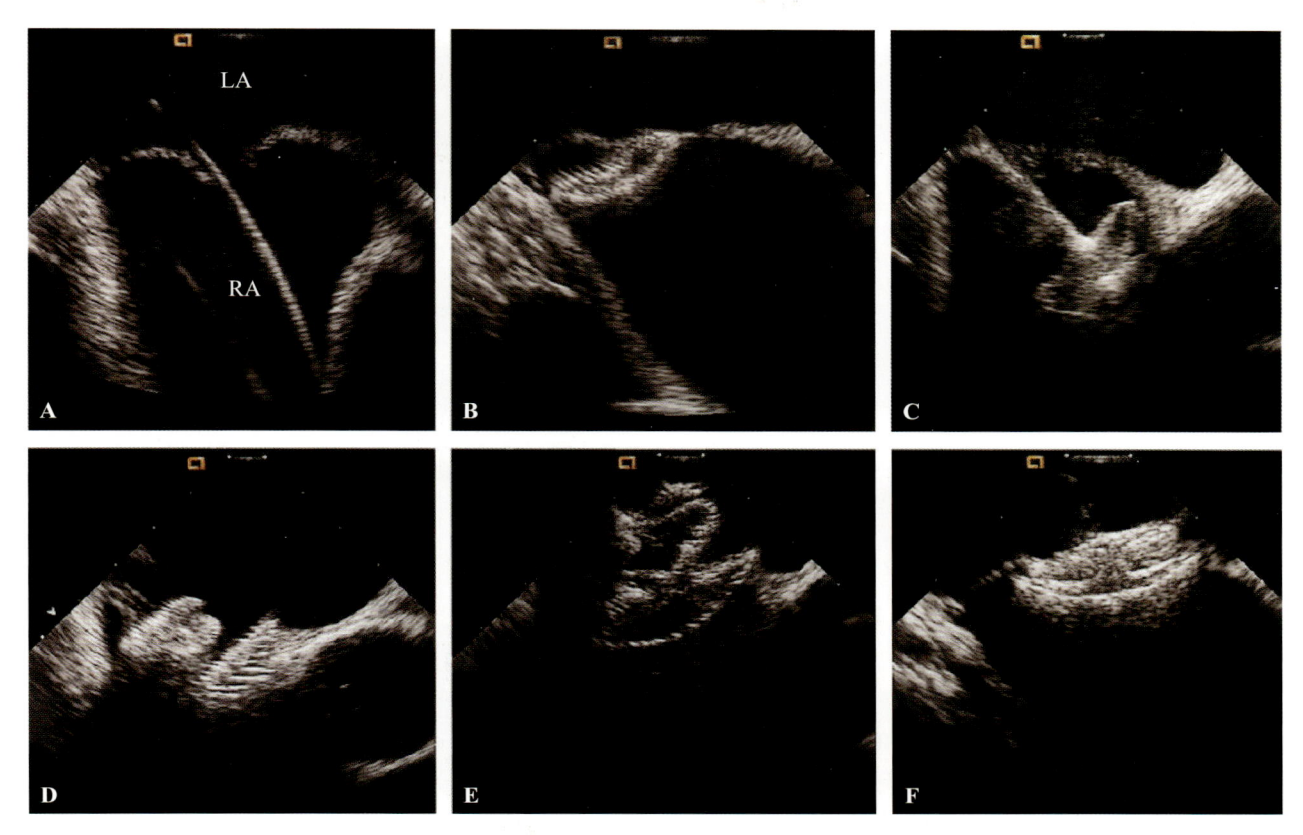

第 19 章 先天性心脏病
Congenital Heart Diseases

▲ 图 19-61　房间隔缺损封堵术中，心腔内超声心动图常用于引导封堵器的放置
一系列超声图像显示 Amplatzer 封堵器穿过继发孔型房间隔缺损的放置过程。封堵器左心房侧伞放置成功后，应将左心房侧伞与房间隔充分相贴，然后释放右心房侧伞，封堵器骑跨于房间隔两侧并封闭缺损。详见正文。LA. 左心房；RA. 右心房

隔缺损较"膜部"室间隔缺损更为恰当。膜周部缺损为室间隔缺损的最常见类型，约占所有病例的 80%。其次为小梁部室间隔缺损，可为多发且大小及位置各异。流入道和流出道部室间隔缺损相对少见。流入道部室间隔缺损很少单独发生，但可能是心内膜垫缺损的一部分。当流出道部室间隔缺损与两组半月瓣均毗邻时，称为嵴上型或双动脉干下型室间隔缺损。了解室间隔缺损解剖部位对于评估缺损自愈可能性、手术方案选择、累及传导系统风险评估，以及合并瓣膜功能障碍的可能性（如主动脉瓣反流）等方面均具有重要的临床意义。

超声心动图评估室间隔缺损的准确性取决于缺损的大小及位置。室间隔呈弧形，不位于单一平面上，需要多切面观察整个室间隔，单一切面既不能完整显示室间隔的全部结构，也无法检出所有缺损（图 19-64）。多个切面显示室间隔缺损是该疾病最直接的诊断方法。总体来说，假阴性结果多于假阳性结果。二维超声心动图诊断室间隔缺损的敏感性取决于缺损的解剖部位。以流入道及流出道部缺损的灵敏度最高（接近 100%），膜周部缺损的灵敏度稍低（80%~90%），小梁部缺损的灵敏度最低（在早期的研究中灵敏度低至50%，目前随设备及技术改进有较大提高）。小梁部缺损检出率较低的原因为小梁部范围较广，缺损可在任意部位发生，且缺损有时较小、亦可能为多发。此外，缺损形状常较复杂，心肌收缩时缺损开口可能闭合。

膜周部室间隔缺损可在胸骨旁长轴及短轴切面上显示，但四腔心切面多不能显示。自胸骨

689

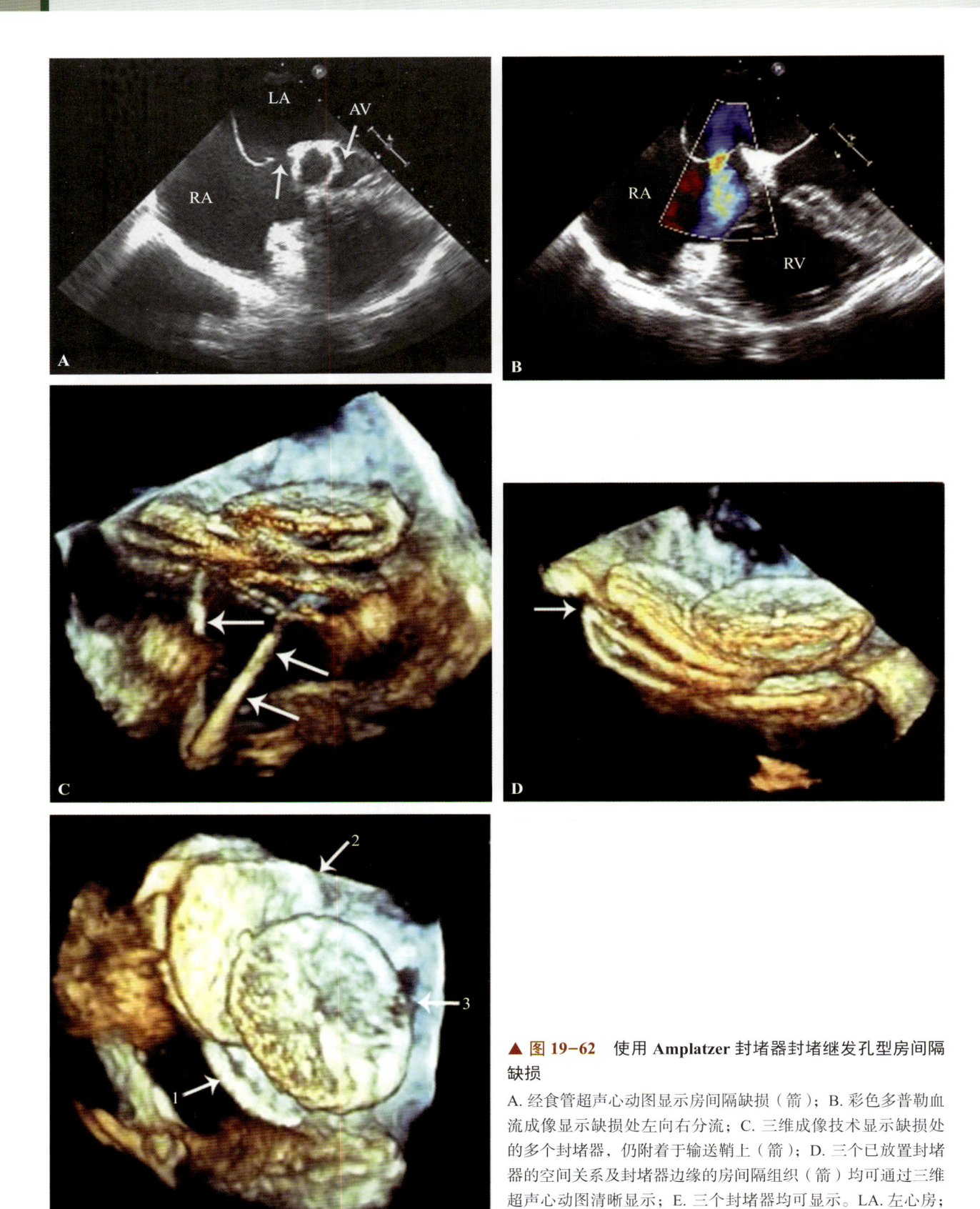

▲ 图 19-62 使用 Amplatzer 封堵器封堵继发孔型房间隔缺损

A. 经食管超声心动图显示房间隔缺损（箭）；B. 彩色多普勒血流成像显示缺损处左向右分流；C. 三维成像技术显示缺损处的多个封堵器，仍附着于输送鞘上（箭）；D. 三个已放置封堵器的空间关系及封堵器边缘的房间隔组织（箭）均可通过三维超声心动图清晰显示；E. 三个封堵器均可显示。LA. 左心房；RA. 右心房；RV. 右心室；AV. 主动脉瓣

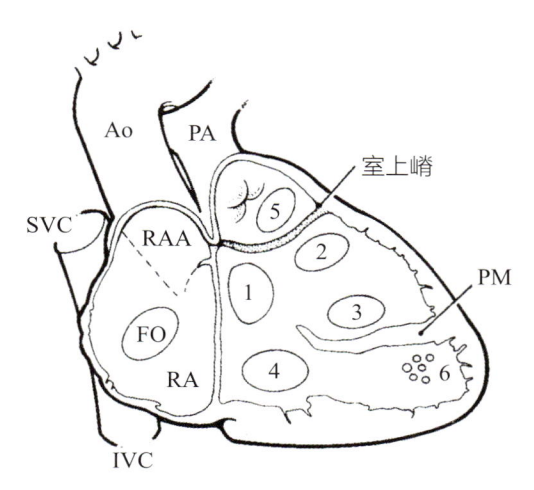

第 19 章 先天性心脏病
Congenital Heart Diseases

▲ 图 19-63 室间隔右心室面示意图，图示室间隔缺损的常见部位

Ao. 主动脉；PA. 肺动脉；SVC. 上腔静脉；RA. 右心房；IVC. 下腔静脉；FO. 卵圆孔；PM. 乳头肌；RAA. 右心耳；1. 膜部室间隔；2. 流出道部室间隔；3. 小梁部室间隔；4. 流入道部室间隔；5. 干下区；6. 心尖部多发瑞士奶酪型室间隔缺损

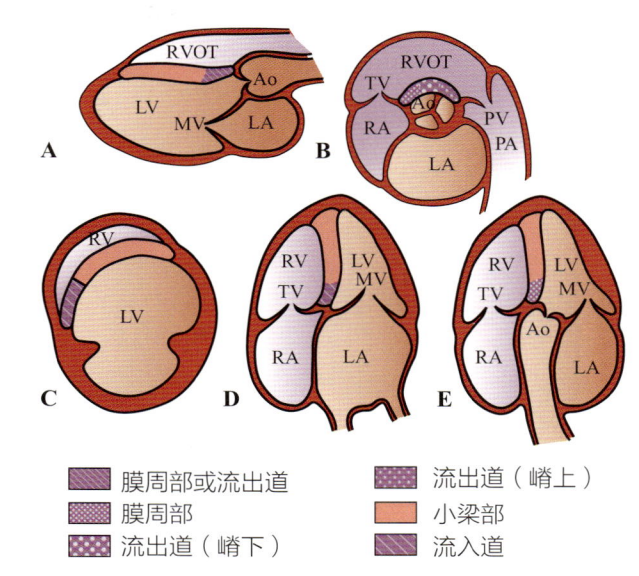

▲ 图 19-64 二维超声心动图显示不同类型室间隔缺损发生部位的示意图（详见正文）

Ao. 主动脉；LA. 左心房；LV. 左心室；MV. 二尖瓣；RVOT. 右心室流出道；PV. 肺动脉瓣；PA. 肺动脉；TV. 三尖瓣；RA. 右心房；RV. 右心室

旁长轴切面轻微向内倾斜探头可显示该区域，此时室间隔膜部位于上部、紧邻主动脉瓣下方。但该切面难以鉴别膜周部与流出道部缺损（均位于室上嵴上方与下方），而短轴切面可以进行鉴别。如果扫查切面恰好位于主动脉瓣瓣环下方，膜周部与流出道部室间隔均可显示。膜周部室间隔缺损靠近内侧，常与三尖瓣隔叶毗邻（图 19-65 和图 19-66）。

流出道部室间隔缺损位于主动脉瓣瓣环左前方（图 19-67 和图 19-68）。心底短轴切面可进一步将流出道部缺损分为嵴上型和嵴下型。嵴下型室间隔缺损位于中线右侧，而嵴上型缺损位于左侧、毗邻肺动脉瓣（图 19-69）。嵴上型室间隔缺损的最理想切面为高位胸骨旁长轴切面或胸骨旁短轴切面。在长轴切面基础上，将探头向外倾斜并旋转可同时显示主动脉瓣和肺动脉瓣，以及与两者相邻的缺损。嵴上型室间隔缺损通常较小且可能被漏诊，尤其是在未使用彩色多普勒血流成像检查的情况下。一旦发现嵴上型室间隔缺损，必须仔细观察主动脉瓣以排除瓣膜脱

垂及瓣膜反流。此类缺损还可能伴有主动脉窦扩张，常累及右冠窦。图 19-70 显示一例嵴上型室间隔缺损合并肺动脉狭窄患者，该患者同时合并肺动脉瓣及瓣下狭窄，可见明显肺动脉瓣反流（图 19-70D）。

心尖四腔心切面可显示流入道部及小梁部室间隔。在四腔心切面基础上向下倾斜，可见流入道部室间隔位于两组房室瓣之间。在婴儿及小儿中，在四腔心切面基础上向前扫查依然可显示流出道部室间隔。尽管在四腔心切面上室间隔与声束平行，该切面仍是检出流入道部室间隔缺损的理想切面。该切面还可评价两组房室瓣的相对位置。单纯流入道部室间隔缺损时，三尖瓣附着点位置正常，更靠近心尖。如果两组房室瓣位于同一水平，需要考虑心内膜垫缺损可能。由于大多数流入道部缺损比较大，必须仔细观察以避免误诊为左心室双入口。图 19-71 显示一例大室间隔缺损，缺损自从流出道部延伸至流入道部。患者未行治疗并已出现艾森门格综合征，未发现房间隔缺损的证据。

691

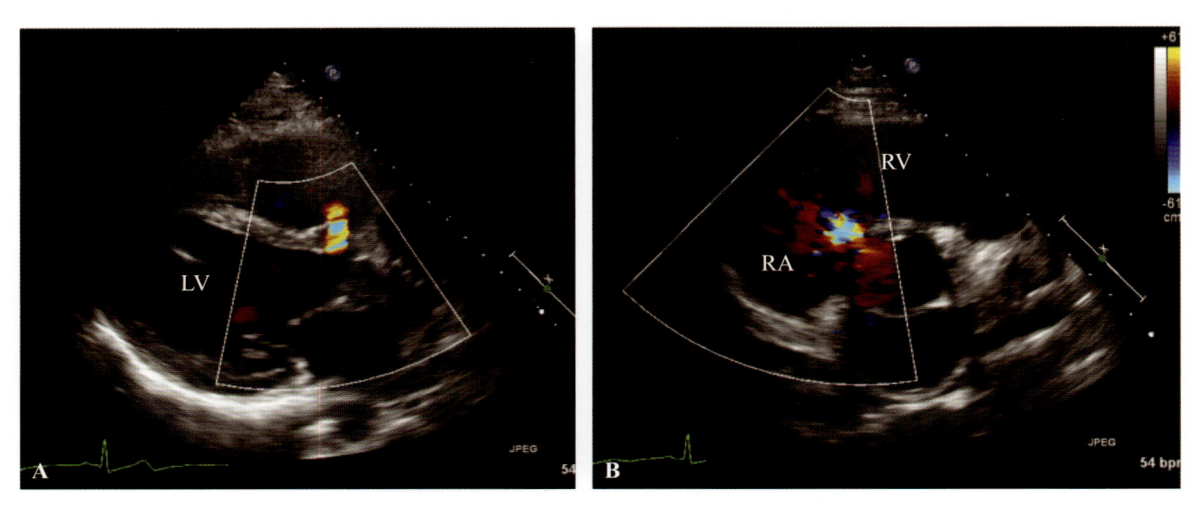

▲ 图 19-65　膜周部室间隔缺损

A. 左心长轴切面向内侧倾斜探头以显示室间隔膜部；B. 心底短轴切面可见缺损与主动脉瓣瓣环及三尖瓣的位置关系。LV. 左心室；RA. 右心房；RV. 右心室

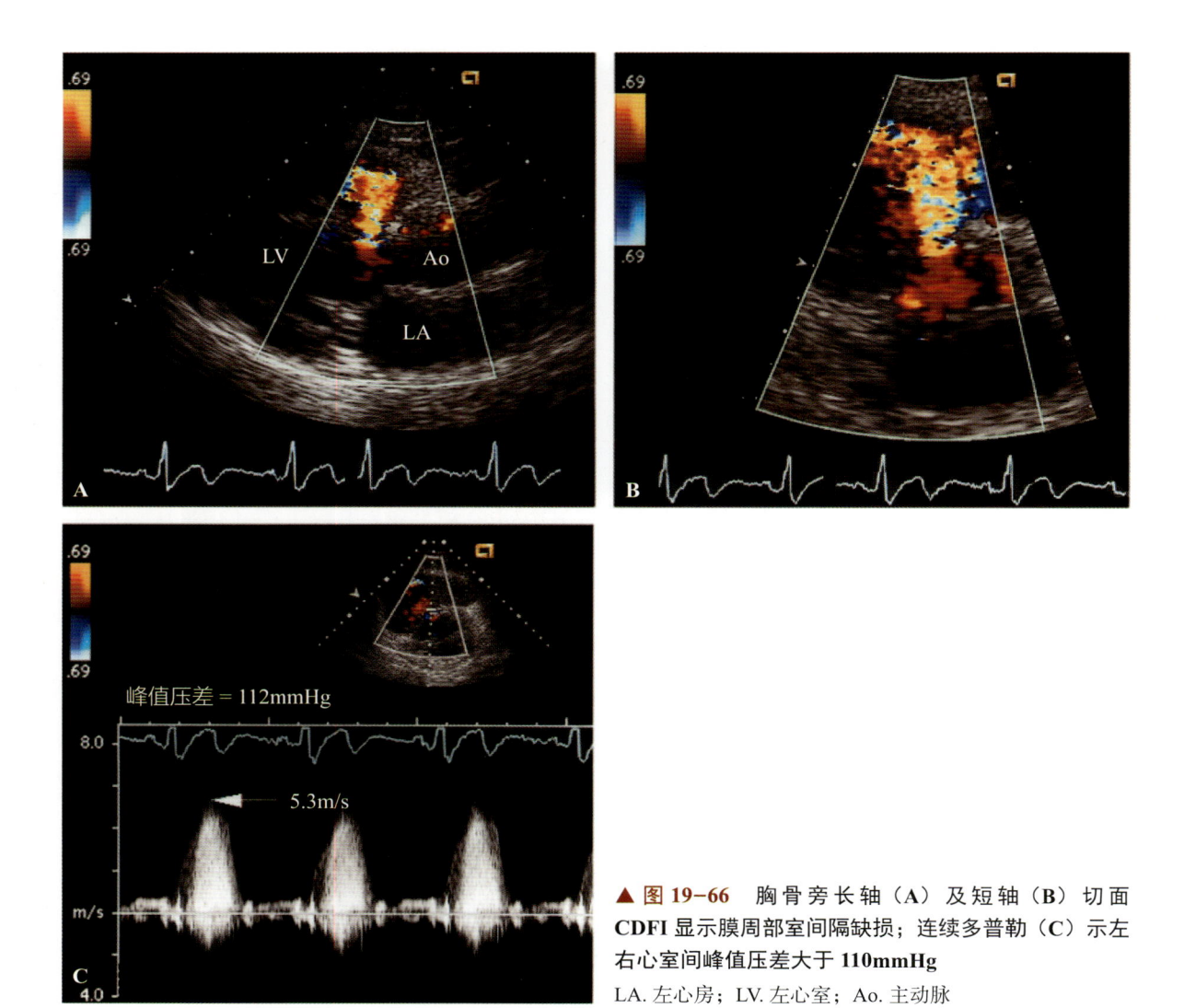

▲ 图 19-66　胸骨旁长轴（A）及短轴（B）切面 CDFI 显示膜周部室间隔缺损；连续多普勒（C）示左右心室间峰值压差大于 110mmHg

LA. 左心房；LV. 左心室；Ao. 主动脉

四腔心切面还可显示房、室间隔错位（图19-72），当房间隔与室间隔不位于同一条直线上时，必须仔细评估房室瓣腱索的附着部位。房室瓣跨立（straddling，部分腱索通过缺损附着于对侧心室）和房室瓣骑跨（overriding，瓣膜骑跨于缺损上方，但并无腱索附着于对侧心室）的鉴别

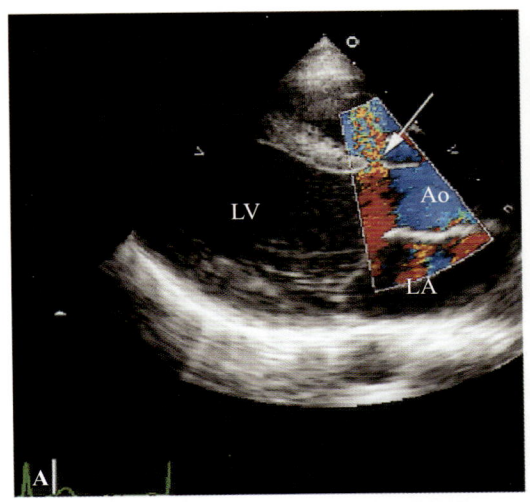

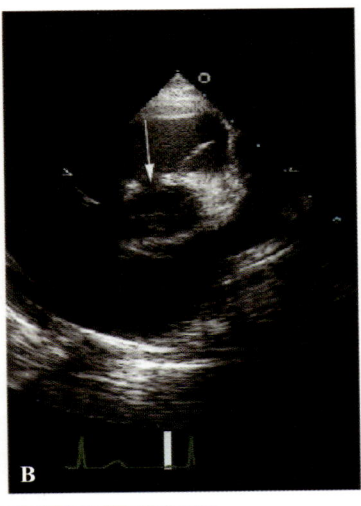

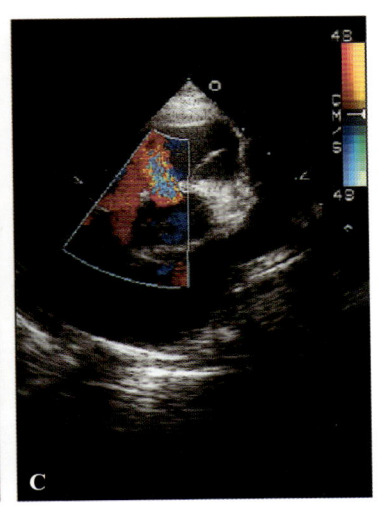

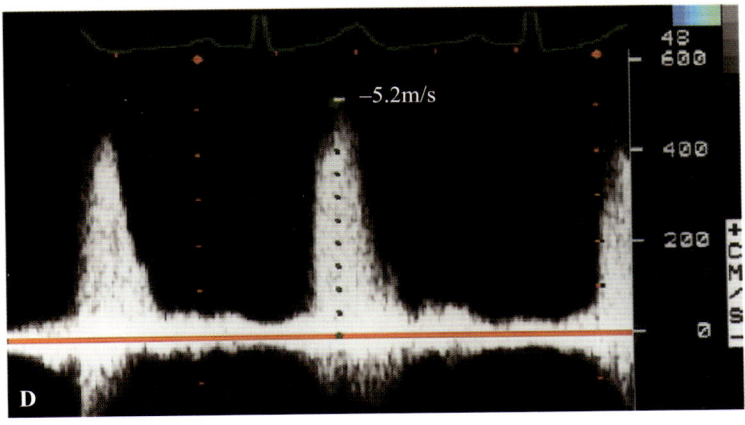

▲ 图 19-67 流出道部室间隔缺损
A. 注意左心长轴切面流出道部缺损与膜周部缺损表现类似，短轴切面可对两者做出鉴别（B、C）。流出道部缺损（箭）位于三尖瓣的左前方；D. 缺损处高速分流提示为限制性小室间隔缺损，右心压力正常。LA. 左心房；LV. 左心室；Ao. 主动脉

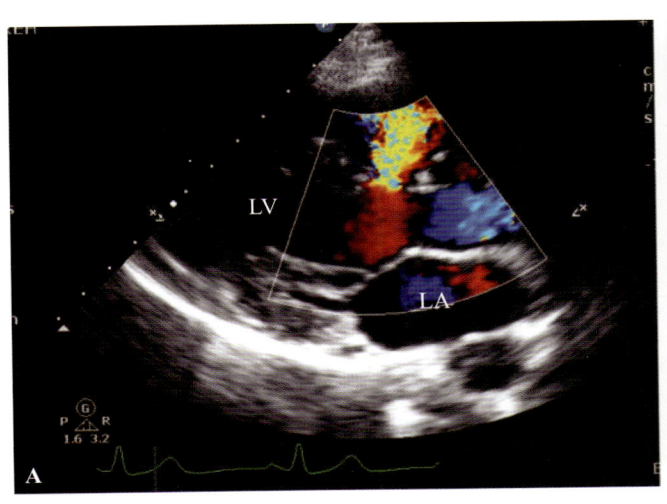

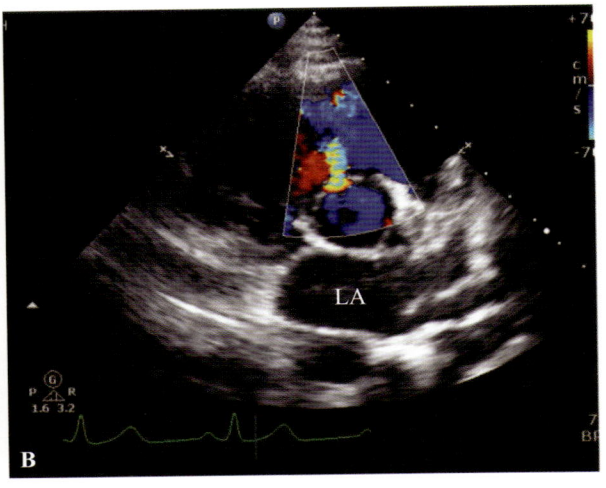

▲ 图 19-68 胸骨旁长轴切面（A）与心底短轴切面（B）显示流出道部室间隔缺损
LA. 左心房；LV. 左心室

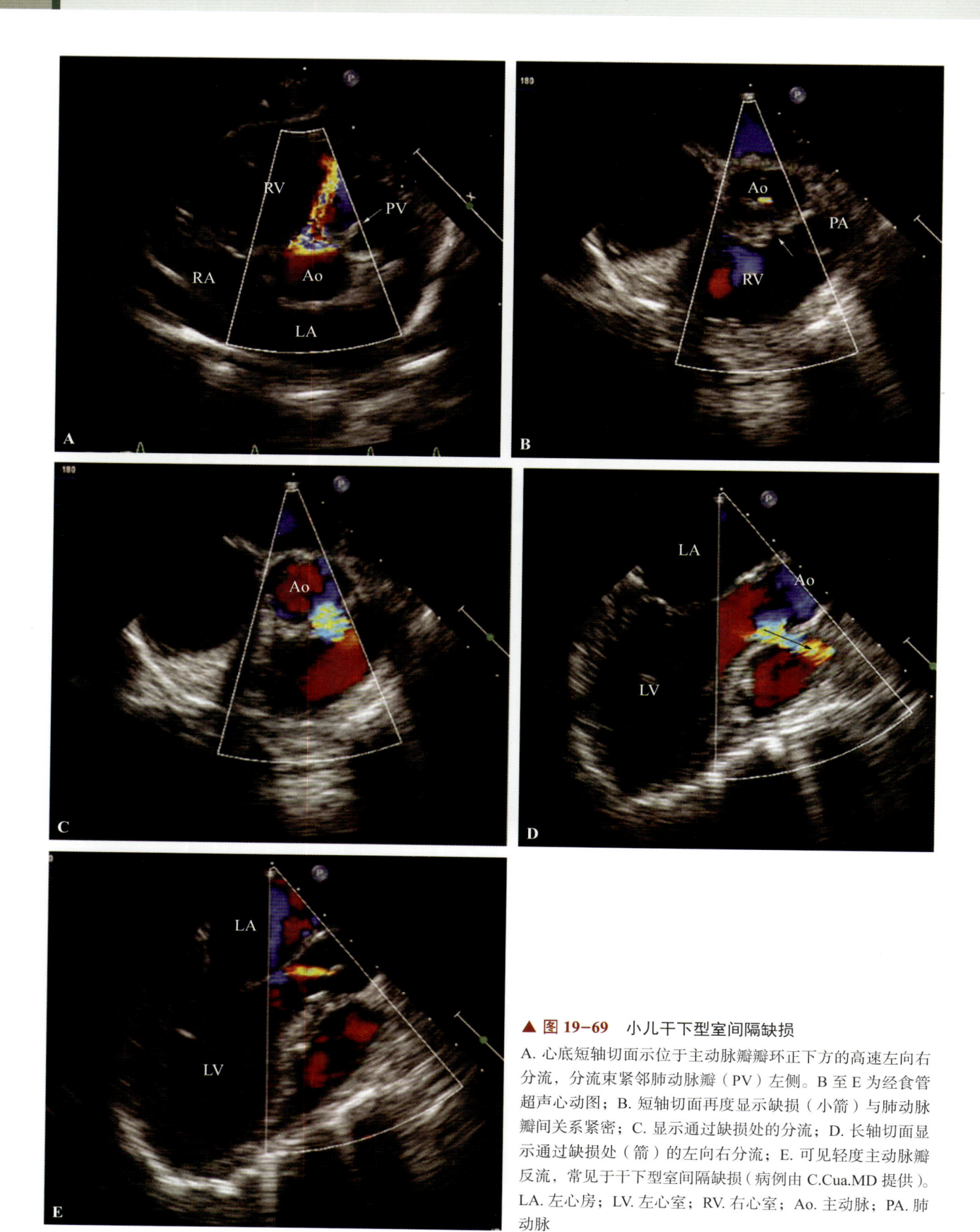

▲ 图 19-69 小儿干下型室间隔缺损

A. 心底短轴切面示位于主动脉瓣瓣环正下方的高速左向右分流，分流束紧邻肺动脉瓣（PV）左侧。B 至 E 为经食管超声心动图；B. 短轴切面再度显示缺损（小箭）与肺动脉瓣间关系紧密；C. 显示通过缺损处的分流；D. 长轴切面显示通过缺损处（箭）的左向右分流；E. 可见轻度主动脉瓣反流，常见于干下型室间隔缺损（病例由 C.Cua.MD 提供）。LA. 左心房；LV. 左心室；RV. 右心室；Ao. 主动脉；PA. 肺动脉

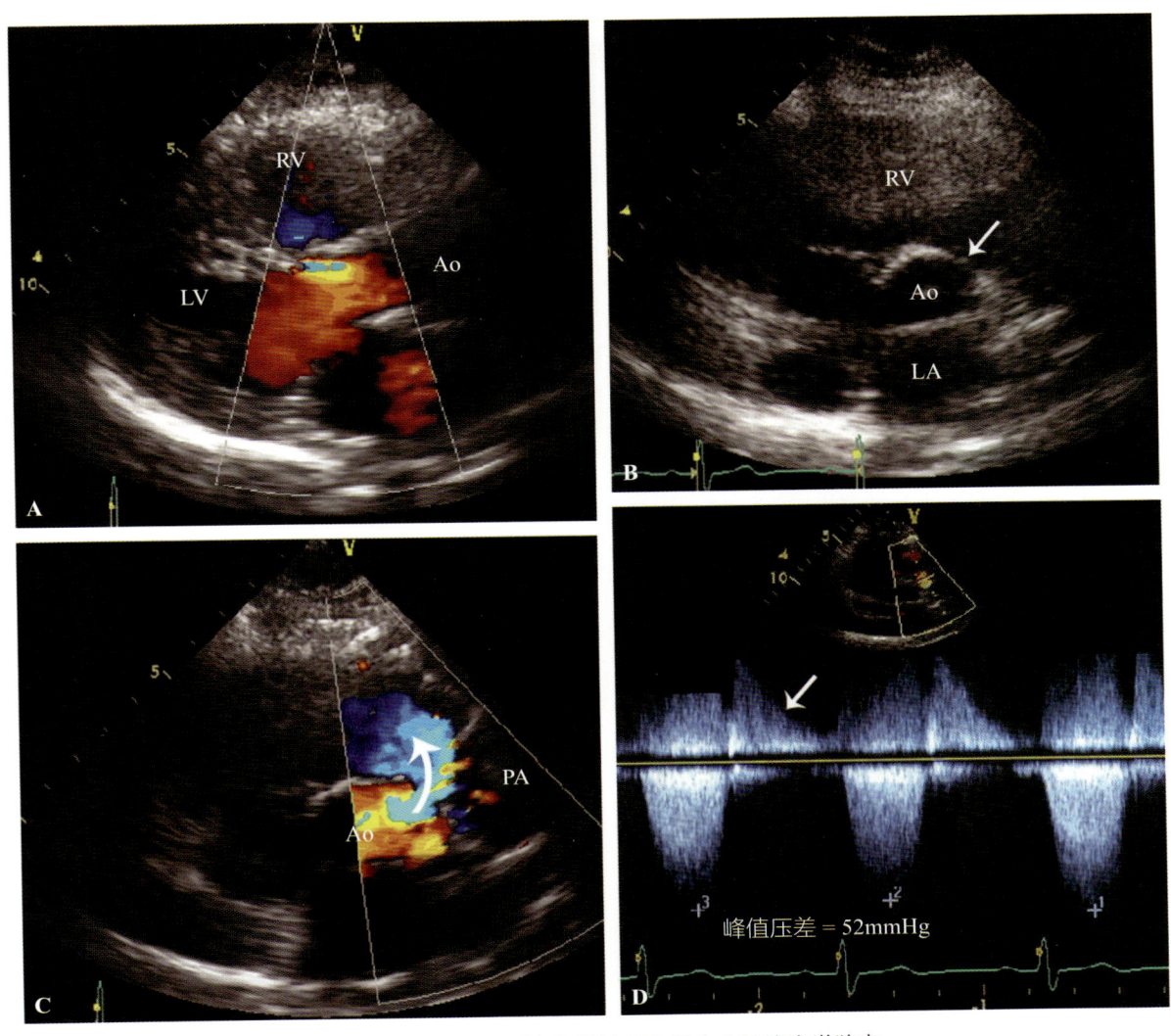

▲ 图 19-70 干下型室间隔缺损合并右心室流出道狭窄

A. 胸骨旁长轴切面可见右心室流出道内的湍流，但未见明显的左向右分流；B. 紧邻主动脉瓣瓣环下方的心底短轴切面，可见缺损位于主动脉瓣和肺动脉瓣之间（箭）；C. 彩色多普勒血流成像可见明显左向右分流，提示存在缺损及缺损发生部位；D. 多普勒超声提示存在肺动脉瓣及瓣下狭窄，狭窄处峰值压差为 52mmHg。LA. 左心房；LV. 左心室；RV. 右心室；Ao. 主动脉；PA. 肺动脉

尤为重要。前者由于腱索的存在，使得室间隔缺损修补手术变得非常复杂（图 19-73）。穿过流入道部室间隔缺损的腱索可能会掩盖缺损，而导致假阴性结果。图 19-56 显示另一例心内膜垫缺损，二尖瓣一部分跨立于缺损之上。

二维超声心动图难以显示小梁部或肌部室间隔缺损，应通过所有可能的切面排除该部位缺损（图 19-74）。小梁部缺损可表现为肌部室间隔出现的不规则狭窄通道。缺损在室间隔两侧的开口可能不位于同一水平，因此难以通过单个切面显示缺损全貌。一旦确认存在小梁部室间隔缺损，必须仔细扫查明确是否为多发。图 19-75 显示了一例较大的肌部室间隔缺损，缺损位于室间隔中部。

怀疑存在室间隔缺损时，多普勒超声心动图可帮助诊断，并判断血流方向与速度。限制性小室间隔缺损的分流表现为收缩期左向右高速湍流。为检出上述分流，应采用彩色多普勒血流成像全面仔细扫查室间隔右心室面。小室间隔缺损

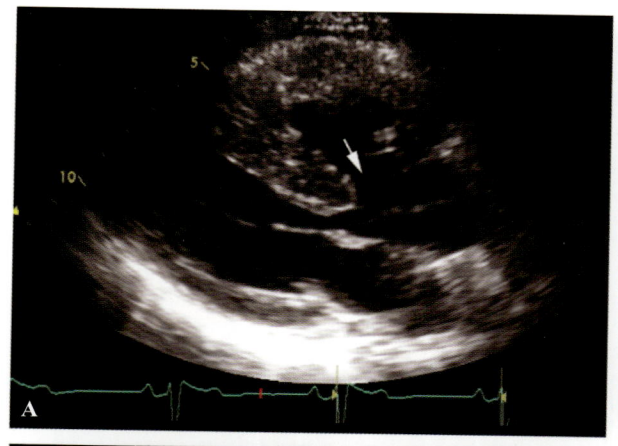

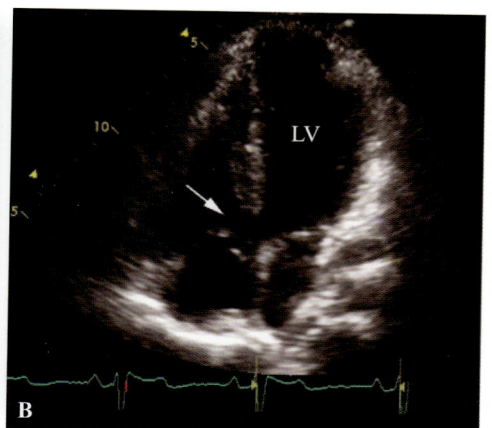

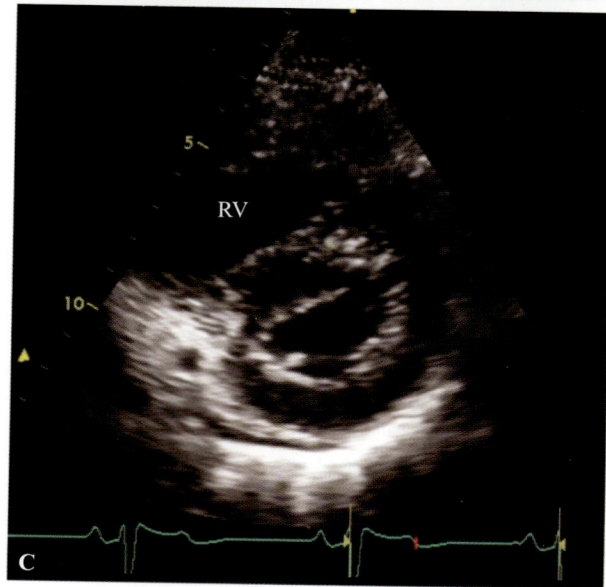

▲ 图 19-71 未行治疗的大室间隔缺损（流入道型）。缺损（箭）自室间隔流入道部延伸至流出道部，在左心长轴切面（A）及四腔心切面（B）中均可显示；C. 短轴切面显示由于右心室压力增高出现室间隔收缩期变平
LV. 左心室；RV. 右心室

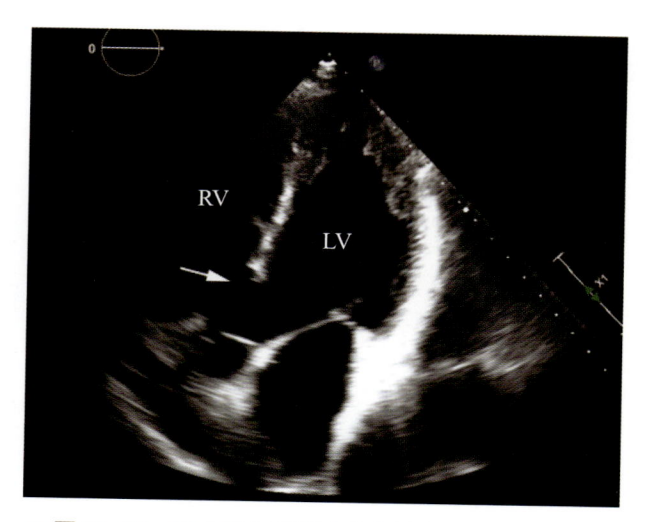

▲ 图 19-72 巨大流入道型室间隔缺损，合并房、室间隔错位（箭）。四腔心切面显示室间隔与主动脉瓣间的异常关系
LV. 左心室；RV. 右心室

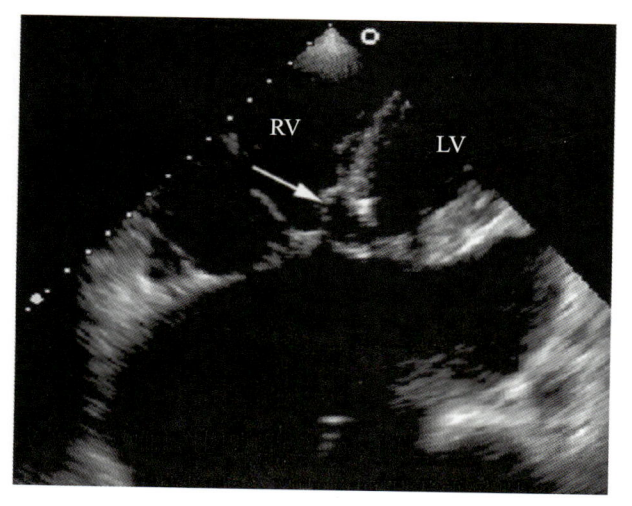

▲ 图 19-73 与心内膜垫缺损相关的流入道型室间隔缺损，注意腱索穿过缺损（箭）。同时可见巨大原发孔型房间隔缺损
LV. 左心室；RV. 右心室

表现为室间隔内（及室间隔右心室侧）细小高速分流束（图 19-76）。

彩色多普勒成像显示较大的缺损其分流束更为宽大（图 19-77）。当缺损部位不明时，应使用胸骨左旁、心尖及剑突下切面进行全面探查。确定分流束的位置后，将声束调整为与分流方向平行，以记录最大峰值流速。限制性室间隔缺损分流速度较高，反映收缩期左、右心室间压差较大（图 19-78）。缺损较大时，左、右心室间压差较小，分流速度较低。当存在较大室间隔缺损且右心室压力较高时，缺损处分流量可能相对较小。利用脉冲多普勒和彩色多普勒血流成像可以对分流进行评估，并提示是否存在艾森门格综合征。

图 19-79 显示两例室间隔缺损的分流速度。第一例小的膜周部缺损及缺损处高速分流，提示右心室收缩压较低。第二例大的肌部缺损导致艾森门格综合征，心室间压差较小、分流速度较低。

左、右心室之间的峰值压差（PG）可通过简化 Bernoulli 方程估算。

峰值压差（mmHg）=4 ×（峰值速度）^{2}

（公式 19-1）

用袖带法测量上肢血压得到肱动脉收缩压后，且不存在左心室流出道梗阻时，则可以确定左心室（LV）收缩压。然后，可根据以下公式计算右心室（RV）收缩压。

峰值压差 = 左心室收缩压 – 右心室收缩压，

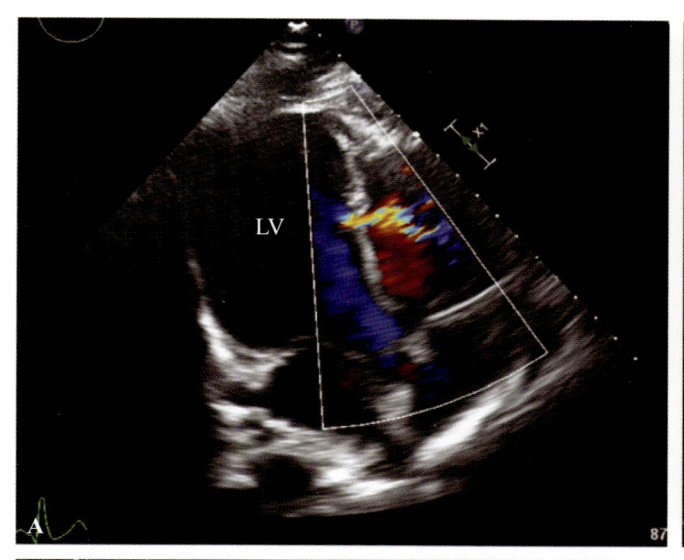

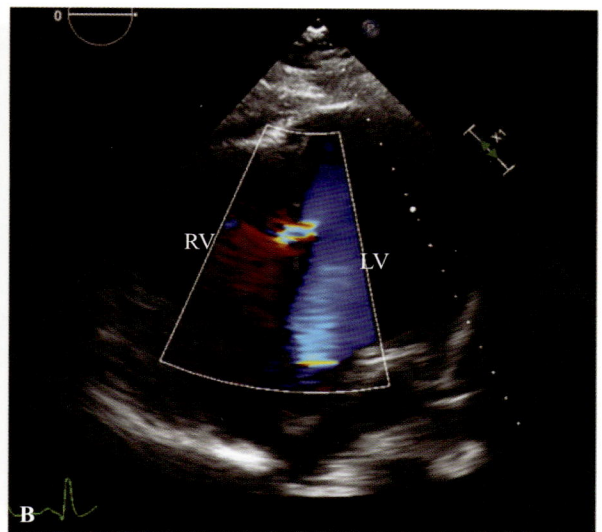

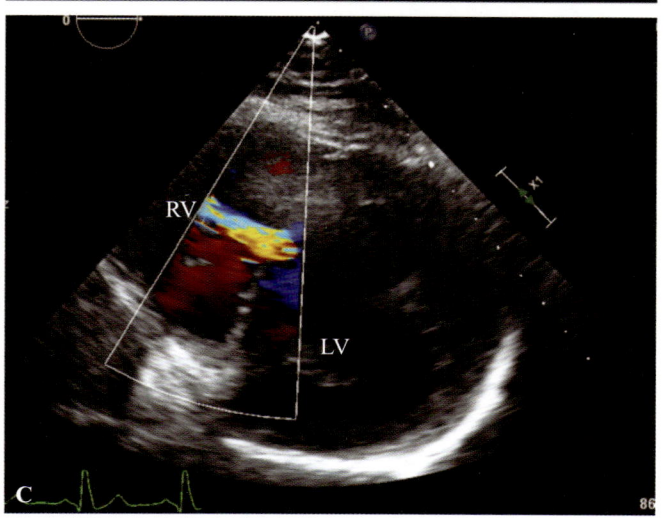

▲ 图 19-74 位于室间隔中部的肌部室间隔缺损
长轴（A）、四腔心（B）和短轴（C）切面均可显示缺损。彩色多普勒显示通过缺损处左向右分流。LV. 左心室；RV. 右心室

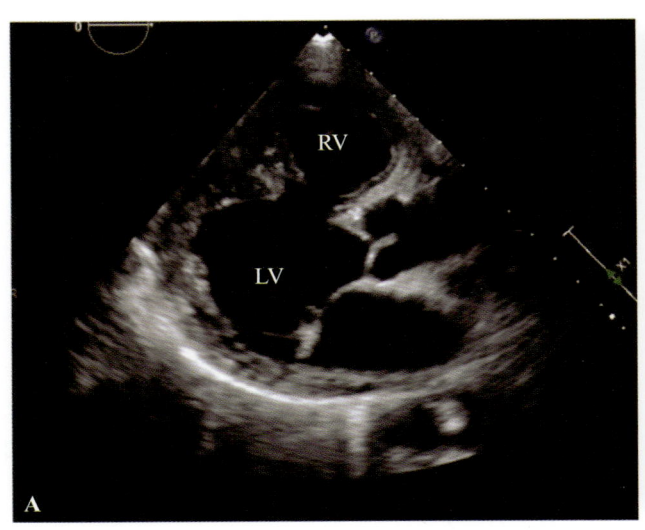

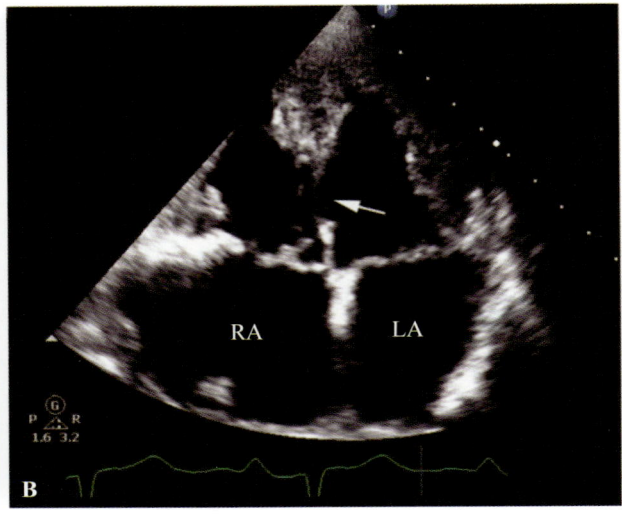

▲ 图 19-75 较大肌部室间隔缺损，合并右心室扩大、室壁肥厚。左心长轴（A）及四腔心（B）切面均可显示缺损
LA. 左心房；LV. 左心室；RA. 右心房；RV. 右心室

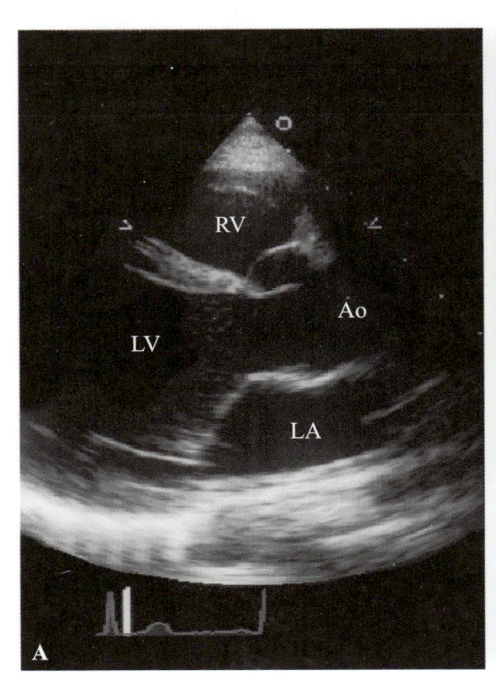

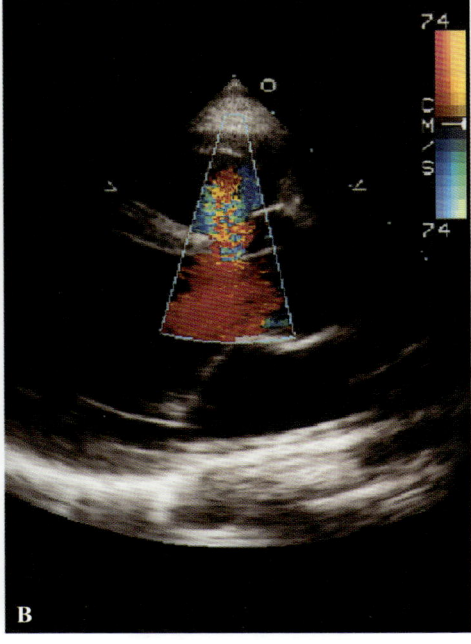

◀ 图 19-76 小室间隔缺损在二维超声心动图中可能不明显（A），但彩色多普勒血流成像可进行诊断（B）。本例室间隔看似完整，但探头向内倾斜并运用 CDFI 证实存在小室间隔缺损
LA. 左心房；LV. 左心室；RV. 右心室；Ao. 主动脉

或　　　　　　　　　　　（公式 19-2）

右心室收缩压 = 左心室收缩压 – 峰值压差，或通过替换　　　　　　　（公式 19-3）

右心室收缩压 = 肱动脉收缩压 –[4 ×（峰值速度）^{2}]　　　　　　　（公式 19-4）

不存在右心室流出道梗阻时，右心室收缩压等于肺动脉收缩压。可以据此对是否存在肺动脉高压及其严重程度进行无创评估。另外，应用类似公式（图 19-80）可以通过三尖瓣反流（TR）峰值流速计算右心室收缩压。

右心室收缩压 = 右心房压 + 4 ×（三尖瓣反流速度）^{2}　　　　　　（公式 19-5）

运用上述一至多种方法可准确计算大多数患者右心室压力。

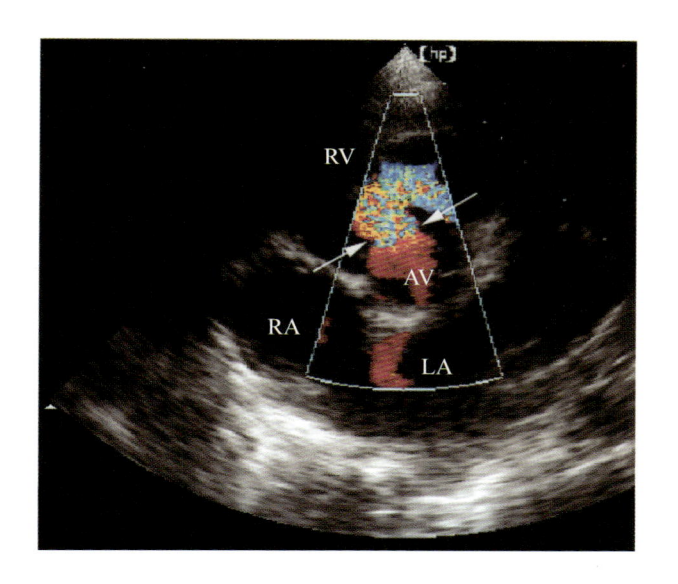

第 19 章 先天性心脏病
Congenital Heart Diseases

◀ 图 19-77 彩色多普勒血流成像可估测室间隔缺损大小。过隔分流束宽度与缺损大小（箭）呈现良好的相关性
LA. 左心房；RA. 右心房；RV. 右心室；AV. 主动脉瓣

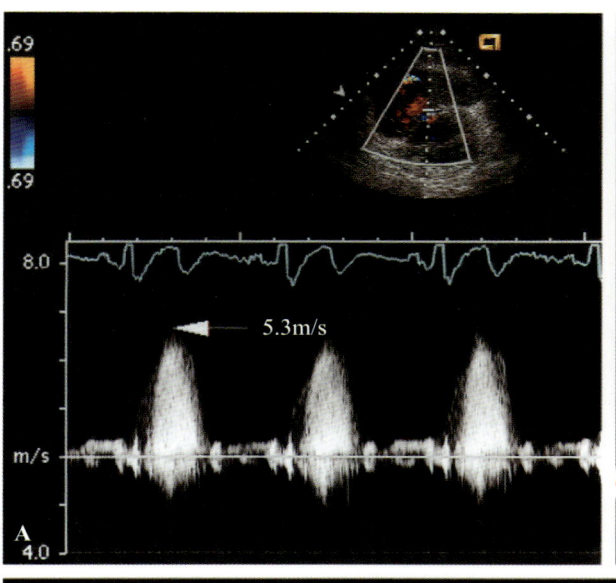

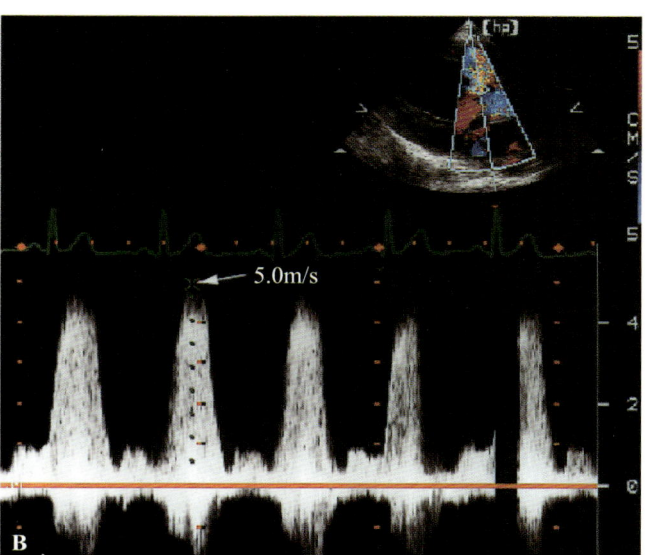

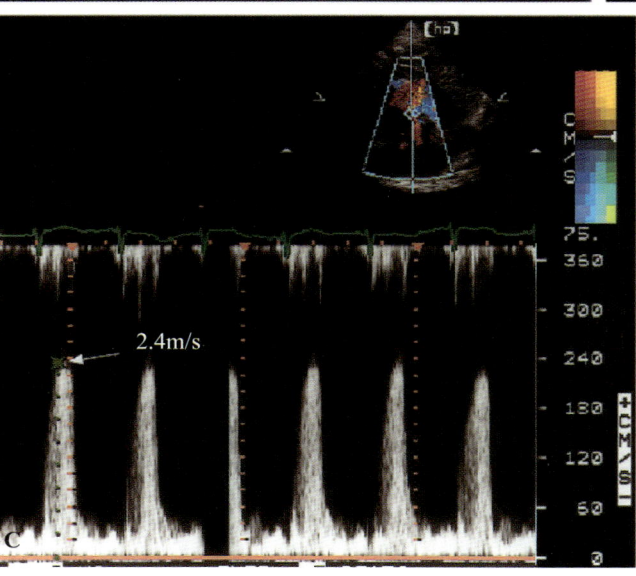

▲ 图 19-78 通过适当调整声束方向，可以测量室间隔缺损分流峰值压差。A、B 示高速分流，C 示低速分流，分别提示右心室压力正常或升高；C. 通过缺损处的低速分流，左、右心室收缩压仅相差 **25mmHg**。该患者存在艾森门格综合征（详见正文）

699

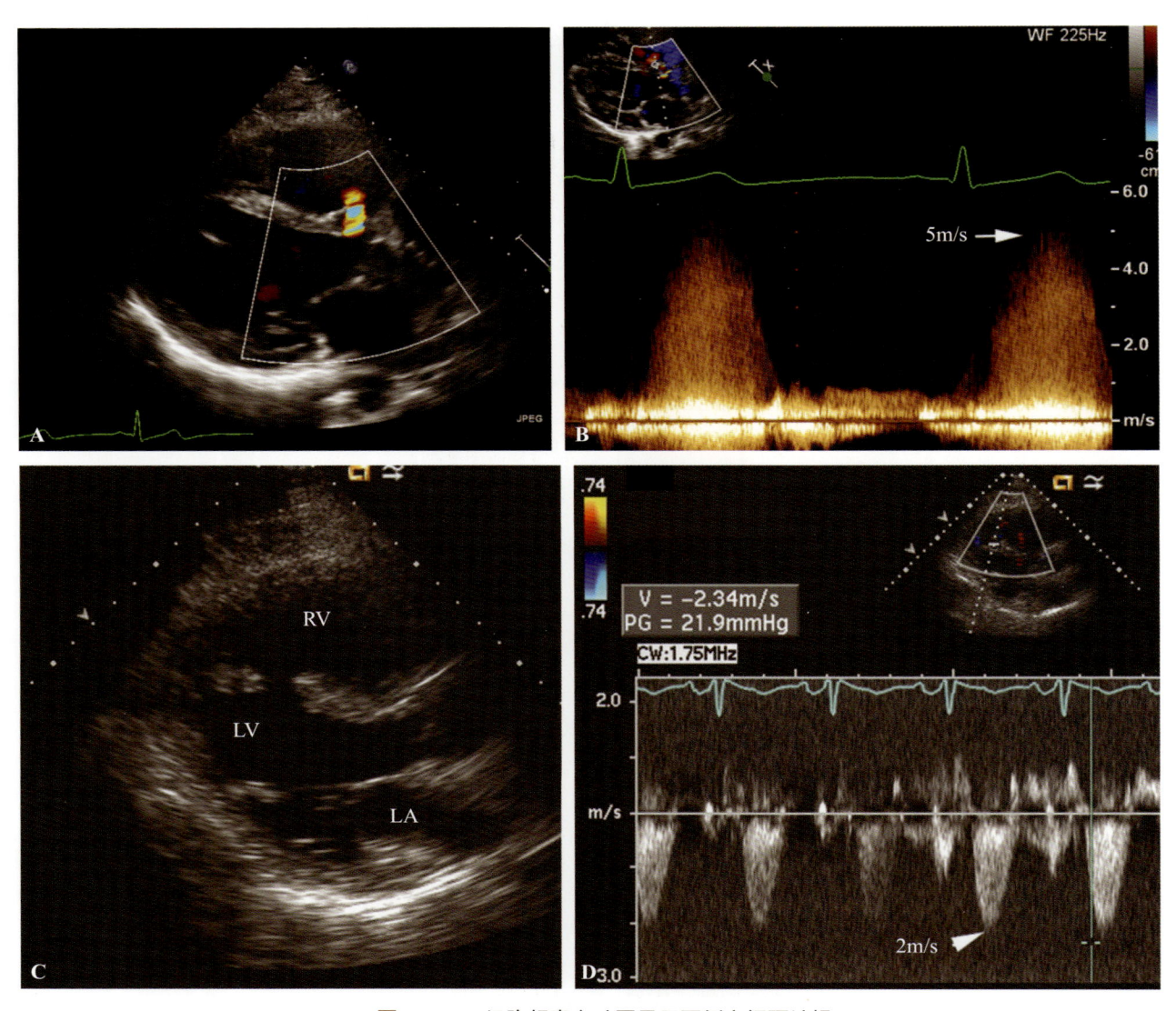

▲ 图 19-79 经胸超声心动图显示两例室间隔缺损

A. 彩色多普勒显示小流出道部室间隔缺损左向右分流；B. 连续多普勒频谱显示高速分流，提示室间隔两侧压差为 100mmHg，表明右心室收缩压较低；C. 另一患者胸骨旁长轴切面显示一较大的缺损。右心室扩大，功能减低；D. 由于右心压力明显升高，频谱多普勒显示通过缺损处以右向左为主的低速分流。LA. 左心房；LV. 左心室；RV. 右心室

室间隔缺损可合并多种并发症，其中大多数可通过超声心动图发现。其中最常见的是室间隔膨胀瘤，为起自室间隔缺损边缘的薄膜样组织，有时三尖瓣隔叶部分组织也构成瘤壁一部分。室间隔膨胀瘤常并发于膜周部室间隔缺损，虽然室间隔膨胀瘤本身可能存在开口，但其通常可作为室间隔缺损自然闭合的一种机制。胸骨旁长轴和短轴切面是检出室间隔膨胀瘤的最常用切面（图 19-81），其表现为自缺损处膨出的风袋状薄膜样结构，具有较大活动度，在收缩期通过缺损突入右心室。发现室间隔膨胀瘤后，应采用彩色多普勒血流成像确定是否存在开口（图 19-82）。如果累及三尖瓣，则应确定是否存在三尖瓣反流及其程度。

左心室 - 右心房通道为室间隔缺损的一种少见类型，有时亦称为 Gerbode 缺损。由于三尖瓣

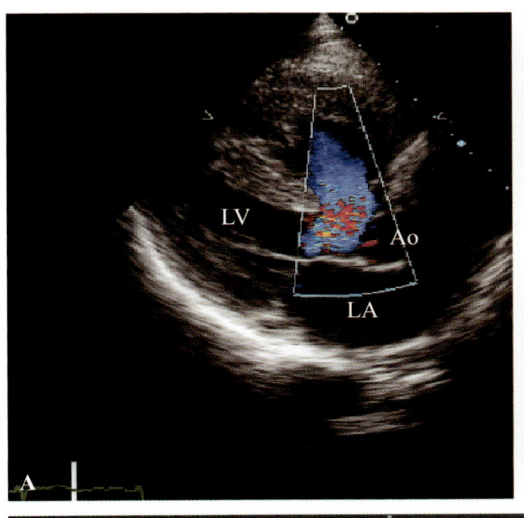

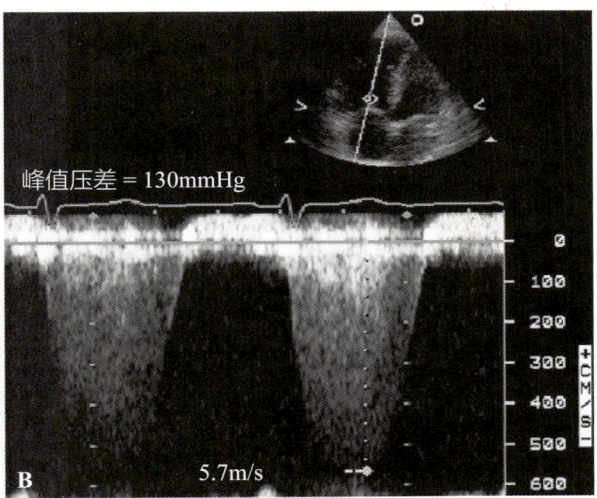

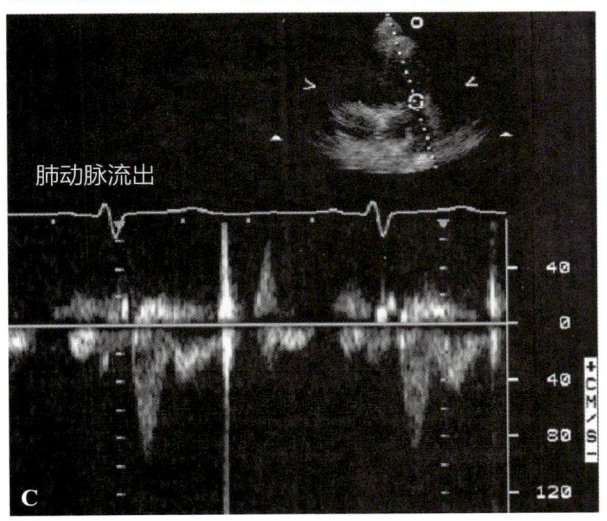

第 19 章 先天性心脏病
Congenital Heart Diseases

▲ 图 19-80 A. 较大流出道型室间隔缺损，引起艾森门格综合征；B. 三尖瓣高速反流提示右心室收缩压显著升高；C. 脉冲多普勒记录的肺动脉瓣瓣口血流频谱，提示存在肺动脉高压
LA. 左心房；LV. 左心室；Ao. 主动脉

隔叶附着点更靠近心尖，造成左心室与右心房之间存在一范围较小的房室间隔，缺损即发生于此处（图 19-83）。图中可见缺损位于主动脉瓣下方、三尖瓣上方，CDFI 示同时进入右心房和右心室的左向右分流。

主动脉瓣反流是室间隔缺损另一并发症，最常见于流出道部室间隔缺损，由于瓣环下方肌肉组织缺失导致瓣叶缺乏支撑所致（图 19-84）。膜周部室间隔缺损也可合并主动脉瓣反流。偶尔可见主动脉瓣脱垂并通过缺损。室间隔缺损患者发现主动脉瓣反流具有重要意义。即使不存在大量分流，也建议行缺损修补术，以降低进行性主动脉瓣功能障碍的风险。

超声心动图可用于室间隔缺损修补术后补片完好性评价（图 19-85）。彩色血流多普勒成像对检测残余分流最为敏感，残余分流表现为补片周围的高速湍流（图 19-86）。残余分流束宽度与分流量有关，且在一定程度上决定是否需要再次手术。经皮封堵室间隔缺损目前已成为可能。图 19-87 显示一例应用 Amplatzer 封堵器进行膜周部室间隔缺损封堵术患者。

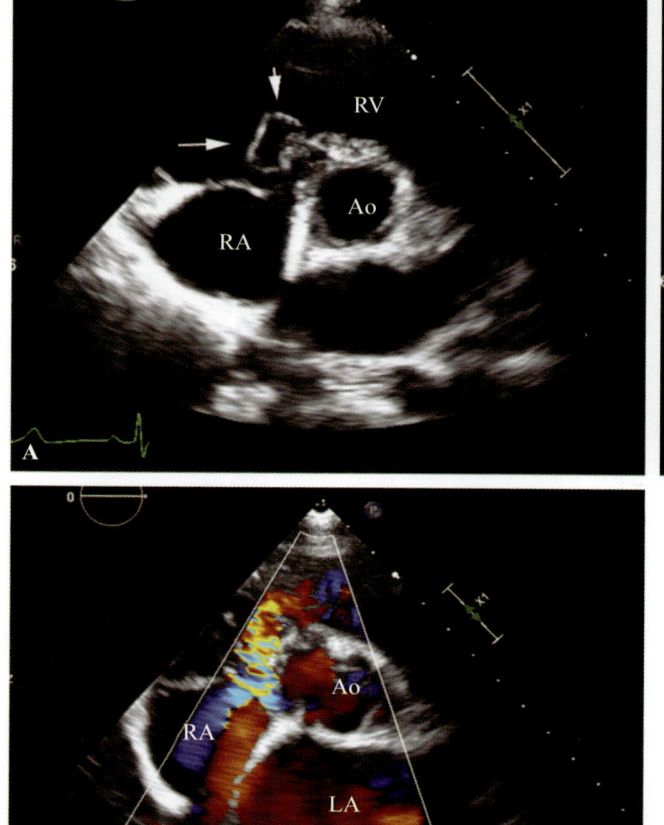

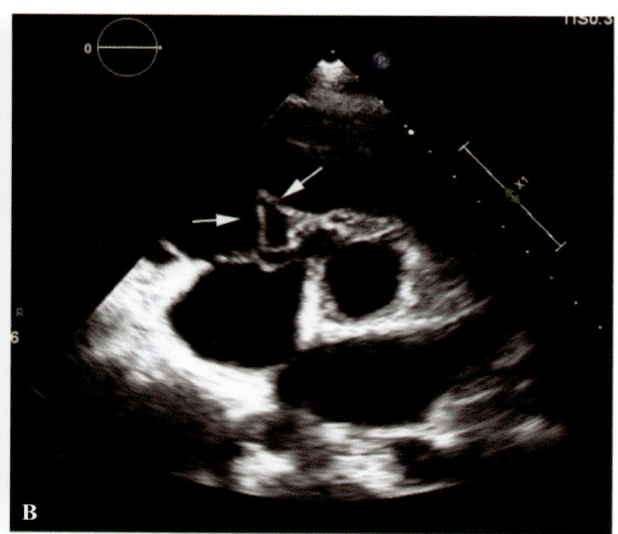

▲ 图 19-81 短轴切面示膜周室间隔缺损，由于三尖瓣隔叶粘连部分闭合缺损

A 和 B. 收缩期图像显示瘤体活动度较大，呈风袋样结构（箭），部分封闭缺损；C. 彩色多普勒显示分流进入右心室
LA. 左心房；RA. 右心房；RV. 右心室；Ao. 主动脉

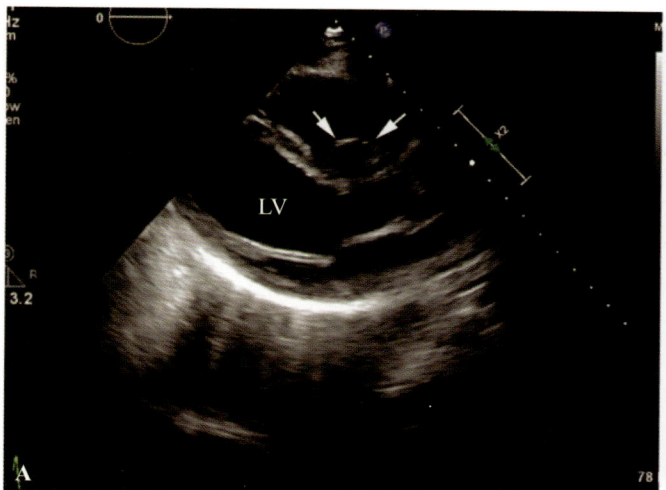

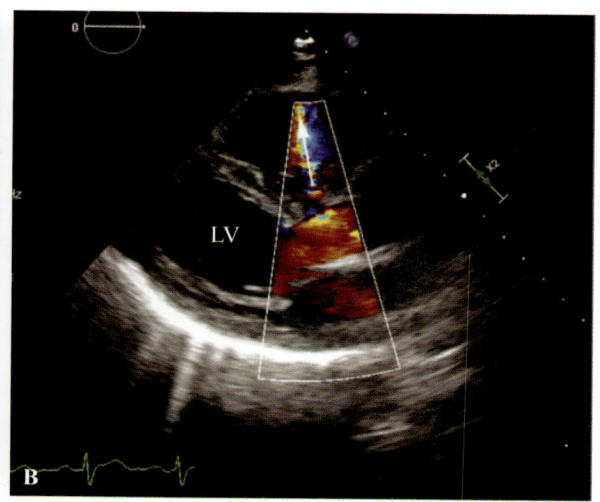

▲ 图 19-82 A. 小膜周部室间隔缺损部分闭合，室间隔右侧可见一个风袋样结构（箭）；B. 彩色多普勒显示一处细束左向右分流
LV. 左心室

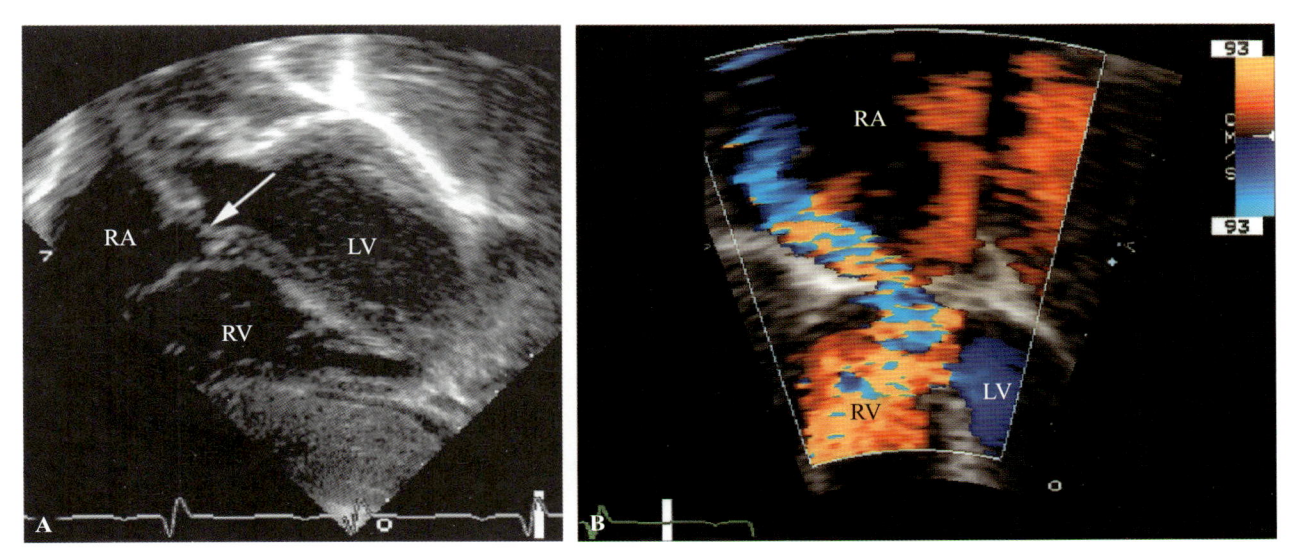

第 19 章　先天性心脏病
Congenital Heart Diseases

▲ 图 19-83　室间隔缺损少见类型——左心室 - 右心房通道
A. 剑突下切面显示缺损（箭）；B. 彩色多普勒血流成像显示左向右分流，分流束自左心室同时进入右心房和右心室。此处图像为上下翻转，常见于儿童超声心动图检查。LA. 左心房；LV. 左心室；RA. 右心房；RV. 右心室

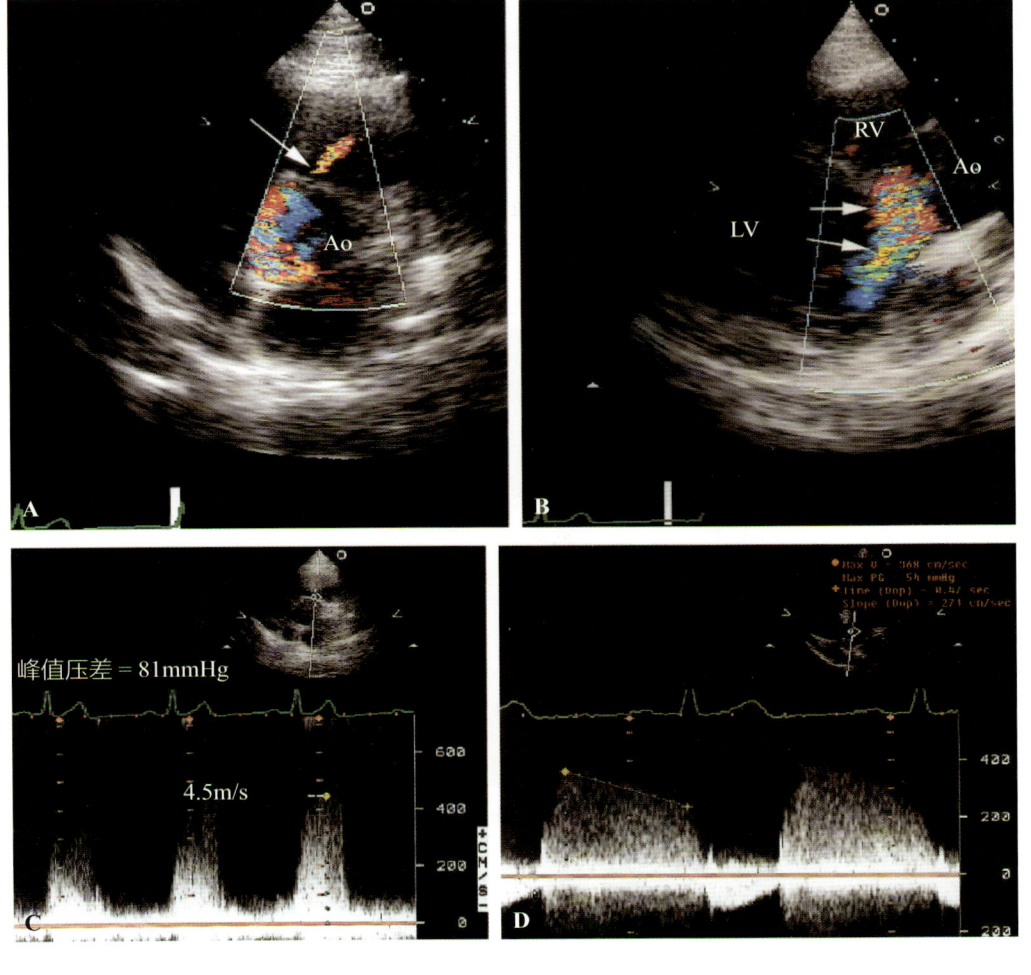

◀ 图 19-84　A. 彩色多普勒血流成像显示嵴上型室间隔缺损（箭）；B. 可见合并主动脉瓣反流（箭）；C. 多普勒超声显示通过缺损的高速分流，最大分流压差约 80mmHg；D. 连续多普勒频谱示主动脉瓣反流
LV. 左心室；RV. 右心室；Ao. 主动脉

703

(三) 心内膜垫缺损

背、腹侧心内膜垫对向融合，将房室管分隔为左、右两侧。若融合失败导致房室间隔缺损，表现为原发孔型房间隔缺损、流入道部室间隔缺损以及房室瓣畸形的各种组合形式。因此，心内膜垫缺损是包括部分型心内膜垫缺损（两组房室瓣口）、完全型心内膜垫缺损（共同房室瓣口）以及孤立性流入道部室间隔缺损在内的一系列病变。

二维超声心动图可详细评价心内膜垫缺损几乎所有形态学特征，可准确评估原发隔、流入道部室间隔、房室瓣形态、房室间隔对位不良以及心室流出道梗阻（图19-88）。该病变大部分诊断信息基本通过四腔心切面获得（图19-89）。重要的是，四腔心切面可判断是否存在房间隔与室间隔缺损以及缺损大小，也可评估房室瓣解剖结构。由于瓣叶在缺损内自由活动，需通过实时动态成像才能准确评价上述特征。收缩期时房室瓣关闭，遮挡了原发孔型房间隔缺损，但可评估流入道部室间隔缺损大小及房室瓣反流情况。舒张期时房室瓣开放，可评价房间隔缺损，还可以判断腱索的附着部位以及是否存在房室瓣跨立（图19-90）。尽管四腔心切面可以显示房室瓣反流（图19-91），但是否存在二尖瓣前叶裂最好还是通过胸骨旁短轴切面确定（图19-92）。短轴切面还可同时显示房间隔及室间隔缺损。在四腔心切面上使用彩色多普勒血流成像了解是否存在左心室-右心房通道。

由于心内膜垫缺损可能发生多种畸形，超声心动图对于确定外科手术的可行性起着重要作用。尤其应明确心室的相对大小、是否存在房室间隔对位不良以及房室交通范围。房室瓣形态对于确定手术方案亦十分重要。超声心动图可了解房室瓣解剖结构及腱索附着部位，也可评估是否存在瓣膜跨立/骑跨及房室瓣反流程度。术中经食管超声心动图可评估手术效果，最重要的是还可以明确有无残余房室瓣反流及严重程度。

八、血管连接和结构异常

动脉导管未闭

动脉导管是胎儿期连接降主动脉与肺动脉主干的正常血管通道，使血液从右心室输送至胸主动脉。出生后短期内导管不能闭合即为异常，称为动脉导管未闭（patent ductus arteriosus）。动脉

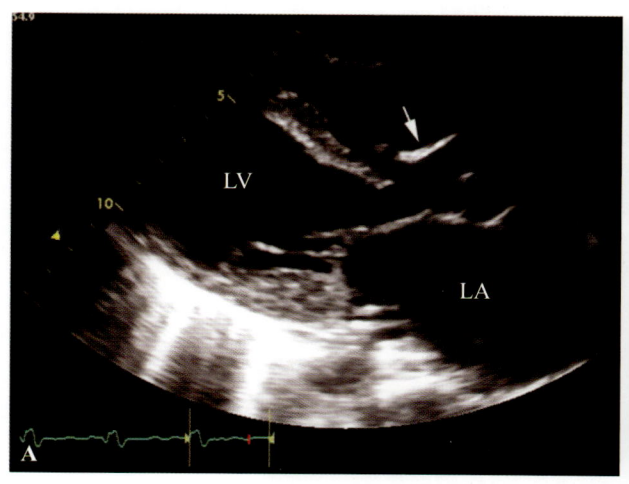

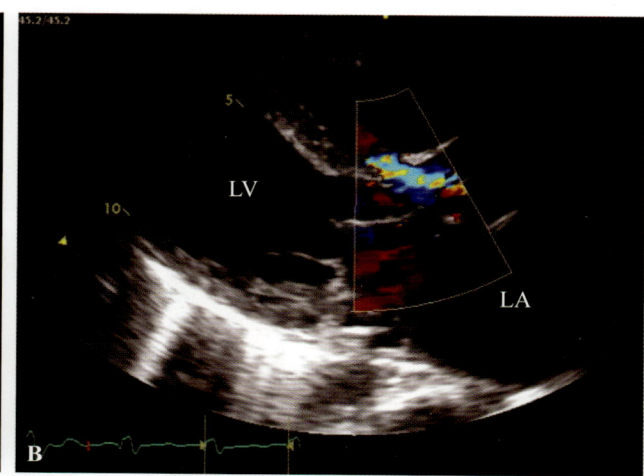

▲ 图19-85 膜周部室间隔缺损修补术后，患者出现呼吸困难
A. 胸骨旁长轴切面示左心室收缩功能减低，箭所示为补片回声；B. 彩色多普勒示主动脉瓣轻度反流，但未显示室间隔水平残余分流。LA. 左心房；LV. 左心室

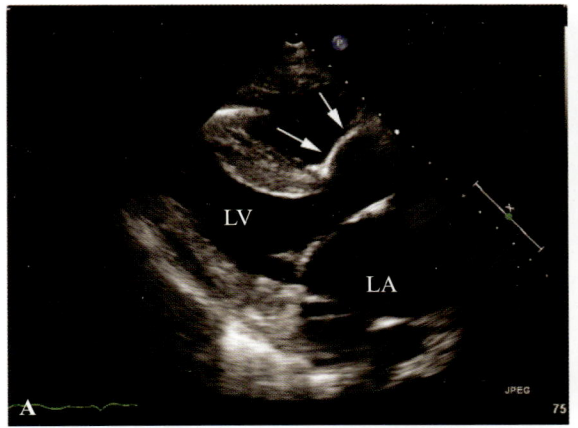

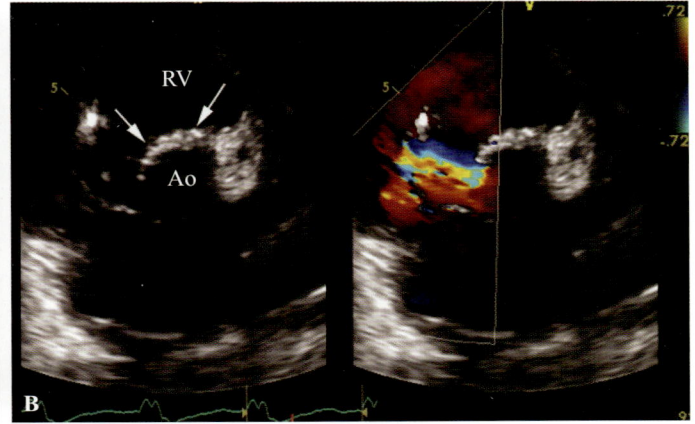

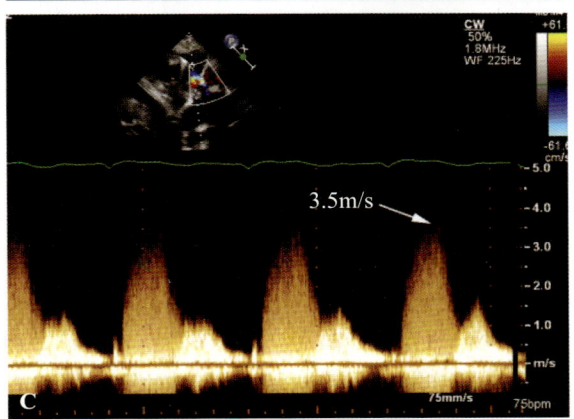

第 19 章 先天性心脏病
Congenital Heart Diseases

▲ 图 19-86 较大膜周部室间隔缺损修补术后
A. 胸骨旁长轴切面可见一较大补片回声（箭）；B. 短轴切面同样可显示补片（箭），彩色多普勒示残余左向右分流；C. 连续多普勒示分流峰速为 3.5m/s，但声束方向与分流束不在同一直线上，可能低估最大分流速度。LA. 左心房；LV. 左心室；RV. 右心室；Ao. 主动脉

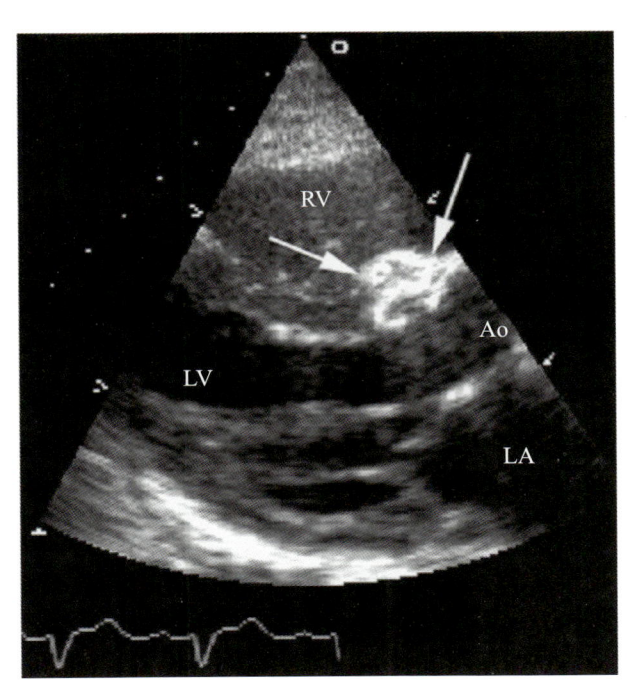

▲ 图 19-87 室间隔缺损可行经皮封堵术。图示使用 Amplatzer 封堵器封堵膜周部室间隔缺损
LA. 左心房；LV. 左心室；RV. 右心室；Ao. 主动脉

导管未闭对机体是有利还是有害，取决于是否合并其他畸形。例如，肺动脉闭锁时，开放的动脉导管可能是肺血的唯一来源。对危重新生儿来说，及时、准确诊断该疾病具有重要临床意义。动脉导管未闭是左向右分流以及左心室容量负荷过重的主要原因之一。动脉导管未闭的临床意义取决于导管大小、肺血管阻力以及是否存在左心室功能减低及其程度。大多数动脉导管未闭在幼儿期就已发现并及时缝闭，因此在成年人群中并不常见。

二维超声心动图和多普勒成像对动脉导管未闭的评估均起着重要作用。显示动脉导管第一步是了解其所处位置。动脉导管的肺动脉端位于肺动脉干左侧、毗邻左肺动脉；其主动脉端与左锁骨下动脉开口处位置相对，并紧邻左锁骨下动脉起始部的远心端。动脉导管的主动脉侧开口通常

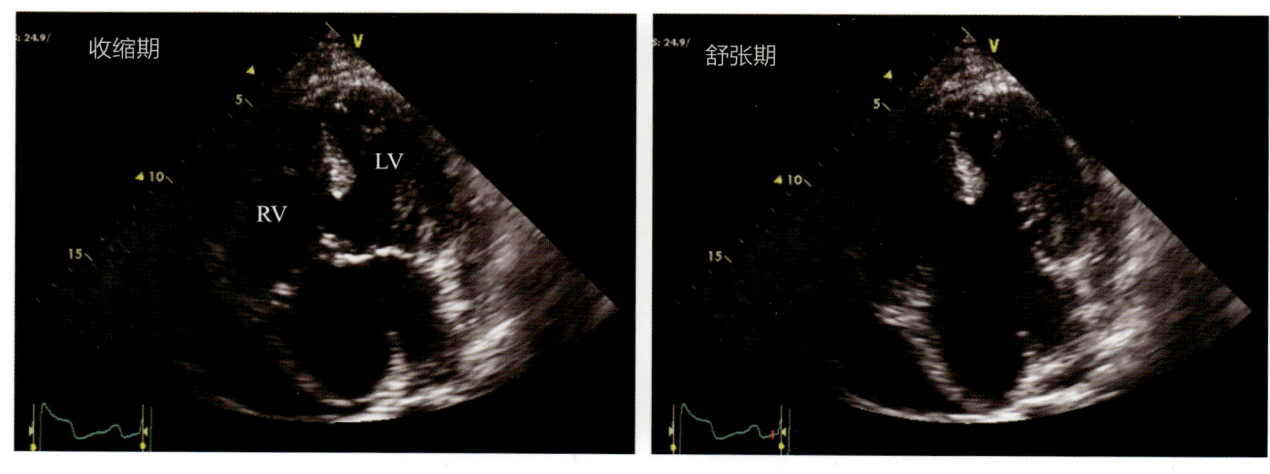

▲ 图 19-88 完全型心内膜垫缺损

A. 收缩期时共同房室瓣漂浮在一巨大缺损内，缺损累及流入道部室间隔及原发隔；B. 舒张期房室瓣开放时，房室间隔缺损的范围清晰可见。LA. 左心房；LV. 左心室

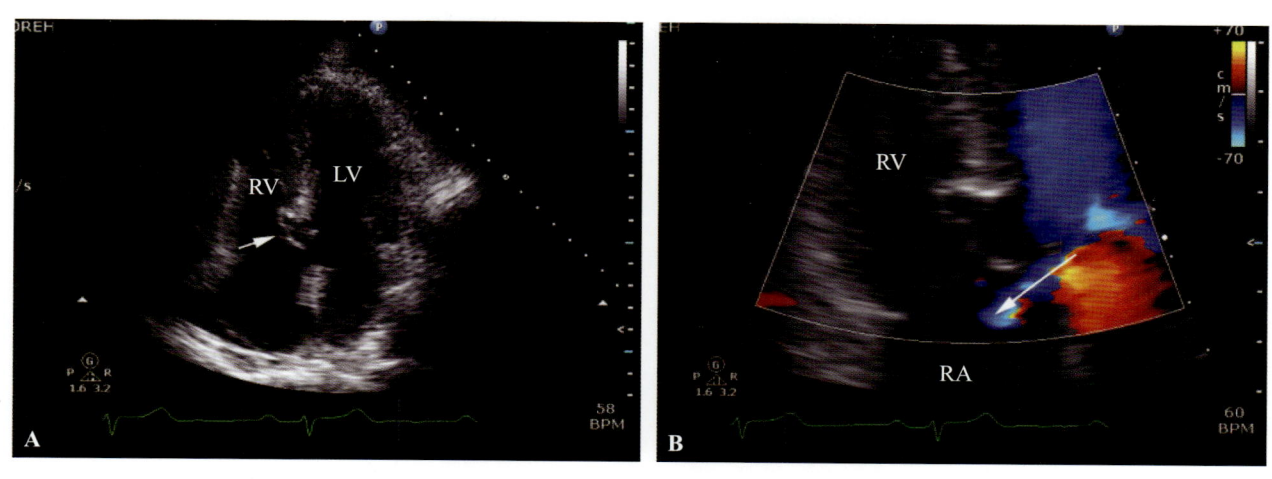

▲ 图 19-89 心内膜垫缺损

A. 房室间隔缺损的心室部分（箭）由于三尖瓣粘连而自发封闭，心室水平未见分流；B. 彩色多普勒示原发孔型房间隔缺损的左向右分流。LA. 左心房；LV. 左心室

大于肺动脉侧，使导管呈漏斗状。胸骨上窝及高位胸骨旁短轴切面可直接观察未闭的动脉导管。在胸骨旁短轴切面基础上，将探头向左上方倾斜可显示肺动脉分叉（图 19-93）。顺时针旋转探头可观察到更长节段的降主动脉，从而显示动脉导管全貌。从胸骨上窝切面观察，动脉导管为一条狭窄的管道，自主动脉下缘延伸至肺动脉干。但该切面存在较大的局限性，在成人中尤为明显。

只有少数患者能够直接显示动脉导管，应注意勿将左肺动脉误诊为粗大的动脉导管。此外，动脉导管走向多与声束方向平行，因此其横向分辨率受到限制。

多普勒超声可直接显示通过导管的左向右分流，从而提高诊断灵敏度。某些细小动脉导管难以通过二维超声显示，但 CDFI 可显示肺动脉近端细小湍流，提示可能存在动脉导管未闭。高

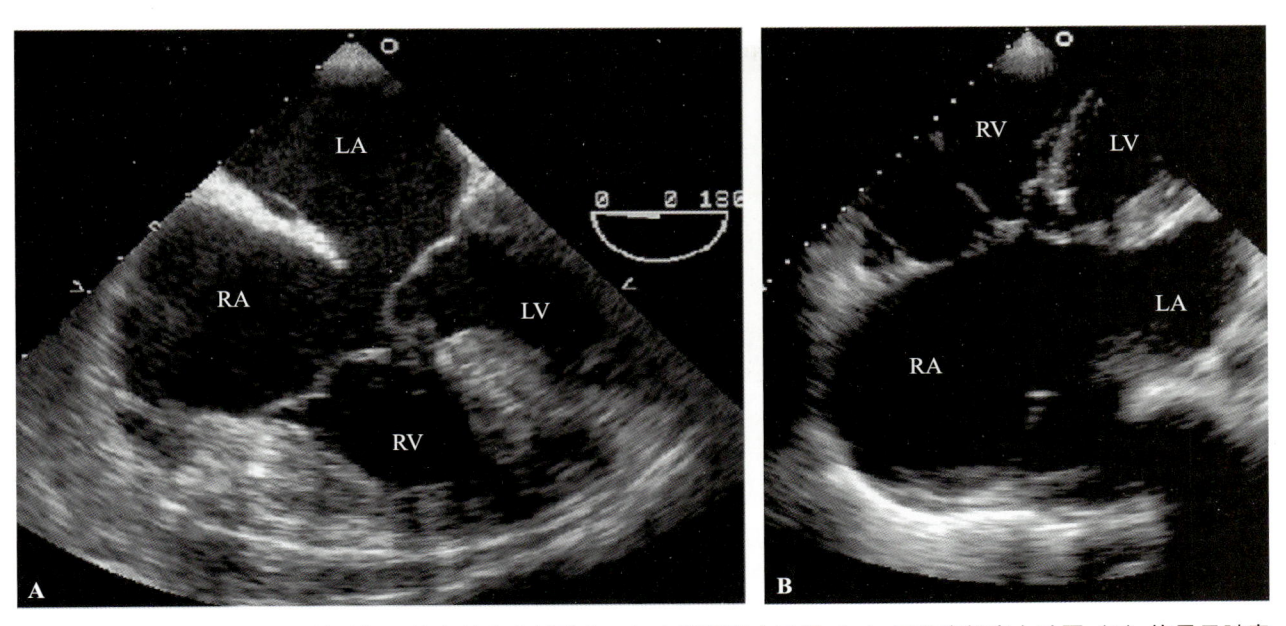

第 19 章 先天性心脏病
Congenital Heart Diseases

▲ 图 19-90 完全型心内膜垫缺损可能合并房室瓣跨立。经食管超声心动图（A）与经胸超声心动图（B）均显示腱索越过流入道部室间隔缺损
LA. 左心房；LV. 左心室；RA. 右心房；RV. 右心室

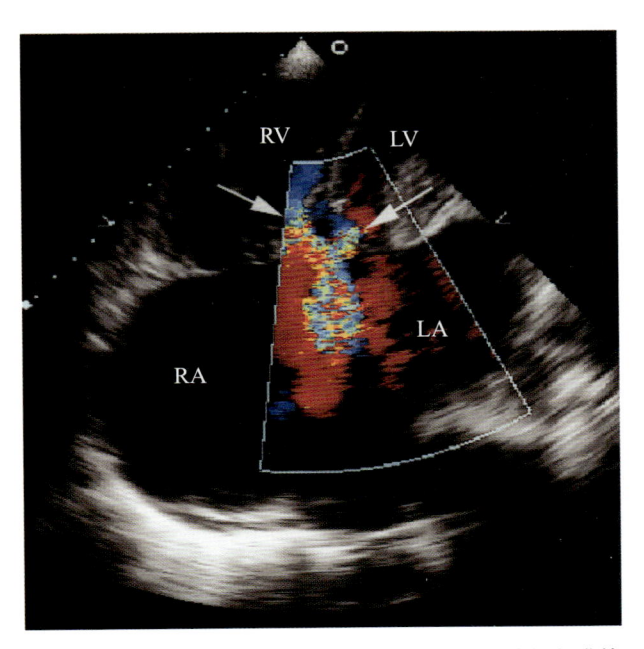

▲ 图 19-91 彩色多普勒血流成像显示完全型心内膜垫缺损患者房室瓣反流。注意反流束（箭）分别起自两侧房室瓣，呈十字交叉状
LA. 左心房；LV. 左心室；RA. 右心房；RV. 右心室

位胸骨旁短轴切面常用于显示导管分流，表现为自后外侧方向进入肺动脉内的逆行血流束（图 19-94 和图 19-95）。该血流束在肺动脉内方向不一，需要慢速回放及逐帧分析将其与正常肺动脉血流或肺动脉瓣反流相鉴别。

超声心动图不仅可以诊断动脉导管未闭，还可用于评估分流量以及肺动脉高压程度。动脉导管内左向右分流导致左心室容量负荷过重。左心房、左心室扩张程度是估测分流量的有用指标。左心扩大及高动力循环状态是左心容量负荷过重的征象，如果不存在其他病因，则提示存在明显左向右分流。多普勒超声亦可评估动脉导管未闭。大多数病例表现为左向右连续性湍流，收缩末期达峰值流速（图 19-96）。利用多普勒成像，可以使用简化的 Bernoulli 方程计算峰值压差，并定量估测肺动脉压力。如果动脉导管较长（＞ 7mm），则简化 Bernoulli 方程的准确性可能降低。双向分流提示肺血管阻力增加，此时收缩早期为右向左分流，而收缩晚期及舒张期为左向右分流。随着肺动脉压力升高，舒张期右向左分流的持续时间及程度也随之增加。

707

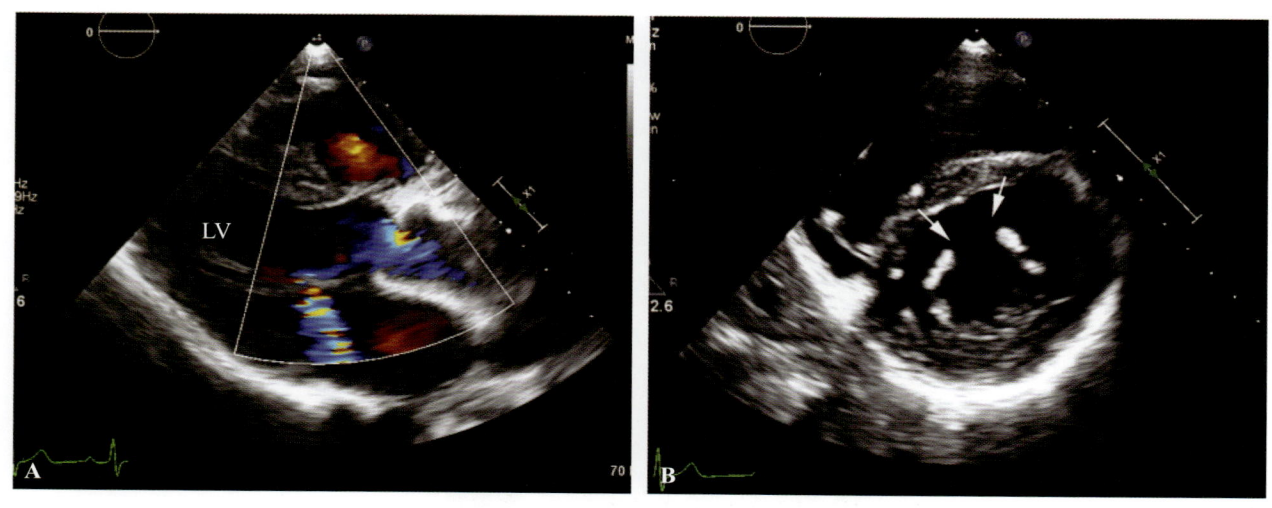

▲ 图 19-92 原发型房间隔缺损合并二尖瓣前叶裂
A. 左心长轴切面 CDFI 示二尖瓣反流，反流束起源较正常更靠前，为典型瓣叶裂征象；B. 短轴切面可见裂缺（箭）。LV. 左心室

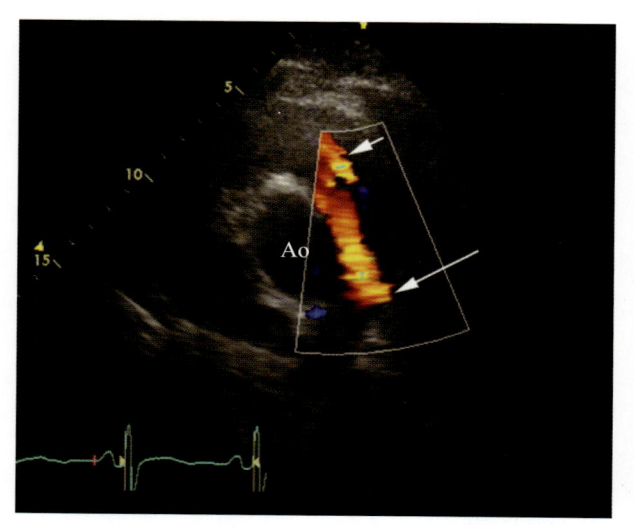

▲ 图 19-93 经胸超声心动图心底短轴切面显示动脉导管未闭。长箭头示分流束起自动脉导管与降主动脉连接处。短箭示另一束血流为肺动脉瓣轻度反流
Ao. 主动脉

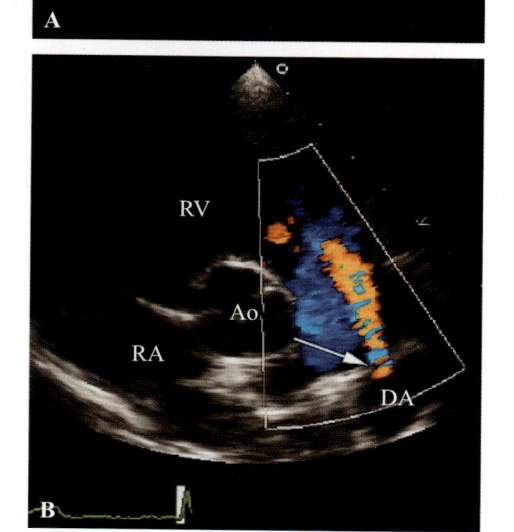

▶ 图 19-94 心底短轴切面示 2 例动脉导管未闭的彩色多普勒血流成像
A. 分流束紧贴主肺动脉（MPA）侧壁；B. 箭所示动脉导管进入肺动脉开口处。Ao. 主动脉；DA. 降主动脉；MPA. 主肺动脉；RA. 右心房；RV. 右心室

九、体静脉异常连接

永存左上腔静脉是最常见的体静脉先天性畸形，在普通人群中发生率约 0.5%，在先天性心脏病患者中发生率为 3%～10%。大多数患者左上腔静脉经冠状静脉窦引流入右心房。由于此种情况下静脉回流正常，不出现生理学变化（除了有心律失常和心脏传导阻滞倾向）。少数患者回流入左心房或肺静脉，而导致右向左分流。永存左上腔静脉常合并其他畸形，以房间隔缺损最多见。超声心动图显示扩张的冠状静脉窦后，经常会发现永存左上腔静脉。冠状静脉窦扩张通常由于异位引流所致，包括永存左上腔静脉或肺静脉畸形引流。冠状静脉窦显著扩张时偶尔可误诊为其他结构，如心包积液、肺静脉或降主动脉。

胸骨旁长轴切面是显示冠状静脉窦最佳切

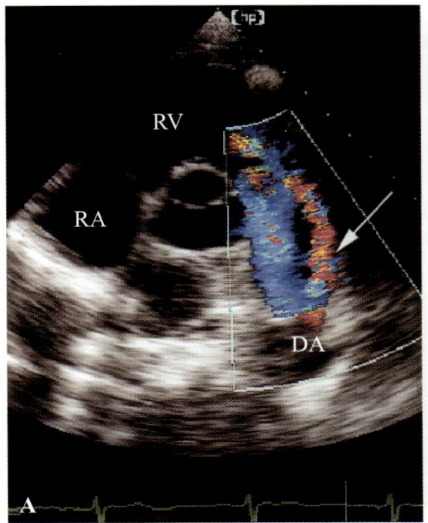

◀ 图 19-95 动脉导管未闭患者封堵术前（A）及术后（B）超声表现。动脉导管封堵术后分流消失，仅可见轻微肺动脉瓣反流
RA. 右心房；RV. 右心室；Ao. 主动脉；DA. 降主动脉；MPA. 主肺动脉

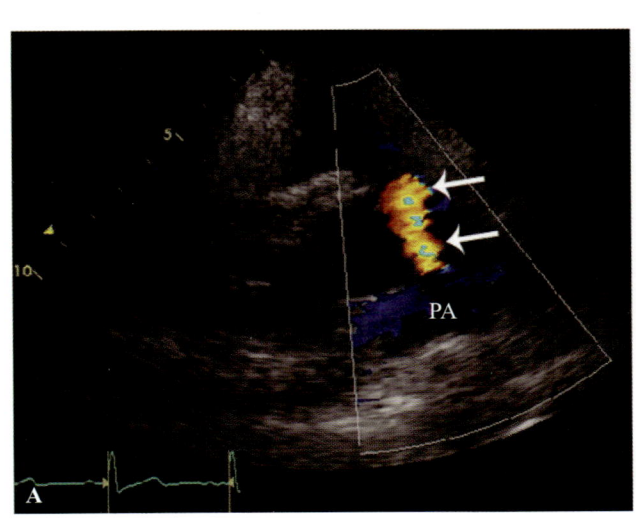

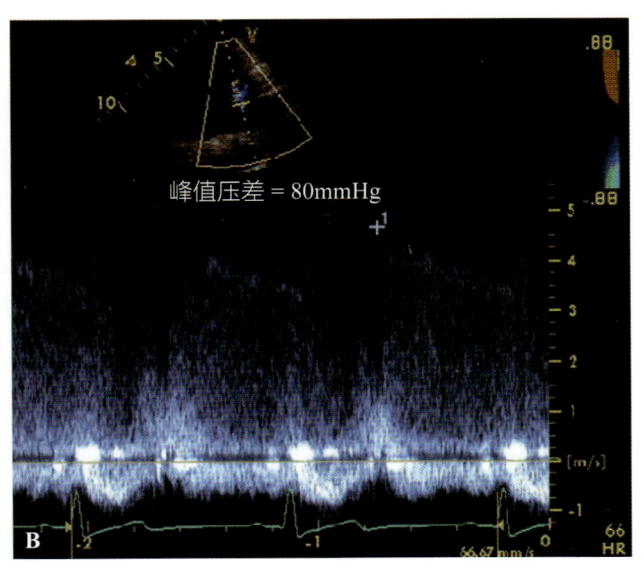

▲ 图 19-96 高位胸骨旁切面彩色多普勒超声显示动脉导管未闭最佳
A. 近端肺动脉内的高速湍流（箭），血流方向朝向探头；B. 连续多普勒超声测量分流速度，估计降主动脉与肺动脉间压差
PA. 肺动脉

面，该切面中冠状静脉窦表现为后房室沟内的圆形结构（图 19-97）。冠状静脉窦位于心包前方，由此可区别于其他静脉或动脉结构，尤其是与降主动脉相鉴别。胸骨旁短轴切面上，冠状静脉窦为一位于房室沟内的新月形管状结构，与右心房相通。在四腔心切面基础上，向后倾斜探头可显示冠状静脉窦长轴，走行于左心房后方并回流入右心房（图 19-98）。偶尔，在冠状静脉窦汇入右心房的后部可见 Chiari 网。

小儿较成人更容易直接显示左上腔静脉，其在胸骨上窝切面上表现为主动脉弓左侧的垂直管道结构（图 19-99）。此切面可帮助确定是否存在两根上腔静脉，评价其相对大小，并对无名静脉进行观察。左上腔静脉与心房的连接关系需要结合二维与彩色多普勒超声进行观察。图 19-99 示彩色多普勒超声清晰显示左上腔静脉回流入左心房。CDFI 还可用于鉴别高速动脉血流（正常彩色增益时表现为收缩期红色或蓝色层流）与静脉血流（多不能检测）。脉冲多普勒成像通过检出自上而下的低速期相性血流可证实为静脉血流。

右心声学造影对于冠状静脉窦扩张的鉴别诊断以及腔静脉连接异常的评估具有重要价值（图 19-100）。经左上肢注射振荡生理盐水后，如果冠状静脉窦显影早于右心房右心室，则基本可以确诊为永存左上腔静脉。如果左心房显影，则提示存在腔静脉畸形引流（左侧或双侧）。此种情况较少见且多合并其他心脏畸形，此时应行右上肢注射生理盐水微泡。永存左上腔静脉时（无论引流入左心房或右心房），经右上肢注射振荡盐水心脏显影顺序正常（即冠状静脉窦不显影）。

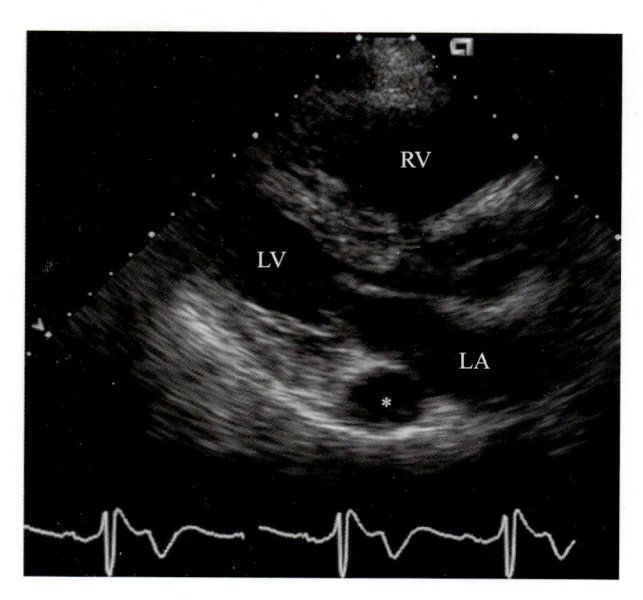

▲ 图 19-97 胸骨旁长轴切面显示扩张的冠状静脉窦（*）
LV. 左心室；LA. 左心房；RV. 右心室

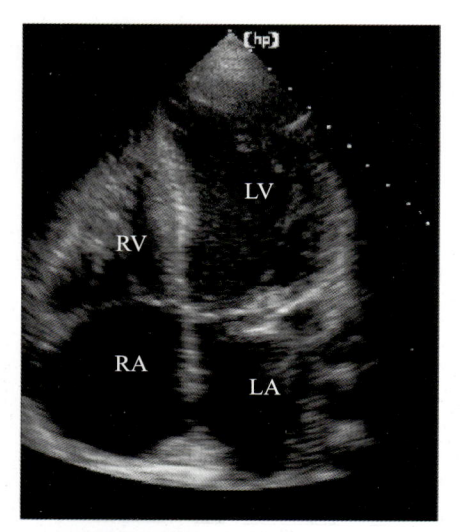

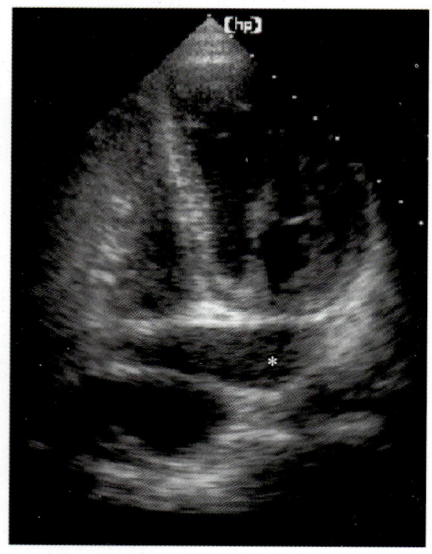

▲ 图 19-98 心尖切面显示冠状静脉窦扩张
A. 四腔心切面显示右心轻度扩大；B. 在四腔心切面基础上后倾探头，可显示冠状静脉窦（*）。LV. 左心室；LA. 左心房；RV. 右心室；RA. 右心房

第 19 章 先天性心脏病
Congenital Heart Diseases

十、冠状动脉异常

最重要的先天性冠状动脉异常包括冠状动脉异常起源（anomalous origin of the coronary arteries）和冠状动脉瘘（coronary artery fistulae）。冠状动脉瘤（coronary artery aneurysms）可为先天性，但更常见于川崎病（Kawasaki disease），也将在本节讲述。在行心导管检查的患者中，约 1% 可见冠状动脉异常起源。左旋支起源于右冠窦及右冠状动脉起源于左冠窦为最常见的变异类型。若上述异常起源的冠状动脉走行于主动脉与肺动脉干之间则具有特殊的临床意义。

尽管目前 CTA 是冠状动脉非介入成像的金标准，但超声心动图仍作为年轻患者中常用的一

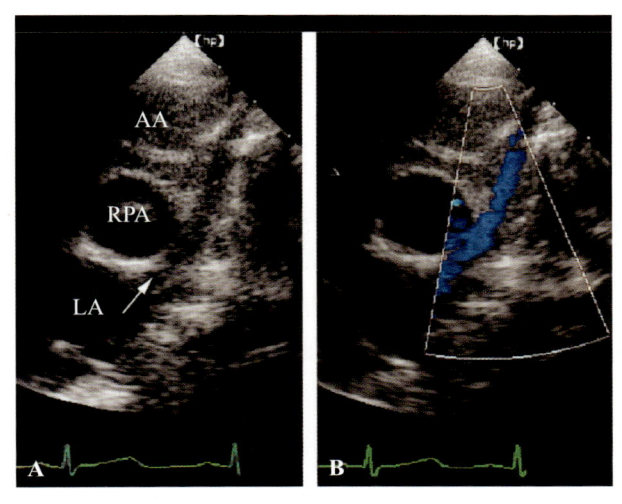

▲ 图 19-99　胸骨上窝切面显示永存左上腔静脉
A. 左上腔静脉紧邻主动脉弓（AA）左侧，并与左心房（LA）相连（箭）；B. CDFI 示向下进入左心房的低速血流。AA. 主动脉弓；LA. 左心房；RPA. 右肺动脉

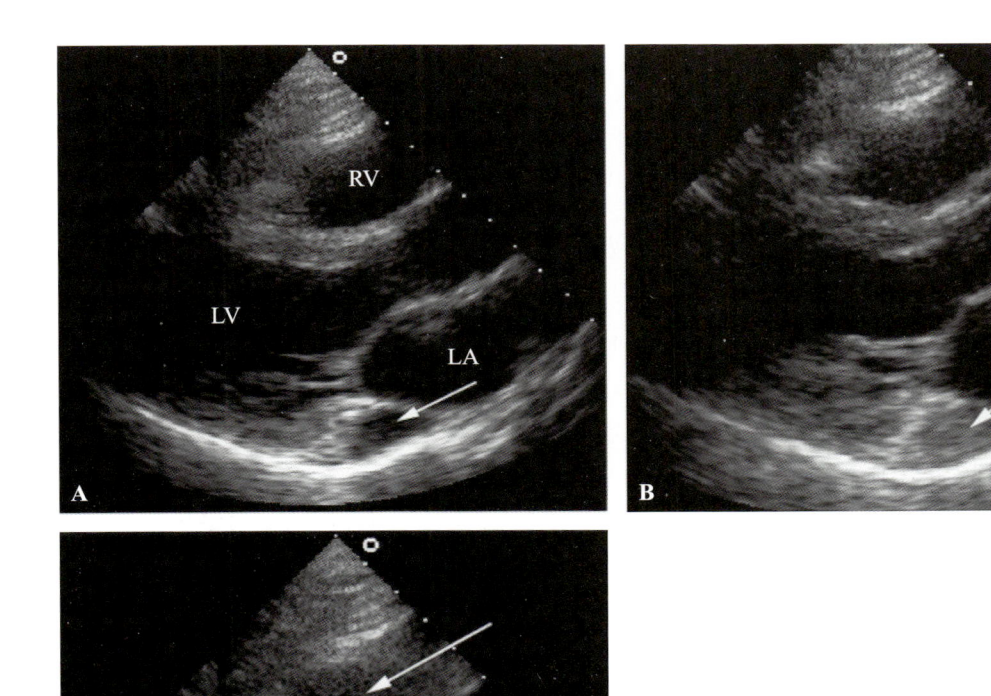

▲ 图 19-100　经左上肢静脉右心声学造影，心脏显影顺序提示该病例为永存左上腔静脉引流入冠状静脉窦
A. 冠状静脉窦扩张（箭）；B. 冠状静脉窦（箭）显影早于右心室；C. 数个心动周期后右心室显影（箭）。详见正文。LV. 左心室；LA. 左心房；RV. 右心室

种筛查手段，并可初步诊断冠状动脉异常。超声心动图可在胸骨旁心底短轴切面显示冠状动脉开口及近端，该切面还能测量冠状动脉内径及观察冠脉起始段走行。经食管超声心动图对于成人冠状动脉近心段成像质量更高，确诊血管畸形也更准确。该切面不能显示冠状动脉起始段，则存在冠状动脉异常起源的可能性增大。

冠状动脉解剖在某些类型的复杂先天性心脏病中可能特别重要，如法洛四联症和大动脉转位。了解冠状动脉血管内径及有无异常对预后评估和手术方案制定具有临床意义。左冠状动脉异常起源于肺动脉是新生儿心力衰竭的原因之一。此类型患者右冠状动脉扩张，但主动脉根部未见左冠状动脉开口，也可能观察到左冠状动脉不与主动脉相连。通过高位胸骨旁肺动脉切面（类似于动脉导管未闭评估切面），可以显示左冠状动脉起源于肺动脉后壁（图 19-101）。运用彩色多普勒血流成像通常易于显示冠状动脉。

冠状动脉瘘较为少见，由冠状动脉与其他血管或心腔（如冠状静脉、肺动脉或右心室）之间的异常连接所致，导致左向右分流并出现连续性杂音，常与动脉导管未闭相混淆。二维超声心动图显示病变冠状动脉呈均匀性重度扩张。通过使用多切面扫查及二维超声/彩色多普勒同步成像，可以追踪儿童患者扩张冠状动脉的走行，但瘘管本身可能难以显示。彩色多普勒超声心动图和（或）超声造影有助于追踪冠状动脉瘘的走行路径（图 19-102）。右心室或肺动脉内发现湍流可能明确瘘入部位（图 19-103）。左向右分流量较大时，也可出现心腔扩大。

冠状动脉瘤常见于川崎病，表现为冠状动脉局部扩张，通常呈梭形，常多发，可发生于冠状动脉的任何部位，有时内附血栓。发现冠状动脉瘤需要多切面探查，并尽可能显示冠状动脉远端。年轻患者胸骨旁短轴切面可显示左冠状动脉主干全程以及右冠状动脉、左冠状动脉回旋支及左前降支近心段。胸骨旁右心室流出道长轴切面可能观察到左前降支远心段，而心尖四腔心切面可观察左回旋支及右冠状动脉。如前所述，经食管超声心动图也可有效用于冠状动脉检查。由于冠状动脉瘤大小与预后有关，应予以测量。同时应观察有无心包积液，若出现心包积液则增加冠状动脉瘤的可能性。

十一、法洛四联症

法洛四联症（Tetralogy of Fallot）是最常见的发绀性先天性心脏病，也是少数可能直至晚年才诊断出的发绀型先天性心脏病之一。法洛四联症具有四种解剖特征：①主动脉根部向右前方移位；②室间隔缺损；③右心室流出道梗阻；④右心室肥大。超声心动图评价包括病变的重新诊断、确定手术方案以及手术效果评估。

法洛四联症最主要的发育缺陷为漏斗部室间隔位置异常，导致非限制性漏斗部（有时为膜

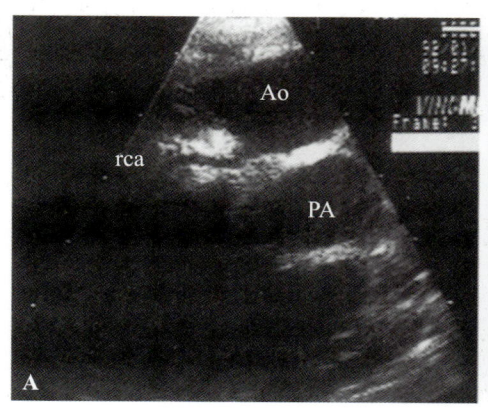

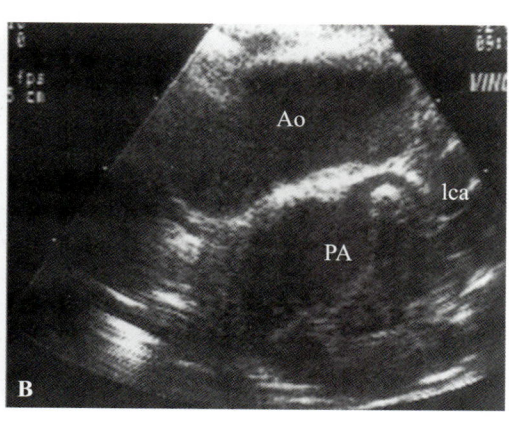

◀ 图 19-101 左冠状动脉（lca）异常
A. 右冠状动脉（rca）起源于主动脉根部的右冠窦；B. 偏转探头显示左冠状动脉起源于主肺动脉（由 G.J.Ensing 医师提供）
Ao. 主动脉；PA. 肺动脉；rca. 右冠状动脉；lca. 左冠状动脉

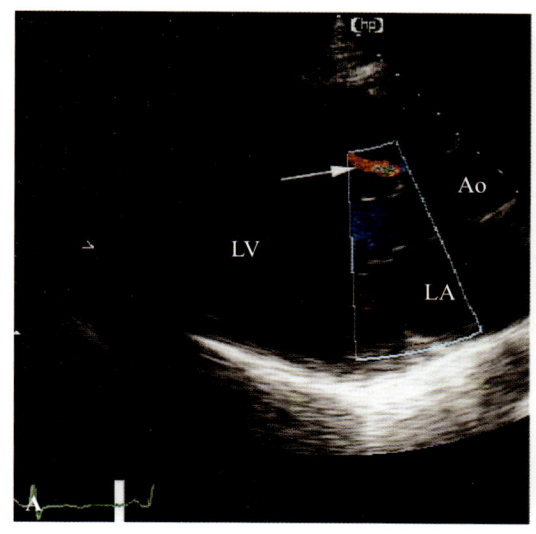

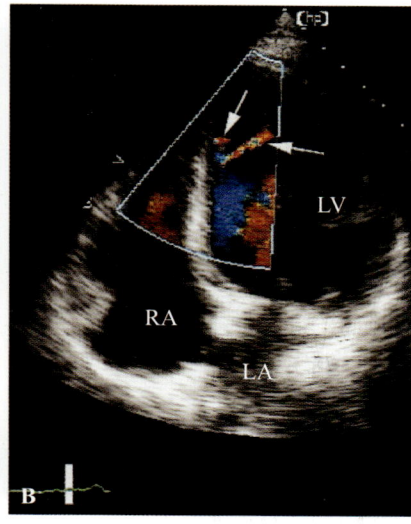

第19章 先天性心脏病
Congenital Heart Diseases

◀ 图 19-102 彩色多普勒血流成像显示多发性冠状动脉瘘

A. 胸骨旁长轴切面示瘘管连接右冠状动脉与右心室（箭）；B. 心尖四腔心切面示多个瘘管（箭）沿室间隔进入左心室（LV）。LV. 左心室；LA. 左心房；RA. 右心房；Ao. 主动脉

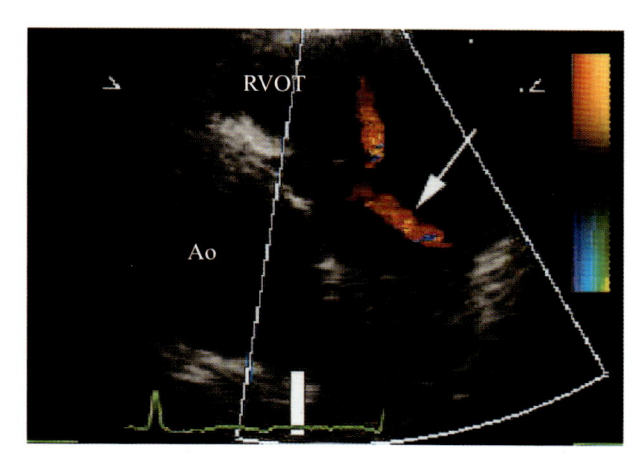

▲ 图 19-103 连接右冠状动脉与肺动脉近端的冠状动脉瘘。彩色多普勒血流成像显示自右冠状动脉进入肺动脉近端的血流束（箭）。同时显示舒张期轻度肺动脉瓣反流
RVOT. 右心室流出道；Ao. 主动脉

周部）室间隔缺损及主动脉骑跨。这两种基本解剖异常的最佳评估切面均为胸骨旁长轴切面，以了解是否存在室间隔缺损及主动脉骑跨程度（图 19-104），可见漏斗部室间隔与主动脉根部前壁不连续。适当调整探头位置与角度可准确估测主动脉骑跨程度。主动脉骑跨程度因人而异，从轻微至重度不等。重度骑跨者表现为主动脉瓣可完全起自右心室，形成右心室双出口。大多数学者以主动脉骑跨率 50% 作为鉴别标准。如果左心室侧主动脉超过 50%，则为法洛四联症，如果右心室侧主动脉超过 50%，则为右心室双出口。

短轴切面可以确定室间隔缺损范围和大小，更重要的是评价右心室流出道，右心室流出道狭窄可出现于多个水平。漏斗部室间隔移位并导致肺动脉瓣下狭窄，这是大多数法洛四联症的特征。通常主动脉骑跨程度越大，肺动脉瓣下狭窄程度越重。可能出现不同程度漏斗部发育不良及肌性肥厚。狭窄也可累及肺动脉瓣瓣环和（或）瓣膜。肺动脉近段发育不良较少见，可导致肺动脉瓣上狭窄。最极端情况为肺动脉闭锁，此时肺血依赖于体肺循环之间侧支血管及未闭的动脉导管。

通过使用胸骨旁短轴切面及剑突下冠状切面，各种程度的潜在梗阻均应仔细评估。彩色多普勒血流成像有助于观察狭窄部位湍流，连续多普勒超声可用于测量不同狭窄部位压差。计划手术方式前均应测定肺动脉内径，胸骨旁短轴及胸骨上窝切面为最佳测量切面。还应比较左、右肺动脉内径。应注意避免将婴儿左肺动脉与未闭的动脉导管相混淆。右肺动脉内径测量最好在其经过主动脉弓下方的水平进行（在胸骨上窝长轴切面上测量）。术前须确定是否存在冠状动脉畸形，通常运用二维超声心动图进行检查。是否存在穿过右心室流出道的冠状动脉分支（走行异常的左

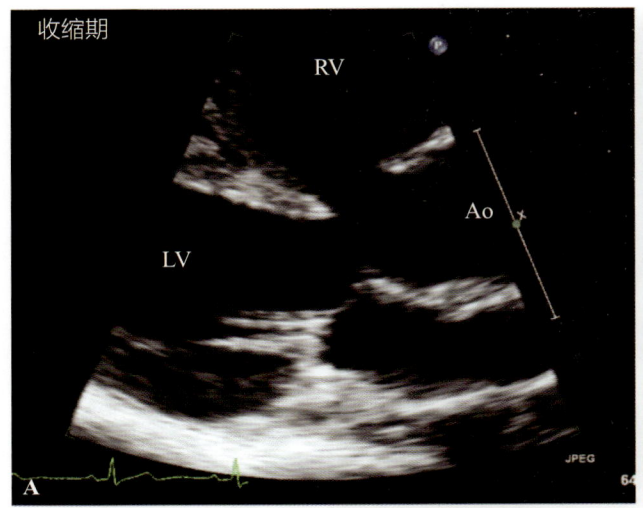

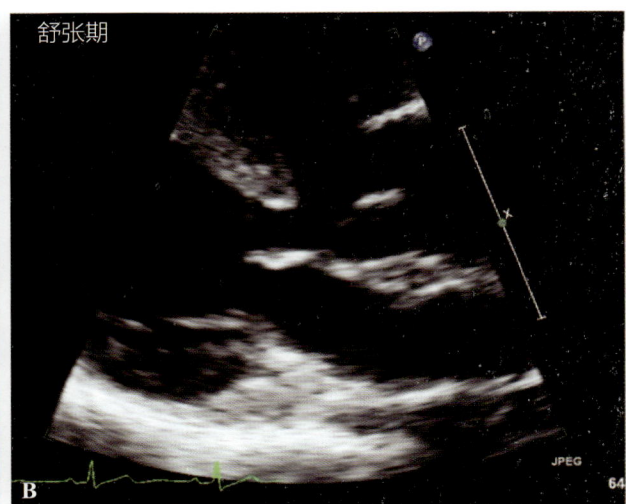

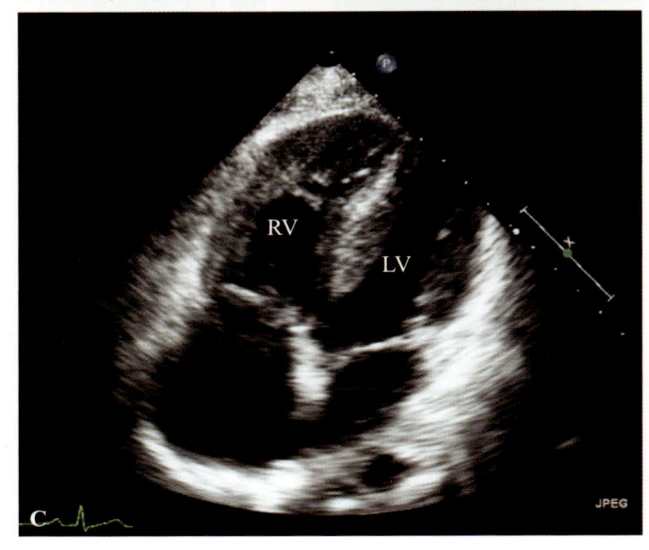

Feigenbaum 超声心动图学（原书第 8 版）
Feigenbaum's Echocardiography (8th Edition)

▲ 图 19-104 法洛四联症。左心长轴切面（A 和 B）显示一较大的流入道部室间隔缺损，主动脉骑跨
A、B 图分别为收缩期及舒张期表现；C. 四腔心切面示缺损邻近主动脉瓣，右心室肥大。LV. 左心室；RV. 右心室；Ao. 主动脉

前降支或圆锥支）对手术方案具有重要意义。

超声心动图对评价法洛四联症手术效果起重要作用。图 19-105 显示一例 35 年前行手术治疗的 80 岁男性，其右心室流出道无明显压差，仅见轻微肺动脉瓣反流。胸骨旁长轴切面示室间隔缺损补片呈一线状结构，从室间隔斜向延伸至主动脉根部（图 19-106）。补片斜行的原因是主动脉骑跨。多普勒超声可检测残余分流，常出现于补片边缘。然后应评价右心室大小及收缩功能，这些参数对患者长期预后具有重要意义。最后应检查右心室流出道，可用多普勒成像观察是否存在术后残余狭窄，并确定残余狭窄部位及程度。大多数患者可见肺动脉瓣反流，但轻重程度不一，有时为重度（图 19-107）。法洛四联症术后慢性重度肺动脉瓣反流具有重要临床意义，建议采用超声心动图进行密切随访和评估。一些涉及人工肺动脉瓣或右心室 - 肺动脉管道的病例如图 19-108 所示。图 A 至图 C 为猪肺动脉瓣，可见轻度肺动脉瓣反流，平均收缩压为 24mmHg。图 D 和 E 为法洛四联症和三尖瓣闭锁患者的带瓣管道，管道内的峰值压差约为 60mmHg。

（一）大动脉转位

大动脉转位（Transposition of the great arteries）指心室 - 大动脉连接不一致，即主动脉起自形态学右心室，而肺动脉起源自形态学左心室。大

第 19 章 先天性心脏病
Congenital Heart Diseases

动脉转位可发生于内脏正位（situs solitus）或内脏反位（situs inversus）。为简便起见，本节仅讨论发生于内脏正位的大动脉转位。左位型（L-transposition）与右位型（D-transposition）大动脉转位易混淆，其鉴别诊断尤为重要。大动脉右转位时房室连接一致，形态学右心室位于形态学左心室的右侧。大动脉左转位时心室反位，房

◀ 图 19-105 法洛四联症修复术后，仔细评估右心室流出道、肺动脉瓣和肺动脉非常重要。在心底短轴切面可见右心室流出道通畅，彩色多普勒显示轻微肺动脉瓣反流。箭所示为肺动脉瓣水平

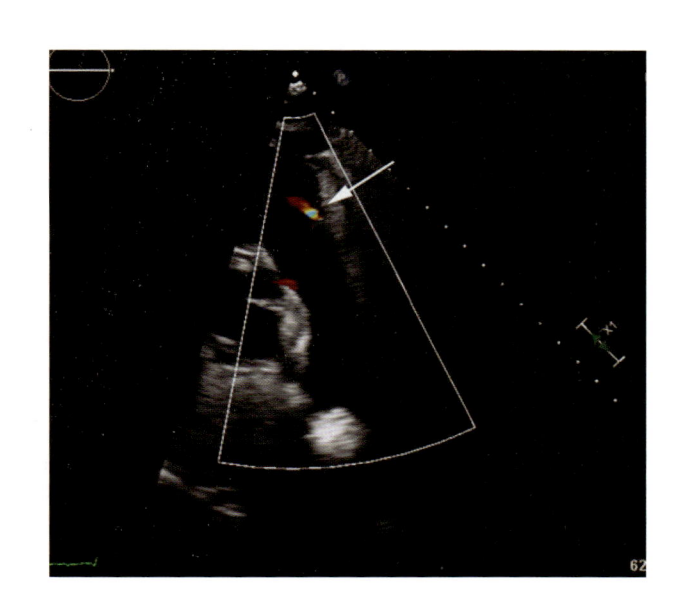

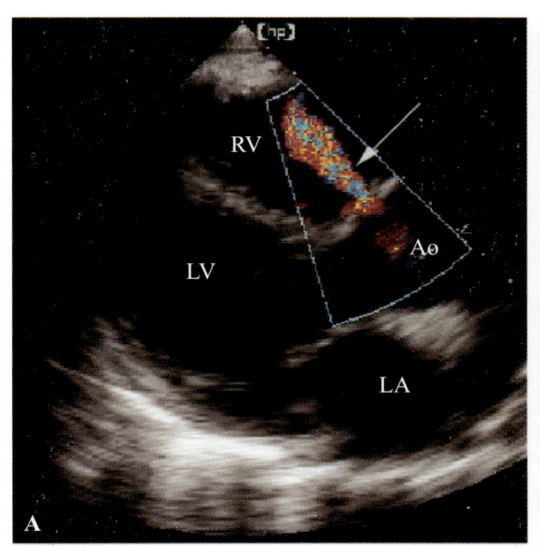

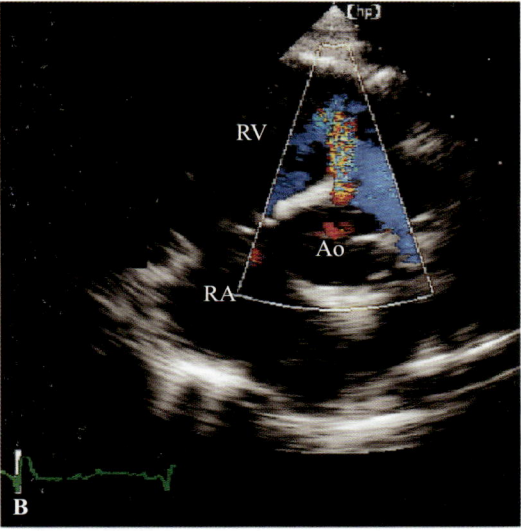

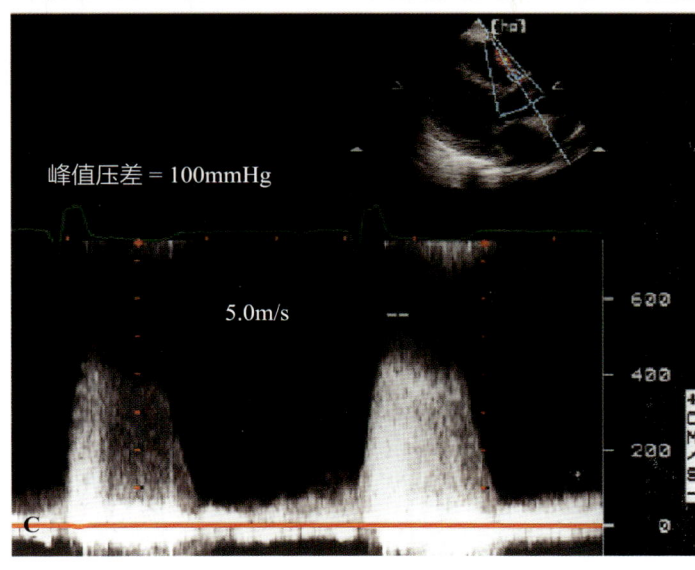

▲ 图 19-106 多普勒成像显示法洛四联症术后室间隔缺损补片边缘残余分流。长轴（A）及短轴（B）均显示左向右分流；C. 连续多普勒成像显示分流速度
LV. 左心室；RV. 右心室；LA. 左心房；RA. 右心房；Ao. 主动脉

715

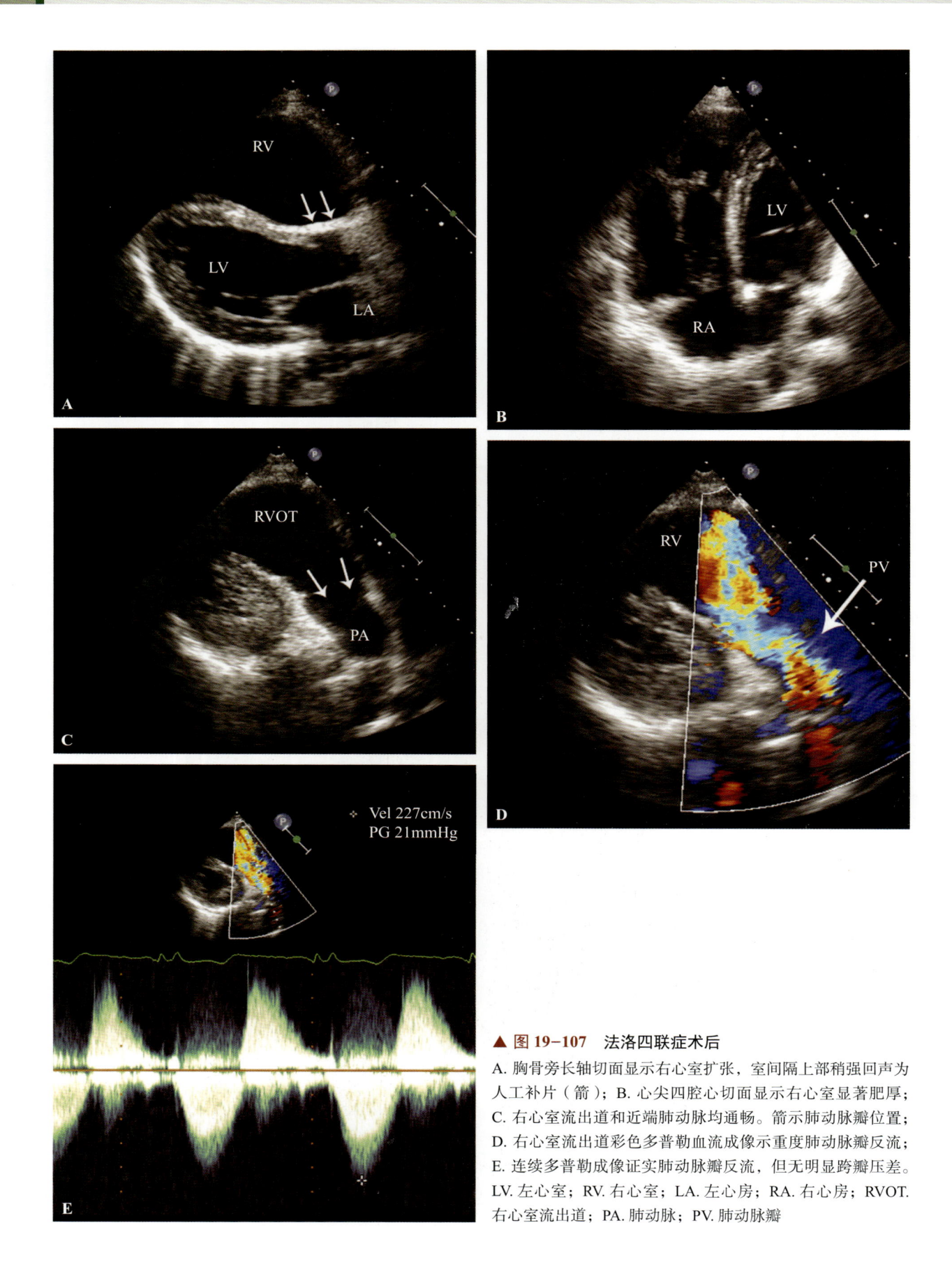

Feigenbaum 超声心动图学（原书第 8 版）
Feigenbaum's Echocardiography (8th Edition)

▲ 图 19-107　法洛四联症术后
A. 胸骨旁长轴切面显示右心室扩张，室间隔上部稍强回声为人工补片（箭）；B. 心尖四腔心切面显示右心室显著肥厚；C. 右心室流出道和近端肺动脉均通畅。箭示肺动脉瓣位置；D. 右心室流出道彩色多普勒血流成像示重度肺动脉瓣反流；E. 连续多普勒成像证实肺动脉瓣反流，但无明显跨瓣压差。
LV. 左心室；RV. 右心室；LA. 左心房；RA. 右心房；RVOT. 右心室流出道；PA. 肺动脉；PV. 肺动脉瓣

716

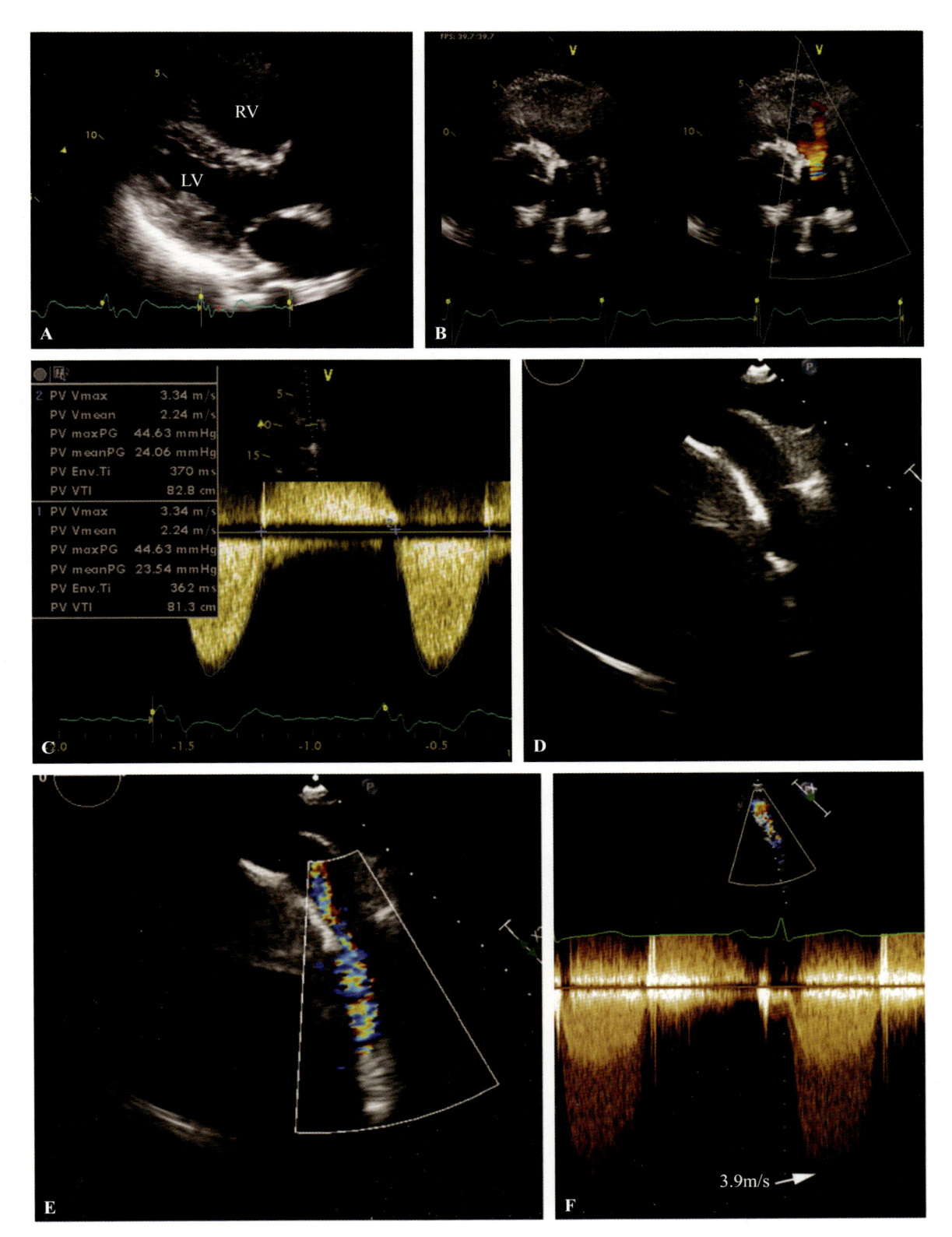

第 19 章　先天性心脏病
Congenital Heart Diseases

▲ 图 19-108　2 例法洛四联症术后
A 至 C. 用生物瓣替换肺动脉瓣；B. 彩色多普勒显示轻度肺动脉瓣反流；C. 连续多普勒显示生物瓣膜的平均跨瓣压差为 23mmHg。D 至 F. 带瓣管道修复；E. 彩色多普勒显示管道内瓣膜反流；F. 带瓣管道的收缩期峰值压差为 60mmHg。LV. 左心室；RV. 右心室

室连接不一致，形态学右心室位于形态学左心室的左侧。这两种情况下，大动脉均起自对侧心室。

圆锥干正常发育时，肺动脉位于主动脉左前方，肺动脉起始段位于后方，然后分为左、右肺动脉。主动脉瓣位于右后方，主动脉走行较肺动脉更为倾斜，主动脉无分叉，而向后下方走行形成主动脉弓。因此，左、右侧流出道及大动脉呈螺旋状相互缠绕。大动脉转位时两者呈平行走行，在二维超声心动图上呈现"双筒"征，而非正常的"圆圈和腊肠"征（图19-5）。

1. 右位型大动脉转位

右位型大动脉转位的超声诊断需要证实主动脉起自位于右侧的解剖右心室，而肺动脉起自于左侧的解剖左心室。儿童患者剑突下四腔心切面为最佳诊断切面，可显示该病变所有解剖学改变，但对成年患者评价具有一定难度。大多数情况下，胸骨旁短轴及心尖四腔心切面可提供大部分诊断信息。四腔心切面进行观察时，应注意确保方向正确，即左心室位于屏幕右侧，右心室位于屏幕左侧。短轴切面主动脉瓣常位于肺动脉瓣的右前方，两条大动脉呈平行排列。应该强调的是，大动脉之间的空间关系对诊断并不必要，主动脉瓣偶尔可位于肺动脉瓣正前方或略偏左侧。心底短轴切面易于显示该位置关系（图19-109和图19-110）。由于主动脉瓣与肺动脉瓣不在同一水平（主动脉瓣略靠近头侧），两者通常不能在同一短轴切面上显示。长轴切面可以显示主动脉与肺动脉的这种平行关系。如果前方的大动脉呈弓状向后走行，后方的血管出现分叉则可诊断为右位型大动脉转位。经食管超声心动图可用于鉴别大血管（图19-111），但通常并不是必需的。通过显示冠状动脉开口及头臂分支动脉也可识别主动脉。

单独存在心室-大动脉连接不一致会导致产生两条平行的血液回路，此种情况下患者无法生存。因此，患者生存的先决条件是动、静脉血混合，可以发生于任何水平。大多数患者可见房间隔缺损，常为继发孔型房间隔缺损。多普勒超声可以评估心房水平的分流量及分流方向。如果动、静脉血混合不充分，可行房间隔造口术作为姑息性治疗，此手术可在超声心动图指导下进行。超声心动图在选择接受该手术患者和确定其成功与否（根据缺损大小进行判断）方面也起着至关重要的作用。

右位型大动脉转位矫治术后评估主要依赖于

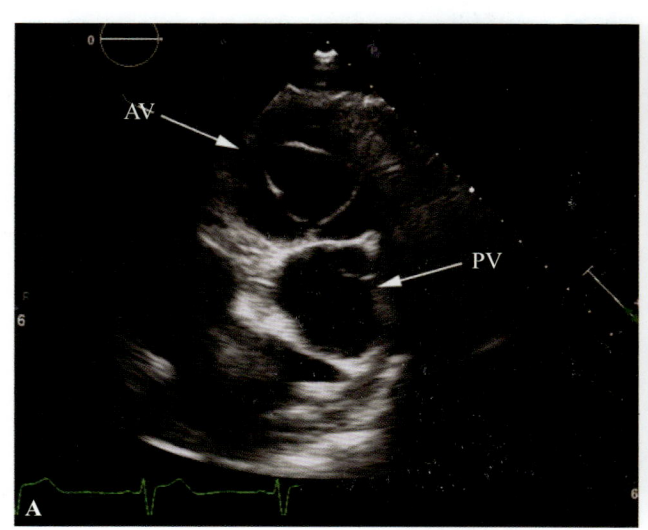

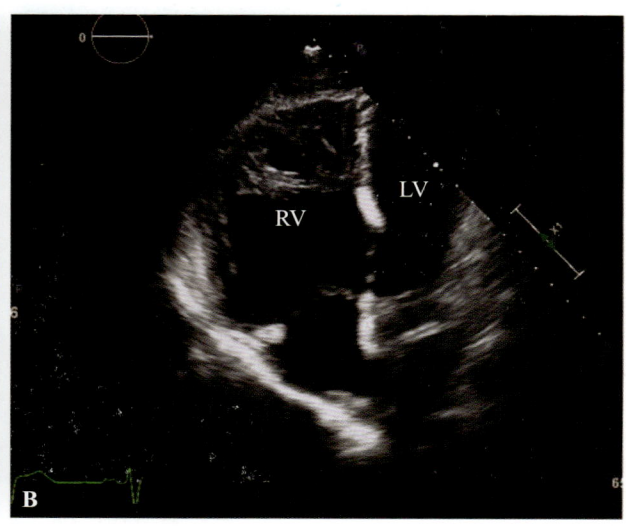

▲ 图 19-109 右位型大动脉转位，该患者在多年前曾行心房内调转术

A. 心底短轴切面显示大动脉的平行关系；B. 四腔心切面显示右心室（作为体循环心室）扩张、运动减低。AV. 主动脉瓣；PV. 肺动脉瓣；LV. 左心室；RV. 右心室

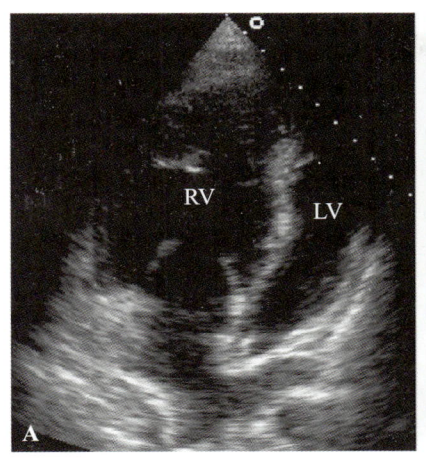

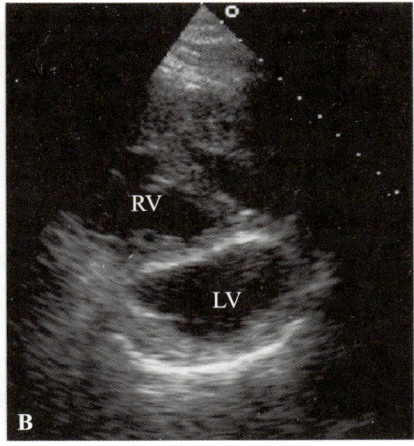

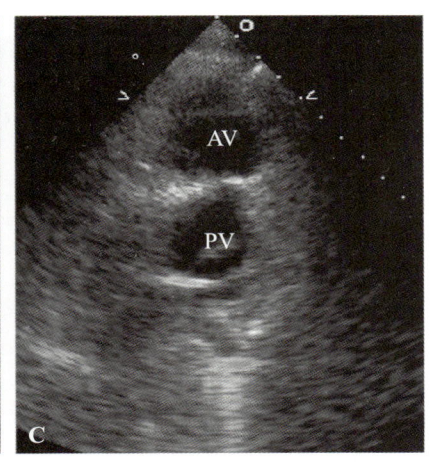

第 19 章 先天性心脏病
Congenital Heart Diseases

▲ 图 19-110 右位型大动脉转位，解剖学右心室作为体循环心室
A. 心尖四腔心切面显示右心室扩张、运动减低；B. 短轴切面显示右心室扩张，运动减低；C. 大动脉位置颠倒。LV. 左心室；RV. 右心室；AV. 主动脉瓣；PV. 肺动脉瓣

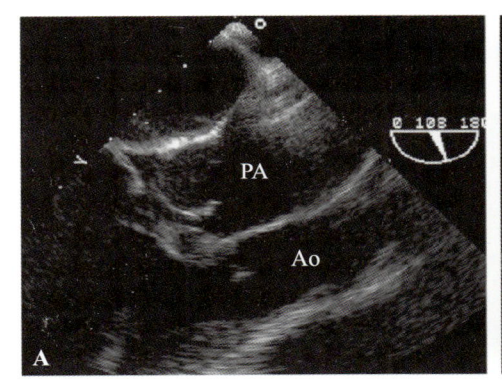

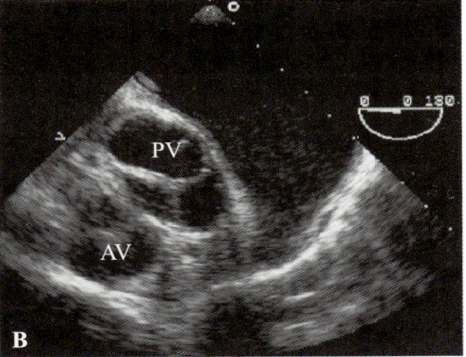

◀ 图 19-111 经食管超声心动图易于显示右位型大动脉转位患者大动脉的位置关系
A. 两条大动脉呈平行排列；B. 短轴切面显示主动脉瓣与肺动脉瓣并列，主动脉瓣位于前方。Ao. 主动脉；PA. 肺动脉；AV. 主动脉瓣；PV. 肺动脉瓣

超声心动图。该疾病有两种不同手术方式，以前最常见缓解大动脉转位的手术方式是心房内改道术（intra-atrial baffle procedure）（也称为 Mustard 术、Senning 术或心房调转术）。隔离物将腔静脉血流改道经二尖瓣流入左心室（进入肺循环），与此同时，将肺静脉血流引入三尖瓣（进入体循环）。超声心动图可以直接显示新建立的体循环和肺静脉心房，并对右心室（即体循环）心室功能进行详细评估（图 19-112）。多普勒超声可以判断三尖瓣反流（功能性"二尖瓣"反流）存在与否及严重程度。评估心室功能很重要，通常在心尖四腔心切面和短轴切面进行（图 19-113）。该病例中解剖学左心室（位于"左"侧）为肺循环心室，右心室为体循环心室，常见右心室扩大及运动减低。

胸骨旁长轴切面上，隔离物表现为解剖学左心房内斜行线状回声（图 19-114）。肺静脉心房位于后上方，体静脉心房与二尖瓣相连。向内侧或右侧倾斜探头可以显示肺静脉心房与右心室的连接部。心尖及剑突下四腔心切面可显示隔离物大部分。轻微调整探头可显示大部分肺静脉心房，并有助于检出该部位是否存在梗阻（图 19-115）。后倾探头可显示下腔静脉与体静脉心房的连接部（该部位梗阻较少见）。隔离物上腔静脉缘的梗阻更常见，但难以显示，尤其是在成年患者中。剑突下及胸骨上窝短轴切面有助于观察该部位梗阻。

超声心动图造影可在四腔心切面显示隔离物

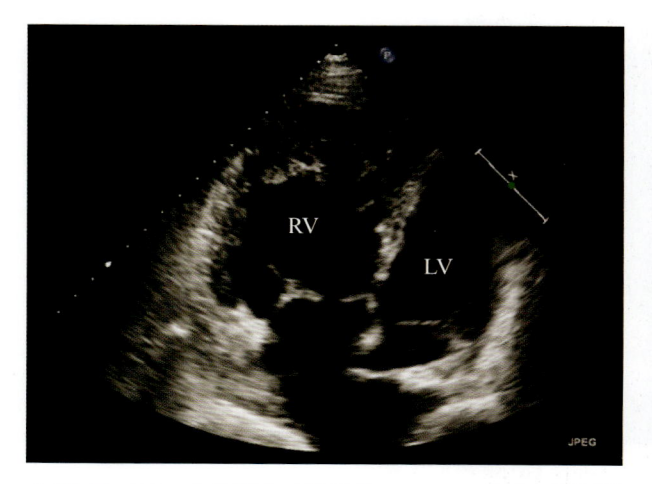

▲ 图 19-112　右位型大动脉转位 Mustard 术后，解剖学右心室充当体循环心室。评估体循环心室功能、三尖瓣反流存在与否及严重程度非常重要

LV. 左心室；RV. 右心室

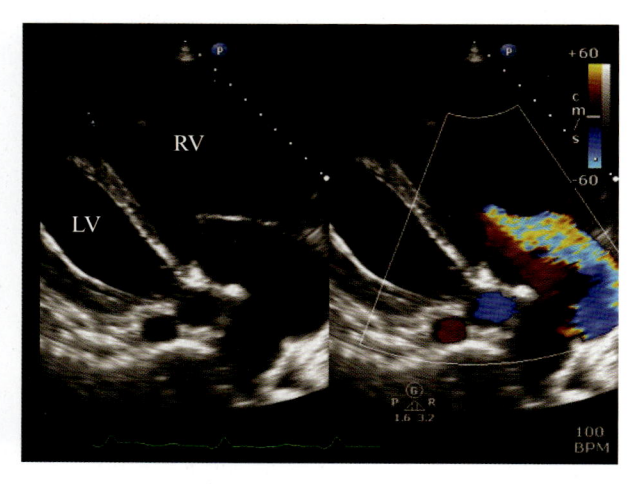

▲ 图 19-113　右位型大动脉转位并中度三尖瓣反流。该病例显示体循环房室瓣反流，体循环（右）心室扩张、运动减低

LV. 左心室；RV. 右心室

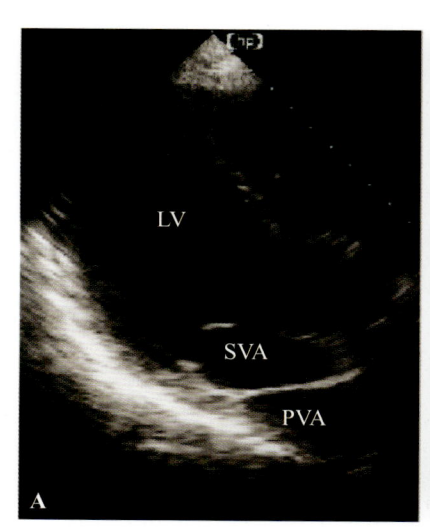

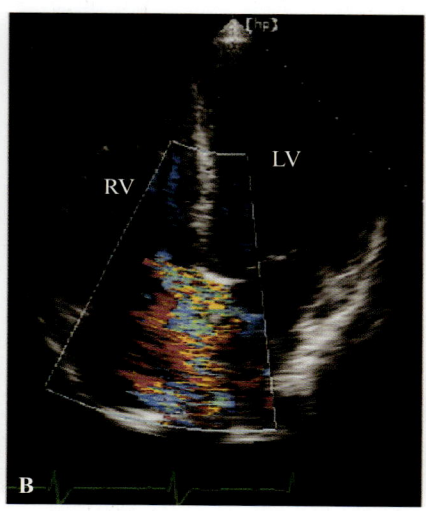

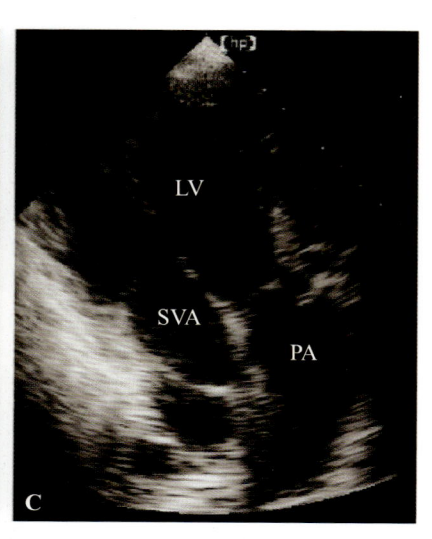

▲ 图 19-114　右位型大动脉转位 Mustard 术后，心房内隔离物清晰可见

A. 长轴切面显示体静脉心房（SVA）与肺静脉心房（PVA）的位置关系；B. 彩色多普勒血流成像显示体循环房室瓣反流；C. 心尖切面显示肺动脉（PA）起自后方的左心室（LV）。LV. 左心室；RV. 右心室；PVA. 肺静脉心房；SVA. 体静脉心房

漏（图 19-116），该技术检出右向左分流的隔离物漏灵敏度较高。彩色多普勒血流成像也可确定有无隔离物漏及其部位。超声心动图造影及彩色多普勒血流成像还可检出是否存在隔离物梗阻。胸骨上窝切面可以评价上腔静脉梗阻。隔离物功能正常时，彩色多普勒血流成像可以追踪显示由

腔静脉进入体静脉心房的低速血流。脉冲多普勒成像发现血流速度超过 1m/s 的连续性湍流时考虑为梗阻。肺静脉心房内的梗阻需要采用多普勒技术检测。首先，应用彩色多普勒血流成像观察管道内是否存在湍流。然后用脉冲多普勒测量是否存在血流加速，舒张期流速大于 2m/s 提示存

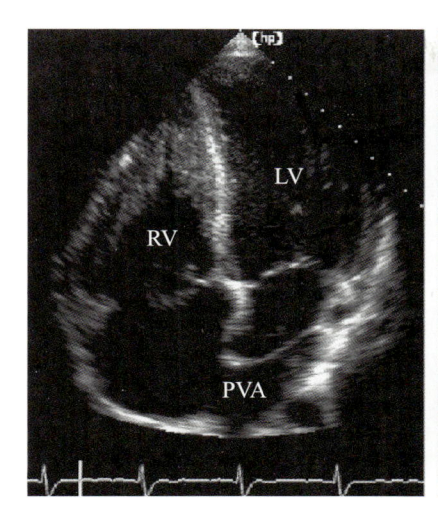

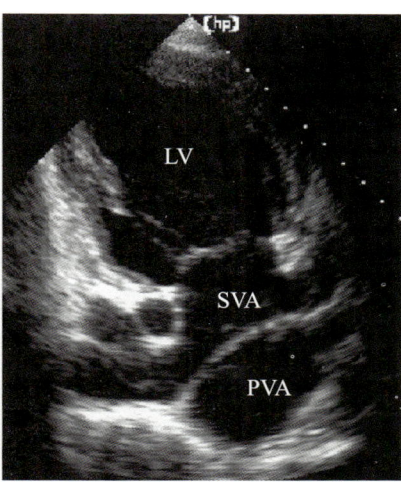

第 19 章 先天性心脏病
Congenital Heart Diseases

◀ 图 19-115 大动脉转位 Mustard 术后。通过在心尖切面不同角度倾斜探头显示隔离物
A. 肺静脉心房（PVA）与解剖右心房相连；
B. 体静脉心房（SVA）的血流进入二尖瓣
LV. 左心室；RV. 右心室；PVA. 肺静脉心房；SVA. 体静脉心房

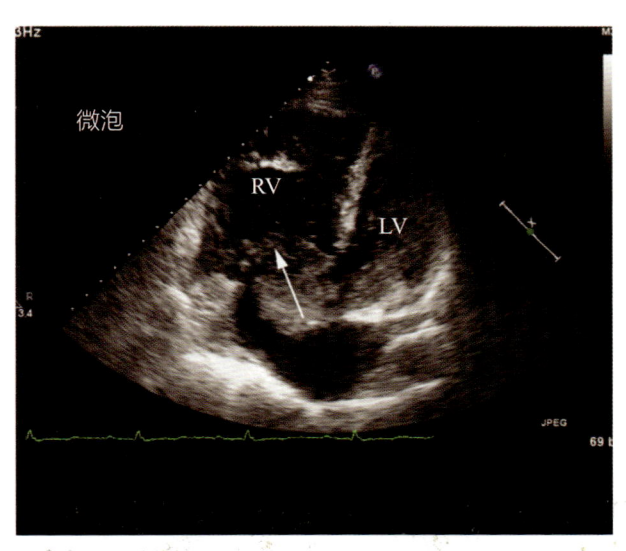

▲ 图 19-116 右位型大动脉转位 Mustard 术后，使用右心声学造影评估是否存在心房内隔离物漏。本病例中，静脉注射振荡生理盐水后，盐水微泡立即充满体循环心室，即相当于存在较大的右向左分流，提示存在一较大隔离物漏
LV. 左心室；RV. 右心室

即可明确诊断。确定心室形态及两者空间位置关系的方法如前所述。超声心动图多切面探查可明确异常连接关系。四腔心切面可了解是否存在心室反位（图 19-117），可见左侧房室瓣（三尖瓣）更靠近心尖部。左心长轴切面可见肺动脉瓣与二尖瓣前叶直接延续。大多数病例中双侧心室并排排列，导致其超声心动图表现独特且令人费解。例如，胸骨旁长轴可表现为垂直平面，短轴切面室间隔更显垂直（即垂直于前述平面）。大动脉呈平行排列，主动脉通常位于肺动脉瓣左前上方，心底短轴切面是最佳观察切面。而右位型大动脉转位则与之相反，主动脉瓣通常位于肺动脉瓣右前方。

左位型大动脉转位患者常常合并其他畸形。大多数患者合并左侧三尖瓣结构异常，可出现三尖瓣瓣叶附着点向心尖移位（类似 Ebstein 畸形）和三尖瓣反流（图 19-118）。约 70% 患者合并膜周部室间隔缺损。左心室流出道梗阻（肺动脉瓣或瓣下狭窄）相对少见，可采用多普勒超声进行评估（图 19-119）。最后，右心室（即体循环心室）功能常出现异常，应仔细检查，且右心功能常随着年龄增长逐渐恶化。超声心动图对于心功能以及三尖瓣反流评价起着重要作用。如图 19-119 所示，一内脏反位、左位型大动脉转位患者行经胸及经食管超声心动图检查。经胸超声测定双侧心室收缩功能，多普勒超声显示肺动脉瓣射

在明显梗阻，但低速湍流并不能排除梗阻的可能。经食管超声心动图可更准确地评估心房内隔离物，在经胸超声心动图成像质量不佳的成人中该技术尤为重要。

2. 左位型大动脉转位

左位型大动脉转位可简单视作孤立性心室反位，即形态学右心室位于形态学左心室的左侧。超声发现房室连接异常且心室 - 大动脉连接异常，

流及反流压差（图 19-119B）。经食管超声心动图可见肺动脉瓣下狭窄（即左心室流出道狭窄，图 19-119D、E）。

（二）三尖瓣闭锁

三尖瓣闭锁放在本节讨论的原因是其不可避免会导致一定程度右心室发育不全。因此，该病变可能与本节所列的其他疾病相混淆。三尖瓣闭锁特点是三尖瓣位无瓣口结构、形态学右心室发育不良、心房间存在交通、左心室和二尖瓣发育正常。与单心室不同，发育不良的心腔具有一流入道（尽管是闭锁的），也正因此可称为心室。心房间交通最常见形式是卵圆孔未闭，因此呈限制性。约 25% 患者合并巨大继发孔型房间隔缺损。三尖瓣闭锁的重要临床特征包括心室 - 大动脉连接关系（一致或不一致）、室间隔缺损及其大小以及肺血流梗阻及其程度。

三尖瓣闭锁超声心动图诊断依据是四腔心切面上观察到三尖瓣位无开口（图 19-120）。如显示残余的三尖瓣装置，可诊断为重度三尖瓣发育不良（而非闭锁）。上述两种情况流入道均无开口。三尖瓣膜性闭锁时，瓣环区域可能会出现相当大的运动。多普勒成像有助于确认流入道无血流通过。发育不良右心室大小及功能需要进行评估，是否存在二尖瓣反流也需要进行观察。胸骨旁长轴切面有助于观察有无室间隔缺损并确定大动脉的位置关系。因为任何形式的大动脉连接关

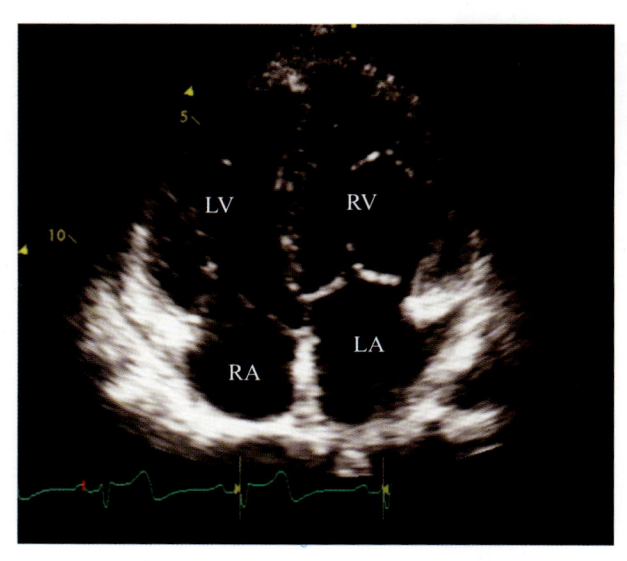

▲ 图 19-117 左位型大动脉转位，可见心室反位，形态学左心室位于右侧，作为肺循环心室，形态学右心室位于左侧，作为体循环心室
LV. 左心室；RV. 右心室；LA. 左心房；RA. 右心房

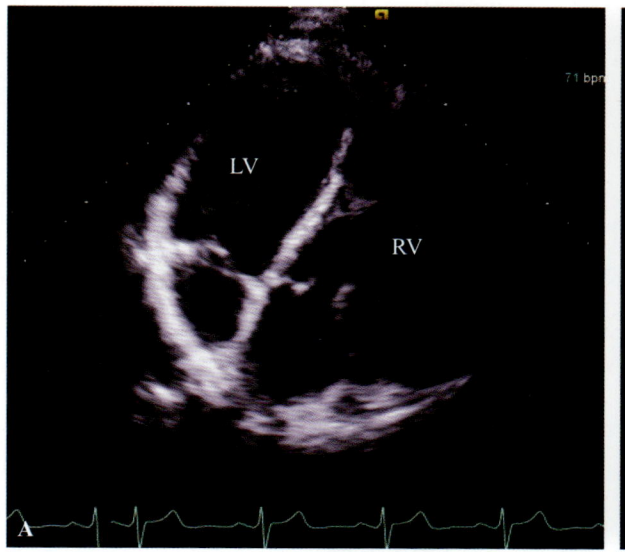

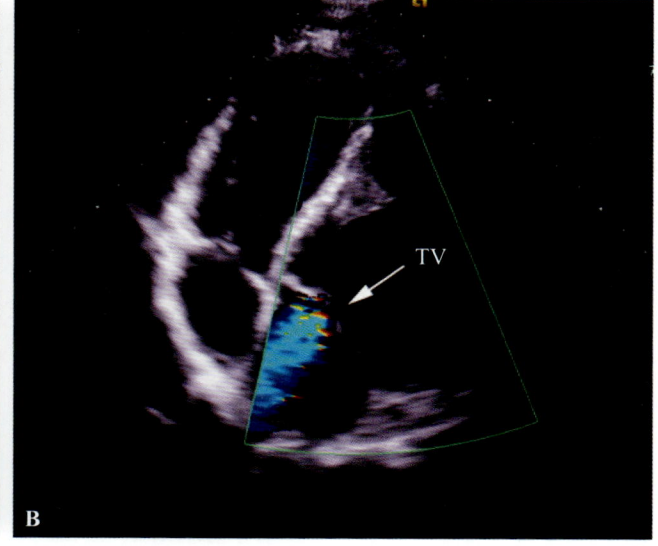

▲ 图 19-118 左位型大动脉转位常见后遗症有体循环（右）心室功能障碍，可见右心室扩大及功能减低（A）；B. 三尖瓣向左心房侧反流也很常见
LV. 左心室；RV. 右心室；TV. 三尖瓣

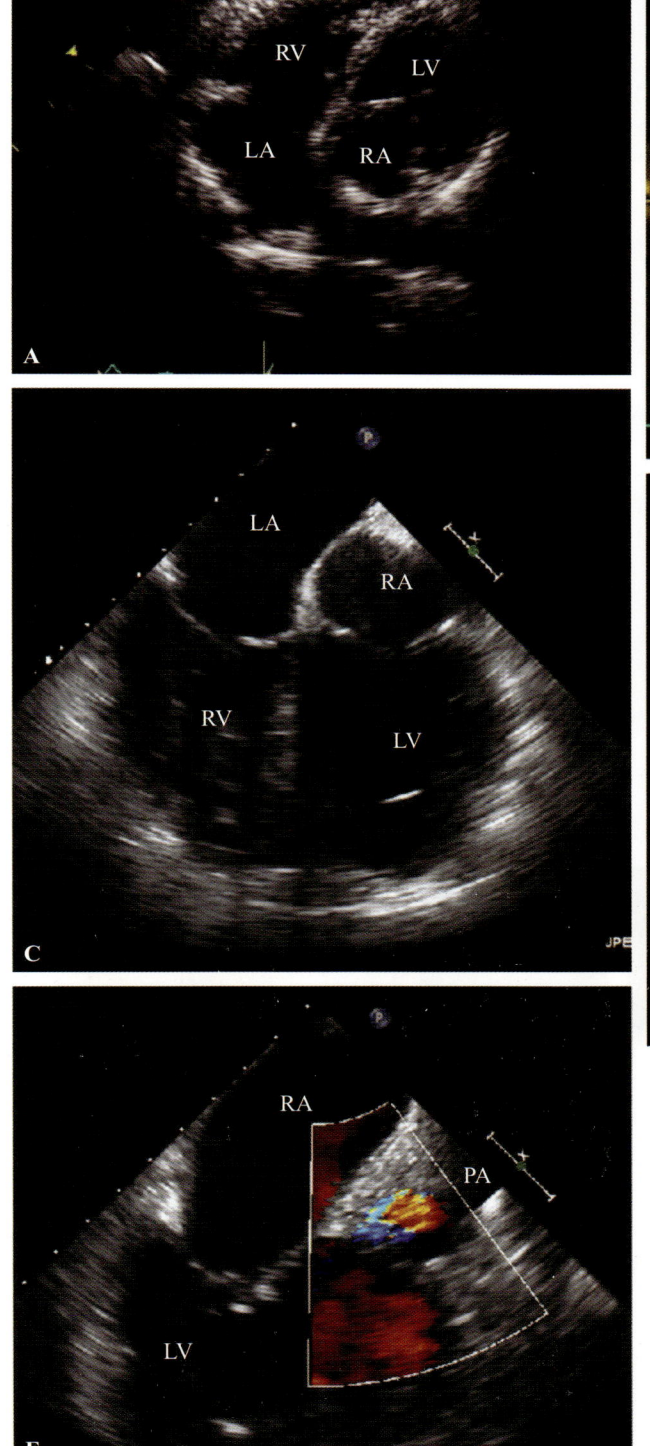

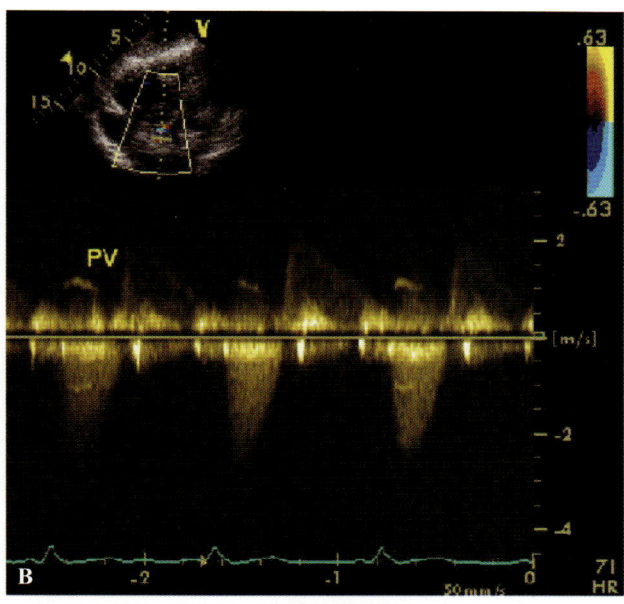

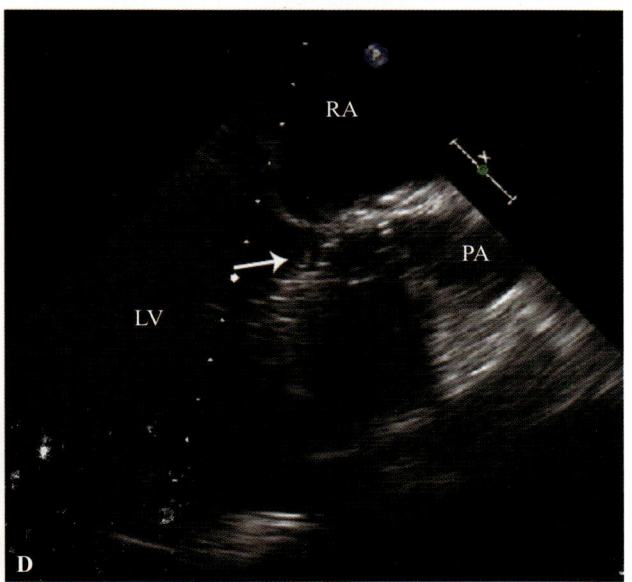

第 19 章 先天性心脏病
Congenital Heart Diseases

▲ 图 19-119 经胸和经食管超声心动图评价一例内脏反位、左位型大动脉转位患者

A. 心尖切面示心房反位，左心房位于右侧，右心房位于左侧，房室连接不一致；B. 多普勒超声显示轻度肺动脉瓣狭窄伴反流；C. 经食管超声心动图显示心房和心室之间的关系。体循环（右）心室中度功能减低；D. 长轴切面示左心室流出道内肺动脉瓣下狭窄（箭）；E. 彩色多普勒血流进一步提示肺动脉瓣下狭窄。TR. 三尖瓣反流；LV. 左心室；RV. 右心室；LA. 左心房；RA. 右心房；PA. 肺动脉

723

系都可能存在，需要注意位于后侧大动脉与室间隔的确切位置关系。将探头向上扫查，可了解是否存在大动脉转位。短轴切面可评价右心室流出道及肺动脉瓣是否存在狭窄。但确诊肺动脉闭锁需要多切面探查。剑突下切面有助于确定心房内交通大小。右心房扩大、房间隔膨向左心房侧提示心房交通较小且为限制性。胸骨上窝切面可评价肺动脉内径及其连续性。

(三) Fontan 术

对于单心室、三尖瓣闭锁等病变，其右心室结构或功能异常可导致肺血流减少，Fontan 术为常用的缓解术式。Fontan 术是将体循环心房与肺循环相连，旨在增加肺血流量。Fontan 术有多种手术方式。多数病例将心包组织直接吻合在右心耳与肺动脉之间。其他病例则使用带瓣或不带瓣人工管道。也可放置心房内管道连接下腔静脉与肺动脉。

利用超声心动图显示 Fontan 吻合术较为困难，但如果了解特定的手术吻合方式则有利于进行评估。大多数吻合位于胸骨后，这更增加了超声心动图检查难度。高位胸骨旁及剑突下切面通常是最有效的显示途径（图 19-121）。目前，在原 Fontan 术基础上有多种修改和改良术式，如内隧道代替 Fontan，也称为侧通道 Fontan 术（图 19-122）。这些通道易于显示，表现为插入右心房内圆形结构。观察到上述连接通道后，应利用多普勒超声评价其血流模式并确定是否存在功能障碍。当下游阻力正常时，Fontan 术后正常肺动脉为双期血流，其中一个峰值出现于收缩末期，另一个更大的峰值出现于舒张末心房收缩期。吸气时血流速度加快。舒张末期血流减少或消失，以及呼吸变异减弱均提示体循环心室功能障碍。经食管超声心动图也可用于 Fontan 术评价。

Fontan 连接也可以用开窗方式形成右向左分流，常用于肺血管阻力较高时减低右心房压力。此种开窗术通常在危重患者接受手术时进行，病情缓解后予以关闭。彩色多普勒血流成像易于显示其分流（图 19-123）。连续多普勒超声评估分流速度，能够反映 Fontan 与左心房之间的压差，是评价肺循环总压差的有用指标。

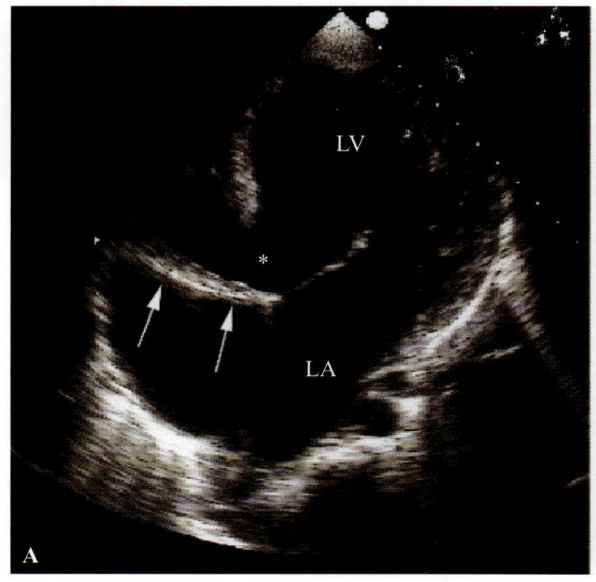

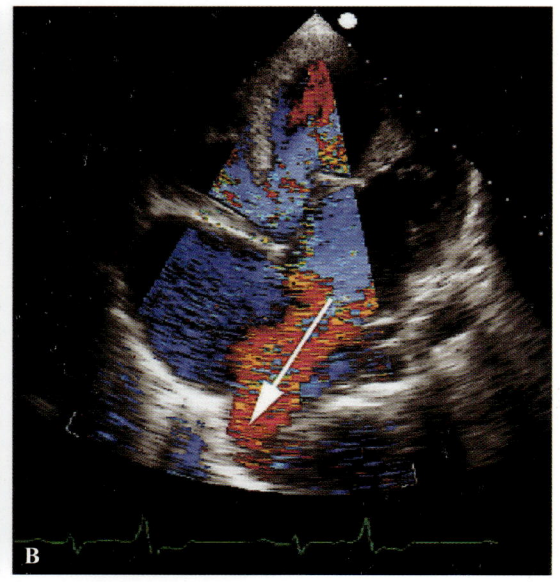

▲ 图 19-120 三尖瓣闭锁
A. 箭所示闭锁的三尖瓣。星号示室间隔缺损。可见右心室发育不良，但该切面未能完全显示右心室，同时可见巨大房间隔缺损；B. 彩色多普勒血流成像显示明显二尖瓣反流。LV. 左心室；LA. 左心房

第 19 章 先天性心脏病
Congenital Heart Diseases

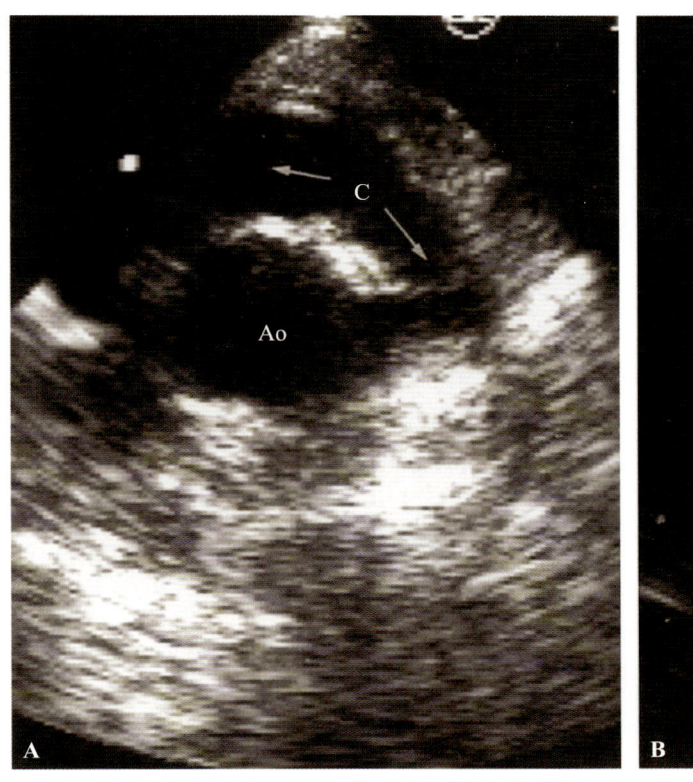

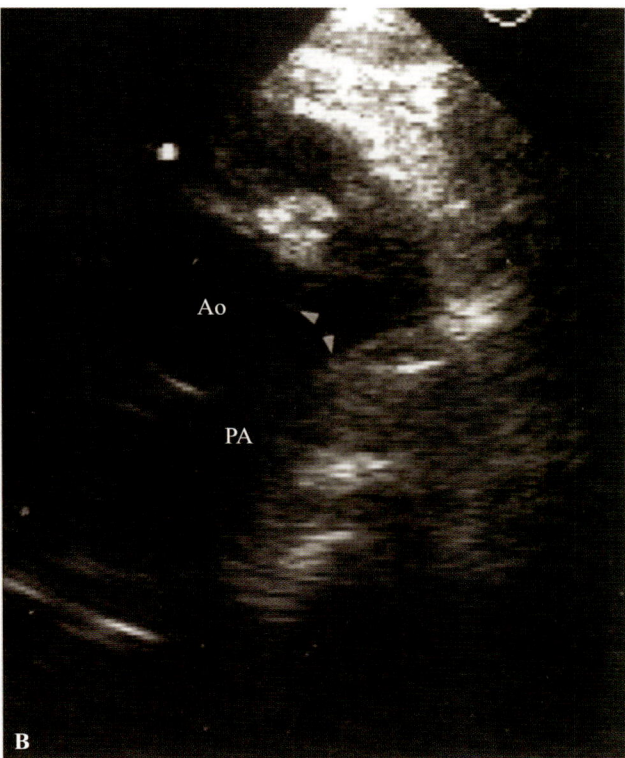

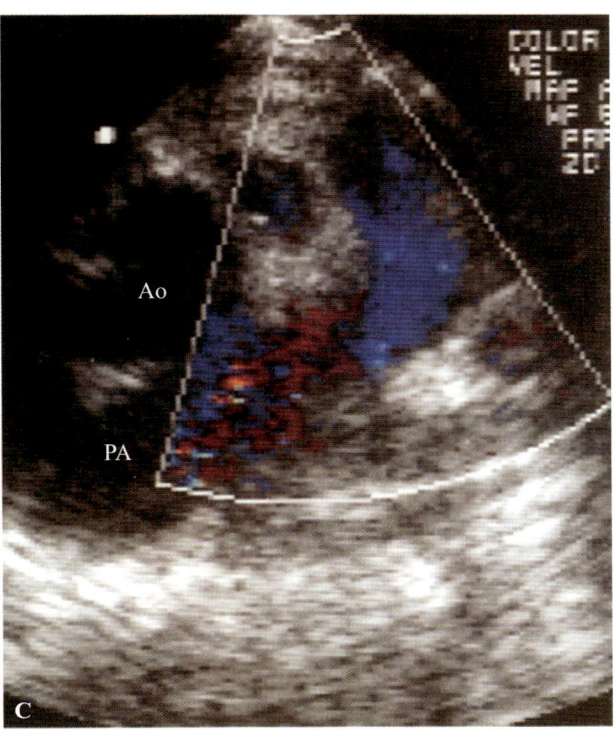

▲ 图 19-121　A. 三尖瓣闭锁患者心底短轴切面显示位于主动脉（Ao）左前方的 Fontan 通道（C）（箭）；B. 调整探头方向显示通道远端与肺动脉（PA）吻合口（箭）；C. 同一切面彩色多普勒血流成像显示通道内无明显湍流，提示通道无明显狭窄

725

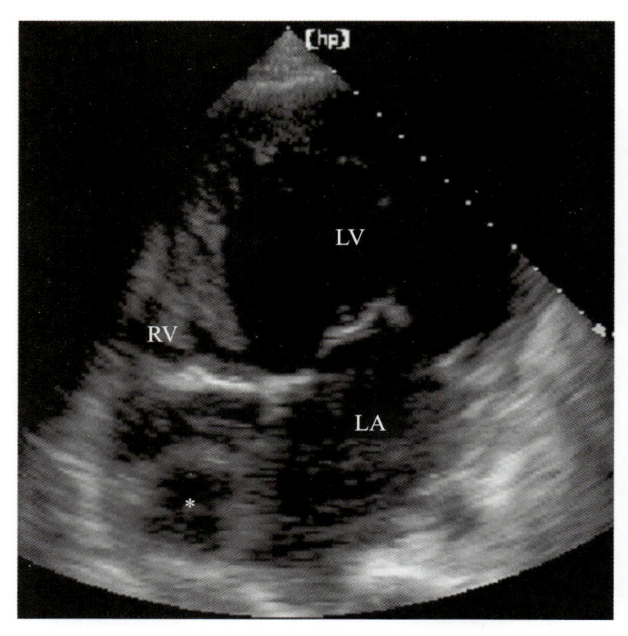

▲ 图 19-122 此种类型 Fontan 术采用内隧道，有时称为侧通道 Fontan 术。此三尖瓣闭锁患者右心房内可见内隧道横断面（*）
LV. 左心室；RV. 右心室；LA. 左心房

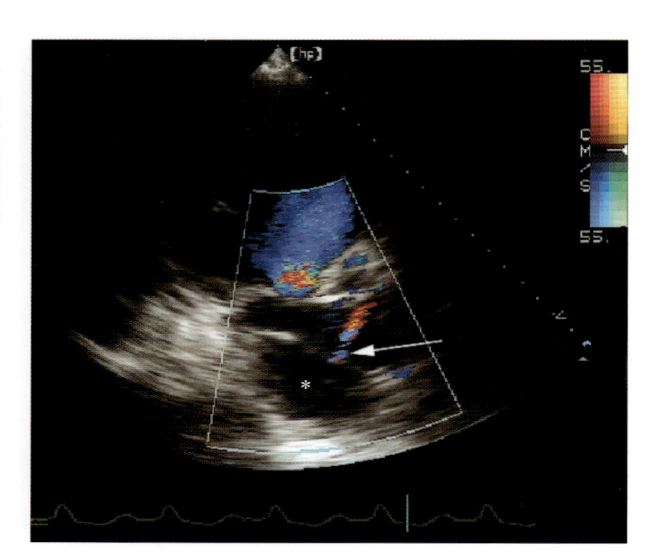

▲ 图 19-123 改良 Fontan 术，在 Fontan 通道（*）与肺静脉心房（即左心房）之间开窗，形成右向左分流。彩色多普勒血流成像可显示该分流（箭）。连续多普勒成像可估测肺循环压差

推荐阅读

基本概念

Burchill LJ, Huang J, Tretter JT, et al. Noninvasive imaging in adult congenital heart disease. *Circ Res* 2017;120:995–1014.

Gill HK, Splitt M, Sharland GK, Simpson JM. Patterns of recurrence of congenital heart disease: an analysis of 6,640 consecutive pregnancies evaluated by detailed fetal echocardiography. *J Am Coll Cardiol* 2003;42:923–929.

Klewer SE, Samson RA, Donnerstein RL, Lax D, Zamora R, Goldberg SJ. Comparison of accuracy of diagnosis of congenital heart disease by history and physical examination versus echocardiography. *Am J Cardiol* 2002;89:1329–1331.

Koestenberger M. Transthoracic echocardiography in children and young adults with congenital heart disease. *ISRN Pediatr* 2012;2012: 753481. doi: 10.5402/2012/753481

Koestenberger M, Friedberg MK, Ravekes W, Nestaas E, Hansmann G. Non-Invasive imaging for congenital heart disease: recent innovations in transthoracic echocardiography. *J Clin Exp Cardiolog* 2012;Suppl 8:2. doi:10.4172/2155–9880. S8–002.

Orwat S, Diller GP, Baumgartner H. Imaging of congenital heart disease in adults: choice of modalities. *Eur Heart J Cardiovasc Imaging* 2014;15:6–17.

Silverman NH. An ultrasonic approach to the diagnosis of cardiac situs, connections, and malpositions. *Cardiol Clin* 1983;1:473–486.

van den Bosch AE, Robbers-Visser D, Krenning BJ, et al. Real-time transthoracic three-dimensional echocardiographic assessment of left ventricular volume of ejection fraction in congenital heart disease. *J Am Soc Echocardiogr* 2006;19: 1–6.

Van Hare GF, Silverman NH. Contrast two-dimensional echocardiography in congenital heart disease: techniques, indications and clinical utility. *J Am Coll Cardiol* 1989;13:673–686.

Vettukattil JJ. Three dimensional echocardiography in congenital heart disease. *Heart* 2012;98:79–88.

Warnes CA, Williams RG, Bashore TM, et al. ACC/AHA 2008 guidelines for the management of adults with congenital heart disease. *J Am Coll Cardiol* 2008;52:e143–e263.

复杂病变

Chen GZ, Huang GY, Tao ZY, Liu XQ, Lin QS. Value of real-time three-dimensional echocardiography sectional diagnosis in complex congenital heart disease evaluated by receiver operating characteristic analysis. *J Am Soc Echocardiogr* 2008;21:458–463.

Cohen MS, Eidem BW, Cetta F, et al. Multimodality imaging guidelines of patients with transposition of the great arteries: a report from the American Society of Echocardiography developed in collaboration with the Society for Cardiovascular Magnetic Resonance and the Society of Cardiovascular Computed Tomography. *J Am Soc Echocardiogr* 2016;29:571–621.

George L, Waldman JD, Mathewson JW, et al. Two dimensional echocardiographic discrimination of normal from abnormal great artery relationships. *Clin Cardiol* 1983;6:327–332.

Khairy P, Poirier N, Mercier LA. Univentricular heart. *Circulation* 2007;115: 800–812.

Schmidt KG, Cassidy SC, Silverman NH, Stanger P. Doubly committed subarterial ventricular septal defects: echocardiographic features and surgical implications. *J Am Coll Cardiol* 1988;12:1538–1546.

Simpson J, Lopez L, Acar P, et al. Three-dimensional echocardiography in congenital heart disease: an expert consensus document from the European Association of Cardiovascular Imaging and the American Society of Echocardiography. *J Am Soc Echocardiogr* 2017;30:1–27.

Valente AM, Cook S, Festa P, et al. Multimodality imaging guidelines for patients with repaired tetralogy of Fallot: a report from the American Society of Echocardiography developed in collaboration with the Society for Cardiovascular Magnetic Resonance and the Society for Pediatric Radiology. *J Am Soc Echocardiogr* 2014;27:111–141.

Van Praagh R. Diagnosis of complex congenital heart disease: morphologic-anatomic method and terminology. *Cardiovasc Intervent Radiol* 1984;7:115–120.

Warnes CA. Transposition of the great arteries. *Circulation* 2006; 114: 2699–2709.

血流动力学

Garg A, Shrivastava S, Radhakrishnan S, Dev V, Saxena A. Doppler assessment of interventricular pressure gradient across isolated ventricular septal defect. *Clin Cardiol* 1990;13:717–721.

Grison A, Maschietto N, Reffo E, et al. Three-dimensional echocardiographic evaluation of right ventricular volume and function in pediatric patients: validation of the technique. *J Am Soc Echocardiogr* 2007;20:921–929.

Musewe NN, Smallhorn JF, Benson LN, Burrows PE, Freedom RM. Validation of Doppler-derived pulmonary arterial pressure in patients with ductus arteriosus under different hemodynamic states. *Circulation* 1987;76:1081–1091.

术后评估

Smallhorn JF, Gow R, Freedom RM, et al. Pulsed Doppler echocardiographic assessment of the pulmonary venous pathway after the Mustard or Senning procedure for transposition of the great arteries. *Circulation* 1986;73:765–774.

中隔缺损

Abdel Massih T, Dulac Y, Taktak A, et al. Assessment of atrial septal defect size with 3D-transesophageal echocardiography: comparison with balloon method. *Echocardiography* 2005;22:121–127.

Hadeed K, Hascoet S, Amadieu R, et al. Assessment of ventricular septal defect size and morphology by three-dimensional transthoracic echocardiography. *J Am Soc Echocardiogr* 2016;29:777–785.

Kronzon I, Tunick PA, Freedberg RS, Trehan N, Rosenzweig BP, Schwinger ME. Transesophageal echocardiography is superior to transthoracic echocardiography in the diagnosis of sinus venosus atrial septal defect. *J Am Coll Cardiol* 1991;17:537–542.

Nusser T, Höer M, Merkle N, et al. Cardiac magnetic resonance imaging and transesophageal echocardiography in patients with transcatheter closure of patent foramen ovale. *J Am Coll Cardiol* 2006;48: 322–329.

Pieroni DR, Nishimura RA, Bierman FZ, et al. Second natural history study of congenital heart defects. Ventricular septal defect: echocardiography. *Circulation* 1993;87(2 Suppl):180–188.

Saric M, Perk G, Purgess JR, Kronzon I. Imaging atrial septal defects by real-time three-dimensional transesophageal echocardiography: Step-by-step approach. *J Am Soc Echocardiogr* 2010;23: 1128–1135.

Silvestry FE, Cohen MS, Armsby LB, et al; American Society of Echocardiography; Society for Cardiac Angiography and Interventions. Guidelines for the echocardiographic assessment of atrial septal defect and patent foramen ovale: from the American Society of Echocardiography and Society for Cardiac Angiography and Interventions. *J Am Soc Echocardiogr* 2015;28:910–958.

Vaidyanathan B, Simpson JM, Kumar RK. Transesophageal echocardiography for device closure of atrial septal defects: case selection, planning, and procedural guidance. *JACC Cardiovasc Imaging* 2009;2:1238–1242.

van den Bosch AE, Ten Harkel DJ, McGhie JS, et al. Feasibility and accuracy of real-time 3-dimensional echocardiographic assessment of ventricular septal defects. *J Am Soc Echocardiogr* 2006;19:7–13.

心瓣缺损

Fernandes SM, Sanders SP, Khairy P, et al. Morphology of bicuspid aortic valve in children and adolescents. *J Am Coll Cardiol* 2004; 44:1648–1651.

McElhinney DB, Sherwood MC, Keane JF, del Nido PJ, Almond CS, Lock JE. Current management of severe congenital mitral stenosis: outcomes of transcatheter and surgical therapy in 108 infants and children. *Circulation* 2005;112:707–714.

Nishimura RA, Pieroni DR, Bierman FZ, et al. Second natural history study of congenital heart defects. Aortic stenosis: echocardiography. *Circulation* 1993; 87(2 Suppl):166–172.

Yang H, Pu M, Chambers CE, et al. Quantitative assessment of pulmonary insufficiency by Doppler echocardiography in patients with adult congenital heart disease. *J Am Soc Echocardiogr* 2008;21: 157–164.

第 20 章
主动脉疾病
Diseases of the Aorta

李 贺 彭 源 译

很多临床综合征都需对主动脉病变进行监测，随着人们对这一观点逐渐重视，超声心动图在主动脉疾病评估中的重要性日益彰显。尽管经胸和经食管超声心动图在主动脉疾病的诊断中仍然位居一线，计算机断层扫描（CT）和心脏磁共振成像（MRI）也越来越多地用于全面评估主动脉的解剖学变化。

CT 和 MRI 的主要优势在于能够评价主动脉全程，包括从主动脉瓣瓣环经主动脉弓、降主动脉至主动脉分叉直至股动脉。这两种高精确度检查几乎可在所有患者中完成，而且两者均能够提供高质量的三维重建图像以详细反映复杂的主动脉解剖结构。CT 和 MRI 均可清晰显示主动脉夹层和主动脉瘤，CT 更适用于评估穿透性主动脉溃疡。整体而言，对主动脉疾病患者，超声心动图能够满足初步检查和随访监测的需求，而大部分患者需进行至少一次的 CT 或 MRI 等检查以全面评估主动脉全程。表 20-1 列出了目前可行的影像技术的优势、劣势和局限性。CT 主要局限性在于大量辐射暴露及对比剂的副作用，特别对需要持续随访的年轻患者如遗传性动脉瘤综合征。

很多疾病可侵犯主动脉，包括马方综合征、二叶式主动脉瓣、家族性主动脉瘤综合征，以及与老年化相关的退行性疾病，如高血压和烟草滥用。影像学技术不仅用于疾病诊断，也用于随访监测，其监测的时间点因病种而异。侵犯主动脉的疾病列于表 20-2，超声心动图在已知或怀疑主动脉疾病中的适用标准见表 20-3。

一、正常主动脉解剖

正常主动脉由 6 个节段组成，包括瓣环、Valsalva 窦、窦管交界、升主动脉、主动脉弓和降主动脉，见示意图 20-1 和图 20-2。近段部分为从瓣环至升主动脉近端，即通常所说的"主动脉根部"。主动脉近段包括 4 个独立部分，术语"主动脉根部"过于简化解剖结构。当讨论扩张或其他病变时，应当确切指出病变部位而不是仅仅描述为"主动脉根部"。主动脉瓣瓣环为升主动脉近端与左心室流出道的连接处，为心脏纤维骨架结构的一部分，与二尖瓣前叶和膜周部室间隔相延续。瓣环为纤维结构，其相对不易扩张而内径恒定，可作为其他部分主动脉内径的参照。主动脉瓣瓣环内径为 $13 \pm 1.0 \text{mm/m}^2$。主动脉窦部水平内径增宽约 6mm/m^2，窦管交界处内径比瓣环小 2～3mm（图 20-1）。主动脉大小与身高和体表面积相关，正常情况下 3 个 Valsalva 窦大小基本相等。左、右冠状动脉分别开口于左、右冠窦。位于左冠窦的左冠状动脉起始段更靠近瓣环，而右冠状动脉起始段位置更高，更靠近窦管交界处。

表 20-1　主动脉评估影像学技术

技　术	范　围	动脉粥样化	夹　层	相关疾病	局限性
经胸超声心动图	主动脉瓣、主动脉近端和主动脉弓	否	有限	所有心脏解剖、主动脉瓣关闭不全、左心室功能、心包积液	视野范围有限
经食管超声心动图	主动脉瓣至膈水平	是	所视之处准确	所有心脏解剖、主动脉瓣关闭不全、左心室功能、心包积液	局限于膈以上
CT	主动脉瓣至股动脉	是	准确	某些心脏解剖、心包积液、左心室功能	对比剂副作用、辐射、运动伪影
磁共振	主动脉瓣至股动脉	是	准确	大部分心脏解剖、主动脉瓣关闭不全、左心室功能、心包积液	对检查者耐受力有一定要求
血管造影	主动脉瓣至股动脉	是	准确	无	有创、可用性有限

表 20-2　影响主动脉的疾病

动脉粥样硬化性疾病
　动脉瘤
　动脉粥样硬化栓塞性疾病
　夹层

非动脉粥样硬化性疾病
　中层退行性变
　动脉瘤（综合征）
　主动脉夹层
　壁内血肿
　主动脉瓣瓣环扩张

炎症/感染
　大动脉炎（Takayasu 动脉炎）
　巨细胞性动脉炎
　心内膜炎

先天性或遗传性疾病
　马方综合征
　Turner 综合征
　Ehlers-Danlos 综合征
　家族性动脉瘤
　二叶式主动脉瓣
　主动脉缩窄

其他
　创伤
　腔内血栓
　高血压
　主动脉瓣反流/狭窄
　医源性损伤

无论超声心动图、CT 还是 MRI 评价主动脉都需进行精确测量，因为主动脉大小的细微变化可能引发外科手术干预。主动脉测量的超声心动图检查应该注意以下几项测量技巧。总体而言，主动脉测量应在其瓣环、Valsalva 窦内径最大处、窦管交界、升主动脉（通常以右肺动脉水平为标准）和主动脉弓中部进行（图 20-3 和图 20-4）。其他对降主动脉测量的方式包括 CT、MRI 或者经食管超声心动图。测量时应垂直于血流方向长轴，因为疾病状态下主动脉走行迂曲，偏离角度的测量很常见且易高估或低估主动脉内径。CT、MRI 和三维超声心动图可以减少这种测量偏差。

主动脉测量有几种不同的测量标准，包括从内缘到内缘的真实管腔测量、从外侧边界到外侧边界的测量以及在超声心动图中特有的自前缘到前缘的测量。后一种检查在 M 型超声和早期二维超声扫查中首次被推荐，因为 M 型超声和早期二维超声的图像易模糊而低估真实内径。但由于大量超声心动图研究和随访研究都基于此技术，目前美国超声心动图协会仍然推荐从前缘到前缘的测量，且测量时相为舒张末期。CT 和 MRI 测量指南推荐从外缘到外缘的测量，并包含管腔内

表 20-3 超声心动图在已知或怀疑主动脉疾病中应用的适用标准

指 征	评 分 (1~9)
1. 怀疑与心脏病因相关的症状或情况，包括但不局限于胸痛、呼吸短促、心悸、短暂性脑缺血发作（TIA）、卒中、外周血栓性事件	A（9）
2. 先前其他检查考虑心脏疾病或结构异常，包括但不局限于胸部X线、负荷超声心动图、心电图、心脏生物学标志	A（9）
19. 不确定或怀疑心脏疾病导致的低血压或血流动力学不稳定	A（9）
63. 已知或怀疑有结缔组织疾病或遗传性疾病（如马方综合征），当出现主动脉瘤和主动脉夹层倾向时，应对升主动脉进行评估	A（9）
64. 升主动脉扩张和有主动脉夹层病史患者的再评估以记录扩张度的基线值及评估是否过度扩张	A（9）
65. 当临床症状或心脏检查结果等出现变化从而影响治疗时，应对升主动脉扩张和有主动脉夹层病史患者进行再评估	A（9）
66. 升主动脉扩张和有主动脉夹层病史患者的常规评估监测，即使临床症状或心脏检查结果无明显变化，且成像结果不影响治疗	rA（3）
104. 怀疑急性主动脉病变，包括但不局限于夹层/断裂	A（9）

A. 适用；rA. 极少适用。经许可转载自 Douglas PS、Garcia MJ、Haines DE, et al. ACCF/ASE/AHA/ASNC/HFSA/HRS/SCAI/SCCM/SCCT/SCMR 2011. Appropriate use criteria for echocardiography. *J Am Coll Cardiol* 2011; 57(9):1126–1166. © 2011 American College of Cardiology Foundation 版权所有

血栓和动脉粥样硬化斑块，以保证测得主动脉最大径线。对某一特定患者，CT 和 MRI 所测主动脉径线可能大于超声心动图所测径线，因此，比较不同影像学技术所测主动脉径线需谨慎。在 Valsalva 窦水平测量主动脉径线如采用二维超声心动图可能存在问题，因为选择不同窦部进行测量，其最大内径差异很大（图 20-5）。此外，主动脉测量时也应注意避免包括冠状动脉近段。

窦管交界处的几何结构是主动脉瓣正常闭合的重要因素。主动脉瓣嵌入是从瓣环水平向上

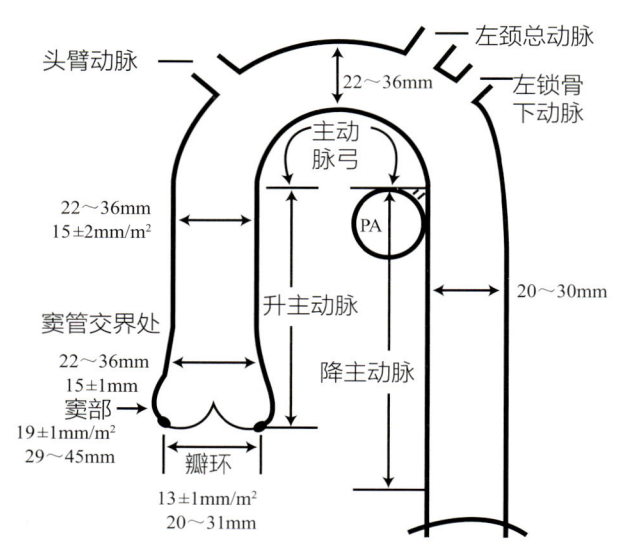

▲ 图 20-1 正常主动脉解剖示意图

主动脉可分为 3 个独立节段。升主动脉为瓣环至无名动脉之间的部分，包括 3 个 Valsalva 窦、3 个主动脉瓣瓣叶、窦管交界处、冠状动脉开口及升主动脉近段。主动脉弓为无名动脉到动脉韧带之间的部分，包括起自主动脉弓的大血管分支。胸降主动脉为动脉韧带至膈肌之间的部分。正常主动脉内径如图中所示，依位置不同而有差异。标注的内径既包括被体表面积标化后的内径范围也包括常规成人超声心动图中的测值范围

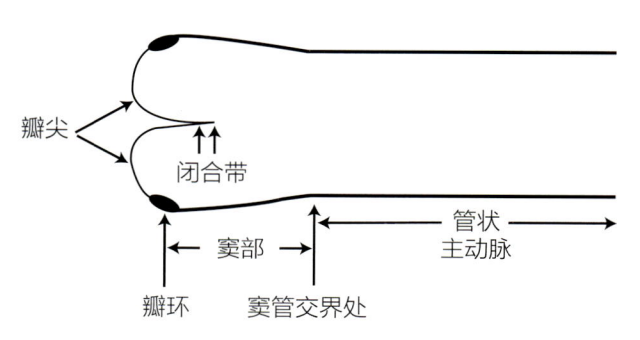

▲ 图 20-2 主动脉近端详细示意图

正常状态下，Valsalva 窦部对称性扩张，其最大内径超过瓣环内径约 6mm/m²。窦管交界处内径较瓣环内径小 2~3mm 且窦部到窦管交界逐渐变细。主动脉瓣沿宽 2~3mm 的闭合带闭合而不是瓣尖对瓣尖闭合

经窦部延续至窦管交界。窦管交界扩张导致主动脉瓣闭合线倾斜，进而引起继发性主动脉瓣关闭不全。升主动脉终止于右无名动脉（头臂动脉），主动脉弓始于此处并延续至左锁骨下动脉和动脉韧带。大多数患者经胸超声心动图胸骨上窝切面

第 20 章 主动脉疾病
Diseases of the Aorta

（图 20-4）和经食管超声心动图均可显示主动脉弓的 3 个主要分支，即右无名动脉、左颈总动脉和左锁骨下动脉。升主动脉、主动脉弓和胸降主动脉内径大致相似，胸降主动脉内径略有缩小。

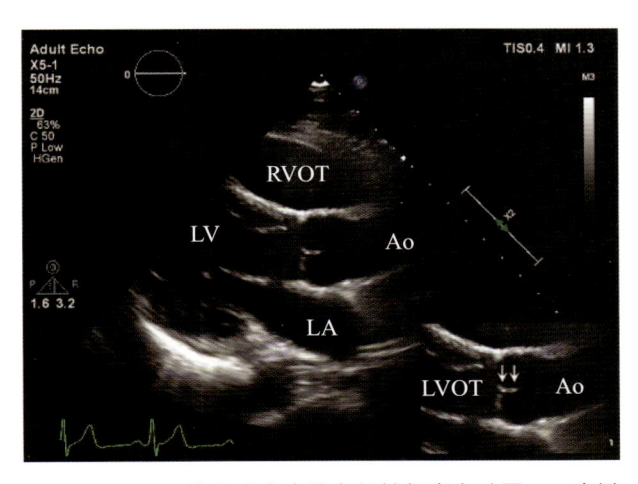

▲ 图 20-3 正常主动脉胸骨旁长轴超声心动图。二尖瓣前叶附着于主动脉后壁，可观察到左心房。主动脉解剖学比例关系与示意图 20-2 相似。右下角的放大图中显示主动脉瓣闭合时的重叠区域（箭）

RVOT. 右心室流出道；LV. 左心室；Ao. 主动脉；LA. 左心房

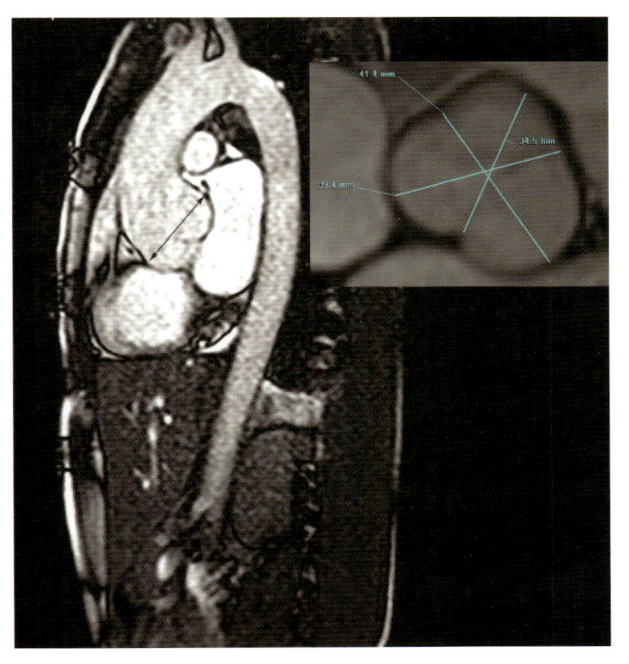

▲ 图 20-5 磁共振主动脉血管造影显示一位年轻患者的主动脉全程及伴发的主动脉瓣反流和主动脉根部扩张。图片中心是主动脉侧面观，显示 Valsalva 窦（箭）、升主动脉、主动脉弓和降主动脉。可见 Valsalva 窦部扩张明显而窦管交界处扩张程度较小，降主动脉正常。右上角图像显示主动脉窦短轴观，测量不同平面上主动脉窦部内径范围。所有测量切面均经过主动脉中心，最大测值为 41.4mm，最小测值为 34.5mm

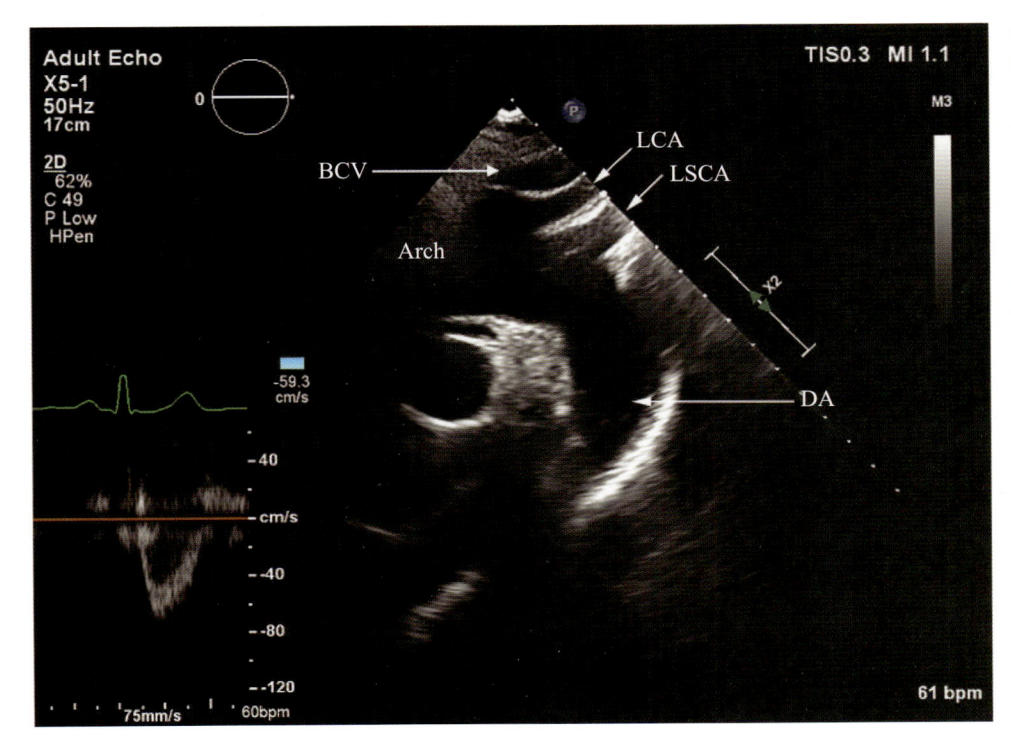

◀ 图 20-4 经胸超声心动图胸骨上窝切面显示正常主动脉弓，可见主动脉弓以及左颈总动脉和左锁骨下动脉开口，主动脉弓上方可见头臂静脉。左下角图像显示降主动脉近端内正常多普勒血流频谱，速度约 60cm/s

BCV. 头臂静脉；Arch. 主动脉弓；LCA. 左颈总动脉；LSCA. 左锁骨下动脉；DA. 降主动脉

731

二、超声心动图评价

经胸超声心动图胸骨旁长轴切面仅能显示升主动脉近端4～8cm。胸骨上窝切面可显示主动脉弓和一小段胸降主动脉。图20-3为向上倾斜的胸骨旁长轴切面，重点显示升主动脉，此切面可对瓣环、窦部、窦管交界及升主动脉内径进行精确测量。胸骨上窝切面是显示主动脉弓及其大分支血管的另一声窗。图20-4为正常人胸骨上窝切面，可显示大部分主动脉弓和其重要的分支血管。儿童或青少年的胸骨上窝切面比成年人更容易获得。但超声探头置于胸骨上窝常引起患者轻微不适。经胸超声心动图仅能显示部分降主动脉。降主动脉于胸骨旁长轴切面显示为左心房后方的圆形结构，有时可误认为扩张的冠状静脉窦；但冠状静脉窦近端位于房室沟，而主动脉形态更加清晰锐利，依据此特征可准确鉴别。剑突下切面可显示腹主动脉近端（图20-6）。

经食管超声心动图显示主动脉解剖及病变范围更大，从主动脉瓣、升主动脉、主动脉弓、胸降主动脉直至胃食管交界处均可显示。图20-7至图20-10为经食管超声心动图显示胸主动脉正常患者的一系列图像。

在经食管超声心动图成像中，探头通常先置于左心房后方显示升主动脉。该水平120°切面能够显示升主动脉近端5～10cm（图20-7）。旋转探头至40°～60°切面可显示包括主动脉瓣关闭在内的一系列升主动脉近端短轴切面（图20-8）。探头前进至胃食管交界处并旋转180°朝向后方于0°切面可显示胸降主动脉。探头沿主动脉缓慢回撤可显示一系列连续的胸主动脉短轴切面（图20-9）。在其中任意位置探头旋转至90°切面可显示主动脉长轴。老年患者主动脉迂曲，常需旋转探头方可将主动脉短轴置于图像中央。显示主动脉弓时，探头深度应相对较浅（距离门齿15～25cm），此时探头在口咽部明显弯曲，因而患者更加难以忍受。缓慢回撤探头至左锁骨下动脉水平为显示主动脉弓的最佳位置，进一步回撤探头并顺时针旋转可获得主动脉弓长轴切面（图20-10）。此处主动脉弓显示于扫查切面顶部，多

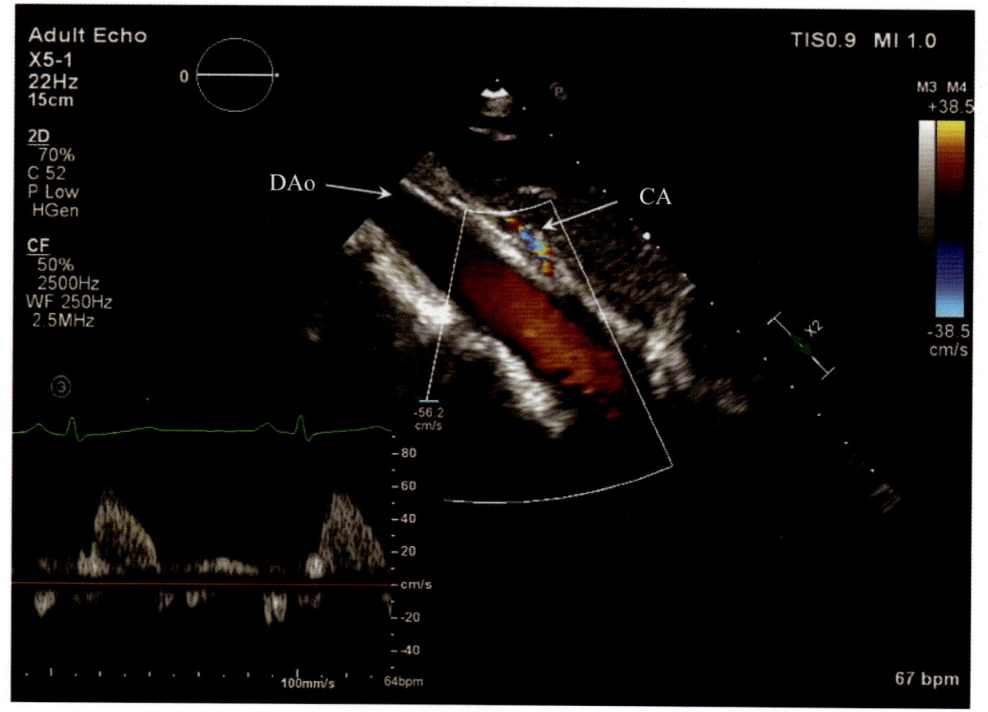

◀ 图20-6 剑突下切面显示正常降主动脉。彩色多普勒图像显示动脉内层流及腹腔干内血流。左下角图中脉冲多普勒显示降主动脉管腔内的正常血流频谱

DAo. 降主动脉；CA. 腹腔干

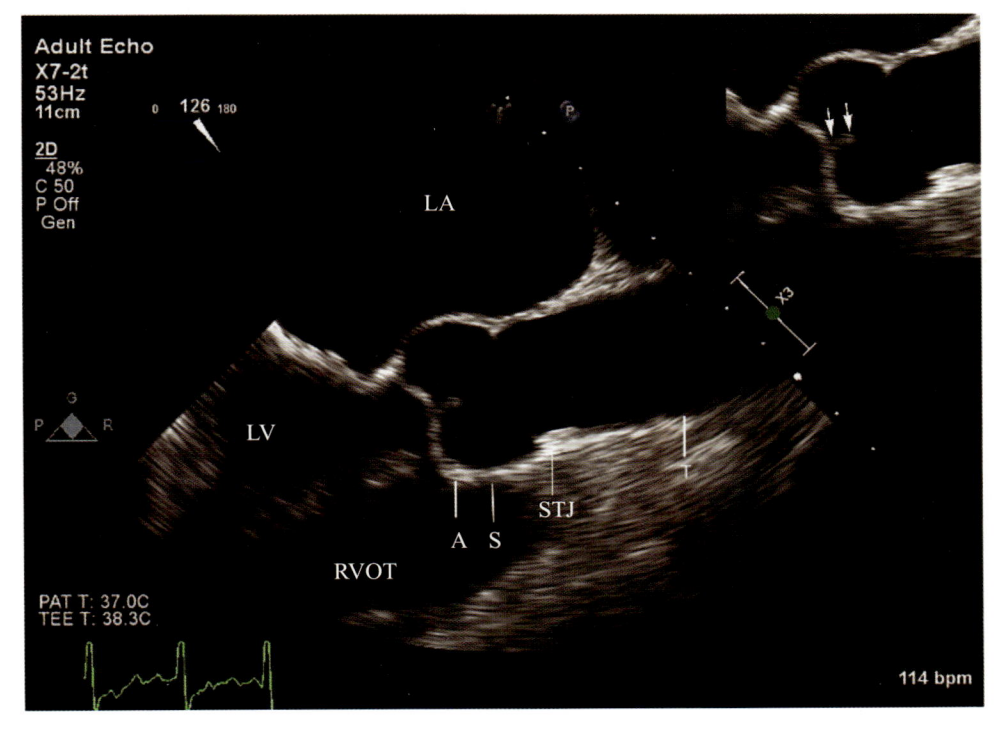

第20章 主动脉疾病
Diseases of the Aorta

◀ 图 20-7 经食管超声心动图显示正常升主动脉

126°切面显示升主动脉长轴，与图 20-3 的经胸超声心动图类似，可见对称性扩张的主动脉窦部和内径相对稍窄的窦管交界处。右上角图像显示舒张期主动脉瓣闭合线长 2~3mm（箭）。LA. 左心房；LV. 左心室；RVOT. 右心室流出道；A. 瓣环；S.Valsalva 窦；STJ. 窦管交界；T. 管状主动脉

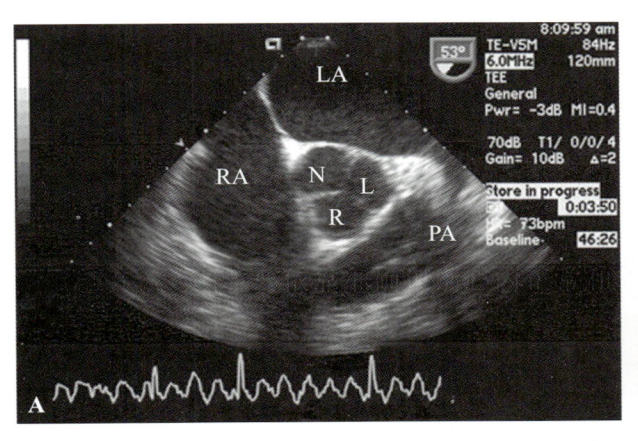

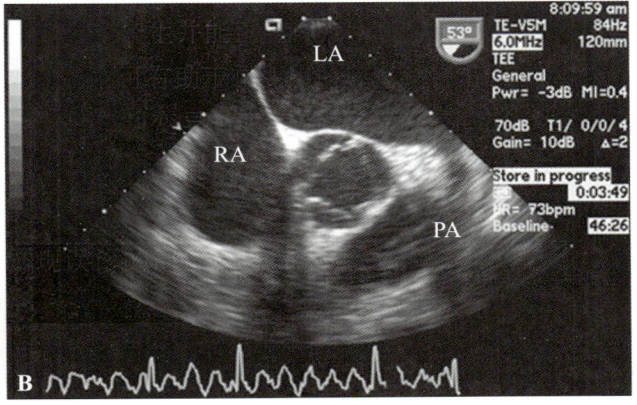

▲ 图 20-8 食管超声心动图 53°切面可显示主动脉根部短轴图像，左、右和无冠窦清晰可见，左心房、右心房和肺动脉近端也可清晰显示

A. 舒张期可见三个对称的主动脉窦及瓣叶闭合线；B. 收缩期可见三个瓣叶对称开放呈三角形。LA. 左心房；RA. 右心房；PA. 肺动脉；N. 无冠窦；R. 右冠窦；L. 左冠窦

平面探头旋转至 90°切面于图像顶部可显示主动脉弓短轴。此时顺时针或逆时针旋转探头可显示大血管分支的起始部。

主动脉近端应进行系统性评估，测量应包括主动脉瓣瓣环、窦部、窦管交界和升主动脉近端（图 20-2）。超声报告应特别注明主动脉各标准位置的内径。因主动脉病理改变范围较广泛，主动脉任意部位均可受累，多个部位也可同时受累，多数患者需要至少一种以上的影像技术（CT 或磁共振）进行筛查以评价自主动脉窦部至分叉处主动脉全长的病变情况（图 20-11）。

血管内超声也可用于评价主动脉（图 20-12），通常使用高频探头（20~30MHz）或心内探头（5~10MHz）。高频探头成像对主动脉内

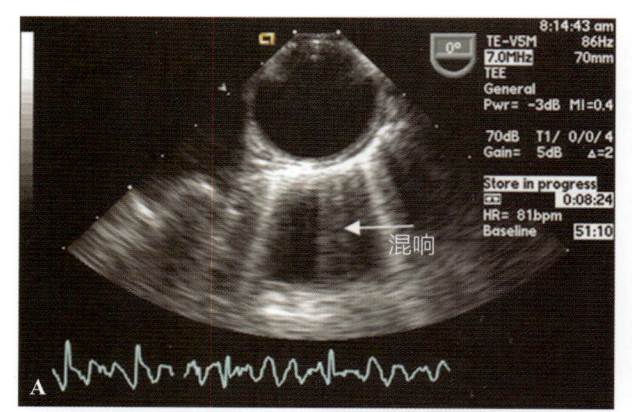

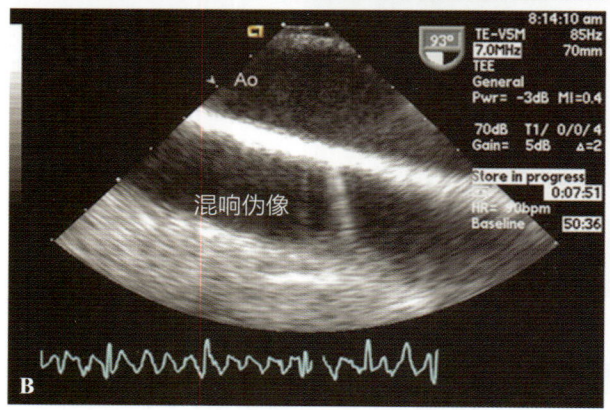

▲ 图 20-9　经食管超声心动图显示降主动脉

A. 0°切面正常主动脉短轴呈圆形，无动脉粥样硬化；B. 90°切面显示降主动脉长轴。主动脉壁的强反射特性常导致混响伪像，使后方出现与其酷似的第二个主动脉

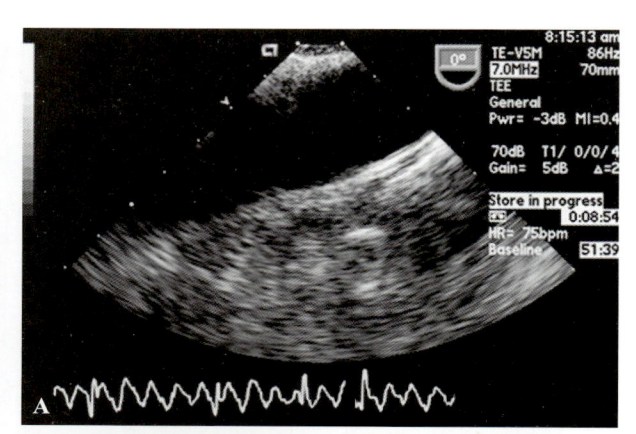

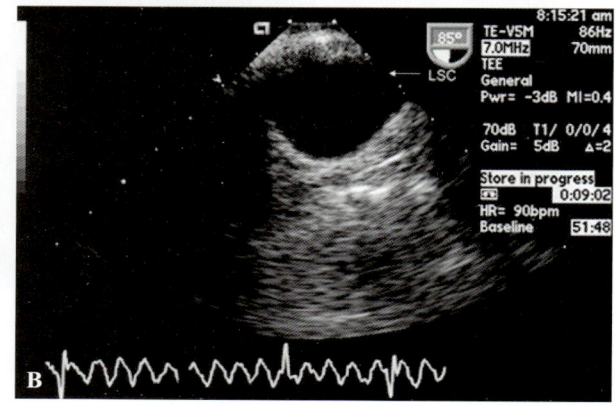

▲ 图 20-10　经食管超声心动图显示主动脉弓

A. 顺时针旋转探头后的0°切面，部患者进一步旋转探头可显示升主动脉窦管交界处；B. 相同探头位置85°切面显示主动脉弓顶部短轴，该切面可显示左锁骨下动脉（LSC）开口

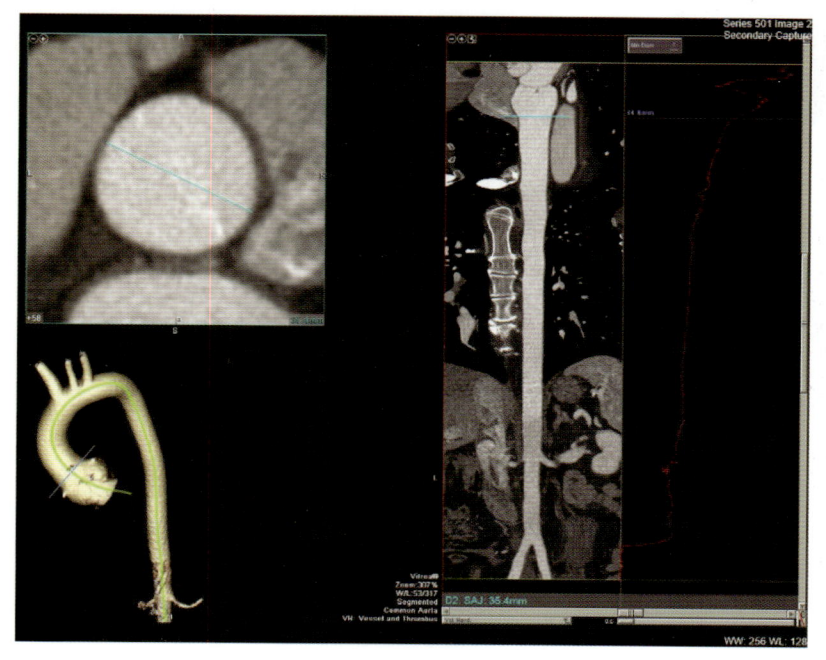

◀ 图 20-11　升主动脉轻度扩张患者的CT血管造影多种显像

左下角图为主动脉瓣瓣环到胸主动脉的三维重建，显示主动脉窦部非对称性扩张，主动脉弓分支也清晰可见。左上角为三维成像中升主动脉根部横断面放大图，主动脉内径35.4mm。三维成像图中可见沿主动脉长轴走行的线条，右侧图像是将主动脉沿长轴方向拉直后顶端为主动脉瓣瓣环水平而底端为动脉分叉水平，图片右边显示主动脉各水平管腔内径

部解剖结构的分辨率较高，其内层及中层均可显示。血管内超声已经应用于主动脉夹层的诊断和治疗，是监测急性主动脉夹层治疗性开窗术的首选影像方法。血管内超声的优势在于可显示主动脉从根部到髂动脉的全程。血管内超声可清晰显示主动脉夹层的真、假腔、剥脱内膜和假腔内血栓。血管内超声还可显示腹主动脉分支（髂动脉、肠系膜分支、肾动脉）的起始处位于真腔还是假腔以及内膜撕脱的部位。血管内超声测得的主动脉各节段内径与 CT 及经食管超声心动图测值具有高度相关性。

随着人口老龄化加剧以及不同程度动脉粥样硬化改变，主动脉的扩张性和搏动性降低。多项研究证实超声心动图可实现手动或自动追踪主动脉轮廓，以分析收缩期主动脉扩张性的变化。此变化是动脉粥样硬化的早期预测指标，也代表高血压和动脉粥样硬化的终末器官效应。

三、主动脉扩张和主动脉瘤

主动脉扩张可发生于主动脉任何部位。主动脉某一部位的病变确诊以后，应对其全程进行评估，因为很多影响主动脉某一部分的疾病也可影响主动脉其他部分。评估主动脉全程需采用 CT 或 MRI，而随访监测可特定观察病变局部。主动脉瘤定义为主动脉扩张至正常主动脉内径的 1.5 倍。主动脉扩张可为孤立性或继发于其他心血管疾病如高血压或主动脉瓣膜病变。二叶式主动脉瓣通常合并原发性主动脉病变（主动脉病）。特发性扩张（尚未达到主动脉瘤诊断标准）和迂曲即通常所指的主动脉瓣瓣环扩张，目前尚未明确此为独立性疾病，还是与年龄、高血压或其他不明原因的原发性主动脉疾病相关。

升主动脉近端扩张可从经胸超声心动图胸骨旁长轴切面观察（图 20-13）。如前所述，主动脉瓣瓣环相对稳定而不易扩张，可作为评价体表面积不同的个体主动脉内径的内部参照。图 20-13 至图 20-26 显示从瓣环至升主动脉逐渐扩张。因主动脉瓣沿窦管交界处呈环形插入，窦管交界扩张甚至消失会导致瓣叶对合不良以及继发性主动脉瓣关闭不全（图 20-16）。

主动脉瘤应对其发生部位如升主动脉、主动脉弓、胸降主动脉或腹主动脉等进行特征性描述。主动脉瘤可累及多个部位，并且受累的各个部位间可相延续。病变范围大小不定，小至局限性主动脉瘤，大至整个主动脉弥漫性囊状受累。经胸超声心动图常足以评估升主动脉近端主动脉瘤。经食管超声心动图对升主动脉至胃食管交界处主动脉解剖结构包括主动脉瘤的评估更加准确。以上两种超声心动图技术对超声扫查未能探的主动脉瘤的精准定位和特征评估具有一定局限性，因此 CT 或 MRI 检查全面评估主动脉非常必要。

常规超声心动图扫查可偶然发现主动脉瘤，图 20-23 至图 20-26 是因其他原因进行经胸超声心动图检查时偶然发现的主动脉瘤。通常情况下，有必要采用经食管超声心动图进一步评估主动脉瘤。图 20-27 至图 20-32 为经食管超声心动图显示的升主动脉及胸降主动脉瘤的超声图像，

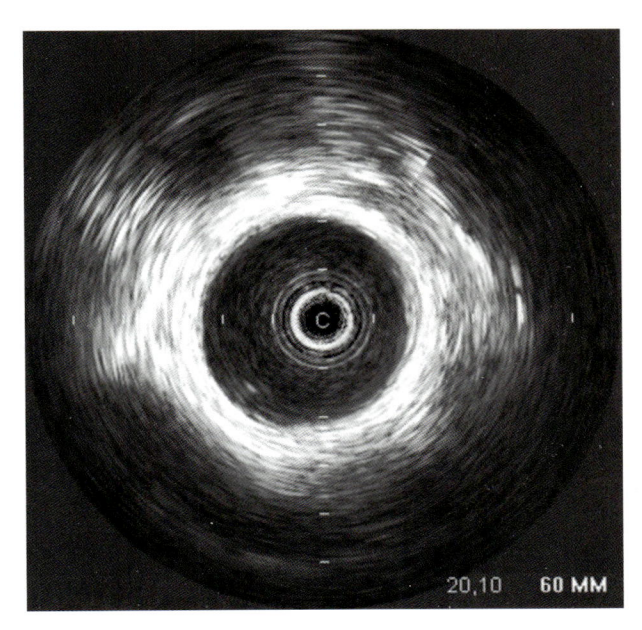

▲ 图 20-12 胸主动脉血管内超声（IVUS）图像
血管内超声探头位于降主动脉管腔内，管腔呈光滑圆形，2 点钟至 4 点钟位置内膜轻微增厚，符合早期粥样斑块形成表现

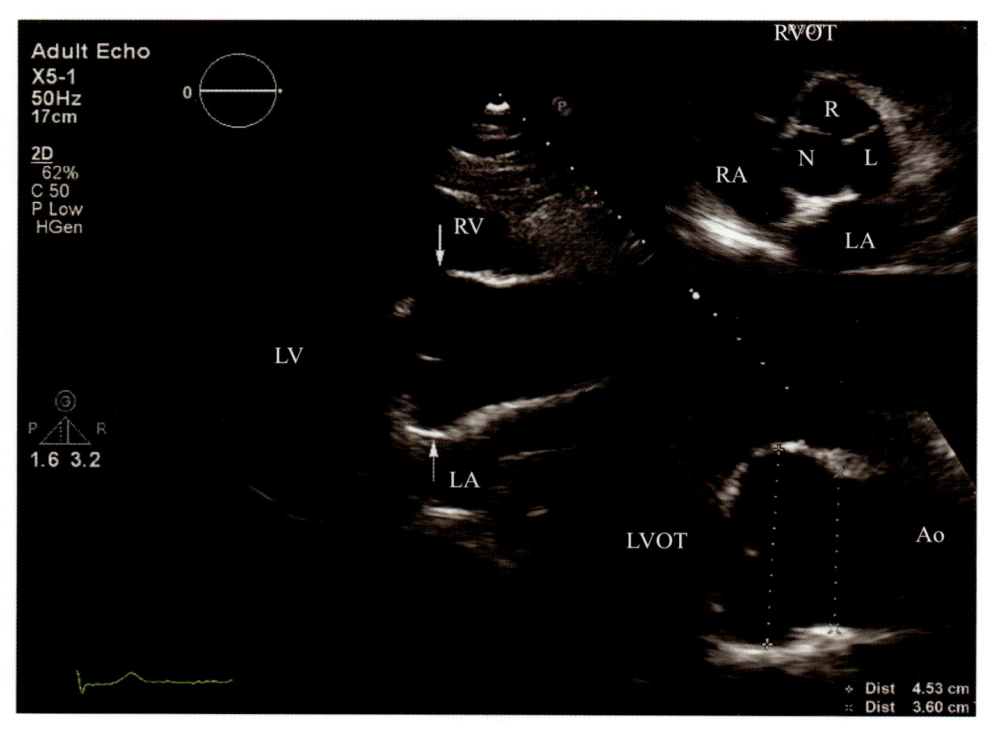

◀ 图 20-13 胸骨旁长轴切面显示 Valsalva 窦部扩张

中间图像为轻度扩张的 Valsalva 窦（向内箭）。右上方图像显示 3 个主动脉瓣瓣叶和 3 个 Valsalva 窦。右下方图像显示放大的主动脉根部近端，测得 Valsalva 窦部内径 4.5cm。RV. 右心室；LV. 左心室；LA. 左心房；R. 右冠窦；N. 无冠窦；L. 左冠窦；LVOT. 左心室流出道；Ao. 主动脉

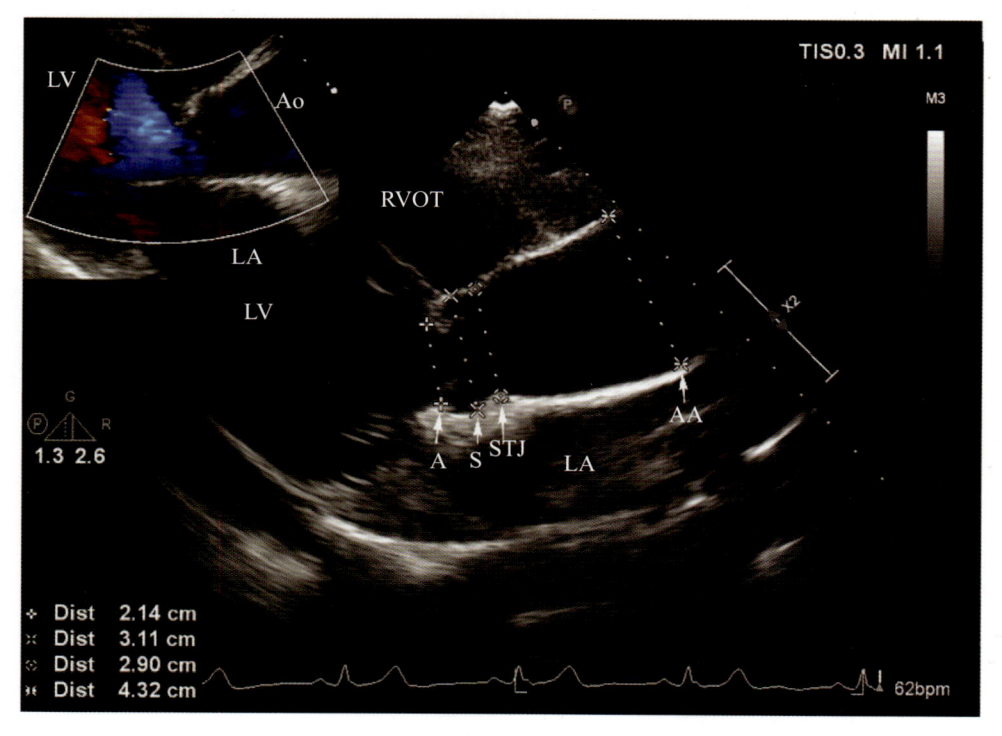

◀ 图 20-14 胸骨旁长轴切面显示升主动脉管腔部分扩张

主动脉瓣瓣环（A）、Valsalva 窦部（S）以及窦管交界处（STJ）的内径测值显示于左下角。升主动脉扩张，内径为 4.3cm。左上角图像为主动脉瓣瓣口彩色多普勒，无主动脉瓣反流。LV. 左心室；LA. 左心房；Ao. 主动脉；RVOT. 右心室流出道；A. 瓣环；S. 窦；STJ. 窦管交界处；AA. 升主动脉

证实经食管超声心动图能记录大范围的主动脉病变，包括并发的动脉粥样病变、破裂以及出血。

主动脉瓣关闭不全在升主动脉瘤中并不少见，尤其见于主动脉近端扩张并窦管交界消失的患者。主动脉瓣对合不良导致出现从轻度至重度不同程度的功能性主动脉瓣反流（图 20-16）。如果主动脉瓣形态正常，手术纠正主动脉扩张并重建主动脉近端正常的几何构型，可减少

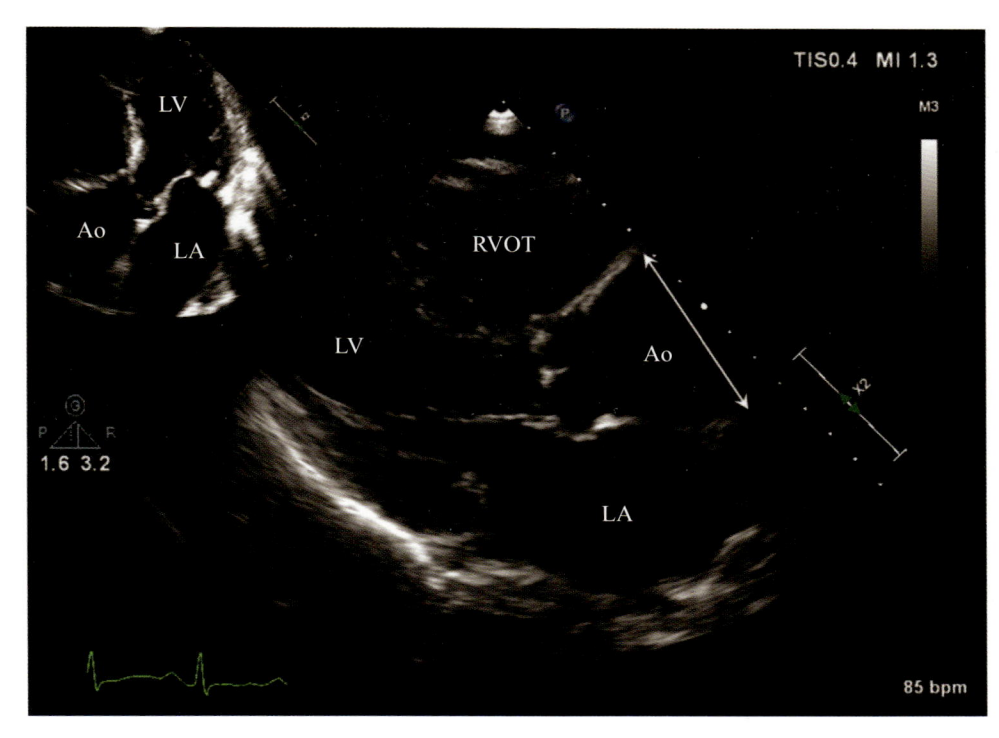

第20章 主动脉疾病
Diseases of the Aorta

◀ 图 20-15 经胸超声心动图显示升主动脉瘤

中央图像显示窦管交界远端（双向箭）明显扩张。左上角图像为心尖切面，也可见扩张的升主动脉。升主动脉扩张导致右心房无法与左心房同时在四腔心切面显示。LV. 左心室；Ao. 主动脉；LA. 左心房；RVOT. 右心室流出道

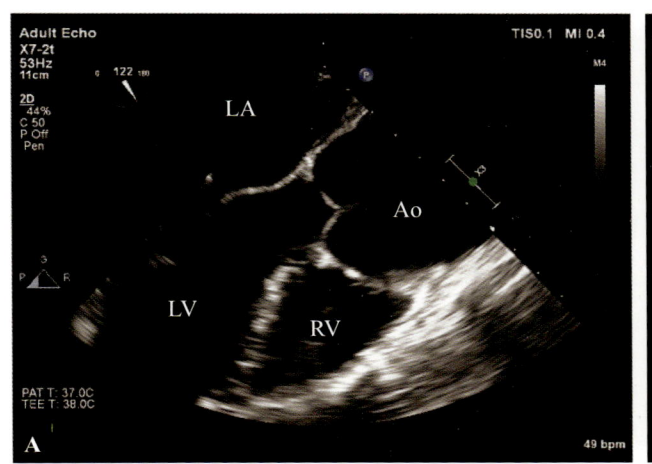

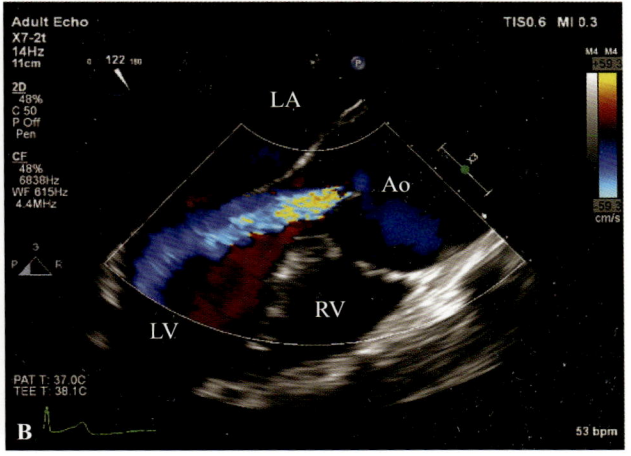

▲ 图 20-16 经食管超声心动图主动脉长轴切面显示主动脉近端扩张

A 图为主动脉瓣正常闭合和主动脉近端扩张；B 图为窦管交界处扩张导致中度主动脉瓣反流。LA. 左心房；LV. 左心室；RV. 右心室；Ao. 主动脉

和（或）消除主动脉瓣关闭不全而避免主动脉瓣置换。

升主动脉扩张或升主动脉瘤出现自发性破裂和夹层的风险与其扩张程度直接相关。通常内径达 55mm 作为预防性主动脉手术的手术指征，以减少主动脉破裂或夹层等灾难性事件的发生。此外，主动脉扩张程度变化迅速，一般以每年增加大于 5mm 为外科手术指征。由于手术成功率和预后逐渐改善，许多心脏中心以内径 50 mm 作为外科手术的指征。将主动脉内径根据性别或体型进行标准化不无道理，但是关于主动脉内径标准化的指南还未发布。

在几种特殊人群中，作为手术指征的主动脉内径的标准值需要适当调整。例如，马方综合征

737

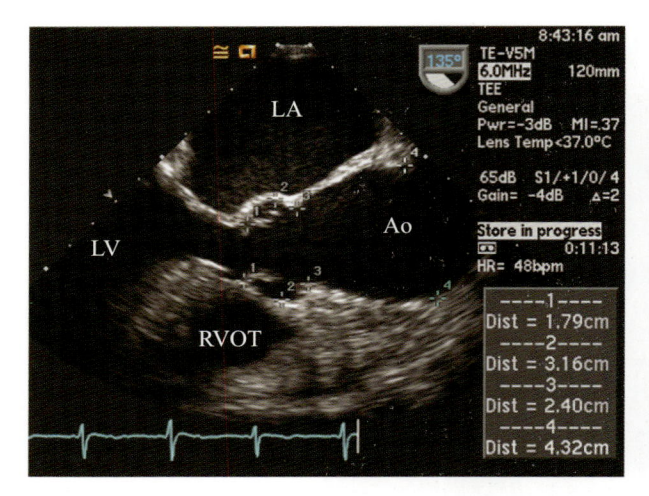

▲ 图 20-17 经食管超声心动图升主动脉长轴切面显示升主动脉瘤样扩张。主动脉瓣瓣环（1）、Valsalva 窦（2）、窦管交界（3）及升主动脉可显示部分（4）的内径测值如图所示

LV. 左心室；LA. 左心房；RVOT. 右心室流出道；Ao. 主动脉

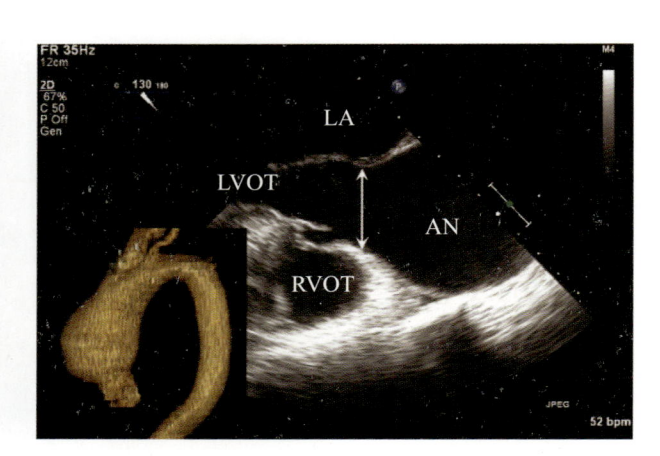

▲ 图 20-18 经食管超声心动图升主动脉长轴切面可见内径正常的主动脉瓣瓣环和窦管交界（双向箭），而升主动脉瘤处（AN）显著扩张。经食管超声心动图无法完整显示升主动脉瘤扩张程度及范围。左下角 CT 血管造影成像显示完整升主动脉及其形态

LVOT. 左心室流出道；RVOT. 右心室流出道；LA. 左心房

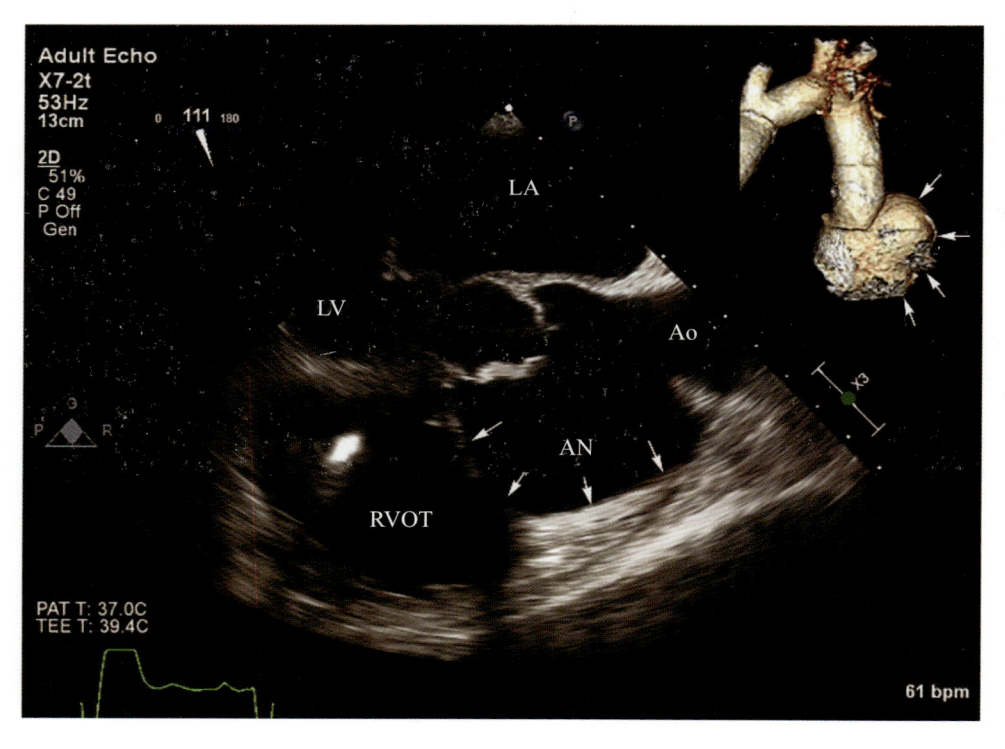

◀ 图 20-19 经食管超声心动图长轴切面显示局限性主动脉根部近端瘤样扩张

图片中心显示动脉瘤边界（箭）。右上角图像为主动脉近端的 CT 三维重建图像，可清晰显示瘤样扩张范围。LV. 左心室；RVOT. 右心室流出道；LA. 左心房；AN. 动脉瘤；Ao. 主动脉

患者或有主动脉破裂及夹层家族史的患者，主动脉内径标准值应降低以早期预防性干预。此外，对于 Loeys-Dietz 综合征患者，因其出现自发性主动脉夹层和破裂的风险较高，当主动脉内径为 40~45mm 应及时手术干预。Turner 综合征和二叶式主动脉瓣患者主动脉综合征的发生率更高，而且考虑到他们身材较小，因而作为干预指征的主动脉内径应小于正常人群。

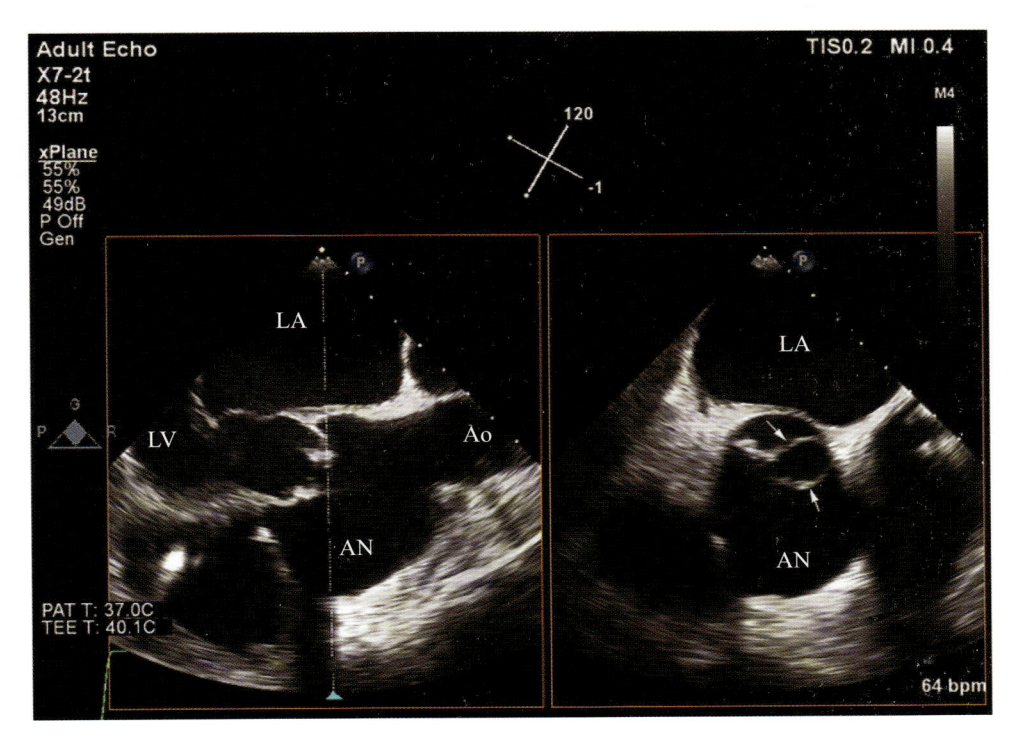

第 20 章 主动脉疾病
Diseases of the Aorta

◀ 图 20-20 经食管超声心动图双平面模式显示同一患者（图 20-19）的主动脉根部动脉瘤（图左）和主动脉瓣二叶样改变（图右）
LV. 左心室；LA. 左心房；AN. 动脉瘤；Ao. 主动脉

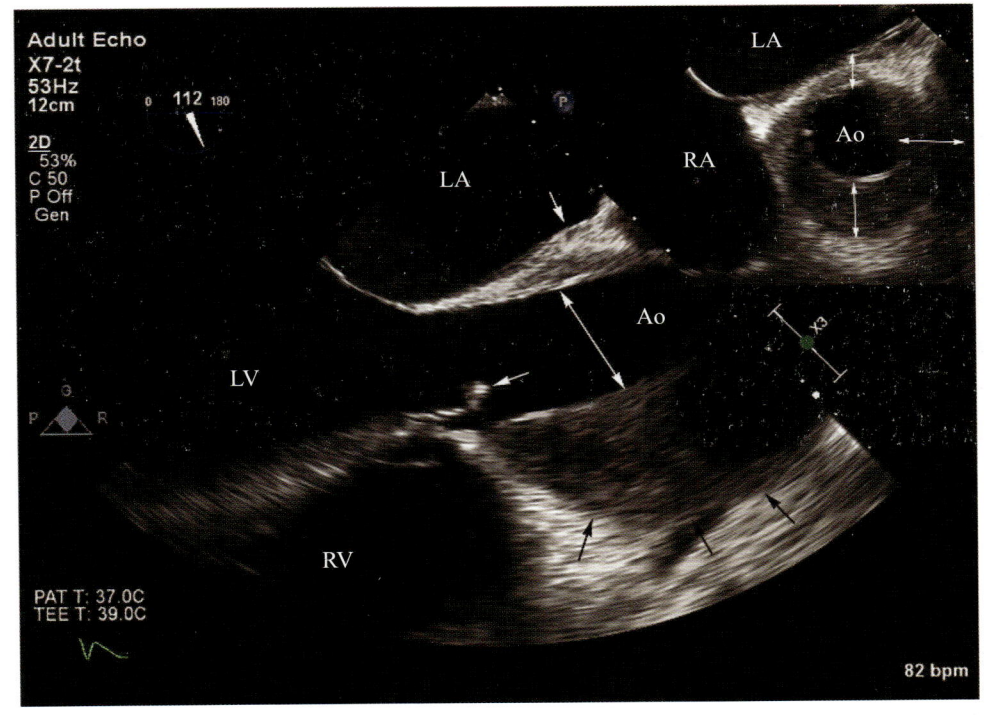

◀ 图 20-21 经食管超声心动图升主动脉长轴切面显示二叶式主动脉瓣和升主动脉瘤，瘤腔内可见巨大血栓
动脉瘤外边界标记为黑箭和向下的白短箭，主动脉管腔标记为双向箭，轻度增厚的二叶式主动脉瓣标记为左向箭。右上角图是以双向箭标记的升主动脉管腔短轴切面，可见升主动脉显著扩张，部分管腔被血栓占据导致管腔内径减小（双向箭）。
LV. 左心室；RV. 右心室；LA. 左心房；Ao. 主动脉

四、马方综合征

马方综合征是一种遗传性性结缔组织疾病，它与编码原纤维蛋白 1 的 FBN1 基因突变相关。此综合征与多种心血管异常相关。在矫正性手术出现之前，心血管并发症，尤其是主动脉夹层和破裂，是马方综合征患者的首要死因，平均死亡年龄在 40~50 岁。马方综合征心血管表现包括主动脉中层变性，从而导致主动脉扩张和动脉壁

739

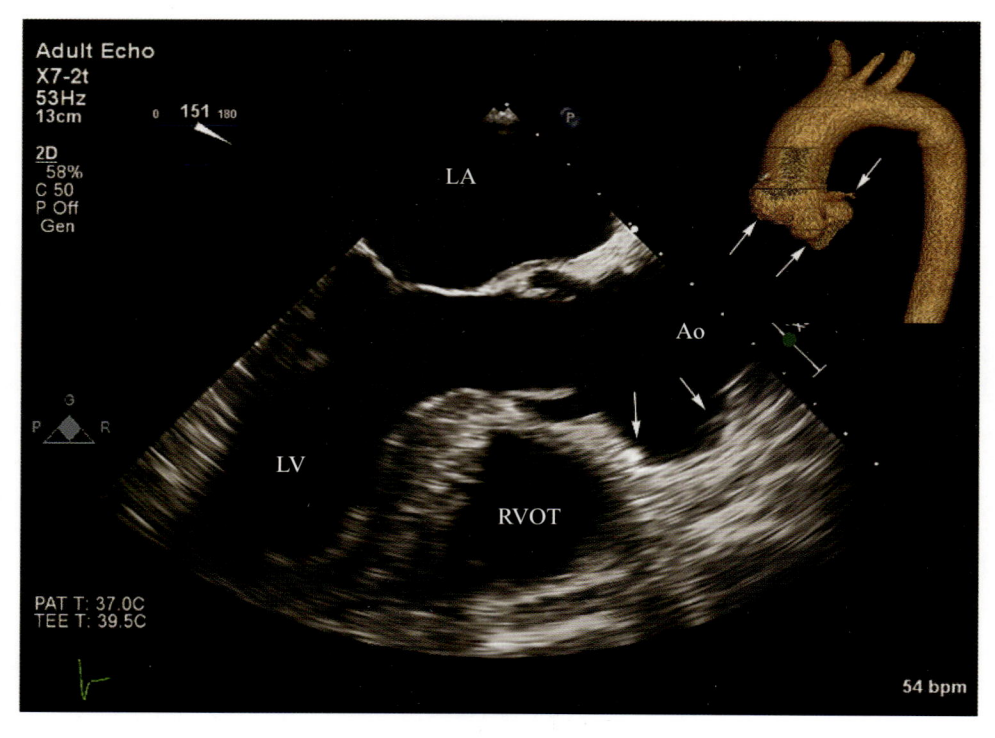

◀ 图 20-22 经食管超声心动图升主动脉长轴切面显示孤立性升主动脉瘤。中央图片显示升主动脉管壁局限性向外膨出（箭所示）。右上角图像为主动脉 CT 三维重建，可见主动脉瓣平面（两个向内箭所示）及局限性升主动脉瘤（单箭所示）

LV. 左心室；LA. 左心房；RVOT. 右心室流出道；Ao. 主动脉

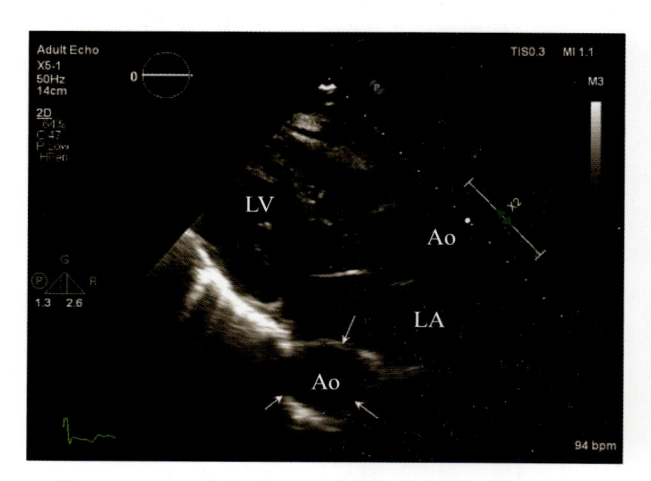

▲ 图 20-23 经胸超声心动图胸骨旁长轴切面显示房室沟后方扩张的胸降主动脉（Ao，箭），胸降主动脉扩张提示可能存在胸降主动脉瘤或夹层

LV. 左心室；LA. 左心房

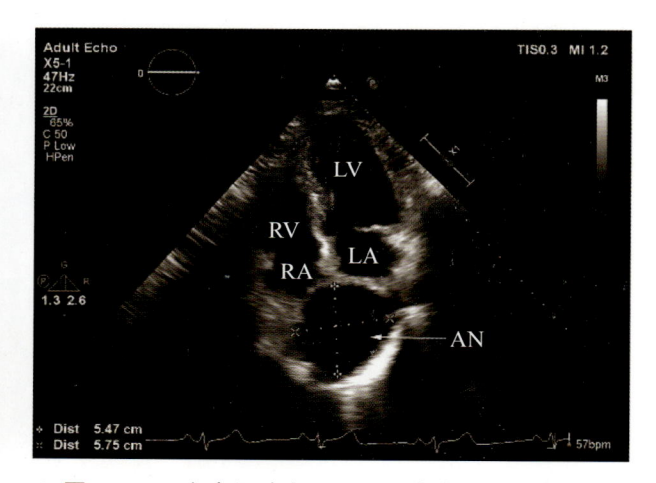

▲ 图 20-24 心尖四腔心切面显示胸降主动脉瘤，其为左心房后方圆形无回声区，内径测值如图示

RV. 右心室；RA. 右心房；LV. 左心室；LA. 左心房；AN. 动脉瘤

变薄。扩张常发生于主动脉近端，可能局限于主动脉窦。图 20-33 至图 20-36 显示马方综合征的典型特征。尽管主动脉窦部扩张最为常见，但病理改变可累及主动脉全程，因而马方综合征患者的主动脉瘤、夹层及破裂可发生于主动脉的任何部位。大多数患者初期筛查可选择经胸超声心动图检查。

马方综合征的临床处理包括一系列影像学检查评估主动脉内径及监测扩张进展。目前认为患者首次检查时都应行 CT 或 MR 以评估主动脉全程（图 20-37）。如果不伴有主动脉远端扩张，随访可采用经胸超声心动图，因为升主动脉近端是

最可能出现进行性扩张的部位。随访时应记录一系列数据以便比较。

目前仍然不清楚是否应将主动脉内径根据体表面积进行标准化。身材矮小患者主动脉内径小于 50 或 55mm 则提示主动脉明显扩张。由主动脉扩张引起的主动脉瓣关闭不全也是手术指征之一（图 20-35 和图 20-36）。马方综合征是累及升主动脉全程的系统性疾病，因此术后随访监测尤为重要。马方综合征患者行升主动脉置换后，因经胸超声心动图声窗受限，术后随访可能需要采用经食管超声心动图、CT 或 MRI。

马方综合征患者心血管异常的表现不仅包括

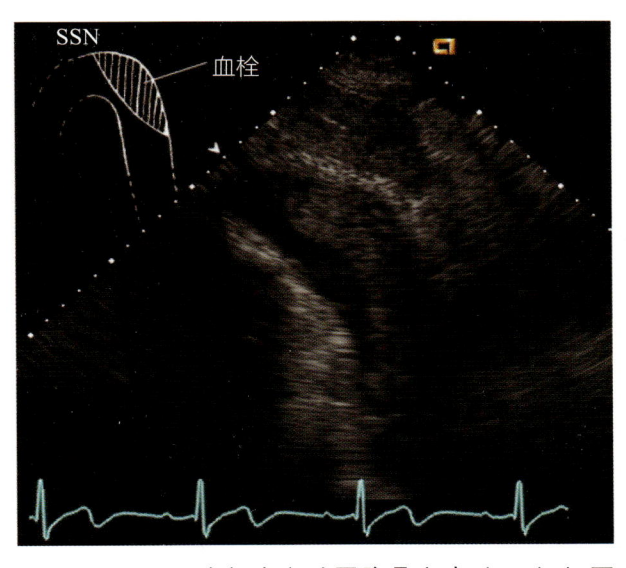

▲ 图 20-25 经胸超声心动图胸骨上窝（SSN）切面显示主动脉弓远端和降主动脉动脉瘤，部分瘤腔被血栓充填

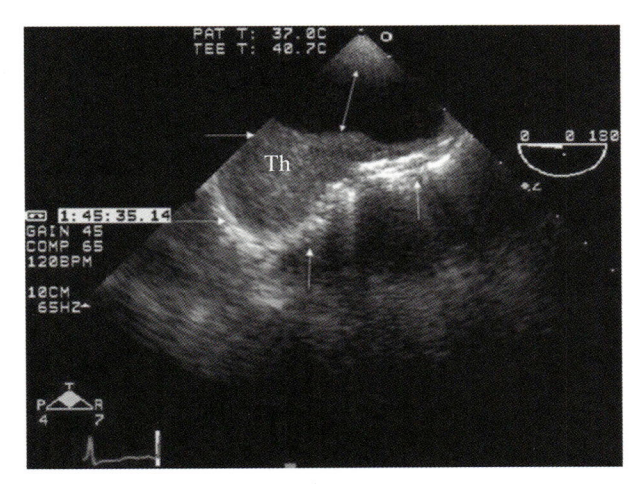

▲ 图 20-27 经食管超声心动图显示孤立性主动脉弓动脉瘤，双向箭示主动脉弓管腔，水平及垂直箭示主动脉瘤边界，其内充满血栓（Th）

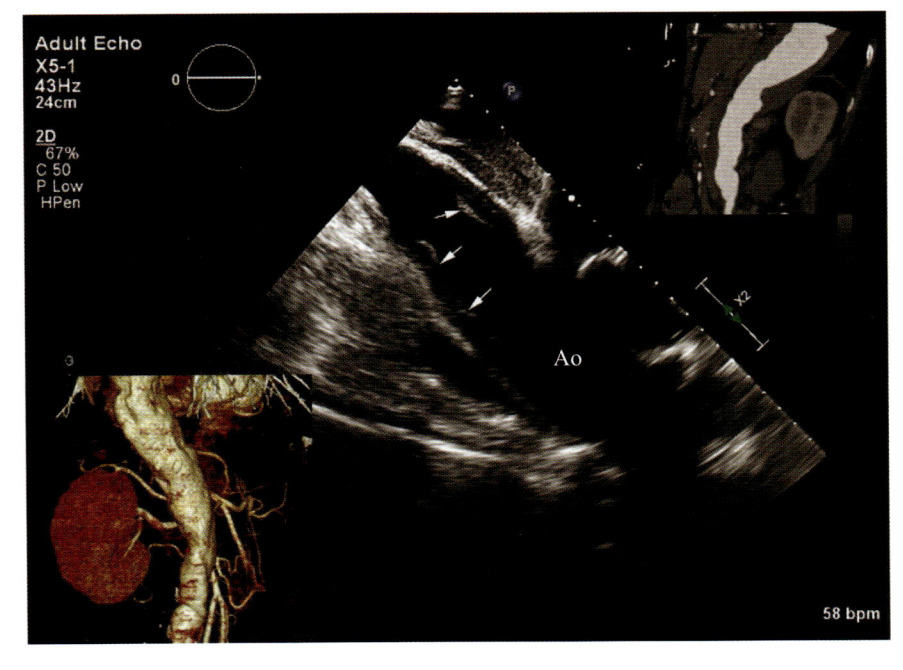

◀ 图 20-26 剑突下切面显示降主动脉（Ao）近端瘤样扩张伴动脉粥样硬化（箭）。右上角图像为腹主动脉 CT，显示腹主动脉呈不规则瘤样扩张。左下角图像是 CT 血管造影三维重建，显示腹主动脉近端弥漫性不规则扩张

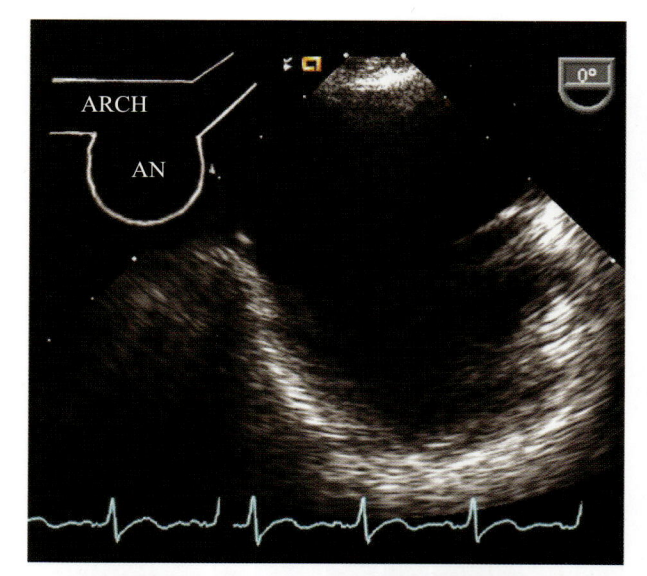

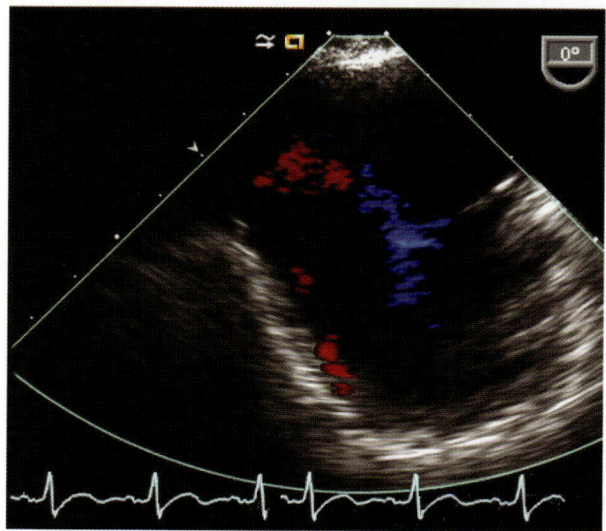

▲ 图 20-28 经食管超声心动图显示孤立性主动脉弓动脉瘤（AN）

上图 0°切面显示主动脉弓动脉瘤呈囊袋状，下图彩色血流多普勒成像显示动脉瘤内血流缓慢进出。ARCH. 主动脉弓；AN. 动脉瘤

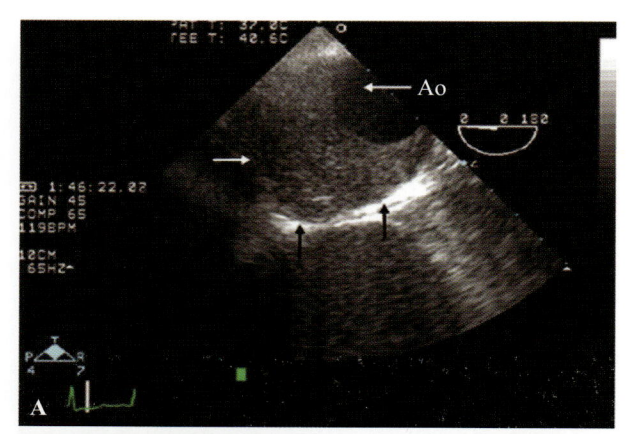

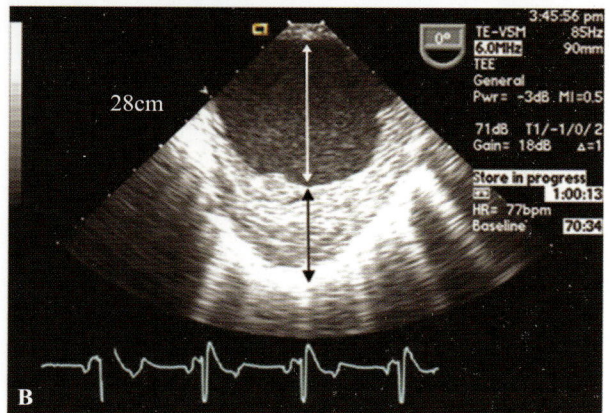

▲ 图 20-29 经食管超声心动图显示降主动脉瘤

A. 主动脉腔内血流，垂直黑箭和水平白箭表示主动脉外缘与动脉瘤的最大径。其中大部分充满血栓和形成动脉粥样硬化；B. 胸主动脉瘤，双向白箭显示主动脉腔，双向黑箭显示动脉瘤腔内的血栓及粥样硬化斑块，主动脉内径为两者之和。Ao. 主动脉

主动脉病变，二尖瓣黏液样变性并脱垂的发生率也较高（图 20-38）。马方综合征患者二尖瓣黏液样变性的瓣膜形态特征和临床表现与非马方综合征患者相似，均表现为瓣叶广泛增厚冗长，收缩期膨出或脱垂于二尖瓣瓣环下方。二尖瓣疾病的超声心动图评估见第 11 章。

二尖瓣脱垂并反流以及主动脉瓣反流都应记录。但如果主动脉瓣反流是主要病变，可能导致左心室扩张，进而导致二尖瓣脱垂的超声心动图表现不典型，使二尖瓣反流被低估。主动脉瓣置换术后心室腔内径减小，二尖瓣脱垂更加明显，因而二尖瓣反流程度需要重新评估。对正在进行主动脉瓣置换的马方综合征患者，若怀疑其二尖瓣存在黏液样变或较复杂病变时，应在主动脉瓣置换术后即刻评估二尖瓣脱垂和反流程度，必要时行主动脉瓣和二尖瓣联合瓣膜置换手术。

马方综合征患者可继发冠状动脉近端自发性夹层，因此其发生急性冠脉综合征的风险增高。女性患者可于妊娠期或产褥期突发冠状动脉夹

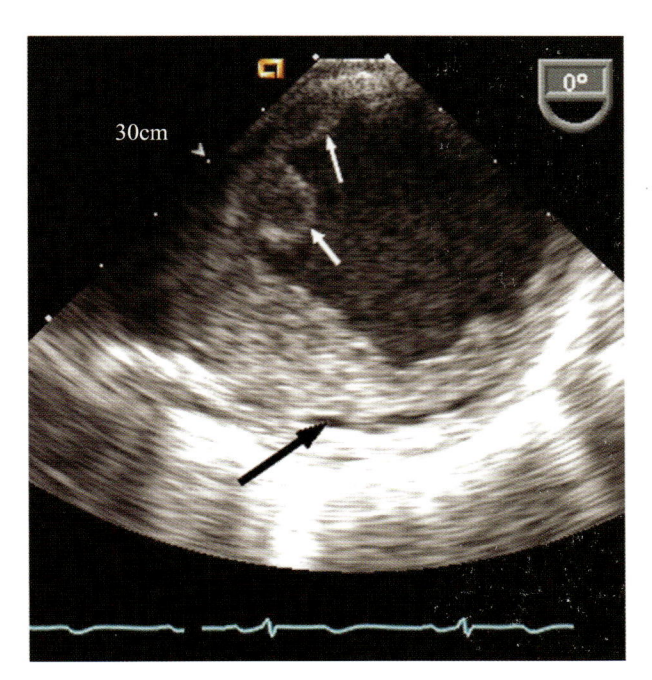

▲ 图 20-30　经食管超声心动图 0°切面显示复杂主动脉粥样硬化的患者距门齿 30cm 处的降主动脉。白箭显示主动脉管腔瘤样扩张和突向腔内的复杂动脉粥样硬化，黑箭显示动脉粥样硬化斑块后方的暗区为斑块破裂

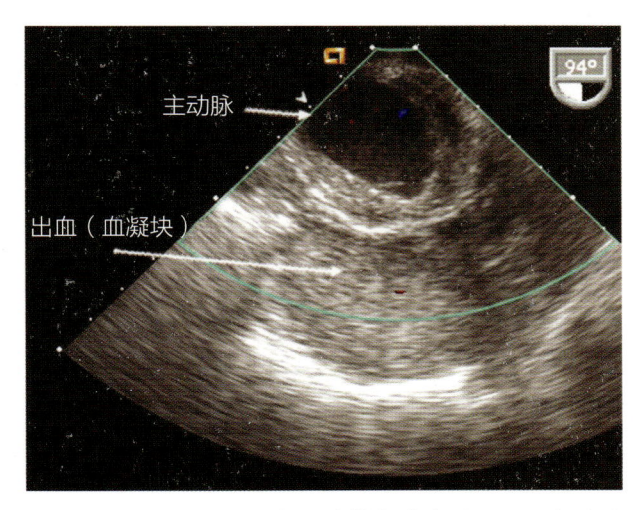

▲ 图 20-32　主动脉弓部经食管超声心动图显示主动脉瘤破裂，主动脉管壁呈动脉粥样硬化性增厚，主动脉弓部下方软组织密度回声提示新鲜血栓形成

层，表现为典型急性心肌梗死的特征。无冠状动脉粥样硬化风险的马方综合征或相关结缔组织疾病患者一旦出现节段性室壁运动异常，应该高度警惕自发性冠状动脉夹层。

除马方综合征外，其他遗传性结缔组织疾病也可表现为相似的主动脉病变，包括 Ehlers-Danlos 综合征和遗传性综合征如 Turner 综合征（染色体组型 XO）。Turner 综合征的主动脉病变可能与二叶式主动脉瓣的高发生率有关。Turner 综合征中二叶式主动脉瓣和主动脉扩张同时存在可增高夹层发生的风险。Turner 综合征合并主动脉病变的随访监测与马方综合征患者类似。Turner 综合征患者体型较小，因此，作为手术指征的主动脉内径标准值应结合临床。

五、主动脉窦瘤

Valsalva 窦瘤最常见于右冠窦，其大小变化相当大，Valsalva 窦瘤总长度可达 3～5cm。起源于右冠窦的窦瘤常突入右心房，表现为右心房内条状或风袋样结构。窦瘤短轴观表现为活动的环状结构类似囊性包块。极少数情况下，起源于无冠窦的 Valsalva 窦瘤突入室间隔内而表现为心

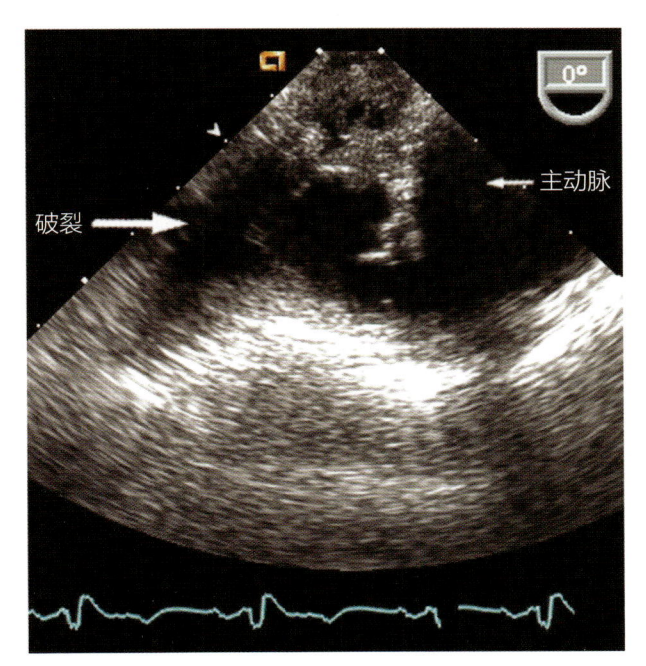

▲ 图 20-31　经食管超声心动图显示主动脉弓动脉瘤并发破裂，主动脉走形迂曲及其周边回声杂乱提示纵隔出血

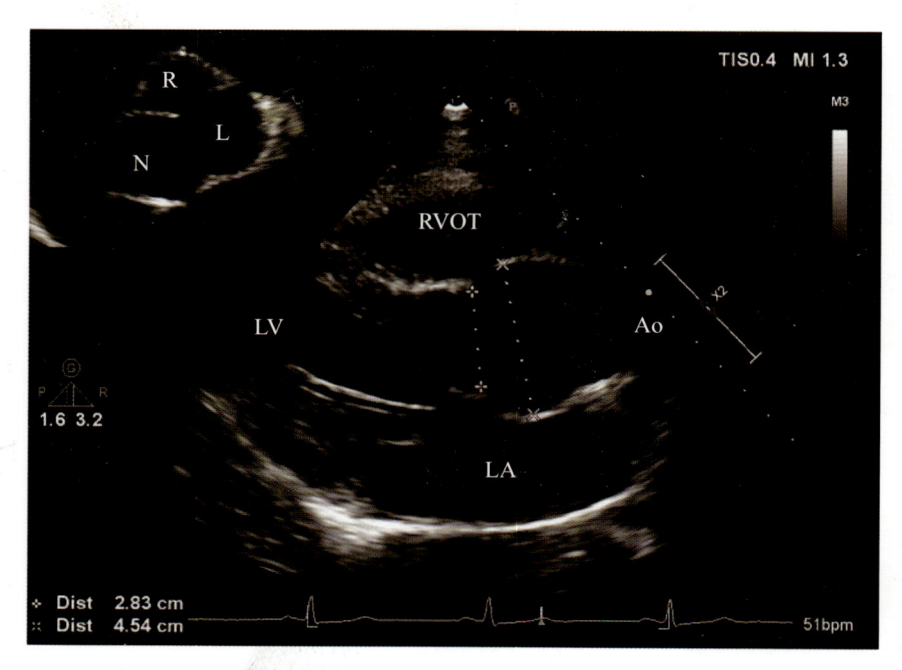

Feigenbaum 超声心动图学（原书第 8 版）
Feigenbaum's Echocardiography (8th Edition)

◀ 图 20-33 经胸超声心动图胸骨旁长轴切面显示马方综合征患者升主动脉扩张

左上角为主动脉窦部短轴切面，与右冠窦相比，左冠窦和无冠窦非对称性扩张。RVOT. 右心室流出道；LV. 左心室；LA. 左心房；Ao. 主动脉

肌内的囊状结构。Valsalva 窦瘤突入左心房较罕见。图 20-39 至图 20-43 均显示 Valsalva 窦瘤。图 20-41 显示 Valsalva 窦瘤起源于右冠窦并突入右心房。二维成像表现为右心房内活动度较大的条状团块。彩色多普勒血流成像可显示风带样结构内充满异常血流信号，有助于 Valsalva 窦瘤的诊断。

Valsalva 窦瘤的主要并发症为自发性破裂，以破入右心房最常见，可导致右心压力急剧升高、颈静脉怒张及响亮的连续性杂音。其他并发症包括冠状窦变形，从而导致主动脉瓣闭合不良以及主动脉瓣反流。经胸超声心动图检查疑为 Valsalva 窦瘤的患者，经食管超声心动图检查可以确诊，并且能够显示所有病例的全部特征。少数情况下，Valsalva 窦瘤内可形成血栓，超声表现类似于心腔内团块（图 20-43）。

另一种纤维性瘤样结构与 Valsalva 窦瘤有着密切的关系，但极为罕见且位于心脏纤维骨架内。并通过较窄的颈部与 Valsalva 窦相通，通常表现为主动脉与左心房间的囊性结构。经食管超声心动图对于明确诊断非常重要，心脏 CT 和 MRI 在诊断中也起着重要作用。

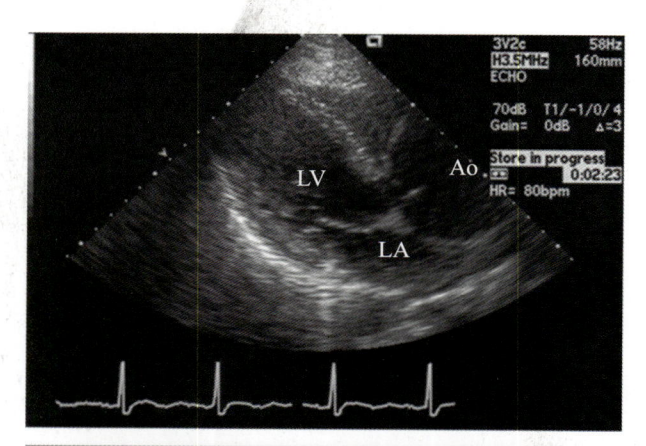

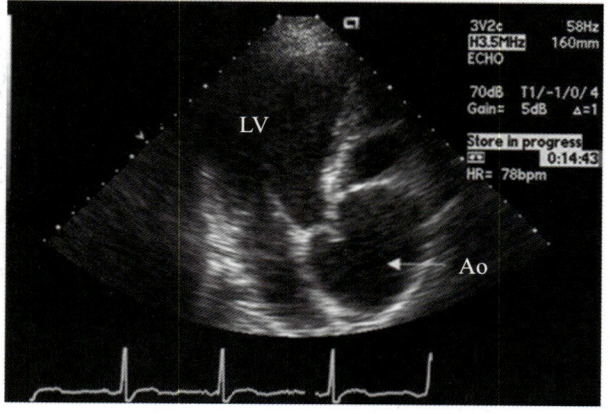

▲ 图 20-34 经胸超声心动图显示马方综合征患者升主动脉显著扩张

上图胸骨旁长轴切面显示升主动脉明显扩张，以主动脉窦水平最为显著。下图心尖长轴切面显示因扩张而扭曲的升主动脉。LV. 左心室；LA. 左心房；Ao. 主动脉

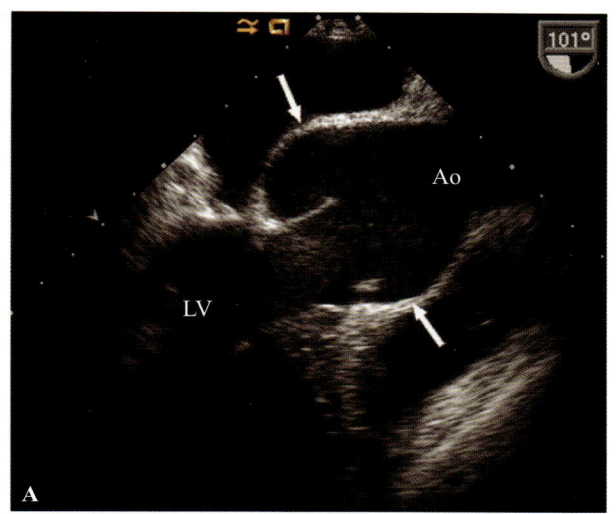

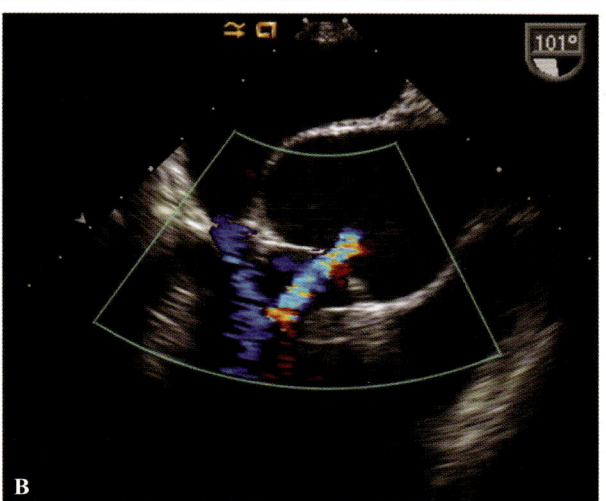

▲ 图 20-35 经食管超声心动图升主动脉长轴切面显示马方综合征患者的升主动脉

A. 主动脉近端扩张，局限于 Valsalva 窦，而窦管结合部内径相对正常；B. 彩色血流多普勒显示主动脉瓣瓣叶对合不良导致的主动脉瓣轻度反流。LV. 左心室；Ao. 主动脉

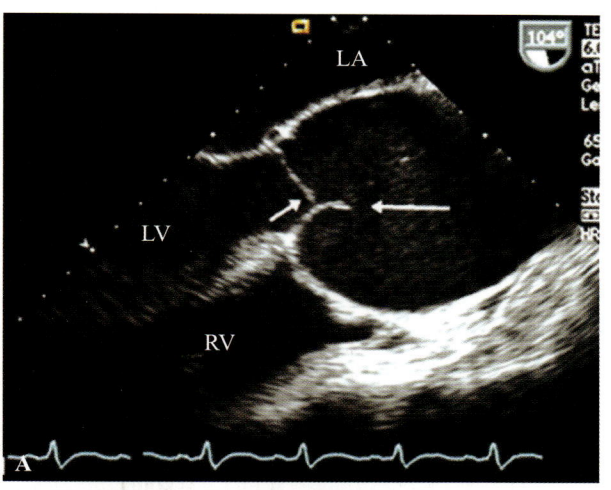

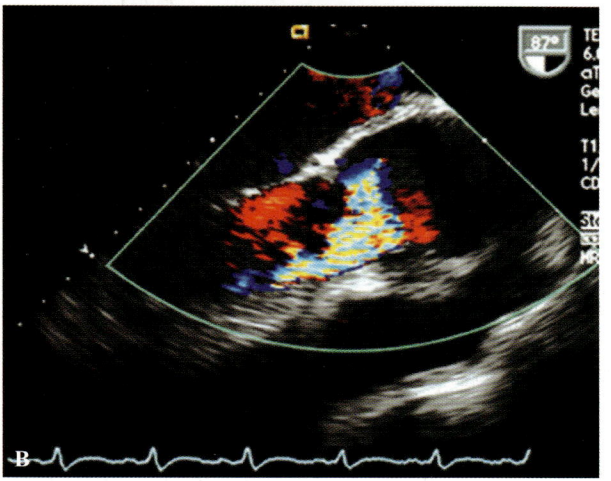

▲ 图 20-36 经食管超声心动图升主动脉长轴切面显示马方综合征升主动脉

A. 主动脉窦明显扩张．窦管交界处略窄．但其内径仍远大于瓣环内径。同时显示左冠瓣位置正常（长箭）和无冠瓣位置异常（短箭）从而导致瓣叶对合不良；B. 主动脉瓣闭合不良导致瓣口出现明显偏心性反流信号，反流起始方向由后向前（顶部朝向底部）。LA. 左心房；LV. 左心室；RV. 右心室

六、主动脉夹层

急性主动脉夹层的年发病率为 10/百万～30/百万，可导致突然发作的胸部和（或）背部撕裂样疼痛，并伴有多种继发性心血管和生理异常表现。主动脉夹层、壁内血肿（IMH）、动脉粥样硬化斑块破裂和动脉瘤破裂临床症状相似，被称为"急性主动脉综合征"。超声心动图、CT 或 MRI 是鉴别以上疾病的必要手段。主动脉夹层通常发生于主动脉扩张、马方综合征或高血压的患者。目前认为主动脉扩张大于 55mm 是明确的夹层高危因素；然而，大约 40% 的夹层患者主动脉内径小于 55mm。夹层可发生于主动脉任意部位。主动脉夹层分为两种基本类型，但其临床症状相似（图 20-44）。

典型主动脉夹层表现为血液通过内膜破口进入主动脉中层并向撕裂内膜的近端和远端传播，

从而导致内膜与中层进一步分离。典型主动脉夹层通常始于动脉韧带区并通过主动脉弓向近端撕裂而累及升主动脉，也可起始于升主动脉并向远端发展。有时可出现局限性内膜撕裂而不出现夹层，经食管超声心动图或其他成像技术仅表现为轻微异常。

主动脉夹层的另一种病理类型为主动脉壁内血肿，占主动脉夹层的 5%~10%。其临床表现与典型主动脉夹层基本相同，并且大多数专家认为其治疗方式也相同。血肿进入中层后向近端或远端不同程度撕裂，但不破入血管腔，壁内出血可进一步发展并破入内膜而导致典型的主动脉夹层，这种情况在高达 16% 的病例中发生。两种不同机制导致的急性主动脉病变的临床表现、预后及治疗方法相同。最近明确的一种急性主动脉疾病类型为无夹层壁内血肿，表现为中层内局限性急性出血但无进一步进展。

Stanford 和 DeBakey 分类法均根据主动脉夹层的部位进行分类。图 20-45 为两种分类方法的示意图。主动脉夹层是否累及升主动脉（Stanford A 型或 DeBakey Ⅰ 或 Ⅱ）对于临床处理非常重要。该类型夹层继发主动脉破裂、心包积液、主动脉瓣反流及冠状动脉受累的可能性更大，均为急性主动脉夹层的致死性并发症。升主动脉夹层为外科急症，快速准确的诊断非常重要，经食管超声心动图检查可发挥关键性作用。虽然急诊手术是

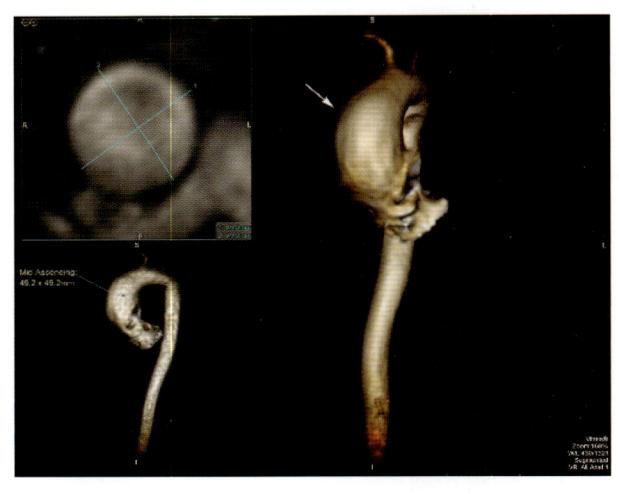

▲ 图 20-37 心脏磁共振成像显示马方综合征患者主动脉近端动脉瘤
图片右侧显示升主动脉、主动脉弓和降主动脉，扩张位于主动脉窦部和根部。图左下显示升主动脉旋转视图，可以准确测量主动脉各个节段。升主动脉中段扩张最为显著，直径为 49.2mm。图左上为升主动脉的二维平面图可用于测量

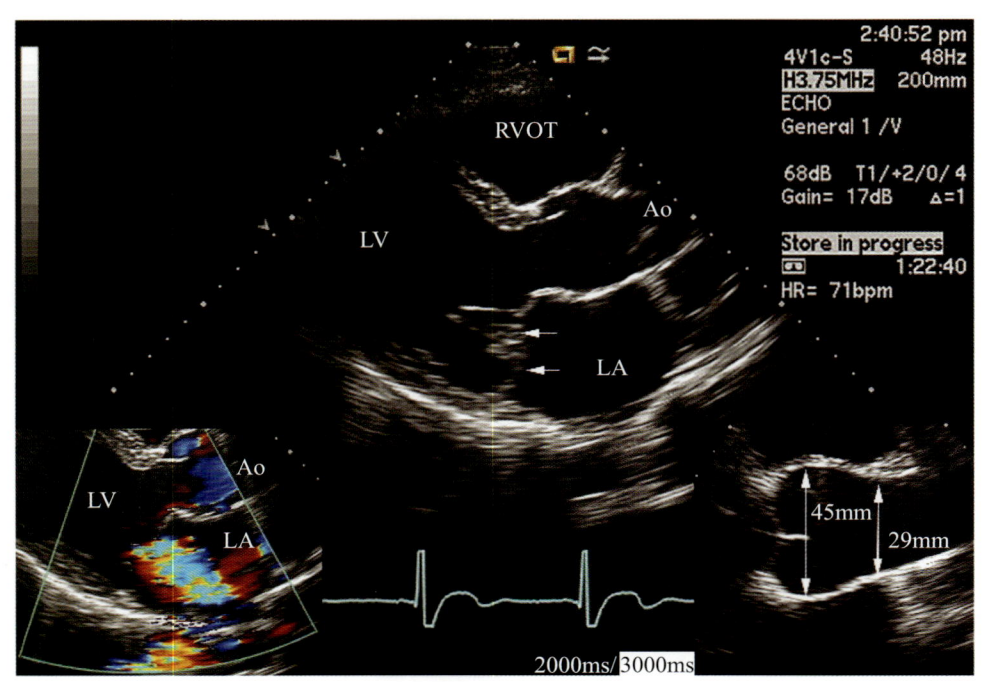

◀ 图 20-38 经胸超声心动图胸骨旁长轴切面显示马方综合征病升主动脉轻度扩张，以主动脉窦部水平为显著
正中图片显示主动脉扩张和二尖瓣黏液性变并脱垂（箭所指）。右下角图示主动脉窦部扩张。左下角图示收缩期二尖瓣瓣叶脱垂导致二尖瓣中度反流。RVOT. 右心室流出道；LA. 左心房；LV. 左心室；Ao. 主动脉

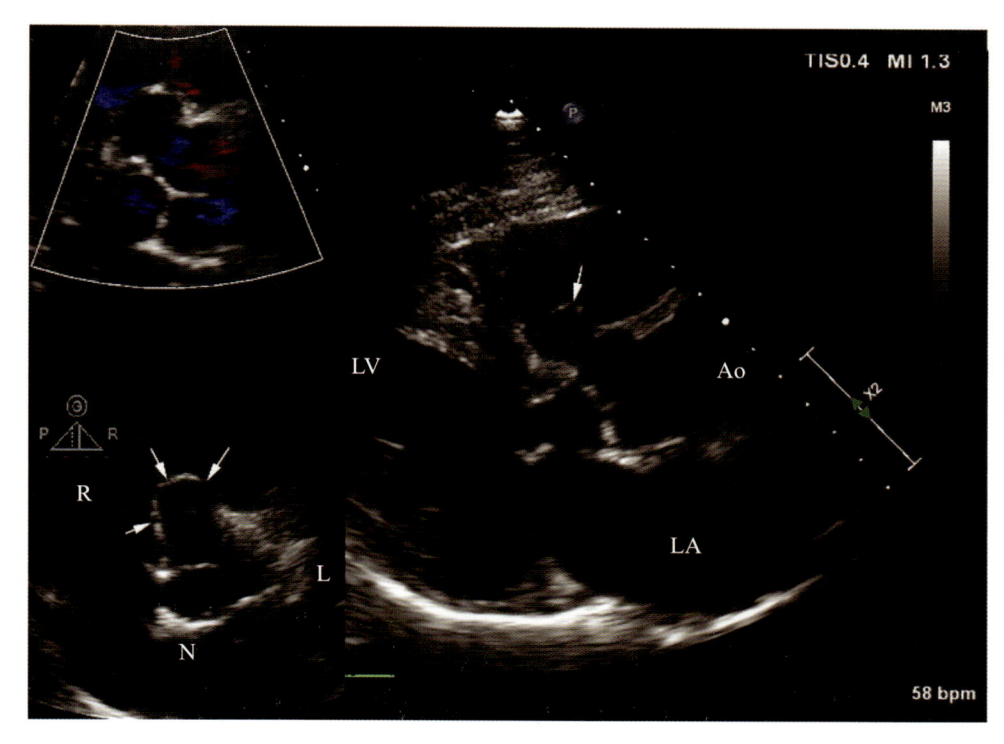

第20章 主动脉疾病
Diseases of the Aorta

◀ 图 20-39 胸骨旁长轴显示右 Valsalva 窦瘤

图片右侧显示深约 1cm 的窦瘤从主动脉突入右心室流出道。左上方彩色多普勒超声显示窦瘤与右心室之间无血流交通。左下方为 Valsalva 窦瘤水平短轴切面，显示右 Valsalva 窦呈瘤样扩张。LA. 左心房；LV. 左心室；Ao. 主动脉

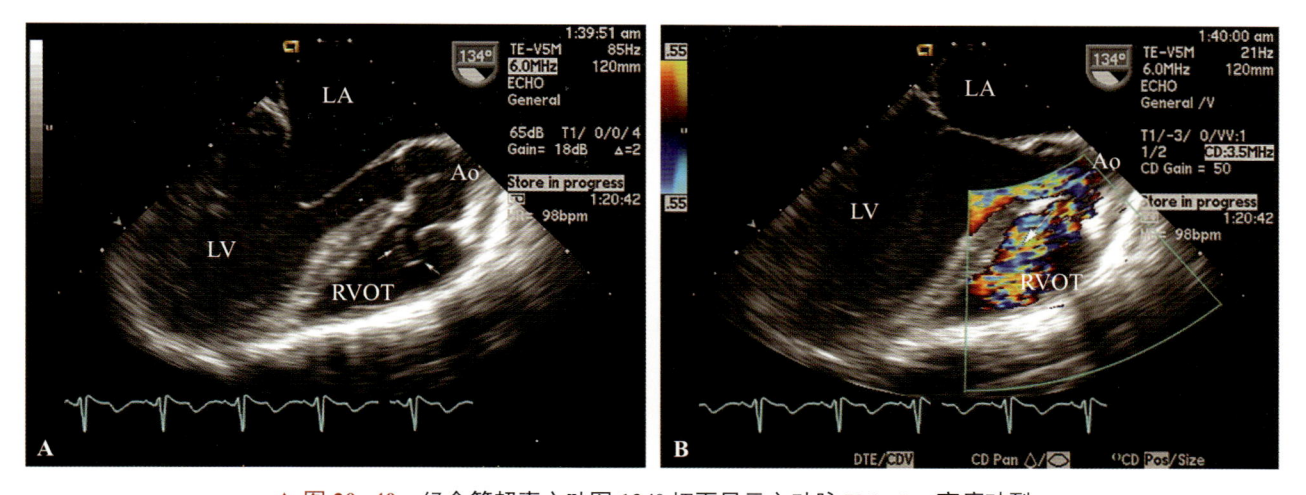

▲ 图 20-40 经食管超声心动图 134° 切面显示主动脉 Valsalva 窦瘤破裂

A 图显示纤维状结构起自右冠窦并突向右心室流出道（箭头）；B 图彩色多普勒成像显示主动脉射入右心室流出道（箭）的连续性高速湍流，符合主动脉 Valsalva 窦瘤破入右心室流出道的超声表现。RVOT. 右心室流出道；LA. 左心房；LV. 左心室

急性 A 型夹层的首选治疗方法，但局限于降主动脉的夹层（Stanford B 型或 DeBakey Ⅲ）除非出现并发症，最好采取内科治疗方法。

（一）主动脉夹层超声心动图诊断

经胸超声心动图只能显示部分升主动脉，因此一般认为不能对主动脉夹层进行全面诊断。然而，当经胸超声图像观察到撕裂的内膜片可以诊断主动脉夹层，但无法明确夹层累及范围，因而必须采用其他影像学检查如经食管超声心动图、CT 或 MRI 进一步明确夹层分型。图 20-46 和图

747

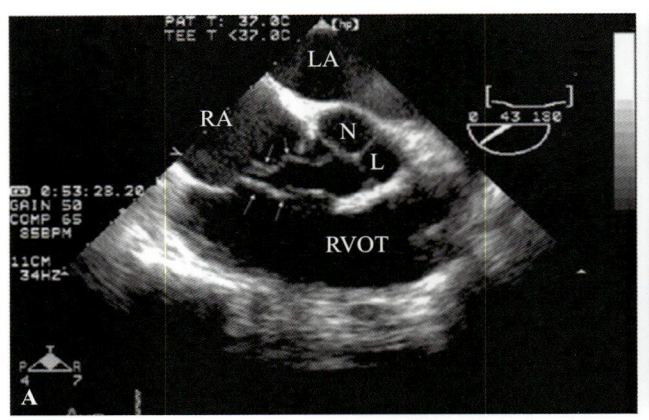

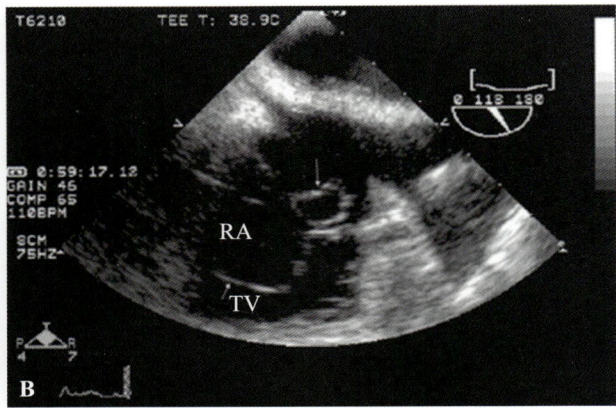

▲ 图 20-41 经食管超声心动图显示右 Valsalva 窦瘤

A. 43°切面显示左（L）和无（N）冠窦大小形态正常，风袋样瘤样结构源于右冠窦（箭）并突入右心房；B. 118°切面右冠窦瘤表现为右心房内活动度较高的圆形囊状结构（长箭），三尖瓣（TV）同时也可显示。LA. 左心房；RA. 右心房；RVOT. 右心室流出道

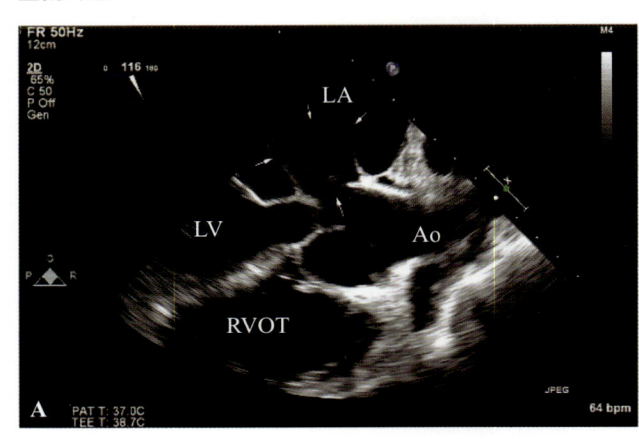

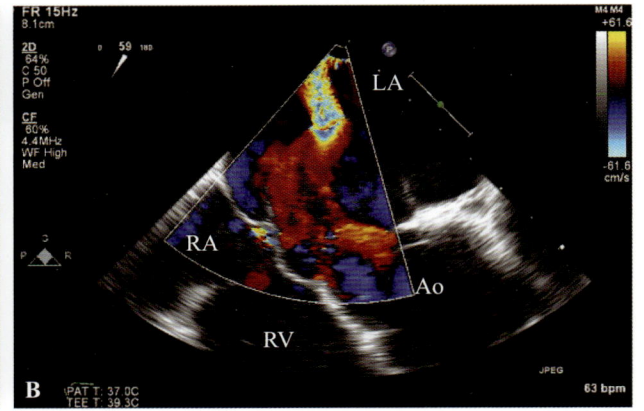

▲ 图 20-42 经食管超声心动图显示 Valsalva 窦瘤破入左心房

A. 长轴切面（116°）显示一个较大的基底较宽的 Valsalva 窦瘤突向左心房（向内的箭）；B. 彩色多普勒显示 Valsalva 窦瘤破入左心房
LA. 左心房；LV. 左心室；RA. 右心房；RV. 右心室；RVOT. 右心室流出道

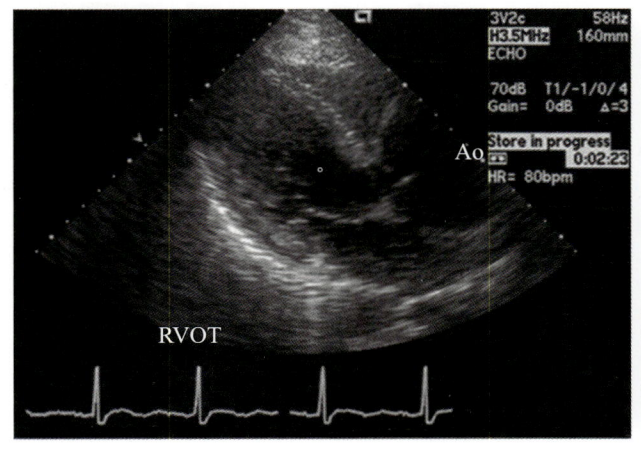

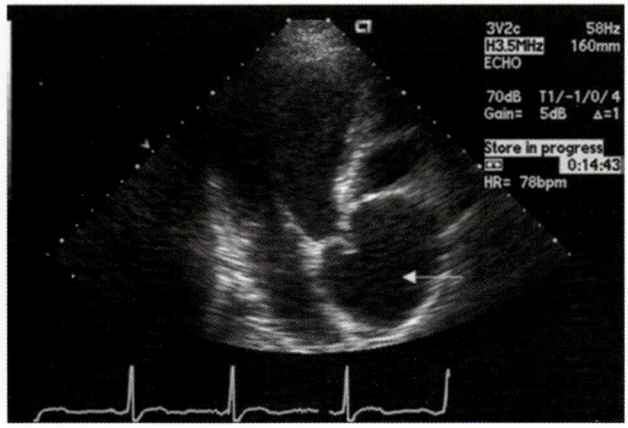

▲ 图 20-43 经食管超声心动图升主动脉长轴和短轴切面显示 Valsalva 窦瘤内巨大血栓形成。右冠窦内见类圆形软组织密度团块突向右心室流出道（箭），被证实为 Valsalva 窦瘤内血栓
RVOT. 右心室流出道；Ao. 主动脉

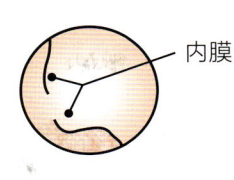

第 20 章 主动脉疾病
Diseases of the Aorta

图 20-44 急性主动脉夹层的病理类型示意图

上图示典型主动脉夹层表现为内膜与中层撕裂，血流向近端与远端传播，管腔与内中膜空隙之间可有多个交通点。下图示自发性壁内血肿由滋养血管破裂导致中层内血肿，主动脉腔与血肿间无交通。右侧为主动脉短轴切面示意图，其表现相同

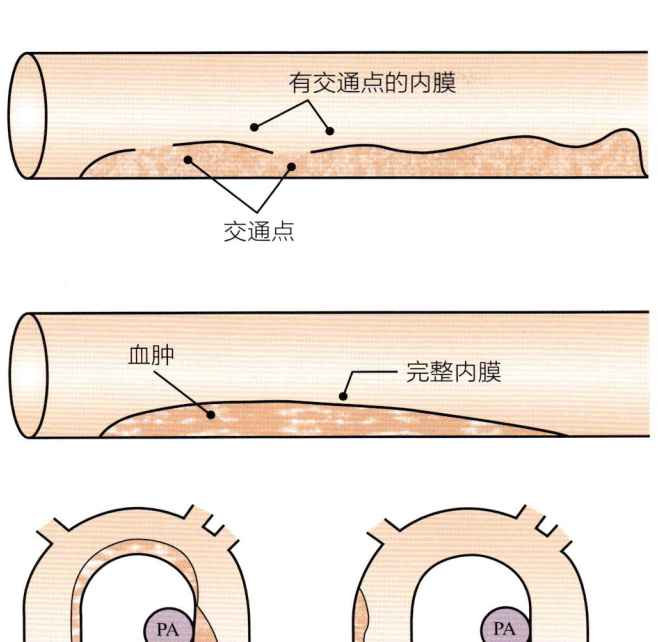

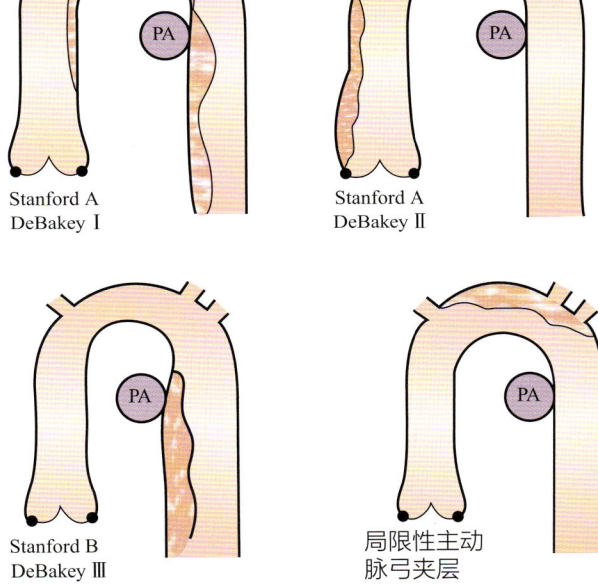

▲ 图 20-45 主动脉夹层分类示意图，说明升主动脉近端夹层与远端夹层的区别，同时显示局限性主动脉弓夹层
PA. 肺动脉

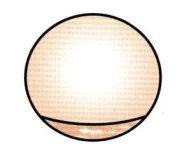

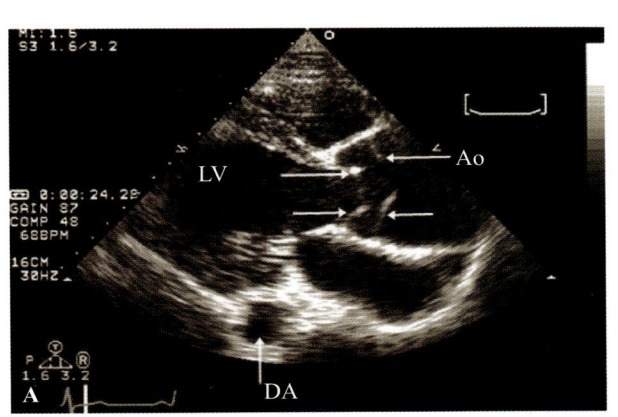

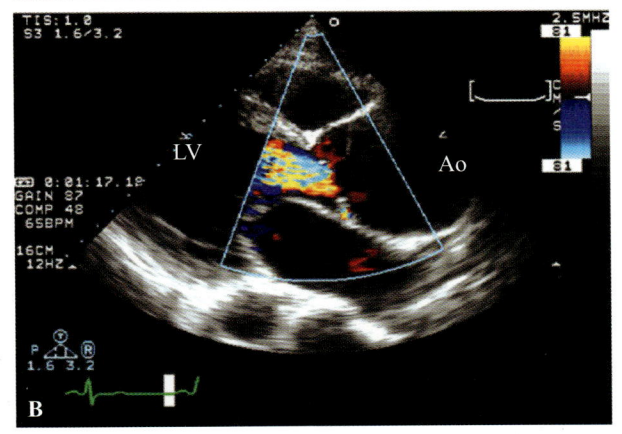

▲ 图 20-46 经胸超声心动图胸骨旁长轴切面显示急性 A 型主动脉夹层的二维和彩色多普勒图像

A. 升主动脉显著扩张，几乎存在于所有 A 型动脉夹层。左心室流出道内向右箭指示真正的主动脉瓣，向左箭指示部分撕脱内膜。主动脉瓣对合不良导致主动脉瓣大量反流。LV. 左心室；Ao. 主动脉；DA. 降主动脉

20-47 均为经胸超声心动图显示主动脉夹层的撕脱内膜。主动脉弓（图 20-48）和降主动脉成像（图 20-49）可以作为上述切面的补充。经胸超声心动图可提供额外的信息如发现主动脉近端扩张或主动脉瓣反流（图 20-46）。升主动脉夹层患者主动脉近端扩张较常见。经胸超声心动图显示主动脉内径及几何构型正常且不伴主动脉瓣反流为排除升主动脉夹层的有力证据，但不能完全排除主动脉夹层，也不能排除主动脉壁内血肿。目前，急诊 CT 已广泛用于初步评估已知或怀疑主动脉夹层的患者。经食管超声心动图仍是诊断主

动脉夹层的主要影像学方法，大量研究表明其用于约 2/3 已知和疑似急性主动脉夹层的患者。它常作为次选影像学检查以评估主动脉瓣形态及分析主动脉瓣反流机制。对于 ICU、急诊室及手术室内危重患者均可进行检查并明确诊断。心包积液、主动脉瓣反流、假性动脉瘤、外膜血肿及主动脉破裂等并发症也可明确诊断。

升主动脉检查时管腔内出现伪像并不少见。熟练的超声心动图医生鉴别伪像与主动脉夹层并不困难。真正的撕脱内膜活动度较大，而伪像相对于主动脉壁形态僵硬且位置固定。窦管交界处的旁瓣伪像并不少见，其回声在管腔内逐渐减弱，而整条真正的撕脱内膜均不出现回声失落（图 20-50）。彩色多普勒血流成像对于显示撕脱内膜边缘血流非常有价值，而伪像不影响彩色血流信号的分布（图 20-51）。

静脉结构与相邻主动脉回声重叠也可导致误诊，多为与主动脉弓相邻的左头臂静脉。头臂静脉与主动脉产生的管状回声大于正常主动脉表现出的垂直的线状实性结构。有时可误认为主动脉扩张并内膜撕脱。彩色多普勒血流成像显示血流信号位于线状回声的两侧，仔细观察血流信号会

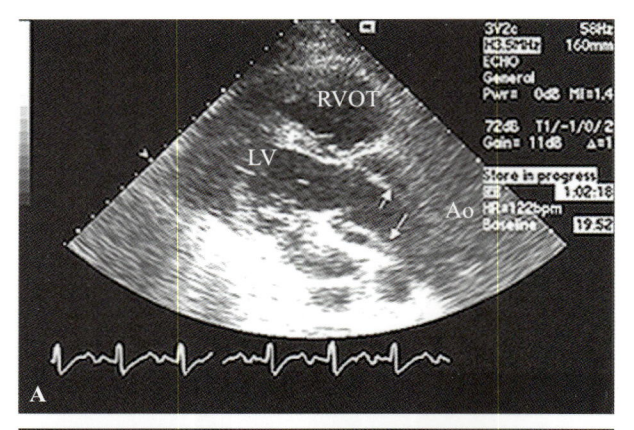

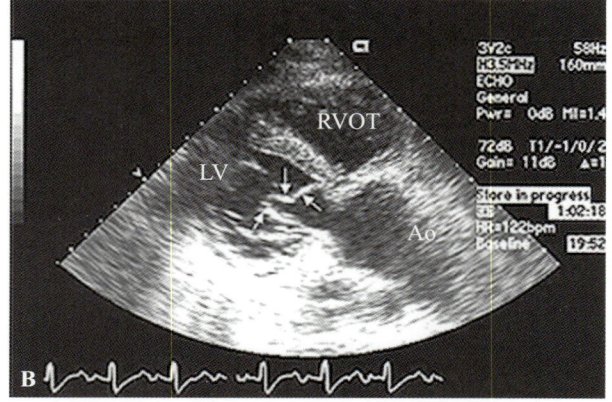

▲ 图 20-47 收缩期（A）和舒张期（B）胸骨旁长轴切面显示 A 型主动脉夹层。扩张升主动脉腔内的撕脱内膜（箭）于舒张期脱入左心室流出道，此为急性主动脉夹层导致主动脉瓣反流的原因之一
LV. 左心室；RVOT. 右心室流出道；Ao. 主动脉

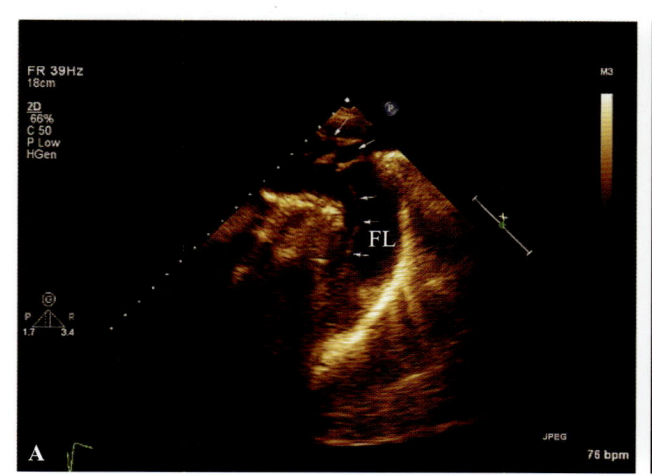

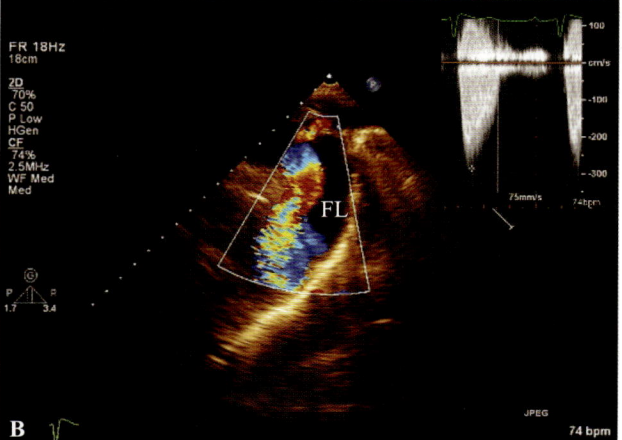

▲ 图 20-48 胸骨上窝切面显示主动脉弓和降主动脉近端夹层
A 图显示主动脉弓分支血管的起始部位（上箭）和管腔内撕脱内膜呈线样回声（左向箭）；B 图彩色多普勒超声显示血流局限于内侧的真腔内，而外侧的假腔内未见血流信号。右上角图片为胸骨上窝连续波多普勒，真腔内峰值速度为 2.8m/s
FL. 假腔

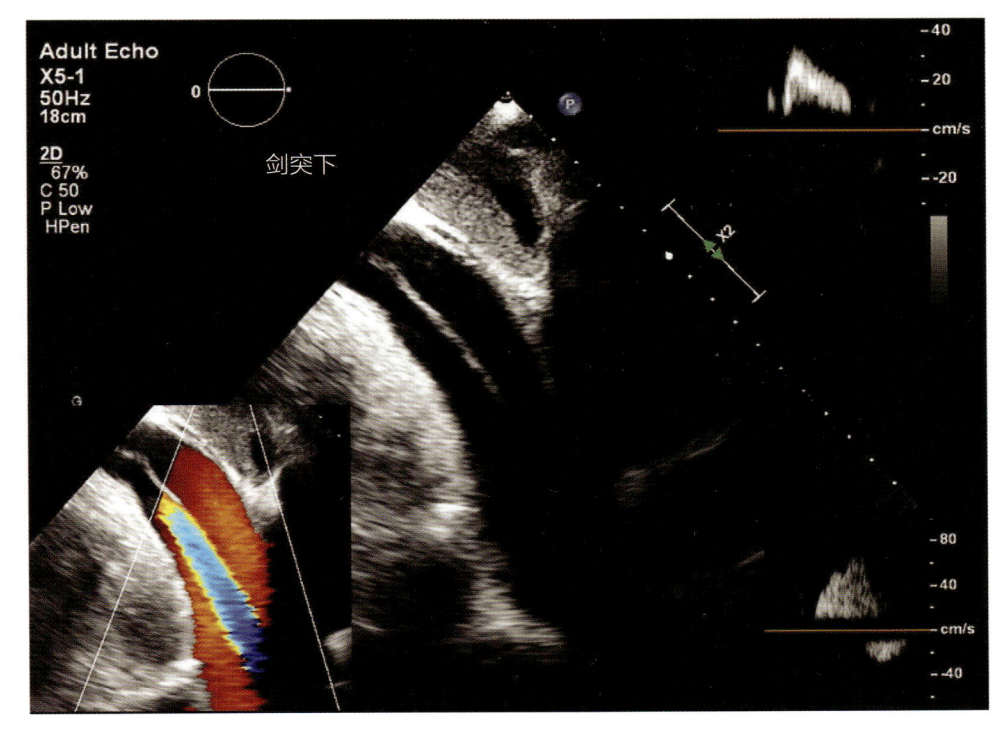

第 20 章 主动脉疾病
Diseases of the Aorta

◀ 图 20-49 剑突下切面显示 B 型主动脉夹层患者腹主动脉近端

图中显示管腔内撕裂的内膜片为线样回声。左下角彩色多普勒显示真腔和假腔内血流，位于下方的真腔内血流充盈，流速较快。右侧脉冲多普勒显示真、假两腔内血流频谱，假腔内血流速度减低

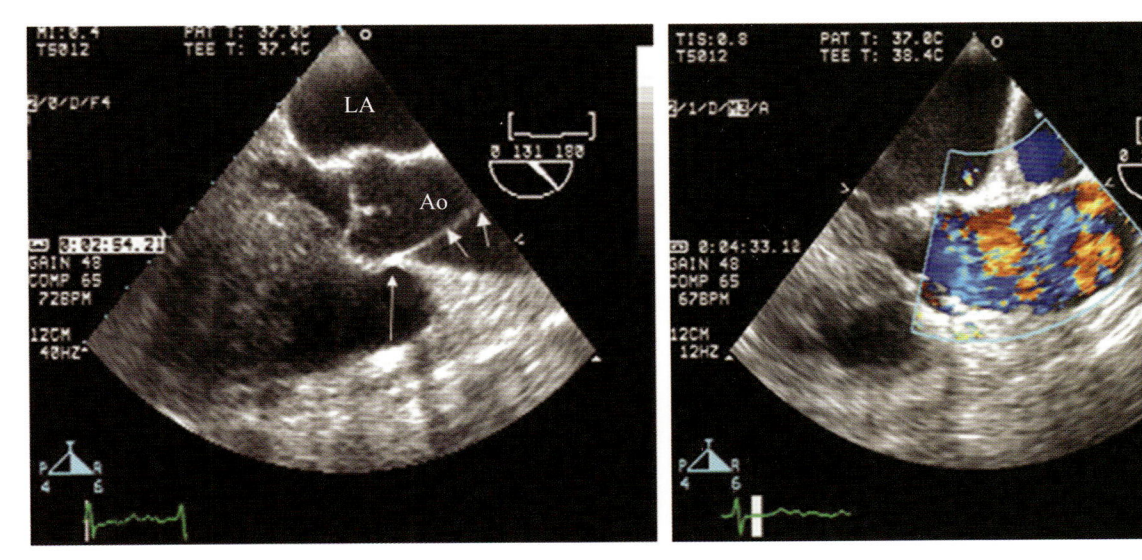

▲ 图 20-50 经食管超声心动图升主动脉长轴切面显示与主动脉夹层相混淆的常见伪像

常见的旁瓣伪像（小箭）表现为主动脉腔内沿扫描平面、起自窦管交界处（垂直箭）的曲线状回声。彩色血流成像表现为线状回声周边没有血流边聚，有助于证实此为伪像而不是真正的夹层撕脱内膜

发现较大管腔内为搏动性血流，而较小管腔内为典型的连续性静脉血流（图 20-52）。左上肢静脉注射震荡生理盐水也可用于鉴别静脉，对比剂局限于较小的静脉结构内，由此证实为头臂静脉。

图 20-53 至图 20-60 为急性 A 型主动脉夹层患者。彩色多普勒流成像可用于明确真、假腔之间的血流交通部位。需要强调的是，关于主动脉夹层局限于内膜入口和出口的早期说法并不准确。大部分主动脉夹层在内膜撕脱处的真、假腔之间存在多处交通口。较大的交通口由

751

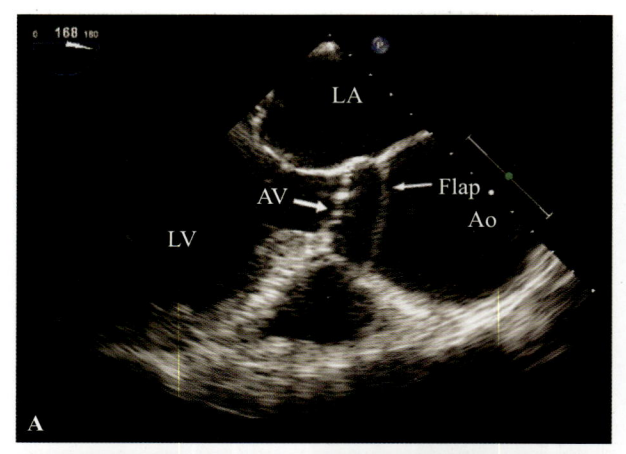

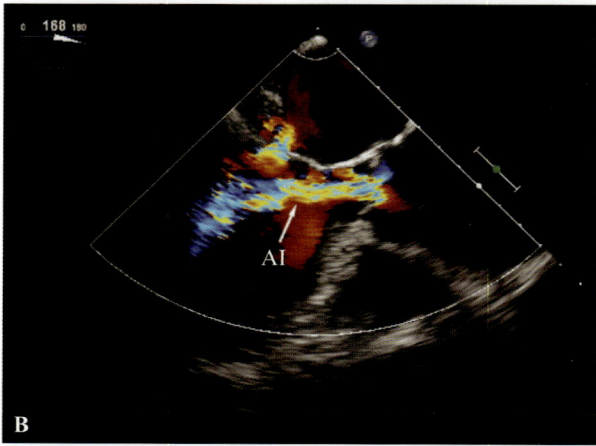

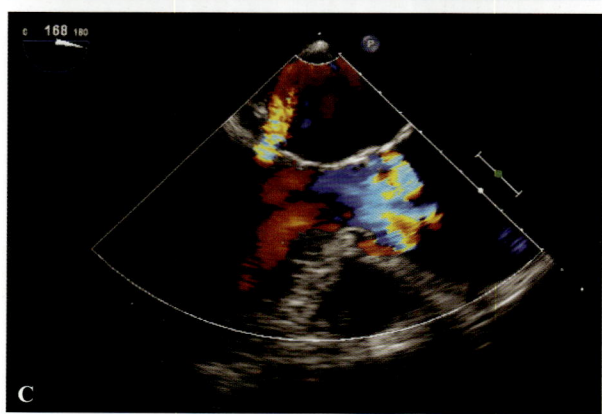

▲ 图 20-51 经食管超声心动图升主动脉长轴切面显示急性 A 型主动脉夹层

A. 显示增厚的主动脉瓣（AV）和窦管交界处撕脱的内膜（Flap）；B. 显示窦管交界处扩张导致中心性反流；C. 显示夹层撕脱内膜限制收缩期左心室流出道射流

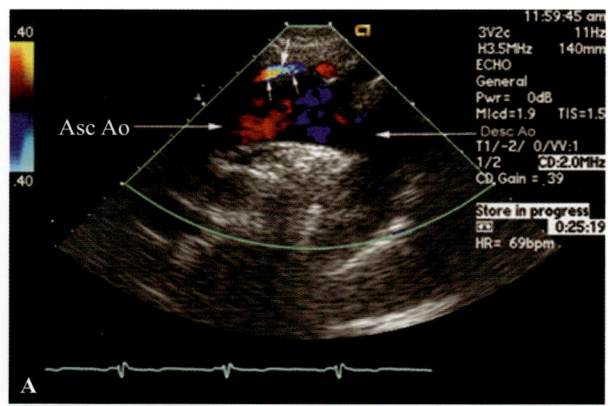

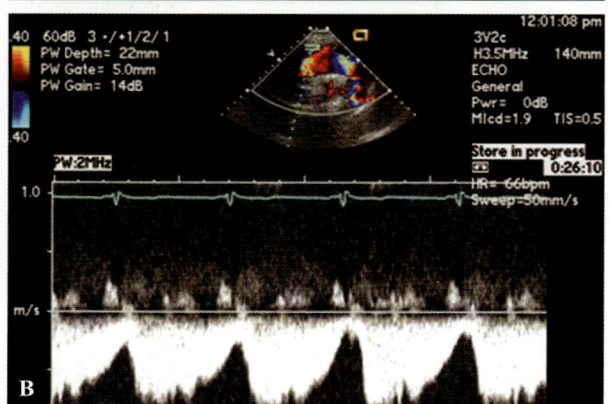

▲ 图 20-52 静脉血流毗邻主动脉弓，酷似主动脉夹层（箭）。此为由上腔静脉回流心脏的正常血流（A）。该部位较常见，偶尔可误认为主动脉夹层，但该结构内正常静脉血流，频谱多普勒表现为连续性信号，不应该与进入假腔的血流相混淆（B）

AA. 升主动脉

于涉及手术修复因而需要明确其位置。部分患者经胸超声心动图可能无法清晰显示主动脉弓切面，然而主动脉弓部夹层使脑部和上肢血管受累的风险增加，因此 CT 或 MRI 血管造影必不可少。图 20-61 至图 20-63 描述急性主动脉夹层患者。CT 可以对主动脉弓提供有价值的附加成像（图 20-64）。

图 20-65 至图 20-68 为急性主动脉夹层 B 型患者图片。胸降主动脉通常同时存在严重的动脉粥样硬化，有时候难以区分真腔和假腔。几种方法可用于区分真、假腔。升主动脉内存在经主动脉瓣直接流入真腔的血流因而不易混淆。在短轴切面及降主动脉区分真假腔有时较困难。准确鉴别真腔的依据为真腔在收缩期随着血液的射入而扩张，其形态通常比较规则，可呈圆形或卵圆形。降主动脉夹层时较小的腔通常为真腔。假腔

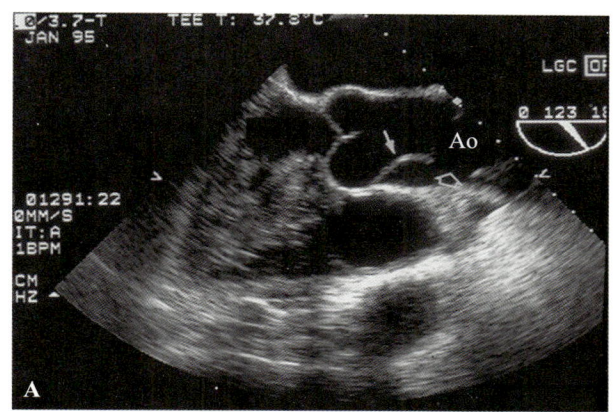

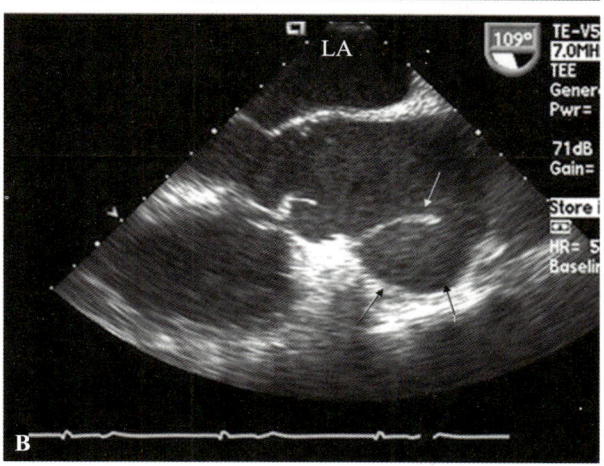

第 20 章　主动脉疾病
Diseases of the Aorta

▲ 图 20-53　经食管超声心动图长轴切面显示两例 A 型主动脉夹层

A. 主动脉内径基本正常，内膜剥脱非常局限（箭），同时可见单个交通口（粗箭）；B. 与图 A 相似的局限性主动脉夹层（白箭），但主动脉前壁呈瘤样隆起（黑箭），随后手术证实主动脉壁部分破裂并假性动脉瘤形成。LA. 左心房；Ao. 主动脉

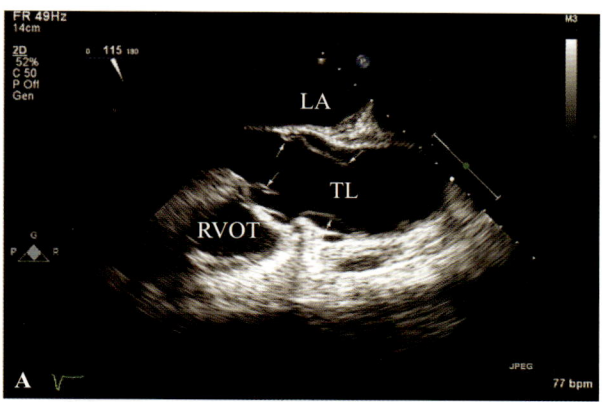

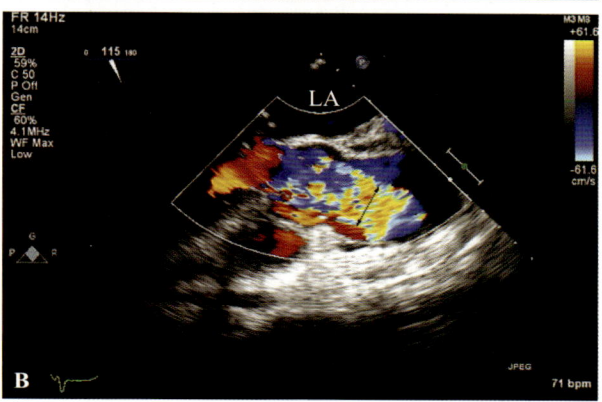

▲ 图 20-54　经食管超声心动图长轴切面显示急性 A 型主动脉夹层

A. 收缩期开放的主动脉瓣（向外箭）、撕裂的内膜片（向内箭）及被周围的假腔包绕的真腔（TL）；B. 彩色血流多普勒证实收缩期血流局限于真腔内（双向箭）。LA. 左心房；RVOT. 右心室流出道

内常呈漩涡状均匀回声，提示血液瘀滞或血栓形成。此外，内膜从中层撕脱后常导致假腔内出现小片纤维组织，为内膜从中膜撕脱处的小片残余组织（图 20-68）。

对于经验丰富者来说，经食管超声心动图诊断主动脉夹层准确性非常高，与 CT 及 MRI 相同。在日常工作中，当使用较老一代单平面或双平面探头，或突入到主动脉腔内的超声伪像误认为撕脱内膜时容易出现假阳性（图 20-50）。假阴性结果非常少见，偶尔出现于主动脉弓下部附近，此处为经食管超声心动图检查的盲区。但大多数主

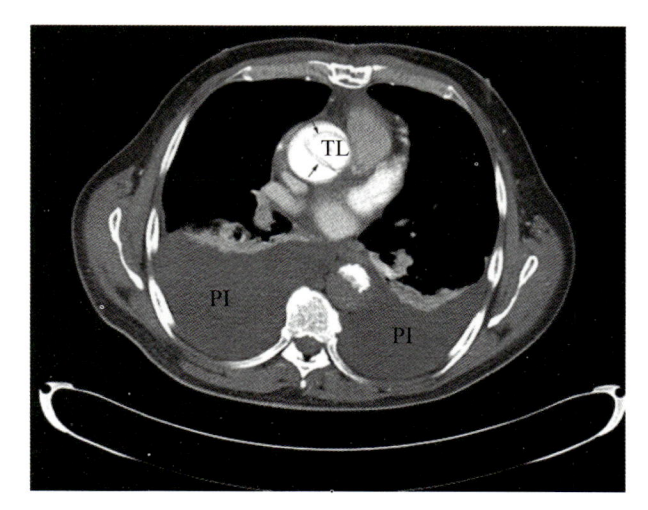

▲ 图 20-55　与图 20-54 所示同一患者的 CT 血管造影。主动脉近端短轴显示类圆形的撕裂内膜片（箭）和椭圆形真腔（TL），并发双侧胸腔积液（PI）

753

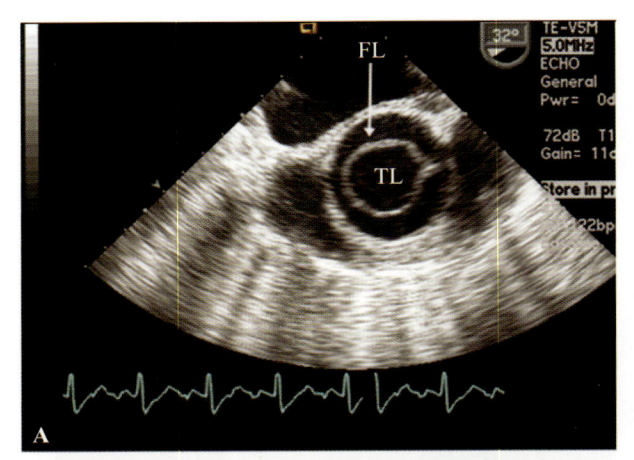

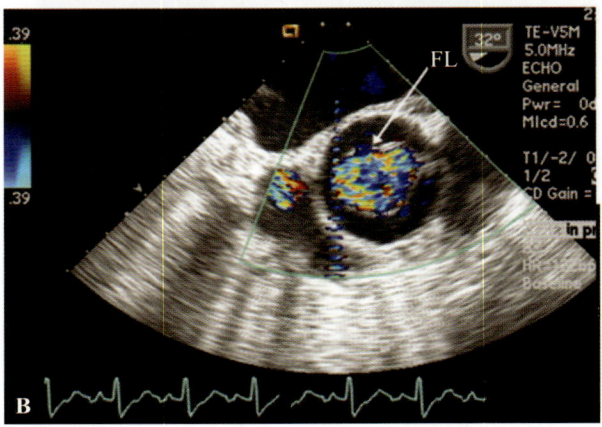

▲ 图 20-56 经食管超声心动图升主动脉近端短轴切面显示环状 A 型主动脉夹层

A. 环状主动脉腔内可见由撕裂内膜形成的第二个环状结构，即真腔（TL）完全被环状假腔（FL）包绕；B. 收缩期彩色血流局限于较小的真腔内

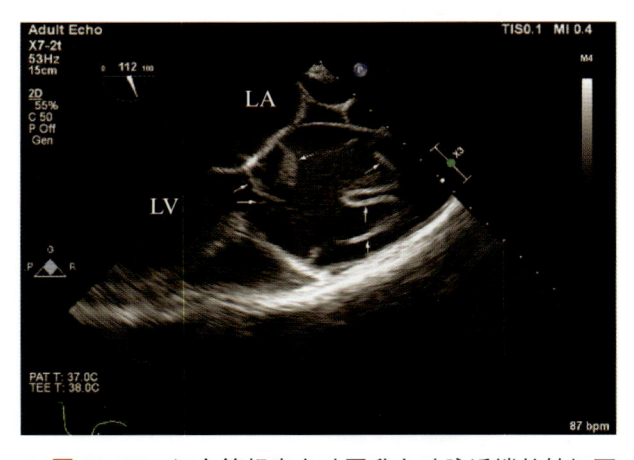

▲ 图 20-57 经食管超声心动图升主动脉近端长轴切面显示急性 A 型主动脉夹层合并明显内膜撕裂。主动脉瓣由两个向右的短箭标出。扩张的升主动脉腔内可见多处撕裂内膜片（箭），实时图像中内膜片活动度较大
LA. 左心房；LV. 左心室

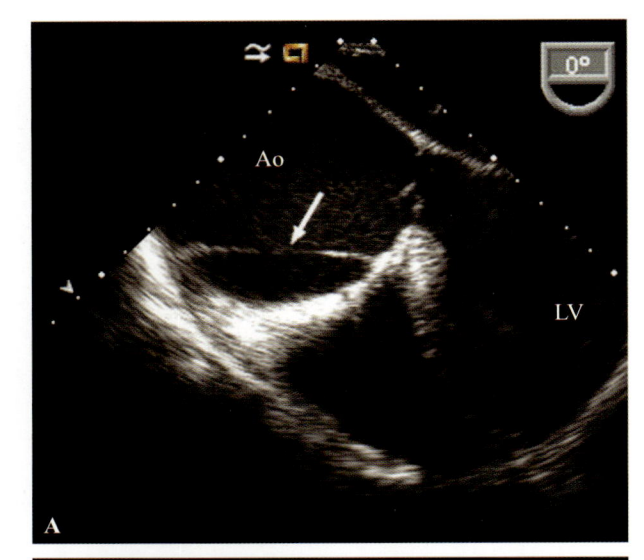

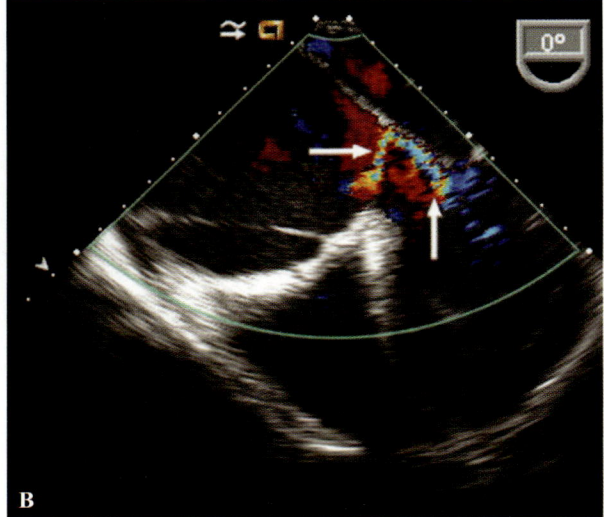

▲ 图 20-58 经食管超声心动图显示急性 A 型夹层患者升主动脉显著扩张

A. 升主动脉明显扩张及细线样回声的撕裂内膜片（箭）；B. 偏心性反流束（箭）起自主动脉瓣瓣口中央，受二尖瓣前叶偏转朝后方走行。Ao. 主动脉；LV. 左心室

动脉夹层累及范围较广，夹层仅局限于该盲区的患者比较少见。虽然主动脉三维成像可能提供一个独特的成像角度（图 20-68），但其能否为临床诊断提供更多的信息尚不明确。

（二）壁内血肿

壁内血肿是急性主动脉夹层的另一种形式，出血发生在中层，并沿主动脉壁横向和纵向扩展，但未破裂进入主动脉腔内。它与典型的主动

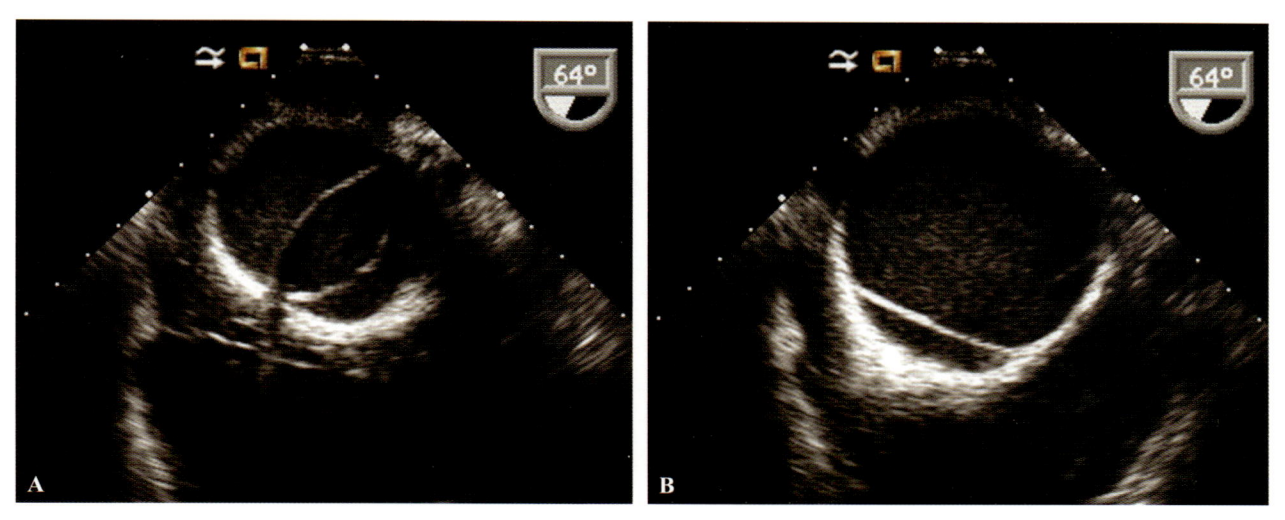

第 20 章 主动脉疾病
Diseases of the Aorta

▲ 图 20-59 经食管超声心动图升主动脉短轴切面显示图 20-58 中所示同一患者（主动脉瓣二瓣化）。收缩末期"鱼嘴"开口，瓣叶交界分别位于主动脉壁 2 点钟和 7 点钟方向（A）；B. 主动脉远端 2cm 管腔内可见夹层内膜片近端边缘（5 点钟至 8 点钟方向）

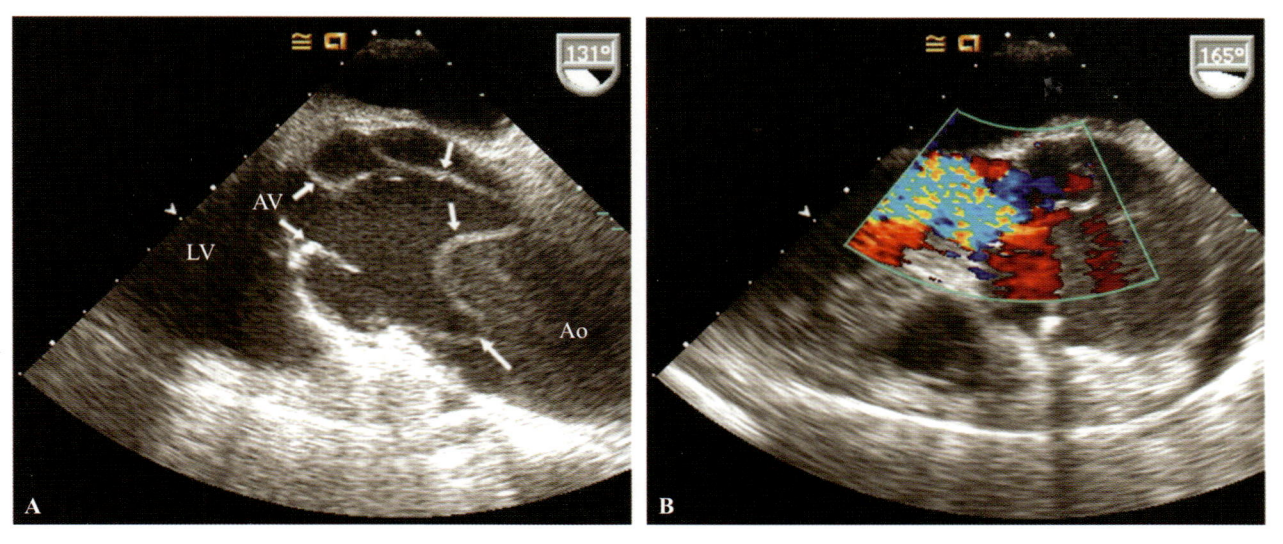

▲ 图 20-60 经食管超声心动图升主动脉长轴切面显示急性 A 型夹层
A. 主动脉窦部、窦管结合部及部分升主动脉扩张，主动脉瓣瓣叶相对正常。实时动态图像中可见主动脉管腔内卷曲内膜片（箭）有一定活动性；B. 彩色血流多普勒显示继发性主动脉瓣重度反流。LV. 左心室；AV. 主动脉瓣；Ao. 主动脉

脉夹层不同之处在于，真、假腔之间没有交通口，但其临床症状、体征以及治疗方法与典型主动脉夹层相似。

最近研究证实多达 15% 主动脉夹层是由壁内血肿短期内出现内膜撕裂，进展为典型夹层。

壁内血肿的影像学定义为厚度超过 7mm 的新月形厚壁区域。腔内无血液流动且无交通口与真腔相通。局限性壁内血肿的超声心动图特征不明显，应与非复杂性均匀性动脉粥样硬化斑相鉴别。典型的动脉粥样硬化斑表现为内膜增厚和壁内钙化。图 20-69 和图 20-70 为主动脉壁内血肿患者。虽然经食管超声心动图可提供高分辨率的内膜、中膜和外膜层图像，但仅依靠腔内可视化技术如主动脉造影，可能无法准确识别壁内

755

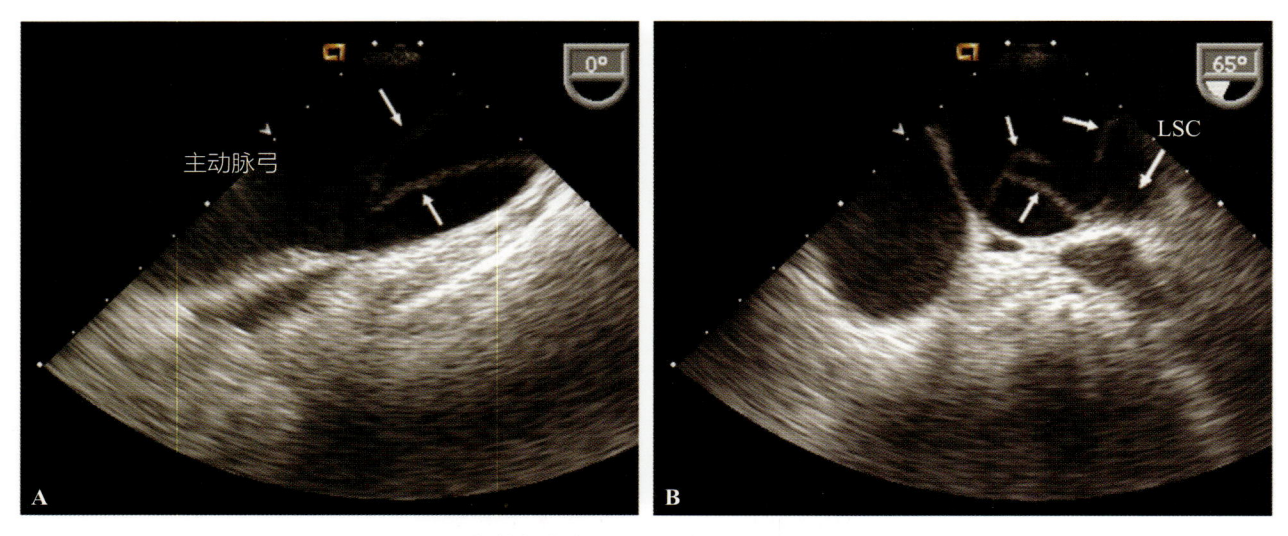

▲ 图 20-61　经食管超声心动图显示急性主动脉夹层累及主动脉弓
A. 0°切面显示主动脉弓管腔内可见螺旋状撕脱内膜片（箭）；B. 主动脉弓远端短轴切面显示卷曲的撕脱内膜（箭）及其上多个交通口，还可见左锁骨下动脉（LSC）起源

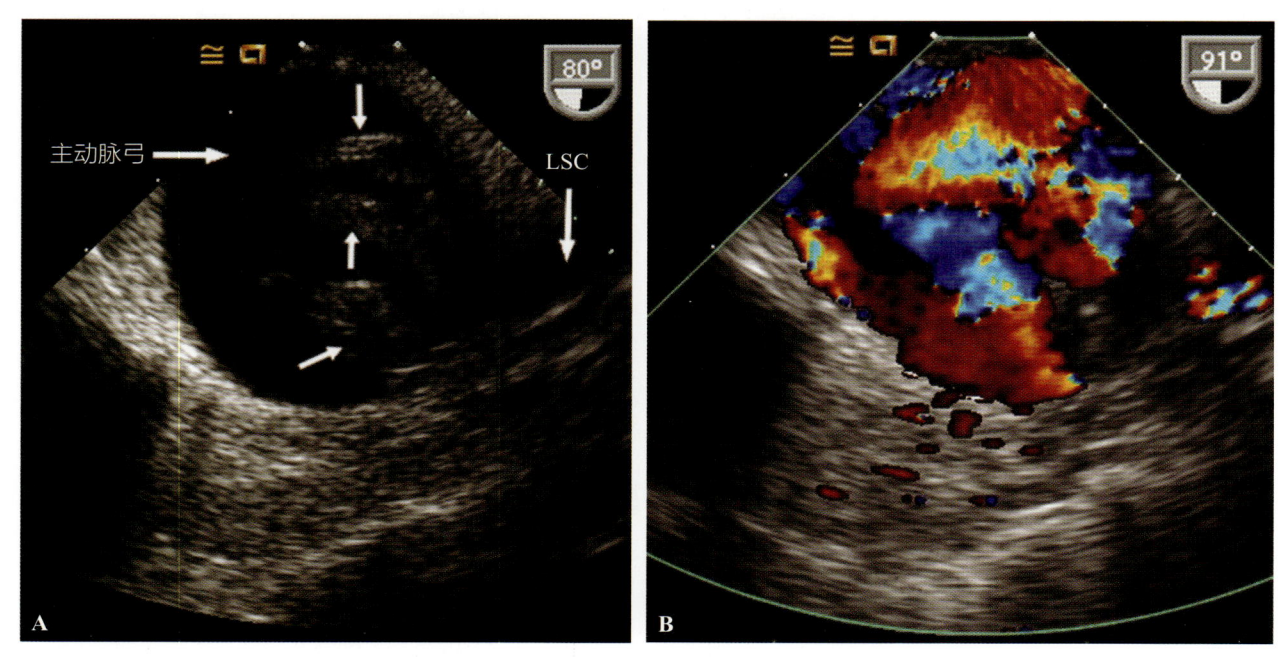

▲ 图 20-62　经食管超声心动图显示 A 型夹层累及主动脉弓，主动脉弓短轴切面可见左锁骨下动脉（LSC）开口
A. 具有一定活动度的撕脱内膜片（箭）部分阻塞左锁骨下动脉；B. 彩色血流多普勒显示内膜片周围复杂的血流方式

血肿。

（三）主动脉夹层并发症及自然病史

除了诊断急性和慢性主动脉夹层，超声心动图还可以用于诊断夹层并发症。常见并发症包括心包积液伴或不伴血流动力学障碍、主动脉完全或部分破裂（图 20-71）伴主动脉外周或外膜血肿、主动脉侧枝损伤、冠状动脉循环损伤、假性动脉瘤和主动脉瓣关闭不全。

急性 A 型主动脉夹层出现心包积液提示夹层破入心包腔内，往往预后不良，患者可能因心包

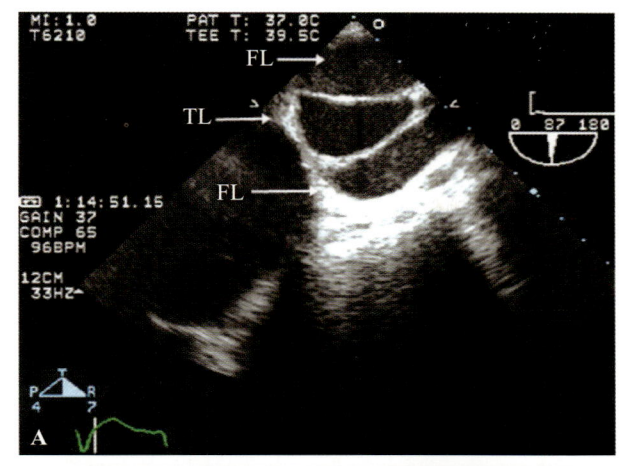

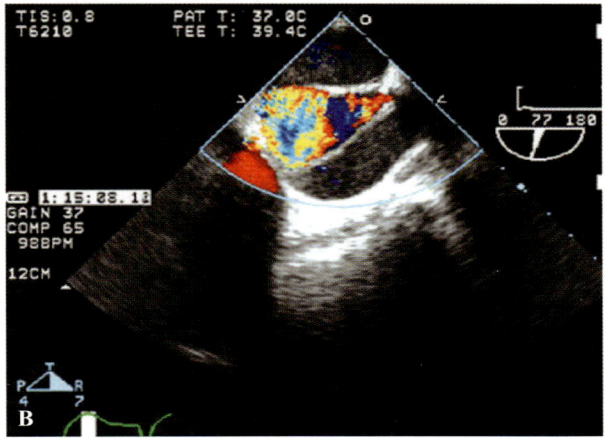

第 20 章 主动脉疾病
Diseases of the Aorta

压塞而出现严重的血流动力学障碍,研究表明采用心包穿刺术以降低心包内压力可能适得其反,导致心包腔出血加重和患者死亡。急性 A 型主动脉夹层出现心包积液并发低血压应及时行急诊夹层矫治术。主动脉夹层的心包积液量有时较少且非血性,因而可能是继发性心包积液而非夹层破裂。经食管超声心动图有时可显示动脉分支受累情况,但 CT 或磁共振血管造影显像效果优于经食管超声心动图。

主动脉瓣反流是 A 型主动脉夹层的常见并发症,虽然 70% 患者存在主动脉瓣反流,但能被临床发现的病例可能只占一半。超声心动图可以确定有手术意义的多种主动脉瓣反流机制(图 20-72)。当主动脉夹层延伸至主动脉窦并破坏主动脉瓣根部时可导致主动脉瓣对合不良,从而出现主动脉瓣反流(图 20-73)。而主动脉瓣对合不良更常见于主动脉夹层导致窦管交界处扩张(图 20-74)。此时,主动脉瓣解剖形态正常,瓣膜反流与主动脉根部扩张有关。这种类型的主动脉瓣反流常可通过重建窦管交界、保留瓣膜予以纠正。主动脉夹层内膜片撕脱入主动脉瓣瓣口导致的主动脉瓣反流只能通过经食管超声心动图确诊(图 20-75)。

急性 A 型主动脉夹层通常需要立即手术治

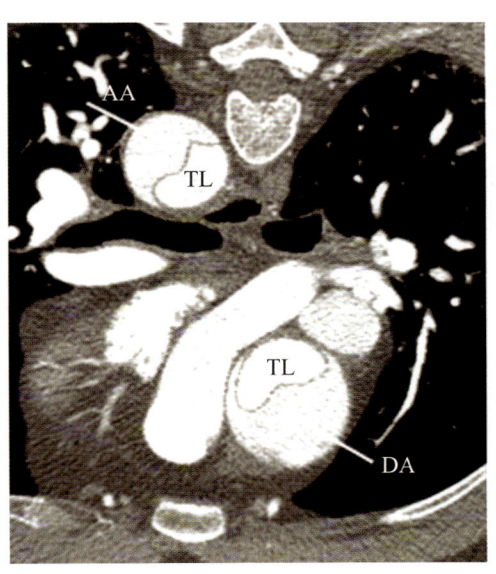

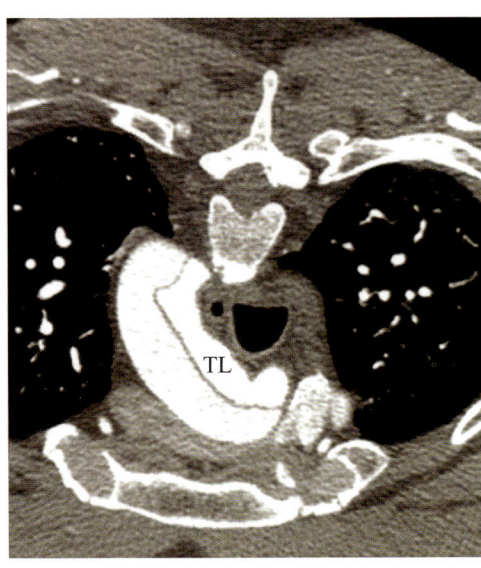

▲ 图 20-63 经食管超声心动图显示主动脉弓夹层从窦管交界延伸到主动脉弓

主动脉弓短轴切面:图 A 显示长约 6cm 的主动脉弓为一个真腔(TL)和两个假腔(FL)的复杂夹层表现;B. 彩色血流多普勒成像显示血流仅局限于中间的真腔

◀ 图 20-64 计算机断层扫描显示一例急性 A 型夹层累及弓部及胸降主动脉

左图升主动脉(AA)及胸降主动脉(DA)均可清晰显示撕脱内膜片,可见较小的真腔(TL)的造影增强较假腔(FL)更显著。右图显示主动脉弓部真、假腔具有类似的影像学表现

757

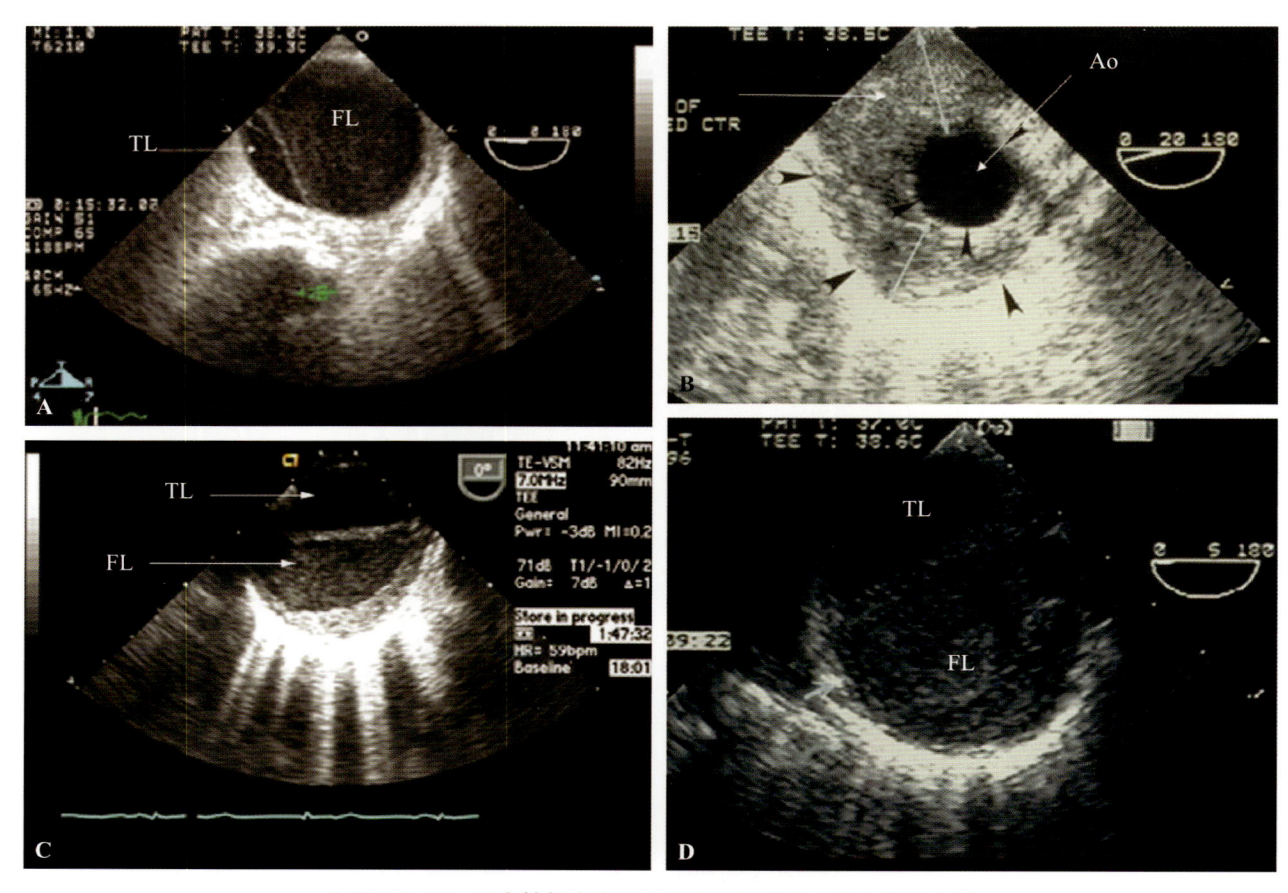

▲ 图 20-65 经食管超声心动图短轴切面显示 4 例主动脉夹层

A. 主动脉（Ao）管腔仍为圆形，其内可见真腔（TL）及明显扩大的假腔（FL），假腔内充满旋涡状淤滞血流；B. B 型主动脉夹层，图中所示主动脉未受累，内径正常，管腔呈圆形，其周围环绕巨大均质性团块回声（黑箭）为主动脉外膜血肿（AH）；C. B 型主动脉夹层真腔与假腔大小相等，并伴有主动脉前壁粥样硬化斑；D. B 型主动脉夹层上方的真腔较小而假腔较大，假腔内充满旋涡状瘀滞血流及部分无回声区

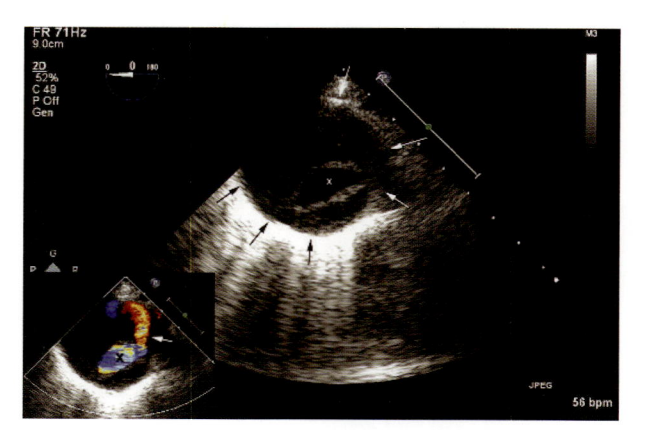

▲ 图 20-66 经食管超声心动图显示急性 B 型主动脉夹层累及胸降主动脉中段

中央图像显示扩张的胸降主动脉（箭）和位于腔内中下部的新月形真腔（×）。左下角彩色多普勒图像显示真腔内的血流（×）及血流从真腔进入到较大的假腔（箭）

疗，目的是阻止夹层进一步扩展，并切除主动脉受损组织，代之以人工血管。升主动脉置换时，左、右冠状动脉须从自体主动脉切除后缝于移植主动脉上，因此术中评价左心室功能及是否存在室壁运动异常非常重要。大的治疗中心 75% 的主动脉夹层修复术保留了主动脉瓣，因而术后经食管超声心动图评价主动脉瓣功能尤为重要（图 20-76）。

A 型主动脉夹层主要累及升主动脉，也可以累及主动脉弓部并延伸至降主动脉。主动脉广泛受累的 A 型夹层手术治疗主要是针对容易引起血流动力学不稳定的升主动脉。从技术角度看，手术方式不可能同时针对升主动脉及胸降主动

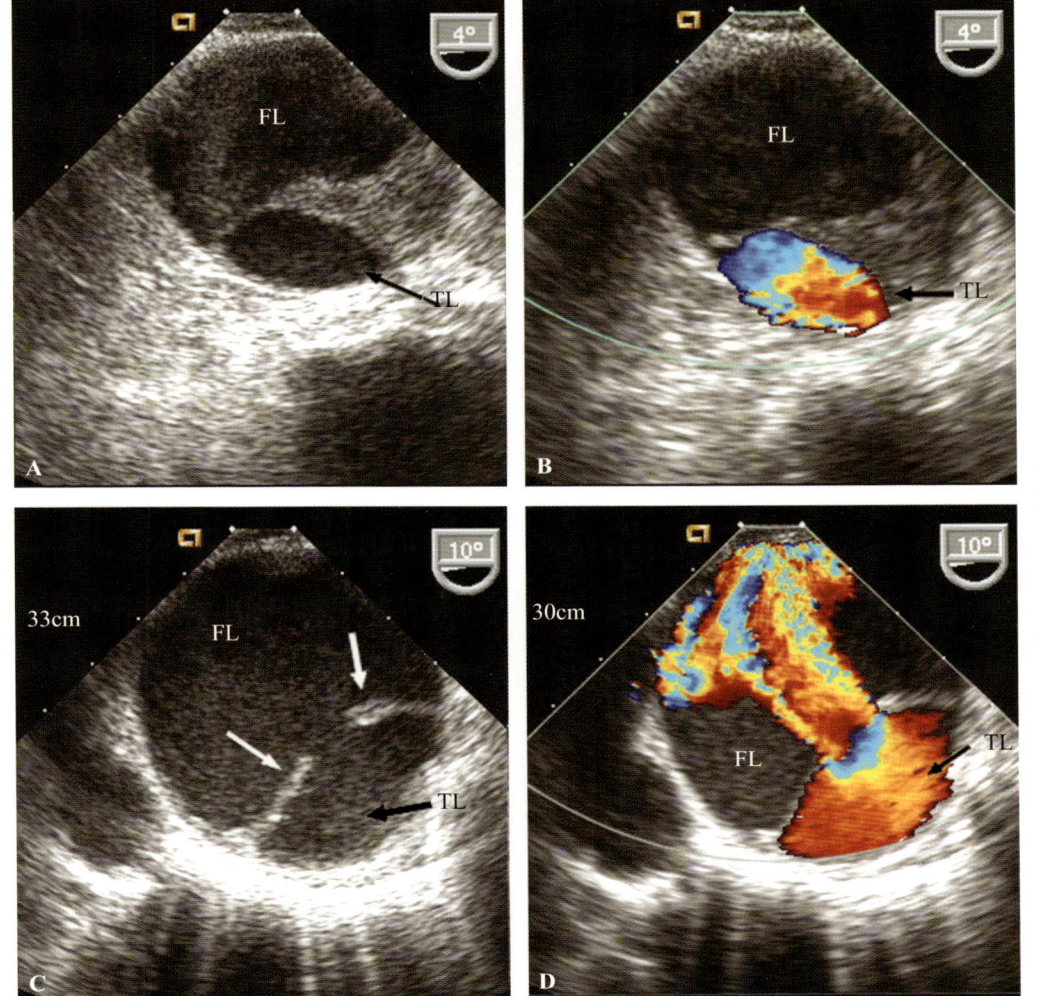

第20章 主动脉疾病
Diseases of the Aorta

◀ 图 20-67 经食管超声心动图短轴切面显示 2 例急性 B 型主动脉夹层

主动脉显著扩张，假腔（FL）较大而真腔（TL）较小。A 和 B. 真、假腔之间未见交通口，血流仅局限于真腔中，可见部分血栓形成；C 和 D. 撕脱内膜片上可见直径约 1cm 的破口，彩色多普勒显示真、假腔之间收缩期血流信号经该破口处相交通

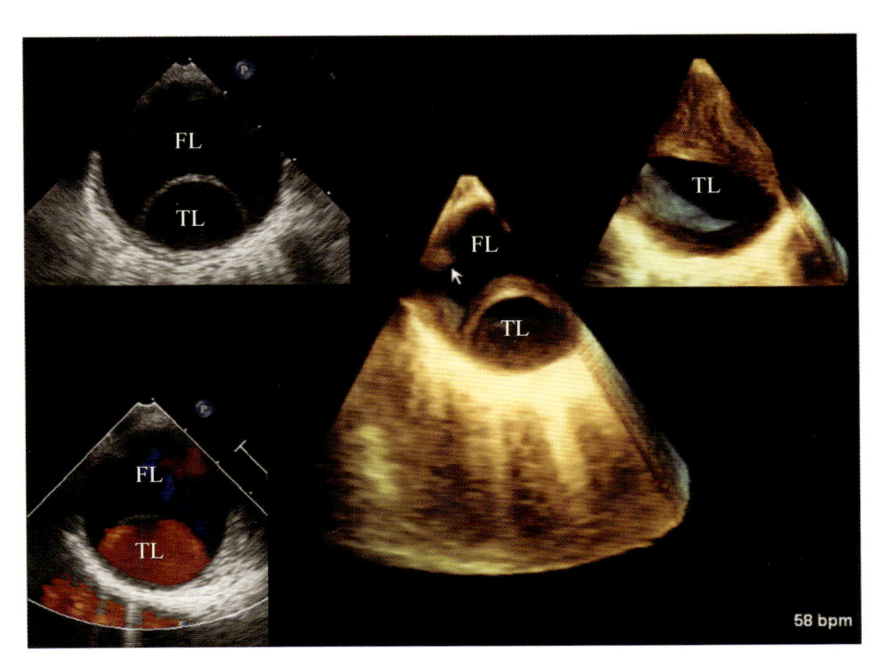

◀ 图 20-68 经食管超声心动图自门齿下方 35cm 处短轴切面显示 1 例慢性 B 型主动脉夹层

中央图像为实时三维主动脉短轴切面，显示主动脉瘤样扩张，管腔内下方为被新月形假腔（FL）包绕的真腔（TL）。箭所指为假腔内活动的管壁中层残余组织。左上角二维图像清晰显示同一切面下圆形真腔和瘤样扩张的主动脉。左下角彩色多普勒血流显示真腔内血流信号明亮，假腔内未见明显血流信号。右上图取自主动脉近端 5cm 处，显示较小的真腔及被血栓填充的假腔

759

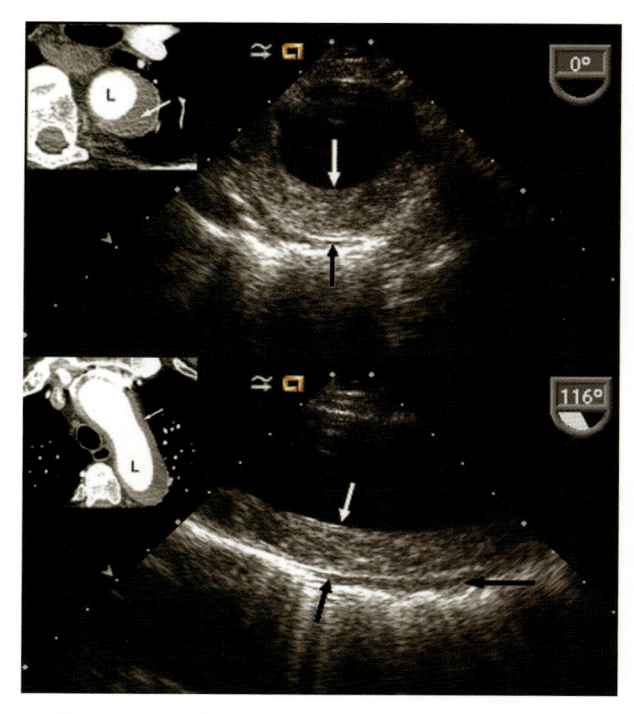

▲ 图 20-69 经食管超声心动图分别于 0° 及 116° 切面显示一例自发性壁内血肿患者的胸降主动脉，主动脉腔正常大小，新月形充盈缺损位于 2 点钟至 10 点钟方向。细小内膜（箭）与中层撕脱伴内 / 中膜内血肿形成，撕脱内膜处未与管腔相交通。小图为计算机断层扫描显示该患者壁内血肿

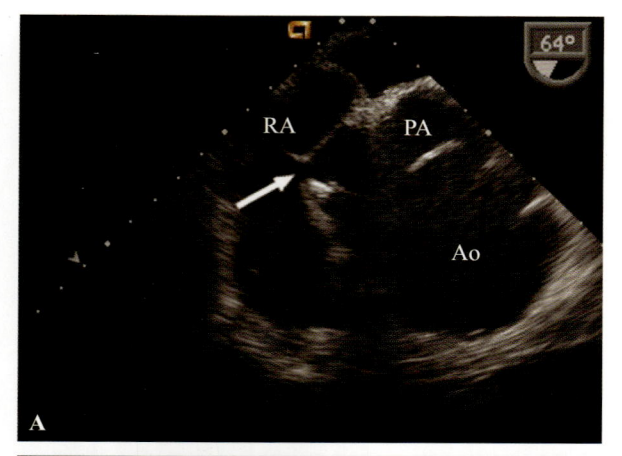

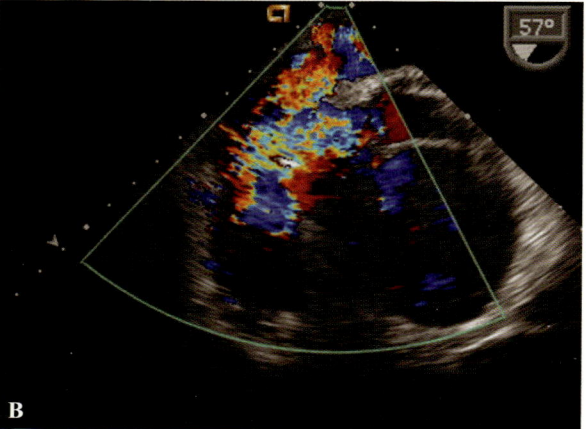

▲ 图 20-71 经食管超声心动图 64° 切面显示一例主动脉夹层伴发假性动脉瘤破裂入右心房

A. 扭曲扩张的升主动脉（Ao）经外周薄壁的假性动脉瘤（PA）破入右心房（箭）；B. 彩色多普勒显示收缩期血流信号自假性动脉瘤至右心房。RA. 右心房

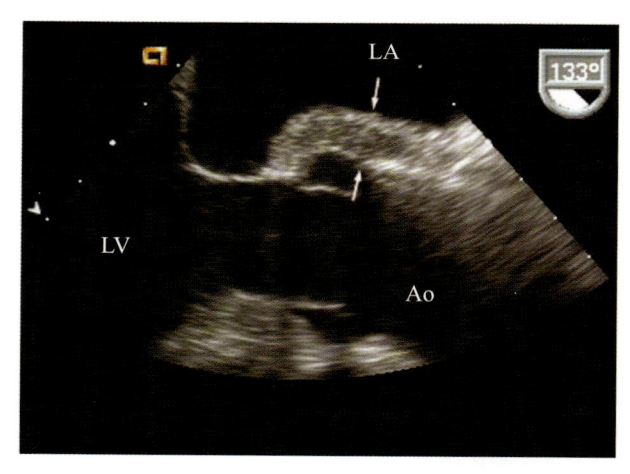

▲ 图 20-70 经食管超声心动图显示 A 型壁内血肿患者升主动脉长轴切面，主动脉后壁厚约 1cm 的血肿（箭）为管壁中层自发性壁内血肿自主动脉瓣瓣环延伸至窦管交界部

LA. 左心房；LV. 左心室；Ao. 主动脉

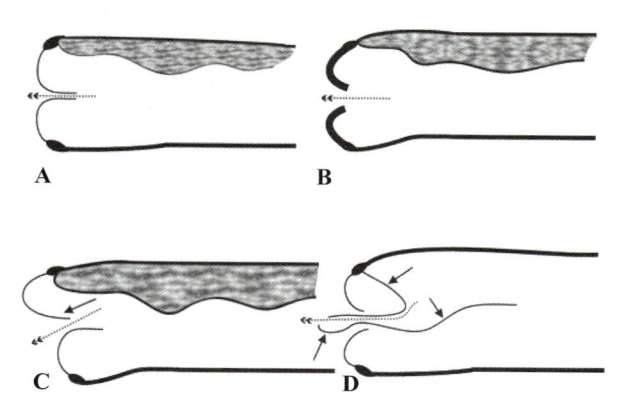

▲ 图 20-72 急性主动脉夹层及主动脉近端疾病引起主动脉瓣关闭不全的机制示意图，其中包括窦管交界处扩张导致的主动脉瓣对位不良（A）、主动脉夹层伴主动脉瓣自身病变（B）。主动脉瓣附着处破坏（C）及部分撕脱内膜片脱垂经主动脉瓣瓣口形成了主动脉瓣反流通道（D）

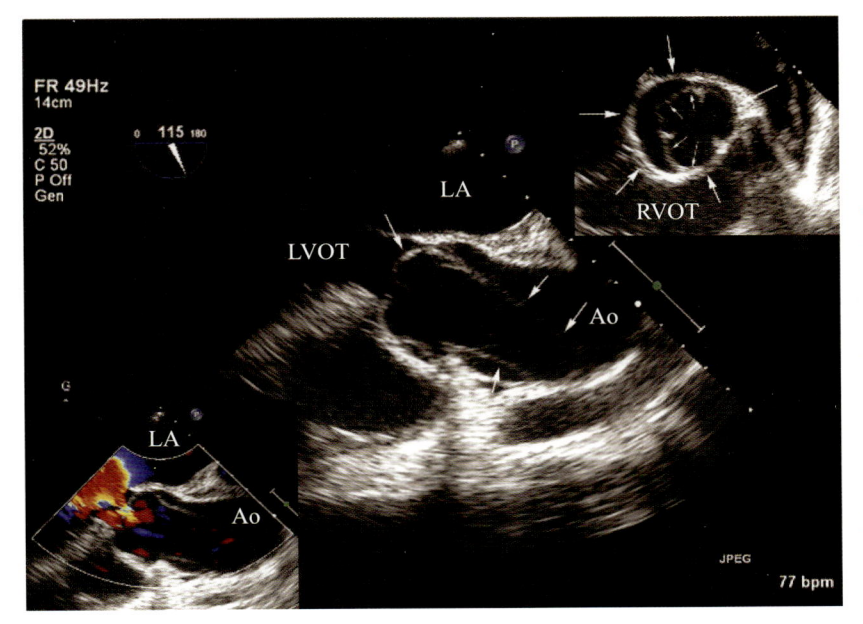

第 20 章 主动脉疾病
Diseases of the Aorta

◀ 图 20-73 经食管超声心动图显示急性 A 型夹层升主动脉长轴切面

中央图示轻度扩张的升主动脉（向内箭）管腔内可见近乎环形的撕脱内膜片，无冠瓣脱入左心室流出道（向下箭）。右上图为主动脉窦部短轴切面，夹层于 6 点钟至 12 点钟方向环绕主动脉近端（向内粗箭示主动脉近端，向外小箭示撕脱内膜片）。左下图彩色多普勒证实主动脉瓣反流因瓣环水平主动脉瓣瓣叶受损所致。LA. 左心房；LVOT. 左心室流出道；RVOT. 右心室流出道；Ao. 主动脉

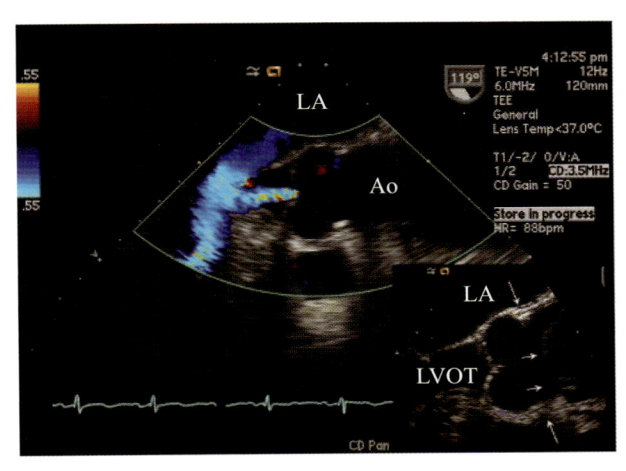

▲ 图 20-74 经食管超声心动图升主动脉长轴切面显示一例急性 A 型夹层

中央图像彩色多普勒示窦管交界处扩张导致主动脉瓣反流。右下图是扩张的窦管交界（长箭）以及主动脉瓣。短箭示窦管交界处撕脱的内膜片，未累及窦部，此时主动脉瓣关闭不全因窦管交界处继发性扩张所致。应注意到这可能与先已存在的升主动脉瘤或夹层导致的急性继发性扩张有关。LA. 左心房；Ao. 主动脉；LVOT. 左心室流出道

脉，因而通常先对降主动脉进行开窗术及支架植入术等保护重要器官，然后修复内膜广泛撕脱的升主动脉。术后仍可能存在 B 型夹层，假腔可形成血栓或假腔与真腔之间的多个出、入口持续保持血流交通。修补术后降主动脉内可观察到局限性的夹层破口。大部分患者假腔内血栓形成。图

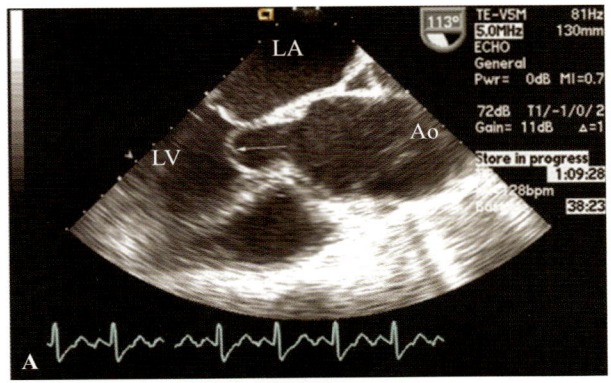

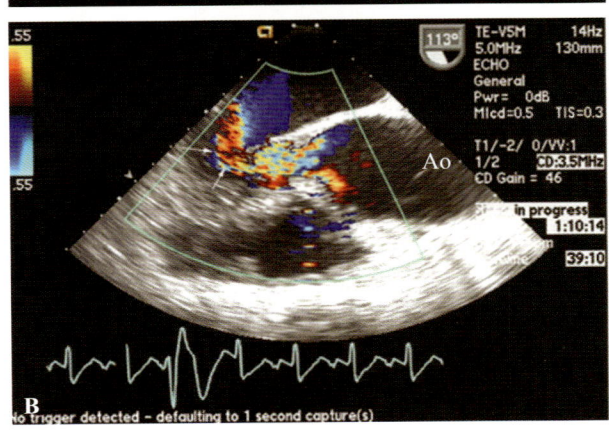

▲ 图 20-75 经食管超声心动图显示急性 A 型主动脉夹层并重度主动脉瓣反流

A. 舒张期升主动脉长轴切面（113°）显示部分撕脱内膜（白箭）脱垂进入左心室流出道；B. 舒张期彩色多普勒显示流经撕脱内膜的彩色血流占据整个左心室流出道．血流通过撕脱内膜上的交通口直接进入左心室（白箭）。通过撕脱内膜的血流量明显少于被其局限性左心室流出道的血流量

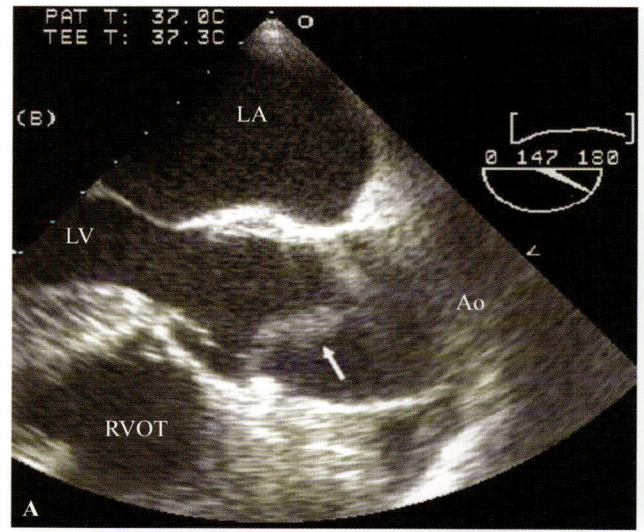

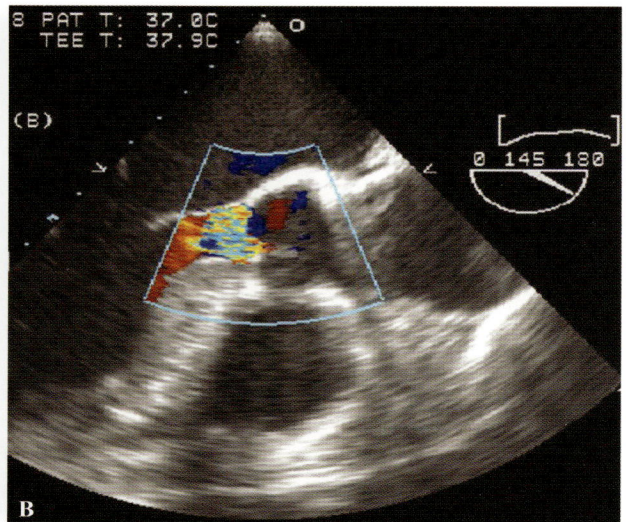

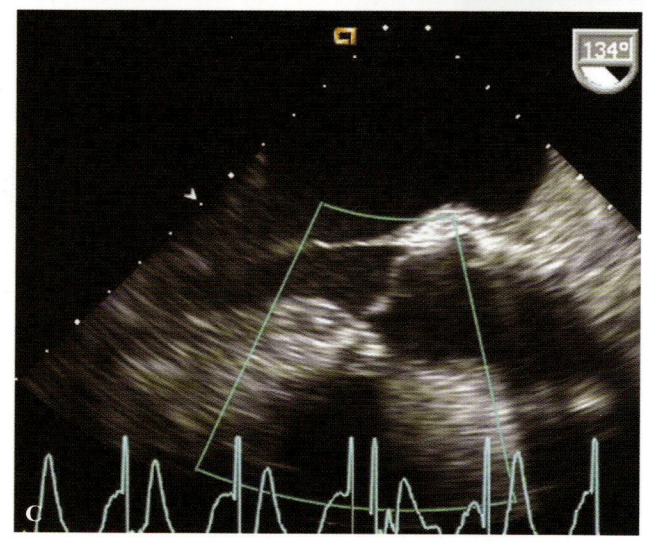

▲ 图 20-76 经食管超声心动图记录一例急性 A 型夹层和继发性主动脉瓣关闭不全的患者，随后接受了保留瓣膜的修复手术

A. 急性主动脉夹层升主动脉纵切面。注意升主动脉和可移动内膜片在窦管交界水平处的扩张（箭）；B. 注意急性主动脉夹层时出现中度主动脉瓣关闭不全；C. 保留瓣修复术后记录。注意未见明显的残余主动脉瓣关闭不全

20-77 为 B 型夹层患者随时间逐渐恢复。图 20-78 是一例急性主动脉夹层行人工血管置换术后。

七、主动脉粥样硬化

主动脉粥样硬化常在经食管超声心动图检查中发现，胸骨上窝切面（图 20-79）或剑突下切面（图 20-26）偶尔也可显示。最常见于老年人或者有吸烟史、高血压以及胆固醇增高者，它可能是主动脉粥样硬化性动脉瘤的组成部分，在可疑心源性血栓患者中也不少见。主动脉粥样硬化的发生部位具有特征性，最常见于胸降主动脉及主动脉弓，较少发生于升主动脉。动脉粥样硬化呈对称性新月形，即光滑均匀的新月形回声充填部分主动脉腔。对称性粥样硬化斑块可误认为壁内血肿，但前者更可能存在内膜增厚及钙化灶。复杂性粥样硬化斑块为带蒂或具有活动成分的动脉粥样硬化性疾病，通常以突入管腔内 4mm 作为临界值。突入管腔及有活动成分的粥样硬化性疾病发生心脏栓塞性疾病的可能性大于粥样硬化斑块呈光滑新月形的患者。主动脉粥样硬化疾病的并发症包括动脉瘤形成和穿透性溃疡。临床上，穿透性溃疡表现多与主动脉夹层相似。图 20-80 至图 20-87 显示不同程度和类型的主动脉粥样硬化。实时三维经食管超声心动图可明确显

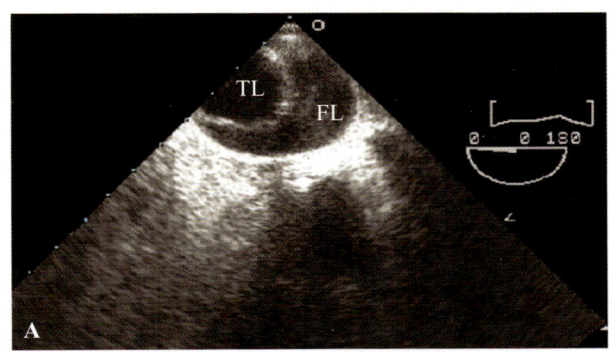

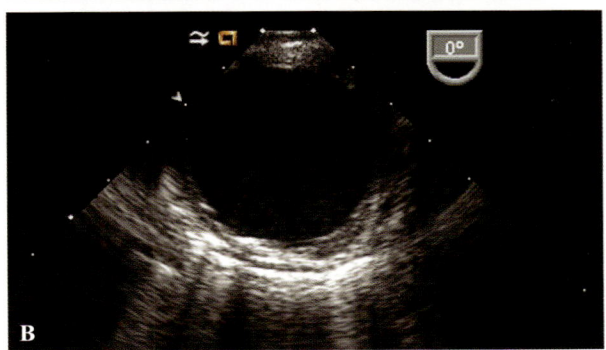

第 20 章 主动脉疾病
Diseases of the Aorta

▲ 图 20-77 经食管超声心动图显示急性 B 型夹层胸降主动脉短轴

A. 夹层急性期胸降主动脉管腔被撕脱内膜分为一个较小的真腔（TL）和一个较大的假腔（FL），假腔内血流淤滞；B. 3 个月后在降主动脉同一切面（注意标尺变化）观察该 B 型夹层，撕脱内膜下方的假腔内完全血栓化

示严重动脉粥样硬化的复杂性。CT 血管造影及磁共振血管造影也可用于动脉粥样硬化成像。CT 结合三维重建技术可以快速诊断简单及复杂的粥样斑块，且可清晰显示其累及范围。对比增强 CT 诊断穿透性溃疡更准确。

八、其他主动脉疾病

（一）主动脉缩窄

主动脉缩窄及其他相关的先天性病变在第 19 章中讨论。胸骨上窝切面可用于观察主动脉缩窄（图 20-88）。超声心动图对主动脉弓及降主动脉近端显示欠清晰，大多数主动脉缩窄需要 CT 或 MRI 进行准确评估，同时还应明确有无侧支循环及继发性瘤样扩张（图 20-89）。

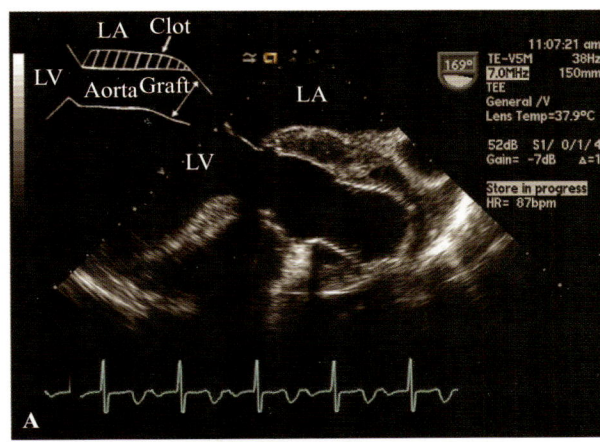

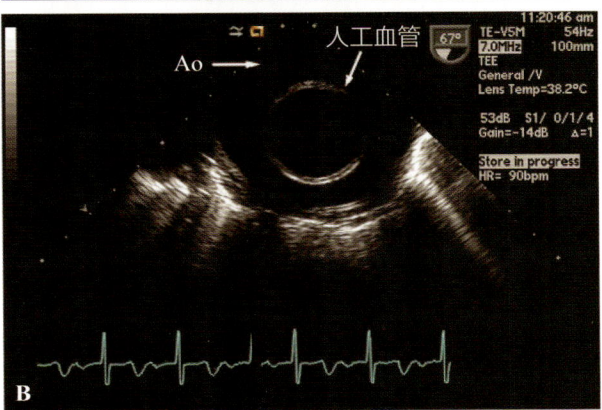

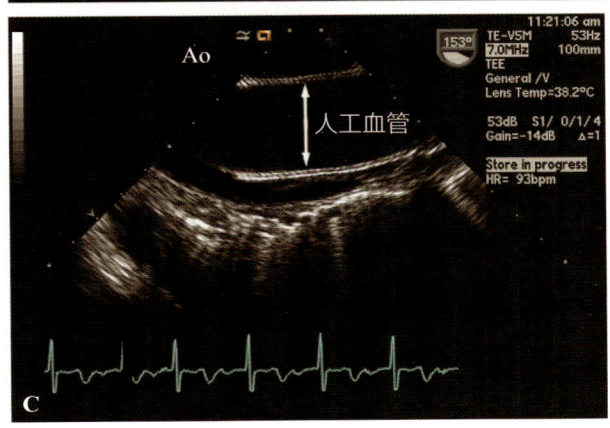

▲ 图 20-78 主动脉夹层修复术后经食管超声心动图。人工血管从主动脉瓣瓣环延伸至升主动脉，自体升主动脉与人工血管之间可见残余血肿（A）。升主动脉远端长轴及短轴切面均可显示人工血管（B 和 C）

（二）主动脉假性动脉瘤

主动脉假性动脉瘤是指主动脉破裂，与左心室假性室壁瘤一样，其特征是通过窄颈与真腔相通的腔外动脉瘤。主动脉假性动脉瘤可发生于动

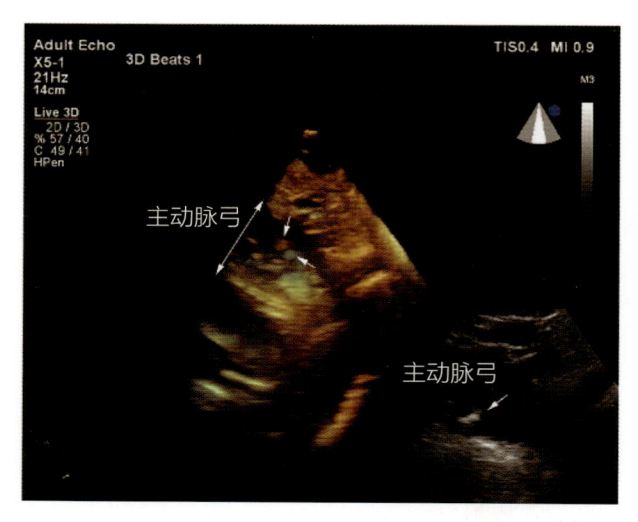

Feigenbaum 超声心动图学（原书第 8 版）
Feigenbaum's Echocardiography (8th Edition)

▲ 图 20-79　经胸实时三维成像显示动脉粥样硬化累及主动脉弓。图片中央三维显像可见复杂动脉粥样硬化（短箭）。右下角为同一患者同一切面的动脉粥样硬化区域

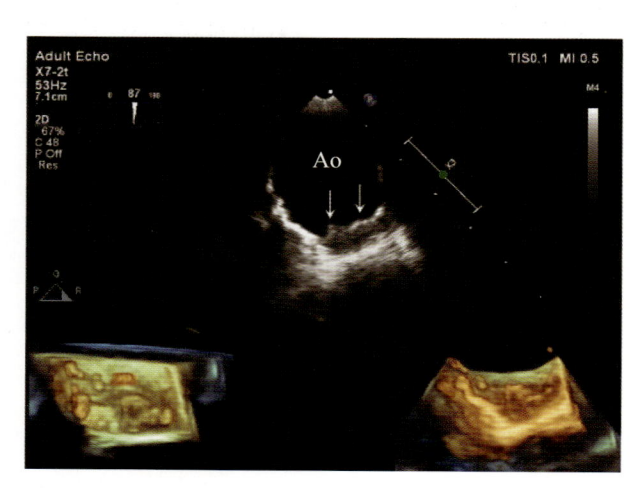

▲ 图 20-81　经食管超声心动图主动脉弓短轴切面显示中度动脉粥样硬化

中央图像显示主动脉于 3 点钟至 6 点钟方向可见中度复杂动脉粥样硬化（箭）。下方为升主动脉同一部位的实时三维图像，更清晰显示弥漫性多发复杂动脉粥样斑突入主动脉管腔，左下角图中显示动脉粥样硬化溃疡

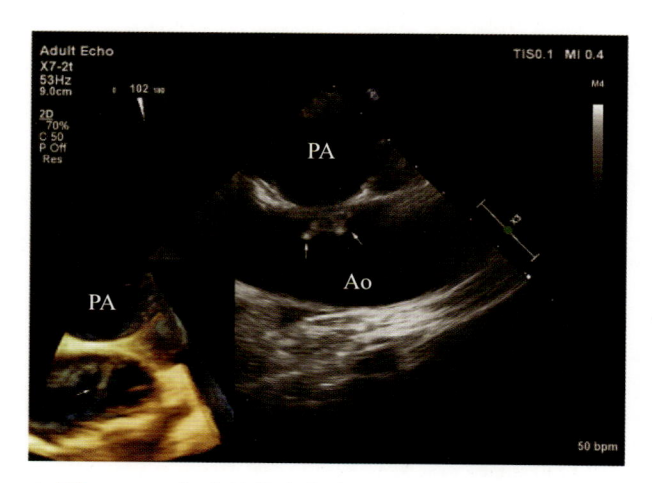

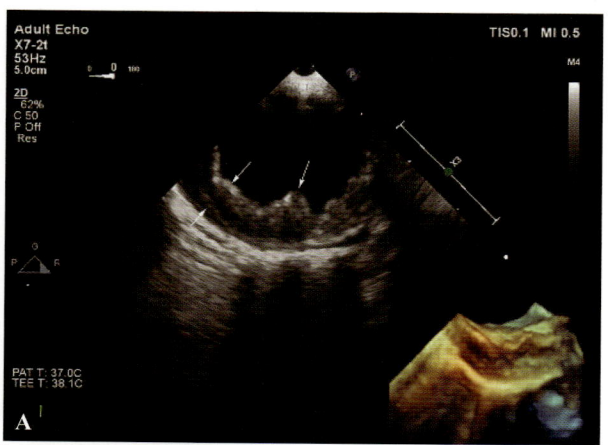

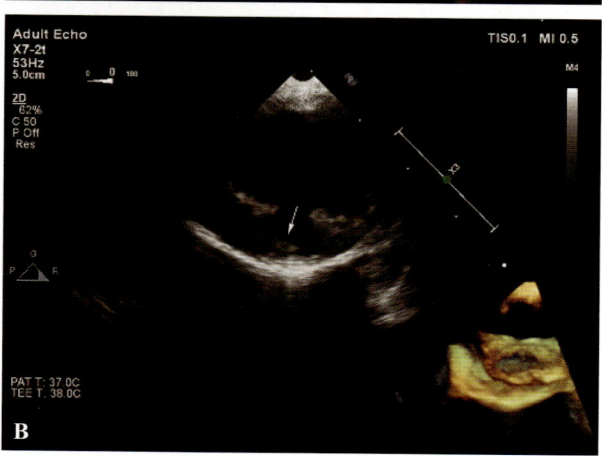

▲ 图 20-80　经食管超声心动图显示肺动脉（PA）水平的升主动脉近端长轴切面，可见局限性复杂动脉粥样硬化突入主动脉（Ao）腔内（箭）。左下角为实时三维超声心动图在同一切面显示该动脉粥样硬化

▶ 图 20-82　经食管超声心动图显示动脉粥样硬化累及胸降主动脉

A. 不规则增厚的动脉粥样硬化（向内箭）突入到管腔（向下箭）。右下角实时三维图像显示严重动脉粥样硬化导致主动脉内膜形态不规则；B. 动脉粥样硬化处溃疡（向下箭所指）。右下角实时三维图像为溃疡面直视图（en face）

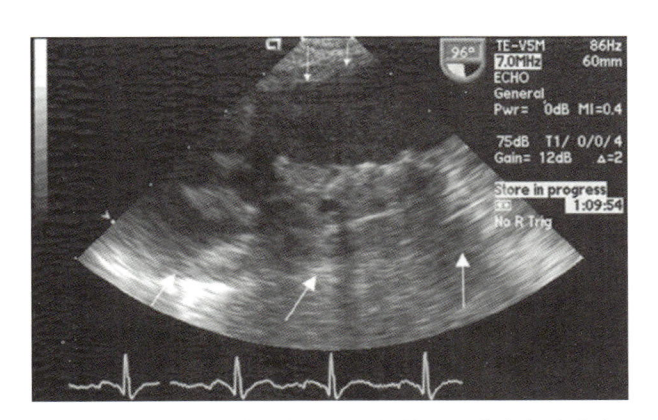

第 20 章 主动脉疾病
Diseases of the Aorta

▲ 图 20-83 经食管超声心动图长轴显示胸降主动脉瘤。箭头表示主动脉外侧边界，其内显示多蒂和可活动成分的复杂性粥样硬化斑块

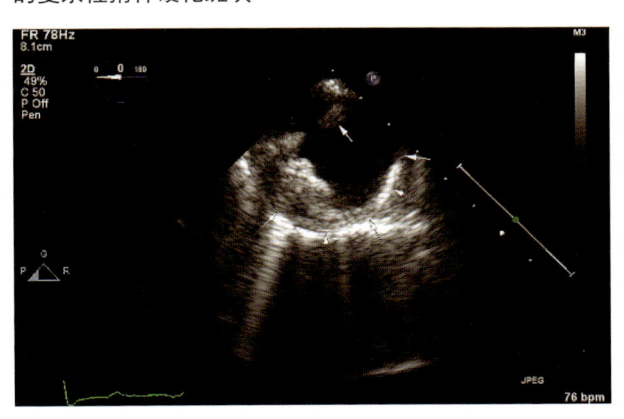

▲ 图 20-84 经食管超声心动图显示胸降主动脉中段的复杂性动脉粥样硬化。动脉粥样硬化累及范围广，边缘不整齐。胸降主动脉短轴 12 点钟方向可见活动性动脉粥样硬化（箭）。一系列向内箭显示瘤样扩张的降主动脉外边界

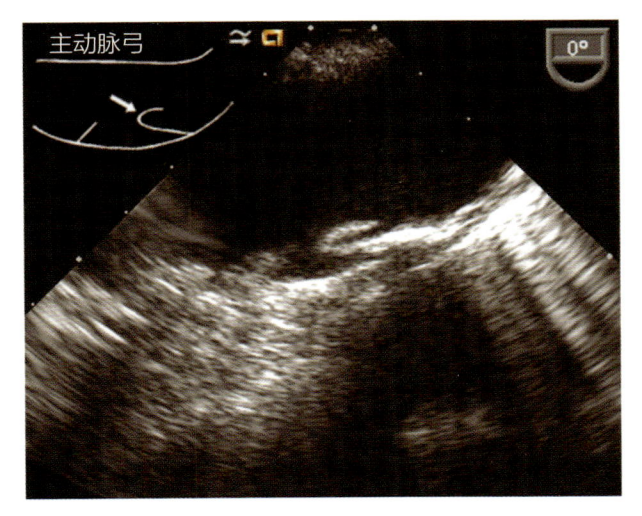

▲ 图 20-85 动脉粥样硬化患者主动脉弓长轴切面显示斑块破裂，破裂斑块顶端内膜呈折叠状，部分斑块破裂可见一定活动度

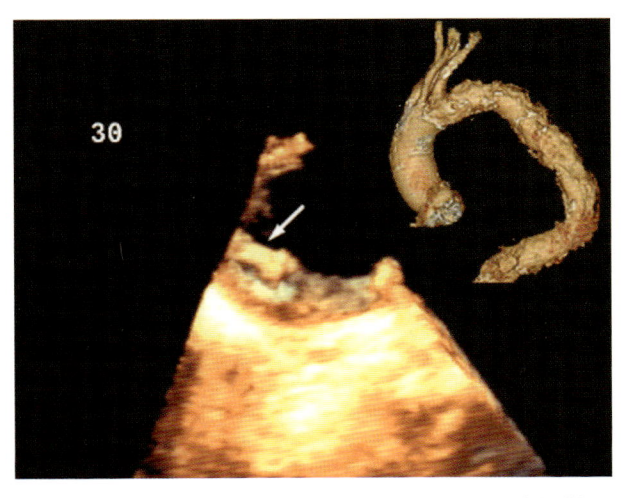

▲ 图 20-86 经食管实时三维超声心动图主动脉短轴切面显示活动的复杂性动脉粥样硬化。右上角图像为同一患者主动脉重度弥漫性动脉粥样硬化的 CT 三维重建

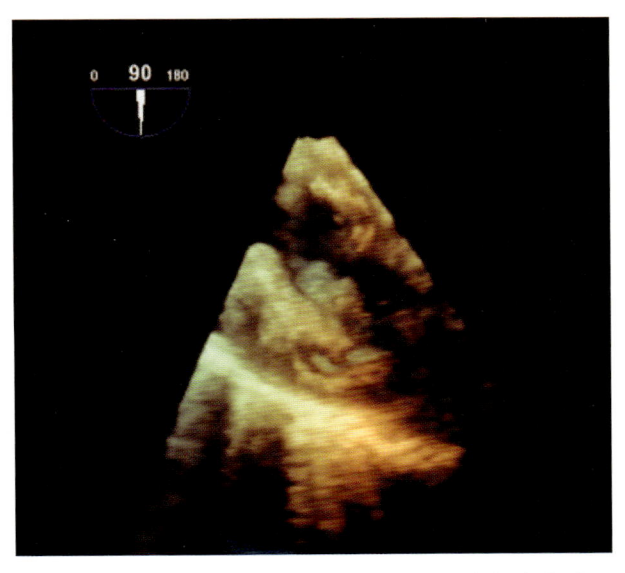

▲ 图 20-87 胸降主动脉长轴切面实时三维超声心动图显示管腔内复杂性动脉粥样硬化

脉瘤自发性破裂随后出血终止，也可为主动脉夹层发展为外膜破裂的后遗症（图 20-90 至图 20-94），偶尔可由医源性损伤所致（图 20-91）。假性动脉瘤位于正常主动脉轮廓之外，超声成像较困难，CT 是必要的确诊方法（图 20-92 和图 20-93）。

（三）主动脉创伤

主动脉断裂为胸部钝性损伤的致命性并发

765

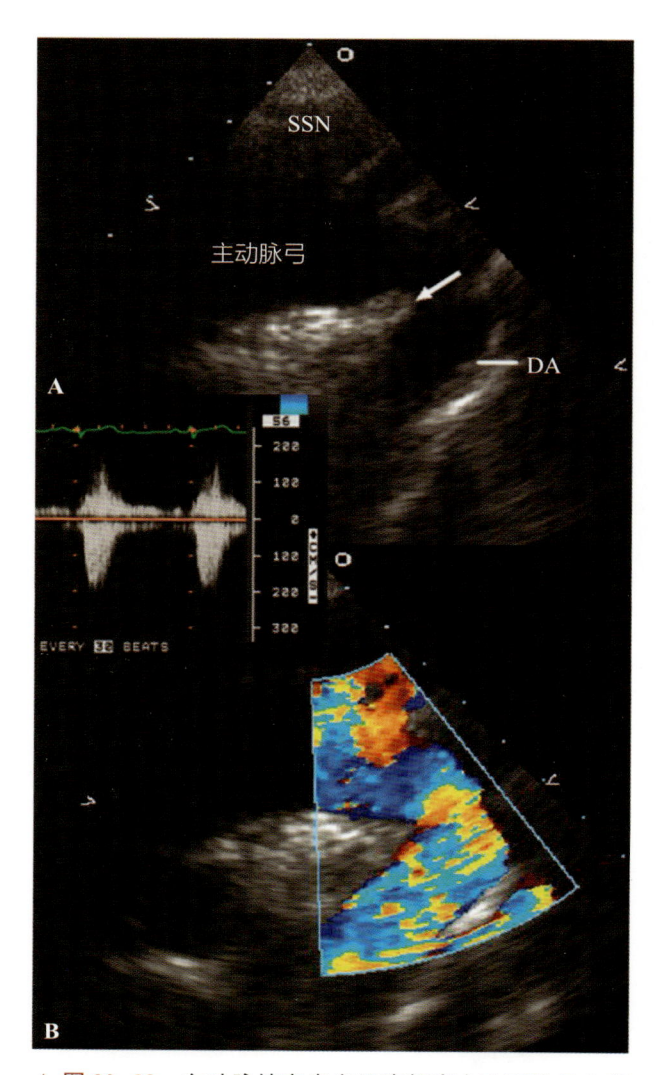

▲ 图 20-88 主动脉缩窄患者经胸超声心动图胸骨上窝切面（SSN）显示主动脉弓和近端降主动脉（DA）
A. 左锁骨下动脉远端可见一嵴样结构（箭）突向管腔内；B. 彩色血流成像证实该处管腔狭窄，连续多普勒测得狭窄处压力阶差为 16mmHg

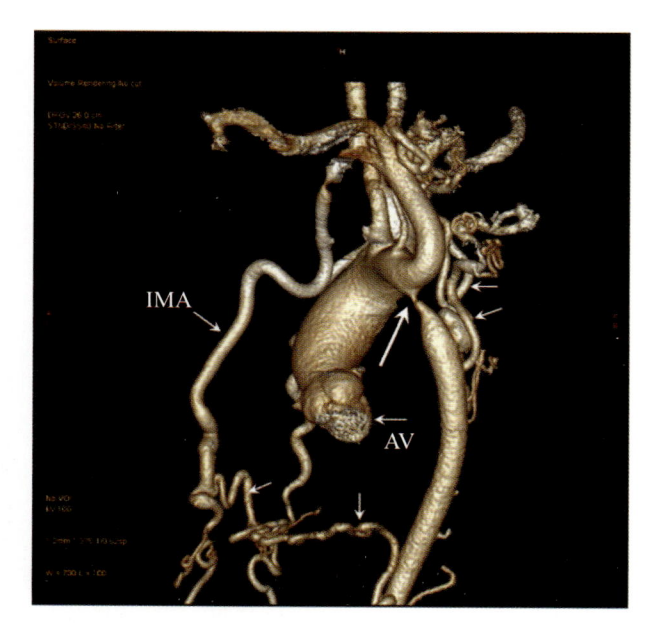

▲ 图 20-89 主动脉 CT 血管造影三维重建显示一例未发现的严重主动脉缩窄。长箭显示降主动脉近端缩窄处管腔近乎闭塞。主动脉瓣瓣环（AV）也可显示。包括肋间动脉（小箭）和乳内动脉（IMA）在内的侧枝循环丰富

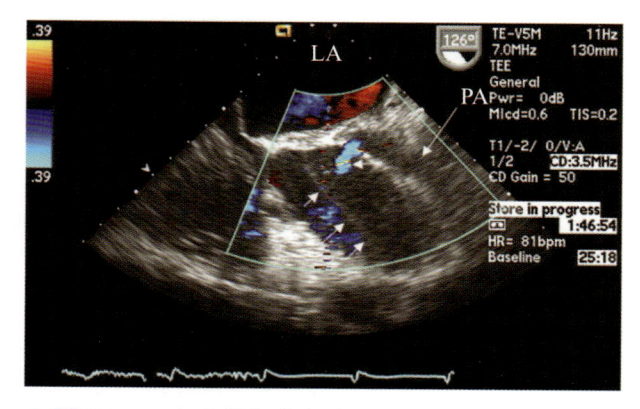

▲ 图 20-90 经食管超声心动图升主动脉长轴切面显示急性 A 型夹层合并夹层破裂及假性动脉瘤（PA）。3 个向上的箭表示升主动脉管腔内撕脱内膜。血流自主动脉真腔进入假性动脉瘤内

症，通常发生于高速冲击伤之后，比如车祸中未系安全带的乘客。其特征性表现为主动脉部分性或完全性断裂，多发生于降主动脉的动脉韧带区域。完全性主动脉断裂几乎瞬间致命，因而诊断性成像无法发挥作用。部分性主动脉断裂患者可存活并接受急诊检查。在大多数创伤中心，胸部 CT 是首选诊断手段。

经食管超声心动图可用于检测主动脉创伤。主动脉创伤有多种不同表现，其中部分表现非常轻微。由于大多数完全性或近乎完全性主动脉断裂的患者没有存活，因此有关这种致命并发症的超声心动图记录较少。任何形式的主动脉创伤均至少存在中层至外膜的部分断裂，因此外膜周围血肿较常见。外膜血肿可导致主动脉扭曲而不再表现为圆形，也可导致主动脉或食管移位。从胃食管交界处向上回撤探头时，主动脉将移出图像

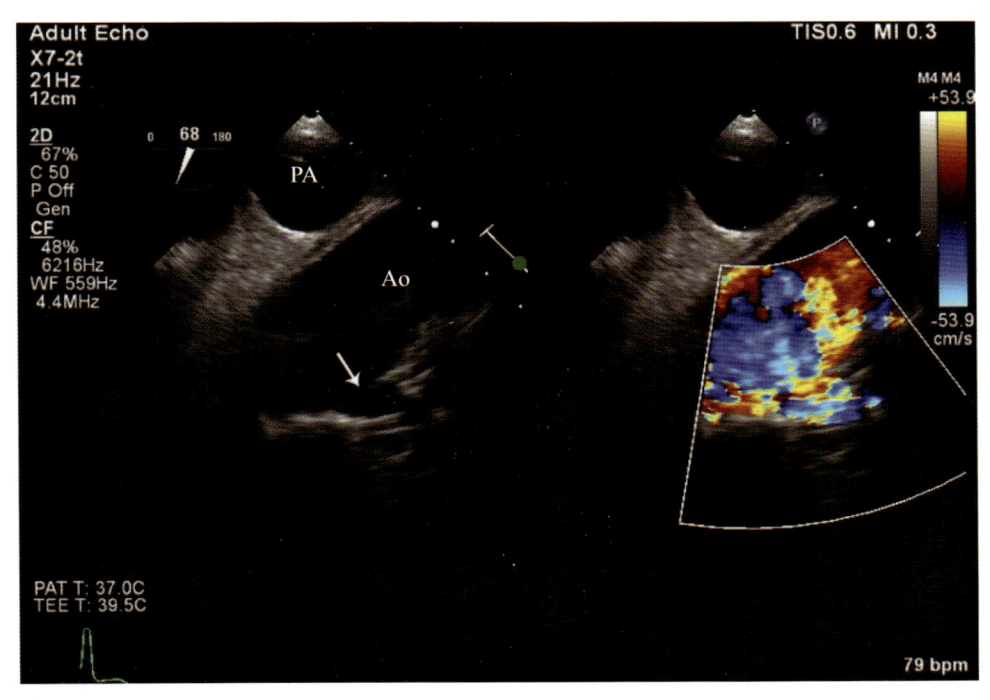

第 20 章 主动脉疾病
Diseases of the Aorta

◀ 图 20-91 经食管超声心动图显示主动脉术后升主动脉近端巨大假性动脉瘤

左图：升主动脉扩张，管壁出现连续中断（箭所指）；右图：彩色血流多普勒成像显示连续中断处可见血流信号进入，提示主动脉破裂和（或）假性动脉瘤。与 CT 比较（图 20-92），超声心动图无法显示假性动脉瘤的准确范围和大小

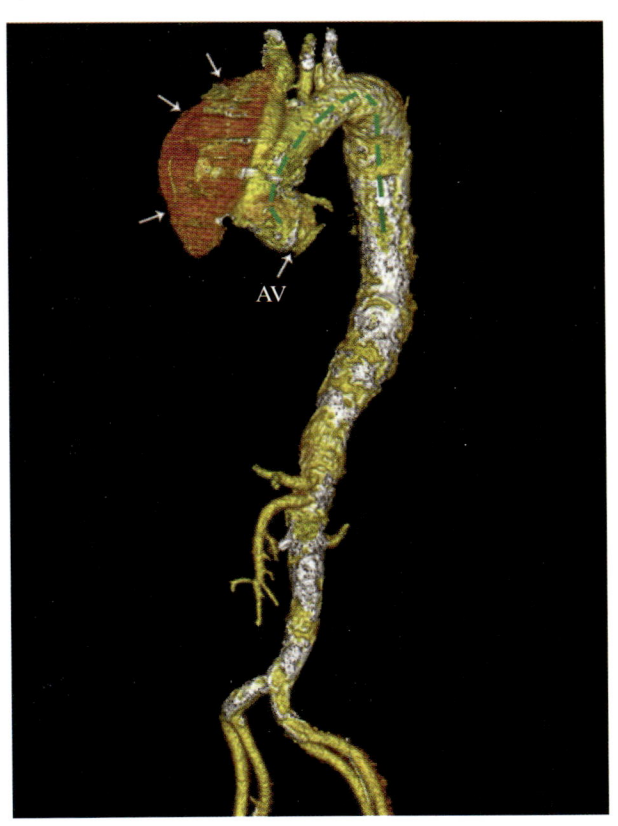

▲ 图 20-92 同一患者（图 20-91）的 CT 血管造影显示自主动脉瓣瓣环至降主动脉分叉处的升主动脉全程。虚线表示升主动脉、主动脉弓和近端降主动脉中线。巨大假性动脉瘤（箭）位于升主动脉外侧。此图说明 CT 对于升主动脉外部的假性动脉瘤的诊断价值优于超声心动图

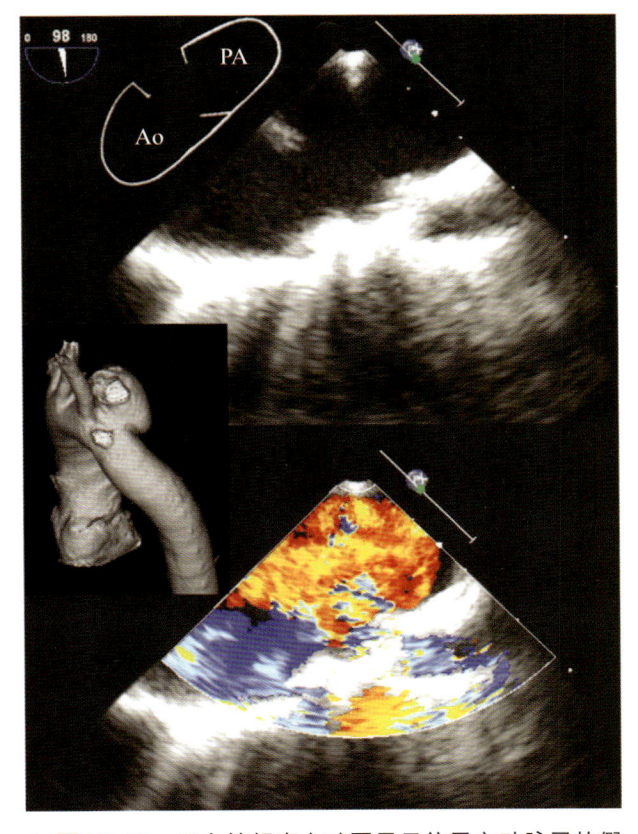

▲ 图 20-93 经食管超声心动图显示位于主动脉弓的假性动脉瘤（PA）

上图为迂曲的主动脉弓 Ao 及图像右侧相对较窄的假性动脉瘤瘤颈部。下图彩色血流多普勒显示血流快速进出假性动脉瘤。左侧插图为同一患者三维 CT 重建更清晰显示孤立动脉瘤

767

之外。当主动脉本身表现为不同程度的主动脉夹层和内膜撕裂，这可能是轻微的或者仅为局限性内膜撕裂而并无夹层。主动脉有时可出现局部区域圆形结构暂时消失而表现为局限性嵴样隆起突入到主动脉腔内，这是该部位部分性创伤的间接表现。局限性创伤有时可导致在中层空隙或在主动脉腔内血栓形成，如果年轻患者胸部钝挫伤后主动脉腔内见明显血栓，应首先考虑主动脉创伤而非动脉粥样硬化。

主动脉壁部分性撕裂有时并不即刻致命，但可导致假性主动脉瘤形成，包括经食管超声心动图（图 20-94 和图 20-95）在内的多种成像技术均可检出。交通意外或体育事故等导致的主动脉创伤会损伤主动脉瓣瓣叶，从而出现急性主动脉瓣反流，反流程度从轻度到重度不等（图 20-96）。因此，密切观察创伤性 IMH 或局部夹层的细微征象至关重要，有必要进行 CT 和（或）MRI 检查。

血管内超声也成功应用于胸部钝挫伤后主动脉创伤的确诊（图 20-97）。由于该技术分辨率高，可检出局限性内膜撕裂及主动脉壁完整性破坏，而经食管超声心动图或 CT 等其他成像技术则难以发现。这种技术的局限性是穿透力较差，难以显示外膜血肿及其范围，但经食管超声心动图可以显示。

介入手术或其他有创性手术也可能导致主动脉创伤，其并发症包括主动脉穿孔、医源性夹层或主动脉和左心房壁之间形成 IMH。图 20-98 为介入治疗后出现的医源性主动脉近端损伤及功能性主动脉瓣反流，需行保守治疗。

（四）主动脉感染性疾病

主动脉细菌或真菌感染引起的感染性心内膜炎并不常见（图 20-99），常发生于动脉粥样硬化累及区域或动脉韧带残留导管的主动脉侧，表现为带蒂的活动团块，需与复杂且活动的动脉粥样硬化疾病相鉴别。全身感染症状提示团块可能为感染性，确诊还需对肿块进行直观检查。梅毒性主动脉炎极为罕见，表现为主动脉近端炎性增

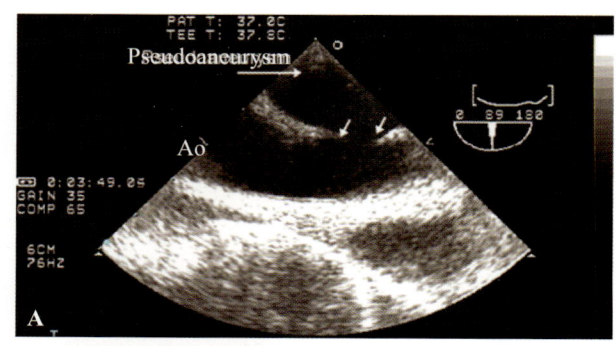

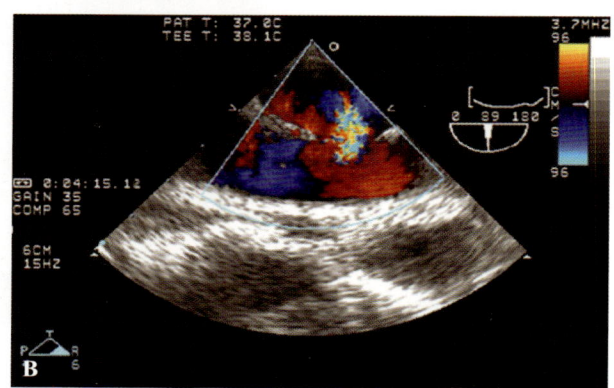

▲ 图 20-94 一例交通事故中胸降主动脉断裂并发急性假性动脉瘤形成，经食管超声心动图主动脉长轴切面显示动脉韧带远端

A 图中两个短箭所示处为主动脉壁连续性中断；B 图中彩色血流多普勒显示主动脉与假性动脉瘤腔之间相交通

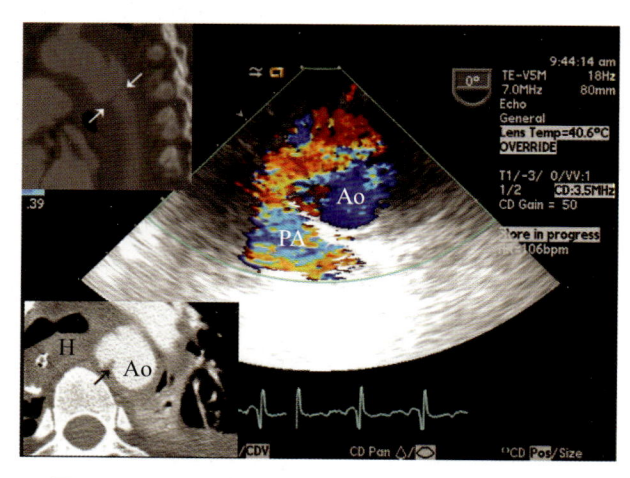

▲ 图 20-95 一例交通事故后出现胸部外伤并低血压及休克患者，经食管超声心动图显示距门齿约 30cm 的动脉韧带区域。彩色多普勒证实血流从主动脉腔流至主动脉周围间隙。左下角图为增强 CT 显示同一位置的主动脉轮廓破坏（箭）及广泛纵隔血肿（H），左上角图为主动脉长轴切面的 CT 图像，显示管壁连续性中断（箭）和广泛累及的外周血肿

PA. 肺动脉；Ao. 主动脉

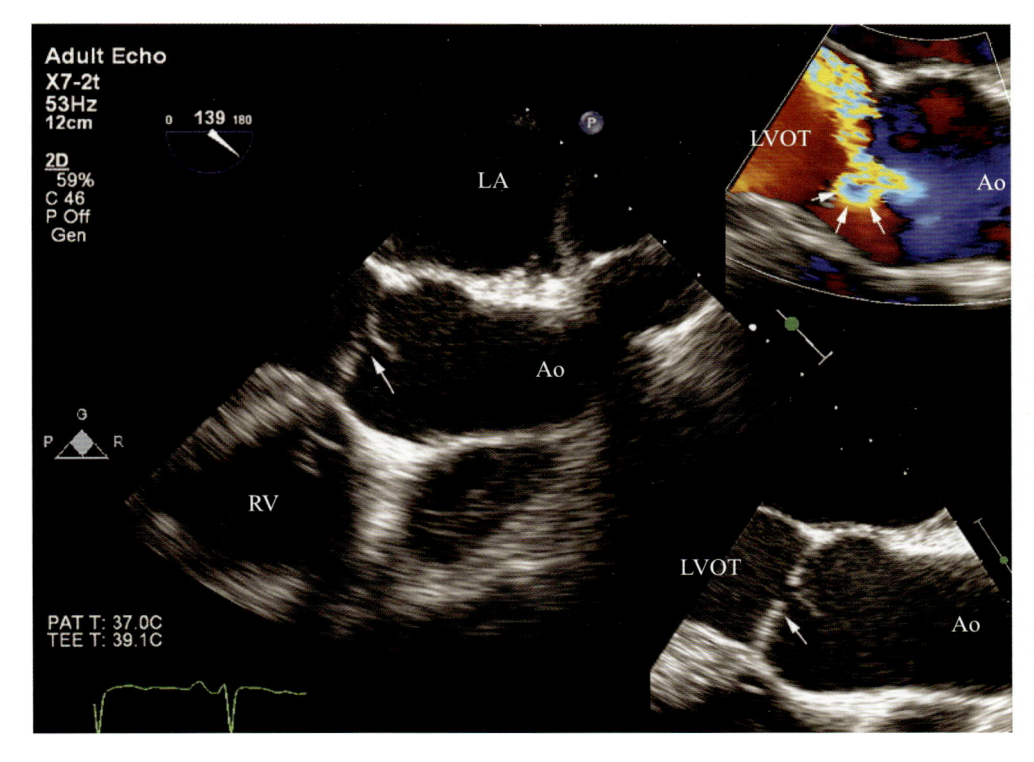

第 20 章 主动脉疾病
Diseases of the Aorta

◀ 图 20-96 交通事故后出现心脏杂音的年轻患者经食管超声心动图。中心图像显示主动脉近端大小相对正常，未见主动脉破裂或急性夹层。右下角放大图显示主动脉瓣对合不良（箭）。右上角彩色多普勒显示中度偏心性主动脉瓣反流（箭）

Ao. 主动脉；LA. 左心房；RV. 右心室；LVOT. 左心室流出道

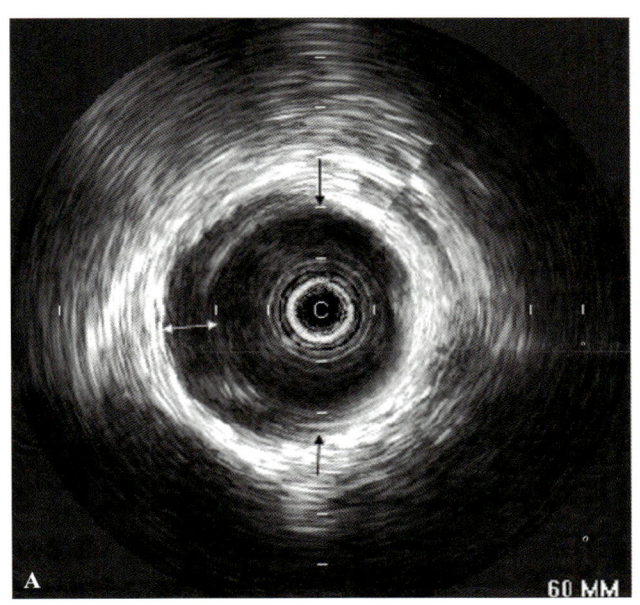

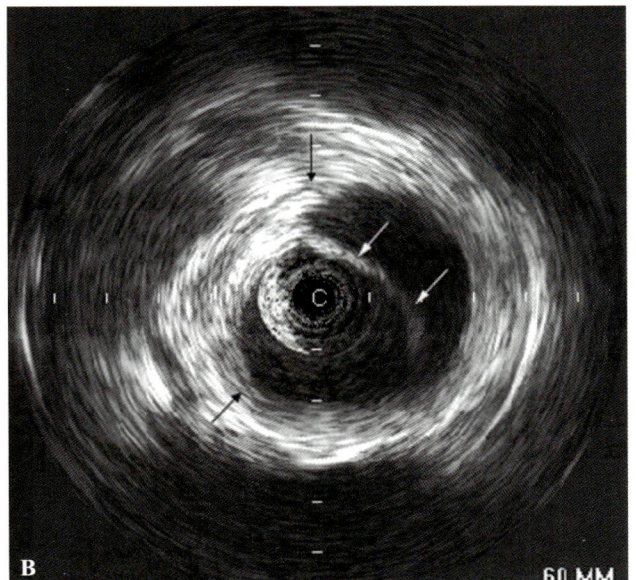

▲ 图 20-97 血管内超声（IVUS）显示主动脉创伤

A. 与图 20-12 同一患者，车祸后怀疑主动脉损伤。图 20-12 显示胸主动脉较低部位为受累区域。本图为动脉韧带水平成像，显示成像导管（C）位于中央，主动脉基本呈圆形。6 点钟至 12 点钟位置（黑箭）管壁呈新月形增厚，双向白箭示最大厚度，为主动脉损伤所致的壁内血栓形成；B. 车祸患者，主动脉圆形结构消失。约 7 点钟至 12 点钟位置内壁明显不规则（黑箭），管腔内同时显示局限性剥脱内膜（白箭）

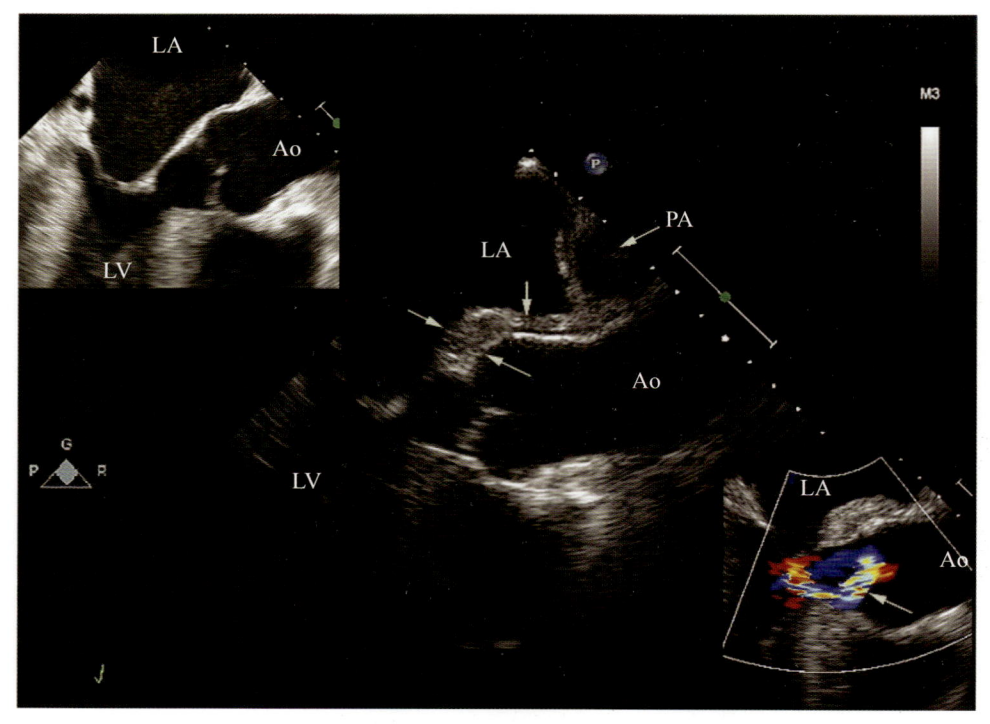

◀ 图 20-98 经食管超声心动图显示介入术后主动脉瓣反流患者升主动脉长轴切面

中央图像显示主动脉管腔与左心房间可见厚约 1cm 的创伤性血肿（箭），导致主动脉近段解剖形态改变从而引起如右下图所示的主动脉瓣偏心性反流。左上图显示 6 周后血肿吸收。Ao. 主动脉；LA. 左心房；LV. 左心室

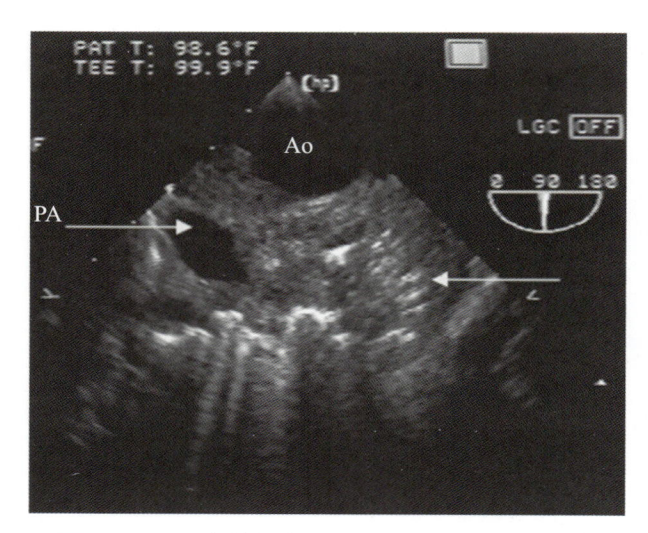

▲ 图 20-99 经食管超声心动图长轴切面显示免疫功能低下患者真菌感染。本例为肺曲菌病患者，肺动脉（PA）及主动脉（Ao）均出现继发性感染。肺动脉及主动脉腔内均显示不规则回声，表明感染直接累及血管结构。向左长箭头所示为感染所致的肺实变区

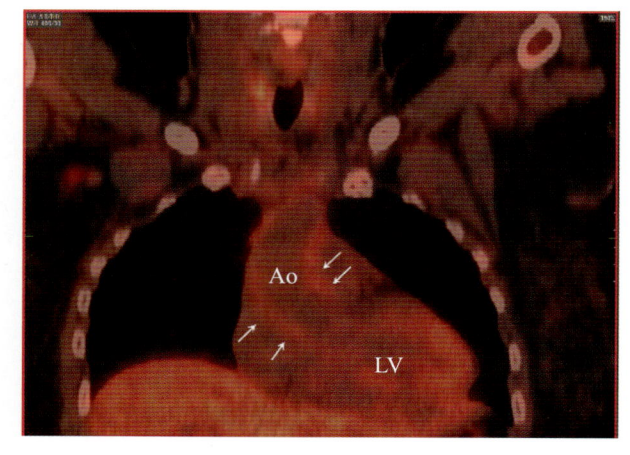

▲ 图 20-100 正电子发射断层扫描（PET）显示主动脉炎。图中可见左心室和升主动脉，粉红色代表升主动脉代谢活动增加（箭）

Ao. 主动脉；LV. 左心室

厚。正电子放射断层扫描可用于检测主动脉（或主动脉人工血管）感染或炎症（图 20-100）。

（五）主动脉血栓

胸主动脉内形成活动性血栓较为罕见，多见于胸段降主动脉近端，常与周围动脉栓塞有关。主动脉血栓表现为管腔内活动度大的高回声团块，常通过较细的蒂与主动脉壁相连。图 20-101 和图 20-102 为外周栓塞患者进行经食管超声心动图寻找血栓来源。主动脉管腔内可见活动性较大的团块起源于动脉粥样硬化斑块。主动脉内血栓的治疗方法尚存有争议，应积极抗凝治疗还是

第 20 章 主动脉疾病
Diseases of the Aorta

手术切除目前仍无定论。主动脉血栓患者一旦确诊则需要评估其是否存在高凝状态或有无潜在的恶性肿瘤。

(六) Takayasu 动脉炎

Takayasu 动脉炎是一种累及主动脉及其近端分支的炎症性疾病，发生于 40 岁以下的年轻患者。Takayasu 动脉炎导致主动脉近端及其主要分支的开口处（包括冠状动脉在内）内膜明显不规则增厚和炎性组织聚集。超声心动图表现类似于动脉粥样硬化（图 20-103）。巨细胞性动脉炎等其他类型的动脉炎累及主动脉极为罕见。

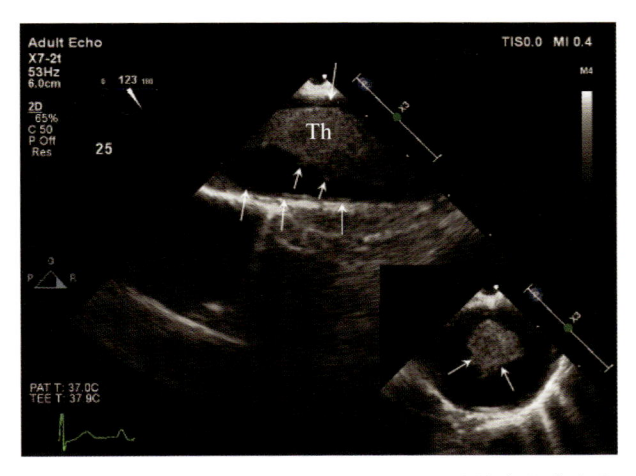

▲ 图 20-101 经食管超声心动图显示下肢栓塞的患者主动脉弓远端胸主动脉长轴切面，较长箭表示主动脉边界，管腔内细长管状血栓（Th）表面有数个活动性不规则突起（短箭）。右下角图像显示血栓中部的主动脉短轴切面，血栓的管状特性（箭）容易识别，在实时动态图像中血栓具有一定活动度

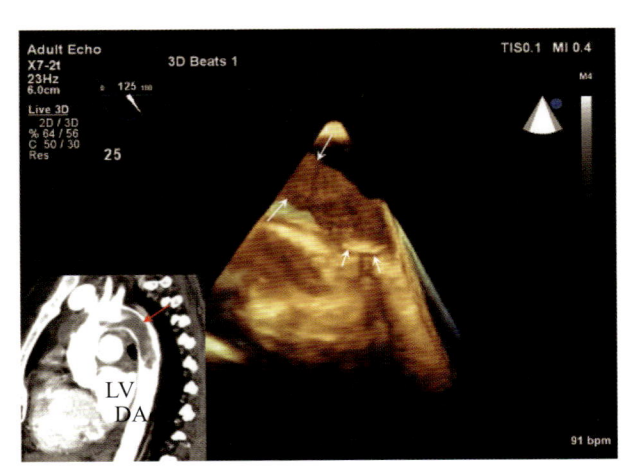

▲ 图 20-102 中央图像是主动脉管腔内血栓（图 20-101）的实时三维图像。两个较长向内箭显示远端血栓，它起源于主动脉管壁动脉粥样硬化斑块区域（两个短箭）。左下角图是同一患者的主动脉增强 CT 血管造影，显示主动脉弓远端和胸降主动脉（DA）近端管腔内较大的管状血栓（箭）

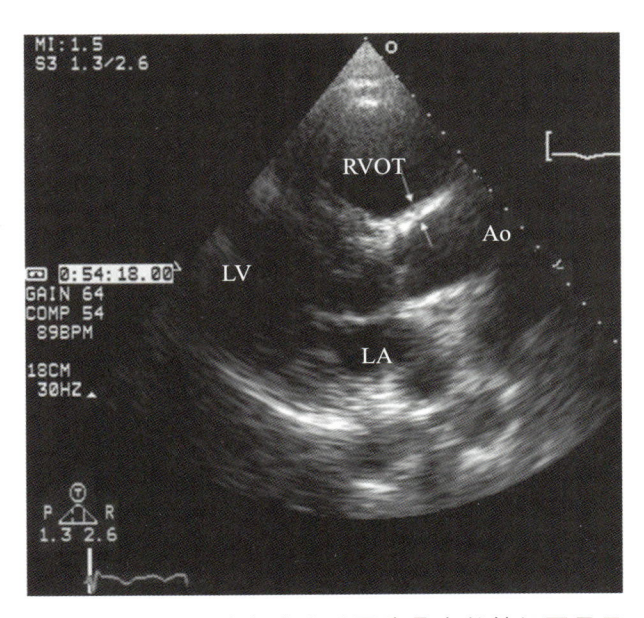

▲ 图 20-103 经胸超声心动图胸骨旁长轴切面显示 Takayasu 动脉炎，年轻女性患者主动脉前后壁回声增强，不考虑动脉粥样硬化

Ao. 主动脉；LV. 左心室；LA. 左心房；RVOT. 右心室流出道

推荐阅读

常规阅读

Asch FM, Yuriditsky E, Prakash SK, et al. The need for standardized methods for measuring the aorta: multimodality core lab experience from the GenTAC registry. *JACC Cardiovasc Imaging* 2016;9: 219–226.

Campens L, Demulier L, De Groote K, et al. Reference values for echocardiographic assessment of the diameter of the aortic root and ascending aorta spanning all age categories. *Am J Cardiol* 2014;

114: 914–920.

Devereux RB, De Simone G, Arnett DK, et al. Normal limits in relation to age, body size, and gender of two-dimensional echocardiographic aortic root dimensions in persons ≥15 years of age. *Am J Cardiol* 2012;110: 1189–1194.

Goldstein SA, Evangelista A, Abbara S, et al. Multimodality imaging of diseases of the thoracic aorta in adults from the American Society of Echocardiography and the European Association of Cardiovascular Imaging: endorsed by the Society of Cardiovascular Computed Tomography and Society for Cardiovascular Magnetic Resonance. *J Am Soc Echocardiogr* 2015;28: 119–182.

Hiratzka LF, Bakris GL, Beckman JA, et al. 2010 ACCF/AHA/AATS/ACR/ASA/SCA/SCAI/SIR/STS/SVM Guidelines for the diagnosis and management of patients with thoracic aortic disease: executive summary. *J Am Coll Cardiol* 2010;55:1509–1544.

Hiratzka LF, Nishimura RA, Bonow RO, et al. Surgery for aortic dilatation in patients with bicuspid aortic valves; a statement of clarification from the American College of Cardiology/American Heart Association Task Force on Clinical Practice Guidelines. *J Am Coll Cardiol* 2016;67:724–731.

Mirea O, Maffessanti F, Gripari P, et al. Effects of aging and body size on proximal and ascending aorta and aortic arch: inner edge reference values in a large adult population by two-dimensional transthoracic echocardiography. *J Am Soc Echocardiog* 2013;26: 419–427.

Park JY, Foley TA, Bonnichsen CR, et al. Transthoracic echocardiography versus computed tomography for ascending aortic measurements in patients with bicuspid aortic valve. *J Am Soc Echocardiogr* 2017;30:625–635.

Rodriguez-Palomares JF, Teixido-Tura G, Galuppo V, et al. Multimodality assessment of ascending aortic diameters: comparison of different measurement methods. *J Am Soc Echocardiogr* 2016;29: 819–826.

Whitlock MC, Hundley WG. Noninvasive imaging of flow and vascular function in disease of the aorta. *JACC Cardiovasc Imaging* 2015; 8:1094–1106.

主动脉夹层

Alomari IB, Hamirani YS, Madera G, Tabe C, Akhtar N, Raizada V. Aortic intramural hematoma and its complications. *Circulation* 2014;129:711–716.

Baliga RR, Nienaber CA, Bossone E, et al. The role of imaging in aortic dissection and related syndromes. *JACC Cardiovasc Imaging* 2014;7:406–424.

Durham CA, Cambria RP, Wang LJ, et al. The natural history of medically managed acute type B aortic dissection. *J Vasc Surg* 2015;61: 1192–1198.

Jondeau G, Detaint D, Tubach F, et al. Aortic event rate in the Marfan population: a cohort study. *Circulation* 2012;125:226–232.

Kim JB, Spotnitz M, Lindsay ME, MacGillivray TE, Isselbacher EM, Sundt TM. Risk of aortic dissection in the moderately dilated ascending aorta. *J Am Coll Cardiol* 2016;68:1209–1219.

Pape LA, Awais M, Woznicki EM, et al. Presentation, diagnosis, and outcomes of acute aortic dissection: 17-year trends from the international registry of acute aortic dissection. *J Am Coll Cardiol* 2015; 66:350–358.

Peterss S, Mansour AM, Ross JA, et al. Changing pathology of the thoracic aorta from acute to chronic dissection. *J Am Coll Cardiol* 2016;68:1054–1065.

Rogers AM, Hermann LK, Booher AM, et al. Sensitivity of the aortic dissection detection risk score, a novel guideline-based tool for identification of acute aortic dissection at initial presentation (results from the International Registry of Acute Aortic Dissection). *Circulation* 2011;123:2213–2218.

Tolenaar JL, Froehlich W, Jonker FH, et al. Predicting in-hospital mortality in acute type B aortic dissection: evidence from International Registry of Acute Aortic Dissection. *Circulation* 2014;130: S45–S50.

动脉粥样硬化和动脉瘤

Della Corte A, Bancone C, Buonocore M, et al. Pattern of ascending aortic dimensions predicts the growth rate of the aorta in patients with bicuspid aortic valve. *JACC Cardiovasc Imaging* 2013;6: 1301–1310.

Goldfinger JZ, Halperin JL, Marin ML, Stewart AS, Eagle KA, Fuster V. Thoracic aortic aneurysm and dissection. *J Am Coll Cardiol* 2014;64:1725–1739.

Khoo C, Cheung C, Jue J. Patterns of aortic dilatation in bicuspid aortic valve-associated aortopathy. *J Am Soc Echocardiogr* 2013; 26: 600–605.

Sherrah AG, Andvik S, van der Linde D, et al. Nonsyndromic thoracic aortic aneurysm and dissection: outcomes with Marfan syndrome versus bicuspid aortic valve aneurysm. *J Am Coll Cardiol* 2016; 67: 618–626.

第 21 章
肿块、肿瘤及栓子来源
Masses, Tumors, and Source of Embolus

项飞翔 曹春艳 译

心脏肿块的病理表现多样，包括血栓，良、恶性肿瘤，先天性异常及赘生物，其诊断具有挑战性。除此之外，正常解剖变异，如欧氏瓣，也可能类似异常肿块，须与病理性肿块相鉴别。对心脏肿块的识别和全面描述需要联合应用多种影像学手段，少数情况下，即使应用多模态成像仍难以明确诊断，需进一步活检或手术。

一、正常变异与伪像：假阳性结果原因

超声心动图主要依靠准确识别心内正常和异常结构来诊断心脏肿块。即使在高质量的图像中，超声伪像仍十分常见，且可能被误诊为病理性肿块。例如，二维超声心动图近场杂波和混响伪像常误诊为心尖血栓（图 21-1）。超声伪像已于第 2 章详细介绍，临床工作中应尽量避免此类伪像的产生并能正确识别，正确选择探头及多切面观察可有助于减少误诊。

解剖变异普遍存在于各心腔或瓣膜，易与病理性肿块混淆，表 21-1 列举了易误诊的常见解剖变异。右心房是解剖变异最常见且最容易出现误诊的部位。Chiari 网、欧氏瓣、界嵴等正常

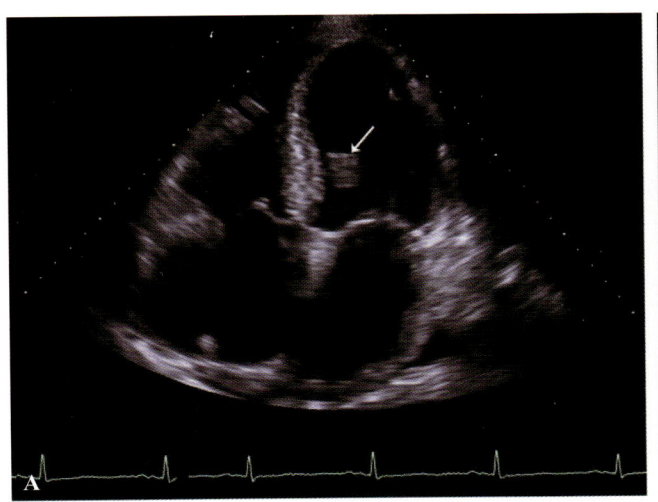

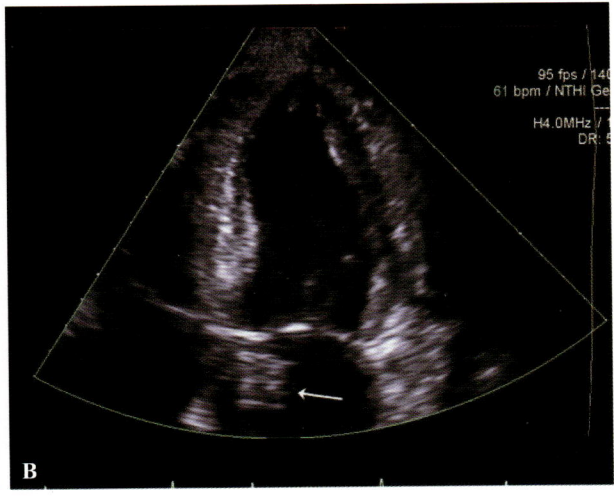

▲ 图 21-1 心尖四腔心切面显示的混响伪像（箭），是由于探头上、体表或胸壁内的近场强反射形成的，实时观察时该伪像不随心脏运动而移动
A. 位于左心室；B. 位于左心房

右心房结构，常因个体差异而被误诊为病理性肿块。房室沟脂肪浸润尤其是发生于三尖瓣周围时，常被误诊为肿瘤或心包积液。左心室心尖部假腱索较常见，有时可被误诊为血栓，图 21-2 中假腱索易于诊断。但某些情况下，假腱索可被误诊为心尖血栓。此时，彩色多普勒成像成超声对比增强成像可通过显示该线状结构两侧的血流来鉴别。此外，医源性结构也是导致误诊的常见原因，如心脏移植后心房后壁的缝合线、留置起搏器导线或心内导管等。右心室调节束为正常解剖结构，可误诊为血栓等病理性肿块（图 21-3）。

正常解剖变异的识别依赖于图像质量、操作技术及临床经验。合理选用不同频率的探头、多切面观察有助于准确诊断。此外，可靠的临床信息（如是否植入起搏器）对于避免误诊也具有重要的作用。

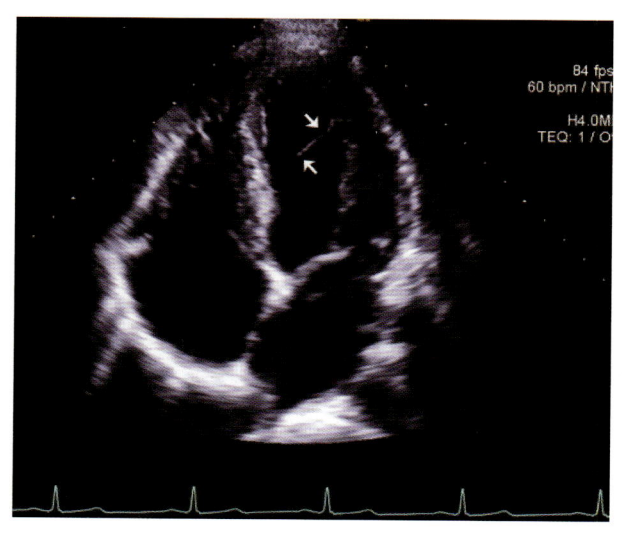

▲ 图 21-2　左心室假腱索（箭）

表 21-1　易误诊的正常解剖变异及良性改变

右心房	Chiari 网
	下腔静脉瓣
	界嵴
	导管/起搏器导线
	房间隔脂肪瘤样肥厚
	梳状肌
	脂肪组织（三尖瓣瓣环周围）
左心房	心脏移植后缝线
	卵圆窝
	二尖瓣瓣环钙化
	冠状静脉窦
	左上肺静脉-左心耳间嵴
	房间隔脂肪瘤样肥厚
	梳状肌
	横窦
右心室	调节束
	肌束/肌小梁
	导管及起搏器导线
左心室	假腱索
	乳头肌
	肌小梁
	冗长腱索
主动脉	头臂静脉
	无名静脉
	胸腔积液

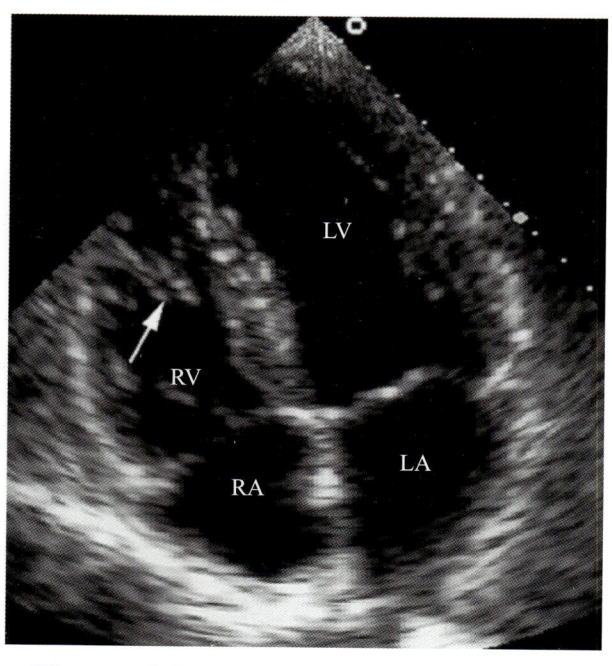

▲ 图 21-3　右心室心尖部调节束（箭），常被误诊为病理性肿块（如血栓等）
RV. 右心室；LV. 左心室；RA. 右心房；LA. 左心房

二、超声心动图作用

超声心动图是评估心脏可疑肿块的首选影像学方法。表 21-2 列举了超声心动图评估已知或疑似心脏肿块/栓子来源的应用标准。最近发布的超声心动图评估心源性栓子的最新指南强调了超声心动图的多功能性，并为其在各类栓子成像中的应用提供了具体指导。超声心动图适用于评估心脏正常解剖结构并识别异常结构。超声心动图的另一重要作用是准确排除心脏肿块或潜在心源性栓子。超声心动图能灵敏识别心内异常结构，并描述其累及范围、位置及大小，并与伪像或正常解剖变异相鉴别。通过详细的解剖评估，超声心动图将有助于病因诊断，进而指导后续治疗。

然而，超声心动图的局限性在于不能提供组织学诊断，仅凭超声影像往往无法区分良性肿瘤与恶性肿瘤、血栓与赘生物。因此其他影像学方法，尤其是心脏 MRI 在心脏肿块的综合评估中发挥着重要作用，它能确定结构中是否包含某些特定的组织类型，如脂肪成分、血管或瘢痕。图 21-4 示一例胰腺神经内分泌肿瘤患者的右心房肿块，肿块与三尖瓣关系紧密。MRI 显示肿块为无血供的中等信号，符合血栓的特征。

表 21-2 超声评估心脏肿块及栓子来源的使用标准

指征	可疑心源性病因 – 经胸超声心动图	评分（1~9）
1	出现疑似心源性栓塞的症状，包括暂时性脑缺血、脑卒中或周围性栓塞	A（9）
肺栓塞的经胸超声心动图评估		
28	疑似肺栓塞需确诊	I（2）
29	指导急性肺栓塞的治疗	A（8）
31	肺栓塞治疗后的再评估，评估右心室功能和（或）肺动脉压力	A（7）
心内及心外结构的经胸超声心动图评估		
57	疑似心脏肿块	A（9）
58	疑似心源性栓子	A（9）
经食管超声心动图作为首次或补充检查手段评估栓塞事件		
109	评估无确切非心源栓塞患者的心源性栓子	A（7）
110	评估曾确诊非心源性栓塞患者的心源性栓子	U（5）
111	评估已经确诊心源性栓塞患者的心源性栓子而不影响其治疗方案	I（1）
112	评估心源性栓子以促进临床决策，如抗凝治疗、心脏复律和（或）射频消融术等	A（9）

引自 Douglas PS, Garcia MJ, Haines DE et al; ACCF/ASE/AHA/ASNC/HFSA/HRS/SCAI/SCCM/SCCT/SCMR 2011. Appropriate use criteria for echocardiography. *J Am Soc Echocardiogr* 2011; 24(3):229–267. © 2011 Elsevier 版权所有

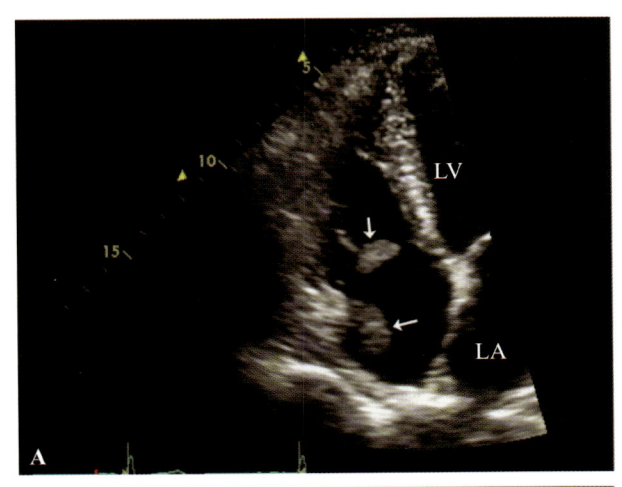

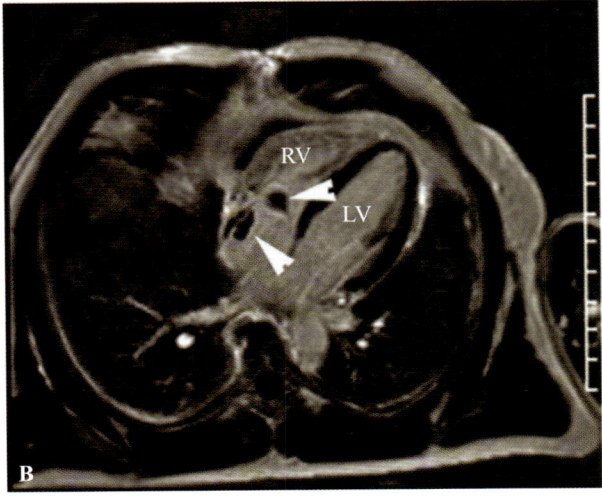

▲ 图 21-4 神经内分泌肿瘤患者

A. 超声心动图示右心房内两个椭圆形肿块（箭）；B. 心脏 MRI 示该结构（箭头）为无增强的中等信号，提示为血栓
LA. 左心房；RV. 右心室；LV. 左心室

三、心脏肿瘤

心脏肿瘤的发病率低，原发性肿瘤更为罕见（表21-3）。相对原发性肿瘤而言心脏转移瘤更为常见，其发病率是原发性肿瘤的20～30倍。良性肿瘤约占原发性心脏肿瘤的75%，其中多数为黏液瘤或弹力纤维瘤。恶性肿瘤以肉瘤最常见，占90%以上；淋巴瘤少见，见于HIV感染患者，可为原发性或转移性。在心脏转移性肿瘤中，肺、乳腺及胃肠道恶性肿瘤的转移最常见，黑色素瘤的发病率虽低，但其发生心脏转移的风险更高。

（一）心脏原发性良性肿瘤

超声心动图可早期准确识别肿块，并描述其特征，是心脏肿瘤治疗和术后监测的无创性影像学手段。心脏原发性肿瘤分为良性或恶性，均可发生于任何年龄段，常见的心脏原发性肿瘤见表21-4。其中，良性肿瘤的发病率约为恶性肿瘤的3倍。

黏液瘤是最常见的心脏原发性良性肿瘤，约占所有原发性肿瘤的30%～40%。黏液瘤多为单发，约75%发生于左心房，最常见于卵圆窝区，其大小、形态及结构多样。瘤体表面光滑，形态不规则，常伴有丝状突起或呈"葡萄串"状，质地不均，可伴中心液化或局部钙化。黏液瘤以蒂附着于心内膜表面，可生长至占据大部分左心房并导致左心室充盈受阻。图21-5示一例较大左

表21-3　心脏肿瘤

原发性肿瘤		转移性肿瘤
良性	恶性	
• 黏液瘤 • 脂肪瘤 • 心包囊肿 • 乳头状弹力纤维瘤 • 横纹肌瘤 • 畸胎瘤[a] • 纤维瘤[a]	• 肉瘤 • 血管肉瘤 • 横纹肌肉瘤 • 纤维肉瘤 • 平滑肌肉瘤 • 淋巴瘤	• 肺癌 • 乳腺癌 • 肾脏肿瘤 • 腺癌 • 胃肠道肿瘤 • 黑素瘤

a. 常见于儿童

表21-4　原发性心脏肿瘤的相对发病率

类　型	%
良性肿瘤	
黏液瘤	30
脂肪瘤	10
乳头状弹力纤维瘤	8
横纹肌瘤	6
纤维瘤	3
血管瘤	2
畸胎瘤	1
恶性肿瘤	
血管肉瘤	8
横纹肌肉瘤	5
间皮瘤	3
淋巴瘤	2
平滑肌肉瘤	1

心房黏液瘤，舒张期肿瘤几乎完全堵塞二尖瓣瓣口。本病例最重要的诊断依据为肿瘤位于左心房并起源于房间隔中部。对于表现典型的病例，超声心动图基本可以确诊。但在某些情况下，超声心动图难以明确诊断。图21-6示一例拟行冠状动脉搭桥手术的病例，超声心动图检查偶然发现非典型部位的左心房黏液瘤。患者无二尖瓣疾病或心房颤动等病史，血栓的可能性不大。冠状动脉搭桥手术中切除该肿块，病理证实为黏液瘤。

经胸超声心动图可用于诊断大部分黏液瘤，但当瘤体较小或位于右心时，则需应用经食管超声心动图协助诊断。三维超声心动图也可用于更全面地评估心房黏液瘤（图21-7）。黏液瘤也可发生于右心房（15%）或左、右心室（各5%）（图21-8和图21-9）。图21-8示一例右心房黏液瘤，注意观察其活动度，可见舒张期瘤体跨越三尖瓣导致右心室流入道梗阻。图21-9示一例来源于右心房顶部的黏液瘤。图21-10示一例巨大右心室黏液瘤，部分阻塞三尖瓣瓣口血流。约5%的黏液瘤为多发，虽然其典型位置及附着部位有助于鉴别诊断，但仍易与血栓混淆。黏液瘤经手术切除后仍可复发，因此需应用超声心动图每年随访至数年。

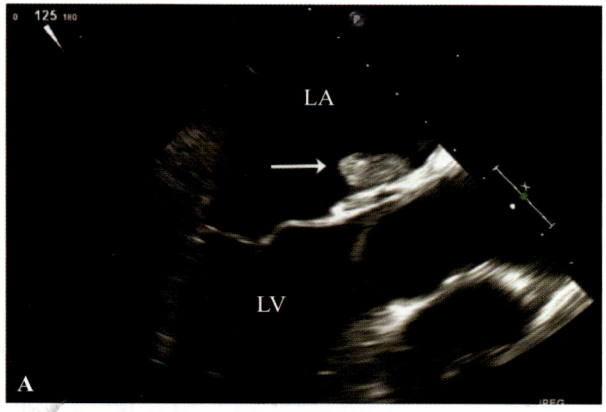

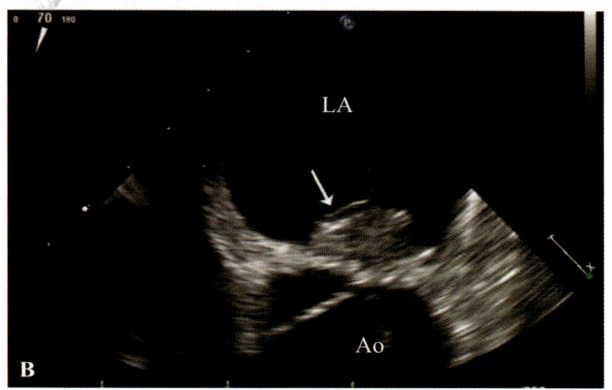

第 21 章 肿块、肿瘤及栓子来源
Masses, Tumors, and Source of Embolus

▲ 图 21-6 非典型部位的左心房黏液瘤（箭）。长轴切面（A）及短轴切面（B）显示瘤体位于左心房前壁、主动脉瓣下方
LA. 左心房；LV. 左心室；Ao. 主动脉

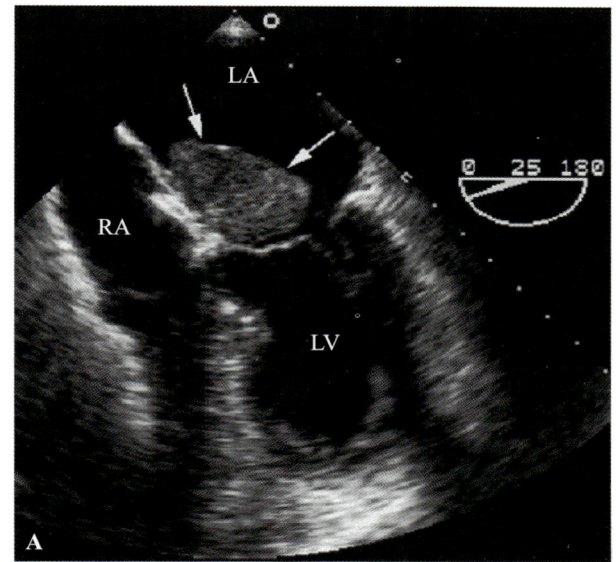

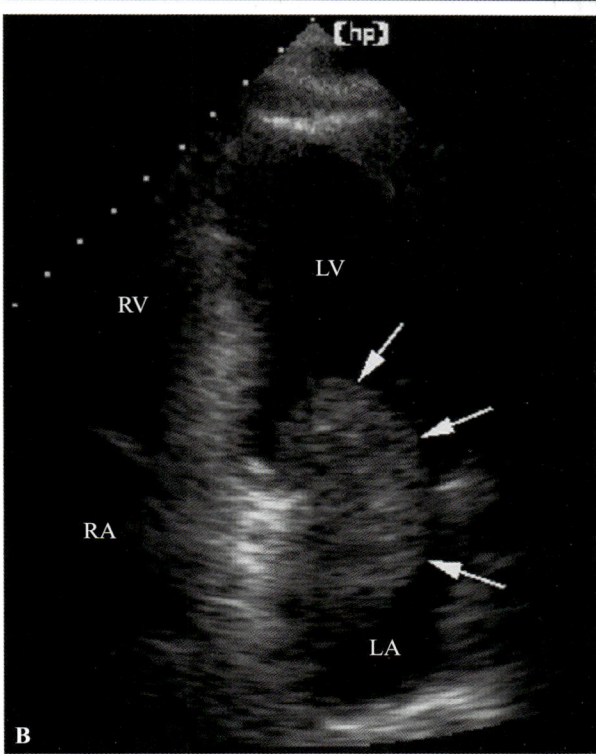

▲ 图 21-5 A 经食管超声心动图示附着于卵圆窝的左心房黏液瘤（箭）；B 四腔心切面示舒张期瘤体（箭）部分阻塞二尖瓣瓣口
RV. 右心室；LV. 左心室；RA. 右心房；LA. 左心房

乳头状弹力纤维瘤是另一种常见的原发性心脏肿瘤，之前的尸检报告显示其发生率仅为黏液瘤的 1/4～1/3，而最近的超声心动图数据（Tamin et al., 2015）显示其发生率可能与黏液瘤相当或更高。乳头状弹力纤维瘤多见于老年人，多起源于主动脉瓣或二尖瓣（图 21-11），偶见起源于非瓣膜心内膜。源于心脏瓣膜的肿瘤相对少见且常无症状，因此诊断较为困难且常依赖于超声心动图。心脏瓣膜肿瘤以乳头状弹力纤维瘤最常见，占 85% 以上，其次为黏液瘤及纤维瘤，恶性肿瘤十分罕见。

乳头状弹力纤维瘤体积一般较小，直径约 0.5～2.0cm，常误诊为赘生物。两者超声心动图表现类似，鉴别困难，正确诊断需依靠有无感染征象等临床表现。乳头状弹力纤维瘤通常以细小的蒂附着于瓣膜下游侧，形态不规则，表面呈细分叶状（图 21-12 及图 21-13），极少导致大量瓣膜反流。瘤体具有一定活动度，因此存在栓塞风

777

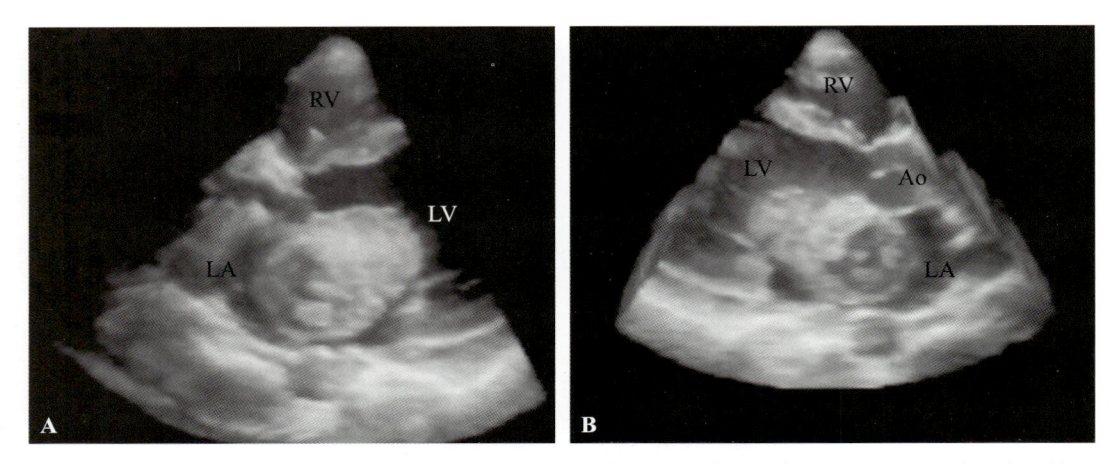

▲ 图 21-7　三维超声心动图显示巨大左心房黏液瘤，电影循环模式观察更为直观。A. 胸骨旁长轴切面观；B. 胸骨旁短轴切面观

LA. 左心房；LV. 左心室；RV. 右心室；Ao. 主动脉

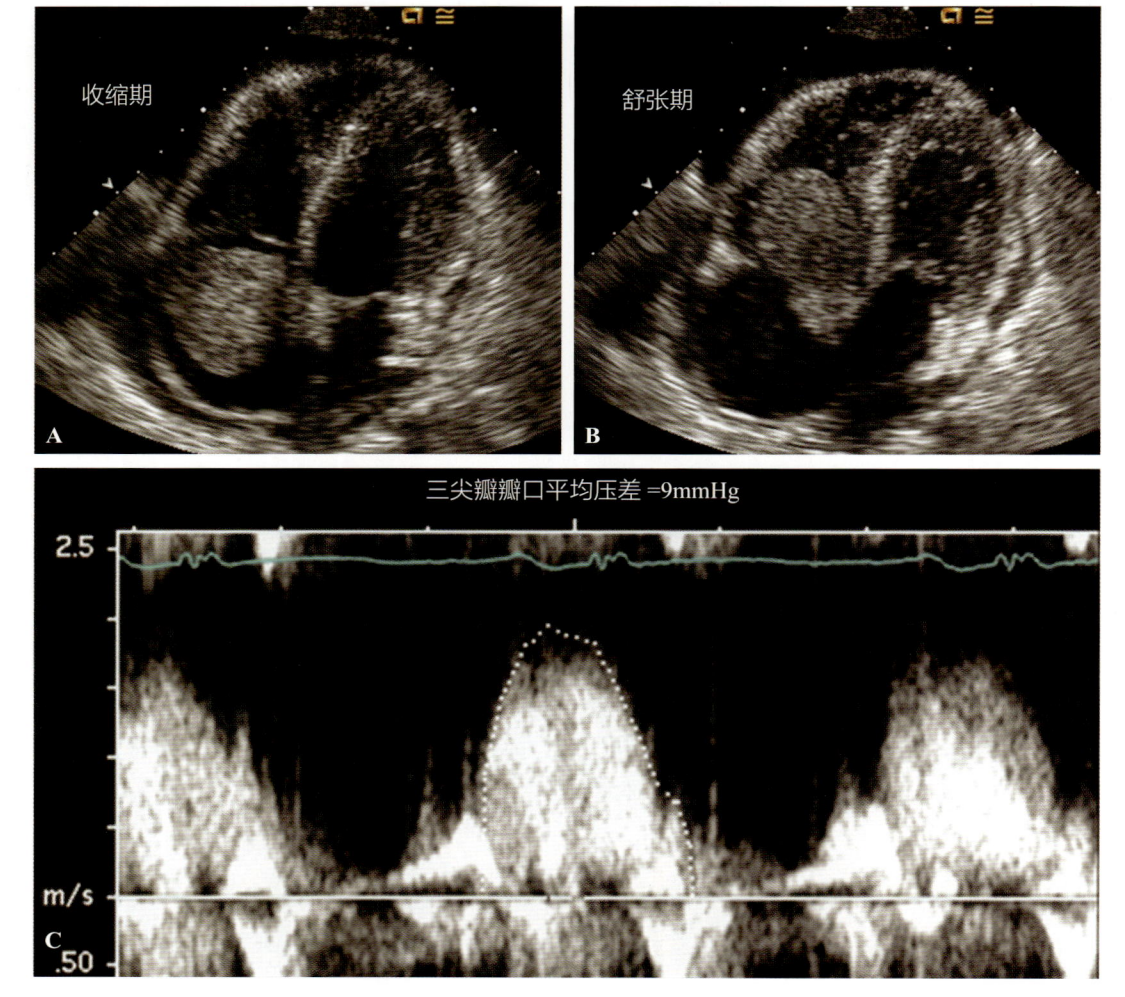

▲ 图 21-8　A. 收缩期右心房内巨大肿块；B. 活动的肿块在舒张期由右心房进入三尖瓣瓣口阻塞右心室流入道；C. 脉冲多普勒显示右心室流入道梗阻，三尖瓣瓣口平均压差为 9mmHg。肿块部位、活动度、附着点符合右心房黏液瘤特征

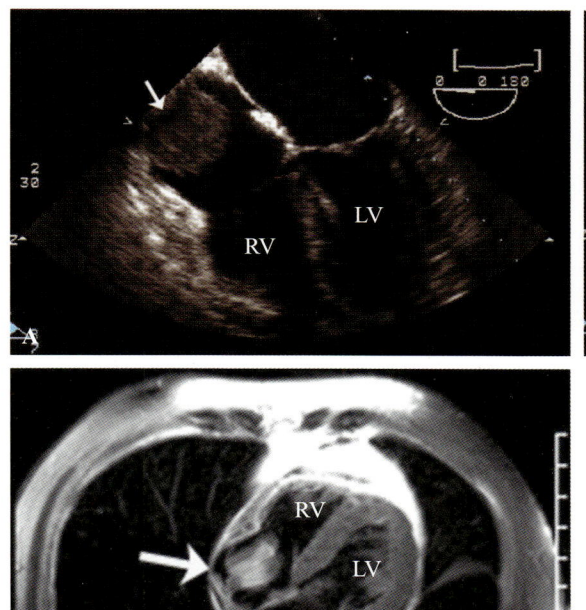

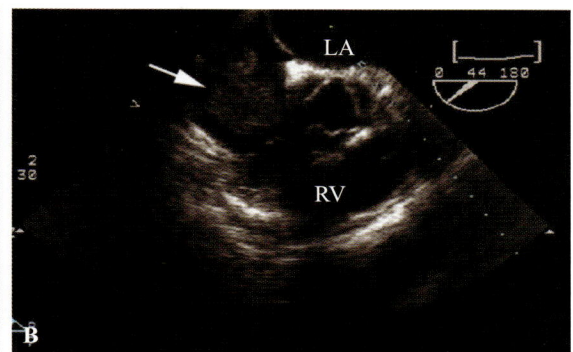

第 21 章　肿块、肿瘤及栓子来源
Masses, Tumors, and Source of Embolus

▲ 图 21-9　经食管超声心动图示右心房巨大黏液瘤
A. 四腔心切面示肿块位于右心房上部（箭）；B. 短轴切面示肿块占据整个右心房（箭），但附着部位显示不清；C. 心脏 MRI 示瘤体附着于右心房顶部（箭）。RV. 右心室；LA. 左心房；LV. 左心室

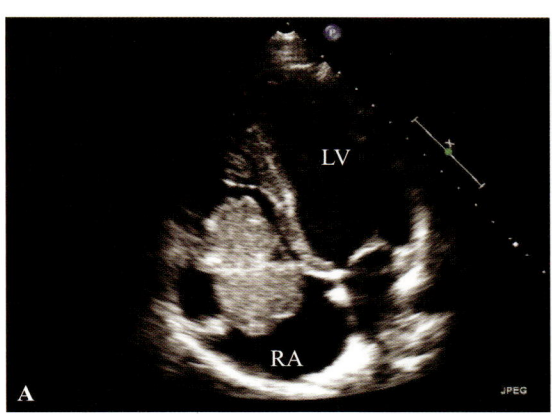

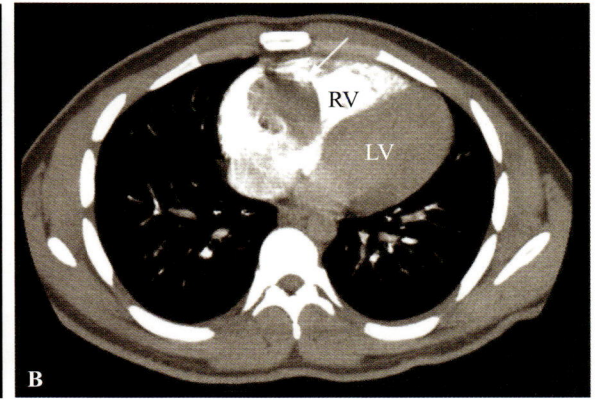

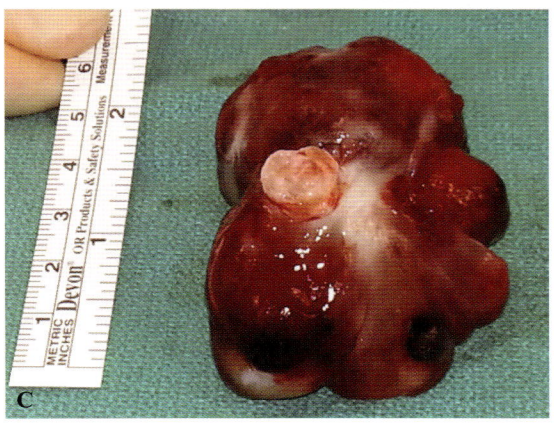

▲ 图 21-10　巨大右心室黏液瘤
A. 超声心动图示肿块收缩期进入三尖瓣瓣口致血流受阻；B. CT 右心房造影，肿块（箭）清晰可见；C. 手术标本。RA. 右心房；LV. 左心室；RV. 右心室

779

险。图 21-14 示一例年轻女性患者的主动脉瓣弹力纤维瘤，瘤体栓塞左冠状动脉，致大面积前壁心肌梗死。约 20% 的乳头状弹力纤维瘤发生于非瓣膜组织。图 21-15 示一例附着于左心室流出道心内膜的乳头状弹力纤维瘤，于评估主动脉瓣狭窄时偶然发现，手术切除后经病理证实。

乳头状弹力纤维瘤与 Lambl 赘生物的鉴别非常困难，后者体积更小，常见于老年人的正常瓣膜（图 21-16），两者是否为独立疾病目前仍存争议。乳头状弹力纤维瘤也可误诊为血性囊肿，后者少见，为发生于二尖瓣瓣叶的含血囊性结构（图 21-17），与前者相比，血性囊肿基底较宽、无蒂、活动性较差。

脂肪瘤是一种少见的心脏良性肿瘤。房间隔脂肪瘤样肥厚即为其中一种类型，表现为房间隔为脂肪瘤样组织浸润，致其上段及下段明显增厚、回声增强，而卵圆窝通常不受累（图 21-18）。在二维超声心动图上脂肪浸润表现为高回声，呈"哑铃状"，此为良性表现，很少出现临床症状。脂肪瘤样组织偶可浸润左、右心房壁导致房壁肥厚，而被误诊为血栓或肿瘤。图 21-19 示一例心悸患者，经食管超声心动图证实为房间

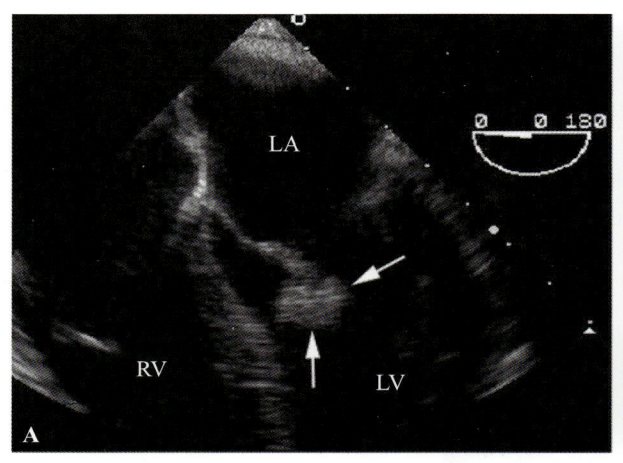

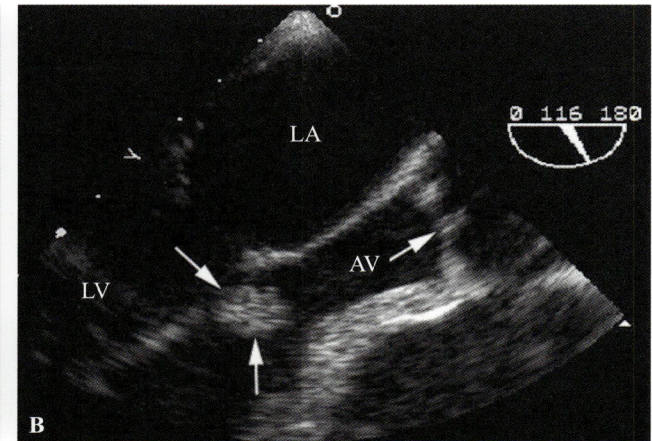

▲ 图 21-11 经食管超声心动图示二尖瓣乳头状弹力纤维瘤（箭），四腔心切面（A）及长轴切面（B）示瘤体通过细小的蒂附着于二尖瓣前叶，活动度明显
LA. 左心房；RV. 右心室；LV. 左心室；AV. 主动脉瓣

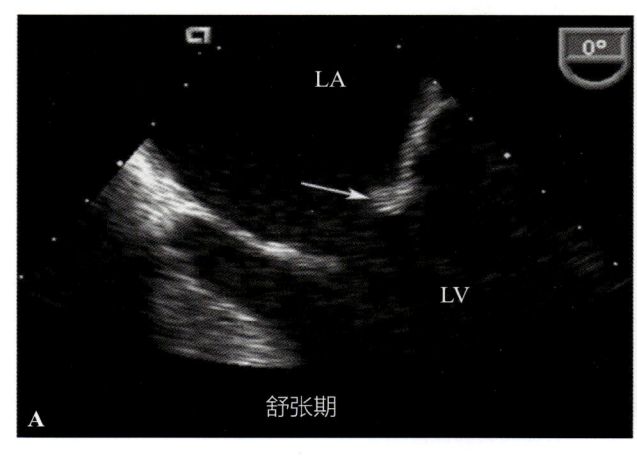

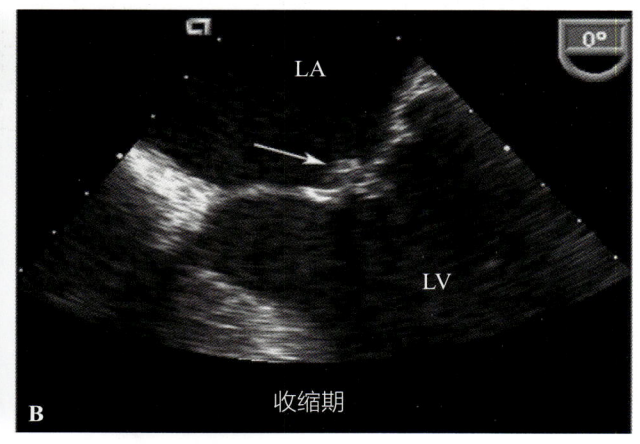

▲ 图 21-12 小乳头状弹力纤维体瘤见于一脑卒中患者，舒张期（A）及收缩期（B）均显示瘤体位于二尖瓣后叶（箭）
LA. 左心房；LV. 左心室

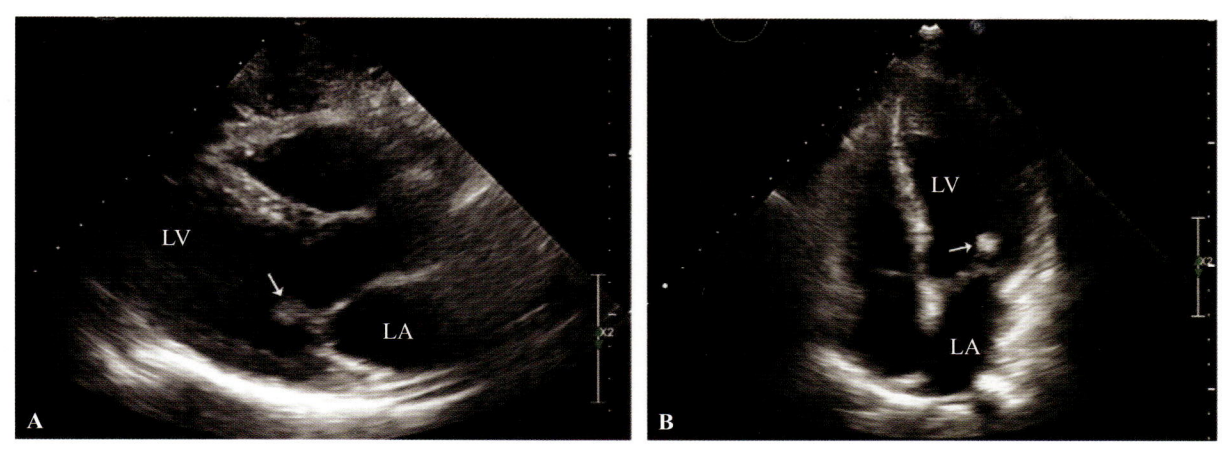

▲ 图 21-13 二尖瓣较大乳头状弹力纤维瘤。左心室长轴切面（A）及心尖四腔心切面（B）均可显示（箭）
LA. 左心房；LV. 左心室

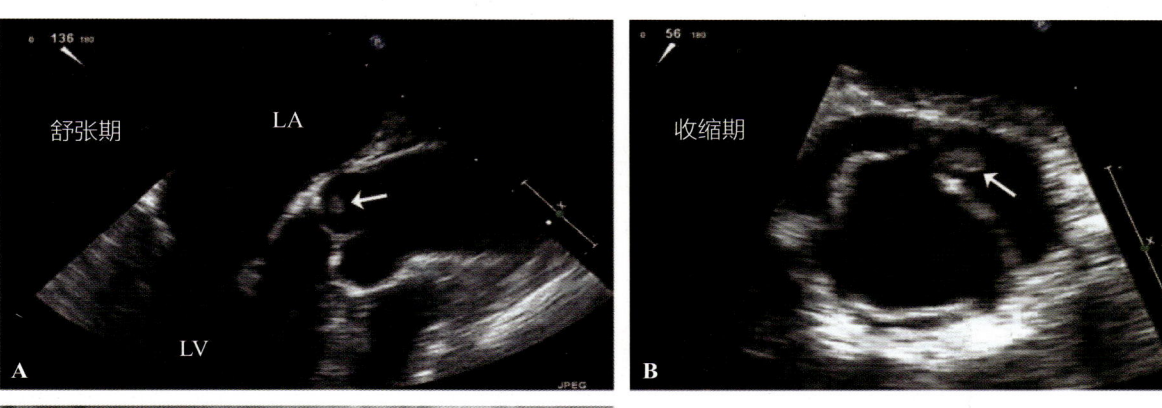

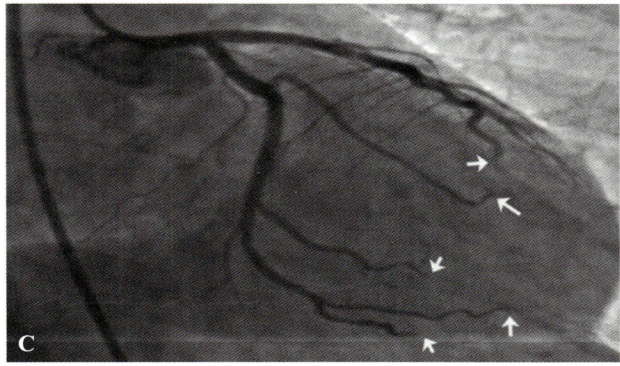

▲ 图 21-14 主动脉瓣弹力纤维瘤致大面积前壁心肌梗死

经食管超声心动图长轴切面（A）及短轴切面（B）显示主动脉瓣下游侧附着的小肿块（箭），具高度活动性；冠状动脉造影（C）示左前降支和左旋支截断闭塞（小箭）。LA. 左心房；LV. 左心室

隔广泛脂肪瘤样肥厚，且瘤体凸向右心房，经MRI证实为脂肪瘤。

横纹肌瘤是最常见的儿童心脏良性肿瘤（图21-20），常以蒂附着于心腔，或嵌入心肌内生长。横纹肌瘤可因体积巨大而导致心内血流受阻。纤维瘤是一种少见的良性肿瘤，多见于儿童，通常累及左心室游离壁（图21-21），超声心动图表现为边界清晰的高回声肿块，常凸向心腔内，偶可致左心室充盈受限及室性心律失常。另一种可能与纤维瘤（或血栓）混淆的罕见疾病为心内膜弹力纤维增生症。此疾病常见于幼儿，其特征为左心室心内膜纤维性增厚，可能为炎症或感染等非特异性反应所致。图21-22示一例心内膜纤维弹性增生症，与纤维瘤不同，肿块生长于

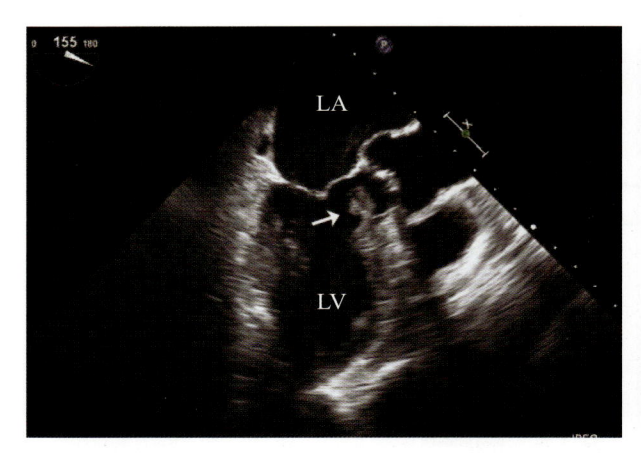

Feigenbaum 超声心动图学（原书第 8 版）
Feigenbaum's Echocardiography (8th Edition)

▲ 图 21-15 位于左心室流出道附着于室间隔心内膜的较大的乳头状弹力纤维瘤（箭）
LA. 左心房；LV. 左心室

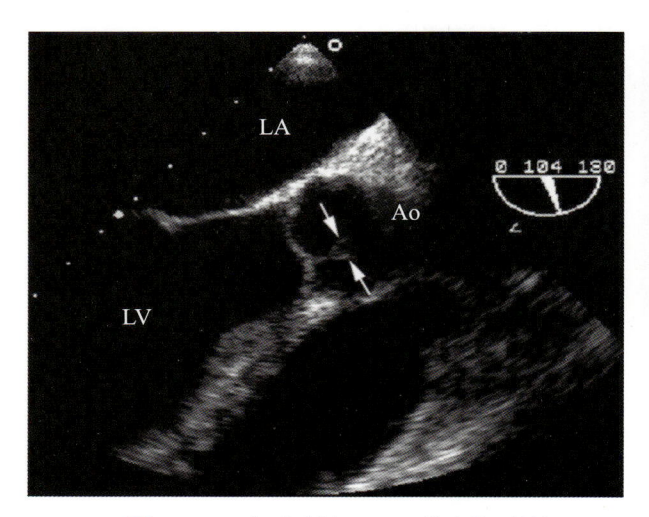

▲ 图 21-16 主动脉瓣 Lambl 赘生物（箭）
LA. 左心房；Ao. 主动脉；LV. 左心室

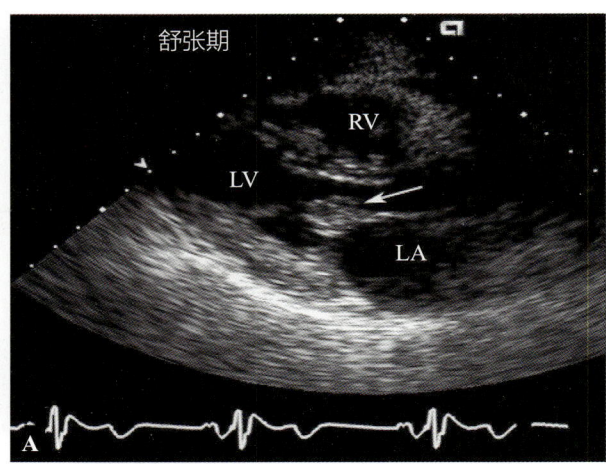

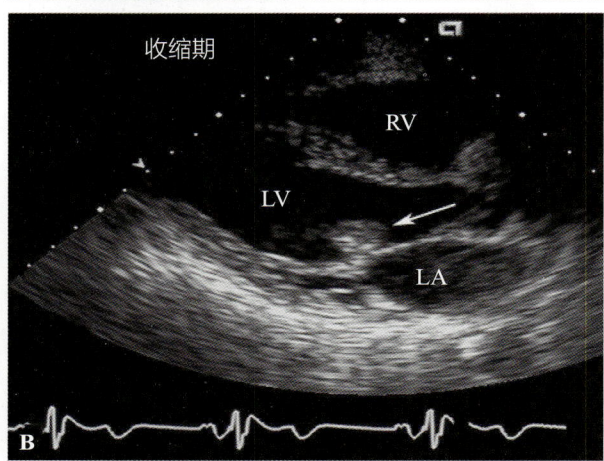

▲ 图 21-17 二尖瓣前叶的血性囊肿（箭）。舒张期（A）及收缩期（B）显示囊肿基底较宽且相对固定
LA. 左心房；RV. 右心室；LV. 左心室

心内膜而非心肌组织内。

（二）心脏原发性恶性肿瘤

心脏原发性恶性肿瘤非常罕见，包括各种类型的肉瘤（多为未分化型）及淋巴瘤（原发性或转移性）。较小肿瘤多不引起临床症状，因而难以发现，瘤体较大时可影响心功能或导致血流受阻。恶性肿瘤偶可引起胸部不适、心律失常及心包压塞。图 21-23 示一例占据右心室流出道的纤维肉瘤，其大小和位置共同导致右心室流出道形成显著的压差，此压差可由多普勒超声测量。这类肿瘤往往侵犯或取代心肌组织，从而导致心脏外观和（或）功能发生显著改变。图 21-24 示一例起源于左上肺静脉的多形性肉瘤，肿瘤延伸并占据整个左心房。与良性肿瘤具有清晰边界不同，恶性肿瘤多浸润到组织中，破坏正常解剖结构，并侵犯或取代邻近结构。心脏通常因受肿瘤牵拉而致活动相对受限，丧失正常的活动度（图 21-25）。恶性肿瘤多数累及心肌，少数也可累及心脏瓣膜。图 21-26 示一例年轻男性滑膜肉瘤，该肿瘤源于乳头肌并延伸至左心室流出道，术中发现肿瘤累及腱索。该肿瘤虽成功切除，但术后

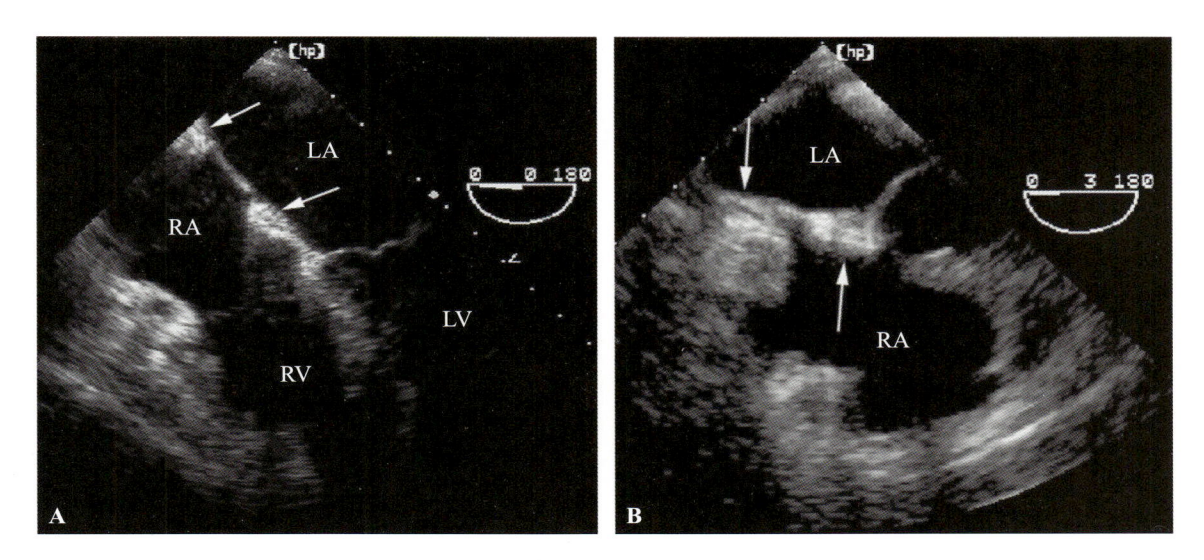

第 21 章 肿块、肿瘤及栓子来源
Masses, Tumors, and Source of Embolus

▲ 图 21-18 房间隔脂肪瘤样肥厚
A. 房间隔轻度脂肪瘤样组织浸润（箭），卵圆窝不受累；B. 房间隔脂肪瘤样组织浸润并重度肥厚（箭）。LA. 左心房；RV. 右心室；LV. 左心室；RA. 右心房

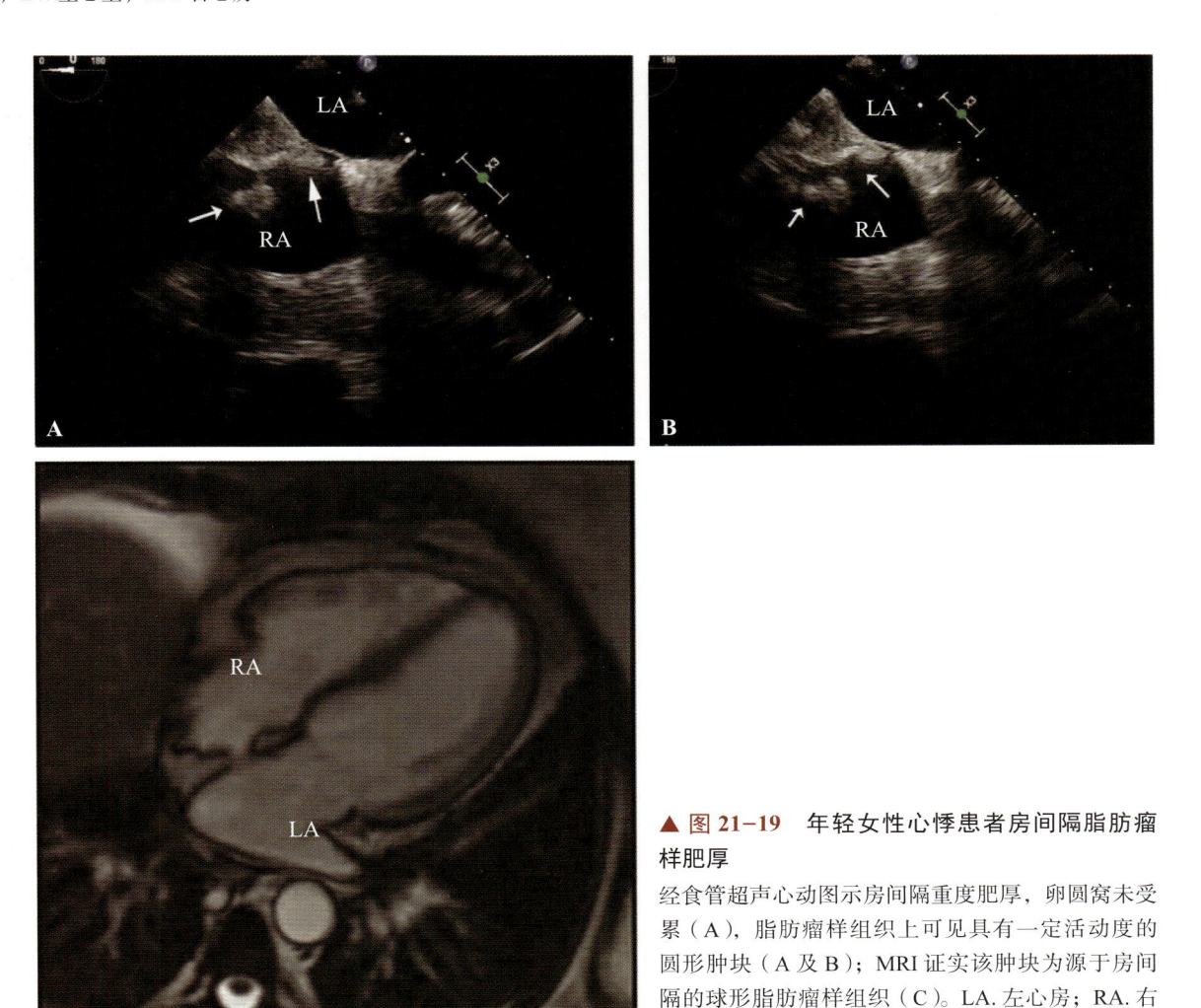

▲ 图 21-19 年轻女性心悸患者房间隔脂肪瘤样肥厚

经食管超声心动图示房间隔重度肥厚，卵圆窝未受累（A），脂肪瘤样组织上可见具有一定活动度的圆形肿块（A 及 B）；MRI 证实该肿块为源于房间隔的球形脂肪瘤样组织（C）。LA. 左心房；RA. 右心房

1年复发。

造影灌注成像可进一步定征心内肿块性质，在鉴别肿瘤与血栓中发挥作用。注射对比剂后肿块的增强强度与其内血管密度相关，恶性肿瘤及血管结构往往表现为高增强，而血栓与其他乏血供肿块，如黏液瘤，则显示为无增强或低增强。另外心脏 MRI 有助于显示肿块累及范围、侵袭性生长的特点及组织学特征（包括有无血供）（见图 21-27）。

超声心动图可多方面评估心脏恶性肿瘤。由于心脏原发性恶性肿瘤远少于转移瘤，超声心动图发现侵袭性心脏肿瘤时应首先考虑转移性肿瘤

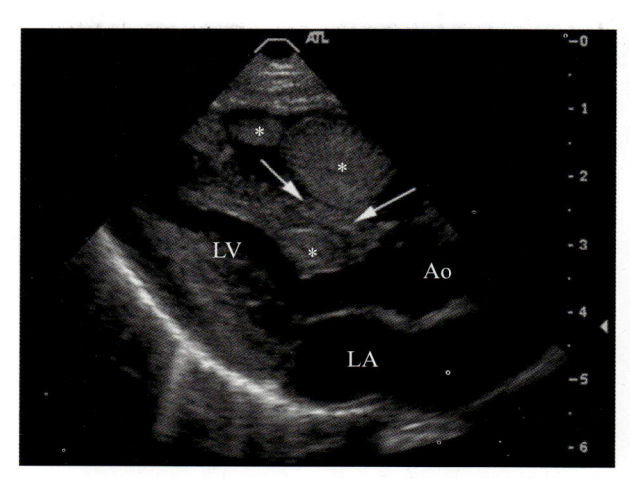

▲ 图 21-20 横纹肌瘤常见于儿童。本例为 12 岁儿童的左、右心室（*）及室间隔（箭）多发肿瘤
LA. 左心房；Ao. 主动脉；LV. 左心室

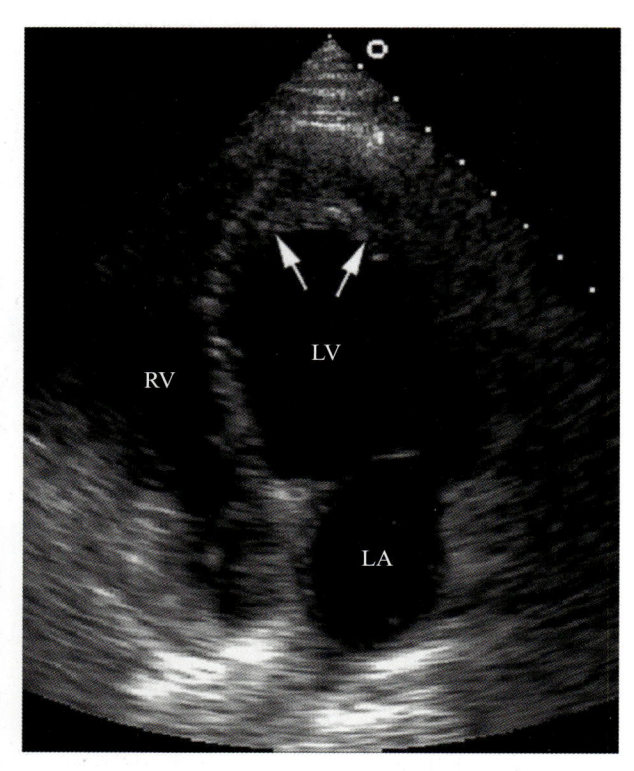

▲ 图 21-22 心内膜纤维弹性增生症。左心室心尖部心内膜增厚，血栓附着于增厚的心内膜上（箭）
LA. 左心房；RV. 右心室；LV. 左心室

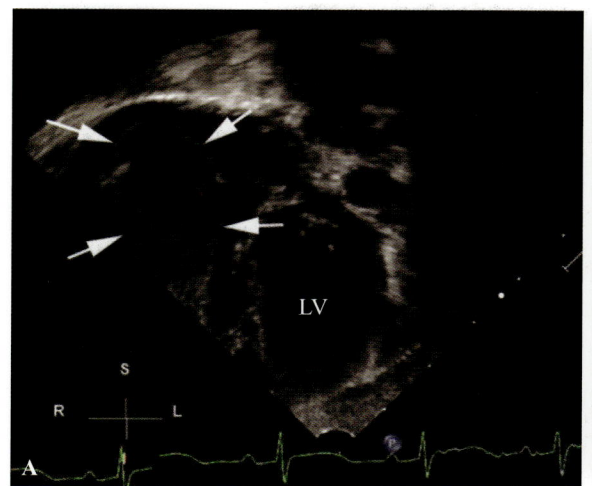

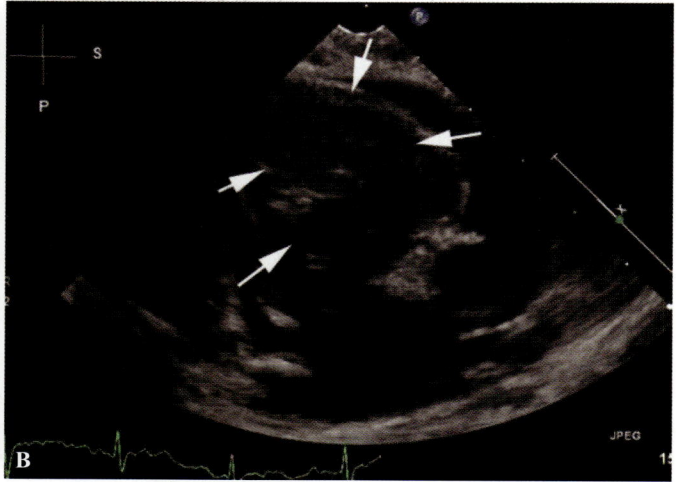

▲ 图 21-21 出生后 1d 男婴，经胸超声心动图示巨大纤维瘤。倒置的四腔心切面（A）中箭所示肿块范围；B. 长轴切面示右心室游离壁广泛受累及心腔变小（箭）
LV. 左心室

第 21 章 肿块、肿瘤及栓子来源
Masses, Tumors, and Source of Embolus

的可能性。此外，应全面评估恶性肿瘤的确切部位及累及范围，以确定能否手术切除。某些恶性肿瘤倾向于累及特定的心腔或部位，如血管肉瘤通常累及右心房，而横纹肌肉瘤则可能发生于心脏任何部位。继发性心包积液较常见，有时可导致心包压塞。

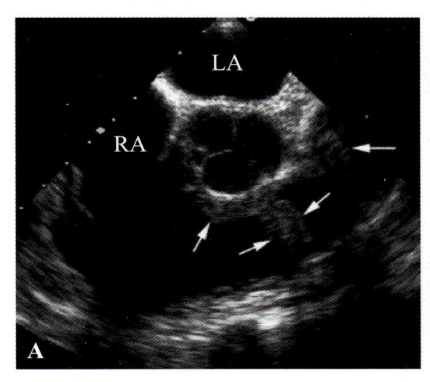

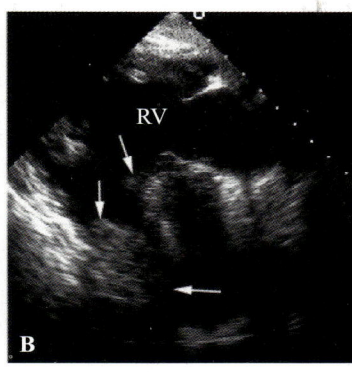

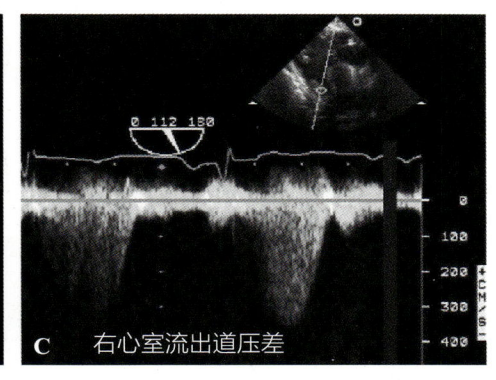

▲ 图 21-23 右心原发性纤维肉瘤
A. 肿瘤累及右心室流出道及肺动脉（箭）；B. 箭所示右心室流出道狭窄；C. 多普勒超声示右心室流出道压差约 50mmHg。
LA. 左心房；RA. 右心房；RV. 右心室

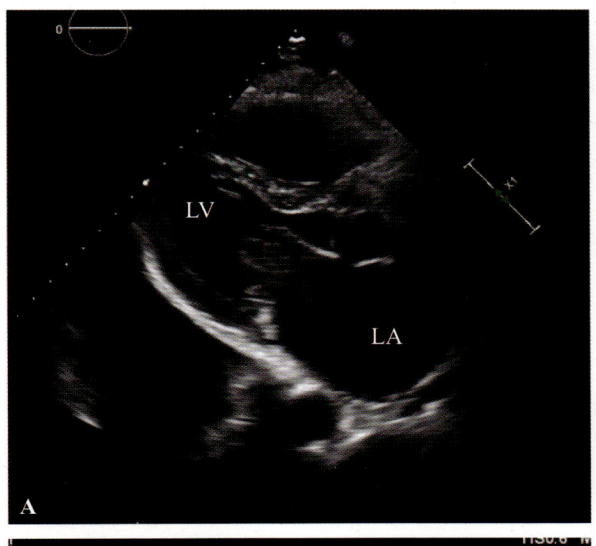

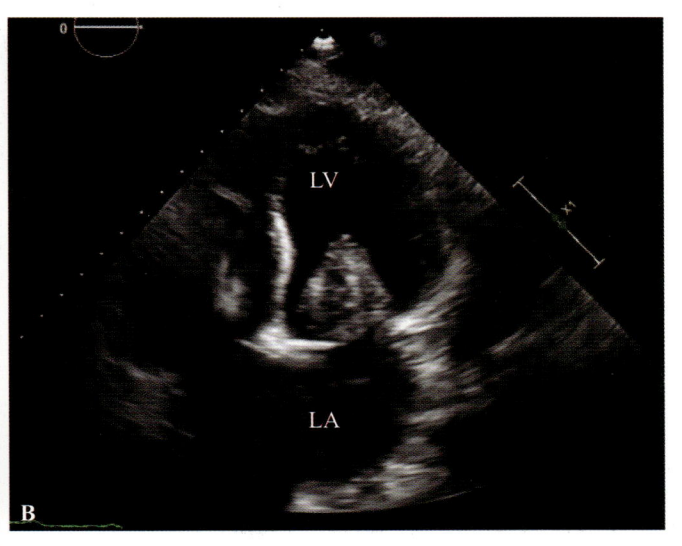

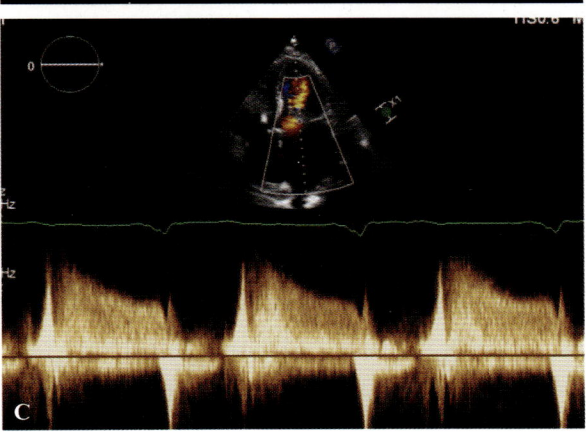

▲ 图 21-24 源于肺静脉并延伸至左心房的多形性肉瘤。长轴切面（A）及四腔心切面（B）示肿块于舒张期进入二尖瓣瓣口，致二尖瓣瓣口跨瓣压差轻度增高（C）
LA. 左心房；LV. 左心室

(三)心脏转移瘤

确诊或疑似恶性肿瘤患者常需行超声心动图检查。对于存在心脏相关症状的恶性肿瘤患者，寻找心脏转移性表现对其治疗及预后均有重要意义。心脏功能评估有助于确定患者是否适合某项治疗方法，如阿霉素治疗。对于已经接受抗癌治疗的患者，超声心动图有助于评估治疗的副作用，如阿霉素可导致心肌病、胸部放疗可导致缩窄性心包炎或瘢痕形成及心外膜下冠状动脉纤维化。对于病情不稳定或危重患者，超声检查的便携性及无创性更具显著优势。

与其他器官相比，转移性肿瘤较少累及心

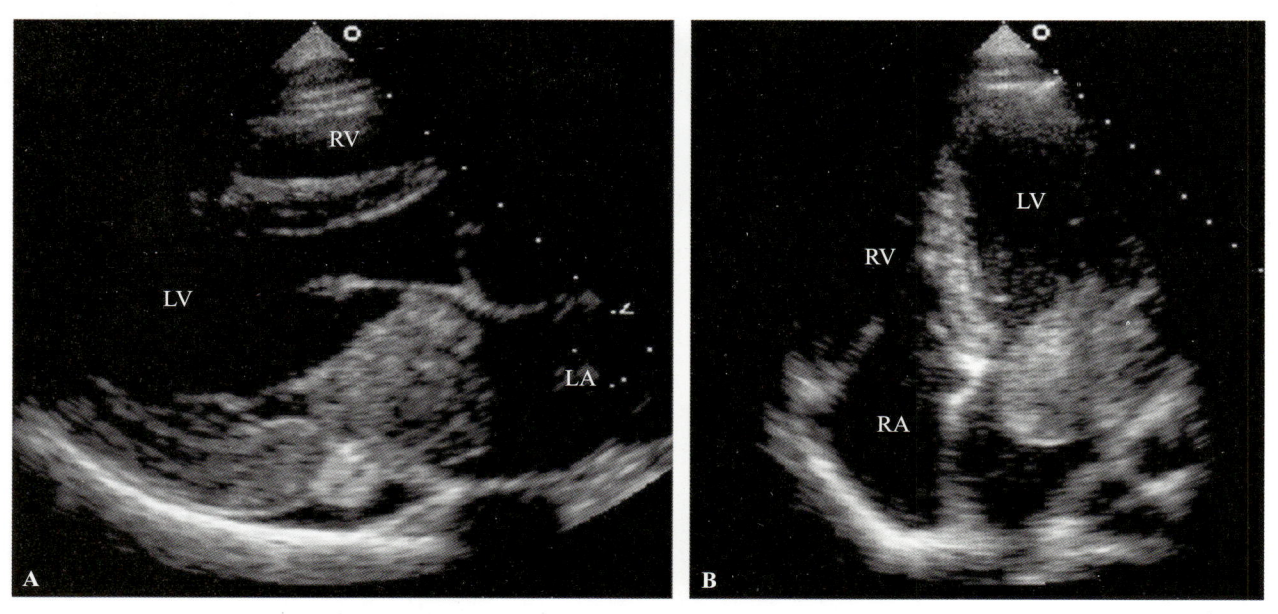

▲ 图 21-25 血管肉瘤病例。肿块侵犯左心房侧壁、左心室侧壁并累及二尖瓣，导致二尖瓣舒张期血流受阻。实时观察示肿瘤浸润心脏而致心脏活动较固定。此病例同时伴有少量心包积液
LA. 左心房；LV. 左心室；RV. 右心室；RA. 右心房

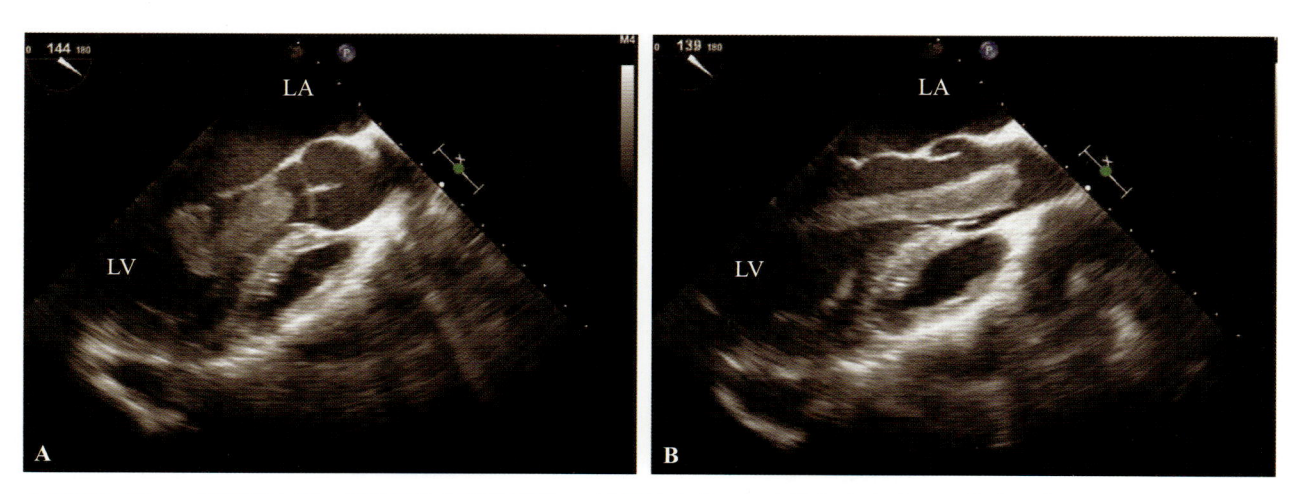

▲ 图 21-26 一例滑膜肉瘤。以晕厥为主要表现的 19 岁男性患者，经食管超声心动图示滑膜肉瘤。肿块附着于二尖瓣腱索，舒张期导致左心室流出道梗阻（A）并于收缩期进入主动脉瓣瓣口（B）
LA. 左心房；LV. 左心室

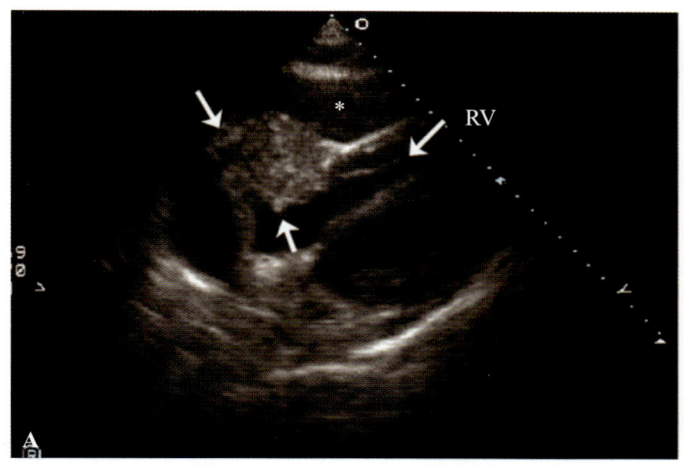

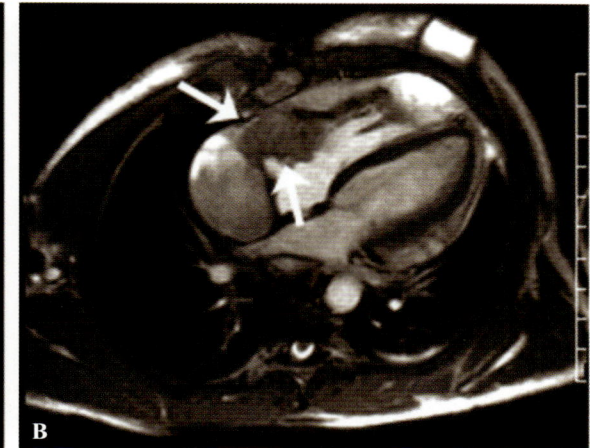

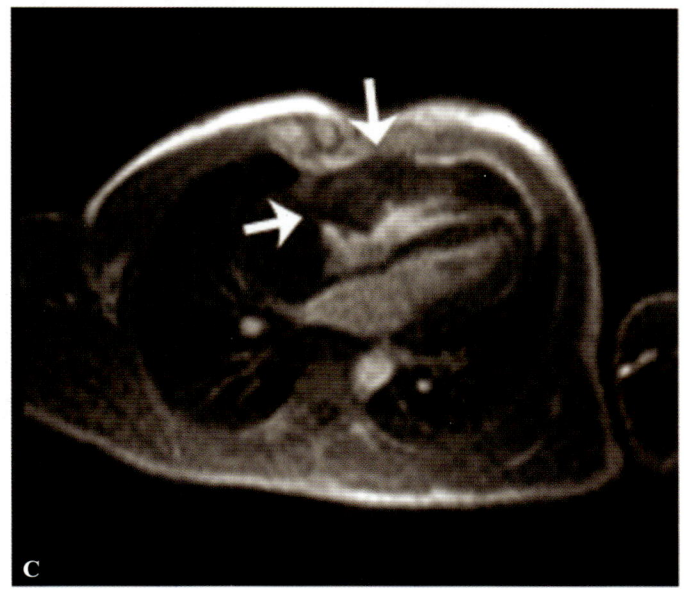

第 21 章 肿块、肿瘤及栓子来源
Masses, Tumors, and Source of Embolus

▲ 图 21-27　A. 剑下四腔心切面示肉瘤（箭）累及右心房及三尖瓣，伴心包积液（*）；B. 心脏 MRI 显示的肿瘤位置及范围与超声心动图一致；C. 肿瘤内存在血流灌注（箭）
RV. 右心室

脏，研究者推测，其原因可能由于血液中的恶性细胞在心脏种植之前已被心脏收缩所破坏。恶性较移瘤累及心脏的方式主要包括邻近肿瘤（包括肺及食管）直接侵犯、静脉播散及血行转移（表 21-5）。例如，黑色素瘤极易转移至心包及 / 或心肌，50% 以上的病例累及心脏，其瘤体可表现为多种形态。心内肿块是转移性黑色素瘤的常见表现。图 21-28 示一例黑色素瘤转移至左心室心尖部，经胸超声心动图提示存在肿块，注射对比剂后肿块可清晰显示。虽然肿块外观与血栓类似，但心尖部收缩功能正常，与血栓诊断不符合，因此应考虑其他疾病的可能。图 21-29 示另一例转

表 21-5　心脏转移瘤的来源及表现

原发部位	心脏表现
肺	直接扩散（常通过肺静脉）、心包积液常见
乳腺	血行或淋巴转移、心包积液常见
淋巴瘤	淋巴转移、表现多样
胃肠道	表现多样
黑色素瘤	累及心腔或心肌
肾细胞癌	下腔静脉至右心房至右心室、易与血栓混淆
类癌	三尖瓣及肺动脉瓣增厚

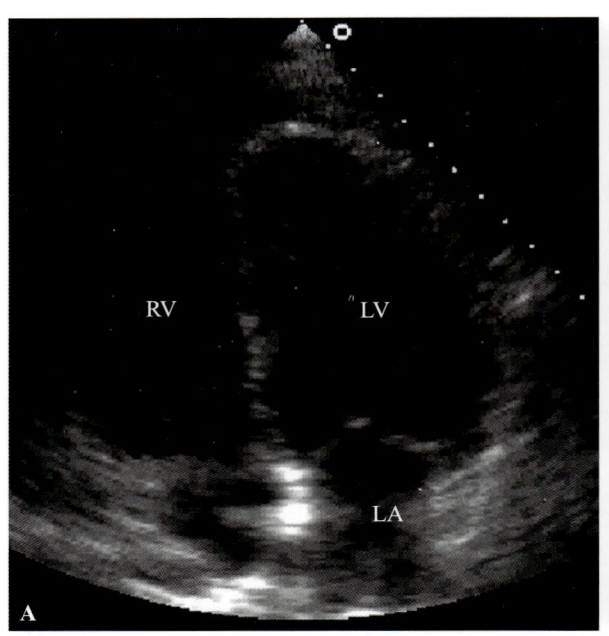

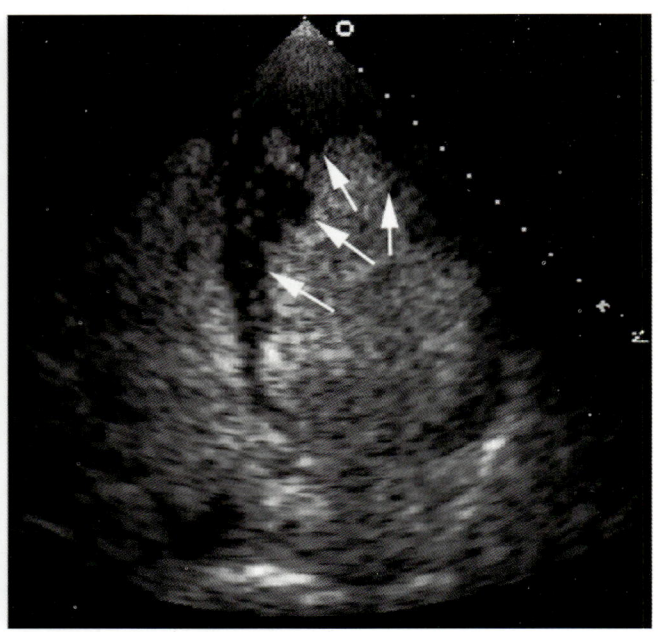

▲ 图 21-28 转移性黑色素瘤常累及心脏
A. 图像质量较差，心尖未见肿块显示；B. 注射对比剂后，心尖肿块（箭）清晰可见。LA. 左心房；RV. 右心室；LV. 左心室

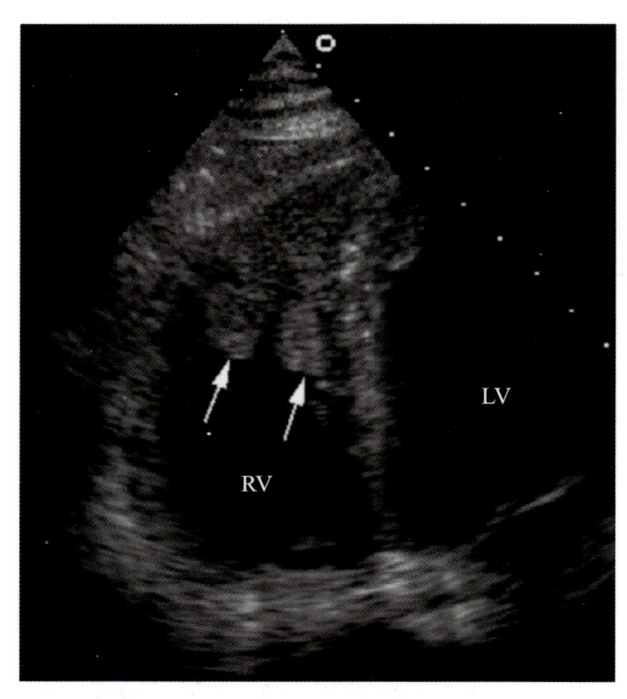

▲ 图 21-29 转移性黑色素瘤累及右心室心尖（箭）
LV. 左心室；RV. 右心室

移至右心室心尖部的黑色素瘤。图 21-30 示一例表现为室性心律失常的转移性黑色素瘤。转移灶位于心肌内，并局限于室间隔。图 21-31 示一例房间隔广泛受累的转移性黑色素瘤，虽房间隔为黏液瘤的好发部位，但该肿块具有明显侵袭性且表面粗糙、边界不清，强烈提示恶性肿瘤。部分白血病也存在较高的心脏转移率。

图 21-32 示一例非霍奇金淋巴瘤患者，出现包括心脏在内的结外侵犯，化疗后，心脏受累明显缓解。心脏非原发性肿瘤中所占比例最高的是乳腺癌、肺癌等常见恶性肿瘤的转移。图 21-33 示一例转移性鳞状细胞癌，肿瘤侵犯室间隔并凸向左心室腔内。图 21-34 一例晚期肺癌患者，肿瘤由左上肺静脉直接侵及心脏，瘤体巨大，舒张期可跨过二尖瓣瓣口进入左心室腔内。图 21-35 示另一例肺癌心脏转移瘤，肿瘤侵犯左、右心房致大量心包积液。

心包为恶性肿瘤常见的转移部位，常表现为心包积液及心外膜受累（图 21-35、图 21-36），

第 21 章 肿块、肿瘤及栓子来源
Masses, Tumors, and Source of Embolus

但多不伴有心包炎的症状及体征。已确诊的恶性肿瘤患者出现心包积液应高度怀疑心脏转移，但单纯依靠超声心动图检查无法确认心包积液的病因。特殊化疗等多种原因可导致癌症患者出现心包积液。确定积液的良恶性往往具有重要的治疗意义，这种情况下，需要进行心包穿刺或活检，但仅有约 50% 的病例能够确诊。一旦确诊心包转移则预后较差。图 21-37 示转移瘤累及左心室后壁及心包，数周后，肿瘤穿透心肌并形成假性室壁瘤，瘤体逐渐增大直至患者死亡。相较于心包转移心肌转移更为罕见，通常继发于淋巴瘤或黑色素瘤，可导致心力衰竭、血流受阻及心律失常。肿瘤广泛转移的患者进行尸检常发现心脏受累。图 21-38 示一例接受治疗的 B 细胞淋巴瘤患者，肿瘤转移至心脏，占据右心房并延伸至左心房。图 21-39 示心包间皮瘤，瘤体巨大致右心形态改变。图 21-40 示一例淋巴瘤患者化疗前后超声心动图的变化。化疗前肿瘤累及主动脉根部及心脏后壁，包括冠状静脉窦，化疗后心脏结构恢复正常。对于此类患者，应用超声心动图对比随访治疗进展及肿瘤缩小情况十分重要。

肾细胞癌常向血管内蔓延生长（图 21-41 及图 21-42），扩散至下腔静脉并可进一步累及右心

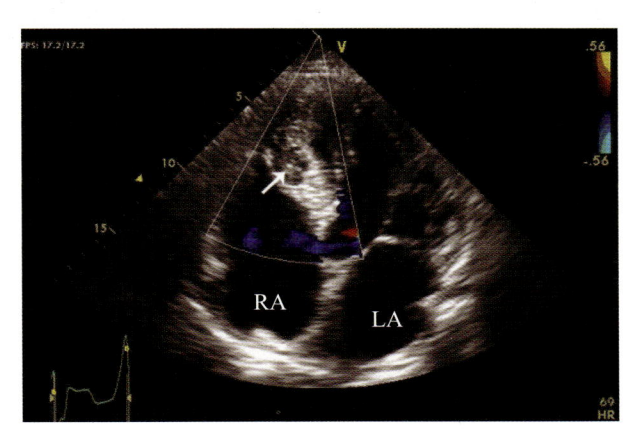

▲ 图 21-30 转移性黑色素瘤位于室间隔内呈椭圆形低回声肿块（箭）
LA. 左心房；RA. 右心房

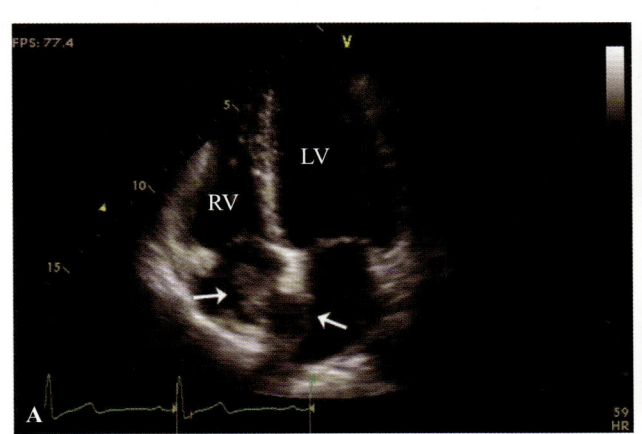

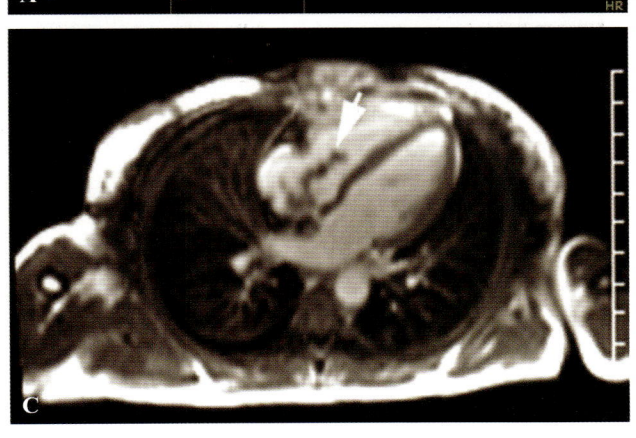

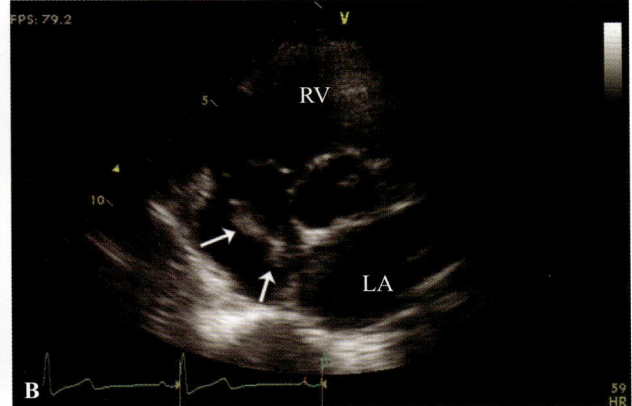

▲ 图 21-31 具有活动性的较大的肿块侵犯房间隔并累及右心房
四腔心切面（A）示肿块与黏液瘤或附壁血栓类似（箭）；短轴切面（B）示肿块体积巨大，形态不规则（箭），破坏了正常房间隔结构，提示恶性可能；MRI（C，箭）进一步显示其特征。术后病理证实为转移性黑色素瘤。LV. 左心室；RV. 右心室；LA. 左心房

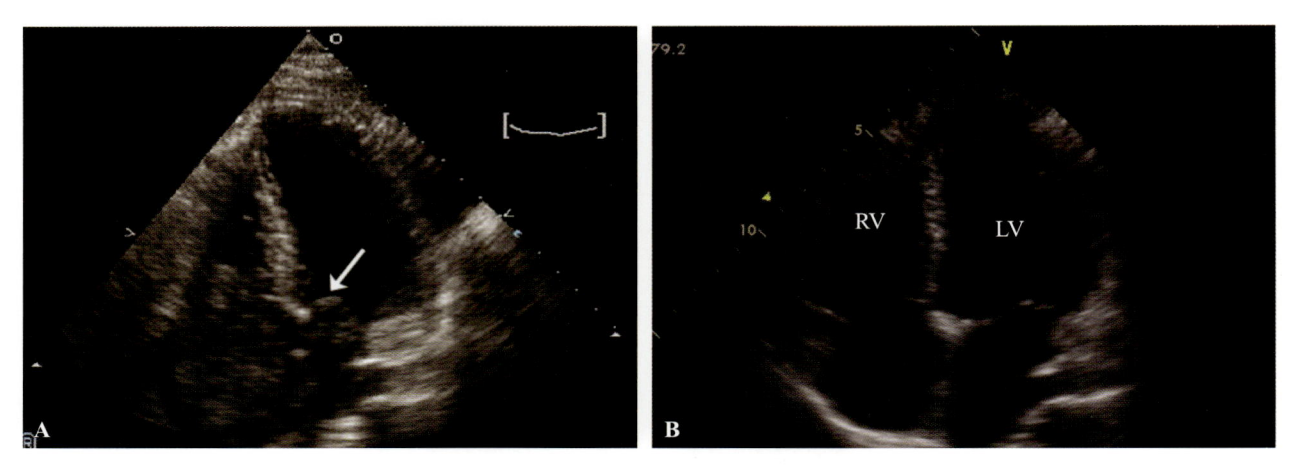

▲ 图 21-32 一例被证实为淋巴瘤的巨大右心肿块。四腔心切面（A）示巨大肿块占据整个右心房并累及右心室及左心房（箭）。化疗后（B）肿块完全消失
LV. 左心室；RV. 右心室

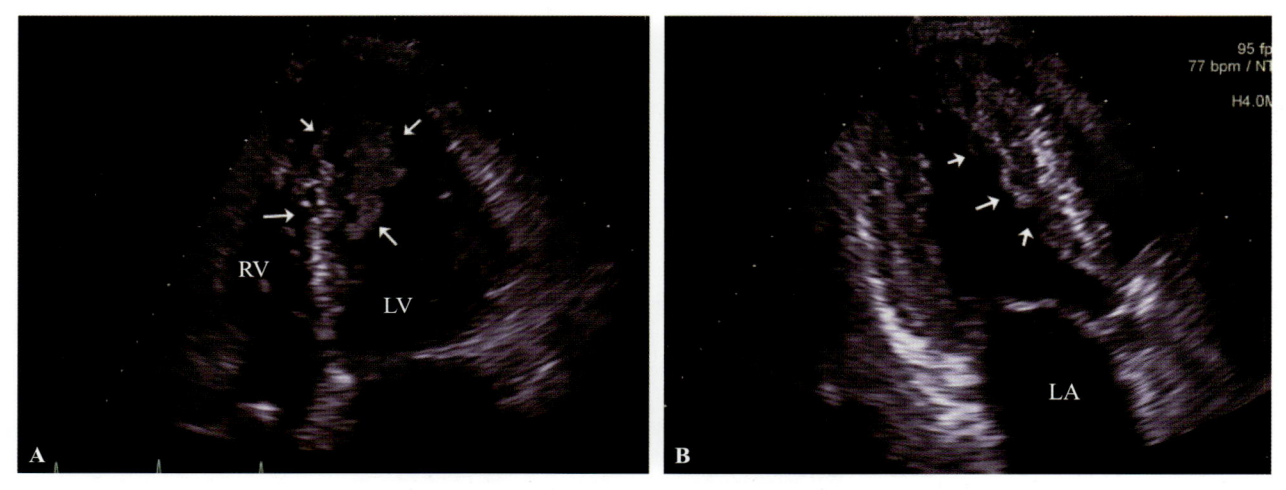

▲ 图 21-33 肺部鳞状细胞癌心脏巨大转移瘤，四腔心切面（A）及长轴切面（B）示肿瘤侵及室间隔并凸入左心室（箭）
LV. 左心室；RV. 右心室；LA. 左心房

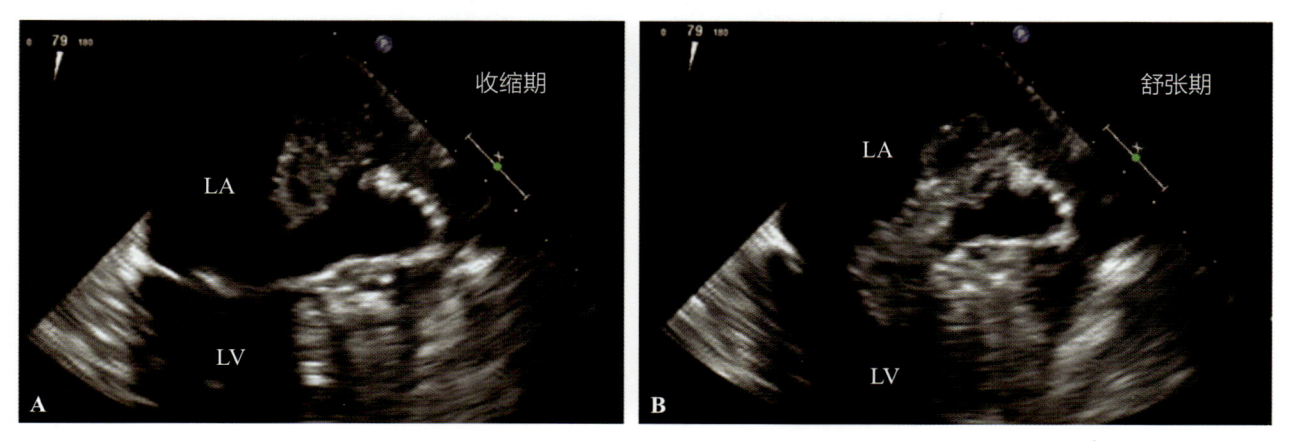

▲ 图 21-34 晚期肺癌患者心脏转移瘤。经食管超声心动图示肿瘤源于左上肺静脉并延伸至左心房。收缩期（A）瘤体位于左心房上部；舒张期（B）跨过二尖瓣
LV. 左心室；LA. 左心房

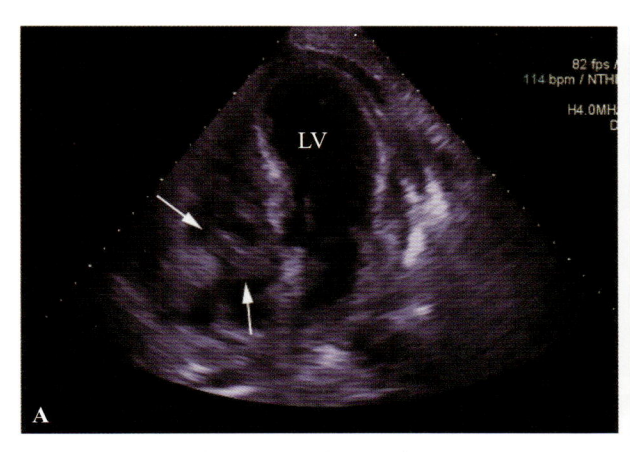

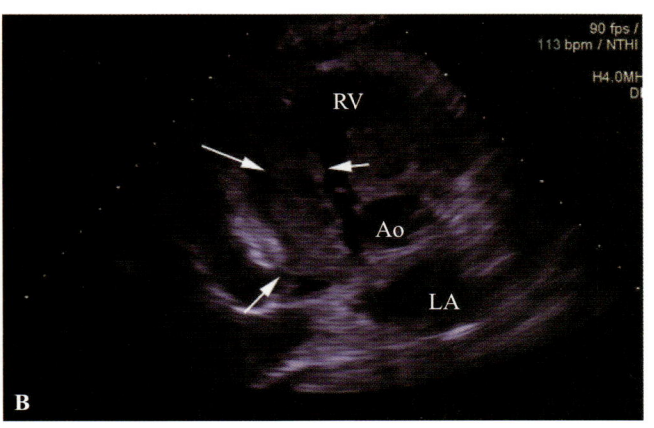

第 21 章 肿块、肿瘤及栓子来源
Masses, Tumors, and Source of Embolus

▲ 图 21-35 肺癌右心转移瘤。四腔心切面（A）及短轴切面（B）示肿瘤（箭）占据整个右心房并延伸至右心室，伴心包积液
LV. 左心室；LA. 左心房；RV. 右心室；Ao. 主动脉

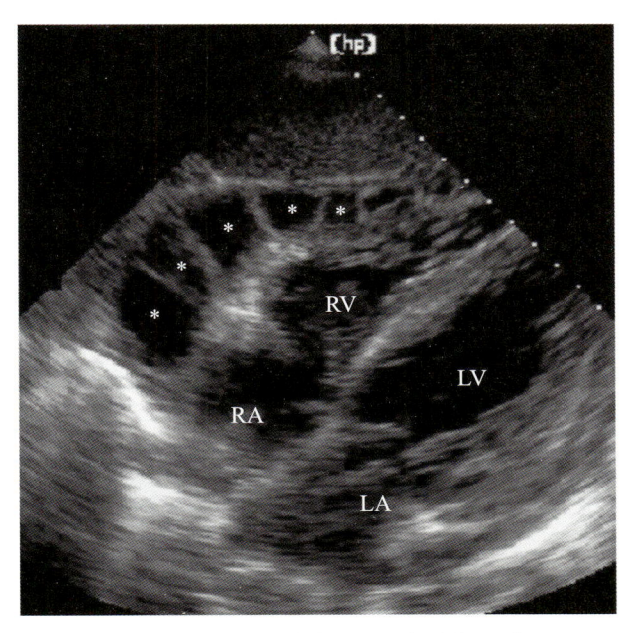

▲ 图 21-36 支气管癌患者伴恶性心包积液（*）
LV. 左心室；LA. 左心房；RV. 右心室；RA. 右心房

房。可能出现肺栓塞，偶可被超声心动图检测发现。部分肾细胞癌患者的首发表现为超声心动图检测到右心房肿块。肿瘤与血栓或其他病变的鉴别取决于下腔静脉内有无扩散征象，还需追踪检查肾脏。图 21-43 示一例子宫平滑肌肉瘤患者，肿瘤经下腔静脉扩散至右心房，心脏 MRI（图 21-44）有助于充分显示其累及程度，并证实超声心动图所示下腔静脉内肿块为肿瘤而非血栓。

类癌分泌的 5- 羟色胺等多种血管活性物质，进入血液循环后通常在肝脏及肺脏灭活。肿瘤转移使这类血管活性物质到达右心，导致三尖瓣及肺动脉瓣出现特征性改变，病理表现为瓣膜纤维化、平滑肌增生及心内膜增厚等，超声心动图表现为瓣膜增厚、挛缩、活动受限。图 21-45 示一列典型的晚期类癌性心脏病，右心明显扩张，三尖瓣增厚、僵硬，瓣叶几乎固定于半开放位置，导致三尖瓣重度反流。类癌性心脏病最常累及三尖瓣，可造成一定程度的三尖瓣狭窄，但主要导致严重的瓣膜反流。相反，当肺动脉瓣受累时，则以瓣膜狭窄为主（图 21-46）。左心瓣膜受累少见，低于 10%，出现左心瓣膜受累，常提示可能存在右向左分流的卵圆孔未闭。

四、心内血栓

（一）左心室血栓

存在左心室血栓形成危险因素的患者均应行超声心动图检查。其高危因素包括近期心肌梗死、左心室室壁瘤及扩张型心肌病。血栓最常见于左心室心尖部，常发生运动消失或矛盾运动。当心肌梗死未造成心尖部室壁运动异常时血栓形

基线 　　　　　　　　　　　　　　　　　两个月后

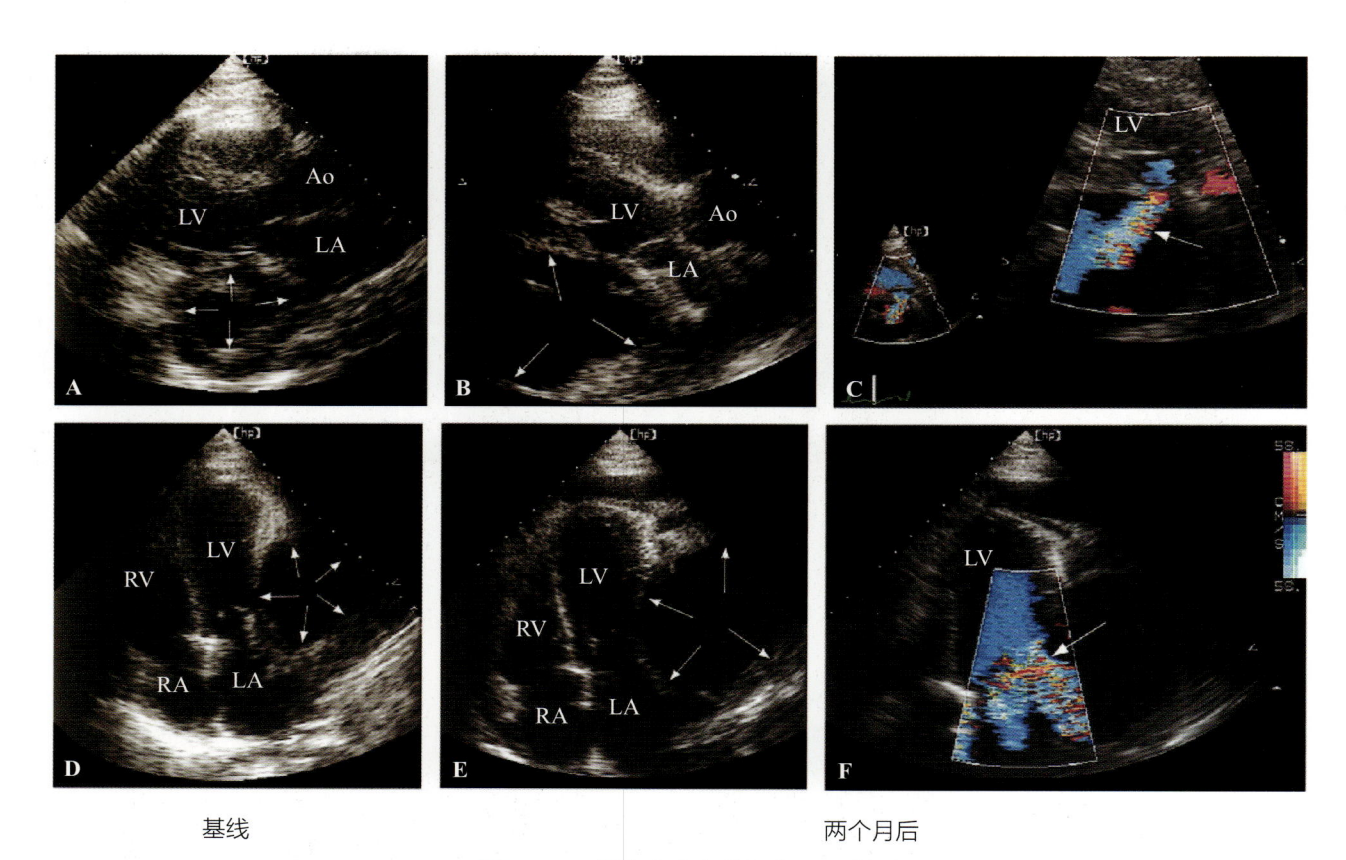

▲ 图 21-37　黑色素瘤心脏转移的发展过程

A 至 C. 长轴切面；D 至 F. 四腔心切面。最初的超声心动图显示位于左心侧后壁的较大囊性肿块（箭）。两个月后，肿块体积增大，彩色多普勒成像示肿块与左心室之间存在血流交通，其原因为左心室游离壁破裂形成假性室壁瘤，瘤体压迫左心。LV. 左心室；LA. 左心房；RV. 右心室；RA. 右心房；Ao. 主动脉

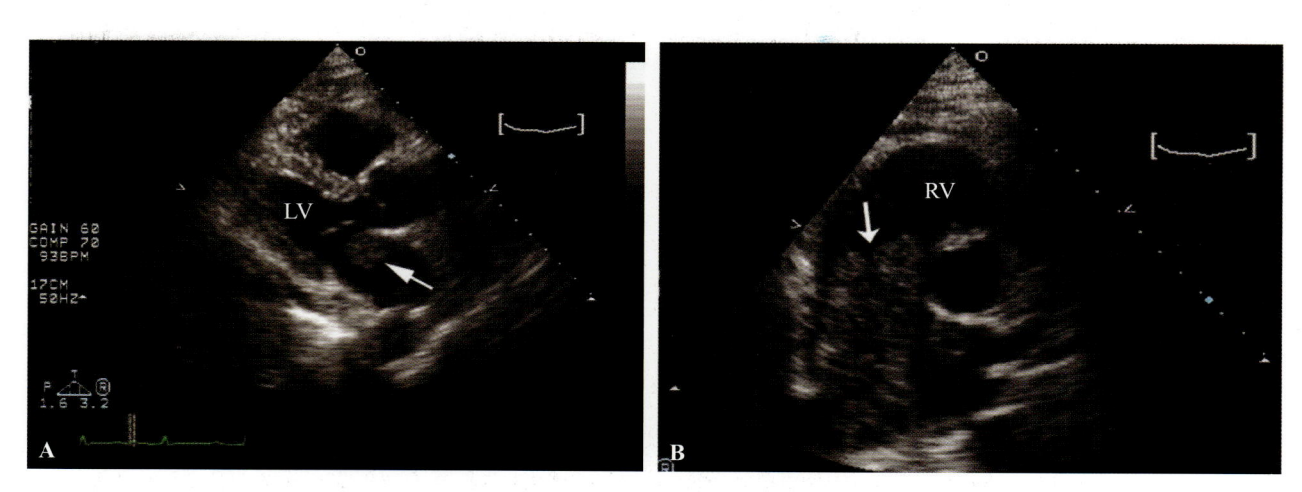

▲ 图 21-38　心脏转移性 B 细胞淋巴瘤，瘤体巨大跨过房间隔累及左心房（A，箭），位于二尖瓣前叶附近；短轴切面（B）示瘤体占据整个右心房并跨过三尖瓣瓣口（箭）

LV. 左心室；RV. 右心室

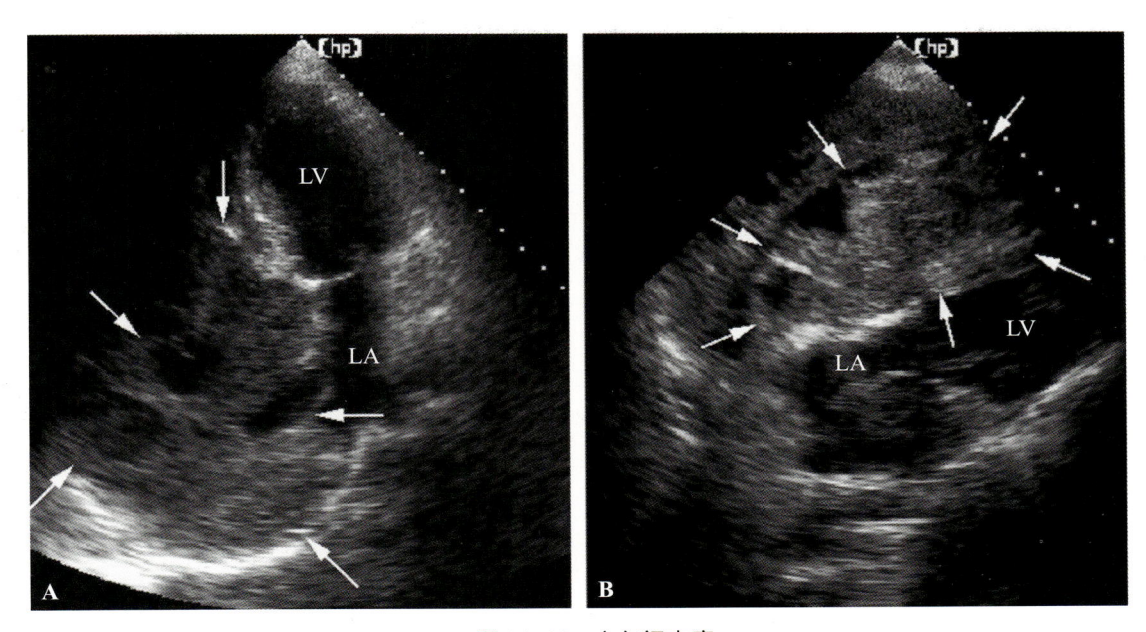

第 21 章 肿块、肿瘤及栓子来源
Masses, Tumors, and Source of Embolus

▲ 图 21-39 心包间皮瘤

A. 巨大肿块（箭）致右心结构模糊并累及左心房；B. 剑下切面示肿块对左心的恶性扩张浸润（箭）。LV. 左心室；LA. 左心房

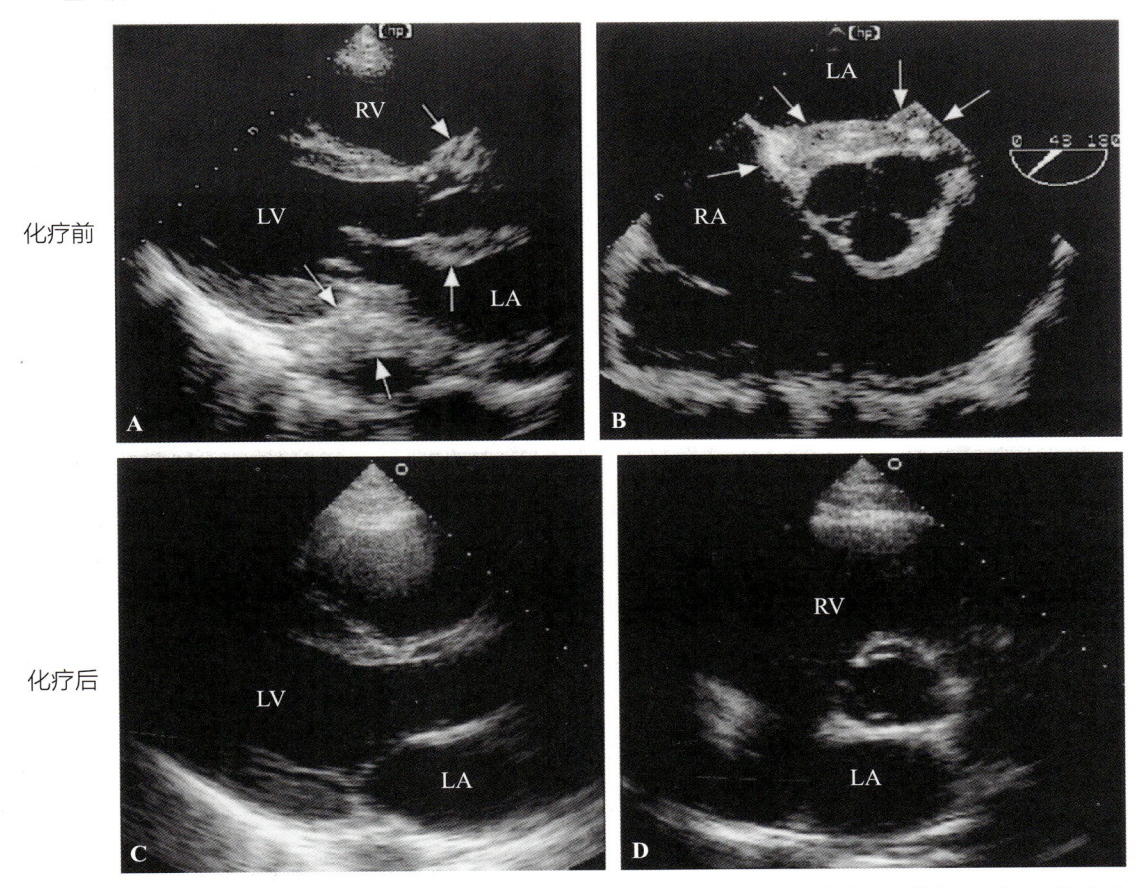

化疗前

化疗后

▲ 图 21-40 **A 和 B.** 淋巴瘤侵及心脏及大血管。肿瘤包绕主动脉根部及后房室沟（箭）。**C 和 D.** 化疗成功后，超声心动图基本正常

LV. 左心室；LA. 左心房；RA. 右心房；RV. 右心室

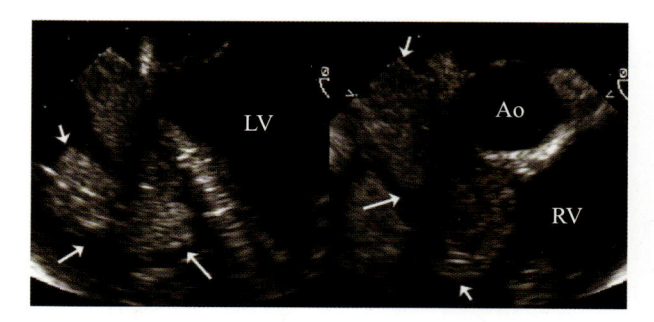

▲ 图 21-41　肾细胞癌常累及右心。经食管超声心动图示肿瘤充填右心室（左）及右心房（右），是由肾脏经下腔静脉播散所致

LV. 左心室；RV. 右心室；Ao. 主动脉

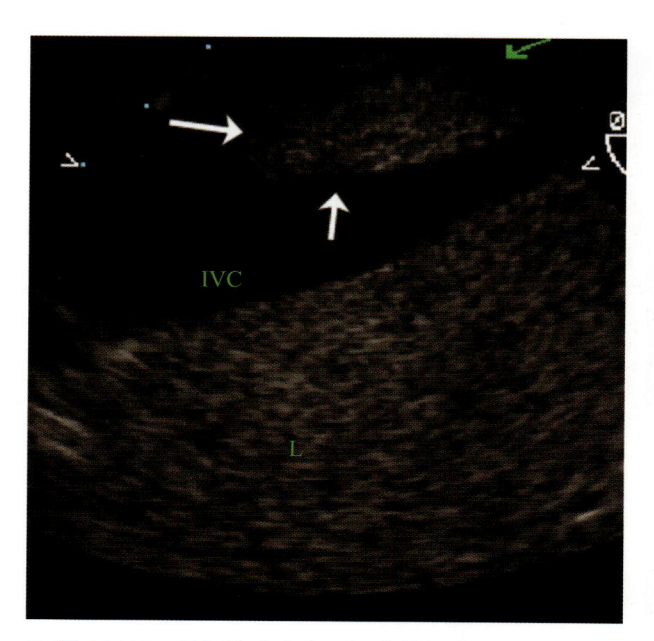

▲ 图 21-42　肾细胞癌患者，经食管超声心动图示肿瘤位于下腔静脉内（箭）

IVC. 下腔静脉；L. 肝

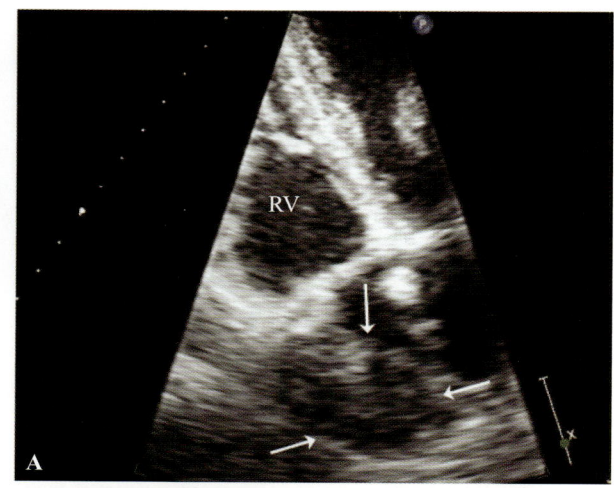

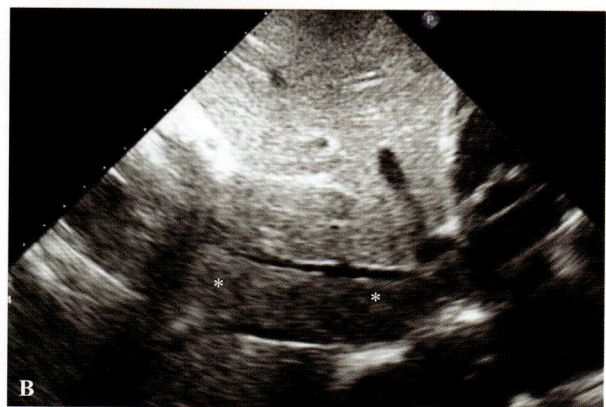

▲ 图 21-43　巨大子宫平滑肌肉瘤播散至右心房（A，箭）及下腔静脉（B，*）

RV. 右心室

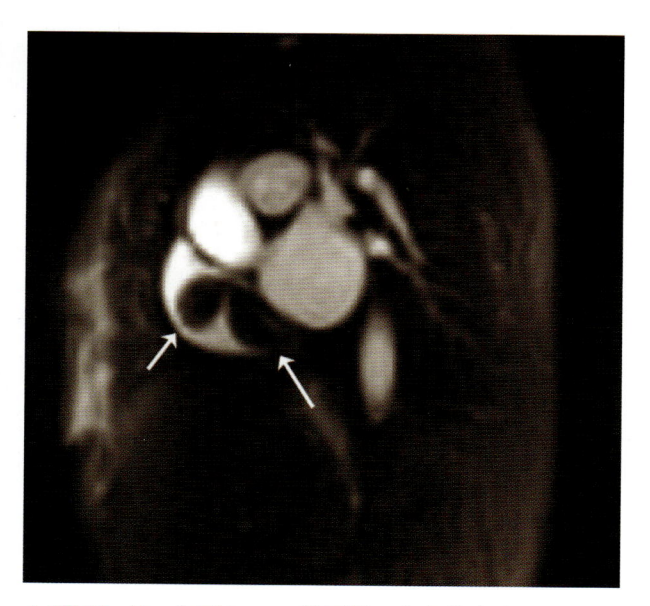

▲ 图 21-44　为图 21-43 所示同一患者的心脏 MRI。箭示右心肿瘤呈分叶状

成的可能性较小。心肌梗死是左心室血栓形成的最常见诱因，然而其他任何导致血流流速减低或瘀滞的情况均可出现血栓形成，如慢性左心室室壁瘤。扩张型心肌病患者的左心室内血流呈低速涡流也易形成血栓，心尖四腔心切面彩色多普勒血流显像可见舒张期逆时针方向的低速血流。

由于经食管超声心动图对心尖的显示有限，因此检出左心室血栓推荐采用经胸超声心动图。观察时，将左心室心尖部置于近场，采用短聚焦

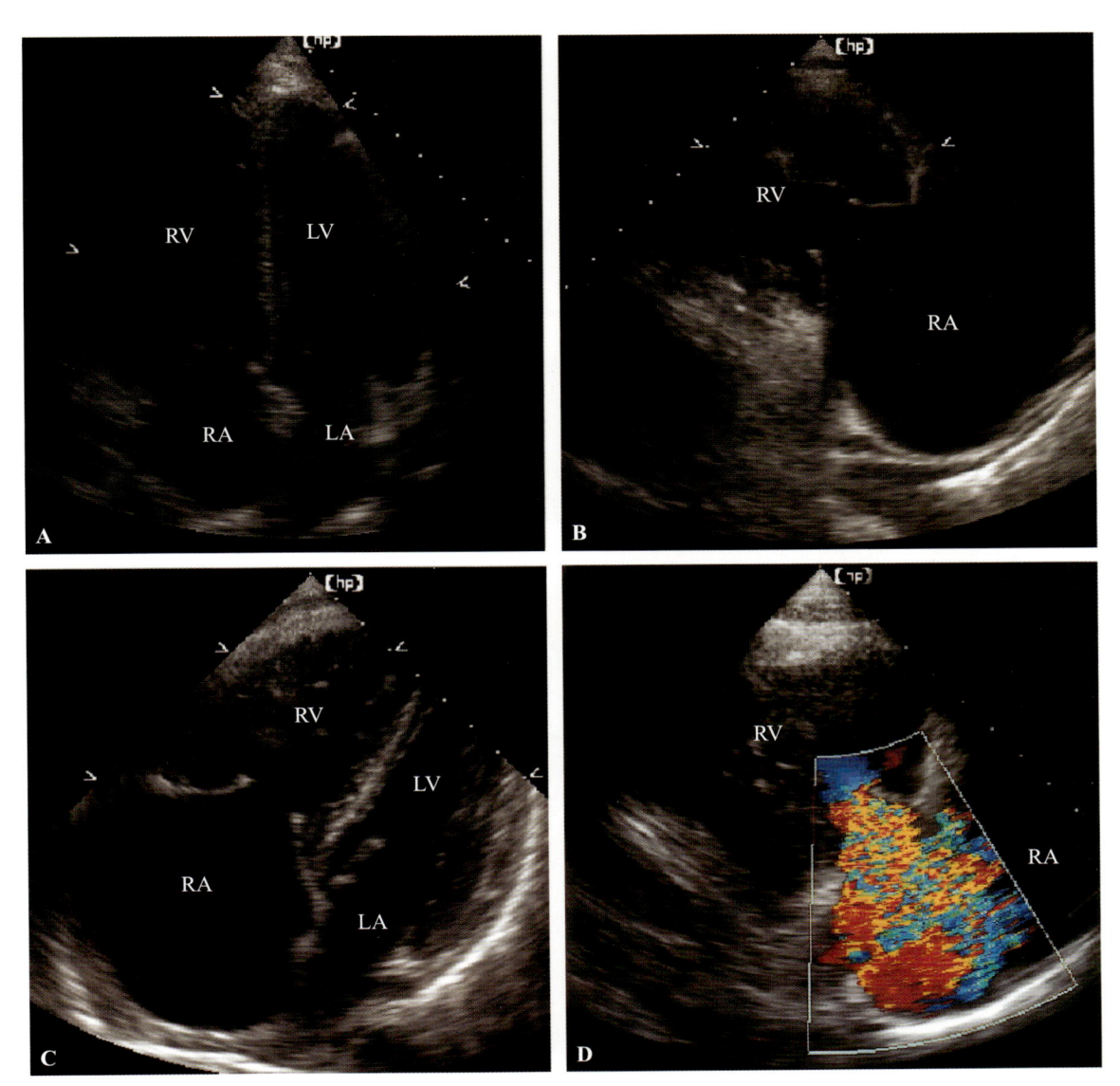

第21章 肿块、肿瘤及栓子来源
Masses, Tumors, and Source of Embolus

▲ 图 21-45 类癌性心脏病。右心扩大（A），三尖瓣增厚、纤维化、固定（B）且收缩期不能完全闭合（C），彩色多普勒成像示大量三尖瓣反流（D）
LV. 左心室；LA. 左心房；RA. 右心房；RV. 右心室

高频探头可最大限度提高灵敏度。血栓通常为附着于心内膜的无定形低回声结构（图 21-47），可多发且具有一定活动度，也可凸向左心室腔。多数血栓的形态结构与相邻心肌存在差异，如中心可为无回声则提示为新鲜血栓且正在生长（图 21-48）。部分血栓与心肌鉴别困难。图 21-49 示心尖室壁瘤内的较大血栓，血栓固定且未凸入左心室腔。图 21-50 示具有一定活动度并凸入左心室腔的小血栓。

经胸超声心动图检测左心室血栓的敏感性约 75%~95%，未凸入心腔的层状小血栓最易漏诊。图像质量较差将严重影响诊断准确性，可能出现假阳性及假阴性结果。为避免假阴性结果，选择合适的探头至关重要。采用局部聚焦的高频探头（如 5MHz）多数情况下可获得最佳成像效果。此外，联合应用非标准心尖切面全面扫查心尖，可提高诊断准确性。凸入心腔的大血栓在标准心尖切面易于显示（图 21-49、图 21-50）。图

795

▲ 图 21-46 类癌累及肺动脉瓣

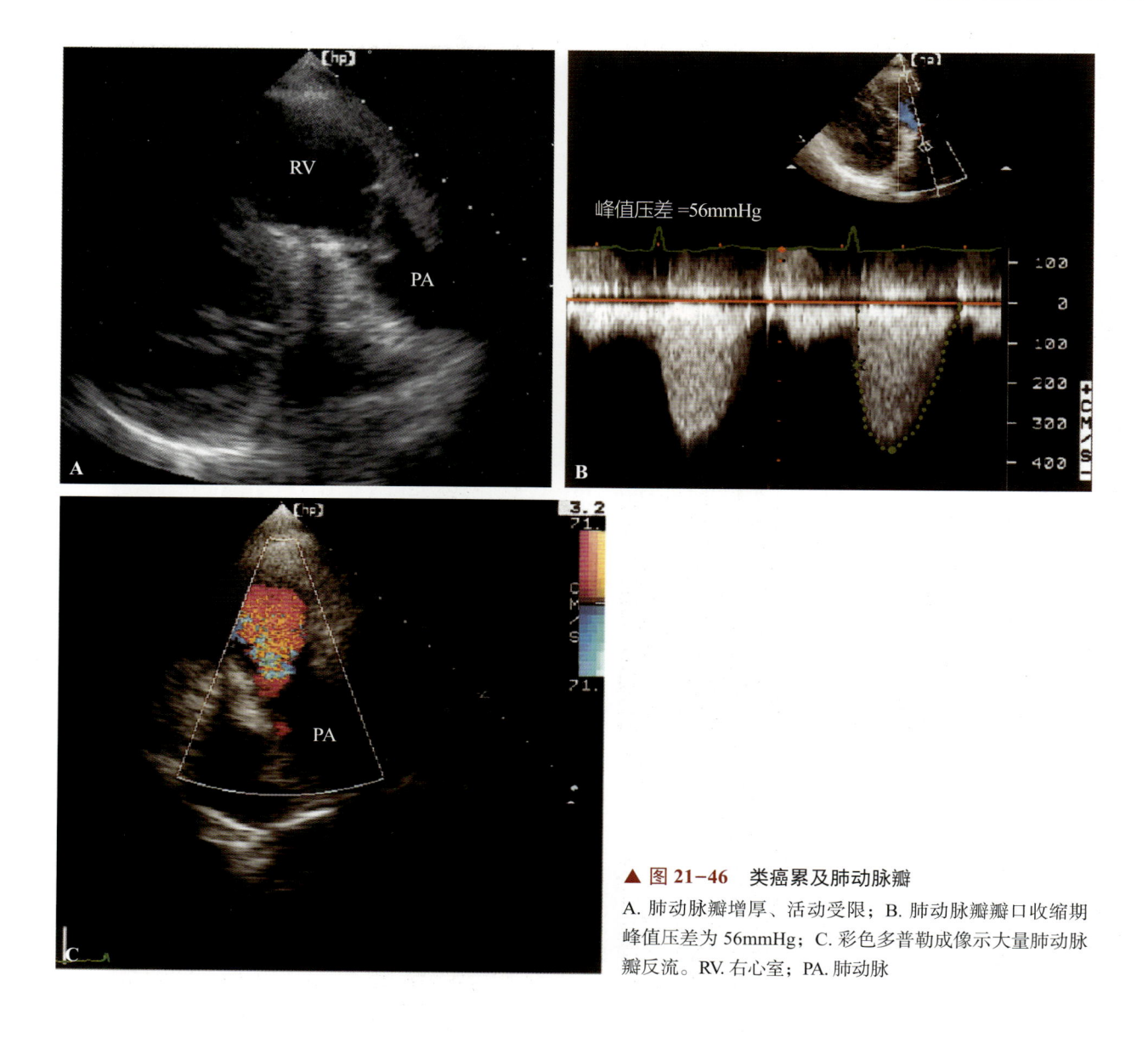

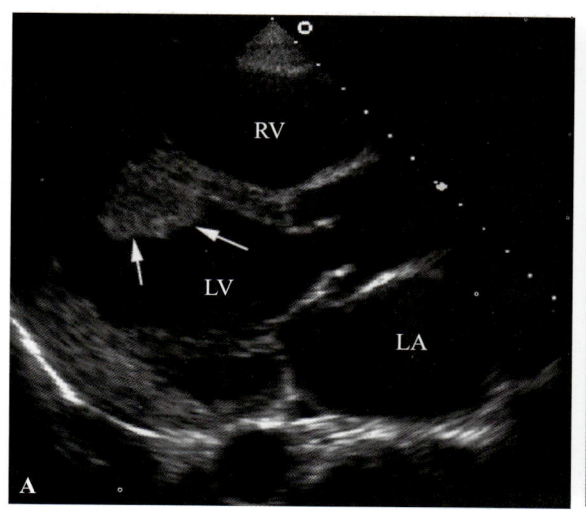

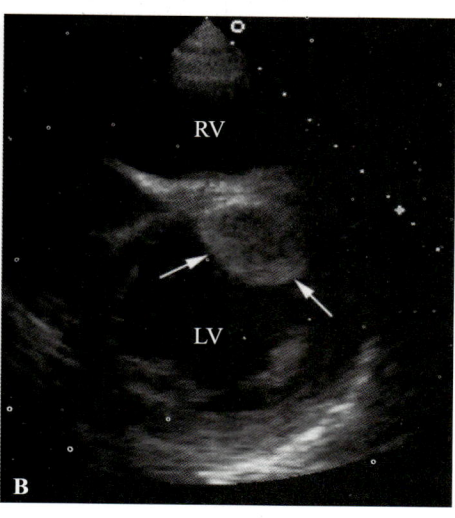

A. 肺动脉瓣增厚、活动受限；B. 肺动脉瓣瓣口收缩期峰值压差为 56mmHg；C. 彩色多普勒成像示大量肺动脉瓣反流。RV. 右心室；PA. 肺动脉

◀ 图 21-47 左心室附壁血栓（箭）。A、B 分别为左心室长轴及短轴切面

LV. 左心室；LA. 左心房；RA. 右心房；RV. 右心室

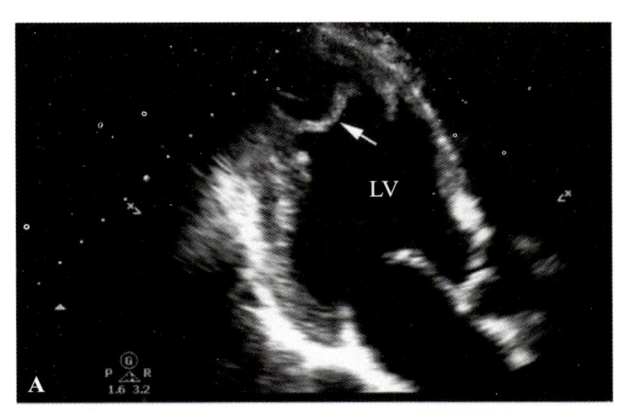

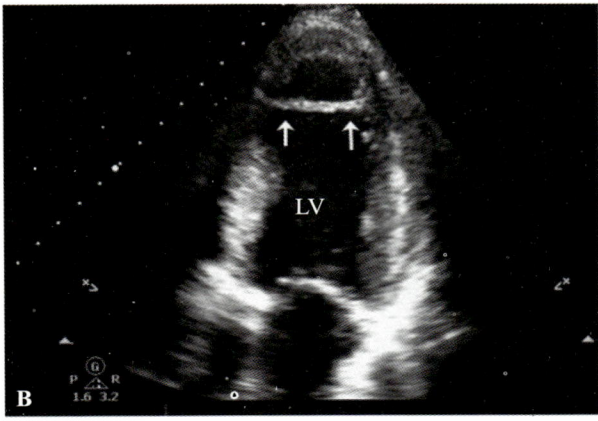

第 21 章 肿块、肿瘤及栓子来源
Masses, Tumors, and Source of Embolus

▲ 图 21-48 近期心肌梗死患者心尖部血栓（箭），血栓中心呈无回声。长轴切面（A）及四腔心切面（B）均可显示
LV. 左心室

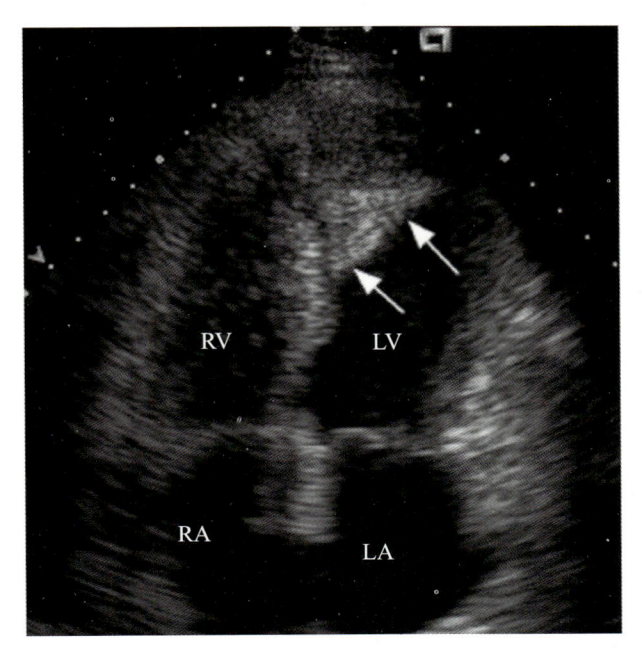

▲ 图 21-49 心尖部室壁瘤内的巨大血栓（箭），实时观察血栓活动度较小
LV. 左心室；LA. 左心房；RA. 右心房；RV. 右心室

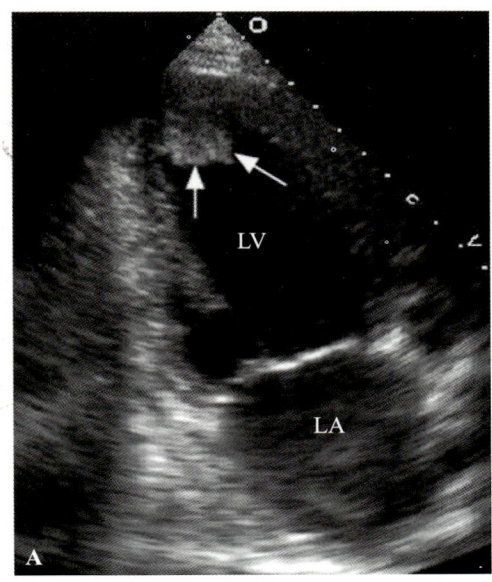

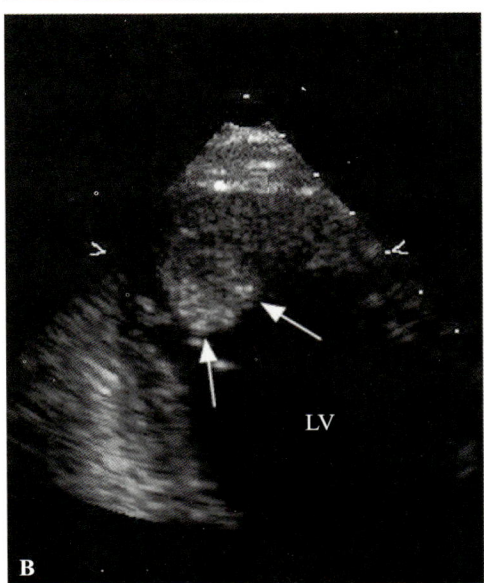

▲ 图 21-50 左心室心尖血栓（箭）。心尖双腔心切面（A）示血栓凸入左心室腔内，实时观察血栓具有一定活动度（B）
LV. 左心室；LA. 左心房

21-51 示一例非标准心尖切面显示的心尖部较大血栓，而该血栓在标准心尖切面未见显示。血栓也可同时累及多个心腔，图 21-52 示一例扩张型心肌病并心房颤动患者，其左、右心室心尖部及右心房均见血栓形成。左心室内血栓也可多发。图 21-53 示一例缺血性心肌病患者，其血栓发生于左心室心尖部及下壁基底段区域。

797

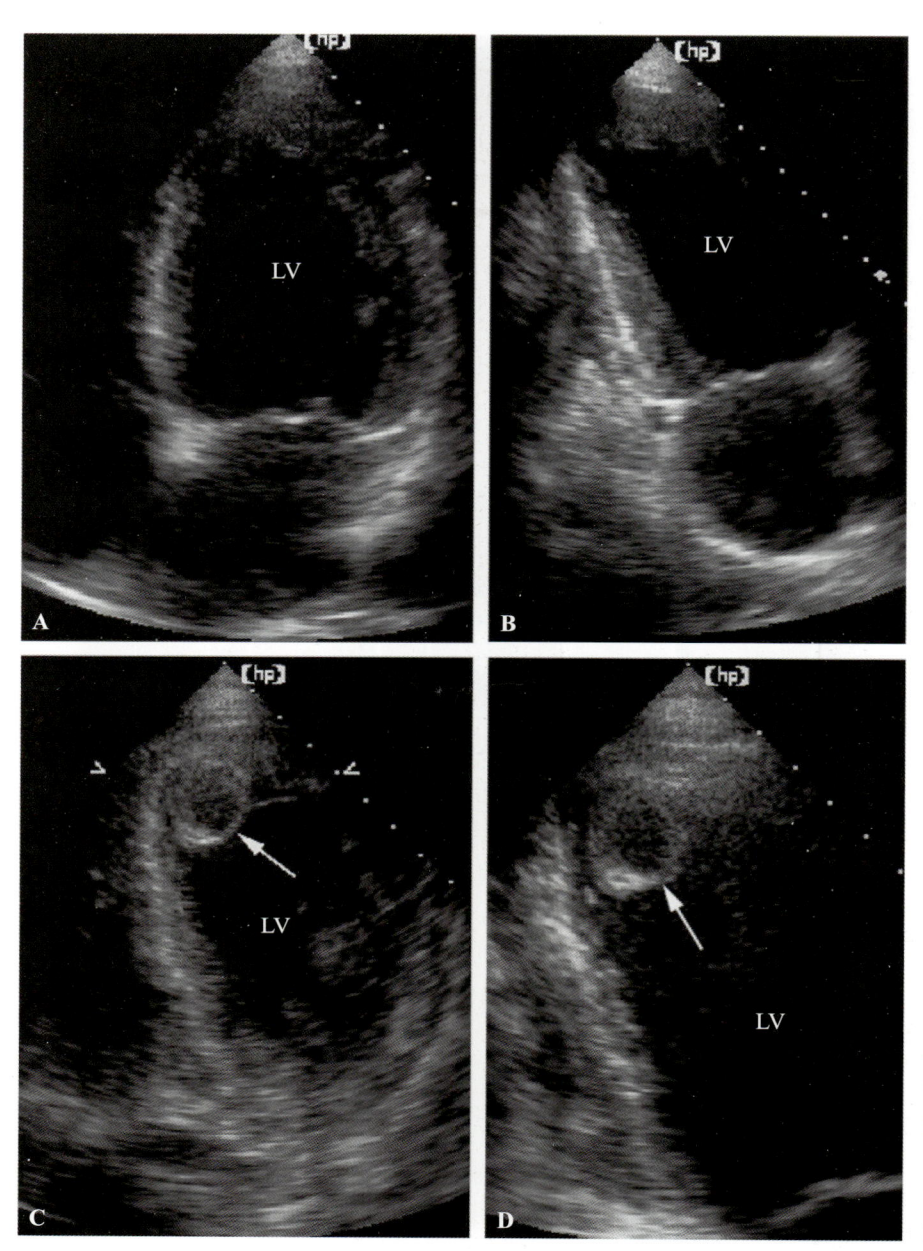

▲ 图 21-51 标准心尖四腔心切面（A）及双腔心切面（B）均未显示心尖部血栓；C，D. 非标准切面显示心尖部较大圆形团块（箭），证实为血栓形成
LV. 左心室

超声造影及三维超声心动图可用于提高心尖部血栓的诊断准确性。超声造影对图像质量差的患者尤其适用。图 21-54 示一例常规经胸超声心动图无法显示的心尖部血栓，注射对比剂后，血栓清晰显示。而三维超声心动图在其中的作用有限。图 21-55 示经胸三维超声心动图显示的左心室多发血栓。

成像技术选择不当而导致真正的心尖部未能显示是形成假阳性结果的最主要原因。多数情况下可根据是否存在心尖部室壁运动异常协助诊断心尖部血栓。左心室心尖部肌小梁也可导致假阳性。心尖肥厚有时也可误诊为附壁血栓。图 21-22 示一例罕见的心内膜弹力纤维增生症，其表现与心尖部血栓极为相似。嗜酸性粒细胞增多综合征为另一可能误诊为血栓形成的左心室疾病，本病致心内膜纤维化，超声心动图特征性的表现为心内膜回声增强。图 21-56 示心尖肿块及其附着心肌均呈强回声，这可能由心内膜纤维

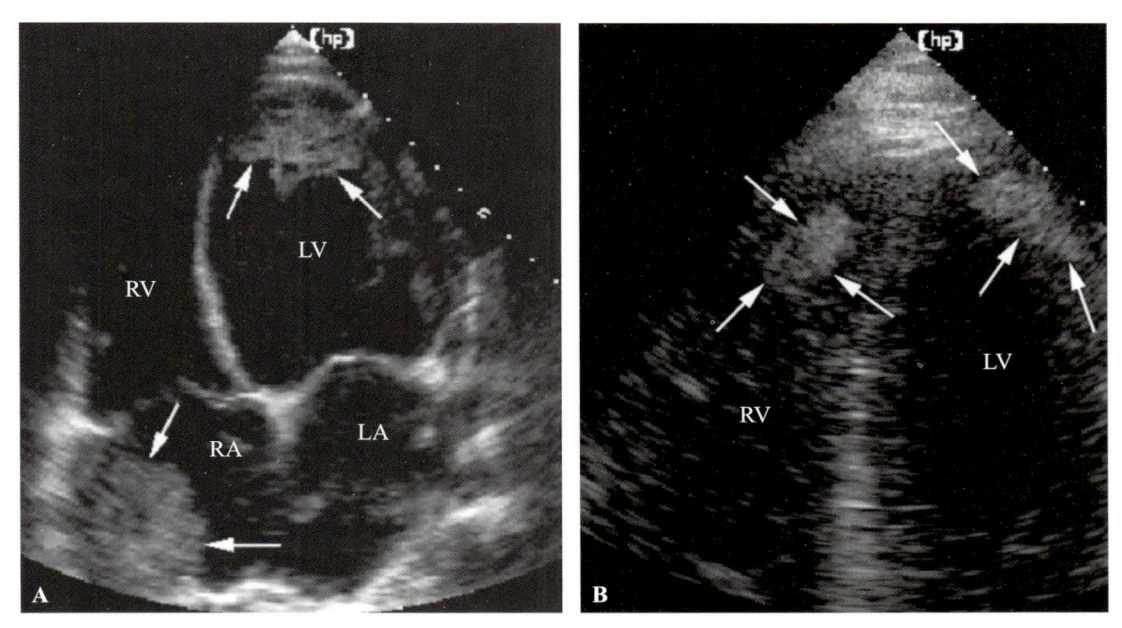

▲ 图 21-52 出现重度心力衰竭的扩张型心肌病患者，超声心动图示心腔内多发血栓形成
A. 箭所示左心动周期室心尖部血栓及巨大右心房血栓；B. 调整后的心尖切面示左、右心室心尖部均存在血栓（箭）。LV. 左心室；LA. 左心房；RA. 右心房；RV. 右心室

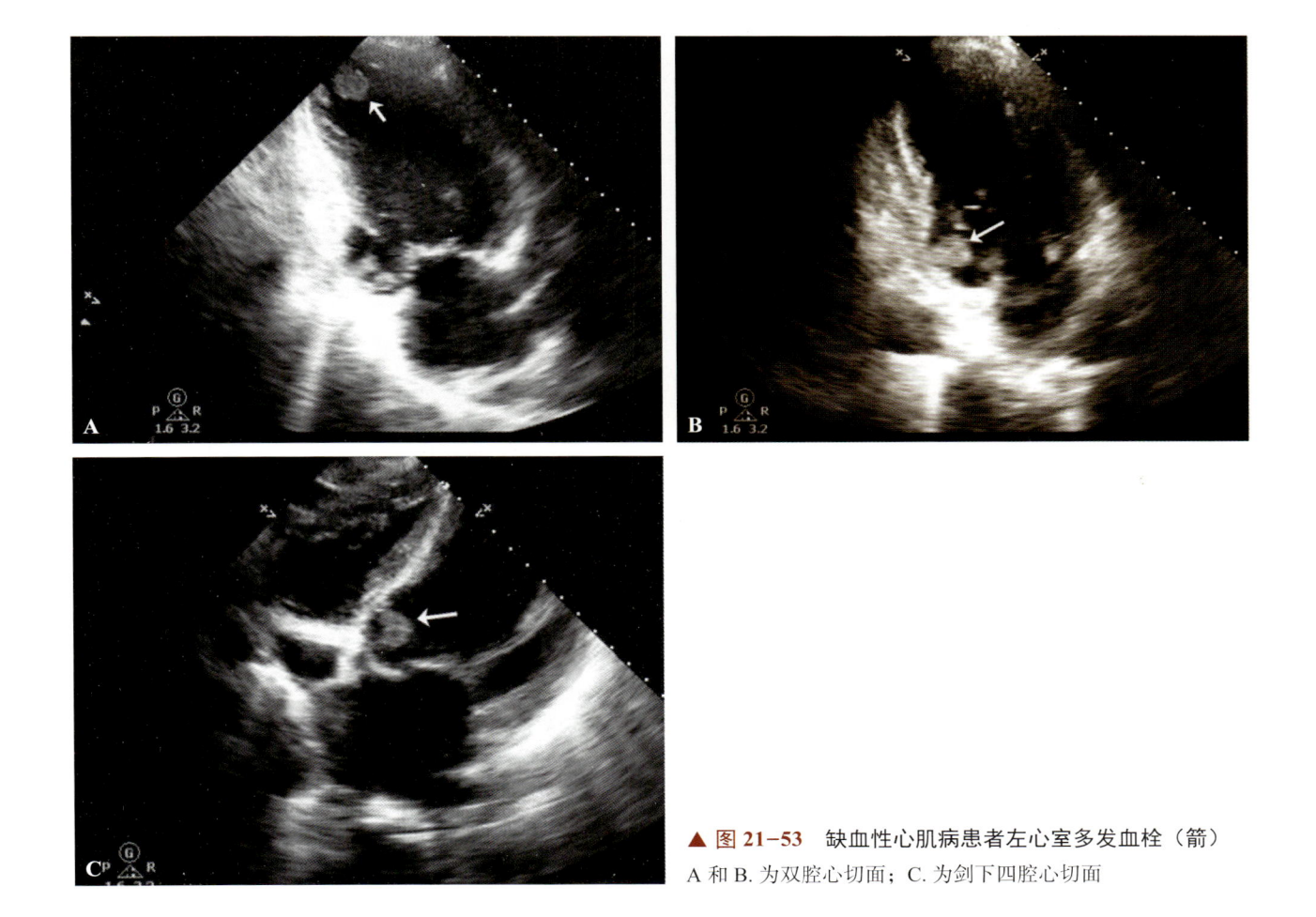

▲ 图 21-53 缺血性心肌病患者左心室多发血栓（箭）
A 和 B. 为双腔心切面；C. 为剑下四腔心切面

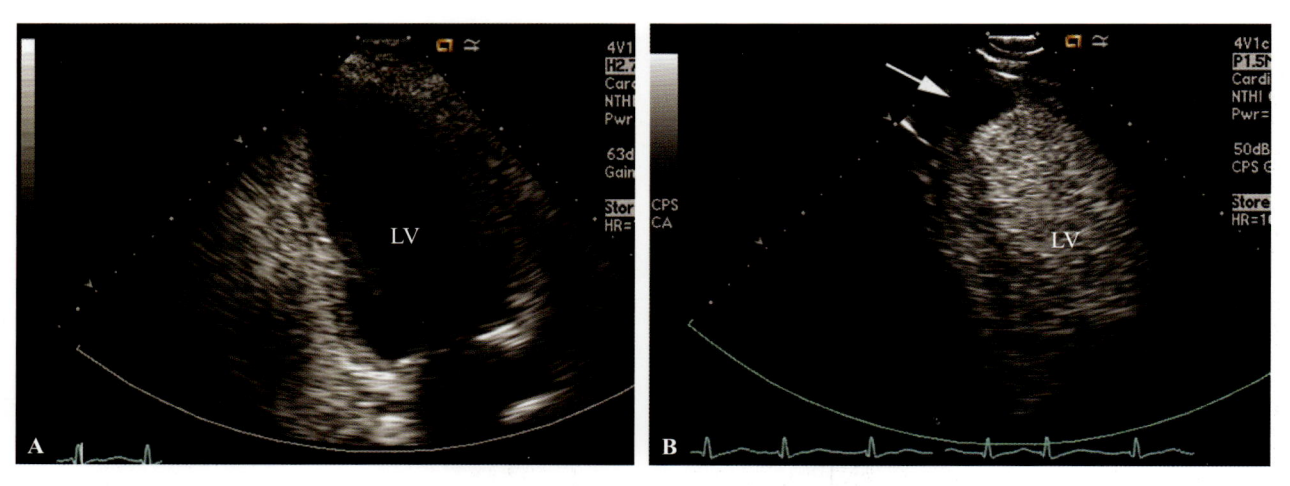

▲ 图 21-54 既往心肌梗死患者心尖部血栓病例

A. 未注射对比剂，心尖部图像质量不佳，未显示血栓；B. 注射对比剂后，心尖部血栓清晰可见（箭）。LV. 左心室

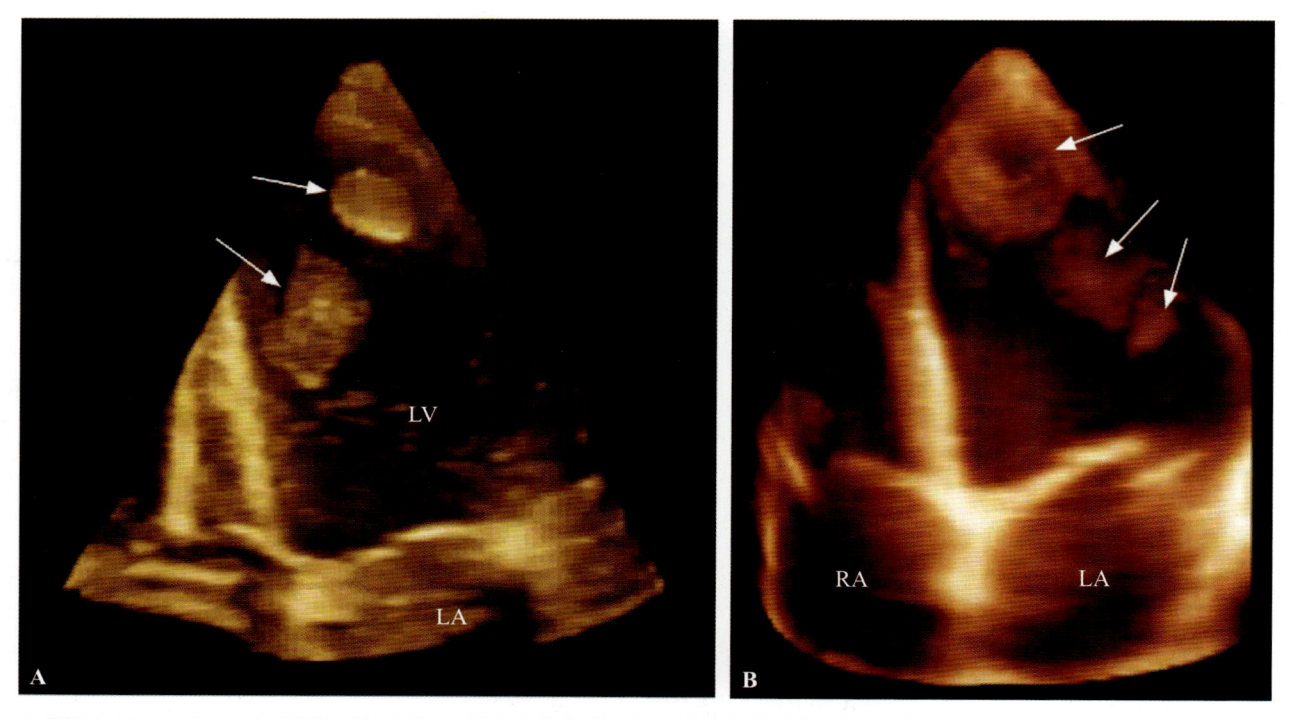

▲ 图 21-55 A、B. 两例三维超声心动图显示左心室多发血栓，心尖四腔心切面可见左心室内多发血栓（箭）。动态观察，其活动性及三维空间结构特征清晰可见（图片由 R. Martin, MD 和 M. Vannan, MD 提供）

LA. 左心房；LV. 左心室；RA. 右心房

化及组织浸润所致。血栓通常附着于增厚的心内膜，因此与纤维化难以鉴别。

心肌致密化不全是一种少见的先天性心肌病，主要累及左心室心尖部，有时也可累及右心室（图 21-57）。此病是由于胚胎时期心肌致密化失败，导致受累心肌内出现异常粗大的肌小梁及交错的深隐窝，呈海绵状外观。部分患者彩色多普勒显示海绵状间隙内充满血流信号呈"瑞士奶

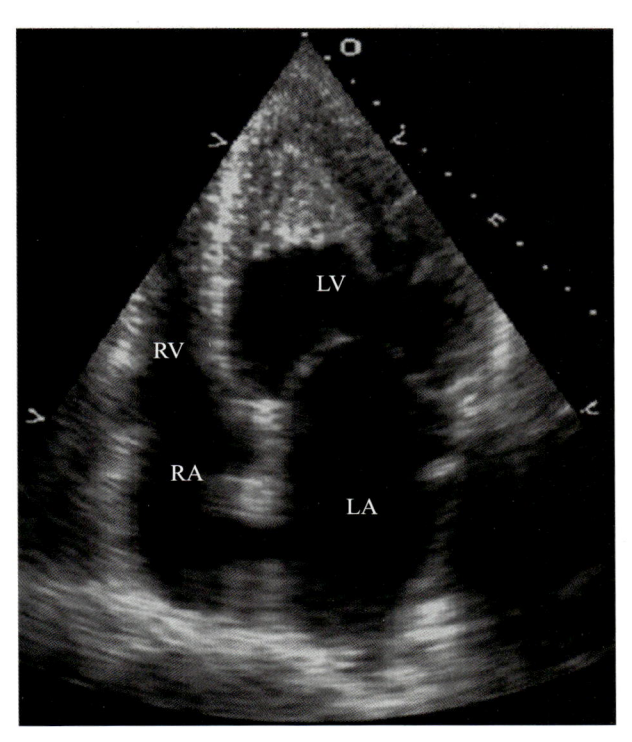

第 21 章 肿块、肿瘤及栓子来源
Masses, Tumors, and Source of Embolus

▲ 图 21-56 高嗜酸性粒细胞综合征患者出现特征性心内膜增厚并纤维化，致左心室心尖部出现高回声肿块
LV. 左心室；LA. 左心房；RA. 右心房；RV. 右心室

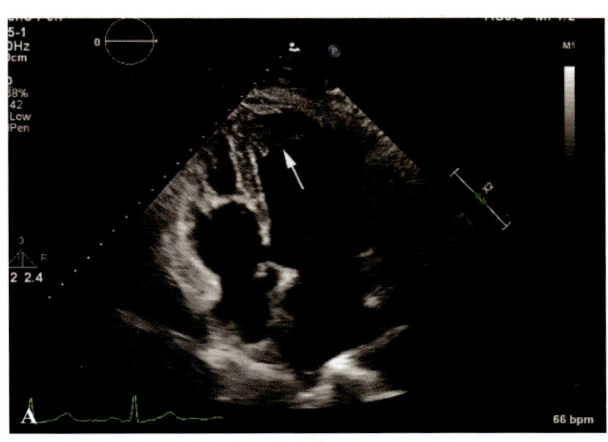

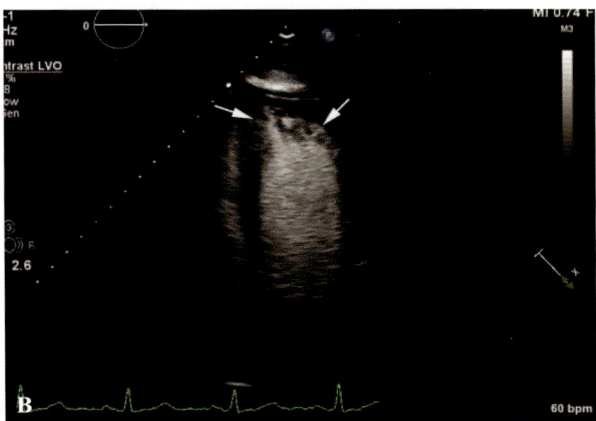

▲ 图 21-57 心肌致密化不全病例
常规二维超声（A）及超声造影（B）。左心室心尖部增厚呈海绵状外观（箭）

酪"样表现。

不存在心尖部矛盾运动时很少形成血栓，因此，在室壁运动正常的心腔中发现肿块应考虑其他疾病的可能。图 21-58 示一例室壁运动正常患者心尖部团块，肌束或肌小梁的可能性最大，也可能是发生于心尖部的肿瘤或赘生物，仅依靠超声心动图难以最终确诊。图 21-59 示一例终末期肾病患者，患有前壁心肌梗死，出现了心尖部血栓。尽管经皮冠状动脉再通术后其心尖室壁运动得以改善，但血栓仍然存在。与经胸超声心动图相比，经食管超声心动图在评估心尖及左心室血栓方面并没有优势。但经胃多切面成像可全面评价心尖部，尤其在经胸图像质量较差时有较大帮助。

超声心动图还可识别存在较大栓塞风险的血栓（图 21-50），其危险因素包括血栓体积较大、具有活动度及凸入左心室腔内，其他未确定的危险因素包括血栓周围心肌运动增强及血栓中心呈无回声（可能提示血栓正在形成）。评估上述特征可能有助于指导部分患者的抗凝治疗。超声心动图还可用于心室血栓确诊后的随访，特别是心肌梗死后观察血栓变化及其结局。

（二）左心房血栓

血栓可发生于左心房的任何部位，以左心耳最常见。任何导致左心房内血液淤滞的疾病均易导致血栓形成，如二尖瓣狭窄、心房颤动、扩张型及限制性心肌病等。另一方面，明显的二尖瓣反流引起收缩期左心房内血流加速，可降低血栓形成的风险。图 21-60 示风湿性二尖瓣疾病患者明显扩张的左心房内的巨大血栓，该血栓极可能起源于左心耳，体积逐渐增大并最终占据左心房体部。经胸超声心动图难以显示左心耳，部分患

801

者心底短轴切面可显示左心耳位于肺动脉下方，部分患者心尖两腔心切面也可显示左心耳（图21-61）。由于仅少数患者可由经胸超声心动图显示左心耳，因此不能仅凭经胸图像排除左心房血栓，必须行经食管超声心动图全面显示整个左心房，包括左心耳，从而排除左心房血栓形成（图21-62）。第 4 章及第 7 章已经详尽介绍了经食管超声心动图检查左心房的方法，应强调的是多达 70% 的患者左心耳内壁呈分叶状且存在丰富梳状肌，可能被误诊为血栓（图 21-63）。尽管如此，经食管超声心动图检测左心房血栓的敏感度约 95%，在某些研究中可达 100%，同时具有较高的特异度。发现血栓后应对其大小、活动度及其是否延伸至左心房体部进行评估。图 21-64 示活动且凸出的左心耳血栓。图 21-65 显示两例较大的左心耳血栓。

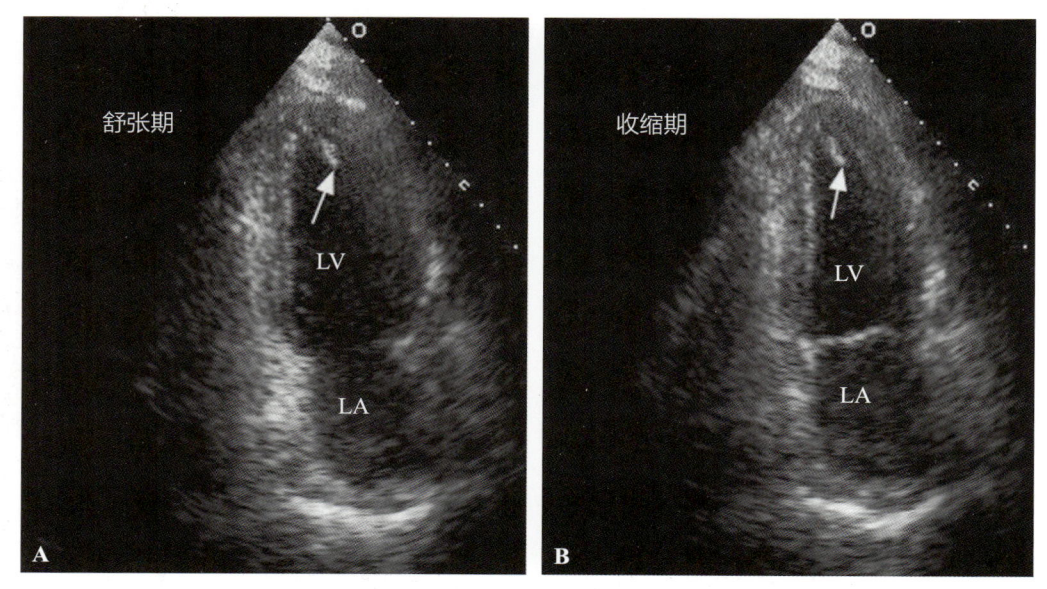

▲ 图 21-58 室壁运动正常患者左心室心尖部小团块回声（箭）
A 和 B 分别为心尖双腔心切面舒张期及收缩期。团块可能为心腔内肌小梁或肌束
LV. 左心室；LA. 左心房

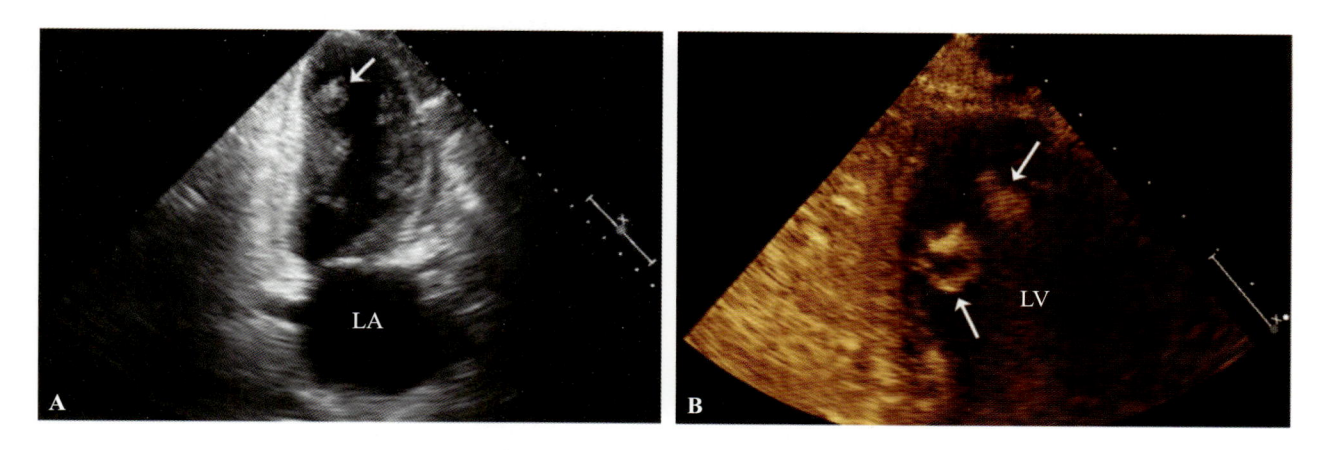

▲ 图 21-59 终末期肾病患者急性心肌梗死后心尖部血栓（箭）（A），血运重建后心尖部室壁运动改善（B），血栓仍存在（箭），心尖双腔心切面示左心室心尖部室壁运动正常，但伴多发有活动度的血栓（箭）
LA. 左心房；LV. 左心室

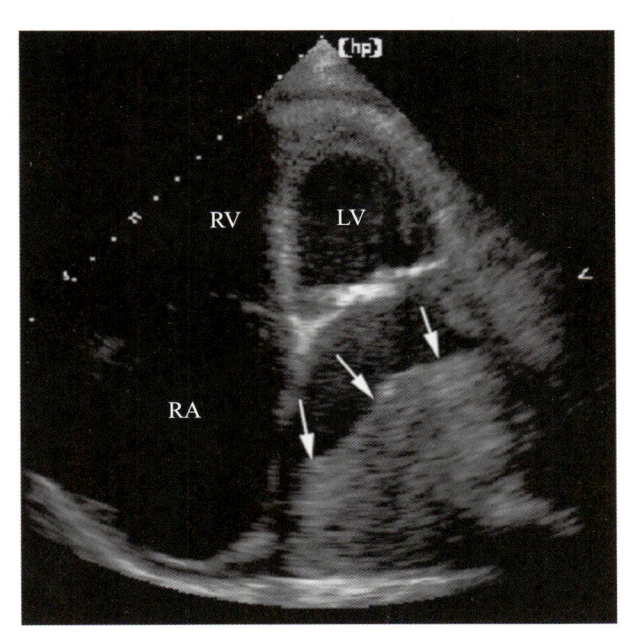

第 21 章 肿块、肿瘤及栓子来源
Masses, Tumors, and Source of Embolus

▲ 图 21-60 未经治疗的风湿性心脏病患者左心房内巨大血栓（箭）。右心房重度扩张
RA. 右心房；LV. 左心室；RV. 右心室

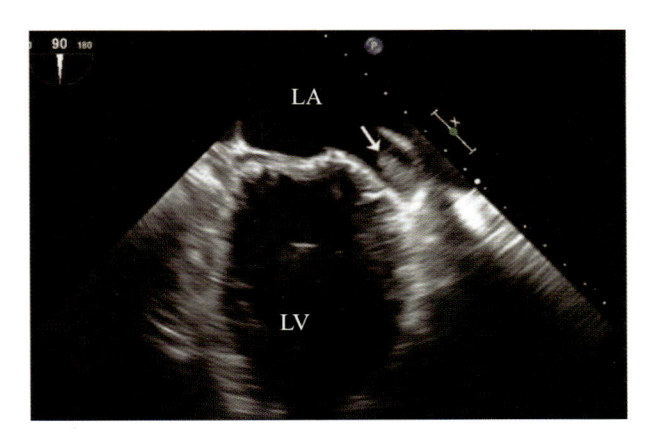

▲ 图 21-62 经食管超声心动图显示心房颤动患者的左心耳血栓（箭）
LA. 左心房；LV. 左心室

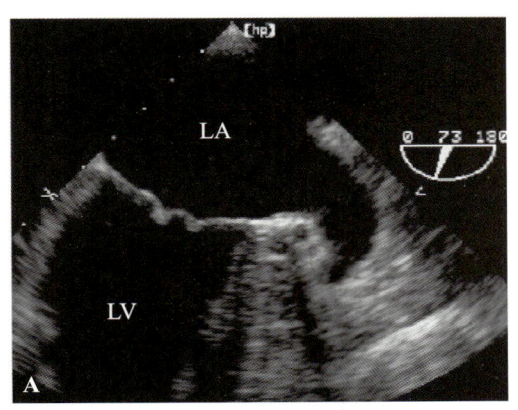

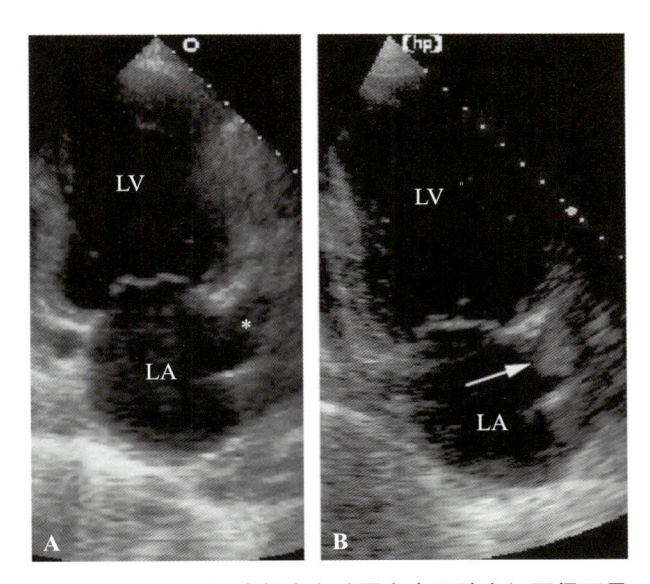

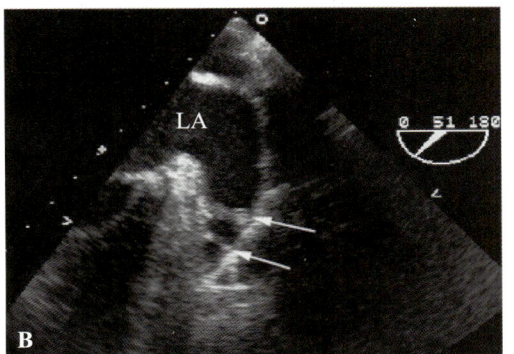

▲ 图 21-61 A. 经胸超声心动图心尖双腔心切面偶可显示左心耳（*）；B. 箭所指左心耳内血栓
LA. 左心房；LV. 左心室

▶ 图 21-63 应用经食管超声心动图评估左心耳血栓
A. 正常左心耳；B. 箭所示左心耳内较小的梳状肌，这些正常结构可误诊为血栓；C. 左心耳呈分叶状，箭所示不同分叶。
LA. 左心房；LV. 左心室

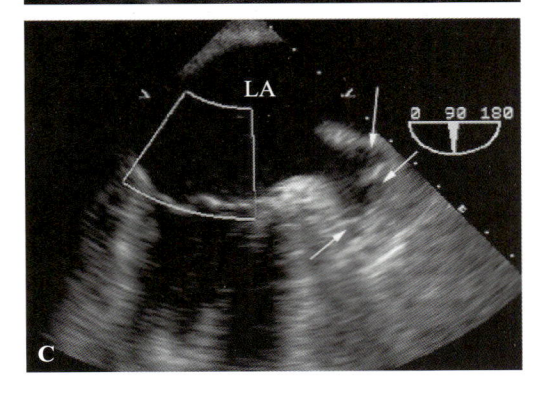

803

图 21-66 示一例心房颤动复律患者，经食管超声心动图显示左心耳活动性血栓，如图所示，二维及三维超声成像均能清晰显示该血栓。三维超声成像在这类病例中的作用及优势仍有待进一步发掘。图 21-67 示一例心房颤动患者表现为少见附着于房间隔的左心房血栓，血栓与左心耳无关，超声提示黏液瘤可能。然而术中证实为血栓。图 21-68 示一例经皮左心耳封堵术后患者，术后 6 周经食管超声心动图显示封堵器表面存在形态不规则的薄层血栓。

超声心动图显示的左心房内自发显影可能是血栓形成的前兆，并且是栓塞的确切危险因素（详见本章后述）。二维超声心动图发现血栓为存在栓塞风险的最直接证据。此外，也可应用脉冲多普勒成像来评估左心耳内血流速度。研究表明，左心耳排空速度减低（＜ 20cm/s）能显著增加栓塞风险（图 21-69）。当存在房间隔膨胀瘤和（或）卵圆孔未闭（PFO）时，除左心耳外还应探查房间隔是否存在血栓。冗余的房间隔组织可形成"风向袋"状的房间隔膨胀瘤，其内可形成血栓。极少数情况下，超声心动图可显示自右心房横跨未闭卵圆孔进入左心房的血栓。图 21-70 示可能来源于下肢静脉的血栓，通过未闭的卵圆孔横跨房间隔，该患者因反复肺栓塞而出现呼吸困难。图 21-71 示另一例经较大未闭卵圆孔穿过房间隔的游走性血栓。

（三）右心房血栓

右心房血栓少见，可见于心房颤动患者。右心耳与左心耳的形态不同（图 21-72），超声心动

▲ 图 21-64 左心耳内较小活动性血栓（箭）的放大图像
LA. 左心房

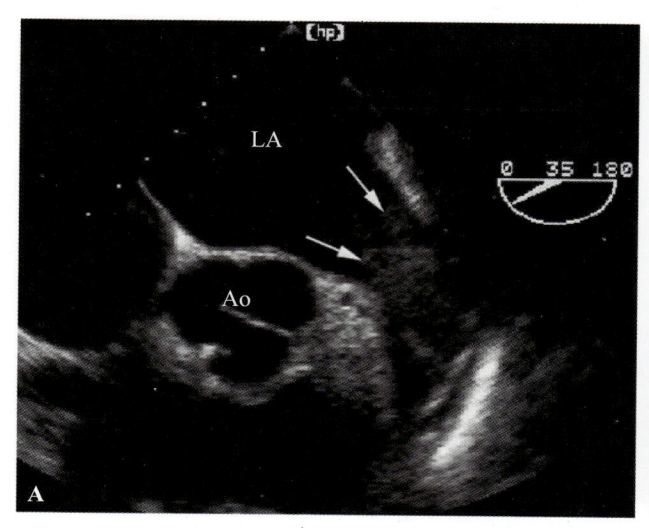

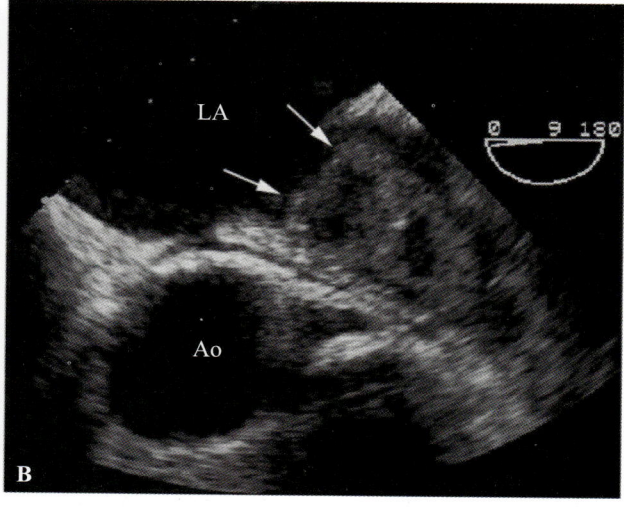

▲ 图 21-65 两例左心耳血栓
A. 箭所示相对较小且不活动的血栓；B. 较大血栓（箭）占据大部分左心耳。LA. 左心房；Ao. 主动脉

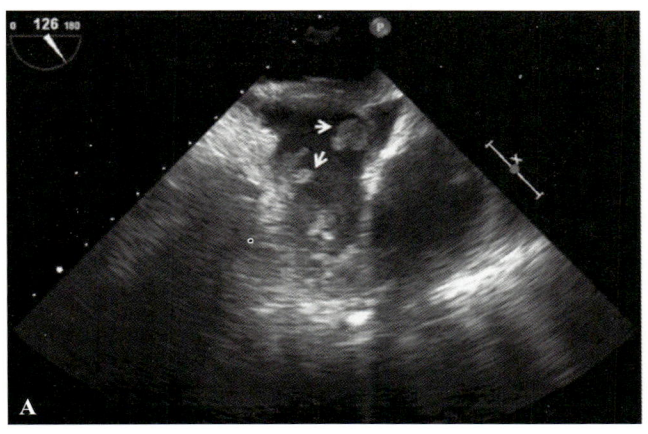

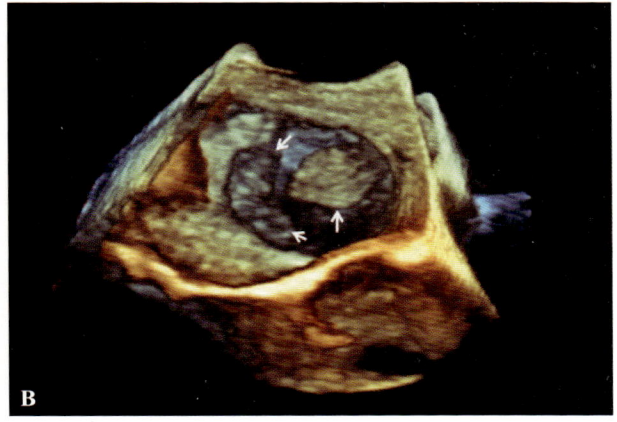

第21章 肿块、肿瘤及栓子来源
Masses, Tumors, and Source of Embolus

▲ 图 21-66 经食管超声心动示心房颤动患者左心耳
A. 二维超声示左心耳多发血栓（箭）；B. 三维超声显示血栓（箭）

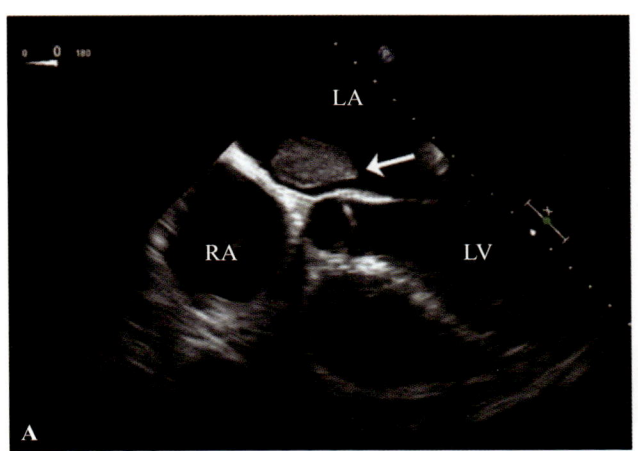

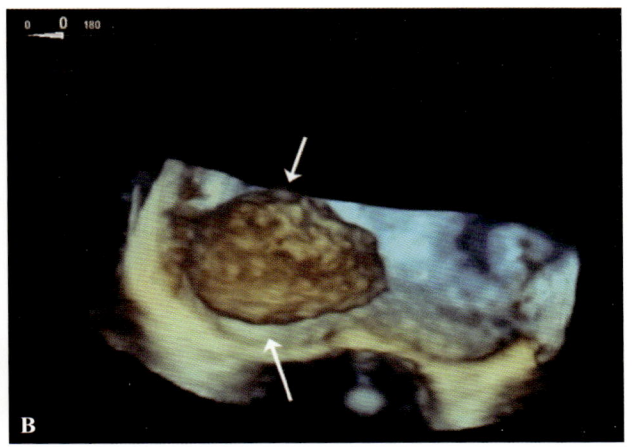

▲ 图 21-67 心房颤动复律前经食管超声心动图示左心房肿块（箭）。四腔心切面（A）示肿块附着于房间隔，提示黏液瘤可能；三维成像（B）示肿块附着于左心房壁；术中证实为血栓，但左心耳内无血栓形成
LA. 左心房；LV. 左心室；RA. 右心房

图通常难以显示。但有充分证据证明心房颤动患者可能有右心房血栓，并可导致肺栓塞。此外，超声心动图还可显示"游走"至右心房的血栓（图21-73 及图21-74）。在某些病例中，右心房内的活动性血栓提示可能处于肺栓塞发生的前期阶段，此时血栓可能来自下肢静脉或盆腔静脉。右心房留置导管或起搏器引线也是导致血栓形成的常见原因（图21-75）。经食管超声心动图最易检出这类附着于导管、形态不一且不规则的团块，此种血栓可并发感染或导致右心源性栓塞。极少数情况下，体积较大的右心房血栓可能被误诊为黏液瘤。图21-76 示一例心房颤动合并高凝综合征患者，经食管超声心动图显示右心房内巨大血栓导致三尖瓣瓣口血流受阻。

（四）自发性显影

自发性显影或"云雾影"指瘀滞血流在超声心动图上表现为漩涡状、模糊回声，由低速血流及与之相关的红细胞-蛋白相互作用（如缗钱状红细胞形成）所致。因此，形成自发显影必须具备两个条件。其一必须存在血流淤滞或流速减低的部位，通常在左心房、右心房或左心室心尖

805

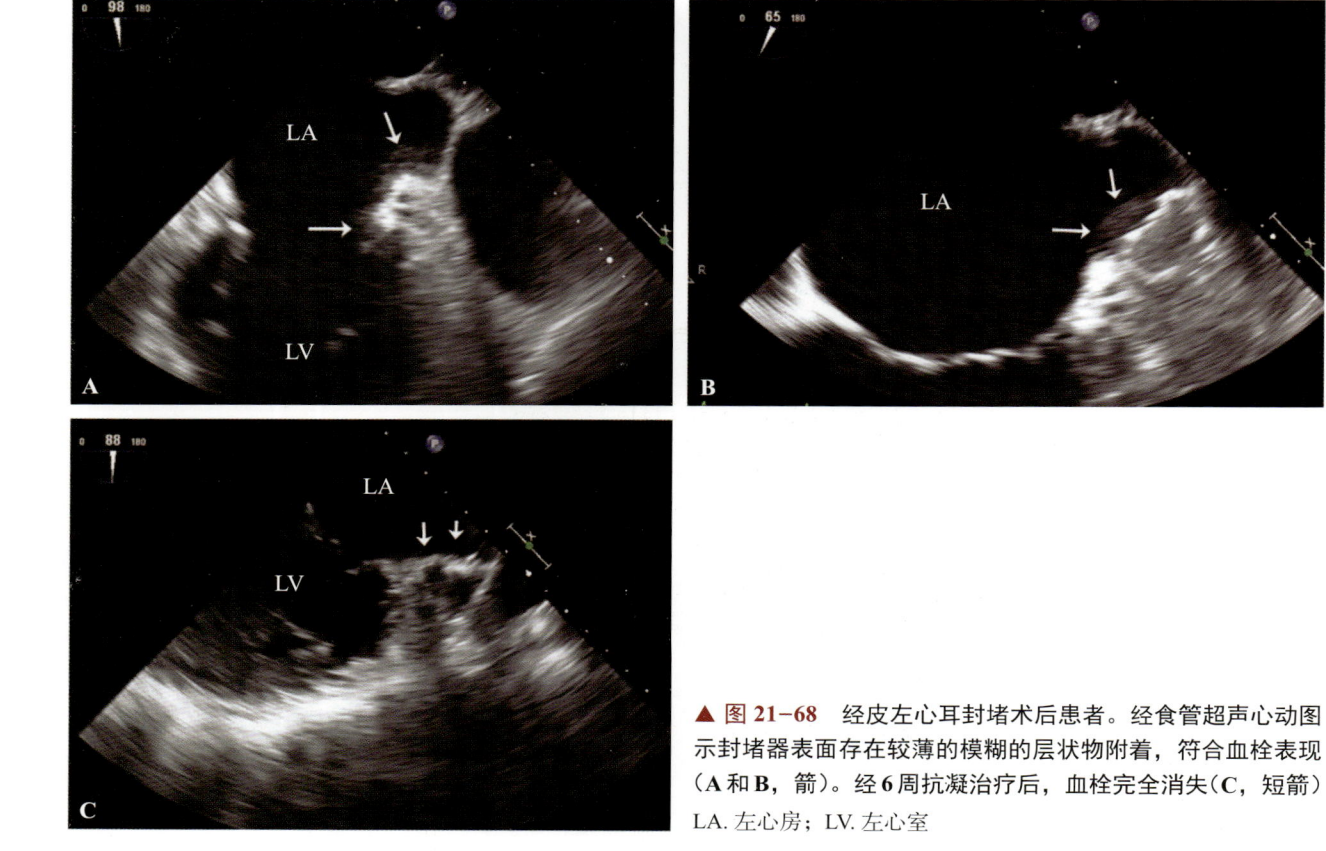

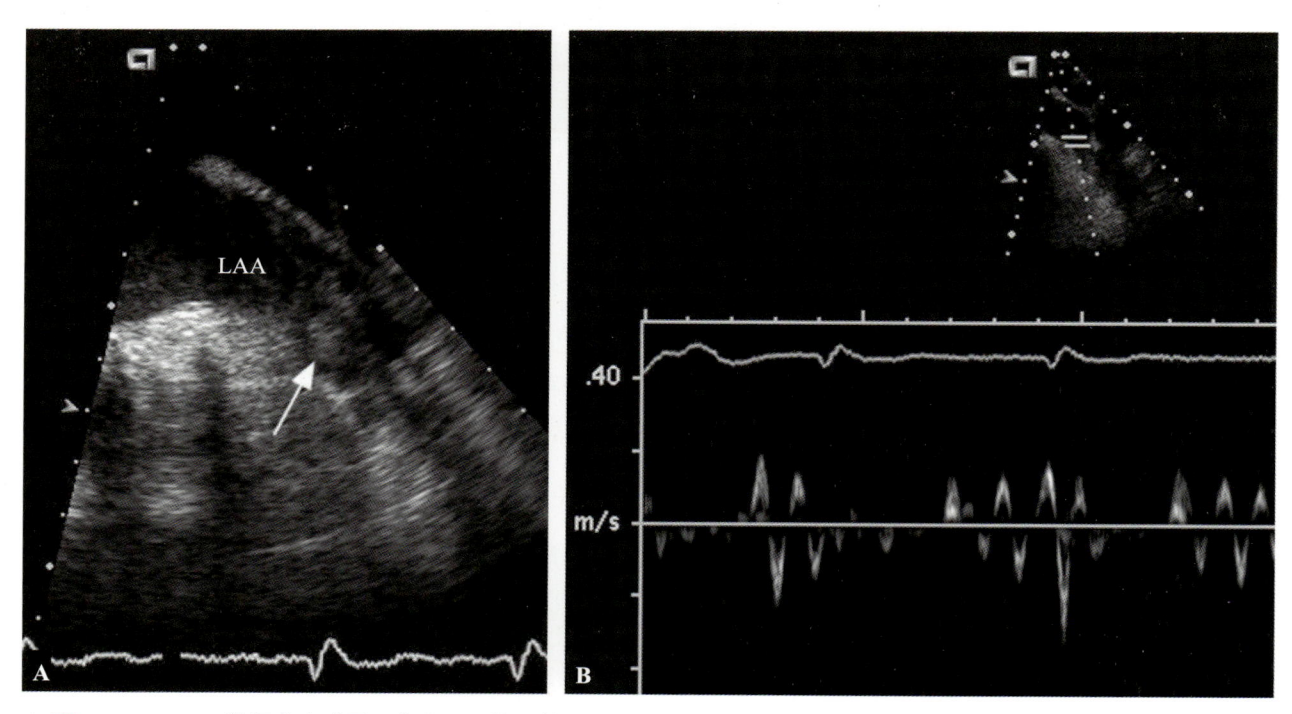

▲ 图 21-68 经皮左心耳封堵术后患者。经食管超声心动图示封堵器表面存在较薄的模糊的层状物附着，符合血栓表现（A 和 B，箭）。经 6 周抗凝治疗后，血栓完全消失（C，短箭）
LA. 左心房；LV. 左心室

▲ 图 21-69 A. 二维超声心动图示左心耳血栓（箭）；B. 脉冲多普勒成像示左心耳排空速度减低（＜ 20cm/s）。左心房内可见自发显影
LAA. 左心耳

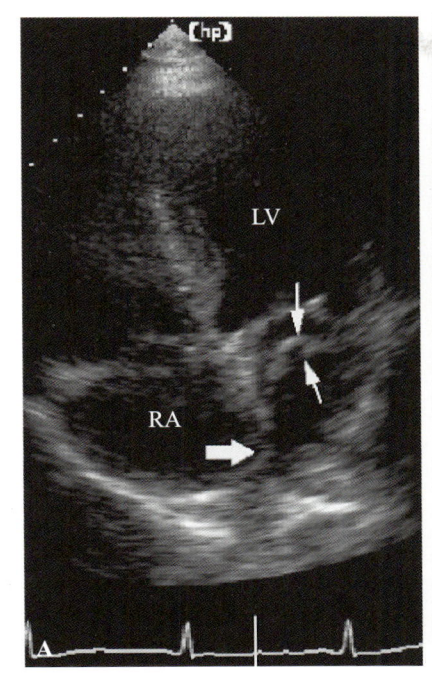

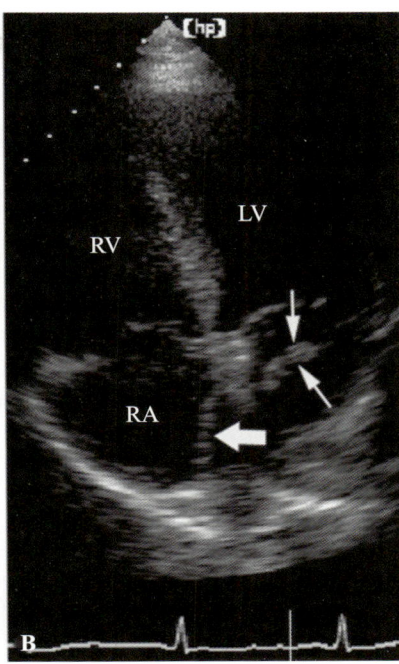

第 21 章 肿块、肿瘤及栓子来源
Masses, Tumors, and Source of Embolus

◀ 图 21-70 血栓通过未闭卵圆孔跨越房间隔延伸至左心房（细箭）。血栓活动度大，可能源于下肢静脉；粗箭示房间隔活动度增强
RA. 右心房；LV. 左心室；RV. 右心室

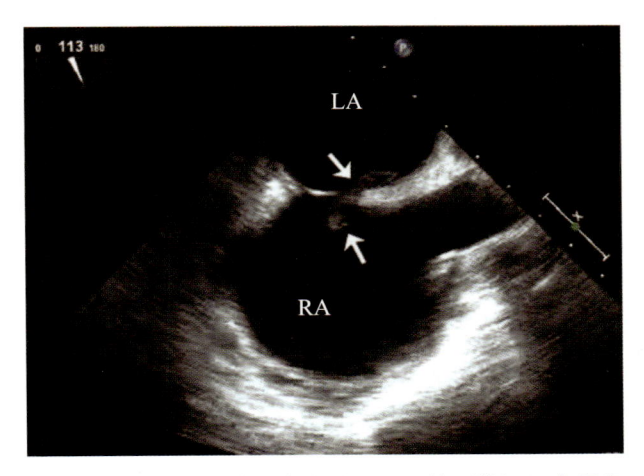

▲ 图 21-71 经食管超声心动图示血栓（箭）经未闭卵圆孔横跨房间隔

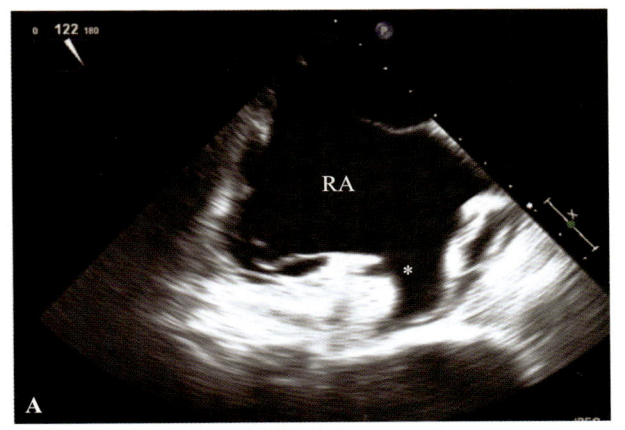

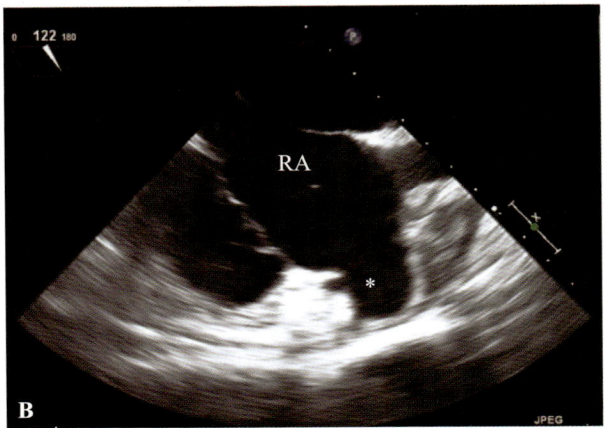

▲ 图 21-72 经食管超声心动图双腔静脉切面显示右心耳（*）。成像切面轻微调整（A 和 B）心耳形态发生改变
RA. 右心房

部；其二必须引起血细胞与血浆蛋白（尤其是纤维蛋白原）之间的相互作用（图 21-77）。尽管自发性显影与血栓形成之间的关系尚不明确，但有部分研究者认为自发性显影为血栓形成前状态。不管因果关系如何，自发性显影的出现确实与血栓栓塞风险增高有关。自发性显影难以量化，其检测也依赖于仪器的调节，有时需要选择更高频率的探头及增加增益来显示。需要注意的是，随着现代超声仪器的应用，高频探头及组织谐波成

807

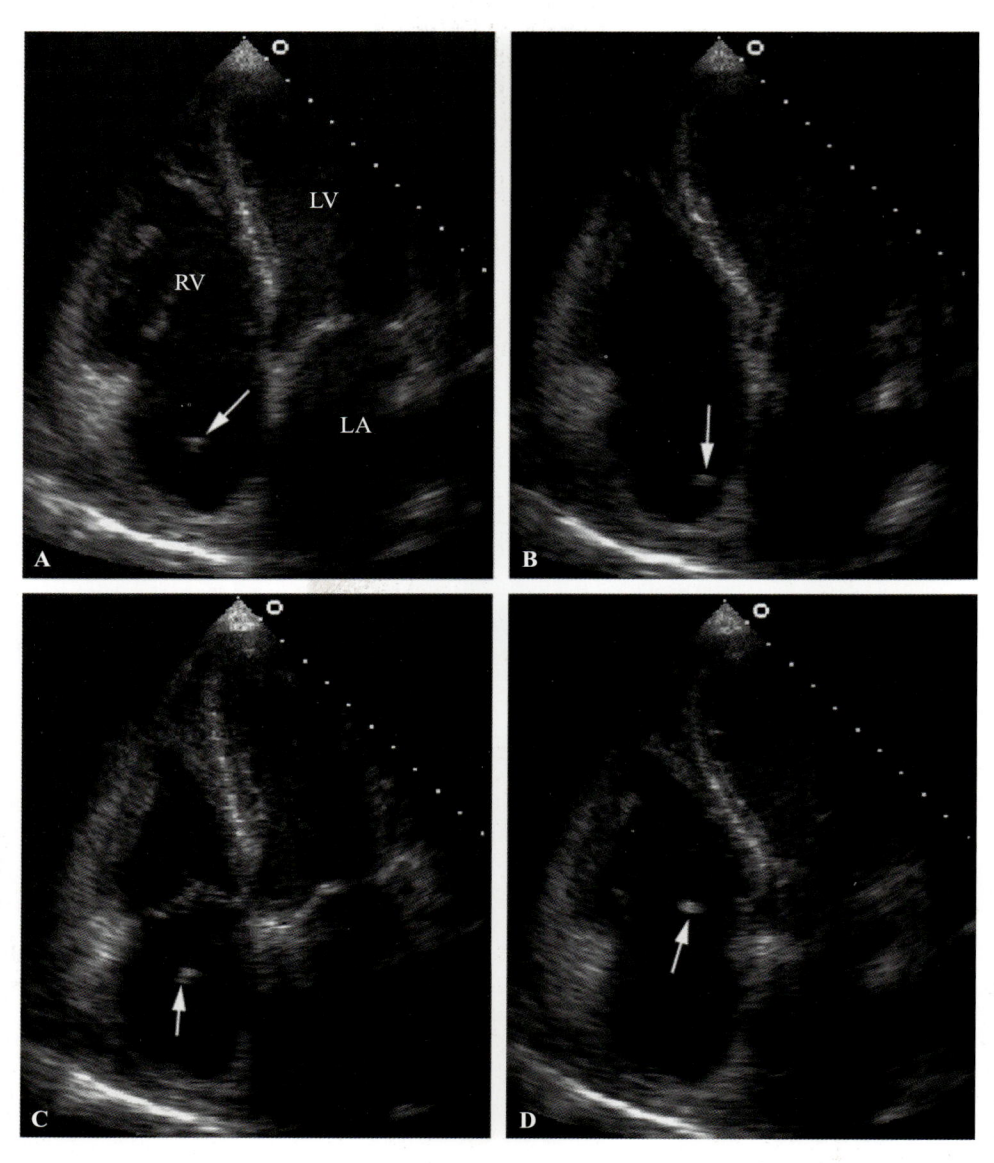

Feigenbaum 超声心动图学（原书第 8 版）
Feigenbaum's Echocardiography (8th Edition)

◀ 图 21-73 超声心动图偶可显示经过右心的血栓。A 至 D. 位于右心房及右心室不同部位的小血栓（箭），此类血栓极易导致肺栓塞

LA. 左心房；LV. 左心室；RV. 右心室

像偶可在正常人中显示自发性显影伪像，这可能是高灵敏度仪器设置的结果。超声心动图的其他表现可鉴别病理性及自发性显影伪像，如出现自发性显影而不存在左心衰竭、二尖瓣狭窄或心房颤动，则极可能为设备原因所致。

五、超声心动图在系统性栓塞中的作用

寻找潜在心源性栓子是行超声心动图检查最常见原因之一，也是许多大型研究中心进行经食管超声心动图检查的唯一最常见指征。栓塞事件，尤其是脑卒中，危害性极大。由于临床上难以确定脑卒中原因且栓塞性脑卒中易反复发作，因此应明确是否存在心源性栓子。

目前超声心动图在栓塞患者中的应用仍存争议。据估计，约 1/4 的脑卒中是由心源性栓子所致，且其比例在年轻患者中更高。表 21-6 列举了心源性栓子的可能发生部位。显然，大部分研究表明，经食管超声心动图检出率明显高于经胸超声心动图（表 21-7）。例如，经胸超声心动图很少检出心房血栓，而经食管超声心动图易于检出（图 21-61）。经胸超声心动图仅能检出约

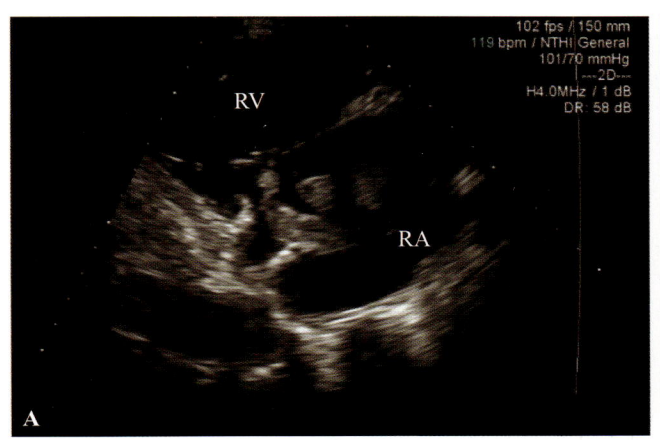

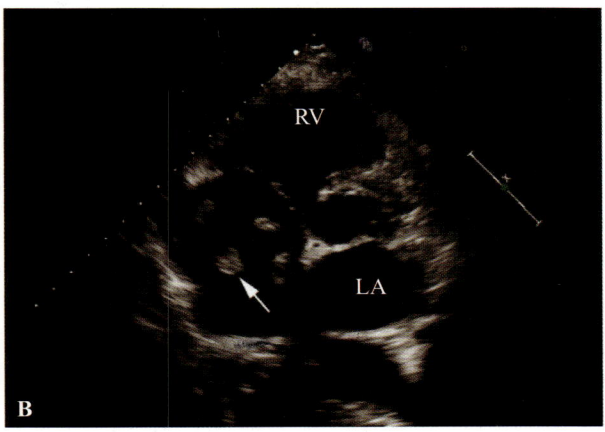

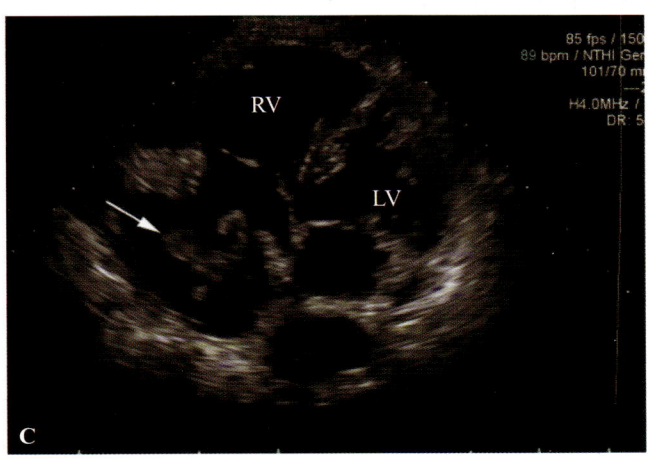

第 21 章 肿块、肿瘤及栓子来源
Masses, Tumors, and Source of Embolus

▲ 图 21-74 右心房内分叶状血栓
右心室流入道切面（A）及基底部短轴切面（B）均可显示。患者近期出现肺栓塞。实时观察示管状血栓（箭）随血流在心房内旋转，可见右心室扩张及运动减低。RV. 右心室；RA. 右心房；LA. 左心房；LV. 左心室

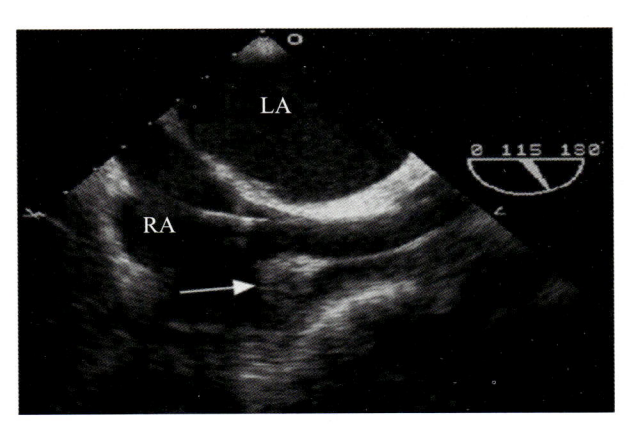

▲ 图 21-75 两根独立的起搏器导线经上腔静脉进入右心房，其中一根导线见上较大团块附着（箭），血栓形成可能性最大
RA. 右心房；LA. 左心房

▶ 图 21-76 心房颤动合并高凝状态患者，经食管超声心动图示右心房内均质团块（A，箭），经证实为血栓；B. 频谱多普勒超声示三尖瓣瓣口频谱波形异常，为三尖瓣流入血流部分受阻所致
RV. 右心室；LV. 左心室

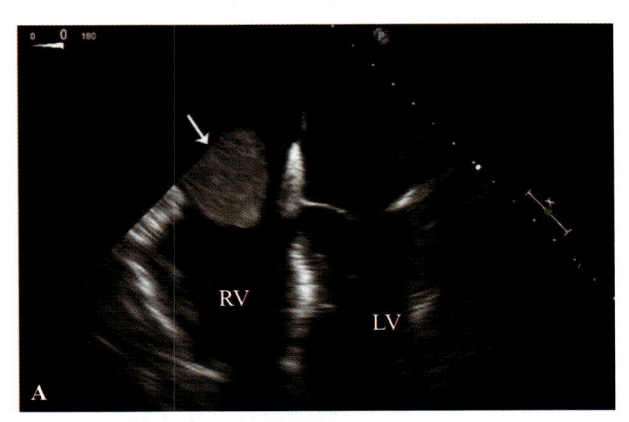

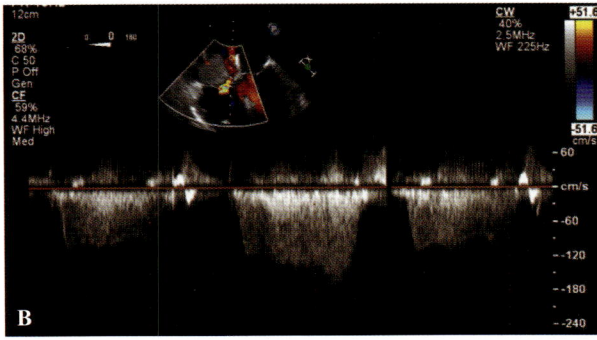

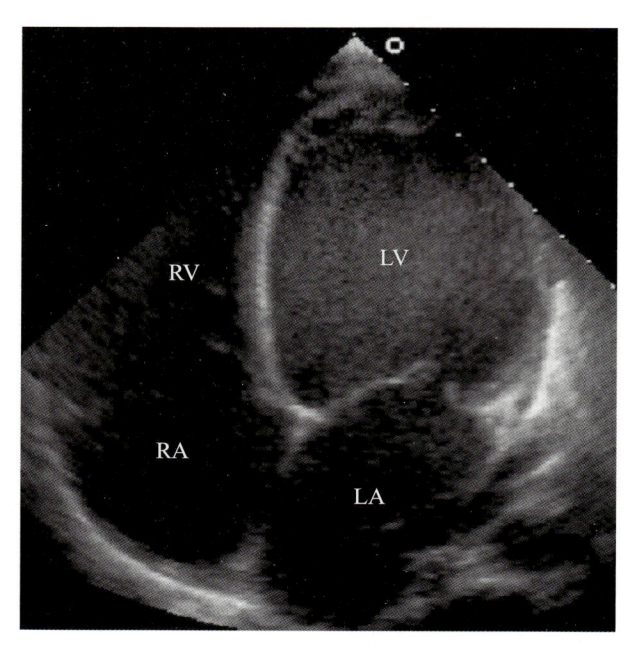

▲ 图 21-77 心尖四腔心切面示扩张型心肌病患者的左心室腔内自发显影，为血流速度减低所致

RV. 右心室；LV. 左心室；RA. 右心房；LA. 左心房

表 21-6 栓子来源及相应超声心动图表现

真实来源	超声心动图表现
左心室血栓	存在血栓的心尖部室壁瘤、扩张型心肌病
左心房血栓	左心耳血栓、自发性显影、左心耳排空速度减低、二尖瓣狭窄、低位房间隔膨胀瘤
盆腔或下肢静脉血栓	房间隔缺损、房间隔膨胀瘤、卵圆孔未闭
天然瓣膜	赘生物、肿瘤、二尖瓣脱垂、二尖瓣瓣环钙化、主动脉瓣硬化
人工瓣	血栓、赘生物
心脏肿瘤	左心房黏液瘤、乳头状弹力纤维瘤
主动脉	复杂斑块、动脉粥样硬化

表 21-7 TTE 与 TEE 心源性栓子检出率对比分析

作者/年份	病例数（个）	TTE%	TEE%
Pop/1990	72	8	15
Hofman/1990	153	36	58
Cujec/1991	63	14	41
Lee/1991	50	0	52
De Belder/1992	131	55	70
Comess/1994	145	/	45

TTE. 经胸超声心动图；TEE. 经食管超声心动图

15% 的可疑血栓栓塞患者的心内栓子，其部分原因可能是栓塞后行超声心动图检查时心内栓子已不存在。其中一个例外是超声心动图偶可见跨越未闭卵圆孔的血栓（图 21-70 及图 21-71）。这类血栓多源于下肢静脉，入右心房后被未闭的卵圆孔捕捉，导致这类患者往往同时并发肺栓塞及体循环栓塞。然而更重要的原因是许多潜在心源性栓子经胸超声心动图不易检出。若对确诊心血管疾病（通过病史、体格检查或心电图）患者进行评估，经胸超声心动图的检出率则相对增高，达 50%。已发表报道表明，经食管超声心动图检出血栓的比率更高。需强调的是，即使检测到心源性栓子，仍不能确定超声心动图异常与临床栓塞事件之间存在因果关系。

多数心内发现具有非特异性，其出现的频率在有或无栓塞患者中相似。例如，瓣膜钙化常见于正常、无症状的老年人，因此在栓塞患者中检出时其意义有待商榷。经食管超声心动图通常可显示主动脉粥样硬化斑块（图 21-78 至图 21-80），尽管粥样硬化斑块也可导致栓塞，但仅仅存在粥样硬化斑块不足以证明其与栓塞之间的因果关系。所有栓塞患者中约 1/3 存在卵圆孔未闭，经胸或经食管超声心动图检查时应用彩色多普勒成像或注射振荡生理盐水均可显示（图 21-81 和图 21-82），通常表现为房间隔活动度增大或冗长。卵圆孔未闭是指（不同于房间隔缺损）不存在解剖上的房间隔缺损或裂隙的情况下出现的房水平分流。然而，经食管超声心动图可显示原发隔与继发隔重叠部分之间的缝隙，且常与呼吸周期相关。一旦发现卵圆孔未闭，就应进一步评估其大小及分流程度。一般情况下，房间隔重叠面分离超过 2mm 则为大卵圆孔未闭。注射对比剂后，3个心动周期内左心房内微泡超过10个也视为大卵圆孔未闭。大卵圆孔未闭与临床事件之间存在密切关系。

尽管与普通人群相比，年轻脑血管意外患者中卵圆孔未闭的发生率较高，但整体栓塞患者卵圆孔未闭的发病率与栓塞事件之间的因果关系难以确定，使得卵圆孔未闭的栓塞风险在许多病例中不甚明确。相比之下，卵圆孔未闭合并房间隔膨胀瘤，则栓塞风险显著增加（图21-83）。一项前瞻性多中心研究（Mas et al., 2001）表明，在缺血性脑卒中患者中，卵圆孔未闭同时合并房间隔膨胀瘤者复发率高于只存在其中一种情况者。

超声心动图，尤其是经食管超声心动图，可

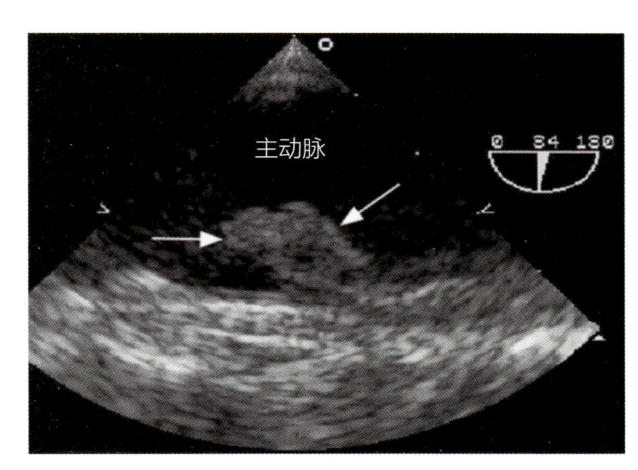

▲ 图21-78 经食管超声心动图示主动脉混合回声粥样硬化斑块（箭）。主动脉壁增厚且伴有活动性粥样硬化斑块

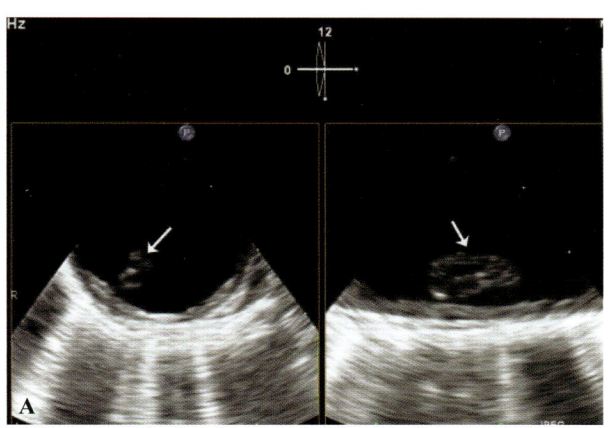

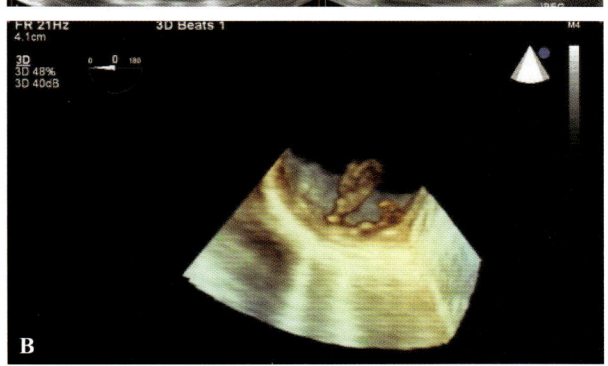

▲ 图21-79 经食管超声心动图示降主动脉活动性粥样硬化斑块。双平面二维图像（A）显示斑块附着于主动脉壁（箭）。三维超声心动图（B）显示其附着部位及明显活动性

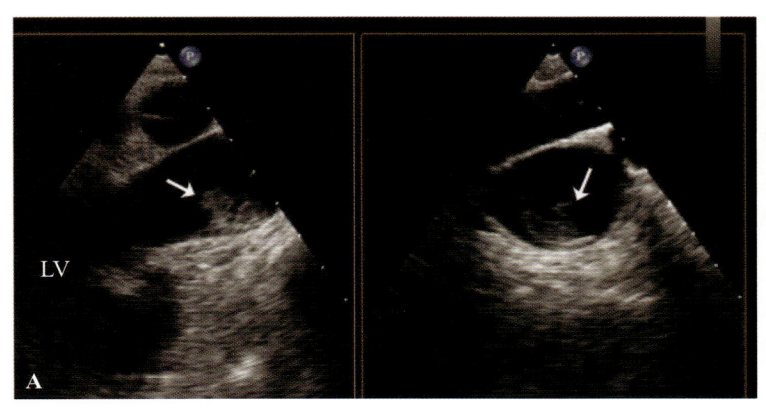

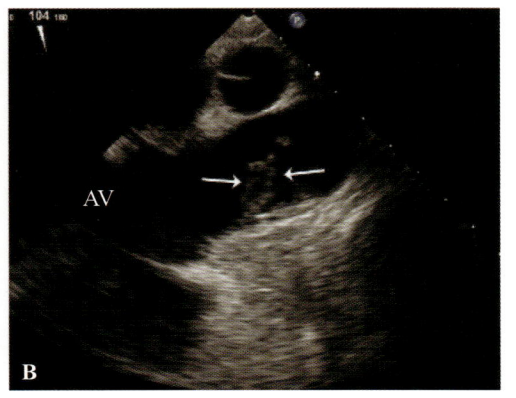

▲ 图21-80 缺血性心肌病患者升主动脉较大粥样硬化斑块（箭）
A. 双平面成像显示升主动脉粥样硬化斑；B. 清晰显示斑块附着部位及活动度。斑块附着于窦管交界处上方，此为少见部位，且具有一定活动度。LV. 左心室；AV. 主动脉瓣

811

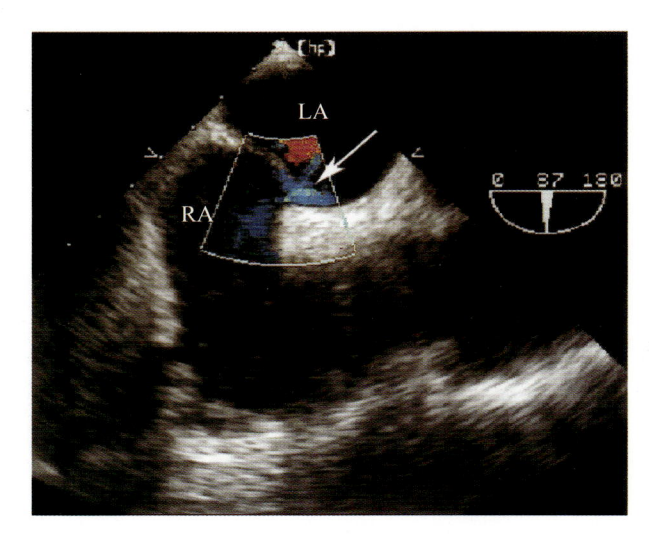

▲ 图 21-81 卵圆孔未闭的诊断通常需要依靠彩色多普勒成像，本例左、右心房之间存在少量分流（箭）
RA. 右心房；LA. 左心房

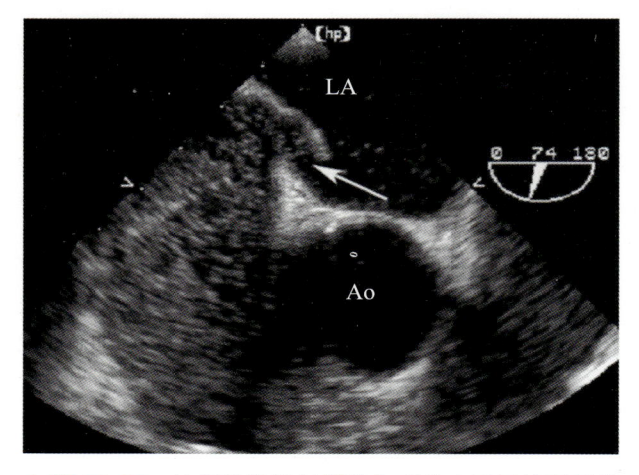

▲ 图 21-82 外周静脉注射震荡生理盐水显示较明显的分流。房间隔活动度较大并可见明显隧道状缝隙（箭）。可通过进入左心房的微泡数目来估测分流程度
LA. 左心房；Ao. 主动脉

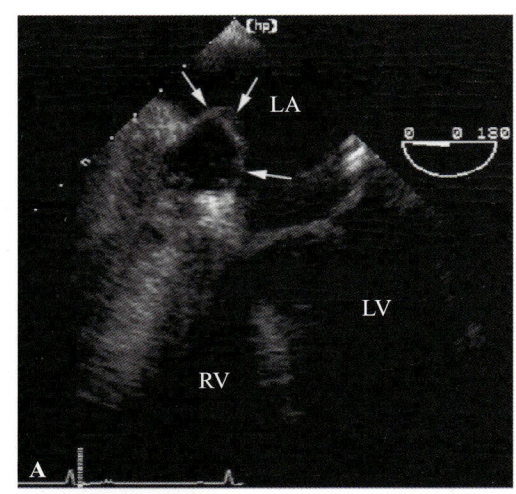

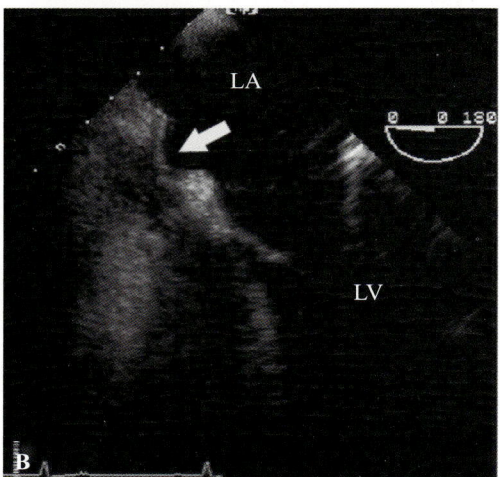

▲ 图 21-83 房间隔膨胀瘤病例
A. 瘤体膨向左心房侧（箭）；B. 冗余组织凸向右心房侧（箭）。注射右心对比剂显示右向左分流证实存在卵圆孔未闭
LV. 左心室；LA. 左心房；RV. 右心室

用于肺栓塞的诊断。图 21-84 示一例经食管超声心动图显示的肺动脉分叉处的鞍状栓子。尽管超声心动图难以直接观察肺栓塞（CT 等其他影像学手段能更好地评估），但无论在急性期还是在之后的随访阶段都能有效评估右心室功能及肺动脉压力。

本领域的另一个难点在于应用超声心动图指导栓塞事件后的治疗管理。一项经食管超声心动图应用价值的研究（Goldman et al., 1994）表明，在纳入研究的脑血管意外患者中，超声心动图结果影响其临床治疗方案的患者占 27%，其中改变药物治疗方案的患者仅 16%。大部分患者治疗方案的改变包括抗凝治疗或封闭未闭卵圆孔。但多数栓塞后接受超声心动图检查的患者，其治疗方案并未因此做出明显改变。

虽然超声心动图在心源性栓子的检测中可能存在过度使用，但许多研究肯定了该方法的效价比。McNamara 等（McNamara et al., 1997）应用 Markov 决策模型对临床实践进行了模拟研究，

第21章 肿块、肿瘤及栓子来源
Masses, Tumors, and Source of Embolus

比较了是否进行超声心动图检查的效价比（图21-85）。假设患者为首次脑卒中且为窦性心律，选用几种策略检测其确诊的可能性及对抗凝治疗的影响，各策略包括心脏病史、经胸超声心动图及经食管超声心动图的不同顺序组合。对诊断率、复发风险、并发症出现的可能性及预后进行假设，并将每种策略的成本与其效用进行比较。将效价比表示为每质量调整生命年的总成本（$/QALY）。经胸超声心动图在任何情况下的效价比均不理想。相比之下，经食管超声心动图的效价比最高。具体来说，以下两种方案效价比最高：①经食管超声心动图用于仅存在心脏病史的患

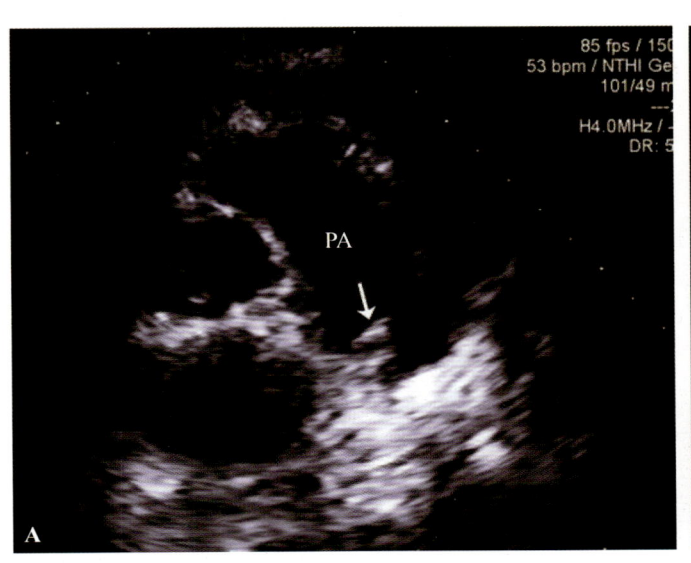

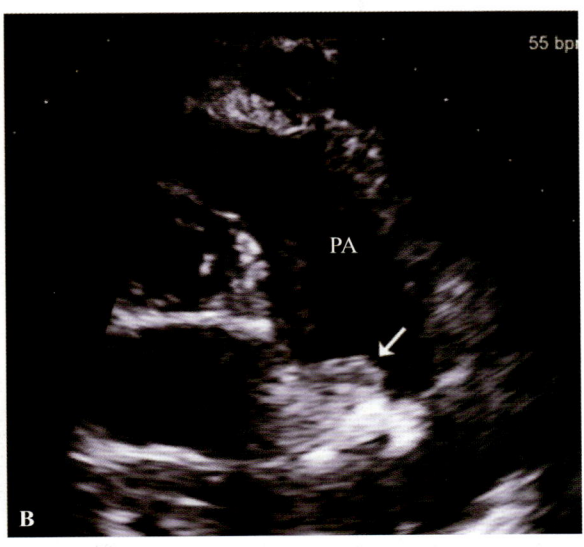

▲ 图 21-84 经胸超声心动图显示次大面积肺栓塞患者主肺动脉分叉处鞍状血栓（箭），A，B 为两个略有差异的短轴切面
PA. 肺动脉

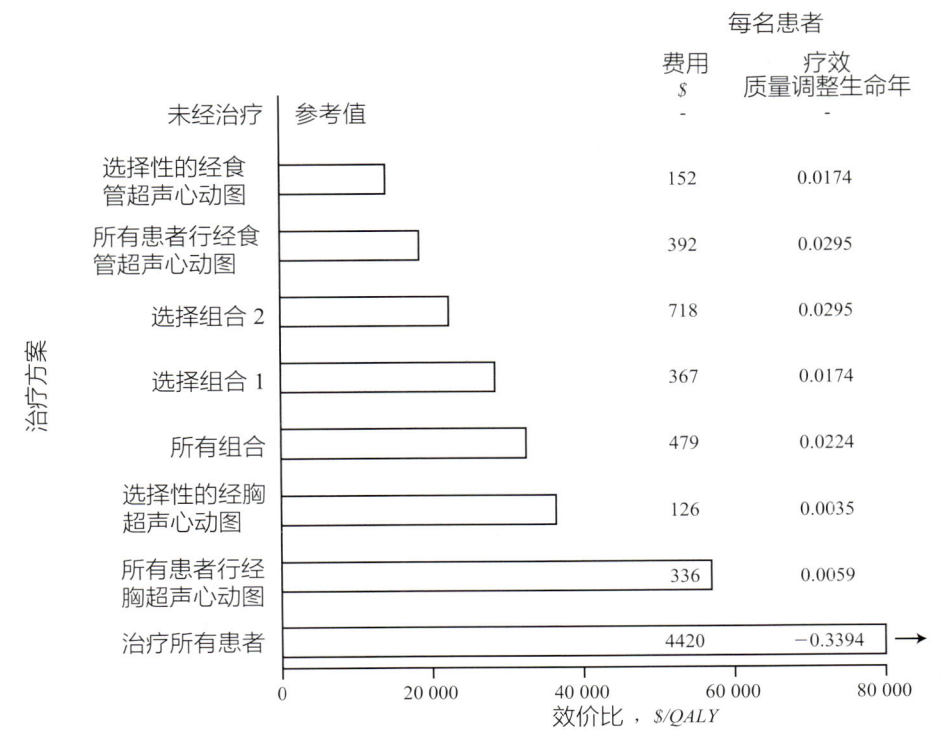

◀ 图 21-85 不同治疗策略与无治疗组比较的效价比。图中列出各策略中每位患者的成本及效用 [按质量调整生命年（QALYs）计算]。详见正文
（经许可转载自 McNamara RL. Lima JA, Whelton PK. et al. Echocardiographic identification of cardiovascular sources of emboli to guide clinical management of stroke: a cost-effectiveness analysis. Ann Intern Med 1997; 127 (9): 775–78.© 1997 American College of Physisians 版权所有）

治疗方案	每名患者费用 $	疗效 质量调整生命年
未经治疗（参考值）	—	—
选择性的经食管超声心动图	152	0.0174
所有患者行经食管超声心动图	392	0.0295
选择组合 2	718	0.0295
选择组合 1	367	0.0174
所有组合	479	0.0224
选择性的经胸超声心动图	126	0.0035
所有患者行经胸超声心动图	336	0.0059
治疗所有患者	4420	−0.3394

效价比，$/QALY

813

者（效价比最高，$8700/QALY）；②经食管超声心动图用于所有患者（$20000/QALY）。此结果很大程度上是基于检出心房血栓及选择性应用抗凝治疗预防患者脑卒中再发的能力。作者得出结论：应对所有急性脑卒中患者进行经食管超声心动图检查。

有关超声心动图在本领域中的应用还没有正式的指南，但可遵循某些通用的建议，表21-2总结了超声心动图在心脏肿块及心源性栓塞领域的合理使用标准。对于临床高度怀栓塞者行超声心动图（尤其是经食管超声心动图）检查是合理的。对于年龄小于50岁的年轻患者或存在如先天性心脏病或卵圆孔未闭等已知危险因素的患者，超声心动图成像更能协助诊断。多数情况下，经食管超声心动图的检出率高于经胸超声心动图，因此成为探查栓子来源的更好选择。当超声心动图的结果可能影响或改变治疗方案时应常规行超声心动图检查。对无心脏疾病相关临床证据但可能存在脑血管疾病的老年患者，其超声心动图的检出率低，是否应用存在争议。

六、假性肿瘤及其他心脏肿块

除了本章前述的可能导致假阳性结果的正常变异外（表21-1），心外肿块也可侵犯或压迫心脏导致肿块效应，包括纵隔肿瘤、冠状动脉瘤或裂孔疝。图21-86示一例食管裂孔疝，肿块看似

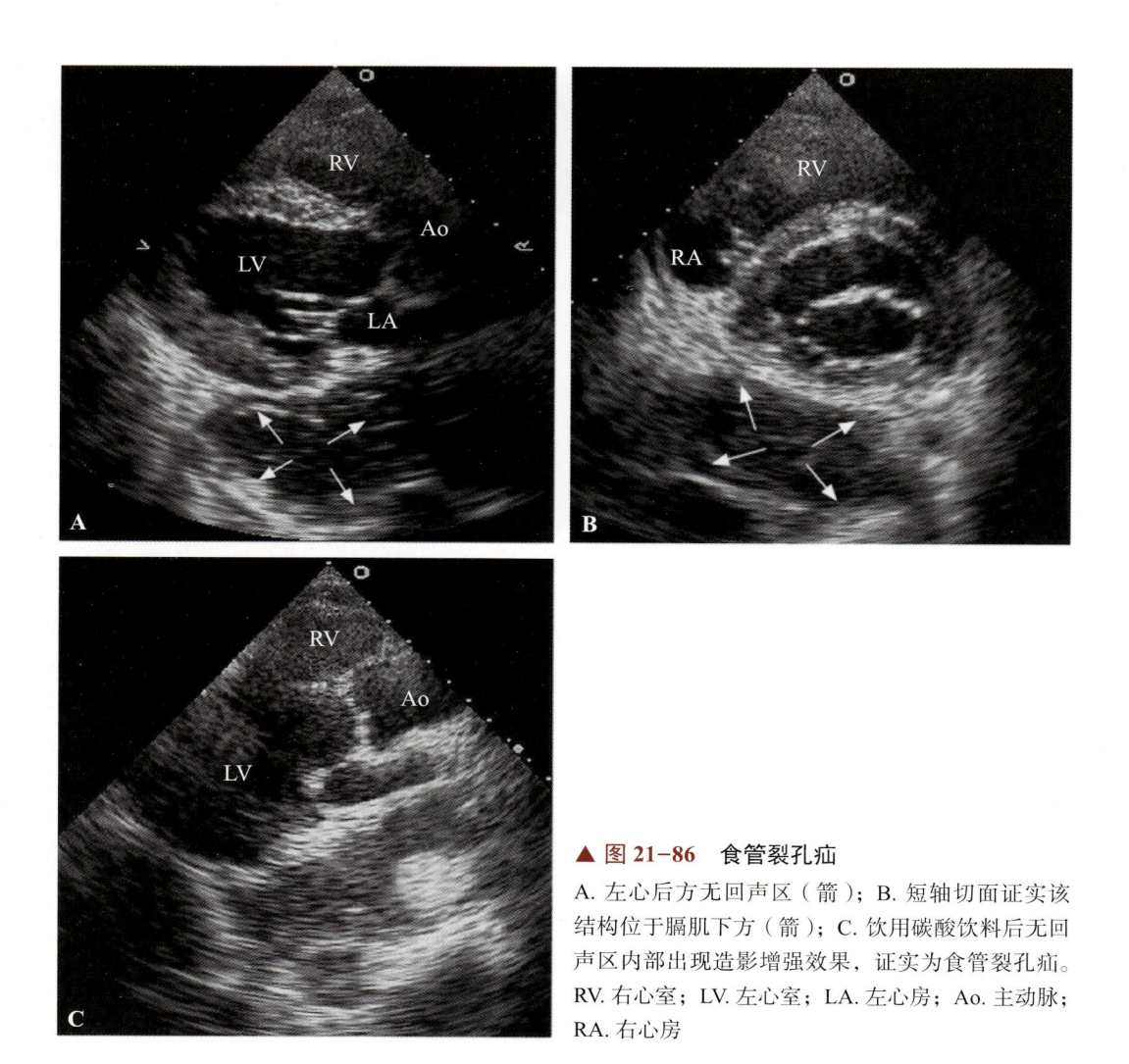

▲ 图 21-86 食管裂孔疝
A. 左心后方无回声区（箭）；B. 短轴切面证实该结构位于膈肌下方（箭）；C. 饮用碳酸饮料后无回声区内部出现造影增强效果，证实为食管裂孔疝。RV. 右心室；LV. 左心室；LA. 左心房；Ao. 主动脉；RA. 右心房

位于心房内，实际是胃的一部分，经胸超声心动图检查时嘱患者饮用碳酸饮料即可明确诊断。心脏手术后，纵隔或心包腔内积血及血肿可形成肿块的假像，导致心脏受压（图 21-87 和图 21-88），通常压迫右心并可影响右心室充盈或肺循环血流。尽管积血可自行吸收，但有时仍需外科引流。

心肌囊肿为包虫感染的罕见并发症。超声心动图虽能准确诊断，但由于疾病罕见，常出现误诊。囊肿常累及左心室游离壁并可凸入心室腔或心包腔，通常较大、壁薄并可伴有分隔（图 21-89），此为心肌包虫囊肿的典型超声心动图表现，一旦出现即可确诊。彩色多普勒成像可用于证实囊腔内不存在血流信号。囊肿可破裂导致致命性后果。另一种良性囊肿为心包囊肿（图 21-90），表现为单纯的薄壁囊性结构，其内充满液体成分，通常位于右侧肋膈角。心包囊肿为良性且通常不引起临床症状，必须准确诊断并与其他疾病进行鉴别。与包虫囊肿不同，心包囊肿位于心肌外且内部不存在多房结构或分隔。这些特征及其典型位置有助于两者的鉴别诊断，并与恶性肿瘤相鉴别。

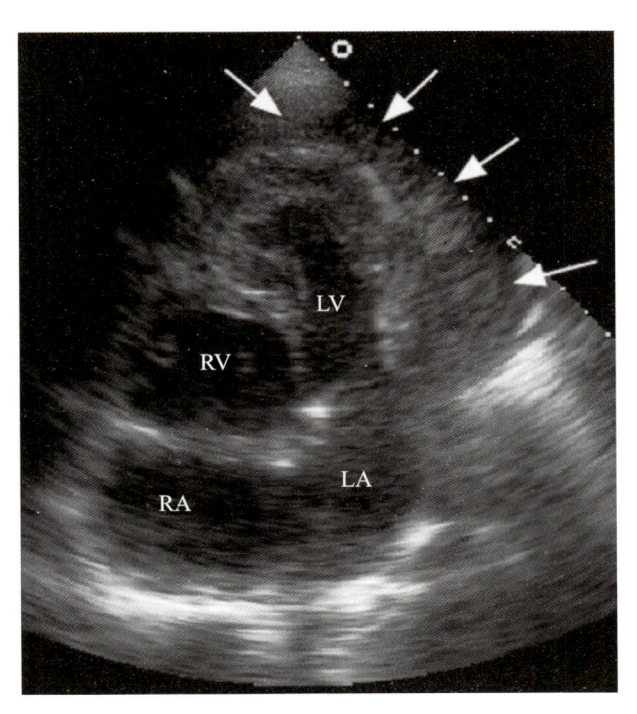

▲ 图 21-88　心脏手术后 1 周经胸超声心动图。显示毗邻左心室心尖及侧壁的肿块（箭），考虑心包血肿可能。患者病情稳定，肿块逐渐吸收
RV. 右心室；RA. 右心房；LA. 左心房；LV. 左心室

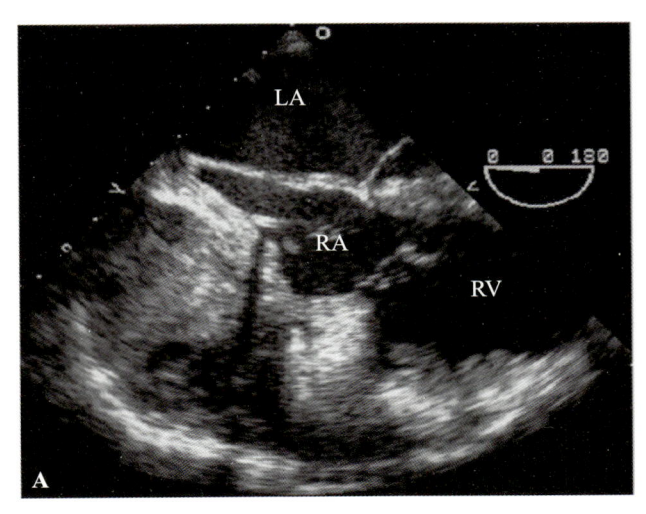

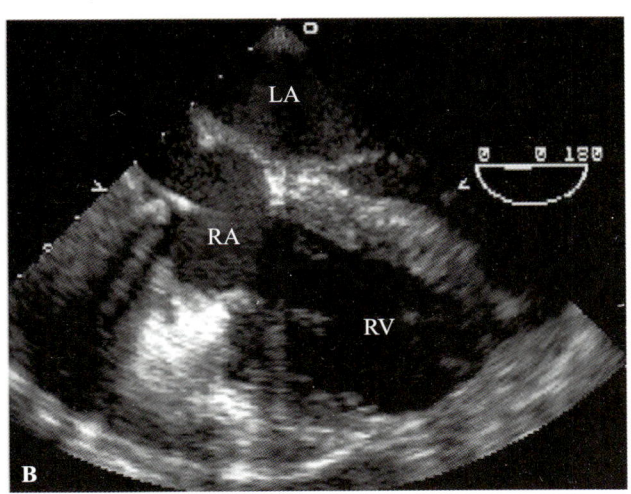

▲ 图 21-87　冠状动脉搭桥术后 2d 经食管超声心动图。患者出现低血压
A、B 分别为收缩期及舒张期图像。心包腔内显示巨大无定形肿块压迫右心房及右心室，符合血肿压迫右心导致低血压。RV. 右心室；RA. 右心房；LA. 左心房

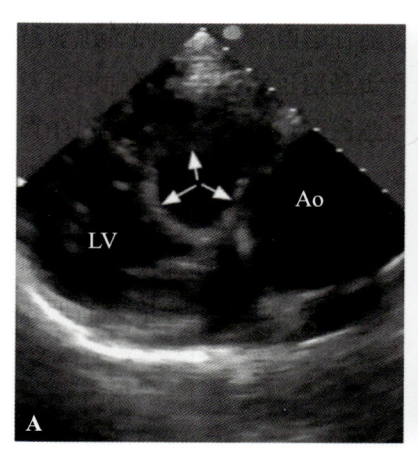

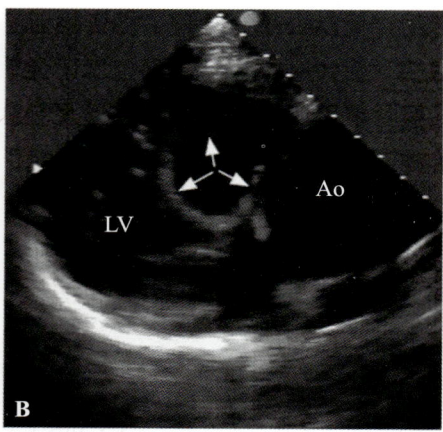

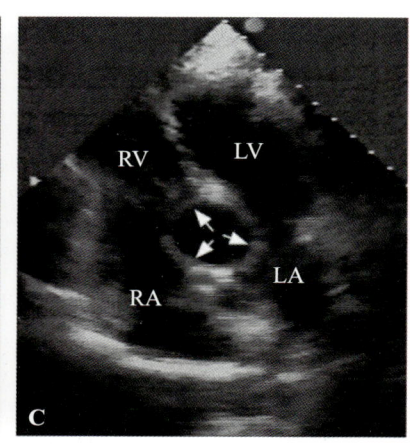

▲ 图 21-89 近期中东移民患者室间隔包虫囊肿（箭）。超声心动图长轴（A）、调整后长轴（B）及四腔（C）切面均显示。大的包虫囊肿是棘球蚴感染心脏受累的典型表现
LV. 左心室；Ao. 主动脉；RA. 右心房；RV. 右心室

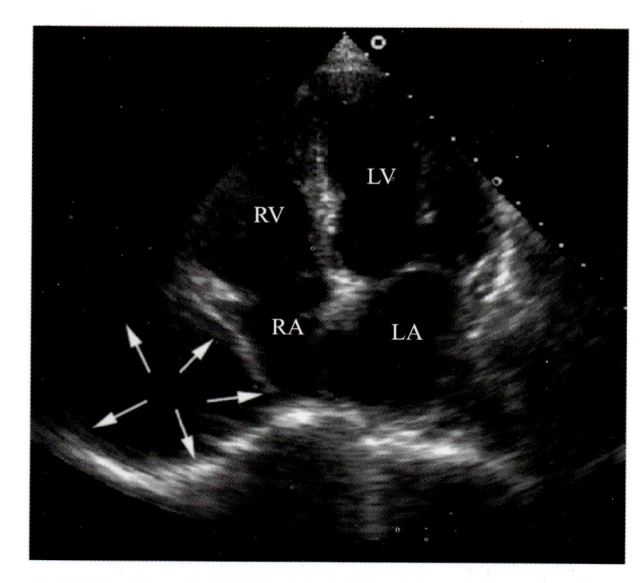

▲ 图 21-90 心尖四腔心切面显示巨大心包囊肿（箭）。典型表现为圆形、薄壁、无回声，多位于右侧肋膈角附近
LV. 左心室；LA. 左心房；RA. 右心房；RV. 右心室

推荐阅读

基本概念

Burazor I, Aviel-Ronen S, Imazio M, et al. Primary malignancies of the heart and pericardium. *Clin Cardiol* 2014;37:582–588.

Douglas PS, Garcia MJ, Haines DE, et al. ACCF/ASE/AHA/ASNC/HFSA/HRS/SCAI/SCCM/SCCT/SCMR 2011 appropriate use criteria for echocardiography. A Report of the American College of Cardiology Foundation Appropriate Use Criteria Task Force, American Society of Echocardiography, American Heart Association, American Society of Nuclear Cardiology, Heart Failure Society of America, Heart Rhythm Society, Society for Cardiovascular Angiography and Interventions, Society of Critical Care Medicine, Society of Cardiovascular Computed Tomography, and Society for Cardiovascular Magnetic Resonance Endorsed by the American College of Chest Physicians. *J Am Coll Cardiol* 2011;57:1126–1166.

Silbiger JJ. Left ventricular false tendons: anatomic, echocardiography and pathophysiologic insights. *J Am Soc Echocardiogr* 2013; 26: 582–588.

Stoddard MF, Liddell NE, Longaker RA, Dawkins PR. Transesophageal echocardiography: normal variants and mimickers. *Am Heart J* 1992;124: 1587–1598.

栓子来源

Comess KA, DeRook FA, Beach KW, Lytle NJ, Golby AJ, Albers GW. Transesophageal echocardiography and carotid ultrasound in patients with cerebral ischemia: prevalence of findings and recurrent stroke risk. *J Am Coll Cardiol* 1994;23:1598–1603.

Cujec B, Polasek P, Voll C, Shuaib A. Transesophageal echocardiography in the detection of potential cardiac source of embolism in stroke patients. *Stroke* 1991;22:727–733.

de Belder MA, Lovat LB, Tourikis L, Leech G, Camm AJ. Limitations of transesophageal echocardiography in patients with focal cerebral ischaemic events. *Br Heart J* 1992;67:297–303.

DeRook FA, Comess KA, Albers GW, Popp RL. Transesophageal echocardiography in the evaluation of stroke. *Ann Intern Med* 1992; 117: 922–932.

Fatkin D, Kelly RP, Feneley MP. Relations between left atrial appendage blood flow velocity, spontaneous echocardiographic contrast and thromboembolic risk in vivo. *J Am Coll Cardiol* 1994; 23: 961–969.

Fisher DC, Fisher EA, Budd JH, Rosen SE, Goldman ME. The incidence of patent foramen ovale in 1,000 consecutive patients. A contrast transesophageal echocardiography study. *Chest* 1995;107:1504–1509.

Hofmann T, Kasper W, Meinertz T, Geibel A, Just H. Echocardiographic evaluation of patients with clinically suspected arterial emboli. *Lancet* 1990;336: 1421–1424.

Lee RJ, Bartzokis T, Yeoh TK, Grogin HR, Choi D, Schnittger I. Enhanced detection of intracardiac sources of cerebral emboli by trans–

esophageal echocardiography. *Stroke* 1991;22:734–739.

Mas JL, Arquizan C, Lamy C, et al. Recurrent cerebrovascular events associated with patent foramen ovale, atrial septal aneurysm, or both. *N Engl J Med* 2001; 345:1740–1746.

McNamara RL, Lima JA, Whelton PK, Powe NR. Echocardiographic identification of cardiovascular sources of emboli to guide clinical management of stroke: a cost-effectiveness analysis. *Ann Intern Med* 1997;127:775–787.

Nusser T, Höer M, Merkle N, et al. Cardiac magnetic resonance imaging and transesophageal echocardiography in patients with transcatheter closure of patent foramen ovale. *J Am Coll Cardiol* 2006; 48: 322–329.

Pearson AC, Labovitz AJ, Tatineni S, Gomez CR. Superiority of transesophageal echocardiography in detecting cardiac source of embolism in patients with cerebral ischemia of uncertain etiology. *J Am Coll Cardiol* 1991;17:66–72.

Pop G, Sutherland GR, Koudstaal PJ, Sit TW, de Jong G, Roelandt JR. Transesophageal echocardiography in the detection of intracardiac embolic sources in patients with transient ischemic attacks. *Stroke* 1990; 21:560–565.

Rastegar R, Harnick DJ, Weidemann P, et al. Spontaneous echo contrast video density is flow-related and is dependent on the relative concentrations of fibrinogen and red blood cells. *J Am Coll Cardiol* 2003; 41:603–610.

Roijer A, Lindgren A, Rudling O, et al. Potential cardioembolic sources in an elderly population without stroke. A transthoracic and transesophageal echocardiographic study in randomly selected volunteers. *Eur Heart J* 1996;17:1103–1111.

Roldan CA, Shively BK, Crawford MH. Valve excrescences: prevalence, evolution and risk for cardioembolism. *J Am Coll Cardiol* 1997; 30:1308–1314.

Stratton JR, Nemanich JW, Johannessen KA, Resnick AD. Fate of left ventricular thrombi in patients with remote myocardial infarction or idiopathic cardiomyopathy. *Circulation* 1988;78:1388–1393.

Takasugi J, Yamagami H, Noguchi T, et al. Detection of left ventricular thrombus by cardiac magnetic resonance in embolic stroke of undetermined source. *Stroke* 2017;48:2434–2440.

Tunick PA, Rosenzweig BP, Katz ES, Freedberg RS, Perez JL, Kronzon I. High risk for vascular events in patients with protruding aortic atheromas: a prospective study. *J Am Coll Cardiol* 1994;23: 1085–1090.

Weinsaft JW, Kim J, Medicherla CB, et al. Echocardiographic algorithm for post-myocardial infarction LV thrombus: a gatekeeper for thrombus evaluation by delayed enhancement CMR. *JACC Cardiovasc Imaging* 2016;9:505–515.

心房颤动与心脏复律

Anderson D, Asinger R, Newberg S, et al. Predictors of thromboembolism in atrial fibrillation: I. Clinical features of patients at risk. The Stroke Prevention in Atrial Fibrillation Investigators. *Ann Intern Med* 1992;116:1–5.

Aschenberg W, Schluter M, Kremer P, Schröer E, Siglow V, Bleifeld W. Transesophageal two-dimensional echocardiography for the detection of left atrial appendage thrombus. *J Am Coll Cardiol* 1986; 7: 163–166.

Bernhardt P, Schmidt H, Hammerstingl C, Lüderitz B, Omran H. Patients with atrial fibrillation and dense spontaneous echo contrast at high risk: a prospective and serial follow-up over 12 months with transesophageal echocardiography and cerebral magnetic resonance imaging. *J Am Coll Cardiol* 2005;45:1807–1812.

Klein AL, Grimm RA, Black IW, et al. Cardioversion guided by transesophageal echocardiography: the ACUTE Pilot Study. A randomized, controlled trial. Assessment of cardioversion using transesophageal echocardiography. *Ann Intern Med* 1997;126:200–209.

Labovitz AJ, Bransford TL. Evolving role of echocardiography in the management of atrial fibrillation. *Am Heart J* 2001;141:518–527.

Leung DY, Black IW, Cranney GB, Hopkins AP, Walsh WF. Prognostic implications of left atrial spontaneous echo contrast in nonvalvular atrial fibrillation. *J Am Coll Cardiol* 1994;24:755–762.

Manning WJ, Silverman DI, Gordon SP, Krumholz HM, Douglas PS. Cardioversion from atrial fibrillation without prolonged anticoagulation with use of transesophageal echocardiography to exclude the presence of atrial thrombi. *N Engl J Med* 1993;328:750–755.

Manning WJ, Weintraub RM, Waksmonski CA, et al. Accuracy of transesophageal echocardiography for identifying left atrial thrombi. A prospective, intraoperative study. *Ann Intern Med* 1995; 123: 817–822.

Smith SA, Binkley PF, Foraker RE, Nagaraja HN, Orsinelli DA. The role of repeat transesophageal echocardiography in patients without atrial thrombus prior to cardioversion or ablation. *J Am Soc Echocardiogr* 2012;25:1106–1112.

Stoddard MF, Dawkins PR, Prince CR, Ammash NM. Left atrial appendage thrombus is not uncommon in patients with acute atrial fibrillation and a recent embolic event: a transesophageal echocardiographic study. *J Am Coll Cardiol* 1995;25:452–459.

Stollberger C, Chnupa P, Kronik G, et al. Transesophageal echocardiography to assess embolic risk in patients with atrial fibrillation. ELAT Study Group. Embolism in Left Atrial Thrombi. *Ann Intern Med* 1998;128:630–638.

Zabalgoitia M, Halperin JL, Pearce LA, Blackshear JL, Asinger RW, Hart RG. Transesophageal echocardiographic correlates of clinical risk of thromboembolism in nonvalvular atrial fibrillation. Stroke Prevention in Atrial Fibrillation III Investigators. *J Am Coll Cardiol* 1998;31:1622–1626.

肿块和肿瘤

Abraham KP, Reddy V, Gattuso P. Neoplasms metastatic to the heart: review of 3314 consecutive autopsies. *Am J Cardiovasc Pathol* 1990;3:195–198.

Alam M. Pitfalls in the echocardiographic diagnosis of intracardiac and extracardiac masses. *Echocardiography* 1993;10:181–191.

Gowda RM, Khan IA, Nair CK, Mehta NJ, Vasavada BC, Sacchi TJ. Cardiac papillary fibroelastoma: a comprehensive analysis of 725 cases. *Am Heart J* 2003;146:404–410.

Grenadier E, Lima CO, Barron JV, et al. Two-dimensional echocardiography for evaluation of metastatic cardiac tumors in pediatric patients. *Am Heart J* 1984;107:122–126.

Johnson MH, Soulen RL. Echocardiography of cardiac metastases. *AJR Am J Roentgenol* 1983;141:677–681.

Kindman LA, Wright A, Tye T, Seale W, Appleton C. Lipomatous hypertrophy of the interatrial septum: characterization by transesophageal and transthoracic echocardiography, magnetic resonance imaging, and computed tomography. *J Am Soc Echocardiogr* 1988; 1:450–454.

Kirkpatrick JN, Wong T, Bednarz JE, et al. Differential diagnosis of cardiac masses using contrast echocardiographic perfusion imaging. *J Am Coll Cardiol* 2004;43:1412–1419.

Klarich KW, Enriquez-Sarano M, Gura GM, Edwards WD, Tajik AJ, Seward JB. Papillary fibroelastoma: echocardiographic characteristics for diagnosis and pathologic correlation. *J Am Coll Cardiol* 1997;30:784–790.

Narang J, Neustein S, Israel D. The role of transesophageal echocardiography in the diagnosis and excision of a tumor of the aortic valve. *J Cardiothorac Vasc Anesth* 1992;6:68–69.

Nomeir AM, Watts LE, Seagle R, Joyner CR, Corman C, Prichard RW. Intracardiac myxomas: twenty-year echocardiographic experience with review of the literature. *J Am Soc Echocardiogr* 1989;2: 139–150.

Rey M, Alfonso F, Torrecilla EG, et al. Diagnostic value of two-dimensional echocardiography in cardiac hydatid disease. *Eur Heart J* 1991;12:1300–1307.

Reynen K. Cardiac myxomas. *N Engl J Med* 1995;333:1610–1617.

Sun JP, Asher CR, Yang XS, et al. Clinical and echocardiographic characteristics of papillary fibroelastomas: a retrospective and prospective study of 162 patients. *Circulation* 2001;103:2687–2693.

Tamin SS, Maleszewski JJ, Scott CG, et al. Prognostic and bioepidemiologic implications of papillary fibroelastomas. *J Am Coll Cardiol* 2015;65:2420–2429.

Tazelaar HD, Locke TJ, McGregor CG. Pathology of surgically excised primary cardiac tumors. *Mayo Clin Proc* 1992;67:957–965.

Thomas MR, Jayakrishnan AG, Desai J, Monaghan MJ, Jewitt DE. Transesophageal echocardiography in the detection and surgical management of a papillary fibroelastoma of the mitral valve causing partial mitral valve obstruction. *J Am Soc Echocardiogr* 1993; 6: 83–86.

Weinsaft JW, Kim HW, Crowley AL, et al. LV thrombus detection by routine echocardiography: insights into performance characteristics using delayed enhancement CMR. *JACC Cardiovasc Imaging* 2011;4:702–712.

第 22 章
超声心动图在全身性疾病及其特殊临床表现中的应用
Echocardiography in Systemic Disease and Specific Clinical Presentations

覃小娟 黄佳欣 译

一、超声心动图与全身性疾病

很多全身性疾病存在心血管异常，在对这些疾病进行全面临床评估的过程中，超声心动图技术是非常实用、重要的检查手段（表 22-1 和表 22-2）。本章讨论如何将临床信息和超声表现进行归纳总结，并针对疾病不同状态、临床表现多样化的患者进行临床评估和管理。

（一）高血压

临床上，超声心动图评估高血压导致的靶器官损害，如心脏损害，包括左心室肥大（图 22-1）、舒张功能障碍，以及晚期的收缩功能障碍和舒张功能障碍（图 22-2）。有多种用于评价左心室质量和量化左心室肥大的方法。早期的研究中，多用 M 型超声衍生的 Teichholz 公式或容积公式，通过假定左心室呈球形而进行推导。此时，成像平面的倾斜常会导致测量值不准确。尽管如此，如果不存在心肌梗死等因素，该方法可相对稳定地评估患者左心室质量随时间的变化，且已经成功应用于多个临床研究中。

舒张功能障碍是高血压性心脏病最早期的表现之一，在严重未治疗的晚期高血压患者中，它是进展为充血性心力衰竭（CHF）的主要原因。评价高血压患者舒张功能障碍的方法与其他疾病相同（第 6 章）。通常，在高血压早期，由于心肌肥大、纤维化和变硬等原因，导致心肌松弛迟缓，表现为二尖瓣瓣口舒张期血流频谱 E/A 比值下降（图 22-1）。组织多普勒成像或组织追踪技术提供了更详细的心肌力学特征，可检出高血压性心脏病的亚临床异常。需要强调的是，收缩期峰值应变减低虽然是高血压性心脏病临床前期的一个敏感指标，但缺乏特异性，这在浸润性心肌病和肥厚型心肌病的临床前期也有报道，多种其他疾病中也广泛存在。因此，此类参数的应需要结合临床情况。

在未并发收缩功能障碍时，左心室肥大不会有所改变。长期重度高血压患者，可能会发展为左心室收缩功能障碍。终末期高血压性心脏病患者同时出现收缩和舒张功能障碍（图 22-3）。

高血压患者较常见的其他心脏改变包括左心房扩大、二尖瓣瓣环钙化及主动脉瓣轻度关闭不全。长期高血压继发性升主动脉扩张引起窦管结合消失，导致主动脉瓣闭合缘倾斜，可继发主动脉瓣关闭不全。患者可能出现高血压危象，显

表 22-1　超声心动图在全身性疾病和临床决策中的适用标准

适用指征	评分（1～9）
心律失常/晕厥/神经系统事件	
4. 频繁的室性早搏或运动诱发的室性早搏	A（8）
5. 持续或间断的心房颤动，室上性心动过速或室性心动过速	A（9）
7. 临床症状或体征与诊断相符，如可引起头晕/晕厥先兆/晕厥的心脏病（包括但不限于主动脉瓣狭窄、肥厚型心肌病或心力衰竭）	A（9）
8. 头晕/晕厥先兆不伴其他心血管疾病的症状或体征时	rA（3）
9. 晕厥不伴其他心血管疾病的症状或体征	A（7）
58. 怀疑心源性栓子	A（9）
肺动脉高压	
15. 疑有肺动脉高压，评估右心室功能和估测肺动脉压力	A（9）
17. 临床状态或心脏检查结果无变化时肺动脉高压患者的常规监测（≥1年）	A（9）
主动脉疾病	
63. 对已知或疑有主动脉瘤/主动脉夹层的结缔组织病或遗传易感患者，评估升主动脉（如马方综合征）	A（9）
64. 对升主动脉扩张或主动脉夹层病史患者，确定动脉扩张的基线速率或当扩张速率过快时的动态评估	A（9）
高血压/心肌病/心力衰竭	
67. 怀疑高血压心脏病患者的初步评估	A（8）
68. 无高血压心脏病的症状或体征的高血压患者的常规评估	rA（3）
70. 有症状、体征或异常的检测结果的心力衰竭或怀疑心力衰竭（收缩或舒张功能）患者的初步评估	A（9）
74. 临床症状或心脏检查结果没有变化时，心力衰竭（收缩或舒张功能）患者的常规监测（＜1年）	rA（2）
75. 临床症状或心脏检查结果没有变化时，心力衰竭（收缩或舒张功能）患者的常规监测（≥1年）	U（6）
91. 接受心脏毒性药物治疗患者的基线评估和连续性动态评估	A（9）
经食管超声心动图作为首次或补充检查	
109. 未发现非心源性心血管栓塞患者的评估	A（7）
111. 心源性心血管栓塞患者的评估，且 TEE 检查不改变治疗方案	rA（1）
112. 有助于抗凝血、心脏复律和（或）射频消融的临床治疗决策制订的评估	A（9）
负荷超声心动图在肺动脉高压中的应用	
198. 怀疑肺动脉高压，但静息状态下超声心动图估测右心室收缩压正常或临界升高患者的评估	U（5）
200. 运动诱导的肺动脉高压患者的疗效评估	U（5）

经许可转载自 Douglas PS, Garcia MJ, Haines DE, et al; ACCF/ASE/AHA/ASNC/HFSA/HRS/SCAI/SCCM/SCCT/SCMR 2011. Appropriate use criteria for echocardiography. *J Am Coll Cardiol* 2011;57(9):1126–1166. © 2011 American College of Cardiology Foundation. 版权所有

著升高的血压对中枢神经系统产生影响，引起头痛、视盘水肿，并常伴充血性心力衰竭。超声心动图除了左心室肥大和左心房扩大等原有的高血压表现，收缩功能也可能受损（图 22-4）。如果不属于已确诊高血压而发生的高血压危象，则应考虑嗜铬细胞瘤或急性药物中毒。

（二）糖尿病

糖尿病可伴有原发性或继发性心血管异常。糖尿病患者代谢紊乱导致冠状动脉疾病提前发生，有时可非常严重。对于 2 型糖尿病，尤其是糖尿病被认为是广义的"代谢紊乱"的一部分时，患者血脂紊乱和高血压的发病率升高。糖尿病患者冠心病的检测方法与不伴糖尿病的冠心病人群相同，包括静息和负荷超声心动图。应该认识到，由于糖尿病伴有自主神经功能障碍，可能不会出现冠心病典型表现。因此，糖尿病患者进行包括负荷超声心动图在内的心血管负荷试验的适应证和试验终点均与非糖尿病患者不同。

糖尿病患者除了冠心病提前发生，还可能缺少典型的心血管临床表现。即使没有明显的高血

表 22-2 超声心动图在其他全身性疾病和临床综合征的应用

伴有心血管表现的全身性疾病
- 高血压
- 糖尿病
- 妊娠
- 慢性肾功能不全
- 慢性肝病
• 结缔组织病
系统性红斑狼疮
硬皮病
马方综合征
• 肺动脉高压
• 其他疾病
- 甲状腺疾病
- 结节病
- 血色素沉积症
- 肌营养不良
- Friedreich 共济失调
- 类癌综合征
- 麦角胺中毒
临床综合征
- 充血性心力衰竭
- 呼吸困难
- 肺栓塞
- 心房颤动
- 心源性栓塞性疾病
- 放射治疗
- 晕厥
- 运动员筛查
- 妊娠

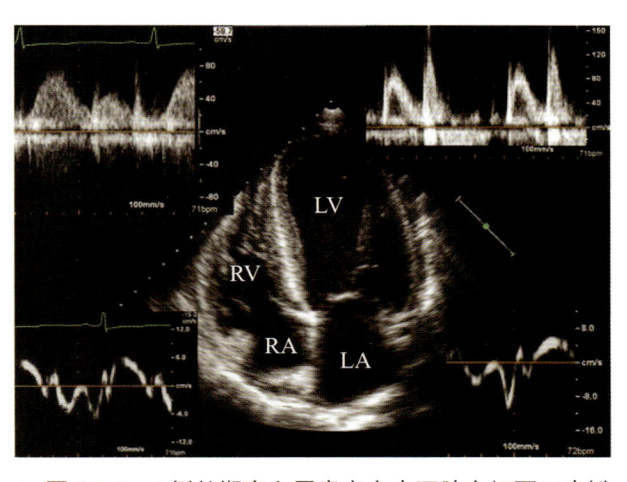

▲ 图 22-1 1 例长期高血压患者心尖四腔心切面二尖瓣瓣口舒张期血流（右上），肺静脉血流（左上）和瓣环多普勒组织成像（下图）

发现二尖瓣 E/A 比值倒置，同时瓣环速度也倒置，都符合这位 45 岁患者有 1 级舒张功能减低。RV. 右心室；RA. 右心房；LV. 左心室；LA. 左心房

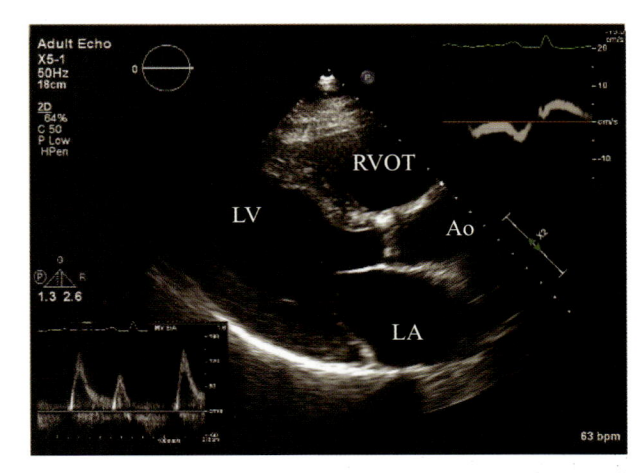

▲ 图 22-2 1 例长期血压控制不良的高血压患者的经胸超声心动图

在胸骨旁左心室长轴切面，发现左心室（LV）对称性肥厚伴左心房（LA）扩大。二尖瓣瓣口舒张期血流频谱呈假性正常化，E/A 比值为 1.6，减速时间为 214m/s。同时发现瓣环 E 峰峰速（e'）降低，为 4.5cm/s，符合 2 级舒张功能障碍。Ao. 主动脉；RVOT. 右心室流出道

压或冠心病，糖尿病患者也更易出现舒张功能障碍。其原因可能为代谢产物累积于心肌间质而导致心肌僵硬和舒张迟缓。在常规临床检查中，表现为二尖瓣瓣口舒张期血流频谱 E/A 比值减低和瓣环水平的 e' 减低。现已公认二尖瓣 E/A 比值会随年龄增加而减低，但在糖尿病患者群，由于隐匿性舒张功能障碍，E/A 比值减小的程度大于非糖尿病患者。在糖尿病性心脏病的亚临床期，还会出现应变和应变率的减低。血压及血糖水平控制到何种程度方可减轻上述变化有待进一步验证。

糖尿病患者管理指南与非糖尿病患者不同。

糖尿病患者主要通过非心脏手术治疗，如肾移植或血管手术。多采用多巴酚丁胺负荷超声心动图来明确患者是否存在隐匿性冠心病，即便不存在典型症状和比较年轻的患者也推荐应用。虽然推荐证据强度不足，但已达成了共识。同样，上述诊断性试验的检测频率在糖尿病患者中也高于非

糖尿病患者。对于冠状动脉搭桥患者，指南建议术后 5 年应常规进行负荷试验。糖尿病患者冠心病迅速进展的可能性很大，部分专家建议应更早、更频繁地进行包括负荷超声心动图在内的负荷试验。

（三）甲状腺疾病

甲状腺功能亢进和减低均可引起心血管疾病。甲状腺功能亢进引起血容量增加、左心室收缩力增强及体循环血管阻力降低，导致每搏量增加的高输出量状态。此外，甲状腺功能亢进还可引起窦性心动过速，有时可诱发心房颤动。对有潜在的结构性心脏病患者，心率加快和每搏量增加可能引起心力衰竭或者代偿性充血性心力衰竭加重及心绞痛发作。严重的甲状腺功能亢进引起的高输出量可以导致扩张型心肌病的改变。甲亢性心肌病在代谢紊乱纠正以后通常可逆转。甲状腺功能减低性心肌病左心室和每搏量则出现与甲状腺功能亢进相反的改变。心包积液常见，即使出现大量心包积液，也很少引起血流动力学异常（图 22-5）。未被认识、未经治疗的甲状腺疾病对心脏产生有意义的影响，则较少在临床遇到。

（四）慢性肾功能不全

慢性肾功能不全多为高血压或糖尿病导致，如前面所述，高血压或糖尿病会导致冠心病过早出现，或者出现心脏其他解剖和（或）生理异常。除上述继发性特征以外，慢性肾功能不全引起的甲状旁腺功能亢进等代谢紊乱可导致异位钙化，多发生在心脏纤维骨架，其中以二尖瓣瓣环钙化最常见（图 22-6）（见第 11 章）。二尖瓣瓣

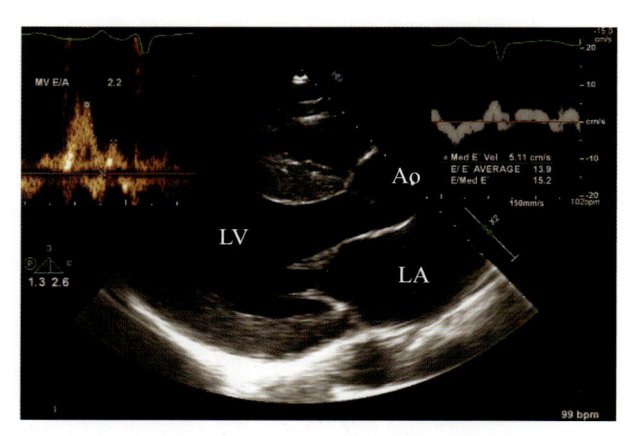

▲ 图 22-3　1 例晚期高血压心脏病患者的胸骨旁长轴切面
显示轻度左心房扩大，左心室肥大和舒张功能减低。实时图像示左心室壁运动弥漫性减弱。LV. 左心室；LA. 左心房；Ao. 主动脉

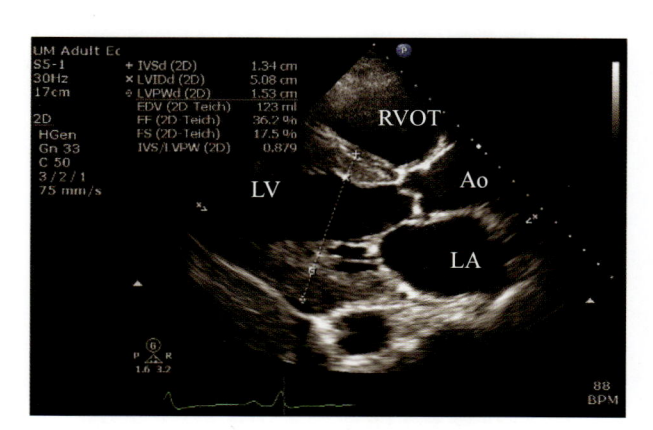

▲ 图 22-4　图示高血压危象并且收缩压大于 220mmHg 患者的左心长轴切面
该患者证实有急性充血性心力衰竭，存在肺淤血且 BNP 为 3000。在胸骨旁长轴切面发现左心室内径正常并且室间隔和后壁增厚。实时图像示左心室壁运动弥漫性减弱。血压合理控制 6 个月后，左心室收缩功能升高至 50%。LV. 左心室；LA. 左心房；Ao. 主动脉；RVOT. 右心室流出道

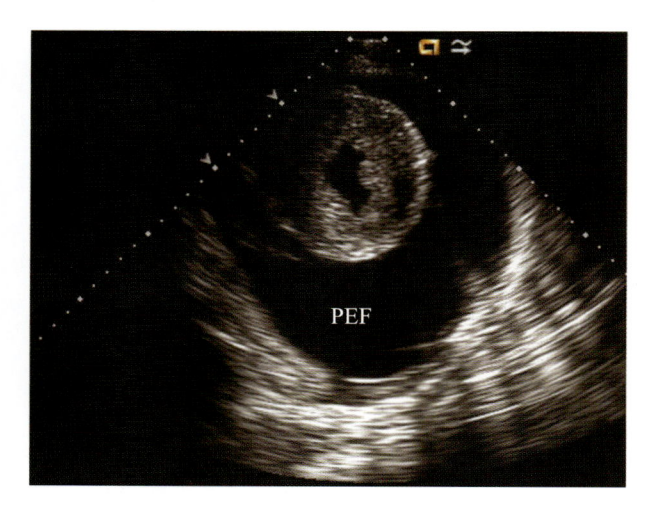

▲ 图 22-5　1 例严重甲状腺功能减退（TSH > 300）患者的超声心动图
实时图像示大量的心包积液（PEF）和心脏摆动征。患者没有血流动力学受损的临床证据。此外，可有严重的左心室肥大，可能与长期高血压有关

第 22 章 超声心动图在全身性疾病及其特殊临床表现中的应用
Echocardiography in Systemic Disease and Specific Clinical Presentations

环钙化程度与甲状旁腺功能亢进程度相关，其范围可从局部钙化点到整个瓣环广泛性钙质沉积，晚期患者钙化累及二尖瓣近端可导致功能性二尖瓣狭窄。慢性肾功能不全的继发性心脏表现还包括高血压引起的左心室肥大、心肌肥大导致的纹理异常，与心肌淀粉样变相似（图 22-7）。其他表现还有心包积液，从少量慢性积液到心包压塞都有表现。尿毒症可引起感染，偶尔可导致出血性心包炎，此时，心包间常出现条索状分隔（图 22-8）。

有时，慢性肾功能不全患者会出现收缩功能障碍，这与未控制的高血压、冠心病或其他可识别因素无关，可能是金属蛋白酶等心肌代谢产物在心肌中沉积所致。许多病例报道在经过更积极的透析治疗或肾移植后，患者左心室收缩功能得以恢复。图 22-9 记录了 1 例 34 岁终末期肾小球

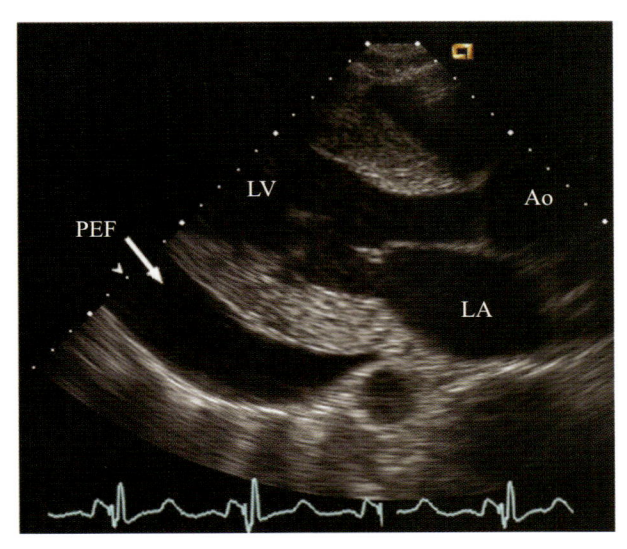

▲ 图 22-7 1 例终末期肾病患者超声心动图的胸骨旁长轴切面
表现为左心室肥大、心肌回声异常以及中至大量的心包积液。LV. 左心室；LA. 左心房；Ao. 主动脉；PEF. 心包积液

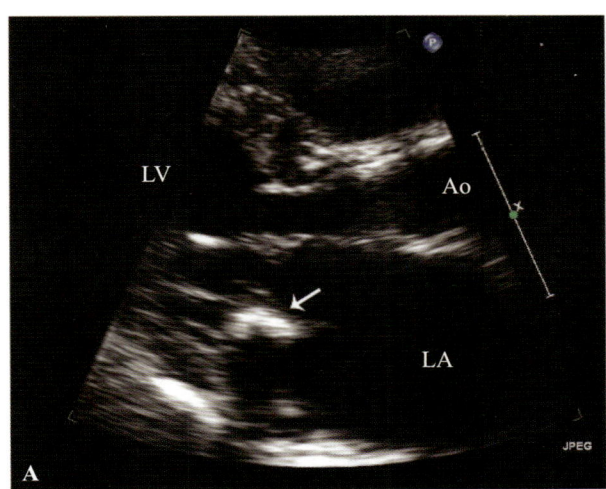

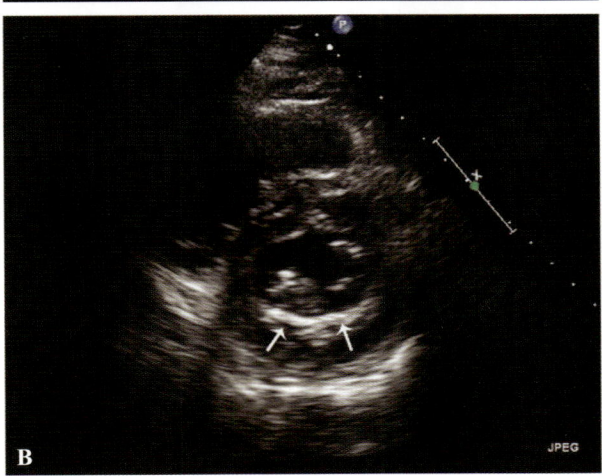

▲ 图 22-6 1 例慢性肾功能不全和二尖瓣瓣环钙化患者胸骨旁长轴和短轴切面
A. 胸骨旁长轴切面可见后叶瓣环上的局灶性钙化沉积物（白箭），产生的旁瓣伪像类似肿块；B. 短轴切面显示为环绕二尖瓣后叶瓣环的新月形钙化（白箭）。LV. 左心室；LA. 左心房；Ao. 主动脉

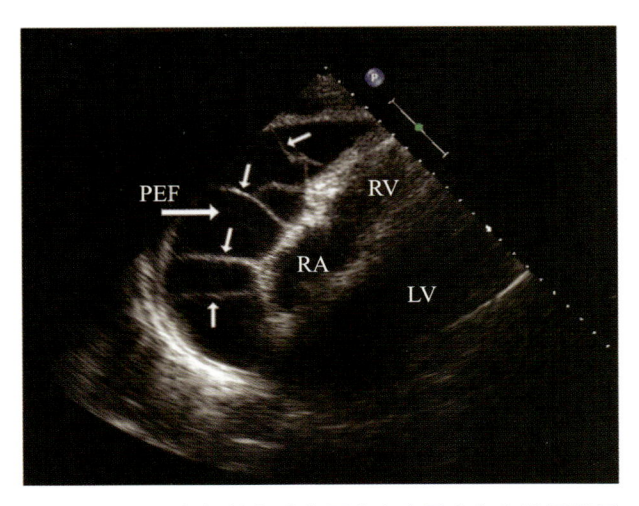

▲ 图 22-8 1 例慢性肾功能不全和大量心包积液局限于右心房和右心室的患者的剑突下切面
显示心包脏层和壁层之间的分隔（白箭），提示存在炎症。RV. 右心室；RA. 右心房；LV. 左心室；PEF. 心包积液

肾炎患者的图像。注意实时图像显示患者收缩和舒张功能均明显减低。图 22-10 记录了患者肾移植术后 6 个月的图像，证明收缩和舒张功能明显逆转。

与终末期肾病相关的代谢紊乱也可能导致生物瓣膜的提前退行性变。图 22-11 记录了 1 例终末期肾病和继发性甲状旁腺功能亢进患者，行二尖瓣生物瓣置换术后 14 个月进展为严重的瓣膜狭窄。甲状旁腺激素水平也明显升高。

二、结缔组织/自身免疫性疾病

（一）系统性红斑狼疮

许多结缔组织疾病具有共同特征，如系统性红斑狼疮（SLE）、混合性结缔组织病、雷诺现象和硬皮病，都可能有心血管表现。系统性红斑狼疮典型心脏表现为非感染性心内膜炎（Libman-Sacks 心内膜炎）（图 22-12 与图 22-13），赘生物最常见于二尖瓣心房侧，与感染性赘生物不同，很少具有活动性。其可能含有一种炎性成分，可导致瓣叶异常及不同程度的瓣膜反流。当发生在主动脉瓣时，常位于动脉侧。此类赘生物会随着结缔组织疾病的成功治疗而消失。

SLE 的其他心脏表现包括急性心包炎和肺动脉高压。SLE 导致的心包炎或肺动脉高压缺乏特征性表现，很难与其他原因引起的心包炎和肺高压鉴别。冠状动脉炎为系统性红斑狼疮的一种罕

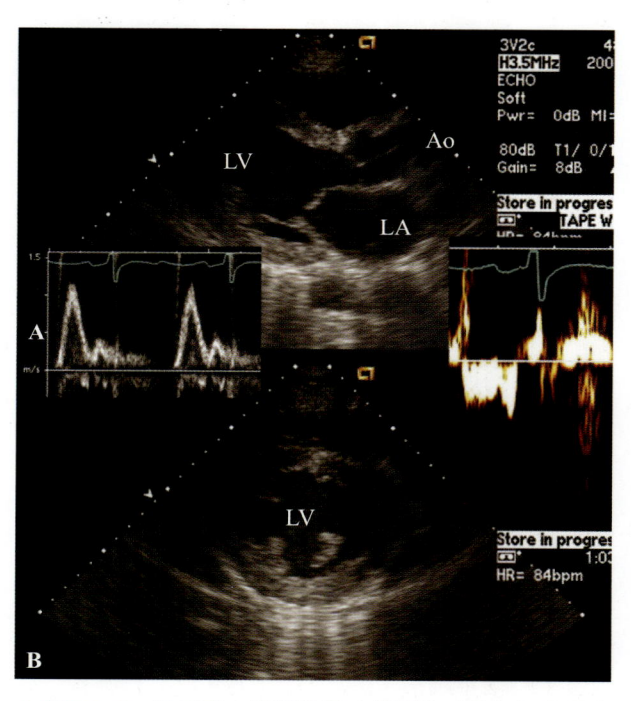

▲ 图 22-9 记录了 1 例慢性肾功能不全（已知没有冠心病）患者的超声心动图的胸骨旁长轴（A）和短轴（B）切面
在实时图像中发现，室壁运动弥漫性减弱和心肌回声轻度异常。多普勒显示二尖瓣 E/A 比值升高，瓣环 e'/a' 比值降低，提示限制性充盈障碍。LV. 左心室；LA. 左心房；Ao. 主动脉

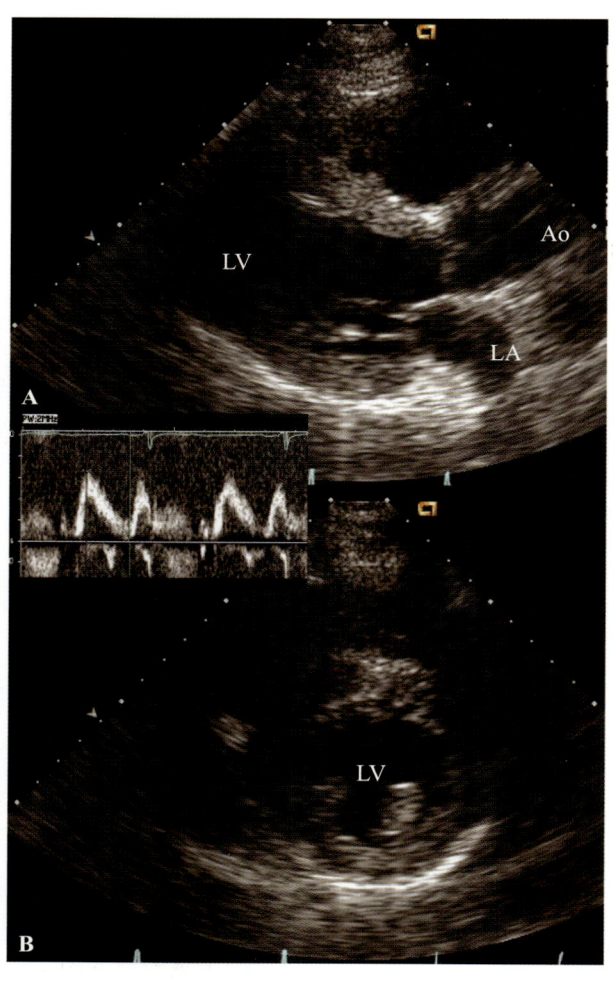

▲ 图 22-10 是图 22-9 所示同一患者肾移植术后 6 个月超声心动图的胸骨旁长轴（A）和短轴（B）切面
在实时图像中发现，收缩功能几乎完全恢复且二尖瓣血流频谱亦显示正常（插图）。LV. 左心室；LA. 左心房；Ao. 主动脉

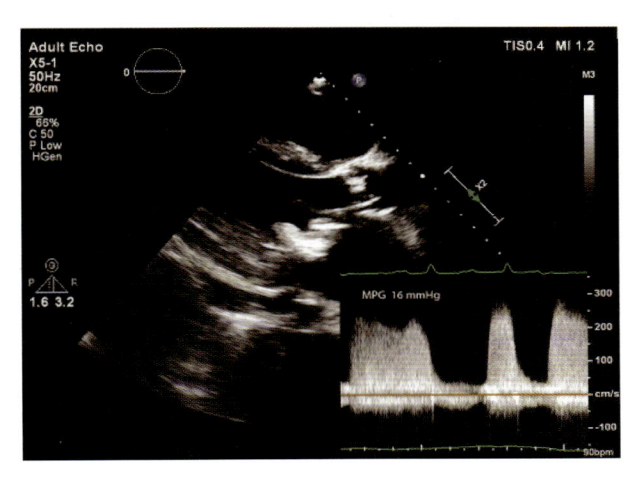

第22章 超声心动图在全身性疾病及其特殊临床表现中的应用
Echocardiography in Systemic Disease and Specific Clinical Presentations

▲ 图 22-11　1例终末期肾病和甲状旁腺功能亢进的患者，因二尖瓣狭窄合并关闭不全行二尖瓣生物瓣置换术后14个月的胸骨旁长轴切面

发现二尖瓣瓣尖明显增厚，多普勒血流显示狭窄二尖瓣瓣口处的平均压差（MPG）为16mmHg。主动脉瓣位生物瓣也表现出瓣叶早期增厚和退化的征象

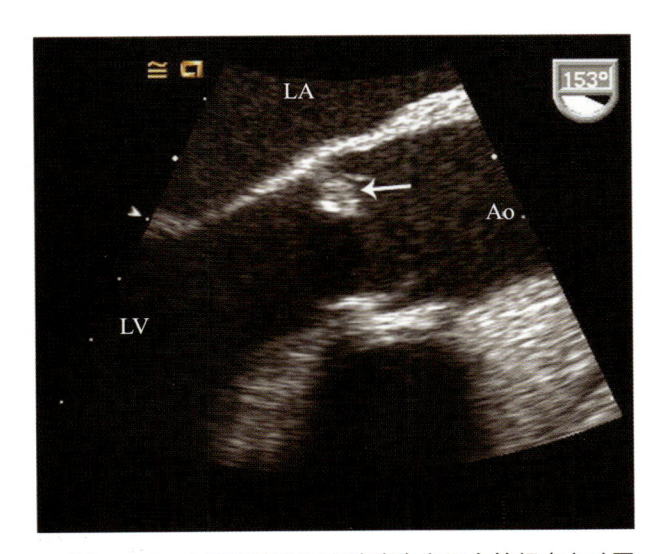

▲ 图 22-12　1例系统性红斑狼疮患者经食管超声心动图的主动脉长轴切面

显示主动脉瓣心室面有一团状回声（白箭），即Libman-Sacks赘生物。LV. 左心室；LA. 左心房；Ao. 主动脉

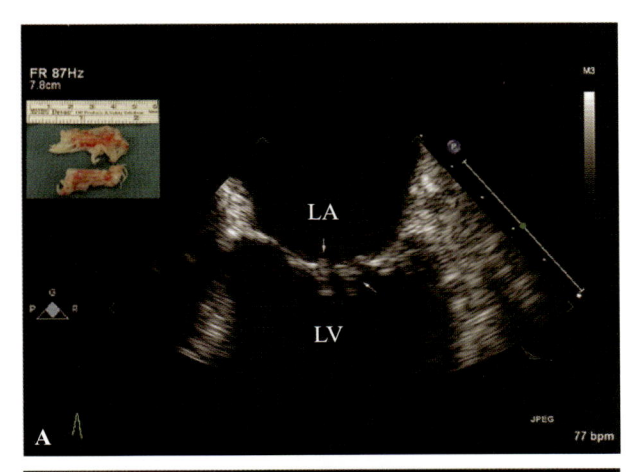

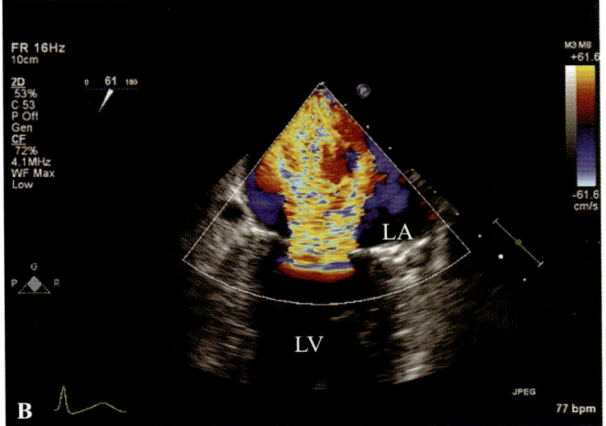

▲ 图 22-13　经食管超声心动图显示了1例系统性红斑狼疮和Libman-Sacks心内膜炎的年轻女性患者的二尖瓣切面

A. 发现二尖瓣前、后叶瓣尖上的多个不规则结节（白箭）。左上角图为二尖瓣置换时获得的病理标本，显示二尖瓣前、后叶弥漫性的增厚和不规则的结节。B. 彩色多普勒血流显示大量二尖瓣反流。LV. 左心室；LA. 左心房

见表现，它可导致左心室局部或整体功能障碍，与急性冠状动脉综合征或心肌病相似。

（二）抗磷脂抗体综合征

抗磷脂抗体综合征和很多结缔组织疾病密切相关，有报道认为该综合征是SLE的重要组成部分。该综合征导致多变的高凝状态，易于形成静脉和动脉血栓。另外，抗磷脂抗体综合征患者会出现类似于SLE的无菌性瓣膜赘生物。虽然没有实质性的瓣膜破坏，但可能导致瓣膜反流（图22-14）。这类赘生物通过抗凝血和成功治疗系统性疾病后可消失。诊断为Libman-Sacks心内膜炎的患者，很可能存在与抗磷脂抗体综合征相关的无菌性赘生物。因此，抗磷脂抗体综合征患者的抗凝血治疗非常重要。有时，抗磷脂抗体综合征和（或）相关的瓣膜疾病具有充分的瓣膜置换指征。但此类疾病会使人工瓣膜易形成血栓并

825

发症，并且有时生物瓣会快速退化或早期形成血栓。图 22-15 记录了 1 例 SLE 和抗磷脂抗体综合征患者，因人工机械瓣置换术后相关的血栓并发症再行二尖瓣生物瓣置换术。由于机械瓣缝线环和瓣叶均形成了血栓，故再行生物瓣置换术则手术较复杂。

严重的抗磷脂抗体综合征（CAPAS）可发展成与动脉和静脉微血栓相关的急性重症多器官系统衰竭。心肌坏死可能是这个综合征的一部分。从超声心动图的角度来看，它表现为急性的赘生物损伤和（或）心肌坏死。孤立性乳头肌功能不全的病例也有报道（图 22-16）。

（三）硬皮病 / 雷诺现象

许多结缔组织疾病都可出现心血管表现。混合性结缔组织病与 SLE 密切相关且是一个交叉的种类，可出现与 SLE 不同的表现。雷诺现象或硬皮病患者肺动脉高压的发生率明显增高。硬皮病患者肺动脉高压的超声心动图表现与原发性肺动脉高压相似（图 22-17）但并发心包积液更多见。肺动脉高压将在本章作为独立的疾病进一步

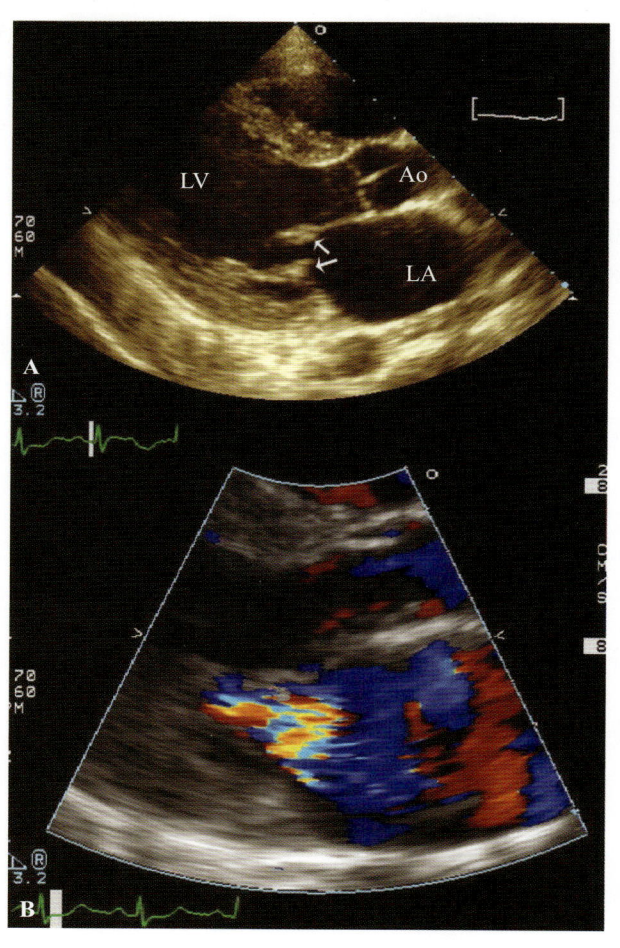

▲ 图 22-14 1 例结缔组织病和抗磷脂抗体综合征患者的胸骨旁长轴切面
显示二尖瓣前叶和后叶心房面上小且固定的团块（白箭）（A），彩色多普勒血流示中量的二尖瓣反流（B）。LV. 左心室；LA. 左心房；Ao. 主动脉

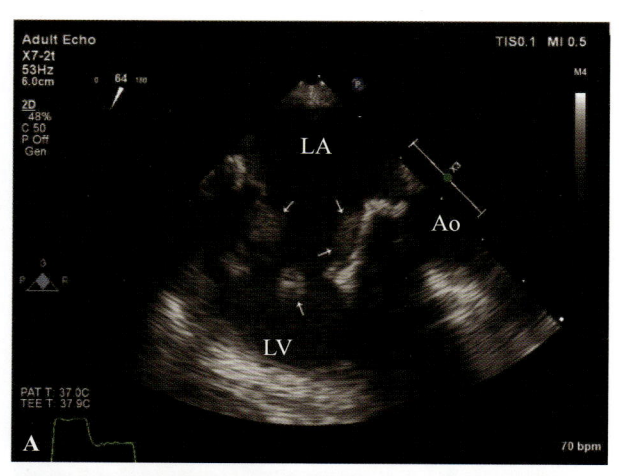

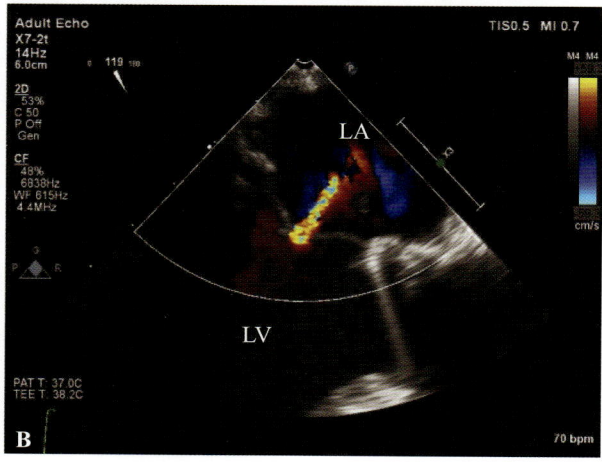

▲ 图 22-15 A. 1 例患系统性红斑狼疮和抗磷脂抗体综合征并且具有高凝状态的患者的经食管超声心动图。患者接受了二尖瓣生物瓣置换术，但早期即在瓣尖和瓣架上形成了血栓（小箭）。B. 彩色多普勒血流仅显示二尖瓣少量反流，表明该疾病处于非进展期
LV. 左心室；LA. 左心房；Ao. 主动脉

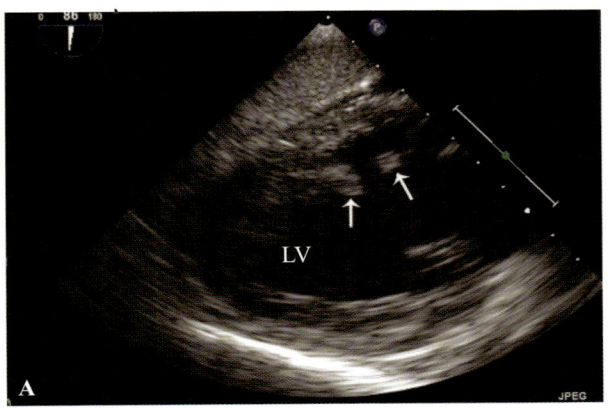

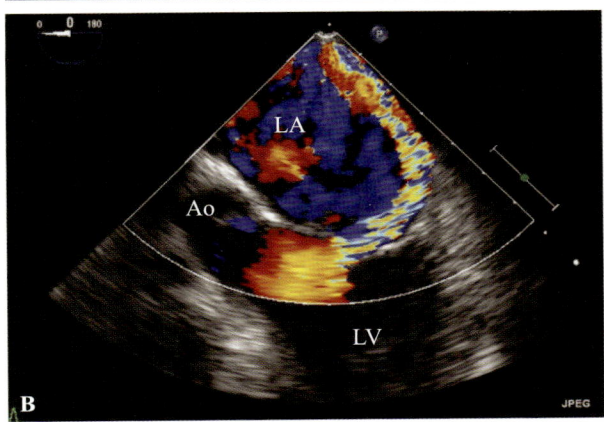

第22章 超声心动图在全身性疾病及其特殊临床表现中的应用
Echocardiography in Systemic Disease and Specific Clinical Presentations

▲ 图 22-16 1例24岁患结缔组织病和抗磷脂抗体综合征患者的经食管超声心动图
发现乳头肌断裂（白箭）（A），与连枷二尖瓣相关的大量偏心性反流信号（B）。LV. 左心室；LA. 左心房；Ao. 主动脉

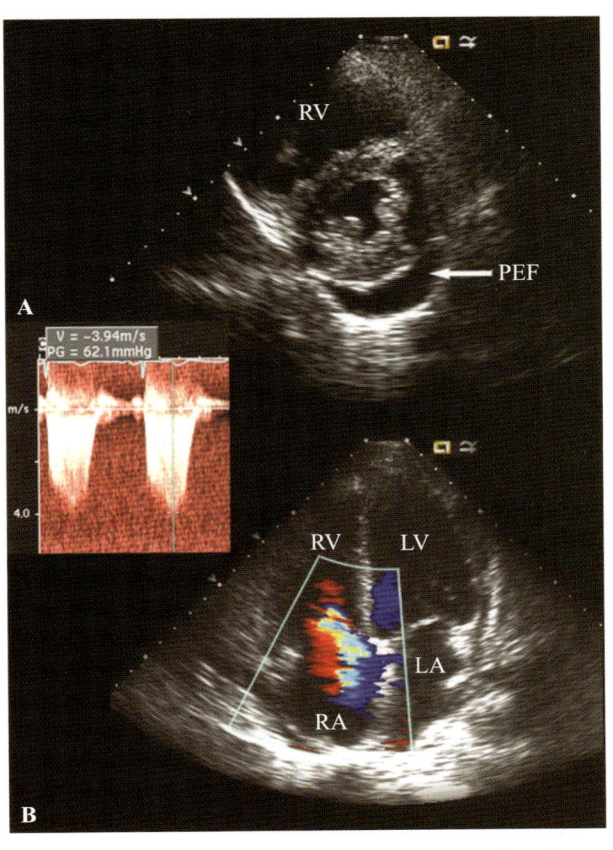

▲ 图 22-17 1例硬皮病伴肺动脉高压患者的经胸超声心动图
A. 显示心包积液、右心室扩大和室间隔出现右心室超负荷形态。B. 心尖四腔心切面显示右心明显扩大伴三尖瓣反流。插图显示三尖瓣反流峰速增加与明显的肺动脉高压一致。PEF. 心包积液；RV. 右心室；RA. 右心房；LV. 左心室；LA. 左心房

讨论，右心室压力负荷过重的超声心动图特征已经在第8章和第12章讨论。

（四）慢性肝病与肝硬化

心脏疾病和肝脏疾病之间存在几种交叉的情况。这包括心脏疾病可以出现类似肝脏病变或引起肝脏病变，而肝脏疾病也可继发心脏病变（表22-3）。低心排出量引起灌注不良或长期右心室功能减低，导致全身静脉压升高时均可导致肝脏病变。低心排出量所致的灌注不良可导致多脏器功能障碍，肝脏通常仅为其中之一，可出现肝脏合成功能障碍和代谢产物清除减低的生化指标异常。在少数情况下，肝脏灌注不良或静脉压升高所致的肝淤血均可引起梗阻性生化功能异常。

慢性右心衰患者的全身静脉压缓慢升高可

表 22-3 心脏疾病与肝脏疾病

影响肝功能的心脏疾病
灌注不良（低血压/低输出量）
被动性静脉淤血
心包缩窄
肺动脉高压
重度三尖瓣反流

慢性肝病的心血管并发症
体循环阻力降低
液体潴留
高输出量
肺动脉高压
肺动静脉畸形
"肝硬化性心肌病"

827

导致被动性肝淤血，最终引起心源性肝硬化综合征，该综合征具有特异性组织学特征。肝脏受累的实际表现往往与多种原发性肝脏疾病难以区分。可能导致肝静脉压力升高的某些心脏疾病，同时存在慢性肝功能障碍的证据时应考虑该综合征。一般来说，肝脏疾病表现明显，而心脏疾病常被忽视。可能导致该综合征的心血管疾病有缩窄性心包炎、限制性心肌病、原发性肺动脉高压、二尖瓣狭窄或扩张型心肌病并继发性肺动脉高压。心源性肝硬化偶见于不存在肺动脉高压的重度三尖瓣反流患者。

肝脏疾病也同样可影响心血管系统。任何原因引起的晚期肝硬化常与体循环阻力降低相关。体循环阻力降低可导致心脏持续高输出量状态，静息状态可超过10L/min。此时，左心室呈高动力状态，静息时射血分数超过65%（图22-18）。对于慢性肝病患者，超声心动图检查者应认识到其左心室超正常功能及相对高的射血分数。因此，当慢性肝病患者出现射血分数正常或减低时，应怀疑其合并隐匿性心肌病或冠状动脉疾病。

几乎任何病因引起的肝硬化性终末期肝病都可导致多种心血管异常，包括疑诊的心肌异常，被称作"肝硬化心肌病"。由于周围血管阻力降低，心排血量增加，心肌异常可导致心脏隐匿性舒张异常。当低外周血管阻力掩盖了肝硬化性心肌病的典型表现时，这些表现可能在肝移植后或在容量超负荷时出现。

由于血流量增加，肺血管阻力正常时，肺动脉收缩压也可达35～60mmHg（图22-19），这种肺动脉收缩压升高类似于左向右分流，如房间隔缺损，或妊娠期高输出量状态。慢性肝病时，肺动脉收缩压轻度升高并不能提示肺血管本身异常。与慢性肝病有关的肺血管阻力增加性肺动脉高压（非高血流量性），被称为"门静脉性肺动脉高压"。门静脉性肺动脉高压的超声心动图表现与其他原因导致的肺动脉高压相似。中度门静脉性肺动脉高压可能在肝移植后逆转。任何病因导致的明显肺动脉高压都会给肝移植带来巨大的风险。

在慢性肝病患者中可出现肺动静脉畸形（AVM）等其他异常，这会导致肝肺综合征。其分流量从微小（图22-20）到大量，会导致不同临床意义的右向左分流（图22-21）可应用右心造影检出。与房间隔缺损早期即出现的周期性分流不同，其表现为延迟的连续性右向左分流。肺动静脉畸形的其他特征包括左心腔的对比剂随着时间推移逐渐增多，以及肺静脉内出现生理盐水

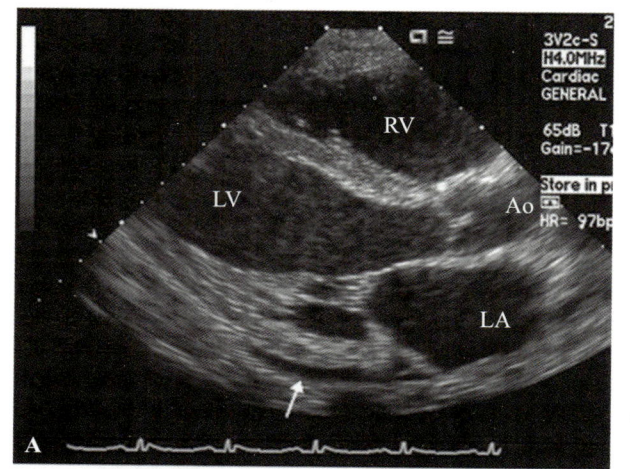

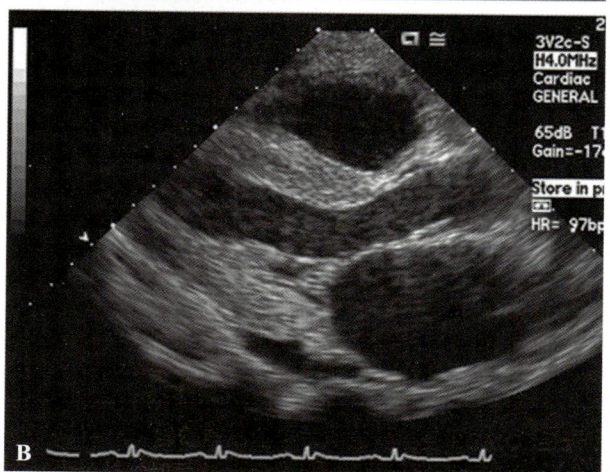

▲ 图 22-18 1 例终末期肝病和高心排血量患者舒张期（A）和收缩期（B）的胸骨旁长轴切面

经导管测量的静息心排血量为16L/min。显示左心房、左心室轻度扩大，静息时左心室的高动力状态及少量心包积液（白箭）。RV. 右心室；LV. 左心室；LA. 左心房；Ao. 主动脉

对比剂。较大的肺动静脉畸形时，左心腔内对比剂随着时间推移逐渐增多，一定时间后浓度可超过右心。当慢性肝病患者合并低氧血症时，应进行右心造影检查，以明确是否存在肺动静脉畸形所致的右向左分流。如果分流明显，进行经皮肺动静脉畸形封堵是有利的。明确分流的存在可以解释不明原因的动脉血氧饱和度减低，以协助临床治疗。

慢性肝病患者由于肝脏增大或大量腹水可引起腹胀，可导致膈肌上抬并压迫心脏，有时需经非常规声窗探查。如果后壁受压，可观察到后壁出现"假性运动异常"。产生这种现象的原因如图 22-22 所示。在这种情况下，由于膈肌上抬压迫后壁，导致短轴切面观时，舒张期左心室形态异常，在心肌主动收缩时，左心室恢复正常圆形结构而导致下壁或后壁的"假性运动异常"。通过观察心肌增厚情况，而不是心内膜位移有助于避免将这种现象误诊为心肌缺血。

终末期肝病患者行经食管超声心动图检查时，可见近食管的较大囊状血管结构（图 22-23），为门静脉高压引起的侧支静脉扩张。

最后，慢性肝病患者在进行肝移植前需评估心血管风险。虽然多巴酚丁胺负荷超声心动图可以准确评估大多数手术患者风险的高低，但在鉴别肝移植围术期并发症方面并不成熟。许多肝移植患者术后出现心血管异常可能与隐匿性心肌病有关，外周血管阻力减低掩盖了其表现，且不能被多巴酚丁胺负荷超声心动图检出。一旦进行肝移植，术后即刻出现体循环阻力增加（恢复至正常或升高），常与大量输液引起的容量负荷增加有关。即使不伴缺血性心脏病时，亦可导致急性左

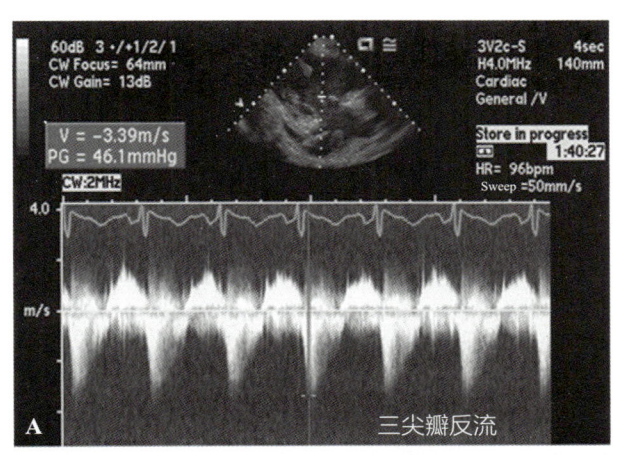

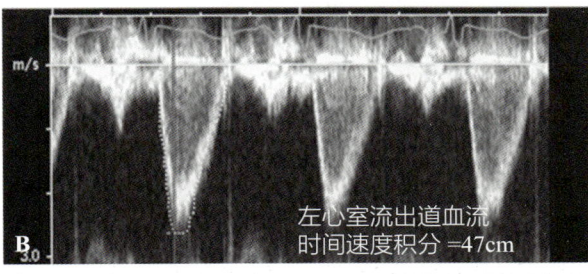

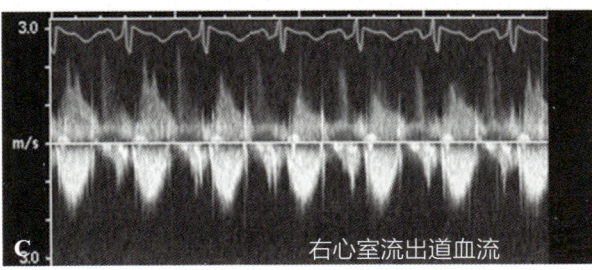

▲ 图 22-19 为图 22-18 所示患者的频谱多普勒成像
发现三尖瓣反流峰值速度为 3.4m/s，大于左心室流出道和右心室流出道的时间速度积分（TVI）。V. 速度；PG. 压差；HR. 心率；Sweep. 扫描速度

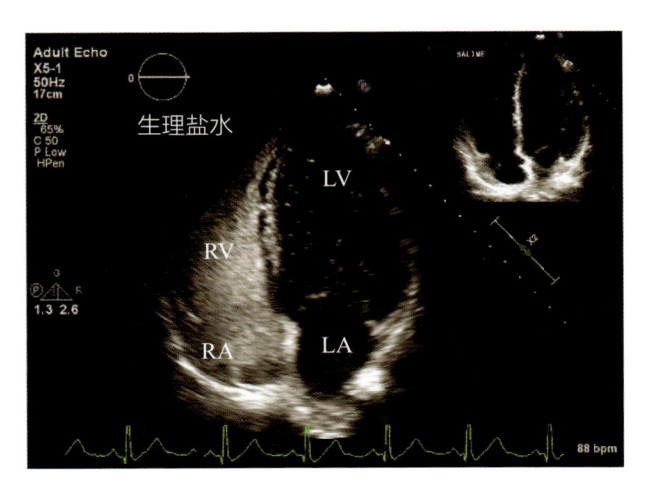

▲ 图 22-20 1 例患终末期肝病合并右向左分流的较小范围的肺动静脉畸形患者的心尖四腔心切面
显示右心房和右心室内对比剂完全充填以及左心房和左心室内少量对比剂。右上方是注射对比剂之前，确认四个腔室中无任何对比剂。实时图像显示对比剂逐渐和连续性进入左心房和左心室，而不是心房水平分流的周期性进入。RV. 右心室；RA. 右心房；LV. 左心室；LA. 左心房

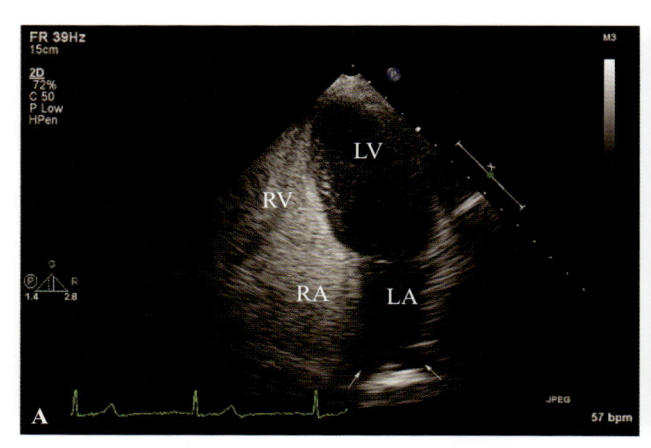

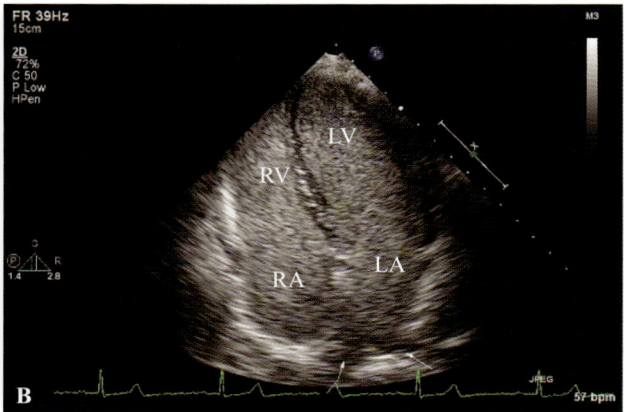

Feigenbaum 超声心动图学（原书第 8 版）
Feigenbaum's Echocardiography (8th Edition)

▲ 图 22-21 1 例终末期肝病合并较大范围的肺动静脉畸形患者静脉注入盐水对比剂后的心尖四腔心切面
A. 对比剂存在于右心房和右心室，但尚未出现在左心房或左心室。两支肺静脉内无对比剂充填（小箭）。B. 记录图像 A 之后显示左心房和左心室对比剂充填。肺静脉（小箭）内可以清楚地显示对比剂充填，分流不是在心房水平，而是存在肺动静脉畸形。RV. 右心室；RA. 右心房；LV. 左心室；LA. 左心房

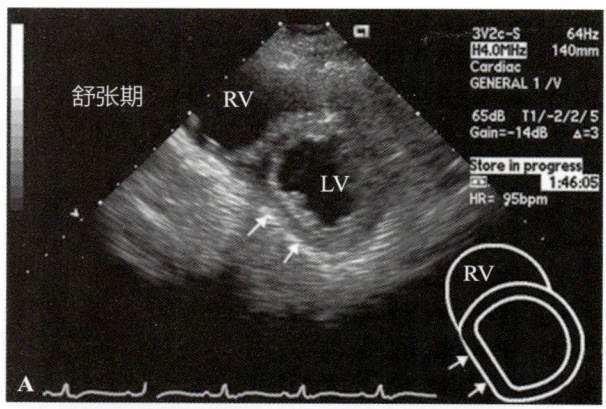

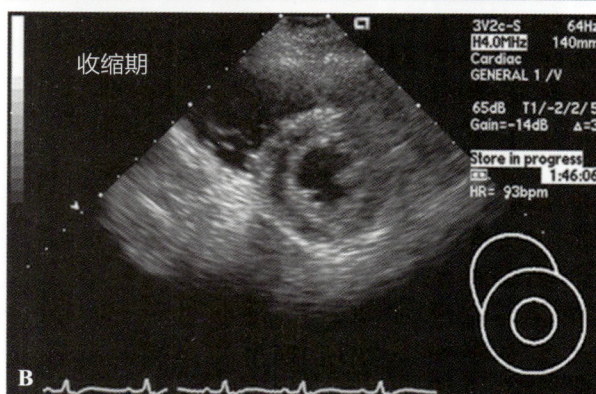

▲ 图 22-22 1 例终末期肝病合并显著肝大使膈肌抬高患者的胸骨旁短轴切面
A. 下壁受压（白箭），造成舒张期左心室的非圆形形态。B. 在收缩早期，伴有主动的心室收缩，心室重新呈现圆形，下壁出现矛盾运动。但收缩期室壁是增厚的。任何一定程度的腹胀，在下方压迫左心室，可出现类似的下壁假性运动异常，包括明显的肝大、腹水或妊娠。RV. 右心室；LV. 左心室

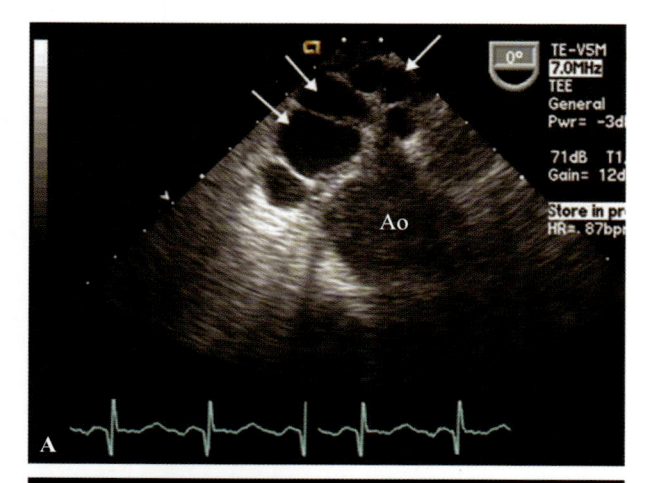

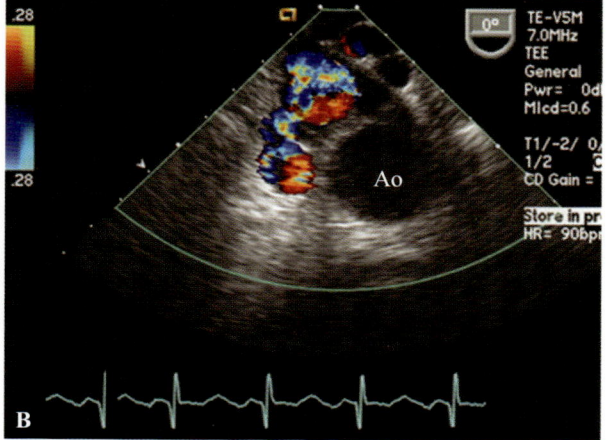

▲ 图 22-23 1 例终末期肝病和较大的静脉畸形患者的经食管超声心动图。在距门齿约 40cm 处记录该图像
A. 主动脉旁见多个大的囊性结构（白箭）。B. 囊性结构内见连续性静脉血流，表明它们为大的静脉侧支。Ao. 主动脉

830

心室失代偿和严重的充血性心力衰竭（CHF）。

三、慢性阻塞性肺病

慢性阻塞性或限制性肺病可导致明显的心血管改变，这是由缺氧诱导的肺动脉压力升高所致。从而引起右心室高压并继发性右心室肥大（肺心病）。其心脏表现与其原因所致他肺动脉高压相似，伴有不同程度的三尖瓣反流。慢性阻塞性肺病患者因肺组织对超声波传播的干扰，以及心脏偏垂直和位置下移，胸骨旁和心尖区声窗通常受限。剑突下切面成像更佳，通常可以清晰显示所有心腔结构（图 22-24）。

四、肺动脉高压

肺动脉高压可原发于肺动脉疾病或继发于其他肺部疾病或心血管疾病。表 22-4 列举了肺动脉高压的原发性和继发性病因。超声心动图在辨别引起肺动脉压力升高的心脏疾病诊断中起着重要的作用（见 WHO 组 2），如房间隔缺损等分流性病变、二尖瓣狭窄、重度左心室收缩或舒张功能障碍等。不论何种原因导致的肺动脉高压，其超声心动图的右心表现都类似（图 22-25 至 22-28）。任何引起右心室容量或压力负荷过重的疾病均可引起右心室扩大，最终出现右心室肥大。室间隔属于左、右心室共用室壁，可以反映容量或压力负荷过重所引起的血流动力学紊乱的程度。长期右心压力增高也导致冠状静脉窦扩张（图 22-29）并且常出现卵圆孔重开（PFO），导致右向左分流，彩色多普勒（图 22-30）或心脏声学造影可检出（图 22-31）。肺动脉近端继发性扩张伴功能性肺动脉瓣关闭不全也很常见（图 22-32）。

超声心动图在诊断可能导致继发性肺动脉高压的心血管疾病中起着重要作用（组 2）。但超声心动图对确诊原发性肺动脉高压的价值不大，在某种程度上，仅为排他性诊断。对于肺动脉高压患者，应行超声心动图检查以甄别可能导致继发

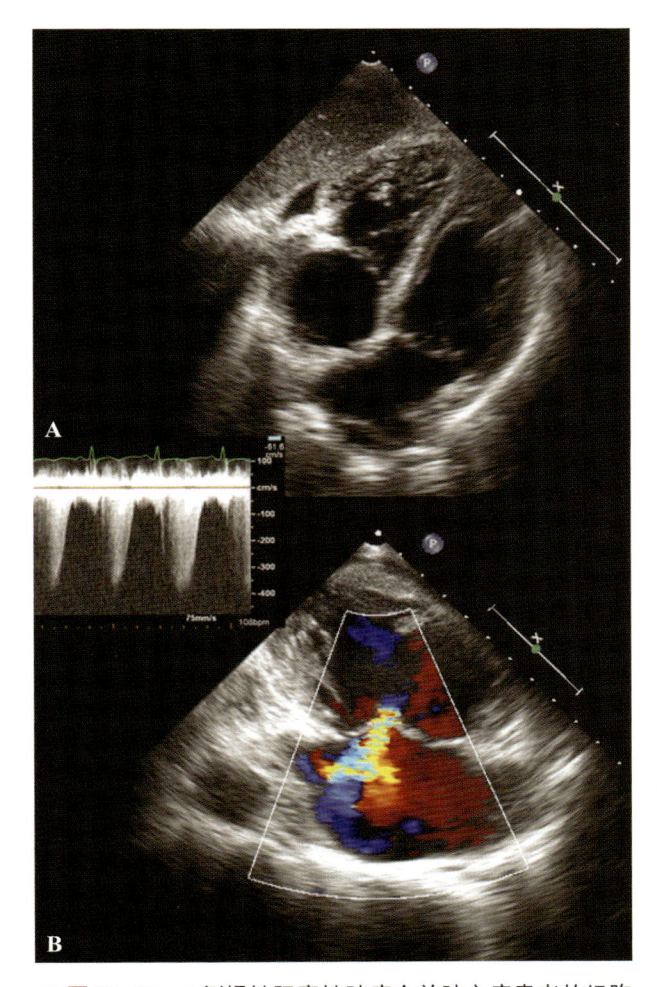

▲ 图 22-24 1 例慢性阻塞性肺病合并肺心病患者的经胸超声心动图

A. 剑下心尖四腔心切面显示右心室扩大和肥厚。B. 右心室流入道切面显示轻度的三尖瓣反流。连续多普勒频谱显示三尖瓣的反流速度为 4m/s，假设右心房压为 10mmHg，则对应的右心室收缩压为 74mmHg

性肺动脉高压的心脏病，如心内分流（图 22-33 和图 22-34）、左心系统瓣膜病或心肌病。这些疾病的诊断常可由经胸超声心动图完成。

心脏声学造影常用于检测有无右向左分流。在许多肺动脉高压患者中，右心房扩大导致卵圆孔重开。合并重度肺动脉高压时，常有不同程度的右向左分流。继发性右向左分流是由卵圆孔重开引起的，与来源于房间隔缺损的分流有时难以鉴别（图 22-31 和图 22-34）。然而，如果继发于房间隔缺损的肺动脉高压明显，则分流量大，并

表 22-4　肺动脉高压的病因

肺动脉高压（WHO 组 1）
先天性
遗传性
毒素诱导
Anorexigens（一种含芬氟拉明的药物）
相关的结缔组织疾病
先天性心脏病
相关的左心扩大疾病（WHO 组 2）
心脏瓣膜病
左心室收缩功能障碍
左心室舒张功能障碍
肺静脉狭窄/血栓
相关的原发性肺部疾病/低氧血症（WHO 组 3）
阻塞性肺疾病（COPD）
限制性肺疾病
阻塞性睡眠呼吸暂停综合征
高原病
肺栓塞（WHO 组 4）
慢性血栓栓塞性肺动脉高压
尚未明确的其他病因（WHO 组 5）
血液病
全身性疾病
代谢紊乱

且左心房中几乎同时出现对比剂，且持续于整个心动周期。相反，小的卵圆孔未闭分流常为与呼吸周期同步的周期性分流。

大多数明显肺动脉高压患者右心房和右心室扩大。右心室肥大和肌小梁及肌束肥大均较常见。有时，不规则的肥大的肌小梁可能会被误认为是血栓或其他肿块。几乎所有患者均存在轻至

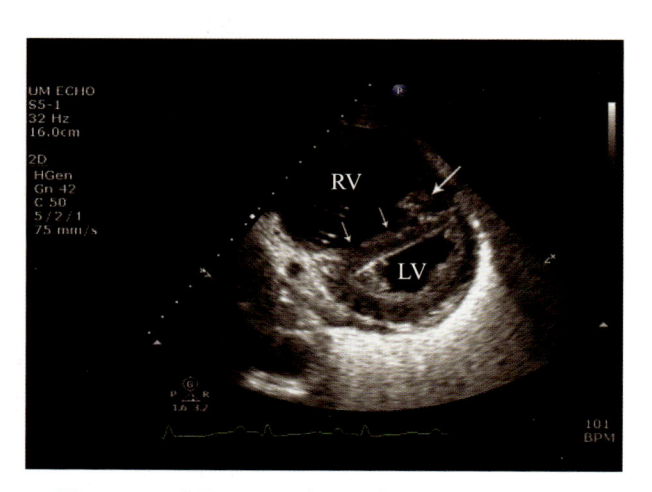

▲ 图 22-26　为图 22-25 中同一患者的胸骨旁短轴切面

同样发现右心室明显扩大，并且在收缩期向后移位，扁平的室间隔与右心室压力超负荷一致（向下小箭）。且右心室流出道附近的漏斗状肌肉肥厚（大箭）。RV. 右心室；LV. 左心室

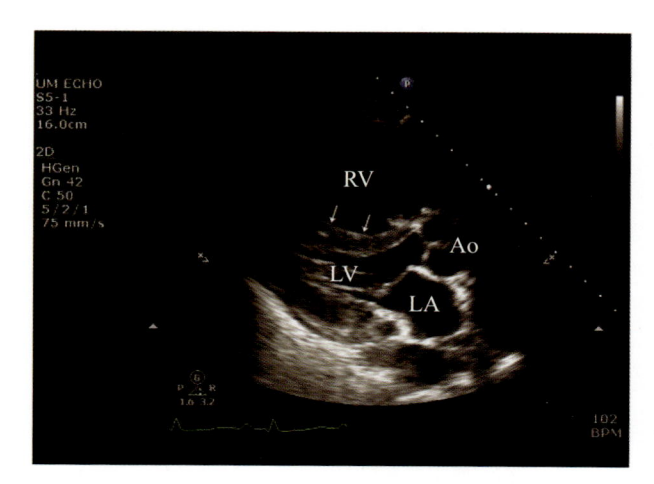

▲ 图 22-25　1 例严重原发性肺动脉高压患者的胸骨旁长轴切面

在收缩末期显示，扩大的右心室和向后移位的室间隔（白箭），表明右心室压力超负荷。RV. 右心室；LV. 左心室；LA. 左心房；Ao. 主动脉

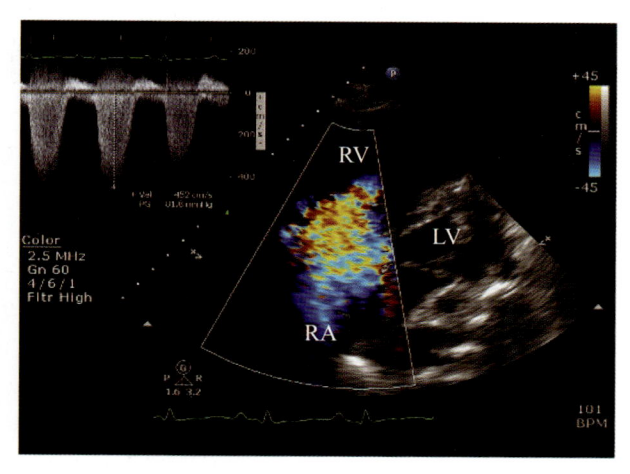

▲ 图 22-27　为图 22-25 和图 22-26 中同一患者的右心室流入道切面

显示右心室和右心房明显扩大和严重的三尖瓣反流。插图是三尖瓣反流的连续多普勒，显示压差（PG）为 81.8mmHg，假设右心房压为 15mmHg，据此估测右心室收缩压为 97mmHg。RV. 右心室；RA. 右心房；LV. 左心室

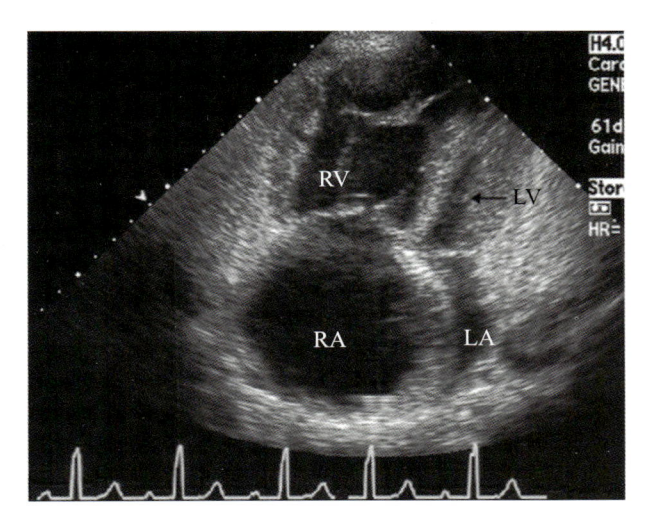

第 22 章 超声心动图在全身性疾病及其特殊临床表现中的应用
Echocardiography in Systemic Disease and Specific Clinical Presentations

▲ 图 22-28 1 例严重肺动脉高压患者的心尖四腔心切面
右心房和右心室明显扩大、右心室明显肥厚。调节束和其他右心室小梁结构亦肥大，并且呈现肿块样的外观。左心室很小且未充盈，受挤压偏移。RV. 右心室；RA. 右心房；LV. 左心室；LA. 左心房

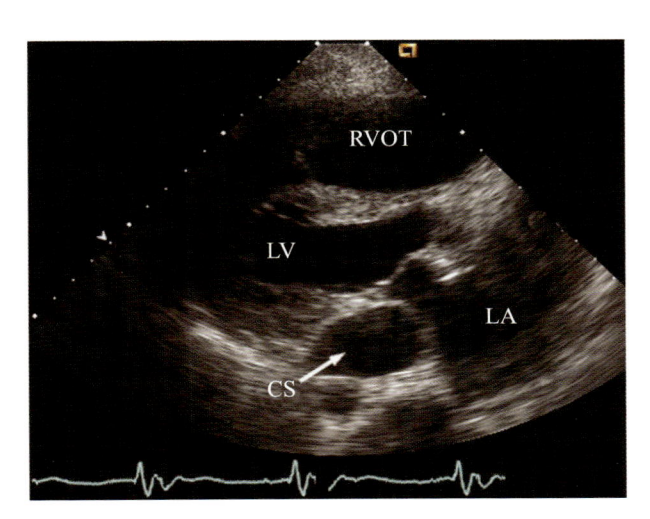

▲ 图 22-29 1 例长期严重原发性肺动脉高压患者的胸骨旁长轴切面
左心室后壁和左心房旁的圆形无回声结构，代表明显扩张的冠状静脉窦（CS）。LV. 左心室；LA. 左心房；RVOT. 右心室流出道

▶ 图 22-31 为图 22-25 至 22-27 中同一患者的心尖四腔心切面
生理盐水对比剂用于识别右向左分流。发现房间隔膨胀瘤从右心房向左心房膨出（白箭），左心室腔内出现与卵圆孔未闭相关的少量对比剂。当房间隔缺损并严重肺动脉高压时，估计会有更明显的右向左分流。RV. 右心室；RA. 右心房；LV. 左心室；LA. 左心房

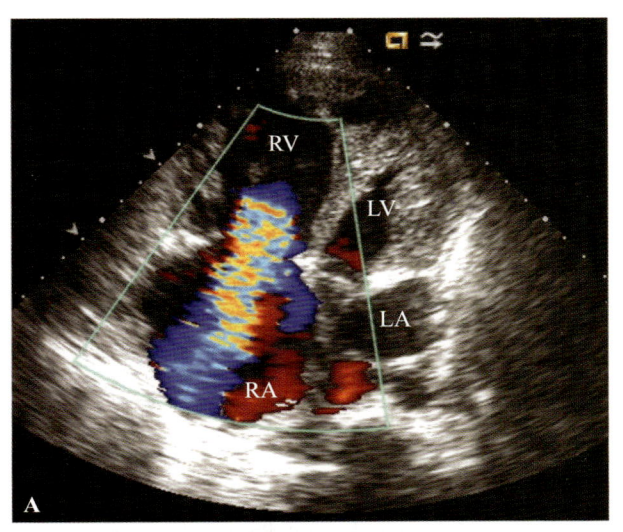

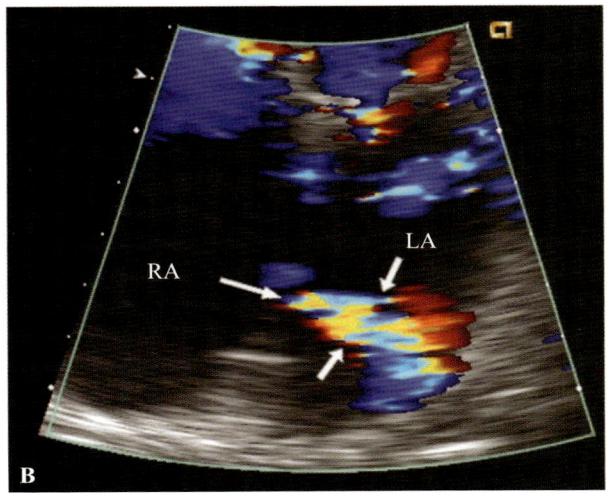

▲ 图 22-30 为图 22-29 中同一患者的心尖四腔心切面
A. 右心室明显肥厚和扩大，右心房扩大以及未充盈的左心室，伴严重的三尖瓣反流。B. 房间隔放大切面显示卵圆孔未闭处的右向左分流（白箭）。RV. 右心室；RA. 右心房；LV. 左心室；LA. 左心房

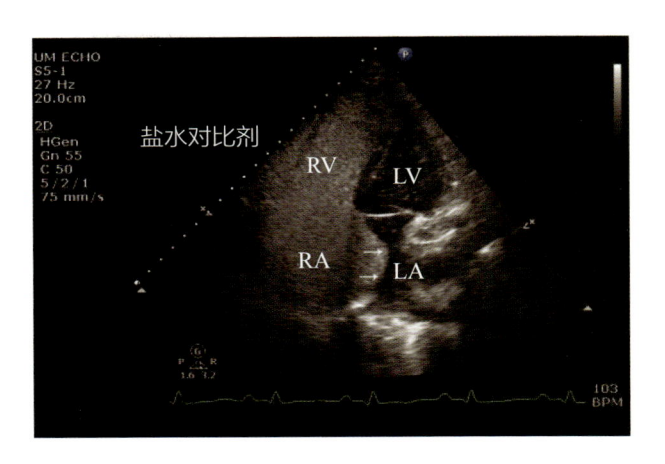

833

重度的三尖瓣反流。通过三尖瓣反流峰速可以计算右心室收缩压，当不存在右心室流出道梗阻时，右心室收缩压与肺动脉收缩压相等（图 22-35）。超声心动图估测右心室收缩压的方法已在第 8 章和第 12 章讨论过。最后，部分重度肺动脉高压患者可出现左心室充盈异常（二尖瓣 E/A 比值减低），与左心室有效充盈不足有关（图 22-36）。随着肺动脉高压的降低，二尖瓣瓣口的血流频谱可恢复正常。

部分肺动脉收缩压升高是由左心系统疾病导

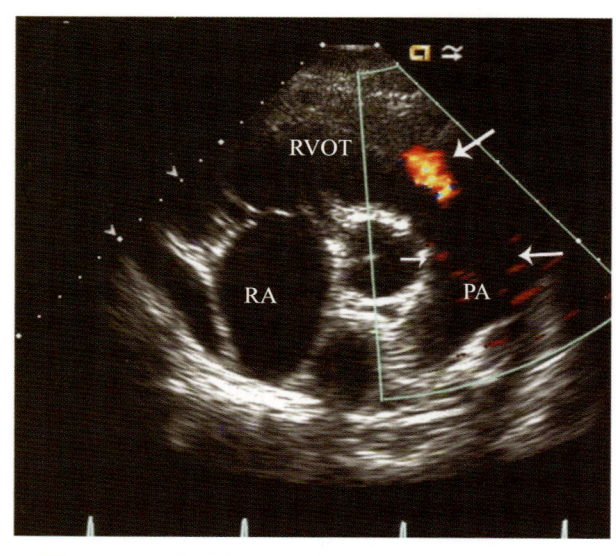

▲ 图 22-32 1 例严重长期肺动脉高压患者的胸骨旁短轴切面

发现肺动脉（PA）近端的病理性扩张（白箭）和功能性肺动脉瓣轻度关闭不全。RA. 右心房；RVOT. 右心室流出道

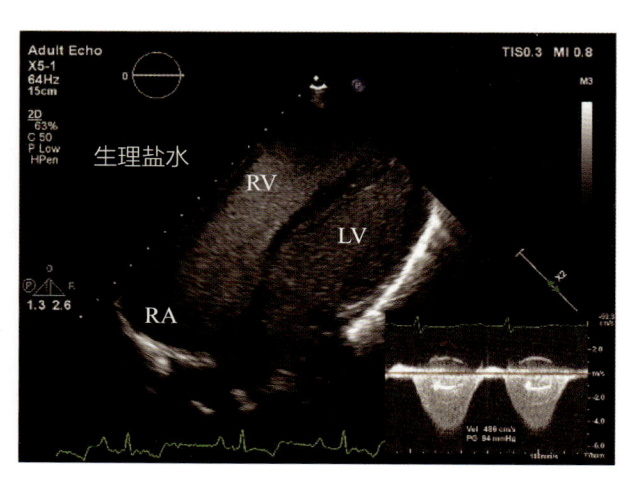

▲ 图 22-34 将生理盐水对比剂注入肺动脉高压的患者，随后证实上腔静脉和右肺静脉之间存在异位引流

在静态图中发现，右心室和左心室存在等量的对比剂表明存在在向左分流。实时图像显示，右心房和左心房的对比剂几乎同时出现。四腔心切面的连续多普勒示右心室 – 右心房压差为 94mmHg，为重度肺动脉高压。RV. 右心室；RA. 右心房；LV. 左心室；Vel. 速度；PG. 压差

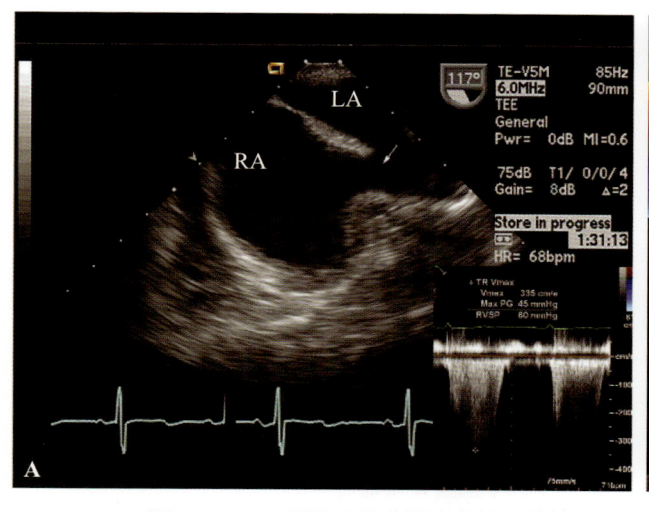

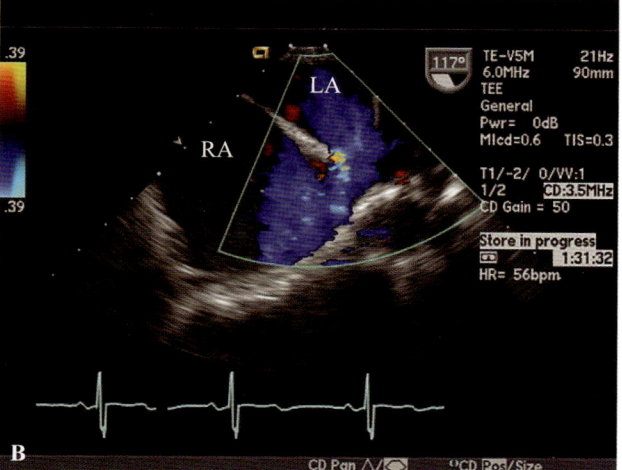

▲ 图 22-33 1 例肺动脉高压患者的经食管超声心动图，确诊为较大的静脉窦型房间隔缺损（ASD）

A. 探头平面为 117° 时，显示紧邻上腔静脉的房间隔明显中断（白箭）。经胸四腔心切面的连续多普勒显示估算的右心室收缩压（RVSP）为 60mmHg。B. 显示静脉窦型 ASD 在心房水平的分流。RA. 右心房；LA. 左心房；HR. 心率；TR Vmax. 三尖瓣反流峰速；Vmax. 峰速；Max PG. 最大压差

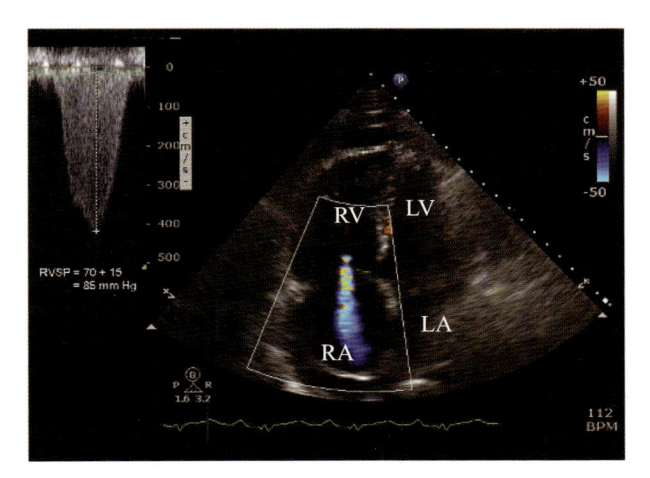

第22章 超声心动图在全身性疾病及其特殊临床表现中的应用
Echocardiography in Systemic Disease and Specific Clinical Presentations

▲ 图 22-35 1例严重肺动脉高压患者的心尖四腔心切面
发现右心房和右心室扩大以及轻度的三尖瓣关闭不全。左上方图示三尖瓣反流的连续多普勒，计算右心室 - 右心房压差为 70mmHg。根据右心扩大和腔静脉内径估算，假设右心房压为 15mmHg，估算右心室收缩压（RVSP）为 85mmHg
RV. 右心室；RA. 右心房；LV. 左心室；LA. 左心房

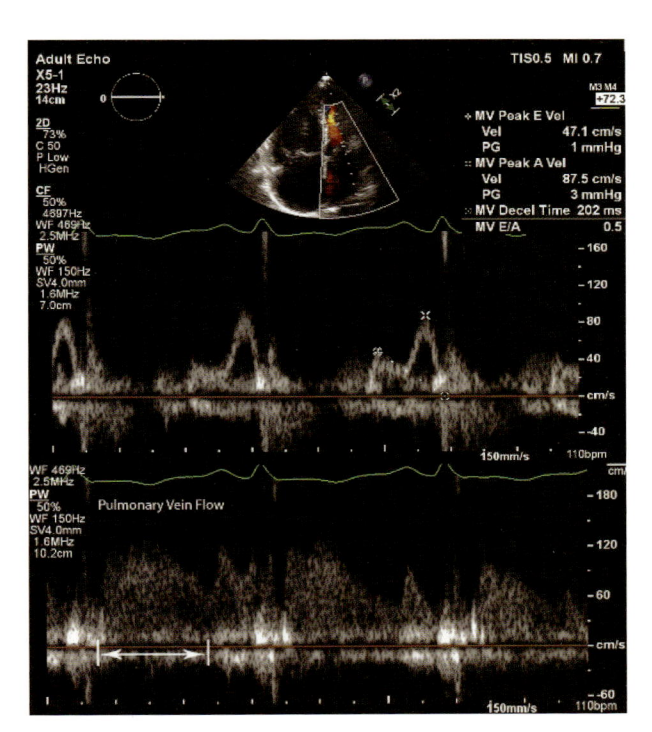

▲ 图 22-36 1例排除了左心室疾病的原发性肺动脉高压的年轻女性患者的二尖瓣和肺静脉血流频谱
二尖瓣血流 E / A 比值降低，为 0.5，下图为肺静脉收缩期的前向血流，这些表现都与低血流量和左心室的有效负荷降低一致，而不是真正的舒张功能减低。MV Peak E Vel. 二尖瓣 E 峰峰速；MV Peak A Vel. 二尖瓣 A 峰峰速；Vel. 速度；PG. 压差；MV Decel Time. 二尖瓣减速时间；MV E/A. 二尖瓣 E/A 比值；Pulmonary Vein Flow. 肺静脉血流

致的肺静脉压升高所致，包括二尖瓣狭窄（较反流多见）或严重的舒张功能减低。超声心动图可根据二尖瓣瓣口血流频谱参数和比较该参数与瓣环组织速度来估测左心房压力，从而判断患者可能存在肺静脉高压。通常情况下，肺静脉高压患者伴明显的舒张功能障碍，而原发性肺动脉阻力增加、肺静脉闭塞性疾病患者常表现为 E/A 比值降低的 1 级舒张功能障碍，这与左心室有效充盈不足有关。

偶见临床怀疑肺动脉高压，但估算的右心室收缩压正常或仅有临界升高的患者。重新评估运动后压力（卧位踏车）可暴露运动诱发的肺动脉高压（图 22-37）。运动时肺动脉压升高并非限定于某种类型的肺动脉高压，它可见于左心室舒张功能障碍患者，其在心率加快时恶化。

以下超声心动图表现提示肺动脉高压患者预后不良，包括右心房显著扩大、心包积液以及右心室对左心室的明显挤压。心包积液通常不引起血流动力学异常，仅为右心压力显著升高的表现。对室间隔明显扭曲致左心室狭小的患者进行血管扩张药物治疗时，更易出现低血压，甚至是致命性低血压。

多种超声心动图参数已经用于定量评估右心室收缩功能。参数之一是右心室心肌功能指数，其计算方法与左心室相同，已在第 8 章讲述。另一参数是用 M 型超声测量三尖瓣瓣环收缩期位移（TAPSE）（图 22-38）。瓣环收缩期位移减小是右心室功能受损的标志，并与肺动脉高压患者的不良预后相关。TAPSE 的临床应用价值与肺动脉高压、急性肺栓塞及其他疾病的不良预后有关。多项研究表明，TAPSE < 14 mm 时提示预后不良。反映瓣环速度的 S 波提供了与 TAPSE 类似的信息，但其预测价值的研究较少。

肺动脉高压已有多种有效治疗方法。连续多普勒超声可通过监测三尖瓣反流速度（估测右心

835

室收缩压）、左心室充盈程度、左心室功能受损程度来随访治疗疗效（图 22-39）。

五、其他疾病

（一）结节病

结节病为病因不明的多系统炎症，其组织学特征为多器官非干酪性肉芽肿，主要累及肺和淋巴系统。据报道，高达 40% 的晚期患者累及心脏，而实际的患病率可能被低估。随着 CMR 和心脏 PET 扫描的广泛使用，越来越多患者被确诊，这些患者常伴有心律失常，其中室性心律失常以室性心动过速常见。该病可累及心包、传导

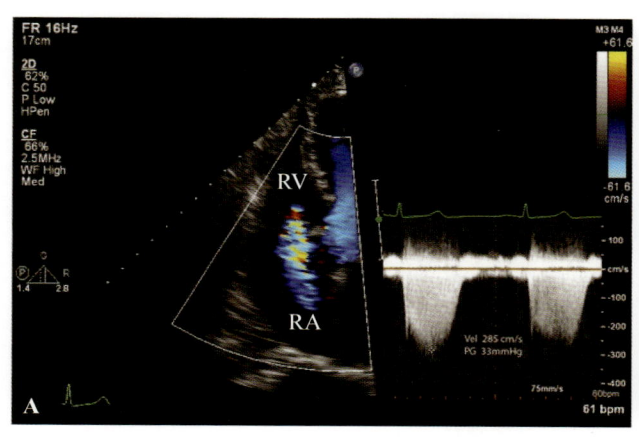

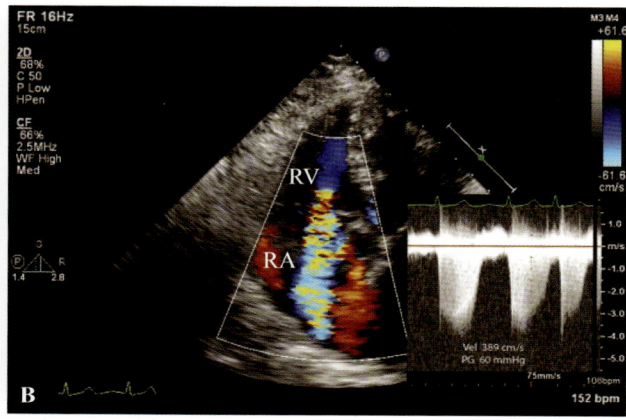

▲ 图 22-37 1 例劳力性呼吸困难并且没有明显病因患者的心尖四腔心切面
A. 显示静息状态时少量三尖瓣反流。右心室 – 右心房压差为 33mmHg，为右心室收缩压临界。B. 仰卧自行车运动 5min 后立即记录，显示右心房和右心室扩大伴中量三尖瓣反流。右心室 – 右心房压差增加至 60mmHg，为运动诱导的肺动脉高压。RV. 右心室；RA. 右心房；Vel. 速度；PG. 压差

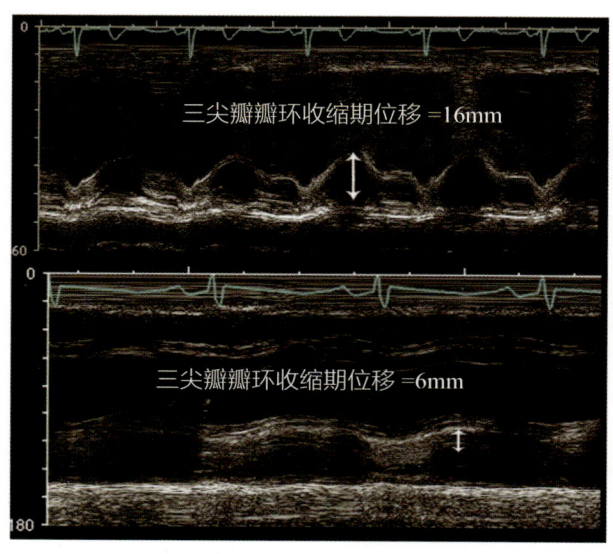

▲ 图 22-38 为三尖瓣瓣环收缩期位移（TAPSE）的图示
上图为正常的健康人的 TAPSE 值为 16mm。下图为长期严重肺动脉高压和右心室收缩功能减低的患者，TAPSE 值减小至 6mm

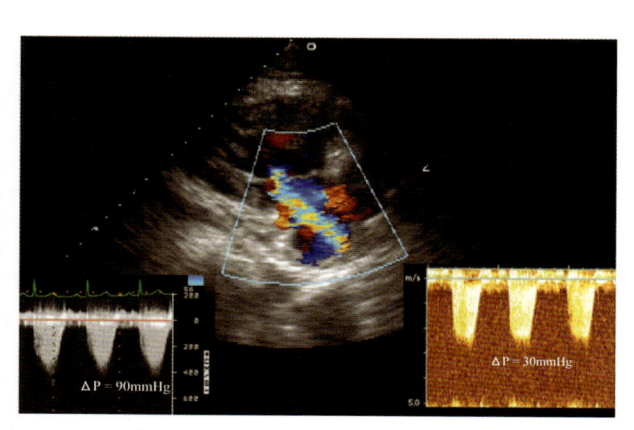

▲ 图 22-39 1 例严重原发性肺动脉高压患者的右心室流入道切面
显示少量的三尖瓣反流。左下图记录了基线时的多普勒信号，并显示三尖瓣反流压差为 90mmHg。右下图记录了治疗 6 个月后的多普勒信号，显示三尖瓣反流压差显著降低至 30mmHg

系统及心肌，累及心肌可导致心肌内出现弥漫性微小的局灶性浸润灶或者较大的结节性病灶（图22-40）。主要累及后侧壁和前侧壁的基底段以及近端室间隔，多伴二尖瓣反流。结节病患者局部室壁运动异常与缺血性疾病类似，但常发生在与冠状动脉解剖结构不一致的室壁节段（图22-41和图22-42）。有时可表现为左心室整体功能障碍，酷似扩张型心肌病（图22-43）。大剂量氢化可的松治疗可能会改善患者的左心室整体收缩功能。

心脏结节病没有特异的超声心动图表现，其他影像学检查方法，如心脏磁共振增强成像（CMR），对其诊断具有价值。心脏 MRI 有助于建立心脏结节病诊断。对不明原因心律失常的患者进行 CMR 检查时，发现心脏结节病并不少见。除了量化左心室收缩功能、应用超声心动图检测局部室壁运动异常外，钆增强常为心脏结节病的特异诊断提供有价值的线索。据报道，其典型表现是非典型局部室壁的后期钆增强。心脏结节病与缺血性心脏病增强模式相反，后者表现为典型的心内膜下或透壁性增强，结节病钆增强常出现非典型局部室壁、选择性的心外膜下增强，以及与冠状动脉解剖不一致的局部心肌增强（图22-44）。

诊断心脏结节病的其他技术包括核医学同位素扫描，通常是用铊评估心肌灌注及氟脱氧葡萄糖 ^{18}F（FDG）正电子发射断层扫描来评估代谢。结节病患者的典型表现是局部区域心肌灌注减少，该区域与典型的冠状动脉解剖不一致，而与代谢

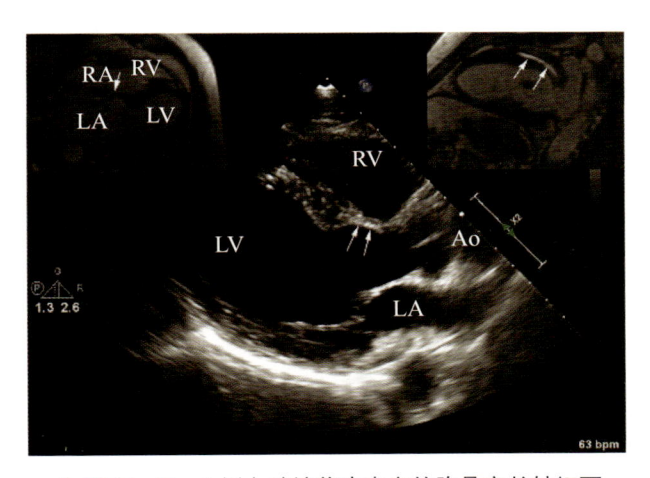

▲ 图 22-41　1 例心脏结节病患者的胸骨旁长轴切面
显示前间隔近端病理性变薄（白箭）。上方两个图片是同一患者的心脏磁共振。左上图示近端室间隔的变薄区域（白箭）与超声心动图显示的变薄区域一致。右上图示中间心肌区域晚期钆增强，是心脏结节病的特征（白箭）。RV. 右心室；RA. 右心房；LV. 左心室；LA. 左心房；Ao. 主动脉

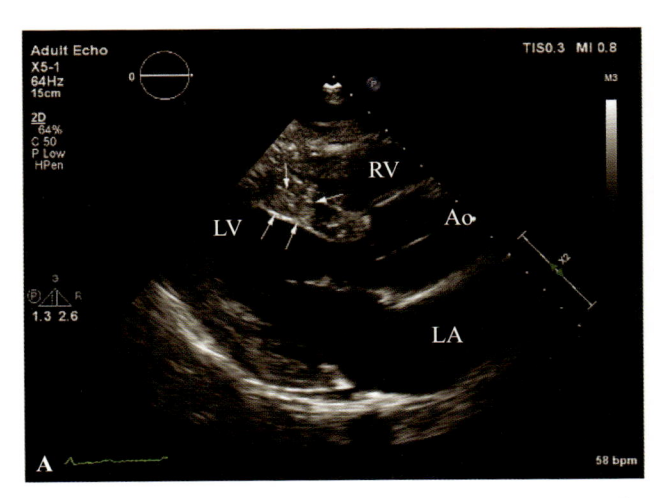

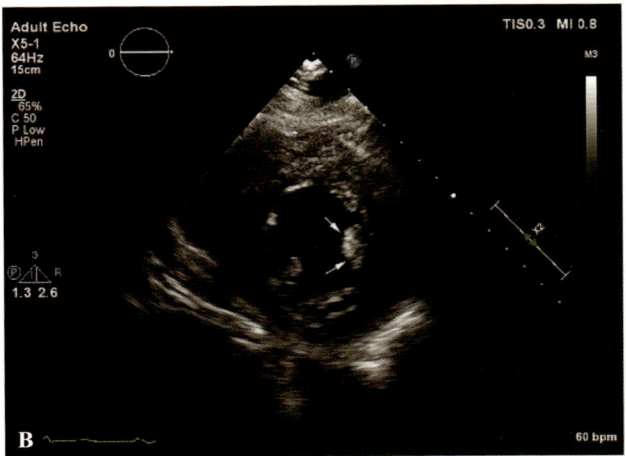

▲ 图 22-40　1 例室性心律失常患者的经胸超声心动图的胸骨旁长轴（A）和短轴（B）切面，随后证实其患有心脏结节病
在胸骨旁长轴切面显示腔室大小相对正常，但是在前间隔的中间段回声增强（白箭）。短轴切面中显示后外侧乳头肌的回声局部增强（白箭）。该患者的心脏钆剂增强 MRI 显示该强回声区钆增强（图 22-44）。RV. 右心室；LV. 左心室；LA. 左心房；Ao. 主动脉

增加的区域一致，提示炎症反应（图 22-45）。

（二）血色病

大部分晚期血色病累及心脏，表现为与心肌淀粉样变类似的浸润方式，或更多表现为扩张型心肌病，这与其他病因所致的心肌病难以鉴别。当糖尿病和皮肤颜色异常等血色病表现与扩张型心肌病同时存在时应怀疑血色病累及心脏。图 22-46 记录了血色病引起的终末期扩张型心肌病而接受心脏移植的患者，术后心肌活检证实血色病累及心脏，表现为室壁增厚并心肌纹理异常。

（三）结节性硬化

结节性硬化是一种遗传性神经皮肤疾病，在

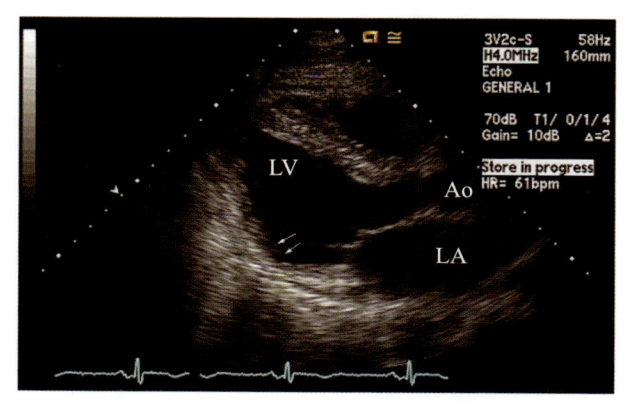

▲ 图 22-42 1 例心脏结节病患者的胸骨旁长轴切面
该图像记录的收缩末期，显示腔室大小正常。后壁局限性运动异常（白箭）与冠心病的常见梗死区域不一致。LV. 左心室；LA. 左心房；Ao. 主动脉；HR. 心率

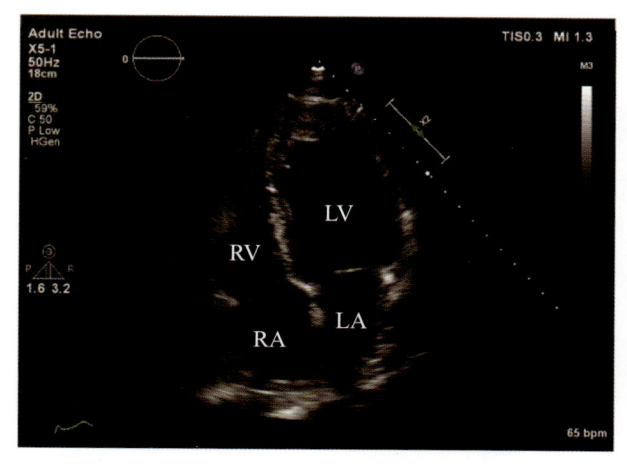

▲ 图 22-43 1 例扩张型心肌病和左心室整体收缩功能障碍患者的心尖四腔心切面，后证实与心脏结节病有关
RV. 右心室；RA. 右心房；LV. 左心室；LA. 左心房

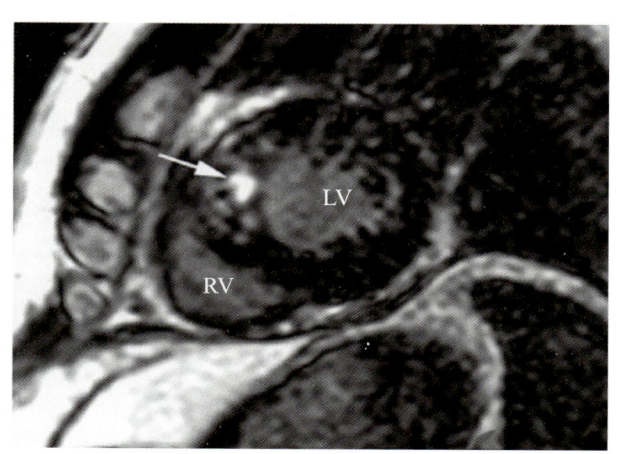

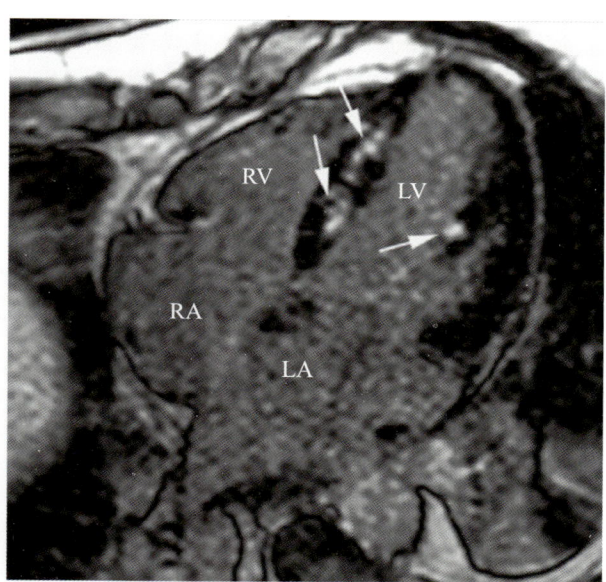

▲ 图 22-44 为图 22-40 所示患者的晚期钆增强心脏磁共振成像
短轴切面显示室间隔中间段晚期的钆增强区域与胸骨旁长轴切面上的强回声区域一致。四腔心切面（下图）显示室间隔中间段的高增强区域与缺血部位不一致，但与超声心动图声像图改变一致，另乳头肌中的高增强区域（向右的白箭），也与超声心动图声像图改变一致。RV. 右心室；RA. 右心房；LV. 左心室；LA. 左心房

儿童时期表现为发育迟缓，癫痫发作和皮肤异常。患者常出现心脏横纹肌瘤，表现为心脏内多发肿瘤，与心脏黏液瘤类似（图 22-47）。随着时间的推移，心脏横纹肌瘤可能会退化，局部心内膜纤维化和瘢痕形成（图 22-48）。

（四）嗜酸性粒细胞增多症

嗜酸性粒细胞性白血病、热带嗜酸性粒细胞增多症或特发性嗜酸性粒细胞增多可引起嗜酸性粒细胞增多，导致具有特征性的超声心动图表现，最典型的表现为左心室或右心室心尖部层状血栓填塞（图 22-49 和图 22-50）。病理上，血栓由炎性组织、血栓和嗜酸性粒细胞组成。血栓导致心腔缩小以及室壁僵硬度增加，出现限制型心肌病声像图改变。另外，嗜酸性粒细胞增多性心脏病可累及左心室后侧壁和二尖瓣后叶，导致二尖瓣反流。

（五）类癌综合征

类癌肿瘤可释放 5- 羟色胺与色氨酸等代谢产物，对心脏内皮产生毒性作用（类癌综合征）。这些代谢产物在肺被灭活，因此，左心很少受累，除非存在肺移植或右向左分流。类癌综合征的典型异常表现为三尖瓣和肺动脉瓣弥漫性增厚，运动受限（图 22-51 和图 22-52），从而导致瓣膜狭窄和反流。晚期患者的整个三尖瓣瓣叶均增厚、僵硬，而不是风湿性三尖瓣疾病的特征性圆顶状改变。两者的鉴别是绝大部分风湿性三尖

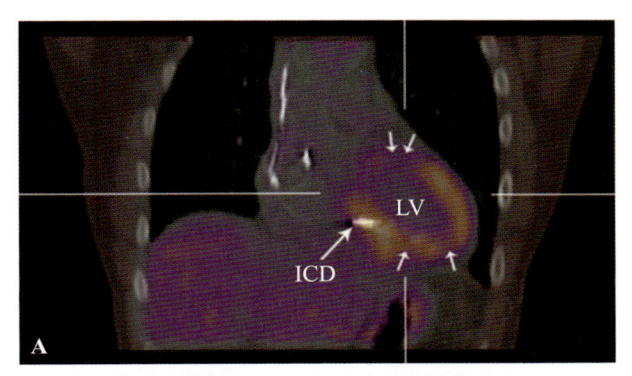

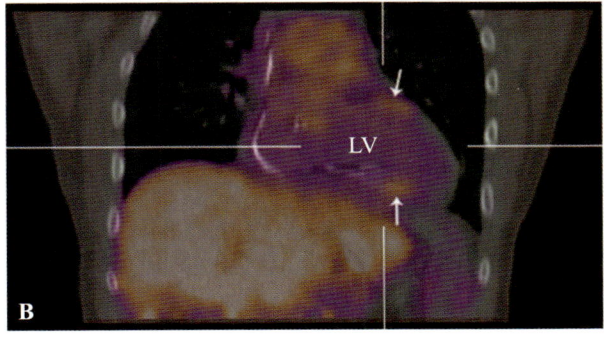

▲ 图 22-45 为图 22-40 和图 22-44 中所示的同一患者
A. 使用铊进行心肌灌注扫描的左心室长轴切面。显示近端室间隔的心肌灌注相对减少（双箭）以及下壁局部区域灌注减少（单箭）。B. 在同一患者中与 A 图切面相同的 FDG PET 扫描。高活性区域（白箭）与灌注减少的区域一致，表明这些区域的高代谢活性。LV. 左心室；ICD. 心律转复除颤器

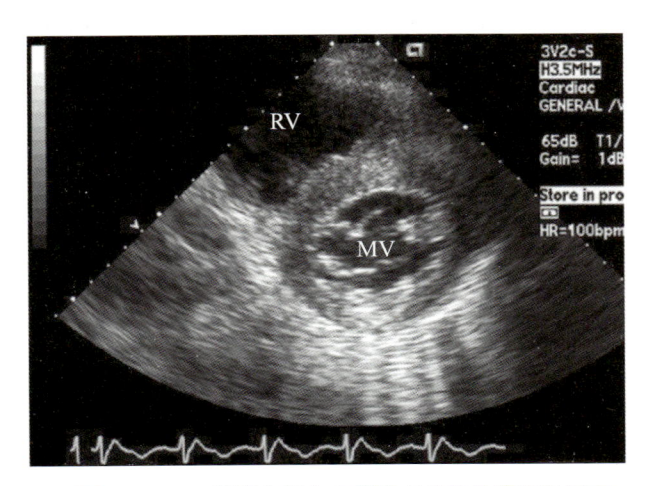

▲ 图 22-46 1 例患心脏血色病患者的胸骨旁短轴切面
显示室壁增厚和心肌纹理异常，收缩功能稍减低。RV. 右心室；MV. 二尖瓣；HR. 心率

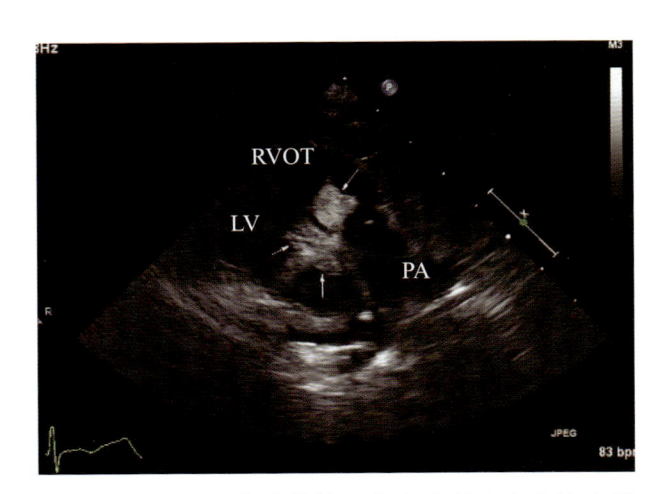

▲ 图 22-47 1 例患结节性硬化症合并右心室流出道（RVOT）和左心室横纹肌瘤患儿的胸骨旁切面（白箭）
LV. 左心室；PA. 肺动脉

瓣疾病同时存在二尖瓣受累。类癌性瓣膜病的进一步讨论见第12章。

（六）镰状细胞性贫血

镰状细胞性贫血（血红蛋白SS）与多种心血管异常有关。任何慢性、重度贫血（包括地中海贫血）均可引起心脏高输出量状态，继而导致左心室扩大，病程较长且病情严重时可表现为扩张型心肌病。镰状细胞性贫血可能与微灶性心肌梗死以及心室功能障碍有关（图22-53）。通过类似的血栓形成机制，镰状细胞性贫血可能会出现肺动脉高压。

（七）人类免疫缺陷病毒

人类感染免疫缺陷病毒（HIV）或获得性免疫缺陷综合征（AIDS）与多种心血管异常表现有

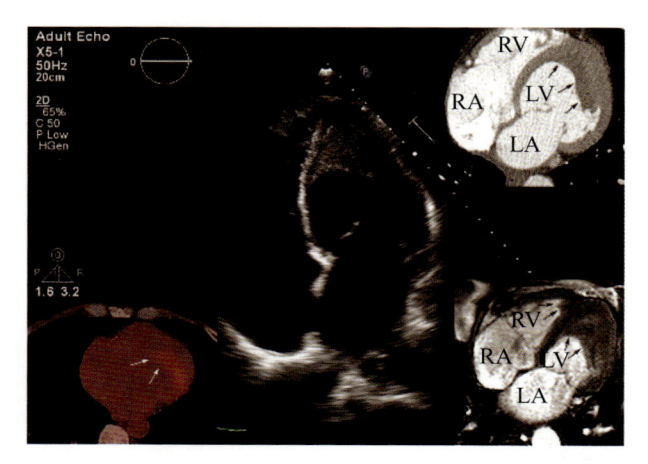

▲ 图 22-49　1例左心室受累的嗜酸性粒细胞增多症患者的图像。超声图像显示伴有轻度心房扩张及左心室心尖部闭塞的心尖四腔心切面。右上为心脏CT图像，证实闭塞的左心室心尖部被软组织密度影（黑箭）充填。右下是同一患者的心脏MRI图像，再次证实了左心室心尖被软组织密度影充填闭塞并累及右心室心尖部。左下是该患者的正电子发射断层扫描图像，显示左心室肿块边界的FDG-avid信号，表明了其为炎症性肿块

LA. 左心房；LV. 左心室；RA. 右心房；RV. 右心室

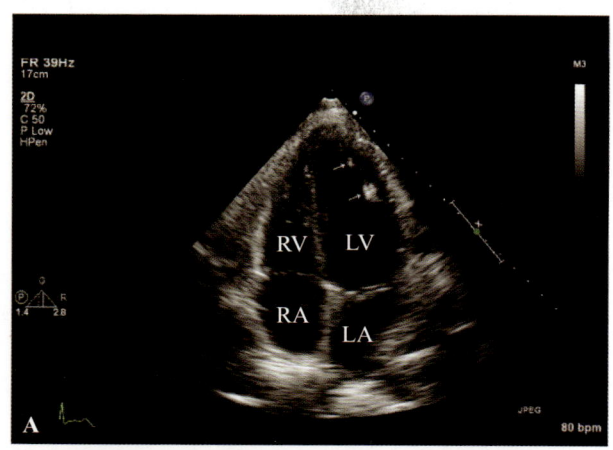

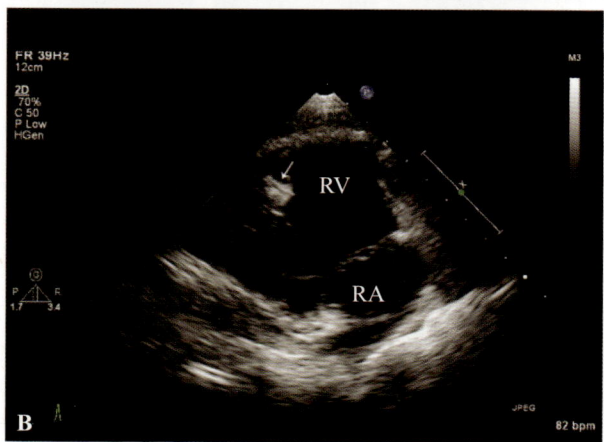

▲ 图 22-48　A. 1例有结节性硬化病史的年轻患者的心尖四腔心切面。先前有多发性右心室和左心室横纹肌瘤。随着时间的推移，肿瘤自发消退，在左心室心肌处留下回声增强的纤维化结节区域（白箭）。B. 右心室流入道切面，在儿童期原有横纹肌瘤的右心室区域显示一结节灶（白箭）

RV. 右心室；RA. 右心房；LV. 左心室；LA. 左心房

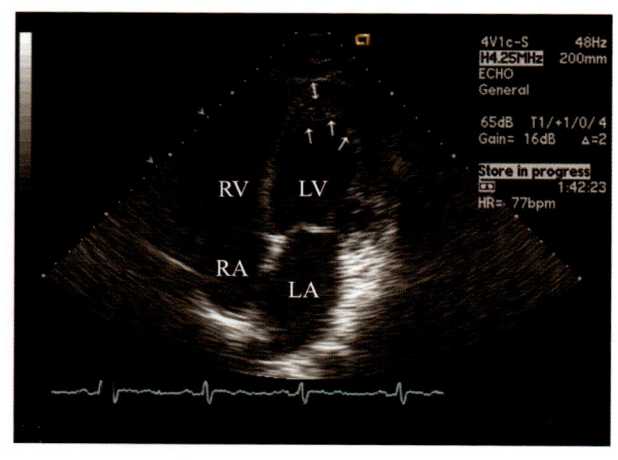

▲ 图 22-50　1例嗜酸性粒细胞增多症并心尖轻度受累患者的心尖四腔心切面

双向箭表示实际的心肌厚度。注意心尖部（向上白箭）与嗜酸性粒细胞增多症有关的层状血栓形成物。LA. 左心房；LV. 左心室；RA. 右心房；RV. 右心室

第 22 章 超声心动图在全身性疾病及其特殊临床表现中的应用
Echocardiography in Systemic Disease and Specific Clinical Presentations

关，但缺乏特异性表现。心包炎、肺动脉高压及扩张型心肌病均有报道。人类免疫缺陷病毒导致心血管异常的机制尚未完全阐明。患者由于处于免疫紊乱的状态而易于感染，包括少见微生物感染所致的心内膜炎。

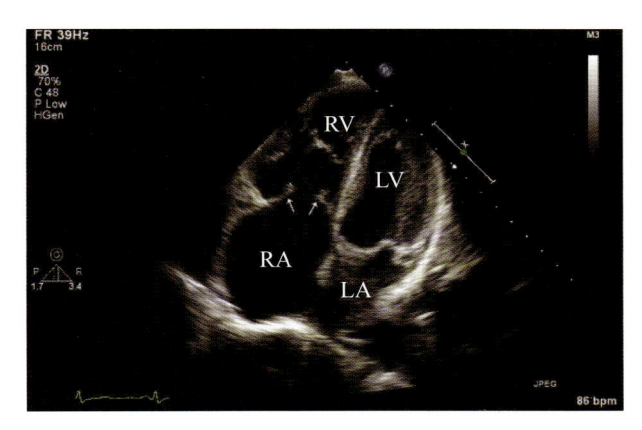

▲ 图 22-51 1 例三尖瓣受累的类癌综合征患者的心尖四腔心切面
收缩中期见显著扩张的右心房及右心室及弥漫性增厚的三尖瓣瓣叶（白箭），实时动态图像显示三尖瓣无活动度。LA. 左心房；LV. 左心室；RA. 右心房；RV. 右心室

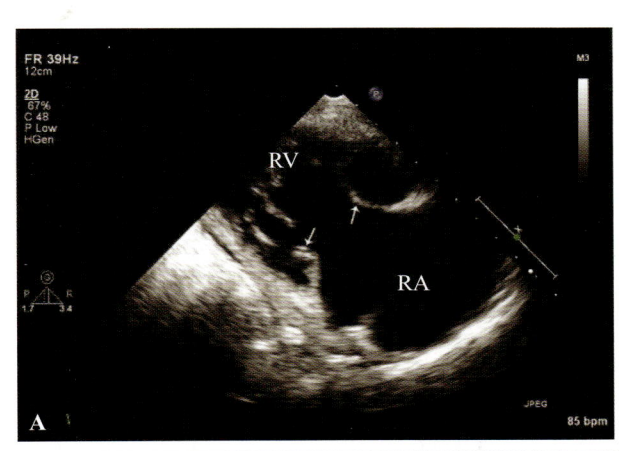

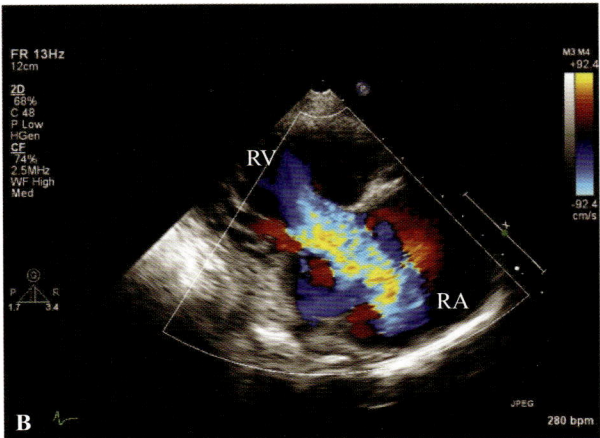

▲ 图 22-52 与图 22-51 为同一患者的右心室流入道切面
A. 右心房（RA）和右心室（RV）显著扩张，三尖瓣瓣叶（白箭）弥漫性增厚、未见活动度；B. 收缩期三尖瓣完全不能闭合，出现大量的反流信号

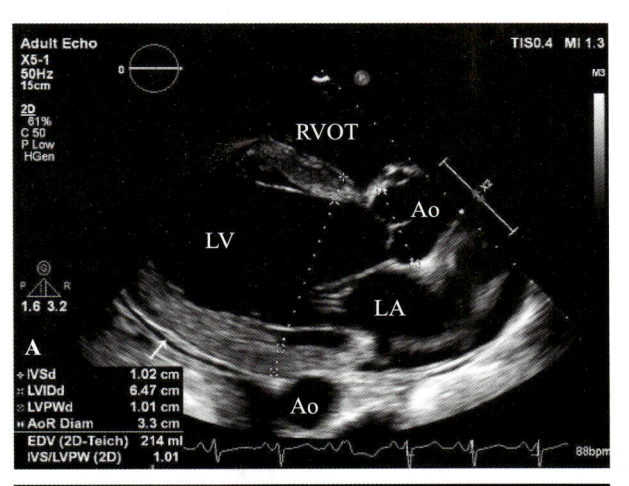

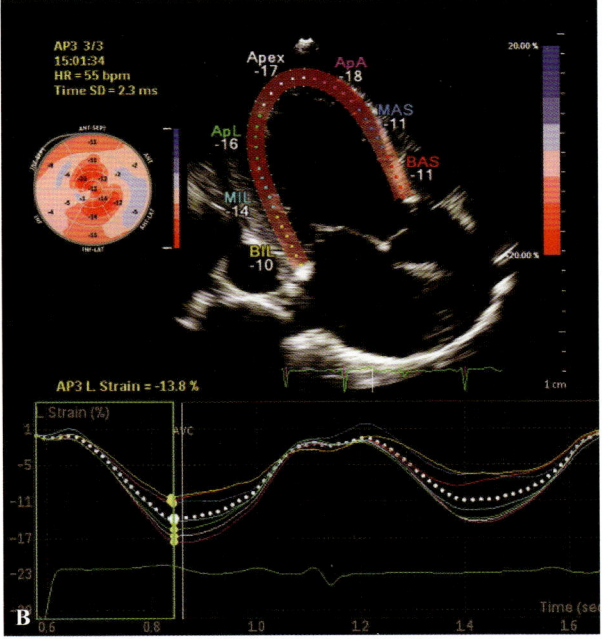

▲ 图 22-53 A. 1 例患有镰状细胞性贫血（长期血红蛋白低于 8g/dl）的年轻的非裔美国男性患者的胸骨旁长轴切面。显示扩张的左心室，实时图像显示左心室的整体运动功能减退，伴少许的心包积液（白箭）。B. 在心尖三腔心切面计算左心室纵向应变。除了心尖部之外，所有节段的纵向应变均减少，牛眼图也显示左心室整体的应变减低，而心尖部应变减低的程度较小

Ao. 主动脉；LA. 左心房；LV. 左心室；RVOT. 右心室流出道

841

（八）减肥药性瓣膜病

20世纪90年代末期，一些服用anorexigens减肥药的患者出现了一种少见的瓣膜性心脏病，特别是联合应用芬氟拉明和芬特明的患者。在解剖学上，二尖瓣出现最明显损害。晚期患者，二尖瓣及其腱索被间质包裹（图22-54），其表现与类癌综合征相似，但三尖瓣未见受累。还可出现主动脉瓣反流，但主动脉瓣病变在超声心动图上的表现不明显。最初报道的减肥药性瓣膜病的发病率明显有误，为16%～40%。更严谨的监测研究表明其发生率为3%～15%，且主动脉瓣反流比二尖瓣反流更常见。服药时间与瓣膜病的发生率存在明确关联。大多数研究表明服药时间少于6个月极少累及瓣膜，并且多数瓣膜病变轻微。本病的超声心动图表现尚未统一标准。几项随访研究表明，很多患者的瓣膜反流可能会随时间推移好转。由于这种违禁药已经停止使用，因此不太可能出现新的减肥药性瓣膜病患者。最近，有报道在用培高立特治疗帕金森病的患者中出现了类似的瓣膜病综合征。

六、临床表现及超声心动图应用

对某些常见的临床表现来说，超声心动图是主要的诊断工具，并对患者的治疗有直接和相关的影响（表22-2）。对于这些临床表现中的大多数人来说，超声心动图检查被美国心脏病学会/美国心脏协会（ACC/AHA）指南列为Ⅰ类推荐，作为重要的诊断工具来管理某些特定疾病。

（一）充血性心力衰竭

充血性心力衰竭（CHF）是目前临床工作中最常见的诊断之一，也是导致患者住院的主要原因。其解剖及病理生理基础是多种多样的，包括瓣膜性心脏病、缺血性心脏病以及原发性心肌病。30%～50%的CHF患者为收缩功能保留，表现为舒张功能障碍的心力衰竭。这种现象称为射血分数保留的心力衰竭（HFpEF）。超声心动图可以测量左心室收缩期、舒张期容积以及射血分数等收缩功能指标，以区分为收缩功能保留类CHF和收缩功能减低类CHF（图22-55和图22-56）。超声心动图还可明确大多数充血性心力衰竭患者潜在的解剖变化。ACC/AHA指南推荐超声心动图检查为新发或复发CHF患者管理的Ⅰ类适应证。目前，基本上所有慢性或急性充血性心力衰竭患者均应进行超声心动图检查，明确是否存在解剖学改变，评估收缩和舒张功能，筛查功能性瓣膜反流和肺动脉高压等继发性改变。

根据超声心动图的评估，心力衰竭可以分为需手术治疗（如心脏瓣膜病）和药物治疗（扩张型心肌病）两大类。对CHF患者进行全面的评估通常选用经胸超声心动图即可。负荷超声心动图可作为识别CHF患者缺血心肌和存活心肌的补充手段。对于原发性心肌病患者，超声心动图可评价心功能恢复情况及筛查心力衰竭并发症。

一些超声心动图表现与CHF患者预后相关（表22-5）。左心室收缩功能和临床预后呈正相

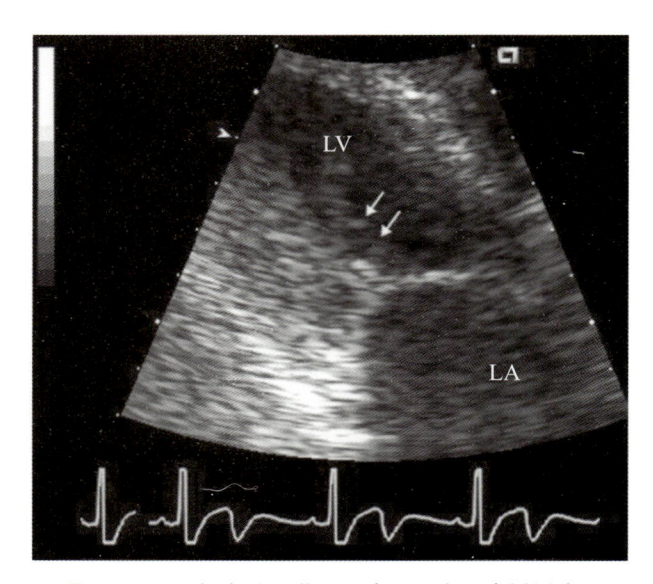

▲ 图22-54 1例有减肥药服用史，伴有二尖瓣瓣尖及腱索（白箭）弥漫性增厚患者的心尖长轴切面
此超声表现并非是服用减肥药物的特异性表现，与服用药物的关系是假定的，并排除了其他可能病因导致的瓣叶增厚。LA. 左心房；LV. 左心室

关。CHF 患者出现包括二尖瓣和三尖瓣反流、右心室功能异常或继发性肺动脉高压中的任何一种表现，提示预后较差。

多普勒超声心动图对心脏舒张功能的评价能提供重要的预后信息。与舒张迟缓和 E/A 比值小于 1 的患者相比，高 E/A 和短加速时间（即限制性充盈）患者预后更差。收缩功能障碍的患者，E/A 比值增大表示心室病理性硬化并左心室舒张压升高，常提示容量负荷过重及舒张功能障碍。最新数据表明，处于中间类型的假性正常化也有类似的预后。评估肺静脉血流及二尖瓣瓣环多普勒组织成像有助于识别假性正常化及其不良预后。多项研究证实了患者预后不良与测量二尖瓣瓣环速度得出的舒张功能异常相关，此外，左心房扩张与不良预后的关系也已被证实。

（二）急性肺栓塞

急性肺栓塞可继发于存在严重疾病的患者，也可发生于突发高危因素的健康人，如制动。其典型症状包括急性胸膜性胸痛以及呼吸困难。许多患有其他重大疾病的患者，发生肺栓塞时常无典型表现，或没有急性症状。血流动力学损害程度与肺栓塞范围直接相关，小的栓子引起的轻微栓塞无明显症状，大的栓塞或多发性肺栓塞可导致猝死。当患者出现呼吸困难急性发作时，超声心动图是一种辅助诊断的工具，当患者的症状支持肺栓塞时，超声心动图正常并不能排除该病。

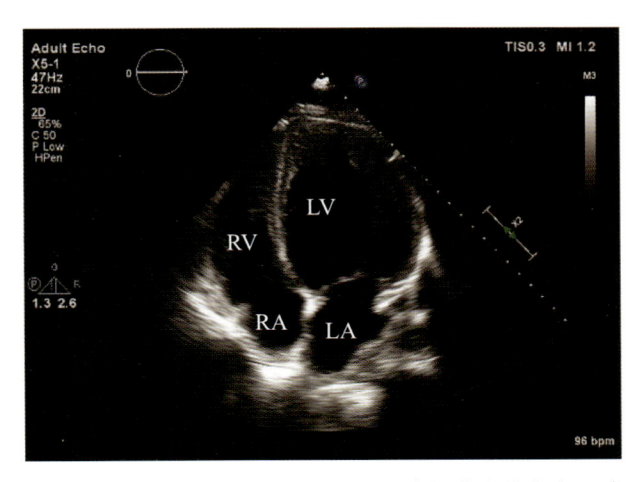

▲ 图 22-55 1 例突发的充血性心力衰竭患者的心尖四腔心切面，与先前未检查出来的扩张型心肌病相关
表现为左心室轻度球形扩张，实时图像显示左心室的整体运动减低。LA. 左心房；LV. 左心室；RA. 右心房；RV. 右心室

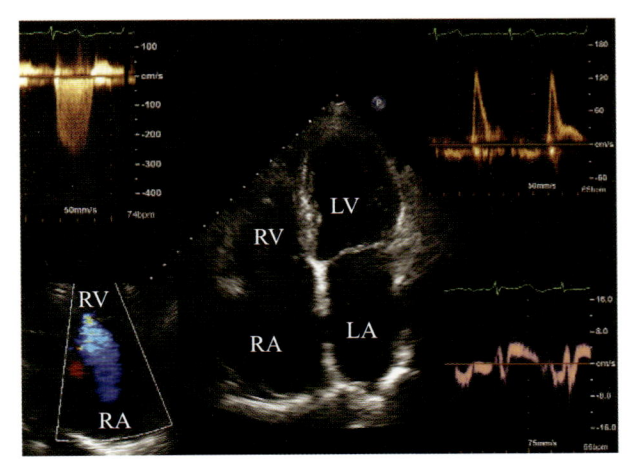

▲ 图 22-56 1 例充血性心力衰竭的老年患者的心尖四腔心切面，表现为肺充血和外周水肿
注意右心房和左心房的显著扩大，但心室的大小相对正常。实时图像显示左心室收缩功能正常。左下图显示三尖瓣中量反流，多普勒显示右心室到右心房压力差相对正常。右侧图显示二尖瓣瓣口血流频谱减速支陡峭，组织多普勒示 E 波速度减低，提示该患者存在 3 级舒张功能障碍，其限制性充盈障碍与长期高血压和年龄有关
LA. 左心房；LV. 左心室；RA. 右心房；RV。右心室

表 22-5 充血性心力衰竭的预后指标

左心室收缩功能
心腔大小 / 容积 / 形态
射血分数
心肌做功指数
整体纵向应变
左心室舒张功能
二尖瓣瓣口血流频谱
二尖瓣瓣环舒张期运动速度
左心房容积
二尖瓣反流
三尖瓣反流
肺动脉高压
右心室功能

（三）超声心动图表现

肺栓塞的超声心动图表现与栓塞程度直接相关。还必须考虑既往已有的心血管疾病的严重程度。对于血流动力学改变明显的肺栓塞，通常会出现右心扩大及收缩功能障碍（图22-57）。心血管系统及肺动脉压力正常时，右心室压力不会超过60～70mmHg。因此，如疑似肺栓塞患者的右心室压力达到或超过70mmHg时，需考虑慢性血栓栓塞性疾病急性发作或既往存在肺动脉高压。对于出现急性呼吸急促和胸痛的患者，如果存在右心室扩大伴有三尖瓣反流，以及肺动脉压力轻度升高，应该首先考虑肺栓塞诊断。左心室功能评估同样重要，因为左心室下壁并右心室心肌梗死时，存在类似的超声心动图表现，但是一般不会同时出现肺动脉压力升高。很多肺栓塞患者，可能仅表现为轻度的右心扩大和三尖瓣反流，或引起室间隔细微的非特异性运动异常。小范围的肺栓塞，超声心动图表现可完全正常，因此超声心动图表现正常不能排除急性肺栓塞的诊断。根据栓子的大小和所导致的右心室功能障碍的程度，右心排血量可能减少并引起左心室充盈减少，导致舒张期二尖瓣瓣口 E/A 比值降低，但这一征象显然是非特异性表现。急性肺栓塞特异性的超声心动图表现是右心室心尖段运动正常而基底段室壁运动异常（McConnell征）（图22-58）。

在近端肺动脉腔内偶可直接显示栓子（图22-59）。经食管超声心动图检查的血栓检出率更高（图22-60），但此项检查并不常规用于怀疑肺动脉栓塞患者。有时，会检出游走性血栓栓塞（TEIT），这种血栓通常较大，常来自下肢深静脉，易被三尖瓣装置缠住。超声心动图表现为蠕行的血栓且活动度大，并出现自身卷曲。图22-61和图22-62记录了TEIT患者的超声心动图。注意图22-62显示部分血栓已通过卵圆孔进入左心房，因此该患者存在矛盾性体循环栓塞的风险。TEIT的治疗方案仍然存在争议，大多数

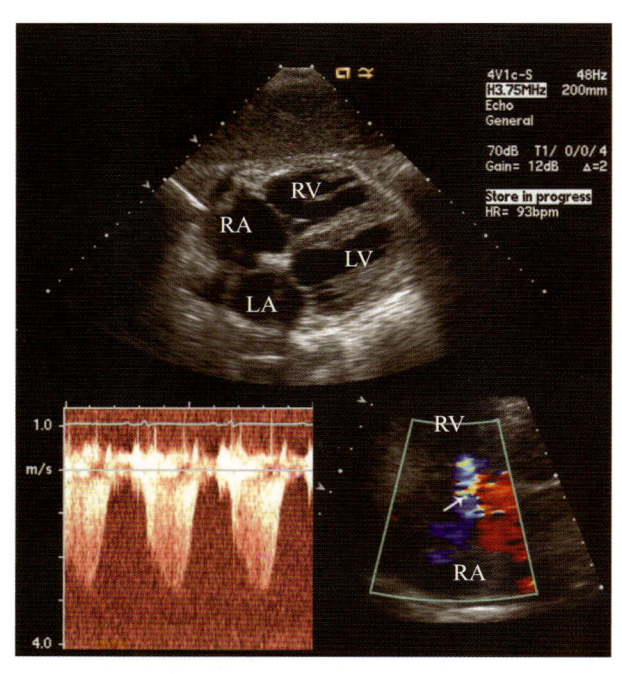

▲ 图22-57 1例急性、大范围肺栓塞患者的剑下切面
表现为右心室扩张，实时图像显示近端2/3的右心室壁运动功能减退。右下图从心尖四腔心切面观察，显示轻度三尖瓣反流，反流峰速为3m/s，估计右心室收缩压为46mmHg（假设右心房压力为10mmHg）。LA. 左心房；LV. 左心室；RA. 右心房；RV. 右心室

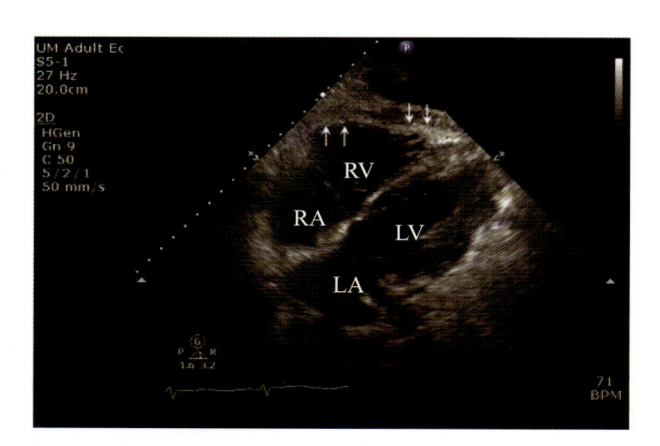

▲ 图22-58 1例大范围肺栓塞患者的剑下切面显示右心室扩张
图片中帧频处于收缩末期，表现为右心室心尖段室壁收缩功能正常，基底段（白箭）收缩减弱（McConnell征）。LA. 左心房；LV. 左心室；RA. 右心房；RV. 右心室

专家建议立即对合适的患者行手术取栓，而其他专家则主张进行溶栓治疗或积极的肝素化治疗。TEIT患者代表高危人群，如果不治疗死亡率常

第 22 章 超声心动图在全身性疾病及其特殊临床表现中的应用
Echocardiography in Systemic Disease and Specific Clinical Presentations

高达 75%。

对于疑似肺栓塞的患者，应注意观察房间隔外形的曲度改变。如果右心压力升高，房间隔将持续膨向左侧，而不是在两个方向都有正常的相位变化（图 22-63）。用右心造影观察卵圆孔出现右向左分流是右心压力升高的间接证据。肺栓塞患者的某些超声心动图特征与预后恶化有关，建议作为进一步行溶栓或导管治疗的适应证。这些特征包括右心明显扩张和右心室收缩功能障碍，其他超声心动图参数包括心肌做功指数和三尖瓣瓣环收缩期位移（TAPSE），可为急性肺栓塞提供预后信息。

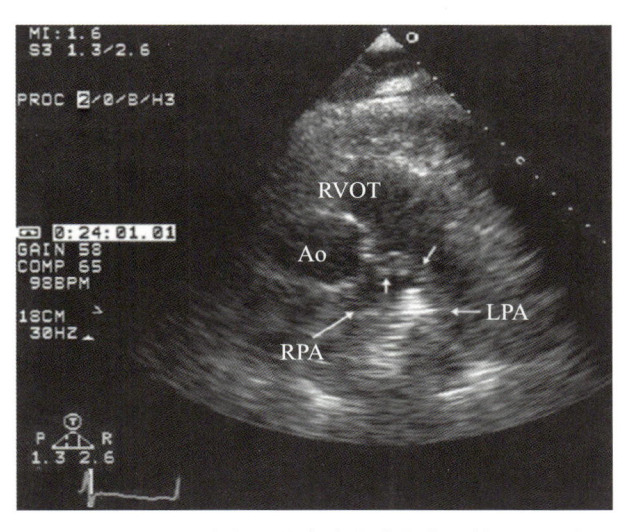

▲ 图 22-59 1 例急性肺栓塞患者胸骨旁短轴切面，表现为肺动脉分叉处可见一条状团块（小箭）
实时图像显示块具有活动度，且具有典型的鞍状栓子外观。Ao. 主动脉；RVOT. 右心室流出道；RPA. 右肺动脉；LPA. 左肺动脉

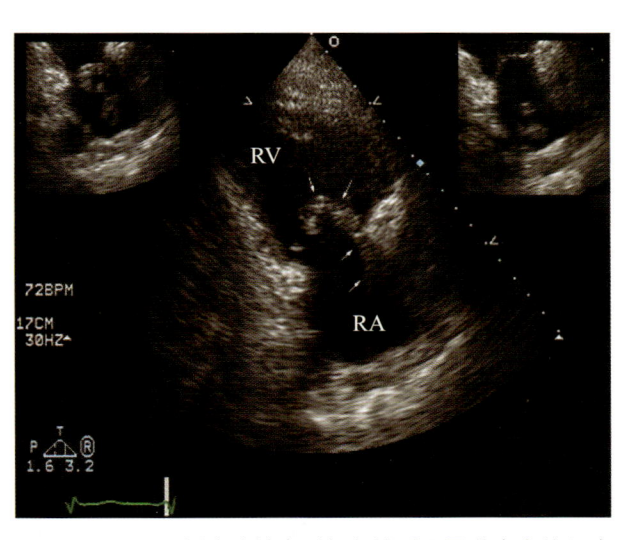

▲ 图 22-61 1 例由肺栓塞引起急性呼吸困难患者的经胸右心室流入道切面
中央图像可见横跨右心房和右心室的细长条状团块（白箭）。上方的两幅图像为在心动周期两个时间点记录的右心房观，显示了右心腔内匍行的团块其位置和外观高度可变。在相关的实时图像中可以更好地观察这一点
RA. 右心房；RV. 右心室

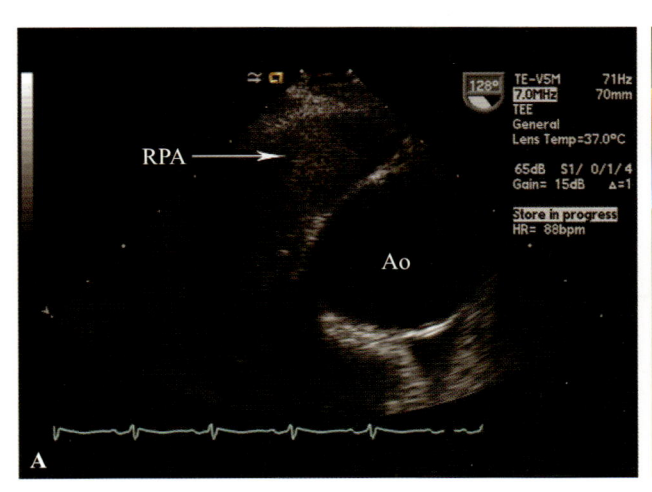

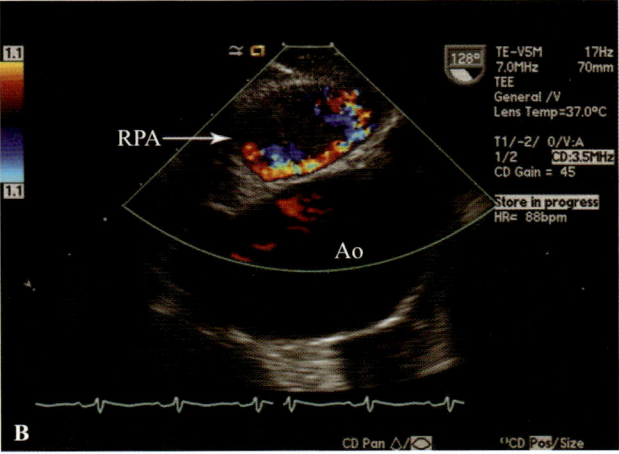

▲ 图 22-60 1 例经食管超声心动图记录的栓子巨大的近端肺栓塞患者
A. 升主动脉和右肺动脉处可见均质团状回声充填右肺动脉（RPA）。B. 彩色多普勒表现为血栓性团块引起明显阻塞。Ao. 主动脉；RPA. 右肺动脉

845

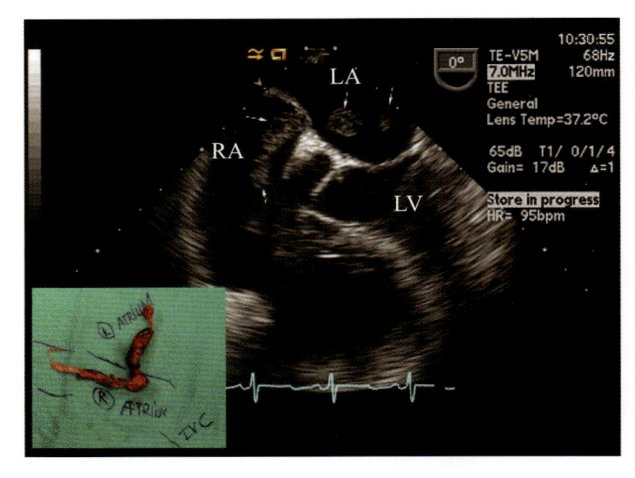

▲ 图 22-62 经食管超声心动图记录游走性血栓栓塞（TEIT）过程

可见复杂的匍行状团块存在于右心房和左心房（白箭）。由于团块呈匍行性和自身卷曲的性质，左心房的血栓呈现为两个小而单独的团块。在实时图像中，可以更好地了解游走性血栓栓塞过程的连续性。左下图是外科医生在手术切除时画的草图，勾勒出右心房的细长血栓正穿过房间隔进入左心房。LA. 左心房；LV. 左心室；RA. 右心房

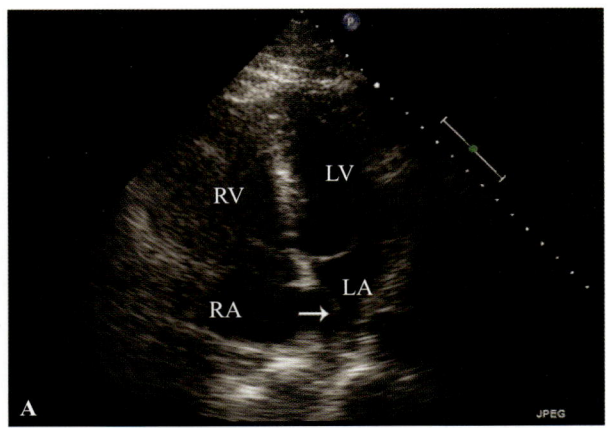

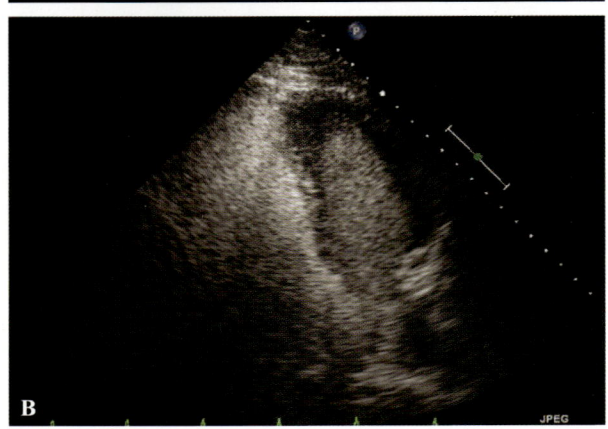

▲ 图 22-63 1 例文献记载的肺栓塞患者的心尖四腔心切面

A. 表现为右心房和右心室的扩张。同时显示房间隔明显从右心房膨向左心房侧（白箭），提示右心房高压。B. 右心造影显示大量右向左的分流与卵圆孔重开有关。LA. 左心房；LV. 左心室；RA. 右心房；RV. 右心室

（四）心房颤动

在 70 岁以上的患者中，有 6%~10% 的患者存在心房颤动。心房颤动可以单独存在于心脏结构正常的患者（孤立性心房颤动），更常见于存在潜在心血管疾病的患者。几种典型的心血管疾病与心房颤动有关，以风湿性二尖瓣狭窄最常见。但是，高血压和潜在的冠心病是目前发生心房颤动最常见的危险因素。根据临床和超声心动图标准，心房颤动患者被分为瓣膜性与非瓣膜性。所有心房颤动患者都应进行超声心动图检查，心脏结构正常的患者更有可能自动恢复为窦性心律，如果是相对年轻且没有临床危险因素的患者，则并发栓塞的风险较低。反之，如果检查出以前未发现的心肌病或二尖瓣狭窄，则自动复律的可能性较小，而发生心源性栓塞并发症的可能性增加。慢性心房颤动患者长期抗凝血的指南制定，主要依据患者年龄，是否并发高血压、糖尿病、心力衰竭和潜在结构性心脏病等，这些疾病应用经胸超声心动图即可评估。

心房颤动的症状各异，可能仅为快速、心律不齐引起的心悸。尤其是运动不耐受和呼吸困难的进展，这可能与充血性心力衰竭、既往疾病或心律相关性心肌病的进展有关。而心律相关性心肌瘤可发生在心室反应失控的心房颤动患者。此时，患者超声心动图表现可能与扩张型心肌病类似（图 22-64）。假如未经干预的心房颤动持续时间不长，典型的房室扩张通常没有收缩功能障碍所致的房室扩张严重。除非并发心肌病，否则心脏功能恢复的可能性很大（图 22-65）。

血栓栓塞是心房颤动最令人关注的并发症，包括脑卒中，在现代抗凝血指南出现之前，它是导致慢性心房颤动患者发病率和死亡率较高的

第 22 章 超声心动图在全身性疾病及其特殊临床表现中的应用
Echocardiography in Systemic Disease and Specific Clinical Presentations

重要原因。心房颤动患者应区分瓣膜性和非瓣膜性。目前的指南将"瓣膜性心房颤动"定义为风湿性二尖瓣狭窄、二尖瓣修复或置换时出现的心房颤动，其发生血栓栓塞并发症的风险比非瓣膜性心房颤动患者更高，临床治疗策略也不同。这种区别可以通过常规超声心动图检查鉴别。

心房颤动患者发生血栓栓塞是因为血流在左心房淤滞导致血栓形成（图 22-66 和图 22-67）。心房颤动患者血栓的发生率为 6%~30%，形成的血栓 90% 以上位于左心耳。血栓的发生率与潜在心脏病病因和心房颤动持续时间相关，这解释了血栓发生率变动范围较大的原因。需要强调的是，如果在左心房或左心耳内观察到密集的云雾影或自发性显影（图 22-68 和图 22-69），其发生血栓栓塞的风险与血栓形成相似。

血栓和血流淤滞均与心房运输的完整性直接相关，可通过多项超声心动图参数进行评价。最简单的方法是将脉冲多普勒取样容积置于左心耳入口，测量左心耳入口血流的进、出速度（图 22-70）。心房颤动患者，血流进出心房的速度变异性很大。许多心房颤动患者，特别是没有心肌病或其他严重结构性心脏病者，血流流出心房的

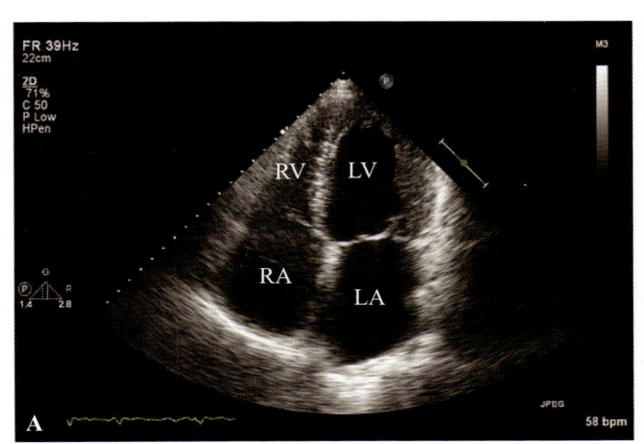

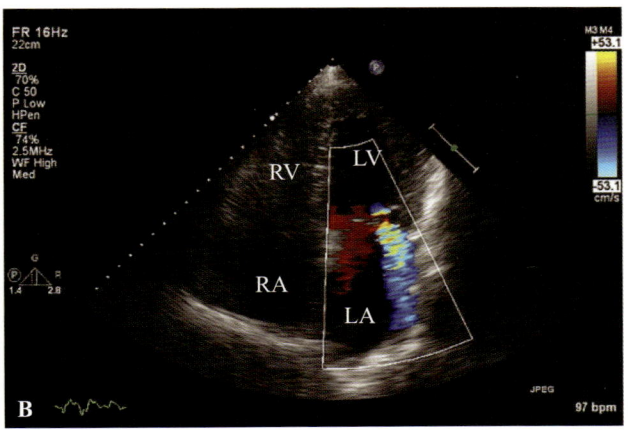

▲ 图 22-64 1 例新发心房颤动患者的经胸超声心动图，患者出现疲劳和呼吸困难的症状
A. 动态图像显示左心室轻度扩张和左心室壁整体运动减弱。B. 显示左心室整体运动减弱和中至大量二尖瓣反流。LA. 左心房；LV. 左心室；RA. 右心房；RV. 右心室

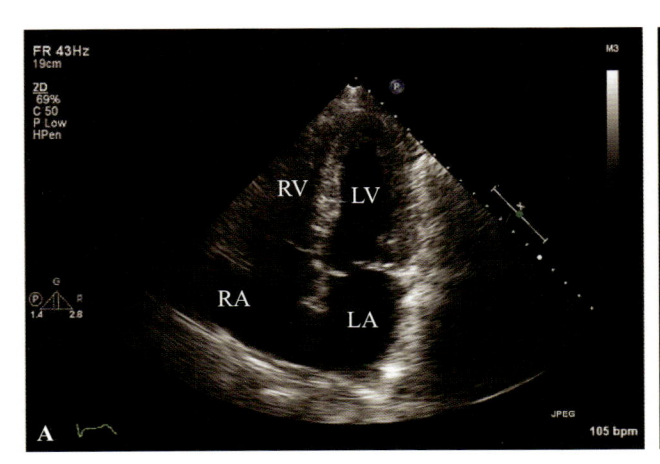

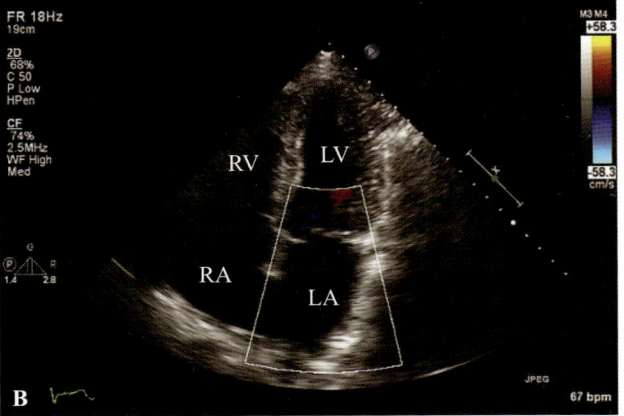

▲ 图 22-65 与图 22-64 所示为同一患者的心尖四腔心切面，心脏复律至正常窦性心律 3 个月后的记录
A. 心尖四腔心切面证实了左心室较之前减小，左心室收缩功能正常。在实时图像中更容易识别。B. 彩色多普勒的心尖四腔心切面。证实了继发性二尖瓣反流与左心室收缩功能同时改善。LA. 左心房；LV. 左心室；RA. 右心房；RV. 右心室

速度与窦性心律患者相当。有间接证据表明，保持较高血流流出速度可以降低血流淤滞和血栓形成的风险。相反，其他心房颤动患者可能出现病理性低血流速度（图 22-70），这可能与自发性显影和血栓形成更相关。评估心耳血流运输的其他方法包括心耳壁的多普勒组织成像，以及用心耳平面测量面积来计算其"射血分数"。

大量研究关注经食管超声心动图在指导心房颤动患者管理中的潜在作用。传统治疗包括心脏复律前口服抗凝血药 3~4 周，恢复窦性心律后继续抗凝血 3~6 个月。在心脏复律前进行 3~4 周的抗凝血治疗将大幅降低血栓栓塞的可能性，

▲ 图 22-66　1 例有阵发性心房颤动和神经系统疾病患者的经食管超声心动图图像
黑小箭表示左心耳的外边界，其内充满血栓，其中部分血栓凸入心耳的分叶（白箭）。LA. 左心房；PV. 肺静脉

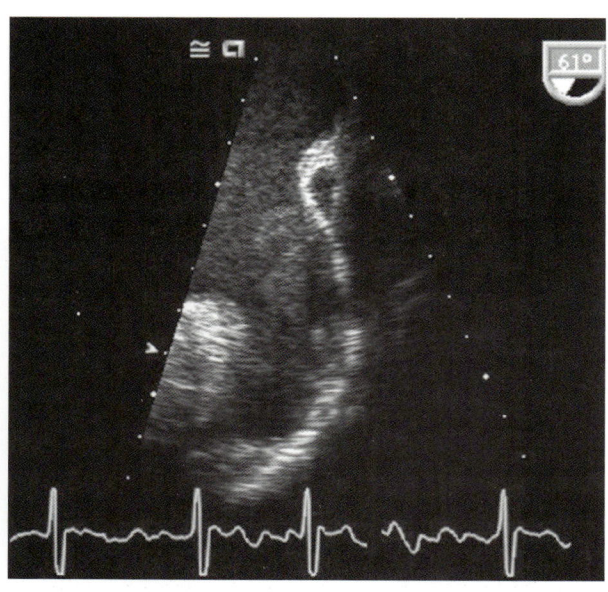

▲ 图 22-68　1 例心房颤动患者左心耳的放大图像
在这个病例中，左心耳内未见明显的血栓，显示模糊的云雾影，提示血流淤滞

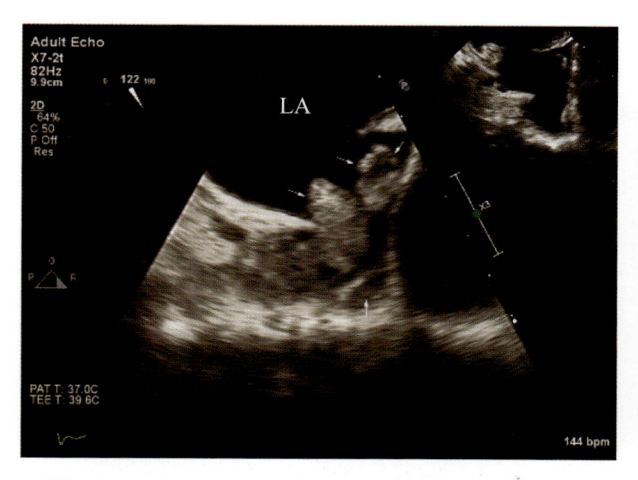

▲ 图 22-67　1 例经心脏复律的心房颤动患者经食管超声心动图图像
左心耳内见巨大的血栓，包括 2 个明显的、凸出的血栓（白箭）。插图是在抗血栓治疗 8 周后复查经食管超声心动图，左心耳内原有的血栓消退。LA. 左心房

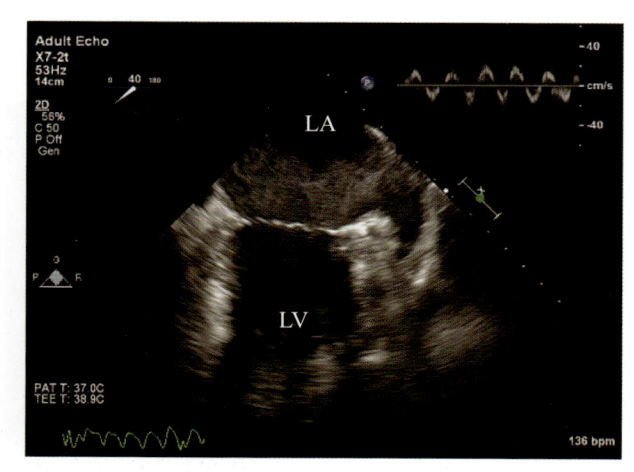

▲ 图 22-69　1 例经食管超声心动图记录的心房颤动患者的左心房和左心耳内自发性显影
右上方插图为左心耳的脉冲多普勒频谱，显示左心耳血流峰速明显降低，约为 20cm/s。LA. 左心房；LV. 左心室

已被视为标准化治疗方案。据推测，如缺少左心房血栓的超声心动图证据，可进行选择性心脏复律，栓塞风险低（前提是患者在手术时充分抗凝血，并且抗凝血治疗已持续数周）。这一策略缩短了心房颤动的持续时间，并促进心房功能更快恢复（如减少左心耳顿抑）。

传统的超声心动图和经食管超声心动图在临床上的选用都是合理的。选择哪种检查方式取决于临床，通常与是否需要快速恢复窦性心律和（或）增加3～4周心脏复律前抗凝血治疗的风险有关。无论哪种方法，心脏复律后需要至少6周抗凝血，许多专家建议根据临床情况延长抗凝血时间。

心脏复律后抗凝血治疗与心房顿抑有关。自发的、药物的或通过直接电复律转为正常窦性心律后，都可能会发生心房顿抑现象。这会导致心脏在恢复正常窦性心律后左心耳的功能突然下降，增加了左心耳血流淤滞和血栓形成的风险。一直以来，已经认识到心脏复律术后，血栓栓塞并发症可能并不会立即出现，而是发生在复律后的72h内。血栓延迟形成及栓塞可能与心房顿抑有关，而不是之前已形成血栓的"排出"。图22-71和图22-72记录了1例患者在心房颤动选择性心脏复律期间的情况。图22-71显示心房颤动时左心耳进、出速度接近正常，恢复窦性心律后，心房运输功能突然下降。这与图22-72所示的电复律后立即出现的自发性显影一致。超声心动图显示，心房机械活动的恢复可能需要数周时间。窦性心律恢复后，血栓形成的倾向减少所需的时长尚不明确。

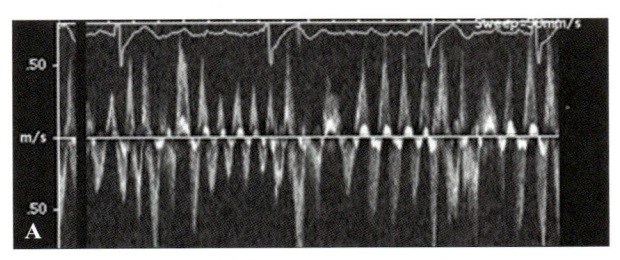

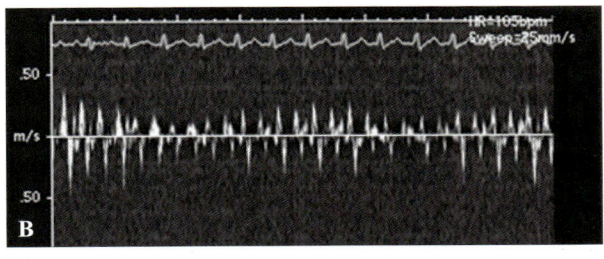

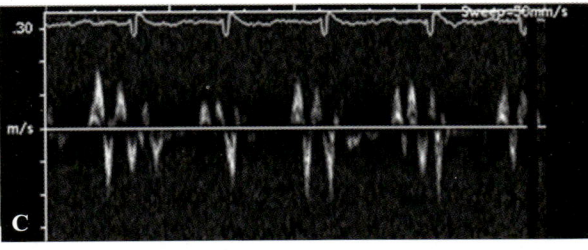

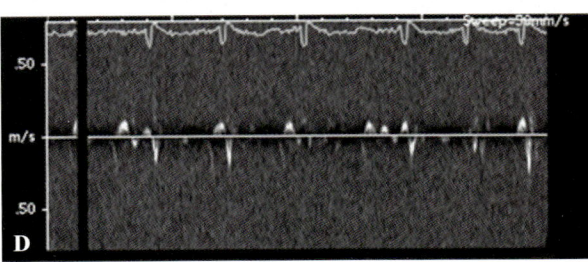

▲ 图 22-70　4 例心房颤动患者左心耳脉冲多普勒频谱
注意左心耳进、出血流速度的范围很广，从上图的接近正常至下图的速度接近为 0cm/s

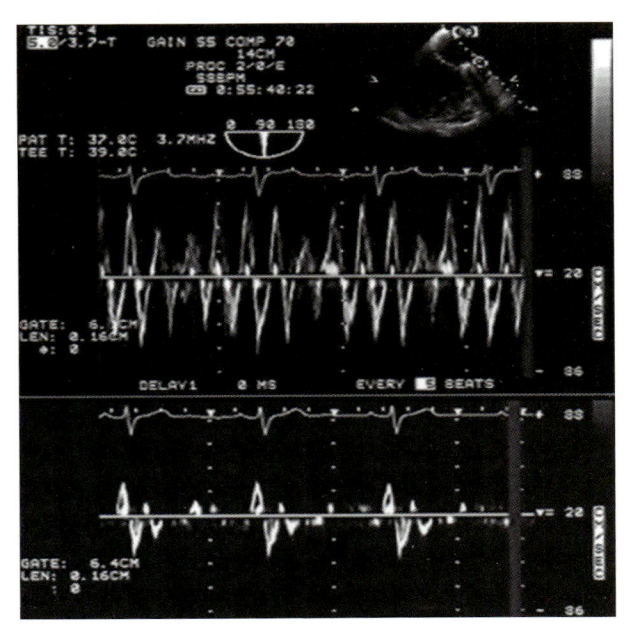

▲ 图 22-71　1 例心房颤动患者复律前（上图）和复律后（下图）左心耳血流速度的图像
复律前进、出左心耳血流速度为 40～60cm/s，恢复正常窦性心律后速度降低到 30cm/s（下图）

正常窦性心律患者也可偶见类似的表现，即心房血流运输减少，伴有自发显影，甚至心耳内血栓形成。在多数情况下，患者伴有扩张型或限制型心肌病导致的心房显著扩张和舒张功能障碍。这部分患者可能发生阵发性心房颤动，因此，自发显影和血栓形成可能与心脏本身改变更相关。图 22-73 记录了 1 例高血压性心血管病合并舒张功能障碍的患者，正常窦性心律，无心房颤动史。自发显影与心房颤动时的表现相同，左心耳内血流速度出现病理性减低。

多种超声心动图参数已成为评价心脏复律或消融复律成功的有潜力的指标。这些指标包括评估左心房的大小和体积，以及潜在的病变和左心室收缩功能。最近，左心房壁的整体应变有望成为预测复律手术是否能成功维持的指标（图 22-74）。目前，没有一种技术能够可靠的预测复律合是否能长期维持窦性心律，并能在临床决策中独立使用。

（五）Takotsubo 综合征

Takotsubo 综合征是一种与压力相关的现象，常见于老年女性在遭遇某种严重情绪压力后，如患病、配偶死亡等。诱发 Takotsubo 综合征的情绪压力范围可变性大。这种综合征的其他名称包括"心碎综合征""应激性心肌病"和"心尖气球样变综合征"。临床上，患者出现突发性胸痛，可伴有呼吸困难和心力衰竭的表现。室性心律失常也有报道，但很少见。12 导联心电图出现深的、对称性 T 波倒置，然而很多患者仅有轻微的、非特异性 ST 段、T 波改变。患者心肌酶谱轻微升高，但远低于与室壁运动异常时的水平。

典型的 Takotsubo 综合征的超声心动图表现为左心室心尖段明显扩张和气球样变，基底段收缩力正常或增强，导致左心室在收缩期呈灯泡状，类似于日本章鱼篓，因此得名"Takotsubo"。由于心尖段气球样变和基底段收缩力增强，可能

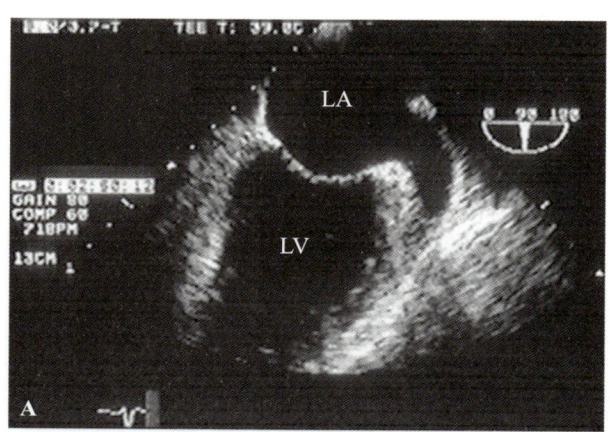

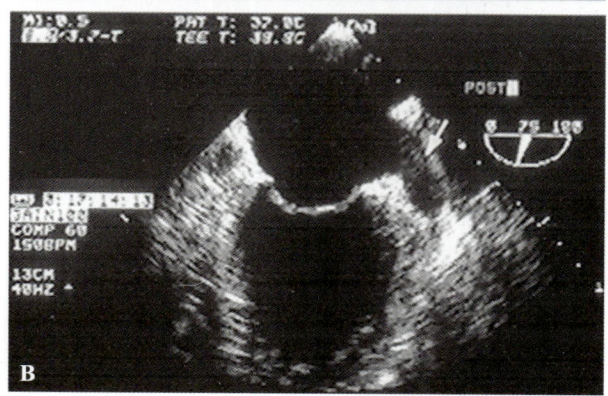

▲ 图 22-72　心房颤动复律前后的经食管超声心动图
A. 所示左心耳正常大小，无血栓及自发显影。B. 示心脏电复律恢复到正常窦性心律后不久的图像。显示左心耳内出现自发显影（白箭）与心房顿抑有关。LA. 左心房；LV. 左心室

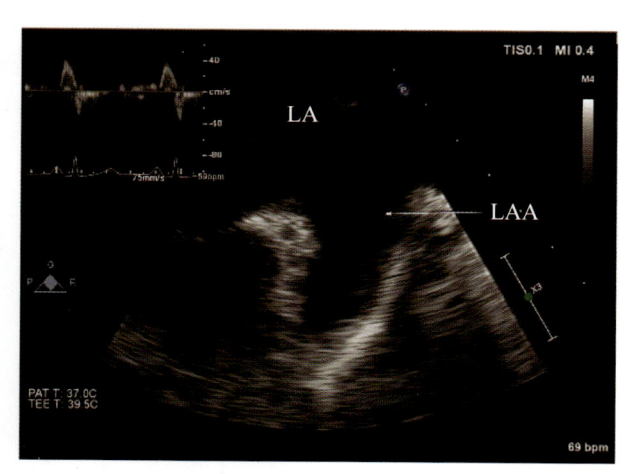

▲ 图 22-73　1 例扩张型心肌病患者左心耳的放大图，以寻找栓子的心脏来源
患者检查时为窦性心律，无心房颤动病史。显示左心耳的扩张，以及左心耳内自发显影。左上插图为左心耳内记录的脉冲多普勒血流频谱图，显示在窦性心律下，左心耳进、出的血流速度是病理性降低的，与正常窦性心律时自发显影一致。LA. 左心房；LAA. 左心耳

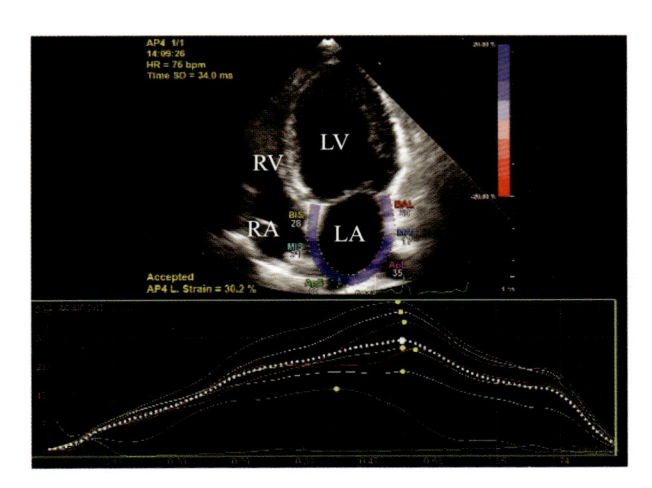

▲ 图 22-74 左心房应变测量图像

所示为左心房壁的感兴趣区域和左心房心肌纵向应变图。LA. 左心房；LV. 左心室；RA. 右心房；RV. 右心室

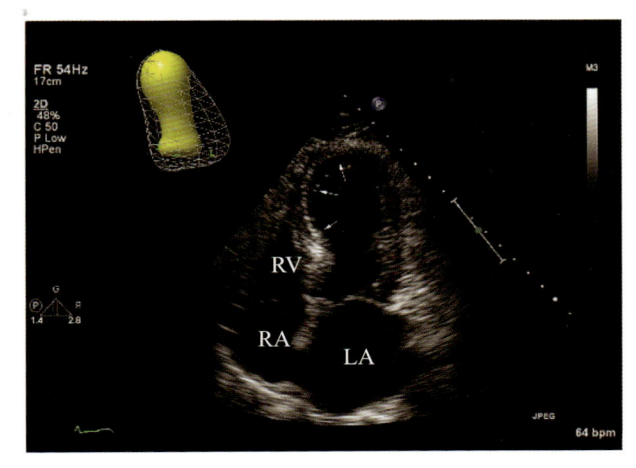

▲ 图 22-75 老年女性在明显的情绪压力后出现典型 Takotsubo 综合征的心尖四腔心切面

图中显示膨大的心尖（白箭）和心脏基底段功能正常。左上插图是一个左心室完整的三维体积，与舒张期左心室的"网格"轮廓相比，显示了心脏心尖的膨大和基底段的高动力运动。LA. 左心房；RA. 右心房；RV. 右心室

发生动力性流出道梗阻，也可能出现动力性二尖瓣反流。这种症状常在 3d 内消失，不过也有报道称恢复时间可延长至 6 周或更长时间。根据定义，患者不伴冠状动脉阻塞性疾病。图 22-75 至图 22-79 显示了 Takotsubo 综合征的室壁运动异常范围，以及诱发性短暂性二尖瓣反流和（或）动力性流出道梗阻的病例。

虽然典型的 Takotsubo 综合征常累及左心室的心尖段，但偶尔也会出现变异，包括孤立的左心室后壁或侧壁运动异常或反常的 Takotsubo，即心尖室壁运动正常，主要累及基底段室壁。心脏 MRI 成像也记录了类似的室壁运动异常，以及短暂性的心肌水肿。

（六）神经性心肌顿抑

急性神经系统事件后，可能发生神经性心肌顿抑现象，常见于颅内出血。该综合征的特征性表现为心电图心前区导联呈深 T 波倒置。超声心动图表现为明显的心尖运动异常和左心室扩张，类似于左前降支冠状动脉供应区域的心肌缺血或梗死。通常，心肌酶谱轻微升高，且室壁运动在 3~14d 内恢复正常。该现象的病理生理学机制尚未完全明确，可能与儿茶酚胺"激增"的自主放电有关。这一发现与心尖气球样变或 Takotsubo 综合征报道的异常改变几乎相同。

（七）晕厥

晕厥患者的评价通常比较困难，对出现一过性晕厥而其他方面健康的个体，超声心动图的整体应用及评估效果有限。许多明显的心血管疾病可导致晕厥，如严重的主动脉瓣狭窄、肥厚型心肌病以及其他与心律失常相关的心血管疾病（如扩张型心肌病）。超声心动图筛查正常体检和静息下 12 导联心电图正常的患者获益较低，发现异常的概率相对较低。目前指南推荐发生过晕厥的患者均应进行超声心动图检查，不管有无结构性心脏病。

（八）肿瘤心脏病

许多化疗药物与心脏毒性有关。最常见的是以阿霉素为代表的蒽环类药物和近来用于乳腺癌的药物，如曲妥珠单抗（赫赛汀）。左心室收缩功能减低是由阿霉素的毒性作用所致，还是其他原因的心肌病所致，两者难以鉴别。快速注射时偶尔可出现不明原因的急性和一过性左心室收缩功能减低，但可能逆转。存在心血管疾病风险

851

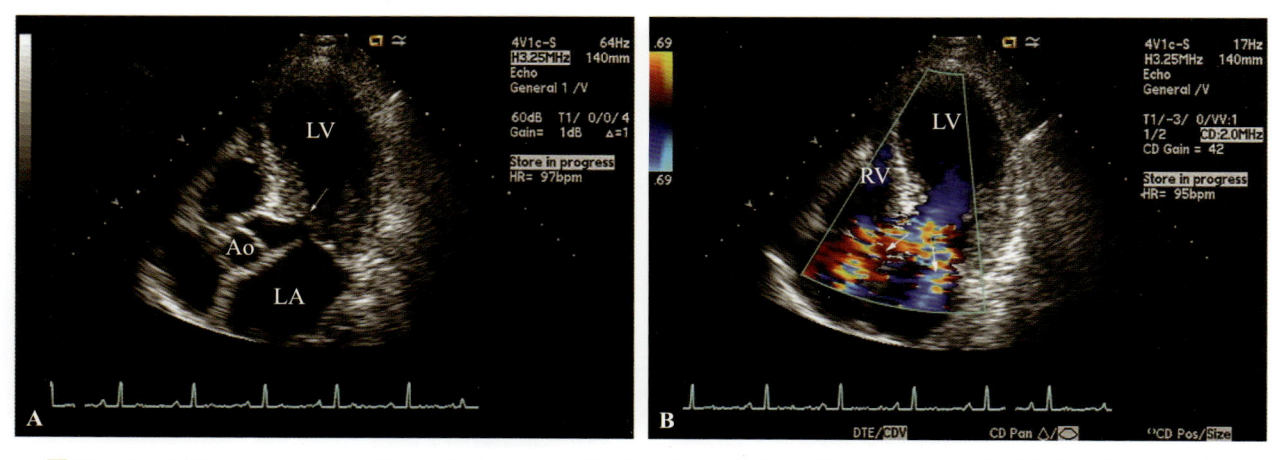

▲ 图 22-76 1 例 Takotsubo 综合征合并充血性心力衰竭患者的心尖五腔心切面，该患者有典型的心电图和心肌酶谱改变，不伴冠状动脉疾病

A. 显示收缩末期心脏基底部的高动力运动伴心尖膨大和二尖瓣的收缩期前向运动（白箭）。B. 同一患者的彩色多普勒图像。显示左心室流出道湍流及二尖瓣收缩期前向运动引起的反流（白箭）。这些表现随着综合征的缓解而改善。LA. 左心房；LV. 左心室；Ao. 主动脉；RV. 右心室

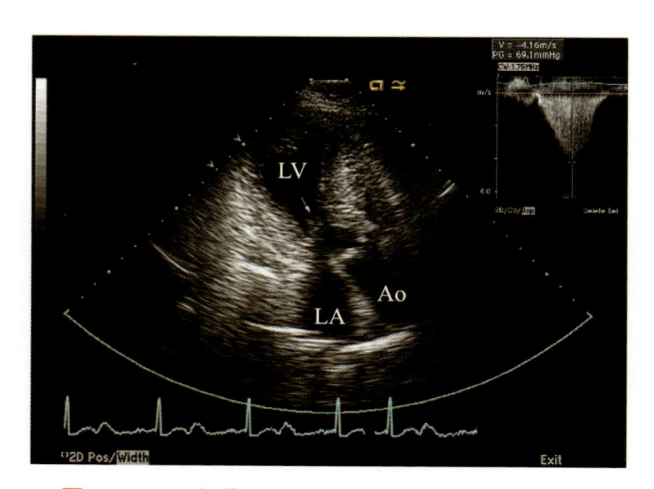

▲ 图 22-77 1 例典型 Takotsubo 综合征患者的心尖三腔心切面

图像记录于收缩末期，显示二尖瓣收缩期前向运动与基底段高动力运动相关。右上插图为经左心室流出道的连续多普勒频谱，显示典型的高动力流出道峰值后移频谱，压差为 69mmHg。随着症状的缓解，室壁运动异常和高动力流出道梗阻均得到改善。LA. 左心房；LV. 左心室；Ao. 主动脉

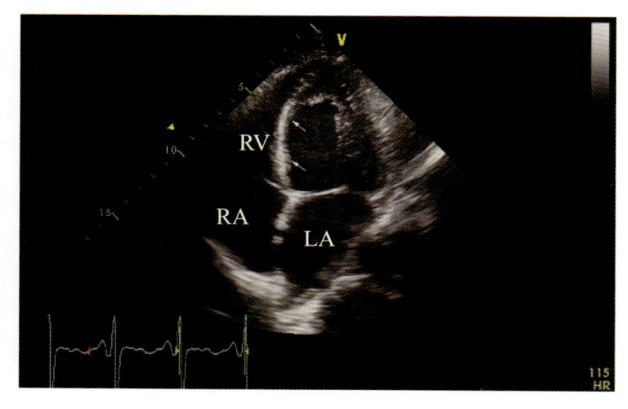

▲ 图 22-78 1 例"反常 Takotsubo"模式患者的心尖四腔心切面

显示室间隔近端 2/3 的无运动区（白箭）和左心室侧壁的运动减弱，而心尖段室壁运动正常，在随附的实时图像中易于识别。LA. 左心房；RA. 右心房；RV. 右心室

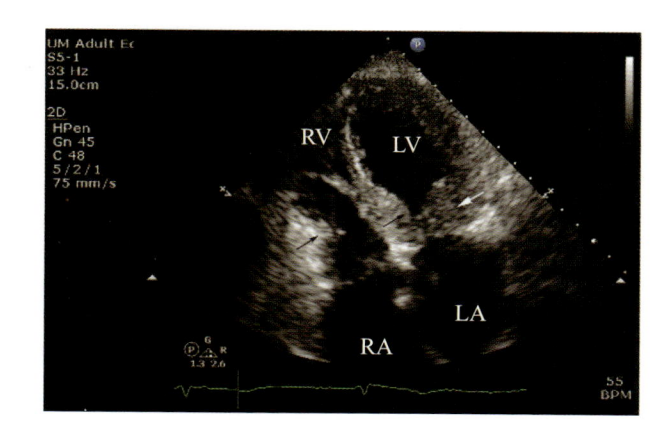

▶ 图 22-79 1 例累及双心室的 Takotsubo 综合征患者的心尖四腔心切面

显示左心室基底部（向内白箭）的高动力运动和心尖明显膨大。以及右心室室壁近端的高动力运动（黑箭）和右心室室壁更远端节段的运动减低和腔室扩大。LA. 左心房；LV. 左心室；RA. 右心房；RV. 右心室

第 22 章 超声心动图在全身性疾病及其特殊临床表现中的应用
Echocardiography in Systemic Disease and Specific Clinical Presentations

的患者在接受化疗前应进行超声心动图监测以确保左心室收缩功能正常，而接受潜在心脏毒性药物的患者均需要对左心室功能进行基础和连续评估。在化疗过程中，如果患者出现充血性心力衰竭的症状，提示临床需再次进行超声心动图检查以重新评估左心室功能。目前还没有特异性超声心动图指标用于识别可能发生化疗相关心脏毒性的患者。除蒽环类药物外的其他化疗药物也可导致急性心脏功能失代偿，包括大剂量环磷酰胺，但发生率远低于阿霉素，且常为一过性功能障碍。

化疗引起的心脏毒性表现为收缩功能下降，继而发展为心肌病，与其他形式的非缺血性心肌病难以鉴别（图 22-80 和图 22-81）。特别是病变晚期出现多个腔室的扩大，左心室整体运动减弱、收缩功能减低。显然，在发生明显的心肌病之前识别该类患者，会对其治疗产生较大的影响。多个参数被认为是评价早期亚临床化疗毒性的指标，目前大多数医疗中心应用整体纵向应变（GLS）这一指标行心脏毒性监测。多项研究表明，GLS 下降先于任何反映左心室收缩功能下降的指标出现，并且 GLS 下降可以预测随之发生的心肌病和 CHF 的发展。由于 GLS 的正常值变动范围比较大，因此每位患者必须以其自身基础值作为对照，故在化疗前应获得高质量的超声图像以测量化疗前 GLS。根据化疗药物的种类，每 1~3 个月进行一次监测，持续至化疗结束。关于化疗引发的隐匿性心肌病，其 GLS 下降的阈值还未达成一致，但当 GLS 下降 25% 时则应当引起临床的关注。当确定化疗患者有亚临床心肌抑制后，决定继续、改变或停止化疗方案需要基于患者的整体情况，而不仅仅是基于超声心动图的发现。

（九）放射性心脏病

纵隔的放射治疗可导致急、慢性的心脏病理变化。但现代放射治疗技术已经发展成为精确的靶向治疗，极大程度地降低了这些异常改变。心包炎是放射性心脏病最常见的早期表现。它可能与心脏短暂限制性功能障碍有关。放射性心包炎与其他由炎症引发的心包炎具有相同的特征（图

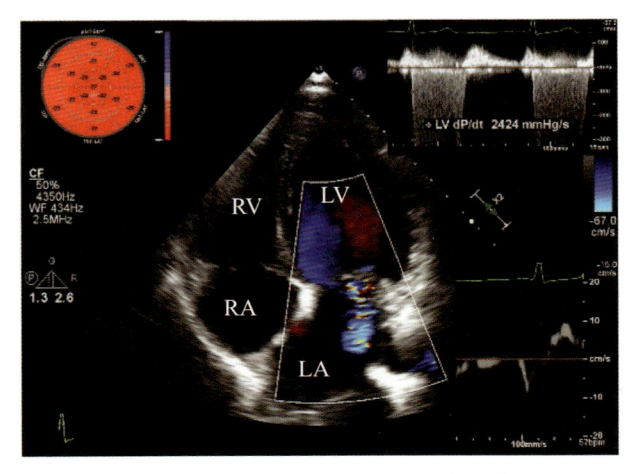

▲ 图 22-80　1 例接受化疗患者的心尖四腔心切面
化疗前见轻度二尖瓣反流，实时图像显示正常的左心室收缩功能。左上方图为左心室的整体纵向应变图，GLS 为 -22.6%，为正常水平。右上方图是二尖瓣反流的连续多普勒频谱，据此计算出 LV dP/dt=2424mmHg/s。右下方图像为侧壁组织多普勒组织频谱，显示收缩期运动速度约为 10cm/s。LA. 左心房；LV. 左心室；RA. 右心房；RV. 右心室

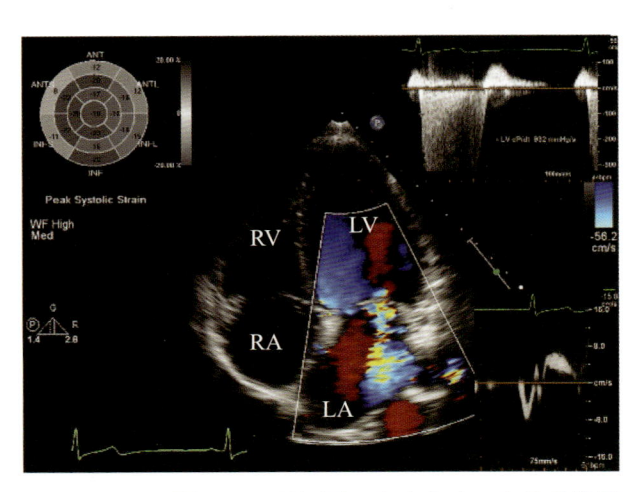

▲ 图 22-81　图 22-80 所示同一患者化疗 6 个月后的超声心动图
心尖四腔心切面显示二尖瓣中度反流，实时成像目测左心室收缩功能正常。左心室整体纵向应变下降至 -17%，左心室 dP/dt 下降至 932mmHg/s，组织多普勒测得左心室侧壁收缩期位移速度低于 8cm/s。LA. 左心房；LV. 左心室；RA. 右心房；RV. 右心室

22-82）。放射性心包炎可能需要数月才能消退。但恶性肿瘤患者接受放射治疗后新出现心包积液时，如何确定其是由恶性肿瘤还是放疗所致，这需要根据临床情况来鉴别。

放射治疗还可对心脏造成远期影响，患者可在接受放疗后的 3~15 年出现相应的临床症状，包括慢性缩窄性或渗出性心包炎、心肌疾病和瓣膜异常。如果是正前位放射治疗，右心室可不同程度地受到影响，并可出现限制性心肌病的症状。瓣膜疾病多数累及主动脉瓣和二尖瓣前叶（如图 22-83 和图 22-84）。放射导致二尖瓣前叶损伤具有特征性改变：二尖瓣前叶近端选择性的增厚、僵硬，而远端尚好。放射引起的瓣膜损伤可能与放射的剂量有关，经过 3~5 年后瓣膜才会发生形态的改变。瓣膜病变最早表现为主动脉瓣关闭不全，晚期则表现为主动脉瓣及二尖瓣的狭窄。

（十）体育竞技及运动员心脏筛查

所有拟从事竞技体育运动的候选者都要接受全面的健康评估。从心血管疾病的角度来看，这通常仅包括记录血压、心率及心脏的听诊。如心血管体检正常且无症状，亦无心血管疾病家族史，其发生不适于竞技运动、有意义的潜在心血管疾病的概率较小。此时，进行常规超声心动图检查的效价比较低，是否需常规检查存在争议。需行超声心动图检查的人群包括有劳力性晕厥、心源性猝死家族史及有心血管病症状者。表 22-6 中列出了一些与竞技体育相关心血管异常的疾病。如主动脉瓣狭窄等许多异常可通过体检发现。全面的体格检查联合 12 导联心电图检查

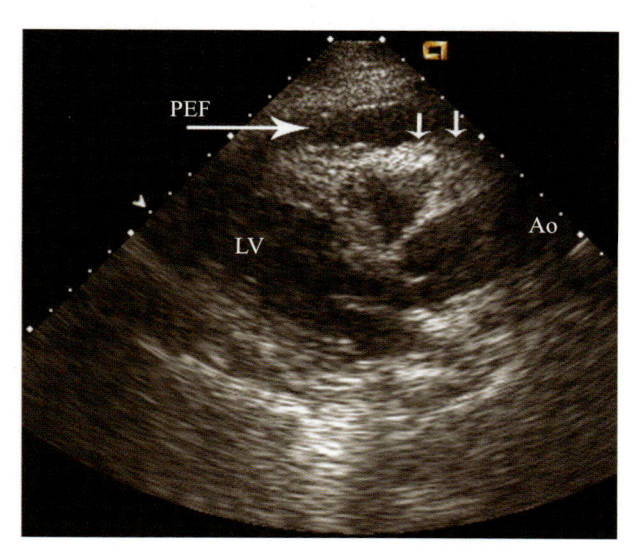

▲ 图 22-82　1 例食管癌患者放射治疗后胸骨旁左心室长轴切面，示前方的心包积液和室间沟处高回声结节（白箭）
LV. 左心室；Ao. 主动脉；PEF. 心包积液

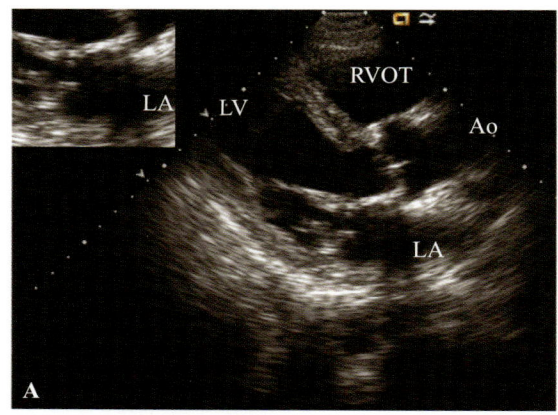

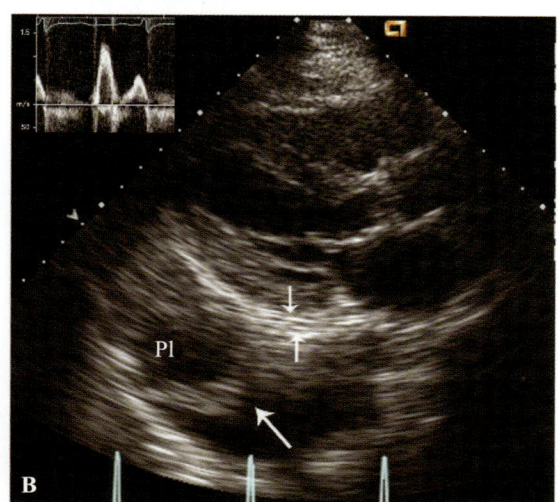

▲ 图 22-83　2 例霍奇金淋巴瘤患者接受放射治疗后 15 年、20 年的胸骨旁左心室长轴切面
A. 主动脉瓣增厚和二尖瓣前叶近端的明显增厚、活动僵硬；B. 胸腔积液伴肺不张（大白箭），心包明显增厚（小白箭）。二尖瓣瓣口舒张期血流频谱示 E/A 为 2.0。减速时间缩短，提示限制性充盈障碍。实时图像显示左心室后壁突然松弛的现象。Pl. 胸腔积液；Ao. 主动脉；LA. 左心房；LV. 左心室；RVOT. 右心室流出道

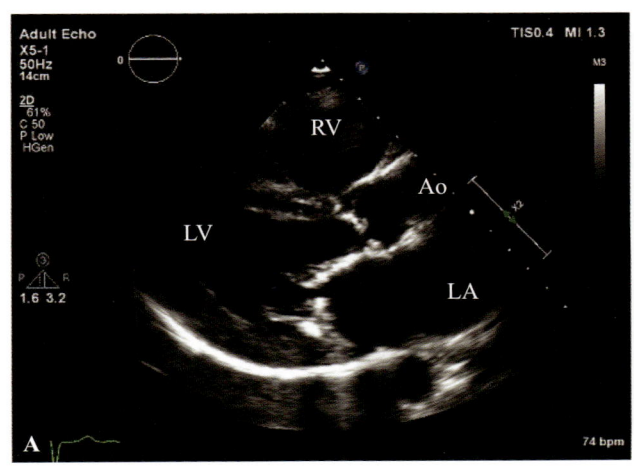

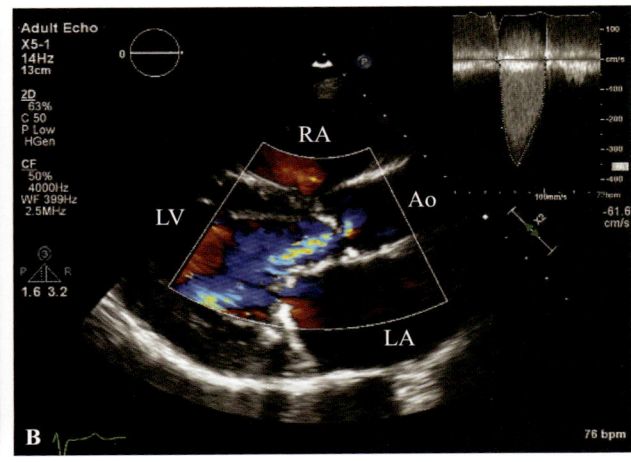

第 22 章　超声心动图在全身性疾病及其特殊临床表现中的应用
Echocardiography in Systemic Disease and Specific Clinical Presentations

▲ 图 22-84　1 例 20 年前接受斗篷式放射治疗的霍奇金淋巴瘤患者的胸骨旁左心室长轴切面超声心动图
A. 二维超声心动图显示主动脉瓣增厚，二尖瓣前叶部分呈"板状"增厚，二尖瓣瓣环钙化，二尖瓣后叶亦增厚；B. 彩色多普勒显示主动脉瓣轻至中度关闭不全，连续多普勒测得瓣口反流的压差为 50mmHg。Ao. 主动脉；LA. 左心房；LV. 左心室；RV. 右心室

表 22-6　运动员筛查：增加竞技风险的相关异常

中度和高度风险
　　马方综合征
　　其他主动脉增宽的疾病
　　肥厚型心肌病
　　隐匿性扩张型心肌病
　　主动脉瓣狭窄（中度及以上）
　　肺动脉高压
　　冠状动脉异常起源

低风险
　　二尖瓣脱垂伴轻度反流
　　跨瓣压差 ≤ 25mmHg 的主动脉瓣二瓣化畸形
　　轻度二尖瓣狭窄（纽约心脏病协会分级 I 级）
　　单纯性房间隔缺损
　　轻度肺动脉狭窄
　　小的、限制性分流的室间隔缺损

通常可以发现大多数心血管异常。对于需要进行超声心动图检查的运动员，应重点排除主动脉近端容易发生夹层或破裂的疾病、肥厚型心肌病和隐匿性心脏瓣膜病。如有必要，应当确认两条冠状动脉的起源，因为冠状动脉的异常起源与运动时心源性猝死有关。这种罕见的异常通过询问病史、体格检查或 12 导联心电图检查不能被检出。在无心血管症状及家族史、体检正常的情况下，并不推荐对普通运动员进行冠状动脉异常起源的超声筛查。由于冠状动脉异常起源发生率很低，在运动员参加比赛前无须行常规超声心动图筛查。

剧烈的运动训练会使心脏在解剖结构上发生代偿性改变。"运动员心脏"所需要的运动训练强度是非常大的，休闲、娱乐类型的运动员则不会出现这种改变。运动训练类型对左心室重塑的方式有影响，长距离跑步、越野式滑雪或骑行等剧烈的耐力训练会导致轻微的心室肥大，左心室的质量增加主要由于左心室腔增大，而左心室壁增厚程度相对较轻（图 22-85）。右心房和右心室也会增大。运动适应性心动过缓常与心脏"整体"运动功能轻微减退相关。我们应该认识到心室的扩大可以维持每搏量，静息状态下射血分数可能略低于正常值，但每搏量和心排血量仍然保持正常。相反，高强度等张力训练（举重、摔跤等）则更多的导致心脏的向心性肥大。表 22-7 概述了不同类型高水平运动员室壁厚度、腔室大小和心室质量的预期变化，另一个需要考虑的因素是，大多数现代运动员都会结合阻力和耐力训练，因此，某种单纯类型的"运动员心脏"已很少见。"运动员心脏"的室壁厚度很少超过 13mm，当室壁厚度超过 13mm 时则应考虑肥厚型心肌病的可能。此外，舒张功能障碍在"运动

855

员心脏"中很少见，如果出现，则提示心肌存在病理性肥大。运动员心脏肥大在停止训练后数月消退，这一特点可有效鉴别于病理性肥大。临床医生还应该意识到为了提高比赛中的表现，非法使用合成类固醇对心脏的影响。相对于单纯运动训练，这些药物导致的心脏肥大程度更重，同时会导致冠状动脉疾病提前发生。

（十一）妊娠期心脏

超声心动图可检出妊娠导致的心脏生理和血流动力学变化（表 22-8）。妊娠晚期孕妇的血容量增加 50%，外周血管阻力下降，心排血量增加，这些改变在妊娠中期就达到了顶峰。从而导致心脏腔室轻度增大及每搏量增加的高输出状态。通常左心房增大 10%~15%，左心室增大 5%~10%（图 22-86）。右心房与右心室也轻度增大。每搏量表现为主动脉及肺动脉的血流时间速度积分增加（图 22-87）。三尖瓣轻度关闭不全也较常见。其他表现包括少量心包积液，发生率约 20%。单纯妊娠引起的心包积液不会导致心脏血流动力学的改变，如果出现血流动力学改变，则应当考虑其他病因所致的心包积液。

左心室的轻度扩大会导致二尖瓣形态出现继发性改变。偶见某些女性患者的二尖瓣脱垂并关闭不全在妊娠期好转。其发生机制最合理的解释就是由于患者妊娠期左心室容积和内径增大导致二尖瓣对合更好。

妊娠晚期，由于增大的子宫会对包括心脏在内的胸腔结构产生挤压，导致左心室后壁活动异常，类似慢性肝病合并大量腹水的患者（图 22-22）。

妊娠后发生的急性心肌病即围产期心肌病很少见。其超声表现与扩张型心肌病类似，具体已在第 17 章讨论。由于围产期的血管"松弛"，出

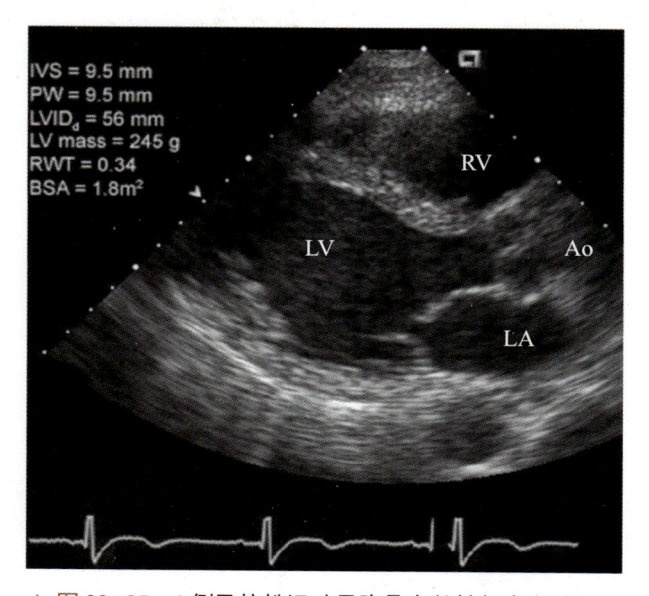

▲ 图 22-85 1 例马拉松运动员胸骨旁长轴超声心动图记录 [身高 1.78m（5ft 10in）；体重 68kg（150b）；体表面积（BSA）=1.8m²]

注意，这个体型和壁厚的受试者左心室轻度扩张，还处于正常范围的上限。室壁相对厚度（RWT）保持在 0.34。左心室质量指数也在正常范围的上限。LVID$_d$. 左心室舒张末期内径；PW. 左心室后壁；IVS. 室间隔厚度；LVmass. 左室质量；Ao. 主动脉；LA. 左心房

表 22-7　不同类型运动员和对照组的心脏结构和功能比较

	耐力训练的运动员	耐力训练和力量训练的运动员	力量训练的运动员	对照组	P 值
LVID$_d$（mm）	53.7	56.2	52.1	49.6	< 0.001
PWT$_d$（mm）	10.3	11	11	8.8	< 0.001
RWT	0.389	0.398	0.442	0.356	< 0.001
LVM（g）	249	288	267	174	< 0.001

LVID$_d$. 左心室舒张末期内径；LVM. 左心室质量；PWT$_d$. 舒张期后壁厚度；RWT. 室壁相对厚度（改编自 Pluim BM, Zwinderman AH, van der Laarse A, et al. Correlation of heart rate variability with cardiac functional and metabolic variables in cyclists with training induced left ventricular hypertrophy. *Heart* 1999；81：612-617）

第22章 超声心动图在全身性疾病及其特殊临床表现中的应用
Echocardiography in Systemic Disease and Specific Clinical Presentations

表 22-8 妊娠期心血管和超声心动图的改变

生理变化	超声心动图表现
血容量的增加 血管阻力降低 每搏量和心排血量减低	LA、LV 增大 左心室每搏量增加 二尖瓣对合错位 轻度三尖瓣反流 三尖瓣瓣口流速轻度升高
其他 心包积液 良性心律失常发病率增高 （如 PVC，PAC，PSVT）	

LA. 左心房；LV. 左心室；PAC. 心房期前收缩；PSVT. 阵发性室上性心动过速；PVC. 室性早搏

现主动脉和冠状动脉夹层的风险更高。如果妊娠或围产期女性出现急性胸痛，应考虑到这种可能性。

（十二）高龄的影响

随着年龄的增长，心脏会发生一些变化。其中最常见的是升主动脉与左心室流出道之间的逐渐成角，并伴有室间隔基底段局限性肥厚，导致

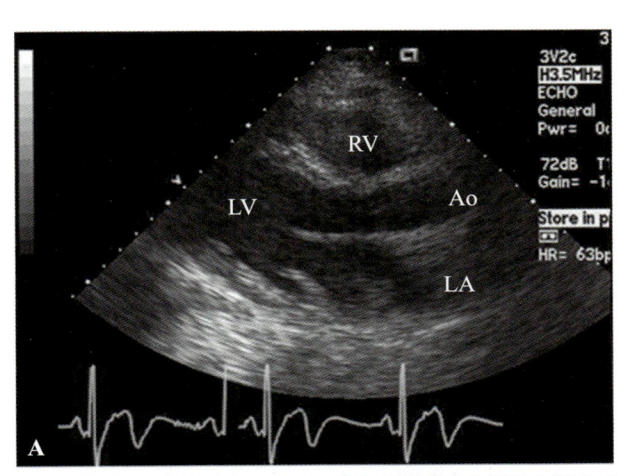

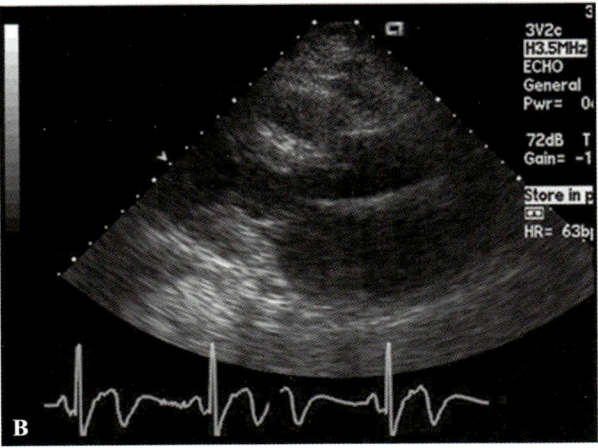

▲ 图 22-86 1 例正常孕妇妊娠晚期胸骨旁左心长轴切面，舒张期（A）和收缩期（B），左心房的轻度增大、左心室收缩功能正常范围上限
Ao. 主动脉；LA. 左心房；LV. 左心室；RV. 右心室

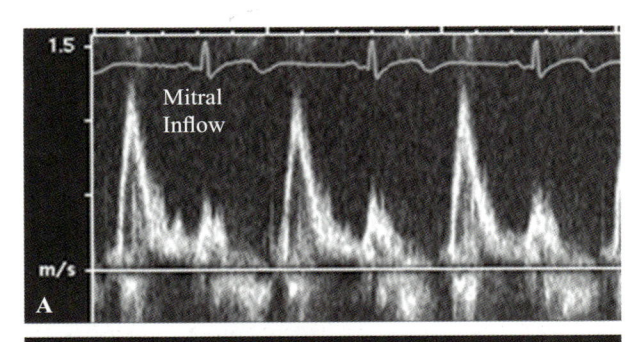

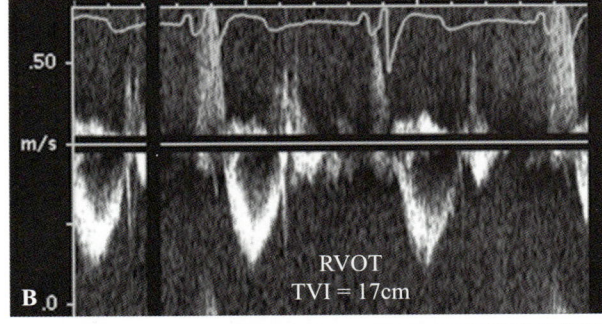

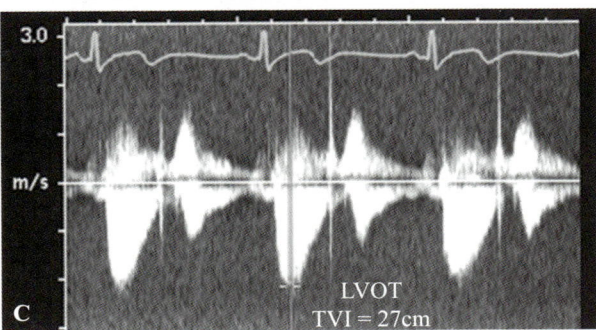

▲ 图 22-87 为图 22-86 同一患者的频谱多普勒
A. 示二尖瓣瓣口舒张期血流频谱 E/A=2.2；B. 示右心室流出道时间速度积分 17cm；C. 示左心室流出道血流频谱示峰值流速升高至 2m/s，TVI 升高至 27cm；图 22-86 未显示主动脉瓣狭窄或其他流出道梗阻的征象，血流速度增加是高心排血量所致而非梗阻引起的
Mitral inflow. 二尖瓣瓣口血流；LVOT. 左心室流出道；RVOT. 右心室流出道；TVI. 时间速度积分

857

近端室间隔呈"S"形改变（图22-88）。局限性肥厚导致左心室流出道血流出现局部的湍流，这可能是老年患者心前区闻及收缩期杂音的原因。

随着年龄的增长，瓣环钙化的可能性增加。即使没有持续性高血压，老年人的心肌硬度增加，可出现慢性舒张功能障碍并能通过多普勒技术检出。长期慢性心脏舒张功能障碍会进一步导致左心房扩大，继发性肺动脉高压，心房颤动发病率增加（图22-89）。此外，主动脉壁会出现管壁进行性增厚的特征性改变。局部轻度增厚常见于主动脉瓣、二尖瓣及二尖瓣腱索。合并慢性高血压患者（尤其是血压控制不良时），随着年龄的增加，可能会出现类似肥厚型心肌病的改变（图22-90）。

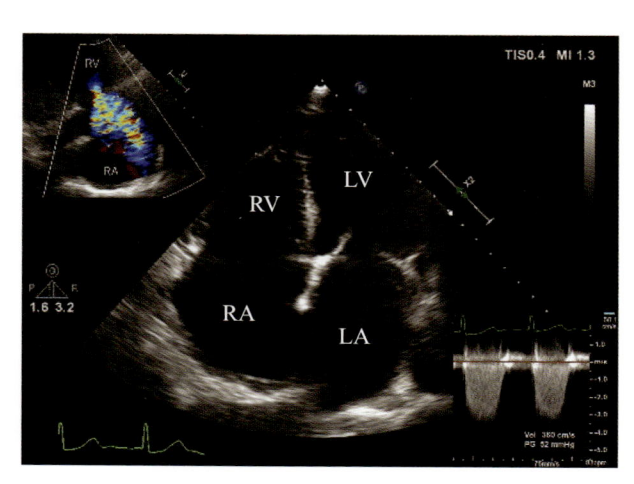

▲ 图 22-89 1 例心房颤动合并轻度充血性心力衰竭，主要表现为液体潴留和水肿的老年患者心尖四腔心切面

显示双房明显增大，左心室大小和功能相对正常，右心室扩大。左上图显示轻度的三尖瓣关闭不全，右下图显示三尖瓣反流峰值速度为 3.6m/s，压差 52mmHg，提示中度肺动脉高压。双房增大，左心室收缩功能正常，伴有功能性三尖瓣反流，不同程度的肺动脉高压及心房颤动，这些改变在老年人群中日益普遍。LA. 左心房；LV. 左心室；RA. 右心房；RV. 右心室

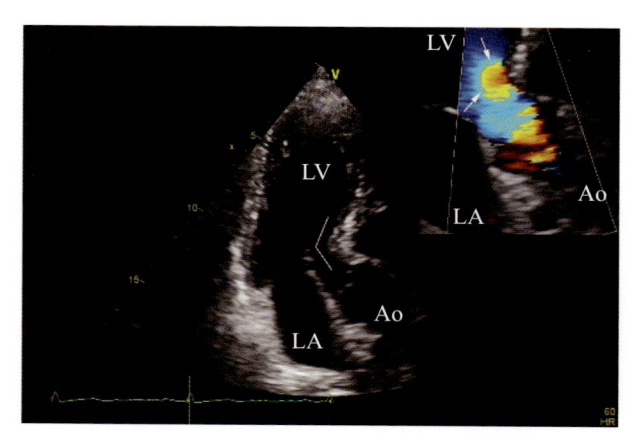

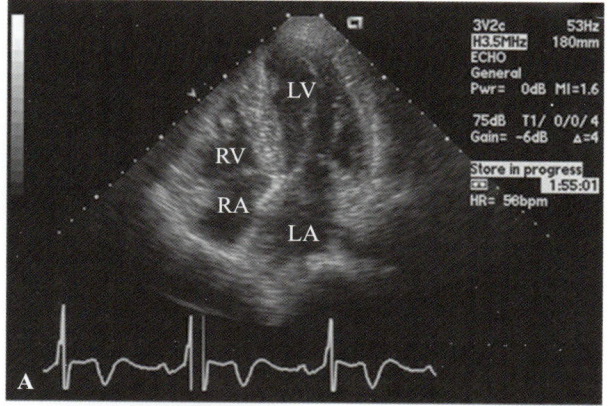

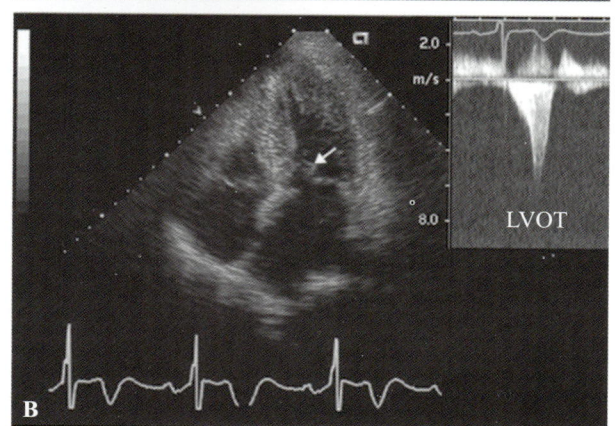

▲ 图 22-88 1 例可闻及收缩期杂音的老年患者的心尖五腔心切面

图中央显示的为主动脉近端与室间隔近端的夹角，两者之间的角度与年龄相关，右上方的彩色多普勒图像显示该夹角处非典型的血流加速（白箭），提示在室间隔隆起处血流加速，但未引起功能性的血流动力学障碍。Ao. 主动脉；LA. 左心房；LV. 左心室

▶ 图 22-90 1 例老年性高血压肥厚型心肌病的患者的超声心动图

A. 心尖四腔心切面显示相对较小的心腔和肥大的左心室；B. 收缩期可见二尖瓣前叶前向运动（如白箭所示）。插图为左心室流出道的连续多普勒频谱。显示与左心室流出道动力性梗阻一致的收缩期峰值后移的"匕首样"特征性频谱改变。LA. 左心房；LV. 左心室；RA. 右心房；RV. 右心室；LVOT. 左心室流出道

推荐阅读

心房颤动

Ancona R, Pinto SC, Caso P, et al. Two-dimensional atrial systolic strain imaging predicts atrial fibrillation at 4-year follow-up in asymptomatic rheumatic mitral stenosis. *J Am Soc Echocardiogr* 2013; 26(3): 270–277.

Ayirala S, Kumar S, O'Sullivan DM, Silverman DI. Echocardiographic predictors of left atrial appendage thrombus formation. *J Am Soc Echocardiogr* 2011; 24(5):499–505.

Beigel R, Wunderlich NC, Ho SY, Arsanjani R, Siegel RJ. The left atrial appendage: anatomy, function, and noninvasive evaluation. *JACC Cardiovasc Imaging* 2014;7(12):1251–1265.

Klein AL, Grimm RA, Murray RD, et al; Assessment of Cardioversion Using Transesophageal Echocardiography Investigators. Use of transesophageal echocardiography to guide cardioversion in patients with atrial fibrillation. *N Engl J Med* 2001;344(19):1411–1420.

Lowe BS, Kusunose K, Motoki H, et al. Prognostic significance of left atrial appendage "sludge" in patients with atrial fibrillation: a new transesophageal echocardiographic thromboembolic risk factor. *J Am Soc Echocardiogr* 2014;27(11):1176–1183.

Providencia R, Trigo J, Paiva L, Barra S. The role of echocardiography in thromboembolic risk assessment of patients with nonvalvular atrial fibrillation. *J Am Soc Echocardiogr* 2013;26(8):801–812.

Shih JY, Tsai WC, Huang YY, et al. Association of decreased left atrial strain and strain rate with stroke in chronic atrial fibrillation. *J Am Soc Echocardiogr* 2011;24(5):513–519.

肺栓塞/肺动脉高压

Bossone E, D'Andrea A, D'Alto M, et al. Echocardiography in pulmonary arterial hypertension: from diagnosis to prognosis. *J Am Soc Echocardiogr* 2013; 26(1):1–14.

Chung T, Emmett L, Mansberg R, Peters M, Kritharides L. Natural history of right ventricular dysfunction after acute pulmonary embolism. *J Am Soc Echocardiogr* 2007;20(7):885–894.

Haddad F, Spruijt OA, Denault AY, et al. Right heart score for predicting outcome in idiopathic, familial, or drug- and toxin-associated pulmonary arterial hypertension. *JACC Cardiovasc Imaging* 2015; 8 (6): 627–638.

McLaughlin VV, Shah SJ, Souza R, Humbert M. Management of pulmonary arterial hypertension. *J Am Coll Cardiol* 2015; 65(18): 1976–1997.

Simonneau G, Gatzoulis MA, Adatia I, et al. Updated clinical classification of pulmonary hypertension. *J Am Coll Cardiol* 2013;62(25 Suppl): D34–D41.

全身性疾病

Alizad A, Seward JB. Echocardiographic features of genetic diseases: part 2. Storage disease. *J Am Soc Echocardiogr* 2000;13(2):164–170.

Alizad A, Seward JB. Echocardiographic features of genetic diseases: part 4. Connective tissue. *J Am Soc Echocardiogr* 2000;13(4):325–330.

Barbosa MM, Vasconcelos MC, Ferrari TC, et al. Assessment of ventricular function in adults with sickle cell disease: role of two-dimensional speckle-tracking strain. *J Am Soc Echocardiogr* 2014; 27 (11):1216–1222.

Birnie DH, Nery PB, Ha AC, Beanlands RS. Cardiac sarcoidosis. *J Am Coll Cardiol* 2016;68(4):411–421.

Corban MT, Duarte-Garcia A, McBane RD, Matteson EL, Lerman LO, Lerman A. Antiphospholipid syndrome: role of vascular endothelial cells and implications for risk stratification and targeted therapeutics. *J Am Coll Cardiol* 2017; 69(18):2317–2330.

Edwards NC, Moody WE, Chue CD, Ferro CJ, Townend JN, Steeds RP. Defining the natural history of uremic cardiomyopathy in chronic kidney disease: the role of cardiovascular magnetic resonance. *JACC Cardiovasc Imaging* 2014; 7(7):703–714.

Garg A, Armstrong WF. Echocardiography in liver transplant candidates. *JACC Cardiovasc Imaging* 2013;6(1):105–119.

Greulich S, Deluigi CC, Gloekler S, et al. CMR imaging predicts death and other adverse events in suspected cardiac sarcoidosis. *JACC Cardiovasc Imaging* 2013;6(4):501–511.

Hawwa N, Shrestha K, Hammadah M, Yeo PSD, Fatica R, Tang WHW. Reverse remodeling and prognosis following kidney transplantation in contemporary patients with cardiac dysfunction. *J Am Coll Cardiol* 2015;66(16): 1779–1787.

Kim JS, Judson MA, Donnino R, et al. Cardiac sarcoidosis. *Am Heart J* 2009; 157(1):9–21.

高血压、糖尿病和肥胖

Ernande L, Audureau E, Jellis CL, et al. Clinical implications of echocardiographic phenotypes of patients with diabetes mellitus. *J Am Coll Cardiol* 2017;70(14):1704–1716.

Ernande L, Bergerot C, Girerd N, et al. Longitudinal myocardial strain alteration is associated with left ventricular remodeling in asymptomatic patients with type 2 diabetes mellitus. *J Am Soc Echocardiogr* 2014;27(5):479–488.

Marwick TH, Gillebert TC, Aurigemma G, et al. Recommendations on the use of echocardiography in adult hypertension: a report from the European Association of Cardiovascular Imaging (EACVI) and the American Society of Echocardiography (ASE). *J Am Soc Echocardiogr* 2015;28(7):727–754.

心脏肿瘤学

Jaworski C, Mariani JA, Wheeler G, Kaye DM. Cardiac complications of thoracic irradiation. *J Am Coll Cardiol* 2013;61(23):2319–2328.

Lancellotti P, Nkomo VT, Badano LP, et al; European Society of Cardiology Working Groups on Nuclear Cardiology and Cardiac Computed Tomography and Cardiovascular Magnetic Resonance. Expert consensus for multi-modality imaging evaluation of cardiovascular complications of radiotherapy in adults: a report from the European Association of Cardiac Imaging and the American Society of Echocardiography. *J Am Soc Echocardiogr* 2013;26(9):1013–1032.

Plana JC, Galderisi M, Barac A, et al. Expert consensus for multimodality imaging evaluation of adult patients during and after cancer therapy: a report from the American Society of Echocardiography and the European Association of Cardiovascular Imaging. *J Am Soc Echocardiogr* 2014;27(9):911–939.

其他

Caselli S, Di Paolo FM, Pisicchio C, Pandian NG, Pelliccia A. Patterns of left ventricular diastolic function in Olympic athletes. *J Am Soc Echocardiogr* 2015; 28(2):236–244.

Caselli S, Montesanti D, Autore C, et al. Patterns of left ventricular longitudinal strain and strain rate on Olympic athletes. *J Am Soc Echocardiogr* 2015; 28(2):245–53.

D'Ascenzi F, Pisicchio C, Caselli S, Di Paolo FM, Spataro A, Pelliccia A. RV remodeling in Olympic athletes. *JACC Cardiovasc Imaging*

2017;10(4):385–393.

Eitel I, von Knobelsdorff-Brenkenhoff F, Bernhardt P, et al. Clinical characteristics and cardiovascular magnetic resonance findings in stress (Takotsubo) cardiomyopathy. *JAMA* 2011;306(3):277–286.

Finocchiaro G, Dhutia H, D'Silva A, et al. Effect of sex and spring discipline on LV adaptation to exercise. *JACC Cardiovasc Imaging* 2017;10(9):965–972.

Iskandar A, Mujtaba MT, Thompson PD. Left atrium size in elite athletes. *JACC Cardiovasc Imaging* 2015;8(7):753–762.

Kamiya C, Nakatani S, Hashimoto S, Masuda Y, Neki R, Ikeda T. Role of echocardiography in assessing pregnant women with and without heart disease. *J Echocardiogr* 2008;2:29–38.

Paterick TE, Gordon T, Spiegel D. Echocardiography: profiling of the athlete's heart. *J Am Soc Echocardiogr* 2014;27(9):940–948.

Sanghavi M, Rutherford JD. Cardiovascular physiology of pregnancy. *Circulation* 2014;130(12):1003–1008.

第 23 章
超声心动图在重症监护室、手术室及电生理室的应用

Echocardiography in the Intensive Care Unit, Operating Room, and Electrophysiology Laboratory

王 斌 张 艺 译

超声心动图已广泛应用于确诊或疑诊心脏疾病的门急诊、住院患者，亦在急诊室、内科及外科重症监护室患者的临床管理中发挥重要作用。在手术室，经食管超声心动图有助于确定瓣膜修复成功与否，并识别手术并发症。由于成像条件不理想，超声心动图在重症监护室（intensive care units，ICU）、急诊室、手术室和导管室中的应用常兼具挑战性和复杂性，因为患者病情危重，需要同时进行紧急治疗，不能配合屏气或保持理想体位，并且可能正在接受机械通气，此时超声切面受限，只能针对特定的临床需求行超声检查。即使有诸多限制，通过结合直接的超声图像和基于间接发现的推断，有经验的超声医生或临床医生依然能解答大部分临床相关问题。

一、内科及外科 ICU 患者的评估

超声心动图在冠心病中的应用详见第 15 章。超声心动图在低氧血症、急性发热、低血压及休克等内科 ICU 疾病的管理治疗中发挥着重要作用。研究表明，多达 25% 的内科 ICU 患者存在潜在的心血管异常，但未表现出心脏病症状，使得临床治疗复杂化。超声心动图在术后 ICU 的应用与之类似。表 23-1 列举了超声心动图在 ICU 中的应用范围。表 23-2 列举了超声心动图检查适应证及评分标准。多数情况下，超声心动图用于排除心源性疾病引起的血流动力学异常，从而让临床医生适当关注非心源性疾病。超声心动图

表 23-1　超声心动图在 ICU 中的应用

监测
确认或排除隐匿性心脏病
血流动力学
• 低血压
• 评估容量状态
• 左心室功能
− 局部室壁运动异常
− 整体功能障碍
− 一过性功能障碍（败血症、心肌顿抑）
• 右心室功能
• 流出道梗阻
• 瓣膜狭窄或关闭不全
低氧血症
• 右心室功能
• 右心室压力
• 心内分流
• 肺栓塞
感染
• 细菌性心内膜炎

表 23-2 危重患者行经胸和经食管超声心动图检查的适应证及评分标准

适应证	评分 (1～9)
1. 疑似心源性的可能症状或病症，包括但不限于胸痛、呼吸短促、心悸、短暂性脑缺血发作、脑卒中或外周栓塞事件	A（9）
19. 不确定或疑似心源性的低血压或血流动力学不稳定	A（9）
20. 评估危重患者的容量状况	U（5）
26. 病因不明的呼吸衰竭或低氧血症	A（8）
27. 呼吸衰竭或低氧血症（已确诊为非心源性呼吸衰竭）	U（5）
29. 已确诊的急性肺栓塞指导治疗（如取栓和溶栓）	A（8）
32. 严重的减速伤或胸部创伤，可能或怀疑有瓣膜损伤、心包积液或心脏损伤	A（9）
33. 超声心动图无改变或生物标志物升高的轻度胸部创伤，进行常规评估	rA（2）
62. 经皮非冠状动脉心脏手术的指导，包括但不限于心包穿刺、间隔消融或右心室活检	A（9）
99. 由于患者因素或心脏结构显示不清导致 TTE 诊断效能降低，应用 TEE	A（8）
103. 经皮非冠状动脉心脏介入治疗期间的指导，包括但不限于封堵器置入，射频消融和经皮瓣膜手术	A（9）
112. 抗凝血、心脏复律和（或）射频消融的评估以促进临床决策	A（9）
201. 常规使用对比剂 　　非造影图像上左心室所有节段可显示	rA（1）
202. 选择性使用对比剂 　　非造影图像上≥2个连续的左心室节段显示不清	A（8）

A. 适当的；rA. 不太适合；U. 不确定。经许可转载自 Douglas PS, Garcia MJ, Haines DE, et al; ACCF/ASE/AHA/ASNC/HFSA/HRS/SCAI/SCCM/SCCT/SCMR 2011. Appropriate use criteria for echocardiography. *J Am Coll Cardiol* 2011;57(9):1126–1166. © 2011 American College of Cardiology Foundation 版权所有

发现许多病症与术后并发症相关，例如隐匿性左心室收缩功能障碍和肺动脉高压，这两种疾病预后不良不一定与心血管并发症相关，而可能与器官衰竭、败血症和其他非心源性疾病有关。

（一）低血压和休克

在处理低血压和休克的患者时，必须鉴别是否为心源性因素导致的心排血量减少，是败血症或低血容量性出血等单纯非心源性疾病引起的，还是血流动力学异常如急性瓣膜关闭不全这类心源性疾病引起的。识别合并的心脏异常也很重要，因其可能使诊断或治疗复杂化。图 23-1 至图 23-6 记录了内科或外科重症监护室里各种急重症患者的超声图像。不伴有冠状动脉疾病或心肌病史的患者，在有严重感染和败血症时可能会

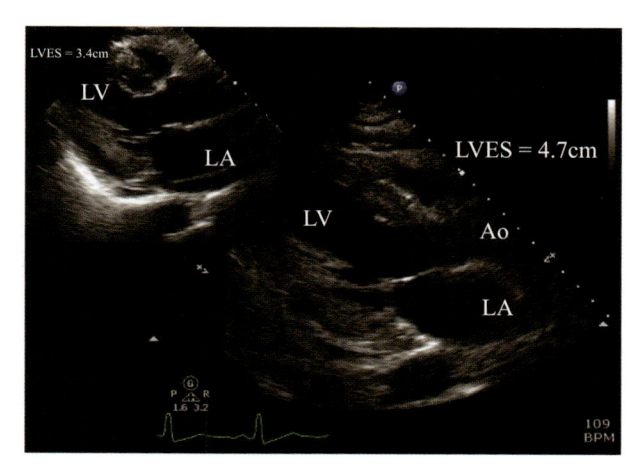

▲ 图 23-1 为重症监护室收治的 1 例心脏结构正常且无器质性心脏病病史的严重脓毒症患者的收缩期胸骨旁长轴切面

显示左心室轻度扩张和整体室壁运动减弱。4 周后左上图示收缩末期心腔减小，实时图像显示左心室收缩功能恢复正常。LV. 左心室；LA. 左心房；Ao. 主动脉

出现急性的严重左心室功能障碍。图 23-1 显示了 1 例因败血症、低血压和灌注不良住院的患者，超声心动图提示其具有严重的左心室收缩功能障碍，治疗后有所改善。

具有肺病史的急性呼吸道疾病患者急诊入院时，可能是失代偿性肺病和（或）并发充血性心力衰竭性失代偿所致。此时很难确定已有的心脏

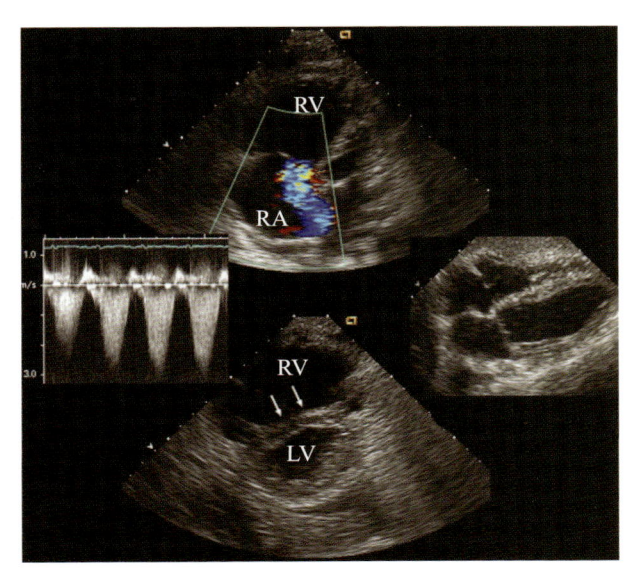

▲ 图 23-4 多肺叶性肺炎患者的经胸超声心动图。右中图为 1 年前记录的图像，可见左、右心室大小和功能正常。当缺氧和多叶肺炎发展到需要机械通气时，可见右心房和右心室扩张以及右心室超负荷引起的室间隔变化（白箭）。三尖瓣反流速度轻度升高达 3m/s，与单纯机械通气引起的继发性肺动脉压力升高一致
RA. 右心房；RV. 右心室；LV. 左心室

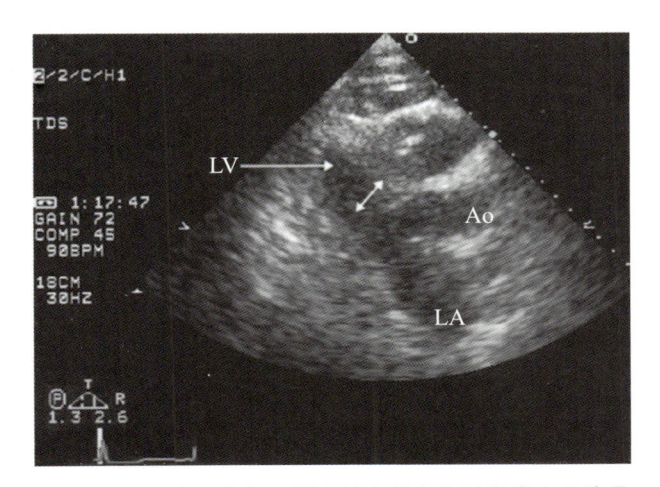

▲ 图 23-2 表现为低血压和休克的老年肺炎患者的胸骨旁长轴切面
可见左心室腔明显变小（双向白箭）而收缩功能正常，提示血容量不足为低血压的病因。LV. 左心室；LA. 左心房；Ao. 主动脉

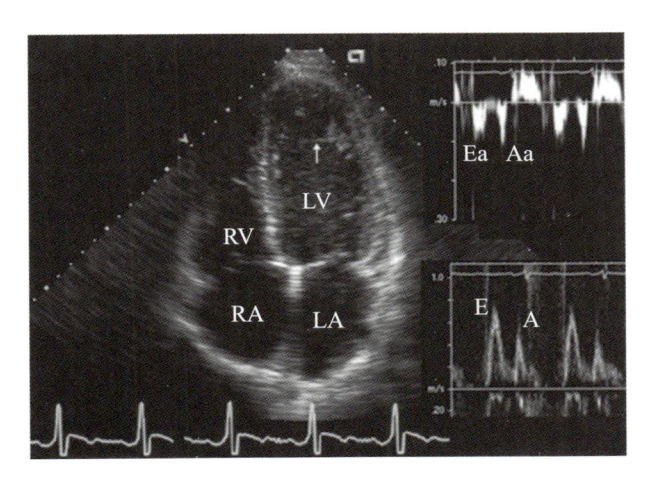

▲ 图 23-3 急性发热性疾病出现低血压和休克患者的心尖四腔心切面
可见左心室的整体运动减弱（符合已存在的基础心肌病改变），多普勒成像提示假性正常化（2 级舒张功能障碍）。在这种情况下，治疗基础疾病后心脏功能难以恢复。箭示左心室心尖假腱索。RA. 右心房；RV. 右心室；LV. 左心室；LA. 左心房

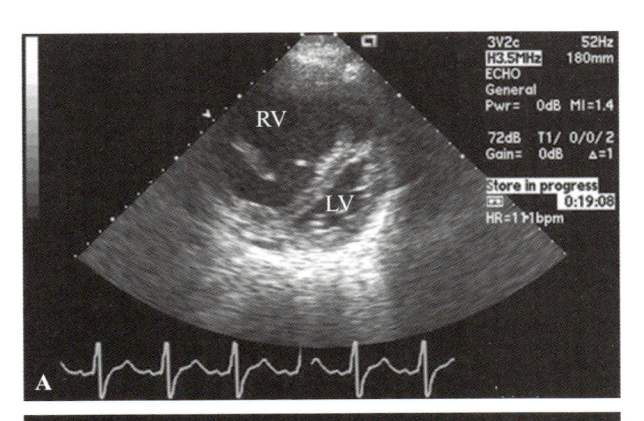

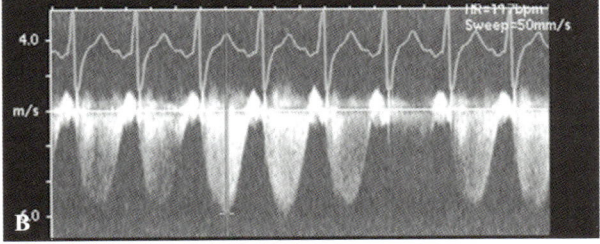

▲ 图 23-5 记录了 1 例发热性疾病和低血压的 37 岁女性的胸骨旁短轴切面
可见显著扩张和肥大的右心室以及狭长的左心室，符合右心室压力负荷过重的表现。三尖瓣反流压差提示右心室收缩压增高是由原发性肺动脉高压所致
RV. 右心室；LV. 左心室

863

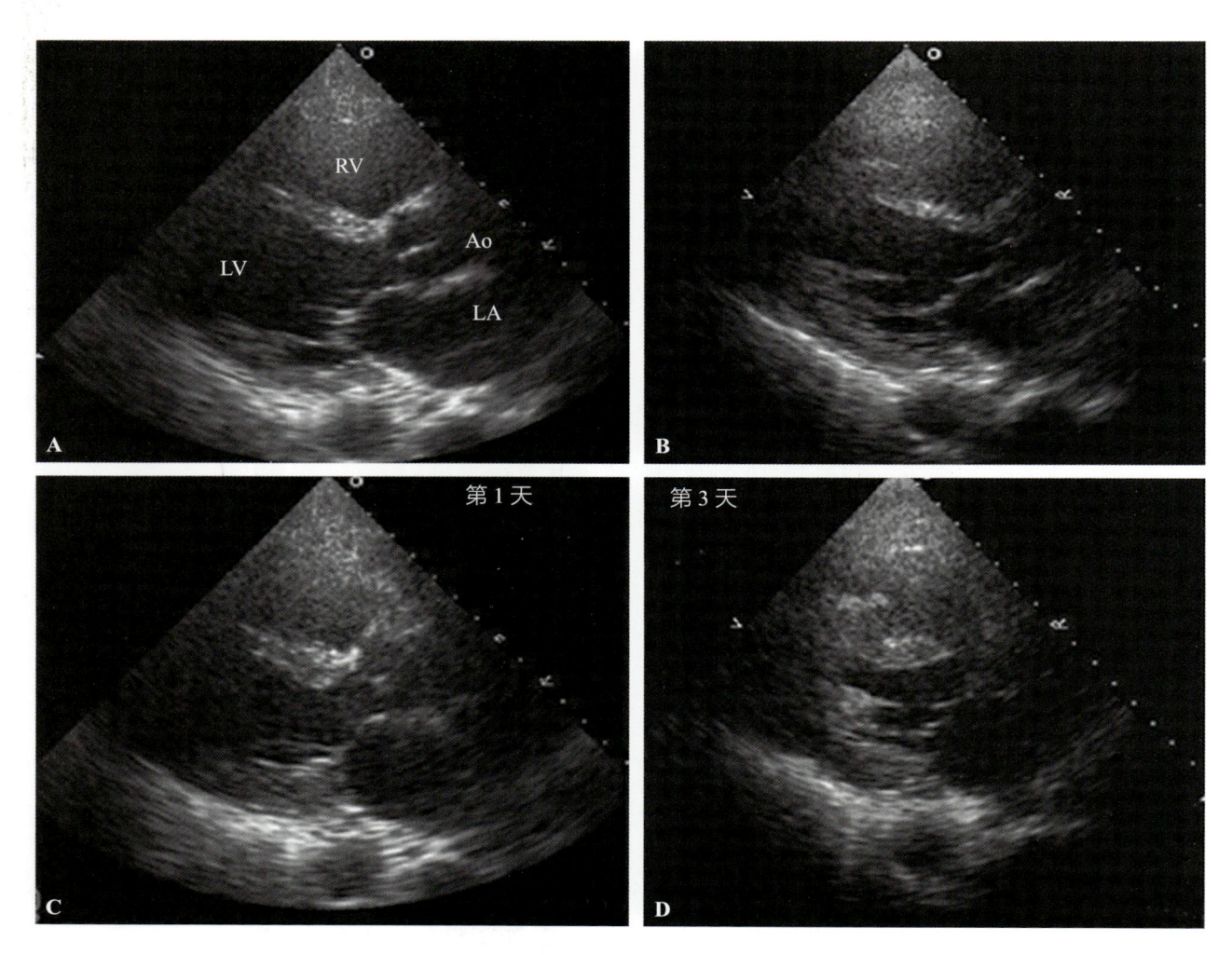

▲ 图 23-6 肾移植 4h 后年轻患者的系列胸骨旁长轴切面，患者出现低血压且撤除呼吸机失败。每组图像中舒张期图像位于顶部，收缩期图像位于底部

A 和 C. 临床症状恶化时记录的图像，显示室间隔运动消失以及室壁运动弥漫性减弱。B 和 D. 2d 后记录的图像显示心脏功能完全恢复。该患者左心室功能障碍是由不确定因素导致的心肌顿抑，而非冠状动脉阻塞。RV. 右心室；LV. 左心室；LA. 左心房；Ao. 主动脉

疾病对继发性肺病的影响。图 23-4 记录了 1 例多叶性肺炎并需要通气支持的患者，该患者伴有右心衰竭。可见其右心室和右心房明显增大，该患者伴有继发性三尖瓣关闭不全和右心室压力负荷过重。肺动脉高压加剧了急重症患者的病情恶化。严重的肺动脉高压会因右心流量的改变导致心排血量减低。在疾病晚期，可影响左心室充盈，此时药物治疗或败血症可引起血管舒张，导致患者出现明显的低血压。

由于这些患者病情危重，其中大多数还需辅助通气，因此影响经胸超声成像质量。然而，即使图像质量不佳，通常也能评估左心室功能并排除收缩功能障碍引起的低血压。在机械通气患者中，可使用静脉注射对比剂以显示左心室，从而对患者左心室功能进行评估（图 23-7）。虽然使用经胸心脏超声造影检查能评估左心室和右心室功能，但是对瓣膜解剖和血流动力学的详细评估，可能还需使用经食管超声心动图检查。一些研究已经证明，在患有多种疾病的重症监护室患者中，经食管超声心动图在明确其低血压或缺氧

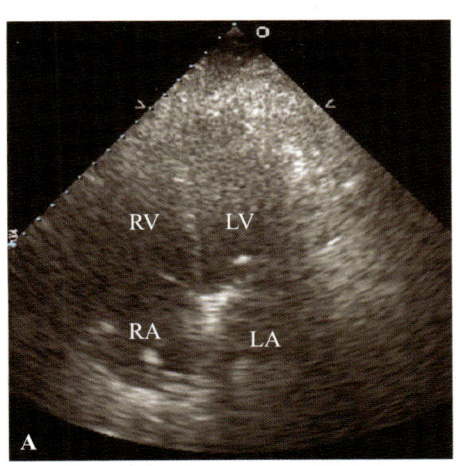

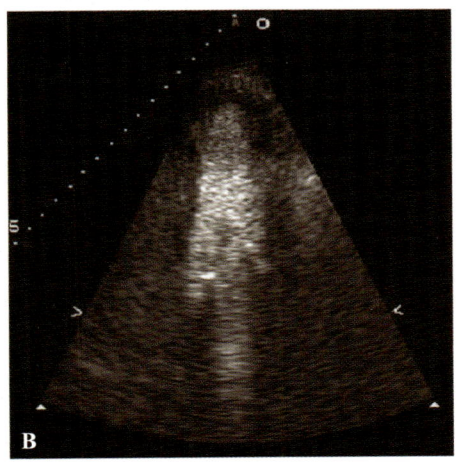

第 23 章 超声心动图在重症监护室、手术室及电生理室的应用
Echocardiography in the Intensive Care Unit, Operating Room, and Electrophysiology Laboratory

▲ 图 23-7 1 例患有败血症和多器官功能衰竭的 ICU 住院患者的心尖四腔心切面
A. 心尖四腔心切面无法准确评估左心室功能。B. 经静脉注射对比剂后左心室被对比剂充填，此时可见左心室收缩正常。RA. 右心房；RV. 右心室；LV. 左心室；LA. 左心房

的潜在病因方面具有重要价值。对于重症监护室的患者而言，需要频繁监测其左心室收缩功能的改变，即使无法详细评估瓣膜解剖结构，在有限条件下评估左心室收缩功能也有助于临床决策。

出血和血容量不足可导致危重患者低血压，尤其是外科或创伤重症监护室患者。在超声心动图上表现为左心室容量减少和室壁运动增强（图 23-2），这是血容量减少的可靠证据，有显著的治疗意义。有时对进行性低血压的患者使用静脉注射升压药治疗，症状可能没有改善，甚至进一步恶化。部分有高血压病史的患者可出现血容量不足的表现，是由于继发性左心室流出道梗阻造成，与梗阻性肥厚型心肌病类似，可表现为二尖瓣前叶收缩期前向运动及二尖瓣关闭不全。其血流动力学表现为进行性低血压和显著的收缩期杂音 [由于流出道梗阻和（或）二尖瓣反流所致]，低血压是由于血容量不足以及流出道梗阻引起的左心室每搏量减少所致，此时左心室流出道压差可超过 100mmHg。在此情况下，右心导管检查显示肺毛细血管楔压升高并能反映左心室容量的。当明确左心室流出道梗阻及二尖瓣关闭不全时，应认识到肺毛细血管楔压升高是由高血流动力学状态引起，而非左心室顺应性降低和二尖瓣反流导致。不了解这种现象将导致临床不恰当地使用升压及利尿治疗，这会使患者病情恶化。图 23-8 和图 23-9 显示 1 例该综合征患者。正确识别流出道梗阻及血容量不足能协助医生制订合适的治疗方案，通过补充血容量和停用增加心脏收缩性或降低血管阻力的药物以复苏患者。

舒张功能障碍可能导致因内科疾病住院或术后患者出现肺淤血和心力衰竭，这些患者通常是老年人并且有高血压病史，术后由于过量输液可导致充血性心力衰竭。超声心动图显示收缩功能正常并左心室肥大（图 23-10）。二尖瓣瓣口舒张期血流模式变化较大，可表现为松弛障碍或限制性充盈，如果血容量超负荷，则很容易出现假性正常化。

（二）低氧血症的评估

超声心动图可用于评估重症监护室不明原因的低氧血症或撤除机械通气失败的患者。表 23-1 列出了超声心动图可诊断的低氧血症病因。全面的超声心动图检查用来评估低血压和休克的患者，以排除原发性心脏异常。如未发现包括右向左分流在内的原发性心脏异常，则可以认为缺氧的病因很可能是非心源性的，从而针对肺部或其他原因进行适当的诊断和治疗。对于卵圆孔开放（PFO）出现继发性右向左分流而导致低氧血症的 ICU 患者，超声心动图是有效的检查手段（图 23-11），此时不

865

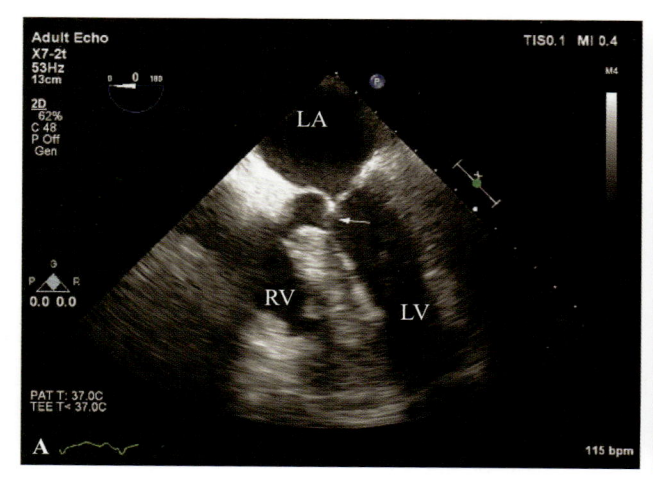

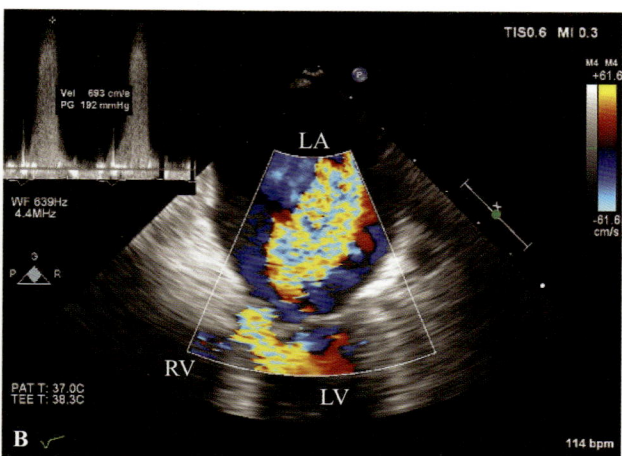

▲ 图 23-8 1 例 ICU 胃肠道出血患者的经食管超声心动图。患者经静脉注射强心剂后出现进行性低血压，该图显示了"假性肥厚型心肌病"的发展，与血容量减少和心肌收缩增强相关

A. 可见二尖瓣前叶收缩期前向运动（白箭）。B. 彩色多普勒显示重度二尖瓣反流。由于流出道动力性梗阻，左心室和左心房之间的峰值压差达 192mmHg。虽然连续波多普勒未在左心室流出道记录，但左心室 – 左心房压差与体循环收缩压的差值等同于心腔内压差。RV. 右心室；LV. 左心室；LA. 左心房

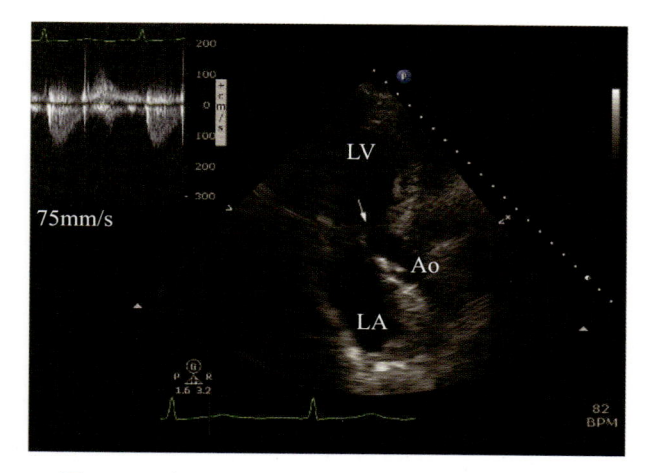

▲ 图 23-9 与图 23-8 中同一患者的经胸超声心动图，患者补充血容量和停用增强心肌收缩性的药物

可见左心室增大且无梗阻性收缩期前向运动（白箭）。左上角图为通过流出道测量的连续波多普勒，显示压差正常。LV. 左心室；LA. 左心房；Ao. 主动脉

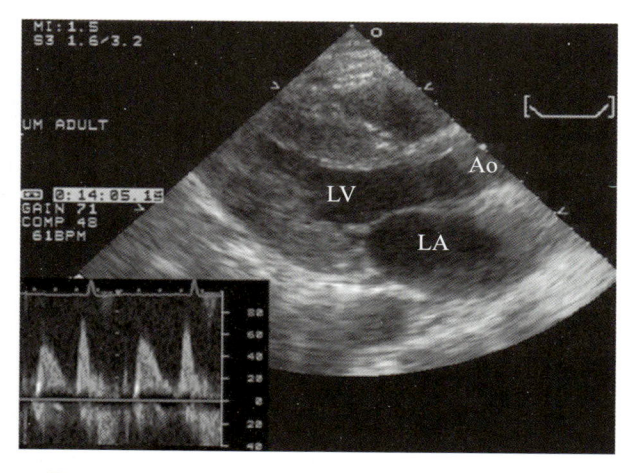

▲ 图 23-10 1 例长期高血压患者的胸骨旁长轴切面，患者因酮症酸中毒收入 ICU

可见收缩末期左心室肥大，收缩功能正常，多普勒频谱显示舒张功能障碍，如过量补充血容量易发生肺淤血。LV. 左心室；LA. 左心房；Ao. 主动脉

仅存在 PFO，还同时伴有右心压力升高，如肺动脉高压、急性肺栓塞或右心室功能障碍。此外，包括支气管痉挛在内的任何原因引起的反应性肺动脉高压，都可引起右心压力升高，导致卵圆孔开放、右向左分流。

右向左分流的另一个原因是肺动静脉畸形（pulmonary arteriovenous malformation，PAVM）。

PAVM 见于慢性肝病以及 Osler–Weber–Rendu 综合征。大多数 PAVM 引起的分流没有临床意义，极少可导致低氧血症。有时，较大范围的 PAVM 可能引起明显的右向左分流，临床会出现相应的低氧血症。第 3 章讨论了 PAVM 与心房水平分流的鉴别诊断，依据是对比剂在左侧心腔出现的时间和其他特征。通常，存在 PAVM 时，左侧心腔

会延迟几个心动周期才出现对比剂，之后持续存在而不具有时相性（图23-12），这种超声心动图表现的基础为对比剂出现在左侧心腔之前需经过整个肺循环，通常需要3~6个心动周期，具体时间取决于心排血量。肺循环相当于对比剂的储存器，即使经静脉推注的对比剂在右侧心腔廓清之后，对比剂仍能继续流入左侧心腔。

（三）超声心动图在神经外科和神经ICU的应用

急性神经系统疾病或接受过颅内手术的患者可伴有各种心血管并发症。超声心动图可用于评估影响患者治疗措施的已有的心血管疾病。神经外科患者独有的一个病症是"神经源性心肌顿抑"，类似于Takotsubo心肌病。在神经系统疾病（尤见于颅内出血）发生之后，许多患者的室间隔和心尖出现急性室壁运动异常，这与心电图上的深对称T波倒置和少量肌钙蛋白渗漏有关，此时可不存在冠状动脉阻塞，且时间进程类似于Takotsubo综合征。图23-13显示一位颅内出血的患者，该患者发生了显著的EKG变化，并有明显的室壁运动异常，表现类似于左前降支梗死。

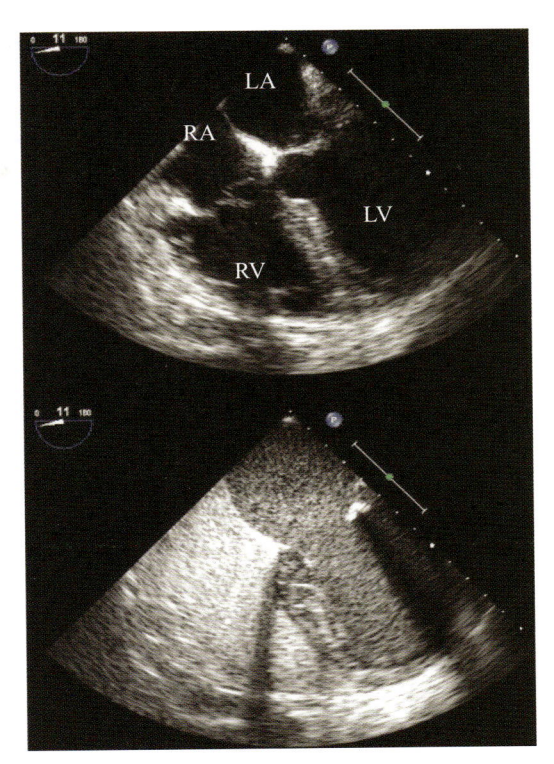

▲ 图23-12 机械通气24h的肝移植术后低氧血症患者的经食管超声心动图

上图可见轻度右心扩张，心脏结构正常且没有房间隔缺损。下图为右侧心脏出现静脉注射盐水7s后的图像，显示与PAVM相关的大量右向左分流。实时图像可见左侧心腔对比剂充填良好，为PAVM的特征，与典型心房水平分流的时相性不同。RA. 右心房；RV. 右心室；LV. 左心室；LA. 左心房

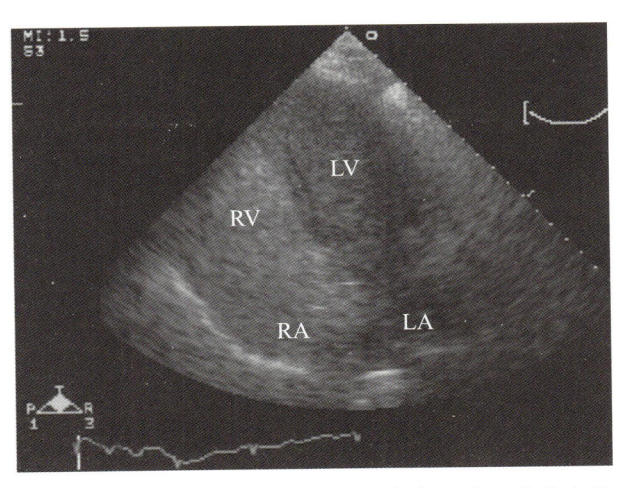

▲ 图23-11 患阻塞性肺病和显著低氧血症患者的心尖四腔心切面

静脉注射震荡盐水后左心室腔显影良好，此为卵圆孔开放所致的明显右向左分流。RA. 右心房；RV. 右心室；LV. 左心室；LA. 左心房

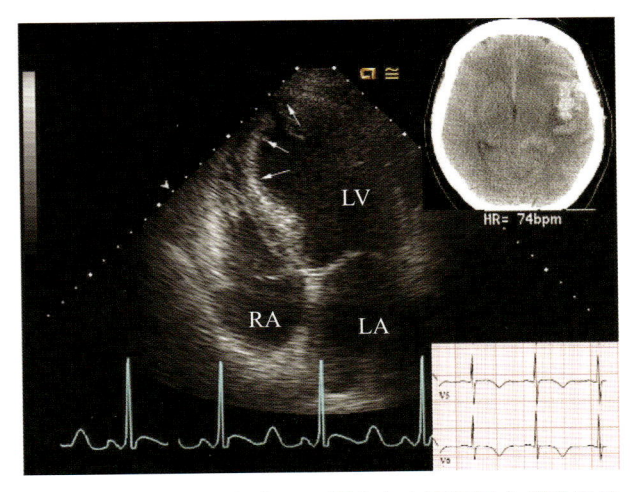

▲ 图23-13 神经外科ICU颅内出血不伴冠心病患者的心尖四腔心切面

收缩期该年轻患者的室间隔远端和心尖部（白箭）出现运动障碍。右下方心电图可见对称的T波倒置。右上方的头部CT显示右侧颞叶血肿。RA. 右心房；LV. 左心室；LA. 左心房

（四）超声心动图对循环支持患者的监测

严重缺氧和（或）心排血量减低的重症患者可放置各种循环支持装置治疗，包括体外膜肺氧合（ECMO），部分左心室、右心室辅助装置等。ECMO可通过专用的体外循环对血液进行氧合，其引出和输入回路的位置可以变化，包括从中心静脉系统引出血液并输回中心动脉系统（V-A ECMO）或其他组合方式。ECMO通常用于肺部氧合受限的患者，如严重的多叶肺炎，还可用于支持严重右心室衰竭的患者。图23-14至图23-17记录了使用ECMO循环的各种病情患者的情况，并显示了一些超声心动图检查结果。作为ECMO患者评估的一部分，有时需要评估撤离循环支持的合适时机。超声心动图监测通常用于评估ECMO血流对右心室或左心室收缩功能和腔室大小的影响。图23-18显示1例严重肺动脉高压患者在撤离ECMO期间的超声图像，可见三尖瓣反流加重，右心室扩大。图中还可见左心室收缩功能减低、心室腔减小，这与ECMO循环中左心房流量减少有关。

Impella装置也是在导管室中经皮置入的临时左心室收缩装置。通常经股动脉穿刺，该装置穿过主动脉瓣进入左心室。利用较大的含泵部分的9F导管装置，从位于左心室腔内的导的远端抽出血液，随后注入升主动脉。经胸或经食管超声心

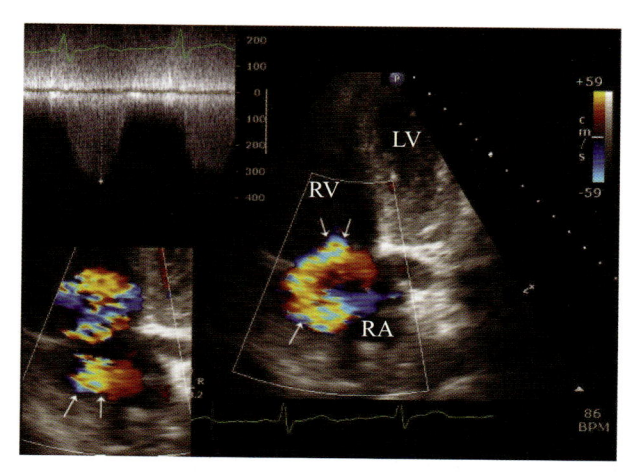

▲ **图 23-15** 患有肺部相关低氧血症的V-V ECMO患者的心尖四腔心切面

中央图示心脏收缩期右心房高速湍流，为ECMO循环的出口血流（单箭）以及三尖瓣反流（向下箭）。左上方的图是连续波多普勒图像，显示患者有中度肺动脉高压。左下方图像显示舒张期套管内血流（白箭）。RA. 右心房；RV. 右心室；LV. 左心室

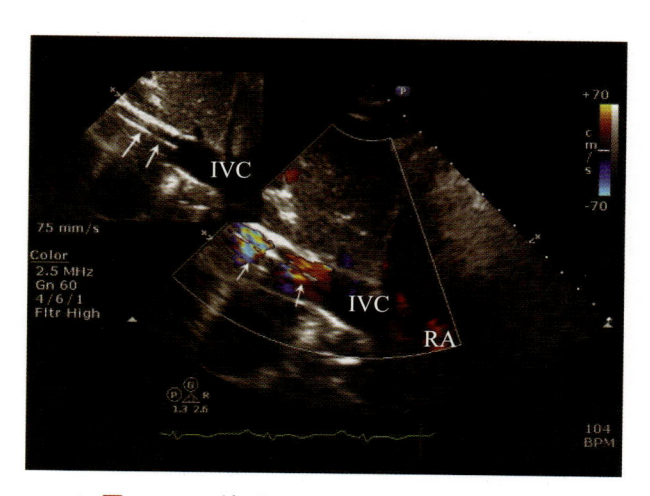

▲ **图 23-14** 接受V-A ECMO患者的剑下切面

中央图显示在下腔静脉（IVC）内的大口径套管有明显的彩色血流信号（白箭），与从下腔静脉主动抽出静脉血有关。左上二维图像更好地显示下腔静脉内大口径套管（白箭）。RA. 右心房

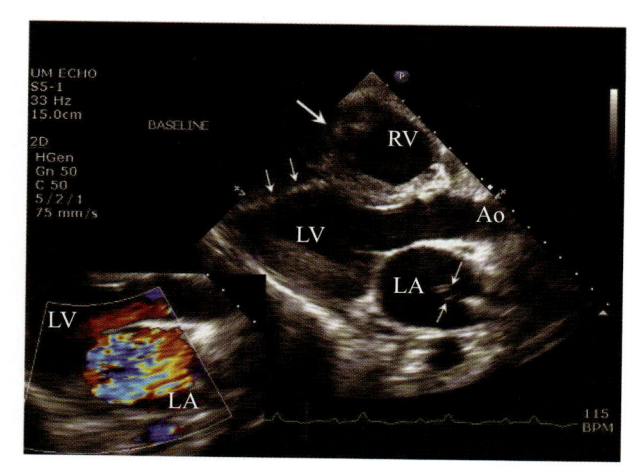

▲ **图 23-16** 肺动脉高压终末期患者接受ECMO治疗时的胸骨旁长轴切面

入口插管位于下腔静脉中，出口插管置入左心房（向内白箭）。可见右心室压力负荷过大时室间隔的异常表现（向下白箭）、右心室明显扩张并右心室壁肥厚（粗白箭）。左下彩色多普勒图像显示通过ECMO出口插管进入左心房的连续大量血流。RV. 右心室；LV. 左心室；LA. 左心房；Ao. 主动脉

动图可引导装置的正确放置,其中入口部分位于左心室腔内,输出部分位于升主动脉(图23-19和图23-20)。

另一种暂时性左心循环支持的方法是TandemHeart装置。该装置在导管室或手术室经皮置入,包含一个穿过房间隔进入左心房的输入套管,该套管通过外部的离心泵从左心房抽出血液,通过经皮放置的套管将血液以动脉压的速度输送到股动脉中。它既支持动脉压和灌注,又能减小左心压力。超声心动图能显示左心房的输出导管(图23-21),可以通过经胸或经食管超声心动图明确导管的位置。

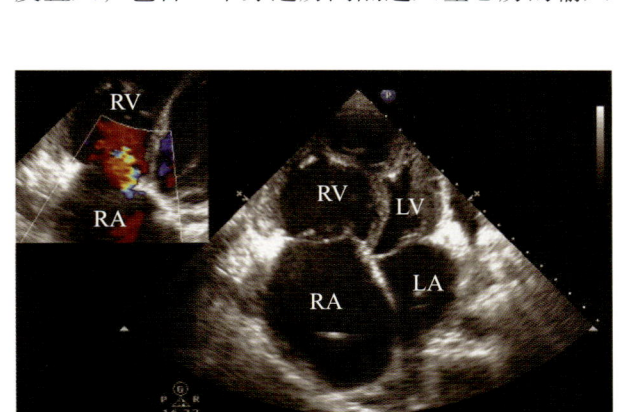

▲ **图 23-17** 与图 23-16 同一患者的心尖四腔心切面
中央图为在 ECMO 支持期间图像,显示右心房、右心室显著扩张,左心室压缩变小。左上图为彩色多普勒图像,显示三尖瓣少量反流。RA. 右心房; RV. 右心室; LV. 左心室; LA. 左心房

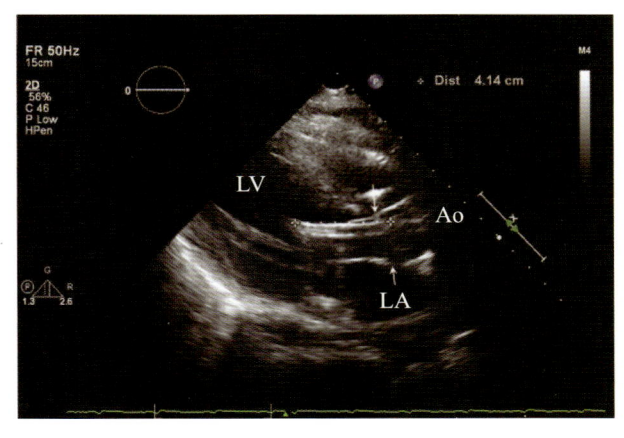

▲ **图 23-19** 心源性休克并使用 Impella 装置行临时左心室支持的患者的胸骨旁长轴切面
大口径导管经过主动脉瓣(白箭)置入左心室,利用超声心动图监测来确保装置的入口部分放在合适的位置。LV. 左心室; LA. 左心房; Ao. 主动脉

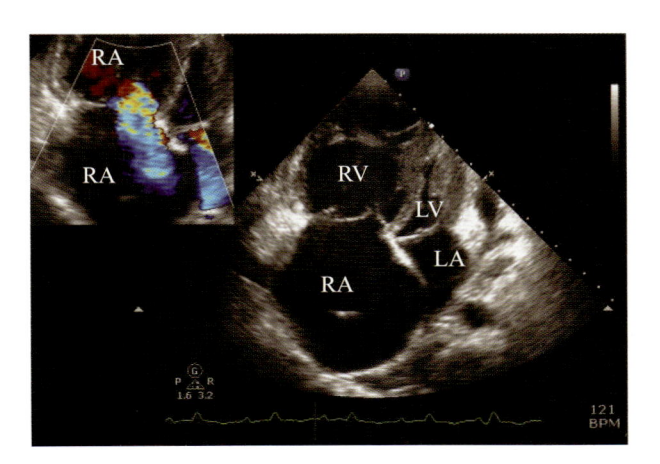

▲ **图 23-18** 与图 23-16 和图 23-17 同一患者在 ECMO 预撤离期间的心尖四腔心切面
随着 ECMO 支持的减少,右心房和右心室逐渐扩张,进一步压缩左心室。左上图提示三尖瓣反流程度加重。RA. 右心房; RV. 右心室; LV. 左心室; LA. 左心房

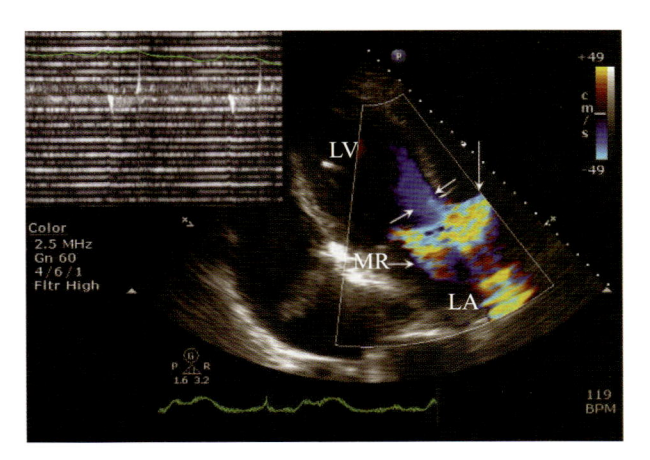

▲ **图 23-20** 使用 Impella 装置患者的经胸超声心动图心尖长轴切面
收缩期可见并发二尖瓣关闭不全,较长的向下白箭为彩色多普勒信号,由伪影和进入升主动脉的大量血流组成;两个向内指的白箭表示左心室流出道。该患者没有主动脉瓣关闭不全,Impella 的输出血流也在左心室的合适位置。左上图可见来自设备的明显的电子干扰,影响多普勒的显示。LV. 左心室; LA. 左心房; MR. 二尖瓣反流

869

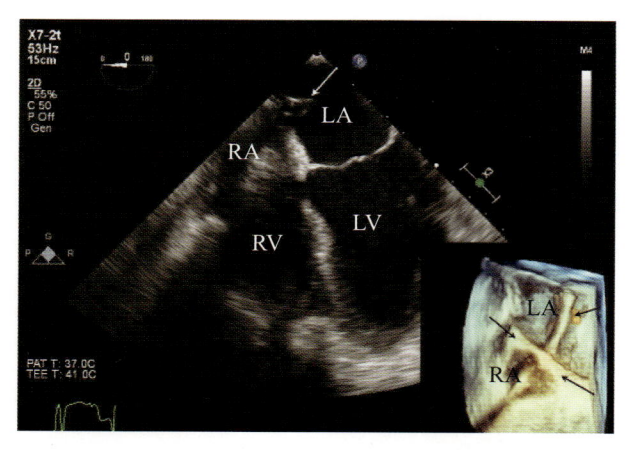

▲ 图 23-21 患者在放置 TandemHeart 装置后的即刻经食管超声心动图心尖四腔心切面

经食管超声心动图监测了放置导管的过程。图中显示大口径导管穿过房间隔（白箭）进入左心房，右下为实时三维经食管超声心动图，显示导管在左心房中的立体位置（单黑箭），房间隔的平面由一对向内指向的黑箭标出。RV. 右心室；RA. 右心房；LV. 左心室；LA. 左心房

（五）超声心动图在急诊科的应用

已有指南制订了除超声心动图医生以外的由临床医生在急诊室进行超声心动图检查时所需的培训要求。多项研究表明，通过适当的培训非心脏病专家可以拥有获取满意图像的操作技能，从而应用大型或手持式超声心动图设备来诊断急诊科的许多心血管疾病，并做出临床决策。须知，正确使用这些设备并做出临床决策，主要限制在于操作者获取和解读图像的能力。如果没有适当的训练，简化超声心动图的使用可能导致严重错误。

超声心动图在 ICU 的上述应用同样适用于急诊科，如急性低血压、休克或严重创伤（特别是胸部外伤）的患者。严重创伤的患者可能出现失血性休克，超声心动图可以快速检查并提示左心室缩小且充盈不佳。此外，如高速车祸等造成严重心脏挫伤的患者，超声心动图有助于显示心肌挫伤、心包积液或主动脉创伤等心脏受累表现。若超声心动图提示未见明显心脏受累，临床医生须考虑由其他原因引起的低血压。

严重的心脏创伤患者通常合并胸部、腹部或主要的肢体创伤，因此某些特定的单独心脏异常可能被出血所致的血容量不足所掩盖。大多数严重心脏和（或）主动脉创伤常伴有多发性肋骨骨折、胸腔积血或气胸以及其他并发症，得使经胸超声成像难以完成。胸部创伤超声检查时需要应用非常规声窗。开胸手术或严重胸外伤后，经胸超声心动图可能无法显示任何心脏结构，这与偶发的动态性强混响信号有关（图 23-22 和图 23-23），可能是皮下空气、气胸或纵隔气肿所致，此时使用经食管超声心动图能发现大多数心脏损伤。

大多数急诊科，尤其是与创伤中心相关的急诊科及邻近区域，都可以行计算机断层扫描检查，这通常是严重创伤患者的首次检查，可评估心包积液和主动脉创伤，因此创伤患者在紧急情况下对超声心动图的需求和使用已经下降。

钝性胸部创伤以外的创伤形式包括刀或子弹贯穿伤。超声医师应认识到高速穿透性损伤时路径的不可预测性，需要非常规切面显像。一般情况下，有显著穿透性心脏创伤的患者大多有心包积液，若无则间接表明未发生穿透性心脏损伤。

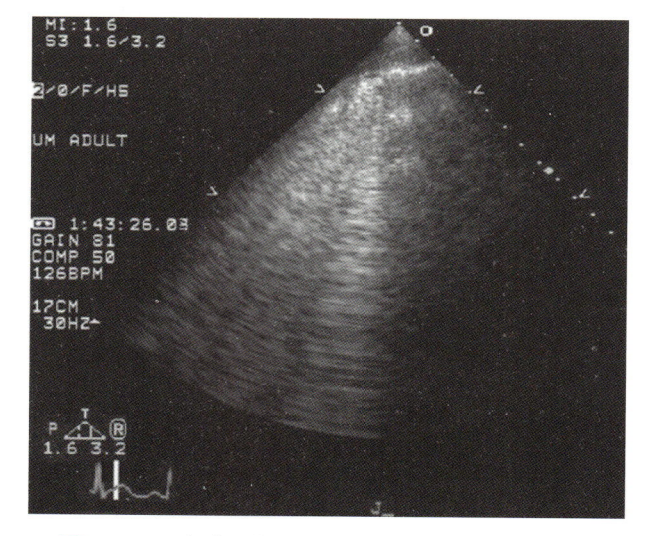

▲ 图 23-22 尝试用超声心动图探查机动车事故受伤患者的胸骨旁长轴切面

多切面观察仅获得超声"噪点"图像。在实时图像中，可于近场观察到回波的振荡特性，与继发于胸部创伤的皮下空气一致

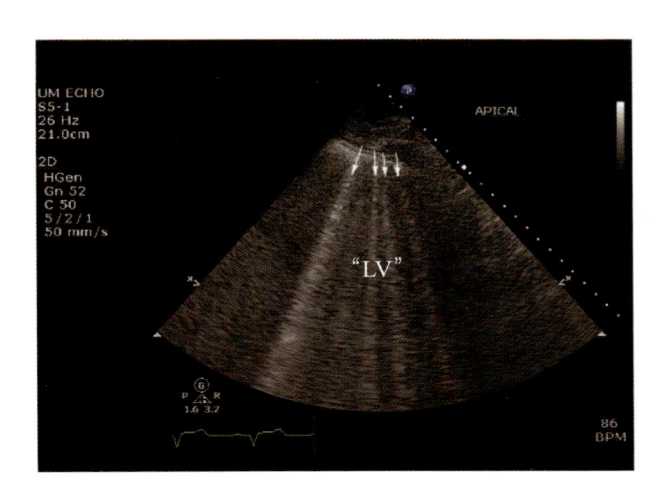

第23章 超声心动图在重症监护室、手术室及电生理室的应用
Echocardiography in the Intensive Care Unit, Operating Room, and Electrophysiology Laboratory

▲ 图 23-23 在创伤 ICU 中因高速车祸受伤患者的心尖四腔心切面

从图中无法看到任何心血管结构，4 个混响信号源于顶点（白箭），遮挡了左心室（LV），此为纵隔和胸膜腔内存在气体所致

然而，心脏挫伤和损伤可以在子弹对胸部伤口产生"休克"效应的发生，此时可能不会注意到心脏结构的穿透性损伤。图 23-24 至图 23-26 为 1 例穿透性心脏创伤的患者图像。

（六）心搏骤停后的超声心动图应用

心搏骤停是多种机制的结局，通常被归类为心律失常、无脉搏电活动或心脏停搏。心搏骤停的性质不同导致结局各异，其潜在的发生机制也不同，因此可以基于诱发因素采取相应的治疗措施。研究表明，进行有限、快速的床旁超声心动图检查，有利于对心搏骤停患者进行快速诊断和治疗决策。图 23-27 和图 23-28 显示心搏骤停患者复苏不久后的图像。图 23-27 中显示心尖运动异常，表明存在缺血性疾病。图 23-28 中显示左心室正常，右心室有明显扩张和功能障碍，提示可能存在急性肺栓塞。根据这些发现临床医生将改进治疗措施。

在心搏骤停及随后的复苏中，常发现左心室整体功能障碍。当既往无结构性心血管疾病时也可发生，因而可能与心搏骤停引起的缺血性损伤有关，而非由原发性心血管疾病所致。若心肺复苏及时且成功，心脏功能可恢复正常，且可能不遵循

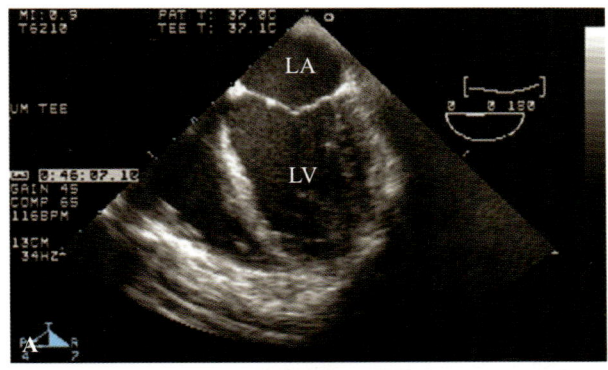

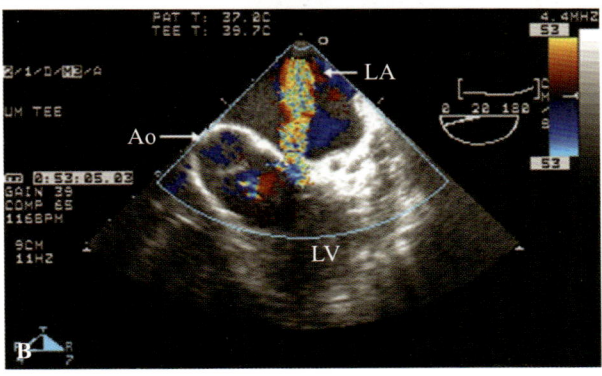

▲ 图 23-24 1 例胸部刺伤后，出现低血压、休克和心脏杂音的年轻患者的经食管超声心动图图像

A. 长轴切面可见左心室和右心室的整体运动减低。可能由冠状动脉损伤引起。B. 彩色血流成像显示左心室和左心房之间的异常交通信号。与二尖瓣的直接贯通伤相关。LV. 左心室；LA. 左心房；Ao. 主动脉

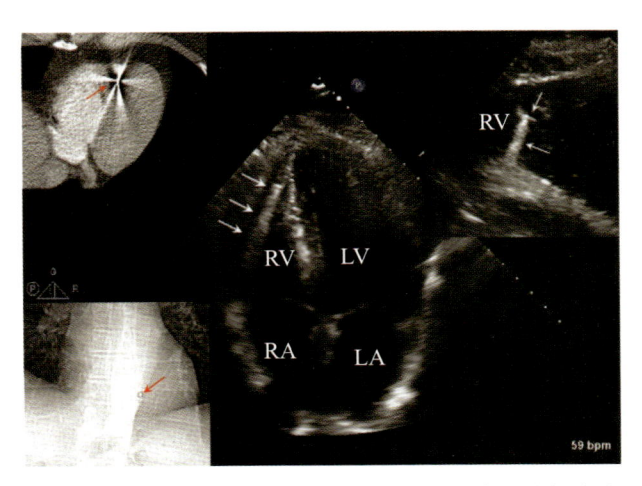

▲ 图 23-25 急诊室 1 例胸部轻微猎枪伤患者的超声心动图四腔心切面显示四个心腔的正常解剖结构

一金属混响伪像起源于右心室的顶点（白箭），该混响也在右上图像中得到证实。左下胸部 X 线片显示心影处单个猎枪弹丸。左上胸部 CT 显示右心室中的金属物体。RA. 右心房；RV. 右心室；LV. 左心室；LA. 左心房

871

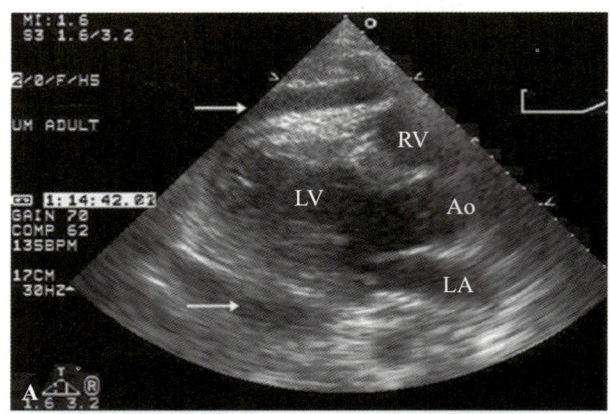

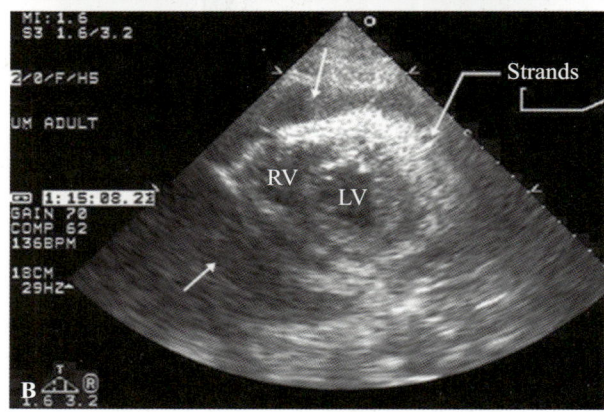

Feigenbaum 超声心动图学（原书第 8 版）
Feigenbaum's Echocardiography (8th Edition)

▲ 图 23-26 因胸部枪伤导致低血压和休克患者的胸骨旁超声心动图

胸骨旁长轴（A）和短轴（B）视图显示"浑浊"的心包积液（白箭），与心包急性出血一致。实时图像可观察到与心肌或冠状动脉损伤一致的心尖部运动减弱。以上情况无法证实是否有心脏贯穿伤。RV. 右心室；LV. 左心室；LA. 左心房；Ao. 主动脉

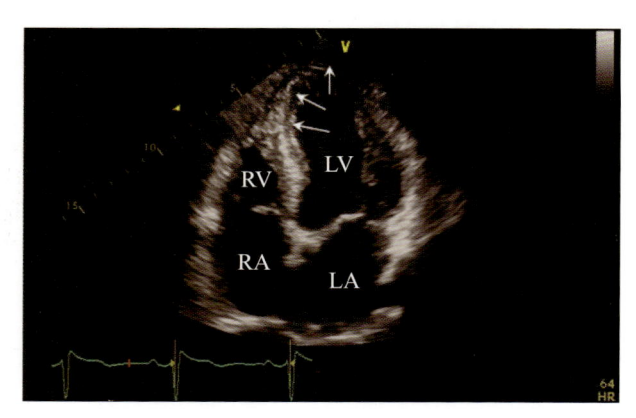

▲ 图 23-27 在急诊室经过心肺复苏后患者的心尖四腔心切面。12 导联心电图仅显示非特异性 ST 段和 T 波变化。超声心动图清楚可见室间隔远段和心尖部室壁运动异常（白箭）与冠状动脉左前降支闭塞性病变一致，随后在导管室证实

RA. 右心房；RV. 右心室；LV. 左心室；LA. 左心房

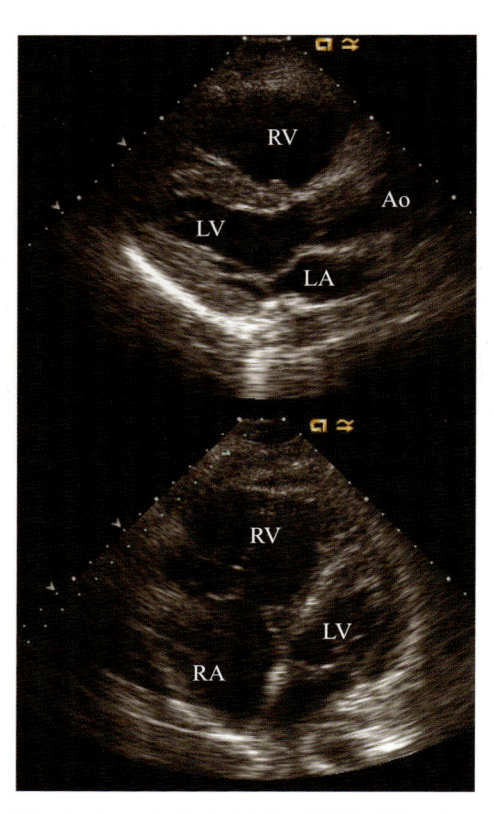

▲ 图 23-28 1 例 32 岁患者因无脉搏电活动（PEA）行心肺复苏后的即刻超声心动图

显示右心室明显扩张，左心室缩小、充盈不佳但功能正常，此时应关注是否存在急性右心室损伤，如大面积肺栓塞等，该患者最终诊断是肺栓塞。RV. 右心室；LV. 左心室；LA. 左心房；Ao. 主动脉

常规恢复顺序，如心尖段先于基底段恢复正常。

二、超声心动图在术前、术中及围术期的应用

超声心动图在心脏和非心脏外科手术的应用可分为术前、术中和围术期阶段的应用（表 23-3）。尽管在手术室中最常用的是经食管超声，但经胸或开胸状态下经心外膜扫查的探头通常覆有无菌套，可直接用于心脏或大血管的扫查。

超声心动图最常见的术中应用是监测瓣膜、先天性或其他复杂的心血管外科手术，包括二尖瓣修复和生物瓣的植入。术中经食管超声心动图是明确二尖瓣修复和瓣膜置换成功与否的标准监测方法，可通过评估瓣膜置换后瓣周漏和压差来

第 23 章 超声心动图在重症监护室、手术室及电生理室的应用
Echocardiography in the Intensive Care Unit, Operating Room, and Electrophysiology Laboratory

表 23-3　超声心动图在手术室中的应用

术前
- 评估瓣膜手术的必要性
- 左心室功能
- 肺动脉压
- 主动脉粥样硬化
- 主动脉瓣手术
  - 瓣环内径
  - 左心室流出道内径
  - 主动脉扩张 / 主动脉瘤
- 二尖瓣手术
  - 瓣环钙化
  - 反流机制
  - 修复可行性

术中
- 监测非心脏手术中左心室和右心室的功能
- 插管、封堵装置的放置

术后
- 瓣膜修复或置换是否成功
- 检测并发症（表 23-4）

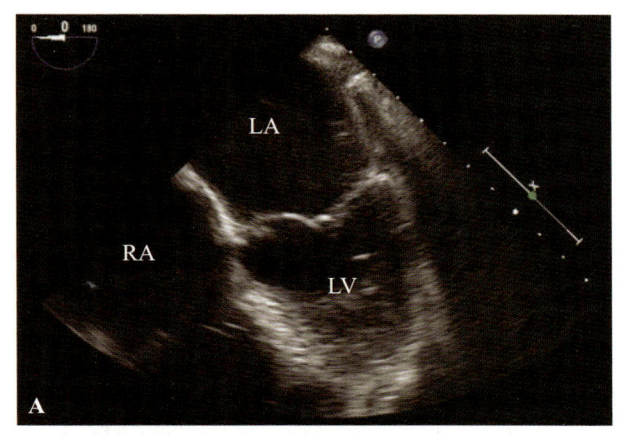

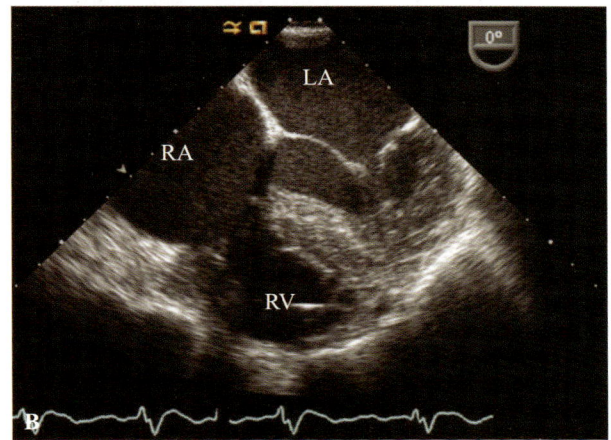

▲ 图 23-29　经食管超声心动图记录的门诊基础状态（A）和打开胸腔和心包之后、体外循环之前记录的图像（B）
A. 显示理想的心房方位，同时较好的显示了左心房。B. 在同一平面（0°）记录的图像。可见心房结构失常、二尖瓣平面图像质量不佳以及左心室缩短。此为心脏在胸腔内位置变化所致。RA. 右心房；RV. 右心室；LV. 左心室；LA. 左心房

评估。术前超声心动图可用于评估各种瓣膜手术的适应证及手术成功的可能性。

术中行超声心动图检查有很大挑战性。首先，超声心动图检查通常在昏暗的环境中进行，但手术室通常很明亮，因此在屏幕上以适当灰度显示图像时存在一定困难。当在分析室等更理想的环境中处理同一幅图像时，通过增加输出和增益以补偿图像灰度可能导致心肌纹理、瓣膜或其他结构的异常外观。其次，超声心动图检查通常在麻醉或手术时进行，检查时间受限。手术过程中悬吊心包将心脏暴露后，心脏通常不再处于常规的解剖位置，成像失真，可能无法获取一些标准切面（图 23-29）。电子干扰（尤其是电凝止血器）会导致图像受到严重干扰（图 23-30）。超声心动图操作者（无论是心脏病学专家还是麻醉师）应该在不妨碍外科手术的前提下，间断性地要求暂停影响图像效果的手术操作。超声心动图操作者需要掌握快速获取关键信息并做出决策的技能，从而不影响手术进度。术后最复杂的情况为临时房室起搏。超声设备中的传感算法可能会

误读心房起搏峰，因而捕捉错误的数字环路。在此情况下，超声心动图操作者应在获取图像前检查数字捕获的准确性。

了解体外循环时患者的心室功能和主动脉血流特征十分重要。在完全体外循环时，左心室负荷减小且舒张期容积减小，即使心脏搏动，心室也可能出现整体运动减弱（图 23-31）。血管搭桥完成并进行适当的容量复苏后，心室大小和功能将恢复到正常水平。根据手术的性质和是否成功，以及正性肌力药的使用，患者的心室功能与术前相比可得到改善。部分体外循环或血容量部分恢复会导致中等水平的心室功能恢复。完全

873

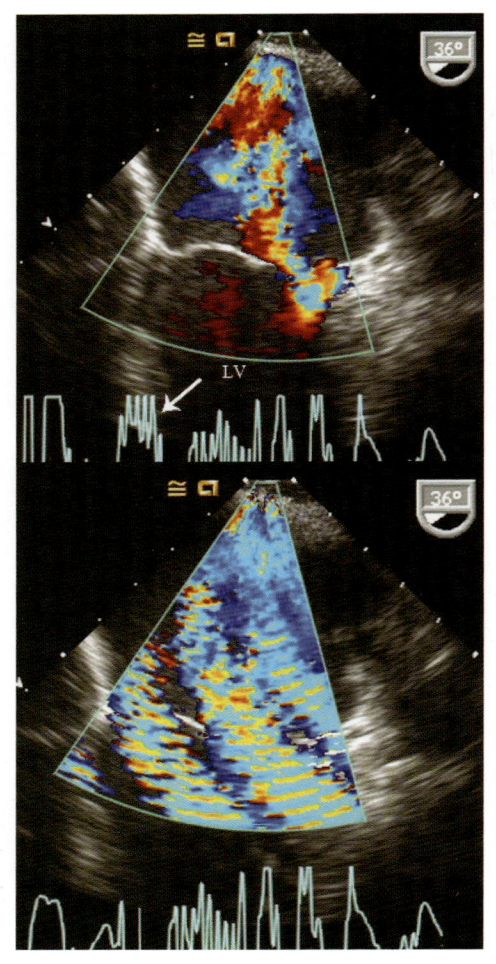

▲ 图 23-30 术前（上图）和激活电刀装置（下图）期间的经食管超声心动图，后者图像严重失真，无法识别，同时心电图信号紊乱（白箭）
LV. 左心室

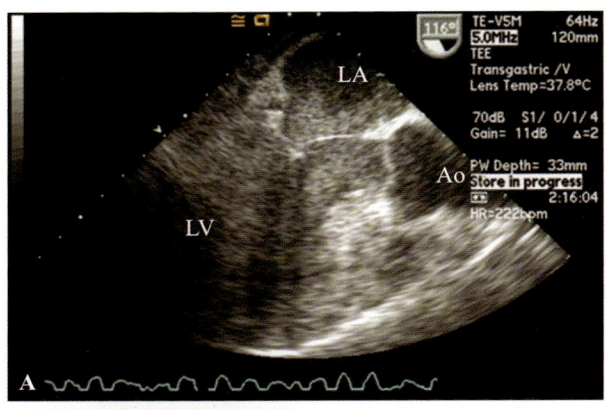

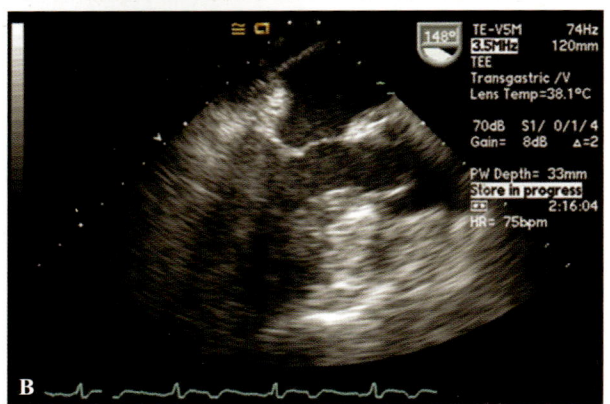

▲ 图 23-31 完全（A）和部分（B）体外循环患者的经食管超声心动图
A. 在完全体外循环时，左心房和左心室回声均匀，符合血流淤滞的表现。可见左心室室颤。因接受来自体外循环插管的血液，主动脉中未见明显血流淤滞。B. 部分体外循环（1.5L/min）并恢复窦性心律时，由于充盈量减少、左心室充盈不足、功能减低，心室内自发显影消失。LV. 左心室；LA. 左心房；Ao. 主动脉

体外循环时，在主动脉中可观察到连续的非时相性血流，这与体外循环插管的血流相关（图23-32）。

（一）超声心动图在二尖瓣手术中的应用

是否可行二尖瓣修复依赖于术前经食管超声心动图评估。通常，后叶病变较前叶更易修复，导致二尖瓣装置产生瘢痕或挛缩的解剖改变比冗余组织的瓣膜病变更难成功修复。

随着二尖瓣修复专业学科的发展，应用越来越广泛，有经验的外科医生可基于术中探查而调整预期的手术方案，因此术前即刻经食管超声心动图的实际价值尚不明确。此外，更复杂的手术操作，如 Neochords 手术和其他先进技术的使用已越来越普遍，术中直视探查二尖瓣装置，使用更先进手术方式的情况也并不罕见。

应用超声心动图行二尖瓣修复术前评估时，需系统、全面、详细地评估，以确定导致反流或狭窄的解剖学异常。二尖瓣解剖结构观察有3种不同的视角（图23-33）。外科医生通过左心房观察二尖瓣，此时前外侧联合位于视野的左侧，内侧联合位于右侧。经食管或经胸超声心动图观察时，方向是相反的（假设在显示屏采用传统模

第 23 章　超声心动图在重症监护室、手术室及电生理室的应用
Echocardiography in the Intensive Care Unit, Operating Room, and Electrophysiology Laboratory

式显像）。同样，经胸或经食管超声心动图与手术视角相比，二尖瓣的前叶和后叶的位置也不尽相同。

在确定二尖瓣关闭不全的程度时，须认识到麻醉和通气的开胸患者与清醒或轻度镇静患者的心内血流动力学明显不同，因此，当比较患者术中与门诊的经食管超声心动图时，二尖瓣反流的严重程度可能存在显著差异。对于导致功能性二尖瓣关闭不全的疾病，术中二尖瓣反流程度可能较术前减轻，而对于器质性瓣叶病变，其二尖瓣反流程度在术中较少减轻。图 23-34 为 2 例患者的术前超声图像，显示二尖瓣大量反流，下方为同一患者的术中超声图像，显示二尖瓣反流明显减少。在检查时患者的血压和心率基本相等。

对二尖瓣的评估是三维超声心动图较成功的应用之一，其最大优势在于通过新型实时三维探头从左心房的视角提供实时、金字塔容积的二尖瓣成像（图 23-35）。尽管真正的临床价值尚未被证实，但现有经验表明，与常规二维超声成像相比，实时三维超声成像在二尖瓣病变的全面评估方面更具优势，包括孤立的二尖瓣连枷口腱索和连枷瓣叶的精确定位。图 23-36 至图 23-38 显示二尖瓣病变的图像，证实了此类成像的独特特点。这些图像可以通过后期重建获得，其局限性在于受拼接容积固有伪像的影响，不能提供真正的实时图像。工程师已经开发了成熟的在线和脱机分析系统，可用于二尖瓣三维容积像数据的定量分析，从而确定涉及连枷瓣叶的实际数量以及二尖瓣总面积（图 23-38）。既往经验表明，在二尖瓣病变手术前后，这种成像技术对于快速、精准的解剖诊断性具有重要价值。

图 23-39 至图 23-41 为 1 例扩张型心肌病和功能性二尖瓣重度关闭不全患者的超声图像。该患者的二尖瓣解剖结构正常，瓣叶对合错位导致二尖瓣重度反流，反流机制证实为球形扩张的左心室致乳头肌向心尖位移。二尖瓣反流束的中心位置出位于二尖瓣瓣叶的非对合区域，此类二尖

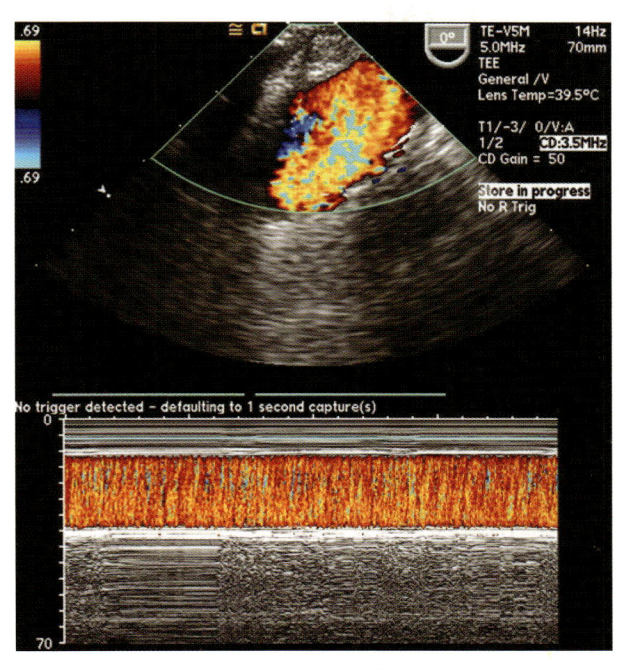

▲ 图 23-32　体外循环期间主动脉弓的术中经食管超声心动图。
彩色多普勒成像显示主动脉弓可见连续性高速血流信号，同样也表现在彩色多普勒 M 型图像中。此为连续性血液从体外循环装置流入主动脉所致，不代表病理性改变

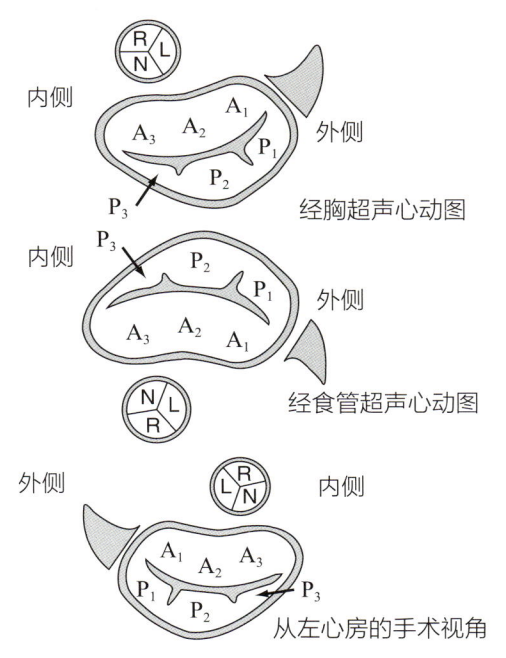

▲ 图 23-33　二尖瓣的多视角观察示意图。
底部图为从左心房内部手术视野观察二尖瓣。上图为从传统经胸胸骨旁短轴观察二尖瓣。中间图为从胃中部水平经食管观察二尖瓣。在每种视角下，近端主动脉及左心耳如示意图中所示。二尖瓣前叶（A_1、A_2、A_3）和后叶（P_1、P_2、P_3）的三个分区亦如图所示

875

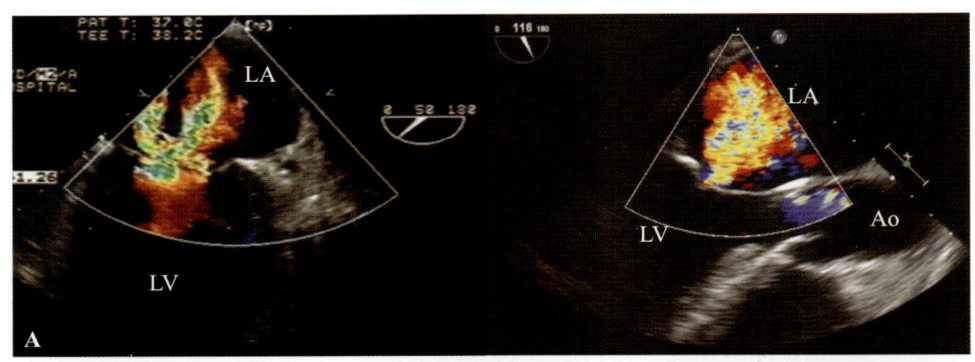

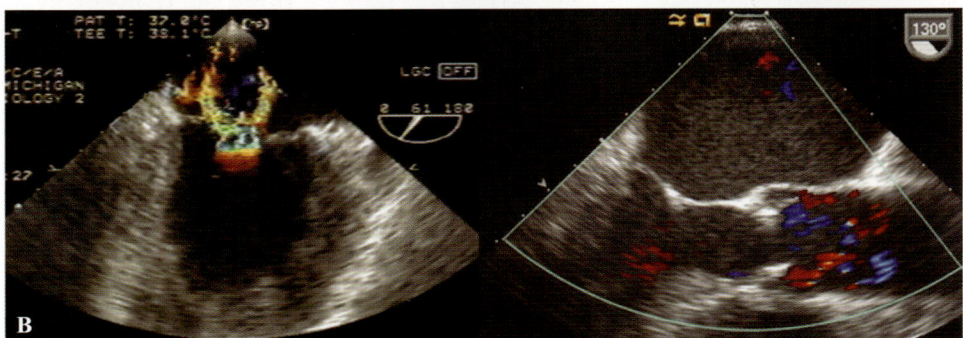

Feigenbaum 超声心动图学（原书第 8 版）
Feigenbaum's Echocardiography (8th Edition)

◀ 图 23-34 门诊（A）和手术室插管及全身麻醉时（B）2 例患者的经食管超声心动图

左侧图像示全身麻醉后二尖瓣反流严重程度明显减少；右侧图像示左心室腔明显减小，未见术前出现的二尖瓣中度关闭不全。Ao. 主动脉；LV. 左心室；LA. 左心房

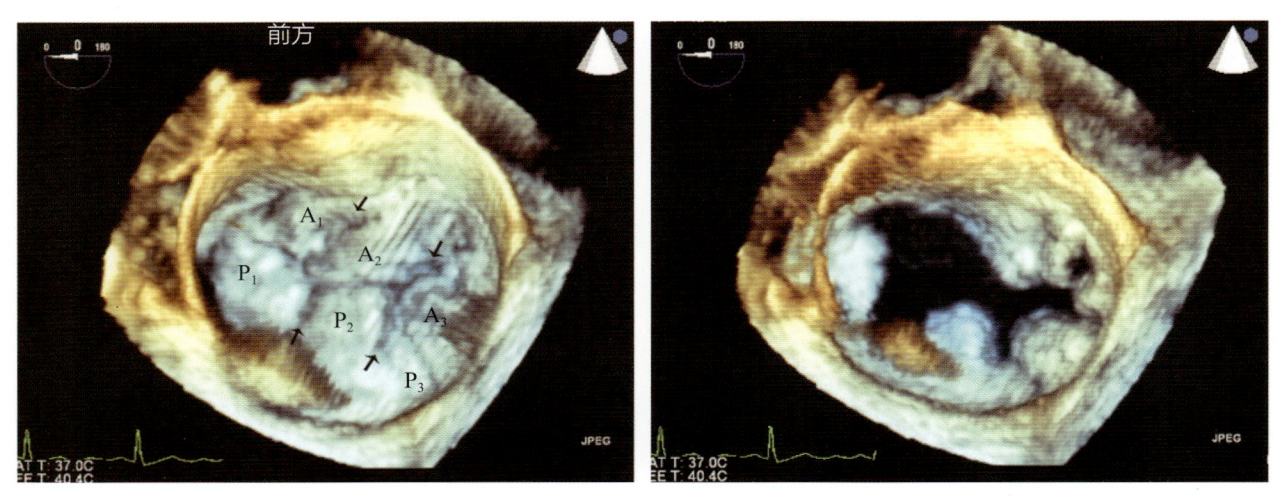

▲ 图 23-35 1 例二尖瓣黏液瘤和二尖瓣脱垂患者的实时三维经食管超声心动图（收缩期，左图；舒张期，右图）

由于黏液瘤叶增厚，很容易识别受累的瓣叶分区。该图像从"外科视角"记录，前叶位于图像顶部。二尖瓣的各个分区如上所述（A₁、P₁等），瓣叶连合显示清晰（小黑箭）

瓣反流可以通过放置成形环来纠正瓣叶的对合不良。对于单一瓣叶或两个瓣叶运动受限而导致的功能性缺血性二尖瓣反流的患者，也可采取类似的手术方法。

图 23-42 和图 23-43 中所示的患者由于二尖瓣后叶的连枷运动而出现二尖瓣反流，该患者的反流是由于二尖瓣的解剖结构异常所致，修复瓣膜需切除连枷部分并重新对合瓣叶边缘。后叶连枷最常见的修复方式是切除连枷瓣叶的冗长部分，重新对合瓣叶的边缘后放置二尖瓣成形环（图 23-44）。根据最初的病理学改变和切除的瓣膜组织的数量不同，导致术后二尖瓣几乎变

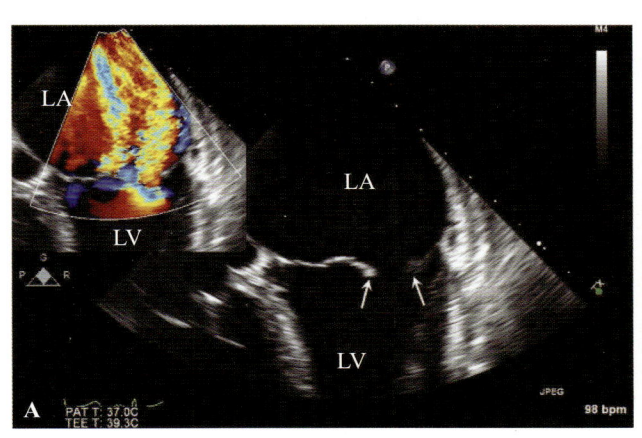

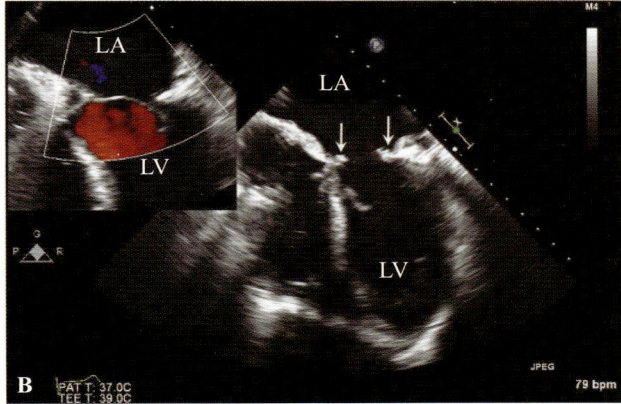

第23章 超声心动图在重症监护室、手术室及电生理室的应用
Echocardiography in the Intensive Care Unit, Operating Room, and Electrophysiology Laboratory

▲ 图23-36 1例年轻患者的术中经食管超声心动图，其患有先天性二尖瓣疾病而导致功能性二尖瓣重度关闭不全
A. 手术修复前。中间大图显示左心房扩张及二尖瓣对合错位（白箭）。左上方彩色多普勒图像显示功能性二尖瓣重度关闭不全。B. 用成形环修复后（白箭）。可见二尖瓣瓣环变窄，后叶尺寸减小。左上方彩色多普勒图像显示术后无明显残余反流。LV. 左心室；LA. 左心房

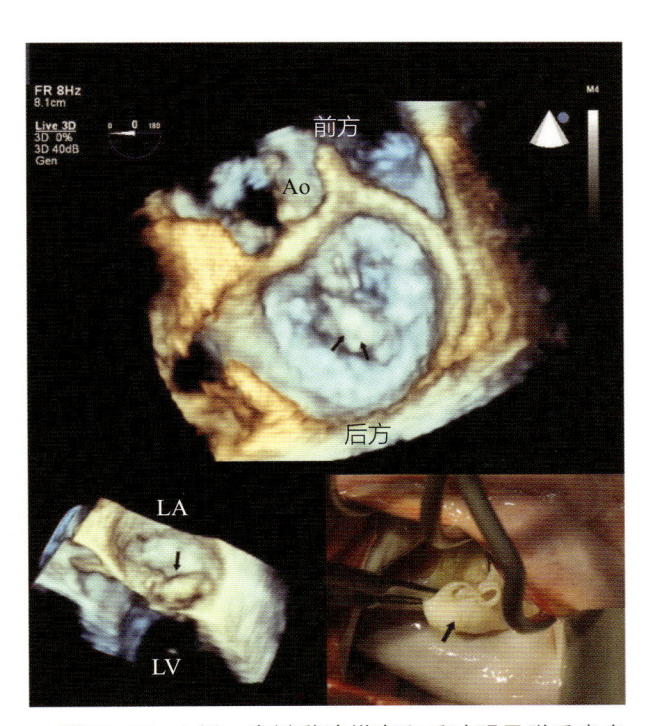

▲ 图23-37 1例二尖瓣黏液样变和后叶明显脱垂患者的实时三维经食管超声图像。该图像从左心房以外科视角采集，可见黏液样变的后叶增大、冗长，于收缩期脱向左心房（黑箭）。左下图像是同一患者的实时超声图像，显示黏液样变的后叶脱向左心房（黑箭）。右下图像显示术中解剖结构
LV. 左心室；LA. 左心房；Ao. 主动脉

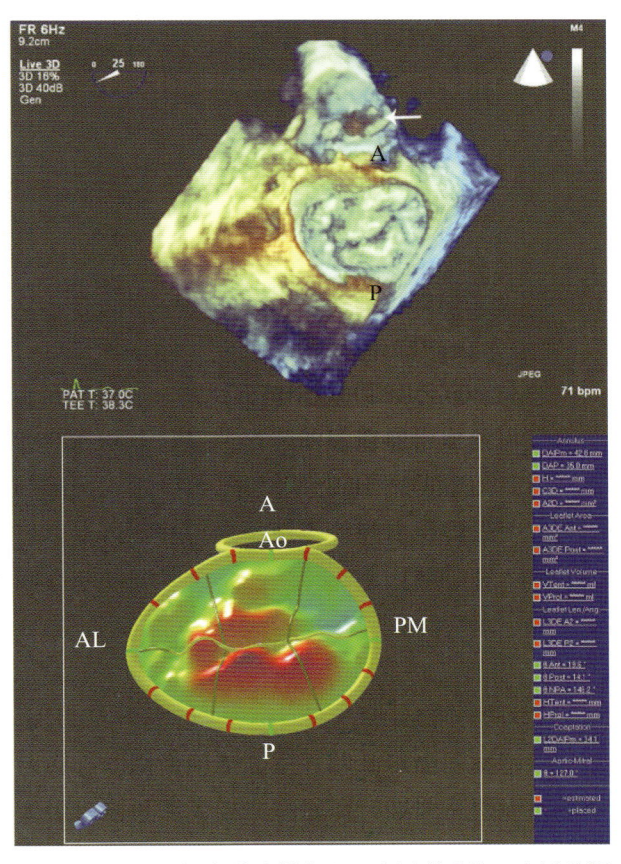

▲ 图23-38 1例有黏液样变和二尖瓣脱垂的二尖瓣关闭不全患者的术中经食管超声心动图
上图的实时三维图像可见增厚冗长的瓣叶。下图详细展示了二尖瓣瓣环和瓣叶的解剖重建，红色部分为脱出于二尖瓣瓣环平面之外的部分。右侧面板显示了从重建模型自动计算获得的详细测量值。A. 前方；P. 后方；AL. 前外侧；PM. 后内侧；Ao. 主动脉

877

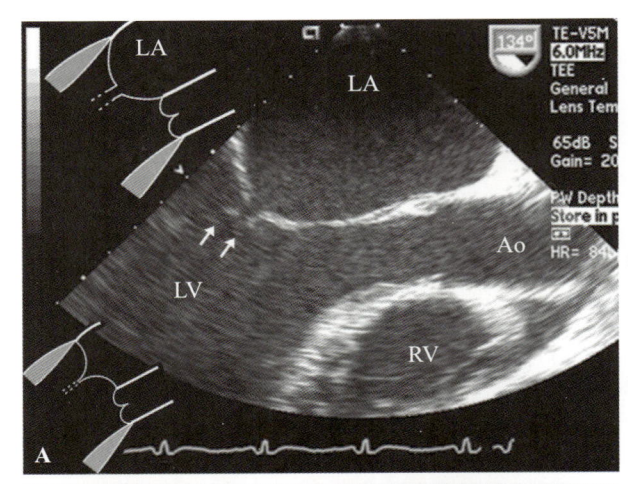

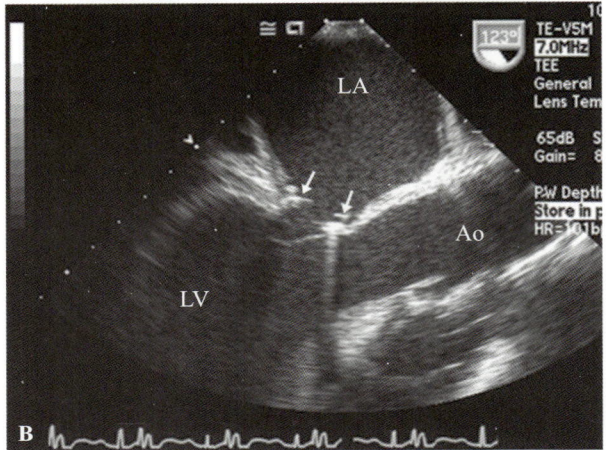

▲ 图 23-39 1例左心室功能障碍合并二尖瓣对合不良导致二尖瓣反流患者的术前和术后经食管超声心动图。图中所示为收缩末期长轴切面

A. 修复前。可见二尖瓣瓣尖向心尖移位以及收缩期瓣叶对合不良（白箭）。左上图显示了因乳头肌向心尖和侧壁牵拉，二尖瓣瓣叶对合不良。左下图显示了正常的对合方式。B. 成功放置成形环（白箭）后的图像。RV. 右心室；LV. 左心室；LA. 左心房；Ao. 主动脉

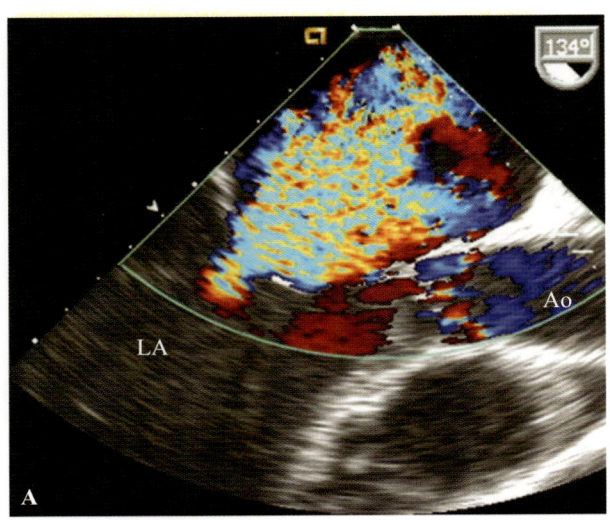

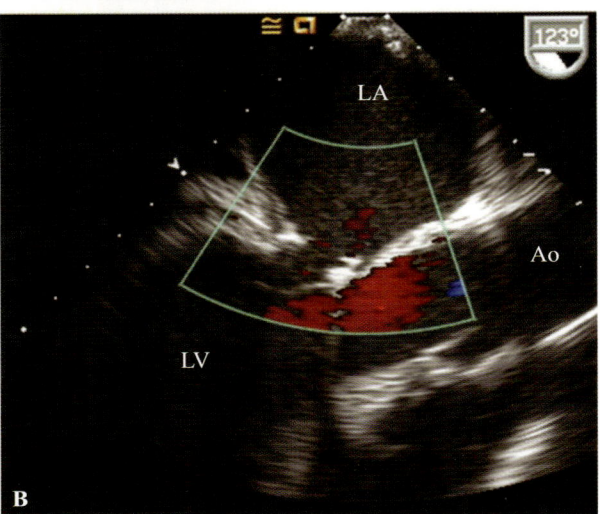

▲ 图 23-40 对应图 23-39 中所示二维超声图像的彩色多普勒图像

A. 可清晰显示二尖瓣大量中心性反流的缩流颈起源位置，即为瓣叶对合不良处。B. 放置成形环后于收缩期末见明显二尖瓣反流。Ao. 主动脉；LV. 左心室；LA. 左心房

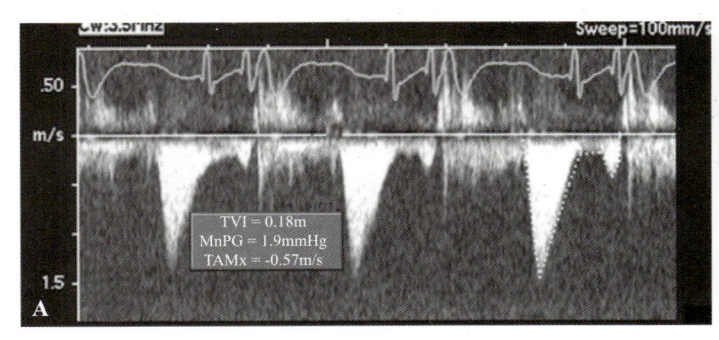

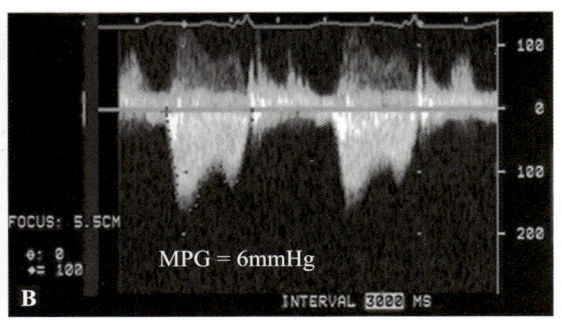

▲ 图 23-41 A. 放置二尖瓣成形环后连续波多普勒图像显示二尖瓣瓣口血流平均压差为 **1.9mmHg**（与图 23-39 同一患者）。B. 瓣膜修复欠佳的患者，残余平均压差为 **6mmHg**

TVI. 时间速度积分；MnPG. 平均压差；TAMX. 时间平均最大血流速度；MPG. 平均压差

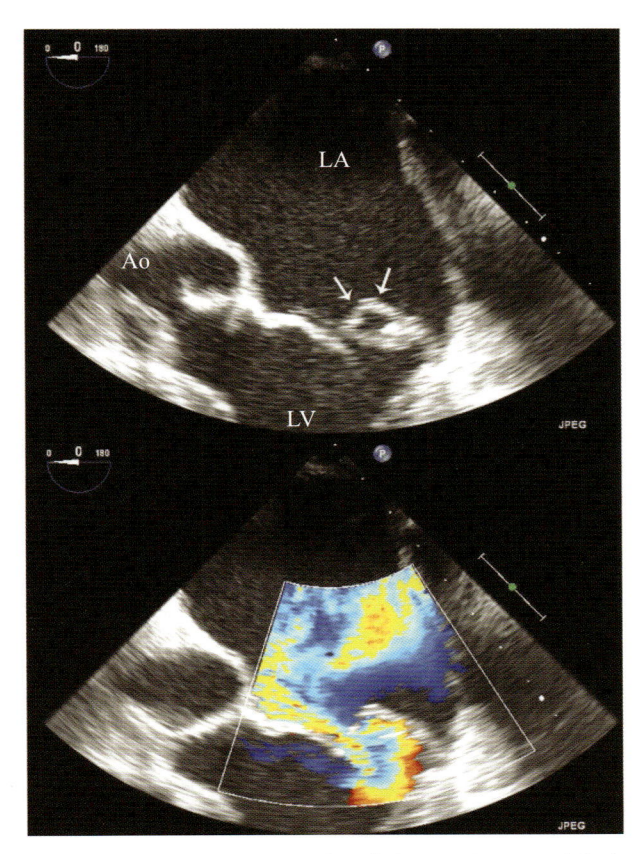

第 23 章 超声心动图在重症监护室、手术室及电生理室的应用
Echocardiography in the Intensive Care Unit, Operating Room, and Electrophysiology Laboratory

▲ 图 23-42 1例二尖瓣黏液样病变和后叶（P₂）连枷患者的术中经食管超声心动图。可见二尖瓣明显脱向左心房（白箭），彩色多普勒图像上可见偏心性反流信号
Ao. 主动脉；LV. 左心室；LA. 左心房

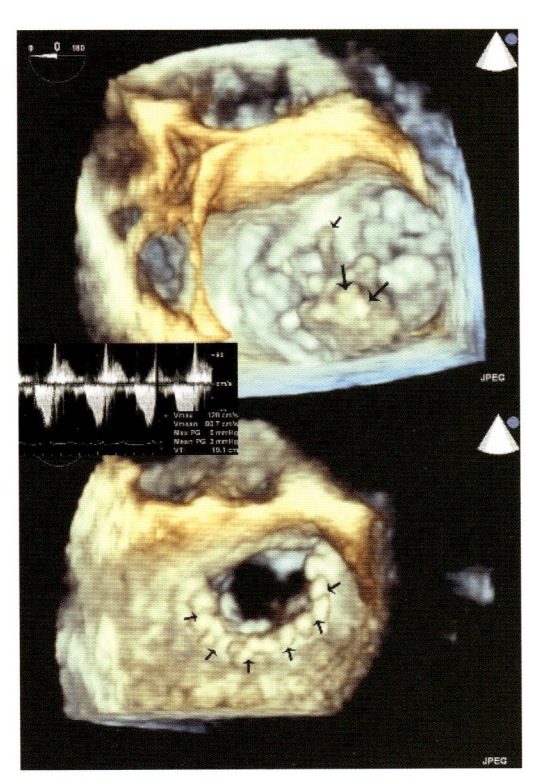

▲ 图 23-43 与图 23-42 所示的同一患者的实时三维经食管超声心动图
该图像以外科医生视角从左心房观察，前叶在图像上部显示。上图可见黏液样变的二尖瓣后叶中部脱向左心房侧（黑箭）和增厚的连枷瓣叶（小黑箭）。下图为缝合了 3/4 的整形环（黑箭）。术后多普勒图像显示平均跨瓣压差为 3mmHg

成单瓣，前叶将提供大部分功能性瓣膜组织。更复杂的修复方法是将一部分瓣叶及其附着的腱索移植到对侧瓣叶，为连枷瓣叶提供完整的腱索。最后，人工腱索可以连接连枷二尖瓣瓣叶与乳头肌，以取代无法修复的腱索。二尖瓣修复的目的是在避免造成医源性二尖瓣狭窄的情况下，将二尖瓣反流的严重程度降低至轻度以下。在所示病例中，放置成形环将瓣环内径缩小，并切除二尖瓣增厚的区域。图 23-45 显示了连枷样 A₂ 区患者的术中、术前和术后图像。

修复功能性二尖瓣反流的另一种较少使用的方法是放置成形环，并将二尖瓣前、后叶中央缝合，以进一步限制瓣叶的活动（Alfieri 缝合），这将导致二尖瓣在舒张期开放受限，在短轴切面开放时呈 8 字样（图 23-46）。

外科修复术后，明确二尖瓣残余反流的严重程度非常重要（图 23-47 和图 23-48）。许多研究者强调需在正常收缩压下进行评估，但需强调收缩压并不是改变二尖瓣反流严重程度的唯一因素。虽然不能保证在血压恢复正常后对出现的反流进行准确评估，但应避免对明显低血压或血容量未完全恢复的患者进行反流评估。

脉冲多普勒和连续多普勒可用于评估医源性二尖瓣狭窄。二尖瓣修复后，由于成形环所致相对狭窄和二尖瓣组织的总长度和体积的减少，二尖瓣的平均跨瓣压差为 2~4mmHg，超过 5~6mmHg 应视为可能存在医源性狭窄。术中血流动力学可能会造成误导，尤见于患者正在使用

879

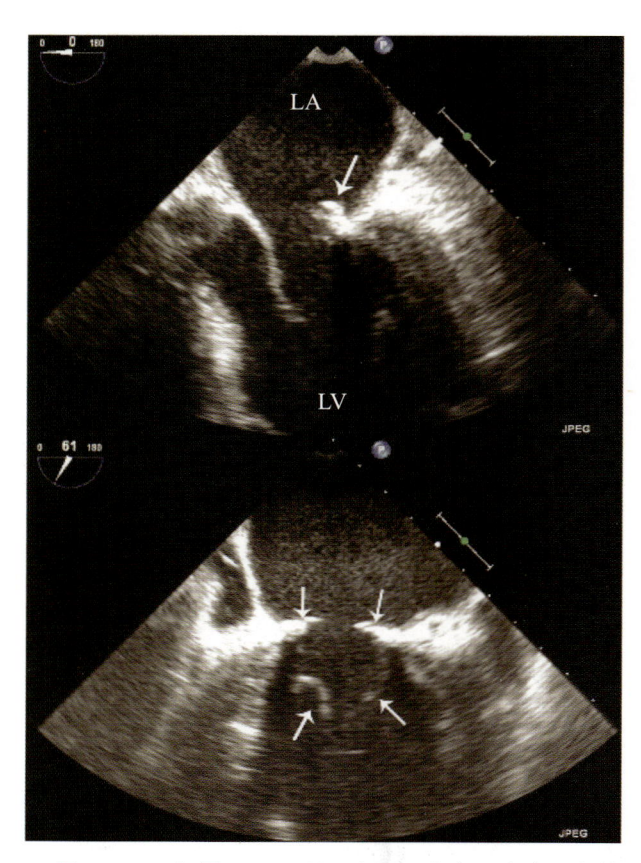

▲ 图 23-44 与图 23-37 所示为同一患者，术中经食管超声心动图显示放置成形环后出现连枷运动。在 0° 时可见二尖瓣瓣环外侧的成形环以及功能性后叶组织明显缺失。在 61° 时成形环边缘以及部分前、后叶清晰可见（箭）
LV. 左心室；LA. 左心房

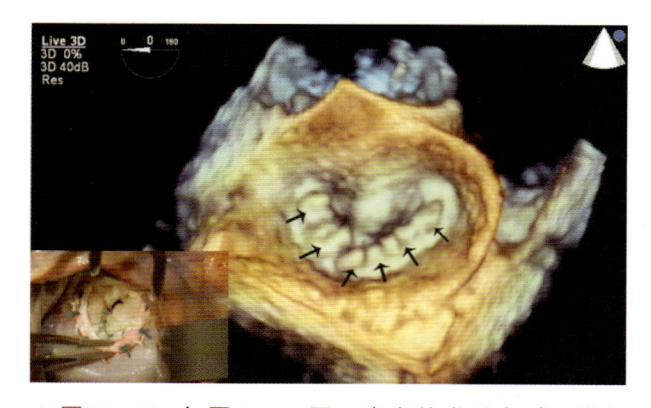

▲ 图 23-45 与图 23-37 同一患者的术后实时三维超声心动图。舒张期可见部分成形环（小黑箭）以及黏液样变的冗长前叶。插图为术中拍摄的图像，可见切除脱垂的瓣叶组织后放置的成形环以及二尖瓣后叶的缝合线

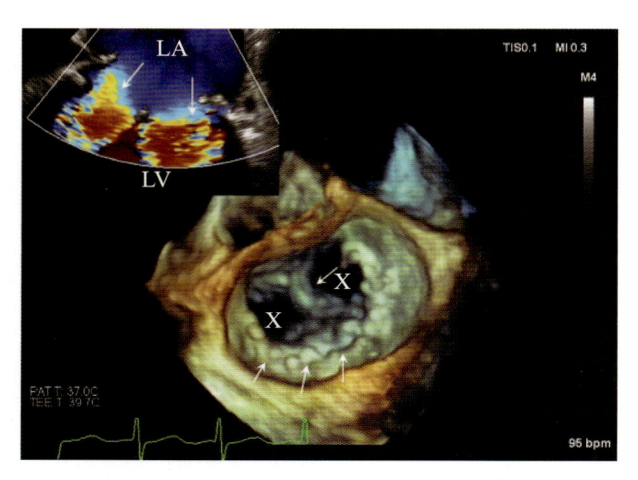

▲ 图 23-46 二尖瓣修复术后患者的实时三维经食管超声心动图
显示了二尖瓣瓣环和 Alfieri 缝合（箭）。中间大图的瓣环由箭头标出。舒张期可见二尖瓣瓣口 "双口" 样，每个口由 "X" 标记。左上彩色多普勒示由左心房（LA）流入左心室（LV）的两束血流（箭）

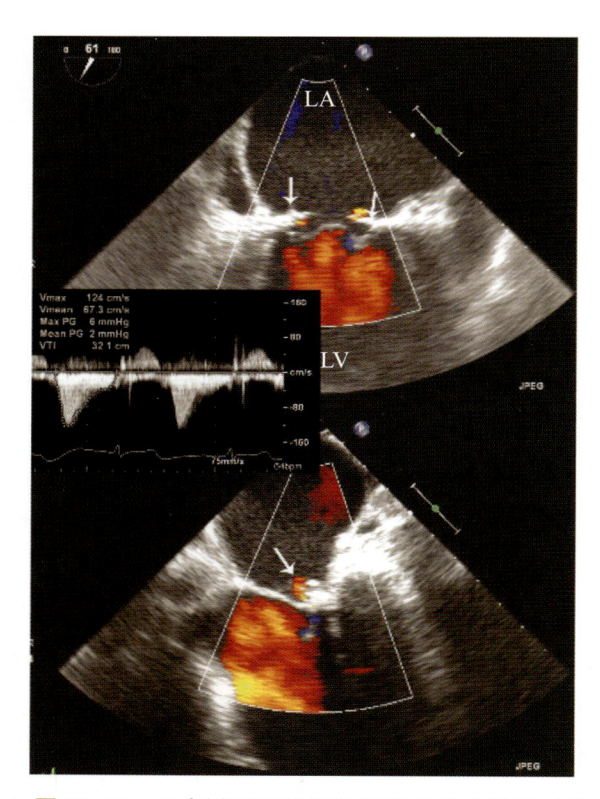

▲ 图 23-47 二尖瓣后叶连枷的患者放置成形环（箭）后即刻行经食管超声心动图检查
此图像与图 23-37 为同一患者。上方为舒张期图像，未见显著血流汇聚，表明跨瓣血流通畅；下方为收缩期图像，二尖瓣闭合时仅见微量反流（白箭）。频谱多普勒提示平均跨瓣压差为 2mmHg，手术效果良好。LV. 左心室；LA. 左心房

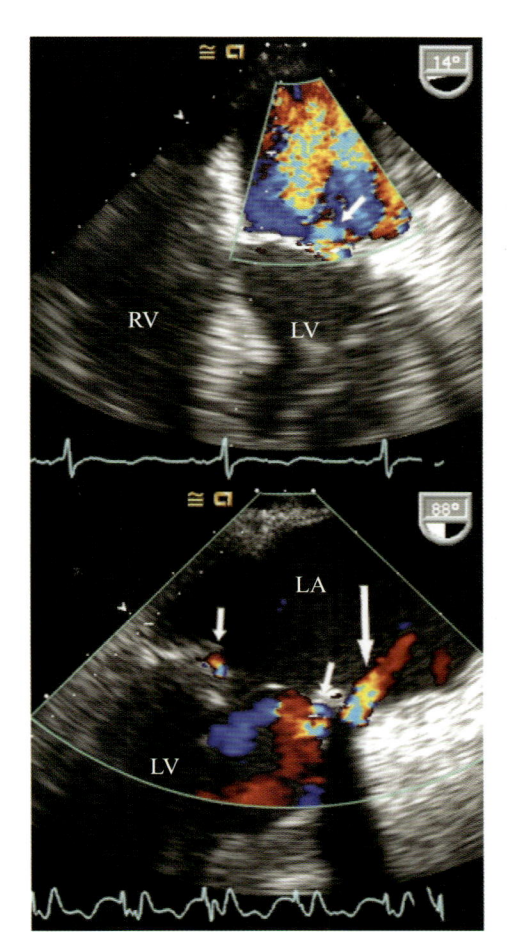

第23章 超声心动图在重症监护室、手术室及电生理室的应用
Echocardiography in the Intensive Care Unit, Operating Room, and Electrophysiology Laboratory

▲ 图 23-48 在尝试为二尖瓣黏液样变患者行整形术后的即刻术中经食管超声心动图（上图）。图中可见显著的残余二尖瓣反流，因此必须在体外循环下行二尖瓣置换术（下图）
该患者存在瓣环钙化，人工二尖瓣边缘可见微小的瓣周漏（大白箭）。RV. 右心室；LV. 左心室；LA. 左心房

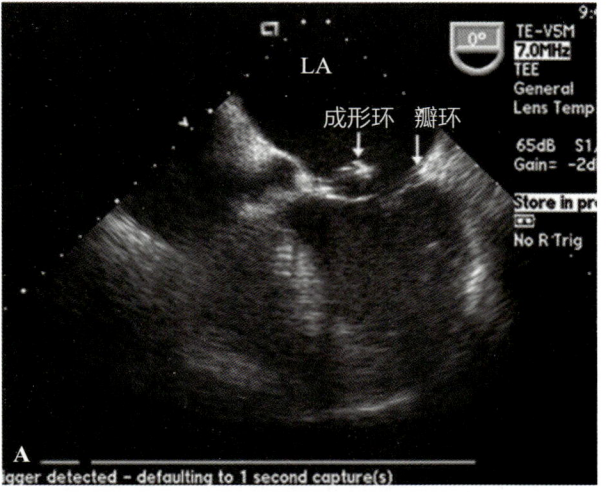

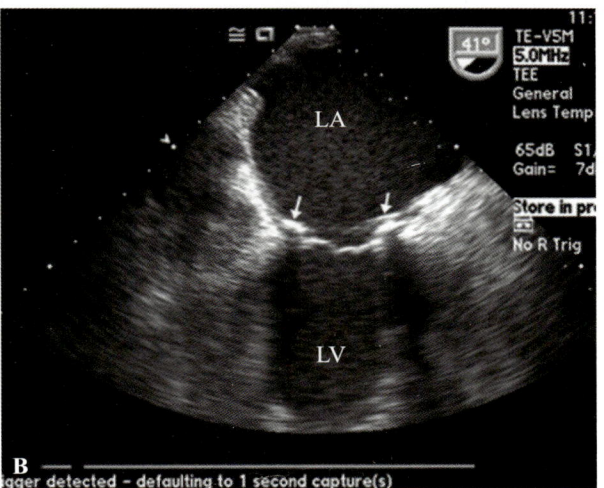

▲ 图 23-49 曾应用成形环进行二尖瓣修复患者的经食管超声心动图
A. 二尖瓣外侧瓣环与成形环之间的分离与成形环裂口一致，这导致了严重的功能性二尖瓣反流，如图 23-50 所示。B. 在修复后，成形环重新缝合在瓣环上（白箭），改善了瓣叶对合。LV. 左心室；LA. 左心房

正性肌力药物或存在明显的心动过速时，此时的跨瓣压差可能高于基础状态。

除了评估自体瓣膜病修复的可行性外，经食管超声心动图还有助于评估二尖瓣术后患者再次进行修复的可行性。如果修复失败是由于二尖瓣本身的结构不完整所致，则再次修复效果欠佳。反之，如果是由于二尖瓣瓣环的技术性问题所致，再次手术效果可能较好。图 23-49 和图 23-50 为同一名患者二尖瓣后叶连枷成功修复，且术后恢复良好。术后 3 个月，该患者症状复发并检出二尖瓣反流。图示成形环从二尖瓣瓣环分离，导致乳头肌向心尖和侧壁移位，影响二尖瓣正常闭合，并导致明显的功能性二尖瓣关闭不全，如图 23-50 所示。在这种情况下，重新固定成形环可恢复二尖瓣正常对合（图 23-49），从而使反流消失。

无论是在术后即刻检查，或者术后评估可疑并发症，实时三维超声心动图结合二维彩色多普勒成像对于识别二尖瓣成形环或人工瓣裂隙的价值越来越高。二维超声图像通常可以显示裂口区

881

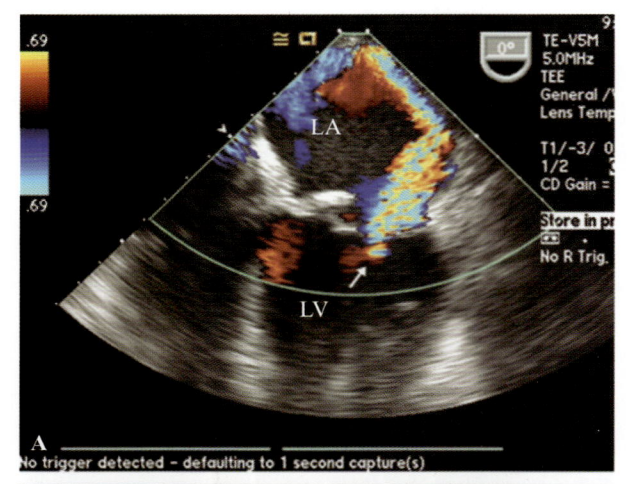

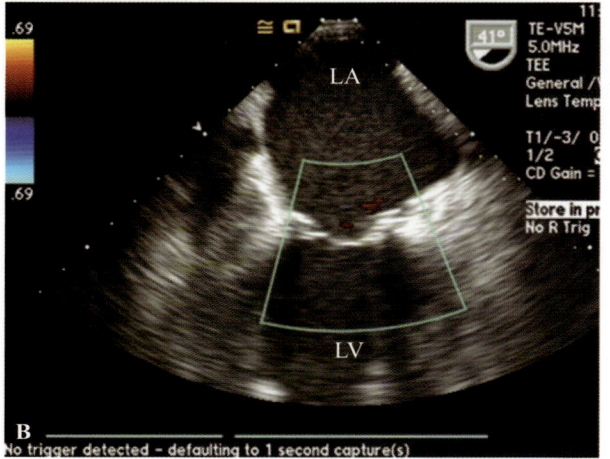

▲ 图 23-50 与图 23-49 同患者的术中经食管超声心动图
A. 再次修复术前。由于二尖瓣向心尖移位而导致严重的二尖瓣反流，可见血流汇聚区位于左心室腔内（白箭）。B. 再修复后，二尖瓣未见残余反流。LV. 左心室；LA. 左心房

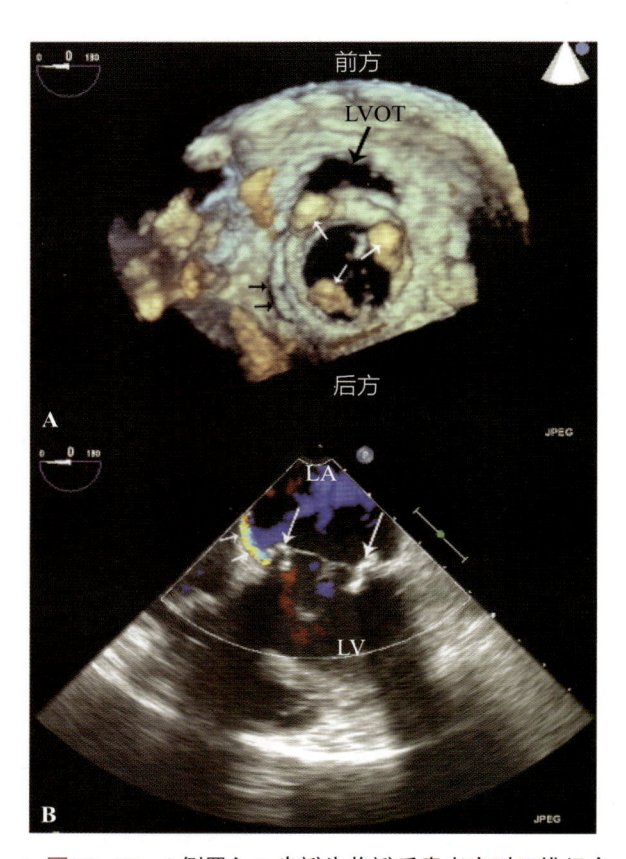

▲ 图 23-51 1 例置入二尖瓣生物瓣后患者实时三维经食管超声心动图
A. 从左心室向左心房的视角记录。图中可见生物瓣架（白箭）的三个支点，以及缝合环中下部（黑小箭）的新月形区域。不应将前方的左心室流出道（LVOT）误认为是瓣环裂开的缝隙。B. 彩色血流多普勒图像中可见均匀分布于瓣周的少量、偏心性二尖瓣反流束（小箭）。大箭表示缝合环的外部边界
LA. 左心房；LV. 左心室

域的大小及定位。实时三维经食管超声心动图重建常作为首选检查，能提供成形环或缝合环的全方位高分辨成像，准确定位和定量裂口面积（图 23-51 至图 23-53）。

二尖瓣修复存在一些其他并发症。对于二尖瓣组织冗长但左心室收缩功能正常或增加的患者，置入二尖瓣瓣环后左心室容量减少，冗长的二尖瓣组织可出现收缩性前向运动，凸入左心室流出道（图 23-54），在接受正性肌力药物治疗的患者中，常出现收缩期轻度前向运动。如果存在明显的二尖瓣关闭不全或流出道梗阻，通常需要进一步评估。这一征象可导致明显的流出道动力性梗阻，类似于肥厚型心肌病，同时还可导致二尖瓣反流。如果有显著的流出道梗阻且在补充血容量和减少正性肌力治疗后没有改善（图 23-55），则可能需要进行外科手术修复或人工瓣膜置换。

术中经食管超声心动图大多数用于二尖瓣修复的患者，也适用于人工瓣膜置换的患者。对于再次行二尖瓣置换的患者，适应证包括瓣周漏、心内膜炎或二尖瓣瓣环严重钙化，术中经食管超声心动图常用于确认人工瓣膜是否放置成功，并评估有无瓣周漏（图 23-56）。

许多机构在行二尖瓣置换时，通过保留完整

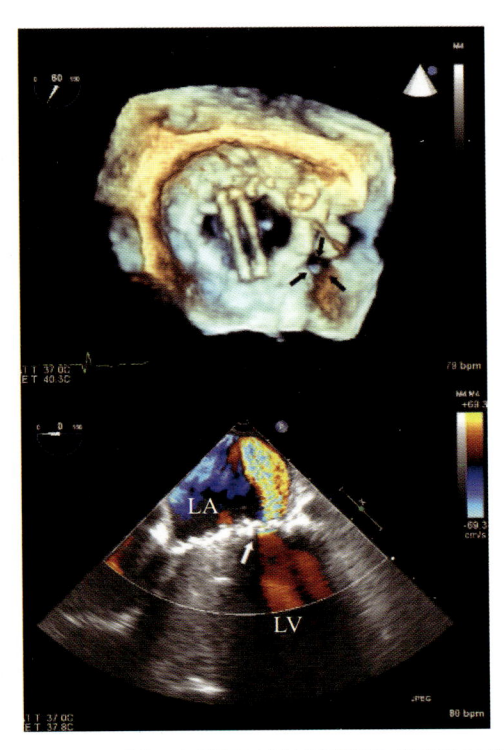

第 23 章 超声心动图在重症监护室、手术室及电生理室的应用
Echocardiography in the Intensive Care Unit, Operating Room, and Electrophysiology Laboratory

▲ 图 23-52 1例二尖瓣双叶机械瓣置换术后患者的实时三维经食管超声心动图
上图从左心房视角经旋转后以匹配二维图像，显示缝合环外侧的瓣架未固定好（黑箭）。下图为彩色多普勒图像，可见起源于裂隙区域的偏心性二尖瓣反流（白箭）。LV. 左心室；LA. 左心房

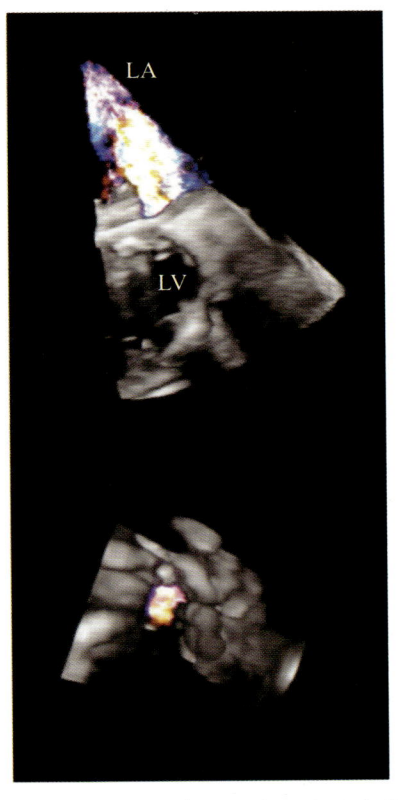

▲ 图 23-53 与图 23-52 为同一患者的重建彩色多普勒三维超声心动图（上图）。可见起源于缝合环侧方的二尖瓣反流。下图为实际反流口的正面观
LV. 左心室；LA. 左心房

的二尖瓣后叶、相连乳头肌和腱索，以防止出现切除整个二尖瓣装置所致的左心室异常重塑。保留二尖瓣残余组织后，残余腱索可能影响人工瓣功能，导致潜在并发症。术中超声能筛查此并发症，但其可能会在术后延迟发生，而在术后即刻表现正常。

（二）三尖瓣修复

针对功能性或器质性三尖瓣反流的三尖瓣修复较罕见，其技术也在不断发展。目前认为，如果存在中度或以上的三尖瓣反流，在行其他瓣膜手术或冠状动脉手术时应考虑同时行三尖瓣修复。三尖瓣修复仅作为单独手术实施的临床价值并不明确。但目前趋向采取更积极的手术方式治疗孤立性中重度三尖瓣反流。许多手术操作与二

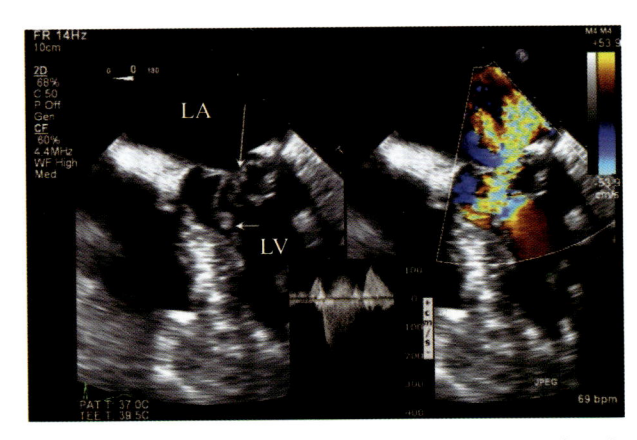

▲ 图 23-54 1例因重度二尖瓣反流行修补手术的患者在放置二尖瓣成形环时的术中经食管超声心动图
左图可见二尖瓣收缩中期前向运动（左向箭），导致瓣叶前后叶分离及对合不良（向下箭），出现二尖瓣反流。右侧的彩色多普勒图像可见二尖瓣中至重度反流。小插图是左心室流出道的连续多普勒图像，测量左心室流出道压差约为 45mmHg。LV. 左心室；LA. 左心房

883

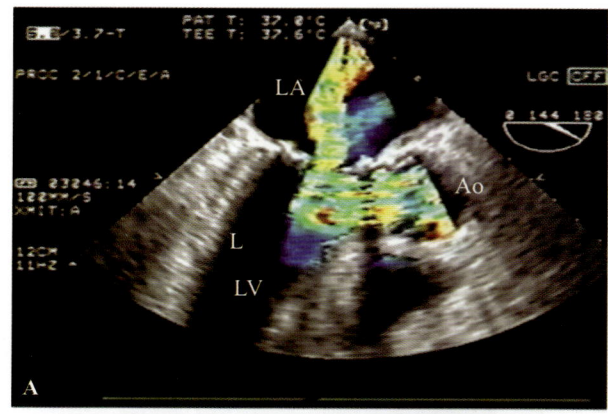

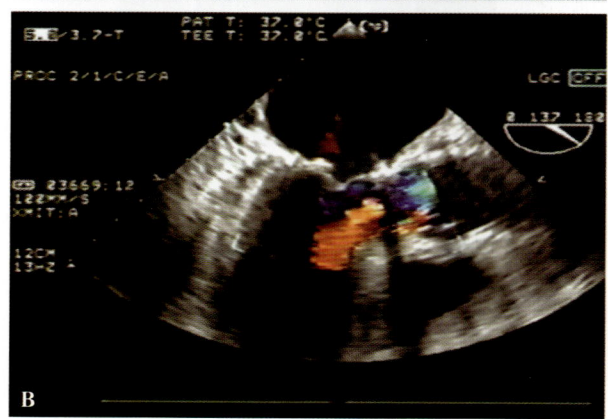

▲ 图 23-55 1例二尖瓣修复术后患者术中的彩色多普勒图像

术后即刻检查（A），可见左心室流出道湍流和二尖瓣中量反流。下图（B）为同一患者完全恢复血容量后，显示收缩期瓣叶前向运动和二尖瓣反流均改善。LV. 左心室；LA. 左心房；Ao. 主动脉

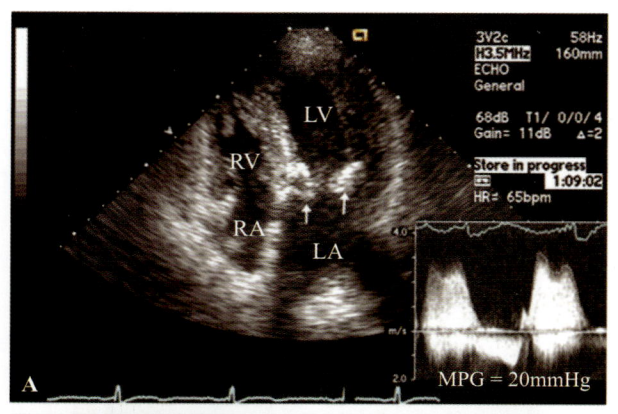

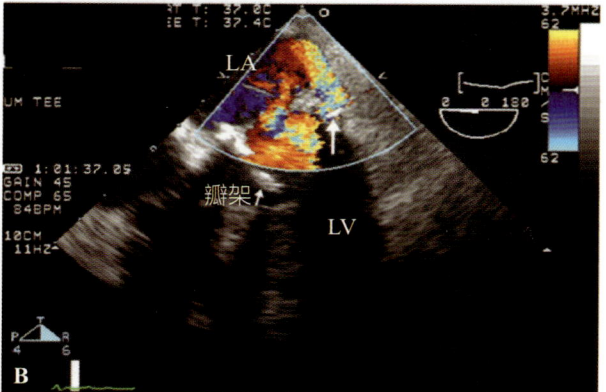

▲ 图 23-56 左心室肥大和严重环状钙化致二尖瓣重度狭窄的患者术前和术后超声心动图

A. 术前心尖四腔心切面显示左心室肥大和二尖瓣瓣环明显钙化（白箭）。跨瓣平均压差为20mmHg（插图）。B. 经食管超声心动图显示，由于二尖瓣瓣环钙化，人工瓣缝合环与固定不良，存在中至重度瓣周漏（白箭）。RA. 右心房；RV. 右心室；LV. 左心室；LA. 左心房

尖瓣相似，超声心动图的作用也类似。功能性三尖瓣反流经皮修复手术的流程和设备也正在研究中。

对于拟行三尖瓣成形术或人工瓣膜置换术的患者，在二尖瓣手术中讨论的大多数注意事项同样适用。三尖瓣成形术有几种方法，包括放置成形环和少见的De Vega瓣环成形术，三尖瓣瓣环必须与周边组织紧密缝合固定。每种手术方式通常都避免三尖瓣瓣环与室间隔侧的缝合，以避免损伤传导系统。因此，瓣环成形术看起来可能显得不完整（图23-57）。大多数三尖瓣成形术用于功能性三尖瓣反流，根据右心室功能不全的严重程度，可对三尖瓣反流予以不同程度的矫治。与二尖瓣成形术相比，三尖瓣成形术后残余反流程度更大。

（三）超声心动图在主动脉瓣手术中的应用

经食管超声心动图在传统主动脉瓣手术中的应用价值不如二尖瓣手术。它能提供额外的临床信息，如确定主动脉瓣修复的可行性，确定主动脉瓣瓣环及近端主动脉的内径以放置合适的生物瓣。显然，术中超声心动图可以检测残余反流和大多数手术相关并发症。对于越来越多的主动脉瓣疾病的患者来说，经导管主动脉瓣置换术（TAVR）已成为标准的治疗方法。超声心动图在

第 23 章　超声心动图在重症监护室、手术室及电生理室的应用
Echocardiography in the Intensive Care Unit, Operating Room, and Electrophysiology Laboratory

评估 TAVR 适应证、术中监测和术后随访中的作用已在第 13 章人工瓣膜中讨论。

行主动脉瓣置换术时，左心室流出道的大小和瓣下隔肥厚的程度与手术技术直接相关。若需要拓宽流出道或同时行肥厚间隔切除术会增加主动脉瓣置换的复杂性和风险。作为主动脉瓣置换术术前评估的一部分，评估升主动脉近段是否明显扩张，对是否需要同时行主动脉根部手术至关重要。

主动脉瓣比二尖瓣更难修复。关于主动脉瓣修复的探索已长达 50 多年，但成功率差别很大。通常，可修复的主动脉瓣反流一般是由某一瓣叶局限性穿孔或脱垂所致。如果出现穿孔，很多情况下可通过放置小的心包补片来修补。如果因瓣叶脱垂而导致闭合不良，可通过手术切除很小部分瓣叶组织，然后在近端连合处做拱形缝合，以有效地缩短闭合线。继发于心内膜炎的瓣膜明显损坏、主动脉瓣关闭不全伴主动脉狭窄以及二瓣化瓣叶晚期纤维化所致的反流不适合手术修复。图 23-58 显示因主动脉瓣关闭不全行修复手术的患者，图中所示孤立性的瓣叶穿孔可以修复。图 23-59 所示的患者主动脉瓣为三叶瓣，由于升主动脉瘤样扩张导致主动脉瓣对合不佳，出现中心性主动脉瓣反流。此种情况下，更换主动脉根部并重建窦管结合部，可使主动脉瓣瓣尖恢复正常对合，从而消除主动脉瓣反流。

对于 A 型主动脉夹层或主动脉根部疾病相关的主动脉瓣关闭不全，经食管超声心动图也可确定其修复可行性。存在主动脉夹层时，多种原因可导致主动脉瓣关闭不全（图 23-60）。由于窦管结合部扩张导致的主动脉瓣关闭不全，通常可以

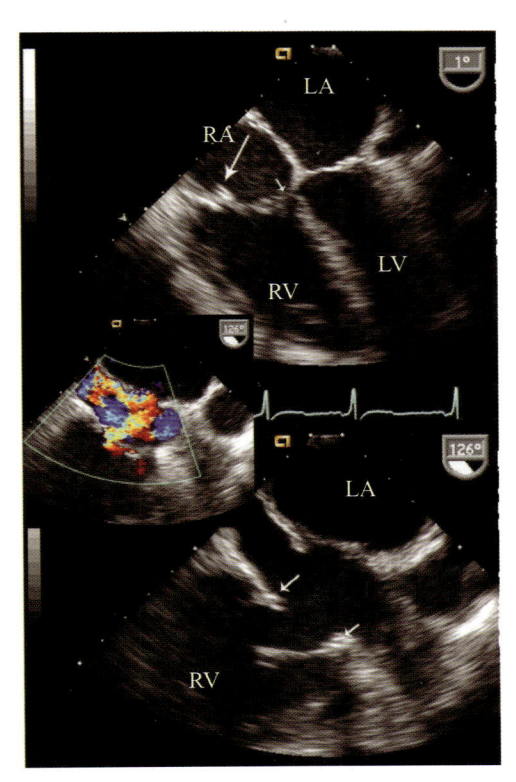

▲ 图 23-57　1 例功能性三尖瓣重度反流患者三尖瓣成形环后的术中经食管超声心动图
在 1° 切面中可见瓣环侧面的成形环（大箭），室间隔处没有任何修复材料（小箭）。在 126° 视图中，可见放置成形环后缩小的三尖瓣瓣环（箭），彩色多普勒（插图）可见与三尖瓣装置和右心室持续功能紊乱相关的明显残余三尖瓣反流。RA. 右心房；RV. 右心室；LV. 左心室；LA. 左心房

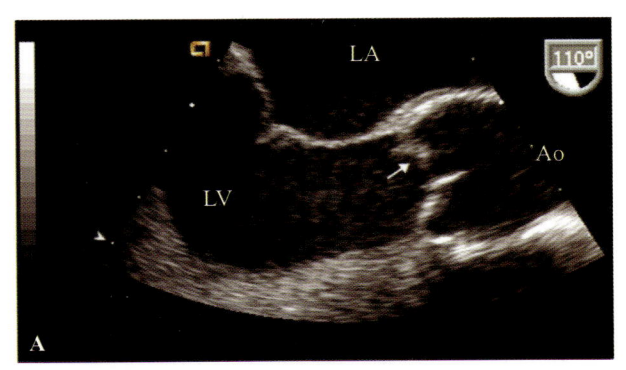

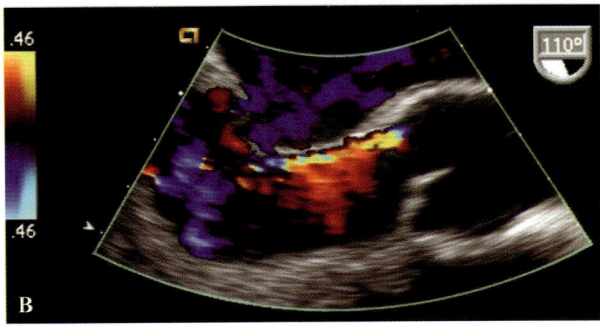

▲ 图 23-58　已治愈心内膜炎，但主动脉瓣细小穿孔的患者的经食管超声心动图长轴切面
可见无冠窦局灶性增厚（箭），主动脉反流束起源于愈合区域一穿孔。这种局限性瓣叶穿孔具备主动脉瓣修复的解剖基础。LV. 左心室；LA. 左心房；Ao. 主动脉

885

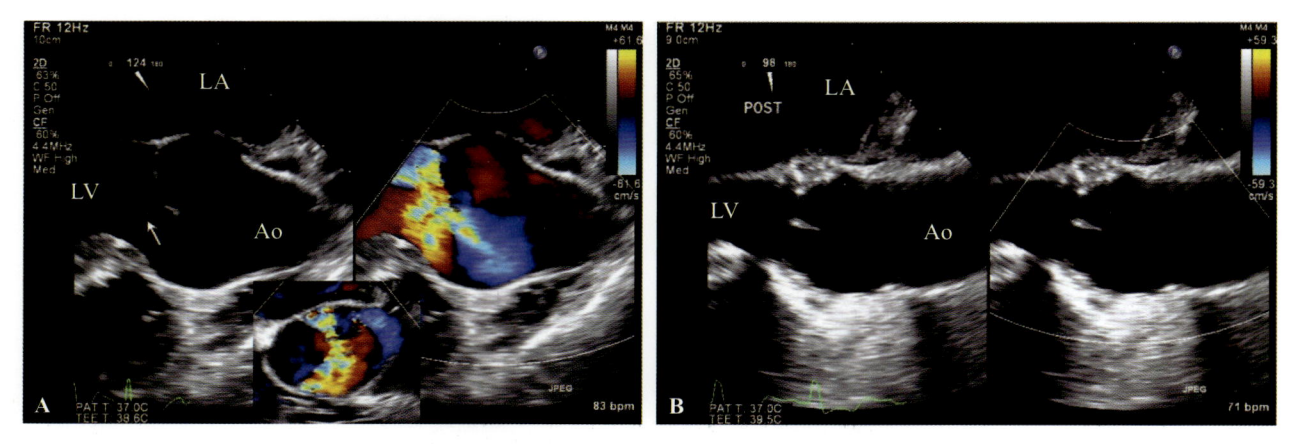

▲ 图 23-59 重度主动脉瓣关闭不全和主动脉窦显著扩张患者的术中经食管超声心动图

A. 术前二维图像中可见主动脉瓣尖（箭）对合错位和由此导致的重度主动脉瓣关闭不全。底部插图是主动脉短轴切面。彩色多普勒显示功能性主动脉瓣关闭不全。B. 主动脉根部修复后，可见窦部与主动脉其余部分比例正常，未见残余反流。LV. 左心室；LA. 左心房；Ao. 主动脉

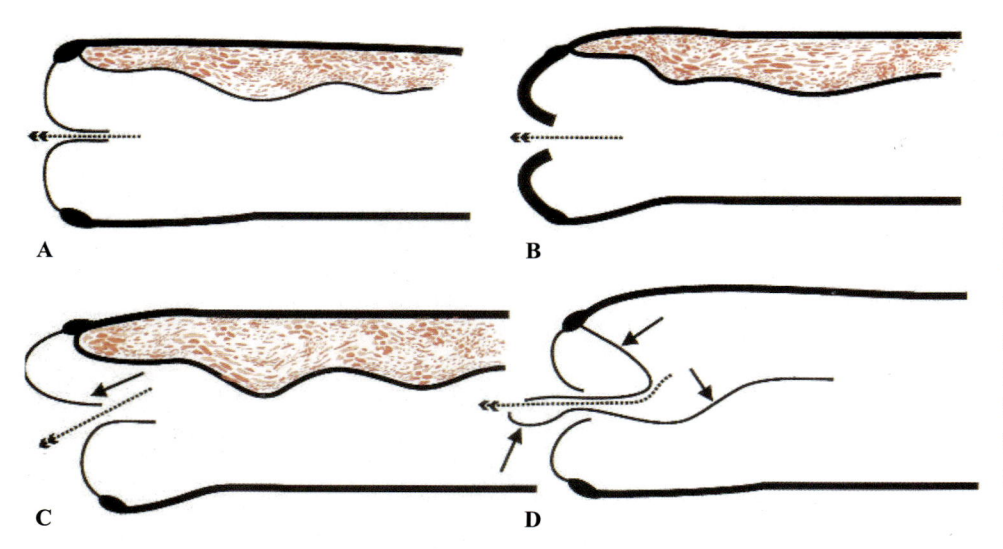

◀ 图 23-60 主动脉夹层中多种机制可导致主动脉瓣关闭不全，包括窦管交界处的消失或扩张导致主动脉瓣对合不良（A），主动脉瓣本身存在疾病时合并主动脉夹层（B），主动脉瓣尖的破坏（C），夹层剥离的内膜穿过主动脉瓣导致瓣叶脱垂，成为主动脉瓣反流的通道（D）

通过保留瓣膜的手术方式来纠正，此时主动脉瓣关闭不全是由于主动脉夹层向瓣环延伸撕裂导致主动脉瓣的基部破坏所致。图 23-61 至图 23-63 为主动脉夹层行瓣膜保留手术的超声图像。

经食管超声心动图常用于术中决策，对人工生物瓣置换进行评估，包括低温保存的同种移植物和无支架猪生物瓣、人类同种移植物包括供体环、主动脉瓣和升主动脉，均须根据受体心脏匹配其大小。由于同种移植瓣膜供不应求，一旦解冻后不能重新冷冻，因此必须确保同种移植瓣膜与患者匹配良好，需要术前经食管超声心动图来评估。

瓣膜植入后，超声心动图医师应识别这些瓣膜的各种表现。根据植入方式的不同，可能无法区分植入瓣膜与正常的自体瓣膜。当采用包埋技术植入时，可能存在过量液体和组织积聚的区域，该手术方式将生物瓣植入供体主动脉内，主动脉管壁呈现双层管壁回声，在无冠瓣区较常见。图 23-64 和图 23-65 显示了心内膜炎导致主动脉瓣关闭不全的图像，该患者接受了无支架猪

生物瓣的植入，显示无冠瓣区域的主动脉壁呈双层管壁回声，供体和受体主动脉壁之间见软组织和液体聚集，与术后的主动脉脓肿图像类似（图23-65）。通常，在主动脉环的吻合口处可以观察到微小的瓣周漏，在手术室通过注射鱼精蛋白，这些微小漏通常会被封闭（图23-66）。术后即刻检查表现差异很大。通常，植入术后3～6周，人工生物瓣和受体主动脉之间的游离区域会消

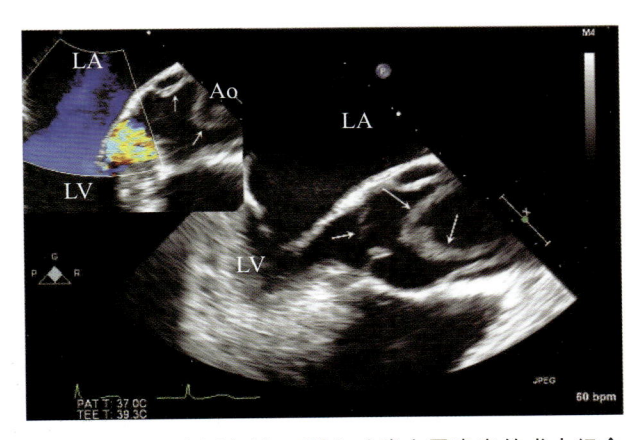

▲ 图 23-61 广泛急性 A 型主动脉夹层患者的术中经食管超声心动图
中央大图可见主动脉扩张、撕裂的内膜（较长箭）和主动脉瓣（较短箭）。左上彩色多普勒图像可见因急性主动脉夹层导致的重度主动脉瓣关闭不全。Ao. 主动脉；LV. 左心室；LA. 左心房

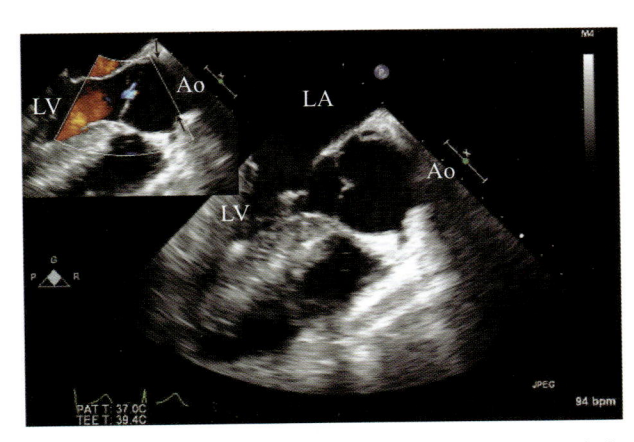

▲ 图 23-62 与 23-61 同一患者术后即刻经食管超声心动图。
主动脉更远端部分（黑箭）内径减小，主动脉瓣尖对合正常。左上为舒张期彩色多普勒图像，显示仅有轻微的残余反流。Ao. 主动脉；LV. 左心室；LA. 左心房

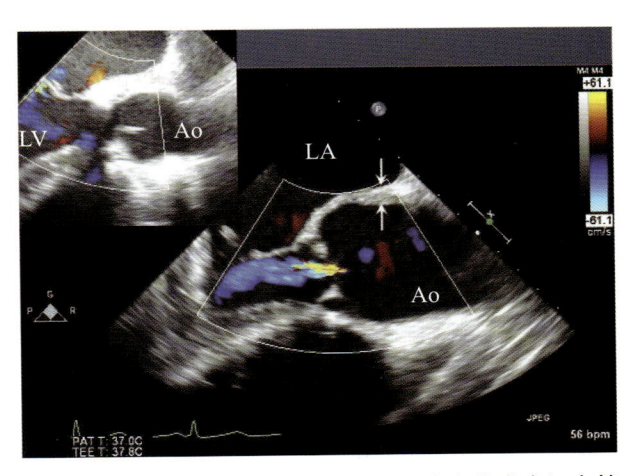

▲ 图 23-63 患有急性 A 型壁内血肿患者的术中经食管超声心动图。
血肿主要局限于无冠窦区（箭）。在窦管交界处存在急性主动脉扩张，将导致功能性主动脉瓣关闭不全。左上图为修复壁内血肿后的图像，未显示主动脉瓣反流。Ao. 主动脉；LV. 左心室；LA. 左心房

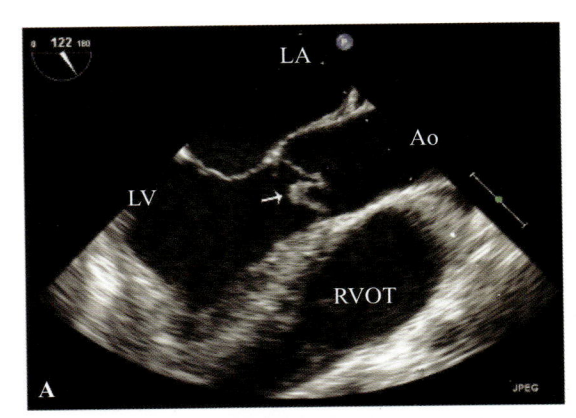

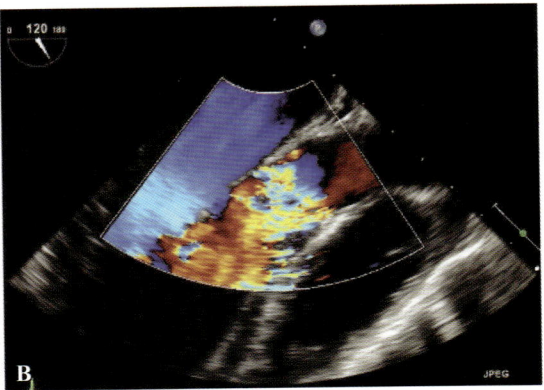

▲ 图 23-64 主动脉瓣心内膜炎和主动脉瓣重度关闭不全的年轻患者的术前经食管超声心动图
A. 升主动脉轮廓正常，不伴环状脓肿等并发症。可见瓣尖增厚且损坏（箭）B. 彩色多普勒显示主动脉瓣重度关闭不全。Ao. 主动脉；LV. 左心室；LA. 左心房；RVOT. 右心室流出道

失，主动脉管壁的外观有明显改变（图 23-67）。这些瓣膜的远期表现可能与自体主动脉瓣几乎没有区别。

室间隔缺损（ventricular septal defect，VSD）是主动脉瓣置换术的一个并发症，尤见于同时进行了心肌切除术或环形扩张术的患者。因为缺损可能很小并且位于缝合环下方，外科医生难以直接观察到。术后经食管超声心动图通常可以准确地识别这些缺损，外科医生可据此决定是否需要恢复体外循环以进一步修复（图 23-68）。除了医源性 VSD 筛查外，术中经食管超声心动图还可用于确认其他病因引起的 VSD 是否成功修复。图 23-69 是心肌梗死后心尖 VSD 的患者的术前和术后经食管超声心动图。

心肌切除区域的冠状动脉瘘是室间隔部分切除术特有的并发症（图 23-70）。室间隔部分切除时可能剪断壁内的冠状动脉并导致与左心室流出道之间的瘘管。术中因体外循环且心脏停搏可能未被察觉，这种瘘管很少受临床关注，但在室间隔切除术同时行主动脉瓣置换术后的患者，可被误认为是瓣周漏。

近端二尖瓣前叶损伤是主动脉瓣置换术后的罕见并发症，尤见于瓣环拓宽及室间隔部分切除的复杂手术，可能导致二尖瓣穿孔和关闭不全。图 23-71 的患者因复杂的主动脉瓣置换术引起二尖瓣穿孔，术后经食管超声心动图清楚显示近端二尖瓣反流，而术前检查正常。同时在实时三维图像中证实，并能精确测量穿孔的大小。

左心室流出道动力性梗阻（图 23-72）是因重度主动脉瓣狭窄行主动脉瓣置换术的罕见并发

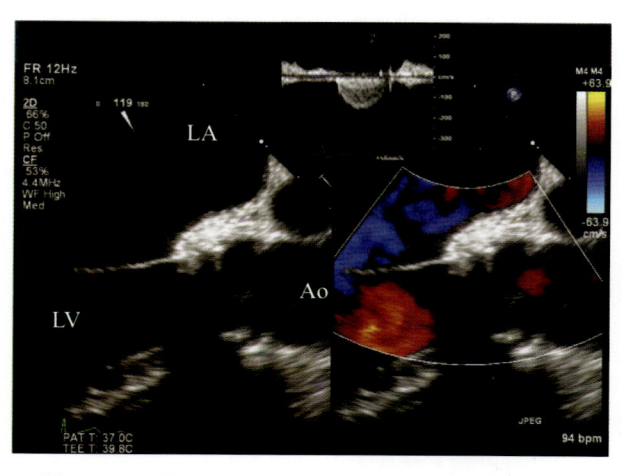

▲ 图 23-65 图 23-64 所示患者置换主动脉瓣后的即刻术中经食管超声心动图

该患者植入了无支架的人工主动脉瓣，可见与左心房相邻的主动脉后壁处厚约 1cm 的低回声。这种低回声是由于术后改变所致，不代表病理性血肿或脓肿。在频谱多普勒图像上，主动脉瓣跨瓣峰值压差为 6mmHg，手术效果良好。Ao. 主动脉；LV. 左心室；LA. 左心房

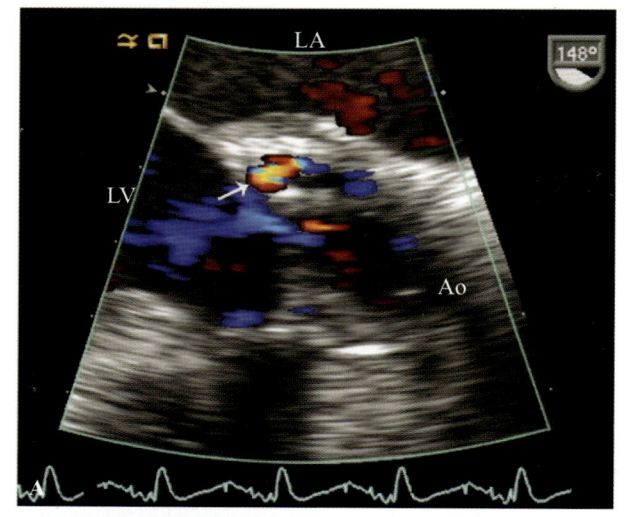

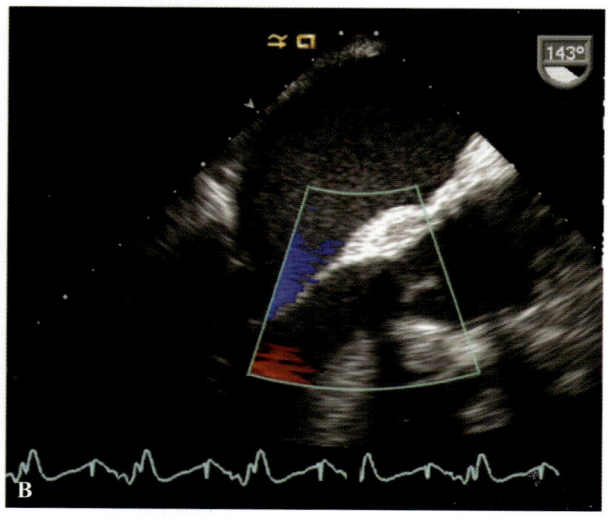

▲ 图 23-66 用无支架生物瓣膜置换主动脉瓣的即刻术中经食管超声心动图

A. 在体外循环停止后即刻检查。于自体主动脉和人工瓣膜之间的缝合线处可见细小瓣周漏（箭）。B. 鱼精蛋白治疗 10min 后瓣周漏消失。Ao. 主动脉；LV. 左心室；LA. 左心房

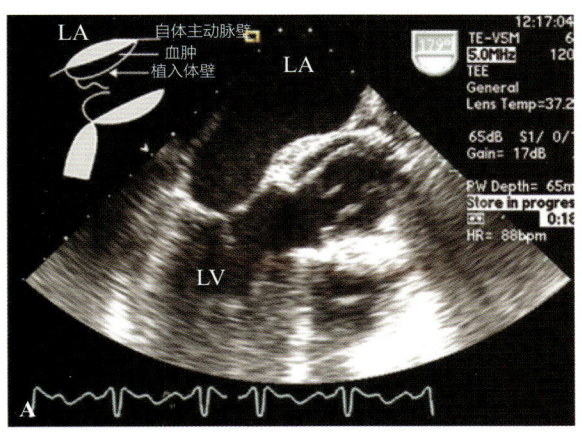

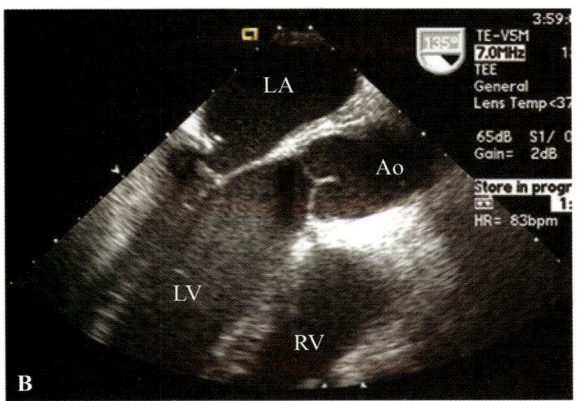

第 23 章 超声心动图在重症监护室、手术室及电生理室的应用
Echocardiography in the Intensive Care Unit, Operating Room, and Electrophysiology Laboratory

▲ 图 23-67 使用"包埋"技术行无支架人工主动脉瓣置换术后患者的经食管超声心动图
A. 术中超声心动图可见置入修复体的壁和自体主动脉壁之间的无回声区。B. 术后 6 周的经食管超声心动图显示该无回声区消失。修复体壁和自体主动脉壁之间平滑连续。RV. 右心室；Ao. 主动脉；LV. 左心室；LA. 左心房

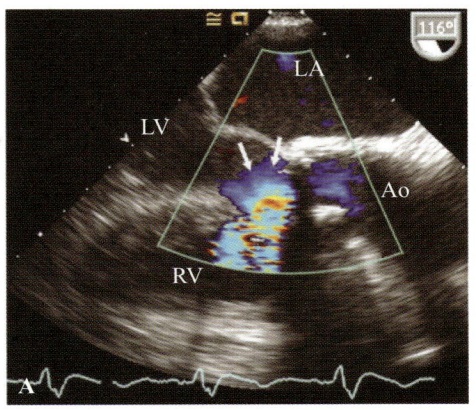

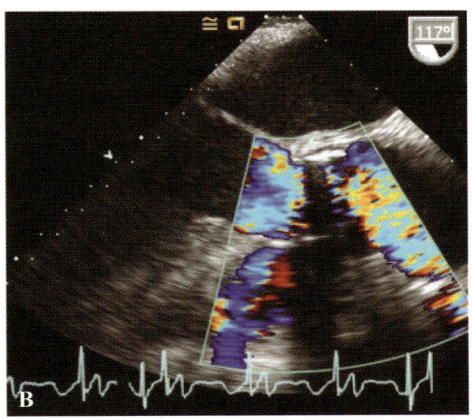

▲ 图 23-68 主动脉瓣置换术和室间隔部分切除术后患者的术后经食管超声心动图
A. 术后即刻超声心动图可见在人工瓣水平正下方的室间隔缺损（箭）。B. 恢复体外循环，修补室间隔缺损后，确认无残余分流。RV. 右心室；Ao. 主动脉；LV. 左心室；LA. 左心房

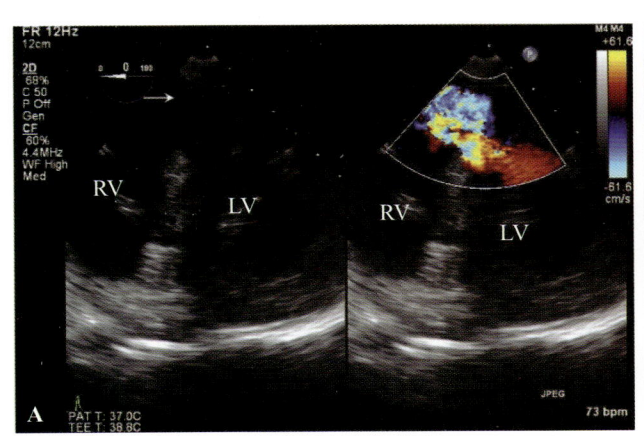

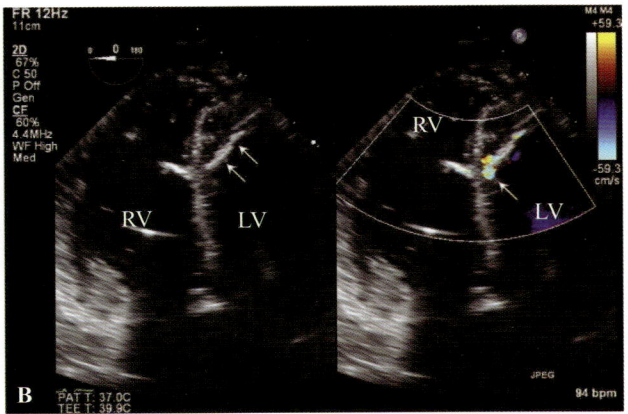

▲ 图 23-69 心肌梗死后患者行室间隔缺损修补前（A）、后（B）的术中经食管超声心动图。两组图像均为分屏模式
术前图像示室间隔心尖部破裂（箭），彩色多普勒可明确有室间隔缺损分流。术后图像示右心室扩张，左心室顶端可见补片回声（箭），补片周围可见细束残余血流信号，但未与右心室腔相通。RV. 右心室；LV. 左心室

889

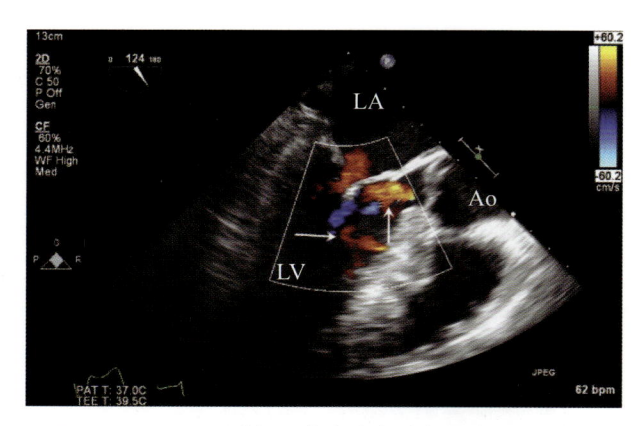

Feigenbaum 超声心动图学（原书第 8 版）
Feigenbaum's Echocardiography (8th Edition)

▲ 图 23-70 肥厚型心肌病患者行室间隔部分切除术后即刻经食管超声心动图

图中可见轻度主动脉瓣关闭不全（向上箭），源于室间隔近端的彩色多普勒信号（水平箭）示小冠状动脉瘘，这与切除部分室间隔时切断一处心肌内小血管有关。Ao. 主动脉；LV. 左心室；LA. 左心房

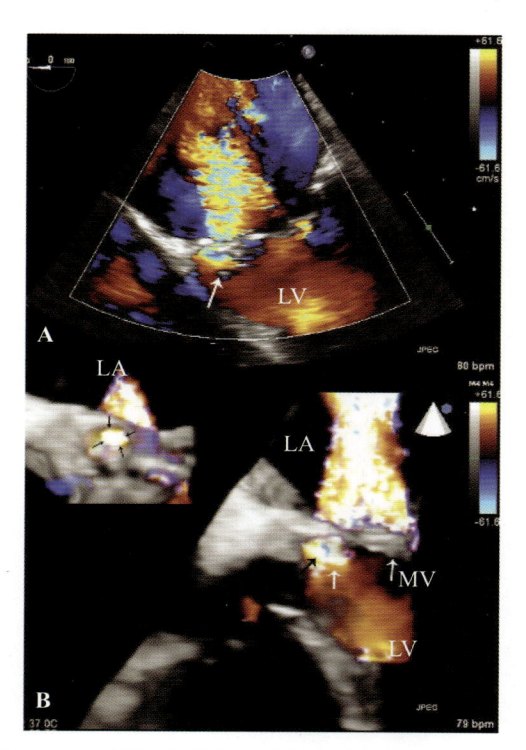

▲ 图 23-71 因钙化性主动脉瓣重度狭窄、主动脉环缩小和近端室间隔明显肥厚行复杂主动脉瓣置换术患者的经食管超声心动图

该手术需行室间隔部分切除术和瓣环拓宽术。术后超声心动图显示中度二尖瓣（MV）反流，二维图像（A）示反流出现在前叶基底部（箭），三维图像（B）证实了该反流起自二尖瓣前叶穿孔处（白箭）。小插图是彩色多普勒三维图像的正面观，显示穿孔的实际大小（黑箭）。LV. 左心室；LA. 左心房

症，术中经食管超声心动图易检测到。部分患者，通常是女性和老年人，存在主动脉瓣重度狭窄、左心室壁明显肥厚和左心室缩小。在主动脉瓣狭窄引起的后负荷过重解除后，左心室将呈现高动力状态并且出现类似老年人肥厚型心肌病的表现，这将导致围术期血流动力学不稳定和低血压。主动脉瓣置换术后，经食管超声心动图可识别这种综合征，依据是一个缩小的、高动力状态的左心室并左心室流出道动力性梗阻，伴或不伴二尖瓣反流。一些研究者认为，术前左心室缩小合并左心室明显肥厚能准确预测这种综合征，因此手术方式除了主动脉瓣置换，还应包括近端室间隔部分切除术。

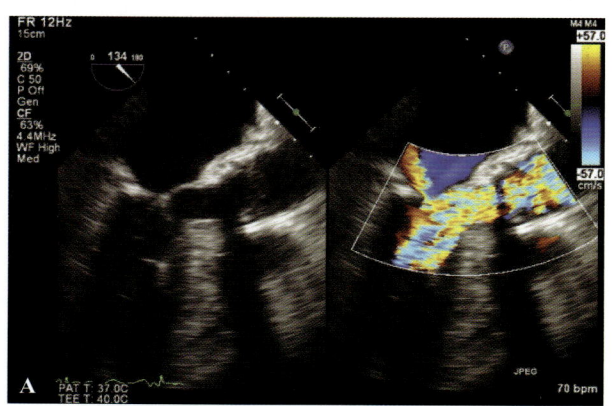

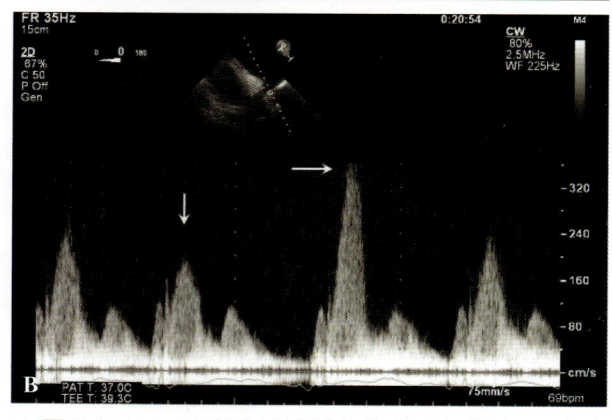

▲ 图 23-72 无支架主动脉瓣置换术患者术后 24h 经食管超声心动图。患者出现低血压和收缩期杂音

A. 采用分屏模式，左侧为二维图像，右侧为彩色多普勒图像。二维图像可见二尖瓣收缩期前向运动，左心室腔相对较小并室间隔肥厚。彩色多普勒图像示收缩期湍流。B. 多普勒记录显示左心室流出道压差（箭）不断变化，心脏前期收缩时压差超过 50mmHg

三、其他方面的应用

在手术室，超声心动图还有很多其他方面的应用，包括评估主动脉粥样硬化、协助导管或其他设备放置。动脉粥样硬化性心脏病或血管疾病的患者主动脉粥样硬化斑很常见，进行手术时，放置主动脉导管或夹钳时最好避开这些区域。大多数外科医生依靠对主动脉的触诊来评估导管或器械放置处是否存在粥样硬化斑。经食管或直接心外膜成像可用于评估粥样硬化斑的位置和程度（图 23-73）。

（一）心脏手术的其他术中观察

参与术中评估的超声心动图医师应了解心血管手术时可能发生的各种心脏并发症（表 23-4）。心脏手术后需注意心内是否存在残余气体及其位置。心脏手术后常见点状强回声代表微气泡（其大小和表现与生理盐水造影时相似）。心内气体通常可呈三种表现。气体是一个强回声反射源，大量气体聚集会导致声影和混响伪像。因此，心内气体可表现为单一的后伴声影的线样回声。心内气体会浮于血池表面，因此身体的前面部分将更容易出现空气聚集（假设患者取仰卧位），其中最常见的部位是左心耳、肺静脉（图 23-74 和图 23-75）和心房壁（图 23-76）。这种回声出现在心腔内则表示存在可变但具有临床意义的气体聚集，应在结束体外循环前识别并解决。气体团可能在两个心脏结构之间（心间），如主动脉和

表 23-4　术中经食管超声心动图可检测的并发症

心腔内气体
• 心腔内
• 心腔间
• 心肌内
• 单独存在
右心室功能不全
左心室功能不全
• 节段性
• 整体性
继发于心肌部分切除术后
• 室间隔缺损
• 残余梗阻
• 冠状动脉瘘
继发于主动脉瓣置换术后
• 瓣周反流
• 患者 – 人工瓣膜不匹配
• 流出道梗阻
继发于二尖瓣修复术后
• 二尖瓣残余反流
• 医源性二尖瓣狭窄
• 收缩期前向运动 – 流出道动力性梗阻
继发于二尖瓣置换术后
• 瓣周反流
• 腱索影响瓣叶功能
继发于先天性心脏缺损修补术后
• 残余分流
• 补片完整性
• 右心室功能

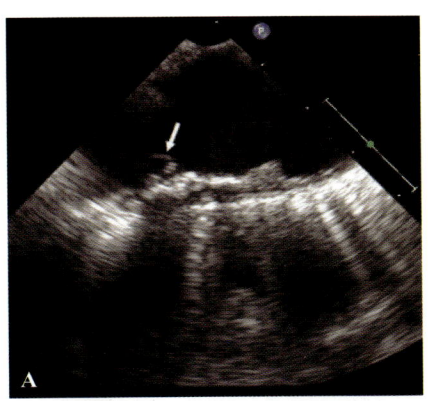

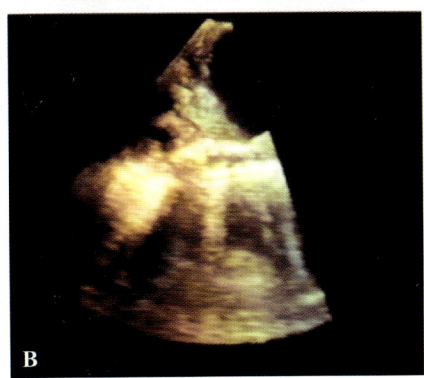

▲ 图 23-73　拟接受冠状动脉搭桥手术和二尖瓣修复的患者的经食管超声心动图
A. 主动脉弓部可见粥样硬化斑（白箭），在此处较难放置导管。B. 超声二维图像及三维成像可清晰显示粥样斑块的位置及其复杂形态

左心房之间，而非心腔内（心内）。心外气体和心内气体很难鉴别。若气体不在身体前面部分，也不随身体移动而改变位置，则可能不在心腔内，因此无明显临床意义。

心内空气的另一种表现为心肌的气体栓塞物。通常表现为心室肌中的强回声区，与心肌灌注超声心动图造影成像类似（图23-77），可能导致心肌血供减少和局部室壁运动异常。与心肌内弥漫性气体积聚不同，另一现象为冠状动脉主干气体栓子导致血流阻断，引起室壁运动异常。通常认为该局部室壁运动异常与冠状动脉分布相对应，但心肌中不存在空气迹象。任何导致冠状动脉血流中断的因素均可造成这种表现。

心内空气还可表现为左心室或右心室心尖肌

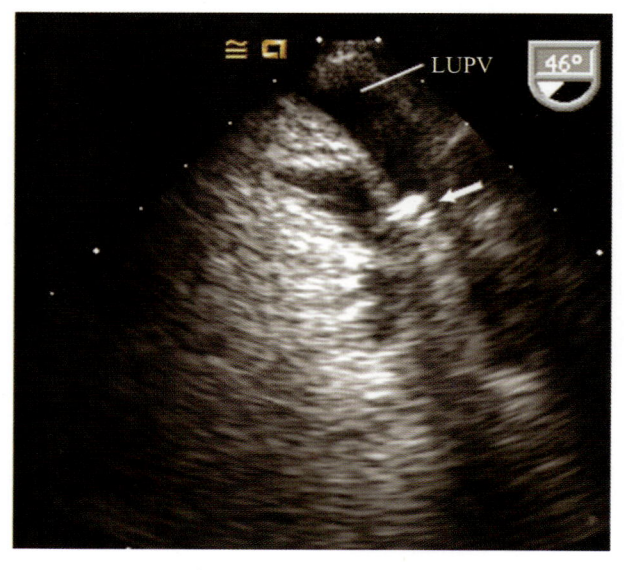

▲ 图23-74 二尖瓣修复术后即刻术中经食管超声心动图。左上肺静脉（LUPV）内因空气滞留而产生的强回声（箭）

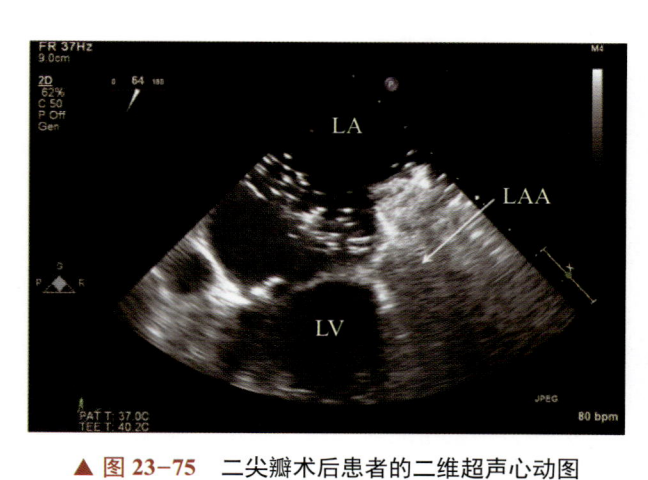

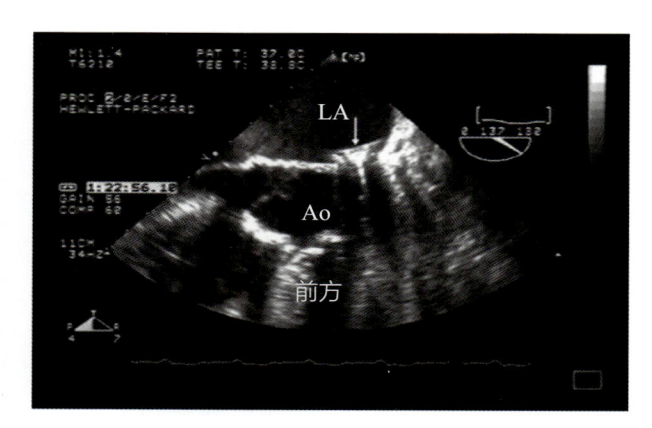

▲ 图23-76 二尖瓣术后的经食管超声心动图
长轴切面可见左心房中的孤立性团状气体（箭），后伴声影，还可见旁瓣伪像。动态图像中可见该回声呈振荡性，证实为气体聚集。该团状气体位于前方，这是心腔内游离气体的显示区域。LA. 左心房；Ao. 主动脉

▲ 图23-75 二尖瓣术后患者的二维超声心动图
左心耳（LAA）区域内可见气体回声，部分进入左心房内。在实时图像中，左心耳区域可见气体不规则的移动，此为外科医生正在排出左心耳的残余气体。LA. 左心房；LV. 左心室

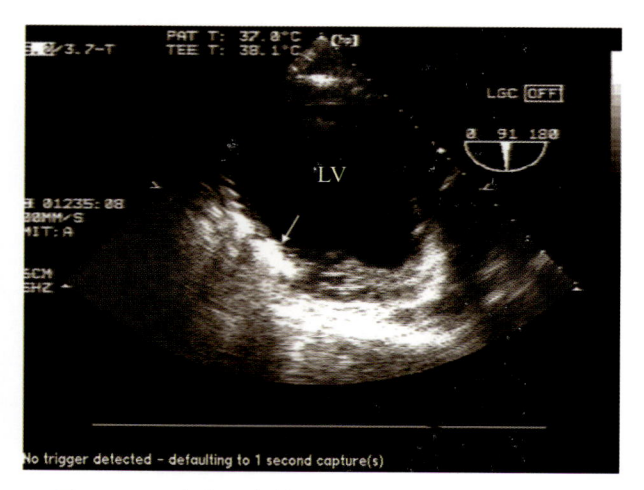

▲ 图23-77 术中经食管超声心动图食管中段水平长轴切面
该患者于体外循环下放置二尖瓣整形环。心室壁出现振荡的强回声（箭），很难确定该空气是位于心肌内还是心尖部肌小梁内。LV. 左心室

第 23 章　超声心动图在重症监护室、手术室及电生理室的应用
Echocardiography in the Intensive Care Unit, Operating Room, and Electrophysiology Laboratory

小梁内的小团状气体聚集。这种情况几乎只出现在心脏瓣膜术后，因该手术将左心室排空并暴露于空气。如果空气聚集在这个位置，外科医生挤压此处心脏可能会将其中一部分气体排出，并可确认气体是位于肌小梁内而非心肌内。

术中经食管超声心动图可评估的另一心脏并发症为左心室或右心室收缩功能减低或进一步恶化。由于右心室暴露于空气中程度更大，且受停跳液保护程度较小，术后右心室常有不同程度的功能减低。右心室功能减低的严重程度和可能性与手术的复杂程度和持续时间直接相关。有时，右心室功能减低会影响整体心排血量。移植心脏的右心室功能减低是一个较难处理的并发症，因为这些患者常有一定程度的肺动脉高压，将进一步加重移植过程中的右心室功能减低。术中经食管超声心动图非常适用于监测这种并发症的进展。图 23-78 显示 1 例术前右心室功能正常患者，经过长时间手术后，右心室扩大并功能减低。这种情况下的右心室功能减低可能是暂时性的，术后会不同程度恢复正常。右心室功能减低的另一并发症是卵圆孔重开，可引起右向左分流和低氧血症。该并发症可导致机械通气难以撤除，有时需要手术缝合或行导管封堵。此并发症可在术中或术后重症监护室通过生理盐水造影检出。

心脏手术后应立即重新评估左心室功能。局部的收缩功能减低可能由相应冠状动脉区域血流中断所致，整体收缩功能障碍则可能由多种因素导致。图 23-79 为心脏外科手术后图像，术后立即出现左心室、右心室功能减低。当发现节段性室壁运动异常匹配相应的冠状动脉分布时，应直视检查冠脉搭桥的完整性，以确保冠脉没有扭转或解剖结构破坏（图 23-80）。

医源性主动脉夹层也是需要注意的术中并发

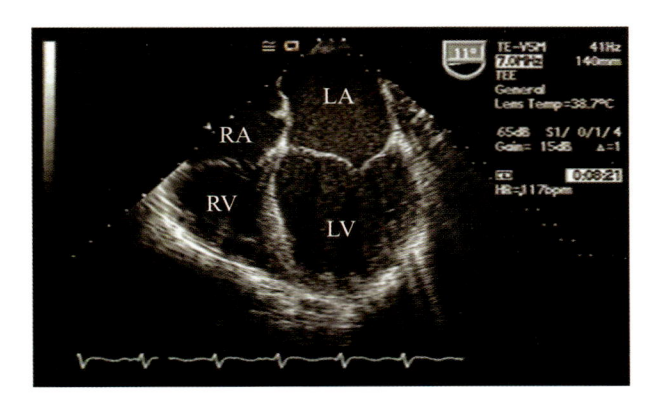

▲ 图 23-79　术中撤除体外循环后的即刻经食管超声心动图
可见左心室明显扩张且整体运动显著减弱，提示严重的弥漫性心肌顿抑。RA. 右心房；RV. 右心室；LV. 左心室；LA. 左心房

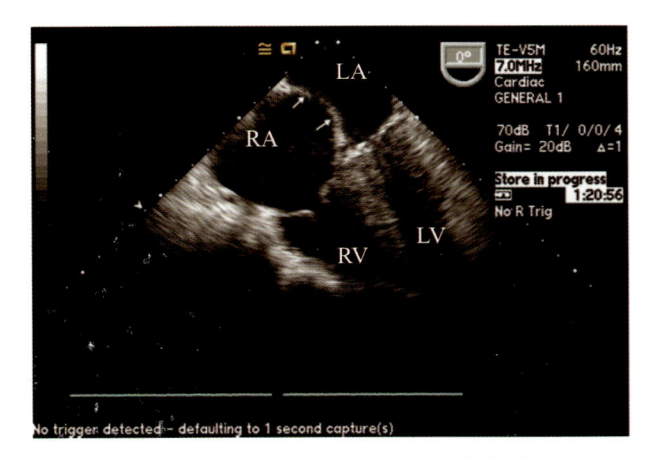

▲ 图 23-78　主动脉瓣置换术和冠状动脉搭桥术后难以撤除体外循环的患者的术中经食管超声心动图
可见左心室缩小且充盈不良，由于严重的右心室功能减低，右心室和右心房明显扩张。房间隔持续膨向左心房侧（箭），提示右心房压力明显升高。RA. 右心房；RV. 右心室；LV. 左心房；LA. 左心房

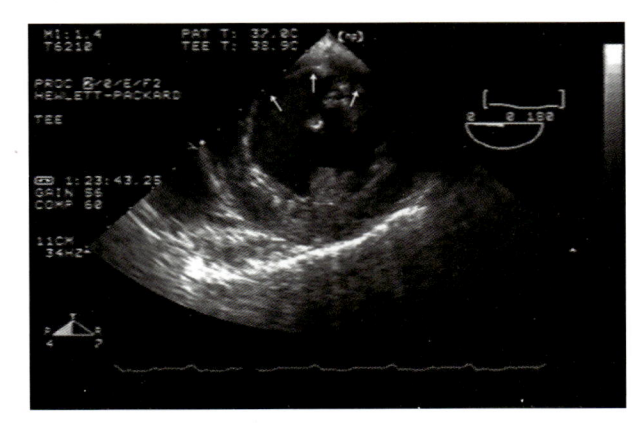

▲ 图 23-80　多支冠状动脉搭桥术完成后的术中经食管超声心动图
患者术前左心室收缩功能正常。图为恢复自主循环后即刻记录的图像，可见下壁运动（箭）消失，提示搭桥失败

893

症，通常发生在主动脉插管处。术后应评估升主动脉、主动脉弓和降主动脉管壁的完整性，以确定无医源性主动脉夹层。医源性主动脉夹层可能位置较局限且无明显临床症状，但也可能引起重要器官灌注不良，出现尿量不足、肠道或肢体缺血。图 23-81 为二尖瓣修复术和冠状动脉搭桥术后的患者图像，患者在手术过程中出现进行性少尿，术后经食管超声心动图检出新出现的从主动脉弓延伸到胃食管交界水平的主动脉夹层。

（二）非心脏手术的术中监测

经食管超声心动图也可用于在行非心脏手术时监测心脏功能。通常仅用于高风险手术（如肝移植或大血管手术）。超声心动图最常用于评价左心室收缩功能和容量状态。对于明显高血压合并器质性心脏病的患者，右心导管检查可能无法准确评估心室负荷。由于左心室壁肥厚和舒张功能减低，右心导管检查测量的左心室充盈压偏高；然而左心室缩小且充盈不足，可导致每搏量减少、低血压和灌注不良。临床需充分认识到左心室缩小、充盈不足合并低血压时，若右心导管检查显示左心室充盈压升高，此时补充血容量为正确治疗方法，而不应采取利尿和升压治疗。

（三）心脏手术后并发症

超声心动图有助于评估引起心脏术后患者临床状况恶化的原因，如心包积液、出血、瓣膜修复或置换失败。还应注意早期移植血管闭塞的可能，此时可出现与自体血管或移植血管分布一致的节段性室壁运动异常。右心室收缩功能减低是心脏术后的常见并发症，可能十分轻微或短暂，但也可能严重影响心脏整体血流动力学。右心室收缩功能减低时保守治疗可能效果不佳，严重情况时需应用右心室辅助装置。许多原因能引起术后右心室收缩功能减低，包括术后肺动脉高压以及与体外循环相关的原发性右心室收缩功能减低。长时间手术后这种情况更常见。图 23-82 和图 23-83 显示了简单心脏术后右心室功能减低所致的血流动力学异常。

图 23-84 为冠脉搭桥术 24h 后出现低血压和心电图改变患者的超声心动图。经胸超声心动图可见左前降支走行区域心肌缺血表现，临床医生

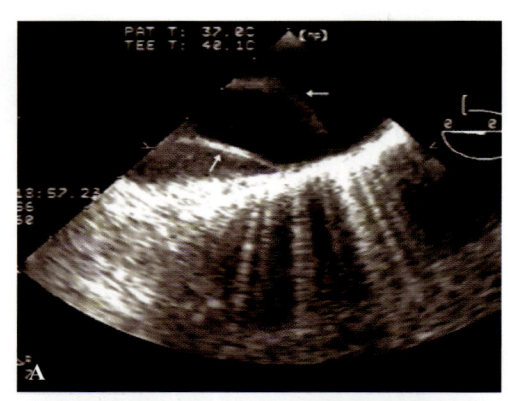

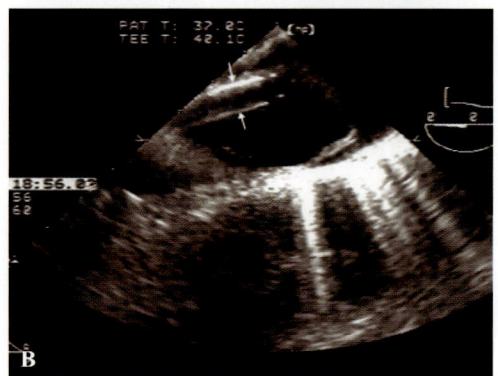

▲ 图 23-81 心脏手术后的即刻术中经食管超声心动图。可见主动脉弓部内膜剥离（箭）（A）和起源插管处的剥脱内膜（箭）（B）

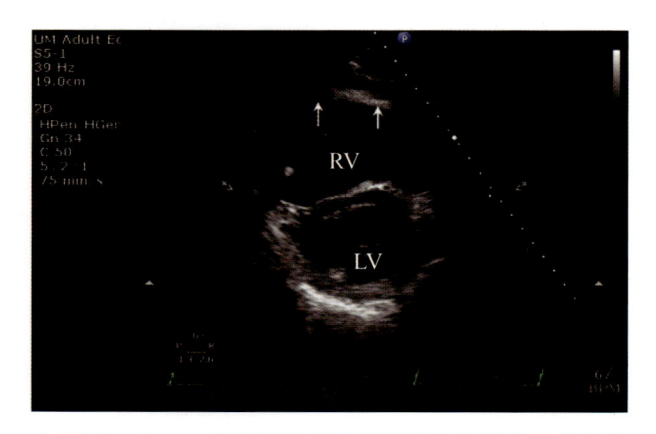

▲ 图 23-82 二尖瓣置换术后出现难治性低血压患者的胸骨旁左心室短轴切面左心室大小正常而右心室明显扩张（箭），右心室收缩功能严重减低，导致血流动力学异常
RV. 右心室；LV. 左心室

需重新评估移植血管的完整性。二尖瓣修复后有时可出现左心室流出道动力性梗阻，患者新出现收缩期杂音和低血压，此时右心导管检查测定的血流动力学可能有误，此情况下的病因、临床决策和处理方法与之前讨论的术中评估完全相同。

心包积液是心血管手术后最常见的并发症。分离心包是外科手术的常规操作，因此，典型分布的心包积液较少见，而包裹性心包积液更为常见。积液常为出血性，其成分可为心包液和血肿。心血管手术后不久的患者因经胸超声检查受限，需要依据间接征象来确定心包液和（或）血肿，包括血肿或积液压迫心房和心室、压迫腔静脉或肺静脉导致心室充盈不良。图 23-85 至图 23-89 为心血管手术后血流动力学恶化的患者，可见腔静脉回流受阻和心腔受压征象。超声心动图无法准确区分纵隔内的血肿和其他组织，且有些积液不在常规区域或扫查范围内，因此这类患者手术探查前常行 CT 检查。

有时，心包积液或血肿可能会延迟至心血管手术后数周或数月发生。图 23-90 和图 23-91 显示心脏手术后数周的患者，存在呼吸困难的症状，其超声心动图显示心包积液和（或）占位效应。图 23-91 是急诊室的 1 例机动车事故后出现

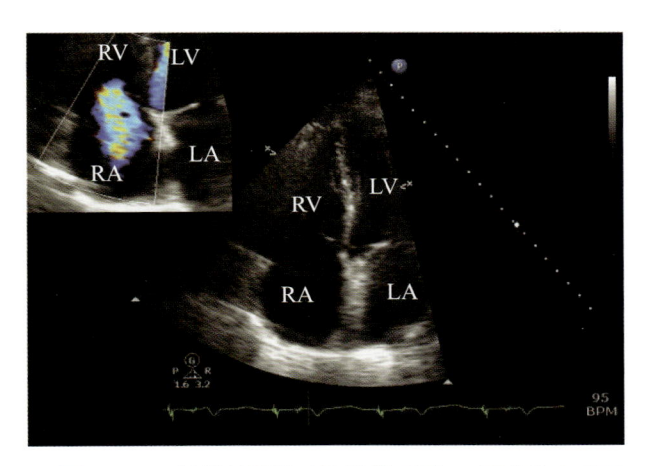

▲ **图 23-83** 简单的冠状动脉搭桥术后 1d 患者的心尖四腔心切面

术前左、右心室大小和功能正常。图示术后右心室扩张并收缩功能减低，实时图像中表现更明显。左上方彩色多普勒示功能性三尖瓣中度反流。未经特殊治疗，5d 后上述异常表现自行消失。RA. 右心房；RV. 右心室；LV. 左心室；LA. 左心房

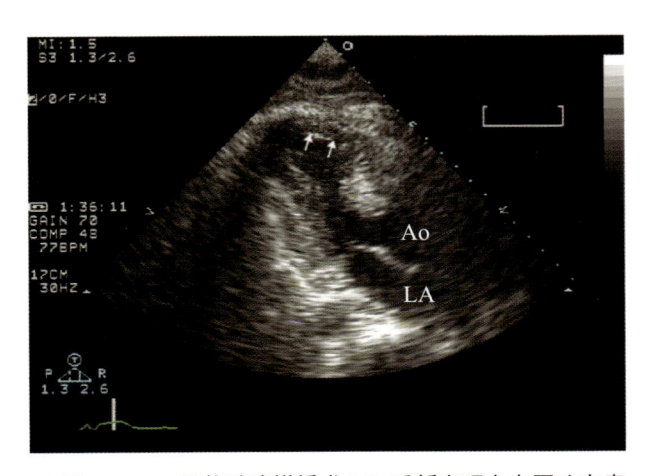

▲ **图 23-84** 冠状动脉搭桥术 24h 后新出现心电图改变患者的经胸超声心动图，左前降支冠状动脉缺血或闭塞引起的室间隔心尖段（箭）运动障碍，提示搭桥手术失败
Ao. 主动脉；LA. 左心房

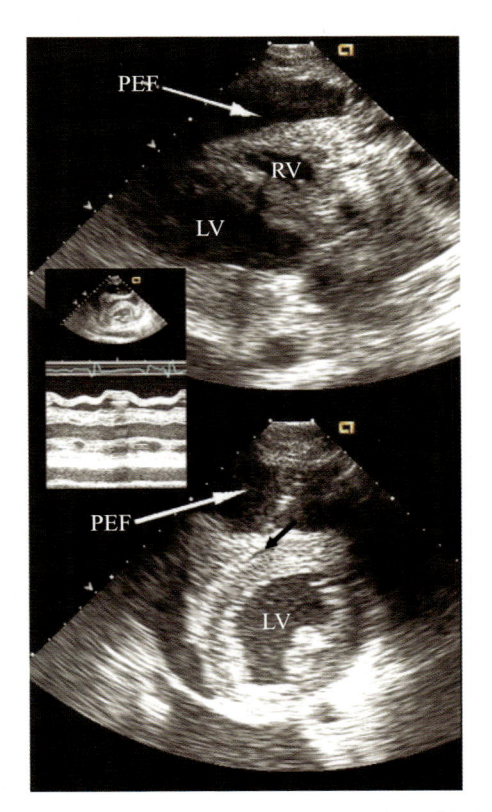

▲ **图 23-85** 再次主动脉瓣置换术 3d 后出现进行性低血压和灌注不良患者的经胸超声心动图

胸骨旁长轴切面可见大量心包积液，短轴切面可见环绕 3/4 的心包均有积液，右心室中部受压呈缝隙样（黑箭）。LV. 左心室；PEF. 心包积液；RV. 右心室

895

呼吸短促的患者，超声心动图显示有前纵隔血肿。然而，胸部CT显示这是腹部脂肪疝入前纵隔。

经食管超声心动图可确定的胸腔内手术的另一并发症是肺移植后肺静脉狭窄，可引起移植肺的血流受阻，并可能导致移植肺的单侧性肺水肿。肺移植术后，经食管超声心动图应全面评估4条肺静脉的内径、有无湍流并测量压差。这项操作有一定难度，因为并非所有的肺静脉都能显示。由于狭窄的实际部位往往位于吻合口处，可能不在视野范围内，因此评估肺静脉血流至关重要。如果可以确定狭窄的具体位置，就可以检测到升高的肺静脉压差。相反，如果狭窄不在视野范围内，就仅能观察到肺静脉血流量减少。图

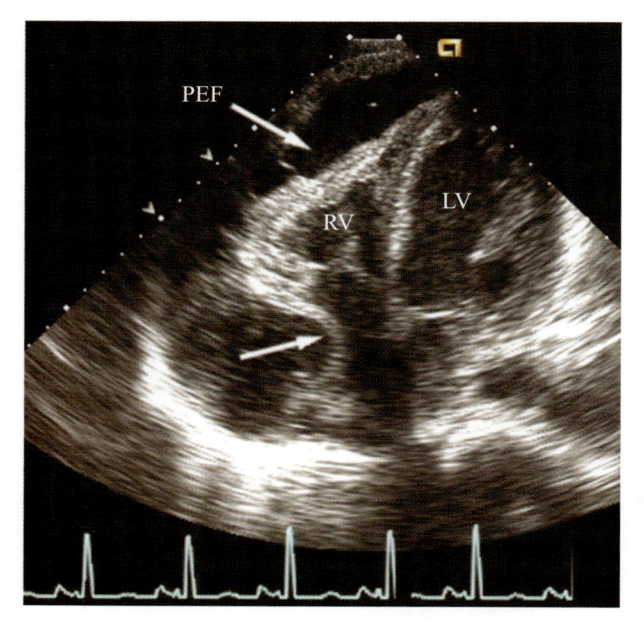

▲ 图 23-86　与图 23-85 为同一患者的心尖四腔心切面

可见心包积液主要位于心脏右侧，收缩早期右心房壁明显塌陷（箭）

RV. 右心室；LV. 左心室；PEF. 心包积液

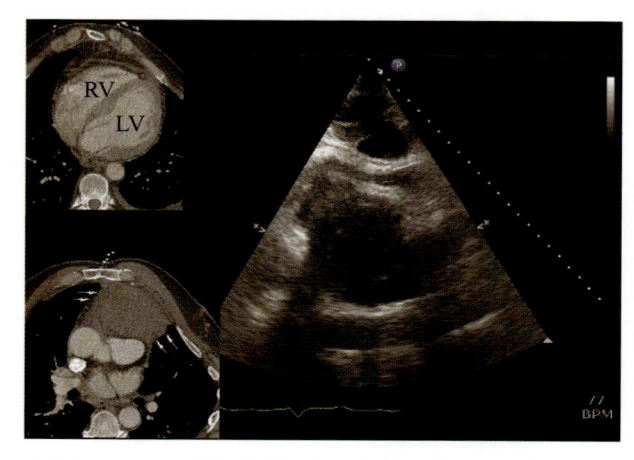

▲ 图 23-87　1 例心脏重症监护室进行性低血压患者的胸骨旁短轴切面

左心室形态正常，右心室受前纵隔的非均质肿块压迫，该肿块是游离心包积液和机化血肿的混合物。左边的 2 个图像为该患者的 CT 图像，上方的心室水平 CT 图像中可见前纵隔血肿，下方图像为其上移几厘米的水平观，可见一个巨大血肿（箭）

RV. 右心室；LV. 左心室

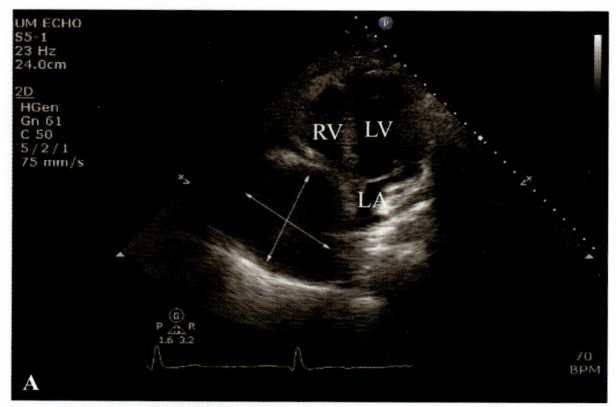

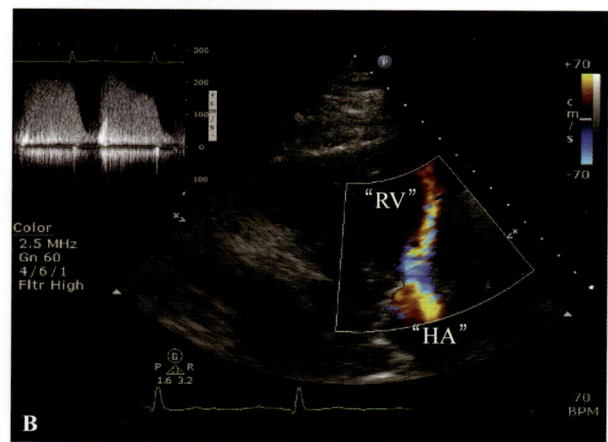

▲ 图 23-88　心血管术后第 3 天发生渐进性低血压的患者的经胸超声心动图

A. 心尖四腔心切面显示右心房明显受压，左心房受压变小。可见一直径约 7cm（双向箭）的球形无回声压迫右心房，为包裹性的心包积液。B. 右心室流入道的彩色多普勒图像，可见右心室流入道血流明显减少。左上连续多普勒显示从右心房到右心室的高速血流信号。RA. 右心房；RV. 右心室；LV. 左心室；LA. 左心房

23-92 显示双肺移植后氧合不良和单侧肺水肿的患者，狭窄部位无法确定，多普勒显示 2 条肺静脉血流存在明显差异。

（四）超声心动图在电生理治疗中的应用

超声心动图在电生理手术的许多方面起着重要的作用，包括射频消融治疗心房颤动术前筛查左心房血栓等手术禁忌证。术前使用经食管超声心动图应仔细评估房间隔解剖结构，排除左心房或左心耳血栓，房间隔的解剖结构也会影响房间隔穿刺的操作（图 23-93）。房间隔中部若存在明确的卵圆孔，则房间隔穿刺较为容易；若存在容量负荷过重、局部组织纤维化或脂肪瘤浸润等情况，则房间隔解剖结构更复杂，穿刺操作相对困难。经食管或心内超声心动图常用于指导经房间隔穿刺置管和导管放置（图 23-94）。在多数大型

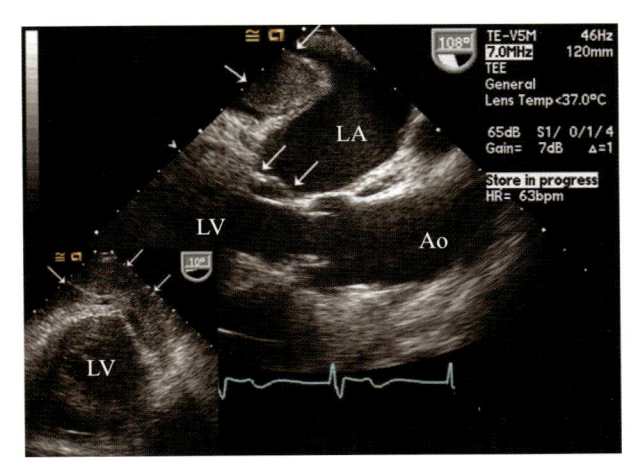

▲ 图 23-89 二尖瓣置换术后 3d 出现低血压的 ICU 患者的经食管超声心动图
中间大图为左心室和左心室流出道的长轴切面，左箭头示人工二尖瓣，压迫左心房的混合肿块（箭）为后纵隔血肿。左下为经食管超声心动图的短轴切面，显示左心室后方机化的血肿（白箭）。LV. 左心室；LA. 左心房；Ao. 主动脉

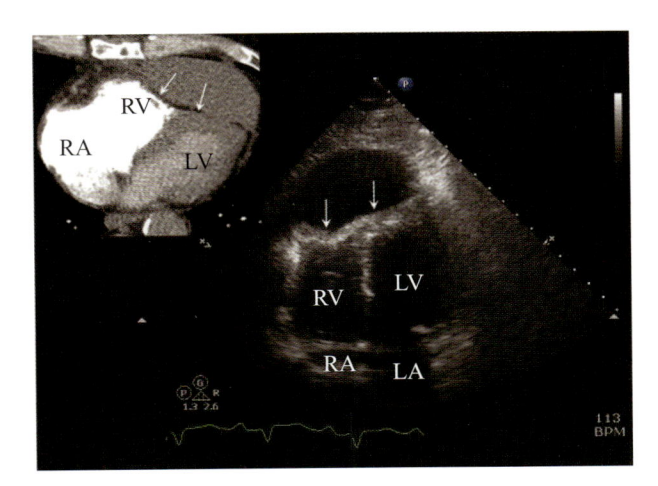

▲ 图 23-90 冠状动脉搭桥术 4 周后的心尖四腔心切面
患者出现呼吸困难。可见心尖部一个大椭圆形无回声区位于心尖顶部，压迫右心室和左心室（向下箭）。左上胸部 CT 显示心尖处积液，信号强度提示其为血液机化物。RA. 右心房；RV. 右心室；LV. 左心室；LA. 左心房

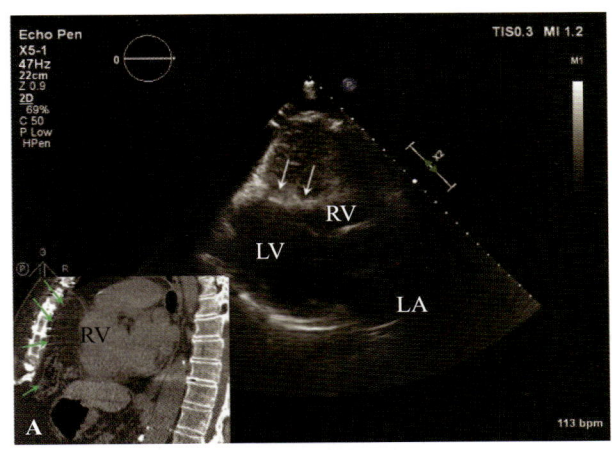

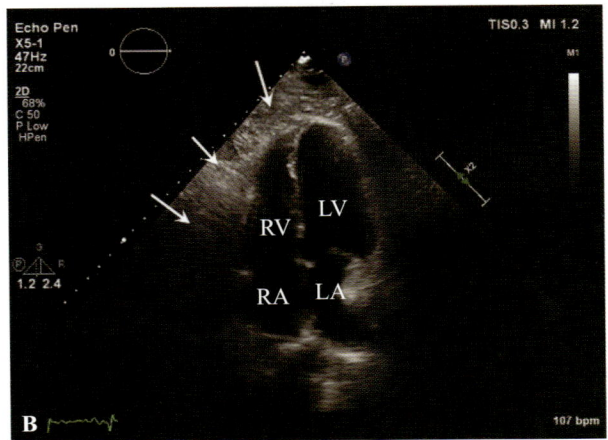

▲ 图 23-91 交通事故后行心血管术后 6 周患者的经胸超声心动图
A. 为胸骨旁长轴切面，右心室前可见混杂的软组织密度占位压迫右心室游离壁（向下箭），怀疑此为创伤性心包积液。左下胸部 CT 显示肿块为腹部脂肪及部分肠道组织疝出（小绿箭）而非心包积液。B. 为该患者心尖四腔心，于心尖和右心室游离壁周围可见大范围的软组织密度团块（白箭）。RA. 右心房；RV. 右心室；LV. 左心室；LA. 左心房

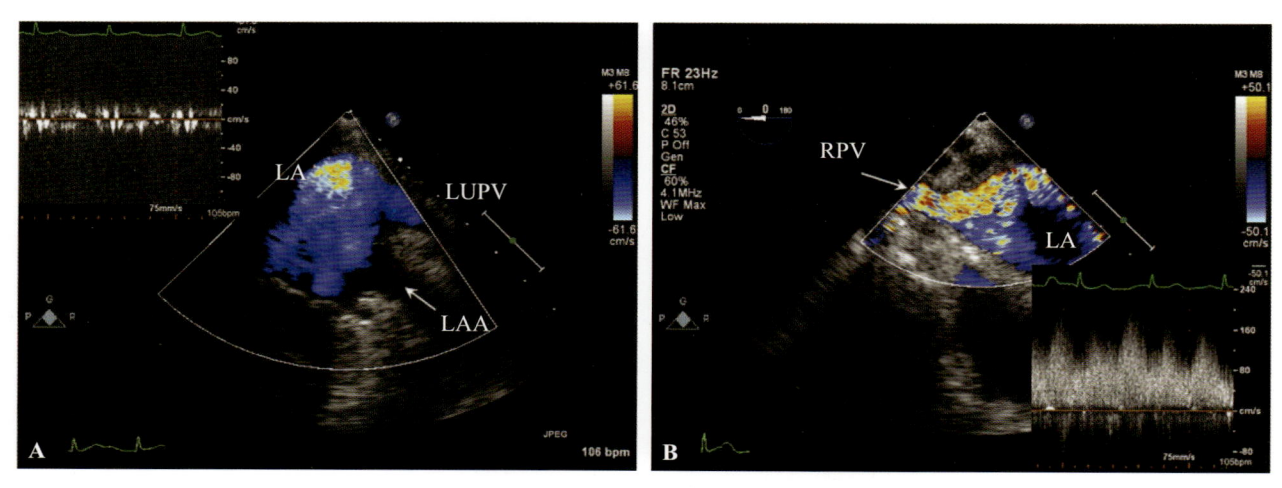

▲ 图 23-92 双肺移植术 48h 后出现严重缺氧和单侧肺水肿患者的经食管超声心动图。术后操作困难，图像质量不佳

A. 可见左上肺静脉和左心耳，收缩期中期未见明显血流信号从肺静脉进入左心房。左上图为肺静脉的频谱多普勒，基本未见血液流出。B. 显示右肺静脉血流充盈良好。右下图为其频谱多普勒，可见大量的连续血流信号

LA. 左心房；LUPV. 左上肺静脉；LAA. 左心耳；RPV. 右肺静脉

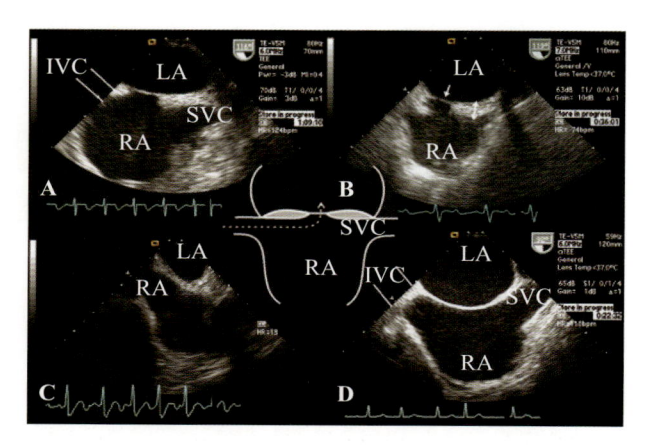

▲ 图 23-93 考虑行房间隔穿刺介入治疗患者的经食管超声心动图

A. 房间隔较薄且居中时穿刺最易。B. 房间隔位置居中，但心房有明显的脂肪瘤样肥厚（双头箭），脂肪瘤浸润区穿刺困难，卵圆窝处穿刺更简单（单头箭）。C. 房间隔均匀性增厚难以成功穿刺。D. 二尖瓣狭窄导致房间隔显著左向右弯曲，可能使房间隔穿刺术更复杂。在示意图中，虚线代表了从下腔静脉通过卵圆孔的房间隔穿刺路径。SVC. 上腔静脉；RA. 右心房；LA. 左心房；IVC. 下腔静脉

▶ 图 23-94 行电生理检查患者的心内超声心动图

A. 右心房可见导管鞘（水平箭）。穿刺针从房间隔（垂直箭）刺入左心房。B. 穿刺针已穿过房间隔，注射震荡生理盐水（箭）后确认穿刺针在左心房的位置。RA. 右心房；LA. 左心房；S. 导管鞘

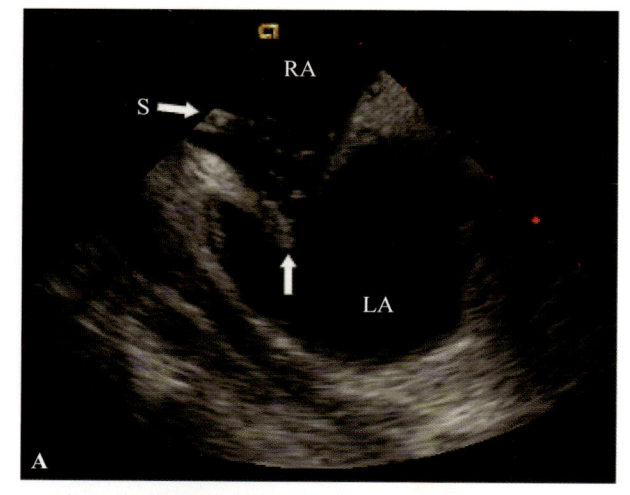

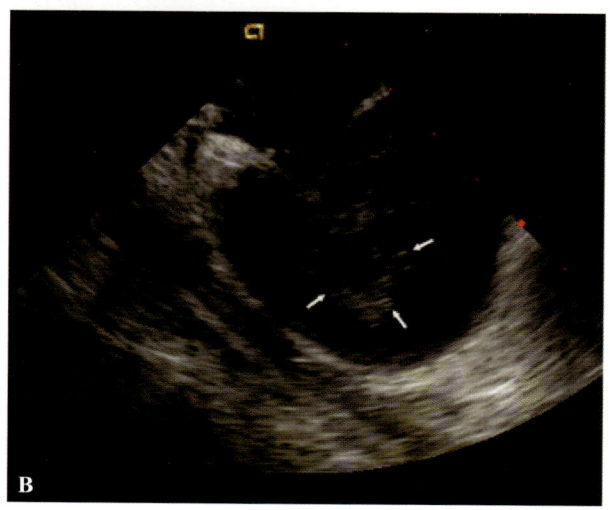

医疗中心，这是由电生理学家实时监测，而非专业的超声心动图医师。

射频消融或其他电生理手术后，超声心动图可用于筛查其并发症，如穿孔并心包积液或瓣膜结构损伤等。迟发性并发症如医源性肺静脉狭窄，是射频消融治疗心房颤动的独特并发症之一（图23-95）。肺静脉狭窄通过经食管超声心动图可检测到高速肺静脉血流信号。CT也可以非常精确的检查该并发症。

左心房射频消融的经房间隔入路包括通过PFO或直接穿刺房间隔，后者可能出现医源性房水平残余分流（图23-96），这些医源性ASD通常很小，不影响血流动力学，随着时间的推移大多会消失。

消融手术的一个罕见但致命的并发症是心房食管瘘形成，这可能会在手术后急性出现，也可能数周后出现，患者通常出现胸痛和吞咽困难。图23-97是射频消融治疗心房颤动术后3周的图像，患者最初以脑血管意外收入院，由于左心室腔内存在可移动的空气，超声心动图显示前间隔

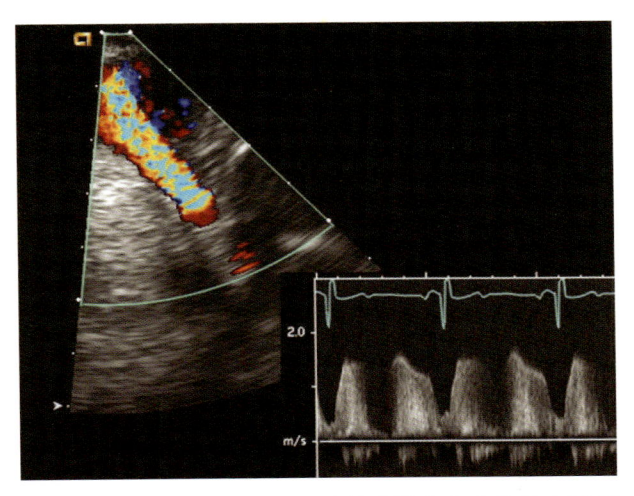

▲ 图 23-95 心房颤动术后肺静脉狭窄患者的经食管超声心动图
彩色多普勒显示肺静脉细窄的血流束符合狭窄表现，连续多普勒显示峰值流速为 1.6m/s

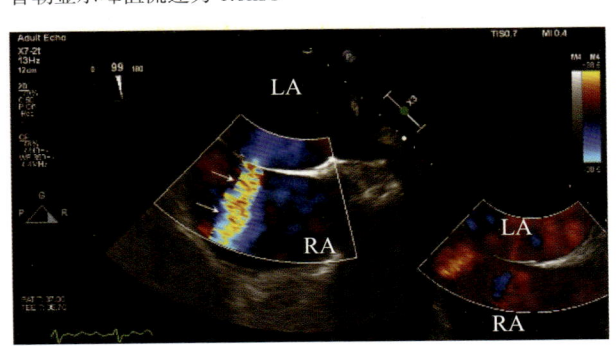

▲ 图 23-96 射频消融治疗心房颤动患者术后 3 个月的经食管超声心动图
彩色多普勒可见房间隔水平左向右分流信号（箭），提示小房间隔缺损。右下图为术前经食管超声心动图，显示房间隔完整。该小房间隔缺损为消融导管穿刺房间隔所致。RA. 右心房；LA. 左心房

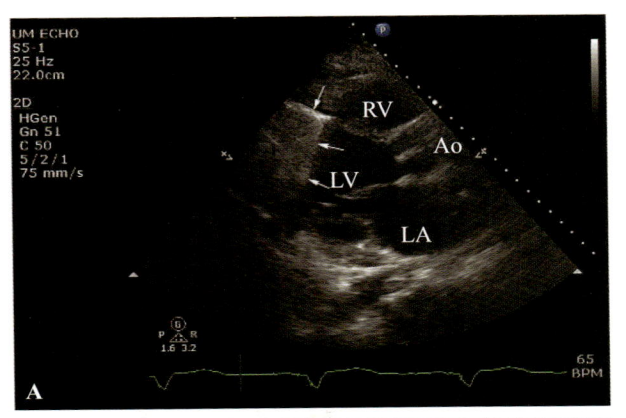

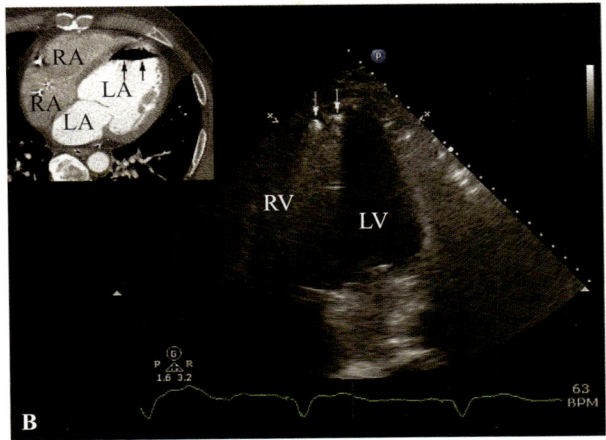

▲ 图 23-97 A. 射频消融治疗心房颤动术后 3 周，以急性脑血管病急诊入院患者的胸骨旁长轴切面。胸骨旁切面可见起源于前间隔（单白箭）的回声帘（左白箭），后方左心室显示不清。在实时图像中，左心室腔内存在游离气体，表现为一个振荡的帘幕样回声。B. 该患者的心尖四腔心切面，也显示了起源于心尖的振荡回声，左心室中部显示不清。这些回声来自于聚集于左心室心尖的空气。左上图为胸部 CT 显示顶端集聚的气体（黑箭）
RV. 右心室；LV. 左心室；LA. 左心房

和心尖一个振荡的帘幕样回声，此为心房食管瘘所致。

另一心房颤动治疗方法为放置左心耳封堵器。该装置是通过静脉经心房入路放置在左心耳的可扩张封堵器。封堵器的正确放置，可减少不适合抗凝血治疗的心房颤动患者血栓栓塞事件的发生。封堵器放置到正确位置需要精确的术前评估，包括测量左心耳在多个切面的深度和宽度，从而选择合适的装置以完全封堵左心耳。

放置这些装置所需的精确测量参数、纳入标准和排除标准正在完善中，可参考制造商关于测量流程的具体细节和建议。图 23-98 是 1 例需要置入 Watchman 装置的患者所需的测量数据，包括左心耳入口的尺寸及深度，以及是否存在血栓、左心耳分叶情况等。三维超声心动图对精确测量具有重要的应用价值。

封堵器的放置可通过经食管超声心动图和介入透视等配合完成。图 23-99 显示置入封堵器后放置在左心耳适当位置。手术即将结束时应用二维和彩色多普勒确定封堵器的位置和周边血流动力学情况。

左心耳封堵术后一般持续抗凝血治疗 3 个月。复查超声心动图检查以确保封堵器位置正常，左心耳完全闭塞，未见残留血栓。图 23-100 为置入心房封堵器后常规超声心动图检查，证实该心房结构复杂的患者已成功置入封堵器。

左心耳封堵术后，应注意封堵器与房壁之间的残余空间（图 23-101），这可能会导致血栓形成及栓塞事件等风险。

胸腔镜引导下左心耳夹闭术常与微创迷宫手术同时进行。随访时需确定已封闭左心耳且无血栓形成。图 23-102 显示患者在接受微创左心耳夹闭术后，左心耳已消失。

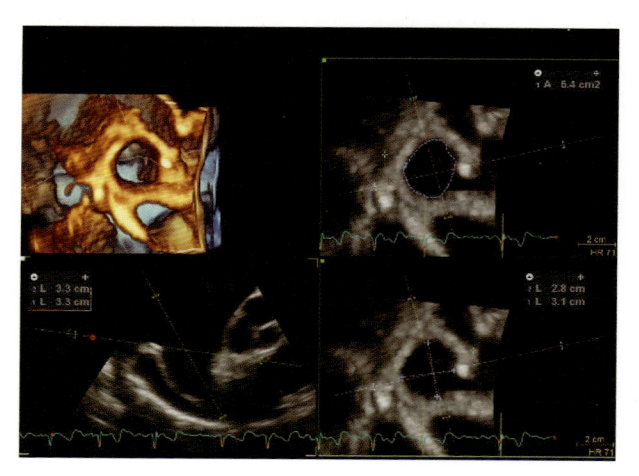

▲ 图 23-98 因心房颤动拟行左心耳封堵术患者的经食管超声心动图
左上图实时三维超声显示左心耳入口。右上图显示测量入口的周长。左下图显示的是左心耳的深度。右下图显示的是入口的正交测量

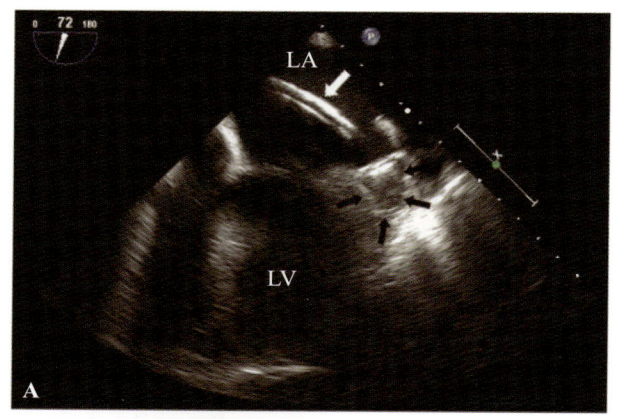

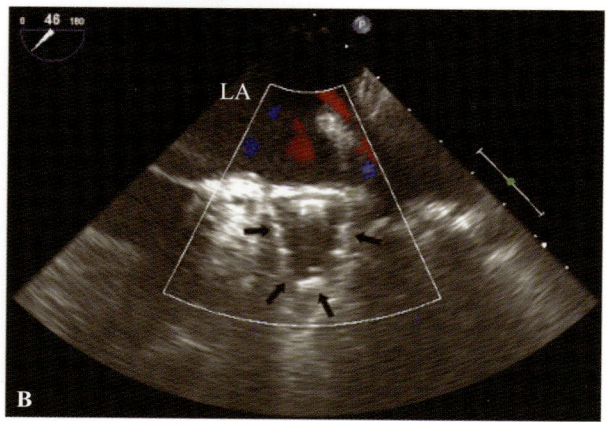

▲ 图 23-99 放置左心耳封堵器后的即刻经食管超声心动图
上图为穿过房间隔进入左心房的导管，导管用于传送封堵器（白箭），封堵器（黑箭）位于左心耳。下图显示完全置入后的封堵器和完全闭塞的左心耳，其边界用黑箭标出。LV. 左心室；LA. 左心房

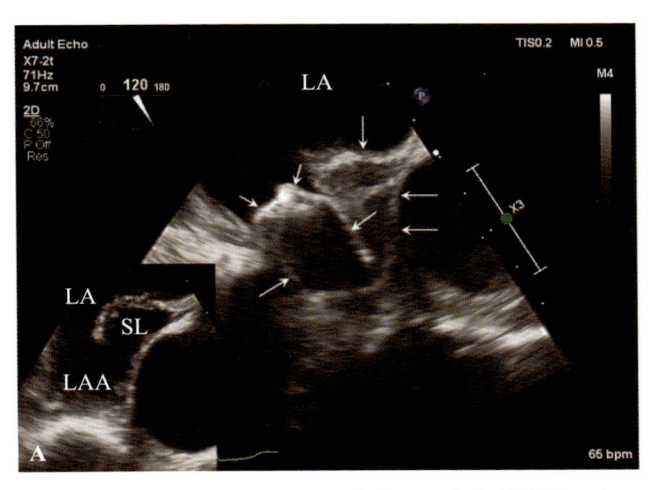

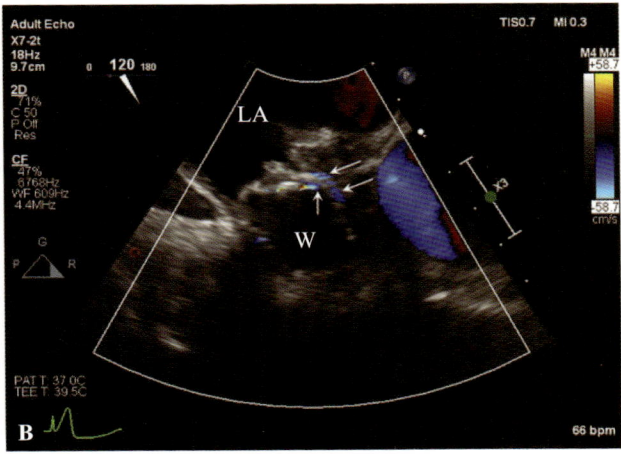

第23章 超声心动图在重症监护室、手术室及电生理室的应用
Echocardiography in the Intensive Care Unit, Operating Room, and Electrophysiology Laboratory

▲ 图 23-100 持续性心房颤动患者植入心房封堵器 3 个月后的经食管超声心动图。本例患者左心耳解剖结构复杂，伴有分叶

A. 标准二维超声成像。该装置完全封闭了左心耳（左侧白箭组）和左心耳分叶内血栓形成（右侧和向下的箭）。左下图是封堵前经食管超声心动图同一切面显示的左心耳及其分叶。B. 同一切面的彩色血流多普勒图像。心房封堵装置如图所示。彩色血流多普勒显示封堵器边缘细小的残余分流。此处未见残余血栓。LA. 左心房；LAA. 左心耳；SL. 左心耳侧叶；W. 心房封堵装置

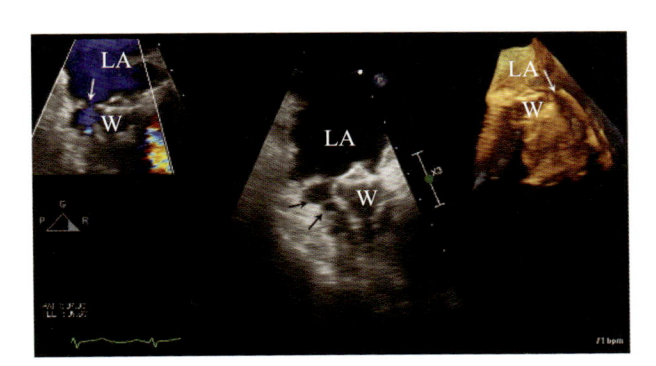

▲ 图 23-101 左心耳封堵器置入 30d 后的经食管超声心动图

中间图像可见 Watchman 装置，图像左侧示梳状肌周围清晰可见（白箭），表明封堵器未完全封闭左心耳。右上方实时三维超声心动图所见与中间二维图像一致。左上彩色多普勒超声显示左心耳未封闭区域与左心房之间的连续性分流
W. Watchman 装置；LA. 左心房

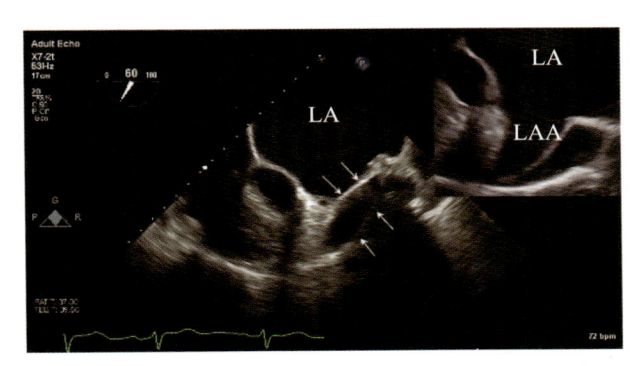

▲ 图 23-102 通过微创手术放置心房夹后患者的经食管超声心动图

中间图可见分隔左心房与左心耳的高回声（向下箭）及残余左心耳腔（向上箭）。右上图为术前图像
LA. 左心房；LAA. 左心耳

推荐阅读

Douglas PS, Garcia MJ, Haines DE, et al. ACCF/ASE/AHA/HFSA/HRS/SCAI/SCCM/SCCT/SCMR 2011 Appropriate use criteria for echocardiography. A Report of the American College of Cardiology Foundation Appropriate Use Criteria Task Force, American Society of Echocardiography, American Heart Association, American Society of Nuclear Cardiology, Heart Failure Society of America, Heart Rhythm Society, Society for Cardiovascular Angiography and Interventions, Society of Critical Care Medicine, Society of Cardiovascular Computed Tomography, and Society for Cardiovascular Magnetic Resonance Endorsed by the American College of Chest Physicians. J Am Coll Cardiol 2011;57:1126–1166.

重症监护室/休克

Bossone E, DiGiovine B, Watts S, et al. Range and prevalence of cardiac abnormalities in patients hospitalized in a medical ICU. *Chest* 2002;122(4):1370–1376.

Hernandez C, Shuler K, Hannan H, Sonyika C, Likourezos A, Marshall J. CAUSE: cardiac arrest ultrasound exam—a better approach to managing patients in primary non–arrhythmogenic cardiac arrest. *Resuscitation* 2008;76:198–206.

Hoole SP, Falter F. Evaluation of hypoxemic patients with transesophageal echocardiography. *Crit Care Med* 2007;35:S408–S413.

Kurt M, Shaikh KA, Peterson L, et al. Impact of contrast echocardiography on evaluation of ventricular function and clinical management in a large prospective cohort. *J Am Coll Cardiol* 2009;53: 802–810.

Labovitz AJ, Noble VE, Bierig M, et al. Focused cardiac ultrasound in the emergent setting: a consensus statement of the American Society of Echocardiography and American College of Emergency Physicians. *J Am Soc Echocardiogr* 2010;23:1225–1230.

Maile MD, Armstrong WF, Jewell ES, Engoren MC. Impact of ejection fraction on infectious, renal, and respiratory morbidity for patients undergoing noncardiac surgery. *J Clin Anesth* 2016;36:1–9.

Manasia AR, Nagaraj HM, Kodali RB, et al. Feasibility and potential clinical utility of goal–directed transthoracic echocardiography performed by noncardiologist intensivists using a small hand–carried device (SonoHeart) in critically ill patients. *J Cardiothorac Vasc Anesth* 2005;19:155–159.

Tayal VS, Beatty MA, Marx JA, Tomaszewski CA, Thomason MH. FAST (focused assessment with sonography in trauma) accurate for cardiac and intraperitoneal injury in penetrating anterior chest trauma. *J Ultrasound Med* 2004;23: 467–472.

术中应用

Bach DS, Deeb GM, Bolling SF. Accuracy of intraoperative transesophageal echocardiography for estimating the severity of functional mitral regurgitation. *Am J Cardiol* 1995;76:508–512.

Brysiewicz N, Mitiku T, Haleem K, et al. 3D real–time intracardiac echocardiographic visualization of atrial structures relevant to atrial fibrillation ablation. *JACC Cardiovasc Imaging* 2014;7:97–100.

Click RL, Abel MD, Schaff HV. Intraoperative transesophageal echocardiography: 5–year prospective review of impact on surgical management. *Mayo Clin Proc* 2000;75:241–247.

Grewal KS, Malkowski MJ, Piracha AR, et al. Effect of general anesthesia on the severity of mitral regurgitation by transesophageal echocardiography. *Am J Cardiol* 2000;85:199–203.

Shanewise JS, Cheung AT, Aronson S, et al. ASE/SCA guidelines for performing a comprehensive intraoperative multiplane transesophageal echocardiography examination: recommendations of the American Society of Echocardiography Council for Intraoperative Echocardiography and the Society of Cardiovascular Anesthesiologists Task Force for Certification in Perioperative Transesophageal Echocardiography. *Anesth Analg* 1999;89:870–884.

Sidebotham DA, Allen SJ, Gerber IL, Fayers T. Intraoperative transesophageal echocardiography for surgical repair of mitral regurgitation. *J Am Soc Echocardiogr* 2014;27:345–366.

程序监控

Brysiewicz N, Mitiku T, Haleem K, et al. 3D real–time intracardiac echocardiographic visualization of atrial structures relevant to atrial fibrillation ablation. *JACC Cardiovasc Imaging* 2014;7:97–100.

Cooke JC, Gelman JS, Harper RW. Echocardiologists' role in the deployment of the Amplatzer atrial septal occluder device in adults. *J Am Soc Echocardiogr* 2001;14:588–594.

Langerveld J, Valocik G, Plokker HW, et al. Additional value of three-dimensional transesophageal echocardiography for patients with mitral valve stenosis undergoing balloon valvuloplasty. *J Am Soc Echocardiogr* 2003;16:841–891.

Silvestry FE, Kerber RE, Brook MM, et al. Echocardiography-guided interventions. *J Am Soc Echocardiogr* 2009;22:213–231; quiz 316–317.

结构性干预

Cavalcante JL, Lalude OO, Schoenhagen P, Lerakis S. Cardiovascular magnetic resonance imaging for structural and valvular heart disease interventions. *JACC Cardiovasc Imaging* 2016;9:399–425.

Porter TR, Shillcutt SK, Adams MS, et al. Guidelines for the use of echocardiography as a monitor for therapeutic intervention in adults: a report from the American society of Echocardiography. *J Am Soc Echocardiogr* 2015;28: 40–56.

Wunderlich NC, Beigel R, Swaans MJ, Ho SY, Siegel RJ. Percutaneous interventions for left atrial appendage exclusion. *JACC Cardiovasc Imaging* 2015;8:472–488.